国外名校名著系列

创新药物研究基础与关键技术译丛

An Introduction to Medicinal Chemistry

简明药物化学

（原著第6版）

（英）格雷厄姆·L. 帕特里克（Graham L. Patrick） 主编

尤启冬　姜正羽　主译

化学工业出版社

·北京·

内容简介

《简明药物化学》全书共分为 A～D 四部分，共 23 个章节。其中，第 1 章为药物和药物作用靶标总论；第 2～8 章为 A 部分，主要概述药物靶标（蛋白质、酶、受体、信号转导途径、核酸及其他靶标）及靶向这些靶标的抑制剂，并简要介绍了药物药效学和药物代谢动力学方面的基础理论；第 9～12 章为 B 部分，总结了药物发现、设计与开发过程中的基本理论与策略；第 13～20 章为 C 部分，本部分为药物化学特定主题，精选了几大类疾病治疗药物，对其作用机制、分类方法、开发历程、合成方法、临床应用等方面内容进行了介绍；第 21～23 章为 D 部分，主要讲述了当代药物设计常用的研究方法与工具，包括组合和平行合成法、计算机辅助药物设计和定量构效关系。此外，本书每章中均插入"关键知识点""专栏""习题""拓展阅读"模块，全方面加强学生对各章节内容的理解与掌握。书后有 7 个附录，从不同方面作为本书正文内容的支撑材料。特别是附录 7 "案例研究"，通过 10 个案例的深入拓展学习，使学生逐渐意识到药物化学已从反复试验转向了更科学的方法——在分子水平上理解疾病，然后相应地设计药物分子。

《简明药物化学》可作为药物化学、药学、药物制剂、药物分析、临床药学、制药工程等药学相关专业的本科高年级理论课教材或研究生教材；也可供从事药物化学研究相关工作的人员参考使用。

An Introduction to Medicinal Chemistry, six edition/by Graham L. Patrick
ISBN 9780198796589
Copyright© 2018 by Graham L. Patrick. All rights reserved.
Authorized translation from the English language edition published by Oxford University Press.
本书中文简体字版由 Oxford University Press 授权化学工业出版社独家出版发行。

北京市版权局著作权合同登记号：01-2023-0661

图书在版编目（CIP）数据

简明药物化学/（英）格雷厄姆·L. 帕特里克
（Graham L. Patrick）主编；尤启冬，姜正羽主译. —
北京：化学工业出版社，2023.4
（国外名校名著系列. 创新药物研究基础与关键技术译丛）
书名原文：An Introduction to Medicinal Chemistry
ISBN 978-7-122-42728-1

Ⅰ.①简… Ⅱ.①格…②尤…③姜… Ⅲ.①药物化学–高等学校–教材 Ⅳ.①R914

中国国家版本馆 CIP 数据核字（2023）第 006198 号

责任编辑：褚红喜 宋林青 装帧设计：关 飞
责任校对：刘曦阳

出版发行：化学工业出版社
    （北京市东城区青年湖南街13号 邮政编码100011）
印 装：河北鑫兆源印刷有限公司
880mm×1230mm 1/16 印张52½ 字数1672千字
2024年9月北京第1版第1次印刷

购书咨询：010-64518888 售后服务：010-64518899
网 址：http://www.cip.com.cn
凡购买本书，如有缺损质量问题，本社销售中心负责调换。

定 价：268.00元 版权所有 违者必究

《简明药物化学》翻译组

主　　译：尤启冬　姜正羽

其他翻译人员（按姓氏笔画排序）：

王　磊　尤启冬　张　贤　张秋月

陆朦辰　陈学涛　姜正羽　金雨辉

徐晓莉　郭小可

译者前言

　　药物化学是与化学新药创制密切相关的源头学科。药物化学学科以化学学科为基础，在与生物学、医学和药学等多学科的交叉融合中发生和发展的；同时药物化学的科学理论与研究方法又具有其高度的学科特点。随着我国创新药物研发工作的迅猛发展，产业界和学术界对于药学人才的药物化学素养提出了新的要求。从事创新药物研究的人才，需要更全面地理解药物化学和相关学科的联系，更深入地了解药物化学学科特色的理论与方法。英国学者 Graham L. Patrick 教授编著的《An Introduction to Medicinal Chemistry》（6th Edition）一书正好契合了这样的需求。

　　该书从一个独特的视角，给读者阐述了药物化学的基本原理和方法。原著的药物化学总论部分，从药物、靶标和机体三个维度深入浅出地介绍了药物化学的学科背景和特点以及药物化学的基本理论和方法；各论部分则通过具体药物研究案例，阐述药物化学基本原理和方法在新药研究中的应用。目前，国内引进的药物化学相关英文参考书多为专著类型，内容更偏向于药物研发实践；而这样一本具有特色的基础药物化学教科书则能更好地满足药物化学课程的学习使用。在前期的教学改革中，中国药科大学拔尖创新人才培养计划班级的药物化学课程使用该原版著作作为教材，尝试引入药物化学教学的新架构和新内容，通过几年的实践取得了较好的结果。

　　因此，我们萌生了引进并翻译该书的想法。在化学工业出版社的支持下，我们在 2019 年以该书的国际版结合第 6 版开始了翻译工作，经过四年多的努力，终于完成了该工作。本书对于药物化学相关专业的高年级本科生和研究生打下更扎实的药物化学基础有较大帮助。同时，也能有助于从事新药研究的不同学科背景的研究者更好地理解药物化学学科在创新药物研究中的作用。

　　本书的翻译工作离不开团队多位老师和同学们的不懈努力和辛苦付出。其中，第 1、5、18、19 章由姜正羽翻译，第 2 章由姜正羽、陆朦辰翻译，第 3、6 章由姜正羽、郭小可翻译，第 4、7、8、15、16 章由郭小可翻译，第 9、10、11、12、14 章由徐晓莉翻译，第 13 章由郭小可、陈学涛翻译，第 17 章由姜正羽、张秋月翻译，第 20 章由姜正羽、金雨辉翻译，第 21、22、23 章由王磊翻译，附录部分由姜正羽、张贤翻译。此外，冀建爱、张琼等博士参与了部分文本的翻译工作；胡修齐、杨爽、周扬国等同学对全书的图片进行了校对。姜正羽对全书稿件进行了整理，尤启冬对全书的翻译稿件进行了逐字逐句的校对和审核。限于译者的学识有限和中英文背景差异，书中文本的翻译难免有疏漏和不当之处，恳请读者提出宝贵意见。

　　最后，希望本书能够服务于年轻的药学生和青年药学工作者。

尤启冬　姜正羽

2024 年 6 月 18 日

原著前言

　　《简明药物化学（An Introduction to Medicinal Chemistry）》（原著第 6 版）可供具有一定化学基础和正在学习药物化学课程或学位的本科生和研究生使用。本书尽量以可读性高和趣味性强的方式让读者理解药物设计和药物在体内发挥作用的分子机制。本着这个目标，书中重点阐述了药物化学在人类生命活动中的重要性，以及药物化学作为一个与化学、生物化学、生理学、微生物学、细胞生物学和药理学等多学科交叉的研究领域的魅力。因此，有志于加入制药行业、从事新药研究的同学们会对本书有很大兴趣。

　　在第一章"药物和药物作用靶标：总论"之后，全书内容被分为四大部分，其中：

- **A 部分**主要介绍了重要的药物靶标（如蛋白质、酶、受体和核酸）的结构和功能，然后再介绍药效学和药物代谢动力学。药效学主要研究药物如何与其分子靶标相互作用，以及基于这些相互作用所产生的生物效应；药物代谢动力学主要研究使某种药物达到其靶标时所涉及的相关问题。

- **B 部分**涵盖了新药发现和设计的主要原理和策略，并探讨了如何将它们成功开发上市。

- **C 部分**为药物化学的特定主题，包括拟胆碱药和抗胆碱药、作用于肾上腺素受体的药物、阿片类镇痛药、抗溃疡药物、心血管疾病治疗药物、抗菌药物、抗病毒药物及抗肿瘤药物。某种程度上，这些章节内容反映了药物化学研究中的理念变化。抗菌药物、拟胆碱药和抗胆碱药、肾上腺素受体药物和阿片类镇痛药的开发具有悠久历史，这些药物的早期发现主要依赖于对先导化合物迭代试错式的研究。这种方式成功概率较低，但是也因此演化出了很多能够增加药物设计过程合理性的设计策略。抗溃疡药物西咪替丁的研究（第 16 章）是一个早期的药物化学合理发现新药的典型例子。然而，药物设计的真正变革源于分子生物学和基因组学的巨大发展，这些学科的进展使我们能够更好地理解药物靶标及其分子水平的作用机制。这些进展连同分子模拟技术和 X 射线晶体衍射技术，共同促进了药物设计理论和方法的变革。蛋白酶抑制剂类抗病毒药物（第 19 章）、激酶抑制剂类抗肿瘤药物（第 20 章）和他汀类降脂药物（案例研究 1）是当代药物发现与设计的典型例子。

- **D 部分**主要介绍了药物设计使用中的"药物化学工具"，主要包括 QSAR、组合化学和计算机辅助药物设计。

Graham L. Patrick

关于本书

《简明药物化学》（原著第 6 版）有很多学习材料。这一部分将介绍本书所含这些学习材料的特点，并说明如何使用它们以帮助读者加深对一些重要概念和内容的理解。

专栏

专栏主要提供针对某一主题的深度学习材料。它能帮助读者理解药物化学的概念是如何运用于实践中的。

> **专栏 3.1　一氧化氮对酶的外部调控**
>
> 　　酶的外部调控模式通常由不进入细胞的外部化学信使引发。但是有一个例外。已经发现细胞可以通过一氧化氮合酶（nitric oxide synthase）催化的如图 1 所示的反应过程产生气体一氧化氮（nitric oxide）。
> 　　因为一氧化氮是一种气体分子，很容易通过细胞膜扩散到靶细胞中。随后，激活环化酶（cyclases），催化 GTP 产生环 GMP（cyclic GMP, cGMP）（图 2）。然后，cGMP 充当第二信使，影响细胞内的其他反应。通过这种方法，一氧化氮对多种生理过程有影响，包括血压、神经传递和免疫防御机制。

关键知识点

关键知识点位于节或者章的后面，是对本部分主要概念和内容所做的总结。它为本节或本章内容的复习和巩固提供了很好的素材。

> **关键知识点**
> - 药物是指与生物系统相互作用以产生生物效应的物质。
> - 没有什么药物是完全安全的。药物可能产生不同的副作用。
> - 化合物的使用剂量决定了它是药物还是毒药。
> - 治疗指数是药物在低剂量下的有益效果与在较高剂量下的毒害作用的比值。高治疗指数表明药物的有益剂量和毒性剂量之间有较大的安全范围。
> - 选择性毒性意味着有效的药物对异源或异常细胞有毒性作用，但对宿主细胞或正常细胞无毒。

习题

在章节的最后，本书准备了一些习题，可以测试你对本章节内容的理解和运用的程度。

> **习题**
> 　　1. 古菌（Archaea）是可以在极端环境例如高温、低 pH 或高盐浓度中存活的微生物。这些生物体中的细胞膜磷脂（参见结构 I）与真核细胞膜中的细胞膜磷脂明显不同。请问它们存在哪些差异以及它们可能起什么作用？

案例研究

在本书后面附有案例研究，可以帮助读者更好地理解药物化学的理论在药物研究中的具体实践和应用。

案例研究2　ACE抑制剂的设计

血管紧张素转化酶（angiotensin-converting enzyme，ACE）抑制剂是用于治疗高血压的一类重要药物。ACE 是肾素 - 血管紧张素 - 醛固酮系统（renin-angiotensin-aldosterone system，RAAS，17.3 节）的关键组分。RAAS 会产生作用极强的血管收缩激素血 蛋白质靶标结构尚不清楚的情况下进行合理药物设计。ACE 是一种难以被分离和研究的膜结合酶，属于一类"锌金属蛋白酶"（zinc metalloproteinase），能催化血管紧张素 I 从十肽水解二肽成为八肽的血管紧张素 II，如图 CS2.2。

拓展阅读

拓展阅读包含一些参考文献，能帮助读者更好地理解所感兴趣的研究主题。

拓展阅读

Kubinyi, H. (2001) Hydrogen bonding: The last mystery in drug design? in Testa, B., van de Waterbeemd, H., Folkers, G., and Guy, R. (eds), *Pharmacokinetic optimization in drug research*. Wiley-VCH, Weinheim.

Mann, J. (1992) *Murder, magic, and medicine*, Chapter 1. Oxford University Press, Oxford.

Page, C., Curtis, M., Sutter, M., Walker, M., and Hoffman, B. (2002) Drug names and drug classification systems. in *Integrated pharmacology 2nd edn*, Chapter 2. Mosby, Elsevier, Maryland Heights, MO.

Sneader, W. (2005) Drug discovery: *a history*. John Wiley and Sons, Chichester.

附录

本书的最后包含多个附录，为读者阅读和理解药物化学提供了有用的素材。其中，附录 1 是介绍必需氨基酸的结构；其三联体密码列于附录 2 中；QSAR 的统计学数据包含在附录 3 中。神经活动和微生物的相关材料分别在附录 4 和 5 中；附录 6 展示了不同官能团形成的氢键相互作用；附录 7 为案例研究分析实例。

致谢

作者和牛津大学出版社要感谢以下对这本教科书的不同版本提出宝贵建议的人：

Dr Lee Banting, School of Pharmacy and Biomedical Sciences, University of Portsmouth, UK

Dr Don Green, Department of Health and Human Sciences, London Metropolitan University, UK

Dr Mike Southern, Department of Chemistry, Trinity College, University of Dublin, Ireland

Dr Mikael Elofsson (Assistant Professor), Department of Chemistry, Umeå University, Sweden

Dr Ed Moret, Faculty of Pharmaceutical Sciences, Utrecht University, The Netherlands

Professor John Nielsen, Department of Natural Sciences, Royal Veterinary and Agricultural University, Denmark

Professor H. Timmerman, Department of Medicinal Chemistry, Vrije Universiteit, Amsterdam, The Netherlands

Professor Nouri Neamati, School of Pharmacy, University of Southern California, USA

Professor Kristina Luthman, Department of Chemistry, Gothenburg University, Sweden

Professor Taleb Altel, College of Pharmacy, University of Sarjah, United Arab Emirates

Professor Dirk Rijkers, Faculty of Pharmaceutical Sciences, Utrecht University, The Netherlands

Dr Sushama Dandekar, Department of Chemistry, University of North Texas, USA

Dr John Spencer, Department of Chemistry, School of Life Sciences, University of Sussex, UK

Dr Angeline Kanagasooriam, School of Physical Sciences, University of Kent at Canterbury, UK

Dr A. Ganesan, School of Chemistry, University of Southampton, UK

Dr Rachel Dickens, Department of Chemistry, University of Durham, UK

Dr Gerd Wagner, School of Chemical Sciences and Pharmacy, University of East Anglia, UK

Dr Colin Fishwick, School of Chemistry, University of Leeds, UK

Professor Paul O'Neil, Department of Chemistry, University of Liverpool, UK

Professor Trond Ulven, Department of Chemistry, University of Southern Denmark, Denmark

Professor Jennifer Powers, Department of Chemistry and Biochemistry, Kennesaw State University, USA

Professor Joanne Kehlbeck, Department of Chemistry, Union College, USA

Dr Robert Sindelar, Faculty of Pharmaceutical Sciences, University of British Columbia, Canada

Professor John Carran, Department of Chemistry, Queen's University, Canada

Professor Anne Johnson, Department of Chemistry and Biology, Ryerson University, Canada

Dr Jane Hanrahan, Faculty of Pharmacy, University of Sydney, Australia

Dr Ethel Forbes, School of Science, University of the West of Scotland, UK

Dr Zoe Waller, School of Pharmacy, University of East Anglia, UK

Dr Susan Matthews, School of Pharmacy, University of East Anglia, UK

Professor Ulf Nilsson, Organic Chemistry, Lund

University, Sweden

Dr Russell Pearson, School of Physical and Geographical Sciences, Keele University, UK

Dr Rachel Codd, Sydney Medical School, The University of Sydney, Australia

Dr Marcus Durrant, Department of Chemical and Forensic Sciences, Northumbria University, UK

Dr Alison Hill, College of Life and Environmental Sciences, University of Exeter, UK

Dr Connie Locher, School of Biomedical, Biomolecular and Chemical Sciences, University of Western Australia, Australia

Associate Professor Jon Vabeno, Department of Pharmacy, University of Tromso, Norway

Dr Celine Cano, Northern Institute for Cancer Research,

Newcastle University, UK

Professor Steven Bull, Department of Chemistry, University of Bath, UK

Professor John Marriott, School of Pharmacy, University of Birmingham, UK

Associate Professor Jonathan Watts, University of Southampton, UK

Associate Professor Alexander Zelikin, Aarhus University, Denmark

Prof. Dr Iwan de Esch, Division of Medicinal Chemistry, VU University Amsterdam, The Netherlands

Dr Patricia Ragazzon, School of Environment & Life Sciences, University of Salford, UK

Dr David Adams, School of Pharmacy and Biomedical Sciences, University of Central Lancashire, UK

感谢苏塞克斯大学（the University of Sussex）的约翰·斯宾塞（John Spencer）博士共同撰写了第 21 章，准备了几篇网络文章，并为本书国际版准备了期刊俱乐部。特别感谢斯特拉斯克莱德大学（the University of Strathclyde）斯特拉斯克莱德制药和生物医学科学研究所的纳胡姆·安东尼（Nahoum Anthony）和雷切尔·克拉克（Rachel Clark）博士，他们帮助绘制了图 2.9，专栏 4.2 中的图 1 和图 3，图 19.15、图 19.22、图 19.54、图 19.55、图 22.9 和图 22.44，其中一些 pdb 文件来自 RSCB 蛋白质数据库。剑桥大学（the University of Cambridge）化学学院的詹姆斯·基勒（James Keeler）博士非常好心地提供了书中在线资源中心的分子模型。同时，也要感谢葛兰素史克的斯蒂芬·布罗米奇（Stephen Bromidge）博士允许我们对选择性 5-HT2C 拮抗剂研究工作进行描述，并为与其相关的网络文章提供了许多图表。非常感谢剑桥科学、牛津分子学和 Tripos 在撰写第 22 章时提供的建议和帮助。最后，要感谢德斯·尼科尔（Des Nichol）博士、乔尔赫·查肯（Jorge Chacon）博士、西亚兰·埃文斯（Ciaran Ewins）博士、卡勒姆·麦克休（Callum McHugh）博士和菲奥娜·亨利克斯（Fiona Henriquez）博士对苏格兰西部大学（the University of the West of Scotland）的宝贵支持。

缩略词

注：氨基酸的缩写见附录 1。

5-HT	5-hydroxytryptamine（serotonin）	5- 羟色胺（血清素）
7-ACA7	7-aminocephalosporinic acid	7- 氨基头孢烷酸
6-APA6	6-aminopenicillanic acid	6- 氨基青霉烷酸
ACE	angiotensin-converting enzyme	血管紧张素转化酶
ACh	acetylcholine	乙酰胆碱
AChE	acetylcholinesterase	乙酰胆碱酯酶
ACP	acyl carrier protein	酰基载体蛋白
ACT	artemisinin combination therapy	青蒿素联合疗法
ADAPT	antibody-directed abzyme prodrug therapy	抗体导向的抗体酶前药治疗
ADEPT	antibody-directed enzyme prodrug therapy	抗体导向的酶前药治疗
ADH	alcohol dehydrogenase	乙醇脱氢酶
ADME	absorption, distribution, metabolism, excretion	吸收，分布，代谢，排泄
ADP	adenosine 5′-diphosphate	腺苷二磷酸
AGO	argonaute protein	Argonaute 蛋白
AIC	5-aminoimidazole-4-carboxamide	5- 氨基咪唑 -4- 甲酰胺
AIDS	acquired immune deficiency syndrome	获得性免疫缺陷综合征
Akt	protein kinase B	蛋白激酶 B
ALK	anaplastic lymphoma kinase	间变性淋巴瘤激酶
AME	aminoglycoside modifying enzyme	氨基糖苷修饰酶
AML	acute myeloid leukaemia	急性髓系白血病
AMP	adenosine 5′-monophosphate	腺苷 5′- 单磷酸；腺苷一磷酸
AT	angiotensin	血管紧张素
ATP	adenosine 5′-triphosphate	腺苷三磷酸
AUC	area under the curve	药时曲线下面积
BiTE	bi-specific T-cell engager	双特异性 T 细胞接合器
BuChE	butyrlcholinesterase	丁酰胆碱酯酶
BTK	Bruton's tyrosine kinase	布鲁顿（Bruton）酪氨酸激酶
cAMP	cyclic AMP	环腺苷酸
β-CCE	carboline-3-carboxylate	3- 羧酸咔啉
CCK	cholecystokinin	缩胆囊素
CDKs	cyclin-dependent kinases	周期蛋白依赖性激酶
CETP	cholesteryl ester transfer protein	胆固醇酯转运蛋白
cGMP	cyclic GMP	环鸟苷酸
CHO cells	Chinese hamster ovarian cells	中国仓鼠卵巢细胞
CKIs	cyclin-dependent kinase inhibitors	周期蛋白依赖性激酶抑制剂
c-KIT	mast/stem cell growth factor receptor	肥大/干细胞生长因子受体
Clog P	calculated logarithm of the partition coefficient	计算分配系数的对数

c-MET receptor	hepatocyte growth factor receptor	肝细胞生长因子受体
CML	chronic myeloid leukaemia	慢性髓细胞性白血病
CMV	cytomegalovirus	巨细胞病毒
CNS	central nervous system	中枢神经系统
CoA	coenzyme A	辅酶A
CoMFA	comparative molecular field analysis	比较分子力场分析
COMT	catechol O-methyltransferase	儿茶酚-O-甲基转移酶
COPD	chronic obstructive pulmonary disease	慢性阻塞性肺疾病
COX	cyclooxygenase	环氧合酶
CSD	Cambridge Structural Database	剑桥结构数据库
CYP	enzymes that constitute the cytochrome P450 family	构成细胞色素P450家族的酶
D-receptor	dopamine receptor	多巴胺受体
dATP	deoxyadenosine triphosphate	脱氧腺苷三磷酸
DCC	dicyclohexylcarbodiimide	二环己基碳二亚胺
dCTP	deoxycytosine triphosphate	脱氧胞嘧啶三磷酸
DG	diacylglycerol	二酰甘油
dGTP	deoxyguanosine triphosphate	脱氧鸟苷三磷酸
DHFR	dihydrofolate reductase	二氢叶酸还原酶
Dhh	desert hedgehog	沙漠刺猬因子
DMAP	dimethlaminopyridine	二甲氨基吡啶
DNA	deoxyribonucleic acid	脱氧核糖核酸
DOR	delta opioid receptor	δ阿片受体
dsDNA	double-stranded DNA	双链DNA
dsRNA	double-stranded RNA	双链RNA
dTMP	deoxythymidylate monophosphate	脱氧胸苷单磷酸
dTTP	deoxythymidylate triphosphate	脱氧胸苷三磷酸
dUMP	deoxyuridylate monophosphate	脱氧尿苷单磷酸
EC_{50}	concentration of drug required to produce 50% of the maximum possible effect	产生最大可能效应的50%所需的药物浓度
E_S	Taft's steric factor	Taft立体因素
EGF	epidermal growth factor	表皮生长因子
EGFR	epidermal growth factor receptor	表皮生长因子受体
EMEA	European Agency for the Evaluation of Medicinal Products	欧洲药品评价署
EPC	European Patent Convention	欧洲专利公约组织
EPO	European Patent Office	欧洲专利局
EPO	erythropoietin	（促）红细胞生成素
ErbB	epidermal growth factor receptor family	表皮生长因子受体家族
ERK	*see* MAPK	参见MAPK
ET	endothelin	内皮素
FDA	US Food and Drug Administration	美国食品药品管理局
FdUMP	fluorodeoxyuracil monophosphate	单磷酸氟代脱氧尿嘧啶
FGF	fibroblast growth factor	成纤维细胞生长因子
FGFR	fibroblast growth factor receptor	成纤维细胞生长因子受体
FH_4	tetrahydrofolate	四氢叶酸
F	oral bioavailability	口服生物利用度
F	inductive effect of an aromatic substituent in QSAR	QSAR中芳香族取代基的诱导效应
F-SPE	fluorous solid-phase extraction	氟固相萃取
FLOG	flexible ligands orientated on grid	面向网格的柔性配体
FPGS	folylpolyglutamate synthetase	叶酰聚谷氨酸合成酶
FPP	farnesyl diphosphate	法尼［基］焦磷酸

FT	farnesyl transferase	法尼基转移酶
FTI	farnesyl transferase inhibitor	法尼基转移酶抑制剂
G-protein	guanine nucleotide binding protein	鸟嘌呤核苷酸结合蛋白
GABA	γ-aminobutyric acid	γ-氨基丁酸
GAP	GTPase activating protein	GTP酶激活蛋白
GCP	Good Clinical Practice	药物临床试验质量管理规范
GDEPT	gene-directed enzyme prodrug therapy	基因导向酶前药治疗
GDP	guanosine diphosphate	鸟苷二磷酸
GEF	guanine nucleotide exchange factors	鸟嘌呤核苷酸交换因子
GGTase	geranylgeranyltransferase	异戊二烯基转移酶
GH	growth hormone	生长激素
GIT	gastrointestinal tract	消化道
GLP	Good Laboratory Practice	药物非临床研究质量管理规范
GMC	General Medical Council	英国医学总会
GMP	Good Manufacturing Practice	药品生产质量管理规范
GMP	guanosine monophosphate	鸟苷单磷酸
GnRH	gonadotrophin-releasing hormone	促性腺激素释放激素
gp	glycoprotein	糖蛋白
GRB2	growth factor receptor bound protein 2	生长因子受体结合蛋白2
gt	genotype	基因型；遗传型
GTP	guanosine triphosphate	鸟苷三磷酸
h-PEPT	human intestinal proton-dependent oligopeptide transporter	人肠道质子依赖性寡肽转运蛋白
H-receptor	histamine receptor	组胺受体
HA	hemagglutinin	血凝素
HAART	highly active antiretroviral therapy	高效抗逆转录病毒疗法
HAMA	human anti-mouse antibody	人抗鼠抗体
HBA	hydrogen bond acceptor	氢键受体
HBD	hydrogen bond donor	氢键供体
HCV	hepatitis C virus	丙型肝炎病毒
HDL	high density lipoprotein	高密度脂蛋白
HERG	human *ether-a-go-go* related gene	KCNH2基因（编码Kv11.1通道蛋白）
HER	human epidermal growth factor receptor	人表皮生长因子受体
HGFR	hepatocyte growth factor receptor	肝细胞生长因子受体
HIF	hypoxia-inducible factor	低氧诱导因子
HIV	human immunodeficiency virus	人类免疫缺陷病毒
HMG-SCoA	3-hydroxy-3-methylglutaryl-coenzyme A	3-羟基-3-甲基戊二酸单酰辅酶A
HMGR	3-hydroxy-3-methylglutaryl-coenzyme A reductase	3-羟基-3-甲基戊二酸单酰辅酶A还原酶
HOMO	highest occupied molecular orbital	最高占据分子轨道
HPLC	high-performance liquid chromatography	高效液相色谱法
HPMA	*N*-(2-hydroxypropyl) methacrylamide	*N*-（2-羟丙基）甲基丙烯酰胺
HPT	human intestinal di-/tripeptide transporter	人肠道二肽/三肽转运蛋白
HRV	human rhinoviruses	人类鼻病毒
HSV	herpes simplex virus	单纯疱疹病毒
HTS	high-throughput screening	高通量筛选
IC$_{50}$	concentration of drug required to inhibit a target by 50%	抑制靶标50%所需的药物浓度
ICMT1	isoprenylcysteine carboxylmethyltransferase	异戊二烯半胱氨酸羧基甲基转移酶
If	funny ion channels	离子通道（起搏通道）
IGF-1R	insulin growth factor 1 receptor	胰岛素生长因子1受体
Ihh	Indian hedgehog	印度刺猬因子
IND	investigational exemption to a new drug application	新药申请的研究豁免

IP$_3$	inositol triphosphate	三磷酸肌醇
IPER	International Preliminary Examination Report	国际初审报告
IRB	Institutional Review Board	机构审查委员会
ISR	International Search Report	国际检索报告
ITC	isothermal titration calorimetry	等温滴定量热法
IUPAC	International Union of Pure and Applied Chemistry	国际纯粹与应用化学联合会
IV	intravenous	静脉注射
JAK	Janus kinase	Janus 激酶
K_D	dissociation binding constant	解离结合常数
K_i	inhibition constant	抑制常数
K_M	Michaelis constant	米氏常数
KOR	kappa opioid receptor	κ阿片受体
LAAM	L-α-acetylmethadol	L-α-乙酰美沙醇
LD$_{50}$	lethal dose required to kill 50% of a test sample of animals	半数致死剂量
LDH	lactate dehydrogenase	乳酸脱氢酶
LDL	low density lipoprotein	低密度脂蛋白
LH	luteinizing hormone	促黄体素
LHRH	luteinizing hormone-releasing hormones	促黄体素释放激素
LipE	lipophilic efficiency	亲脂效率
log P	logarithm of the partition coefficient	分配系数的对数
LDL	low density lipoprotein	低密度脂蛋白
LUMO	lowest unoccupied molecular orbital	最低未占据分子轨道
M-receptor	muscarinic receptor	毒蕈碱受体
MAA	Marketing Authorization Application	营销授权申请
MAB	monoclonal antibody	单克隆抗体
MAO	monoamine oxidase	单胺氧化酶
MAOI	monoamine oxidase inhibitor	单胺氧化酶抑制剂
MAOS	microwave assisted organic synthesis	微波辅助有机合成
MAP	mitogen-activated protein	促分裂原活化蛋白质
MAPK	mitogen-activated protein kinases	丝裂原活化蛋白激酶
MCHR	melanin-concentrating hormone receptor	黑色素聚集激素受体
MDR	multidrug resistance	多药耐药性
MDRTB	multidrug-resistant tuberculosis	耐多药结核病
MEP	molecular electrostatic potential	分子静电势
miRNA	micro RNA	微 RNA
miRNP	micro RNA protein	微 RNA 蛋白
MMAE	monomethyl auristatin E（vedotin）	一甲基澳瑞他汀 E（维多丁）
MMP	matrix metalloproteinase	基质金属蛋白酶
MMPI	matrix metalloproteinase inhibitor	基质金属蛋白酶抑制剂
MOR	μ opioid receptor	μ阿片受体
MR	molar refractivity	摩尔折射率
mRNA	messenger RNA	信使 RNA
MRSA	methicillin-resistant *Staphylococcus aureus*	耐甲氧西林金黄色葡萄球菌
mRTKI	multi-receptor tyrosine kinase inhibitor	多受体酪氨酸激酶抑制剂
MTP	microsomal triglyceride transfer protein	微粒体甘油三酯转运蛋白
MTDD	multi-target drug discovery	多靶标药物发现
mTOR	mechanistic or mammalian target of rapamycin	哺乳动物雷帕霉素靶蛋白
mTORC	mechanistic or mammalian target of rapamycin complex	哺乳动物雷帕霉素靶蛋白复合物
mTRKI	multi-tyrosine receptor kinase inhibitor	多酪氨酸受体激酶抑制剂
MW	molecular weight	分子量

N-receptor	nicotinic receptor	烟碱受体
NA	neuraminidase or noradrenaline	神经氨酸酶或去甲肾上腺素
NAD$^+$/NADH	nicotinamide adenine dinucleotide	烟酰胺腺嘌呤二核苷酸
NADP$^+$/NADPH	nicotinamide adenine dinucleotide phosphate	烟酰胺腺嘌呤二核苷酸磷酸
NAG	*N*-acetylglucosamine	N-乙酰氨基葡萄糖
NAM	*N*-acetylmuramic acid	N-乙酰胞壁酸
NCE	new chemical entity	新化学实体
NDA	new drug application	新药申请
NEP	neutral endopeptidase	中性内肽酶
NHS	National Health Service	英国国家医疗服务体系
NICE	National Institute for Health and Clinical Excellence	英国国立临床规范研究所
NMDA	*N*-methyl-D-aspartate	N-甲基-D-天门冬氨酸
NME	new molecular entity	新分子实体
NMR	nuclear magnetic resonance	核磁共振
NNRTI	non-nucleoside reverse transcriptase inhibitor	非核苷类逆转录酶抑制剂
NO	nitric oxide	一氧化氮
NOR	nociceptin opioid receptor	神经肽阿片受体
NOS	nitric oxide synthase	一氧化氮合酶
NRTI	nucleoside reverse transcriptase inhibitor	核苷逆转录酶抑制剂
NS	non-structural	非结构性
NSAID	non-steroidal anti-inflammatory drug	非甾体抗炎药
NSCLC	non-small-cell lung carcinoma	非小细胞肺癌
NOVC	nitroveratryloxycarbonyl	4,5-二甲基-2-硝基-苄氧羰基
ORL1	opioid receptor-like receptor	阿片受体样受体
P	partition coefficient	分配系数
P$_2$Y receptor	purinergic G-protein-coupled receptor	嘌呤G-蛋白偶联受体
PABA	*p*-aminobenzoic acid	对氨基苯甲酸
PAR	protease activated receptor	蛋白酶激活受体
PARP	poly ADP ribose polymerase	多聚ADP核糖聚合酶
PBP	penicillin binding protein	青霉素结合蛋白
PCP	phencyclidine, otherwise known as "angel dust"	苯环利定，又称"天使尘"
PCT	patent cooperation treaty	专利合作条约
PD-1 receptor	programmed cell death 1 receptor	程序性细胞死亡1受体
PDB	protein data bank	蛋白质数据库
PDE	phosphodiesterase	磷酸二酯酶
PDGF	platelet-derived growth factor	血小板衍生生长因子
PDGFR	platelet-derived growth factor receptor	血小板衍生生长因子受体
PDK1	phosphoinositide dependent kinase 1	磷酸肌醇依赖性蛋白激酶1
PDT	photodynamic therapy	光动力疗法
PEG	polyethylene glycol	聚乙二醇
PGE	prostaglandin E	前列腺素E
PGF	prostaglandin F	前列腺素F
PGI$_2$	prostacyclin	前列环素
PH	Pleckstrin homology	Pleckstrin同源性
PI3K	phosphoinositide 3-kinases	磷脂酰肌醇3激酶
PIP$_2$	phosphatidylinositol-4,5-bisphosphate	磷脂酰肌醇-4,5-二磷酸
PIP$_3$	phosphatidylinositol-3,4,5-triphosphate	磷脂酰肌醇-3,4,5-三磷酸
PI	protease inhibitor	蛋白酶抑制剂
piRNA	piwi-interacting RNA	与piwi蛋白相作用的RNA
PKA	protein kinase A	蛋白激酶A

PKB	protein kinase B	蛋白激酶B
PKC	protein kinase C	蛋白激酶C
PLC	phospholipase C	磷脂酶C
PLS	partial least squares	偏最小二乘法
PPAR	peroxisome proliferator-activated receptor	过氧化物酶体增殖体激活受体
PPBI	protein-protein binding inhibitor	蛋白质-蛋白质结合抑制剂
PPI	proton pump inhibitor	质子泵抑制剂
PPts	pyridinium 4-toluenesulphonate	4-甲苯磺酸吡啶鎓
PTase	palmitoyl transferase	棕榈酰转移酶
PTCH	patched receptor	Patched受体
QSAR	quantitative structure-activity relationships	定量结构-活性关系
r	regression or correlation coefficient	回归或相关系数
R	resonance effect of an aromatic substituent in QSAR	QSAR中芳香族取代基的共振效应
RAAS	renin-angiotensin-aldosterone system	肾素-血管紧张素-醛固酮系统
RANK	receptor activator of nuclear factor-kappa B	核因子-κB受体激活剂
RCEI	Ras converting enzyme 1	Ras转化酶1
RES	reticuloendothelial system	网状内皮系统
RET	rearranged during transcription	转录过程中重新排列
RFC	reduced folate carrier	还原型叶酸载体
RISC	RNA induced silencing complex	RNA诱导的沉默复合物
RMSD	root mean square distance	均方根距离
rRNA	ribosomal RNA	核糖体核糖核酸
RNA	ribonucleic acid	核糖核酸
RNAi	RNA interference	RNA干扰
s	standard error of estimate or standard deviation	估计值的标准误差或标准偏差
SAR	structure-activity relationships	结构-活性关系
SCAL	safety-catch acid-labile linker	稳定型酸敏感连接链
SCF	stem cell factor	干细胞因子
SCFR	mast/stem cell growth factor receptor	肥大/干细胞生长因子受体
SCID	severe combined immunodeficiency disease	严重联合免疫缺陷病
sGC	soluble guanylate cyclase	可溶性鸟苷酸环化酶
SH	src homology	src同源性
Shh	sonic hedgehog	音猬因子
siRNA	small interfering RNA	小干扰RNA
SKF	Smith-Kline and French	史克制药
Smo	Smoothened receptor	平滑受体
SNRI	selective noradrenaline reuptake inhibitors	选择性去甲肾上腺素重摄取抑制剂
siRNA	Small inhibitory RNA	小抑制性RNA
snRNA	Small nuclear RNA	核小RNA
SOP	standard operating procedure	标准操作程序
SOS	son of sevenless protein	SOS蛋白
SPA	scintillation proximity assay	闪烁接近测定法
SPE	solid-phase extraction	固相萃取
SPOS	solution phase organic synthesis	溶液相有机合成
SPR	surface plasmon resonance	表面等离子体共振
ssDNA	single-stranded DNA	单链DNA
SSRI	selective serotonin reuptake inhibitor	选择性5-羟色胺再摄取抑制剂
ssRNA	single-stranded RNA	单链RNA
STAT	signal transducer and activator of transcription	信号转导及转录激活蛋白
TB	tuberculosis	结核病

TCA	tricyclic antidepressants	三环类抗抑郁药
TFA	trifluoroacetic acid	三氟乙酸
TGF-α	transforming growth factor α	转化生长因子α
TGF-β	transforming growth factor β	转化生长因子β
THF	tetrahydrofuran	四氢呋喃
TM	transmembrane	跨膜
TNF	tumour necrosis factor	肿瘤坏死因子
TNFR	tumour necrosis factor receptor	肿瘤坏死因子受体
TNT	trinitrotoluene	三硝基甲苯
TRAIL	TNF-related apoptosis-inducing ligand	TNF相关细胞凋亡诱导配体
TRIPS	trade related aspects of intellectual property rights	与贸易有关的知识产权问题
tRNA	transfer RNA	转移RNA
T-VEC	talimogene laherparepvec	T-VEC溶瘤病毒
UTI	urinary tract infection	尿路感染
vdW	van der Waals	范德华
VEGF	vascular endothelial growth factor	血管内皮生长因子
VEGFR	vascular endothelial growth factor receptor	血管内皮生长因子受体
VIP	vasoactive intestinal peptide	血管活性肠肽
VOC-Cl	vinyloxycarbonyl chloride	乙烯基甲酰氯
VRE	vancomycin-resistant enterococcus	耐万古霉素肠球菌
VRSA	vancomycin-resistant *Staphylococci aureus*	耐万古霉素金黄色葡萄球菌
VZV	varicella-zoster viruses	水痘-带状疱疹病毒
WHO	World Health Organization	世界卫生组织
WTO	World Trade Organization	世界贸易组织

目录

A 部分　药物靶标，药效学和药物代谢动力学

B 部分　药物的发现、设计与开发

C 部分　药物化学特定主题

D 部分 研究方法

第 23 章 定量构效关系 /684

第**1**章 药物和药物作用靶标：总论

1.1 什么是药物？

药物化学涉及设计和合成对人体或其他生命系统具有所需生物效应的药用物质。这种物质称为"药物（drug）"，但许多科学家并不喜欢"drug"这个词，因为社会对这个词有不同的含义，例如许多新闻中"毒品威胁（drugs menace）"或"药物成瘾席卷城市（drug addiction sweeps city streets）"等。尽管可以区分医用药物和滥用药物，但事实上真的可以做到吗？能否在所谓的"好"药（如青霉素）与所谓的"坏"药（如海洛因）之间划清界限？如能这样，如何定义"好"药或"坏"药？在这种定义中，所谓社交性药物（social drugs）的大麻应归于哪一类？又如何界定尼古丁或酒精？

答案确是因人而异。就法律而言，分界线非黑即白。而对药物化学研究人员而言，这一问题无关紧要。试图将药物分为安全和不安全，或好和坏两类，是没有意义的，甚至可能是危险的。

首先，从医学角度来看，什么是真正的"好"药？真正的"好"药应只发挥其本来的药效，无毒副作用，并且容易服用。

但有多少药物可以达到这样的标准呢？

简单地说就是"没有"。目前市场上没有任何药物可以完全满足这些条件。当然，有些药物非常接近这种标准。例如，青霉素（penicillin）是迄今为止发现的最安全、最有效的抗菌药之一。但它也有缺点，青霉素不能治疗所有已知的细菌感染，并且随着时间的推移，越来越多的细菌株已经具有耐药性。此外，还有一些人可能会对青霉素产生严重的过敏反应。

青霉素是一种相对安全的药物，但有些药物则明显具有危险性。吗啡（morphine）就是这样一个例子。它是一种非常好的镇痛药，但有严重的副作用，如耐受性、呼吸抑制和成瘾性。如果摄入过量，甚至可以致死。巴比妥类（barbiturates）药物也是一类具有危险性的药物。在珍珠港战役期间，巴比妥类药物作为美军手术前的全身麻醉剂。然而，对巴比妥类药物在体内蓄积的认识不足，导致许多患者过度使用致命的剂量。事实上，珍珠港战役中死在麻醉师手中的人数可能比死于外伤本身的人数还多。

总而言之，"好"药并非人们想象的那么完美。

那么"坏"药呢？它们是否有好的方面？在评论高度成瘾的毒品海洛因（heroin）时，就真的没有什么可说的吗？

海洛因曾是医学上最好的止痛药之一。事实上，在 19 世纪末，之所以被命名为海洛因，是因为它被认为是"英雄（heroic）"药物，可以彻底消除疼痛。海洛因于 1898 年上市，但 5 年后，由于其成瘾性越来越明显，不得不退出普通市场。但是，如今海洛因仍然在医学上使用，需要严格管控。这种药物被称为二乙酰吗啡（diamorphine），它是垂危癌症患者疼痛治疗的首选药物。二乙酰吗啡不仅可以将疼痛减轻至可以忍受的程度，还可以产生欣快的效果，有助于缓解临终患者的抑郁。如此真的可以定义这类药物都是"坏"的吗？

到目前为止，"好"和"坏"的药物之间的划分是模糊的，与我们对药物化学的讨论并不十分相关。所有药物都有其优点和缺点。有些药物"好"的方面多于"坏"的方面，反之亦然，但和人一样，它们都有自己的特点。那么通常如何定义药物呢？

一种定义是将药物归为"与生物系统相互作用产生生物效应的化合物"。这个定义涵盖了目前为止讨论的所有药物，但它范围更广。我们每天都接触到各种化学物质，这些化学物质对我们都有生物效应。这些日常使用的"药物"是什么？其中一种物质就包含在我们平时喝的茶、咖啡和可乐中。所有这些饮料都含有兴奋剂咖啡因（caffeine）。每喝一杯咖啡，就相当于是在"吃药"。进一步说，每当你渴望一杯咖啡时，你就是"药物成瘾者"。即使小孩子也是这样，他们可以从可乐中获取少量咖啡因。无论喜欢与否，咖啡因就是一种药物。服用时，都会感受到情绪或感觉的变化。

同样，抽烟也是如此，只是生物效应不同而已，抽烟会产生镇静或冷静的效果，其实是香烟烟雾中的尼古丁（nicotine）诱导所致。酒精（alcohol）是"社交性"药物的另一个例子，而且比其他所有药物引起的社会问题更多。仅道路交通事故统计数据就可以说明这一事实。如果酒精的发现是在当今，它可能会像可卡因（cocaine）一样受到严格管控。纯粹从科学角度考虑，酒精是最不令人满意的药物。众所周知，很难确定获得"愉悦"的有益效应而不产生副作用（例如在街上跟跄而行）所需的准确剂量。酒精的生物学效应同样无法预测。根据饮用者的心情不同，可能会导致快乐或抑郁。更严重的是，某些人的成瘾和耐受已经破坏了成瘾者和亲人之间的生活。

对药物的定义还包含不太常用的化合物，例如毒药和毒素。它们同样也与生物系统相互作用并产生生物效应。这种类比可能有点极端，但其机制完全相同。联想到青霉素的使用，毒药作为药物的设想可能就并不那么奇怪了。青霉素是药物绝无问题，但如果仔细研究青霉素是如何起作用的，你会发现它就像毒药一样。它与细菌（生物系统）相互作用并杀死它们（生物效应）。幸运的是，青霉素对人体细胞没有这种影响。

那些非毒物的药物被过量服用也可能成为毒药。前面提及的吗啡就是一个例子，低剂量使用时它是止痛药；但在高剂量时，可引起呼吸抑制而致死。因此应该将所有药物视为潜在的毒物并对其予以重视。

药物化学中有一个名词叫治疗指数（therapeutic index），用于表示特定药物的安全程度。治疗指数是衡量药物在低剂量时的治疗作用，而不是高剂量时的毒害作用。更准确地说，治疗指数是指50%患者产生毒性作用所需的剂量与50%患者产生最大治疗效果所需的剂量的比值。高治疗指数意味着药物治疗剂量和毒性剂量之间存在很大的安全范围。大麻和酒精的治疗指数值分别为1000和10，这似乎意味着大麻比酒精更安全、更可预测。实际上，大麻制剂（nabiximols）现已获批作为缓解多发性硬化症症状的药物。然而，这意味着突然之间大麻变得更安全。特别是若需长期服用（慢性病患者）时，大麻的有利治疗指数并未能很好表现其潜在的毒性作用。例如，大麻的副作用包括惊恐发作、妄想和致幻等。显然，药物的安全性是一个复杂的问题，无关媒体的轰动效应。

如果某药物在高剂量或长期使用时能变成毒药，那么相反的情况呢？毒药在低剂量时能作为药物使用吗？在某些特定情况下，确实如此。众所周知，砒霜（arsenic）是一种毒药，但其衍生物是抗原虫药和抗癌药。箭毒（curare）是一种致命的毒药，南美洲当地人使用它来制作致命的毒箭，而基于筒箭毒碱（tubocurarine）（箭毒的活性成分）结构的衍生物可用于外科手术的肌松药。在适当的控制和正确的剂量下，致命的毒药也可能发挥重要的治疗作用。另外，致命毒药还可以作为药物研发的起点。例如，ACE抑制剂是重要的心血管疾病治疗药物，研发过程中某种程度上借鉴了蛇毒的化学结构。

药物的定义涵盖了与所有生物系统相互作用的化学物质，因此也包括了农业上使用的所有农药。农药与有害的细菌、真菌和昆虫相互作用，产生毒性作用，保护植物。

即使是食物，也可以像药物一样起作用。垃圾食品和碳酸饮料是导致儿童多动症的因素。垃圾食品含有高浓度的某些氨基酸，这些氨基酸在体内可以转化为神经递质（在神经之间传递信息的化学物质）。过量食用，这些化学信使会过度刺激神经系统，导致易感个体出现破坏性行为。食品添加剂和防腐剂等引起的过敏也常见报道。

有些食物甚至会含有有毒化学物质。西兰花、卷心菜和花菜都含有会导致大鼠生殖异常的化学物质。

花生和玉米有时含有真菌毒素，其被认为是产生疫病的原因之一。罗勒含有 50 多种可能致癌的物质，其他草药含有一些已知的强效致癌物质。在萝卜、褐芥末、杏、樱桃和李子中也发现了致癌物质。但值得欣慰的是这些物质的含量很小，风险微不足道。早在 15 世纪就被人们认识到了的一个伟大的真理："一切皆可是毒物，没有一样会是毒物。使用过量才会产生毒性。"

几乎所有物质过量服用都是有毒的。服用 100 片阿司匹林片或一瓶威士忌或 9 公斤菠菜都会对身体造成严重伤害。这在于你自己的选择！

总之，药物可认为是毒药或潜在的毒药。一个重要原则是选择性毒性（selective toxicity）。许多药物有效，因为它们对"问题细胞"有毒，但对正常细胞无毒。例如，抗菌药、抗真菌药和抗原虫药对微生物细胞而不是哺乳动物细胞表现出的选择性毒性。临床上有效的抗癌药对癌细胞相比对正常细胞有选择性毒性。同样地，有效的抗病毒药对病毒而不是正常细胞有选择性毒性。

在讨论了什么是药物后，将讨论它们作用的原因、靶标和方式。

🌿 关键知识点

- 药物是指与生物系统相互作用以产生生物效应的物质。
- 没有什么药物是完全安全的。药物可能产生不同的副作用。
- 化合物的使用剂量决定了它是药物还是毒药。
- 治疗指数是药物在低剂量下的有益效果与在较高剂量下的毒害作用的比值。高治疗指数表明药物的治疗剂量和毒性剂量之间有较大的安全范围。
- 选择性毒性意味着有效的药物对异源或异常细胞有毒性作用，但对宿主细胞或正常细胞无毒。

1.2 药物靶标

化学物质（有些甚至结构非常简单）为什么会对如此复杂而庞大的人体有如此重要的影响呢？原因在于人体的运行方式。如果在体内在分子水平上进行观测，会看到众多保持身体健康和功能的化学反应的发生。

药物可能只是化学物质，但它们正在进入与其发生相互作用的化学反应世界中。因此，发挥效应就没有什么奇怪的了。令人惊奇的是，药物具有**特定**的效应，更多的是因为它们在体内作用的**部位**——药物靶标。

1.2.1 细胞结构

生命是由细胞组成的，因此药物必须作用于细胞。典型的哺乳动物细胞的结构如图 1.1 所示。人体内所有细胞都含有称为细胞膜（cell membrane）的边界屏障，其包围细胞内容物——细胞质（cytoplasm）。在电子显微镜下观察到的细胞膜由两层膜组成，每层由一排有序的磷脂分子组成，如磷脂酰胆碱 [phosphatidylcholine（卵磷脂 lecithin）]。膜的外层由磷脂酰胆碱构成，而内层由磷脂酰乙醇胺、磷脂酰丝氨酸和磷脂酰肌醇组成。其基本结构见图 1.2，每个磷脂分子由小的极性头部基团和两个长的疏水（憎水的）链组成。

在细胞膜中，磷脂双层排列成疏水尾部彼此相向并形成脂质疏水中心，而极性离子头部基团位于细胞膜两侧表面（图 1.3）。这是一种稳定的结构，亲水的离子基团与细胞内外表面的水介质相互作用，而疏水尾部使磷脂双层疏水相互作用最大化并且远离水性环境。总体来说，此结构是在细胞内部与其周围环境之间构建脂肪屏障。

然而，细胞膜不仅仅由磷脂组成，其中有大量蛋白质（图 1.3）。一些蛋白质附着在膜的内外表面。其余蛋白质嵌入膜中，其部分结构暴露于膜的一侧或两侧。这些蛋白质嵌入细胞膜的程度取决于氨基酸的类型。蛋白质嵌入细胞膜的部分具有大量疏水性氨基酸，而伸出膜表面的部分具有大量亲水性氨基酸。许多细胞表面蛋白也具有相连的短的糖链，因此被归类为糖蛋白（glycoprotein）。这些糖链部分对细胞-细胞识别非常重要（见 7.7 节）。

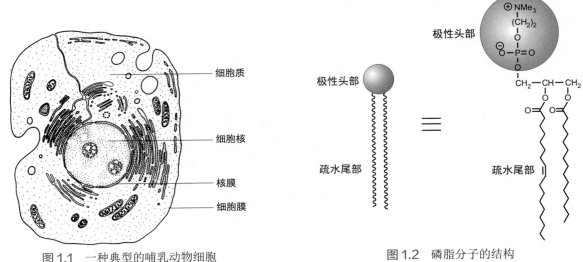

图 1.1 一种典型的哺乳动物细胞

经许可摘自 J. Mann, *Murder, magic, and medicine*, Oxford University Press
（1992）

图 1.2 磷脂分子的结构

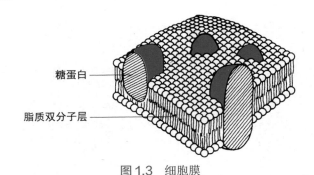

图 1.3 细胞膜

经许可摘自 J. Mann, *Murder, magic, and medicine*, Oxford University Press（1992）

细胞质中有多种结构，如细胞核（nucleus），是细胞的"控制中心"。细胞核含有遗传密码（DNA），是构建所有细胞蛋白质的蓝图。细胞内还有许多其他结构，如线粒体、高尔基体和内质网，但本书的目的并非研究这些细胞器的结构和功能。确切地说，不同的药物作用于细胞中不同部位的分子靶标上。

1.2.2 分子水平的药物靶标

下面将从分子水平，真正了解药物的作用方式。药物的主要分子靶标是蛋白质（酶、受体和转运蛋白）和核酸（DNA 和 RNA）。这些大分子（macromolecules）的分子量通常高达几千原子质量单位，比典型的药物的分子量大得多（药物的分子量通常为几百原子质量单位）。

药物与大分子靶标的相互作用的过程称为结合（binding）。结合一般发生在大分子的特定区域，称为结合位点（binding site）（图 1.4）。通常，结合位点在大分子的表面较深或狭窄的部位，可以让药物进入大分子内。一些药物会与结合位点发生反应，形成共价键，产生永久性地结合，其键能达到 $200 \sim 400 kJ/mol$。然而，大多数药物通过较弱的分子间键合（intermolecular bonds）相互作用结合。分子间键合包括静电相互作用或离子键、氢键、范德华相互作用、偶极 - 偶极相互作用和疏水相互作用 [这些相互作用也可能发生在分子内，它们被称为分子内键合（intramolecular bonds）相互作用；参见蛋白质结构，2.2 节和 2.3 节]。这些键均比构成分子骨架的共价键弱得多，因此它们可以先形成而后再断裂。这表明药物与靶标之间存在着键合和非键合平衡。这种结合力的强度会使药物与靶标结合一段时间以产生效应，然后在完成工作后脱离靶标。药物与靶标作用的时间长短取决于发生作用的分子间键的数量。发生相互作用较多的药物可能比相互作用少的药物与靶标结合的时间更长。不同的分子间结合力的相对强度也是重要因素。药物分子的官能团在与靶标结合位点形成分子间键时起到重要作用。与靶标结合的官能团，称为结合基团（binding group）。但是，药物的碳链骨架也可通过范德华相互作用与靶标结合，发挥重要作用。就靶标结合位点而言，它也含有官能团和碳链骨架，与"作用"药物形成分子间键。发生作用的特定区域称为结合区域（binding region）。对药物如何通过结合靶标并产生相应药理学作用的研究称为药效学（pharmacodynamics）。下面让我们讨论可能的分子间键的类型。

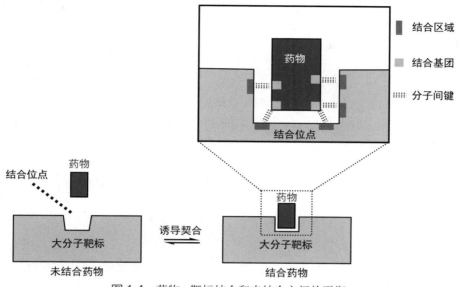

图 1.4　药物 - 靶标结合和未结合之间的平衡

1.3　分子间相互作用

分子间相互作用有多种类型，键合强度各不相同。这些相互作用的数量和类型取决于药物的结构和存在的官能团（10.1 节和附录 6）。因此，每种药物都可能用到以下一种或多种相互作用，但不一定包括全部的相互作用。

1.3.1　静电相互作用或离子键

静电相互作用或离子键是最强的分子间键（20 ～ 40kJ/mol）相互作用，其发生在具有相反电荷的基团之间，如羧酸离子和铵离子（图 1.5）。这种相互作用的强度与带电原子之间的距离成反比，并且还取决于环境的性质，比如在疏水环境中比在极性环境中更强。通常，大分子的结合位点的疏水性比其表面更强，从而增加了离子相互作用的效果。随着与靶标分离，离子键强度的下降幅度小于其他分子间相互作用，因此如果存在离子相互作用，很可能是药物进入结合位点时最重要的初始相互作用。

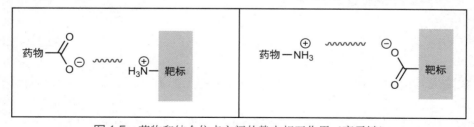

图 1.5　药物和结合位点之间的静电相互作用（离子键）

1.3.2　氢键

氢键通常发生在富电子的杂原子和缺电子的氢之间（图 1.6），其强度可能变化较大。富电子的杂原子必须具有孤对电子，通常是氧或氮原子。

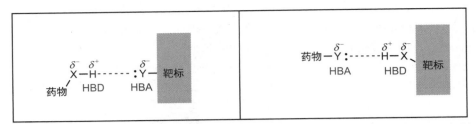

图 1.6　药物与结合位点之间的氢键以虚线表示（X、Y=O 或 N；HBD= 氢键供体；HBA= 氢键受体）

缺电子的氢通常通过共价键与电负性原子如氧或氮连接。由于电负性原子（X）对电子有更大的吸引力，共价键（X—H）中的电子分布朝向电负性更大的原子，因此氢带较弱的正电荷。这样的氢原子可以作为氢键供体（hydrogen bond donor，HBD）。接受氢键的富电子杂原子被称为氢键受体（hydrogen bond acceptor，HBA）。一些官能团可以同时提供氢键供体和氢键受体（如 OH、NH_2）。当这样的基团存在于结合位点时，可能与一个配体作用时作为氢键供体而与另一个配体作用时作为氢键受体结合。这个特性称为氢键翻转（hydrogen bond flip-flop）。

氢键可以认为是较弱的静电相互作用，这是因为杂原子有较弱的电负性，氢原子带有较弱的电正性。然而，氢键并不是部分电荷的相互吸引，是在两个分子之间发生轨道的相互作用（图 1.7），这和其他分子间相互作用不同。杂原子 Y 含有孤对电子的轨道与原子 X 和 H 之间的共价键相关的原子轨道相互作用。这形成了弱的 σ 键，并且具有重要的方向性性质，这一特征在静电相互作用中并不明显。最佳朝向是 X—H 键直接指向 Y 上的孤对电子，使得 X、H 和 Y 之间形成的角度为 180°。这在非常强的氢键中可以看到。然而，对于中等强度的氢键，角度可以在 130° 和 180° 之间变化；对于弱的氢键，可以低至 90°。Y 原子的孤对电子轨道也具有方向性，具体取决于它的杂化形式。例如，吡啶环的氮是 sp^2 杂化的，因此孤对电子直接指向环外，并且在同一平面上（图 1.8）。氢键供体的最佳位置是图中所示的空间区域。

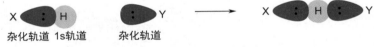

图 1.7　氢键中的轨道重叠

氢键的强度范围很广，但是大多数药物与靶标相互作用形成的氢键的强度是中等的，为 16kJ/mol 至 60kJ/mol，约是共价键的强度的 1/10。键长解释了这一点，氢键键长通常为 1.5 ～ 2.2Å，而共价键为 1.0 ～ 1.5Å。氢键的强度取决于氢键受体和氢键供体的强度。一个好的氢键受体必须具有电负性且有孤对电子。氮和氧是生物系统中最常见的作为氢键受体的原子。氮原子有 1 对孤对电子，可以作为 1 个氢键的受体；氧原子有 2 对孤对电子，可以作为 2 个氢键的受体（图 1.9）。

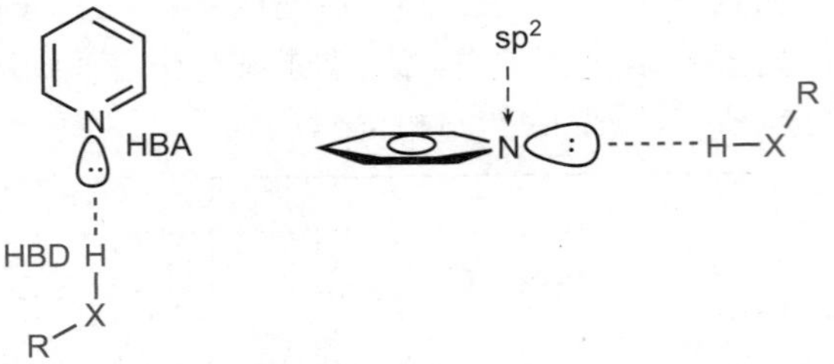

图 1.8　杂化对氢键的方向性的影响 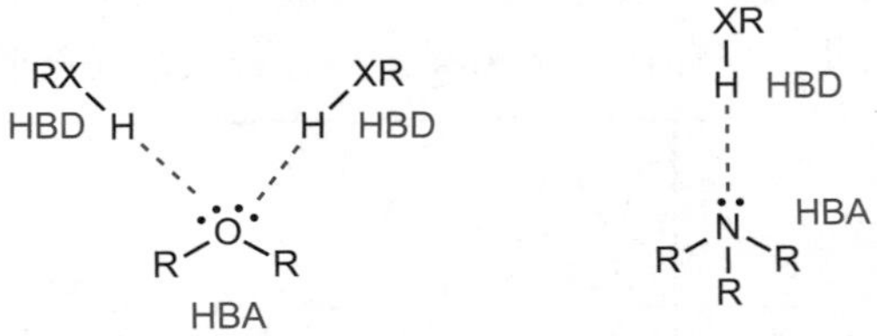　　　　图 1.9　O 和 N 作为氢键受体（HBD= 氢键供体，HBA= 氢键受体）

某些药物和大分子靶标含有硫原子，它也是具有电负性的。然而，硫是一种弱的氢键受体，因为它的孤对电子位于第三层轨道中，比第二层轨道更大，更松散。这意味着该轨道与氢原子小的 1s 轨道相互作用的效率更低。

不少药物中含有氟原子，氟的电负性比氧和氮原子更强。氟原子有 3 对孤对电子，表明它可以作为好的氢键受体。但实际上，它是一种弱氢键受体。有人认为氟原子电负性太强，对孤对电子的吸引太强，以至于它们不能参与氢键作用。这与氟离子不同，氟离子是非常强的氢键受体。

任何影响氢键受体电子云密度的因素都可能影响其作为氢键受体的能力；杂原子的电子云密度越大，其作为氢键受体的强度越大。例如，带负电的羧酸根离子的氧是比未电离的羧酸基团的氧更强的氢键受体（图1.10）。磷酸根离子也可作为好的氢键受体。药物和结合位点中大多数的氢键受体都是中性官能团，例如醚、醇、酚、酰胺、胺和酮。这些基团可形成中等强度的氢键。

有人提出炔基和芳环中的π体系是高电子云密度的区域，可以起到氢键受体作用。然而，这些体系中的电子云密度是弥散的，因此这种氢键相互作用比氧或氮原子参与的氢键弱得多。因此，只有在与强的氢键供体如烷基铵离子（NHR_3^+）发生相互作用时，芳环和炔基才能作为较为重要的氢键受体。

有些较细微的作用也会影响着原子是否可以成为好的氢键受体。例如，脂肪族叔胺的氮原子是比酰胺或芳胺的氮更好的氢键受体（图1.11）。酰胺或芳胺中氮原子的孤对电子可以与其结构中相邻的π体系相互作用，形成多种共振结构。因此，此类基团不太可能形成氢键。

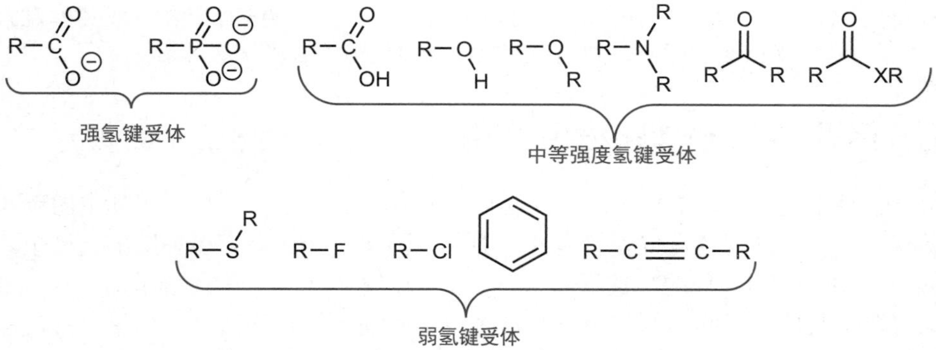

图1.10　各种氢键受体（HBA）的相对强度

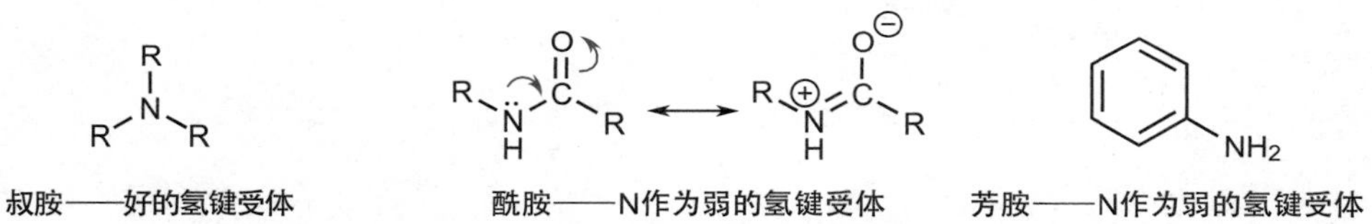

图1.11　不同含N基团作为氢键受体（HBA）的比较

相类似的，羰基作为氢键受体的能力根据所连有的官能团不同而不同（图1.12）。

此外，sp³杂化的氧原子与sp²杂化的碳原子连接时，很少作为HBA。包括酯的烷氧基氧和芳香醚或呋喃中的氧原子。

好的氢键供体一般含有与氧或氮原子相连的缺电子质子。质子缺电子程度越大，就是越强的氢键供体。例如，与正电荷的氮原子相连的氢质子是比伯胺或仲胺的氢质子更强的氢键供体（图1.13）。由于氮原子带正电，它对周围电子的吸引力更大，从而使相连的氢质子更缺电子。

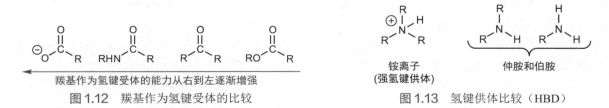

图1.12　羰基作为氢键受体的比较

图1.13　氢键供体比较（HBD）

1.3.3　范德华相互作用

范德华相互作用是非常弱的相互作用，其强度通常为 2～4kJ/mol。它们主要包括不同分子的疏水区域，例如脂肪族取代基或整个碳链骨架。中性和非极性区域的电子并非完全均匀或对称分布，总是存在或高或低的电子云密度瞬态区域，产生瞬时偶极子。一个分子中的偶极子可以诱导相邻分子产生偶极子，使两个分子之间发生弱的相互作用（图1.14）。因此，一个分子上的高电子云密度区域可以对另一个分子上的低电子云密度区域产生吸引力。随着两个分子逐渐分开，这些相互作用的强度迅速下降，降至分开时的七分之一。因此，药物必须靠近靶标结合位点，这种相互作用才可能变得重要。范德华力也被称为伦敦力（London forces）。尽管这种相互作用较弱，但药物与靶标之间可能存在许多此类相互作用，因此范德华力的总和通常对结合至关重要。当分子非极性区域相互作用时，疏水力也很重要（1.3.6节）。

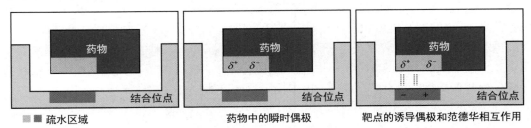

图 1.14 药物的疏水区域和结合位点之间的范德华相互作用

1.3.4 偶极－偶极和离子－偶极相互作用

许多分子由于含有不同电负性的原子和官能团而具有永久偶极矩。例如，羰基中的碳和氧带有不同电负性，因此酮具有偶极矩。结合位点也含有多种官能团，因此也必然会有多种局部偶极矩。当药物接近靶标时，两者的偶极矩相互作用，使靶标的偶极矩平行且方向相反与药物接近（图1.15）。如果这使得药物和结合位点之间可发生其他分子间相互作用，则这种对齐有利于结合和活性。如果没有，那么药物与靶标的结合和活性会被削弱。这种效应的例子可以参见抗溃疡药物章节（16.2.8.3节）。

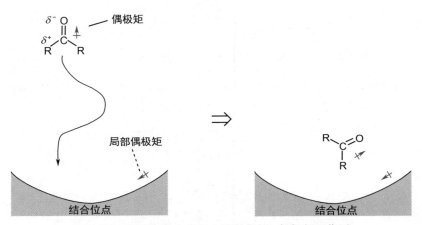

图 1.15 药物和结合位点之间的偶极－偶极相互作用

偶极-偶极相互作用的强度与两个偶极子之间距离的三次方呈反比。这意味着偶极-偶极相互作用随着距离增加比静电相互作用消失得更快，但是比范德华相互作用消失得慢。

离子-偶极相互作用是指分子中的带电或离子基团与其他分子中的偶极子相互作用（图1.16）。这种作用比偶极-偶极相互作用更强，并且随着距离增加下降较慢（与距离的平方呈反比）。

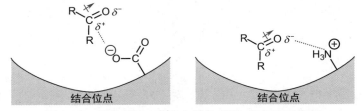

图 1.16 药物和结合位点之间的离子-偶极相互作用

有人提出诱导偶极相互作用。有证据表明芳环可以与离子基团如季铵离子相互作用。如果季铵基团的正电荷使芳环的π电子云扭曲产生偶极矩，这种相互作用是可能的，其中芳环的表面是富电子并且边缘是缺电子的（图1.17）。这也称为阳离子-π相互作用（cation-pi interaction）。重要神经递质乙酰胆碱（acetylcholine）与其结合位点就是形成这种相互作用（13.5节）。

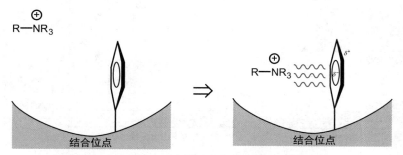

图1.17　烷基铵离子和芳环之间的诱导偶极相互作用

1.3.5　排斥相互作用

前文主要关注于分子间吸引力的介绍，分子之间越接近，吸引力强度越大。分子间的排斥相互作用同样也很重要。否则分子间相互融合无法被阻止。如果分子间过于接近，它们的分子轨道开始重叠，并引起排斥。其他形式的排斥与两种分子中存在的基团类型有关。例如，两个带相同电荷的基团会互相排斥。

1.3.6　水的角色和疏水相互作用

在讨论药物与其靶标相互作用时经常被忽略的一个关键因素是水所起到的作用。体内的大分子靶标存在于水相环境中，药物必须穿过该环境才能达到其靶标位置。因此，药物和大分子在彼此相遇之前都是被水溶剂化的。在进行相互作用之前，包裹在药物和靶标结合位点周围的水分子都必须被剥离（图1.18）。这一过程是需要能量的，如果药物和结合位点去溶剂化所需的能量大于二者结合相互作用获得的稳定能量，那么药物可能就是无活性的。在某些情况下，从药物结构中去除极性基团以降低其去溶剂化的能量有利于活性的提升。例如，在抗病毒药物利托那韦（ritonavir）的开发过程中去除了极性结合基团（19.7.4.4节）。

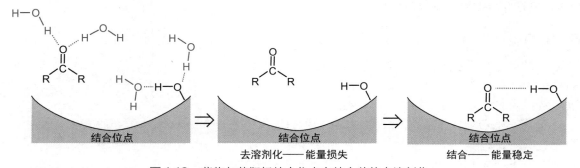

图1.18　药物与其靶标结合位点在结合前的去溶剂化

有时药物化学家会通过在药物结构中增加极性基团来增大它的水溶性。这种情况下，这些极性基团添加的位置应当伸向靶标与药物结合时的结合位点，即它们应该处在溶剂可接触或溶剂暴露的位置。这种模式下，大极性基团周围的水在去溶剂化时不需要去除，当药物与其靶标结合时就没有产生负的能量损失。这方面的例子可以参见17.9.1.2节、20.6.2.1节和附录7中案例研究5。

药物或其靶标结合位点的非极性或疏水区域不能被水溶剂化。相反，周围的水分子彼此之间形成比平常更强的相互作用，导致在非极性区域的表面形成一层规则性排列的水层。规则性排列水层的增加产生负的熵值。当药物的疏水区域与结合位点的疏水区域相互作用时，这些水分子被释放并变得无序（图1.19）。

这引起熵值的增加和结合自由能的增加❶。这里所涉及的相互作用强度很小，每平方埃（Å²）的疏水表面为0.1～0.2kJ/mol，但总和加一起就很强了。有时，药物的疏水区域可能不足以接近靶标结合位点的疏水区域，水充斥在两个表面之间。在这种情况下，熵增加并不显著，故需要设计更好的匹配疏水区域的药物分子。

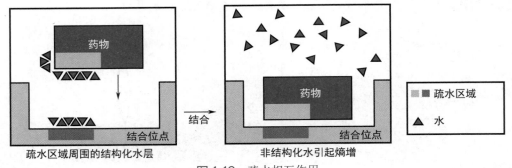

图1.19　疏水相互作用

1.4　药物代谢动力学和药物

药效动力学，也称药效学（pharmacodynamics），是研究药物如何与其靶标结合位点结合并产生药理作用。然而，能够结合特定靶标的化合物不一定可用作临床药品或药物。对于这种情况，药物不仅能与其靶标结合，还必须首先能够到达靶标所在位置。对于口服药物来说，需要经过一个较长的过程，并要克服许多障碍。药物必须在胃酸和肠道消化酶中保持完好，然后从肠道吸收进入血液中，最后需在肝脏中各种破坏结构的酶（药物代谢，drug metabolism）作用下保持不变。药物还必须要分布在全身，而不是富集到脂肪组织。而且，药物排泄不能过快，否则需要频繁的服用来维持药效。另一方面，药物排泄也不能过慢，否则它的效应可能会一直延长超过需求。关于药物吸收、分布、代谢和排泄的研究（在制药工业中称为ADME）被称为药物代谢动力学（pharmacokinetics），简称药动学。药物代谢动力学有时被描述为"机体对药物的处置"，而药效动力学（药效学）是"药物对机体的作用"。

药物化学家可以通过多种方式设计药物以改善其药动学特性，但药物的剂型和使用方法也同样重要。因为药物不单单是由活性成分组成，例如，药片由多种辅料组成，使其能够维持片剂的结构稳定，并有助于片剂递送至胃肠道的特定部位分解。

🌱 关键知识点

- 药物作用于位于细胞的细胞膜上或细胞自身的分子靶标。
- 药物靶标是含有结合位点的大分子，药物能进入这些结合位点，并与之相结合。
- 大多数药物通过形成分子间键与靶标结合。
- 药效学是研究药物如何与靶标相互作用并产生药理作用。
- 带相反电荷的基团之间发生静电或离子相互作用。
- 氢键发生在富电子的杂原子和缺电子的氢原子之间。
- 氢键中的氢称为氢键供体，在氢键中与氢产生相互作用的电负性原子称为氢键受体。
- 范德华相互作用发生在分子非极性区域之间，是由瞬时偶极-偶极相互作用引起的。
- 离子-偶极和偶极-偶极相互作用是弱的静电相互作用形式。
- 疏水相互作用包括包围在分子疏水区域排列整齐的水分子层的置换，导致熵增加，为整体结合自由能作贡献。
- 分子间相互作用发生之前极性基团必须去水溶剂化，这是一个能量损失的过程。

---

❶　结合自由能（ΔG）可通过方程$\Delta G = \Delta H - T\Delta S$计算所得，与熵的变化（$\Delta S$）相关。如果熵增加，则$\Delta S$为正，使得$\Delta G$更负。$\Delta G$值越负，结合的强度就越大。

- 药物代谢动力学与药物在体内的吸收、分布、代谢和排泄有关。

1.5 药物的分类

有四种主要的药物分类或分组方式。

1.5.1 根据药理作用分类

药物可根据其具有的生物或药理作用进行分类，例如镇痛药、抗精神病药、抗高血压药、抗哮喘药和抗生素。如果想知道可用于某种疾病治疗的药物的全部类型，这很有用，但这意味着所包含的药物不仅数量众多而且结构差异很大。这主要是因为治疗某种疾病的靶标众多。因此，比较不同的止痛药并期望它们结构相似或具有共同的作用机制是无法实现的。

抗溃疡药物、心血管疾病治疗药物、抗菌药物、抗病毒药物、抗肿瘤药物的章节（第 16 章、第 17 章、第 18 章、第 19 章和第 20 章）则根据药物的药理效应分类，阐述药物结构和作用方式的多样性。

1.5.2 根据化学结构分类

许多具有共同骨架的药物可分在一组，例如青霉素、巴比妥类、阿片类、甾体类和儿茶酚胺类。在某些情况下，这是一种实用的分类，因为所涉及的结构的生物活性和作用机制是相同的，例如青霉素的抗生素活性。然而，并非所有具有相似化学结构的化合物都具有相同的生物作用。例如甾体类药物具有相似的四环结构，但它们在体内具有不同的作用。本文讨论了各种结构相关的药物，例如，青霉素类、头孢菌素类、磺胺类药物、阿片类药物和糖皮质激素类（18.4 节和 18.5 节、第 15 章和附录 7 案例研究 6）。这些是具有类似结构和类似作用机制的化合物实例。但是也有例外，如大多数磺胺类药物用作抗菌剂，但也有少数几种具有完全不同的医疗用途。

1.5.3 根据靶标系统分类

药物可以根据它们是否影响身体中的某个靶标系统进行分类。靶标系统的一个典型例子是神经递质，它合成后从神经元释放，与靶标蛋白质相互作用，被代谢或被重新吸收到神经元中。这种分类方式比依据整体药理作用对药物进行分类更具特异性。然而，仍然存在药物可以作用于几种不同的靶标却干扰同一个系统的情况。由于产生作用的机制不同，同一个靶标系统中的药物可能在结构上差异很大。在第 13 章和第 14 章中，分别介绍了作用于靶标系统胆碱能和肾上腺素能系统的药物。

1.5.4 根据靶标分子分类

一些药物根据它们相互作用的分子靶标进行分类。例如抗胆碱酯酶药（13.12 ～ 13.15 节）是通过抑制乙酰胆碱酯酶起作用的药物。由于已经确定了药物作用的确切靶标，这种分类方式更为具体。在这种情况下，人们期望所涉及的药物之间存在一些结构相似性和共同的作用机制，尽管这也不能完全达到理想的情况。然而，就像"见树不见林"一样，这种分类很容易忽略阻断特定酶或受体的药物产生药效的原因。例如，为什么抗胆碱酯酶药可用于治疗阿尔茨海默病和青光眼，这似乎并没有直接的关联。

1.6 药物和药品的命名

在药物化学研究中合成的绝大多数化学品从未进入市场，因此将它们全部命名是不切实际的。取而代之，研究人员通常用一个由字母和数字组成的代码对其进行标识。这些字母是开展这项工作的研究小组所特有的，而数字是该化合物所特有的。例如，Ro31-8959、ABT-538 和 MK-639 分别是由罗氏（Roche）、雅培（Abbott）和默克（Merck）制药公司制备的化合物。如果研究的化合物显示有成药的前景，那么将进入临床前试验，然后进行临床研究，通常此时需要进行命名。例如，上述化合物显示出抗 HIV 作用的前景，分别被命名为沙奎那韦（saquinavir）、利托那韦（ritonavir）和茚地那韦（indinavir）。最后，如果化合物被证明是成功的并且作为药物销售，它们将获得专有名称、品牌名称或只有该公司才能使用的商品名称。例如，上述化合物分别以 Fortovase®、Norvir® 和 Crixivan® 上市销售（请注意，商品名称始终以大写字母开头，并且具有符号 R 或 TM 以表示它们是注册的商标名称）。专有名称也特指药物的制备或配方。例如，Fortovase®（或 Fortovase™）是一种含有 200mg 沙奎那韦的凝胶填充的米色胶囊制剂。如果改变配方，则应该使用不同的名称。例如，罗氏公司销售一种名为 Invirase® 的沙奎那韦制剂，该制剂含有 200mg 沙奎那韦甲磺酸盐，为棕色 / 绿色胶囊。当药物专利到期时，任何制药公司都可以以仿制药生产和销售该药物。但是，他们不得使用最初发明该药物的公司所使用的商品名称。欧洲法律要求仿制药使用推荐的国际非专利名称（recommended international non-proprietary name，rINN），该名称通常即为该药物名称。在英国，此类药物曾使用英国批准名称（British approved name，BAN），但现在这些药物名称已被修改为与 rINN 一致。rINN 通常有一个表示所述药物治疗领域的后缀。例如，沙奎那韦、利托那韦和茚地那韦使用以后缀 "- 那韦"（-navir），表明它们是抗病毒药。

由于药物的命名是不断发展的，文献中的早期研究论文可能只使用最初的字母 / 数字代码，因为在文献发表时药物尚未命名。

在本书中，我们使用有效成分的名称（通用名称）而不是商品名称，只有特别熟知的药品可以提及其商品名称。例如，西地那非（sildenafil）的商品名称是伟哥（Viagra®），紫杉醇（paclitaxel）的商品名称是泰素（Taxol®）。

🌱 **关键知识点**

- 药物可根据它们的药理作用、化学结构、所作用的靶标系统或靶标分子进行分类。
- 临床上使用的药物有商品名称（或品牌名称），以及推荐使用的国际非专利名称。
- 在新药研发期间产生的大多数结构并未用于临床，这些化合物是由各个研究小组用其特有的简单代码进行标识。

📖 **习题**

1. 古菌（Archaea）是可以在极端环境例如高温、低 pH 或高盐浓度中存活的微生物。这些生物体中的细胞膜磷脂（参见结构 I）与真核细胞膜中的细胞膜磷脂明显不同。请问它们存在哪些差异以及它们可能起什么作用？

结构 I

2. 替考拉宁（teicoplanin）是一种抗生素，可以"封闭"用于构建细菌细胞壁的"构建模块"，使得它们不能连接起来。细胞壁是围绕细菌细胞膜的屏障，并且构建模块在它们掺入细胞壁之前锚定在该细胞膜的外部。替考拉宁含有非常长的烷基取代基，其在封闭机制中不起作用。但去除该烷基取代基，则活性下降。这种烷基取代基可能起什么作用？

3. Ras 蛋白是细胞内信号转导过程中的重要蛋白质。它在细胞质中自由存在，但必须固定在细胞膜的内表面才能发挥其功能。对蛋白质进行什么样的修辞才能发生此作用？

4. 胆固醇是真核细胞膜的重要组成部分，并影响膜的流动性。根据胆固醇的结构（如下图所示），讨论它在膜中是如何定向的。

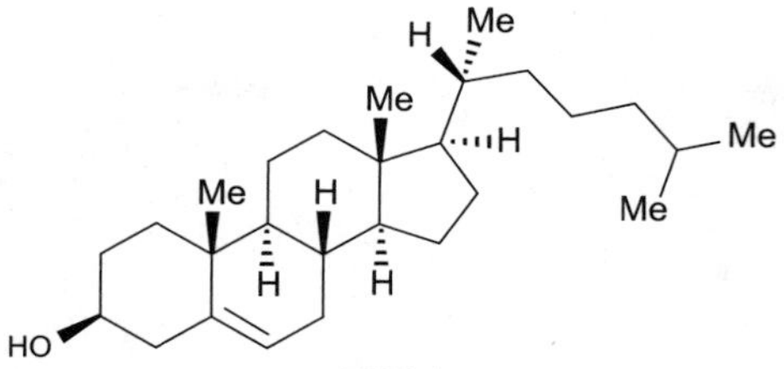

胆固醇

5. 磷脂中的大多数不饱和烷基链是顺式而不是反式。根据图 1.2 中所示的磷脂中的顺式不饱和烷基链，重新绘制此链以更好地表示其形状，并将该结构与其反式异构体的形状进行比较。对于这些链在细胞膜中的包装以及对膜流动性的影响，您能得出什么结论？

6. 羰基作为氢键受体的相对强度如图 1.12 所示。为什么其强度大小是如图所示的呢？

7. 观察肾上腺素、雌酮和胆固醇的结构，并提出这些分子可能发生的分子间相互作用类型及其发生的位置。

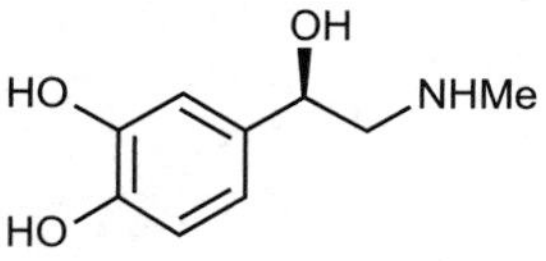

肾上腺素 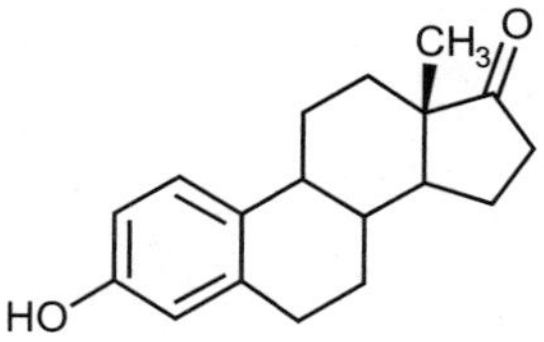   雌酮

8. 确定以下药物的结构和商品名称：阿莫西林、雷尼替丁、吉非替尼、阿曲库铵。

9. 激素肾上腺素与位于细胞表面的蛋白质相互作用，不会透过细胞膜。然而，如雌酮等较大的甾体分子穿过细胞膜并与位于细胞核中的蛋白质相互作用。为什么较大的甾体分子能够透过细胞膜而较小的分子如肾上腺素却不能呢？

10. 缬氨霉素（valinomycin）是一种抗生素，能够将离子转运穿过细胞膜并破坏细胞的离子平衡。找出缬氨霉素的结构，并解释其为什么能够发挥此作用。

🔁 拓展阅读

Kubinyi, H. (2001) Hydrogen bonding: The last mystery in drug design? in Testa, B., van de Waterbeemd, H., Folkers, G., and Guy, R. (eds), *Pharmacokinetic optimization in drug research.* Wiley-VCH, Weinheim.

Mann, J. (1992) *Murder, magic, and medicine*, Chapter 1. Oxford University Press, Oxford.

Page, C., Curtis, M., Sutter, M., Walker, M., and Hoffman, B. (2002) Drug names and drug classification systems. in *Integrated pharmacology 2nd edn*, Chapter 2. Mosby, Elsevier, Maryland Heights, MO.

Sneader, W. (2005) Drug discovery: *a history*. John Wiley and Sons, Chichester.

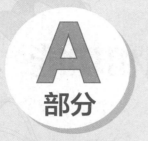

A 部分

药物靶标，药效学和药物代谢动力学

　　药物化学家的主要任务是设计和合成新药。为此，药物化学家们需要研究药物的特定靶标，并确定药物是如何与该靶标相互作用以产生生物学效应的。在 A 部分中，主要讨论生命系统中存在的各种药物靶标的结构和功能，以及药物产生药理学或生物学效应的一般机制。

　　但重要的是要了解体内不同的生物大分子的功能，以及靶向这些大分子是否可能对治疗某种特定的疾病产生有益的效果。药物通常是分子量小于 500 原子质量单位的小分子，比药物作用的大分子靶标要小得多。药物只能与生物大分子结构中的一小部分发生直接相互作用，直接作用的部分称为结合位点。结合位点通常有一定的形状，而药物需要与结合位点的形状相匹配才能产生药效；因此，药物分子的空间大小和形状至关重要。然而，药物的作用不仅仅是"结合"，一旦一个活性药物进入结合位点，就会产生一系列分子间键合相互作用使其停留在作用位点，最终产生生物学效应。因此，药物必须具有合适的官能团和分子骨架，使其能够参与形成这些相互作用。

　　若要更有效地设计药物，优化结构与其靶标的相互作用就显得非常重要。虽是如此，也有一些化合物能与靶标形成非常好的相互作用，但没有临床使用价值。这是因为这些化合物经服用进入体内后无法到达靶标部位。药物的给药方式多种多样，但总体来说，目的是让药物进入血液，以便它被带到特定的靶标。在给药后，还有许多障碍和问题需要克服，包括药物被吸收进入血液的效率，药物代谢和排泄的速率，以及药物在体内分布的程度。

　　由于这是一本药物化学教科书，其重点是讨论药物的设计，以优化其药物代谢动力学和药效学特性。然而，也应认识到，剂型和给药形式也是研发新的和改良型药品的一个极其重要的研究领域。

第2章 蛋白质的结构和功能

临床中使用的绝大多数药物都是以蛋白质为靶标，如受体、酶和转运蛋白。因此，为了了解药物对蛋白质的作用，有必要了解蛋白质的结构。蛋白质的结构有四个层次，包括一级结构、二级结构、三级结构和四级结构。

2.1 蛋白质的一级结构

一级结构（primary structure）是构成蛋白质的各个氨基酸通过肽键连接在一起的顺序（图 2.1）。表 2.1 中列出了人体中发现的 20 种常见氨基酸，它们通常使用三字母和单字母代码来表示。必需氨基酸的结构见附录 1。甲硫氨酸脑啡肽（Met-enkephalin，人体内源性镇痛物质之一）的一级结构如图 2.2 所示。根据图 2.3 所示的共振结构，天然蛋白质中的肽键是平面结构。这使肽键具有显著的双键特性，可防止其自由旋转。因此，蛋白质主链中，仅有每个肽键两侧的键是可旋转的。这对蛋白质的三级结构具有重要意义（见 2.3.6 节）。

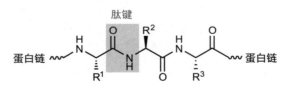

图 2.1　蛋白质的一级结构（R^1、R^2 和 R^3 为氨基酸侧链）

表 2.1　人体中发现的 20 种常见氨基酸

在人体内合成			从饮食中获取		
氨基酸	三字母缩写	单字母缩写	氨基酸	三字母缩写	单字母缩写
丙氨酸	Ala	A	组氨酸	His	H
精氨酸	Arg	R	异亮氨酸	Ile	I
天冬酰胺	Asn	N	亮氨酸	Leu	L
天冬氨酸	Asp	D	赖氨酸	Lys	K
半胱氨酸	Cys	C	甲硫氨酸	Met	M
谷氨酸	Glu	E	苯丙氨酸	Phe	F
谷氨酰胺	Gln	Q	苏氨酸	Thr	T

在人体内合成			从饮食中获取		
氨基酸	三字母缩写	单字母缩写	氨基酸	三字母缩写	单字母缩写
甘氨酸	Gly	G	色氨酸	Trp	W
脯氨酸	Pro	P	缬氨酸	Val	V
丝氨酸	Ser	S			
酪氨酸	Tyr	Y			

　　肽键有 2 种可能的构象（图 2.4）。通常情况下存在于蛋白质中的是反式构象，因为顺式构象会导致残基之间的空间碰撞。但脯氨酸残基旁边的肽键有可能是顺式构象。

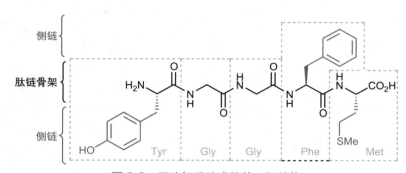

图 2.2　甲硫氨酸脑啡肽的一级结构

其简化符号表示为 H—Tyr—Gly—Gly—Phe—Met—OH 或 YGGFM

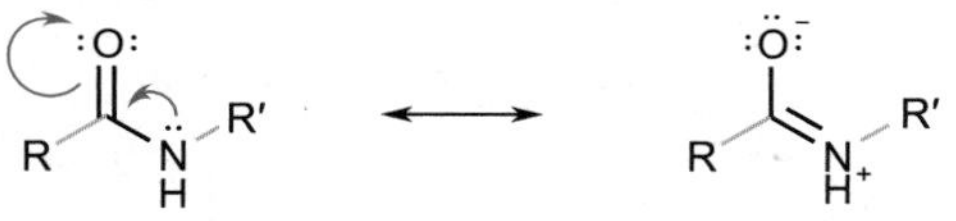

图 2.3　肽键平面

键的自由旋转仅存在于图中有颜色的键

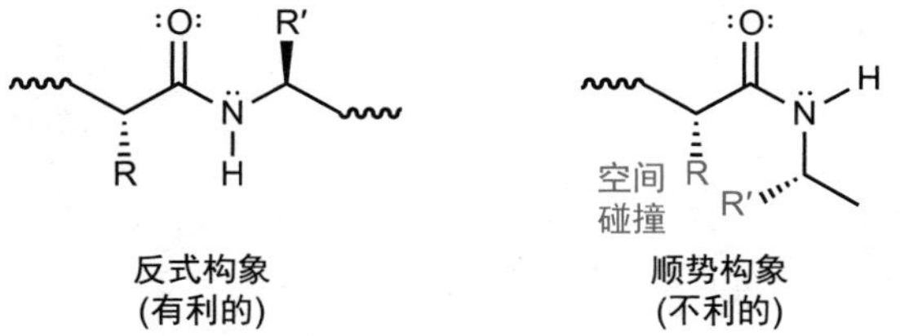

反式构象
(有利的)

空间
碰撞

顺势构象
(不利的)

图 2.4　肽键的反式构象和顺势构象

2.2　蛋白质的二级结构

　　蛋白质的二级结构（secondary structure）包含了组成蛋白质链的各序列结构区块。在诸如羊毛和丝绸的结构蛋白中，二级结构广泛存在并决定了这类蛋白质的整体形状和性质。除此以外，在大多数其他蛋白质中也存在二级结构区域。蛋白质主要的二级结构有三种：α- 螺旋、β- 折叠片层和 β- 转角。

2.2.1 α- 螺旋

α- 螺旋（α-helix）是由蛋白质链的卷曲而产生，使得构成骨架的肽键能够在彼此之间形成氢键。这些氢键沿螺旋轴方向排列，如图 2.5 所示。组成氨基酸的其他侧链则以与螺旋垂直的方向向外伸出，从而使空间相互作用最小化并进一步稳定结构。蛋白质中还存在其他不常见类型的螺旋，例如拉伸程度比理想的 α- 螺旋高 3（10）- 螺旋，以及更紧凑、极其罕见的 π- 螺旋。

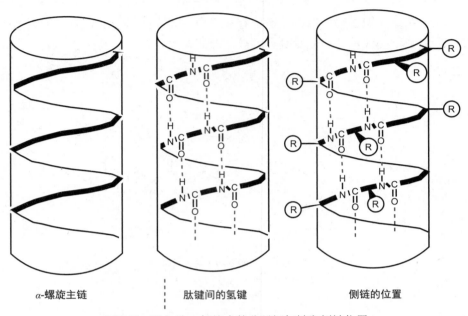

α-螺旋主链   肽键间的氢键   侧链的位置

图 2.5 蛋白质 α-螺旋中的分子间氢键和侧链位置

2.2.2 β- 折叠片层

β- 折叠片层（β-pleated sheet）是一条蛋白质链叠在另一条蛋白质链之上形成的层状结构，如图 2.6 所示。与 α- 螺旋相似，β- 折叠片层结构也是通过肽链之间的氢键而维持，氨基酸侧链也是与折叠片层呈垂直排列，同样可减少空间排斥相互作用。β- 折叠片层的蛋白质链可以沿着相反的方向（反平行）或相同的方向（平行）排列（图 2.7）。

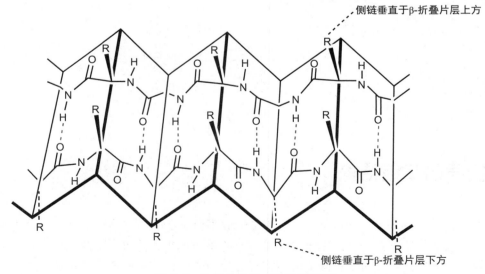

图 2.6 β-折叠片层（反平行排布）

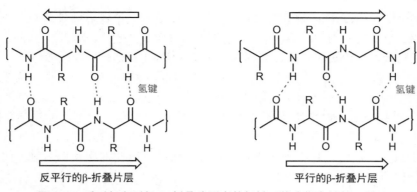

反平行的β-折叠片层   平行的β-折叠片层

图2.7 反平行和平行β-折叠片层中的氢键（箭头指向链的C端）

2.2.3 β-转角

β-转角（β-turn）使多肽链能够突然转向并沿相反方向延伸。这对于蛋白质维持更加近似球状的紧凑结构非常重要。转角的第一个和第三个肽键之间的氢键相互作用对于稳定转角有重要意义（图2.8）。多肽链在延伸过程中可通过形成较长的环形物来产生较小的突然转向，这些环形物结构上是不规则的，而且通常是固定的和易于辨认的。

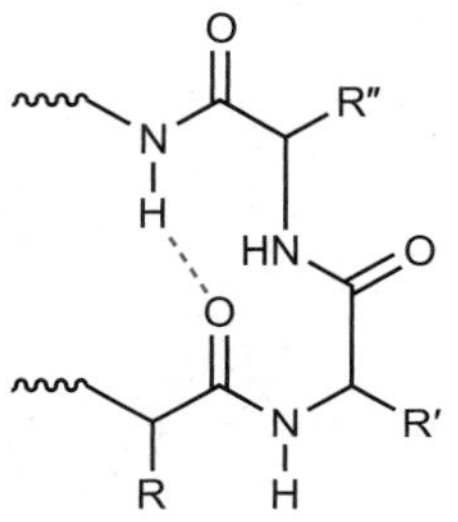

图2.8 β-转角中第一个和第三个肽键之间氢键

2.3 蛋白质的三级结构

三级结构（tertiary structure）是蛋白质整体上的三维形状。结构蛋白的形状非常有序，而球状蛋白，如酶和受体（第3章和第4章）则会折叠形成更复杂的结构。酶和受体的三级结构对它们的功能以及它们与药物的相互作用至关重要，因此，了解维持三级结构的主要作用力是很有必要的。

球状蛋白通常包含有序的二级结构的所有区域，有序二级结构的程度因蛋白质而异。例如，周期蛋白依赖性激酶2（cyclin-dependent kinase 2，CDK2，一种催化磷酸化反应的蛋白质）具有多个α-螺旋和β-折叠片层区域（图2.9），而消化酶胰凝乳蛋白酶（chymotrypsin）具有的二级结构非常少。然而，周期蛋白依赖性激酶2和胰凝乳蛋白酶的蛋白链依然能折叠形成复杂且独特的球状。这又是怎么发生的呢？

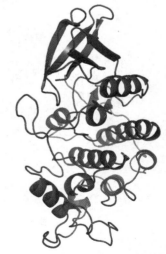

图2.9 人细胞周期蛋白依赖性激酶2（CDK2）的pdb文件（1hcl）

其中圆筒状代表α-螺旋，箭头代表β-折叠片层。pdb文件包含蛋白质的3D结构信息，可以从布鲁克海文蛋白质数据库（Brookhaven protein data bank）下载。每个蛋白质结构文件都有一个代码，例如1hcl

当第一眼看到周期蛋白依赖性激酶 2 的三维结构时，就像是一个被猫玩耍过的毛线团。事实上，蛋白质内的每个分子组成了其非常精确的结构，这都是由蛋白质的一级结构❶决定的。实际上，在实验室中合成的蛋白质会自动形成与天然蛋白质相同的三维结构和功能。HIV-1 蛋白酶就是一个例子（见 19.7.4.1 节）。

这带来了另一个问题。为什么氨基酸链会形成如此精确的三维构象？乍一看，这似乎没有道理。比如我们在桌子上放一根细绳，它是不会自主折叠成精确的复杂形状的。那么为什么氨基酸链会折叠呢？

答案在于，蛋白质并不是一根平淡无奇的"细绳"。蛋白质含有大量不同的化学官能团，包括构成多肽骨架的肽键，以及氨基酸侧链中的各种官能团。这些官能团可以彼此相互作用，或者互相吸引或排斥。因此，蛋白质会发生扭曲、旋转，将不利的相互作用最小化并使有利的相互作用最大化，直到形成最稳定的形状或构象——蛋白质三级结构（图 2.10）。

除二硫键外，三级结构中涉及的相互吸引作用与 1.3 节中描述的分子间相互作用相同。分子间相互作用发生在不同分子之间，而控制蛋白质三级结构的键发生在同一分子内，因此又被称为分子内相互作用。然而它们的基本原理与 1.3 节中所介绍的相同。

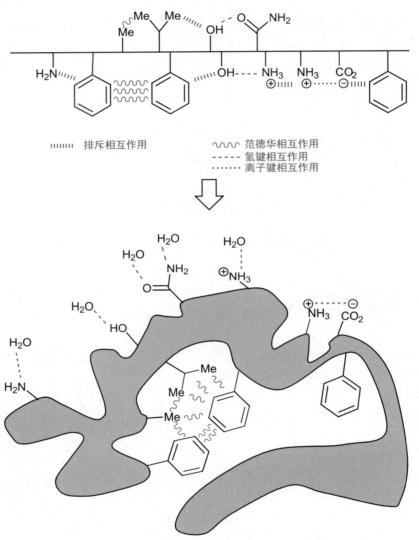

图 2.10 分子内相互作用是三级结构形成的原因

2.3.1 共价键：二硫键

半胱氨酸含有巯基，能够在蛋白质三级结构中形成共价键。当两个这样的残基彼此靠近时，通过氧化

---

❶ 有些蛋白质含有对其三级结构有影响的物质，这些物质被称为辅因子（如金属离子或小的有机分子）。

作用可以形成共价二硫键，从而在蛋白链的两个不同部分之间形成共价桥（图2.11）。值得注意的是，形成二硫键的两个半胱氨酸残基在蛋白质的一级结构中可能相距较远，但因蛋白质折叠而彼此靠近。

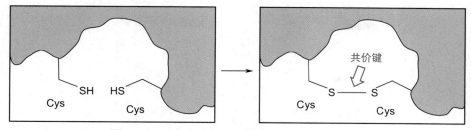

图2.11　两个半胱氨酸侧链之间形成二硫共价键

2.3.2　离子键或静电键

在氨基酸酸性残基（如天冬氨酸或谷氨酸）的羧酸根离子和氨基酸碱性残基（如赖氨酸、精氨酸或组氨酸）的铵离子之间可形成离子键或盐桥（图2.12），这是最强的分子间键。

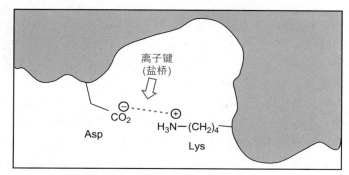

图2.12　天冬氨酸侧链和赖氨酸侧链之间的离子键

2.3.3　氢键

氢键可视为离子相互作用的弱化形式，因为它们是具有部分电荷的原子之间的相互作用。很多氨基酸残基之间可以形成氢键，例如丝氨酸、苏氨酸、天冬氨酸、谷氨酸、谷氨酰胺、赖氨酸、精氨酸、组氨酸、色氨酸、酪氨酸和天冬酰胺。如图2.13两个例子所示。

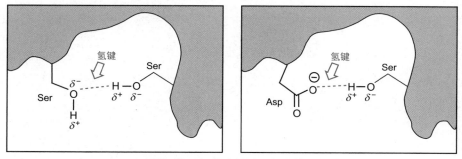

图2.13　氨基酸侧链之间的氢键

2.3.4　范德华相互作用和疏水相互作用

范德华相互作用是比氢键更弱的相互作用，并且可以发生在蛋白质的两个疏水区域之间，例如，在两个烷基之间都可以产生（图2.14）。丙氨酸、缬氨酸、亮氨酸、异亮氨酸、苯丙氨酸和脯氨酸都具有疏水侧链，能够通过范德华作用产生分子间相互作用的。其他氨基酸如甲硫氨酸、色氨酸、苏氨酸和酪氨酸的侧链含有极性官能团，但也具有显著的疏水性，因此这些氨基酸也可能产生范德华相互作用。疏水相互作用（1.3.6节）在疏水残基的聚集中也很重要。

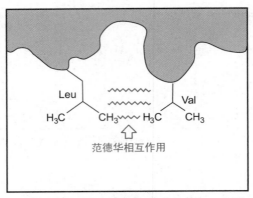

图2.14　氨基酸侧链之间的范德华相互作用

2.3.5　键合相互作用的相对重要性

可以预期，在蛋白质三级结构中，键合相互作用的相对重要性应与其强度的顺序相一致：共价键、离子键、氢键，最后是范德华相互作用。在实际过程中，往往是不一样的。通常，最重要的相互作用是范德华相互作用和氢键，而相对最不重要的是共价键和离子键。

主要基于两个原因。首先，在大多数蛋白质中，发生范德华相互作用和氢键的机遇要比共价键或离子键大得多。通过典型球状蛋白中存在的氨基酸的相对数量就可以知其原因。在球状蛋白中可以形成共价二硫键的氨基酸只有半胱氨酸，而有更多的氨基酸彼此间可以形成氢键和范德华相互作用。

话虽如此，也有一些含有大量二硫共价桥的蛋白质，共价键对三级结构就显得更为重要。二硫键在小肽［如肽类激素升压素（vasopressin）和催产素（oxytocin）］中也更为重要（图2.15）。然而，在大多数蛋白质中，二硫键在维持三级结构中起着次要作用。

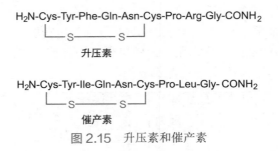

图2.15　升压素和催产素

就离子键而言，只有有限数量的氨基酸含有能形成离子键的残基，数量上远比含有能形成氢键或范德华相互作用的残基的氨基酸少得多。

范德华相互作用通常是三级结构中最重要的键合形式的第二个原因是：蛋白质不是存在于真空中，而是被水分子包围。水是一种极性较大的化合物，容易与能形成氢键的极性亲水性氨基酸残基相互作用（图2.16）。剩余的非极性、疏水性氨基酸残基不能与水形成良好的相互作用，因此最稳定的三级结构将确保大多数亲水基团位于可与水相互作用的表面上，而使大多数疏水基团位于中心，避免其和水相互作用。由于亲水性氨基酸与水形成氢键，维持蛋白质三级结构的离子键和氢键的数量减少，这使得疏水和范德华相互作用在很大程度上决定了蛋白质的三维形状。

由于上述原因，蛋白质的中心必然是疏水、非极性的。这具有重要的意义，例如，它有助于解释为什么酶能催化原本在人体水环境中不可能发生的反应。酶的表面含有空穴或裂缝，称为活性位点（active site）。当活性位点伸向蛋白质的中心时，它往往具有疏水性特征，从而可为所发生的反应提供非水环境（第3章）。

许多其他类型的蛋白质含有类似的空穴或裂缝，以充当天然配体的结合位点（binding site）。这些空穴或裂缝也比表面疏水性更大，因此范德华和疏水相互作用在配体的结合中起重要作用。了解这些相互作用对于设计针对这些结合位点的有效药物至关重要。

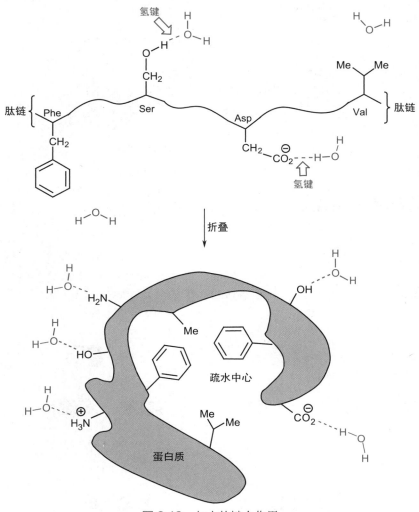

图 2.16　与水的键合作用

2.3.6　平面肽键的作用

平面肽键间接地在三级结构中起重要作用。肽键中的键旋转受到阻碍，通常形成有利的反式（*trans*）构象，因此蛋白质可采用的构象数量受到显著限制，更有可能采用特定的构象。没有肽键的聚合物不会折叠成特定的构象，因为形成高度有序结构所需的熵变非常不利。肽键还可以与氨基酸侧链形成氢键，在确定蛋白质三级结构中起到进一步的作用。

2.4　蛋白质的四级结构

只有由多个亚基组成的蛋白质才具有四级结构（quaternary structure）。例如，血红蛋白（haemoglobin）由四个亚基组成，包含两个相同的 α 亚基和两个相同的 β 亚基（不要与二级结构中使用的 α- 螺旋和 β- 折叠片层混淆）。血红蛋白的四级结构是这四个亚基相互关联的结合方式。

由于这必然涉及蛋白质外表面之间的相互作用，离子键对于四级结构比对三级结构更重要。此外，疏水和范德华相互作用也可发挥作用。蛋白质的折叠不可能使其所有疏水基团都朝向中心，其中一些基团可能会留存在表面上。如果这些疏水基团在蛋白质表面上形成小的疏水区域，则两个蛋白质分子在形成二聚体（15.9.2 节）时，更倾向于使两个疏水区域彼此面对，而不是暴露于水环境中（图 2.17）。蛋白质分子也可能在四级结构中连接紧密（interlock）。

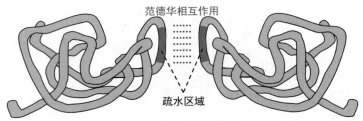

图 2.17　含两个亚基的蛋白质的四级结构

2.5　翻译和翻译后修饰

在细胞中合成蛋白质的过程称为翻译（translation），见 6.2.2 节。许多蛋白质在翻译后还需要进行修饰（图 2.18），这些修饰可以产生广泛的影响。例如，许多蛋白质的 N- 末端被乙酰化，使蛋白质更不容易被降解。蛋白质的乙酰化在控制转录、细胞增殖和分化中也起作用（20.7.3 节）。

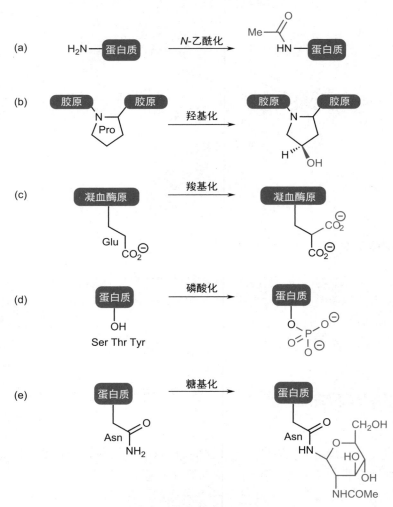

图 2.18　蛋白质翻译后修饰的例子

胶原（collagen）纤维通过脯氨酸残基的羟基化得到稳定，若羟基化不足，则会导致坏血病（由维生素 C 缺乏引起）。凝血酶原（prothrombin）是一种凝血蛋白，其谷氨酸残基被羧基化形成 γ- 羧基谷氨酸结构。在维生素 K 缺乏的情况下，这种羧基化将不会发生，会导致过量出血。许多蛋白质中的丝氨酸、苏氨酸和酪氨酸残基被磷酸化，这在细胞内的信号转导途径中起重要作用（5.2 ～ 5.4 节）。

许多存在于细胞表面的蛋白质通过天冬酰胺残基与糖类连接。这些糖类在翻译后修饰的过程中被添加到天冬酰胺残基上，对细胞 - 细胞识别、疾病发展和药物治疗很重要（见 7.7 节）。这些被糖类修饰的蛋白质被称为糖蛋白（glycoprotein）或蛋白多糖（proteoglycan），属于一大类被称为糖缀合物（glycoconjugate）的成员。

一些蛋白质在翻译后被切割成较小的蛋白质或肽。例如，脑啡肽（enkephalin）就是以这种方式从蛋白质衍生的小肽（15.8 节）。活性的酶有时也是通过切割较大的蛋白质前体形成的。通常这种方式可以保护细胞免受酶的非特异性作用。例如，消化酶以无活性蛋白质前体的形式储存在胰腺中，并且仅在蛋白质前体释放到肠中后才产生消化酶。在凝血过程中，可溶性蛋白质纤维蛋白原（fibrinogen）被裂解成不溶性纤维蛋白（fibrin）从而发挥凝血作用（17.9 节）。一些多肽激素也由蛋白质前体的裂解产生。此外，将病毒多聚蛋白裂解为组成蛋白是逆转录病毒生命周期中的重要步骤，并且已被证明是目前用于抗 AIDS 和丙型肝炎的几种药物的有效靶标（19.7.4 节和 19.10.1 节）。

2.6　蛋白质组学

人类基因组计划现已完成，对此已有大量的报道。支撑这项研究工作的科学称为基因组学（genomics），用于识别人类和其他物种的遗传密码。这项工作的成功是一个重大的突破，预示着药物化学研究新时代的开始；但是，重要的是要认识到，人类基因组的识别仅仅是一个更漫长研究过程的开端。本书第 6 章将介绍，DNA 与蛋白质合成的关系，已开展的大量研究工作是确定身体每个细胞中存在的蛋白质，但更重要的是，要研究它们是如何相互作用——蛋白质组学（proteomics）学科领域。蛋白质组学比基因组学更具挑战性，因为蛋白质之间的相互作用更为复杂（见第 5 章）。此外，存在于细胞中的蛋白质的形式和功能取决于相关的细胞类型，以及细胞是处于正常还是疾病状态。尽管如此，在鉴定蛋白质的结构和功能方面还是取得了一些进展，一些蛋白质已被证明是新的药物靶标。蛋白质结构与功能的研究是一项艰巨的任务，因为不同的蛋白质可以来自同一个基因，且蛋白质经常在合成后需要进行修饰（2.5 节），所以人们不能简单地根据已知的基因序列得出蛋白质的结构。人类基因组大约有 4 万个基因，而典型的细胞含有成千上万种不同的蛋白质。此外，了解蛋白质的结构不一定是表明了解其功能或相互作用。

为了鉴定细胞中存在的蛋白质，通常方法是分析细胞内容物并使用双向凝胶电泳技术分离出蛋白质；然后使用质谱法研究每种蛋白质的分子量。如果获得了纯蛋白质样品，可通过传统测序技术确定其一级结构。蛋白质二级结构和三级结构的分析则比较复杂。如果蛋白质可以结晶，则可以通过 X 射线晶体衍射确定其结构。然而，并非所有蛋白质都能结晶，即使得到蛋白质晶体，它们的晶体形式的构象也可能与溶液中的构象不同。近年来，通过核磁共振（NMR）光谱法已经成功地鉴定了一些蛋白质的三级结构。

接着的问题是——如何识别蛋白质在细胞中具有的功能以及是否可以作为有用的药物靶标。如果该蛋白确实可以作为靶标，那么最后的问题将是如何发现或设计与之相互作用的药物。

🌱 关键知识点

- 蛋白质中氨基酸的连接顺序称为一级结构。
- 蛋白质的二级结构是指组成蛋白质的各序列的结构区域，如α-螺旋、β-折叠片层和β-转角。
- 蛋白质整体的三维形状称为三级结构。
- 含有两个或多个亚基的蛋白质具有四级结构，该结构表示了亚基之间的排列方式。
- 蛋白质形成二级、三级和四级结构的形成是使有利的分子内和分子间相互作用最大化以及不利的相互作用最小化的结果。
- 具有极性残基的氨基酸倾向于排列在蛋白质的外表面，这样有利于它们与水产生氢键相互作用。具有非极性残基的氨基酸倾向于排列在蛋白质的内部，可以产生最大的范德华和疏水相互作用。
- 许多蛋白质需经历翻译后修饰。
- 蛋白质组学是研究通过基因组学发现的新蛋白质的结构和功能的科学。

2.7 蛋白质的功能

本部分将讨论各种可作为药物靶标的蛋白质。

2.7.1 结构蛋白

结构蛋白（structural protein）通常不作为药物靶标。然而只有结构蛋白——微管蛋白（tubulin）例外。微管蛋白分子在细胞质中聚合形成的小管称为微管（microtubule）（图2.19）。这些微管在细胞内具有多种作用，包括维持细胞形状、胞吐作用和释放神经递质，它们还参与细胞的迁移。例如，称为嗜中性粒细胞（neutrophils）的炎症细胞可在体内移动，通常情况下，它们可保护身体免受感染。然而，它们也可以进入关节，导致炎症和关节炎。

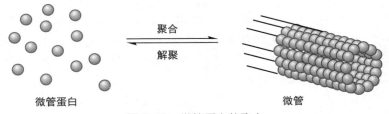

图 2.19 微管蛋白的聚合

微管蛋白对细胞分裂也至关重要。当细胞即将分裂时，其微管解聚产生微管蛋白。随后，微管蛋白再聚合形成称为纺锤体（spindle）的结构，该结构促使形成两个新细胞并作为框架，在该框架中原细胞的染色体将被转移到子细胞的细胞核（图2.20）。靶向微管蛋白并抑制该过程可开发出有效的抗肿瘤药物（7.2.2节）。

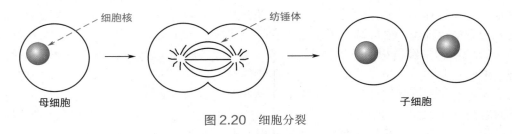

图 2.20 细胞分裂

病毒的结构蛋白对于病毒在宿主细胞外的存活十分重要。其中一些蛋白质被证明是设计新型抗病毒药物的靶标，将在19.7.5节和19.9节中详细讨论。

2.7.2 转运蛋白

转运蛋白（transport protein）存在于细胞膜中，充当细胞的"走私者"——负责将氨基酸、糖和核酸碱基等重要的化学建构物质偷运通过细胞膜，使细胞可以合成所需的蛋白质、糖类和核酸。它们在重要的神经递质（4.2节）转运回到释放递质的神经元的过程中也起关键作用。因为这样才能确保神经递质只有很短的作用时间。但为什么必须要通过这种偷运方式运输这些物质呢？为什么这些分子不能自行穿过细胞膜？答案很简单，这些分子是极性结构，不能通过疏水性细胞膜。

转运蛋白可以在细胞膜内自由穿行，因为它们的外表面上具有疏水残基，可以与细胞膜的疏水中心很好的相互作用。转运蛋白暴露在细胞膜外表面的部分含有结合位点，该结合位点可以和极性分子（如氨基酸）结合，将它们贮藏在一个亲水口袋中并将其运送穿过细胞膜，释放到膜的另一侧（图 2.21）。

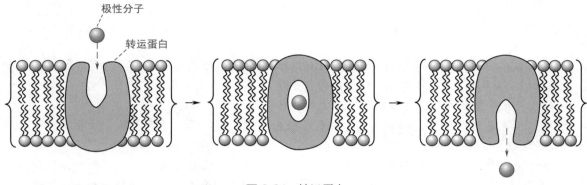

图 2.21　转运蛋白

转运蛋白并非全部相同，对于不同的分子，需要有特定的转运蛋白将其运输穿过细胞膜。这些转运蛋白的结合位点的结构各不相同，以便它们可以识别并结合特定的转运对象。已有几种靶向转运蛋白的重要药物，见 7.1 节。

2.7.3　酶和受体

药物化学中最重要的药物靶标是酶和受体。第 3 章和第 4 章将分别介绍这些蛋白质的结构和功能。

2.7.4　其他蛋白质和蛋白质－蛋白质相互作用

细胞生物学中，蛋白质在许多情况下需要彼此相互作用以产生特定的细胞效应。这一点已见于微管蛋白聚合形成微管这一过程（2.7.1 节）。许多重要药物靶标的结构如离子通道、酶和受体均由两个或多个彼此相关的蛋白质亚基组成。第 5 章信号转导过程介绍了许多实例，其中各种蛋白质如受体、信号蛋白和酶相互结合，以便将化学信号传递到细胞中。胰岛素的功能是通过蛋白质-蛋白质相互作用介导的（见 4.8.3 节）。基因表达调控涉及预组装的各种不同的蛋白质复合物（4.9 节和专栏 4.2）。免疫反应的一个重要部分涉及称为抗体的蛋白质与外来蛋白质相互作用（7.7.2 节）。细胞-细胞识别涉及蛋白质-蛋白质相互作用——这一过程不仅在身体自身蛋白质方面是重要的，在病毒侵入人体细胞的机制中也很重要（19.7.1 节、19.8.1 节和 19.9 节）。对肿瘤生长有影响的重要过程，如血管生成和细胞凋亡（20.1 节）也与蛋白质有关。一种称为分子伴侣的蛋白质有助于在翻译期间通过蛋白质-蛋白质相互作用稳定部分折叠的蛋白质。分子伴侣蛋白在将旧蛋白质移动到细胞回收中心的过程中也很重要。当细胞面对可能损害蛋白质的不利环境条件时，分子伴侣尤其重要。目前已经发现，在肿瘤细胞中，分子伴侣蛋白合成增加，这可能反映在这些细胞中经历了一些应激过程，例如缺氧、pH 变化和营养缺乏。抑制伴侣蛋白很可能导致更多的受损蛋白质和细胞死亡。目前正在研究中的抑制 Hsp90 伴侣蛋白（Hsp 表示热激蛋白）的药物，可阻止细胞生长和分裂过程中涉及的重要受体和酶的合成，并提供一种杀伤肿瘤细胞的新方法。抑制一种作为伴侣蛋白的酶也被认为是治疗阿尔茨海默病的潜在疗法（13.15.2 节）。

蛋白质-蛋白质相互作用不限于人类体内生物化学。干扰其他物种中的蛋白质-蛋白质相互作用可能开发出新型的抗菌药物、抗真菌药物和抗病毒药物。例如，HIV 蛋白酶是 HIV 病毒生命周期中的一种重要酶，是抗病毒药物的重要靶标（见 19.7.4 节）。该酶由两种相同的蛋白质组成，它们结合在一起产生活性位点。找到一种能够阻止这种结合的药物将是一种抑制 HIV 蛋白酶的新方法。

总之，目前大量有关抑制或促进蛋白质-蛋白质相互作用的研究正在进行之中（7.5 节）。

- 转运蛋白、酶和受体是常见的药物靶标。
- 转运蛋白将重要的极性分子运输跨越疏水性细胞膜。
- 微管蛋白是一种结构蛋白，对细胞分裂和细胞运动至关重要。
- 许多细胞过程依赖于蛋白质-蛋白质之间的相互作用。

✏️ 习题

1. 将多肽 Glu-Leu-Pro-Asp-Val-Val-Ala-Phe-Lys-Ser-Gly-Gly-Thr 改写成单字符缩写形式。

2. 绘制出 L- 丙氨酰 -L- 苯丙氨酰 - 甘氨酸的完整结构。

3. 与其他天然氨基酸相比，甘氨酸的独特之处是什么？

4. 确定以下氨基酸侧链可能的分子间 / 分子内相互作用：丝氨酸、苯丙氨酸、甘氨酸、赖氨酸、天冬氨酸和天冬氨酸盐。

5. 一些细胞膜结合蛋白的链来回穿过细胞膜，使得蛋白质结构某些部分位于细胞外，部分位于细胞内，部分位于细胞膜内。如何利用蛋白质的一级结构区分蛋白质的嵌入细胞膜的部分和未嵌入部分？

6. 如果尝试直接用两种氨基酸合成 L- 丙氨酰 -L- 缬氨酸，可能会遇到什么问题？

7. 丝氨酸、苏氨酸或酪氨酸残基的磷酸化可以显著改变许多酶的三级结构。确定参与这些磷酸化的官能团，并提出磷酸化影响三级结构的原因。

📖 拓展阅读

Ball, P. (2009) Proteins unravelled. *Chemistry World*, December, 58-62.

Berg, C., Neumeyer, K., and Kirkpatrick, P. (2003) Teriparatide. *Nature Reviews Drug Discovery*, 2(4): 257-258.

Dobson, C. M. (2003) Protein folding and disease: a view from the first Horizon symposium. *Nature Reviews Drug Discovery*, 2, 154-160.

Ezzell, C. (2002) Proteins rule. *Scientific American*, 286, April, 7-33 (proteomics).

Harris, J. M., and Chess, R. B. (2003) Effect of pegylation on pharmaceuticals. *Nature Reviews Drug Discovery*, 2(3): 214-221.

Stevenson, R. (2002) Proteomic analysis honoured. *Chemistry in Britain*, 38, November, 21-23.

Teague, S. J. (2003) Implications of proteinflexibility for drug discovery. *Nature Reviews Drug Discovery*, 2(7): 527-541.

第**3**章 酶和酶抑制剂

在本章 3.1 ～ 3.9 节中，主要讨论酶的结构和功能。作用于酶的药物将在 3.10 ～ 3.16 节中进行讨论。

3.1 酶作为催化剂

酶（enzyme）是一种蛋白质，是人体的催化剂，即可加速化学反应而自身不被消耗的物质。如果没有它们，细胞的化学反应要么速度太慢，要么根本不发生。酶催化反应的一个例子是将丙酮酸（pyruvic acid）还原成乳酸（lactic acid），这种反应在肌肉过度运动时发生，催化该反应的酶被称为乳酸脱氢酶（lactate dehydrogenase）（图 3.1）。

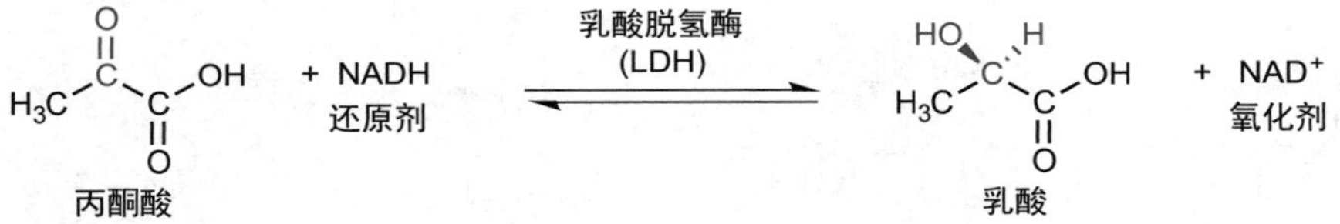

图 3.1　乳酸脱氢酶催化的反应

需要关注的是，该反应是一个平衡反应。因此，将酶描述为加速平衡进程的试剂更为合适，因为酶加速逆向反应与正向反应一样有效。原料和产物的最终平衡浓度不受酶的影响。

酶如何在不影响平衡的情况下影响反应速率呢？答案在于，在从起始物（底物，substrate）转化为产物的反应过程中，存在一个高能过渡态（transition state）。过渡态和底物之间的能量差异是活化能（activation energy），反应速率是由活化能的大小决定的，而非底物和产物之间能量的差异（图 3.2）。酶通过帮助稳定过渡态来降低活化能。底物和产物的能量不受影响，因此底物与产物的平衡比不受影响。能量与速率常数和平衡常数可用下列方程式表示：

$$能量差= \Delta G = -RT \ln K$$

式中，K 为平衡常数（$K=$［产物］/［反应物］）；R 为气体常数 [$R=8.314\text{J/(mol·K)}$]；T 为温度。

$$速率常数= k = A\mathrm{e}^{-E/RT}$$

式中，E 是活化能；A 是频率因子。注意，速率常数 k 不依赖于平衡常数 K。

我们已经基本阐述了酶促反应，接下来将解释酶如何催化反应。

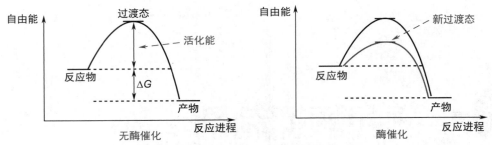

图 3.2 酶稳定反应过渡态的图示

3.2 酶如何催化反应？

酶催化反应中涉及的因素总结如下，将在 3.2 ～ 3.5 节中详细讨论。

① 酶提供反应表面和合适的环境。

② 酶将反应物结合在一起并准确定位，以便它们容易形成过渡态。

③ 酶会减弱反应物中的键能。

④ 酶可以参与反应机制。

⑤ 酶与过渡态形成的相互作用更强于与底物或产物形成的相互作用。

酶通过提供底物可以结合的表面来催化反应，从而使高能键弱化。结合还使底物保持正确的朝向以增加反应的概率。在酶的帮助下发生反应，得到产物，然后释放出来（图 3.3）。再次提醒注意，这是一个可逆的过程，酶可以催化正向反应，也可以催化逆向反应。因此无论向酶提供底物还是产物，最终的平衡混合物都是相同的。底物结合在酶称为活性位点的特定区域并发生反应——活性位点通常是整个蛋白质结构中的很小一部分。

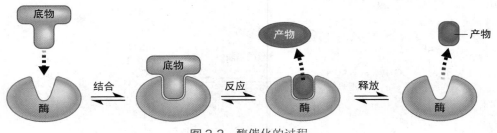

图 3.3 酶催化的过程

3.3 酶的活性位点

为了与底物接触，酶的活性位点（图 3.4）必须在酶的表面上或表面附近。该活性位点可以是凹槽、中空或沟槽，以便使底物嵌入酶。通常，活性位点在性质上比酶表面更疏水，从而为许多在水环境中难以或不可能进行的反应提供合适的环境。

由于酶的整体折叠，在活性位点中相互靠近的氨基酸残基在一级结构中可能相距很远。活性位点中的几个氨基酸在酶功能中起重要作用，这可以通过比较来自不同生物的相同酶的一级结构来证明。由于数百万年来发生的基因突变，一级结构因物种而异，且变异性与生物在进化阶段上的远近成正比。然而，无论酶的来源如何，某些氨基酸仍维持不变。这些氨基酸对酶的功能至关重要，通常存在于活性部位。如果这些氨基酸中的一个发生突变，那么该酶可能失去作用，并且携带该突变的细胞的存活概率也较低。因此，这种突变将无法维持，除非突变引入的氨基酸可以执行与原始氨基酸相同的任务，或改善与底物结合的能力。活性位点中氨基酸的这种一致性通常可以帮助科学家确定未知酶活性位点中存在哪些氨基酸。

活性位点中存在的氨基酸可以具有以下两种作用之一：

① 结合——氨基酸残基参与将底物或辅因子结合至活性位点；

② 催化——氨基酸参与反应机理。

下面将依次讨论研究。

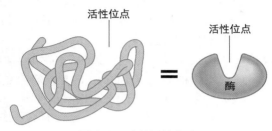

图 3.4 酶的活性位点

3.4 底物与活性位点的结合

底物与酶的活性位点结合的相互作用包括离子键、氢键、偶极-偶极和离子-偶极相互作用，以及范德华相互作用和疏水相互作用（1.3 节）。这些结合的相互作用与维持蛋白质三级结构的相互作用相同，但它们的相对重要程度不同。与氢键或范德华相互作用相比，离子键在蛋白质三级结构中所起作用相对较小，但在底物与活性位点的结合中却起到关键作用。

由于分子间键合力参与底物结合，因此通过分析底物的结构即可推断出其与其活性位点之间可能存在的相互作用。如对乳酸脱氢酶（lactate dehydrogenase）的底物丙酮酸（pyruvic acid）的结构分析（图 3.5）。

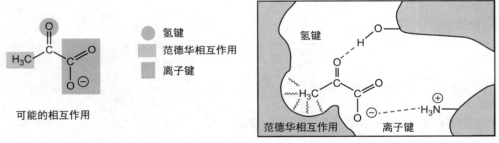

图 3.5 丙酮酸和乳酸脱氢酶之间的结合相互作用

通过观察丙酮酸的结构，我们可以推测其与酶的活性位点结合时存在三种可能的相互作用：与离子化羧酸盐基团相关的静电相互作用（离子键），与酮羰基氧相关的氢键，以及与甲基相关的范德华相互作用。如果这些推断是正确的，则意味着在活性位点内必须存在可以参与这些分子间相互作用的合适氨基酸，从而形成结合区域（binding region）。赖氨酸、丝氨酸和苯丙氨酸残基分别符合要求。在设计针对特定酶的药物时，了解底物如何与其活性位点结合是非常重要的（参见本章后部分内容）。

3.5 酶的催化作用

接下来我们继续讨论酶的机制，以及它们如何催化反应。通常，酶通过提供结合相互作用、酸碱催化、亲核基团和辅因子来催化反应。

3.5.1　结合相互作用

过去，人们认为底物和酶活性位点的相互作用类似于钥匙和锁［Fischer 的锁匙学说（Fischer's lock and key hypothesis）］。酶和底物都被看作刚性结构，底物（钥匙）与活性部位（锁）完全匹配（图 3.6）。然而，这种情况并不能解释一些酶为何能够催化一系列不同底物的反应。换言之，这意味着酶都具有完美适合它的最佳底物，而其他底物都不是最适配置。因而，这也表明催化反应仅对最佳底物有效。然而许多酶并不是如此，因此将它们比作钥匙和锁是不合适的。

现在有人提出了新的模型理论，认为底物并不是能与活性部位相匹配的理想形状，当底物进入活性部位时会迫使活性部位改变形状。这种理论被称为 Koshland 诱导契合学说（Koshland's theory of induced fit），即底物会诱导活性部位变形，成为能适合底物结合的理想形状（图 3.6）。

例如，诸如底物丙酮酸可能通过氢键、离子键和范德华相互作用与乳酸脱氢酶活性位点中的特异性结合区相互作用（图 3.7）。然而，如果匹配不完美，则三种键合相互作用也不理想。例如，结合基团可能与活性位点中的相应结合区略微过远。为了使这些键的强度最大化，酶改变形状，使得结合中涉及的氨基酸残基更靠近底物。

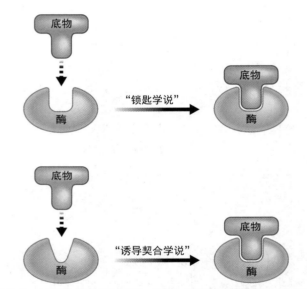

图 3.6　关于酶与底物结合的"锁匙学说"和"诱导契合学说"

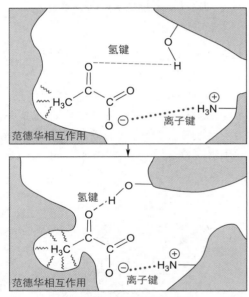

图 3.7　诱导契合的例子

这种诱导契合学说有助于解释为什么某些酶可以催化多种底物。每个底物将活性位点诱导成对其理想的形状。只要不使活性位点变形太多，以致反应机制不可能实现，反应就可以进行。可接受的底物范围取决于底物的大小是否适合活性位点，并且在合适的位置具有匹配的结合基团。

需注意的是，底物并不是被动地参与酶结构变动，随着酶通过改变形状达到最大化键合相互作用时，底物本身也会发生类似的变化。它也可能改变形状。例如可能发生键的旋转以将底物固定在特定构象中——并且此种构象不一定是最稳定的构象。键甚至可能被拉长和削弱。因此，设计用于使结合相互作用最大化的变形方式可以迫使底物形成理想的构象以使反应进行，并且还可以削弱必须被断裂的键。

一旦与活性位点结合，底物即为随后的反应做好准备。结合已经将"牺牲品"（底物）固定，使其无法逃避"攻击"，并且这种结合削弱了其"防御"（键），从而使反应更容易进行（更低活化能）。

与底物结合有关的另一方面是，与活性位点结合的相互作用必须足够强以保持底物完成后续反应，但也不能太强。如果结合作用过强，产物可能受到强烈束缚，无法离开活性位点。这将阻断酶的活性位点并阻止其催化另一反应。因此，必须寻求其中的平衡。

最后，重要的是，酶还结合酶催化反应中的过渡态。实际上，与过渡态的结合相互作用比与底物的结合相互作用更强，这意味着过渡态相对于底物更稳定。与非催化反应相比，酶能使活化能降低（参见3.5.4 节）。

3.5.2　酸碱催化

酸碱催化通常由组氨酸（histidine）发挥作用，其侧链上含有咪唑环。咪唑环充当弱碱，这意味着它可以在反应机制中接受或提供质子在质子化和游离碱形式之间达成平衡（图3.8）。这一点很重要，因为活性部位中通常存在很少的水分子来发挥这种作用。组氨酸不是唯一能够提供酸碱催化的氨基酸残基。例如，谷氨酸（glutamic acid）残基在 HMG-CoA 还原酶的反应机制中起质子源的作用（案例研究1），而天冬氨酸（aspartic acid）和天冬氨酸盐（aspartate）残基分别在其他酶催化反应中充当质子供体和质子受体（3.12 节和 19.7.4.1 节）。酪氨酸（tyrosine）在 17β- 羟基类固醇脱氢酶 1 催化雌酮（estrone）转化为雌二醇（estradiol）的机制中起到质子源的作用（专栏 10.1）。

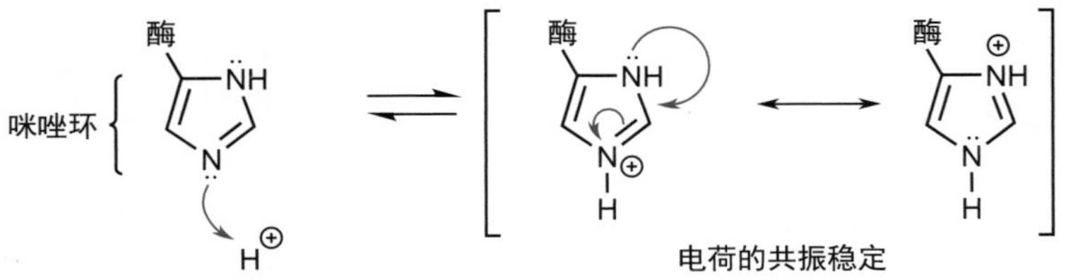

图 3.8　组氨酸作为弱碱

3.5.3　亲核基团

在一些酶的活性位点中，存在丝氨酸（serine）和半胱氨酸（cysteine）。这些氨基酸具有能够参与反应的亲核残基（分别为 OH 和 SH）。它们能与底物反应形成在非催化反应中不能形成的中间体。这些中间体提供了可替代的反应途径，可以避免高能过渡态并因此提高了反应速率。

通常，丝氨酸上的醇羟基不是好的亲核试剂。然而，在它们周围通常存在组氨酸残基，可以催化反应。例如，胰凝乳蛋白酶水解肽键的机制（图3.9）就涉及了氨基酸的催化三联体（catalytic triad）——丝氨酸、组氨酸和天冬氨酸。丝氨酸和组氨酸分别作为亲核试剂和酸碱催化剂参与反应机制。天冬氨酸羧基与组氨酸环相互作用，在反应机制中起到激活和正确定位的作用。

亲核性丝氨酸残基的存在意味着在该机制的初始阶段不需要水。这一点很重要，因为水是较差的亲核试剂，并且难以到达底物占据的活性位点。其次，水分子必须移动到活性位点，并在它受到攻击之前找到羧基。这有点类似于捉迷藏游戏。另一方面，酶恰好可以提供位于正确位置的丝氨酸 OH 基团，以与底物发生反应。因此，亲核试剂不需要寻找其底物，而底物即可递送过来。

最终，水解与丝氨酸残基连接的酰基需要水分子。这比肽键的水解容易，因为酯比酰胺活性更强。此外，肽键的水解意味着一半的肽可以从活性位点移开为水分子留下进入的空间。类似的酶机制有乙酰胆碱酯酶（acetylcholinesterase）（13.12.3 节）、胰脂肪酶（pancreatic lipase）（专栏 3.3）和丙型肝炎病毒携带的病毒蛋白酶（19.10 节）的作用。

赖氨酸（lysine）的侧链上具有伯胺基团，这使它成为比丝氨酸或半胱氨酸更好的亲核基团。然而，该基团通常在生理 pH 下质子化，使其不能成为亲核试剂。尽管如此，一些酶的赖氨酸残基位于疏水口袋中，这意味着它不会被质子化，可以成为亲核基团。

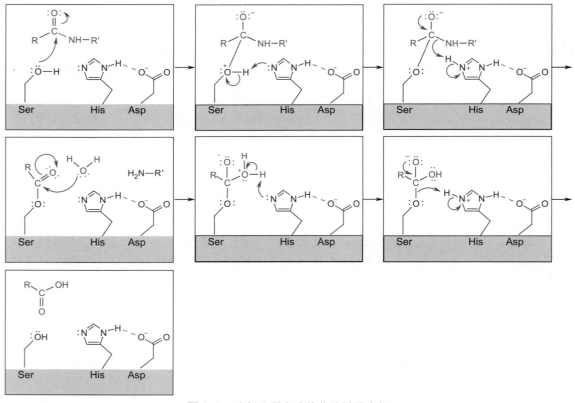

图 3.9　胰凝乳蛋白酶催化肽键的水解

3.5.4　过渡态的稳定性

　　如前所述，结合相互作用用于稳定酶促反应的过渡态，从而降低反应的活化能。这方面的一个例子是氧负离子孔（oxyanion hole），它存在于诸如胰凝乳蛋白酶等酶中。在图 3.9 描述的反应机理中，该区域被反应形成的氧负离子中间体占据。在氧负离子孔附近存在肽键，可与氧负离子形成氢键并有助于稳定其负电荷（图 3.10），也可与底物的羰基形成氢键；但由于带负电的氧原子是比中性氧原子更强的氢键受体（1.3.2 节），因此与氧负离子的相互作用会更强。氢键还稳定了氧负离子形成的过渡态负电荷。因而，该反应阶段活化能降低。

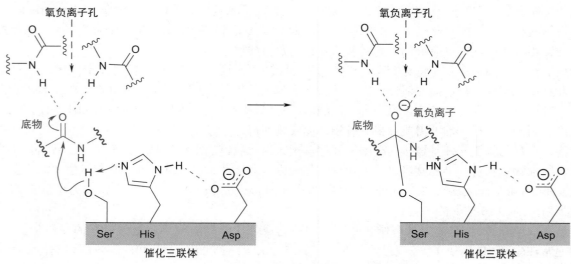

图 3.10　氧负离子孔在酶催化肽键水解中的稳定作用

　　A 部分　药物靶标，药效学和药物代谢动力学

3.5.5 辅因子

许多酶需要额外的被称为辅因子（cofactor）非蛋白质物质才能参与反应。不良的饮食习惯会引起辅因子的缺乏，并导致酶丧失活性，引发疾病（如坏血病）。辅因子可以是金属离子（如锌）或被称为辅酶（coenzyme）的有机小分子（如 NAD^+、磷酸吡哆醛）。大多数辅酶通过离子键或非共价键相互作用结合，但也有些以共价键结合并被称为辅基（prosthetic group）。辅酶源于水溶性维生素，可作为人体内的化学试剂。例如，乳酸脱氢酶需要辅酶烟酰胺腺嘌呤二核苷酸（NAD^+，nicotinamide adenine dinucleotide）（图 3.11），以催化乳酸脱氢成为丙酮酸。NAD^+ 与乳酸一起与活性位点结合，并充当氧化剂。在反应过程中，它转化为还原形式（NADH）（图 3.12）。相反，当酶催化逆反应时，NADH 可与酶结合并充当还原剂。

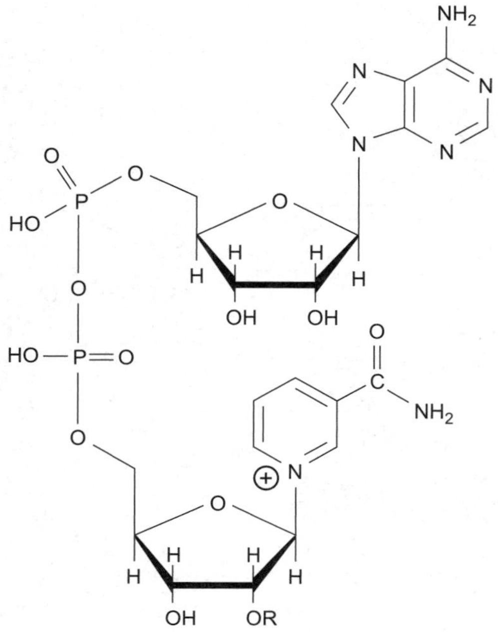

图 3.11 烟酰胺腺嘌呤二核苷酸（R＝H）和烟酰胺腺嘌呤二核苷酸磷酸（R＝磷酸）

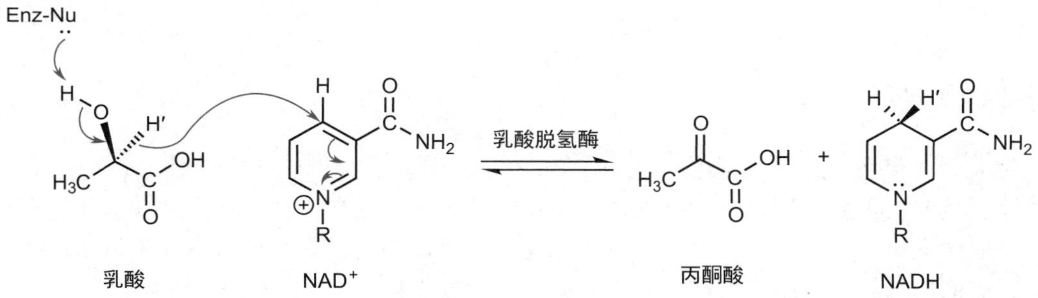

图 3.12 NAD^+ 作为辅酶

$NADP^+$ 和 NADPH 分别是 NAD^+ 和 NADH 的磷酸化类似物，并通过相同的机制进行氧化还原反应。NADPH 几乎专门用于还原性生物合成，而 NADH 主要用于产生 ATP。

研究辅酶与活性位点结合的方式，可设计出针对同一区域的酶抑制剂（参见案例研究 5 和 20.6.2 节）。

许多酶含有金属离子辅因子，被称为金属酶（metalloenzyme）。例如，参与药物代谢的细胞色素 P450 酶（8.5.2 节）含有铁离子，它可以在两种不同的氧化态（Fe^{2+} 和 Fe^{3+}）之间互换。这使得细胞色素酶可以催化氧化和还原反应。

此外，还有负责催化磷酸化反应的激酶，它是重要的药物靶标（20.6.2 节）。这些酶含有镁离子，有助于将辅酶 ATP 与活性位点结合，使其可以发挥磷酸化剂的作用。

还有几种蛋白酶（负责催化肽键的水解）含有锌离子作为辅因子，被归类为锌金属蛋白酶（zinc metalloprotease）。它包括基质金属蛋白酶（20.7.1 节）和血管紧张素转化酶（17.3.3 节和案例研究 2）。

锌离子在辅助催化中的作用，可参见组蛋白去乙酰化酶（histone deacetylase）催化的反应。这是一种从 N-乙酰化赖氨酸残基的侧链上除去乙酰基的反应（20.7.3 节）。锌是以 Zn^{2+} 存在于活性位点，并由作为配体的 3 个氨基酸保持在适当位置。反应机理类似于图 3.10 所示，并涉及在组氨酸和天冬氨酸残基的帮助下形成氧负离子（图 3.13）。但在这种情况下，并没有丝氨酸残基作为亲核试剂，而是由水分子代替。锌的催化作用之一是通过接受两种分子作为配体来活化底物和水。这也有助于将水分子正确定位以进行反应。反应时，组氨酸从水中夺取质子，从而引发对羰基的亲核加成。加成后形成氧负离子中间体，与锌发生强烈的相互作用。锌还使过渡态上所产生的负电荷稳定，形成氧负离子中间体，从而降低该反应阶段的活化能。

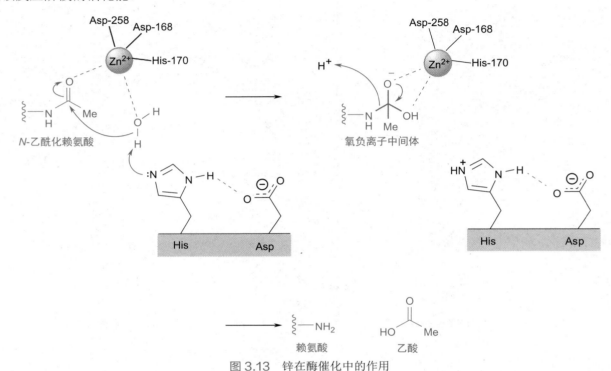

图 3.13 锌在酶催化中的作用

3.5.6 酶的命名和分类

酶的名称反映了其催化的反应类型，并以"酶（-ase）"为后缀以表明它是酶。例如，氧化酶催化氧化反应。重要的是要认识到，酶可以同时催化平衡反应的正向和逆向过程，这意味着氧化酶既可以催化还原反应也可以催化氧化反应。催化的反应取决于底物的性质，如反应物是还原态还是氧化态。

酶根据它们催化的一般反应类别进行分类，并用 EC 编号编码（表 3.1）。

表 3.1 酶的分类

EC 编号	酶的种类	反应类型
E.C.1.×.×.×	氧化还原酶	氧化和还原反应
E.C.2.×.×.×	转移酶	基团转移反应
E.C.3.×.×.×	水解酶	水解反应
E.C.4.×.×.×	裂解酶	加成或消除官能团形成双键
E.C.5.×.×.×	异构酶	异构化或分子内基团转移
E.C.6.×.×.×	连接酶	通过 ATP 水解供能连接两个底物

注：EC 标准是由国际生化联合会于 1955 年创办的酶学委员会提出的。

3.5.7 酶与遗传多态性

不同个体之间酶的结构和性质通常存在细微差别。这是因为人与人之间编码蛋白质的 DNA（第 6 章）并不相同。一般而言，每千人之间存在一个碱基对的差异，这被称为遗传多态性（genetic polymorphism）。由于核酸碱基是蛋白质中氨基酸的代码，因此该水平的差异可导致将不同的氨基酸引入蛋白质中。通常，这对蛋白质功能没有可观察到的影响，但并非总是如此。某些多态性可能对酶的正常功能产生不利影响并导致遗传疾病。某些多态性可能对药物治疗产生影响。例如，由于遗传多态性，各人在药物代谢方面的能力不同（8.5.6 节）。多态性可以改变酶对药物的敏感性，使药效降低。这是抗菌、抗病毒和抗癌治疗中的一个特殊问题，耐药性会因含有低敏感酶的细胞的存活而逐步增强（第 18 ~ 20 章）。

3.6 酶的调节

基本上所有的酶都是由被具有增强或抑制其催化活性的化合物所调控。这种调控方式反映了细胞内的局部情况。例如，磷酸化酶 a（phosphorylase a）催化糖原（glycogen，葡萄糖单体的聚合物）分解成葡萄糖 -1- 磷酸（glucose-1-phosphate）单体（图 3.14）。腺苷 5'- 单磷酸（adenosine 5′-monophosphate，AMP；也称为腺苷一磷酸）促进该过程进行，而葡萄糖 -1- 磷酸对该过程起到抑制作用。因此，产物（葡萄糖 -1-磷酸）水平的上升可使酶发生具有"制动"效果的自我调节。

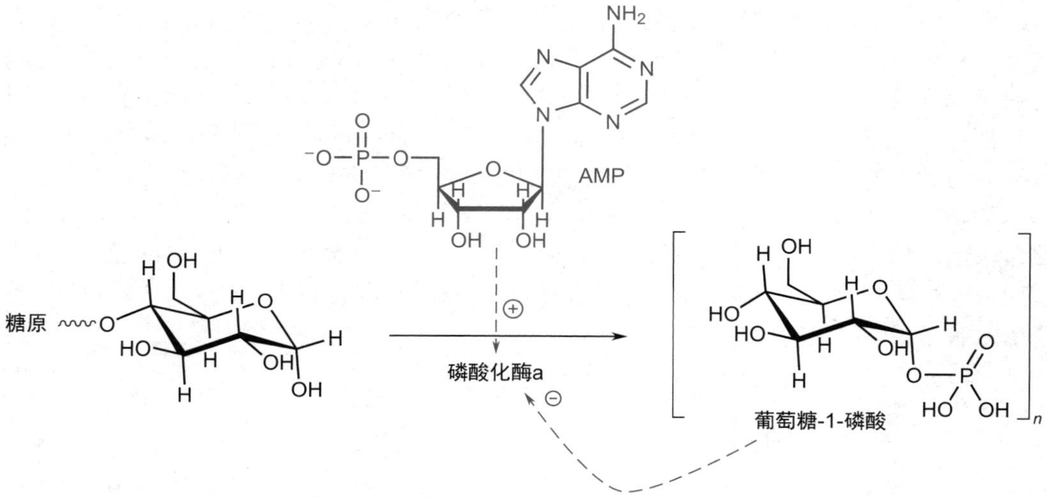

图 3.14　由葡萄糖 -1- 磷酸和 AMP 介导的磷酸化酶 a 催化活性的内部调控

但是，这种控制是如何发生的呢？

答案是，许多酶具有与活性位点完全分开的变构结合位点（allosteric binding site）（图 3.15）。这是控制酶活性的调控剂结合的位置。当调节物结合变构位点时，可产生诱导契合。不仅改变变构结合位点，而且改变活性位点。酶抑制剂产生的诱导契合作用使得底物不能被活性位点所识别。

为什么酶的抑制剂必须与单独的变构结合位点结合，而不是与活性位点本身结合？毕竟，如果抑制剂与活性位点结合，就可以直接阻止天然配体的进入。对此有两种解释。

首先，变构调节是许多酶开始生物合成途径的起始步骤（图 3.16）。生物合成途径涉及一系列酶，所有酶都有效地工作以产生最终产物。最后，当细胞具有了足够的所需原料后，就需要停止合成。最常见的控制机制称为反馈控制（feedback control），最终产物通过抑制生化途径中的第一个酶来控制其自身的合成。当细胞中的最终产物水平较低时，该途径中的第一个酶不会被抑制并且正常工作。随着最终产物水平的增加，越来越多的酶被阻断，合成速率呈级数下降。关键的是，最终产品是由起始原料经历了多种转化而来，不再被第一个酶的活性位点识别。因此需要单独的变构结合位点，以识别最终产物。14.4 节中去甲肾上腺素（noradrenaline）的生物合成是反馈控制下的生物合成途径的实例。

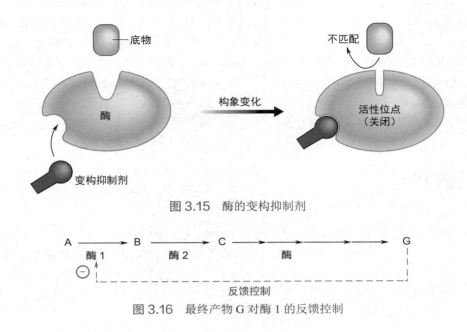

图 3.15　酶的变构抑制剂

图 3.16　最终产物 G 对酶 1 的反馈控制

其次，最终产物与活性位点的结合不是一种非常有效的反馈控制方法，因为该产品必须与酶的底物竞争。如果底物水平增加，那么抑制剂将被取代，负反馈控制将会失效。

许多酶也可以在外源途径进行调节（专栏 3.1）。在第 5 章中将更详细地介绍这一点。但从根本上来讲，细胞从外部环境接收化学信息，触发细胞内的级联信号。这些级联信号最终激活一组称为蛋白激酶（protein kinase）的酶。蛋白激酶通过磷酸化靶酶中的氨基酸如丝氨酸、苏氨酸或酪氨酸（通过共价修饰），在控制细胞内酶活性中起重要作用。例如，激素肾上腺素（adrenaline）是外部信使，它会触发系列信号传导，导致蛋白激酶的激活。一旦被激活，蛋白激酶会使无活性的磷酸化酶 b（phosphorylase b）磷酸化（图 3.17）。这种酶被磷酸化后被激活，成为磷酸化酶 a（phosphorylase a）。该酶可催化糖原分解并保持活性，直至其去磷酸化为磷酸化酶 b。

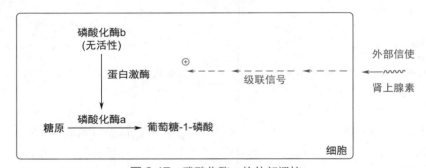

图 3.17　磷酸化酶 a 的外部调控

在这种情况下，靶酶的磷酸化导致酶活化。而有些酶可以通过磷酸化失活。例如，糖原合酶（glycogen synthase，催化葡萄糖 -1- 磷酸合成糖原）被磷酸化后失活并通过去磷酸化活化。后者受胰岛素（insulin）的影响，而胰岛素触发与肾上腺素不同的信号级联反应。

蛋白质 - 蛋白质相互作用也可以在酶活性的调节中起作用。例如，细胞膜中的信号蛋白负责调节锚定于细胞膜的酶的活性（5.2 节）。

专栏 3.1　一氧化氮对酶的外部调控

　　酶的外部调控模式通常由不进入细胞的外部化学信使引发。但是有一个例外。已经发现细胞可以通过一氧化氮合酶（nitric oxide synthase）催化的如图 1 所示的反应过程产生气体一氧化氮（nitric oxide）。

　　因为一氧化氮是一种气体分子，很容易通过细胞膜扩散到靶细胞中。随后，激活环化酶（cyclases），催化 GTP 产生环鸟苷酸（cyclic GMP，cGMP）（图 2）。然后，cGMP 充当第二信使，影响细胞内的其他反应。通过这种方法，一氧化氮对多种生理过程有影响，包括血压、神经传递和免疫防御机制。

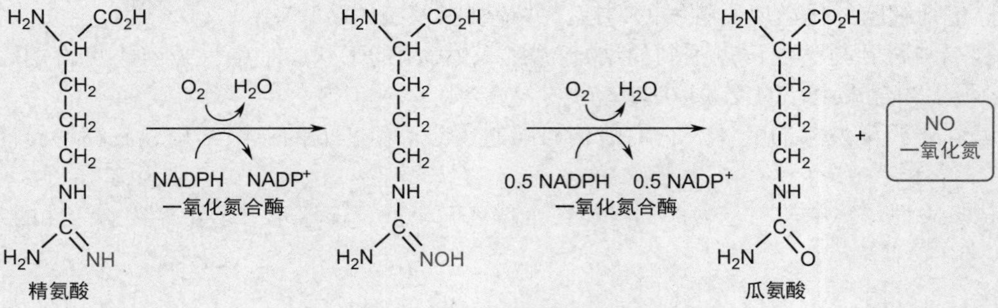

图 1　一氧化氮的合成

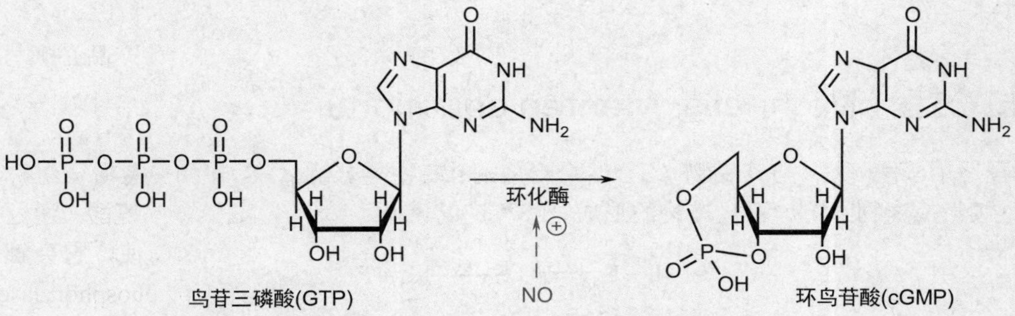

图 2　一氧化氮（NO）对环化酶的活化

3.7　同工酶

　　具有四级结构的酶由许多多肽亚基组成，这些亚基的组合在不同的组织中可能各不相同，具有这种变化的酶称为同工酶（isozymes）。例如，哺乳动物乳酸脱氢酶（lactate dehydrogenase，LDH）有 5 种不同的同工酶，LDH 是一种四聚体酶，由 4 个多肽亚基组成。其中有两种不同类型的亚基，分别标记为 H 和 M。前者主导的 LDH 主要存在于心肌中，而后者主导的 LDH 主要存在于骨骼肌中。由于存在 H、M 这两个不同的亚基，可能有以下 5 种不同的同工酶：HHHH、HHHM、HHMM、HMMM、MMMM。同工酶的性质也是不同的。例如，骨骼肌中的 M_4 同工酶催化丙酮酸转化为乳酸，其活性是心肌中的 H_4 同工酶的 2 倍。H_4 同工酶催化逆反应，会被多余的丙酮酸抑制，而 M_4 同工酶不会被抑制。

关键知识点

- 酶是蛋白质，是体内的催化剂，通过与底物结合并参与反应过程。
- 酶的活性位点通常是蛋白质中的空穴或裂缝。活性位点中存在着重要的氨基酸，这些氨基酸或与底物结合或参与反应过程。
- 底物与活性位点的结合涉及分子间键合作用。
- 底物的结合涉及诱导契合，通过改变活性位点的形状实现最大化结合相互作用。该结合过程还通过正确定位底物，削弱底物中的关键化学键，促进反应发生。
- 组氨酸常存在于活性位点，是一种酸碱催化剂。谷氨酸、天冬氨酸和酪氨酸在某些酶中也起酸碱催化剂的作用。
- 丝氨酸和半胱氨酸在某些酶的反应机制中起亲核作用。在某些酶中，赖氨酸可以作为亲核试剂。
- 辅因子是许多酶所需要的金属离子或有机小分子（辅酶）。辅酶可以看作是人体的化学试剂。
- 辅基是与酶共价结合的辅酶。
- 酶有内部和/或外部调节机制。
- 外部调控包括细胞外化学递质触发的调控，并最终涉及酶的磷酸化。
- 变构抑制剂结合到与活性位点不同的结合位点，改变酶的形状，使活性位点不可再被底物识别。变构抑制剂常参与生物合成途径的反馈控制。
- 同工酶是同一种类型酶的变体。它们催化相同的反应，但它们的一级结构、底物特异性和组织分布不同。
- 由于遗传多态性，酶中的氨基酸序列可能在个体之间不同，但这不一定会导致酶活性的差异。

3.8 酶动力学

3.8.1 米氏方程（Michaelis-Menten equation）

米氏方程适用于酶（E）与其底物（S）结合形成酶 - 底物复合物（ES）。酶 - 底物复合物可以解离回 E 和 S，或继续形成产物（P）。假设产物的形成是不可逆的。

$$E + S \underset{k_2}{\overset{k_1}{\rightleftharpoons}} ES \overset{k_3}{\longrightarrow} E + P$$

式中，k_1、k_2、k_3 为速率常数。

对于这些酶，绘制酶反应速率与底物浓度 [S] 的关系曲线如图 3.18 所示。在低底物浓度下，反应速率几乎与底物浓度成比例地增加，而在高底物浓度下，反应速率几乎恒定并接近最大速率（r_{max}），与底物浓度无关。这反映了底物数量多于可结合活性位点，此时，增加底物的量对于反应速率影响较小。

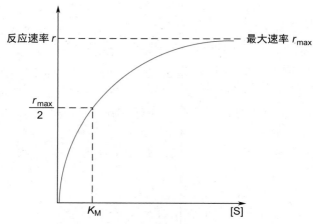

图 3.18　反应速率和底物浓度的关系曲线

米氏方程将图 3.18 中曲线的反应速率与底物浓度的关系表示为：

$$r = r_{max} \frac{[S]}{[S] + K_M}$$

米氏方程的推导不在这里介绍，但可以在大多数生物化学教科书中找到。上式中的常数 K_M 被称为米氏常数（Michaelis constant），米氏常数是反应速率为最大反应速率一半时的底物浓度。证明过程如下。如果 $K_M = [S]$，则米氏方程变为：

$$r = r_{max} \frac{[S]}{[S] + [S]} = r_{max} \frac{[S]}{2[S]} = r_{max} \times \frac{1}{2}$$

米氏常数 K_M 很重要，它可测量酶中 50% 活性位点被占据时的底物浓度。反过来，这为需要进行的某些特定催化反应所需的底物浓度提供了测量方法。K_M 还与酶催化反应的速率常数有关：

$$K_M = \frac{k_2 + k_3}{k_1}$$

如果底物 S 和复合物 ES 之间可以快速达到平衡，而转化为产物 P 的速率又较慢。这意味着底物在转化为产物之前会与活性位点不断结合并分开。

$$E + S \underset{k_2(快)}{\overset{k_1(快)}{\rightleftharpoons}} ES \xrightarrow{k_3(慢)} E + P$$

在这种情况下，ES 的解离速率（k_2）远大于产物的生成速率（k_3）。k_3 相对于 k_2 可忽略不计，方程简化为：

$$K_M = \frac{k_2 + k_3}{k_1} = \frac{k_2}{k_1}$$

此时，K_M 实际上等于 ES 的解离常数（dissociation constant），可以用来衡量底物与酶的结合程度。

$$[ES] \rightleftharpoons [E] + [S]$$

$$解离常数 = \frac{[E][S]}{[ES]}$$

K_M 的值越大，说明结合越弱，因为平衡被向右推进；K_M 低表示结合强，因为平衡是向左进行的。K_M 还取决于所涉及的特定底物以及环境条件，如 pH、温度和离子强度。

最大反应速率与酶的总浓度（$[E]_总 = [E] + [ES]$）有关，即

$$r_{max} = k_3[E]_总$$

因此，已知最大反应速率和酶总浓度可以测定 k_3。例如，碳酸酐酶（carbonic anhydrase）催化形成碳酸氢盐，在含有 10^{-6}mol 酶的溶液中，碳酸氢盐分子以每秒 0.6mol 的速度形成。变换上式，可以计算出 k_3：

$$k_3 = \frac{r_{max}}{[E]_总} = \frac{0.6mol/s}{10^{-6}mol} = 600000s^{-1}$$

因此，每秒酶可催化 600000 个碳酸氢盐分子的生成，而转换数是每次催化反应发生的时间，即

$\dfrac{1}{600000s^{-1}} = 1.7\mu s$。

3.8.2 Lineweaver-Burk 图

与 Michaelis-Menten 动力学相关的问题是可能没有足够的数据点来确定 Michaelis-Menten 曲线是否已达到最大值。这意味着最大反应速率和 K_M 的值可能不准确。将速率的倒数与底物浓度的倒数作图，得到 Lineweaver-Burk 图（图 3.19），可以获得更准确值：

$$\frac{1}{r} = \frac{K_M}{r_{max}} \times \frac{1}{[S]} + \frac{1}{r_{max}} \qquad y = mx + c$$

最大反应速率可由直线与 y 轴的交点求得，K_M 可由直线的斜率或与 x 轴的交点求得。

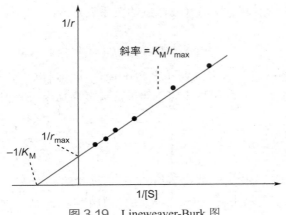

图 3.19 Lineweaver-Burk 图

🌱 关键知识点

- 米氏方程是将酶催化反应的速率与底物浓度相关联。
- 米氏常数是酶催化反应速率为最大反应速率一半时的底物浓度。
- Lineweaver-Burk图可为最大反应速率和K_M提供更精确的值。

3.9　作用于酶活性位点的抑制剂

3.9.1　可逆抑制剂

本章前部分内容强调了酶和其底物之间结合相互作用的重要性。如果底物与活性位点之间未发生相互作用，那么在底物有机会发生反应之前，它就会先随意进出活性位点。因此，存在的结合相互作用越多，底物结合就越强，发生反应的概率也就越大。但是，这里有一个误区！试想，如果一个与酶活性位点结合较强的底物，产生一个与酶活性位点结合也较强的产物，其结果将是如何？（图3.20）

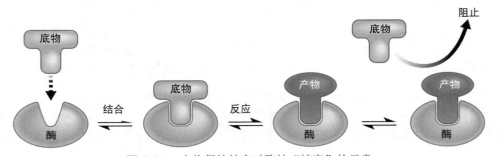

图 3.20　产物保持结合时酶被"堵塞"的示意

答案是酶结合位点被"堵塞"住，无法接触更多的底物。因此，底物或产物在酶上的结合必须保持适当平衡。酶必须与底物在活性位点上有相当的结合强度，同时可保持足够长的时间以发生反应，但与产物的结合又不能太强，以便产物离开。如果药物化学家想要抑制一种特定的酶，或者使酶完全失活，这种结合平衡的作用就能起很大的优势。因此，可以设计天然底物或产物的类似物，既能与活性位点相适配，又会产生较强的结合作用。该类似物与活性位点结合后并不会发生任何反应，但只要它停留在活性位点，就会阻止天然

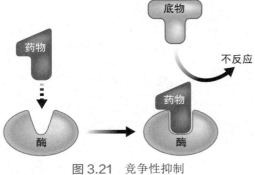

图 3.21　竞争性抑制

底物进入并阻止酶促反应进行（图 3.21）。由于药物是与天然底物竞争活性位点，被称为竞争性抑制剂（competitive inhibitor）。抑制剂在活性位点停驻的时间越长，抑制作用越强。因此，如果药物化学家知道活性位点内不同结合区域的位置和性质，就有可能设计出适合该活性位点的、结合作用强，并发挥作用的抑制剂。

竞争性抑制剂通过分子间键合作用与活性位点结合，这种结合是可逆的，结合药物与未结合药物之间达到平衡。这是一种溜溜球效应（"yoyo" effect），即药物与活性位点结合、释放，然后再结合。这意味着药物产生的抑制作用是可逆的，如果底物浓度增加，则能够更有效地与药物竞争活性位点，药物的抑制作用减弱（专栏 3.2）。

专栏 3.2　防冻剂中毒的治疗方法

通常可以通过增加天然底物的浓度来减弱竞争性抑制剂的活性，这一特点在防冻剂意外中毒的治疗中具有一定的应用价值。防冻剂的主要成分是乙二醇（ethylene glycol），它在一系列的酶促反应中被氧化成有毒的化合物草酸（oxalic acid）。若能阻止草酸的合成则会治疗防冻剂意外中毒。

这个酶催化过程的第一步是乙醇脱氢酶（alcohol dehydrogenase，ADH）氧化乙二醇。乙二醇在这里作为底物，但可以把它看作是竞争性抑制剂，因为它和酶的天然底物竞争。如果天然底物的含量增加，它将更好地与乙二醇竞争，并阻止其反应。有毒的草酸将不再形成，未反应的乙二醇最终从体内排出。那么，治疗的方法就是使用高剂量的天然底物——乙醇。

药物中有许多竞争性抑制剂的例子。例如，磺胺类（sulphonamides）药物就是以这种方式抑制细菌的酶而发挥抗菌作用的（见 18.4.1.5 节）；许多用来控制血压的利尿剂，以及一些抗抑郁药（见 14.12.5 节）也是竞争性的抑制剂。其他的例子还有他汀类药物（案例研究 1）、ACE 抑制剂（案例研究 2）和蛋白酶抑制剂（见 19.7.4 节）。事实上，临床上有用的酶抑制剂大多是竞争性抑制剂。

综上所述，竞争性抑制剂通常与天然底物有一些相似之处，使它们能够被活性位点识别。其中一些抑制剂可能具有某些其他特性，使它们能够与未被底物占据的活性位点形成额外的结合相互作用。这使得它们结合更强，成为更有效的抑制剂。案例研究 1 中介绍的他汀类药物就是一个很好的例子。

虽然竞争性抑制剂往往与底物有一些相似之处，但情况并非总是如此。只要药物具有合适的形状能与活性位点相配备，并且具有与可结合区域相互作用的官能团，它仍然可以与活性位点结合并对酶产生抑制。因此，骨架与底物完全不同的药物仍可能作为竞争性抑制剂。这些药物可以与活性位点内的结合区域结合，其中一些结合区域是底物的结合部位，而另一些则不是底物的结合部位。

还要注意的是，酶催化反应的产物在最终释放之前是结合在活性位点的，所以酶抑制剂有可能比底物更接近产物的结构。另一些药物则是模拟酶催化反应的过渡态设计得到的（见 3.12 节）。

最后，一些竞争性抑制剂可与活性位点结合，但不与底物竞争。这是如何发生的？答案基于的原理是有几种酶的活性位点需同时结合底物和辅因子（cofactor）。因此，有可能是竞争性抑制剂占据的是通常由辅因子占据的结合区域，是与辅因子而不是底物进行竞争。20.6.2 节中描述的激酶抑制剂就是一个很好的例子。许多这类抑制剂与辅因子 ATP 竞争激酶活性位点，而不是蛋白质底物。这种抑制的竞争性在耐药肿瘤细胞中得到了证明，在耐药肿瘤细胞中，突变酶对 ATP 的亲和力高于抑制剂（专栏 20.11）。

3.9.2 不可逆抑制剂

不可逆抑制剂（irreversible inhibitor）可与活性位点的关键氨基酸形成共价键，永久阻断受影响的酶（图 3.22）。

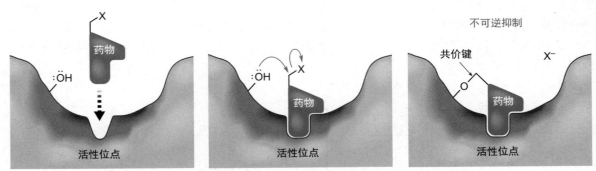

图 3.22　烷化剂和酶的不可逆反应（X = 卤素离去基团）

最有效的不可逆抑制剂是那些含有亲电官能团（X）并能够与氨基酸侧链上亲核基团发生反应的抑制剂。一般发生反应的氨基酸通常是丝氨酸（serine）或半胱氨酸（cysteine）。这是因为这些氨基酸在其侧链中含有亲核官能团（OH 和 SH），它们通常是参与酶催化反应（见 3.5.3 节）。在不可逆抑制剂中常见的亲电官能团包括：烷基卤化物、环氧化合物、α,β-不饱和酮、丙烯酰胺或环张力较大的内酯和内酰胺（图 3.23）。剧毒神经毒剂（nerve agents）（见 13.13.2.1 节）含有亲电氟磷酸酯基团，是哺乳动物酶的不可逆抑制剂。

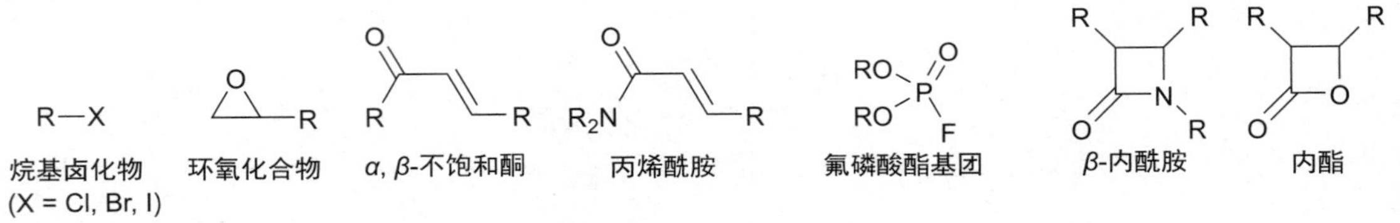

R—X　　　　　O　　　　　O　　　　　O　　　　　RO　O　　　　R　R　　R　　R
　　　　　　环氧化合物　R　　　　R　R₂N　　R　　RO　P　F

烷基卤化物　环氧化合物　α,β-不饱和酮　丙烯酰胺　氟磷酸酯基团　β-内酰胺　内酯
(X = Cl, Br, I)

图 3.23　亲电官能团的例子

然而，并非所有的不可逆抑制剂都是剧毒的，甚至有几种是临床上正在使用的。例如，青霉素类（penicillins）（见 18.5.1 节）中有 β-内酰胺基团，能不可逆抑制细菌合成细胞壁的关键酶。双硫仑[disulfiram，商品名 Antabuse（安塔布司）]（专栏 9.6）是一种不可逆的乙醇脱氢酶抑制剂，用于治疗酗酒。16.3 节中描述的质子泵抑制剂（proton pump inhibitor）也是不可逆抑制剂，被用作抗溃疡药。肥胖治疗药物奥利司他（orlistat）也是一种不可逆转的抑制剂（专栏 3.3）。尽管如此，但用可逆抑制剂来抑制酶通常比用不可逆抑制剂要好。由于不可逆抑制剂具有反应性官能团，有可能与其他蛋白质或核酸发生反应而引起毒副作用。例如，药物与蛋白质的共价连接可能会触发免疫应答。

不可逆酶抑制剂不是竞争性抑制剂。增加底物浓度是不会逆转它们的抑制作用的，因为抑制剂不能从活性位点上被取代。这就会引起某一特定底物的积累，可能会导致毒副作用。例如，单胺氧化酶抑制剂（monoamine oxidase inhibitor，MAOI）能阻断去甲肾上腺素（noradrenaline）的代谢，具有抗抑郁活性（见 14.12.5 节）。遗憾的是，去甲肾上腺素以外的其他底物的代谢也会受到抑制，导致这些底物的积累，产生严重的副作用。为了避免这个问题，很多更新的 MAOI 被设计成可逆的抑制剂。

由于不可逆抑制剂有许多潜在的问题，阻碍了研究团队设计此类药物。然而，近年来，人们对设计选择性更强、副作用更少的不可逆抑制剂重新产生了兴趣。其中一个成功的思路是设计一种在结合初期利用分子间相互作用可逆地结合到靶标结合位点的药物。只有通过这些相互作用，药物在活性位点保持足够长的时间，才会与结合位点发生不可逆反应。为了达到这一目的，在药物结构中引入一个中等活性的亲电基团，该基团的位置靠近与药物进行可逆结合的亲核性氨基酸残基。这个中等活性的亲电基团不太可能与它遇到的第一个亲核基团发生反应，从而减少了潜在的副作用。因此，首先考虑的是选择具有适当反应活性的亲电基团，并确定其在药物中正确位置。

3.10　作用于变构结合位点的抑制剂

　　在 3.6 节中讨论了变构结合位点（allosteric binding site），天然抑制剂可以通过该结合位点控制酶活性。当变构抑制剂与变构结合位点结合时，所产生的诱导契合会使活性位点发生变形，从而无法识别底物。药物可以被设计用来模仿这种酶的天然调控。如果药物通过分子间相互作用结合变构结合位点，抑制作用是可逆的；如果药物含有一个反应性基团，能与变构结合位点形成共价键，则产生不可逆的抑制作用。

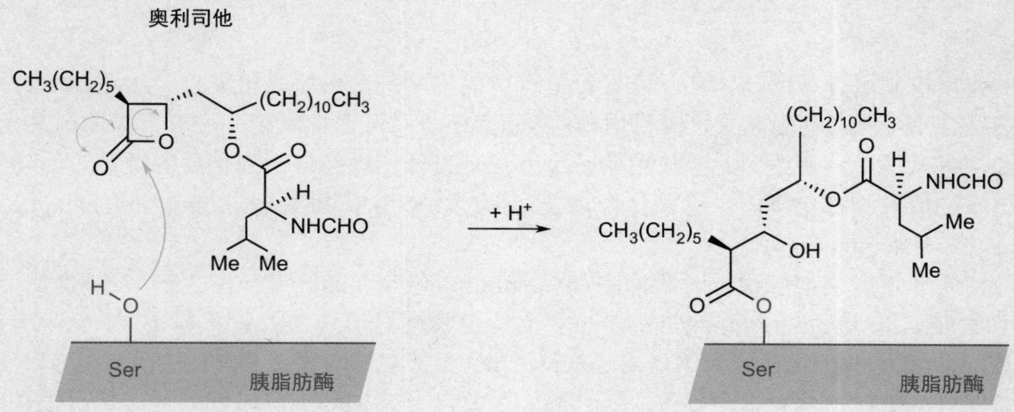

　　用于治疗白血病的药物 6- 巯基嘌呤（6-mercaptopurine，图 3.24）就是变构抑制剂的一个例子。它能抑制嘌呤合成的第一个酶（6.1.1 节）并阻断嘌呤的合成，间接地阻碍了 DNA 合成。

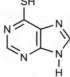

图 3.24　6- 巯基嘌呤

3.11　反竞争性抑制剂与非竞争性抑制剂

　　反竞争性抑制剂（uncompetitive inhibitor）是当底物已经与活性位点结合时，可以可逆地与酶结合的抑制剂。也就是说，反竞争性抑制剂与酶 - 底物复合物结合。在这种情况下，增加底物浓度对抑制作用没有影响。事实上，抑制程度取决于是否存在足够的底物来形成酶 - 底物复合物。因此，反竞争性抑制剂在低底物浓度下效果较差。反竞争性抑制剂并不常见。

理论上，非竞争性抑制剂（non-competitive inhibitor）与变构结合位点结合并抑制酶催化反应，不影响底物的结合强度。如果由变构抑制剂结合引起的诱导契合充分扭曲了活性部位的空间结构，阻止了酶的催化机制，但对底物结合过程没有影响，就会发生这种情况。但事实上，这种理想情况十分少见，甚至根本就没有。几乎所有催化过程中活性位点的诱导契合"变形"都会影响酶与底物的结合。因此，这类抑制催化过程的抑制剂在允许底物结合的同时，通常会对底物的结合产生一定的抑制作用。这被称为混合抑制（mixed inhibition），因为它既不是纯竞争性抑制，也不是纯非竞争性抑制。

3.12 过渡态类似物：肾素抑制剂

了解酶的作用机制可以帮助药物化学家设计更有效的抑制剂。例如，可能设计出这样一种抑制剂，它与活性位点的结合十分强（利用非共价键作用），实际上还是不可逆抑制剂——有点像邀请某人共进晚餐，却发现她已经住进家里了。要达到此类作用的一个方法是设计一种类似于催化反应过渡态的药物，它与酶的结合应该比底物或产物都更牢固。这种化合物被称为过渡态类似物（transition-state analogue）或过渡态抑制剂（transition-state inhibitor）。

过渡态类似物非常成功地应用于肾素抑制剂（renin inhibitor）的开发（图 3.25）。肾素是一种蛋白酶，负责水解血管紧张素原（angiotensinogen）中的一个特定肽键，形成血管紧张素 I（iangiotensin I）。血管紧张素 I 进一步转化为血管紧张素 II（angiotensin II）（见案例研究 2 和 17.3 节），其作用是收缩血管并将液体储留在肾脏中，这两者都会导致血压升高。因此，肾素抑制剂可通过抑制血管紧张素原水解成血管紧张素 I，用作抗高血压药（即降低血压）。

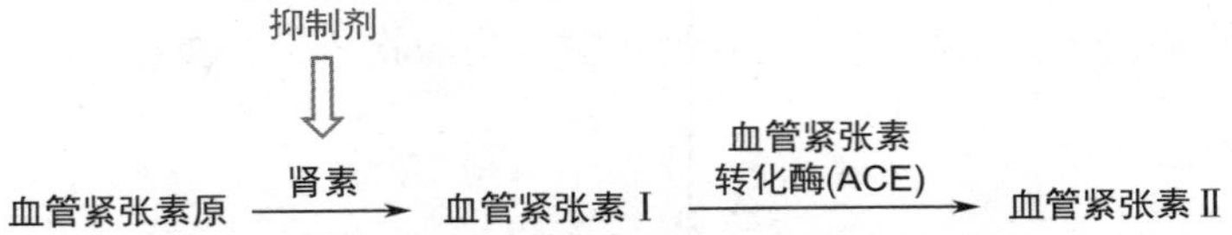

图 3.25　抑制肾素以阻断血管紧张素 I 和血管紧张素 II 的合成

肾素在活性位点包含两个天冬氨酸残基以及一个桥联水分子，它们对底物中的酰胺键水解机制至关重要（图 3.26）。在该机制第一阶段，先生成一个四面体中间体，在形成四面体中间体时需经过一个高能量的过渡态，可以通过设计过渡态类似物来模拟该过渡态。然而，要分离出这种高能量过渡态来研究其结构是不可能的，那么如何设计一种药物来模仿该过渡态呢？答案是基于反应中间体来设计药物。由于中间体的稳定性不如底物，可以认为中间体的性质更接近过渡态。这意味着过渡态的结构更接近四面体而不是平面结构。所以，基于四面体中间体结构设计的药物结构上更接近过渡态。

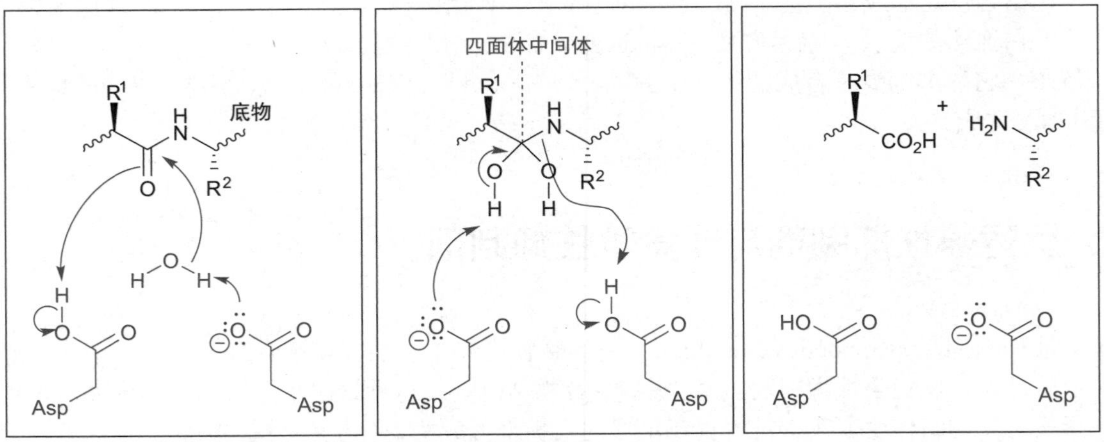

图 3.26　肾素催化底物水解的反应机理

中间体本身是有反应活性的，容易水解。因此，所设计的过渡态类似物应当结合力强，而对水解稳定。这可以通过引入一种模拟中间产物四面体的结构来实现，但在反应机理的第二步没有离去基团。在尝试了多种类似物，确认羟基乙叉基片段的效果较好［例如阿利吉仑（aliskiren），图 3.27］。羟基乙叉基具有所需的四面体几何形状，也具有产生良好结合所需要的两个羟基之一。因为没有离去基团，羟基乙叉基对水解也很稳定。阿利吉仑于 2007 年被美国 FDA 批准用于高血压治疗（案例研究 8）。

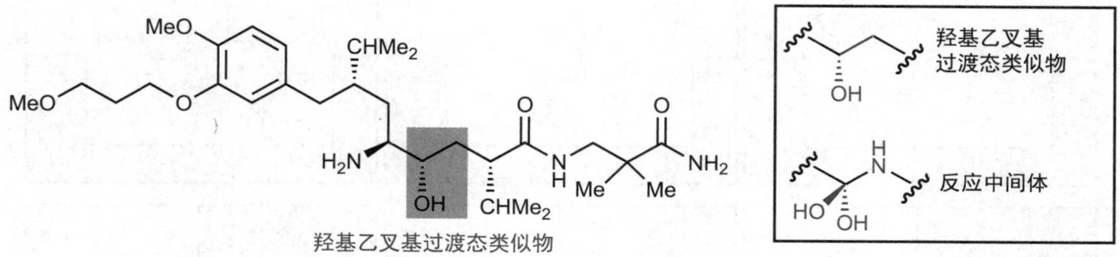

图 3.27　阿利吉仑

类似的思路已经成功地用于设计 HIV 蛋白酶（HIV protease）的过渡态类似物抑制剂的抗病毒药物（19.7.4 节）。他汀类（statins）药物也可以看作是过渡态的类似物（案例研究 1）。

3.13　自杀底物

过渡态类似物可被视为酶活性位点的"真正访客"，它一旦到达酶活性位点就会变成顽固的占有者。而其他看似无害的"访客们"一旦与其靶酶结合就可能变成致命的刺客。这种"访客"经过酶催化转变，能形成高反应活性物质，并能与酶活性位点共价结合。

自杀底物的其中一个例子是克拉维酸（clavulanic acid），在临床作为抗菌增效剂［例如与阿莫西林制成奥格门汀（augmentin）］使用，用来抑制细菌 β- 内酰胺酶（β-lactamase）（18.5.4.1 节）。该酶能催化青霉素 β- 内酰胺环的水解，是多种耐药菌产生青霉素耐药的原因。该机制涉及酶活性位点中的丝氨酸残基，它能充当亲核试剂进攻青霉素，通过酯基与开环青霉素形成共价键相连的中间体，然后酯基水解释放出失活的青霉素并恢复 β- 内酰胺酶活性位点。β- 内酰胺酶可以继续催化 β- 内酰胺环水解（图 3.28）。

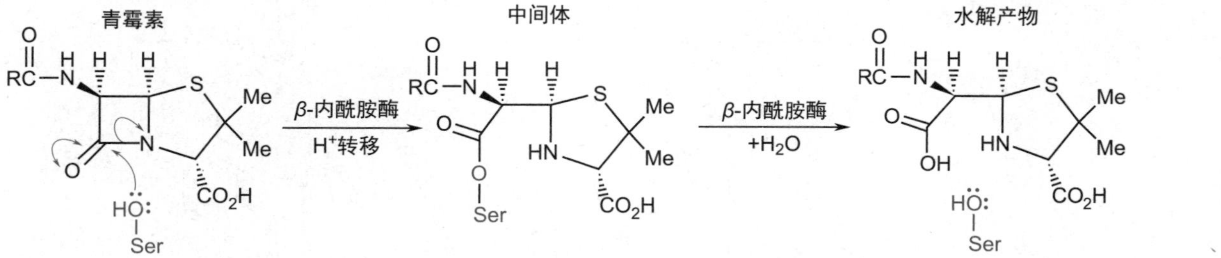

图 3.28　细菌 β- 内酰胺酶催化的反应

克拉维酸也可以作用于 β- 内酰胺酶的活性位点，其 β- 内酰胺环被丝氨酸残基以相同的方式打开。然而，其酰基 - 酶中间体进一步与另一个酶亲核基团（可能是 NH_2）反应，使药物与酶不可逆地结合（图 3.29）。该机理涉及质子在不同的阶段转移，而活性位点中的氨基酸如组氨酸可作为质子的供体 / 受体（对比 3.5.2 节和 13.12.3.2 节）。

以这种方式起作用的药物通常被称为基于机制的抑制剂（mechanism-based inhibitor）或自杀底物（suicide substrate），因为酶通过与它们反应而失去活性（见专栏 3.4）。自杀底物的最大优点是在酶活性位点产生了烷基化物，因此对靶标酶具有高度选择性。如果烷基化基团没有以这种方式"伪装"，那它就会催化在体内遇到的第一个亲核基团，使其烷基化，则该药物在体内几乎没有选择性。烷化剂的用途及其相关问题在本书 6.7 节和 20.2.3 节讨论。

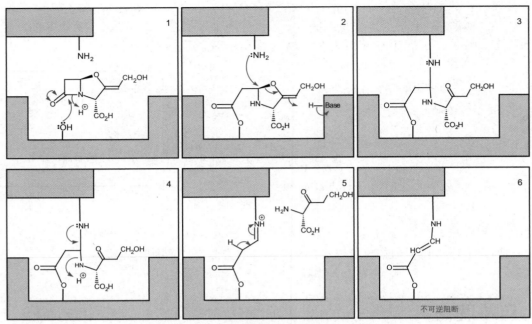

图 3.29　克拉维酸是一种自杀底物

专栏 3.4　自杀底物

　　自杀底物是在酶催化下能转化成高活性物质的一类底物，它们能与酶形成共价键并引起不可逆抑制，在某些情况下可能导致毒性。例如已经撤市的利尿药替尼酸（tienilic acid）被发现是参与药物代谢的细胞色素 P450 的自杀底物。这些酶催化的代谢反应可将替尼酸转化成高亲电性的噻吩亚砜，可促进迈克尔加成反应，导致酶活性位点上的一个巯基基团被烷基化。然后该噻吩亚砜经脱水恢复噻吩环，最终与酶形成共价键产生不可逆抑制。

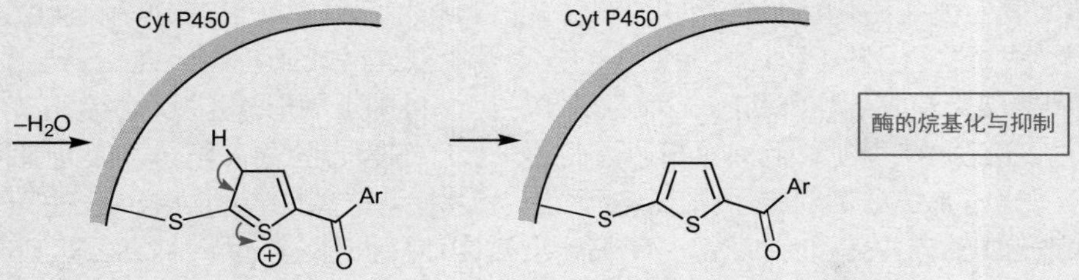

替尼酸导致的细胞色素P450的不可逆抑制

自杀底物的主要用途是标记特定酶以用于诊断。可以使用放射性同位素标记底物，通过底物与靶标酶结合反应，便可确定酶在组织中的位置。但是，临床上使用的一些药物是自杀底物，如上文所述的克拉维酸。一些单胺氧化酶抑制剂（专栏 3.5）也被认为是自杀底物。另一个有趣的自杀底物例子是 5- 氟脱氧尿嘧啶单磷酸酯（5-fluorodeoxyuracil monophosphate，5-FdUMP）。用于治疗乳腺癌、肝癌和皮肤癌的药物 5-氟尿嘧啶（5-fluorouracil）在体内转化为 5-FdUMP。它是作为胸苷酸合酶的自杀底物（20.3.2 节）起作用的，在这个例子里，自杀底物是与酶辅因子之间形成共价键，但总体效果是一样的。

3.14 抑制剂的同工酶选择性

测定在某些组织中占主导地位的同工酶，而不是其他酶，使设计组织选择性酶抑制剂成为可能（专栏 3.5）。例如，非甾体抗炎药（NSAID）吲哚美辛（indometacin）通过抑制环氧合酶（cyclooxygenase），用于治疗类风湿关节炎等炎症疾病。环氧合酶参与前列腺素（prostaglandin）的生物合成，前列腺素是引起类风湿性关节炎疼痛和炎症的主要原因。抑制该酶可以降低前列腺素水平，缓解炎症症状。然而，这种药也会抑制胃肠道和肾脏中有益的前列腺素合成。已发现环氧合酶有两个同工酶 COX-1 和 COX-2，这两种同工酶催化相同的反应，但是 COX-1 是在正常健康条件下活跃的同工酶。在类风湿性关节炎中，处于休眠状态的 COX-2 被异常激活，产生过量的前列腺素，引发炎症反应。因此伐地考昔（valdecoxib）、罗非考昔（rofecoxib）和塞来昔布（celecoxib）等（图 3.30）药物被开发成为 COX-2 同工酶选择性抑制剂，从而减少引发炎症的前列腺素产生。COX-1 结合位点上存在一个异亮氨酸残基，而 COX-2 中对应的是缬氨酸残基，利用该差异性便可设计选择性作用 COX-2 的抑制剂。COX-2 抑制剂罗非考昔于 1999 年获得美国 FDA 批准上市，但在 2004 年被撤市，因为连续使用 18 个月后会增加患者患心脏病或卒中的风险。

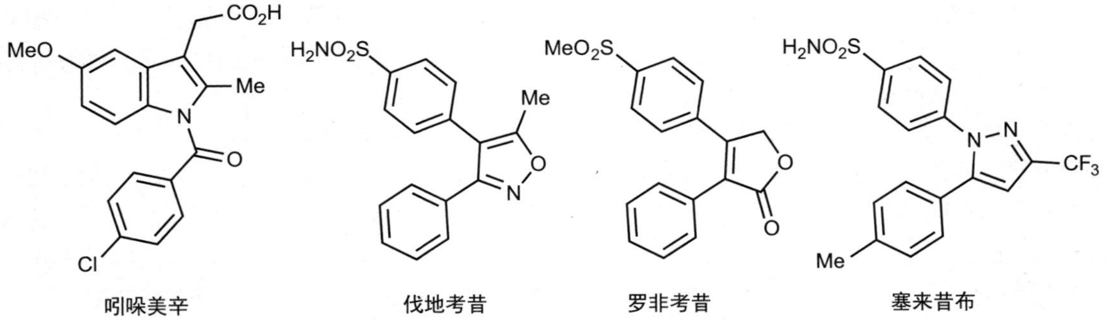

吲哚美辛　　　　伐地考昔　　　　罗非考昔　　　　塞来昔布

图 3.30 环氧合酶抑制剂

专栏 3.5 设计具有同工酶选择性的药物

设计具有同工酶选择性的药物尽管作用于同一种酶，但它们可以被设计用来治疗不同的疾病，在临床上十分重要。同工酶的底物特异性不同，在体内的分布也不同。单胺氧化酶（monoamine oxidase，MAO）是负责多巴胺（dopamine）、去甲肾上腺素（noradrenaline）、5-羟色胺（serotonin）等重要神经递质代谢的酶之一（4.2节），以两种同工酶形式（MAO-A和MAO-B）存在。这两种同工酶在底物特异性、组织分布、蛋白质一级结构等方面存在差异，但通过相同机制催化相同的反应（图1）。MAO-A对去甲肾上腺素和5-羟色胺有选择性，而MAO-B对多巴胺有选择性。MAO-A抑制剂如氯吉兰（clorgiline）在临床上被用作抗抑郁药，而MAO-B抑制剂如司来吉兰（selegiline），则与左旋多巴（levodopa）联合应用治疗帕金森病（图2）。MAO-B抑制剂可以保护左旋多巴不被代谢。氯吉兰和司来吉兰是一种自杀底物，这两种药物中的氨基和炔基与酶作用形成共价键，使酶失去活性。

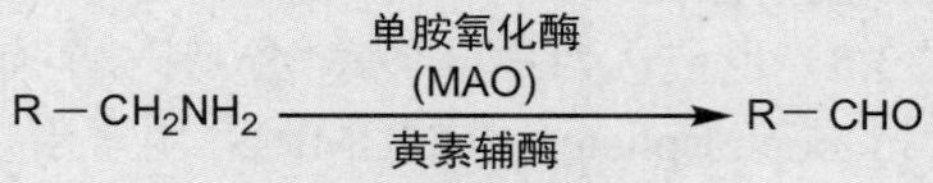

图1　单胺氧化酶催化的反应

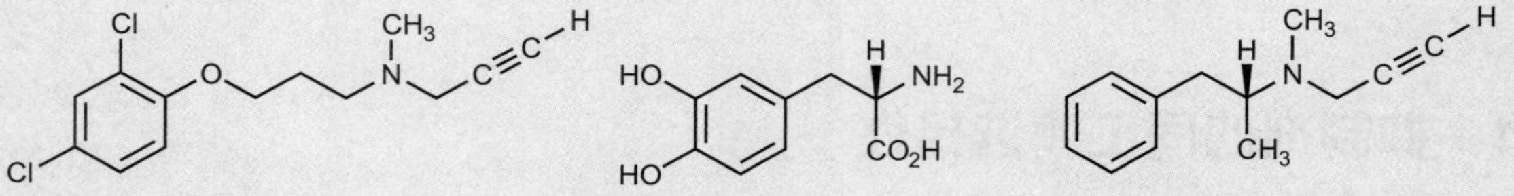

图2　氯吉兰、左旋多巴和司来吉兰

3.15　作为药物使用的酶抑制剂

3.15.1　用作抗菌药的酶抑制剂

酶抑制剂在对抗感染中取得了极大的成功。如果一种酶对微生物至关重要，那么将其抑制则会杀死细胞或阻止其生长。理想条件下，选择的酶应该是在人体中不表达的酶，所幸由于细菌细胞与人体细胞之间存在着显著的生化差异，这样的酶是存在的。例如，许多真菌能产生代谢物可作为细菌酶的抑制剂，但对真菌酶没有影响。这使真菌在争夺营养时比细菌具有优势。从真菌代谢物中人们还发现了医学上重要的抗生素，如青霉素（penicillin）和头孢菌素 C（cephalosporin C）。

尽管选择细菌特有的酶可能更合理，但也可以选择细菌与哺乳类动物共有的酶，只要它们之间有明显的差异即可。虽然这两个物种的酶可能来自共同的祖先蛋白，但在数百万年的时间里分别进化和突变，已经存在足够的差异。基于这种差异，药物化学家们能设计出选择性与细菌酶结合起作用的药物。第18章将介绍磺胺类（sulphonamides）、青霉素类（penicillins）和头孢菌素类（cephalosporins）等抗菌药，这些药物都是通过抑制酶发挥作用的；合成途径中的酶的抑制剂，如氟喹诺酮类（fluoroquinolones）也在该章中介绍。

3.15.2　用作抗病毒药的酶抑制剂

酶抑制剂在对抗病毒感染（如疱疹病毒和 HIV 病毒）中也非常重要。抗病毒药物包括治疗疱疹用的阿昔洛韦（aciclovir），以及治疗 HIV 病毒的齐多夫定（zidovudine）和沙奎那韦（saquinavir）等（见19章）。

3.15.3 用于自身酶的酶抑制剂

在临床上，也有些药物作用于人体自身酶。在本书的其他章节还讨论了许多例子，表3.2列出了其中的一些，并与本书的相关章节进行了交叉引用。

表3.2 对体内酶起作用的酶抑制剂

药物	靶标酶	治疗领域	相关章节
阿司匹林	环氧合酶	抗炎药	10.1.9节
卡托普利、依那普利	血管紧张素转化酶（ACE）	抗高血压药	案例研究2 17.3.3节
辛伐他汀	HMG-CoA还原酶	降胆固醇药	案例研究1
苯乙肼	单胺氧化酶（MAO）	抗抑郁药	14.12.5节
氯吉兰、吗氯贝胺	MAO-A	抗抑郁药	14.12.5节 专栏3.5
司来吉兰	MAO-B	抗帕金森病	专栏3.5
甲氨蝶呤、培美曲塞、普拉曲沙	二氢叶酸还原酶	抗肿瘤药	20.3.1节
5-氟尿嘧啶、雷替曲塞	胸苷酸合酶	抗肿瘤药	20.3.2节
吉非替尼、伊马替尼等	酪氨酸激酶	抗肿瘤药	20.6.2节
西地那非	磷酸二酯酶（PDE5）	治疗男性勃起功能障碍、血管扩张剂	9.4.4.2节 17.5.2节
别嘌呤醇	黄嘌呤氧化酶	治疗痛风	
羟基脲	核糖核苷酸还原酶	抗肿瘤药	20.3.3节
喷司他丁	腺苷脱氨酶	治疗白血病	20.3.4节
阿糖胞苷、吉西他滨、氟达拉滨	DNA聚合酶	抗肿瘤药	20.3.5节
奥美拉唑、兰索拉唑、泮托拉唑、雷贝拉唑	质子泵抑制剂	抗溃疡药	16.3节
毒扁豆碱、多奈哌齐、他克林、有机磷酸酯	乙酰胆碱酯酶	重症肌无力、青光眼、阿尔茨海默病	13.12～13.15节
各种结构的药物	金属蛋白酶	潜在的抗癌药	20.7.1节
消旋卡多曲	脑啡肽酶	治疗腹泻	15.8.4节
齐留通	5-脂氧合酶	治疗哮喘	
硼替佐米	蛋白酶体	抗肿瘤药	20.7.2节
伏立诺他	组蛋白去乙酰化酶	抗肿瘤药	20.7.3节
氯那法尼	法尼基转移酶	抗肿瘤药	20.6.1节
沙库巴曲	脑啡肽酶	扩血管药	17.5.3节
阿利吉仑	肾素	降压药	17.3.2节
阿哌沙班	凝血因子Ⅹa	抗凝药	17.9.1.3节

专栏3.6 毒素对酶的作用

一些毒药、毒素以及重金属的毒性来自它们对酶的作用。铅、镉和汞等重金属具有致畸作用，导致婴儿出生时四肢畸形。在日本发生过严重的汞中毒案件，当地居民食用了被甲基汞（$MeHg^+$，作为农业杀菌剂）污染的鱼。甲基汞通过与半胱氨酸残基的巯基（R-SH）反应形成共价键（R-S-HgMe）而使酶失活。

汞中毒还会影响中枢神经系统的酶，导致人的行为异常。例如，帽子制造商使用硝酸汞软化和塑造动物皮毛，其中残留的硝酸汞不可避免地被皮肤吸收。很多业内人士都因此中毒，他们独特的行为方式恰好印证了"疯得像个帽匠（mad as a hatter）"这个俗语。

亚砷酸盐（AsO_3^{3-}）能与酶辅因子二氢硫辛酸的巯基反应，二氢硫辛酸是一些酶（图1）的关键修复基团（3.5.5 节）。可以使用具有相邻巯基的试剂取代辅因子结合砷来逆转中毒。在第一次世界大战后，人们开发出 2,3- 二巯基丙醇（2,3-dimercaptopropanol），它可以作为含砷的化学武器路易斯毒气（lewisite）的解毒剂。

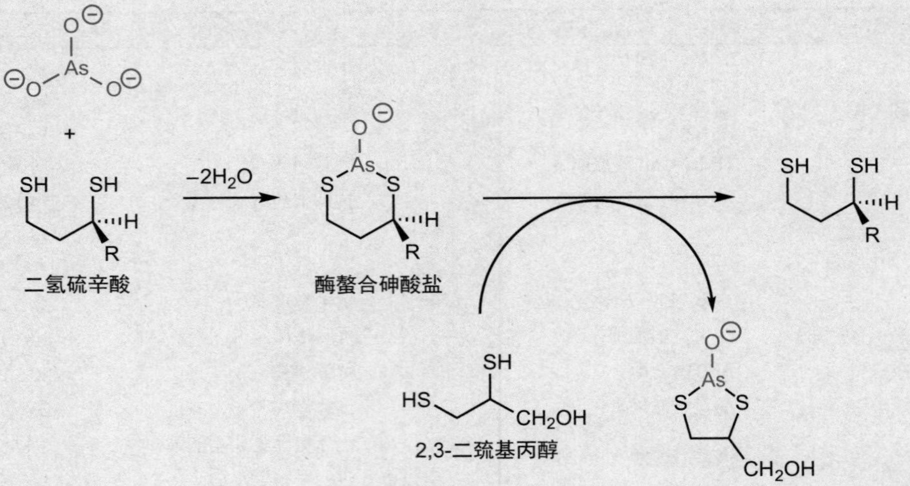

图 1 砷酸盐的中毒机制及其治疗

对新的酶抑制剂，特别是对特定同工酶有选择性，或者是对新发现的酶起作用的抑制剂的研究仍在继续。目前的一些研究项目包括对凝血因子 Xa（案例研究 9）、组蛋白去乙酰化酶（20.7.3 节）、蛋白酶体抑制剂（20.7.2 节）和半胱氨酸蛋白酶（caspases）的研究。半胱氨酸蛋白酶与细胞凋亡过程有关，它的抑制剂可能用于治疗卒中患者（专栏 9.1）。人们对激酶抑制剂（kinase inhibitor）也进行了大量的研究（专栏 3.6）。激酶能催化蛋白质磷酸化，在细胞内的信号通路中发挥重要作用（见第 5 章和 20.6.2 节）。

3.15.4 酶调节剂

调节剂是指与酶的变构位点结合，通过增加酶对低浓度水平底物的敏感度来调节酶活性的一类物质，或者调节剂能将酶从非活性构象转化为活性构象。与酶抑制剂相比，起酶调节作用的药物要少得多。其中的一个例子是血管舒张药利奥西呱（riociguat），它是可溶性鸟苷酸环化酶（soluble guanylate cyclase）的调节剂（见 17.5.1 节）。

🌱 关键知识点

● 如果药物通过分子间相互作用与酶结合，则产生的酶抑制作用是可逆的；如果药物与酶反应并形成共价键，则会产生不可逆抑制作用。

● 竞争性抑制剂结合在酶活性位点上，并与底物或者酶辅因子进行竞争。

● 变构抑制剂与酶的变构位点（不同于活性位点）结合，能改变酶的形状，使活性位点不能被底物识别。

● 过渡态类似物是通过模拟酶催化反应机制的过渡态设计的一种酶抑制剂。通常，它们与酶的结合比底物或产物更强。

● 自杀底物是和靶酶的底物作用一样的分子，但经过酶催化反应机制被转化成高活性物质，能与酶活性位点上的氨基酸残基反应，形成共价键，是酶的不可逆性抑制剂。

● 选择性抑制同工酶的药物产生的副作用可能比较小，其作用更有选择性。

● 酶抑制剂被广泛应用于医学领域。

3.16 酶动力学

酶动力学的研究对于确定酶抑制剂的性质是非常有用的。在本节中，将介绍 Lineweaver-Burk 图是如何用于确定所发生的抑制类型，以及与其相关的关键参数测定的。

3.16.1 Lineweaver–Burk 图

Lineweaver-Burk 图（见 3.8.2 节）可以用来判断酶催化反应的抑制剂的类型，即抑制剂是竞争性抑制还是非竞争性抑制或者是反竞争性抑制，如图 3.31（b）和图 3.33 所示。绘制出反应速率的倒数与底物浓度的倒数的关系图，并注明有无抑制剂的情况。这就根据如下方程得到直线，其中斜率（m）对应 K_M/r_{max}，与 y 轴的交点（c）对应 $1/r_{max}$。

$$\frac{1}{r} = \frac{K_M}{r_{max}} \times \frac{1}{[S]} + \frac{1}{r_{max}} \qquad y = mx + c$$

如果是竞争性抑制剂，所得到的直线将穿过 y 轴的同一点（即酶催化反应的最大反应速率不受影响），但斜率不同，即米氏常数（Michaelis constant）K_M 的值不同。酶催化反应的最大反应速率不受影响，说明抑制剂是与底物竞争相同的活性位点，增大底物的浓度将会缓解酶的抑制。添加抑制剂后引起斜率的增加可以用来确定抑制剂与酶结合强度和酶催化反应速率降低程度。在竞争性抑制剂存在的情况下，K_M 的表观值 [$K_M(app)$] 需引入一个常数 α [抑制程度（degree of inhibition）]，该常数取决于存在的抑制剂浓度。

$$K_M(app) = \alpha K_M$$

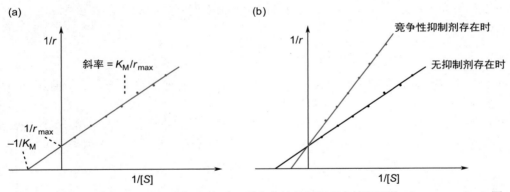

图 3.31 （a）Lineweaver-Burk 图；（b）有 / 无竞争性抑制剂存在情况下的 Lineweaver-Burk 图

专栏 3.7 激酶抑制剂

激酶在从膜结合受体到细胞的信号转导过程中起到关键作用（5.4 节）。当这个系统出错时，细胞会过度生长分裂，从而导致癌症。因此，人们花了很大精力在研究开发激酶抑制剂，希望能用于癌症的治疗（20.6.2 节）。在过去的十年里，有许多激酶抑制剂被批准上市作为新的抗肿瘤药物。然而，在其他的治疗领域，激酶抑制剂也有巨大潜力。2013 年托法替尼（tofacitinib）被批准用于类风湿性关节炎治疗，它也是第一个被批准用于抗肿瘤药物领域外的激酶抑制剂。该激酶抑制剂通过结合酶活性位点区域（该区域通常被 ATP 占据）来抑制 Janus 激酶（Janus kinase）。在这个过程中嘧啶环系统有两个特别重要的氢键相互作用，其中一个氮作为氢键受体，一个 NH 质子作为氢键供体。一个甲基取代基进入疏水口袋并与那里的氨基酸残基形成范德华相互作用。

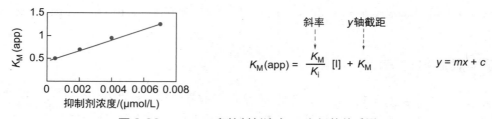

疏水口袋

托法替尼

抑制程度（α）可通过对上述方程式变换而得：

$$\alpha = \frac{K_M(\text{app})}{K_M}$$

表观抑制常数（apparent inhibition constant）K_i 是酶抑制研究的有用参数，是当酶-抑制剂复合物与未结合的酶和抑制剂之间达到平衡时的平衡常数：

$$EI \rightleftharpoons E + I \qquad K_i = \frac{[E][I]}{[EI]}$$

因此，可以将表观抑制常数 K_i 与抑制剂浓度 [I] 和抑制程度 α 之间的关系表示为：

$$K_i = \frac{[I]}{\alpha - 1}$$

用 $K_M(\text{app})/K_M$ 替换 α，再重排上述等式即可得到如图 3.32 所视的直线方程。该直线与 y 轴的交点就是米氏常数，斜率对应着 K_M/K_i。由此，可以获得 K_i 的值。

为了绘制此图，首先需绘制一系列 Lineweaver-Burk 图，得到不同抑制剂浓度下的 $K_M(\text{app})$ 值。然后绘制 $K_M(\text{app})$ 与 [I] 的关系图，根据直线的斜率计算 K_i。K_i 值越低，表示抑制作用越强。

斜率 y轴截距

$$K_M(\text{app}) = \frac{K_M}{K_i}[I] + K_M \qquad\qquad y = mx + c$$

图 3.32 $K_M(\text{app})$ 和抑制剂浓度 [I] 之间的关系图

如果是反竞争性抑制剂，抑制剂与酶-底物复合物而不与游离酶结合。酶抑制研究显示，有无反竞争性抑制剂存在时，所得的 Lineweaver-Burk 图中二条直线平行相交于 y 轴的不同点，这表明酶的最大催化速率已经降低。相反，对于非竞争性抑制剂，两条直线在 x 轴交汇于相同的点（即 K_M 不受影响），但有着不同的斜率和在 y 轴上不同的截距，这说明酶的最大催化速率也已降低。具体参见图 3.33。

Lineweaver-Burk 图在确定抑制剂类别方面非常有用，但有其局限性，不适用于变构调控的酶。

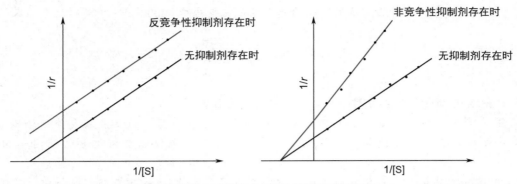

图 3.33　有 / 无反竞争性抑制剂或非竞争性抑制剂存在情况下的 Lineweaver-Burk 图

3.16.2　抑制剂的比较

通常使用 IC_{50} 值来比较酶抑制剂活性之间差异。IC_{50} 值是指将酶的活性降低 50% 所需要的抑制剂浓度。IC_{50} 值高的化合物的比 IC_{50} 值低的化合物抑制作用弱，因为前者达到相同抑制水平需要更高的抑制剂浓度。

在酶抑制剂研究中也有报道使用 K_i 值的，$IC_{50} = K_i + [E]_总/2$。如果抑制酶 50% 所需的抑制剂浓度远大于酶的浓度，则 K_i 远大于 $[E]_总$，该方程可近似为 $IC_{50} = K_i$。

IC_{50} 和 K_i 的值是在分离的酶的实验中测定的。然而，当酶存在于整个细胞或组织中时，通常有必要进行酶抑制研究。并且在这些研究中，可以检测由酶活性引起的细胞效应。EC_{50} 值代表了将特定细胞效应降低 50% 所需的抑制剂浓度。需要指出的是，测得的细胞效应可能是由相关酶反应下游的几个阶段所产生的。

关键知识点

- 米氏（Michaelis - Menten）方程是将酶催化反应的速率与底物浓度相关联。
- Lineweaver-Burk 图来源于米氏方程，用于确定抑制是竞争性的、反竞争性的还是非竞争性的。
- 通过测定 EC_{50}、K_i 或 IC_{50} 的值，可以比较不同酶的活性。

习题

1. 乙酰胆碱是乙酰胆碱酯酶的底物。将乙酰胆碱固定在活性位点时可能涉及何种结合相互作用？

乙酰胆碱

2. 乙酰胆碱的酯键被乙酰胆碱酯酶水解，提出一种酶催化这个反应的机制。
3. 阐述结合作用如何使乙酰胆碱更易水解。
4. 17β- 羟基类固醇脱氢酶 1（17β-HSD1）是在辅因子 NADH 存在下催化将雌酮转化为雌二醇的酶。在不存在抑制剂的情况下酶催化反应的初始速率数据如下：

底物浓度 /（10^{-2}mol/dm^3）	5	10	25	50	100
初始速率 /［10^{-1}mol/（dm^3·s）］	28.6	51.5	111	141	145

绘制米氏图和 Lineweaver-Burk 图。使用两个图来计算 K_M 的值和最大反应速率。判断哪个图给出的结果更准确，并解释原因。

5. 乳酸脱氢酶对乳酸盐的选择性是苹果酸盐的 1000 倍。然而，如果发生突变，将活性位点中谷氨酰胺残基改变为精氨酸残基，这种酶对苹果酸盐的选择性是乳酸盐的 10000 倍。请解释这个惊人的变化。

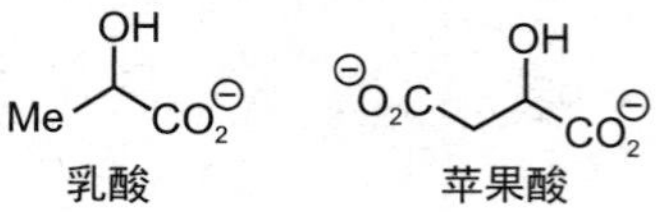

乳酸　　　苹果酸

6. 为什么图 3.10 所示的氢键在过渡态下比在底物上更强？

7. 酶可用于有机合成。例如，醛的还原反应使用醛脱氢酶进行。该反应需要使用辅因子 NADH，其价格昂贵并且在反应中不断消耗。如果向反应中加入乙醇，则仅需要催化量的辅因子 NADH。为什么？

8. DNA 中胞嘧啶残基的甲基化在转录调控中发挥作用，并由 DNA 甲基转移酶催化。其机理如下图所示。5-氮杂胞苷和 5-氟 -2'-脱氧胞苷是基于该机制的 DNA 甲基转移酶抑制剂。解释其原因。

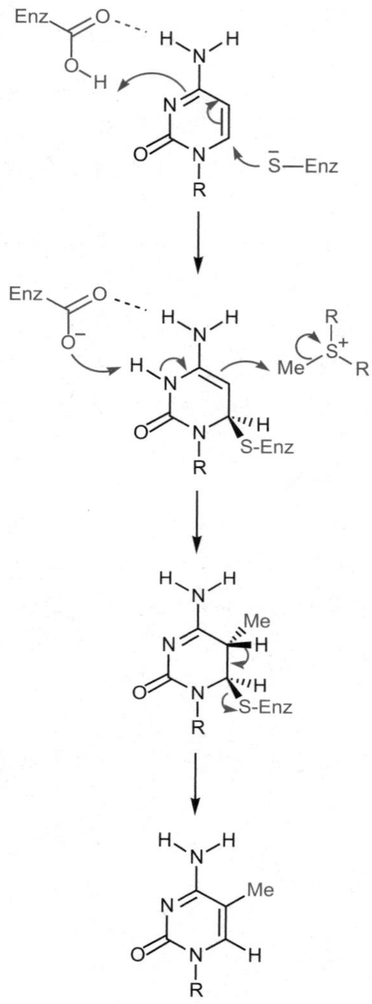

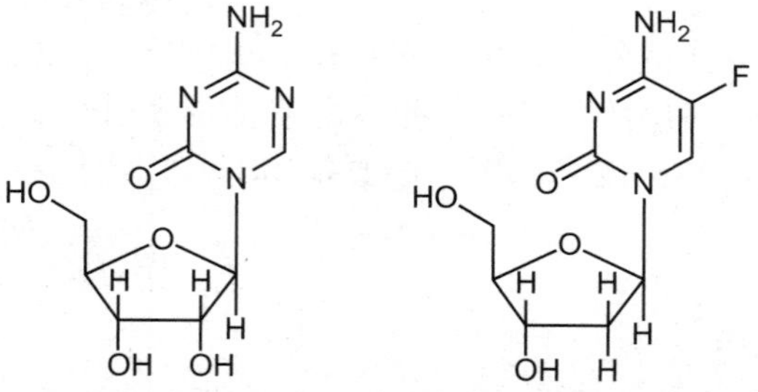

5-氮杂胞苷　　　　5-氟-2'-脱氧胞苷

9. 17β-羟基类固醇脱氢酶 1（17β-HSD1）是在辅因子 NADH 存在下，催化雌酮转化成雌二醇的酶。在不存在抑制剂的情况下酶催化反应的初始速率数据在习题 4 中给出。EM-1745 是酶的抑制剂。用浓度为 4nmol/L 的 EM-1745 测定得到以下数据。使用此和本章中的数据，确定化合物是否具有竞争性、非竞争性或混合抑制的作用。计算 K_i 的值。

底物浓度/ （10⁻²mol /dm³）	5	10	20	40	83.3
起始速率/ ［10⁻¹mol/(dm³·s)］	1.0	2.0	3.45	6.25	10.0

10. 下面所示的喹唑啉结构是小柱孢酮脱水酶的抑制剂。抑制剂和活性位点之间的结合相互作用之一是与水分子的氢键，其中水分子充当与两个酪氨酸残基的氢键桥。解释为什么类似物 I 的活性低至喹唑啉结构的 1/3，而类似物 II 的活性高 20 倍。

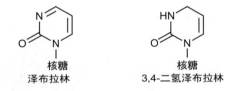

喹唑啉

类似物 I   类似物 II

11. 胞苷脱氨酶是一种将胞苷转化为尿苷的酶。考虑到活性部位存在高度保守的水分子，请指出一种可能的反应机理。泽布拉林（zebularine）是一种天然产物，在酶的活性位点可以转化为高活性的过渡态抑制剂（K_i = 1.2pmol/L）。请指出过渡态抑制剂的结构可能是什么？为什么具有高活性？解释为什么 3,4-二氢泽布拉林（3,4-dihydrozebularine）的亲和力只有 30μmol/L。

核糖
泽布拉林

核糖
3,4-二氢泽布拉林

12. 已知环氧合酶 523 位的氨基酸是活性位点的一部分。在同工酶 COX-1 中，该位置氨基酸是异亮氨酸，而在 COX-2 中是缬氨酸。思考如何将这些信息用于设计选择性抑制 COX-2 的药物。

13. 新斯的明是乙酰胆碱酯酶抑制剂。该酶试图用催化乙酰胆碱相同的反应催化新斯的明。但是，形成了一种稳定的中间体，阻止了该过程的完成，并导致分子以共价键连接到活性位点。确定该稳定的中间体并解释为什么它是稳定的。

14. 人类免疫缺陷病毒含有一种蛋白酶，能够水解 L-苯丙氨酸和 L-脯氨酸之间的肽键（L-Phe-L-Pro）。结构（I）设计为蛋白酶的过渡态抑制剂。什么是过渡态抑制剂？（I）的结构如何符合过渡态抑制剂的描述？ IC_{50} 为 6500nmol/L 是什么意思？

新斯的明   L-Phe-L-Pro

（I）IC_{50} = 6500 nmol/L

15. 为什么过渡态比底物或产物更容易与酶结合？

Clark, J. D., Flanagan, M. E., and Telliez, J.-B. (2014) Discovery and development of Janus Kinase (JAK) inhibitors for inflammatory diseases, *Journal of Medicinal Chemistry*, 57(12): 5023-5038.

Flower, R. J. (2003) The development of COX-2 inhibitors. *Nature Reviews Drug Discovery*, 2(3): 179-191.

Lowe, D. (2010) In the pipeline. *Chemistry World*, September, p18. (Kinases as drug targets.)

Mitchell, J. A. and Warner, T. D. (2006) COX isoforms in the cardiovascular system: understanding the activities of non-steroidal anti-inflammatory drugs. *Nature Reviews Drug Discovery*, 5(1): 75-86.

Siragy, H. M., Kar, S., and Kirkpatrick, P. (2007) Aliskiren. *Nature Reviews Drug Discovery*, 6(10): 779-780.

Teague, S. J. (2003) Implications of protein flexibility for drug discovery. *Nature Reviews Drug Discovery*, 2(7): 527-541.

Broadwith, P. (2010) Enzymes do the twist. *Chemistry World*, February, p.30.

第4章 受体，激动剂和拮抗剂

本章将讨论受体的结构和功能，药物在受体上的作用在其他章节讨论。

4.1 受体的作用

受体是迄今为止药学中最重要的药物靶标，其本质为蛋白质。它们涉及诸如疼痛、抑郁症、帕金森病、精神病、心力衰竭、哮喘和许多其他疾病。那么，这些受体是什么？它们具有什么功能？

在一个复杂的生物体中，细胞之间必须存在通信系统。例如，如果各个心脏细胞在不同的时间收缩，那对心脏功能毫无意义。此时，心脏就像一个晃动的果冻，失去泵的作用。为了确保所有的心肌细胞在同一时间收缩，细胞通信是必不可少的。人体的所有器官和组织如果要以协调和控制的方式运作，也都需要细胞通信。

控制和交流主要来自大脑和脊柱（中枢神经系统，central nervous system），它们通过一个巨大的神经网络接收和发送信息（图4.1）。在本教材中，我们暂时不关注神经传输信息的详细机制（见附录4），只需将信息看作是沿神经细胞［神经元（neuron）］向下传递到靶标的电脉冲，不管靶标是肌肉细胞还是另一个神经元。如果这就是细胞通信的全部，很难想象药物会如何影响这个通信系统。然而，有一个重要的特征对于理解药物作用至关重要。神经元并不直接与它们的靶标细胞连接，它们只停留在靶标细胞表面附近。其距离很短，约为100Å，但这是电脉冲无法跳跃的空间。

因此，必须有一个跨越神经末梢和靶细胞之间间隙的传递信息的方法。这个问题是通过神经细胞释放一种称为神经递质（neurotransmitter）的化学信使来解决（图4.2）。这种化学信使一旦释放，即通过间隙扩散到靶细胞，在那里与嵌入细胞膜的特定蛋白质（受体）结合并相互作用。这种结合过程导致一系列或级联的次级效应，引起离子流穿过细胞膜或靶细胞内的酶的开启（或关闭）。然后产生生物效应，如肌细胞的收缩或脂肪细胞中脂肪酸代谢的活化。

1905年，Langley第一次提出受体存在的概念。在此之前，人们认为药物的作用是阻止神经元释放神经递质，但Langley证明，即使与某些细胞相关联的神经元已经死亡，这些靶细胞仍对尼古丁有反应。

到目前为止，我们已经讨论了神经元和神经递质的细胞通信，但是细胞也接收来自循环系统中的激素（hormone）作为化学信使。同样，受体负责结合这些信使并触发一系列的次级效应。

在本书第5章中将讨论这些次级效应以及它们如何导致生物作用，但目前，需要注意的是，通信系统主要与化学信使相关。这是一个化学过程，其他化学物质（药物）有可能干扰或者影响这一过程。

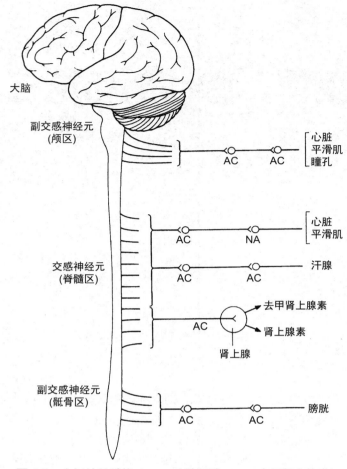

图 4.1　中枢神经系统（AC＝乙酰胆碱；NA＝去甲肾上腺素）

经许可取自 J. Mann, *Murder, magic, and medicine*, Oxford University Press（1992）

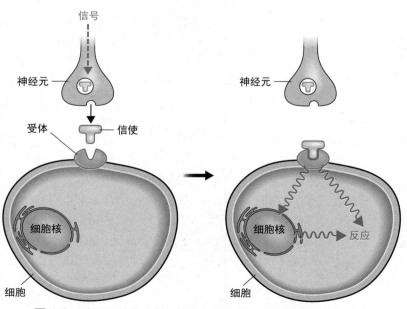

图 4.2　神经递质作为化学信使与受体结合并触发细胞内的反应

4.2 神经递质和激素

与受体相互作用的化学信使种类繁多，在结构和复杂程度上差异显著。有些神经递质是简单的分子，例如单胺类 [乙酰胆碱（acetylcholine），去甲肾上腺素（noradrenaline），多巴胺（dopamine）和 5- 羟色胺（serotonin）] 或氨基酸 [如 γ- 氨基丁酸（γ-aminobutyric acid，GABA），谷氨酸（glutamic acid）和甘氨酸（glycine）]（图 4.3）。钙离子也可以作为化学信使。其他化学信使在结构上更加复杂，包括：脂质如前列腺素（prostaglandin）；嘌呤如腺苷（adenosine）或 ATP（第 6 章）；神经肽如内啡肽（endorphin）和脑啡肽（enkephalin）（15.8 节）；肽类激素如血管紧张素（angiotensin）或缓激肽（bradykinin）；酶如凝血酶（thrombin）等。

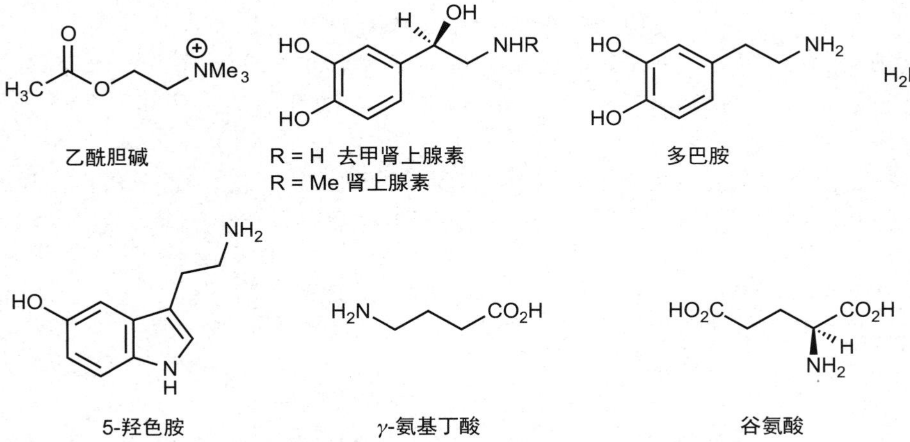

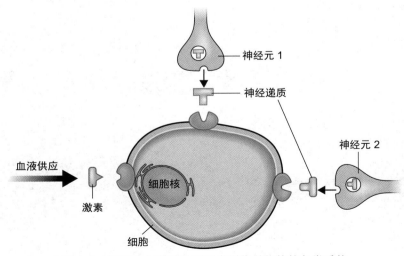

乙酰胆碱

R = H 去甲肾上腺素
R = Me 肾上腺素

多巴胺

甘氨酸

5-羟色胺

γ-氨基丁酸

谷氨酸

图 4.3 神经递质、激素、肾上腺素的例子

通常，一个神经元主要释放一种类型的神经递质，靶细胞上对应的受体能特异性识别该信使，但这并不表明靶细胞只有一种受体蛋白。每个靶细胞都有大量的神经与之交流，它们使用不同的神经递质（图 4.4）。因此，靶细胞上具有识别其他神经递质的受体。有的受体也可能从距离更远的化学信使那里接收信息，如体内各个腺体释放到循环系统的激素。最为熟知的例子是肾上腺素，当有危险或需要运动时，肾上腺髓质会释放肾上腺素到血液中，并在血液中循环，为剧烈运动做好准备。

神经元 1

神经递质

神经元 2

血液供应

激素

细胞核

细胞

图 4.4 靶细胞含有针对不同类型化学信使的各类受体

激素和神经递质可以通过它们的行进路线和释放方式来区分，但它们到达靶细胞时的作用是相同的。它们都与受体相互作用以使信息得到传递。细胞响应该信息并相应地调整其内部的化学过程，产生生物学效应。

4.3 受体类型及亚型

受体可通过激活它们的特定神经递质或激素来分类。因此，被多巴胺激活的受体称为多巴胺能受体（dopaminergic receptor），被乙酰胆碱激活的受体称为胆碱受体（cholinergic receptor），被肾上腺素或去甲肾上腺素激活的受体称为肾上腺素受体（adrenergic receptor 或 adrenoceptor）。

然而，全身中可由同一化学信使激活的受体并不完全相同。例如，肺中的肾上腺素受体与心脏中的肾上腺素受体略有不同。这些差异源于氨基酸组成的微小变化，如果这些变化发生在结合位点上，药物化学家可以设计出区分它们的药物。例如，可以设计出具有肺或心脏选择性的肾上腺素能药物。一般来说，存在的各种类型（type）的特定受体以及受体的各种亚型（subtype），通常用数字或字母表示。但一些早期发现的受体是以与它们结合的天然产物命名的，例如毒蕈碱型和烟碱型胆碱受体（13.4 节）。

图 4.16 给出了一些受体类型和亚型的例子。许多亚型是最近鉴定得到的，目前药物化学的重点是设计对受体类型和亚型尽可能具有选择性的药物，使药物具有组织选择性，更少的副作用。

4.4 受体的激活

受体是一种蛋白质分子，通常嵌入细胞膜，部分结构暴露在细胞外。蛋白质表面是一个复杂的形状，包含凹陷、沟槽和突起，在这些复杂构造的某个地方，有一个区域具有正确的形状可接受传入的信使。该区域被称为结合位点（binding site），类似于酶的活性位点（3.3 节）。当化学信使适配于这个位置时，它打开受体分子并接收信息（图 4.5）。然而，酶和受体之间有一个重要的区别，化学信使不发生化学反应。它与受体蛋白的结合位点适配，传递信息，然后保持不变。如果不发生反应，那又发生了什么？化学信使如何告诉受体它所携带的信息以及这个信息如何传达给细胞？首先要注意的是，当化学信使与蛋白质受体的结合位点结合时，导致结合位点改变形状，这就是所谓的诱导契合（induced fit）。这反过来又有更广泛的影响，产生连锁响应，导致整个蛋白质的形状改变。但是诱导契合是如何发生的，受体改变形状的意义是什么？

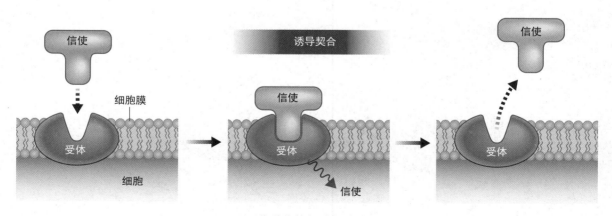

图 4.5　化学信使与蛋白质受体结合

4.5　结合位点的形状改变

已知当化学信使适配于受体时，受体的结合位点会改变形状。这不是结合区域将信使包裹的过程。相反，诱导契合是由信使和结合位点之间发生的分子间结合相互作用引起的。这与底物与酶的活性位点结合时发生的过程完全相同（3.5.1 节），但在这种情况下，结合后没有发生催化反应。

为了说明结合相互作用如何导致诱导契合，假想一个神经递质和结合位点，如图 4.6 所示。神经递质有 1 个芳香环可以参与范德华相互作用，1 个醇羟基可以参与氢键相互作用，1 个带电荷的氮原子正电中心可以参与离子或静电相互作用。这些官能团是化学信使的结合基团（binding group）。

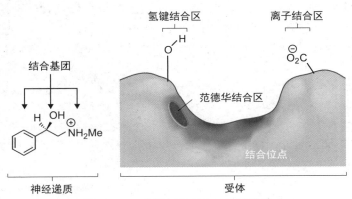

图 4.6　一种假想的受体和神经递质

假想的受体结合位点含有 3 个结合区域（binding region），含有与信使的结合基团互补的官能团。信使适配结合位点，使得信使的结合基团和受体的结合区域之间发生分子间相互作用（图 4.7）。然而，结合并不完美。在该图中，存在好的范德华和氢键相互作用，但离子键相互作用没有预期的强。离子键结合区域与信使较近，只能产生微弱的相互作用，但若二者不够近，不能达到最佳的相互作用。因而，受体蛋白改变形状，使羧基更接近带正电的氮原子，以获得更强的相互作用。因此，结合位点形状改变，并发生诱导契合。

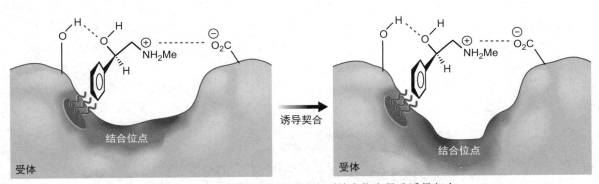

图 4.7　一种假想的神经递质结合到结合位点导致诱导契合

图 4.7 中所示是诱导契合过程的简化，实际上，信使和结合位点都采取不同的构造或形状，以最大程度地提高它们之间的结合力。与酶 - 底物结合一样，受体 - 信使结合也具有良好的平衡。其结合力必须足够大，以改变结合位点的形状，但又不能太强，以致信使无法离开。大多数神经递质与它们的受体迅速结合，一旦它们的信息被接收到，它们就会自行松离。

现在已经知道化学信使如何在受体蛋白结合位点处引起诱导契合。然而，这种诱导契合具有连锁效应，会改变蛋白质的整体形状。正是这种整体形状的变化对受体的激活至关重要，并能引发惊人的级联响应（多米诺骨牌效应），影响细胞的内部化学过程。级联反应涉及几种不同的蛋白质和酶，并最终产生可观察到的生物效应，发生这种现象的过程被称为信号转导（signal transduction），在第 5 章中有更详细的介绍。信号放大是这一过程的一个重要特征，因为它意味着相对少量的神经递质分子可以对细胞的内部化学产生显著的影响。在这一章中，将重点讨论不同受体的结构以及它们被激活和触发信号转导的过程。

膜结合受体有三种主要类型（或家族）：

① 离子通道受体（ion channel receptor）

② G 蛋白偶联受体（G-protein-coupled receptor）

③ 激酶受体（kinase-linked receptor）

我们将在 4.6 节～ 4.8 节中依次阐述这些内容。

关键知识点

- 大多数受体是膜结合蛋白，具有与激素或神经递质的外部结合位点。结合导致诱导契合，改变受体构象。这会引发一系列的反应，最终导致细胞内的化学变化。
- 当神经递质或激素与受体结合时，不会发生反应。一旦传递了信息，它们就会不发生改变，离开结合位点。
- 化学信使与结合位点结合的相互作用必须相当强，以便接收化学信息，但又必须足够弱，以允许信使离开。
- 结合基团是信使分子上存在的官能团，用于将其与受体结合位点结合。
- 结合区域是受体结合位点的存在区域，含有能够与信使分子的键合基团形成分子间相互作用的官能团。

4.6　离子通道受体

4.6.1　概述

一些神经递质通过控制离子通道起作用。这些离子通道是什么？为什么需要它们？下面让我们一起学习细胞膜的结构。

如 1.2.1 节所述，细胞膜是由磷脂双分子层结构组成，细胞膜的中间是脂质，具有疏水性。这样的屏障使得极性分子或离子很难进出细胞。而它们进出细胞具有重要意义。例如，钠离子和钾离子的跨膜运输对神经功能至关重要（附录 4），这看似是一个难以解决的问题，但无处不在的蛋白质通过形成离子通道为其提供了路径。

离子通道是由穿过细胞膜的蛋白质亚基组成的复合物（图 4.8）。复合物的中心是中空的，内层有极性氨基酸，形成亲水性通道或孔隙。

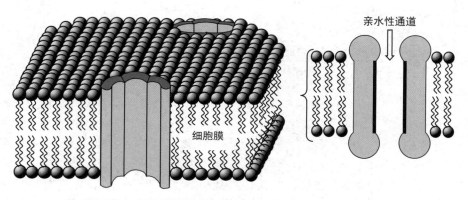

图 4.8　离子通道的结构（粗线表示通道的亲水性一侧）

离子可以通过这些亲水性通道或孔隙穿过细胞膜的脂肪屏障，但是必须受到控制。也就是说，必须有一个可以根据需要打开或关闭的"门锁"。这个门锁由对外部化学信使敏感的受体蛋白控制。事实上，受体蛋白是离子通道复合物的一个组成部分，由一个或多个相应的蛋白质亚基组成。在静息状态下，离子通道关闭（即门锁关闭）。而当化学信使与受体蛋白的外部结合位点结合时，会引起诱导契合，导致蛋白质改变形状。这反过来导致整个蛋白质复合物改变形状，打开门锁并允许离子通过离子通道（图4.9）。4.6.3节中将更详细地讨论这个问题。

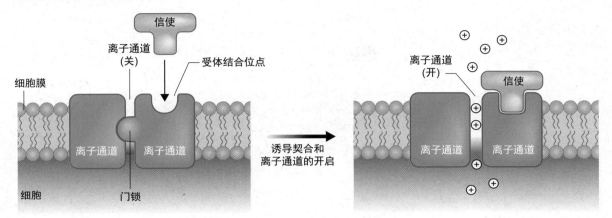

图 4.9　开启离子通道的门锁机制

离子通道的运行机制解释了为什么神经元释放相对少量的神经递质分子就能够对靶细胞产生如此显著的生物效应。只要打开几个离子通道，涉及的每个神经递质分子就会调动数千个离子。此外，神经递质与离子通道的结合产生的快速响应，可以在几毫秒内发生。这就是为什么神经元之间信号的突触传递通常涉及离子通道。

离子通道对某种离子具有专属性。例如，钠离子（Na^+）、钾离子（K^+）和钙离子（Ca^{2+}）有不同的阳离子通道；氯离子（Cl^-）也有阴离子通道。不同离子通道的离子选择性依赖于离子通道内层的氨基酸，值得注意的是，该区域中仅一个氨基酸的突变就足以使阳离子选择性离子通道变为阴离子选择性离子通道。

4.6.2　结构

构成离子通道的蛋白质亚基实际上是糖蛋白（glycoprotein）（2.5 节、7.7.1 节），但在这里将它们称为蛋白质。离子通道中的蛋白质亚基并不相同。例如，烟碱型胆碱受体控制的离子通道由 4 种不同类型的 5 个亚基组成（2 个 α，β，γ，δ）；受甘氨酸受体控制的离子通道由两种不同类型的 5 个亚基组成（3 个 α，2 个 β）（图4.10）。

受甘氨酸控制的离子通道中的受体蛋白质是 α 亚基。该离子通道中存在 3 个这样的亚基，它们都能够与甘氨酸相互作用。然而，在由神经递质乙酰胆碱控制的烟碱型离子通道中，情况稍微复杂一些。其大多数结合位点位于 α 亚基上，但有一些邻近亚基参与。在这种情况下，整个离子通道复合物可被视为受体。

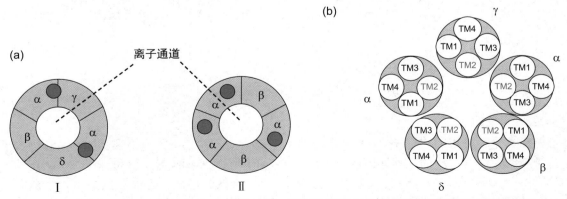

图 4.10　（a）离子通道的五聚体结构（横向视图）；（b）包括跨膜区域的 I 的横向视图
I 为烟碱受体控制的离子通道；II 为甘氨酸受体控制的离子通道。蓝色圆圈表示配体结合位点

现在我们来集中讨论单个的蛋白质亚基。虽然亚基的种类很多，但都以相似的方式折叠起来。每个亚基具有 4 个本质上是疏水的跨膜（TM）区域，标记为 TM1～TM4，这样蛋白质链就会穿过细胞膜 4 次。还有一个很长的 N- 末端细胞外链（以 α 亚基为例）含有配体结合位点（图 4.11）。

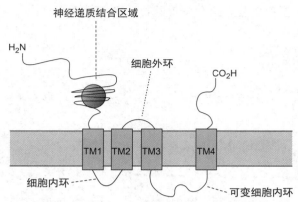

图 4.11　含四个跨膜区域（4-TM）的受体亚基的结构

亚基的排列有这样一个特点，每个亚基的第二跨膜区域都朝向离子通道的中心孔 [图 4.10（b）]。我们将在下一节讨论这一点的重要性。

4.6.3　门控

当受体结合配体时，它会改变形状（诱导契合），从而对蛋白质复合物产生连锁反应，导致离子通道打开，这一过程称为门控（gating）（图 4.12）。

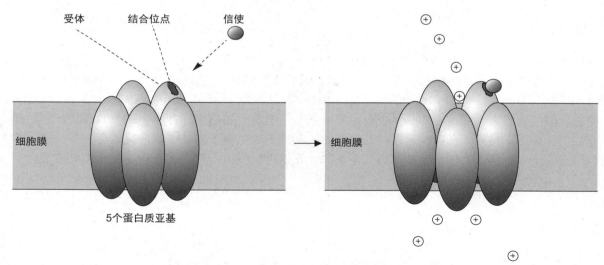

图 4.12　离子通道（门控）的开启

神经递质与受体结合位点的结合导致受体的构象变化，最终打开中心孔并允许离子流动。这种构象变化非常复杂，涉及初始结合过程的几种连锁效应。采用这种机制的主要原因是结合位点离门锁很远。研究表明，"门锁"由 5 个蛋白质亚基的 5 个弯折的 α- 螺旋（TM2 区域）组成。在关闭状态下，螺旋的弯折指向彼此。由配体结合诱导的构象变化引起这些螺旋的每一个都发生旋转，使得弯折指向另一个方向，从而打开孔（图 4.13）。

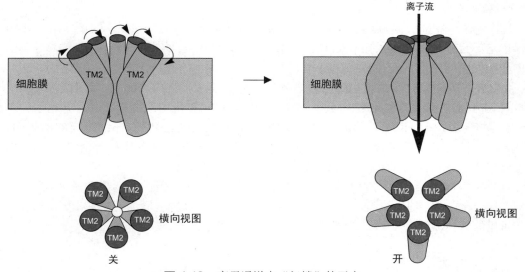

图 4.13 离子通道中"门锁"的开启

4.6.4 配体门控和电压门控离子通道

到目前为止所讨论过的离子通道被称为配体门控离子通道（ligand-gated ion channel），因为它们受化学信使（配体）的控制。还有其他类型的离子通道不受配体控制，但对膜电位（membrane potential）即跨细胞膜存在的电位差敏感。这些离子通道存在于可兴奋细胞（即神经元）的轴突中，称为电压门控离子通道（voltage-gated ion channels）。它们对于沿着单个神经元传递信号至关重要，并且是局部麻醉剂的重要药物靶标。这些离子通道的描述见附录 4。电压门控离子通道在控制血压和心率方面也起着重要作用（见17.6.1 节）。

🌱 **关键知识点**

● 控制离子通道的受体是离子通道的重要组成部分。信使的结合引起形状的变化，从而导致离子通道的迅速打开。

● 控制离子通道的受体称为配体门控离子通道受体。大多数由5个蛋白质亚基组成，受体结合位点位于一个或多个亚基上。

● 神经递质与离子通道受体的结合导致蛋白质亚基的构象变化，使每个亚基的第二个跨膜域旋转以打开通道。

4.7　G蛋白偶联受体

4.7.1　概述

G 蛋白偶联受体（G-protein-coupled receptor，GPCR）是药物化学中最重要的药物靶点之一。事实上，市场上约有 30% 的药物是通过与这些受体结合而起作用的。它们包括毒蕈碱受体（muscarinic receptor，13.11 节）、肾上腺素受体（adrenergic receptor，14.2 节）和阿片受体（opioid receptor，15.4 节）。

激活的 G 蛋白偶联受体的响应以秒为单位测量，比离子通道的响应慢，但比大约需要几分钟响应时间的激酶受体快（4.8 节）。大量不同的 G 蛋白偶联受体可与多种重要的神经递质相互作用，例如乙酰胆碱、多巴胺、组胺、5- 羟色胺、谷氨酸和去甲肾上腺素。其他 G 蛋白偶联受体被肽和蛋白质激素如脑啡肽和内啡肽激活。

G 蛋白偶联受体（GPCR）是膜结合蛋白，可以激活称为 G 蛋白（G-protein）的蛋白质（图 4.14）。然后，G 蛋白裂解并充当信号蛋白（signal protein），以激活或灭活膜结合的酶（5.1～5.3 节）。因此，化学信使激活 GPCR 会触发影响细胞内发生反应的过程。

GPCR 蛋白嵌入膜内，化学信使的结合位点暴露在外表面上。在内表面上，还有一个结合位点通常是关闭的，如图 4.14（a），当化学信使结合到其结合位点时，GPCR 蛋白改变形状，打开内表面的结合位点。这种新的结合位点被 G 蛋白识别，然后结合，如图 4.14（b）。G 蛋白附着在细胞膜的内表面，由 3 个蛋白质亚基组成，一旦与 GPCR 结合，该复合物就会不稳定并裂解成一个单体和一个二聚体，如图 4.14（c）。然后它们与膜结合酶相互作用以继续信号转导过程（5.1～5.3 节）。

G 蛋白有几种不同的类型，可被不同类型的受体识别。一些 G 蛋白的活化亚基对锚定在细胞膜上的酶具有抑制作用，而其他亚基具有激活作用。然而，这些 G 蛋白的裂解激活机制是一样的。在这个过程中，当一个活化的受体激活几个 G 蛋白时，信号也会被显著放大。

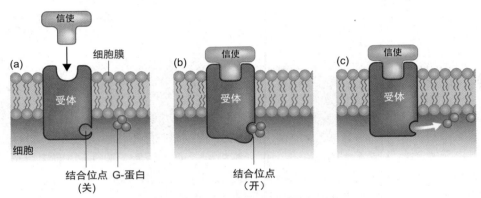

图 4.14　G 蛋白偶联受体和 G 蛋白的激活

4.7.2　结构

G 蛋白偶联受体在细胞膜内折叠，使蛋白质链在细胞膜上来回跨膜 7 次（图 4.15）。7 个跨膜片段的每一个都呈疏水性螺旋状，通常从蛋白质的 N 末端开始用罗马数字（Ⅰ，Ⅱ 等）来标记这些螺旋。根据跨膜片段的数量，G 蛋白也被称为 7-TM 受体（7-TM receptor）。G 蛋白的结合位点位于蛋白质的细胞内侧，包括 C 端链的一部分以及可变的胞内环（之所以这样命名是因为不同受体之间的环的长度不同）的一部分。神经递质或激素信使的结合位点位于蛋白质的细胞外部分。结合位点的确切位置因受体不同而异。例如，肾上腺素受体的结合位点位于跨膜螺旋之间的深结合袋中，而谷氨酸受体的结合位点涉及 N 末端，位于细胞膜表面上方。

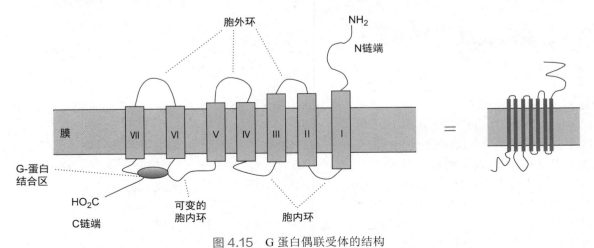

图 4.15　G 蛋白偶联受体的结构

4.7.3 视紫红质样受体家族

G 蛋白偶联受体包括药物化学中一些著名化学信使（如谷氨酸、GABA、去甲肾上腺素、多巴胺、乙酰胆碱、5- 羟色胺、前列腺素、腺苷、内源性阿片类、血管紧张素、缓激肽和凝血酶）的受体。虽然所涉及的化学信使的结构各不相同，G 蛋白偶联受体的整体结构却如此的相似。然而，尽管它们的整体结构相似，但受体的氨基酸序列却有相当大的差异。

这意味着 G 蛋白偶联受体已经从一个共同的祖先蛋白进化了数百万年。通过比较 G 蛋白偶联受体的氨基酸序列，可以构建一个进化树，并将这个超家族的受体分为不同的亚家族，这些亚家族被定义为 A 类（视紫红质样受体）、B 类（类胰蛋白样受体）和 C 类（代谢型谷氨酸样和信息素受体）。就药物化学而言，其中最重要的是视紫红质样受体家族，其得名的原因是这个家族中第一个被详细研究的受体是视紫红质受体，这是一种参与视觉过程的受体。对视紫红质受体进化树的研究引发了一些有趣的观察结果（图 4.16）。

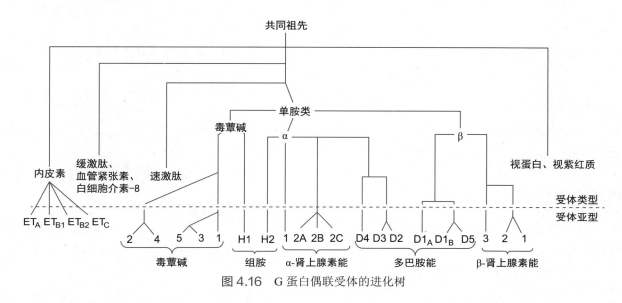

图 4.16　G 蛋白偶联受体的进化树

首先，根据 G 蛋白偶联受体在进化树上的相对位置可说明其不同类型之间的相似性。因此可知，毒蕈碱、α- 肾上腺素、β- 肾上腺素、组胺和多巴胺受体从进化树的共同分支进化而来，并且与从早期进化分支产生的任何受体［例如血管紧张素受体（angiotensin receptor）］相比具有更大的相似性。这种受体的相似性也许给药物化学带来一个难题。尽管体内不同的神经递质或激素可以区分受体，但药物可能无法做到这一点。因此，重要的是确保任何针对一种受体（如多巴胺受体）的新药不与相似种类的受体（如毒蕈碱受体）相互作用。

受体进一步进化出受体类型（type）和亚型（subtype），它们能识别相同的化学信使，但结构不同。例如，肾上腺素受体有两种类型（α 和 β），各自又有多种亚型（α₁、α₂A、α₂B、α₂C；β₁、β₂、β₃）。胆碱受体有两种类型：烟碱型（离子通道受体）和毒蕈碱型（7-TM 受体）。已经鉴定出的毒蕈碱型胆碱受体就有 5 种亚型。

受体亚型的存在使得设计对某一种受体亚型具有选择性的药物成为可能。这一点很重要，因为一种受体亚型可能在身体的某个部位（如肠道）普遍存在，而另一种受体亚型则在另一个部位（如心脏）普遍存在。因此，一种旨在与肠道受体亚型选择性相互作用的药物，很少会有心脏副作用。即使不同的受体亚型存在于身体的同一部位，使药物尽可能具有选择性仍然很重要，因为不同的受体亚型经常激活不同的信号系统，导致不同的生物学效应。

对进化树的进一步研究揭示了受体亚型起源的一些有趣的事实。正如人们所预测，不同的受体亚型从一个共同的进化分支中分化出来（如多巴胺亚型 D2、D3、D4）。这就是所谓的趋异进化（divergent evolution），这些亚型之间应该有一个高度的结构相似性。然而，受体亚型也存在于进化树的不同分支中。

例如，多巴胺受体亚型（D1$_A$、D1$_B$ 和 D5）是从一个不同的进化分支发展而来的。换句话说，受体结合多巴胺的能力在不同的进化分支中发展，这是趋同进化（convergent evolution）的一个例子。

因此，有时同一分支进化而来，与不同配体结合的受体之间的相似性要比可与同一配体结合的各种受体亚型之间的相似性更大。例如，组胺 H$_1$ 受体相对于组胺 H$_2$ 受体而言更接近于毒蕈碱受体。同样，这在药物设计中具有重要的影响，因为针对毒蕈碱受体的药物也可能与组胺 H$_1$ 受体相互作用并导致副作用产生的可能性增加。

由于这些受体是膜结合的，因此对于 X 射线晶体学研究来说，其结晶较为困难。但是，现在已经研究确定了 β$_2$ 和 β$_1$ 肾上腺素受体的 X 射线晶体结构。

4.7.4　G 蛋白偶联受体的二聚化

有强有力的证据表明，一些 G 蛋白偶联受体可以作为二聚体结构存在，分别含有相同或不同类型的受体——同源二聚体或异源二聚体。这些受体二聚体可能存在于不同的组织之间，这对药物设计有着重要的影响。对一种受体有选择性的药物通常不会影响其他类型的受体。然而，如果存在受体的异源二聚体，则组成二聚体的受体之间就有可能进行"通信"，从而使与二聚体中一种受体相互作用的药物可能影响二聚体中另一半的活性。在 15.9 节中将以阿片受体为例进一步讨论。

🌱 关键知识点

- G蛋白偶联受体能激活被称为G蛋白的信号蛋白。信使的结合导致信号蛋白的结合位点打开。G蛋白结合并裂解，其中一个亚基离去以激活与膜结合的酶。
- G蛋白偶联受体是具有7个跨膜结构域的膜结合蛋白。C链端位于细胞内，N链端位于细胞外。
- 不同G蛋白偶联受体的结合位点不同。
- 视紫红质样G蛋白偶联受体家族包括许多受体，这些受体是目前重要的药物靶标。
- 受体类型和亚型虽可识别相同的化学信使，但具有结构差异；这使得设计对一种受体（或亚型）具有选择性的药物成为可能。
- 受体亚型可由趋异进化或趋同进化产生。
- 一些G蛋白偶联受体可能以二聚体结构存在。

4.8　激酶受体

4.8.1　概述

激酶受体是一类不需要 G 蛋白参与，可以直接激活酶的受体超家族（图 4.17）。酪氨酸激酶受体（tyrosine kinase receptor）是此类受体的重要成员，已被证明是新型抗肿瘤药物的重要靶标（20.6.2 节），该蛋白质具有受体和酶的双重作用。受体蛋白嵌入细胞膜，其部分结构暴露于细胞外表面，部分暴露于细胞内表面。外表面包含化学信使的结合位点，内表面具有在静息状态下关闭的活性位点。当某一化学信使与受体结合时，蛋白质改变形状，导致活性位点被打开，使蛋白质在细胞内发挥酶的作用。所催化的反应是一个磷酸化反应，即蛋白质底物上的酪氨酸残基被磷酸化。催化磷酸化反应的酶称为激酶（kinases），因此这种蛋白质被称为酪氨酸激酶受体，需要 ATP 作为辅因子来提供必需的磷酸基团。只要信使分子与受体结合，活性位点就会保持开放状态，发生若干磷酸化反应，导致信号放大。这种酶催化反应的有趣之处在于这个反应的底物是受体本身，在 4.8.3 节中将更全面地解释。

酪氨酸激酶受体可以是如上所述的单一蛋白质；也可以是一种蛋白质复合物，其中一种蛋白质作为受体，另一种蛋白质作为激酶。它们被大量的多肽激素、生长因子和细胞因子所激活。这些受体功能丧失可导致发育缺陷或激素抵抗，过表达可导致恶性紊乱。

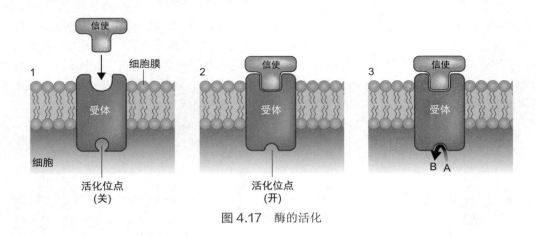

图 4.17　酶的活化

4.8.2　酪氨酸激酶受体的结构

　　单个蛋白质酪氨酸激酶受体的基本结构由一个含化学信使结合位点的胞外区域（N 链端），以 7 圈盘绕的 α- 螺旋横穿膜（仅足以穿过膜）组成的单个疏水区域和细胞膜内部的 C 链端链组成（图 4.18）。C 链端区域含有激酶活性的催化活性位点。像这样的酪氨酸激酶受体包括激素类表皮生长因子（epidermal growth factor）受体和血管内皮生长因子（vascular endothelial growth factor）受体。

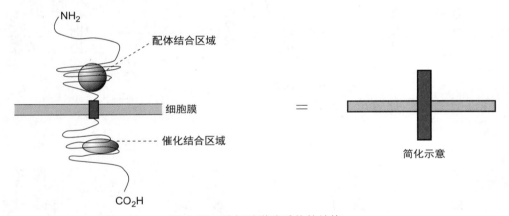

图 4.18　酪氨酸激酶受体的结构

4.8.3　酪氨酸激酶受体的激活机制

　　表皮生长因子受体（epidermal growth factor receptor，EGFR）属于酪氨酸激酶受体。顾名思义，EGFR 的内源性配体是表皮生长因子（epidermal growth factor，EGF），它是一种可以同时与两个 EGF 受体结合的二价配体（bivalent ligand），这将导致受体二聚化（receptor dimerization）以及酶的激活。二聚化过程很重要，因为受体二聚体中每个单体上的活性位点催化靠近的另一个单体上的酪氨酸残基的磷酸化（图 4.19）。如果不发生二聚化，则不会发生磷酸化。注意，这些磷酸化反应都发生在受体蛋白的细胞内部分，其作用将在 5.4.1 节中详细说明。在这个阶段需要重点掌握的是，外部的化学信使设法将其信息传递到细胞内部，而不需要改变自身或进入细胞。

　　二聚化和自磷酸化是酪氨酸激酶受体的共同特点。然而，这个家族中的一些受体已经以二聚体或四聚体形式存在，只需要与配体结合即可。例如，胰岛素（insulin）受体是一个异四聚体复合体（图 4.20）。

一些酪氨酸激酶受体以与上述类似的方式结合配体并二聚化，但其 C 链端不具有固有的催化活性。然而，一旦发生二聚化，就可以结合并激活细胞质中的酪氨酸激酶。生长激素受体（growth hormone receptor）就属于这种受体（图 4.21）。生长激素（growth hormone，GH）是一类被称为细胞因子（cytokines）的化学信使，细胞因子包括重要的多肽和蛋白质化学信使，如白细胞介素、干扰素、促红细胞生成素（EPO）、血栓生成素、催乳素和集落刺激因子。细胞因子受体对相应的细胞因子作出反应，它们中的一些结合细胞内的 Janus 激酶（Janus kinase）。JAK 家族有 4 个成员，分别为 JAK1、JAK2、JAK3 和 TYK2。激活受体复合物中 Janus 激酶的类型取决于所涉及的单个受体种类（参见 5.4.4 节）。

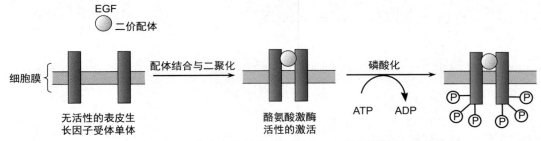

图 4.19　表皮生长因子受体（EGFR）的激活机制

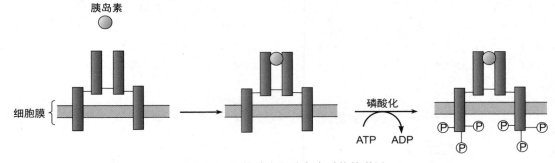

图 4.20　配体结合和胰岛素受体的激活

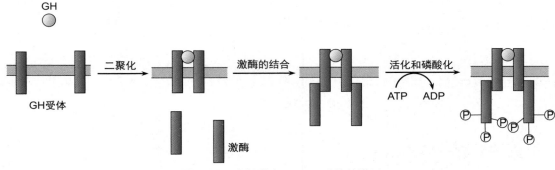

图 4.21　生长激素（GH）受体的激活

4.8.4　酪氨酸激酶受体作为药物研发中的靶标

酪氨酸激酶受体在控制细胞生长和分裂中起着关键作用，因此它们是新型抗肿瘤药物的重要靶标。以下是一些具体实例。

4.8.4.1　酪氨酸激酶受体中的 ErbB 家族

ErbB 受体家族是结构相关的受体，包括表皮生长因子受体（epidermal growth factor receptor，EGFR），也被称为 ErbB-1 或 HER1（HER1 指人表皮生长因子受体）。这个家族中的其他受体有 HER2（或 ErbB-2）、HER3（或 ErbB-3）和 HER4（或 ErbB-4）。EGFR 不仅对 EGF 有响应，而且也对化学信使转化生长因

子 α（transforming growth factor α，TGF-α）也有响应。在乳腺癌细胞中曾发现异常的 ErbB-2 受体。尽管缺乏相应的配体，但这些受体保持其固有的活性。其他癌细胞过度产生 TGF-α，将导致 EGFR 过度活化。20.6.2.1 节将讨论多种靶向 ErbB 受体家族的激酶抑制剂。

4.8.4.2　血管内皮生长因子受体

血管内皮生长因子受体（vascular endogrowth factor receptor，VEGFR）存在于血管内皮细胞的细胞膜中，在血管生成中起重要作用（20.1.9 节）。血管内皮生长因子受体有 3 种亚型，分别为 1 型、2 型、3 型。有 5 种不同的血管内皮生长因子（VEGF），分别被标记为 A ～ E 型。目前已经设计了多种不同的激酶抑制剂来抑制 VEGFR，特别针对 VEGFR-2（20.6.2.9 节）。

4.8.4.3　血小板衍生生长因子受体

血小板衍生生长因子受体（platelet-derived growth factor receptor，PDGFR）有两种类型，标记为 α 型和 β 型。血小板衍生生长因子（platelet-derived growth factor，PDGF）有 4 种类型，分别被标记为 A ～ D 型。根据所涉及的 PDGF 的类型，PDGF 可以二聚化形成同源二聚体或异源二聚体。一旦形成 PDGF 二聚体，就与相应的受体结合并促进受体二聚化。一些癌细胞过度产生 PDGF，将导致 PDGFR 过度活化。PDGFR 抑制剂包括伊马替尼（imatinib）等，将在 20.6.2.2 节中详细讨论。

4.8.4.4　干细胞生长因子受体

肥大细胞 / 干细胞生长因子受体（mast/stem cell growth factor receptor，SCFR）也被称为 c-KIT 或 CD117。它存在于多种干细胞中，并被干细胞因子（SCF）激活，SCF 属于细胞因子信使。SCFR 的激活在精子、黑色素和血细胞的形成中起着重要作用。发生二聚作用后，SCFR 触发信号转导过程，导致细胞生长、细胞分裂和细胞分化。受体激酶可被伊马替尼所抑制（20.6.2.2 节）。

4.8.4.5　间变性淋巴瘤激酶（ALK）

间变性淋巴瘤激酶（anaplastic lymphoma kinase，ALK）是胰岛素受体超家族的一部分，也被称为 CD246。ALK 被认为在大脑和神经系统的胚胎发育中发挥着重要作用，但其天然配体尚不确定。动物实验表明，ALK 在出生后仅少量存在。然而，已在涉及间变性大细胞淋巴瘤的肿瘤细胞系中检测到了 ALK，这种肿瘤可能是由融合基因导致的。融合基因产生一种融合蛋白，其中包括与另一种蛋白质相连的 ALK。在这些融合蛋白中，ALK 持续活化，导致细胞过度生长和分裂。目前已证明 ALK 抑制剂可用于治疗非小细胞肺癌（20.6.2.6 节）。

4.8.4.6　RET 受体

RET 指编码 RET 受体的基因，RET 是指转录过程中的重新排列（rearranged during trascription）。由此产生的酪氨酸激酶受体对神经营养因子作出响应，神经营养因子对神经元的生长、存活和发育非常重要。涉及 *RET* 基因的点突变和融合基因导致 RET 蛋白过度活跃，与甲状腺、甲状旁腺和肾上腺肿瘤相关。RET 激酶抑制剂现已被批准用于甲状腺癌的治疗（20.6.2.7 节）。

4.8.4.7　肝细胞生长因子受体或 c-MET 受体

肝细胞生长因子受体（hepatocyte growth factor receptor，HGFR）也被称为 c-MET 受体。通常只在干细胞中活跃，在胚胎和器官发育中发挥重要作用，也参与伤口修复。c-MET 受体的天然配体为肝细胞生长因子（hepatocyte growth factor）和扩散因子（scatter factor）。c-MET 受体失调与多种实体瘤有关，并会导致肿瘤生长、血管生成和转移。在影响不同器官的大量不同类型的癌症中都可以观察到失调的 c-MET 受体，它是由点突变或融合蛋白导致的，在这些点突变或融合蛋白中，c-MET 拥有固有活性。克唑替尼（crizotinib）是一种抑制 ALK 和 c-MET 受体的抗肿瘤药物（20.6.2.6 节）；卡波替尼（cabozantinib）是抑制 RET 和 c-MET 的抗肿瘤药物（20.6.2.7 节）。

🌱 关键知识点

● 酪氨酸激酶受体具有化学信使的细胞外结合位点和催化蛋白质底物中酪氨酸残基磷酸化的细胞内酶活性位点。

- 配体与表皮生长因子（EGF）受体的结合导致二聚化和激酶活性位点的开放。二聚体一半的活性位点催化另一半C链端上酪氨酸残基的磷酸化。
- 胰岛素受体是一种异四聚体结构，起到酪氨酸激酶受体的作用。
- 生长激素受体在与配体结合时发生二聚化，然后与细胞质中的酪氨酸激酶结合并激活其活性。
- 多种酪氨酸激酶受体是抗肿瘤药物的重要靶标。

4.9　细胞内受体

并非所有的受体都位于细胞膜上。有些受体位于细胞内，定义为细胞内受体（intracellular receptor）。细胞内受体大约有 50 种，在直接调控基因转录方面特别重要。因此，它通常被称为核激素受体（nuclear hormone receptor）或核转录因子（nuclear transcription factor）。这些受体的化学信使包括类固醇激素、甲状腺激素和类视黄醇。在所有这些情况中，信使都必须穿过细胞膜才能到达受体，所以必须具有疏水性。由细胞内受体激活产生的响应时间以小时或天计量，并且比膜结合受体的响应时间慢得多。

细胞内受体都有相似的一般结构。它们由单个蛋白质组成，其中包含位于 C 端的配体结合位点和靠近中心的 DNA 结合区域（图 4.22）。DNA 结合区含有 9 个半胱氨酸残基，其中 8 个参与结合两个锌离子。锌离子在稳定和确定 DNA 结合区域的构象方面起着至关重要的作用。因此，其涉及的蛋白质结构域被称为锌指结构域（zinc finger domain）。每个受体的 DNA 结合区域可以识别 DNA 中特定的核苷酸序列。例如，雌激素受体（estrogen receptor）锌指区域识别序列 5′-AGGTCA-3′，其中 A、G、C、T 分别为腺嘌呤、鸟嘌呤、胞嘧啶、胸腺嘧啶。

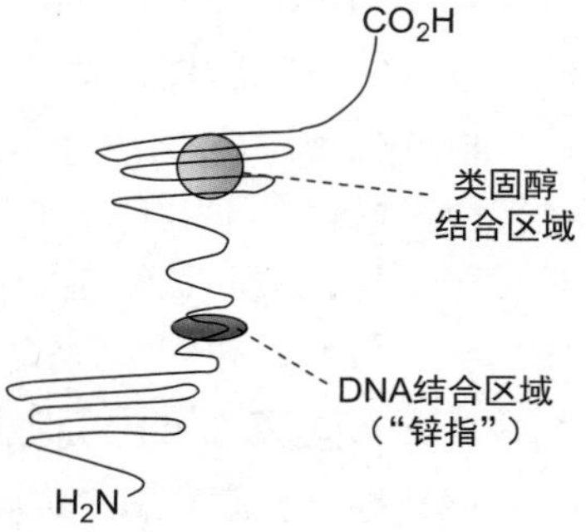

图 4.22　细胞内受体的结构

细胞内受体的作用机制也非常相似（图 4.23）。一旦化学信使（配体）穿过细胞膜，它就会寻找受体并在受体的配体结合位点与之结合，发生诱导契合使受体改变形状，进而导致配体 - 受体复合物的二聚化。然后二聚体与一种称为共激活因子（coactivator）的蛋白质结合，最后整个复合物与细胞 DNA 的一个特定区域结合。由于复合物中有两个受体和两个 DNA 结合区域，因此该复合物识别 DNA 中两个相同的核苷酸序列，它们之间相隔很近。例如，雌激素配体 - 受体二聚体与 5′-AGGTCANNNTGACCT-3′ 的核苷酸序列结合，其中 N 可以是任何核酸碱基。根据所涉及的复合物，复合物与 DNA 的结合会触发或抑制转录的起始，并影响蛋白质的最终合成。

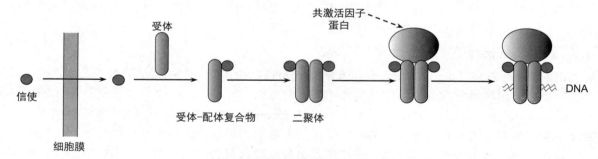

图 4.23　从信使到基因转录的控制

4.10　受体活性的调节

3.6 节讨论了变构结合位点在调节酶活性中的作用。变构结合位点也在调节和调控各种受体的活性中发挥作用，包括配体门控离子通道，如烟碱受体和 γ- 氨基丁酸受体，以及一些 G 蛋白偶联受体，如毒蕈碱受体、腺苷受体和多巴胺受体。与这些位点相互作用的结构称为变构调节剂（allosteric modulator），可以增强或减弱化学信使对受体的影响（4.13.7 节和 4.14.2 节）。

4.11 遗传多态性与受体

在 3.5.7 节已讨论过酶的遗传多态性。多态性也导致个体之间的受体在结构和活性上存在细微差异。在某些情况下，可能导致癌症等疾病（20.1.3 节）。

🌱 关键知识点

- 细胞内受体位于细胞内，在控制转录中起重要作用。
- 细胞内受体的化学信使必须具有足够的疏水性才能通过细胞膜。
- 配体与细胞内受体的结合导致转录因子复合物的形成和二聚化，该复合物与DNA上的特定核苷酸序列相结合。

4.12 受体作为药物靶标的概述

本章前部分已经介绍了各种受体的结构和功能。受体及其化学信使对人体的通信系统至关重要，这种通信对人体正常的生理功能是必不可少的，一旦失常便会引发各种疾病，如抑郁症、心脏病、精神分裂症、肌肉劳损等。那么，为什么会失常呢？

一方面，如果释放了太多的化学信使，目标细胞可能过度"兴奋"；另一方面，释放出去的化学信使太少，细胞变得"迟钝"。这种情况下，药物可以发挥作用，要么作为替代化学信使，要么阻止受体接受其天然化学信使。模拟天然化学信使或激活受体的药物被称为激动剂（agonist），阻断受体的药物被称为拮抗剂（antagonist）。拮抗剂仍然与受体结合，但不会激活受体；相反，由于它占据了受体的结合位点，阻止了天然化学信使的结合。

那么，到底是什么决定了药物究竟是作为激动剂还是拮抗剂？有没有可能预测一个药物分子是作为激动剂还是拮抗剂？要回答这些问题，必须深入到分子水平，探讨当一个小分子，如药物或神经递质与受体蛋白相互作用时会发生什么。

在4.4～4.5节中，我们探究了一个假想受体和神经递质，可以看出化学信使能导致受体改变形状——这一过程被称为诱导契合效应。正是这种诱导契合效应激活了受体，并导致了信号转导的级联反应（多米诺骨牌效应）——化学信使所携带的信息被传递到细胞（第 4 章和第 5 章）。

4.13 激动剂的设计

下面讨论如何理解设计模拟天然化学信使的药物。假设已知受体部位存在的结合区域以及它们的位置，就可以设计出以相同作用方式与受体作用的药物。仔细研究这个问题，并思考以下几点：
① 药物必须有正确的结合基团；
② 药物的结合基团必须有正确的位置；
③ 药物的大小必须与结合位点相契合。

4.13.1 结合基团

如果已知天然化学信使的结构，就能确定与结合位点相互作用的重要官能团，那么就可以预测设计出一系列分子，能以相同的方式与结合位点相互作用。例如图 4.24 中假想神经递质。

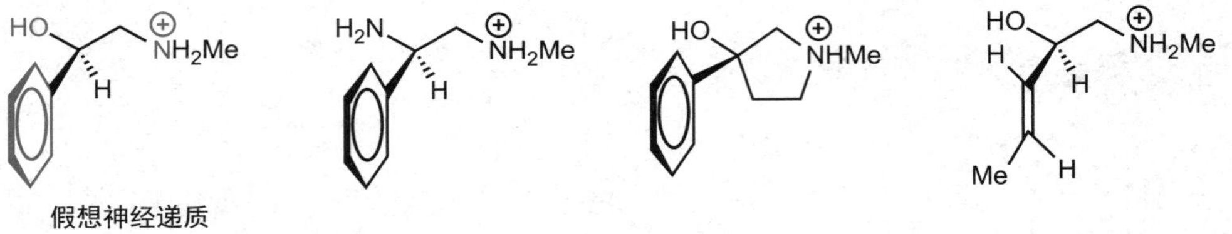

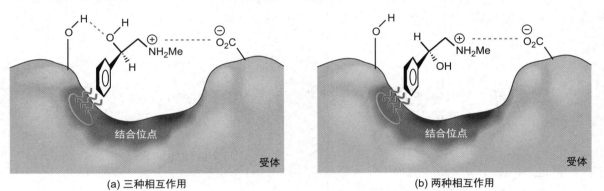

图 4.24　假想神经递质和可能的激动剂（结合基团已用颜色标记）

重要的结合基团用蓝色标出——芳香环、醇羟基和铵离子，它们分别通过范德华相互作用、氢键、离子键与结合位点相互作用，见图 4.25（a）。图 4.24 中还有一些其他的结构，这些结构全都不同，但都包含以相同方式作用的官能团。因此，它们可能是潜在的受体激动剂。

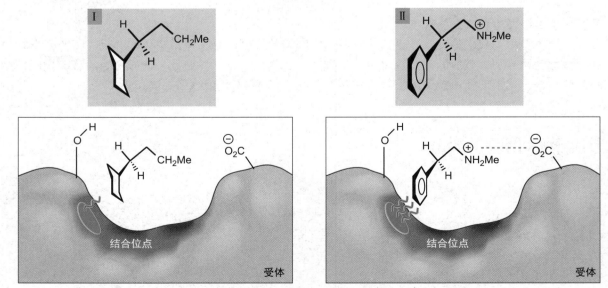

(a) 三种相互作用　　　　　　　　　　　　(b) 两种相互作用

图 4.25　假想神经递质（a）同其镜像分子（b）与假想结合位点的相互作用的比较

那么图 4.26 的结构呢？它们缺少一个或多个必需结合基团，因此活性较差。可以推测它们很容易移动到结合位点，然后再移动出来，即使与位点结合也仅有微弱的结合。

显然，我们可以做出个合理的假设：这 3 个结合基团都是必需的。可能有人认为，图 4.26 中结构Ⅱ这样的化合物尽管缺乏合适的氢键基团，也可能有效。例如，为什么它最初并不是仅仅通过范德华相互作用结合，然后通过离子键结合改变受体蛋白的形状？

图 4.26　缺少所需结合基团的结构与假想受体形成较弱的结合

事实上，上述假想神经递质与活性位点结合，传递信号，然后相对快速地离开结合位点，似乎是不太可能的。要做到这一点，受体与神经递质之间的结合相互作用必须达到良好的平衡，结合相互作用必须足够强大，神经递质能有效地结合受体使受体改变形状。然而，结合相互作用力也不能太强，否则神经递质不能离去，受体不能恢复到原来的形状。因此，我们有理由假设神经递质必须需要所有的结合作用才能生效。即使缺少其中一种相互作用，也会导致活性缺失。

4.13.2　结合基团的位置

药物分子可能有正确的结合基团，但是如果它们的相对位置不对，就不能同时形成键合，最终结合作用过于微弱也难有效。如图4.27所示的分子显然有一个结合基团（羟基）位于错误的位置。也有分子中有正确的结合基团但在排列上有细微的差别。例如，上文假想神经递质的镜像分子就不能与结合位点发生强烈结合（图4.28）。这个结构与原本的分子有着相同的分子式与组成结构、物理性质，也能发生相同的化学反应。但它们的基团排列顺序不一样，是不可重叠的镜像，不能同时与受体结合位点的所有结合区域相互作用，如图4.25（b）所示。

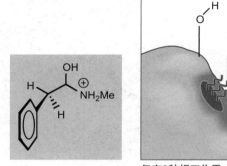

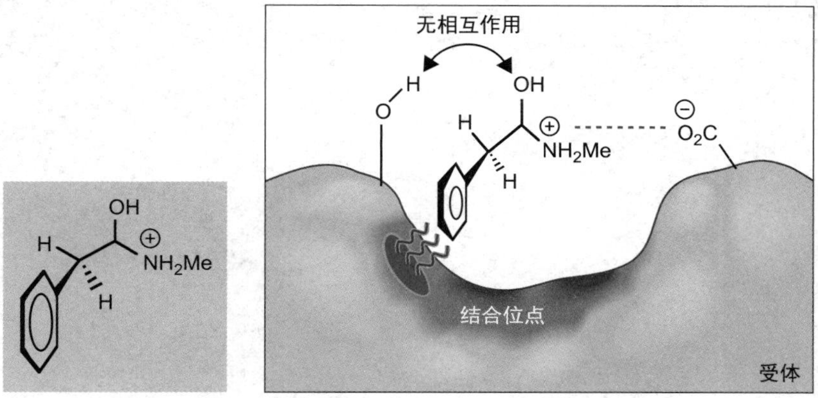

图4.27　结合基团处于错误位置的分子与假想受体形成较弱的结合

以非重叠镜像形式存在的化合物称为手性（chiral）化合物或不对称（asymmetric）化合物。手性化合物的两个镜像或对映体（enantiomers）之间只有两个可检测到的差异。它们以相反的方向旋转平面偏正光，并且与其他手性系统（如酶和受体）发生不同的相互作用。手性药物对于医药行业有着非常重要的影响。

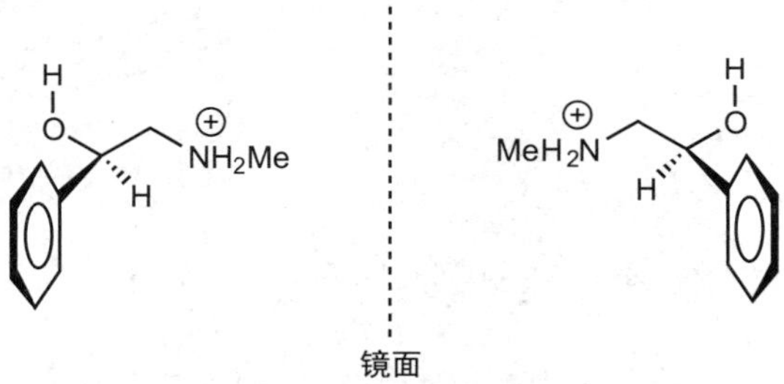

药物通常是从简单的原料开始、使用简单的非手性（对称）化学试剂合成。这些试剂不能区分手性化合物的两个对映体。因此，过去大多数所使用的手性药物都是合成得到的两种异构体的混合物（外消旋体）。从上述例子中发现，这些对映体中只有一个能与目标受体正常相互作用，那另一个对映体呢？

图4.28　假想神经递质的镜像

理想情况下，它在体内游离，无任何作用。最坏的情况是它与完全不同的目标受体相互作用并产生不希望的副作用。即使"错误"的对映体不会对人造成任何伤害，但合成药物只有50%有效，这也是浪费时间、浪费金钱。因此，近年来人们把研究重点放在了不对称合成（asymmetric synthesis）——选择性合成手性化合物的单一对映体。

当然，大自然在这方面已经"研究"了数百万年，它选择了氨基酸的左旋异构体❶。因此，酶是由L-氨基酸组成的，呈单一镜像，它们能催化对映选择性（enantiospecific）反应——只生成一种对映体的反应。

❶　在哺乳类动物中，天然存在的氨基酸都是单一的L型对映体。它帮助人们定义了氨基酸不对称碳的绝对构型。目前是根据Cahn-Ingold-Prelog规则将不对称中心定义为R或S。L-氨基酸以S构型存在（除了半胱氨酸是R型），但是旧的称呼仍然占主导地位。实验发现，L型氨基酸能逆时针或向左旋转平面偏正光。需要注意的是，在天然细菌中也存在D型氨基酸（见18.5.5节）。

此外，不对称酶抑制剂的对映体可以被靶酶所区分，即一个对映体的活性比另一个对映体更强。

具有正确相对位置的结合基团，对于药物化学家基于结合基团的正确位置［被称为信使分子的药效团（pharmacophore）］进行药物设计是十分重要的。在这种方法中，我们可以假设结合基团的正确位置决定了药物是否起信使的作用，而分子的其余部分作为骨架来支撑这些基团位于正确位置。因此，如果药物分子在正确位置都含有正确的结合基团，可以解释明显不同结构的药物作用于受体时所产生的活性。由此可以遵循这一规则设计完全新颖的结构或分子骨架，从而产生一系列全新药物。然而，这样做也有限制因素，将在下文讨论。

4.13.3 分子的大小和形状

一个化合物分子可能在正确的位置有正确的结合基团，但如果没有合适的大小或形状，就不能有效地与受体相互作用。例如，图 4.29 所示的结构可能是我们假想受体的配体。

该结构在芳香环上有一个间位甲基和一个连接在氮原子上的长烷基链，这两个基团会阻止这个分子有效地结合到结合位点。间位甲基起到空间位阻的作用，使主要结构无法深入到结合沟槽中形成有效的结合。相类似的，氮原子上的长烷基链使得分子过长，没有足够的空间去容纳。因此，在设计药物时，必须彻底了解结合部位的可用空间大小。尽管如此，结合位点仍具有一定的灵活性。若一种潜在的激动剂结构较大，也可能通过稍微不同的诱导契合效应，使分子与之适配并结合，激活受体。在特定情况下，还可能会产生相当显著的诱导契合变化（专栏 4.1）。

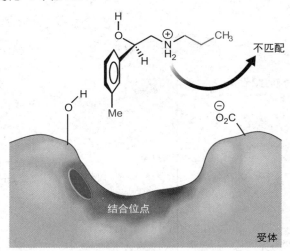

图 4.29 空间因素导致结构与结合位点的相互作用失败

4.13.4 其他设计策略

上述章节介绍了如何根据天然信使的结构、形状和结合相互作用设计受体激动剂。然而，有些激动剂在结构上与天然化学信使有很大的不同。这些是如何设计的呢？需要注意的是，结合位点充满了氨基酸残基和肽链，所有这些氨基酸残基、肽键都可能通过不同类型的分子间作用力与药物分子发生相互作用。换句话说，除了天然化学信使所结合的区域外，可能还存在其他结合区域（图 4.30）。如果一种药物分子具有前述的三种结合相互作用，再加上一种额外的结合相互作用，那么在受体产生正确诱导契合效应的条件下，这种药物的结合将会更强，将是更有效的激动剂。此外，天然化学信使所需的结合基团缺失，可以通过与其他结合区域相互作用的其他结合基团来补偿。

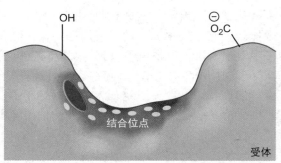

图 4.30 假想结合位点展示了未被天然化学信使结合的其他结合区域（白色区域）

4.13.5 药物效应动力学和药物代谢动力学

针对分子如何与受体或酶等靶分子相互作用以产生药理作用的研究称为药物效应动力学，又称药效学。这类研究通常可以在纯靶蛋白上进行，也可以在携带靶蛋白的分离细胞或组织上进行（体外研究，in vitro）。但是，需要注意的是，设计一种能在体外与蛋白质有效相互作用的药物并不能保证在临床上也是有效的。还应同时进行体内研究，以确保这个药物在整个生物体内具有活性（体内研究，in vivo）。这是药物代谢动力学的研究领域，见第8章和第11章。在早期研究阶段确定药物分子是否产生有毒或不可接受的副作用也很重要，这样就可以避免尝试候选药物直到临床研究才被否决而浪费大量的时间（专栏9.2）。

专栏 4.1 意料之外的激动剂

糖皮质激素如类固醇（cortisol）在临床上被用作抗炎药，是糖皮质激素受体激动剂（案例研究6）。它们有着合适的分子大小、形状和结合基团去匹配受体结合位点，并产生所需的诱导契合效应激活受体。最近的研究发现，可的伐唑（cortivazol）作为糖皮质激素受体激动剂，却缺少了一种重要的结合基团（酮羰基），并且还有两个额外的环，这对于结合位点来说显得太大了。通过对它的受体 - 配体复合物的晶体结构进行研究，发现可的伐唑产生了与正常情况不同的诱导契合。这导致在结合位点打开了一个新的通道，可以容纳额外的环。并且，与额外环的相互作用弥补了酮羰基的缺失。正常情况下，不同的诱导契合可能会产生抑制活性，但这种情况下受体依旧被激活（见专栏22.6）。

可的伐唑 R = Ac
去乙酰皮质醇 R = H

4.13.6 激动剂的例子

有许多药物作为激动剂作用于目标受体的例子。本书中，介绍了用于治疗青光眼和重症肌无力的胆碱受体激动剂例子（13.8节）。14.10.3节介绍了用作抗哮喘药物的肾上腺素受体激动剂，第15章介绍了阿片类镇痛剂作为激动剂的例子。作为抗炎药的糖皮质激素也是激动剂的例子（案例研究6，以及专栏4.1），以及前列环素作为激动剂应用于心血管疾病（17.5.4节）的例子。

其他临床使用的激动剂还包括：多巴胺激动剂用于治疗帕金森病，5-羟色胺受体激动剂用于治疗偏头痛，作用于雌激素受体的激动剂被用作避孕药等。

4.13.7 变构调节剂

有些药物作为变构调节剂具有间接激动作用。通过与靶标受体上的变构位点结合，它们模拟内源性调控剂的作用，并增强天然或内源性化学信使作用（4.10节）。例如，用作安眠药物的苯二氮䓬类（benzodiazepines）药物靶向 GABA_A 受体（GABA_A receptor）的变构结合位点；西那卡塞（cinacalcet，图4.31）用于治疗甲状腺疾病，是 G 蛋白偶联受体钙敏感受体（calcium-sensing receptor）的变构调节剂；加兰他敏（galantamine）在治疗阿尔茨海默病中起到酶抑制剂的作用（13.15节），同时也是烟碱受体的变构调节剂。

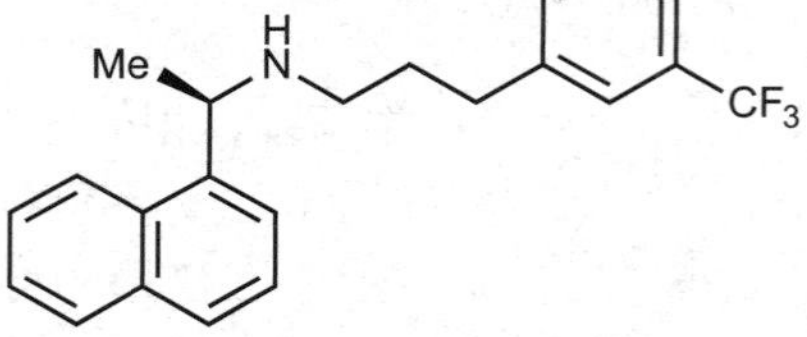

图 4.31　西那卡塞

4.14　拮抗剂的设计

4.14.1　拮抗剂与结合位点的作用

之前章节已经介绍了如何设计药物（激动剂）模拟天然化学信使，以及这些药物用于治疗因天然化学信使不足所引起的疾病。然而，假设人体内有太多的化学信使。如何用药物抵消这种影响呢？答案是设计一种药物（拮抗剂）与结合位点结合，但不会激活受体。拮抗剂与受体结合后阻止了正常配体与受体的结合和激活。

设计拮抗剂有几种思路，其中一种是设计一种形状适合与结合位点结合的药物，但这种药物不会改变结合位点的形状，或者以错误的方式使其扭曲。以下即为此例。

图 4.32 所示化合物能与活性位点良好吻合，不会引起任何形状改变。因此与天然神经递质结合的活性位点被阻断，从而不能发挥生物效应。

另一种设计策略是在结合位点内寻找不同的结合区域，这些结合区域不被天然化学信使占用（图 4.30）。可以设计药物与这些额外的结合区域作用，使得产生的诱导契合效应与天然化学信使产生的不同，即不会激活受体的诱导契合。

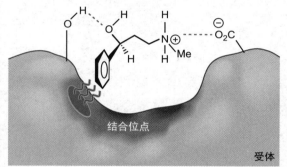

图 4.32　化合物作为拮抗剂结合在结合位点

额外的结合区域不一定要在天然化学信使所占据的结合位点内。我们经常会发现比天然化学信使大的拮抗剂，它们可以到达通常信使无法到达的其他结合区域。许多拮抗剂能够结合正常的结合位点及其邻近区域。

为了说明这点，再以之前假想的神经递质与其受体为例，但这一次将以不同的方式表示结合位点，改成从顶端观察结合位点并绘制出结合位点区域所在的"图形"（图 4.33）。这种表示经常被用于简化结合位点图，但重要的是能以三维的形态看到结合位点的形状及所涉及的相互作用。

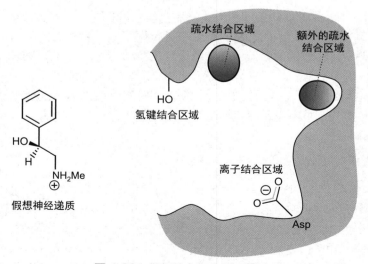

图 4.33　假想结合位点的"图形"

除了这三个重要的结合区域，结合位点的"图形"还显示了一个额外的疏水区域，它可以作为一个潜在的结合区域。

　　假想神经递质与受体结合，产生受体激活所需的诱导契合（图4.34）。注意，额外的结合区域不在信使分子的作用范围内。

　　现在我们可以设计一种分子，它可以与所有这四个结合区域结合（图4.35）。由于存在额外的疏水结合作用，这个分子与受体的结合会比天然化学信使分子更强。如果结合产生相同的诱导契合，那么我们便设计了一种更有效的激动剂。但是，在该例中，产生的诱导契合完全不同，受体没有被激活。因此，该化合物发挥的是拮抗剂的作用，它与受体结合，但不能激活它。此外，抑制剂通过占据结合位点，可以阻止正常的信使与受体结合。

　　与靶标结合位点结合特别强的拮抗剂，常用于标记受体。这类拮抗剂合成时，在结构中标记放射性同位素，使检测更方便。

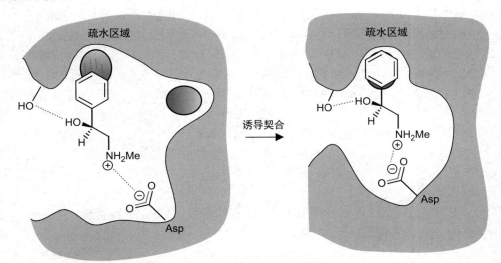

图4.34　天然化学信使的结合引起的诱导契合导致受体活化

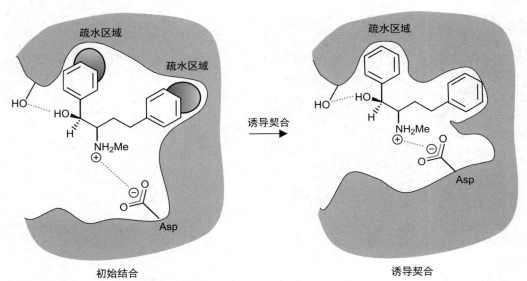

初始结合　　　　　　　　　　　　　　　　　诱导契合

图4.35　拮抗剂的结合导致不同的诱导契合

　　综上所述，如果已知受体结合位点的形状和特征，那么我们就能够设计出作为激动剂或拮抗剂的药物。遗憾的是，确定受体结合位点的分布并不是那么简单。多年来，唯一可行的方法是合成大量的化合物，确定哪些能与结合位点结合，哪些不能，然后从这些结果中总结结合位点可能的样子。如今，使用基因工程、蛋白质靶标的X射线晶体学和基于计算机的分子建模，可以更准确地表示蛋白质及其结合位点（第22章）。这预示着开发新药的新方法，例如从头药物设计（*de novo* drug design）和基于结构的药物设计（structure-based drug design)（见 22.15 节和案例研究 5，另见专栏 4.2）。其中一些研究可能会有意想不到的结果，比如特定的药物结合会导致不同于正常的诱导契合，从而暴露出新的潜在结合区域（专栏 4.1）。

在本书中有许多作用于结合位点的拮抗剂例子。例如用于治疗溃疡的组胺 H_2 受体拮抗剂（第 16 章），用作心血管药物的肾上腺素受体拮抗剂（14.11.3 节），作为潜在的中枢神经系统活性药物的 5- 羟色胺受体拮抗剂（案例研究 7），用作神经肌肉阻断剂的胆碱受体拮抗剂（13.10.2 节）。另一个例子是雷洛昔芬（raloxifene），是雌激素受体（estrogen receptor）的拮抗剂（专栏 4.2），它与天然配体结合在相同的结合区域，并与受体的一个额外的结合区域结合，发挥拮抗剂作用。

专栏 4.2　雌二醇和雌激素受体

17β- 雌二醇（17β-estradiol）是一类影响人类组织生长和分化的甾体激素，它通过穿过细胞膜并与雌激素细胞内受体的结合位点相互作用来实现。雌二醇利用其羟基和酚羟基在结合位点与三个氨基酸形成氢键，而分子的亲脂性骨架与其他区域形成范德华和疏水相互作用（图 1）。除了和酚羟基结合的区域，雌二醇的结合口袋本质上是疏水的，并且相当大。和酚羟基结合的区域是一个狭窄的可容纳平面芳环的结合口袋。由于这一限制，雌激素受体和雌二醇芳环的结合决定了分子其他部分的取向。

雌二醇和受体的结合诱导了受体构象的改变，观测到 H12 的螺旋部分折叠像盖子一样穿过结合位点（图 2）。这不仅将雌二醇固定在结合位点，还暴露了一个疏水区（被称为 AF-2 的功能激活区），该区域作为共激活因子蛋白的结合位点。同时受体发生二聚化，共有两个这样的区域，共激活因子与这两个区域结合，组成核转录因子。之后在 DNA 的特定区域结合并激活基因的转录，从而导致蛋白质的合成。

雌激素受体拮抗剂雷洛昔芬（raloxifene）被用来治疗激素依赖性乳腺癌。它是一种合成化合物，在不激活雌激素受体的情况下和雌激素受体结合，并阻碍雌激素和受体的正常结合。这个分子有两个酚羟基模拟雌二醇的羟基和酚羟基，而且骨架也是疏水的，与雌二醇四环骨架的疏水特性相似。那么为什么雷洛昔芬不是起激动作用呢？

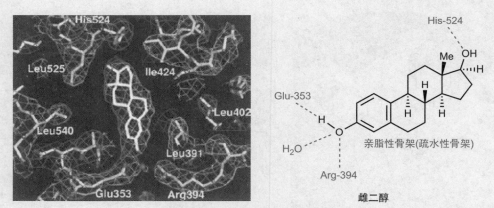

图 1　雌二醇与雌激素受体的结合模式

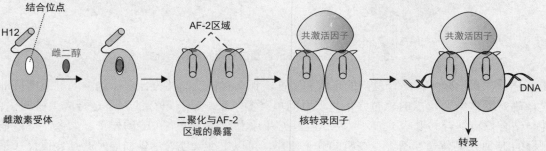

图 2　雌激素受体对转录的控制

答案就在于侧链，雷洛昔芬侧链包含了一个质子化的氨基（图3），可和天冬氨酸 -351（Asp-351）形成氢键，这是雌二醇没有的相互作用。因此和受体结合时，侧链从结合口袋突出阻碍了受体的 H12 折叠将其盖住。最终导致 AF-12 结合区域没有暴露出来，共激活因子无法和二聚体结合，转录因子无法组成。因此侧链是拮抗剂发挥作用的关键，它必须有一个适当的碱性氨基，使其可以离子化从而可与天冬氨酸 -351（Asp-351）相互作用，而且必须具有合适的长度和一定的灵活性，以便将氨基置于正确的结合位置。

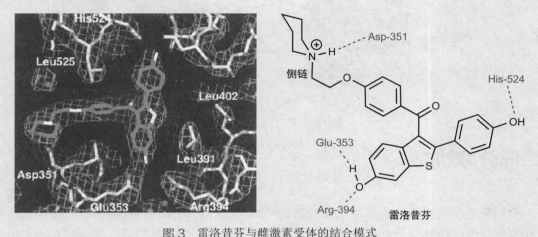

图 3　雷洛昔芬与雌激素受体的结合模式

4.14.2　作用于结合位点之外的拮抗剂

有一些拮抗剂不与天然化学信使的结合位点结合。这些拮抗剂如何起作用？ 有 2 种可能的解释。

4.14.2.1　变构调节剂（allosteric modulator）

一些受体具有变构结合位点，它们位于受体表面且和结合位点不同的区域，与之结合的天然分子称为调节剂（modulator），调节剂（4.13.7 节）通过增强或减弱受体的活性对受体进行"调节"。如果受体活性减弱，则调节剂间接作为拮抗剂起作用。这种机制和酶的变构抑制相似（3.6 节）。调节剂和变构结合位点结合，并使其形状改变——诱导契合，这导致了一种连锁反应，改变了正常结合位点的形状。如果结合位点变得太扭曲，那么正常的天然化学信使将无法与其结合或者结合能力减弱。因此，可以设计一种拮抗剂，能与变构结合位点结合而不与正常的结合位点结合（图 4.36）。

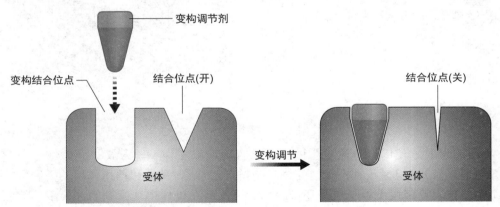

图 4.36　变构拮抗剂使结合位点扭曲（构象改变）的原理

4.14.2.2　"伞"效应的拮抗作用（antagonism by the "umbrella" effect）

一些拮抗剂被认为与受体结合的区域，是正常结合位点相近的区域。虽然它们不直接与结合位点结合，但该分子充当"屏障"或"伞"，阻止正常信使进入结合位点（图4.37）。

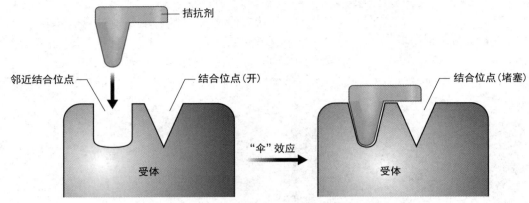

图4.37 "伞"效应的拮抗作用

4.15 部分激动剂

通常一个新药的发现并不能定义为完全的拮抗剂或者是完全的激动剂。如果该化合物起激动剂作用并产生生物效应，但这种效果并不像完全激动剂那样大，则这种化合物称为部分激动剂（partial agonist）。对此有一些可能的解释如下。

① 部分激动剂必须和受体结合，才能产生激动效应。然而可能由于它们和受体结合后引起的构象改变不理想以至于随后激活受体的能力减弱。比如，受体控制离子通道的开放，正常的化学信使引起诱导契合，导致离子通道完全开放。然而，部分激动剂和受体结合后引起不太明显的诱导契合，导致受体的改变程度很轻微，使离子通道仅部分打开（图4.38）。

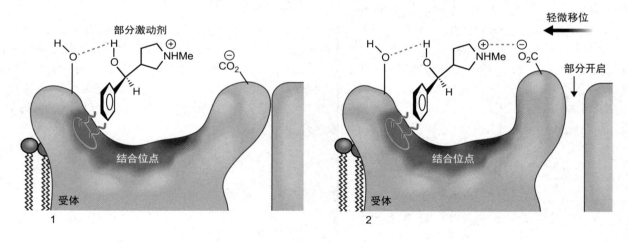

图4.38 部分激动作用

② 部分激动剂可通过使用结合位点中的不同结合区域以2种不同方式与受体结合。一种结合方式激活受体（激动剂效应），但另一种不激活受体（拮抗剂效应）。激动和拮抗作用的平衡取决于2种结合方式的相关比例。该理论常用于解释抗溃疡药物西咪替丁研发过程中观察到的部分激动效应（16.2节）。另一种解释是部分激动剂能够稳定受体的2种不同构象——一种是活性构象，另一种是非活性构象（图4.39）。

③ 结合相同化学信使的受体并不完全相同。部分激动剂可能能够区分不同的受体类型或亚型，在一种亚型中充当激动剂，但在另一种亚型中充当拮抗剂。

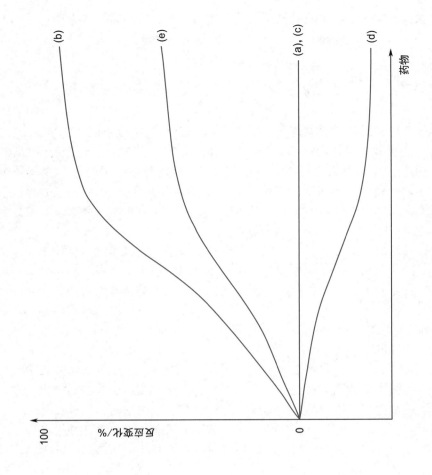

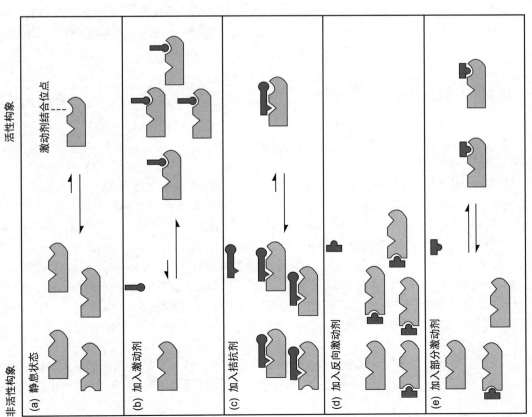

图 4.39 活性和非活性受体构象之间的平衡，以及在不存在天然配体时激动剂、拮抗剂、反向激动剂和部分激动剂的作用

部分激动剂的实例如阿片样物质和抗组胺药分别将在第 15 章和第 16 章中讨论。

4.16　反向激动剂

许多与受体结合位点结合的拮抗剂严格意义上应定义为反向激动剂（inverse agonist）。例如，一些用作抗高血压药的沙坦类药物是以反向激动剂起作用的（17.3.4 节）。当一个反向激动剂结合于受体产生和拮抗剂相同的作用，它并不能激活受体，但却阻碍了正常的化学信号分子和受体结合。然而反向激动剂的作用远不止于此，研究发现一些受体，如 GABA 受体、5- 羟色胺受体和二氢吡啶受体（dihydropyridine receptor），即使在没有化学信号分子的情况下还有其内在固有的活性，被称为组成性激活（constitutionally active）。反向激动剂同样可以抑制这种活性。

一些受体具有固有活性的发现对受体理论具有重要意义。它表明这些受体不具有"固定的"非活性构象，而是不断改变构象，从而活性构象和非活性构象之间实现平衡。在这个平衡中，大部分受体处于未激活构象，但是少数受体处于激活构象。激动剂和拮抗剂的效果被解释为它们和受体的结合对平衡的影响系数不同（图 4.39）。

如果加入激动剂，如图 4.39（b），它优先结合活性构象并使其稳定，使平衡向活性构象移动并导致与受体相关的生物活性增加。

相反，拮抗剂可能同样稳定地结合所有受体构象（活性和非活性），如图 4.39（c）。在没有天然配体的情况下，受体的平衡不受影响，并且生物活性不发生变化。随后引入激动剂也没有效果，因为所有受体结合位点已经被拮抗剂占据。这些拮抗剂与天然激动剂具有一些结构相似性。

反向激动剂可能对非活性构象具有结合偏好。这稳定了非活性构象并使平衡远离活性构象，导致固有生物活性下降，图 4.39（d）。反向激动剂不需要与激动剂具有相似的结构，因为它可能结合在受体的不同部位。

而部分激动剂对活性构象的偏好略高于任何非活性构象。平衡转移到活性构象，但与完全激动剂的程度不同，因此生物活性的增加较少，如图 4.39（e）。此外，部分激动剂可以抑制天然配体的结合。

4.17　脱敏作用和敏化作用

脱敏作用（desensitization）可以通过很多机制产生。一些药物与受体结合相对较强，将其激活，但在一段时间后又阻断受体。因此它们先作为激动剂，之后再起拮抗剂作用。发生这种情况的机制尚不清楚，但普遍接受的理论是激动剂与受体的持续结合导致受体中羟基或酚羟基的磷酸化。尽管结合位点被激动剂占据，但受体会转变为非活性构象。当受体是离子通道时，意味着离子通道关闭（图 4.40）。当受体是 G 蛋白偶联受体时，G 蛋白的结合位点被封闭。只要结合位点被激动剂占据，这种改变的三级结构就会保持。最终药物离开时，受体被去磷酸化并恢复其原始静息状态。

即使长时间接触药物，受体 - 药物复合物也可能通过内吞作用（endocytosis）从细胞膜上完全去除。此时细胞膜的相关部分被"夹出"，吸收进入细胞，最终被代谢。受体内吞作用也可能在短时间暴露于配体后发生，但在这种情况下，受体通常在再敏化过程中再循环回细胞膜。

最终，受体的持续激活可能导致细胞减少受体蛋白的合成。因此，理想的激动剂一般和受体快速结合，在化学信息传递完后迅速离去。

相反，拮抗剂结合和离去都比较缓慢。靶受体长期暴露于拮抗剂可能导致与脱敏作用相反的结果［即敏化作用（sensitization）］。这是因为细胞会合成更多受体以补偿被阻断的受体。当长期服用某些 β 受体阻断剂时就会发生这种情况（14.11.3 节）。

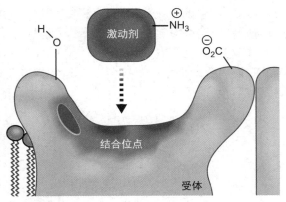

1. 静息状态

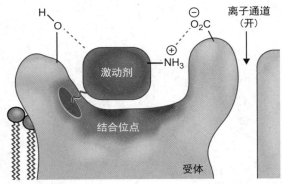

2. 诱导契合

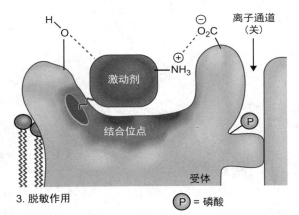

3. 脱敏作用　　　Ⓟ = 磷酸

图 4.40　激动剂长期结合后受体的脱敏作用

4.18　耐受性和依赖性

　　如上所述，通过使用拮抗剂来减少其天然配体的靶受体可以诱导该细胞合成更多受体。这样，细胞对其天然配体更敏感。这个过程可以解释为耐受性和依赖性（图 4.41）。

　　耐受性是指需要更高浓度的药物才能获得相同的生物反应的情况。如果药物是以抑制化学信使结合的方式起作用，那么细胞可以通过增加受体的数量来应答。这需要增加剂量以重新获得相同程度的拮抗作用。

　　如果突然停用药物，则所有受体突然恢复。此时，受体过量，这使得细胞对正常水平的化学信使更敏感。这相当于接受过量的激动剂。由此产生的生物效应可以解释由某些药物停用导致的令人痛苦的戒断症状。这些戒断症状会一直持续直到受体数量恢复到原来的水平。在此期间，患者可能想要再次服用该药物以感觉"正常"，并且对该药物产生依赖性。

耐受性和依赖性现象还存在于某些激动剂中，如阿片。在这种情况下，由于受体脱敏，需要增加剂量。增加激动剂用量以激活那些仍然可用的受体。

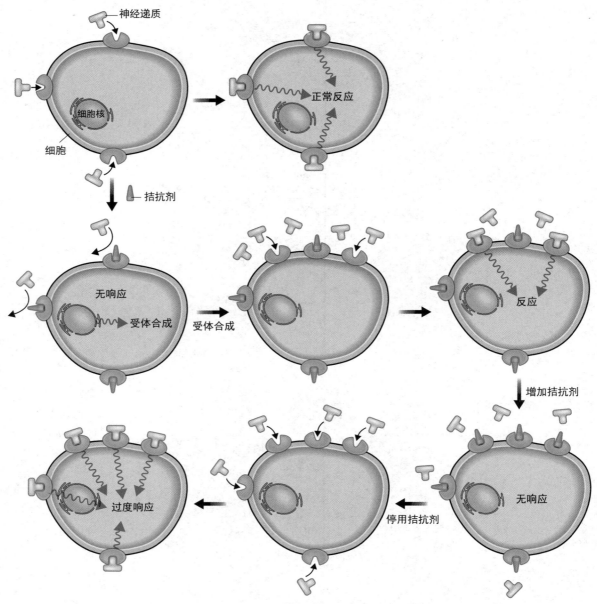

图 4.41　细胞通过合成更多受体来提高细胞敏感性

4.19　受体的类型和亚型

某种特定化学信使的受体并非完全相同，而是有许多受体的类型和亚型，并且它们在体内不同的器官和组织中并不是均匀分布的。这意味着设计对特定受体类型或受体亚型具有选择性的药物会对体内特定器官有选择性作用（参见 4.3 节和 4.7.3 节）。

在表 4.1 中列举了部分受体类型和亚型的实例。其中许多亚型的确定是最近才完成的，目前药物化学的重点是设计尽可能具有选择性的药物，使药物具有组织选择性并减少副作用。例如，有 5 种类型的多巴胺受体。所有临床使用的抗精神病药物 [例如氯氮平（clozapine）、奥氮平（olanzapine）和利培酮（risperidone），图 4.42] 都是 D_2 和 D_3 受体拮抗剂，然而，已发现阻断 D_2 受体可能引起一些副反应，因此选择性阻断 D_3 受体可能会有更好的抗精神病效果。

表 4.1　部分受体类型和亚型的例子

受体	受体类型	亚型	用于治疗的激动剂例子	用于治疗的拮抗剂例子
胆碱受体（第 13 章）	烟碱受体（N） 毒蕈碱受体（M）	各类烟碱受体 $M_1 \sim M_5$	刺激 GIT 运动（M_1） 青光眼（M）	神经肌肉阻断剂及肌肉松弛剂（N） 胃溃疡（M_1） 晕动病（M）
肾上腺素受体（第 14 章）	α（α_1，α_2） β（β）	α_{1A}, α_{1B}, α_{1D} $\alpha_{2A} \sim \alpha_{2C}$ （β_1, β_2, β_3）	抗哮喘药（β_2）	β 受体阻断剂（β_1）
多巴胺		$D_1 \sim D_5$	帕金森病	抗抑郁药（D_2/D_3）
组胺（第 16 章）		$H_1 \sim H_3$	血管舒张（限制使用）	抗过敏、抗呕吐、镇静治疗药（H_1） 抗溃疡药（H_2）
阿片和阿片类似物（第 15 章）		μ, κ, δ, ORL1	镇痛药（κ）	吗啡过量的解毒药
5 - 羟色胺（血清素）	$5\text{-}HT_1 \sim 5\text{-}HT_7$	$5\text{-}HT_{1A}$, $5HT_{1B}$, $5HT_{1D \sim 1F}$ $5HT_{2A \sim 2C}$ $5\text{-}HT_{5A}$ $5\text{-}HT_{5B}$	抗偏头痛药物（$5\text{-}HT_{1D}$） GIT 运动性刺激（$5\text{-}HT_4$）	止吐药（$5\text{-}HT_3$）
雌激素（20.4 节）			避孕药	乳腺癌（他莫昔芬）

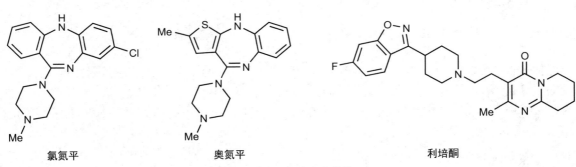

氯氮平　　　　　　奥氮平　　　　　　利培酮

图 4.42　抗精神病药物

其他药物靶向特定受体的例子还有：
① 用于治疗心律不齐的毒蕈碱受体（M_2）激动剂；
② 降低血液中的甘油三酯水平的靶向过氧化物酶体增殖物激活受体（PPARα）激动剂；
③ 用于治疗脑卒中的 *N*-甲基 -D- 天冬氨酸（NMDA）拮抗剂；
④ 用于治疗失忆的大麻素受体（CB_1）拮抗剂。

🌱 关键知识点

- 激动剂是模拟受体的天然配体的化合物。
- 拮抗剂与受体结合但不激活受体，它们可阻断受体与天然配体的结合。
- 激动剂可能和天然配体有相似的结构。
- 拮抗剂与天然配体的结合方式不同，因此受体不被激活。

● 拮抗剂可以结合受体上不与天然配体结合的区域。通常，拮抗剂和激动剂相比具有更多的结合相互作用并且结合力更强。

● 部分激动剂相比于完全激动剂作用更弱。

● 反向激动剂充当拮抗剂作用，也可以消除与受体相关的静息活性。

● 当激动剂长时间与其受体结合时，可能发生脱敏作用。受体的磷酸化导致构象的改变。

● 当拮抗剂长期与受体结合时，可发生敏化作用。细胞合成更多受体以抵抗拮抗作用。

● 耐受性是指随着时间的推移需要增加药物剂量以达到相同效果的情况。

● 依赖性与身体适应药物存在的能力有关。在停药时，由于靶受体的异常水平而发生戒断症状。

● 有多个受体类型和亚型，它们在体内分布各不同，对激动剂和拮抗剂的选择性也不一样。

● 药效学是研究药物如何与其靶标相互作用以产生药理作用的学科。药动学是研究影响药物在体内达到其靶标能力的因素的学科。

4.20 亲和力、效能和效价

药物对受体的亲和力（affinity）是衡量药物与受体结合强度的指标。效能（efficacy）是衡量药物与受体结合而产生的最大生物效应的指标。重要的是要理解亲和力和效能之间的区别。具有高亲和力的化合物不一定具有高的效能，例如拮抗剂可以有高的亲和力但却没有效能。药物的效价（potency）是指达到特定生物效应所需的药物量——所需的剂量越小，药物的效价越高。有可能药物有高效价（即产生活性的剂量较小）但效能较低。

亲和力可以使用放射性配体标记（radioligand labelling）的方法来测量。将与靶受体结合的已知拮抗剂（配体）用放射性标记，并添加至细胞或组织中，使其能够与存在的受体结合。一旦达到平衡，通过洗涤、过滤或离心除去未结合的配体。然后可以通过检测细胞或组织中存在的放射性量以及被去除的放射性量来测量结合程度。结合的与未结合放射性配体的平衡常数定义为解离结合常数（dissociation binding constant，K_d）。

$$L+R \rightleftharpoons \underset{\text{受体-配体复合物}}{LR} \qquad K_d = \frac{[L]\times[R]}{[LR]}$$

[L] 和 [LR] 的值可以通过在校正背景辐射后分别测量未结合配体和结合配体的放射性得到。但是，[R] 是无法测量的，因此必须进行一些数学运算，以从方程中除去 [R]。

存在的受体总数必须等于被配体占据的受体的量（[LR]）和未被占据的受体（[R]）的量之和，即：

$$[R_{tot}] = [R]+[LR]$$

这意味着未被配体占据的受体数量为：

$$[R] = [R_{tot}]-[LR]$$

将其代入第一个方程并重新排列得到 Scatchard 方程，其中 [LR] 和 [L] 都是可测量的：

$$\frac{[结合配体]}{[游离配体]} = \frac{[LR]}{[L]} = \frac{R_{tot}-[LR]}{K_d}$$

上式仍存在 K_d 和 R_{tot} 无法直接测量的问题。然而，这些值可以通过使用不同浓度的已知放射性配体，进行多次实验后绘制的图表来确定。在不同情况下测定 [LR] 和 [L]，以 [LR]/[L] 和 [LR] 来绘制 Scatchard 图（图 4.43），得到一条直线，它与 x 轴的交点为可用受体总量（R_{tot}），如图 4.43（a）中 A 线。斜率测定的是放射性配体对受体的亲和力，据此可得 K_d。由此我们就能够确定新药的亲和力。

这是通过在未标记药物存在的情况下重复放射性配体实验来完成的。该药物与放射性配体竞争受体的结合位点，被称为置换剂（displacer）。药物的亲和力越强，其竞争结合位点的效率就越高，[LR] 的放射性测量值越小。这将导致 Scatchard 图中出现另一条线。

如果药物直接与放射性标记的配体竞争受体上的同一结合位点，则斜率减小，但 x 轴上的截距保持不变，见图 4.43（a）中 X 线。换句话说，如果放射性配体浓度远大于药物浓度，它将与所有可结合的受体结合。

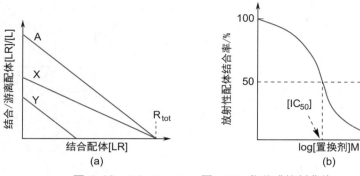

图 4.43 （a）Scatchard 图；（b）位移或抑制曲线
A—仅放射性配体；X—放射性配体 + 竞争性配体；Y—放射性配体 + 非竞争性配体

在变构结合位点与受体结合的药物，不会与放射性配体竞争同一结合位点，因此不能被高浓度的放射性配体所置换。然而，通过与变构位点结合，它们使正常结合位点改变而不能被放射性配体识别，因此可用的受体变少。这种情况产生一条与图 4.43（a）中线 A 有相同斜率的线，但与 x 轴的交点不同，表明可用受体的总数较低［图 4.43（a）中 Y 线］。

置换实验得到的数据可用于绘制比较受体结合的放射性配体的百分比与药物（或置换剂）浓度的图表。这种图中的曲线是 S 型的，被称为置换曲线（displacement curve）或抑制曲线（inhibition curve），可用于确定药物的 IC_{50} 值（即阻止 50% 放射性配体结合的化合物浓度）。

如果涉及非竞争性相互作用，则药物的抑制（inhibitory）或亲和常数（affinity constant，K_i）与 IC_{50} 值相同。对于与放射性配体竞争结合位点的化合物，抑制常数取决于存在的放射性配体的浓度，并定义为：

$$K_i = \frac{IC_{50}}{1 + [L]_{tot} / K_d}$$

式中，K_d 是放射性配体的解离常数；$[L]_{tot}$ 是实验中使用的放射性配体的浓度。

效能是通过测量受体 - 配体结合产生的最大可能作用来确定的。效价可以通过测量产生 50% 最大可能效应所需的药物浓度（EC_{50}）来确定（图 4.44）。EC_{50} 的值越小，药物越有效。在实践中，pD_2 被视为效能的指标，其中 $pD_2 = -\log [EC_{50}]$。

希尔德分析（Schild analysis）用于确定竞争性拮抗剂的解离常数（K_d）（图 4.45）。首先使用不同浓度的激动剂来激活受体，并在每个浓度下测量可观察到的效果。然后在不同浓度的拮抗剂存在下重复该实验数次。以效应比（E_{obs} / E_{max}）和激动剂浓度的对数（log［激动剂］）作图得到一系列 S 形曲线，其中激动剂的

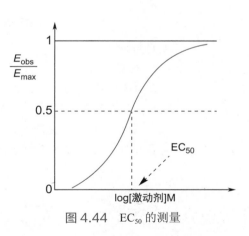

图 4.44 EC_{50} 的测量

EC_{50} 随着拮抗剂浓度的增加而增加。换句话说，需要更高浓度的激动剂来与拮抗剂竞争。以剂量比倒数的对数和拮抗剂浓度的对数绘制 Schild 图（Schild plot）。剂量比（dose ratio）是指不存在拮抗剂时产生指定水平效应所需的激动剂浓度与在拮抗剂存在下产生相同水平效应所需的激动剂浓度之比。由这些数据绘图得到的曲线可以延伸到 x 轴，得到交点 pA_2（$= -\log K_d$），它代表竞争性拮抗剂的亲和力。

Schild 图可用于确定不同的激动剂对不同类型的受体是否表现出相似的选择性。作用于不同类型受体的非选择性拮抗剂的 pA_2 值，是在每种受体激动剂的存在下确定的。如果 pA_2 值相似，则表明激动剂的受体选择性也相似。

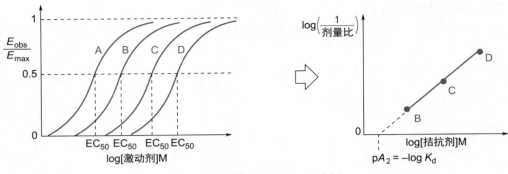

图 4.45 希尔德（Schild）分析
A—不存在拮抗剂；B ～ D—拮抗剂浓度增加

🌱 **关键知识点**

● 亲和力是药物与受体结合的强度的指标。效能是该结合对细胞影响的指标。效价与药物产生细胞效应的有效性有关。

● 可以从源自放射性配体置换实验数据得到的Scatchard图计算亲和力。

● 效能由EC_{50}值决定——受体激活产生50%最大可能效应所需的药物浓度。

● Schild分析用于确定竞争性拮抗剂的解离常数。

📖 **习题**

1. 肾上腺素受体有 α 和 β 两种主要类型。去甲肾上腺素显示了 α 肾上腺素受体的轻微选择性，而异丙肾上腺素显示了 β 肾上腺素受体的选择性。肾上腺素没有选择性，对 α 和 β 肾上腺素受体均有良好的结合性。试解释这些选择性的差异。

去甲肾上腺素　　　　　　　异丙肾上腺素

2. 请说明为什么许多膜结合蛋白的跨膜区域是 α- 螺旋结构。

3. 解释结合位点和结合区域之间的区别。

4. 分析图 4.3 中所示的神经递质结构，并说出其与受体结合位点结合时可能涉及的结合相互作用类型。确定结合位点中可能参与所有这些结合相互作用的氨基酸侧链。

5. 如果要设计对多巴胺受体选择性拮抗的药物，可以考虑需要合成哪种结构？

6. 他莫昔芬作为雌激素受体的拮抗剂，说明它是如何与受体结合发挥作用的。

他莫昔芬　　　　　　　他莫昔芬代谢物

7. 上图所示的他莫昔芬代谢物具有雌激素激动剂活性而不是拮抗活性，为什么？

8. 在含有不同类型阿片受体的组织上，测定阿片受体拮抗剂纳洛酮拮抗阿片类激动剂去甲吗啡（normorphine）、甲硫氨酸脑啡肽（Met-enkephalin）和美克法胺（metkephamide）的能力。根据提供的数据，在每种阿片受体激动剂存在下绘制阿片受体拮抗剂纳洛酮的 Schild 图，并确定每种情况下的 pA_2 值。确定这些阿片受体激动剂是否对阿片受体具有相似的选择性（[I]是存在的纳洛酮的浓度）。

去甲吗啡和纳洛酮			
[I]/（mol/L）	1×10^{-6}	1×10^{-7}	3.162×10^{-8}
剂量比	0.0018	0.0178	0.1122
甲硫氨酸脑啡肽和纳洛酮			
[I]/（mol/L）	3.16×10^{-7}	1×10^{-7}	3.162×10^{-8}
剂量比	0.0562	0.1585	0.7943
美克法胺和纳洛酮			
[I]/（mol/L）	3.16×10^{-7}	1×10^{-7}	3.162×10^{-8}
剂量比	0.0398	0.2512	0.8913

9. 结构 I 是一种激动剂，其与胆碱受体结合并模拟天然配体乙酰胆碱的作用。另一方面，结构 II 显示没有活性并且不与受体结合。请说明为什么会出现这种情况。

（I）　（II）

异丙肾上腺素　　无活性代谢物

R-沙丁胺醇

10. 异丙肾上腺素经代谢产生了无活性代谢物。解释为什么这种代谢物无活性。

11. 沙丁胺醇（salbutamol）是一种抗哮喘药，为肾上腺素受体激动剂。分析其会有 α 或 β 肾上腺素受体选择性吗？请阐述。

12. 普萘洛尔（propranolol）是一种肾上腺素受体拮抗剂。比较普萘洛尔与去甲肾上腺素的结构，并指出 2 种分子中有哪些相似特征。请说明为什么这种分子可能起拮抗剂而不是激动剂的作用，以及它是否可以在不同类型的肾上腺素受体之间表现出选择性。

拓展阅读

Alexander, S. P. H., Mathie, A., and Peters, J. A. (2006) Guide to receptors and channels. *British Journal of Pharmacology*,147, Supplement 3.

Chalmers, D. T., and Behan, D. P. (2002) The use of constitutively active GPCRs in drug discovery and functional genomics. *Nature Reviews Drug Discovery*, 1(8): 599-608.

Christopoulis, A. (2002) Allosteric binding sites on cell surface receptors: novel targets for drug discovery. *Nature Reviews Drug Discovery*, 1(3): 198-210.

Kenakin, T. (2002) Efficacy at G-protein-coupled receptors.*Nature Reviews Drug Discovery*, 1(2): 103-110.

Kobilka, B., and Schertler, G. F. X. (2008) New G-proteincoupled receptor crystal structures: insights and limitations.*Trends in Pharmacological Sciences*, 29(2): 79-83.

Maehle, A.-H., Prull, C.-R., and Halliwell, R. F. (2002) The emergence of the drug receptor theory. *Nature Reviews Drug Discovery*, 1(8): 637-641.

Palczewski, K. (2010) Oligomeric forms of G protein-coupled receptors (GCPRs). *Trends in Biochemical Sciences*, 35(11): 595-600.

Sansom, C. (2010) Receptive receptors. *Chemistry World*, August, 52-55.

van Rijn, R. M., Whistler, J. L., and Waldhoer, M. (2010) Opioid-receptor-heteromer-specific trafficking and pharmacology. *Current Opinion in Pharmacology*, 10(1): 73-79.

Zhan-Guo, G., and Jacobson, K. A. (2006) Allosterism in membrane receptors. *Drug Discovery Today*, 11(5-6): 191-202.

Chalmers, D. T., and Behan, D. P. (2002) The use of constitutively active GPCRs in drug discovery and functional genomics. *Nature Reviews Drug Discovery*, 1(8): 599-608.

Christopoulis, A. (2002) Allosteric binding sites on cell surface receptors: novel targets for drug discovery. *Nature Reviews Drug Discovery*, 1(3): 198-210.

Kreek, M. J., LaForge, K. S., and Butelman, E. (2002) Pharmacotherapy of addictions. *Nature Reviews Drug Discovery*, 1(9): 710-725.

Maehle, A.-H., Prull, C.-R., and Halliwell, R. F. (2002) The emergence of the drug receptor theory. *Nature Reviews Drug Discovery*, 1(8): 637-641.

Pouletty, P. (2002) Drug addictions: towards socially accepted and medically treatable diseases. *Nature Reviews Drug Discovery*, 1(9): 731-736.

Schlyer, S., and Horuk, R. (2006) I want a new drug: G-protei*N*-coupled receptors in drug development. *Drug Discovery Today*, 11(11-12): 481-493.

Zha*N*-Guo, G., and Jacobson, K. A. (2006) Allosterism in membrane receptors. *Drug Discovery Today*, 11(5-6): 191-202.

第5章 受体与信号转导

在第4章中，我们讨论了受体的结构和功能。在这一章中，我们将讨论一旦受体被激活会发生什么。受体与其化学信使的相互作用只是复杂事件链的第一步，随后涉及多种第二信使、蛋白质和酶，最终会导致细胞发生化学变化。这些复杂事件称为信号转导（signal transduction）。如果对这些过程进行完整和详细的描述，这本身就可以写一本书。因此本书介绍主要集中于由G蛋白偶联受体和激酶受体的激活引起的信号转导过程。G蛋白偶联受体激活后的信号转导通路尤其令人感兴趣，因为市场上30%的药物都与这些受体相互作用。激酶受体的转导途径同样引人入胜，原因在于它们为新药，特别是在抗癌治疗领域（20.6.2节）提供了一些很有前景的新靶标。了解相关的通路和各种组分，有助于确定合适的药物靶标。

5.1 G蛋白偶联受体的信号转导通路

G蛋白偶联受体能激活一种称为G蛋白的信号蛋白，然后启动涉及多种酶的信号级联反应。从受体和配体（化学信使）的结合到最终激活目标酶的一系列事件相当冗长，因此我们将依次阐述这一过程的每个阶段。

5.1.1 受体 - 配体复合物与 G 蛋白的相互作用

该过程的第一个阶段是化学信使或配体与受体的结合，然后是G蛋白与受体-配体复合物的结合（图5.1）。G蛋白是位于细胞膜内表面的膜结合蛋白，由3个蛋白质亚基（α、β和γ）组成。α亚基具有结合口袋，其可以结合鸟苷酸（因此它被称为G蛋白）。当G蛋白处于静息状态时可结合鸟苷二磷酸（guanosine diphosphate, GDP）。G蛋白分为几种类型（例如 G_s、G_i/G_o、G_q/G_{11}）和它们的几种亚型。特定的G蛋白被相应的特异性受体识别，例如，G_s 蛋白被 β 肾上腺素受体识别，但不被 α 肾上腺素受体识别。然而，在所有情况下，G蛋白都扮演着分子接力者的角色，将受体接收到的信息传递给信号通路中的下一个靶标。

下面将详细讨论在这个过程中发生了什么。

首先，受体与神经递质或激素结合 [图5.1（a）]，受体改变形状，在其内表面暴露出一个新的结合位点 [图5.1（b）]，之后新暴露的结合位点识别并结合一个特定的G蛋白。注意，细胞膜是一种流体结构，可能会有不同的蛋白质漂浮在细胞膜上。受体与G蛋白的结合过程将导致G蛋白的形状发生改变，进而改变了鸟苷酸结合位点的形状，削弱了结合GDP的分子间结合力，从而释放GDP [图5.1（c）]。

然而，结合口袋不会保持长时间空置，因为它现在是结合鸟苷三磷酸（guanosine triphosphate, GTP）的合适形状。因此，GTP取代了GDP结合于其中 [图5.1（d）]。

GTP 的结合导致 G 蛋白的另一种构象变化［图 5.1（e）］，削弱了蛋白质亚基之间的联系，使得 α 亚基（及其附着的 GTP）从 β 和 γ 亚基上分离［图 5.1（f）］。然后 α 亚基和 βγ- 二聚体都离开受体。

受体 - 配体复合物能够在配体离开并关闭受体之前以这种方式激活多个 G 蛋白，因此导致了信号的放大。

此时，α 亚基和 βγ- 二聚体都准备好进入信号转导机制的第二阶段。接下来，首先要考虑的是 α 亚基发生了什么。

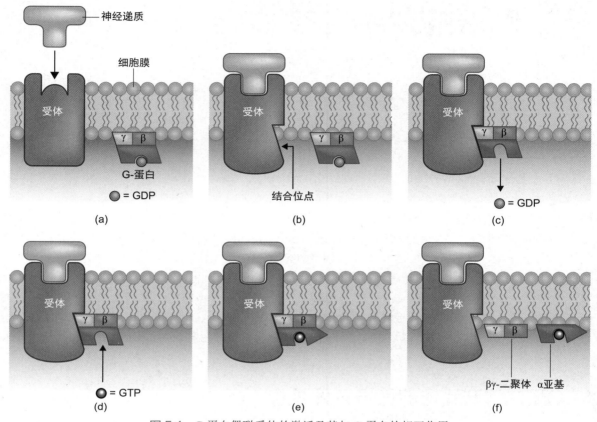

图 5.1　G 蛋白偶联受体的激活及其与 G 蛋白的相互作用

5.1.2　涉及 α 亚基的信号转导通路

信号转导的第一阶段（即 G 蛋白的分裂）是所有 7-TM 受体的共同阶段。后续阶段取决于所涉及的 G 蛋白的类型和形成的特定 α 亚基（图 5.2）。不同的 α 亚基（至少有 20 种）具有不同的靶标和不同的效应：

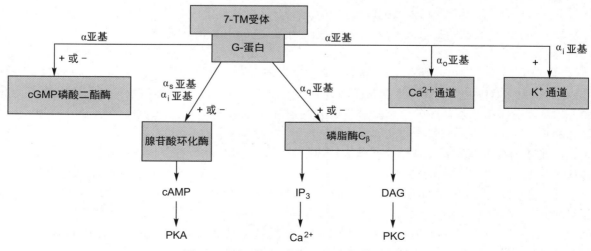

图 5.2　不同的 G 蛋白分裂引起的信号通路

① α_s 激活腺苷酸环化酶。

② α_i 抑制腺苷酸环化酶并且可以激活钾离子通道。

③ α_o 激活抑制神经元钙离子通道的受体。

④ α_q 激活磷脂酶 C_β。

由于篇幅有限无法详细阐述所有这些途径，所以本章将集中讨论腺苷酸环化酶（adenylate cyclase）和磷脂酶 C_β（pospholipase C_β）的激活。

5.2 涉及G蛋白与腺苷酸环化酶的信号转导通路

5.2.1 通过 α_s 激活腺苷酸环化酶

α_s 亚基与称为腺苷酸环化酶的膜结合酶结合并将其激活（图5.3）。这种酶催化环腺苷酸（cAMP）分子的合成，如图5.4所示。

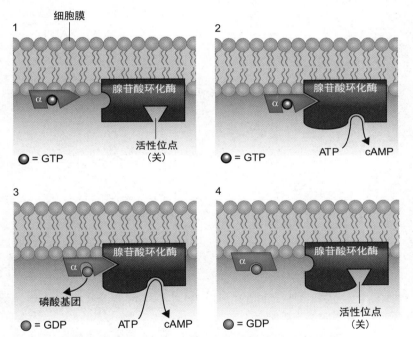

图 5.3　α_s 亚基与腺苷酸环化酶的相互作用及酶的激活

图 5.4　cAMP 的合成

cAMP 是一种第二信使（secondary messager），它进入细胞的细胞质并将信号从细胞膜传递到细胞内。只要与 α_s 亚基结合，腺苷酸环化酶就持续发挥作用，导致合成数百个环腺苷酸分子，这是另一种庞大的信号放大过程。然而，α_s 亚基同样具有内在的 GTP 酶活性（即它可以催化其结合的 GTP 水解为 GDP），因此在作用一段时间后它发生自身失活并返回静息状态。然后 α_s 亚基离开腺苷酸环化酶并与 $\beta\gamma$- 二聚体重组以重新形成 G_s 蛋白，而腺苷酸环化酶返回其无活性构象。

5.2.2　蛋白激酶 A 的激活

cAMP 可激活蛋白激酶 A（protein kinase A，PKA）（图 5.5）。PKA 属于丝氨酸 - 苏氨酸激酶（serine-threonine kinases）酶类，可以催化蛋白质底物中丝氨酸和苏氨酸残基的磷酸化（图 5.6）。

蛋白激酶 A 催化进一步生理过程的酶发生磷酸化和活化，这些酶对于特定细胞或器官具有特定功能；例如，脂肪细胞中的脂肪酶被激活以催化脂肪的分解。蛋白激酶的活性位点必须含有能够结合待磷酸化的蛋白质底物区域以及提供必需磷酸基团的辅因子 ATP。

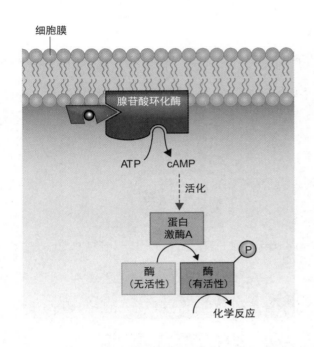

图 5.5　通过 cAMP 激活的蛋白质激酶 A（Ⓟ＝磷酸）　　图 5.6　蛋白质结构中丝氨酸和苏氨酸残基的磷酸化

在 PKA 活化和靶酶活化（或失活）之间的信号转导途径中可能涉及更多的酶。例如，参与肝细胞中糖原分解和合成的酶所受的调节如图 5.7 所示。

肾上腺素（adrenaline）是参与调节过程的最初激素，其会在身体需要葡萄糖（glucose）这种即时能量时被释放。该激素与 β 肾上腺素受体结合启动一个信号，通过前文所述的机制诱导 cAMP 合成和 PKA 活化。然后 PKA 催化亚基磷酸化细胞内的 3 种酶，分别为：

① 磷酸化酶激酶（phosphorylase kinase）的磷酸化和激活。该酶催化无活性的磷酸化酶 b（phosphorylase b）磷酸化，转化为活性形式磷酸化酶 a（phosphorylase a）。磷酸化酶 a 通过催化糖原分解来生成葡萄糖 -1- 磷酸。

② 糖原合酶（glycogen synthase）。该酶被磷酸化为无活性形式，阻止糖原的合成。

③ 磷酸化酶抑制蛋白（phosphorylase inhibitor）的磷酸化。该蛋白一旦被磷酸化，就成为磷酸酶（phosphatase，一种负责将磷酸化酶 a 转化回磷酸化酶 b 的去磷酸化的酶）的抑制剂，由此延长了磷酸化酶 a 的作用时间。

这些不同磷酸化的总体结果是协同抑制糖原合成和增强糖原代谢，以在肝细胞中产生葡萄糖。请注意，肾上腺素对不同类型细胞的影响可能完全不同。例如，肾上腺素激活脂肪细胞中的 β 肾上腺素受体，导致如前所述的蛋白激酶的活化。然而，此时磷酸化激活脂肪酶（lipase），然后脂肪酶催化脂肪分解，作为葡萄糖的另一种来源。

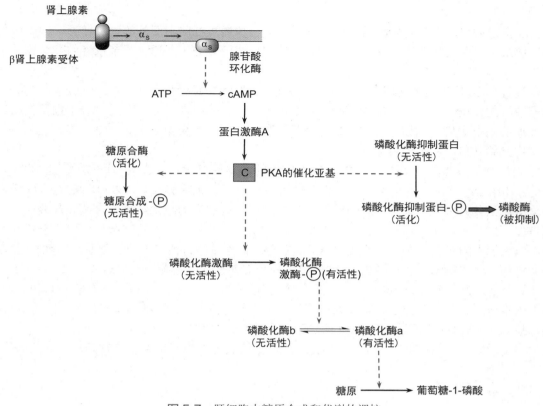

图5.7 肝细胞中糖原合成和代谢的调控

5.2.3 G$_i$蛋白

我们已经观察到腺苷酸环化酶是如何被 G$_s$ 蛋白的 α$_s$ 亚基激活的。腺苷酸环化酶也可以被不同的 G 蛋白——G$_i$ 蛋白所抑制。G$_i$ 蛋白与不同的受体相互作用，这些受体也可与 G$_s$ 蛋白作用，但 G$_i$ 蛋白诱导抑制的机制与 G$_s$ 蛋白诱导激活的机制相同，唯一的区别是释放的 α$_i$ 亚基结合并抑制腺苷酸环化酶，而不是激活。

结合 G$_i$ 蛋白的受体包括心肌中的毒蕈碱 M$_2$ 受体（muscarinic M$_2$ receptor），平滑肌中的 α$_2$ 肾上腺素受体（α$_2$ adrenoceptor）和中枢神经系统中的阿片受体（opioid receptor）。

G$_i$ 和 G$_s$ 蛋白的存在意味着第二信使 cAMP 的产生处于制动器和加速器的双重控制之下，这解释了为什么两种不同的神经递质在靶细胞上具有相反的作用。刺激 cAMP 产生的神经递质形成激活 G$_s$ 蛋白的受体 - 配体复合物，而抑制 cAMP 产生的神经递质形成激活 G$_i$ 蛋白的受体 - 配体复合物。例如，去甲肾上腺素（noradrenaline）与 β 肾上腺素受体相互作用以激活 G$_s$ 蛋白，而乙酰胆碱（acetylcholine）与毒蕈碱受体相互作用以激活 G$_i$ 蛋白。

由于一种特定的神经递质有各种不同类型的受体，神经递质实际上可能在一种细胞中激活 cAMP，却在另一种细胞中抑制 cAMP。例如，去甲肾上腺素与 β 肾上腺素受体相互作用激活了腺苷酸环化酶，是因为 β 肾上腺素受体结合 G$_s$ 蛋白。然而，去甲肾上腺素与 α$_2$ 肾上腺素受体相互作用抑制了腺苷酸环化酶，是因为该受体结合 G$_i$ 蛋白。这个例子说明受体决定哪种 G 蛋白被激活，而不是神经递质或激素。

值得注意的是，诸如腺苷酸环化酶和激酶之类的酶不会完全激活或完全失活。在任何时候，这些酶中只有一定比例是有活性的，G$_s$ 和 G$_i$ 蛋白的作用按该比例或增加或减少。换句话说，控制过程是渐进的，而不是全有或全无。

5.2.4 关于涉及 cAMP 的信号级联的一般观点

涉及 G$_s$ 蛋白、cAMP 和 PKA 的信号级联看起来非常复杂，是否有更简单更有效的信号转导过程？关于这个过程，有几点值得注意。

首先，G 蛋白的作用和第二信使的产生解释了如何将传递至细胞表面外的信息转移给细胞内的酶，这些酶与细胞膜或受体无直接关联。这种信号转导过程避免了信使分子（通常是亲水性的）穿过疏水细胞膜的困难。

其次，该过程涉及"转运蛋白"（G 蛋白）分子和信号级联中的几种不同的酶。在此过程中的每一阶段，一种蛋白质或酶的作用诱导更多数量的酶的活化。因此，一种神经递质与一种受体分子相互作用导致的最终效果比预期要高很多倍。例如，目前认为每个肾上腺素分子可产生 100 个 cAMP 分子，之后每个 cAMP 分子在细胞内开始其自身的扩增效应。

再次，将受体、G 蛋白和腺苷酸环化酶作为单独的实体更有优势。G 蛋白可以与几种不同类型的受体 - 配体复合物结合。这意味着与不同受体相互作用的不同神经递质和激素可以启动相同的 G 蛋白，导致腺苷酸环化酶的活化。因此，细胞信号转导中的化学过程具有相当的组织经济性，如腺苷酸环化酶信号通路可以在许多不同的细胞中使用，并对不同的信号作出反应。此外，不同的细胞效应取决于所涉及的细胞类型（即不同组织中的细胞具有不同的受体类型和亚型，信号系统将开启不同的靶酶）。例如，胰高血糖素（glucagon）激活肝脏中的 G_s 偶联受体导致糖原异生；肾上腺素激活脂肪细胞中 G_s 偶联的 $β_2$ 肾上腺素受体导致脂肪分解；血管升压素（vasopressin）与肾脏中 G_s 偶联的血管升压素（V_2）受体相互作用，影响钠 / 水吸收；肾上腺素作用于 $G_{i/o}$ 偶联的 $α_2$ 肾上腺素受体，导致平滑肌收缩；乙酰胆碱作用于 $G_{i/o}$ 连接的 M_2 受体导致心肌松弛。所有这些作用都是由 cAMP 信号通路介导的。

最后，由 G_s 和 G_i 蛋白提供的"制动 / 加速"的双重控制可以很好地控制腺苷酸环化酶的活性。

5.2.5　βγ- 二聚体的作用

G 蛋白信号转导途径的复杂性远不止前文所述，过去研究认为当 G 蛋白与受体 - 配体复合物结合时，会分解形成 α 亚基和 βγ- 二聚体。直到最近，βγ- 二聚体仍被视为 α 亚基的锚，以确保 α 亚基能够保持与细胞膜内表面的结合。现在已经发现来自 G_i 蛋白和 G_s 蛋白的 βγ- 二聚体本身可以激活或抑制腺苷酸环化酶。事实上，存在 6 种不同类型的腺苷酸环化酶（或同工酶），其活化或抑制取决于所涉及的同工酶。此外，腺苷酸环化酶也不是唯一可以被 βγ- 二聚体调控的酶。βγ- 二聚体比 α 亚基更混杂，并且可以影响几种不同的靶标，引起各种不同的作用。这看起来好像杂乱无章，然而，具有信号转导作用的二聚体同时也具备一些优点：为信号转导过程增加了额外的调节作用。例如，研究发现需要更高浓度的二聚体才能产生与 α 亚基相比的效应。因此，当激活更多数量的受体时，二聚体的调节变得更加重要。

到目前为止，应该清楚的是，细胞途径的激活比某一类神经递质与某一类受体结合的相互作用更复杂。实际上，细胞接受的是来自不同化学信使通过各种受体和受体 - 配体复合物相互作用产生的无数信号。最终信号取决于任意时刻激活的 G 蛋白的数量和类型，以及这些蛋白质引发的各种信号转导途径。

5.2.6　磷酸化

如上所述，磷酸化是酶活化或失活的关键反应。

磷酸化需要 ATP 作为磷酸基团的来源，当酪氨酸激酶（tyrosine kinases）催化时，磷酸化发生在酪氨酸残基的酚羟基上；当丝氨酸 - 苏氨酸激酶（serine-threonine kinases）催化时，磷酸化发生在丝氨酸和苏氨酸残基的醇羟基上。这些羟基官能团都能够参与氢键作用，但是如果在 OH 基团中加入庞大的磷酸基团，则氢键作用被破坏。此外，磷酸基团通常在生理 pH 下电离，因此磷酸化引入两个带负电的氧。这些带负电的基团可以与蛋白质中适当位置的带正电荷的基团形成强离子键，导致酶改变其三级结构。这种形状的变化将导致活性部位的开启或闭合（图 5.8）。

激酶的磷酸化也解释了 G 蛋白偶联受体的脱敏作用。在持久的配体结合后，丝氨酸和苏氨酸残基的磷酸化发生在细胞内 C 端上。由于 C 端参与 G 蛋白结合，磷酸化改变该区域中蛋白质的构象并阻止 G 蛋白进一步结合。因此，受体 - 配体复合物不能再激活 G 蛋白。

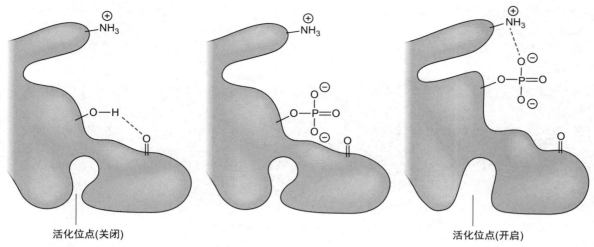

活化位点(关闭)   活化位点(开启)

图 5.8　磷酸化引起的蛋白质结构的改变

🌱 **关键知识点**

- G蛋白有多种类型，由3个蛋白质亚基组成，其α亚基与GDP结合。
- 受体与配体结合后，打开G蛋白的结合位点。在结合时，GDP和GTP发生交换，G蛋白片段转化为α亚基（携带GTP）和βγ-二聚体。
- 化学信使一旦与受体作用，G蛋白即被结合并分裂，最终导致信号放大。
- G蛋白的α_s亚基结合腺苷酸环化酶，并使其活化，催化ATP转化为cAMP。一旦α_s亚基与之结合，该反应就能发生，开始了另一种信号放大过程。而α_i亚基起到抑制腺苷酸环化酶的作用。
- α亚基最终将结合的GTP水解为GDP，并离开腺苷酸环化酶。它们与各自的βγ-二聚体结合，重新形成G蛋白。
- cAMP是细胞内的第二信使，功能为激活PKA。PKA催化其他酶中丝氨酸和苏氨酸残基的磷酸化，导致的生物效应由其细胞类型决定。
- 受体-配体结合所引发的信号级联导致显著的信号放大，不需要原始化学信使进入细胞。
- 腺苷酸环化酶的整体活性由分裂的G_s和G_i蛋白的相关比例决定，而G_s和G_i蛋白的比例又取决于被激活的受体类型。
- 当G蛋白的βγ-二聚体处于一个相对较高的浓度时，其对腺苷酸环化酶和其他酶的活性也有调节作用。
- 酪氨酸激酶使酶底物中酪氨酸残基的酚羟基磷酸化。丝氨酸-苏氨酸激酶使酶底物中的丝氨酸和苏氨酸的醇羟基磷酸化。在这两种情况下，磷酸化导致底物酶构象变化，影响其活性。
- 激酶参与受体的脱敏作用。

5.3　涉及G蛋白和磷脂酶C$_\beta$的信号转导

5.3.1　G 蛋白对磷脂酶 C$_\beta$ 的作用

　　一些受体结合 G_s 或 G_i 蛋白并启动涉及腺苷酸环化酶的信号转导途径（5.2 节）。其他 7-TM 受体结合 G_q 蛋白（G_q-protein），启动不同的信号转导途径。该途径涉及膜结合磷脂酶 C$_\beta$（PLC$_\beta$）的激活或失活。信号转导机制中，首先是 G 蛋白与受体 - 配体复合物相互作用，如前文图 5.1 所示。然而，这次是 G_q 蛋白而不是 G_s 或 G_i 蛋白，释放出 α_q 亚基。根据释放的 α_q 亚基的性质，磷脂酶 C$_\beta$ 被活化或失活。如果被激活，磷脂酶 C$_\beta$ 催化磷脂酰肌醇 -4,5- 二磷酸（phosphatidylinositol-4,5-bisphosphate，PIP$_2$，细胞膜结构的组成部分）水解，产生 2 个第二信使二酰甘油（diacylglycerol，DG）和肌醇三磷酸（inositol triphosphate，IP_3），如图 5.9 和图 5.10 所示。

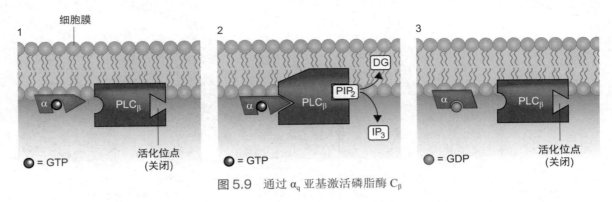

图 5.9　通过 α_q 亚基激活磷脂酶 C_β

图 5.10　磷脂酰肌醇 -4,5- 二磷酸（PIP_2）水解为肌醇三磷酸（IP_3）和二酰甘油（DG）（Ⓟ = 磷酸）

5.3.2　第二信使的作用：二酰甘油

二酰甘油是一种疏水性分子，一旦形成就会留在细胞膜中（图 5.11）。该分子可激活蛋白激酶 C（protein kinase C，PKC），蛋白激酶 C 从细胞质移动到细胞膜，然后催化细胞内酶的丝氨酸和苏氨酸残基磷酸化。一旦磷酸化发生，这些酶被激活并催化细胞内的特异性反应。这些诱导效应包括肿瘤的增殖、炎症反应、平滑肌的收缩或松弛、神经递质释放的增加或减少、神经元兴奋性的增加或减少以及受体脱敏。

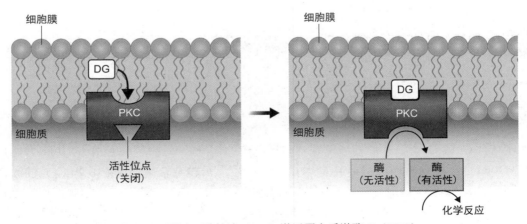

图 5.11　通过二酰甘油（DG）激活蛋白质激酶 C（PKC）

5.3.3 第二信使的作用：肌醇三磷酸

肌醇三磷酸是一种进入细胞质（图 5.12）的亲水性分子。这个信使的任务是从内质网上的钙离子储库调用钙离子，通过与受体结合并打开钙离子通道。一旦离子通道打开，钙离子就会进入细胞并激活钙依赖性蛋白激酶，而蛋白激酶又会磷酸化并激活细胞特异性酶。释放的钙离子还与称为钙调蛋白（calmodulin）的钙结合蛋白结合，然后激活钙调蛋白依赖性蛋白激酶，磷酸化并激活其他细胞酶。钙离子对收缩蛋白和离子通道有影响，但本文限于篇幅无法详细介绍这些效应。可以说钙离子的释放对多种细胞功能至关重要，包括平滑肌和心肌收缩、外分泌腺分泌、神经递质释放和激素释放。

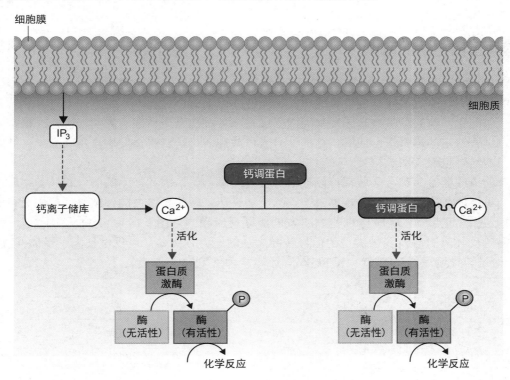

图 5.12　由肌醇三磷酸（IP$_3$）引起的信号转导

5.3.4　磷脂酰肌醇 -4,5- 二磷酸（PIP$_2$）的再合成

一旦 IP$_3$ 和 DG 完成了它们各自的任务，就会重组形成 PIP$_2$。奇怪的是，它们不能直接连接，并且两种分子在再合成之前必须经历几个代谢步骤。例如，IP$_3$ 经过三个步骤被去磷酸化为肌醇，然后用于 PIP$_2$ 再合成（图 5.13）。研究认为，锂盐（lithium salts）通过抑制催化最终去磷酸化形成肌醇的单磷酸酶来干扰 PIP$_2$ 的再合成，从而控制躁狂抑郁症的症状。注意，PIP$_2$ 也参与 PI3K 信号转导过程（见 5.4.5 节）。

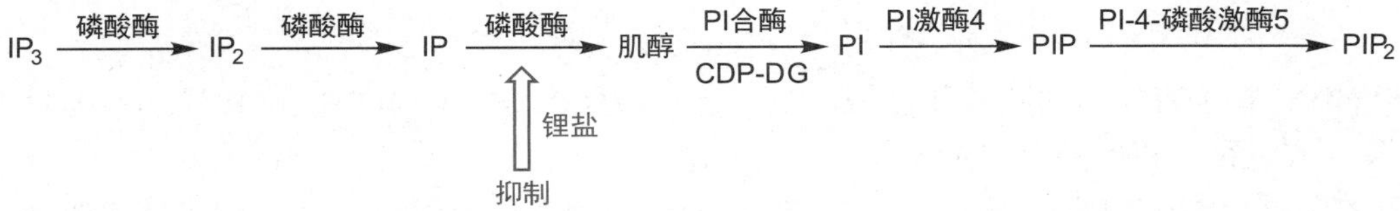

$$IP_3 \xrightarrow{\text{磷酸酶}} IP_2 \xrightarrow{\text{磷酸酶}} IP \xrightarrow[\text{抑制}]{\text{磷酸酶}} 肌醇 \xrightarrow[\text{CDP-DG}]{\text{PI合酶}} PI \xrightarrow{\text{PI激酶4}} PIP \xrightarrow{\text{PI-4-磷酸激酶5}} PIP_2$$

锂盐

图 5.13　从 IP$_3$ 再合成 PIP$_2$（CDP-DG＝胞苷二磷酸 - 二酰甘油）

❀ 关键知识点

- G$_q$ 蛋白分裂方式与 G$_s$ 和 G$_i$ 蛋白质相似。α$_q$ 亚基影响磷脂酶 C$_\beta$ 的活性，磷脂酶 C$_\beta$ 催化 PIP$_2$ 水解形成第二

信使IP$_3$和DG。

- DG保留在细胞膜中并激活PKC（一种丝氨酸-苏氨酸激酶）。
- IP$_3$是一种极性分子，进入细胞质并动员钙离子。后者直接或通过结合钙调蛋白激活蛋白激酶。
- IP$_3$和DG经一系列步骤结合重组成PIP$_2$，研究认为锂盐会干扰此过程。

5.4 涉及激酶受体的信号转导

5.4.1 信号蛋白与酶的激活

从 4.8 节中可知，化学信使与激酶受体的结合激活了激酶的活性，使得在受体上发生磷酸化反应。在酪氨酸激酶的作用下，酪氨酸残基发生磷酸化。下面继续讨论这个过程。

一旦发生磷酸化，磷酸酪氨酸基团及其周围区域充当各种信号蛋白或酶的结合位点。每个磷酸化的酪氨酸区域可以结合特定的信号蛋白或酶。这些信号蛋白或酶一旦结合就会发生自身磷酸化，并进一步作为更多信号蛋白的结合位点（图 5.14）。

并非所有的磷酸酪氨酸结合区域都可以被信号蛋白同时占据，因此产生的信号转导类型取决于哪些信号蛋白能够与可用的激酶受体结合。本书限于篇幅无法讲述每种信号蛋白的作用，但他们大多数是磷酸化（激酶）级联反应的起点，其原理与 G 蛋白引发的级联反应相同（图 5.15）。同样重要的是，要认识到特定的酪氨酸激酶受体具有触发多种类型的信号转导途径的能力。例如，表皮生长因子受体（EGFR）可以触发 MAPK 信号转导途径（5.4.2 节）和 PI3K 信号转导途径（5.4.5 节）。

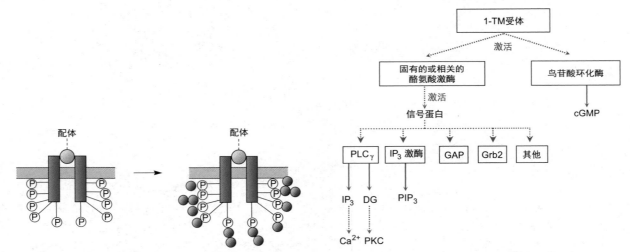

图 5.14　信号蛋白或酶（以黑色圆圈表示）结合到激活的激酶连接受体上（Ⓟ = 磷酸）

图 5.15　来自 1-TM 受体的信号通路

每种结合酪氨酸激酶受体的磷酸化区域的信号蛋白或酶都含有称为 SH2 结构域的互补结合区，由约 100 个氨基酸组成。目前正确的有约 115 种信号蛋白。

一些结合的信号蛋白是酶。例如，一些激酶受体结合磷脂酶 C（PLC$_\gamma$）（一种催化磷脂分解的酶）的特定亚型（图 5.15），导致 IP$_3$ 的产生和钙离子释放，这与 5.3.3 节中描述的过程相同。

其他蛋白质与激酶受体结合并充当化学"适配体"，他们将来自受体的信号传递至多种其他蛋白质，包括参与细胞分裂和分化的许多蛋白质。

下面让我们讨论一些由酪氨酸激酶受体引发的信号转导途径。

5.4.2 MAPK 信号转导途径

MAPK 信号转导途径由许多受体启动，包括表皮生长因子受体（EGFR，如图 5.16 所示）。该途径涉及激酶信号级联，可刺激参与细胞生长和分裂的特定基因的转录。

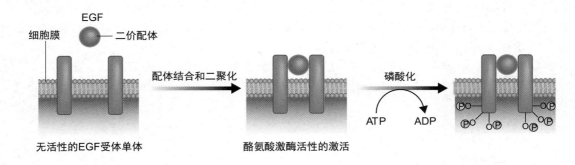

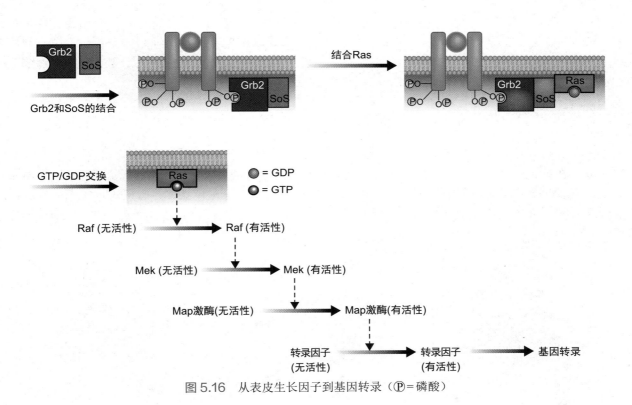

图 5.16　从表皮生长因子到基因转录（Ⓟ＝磷酸）

Grb2 衔接蛋白含有的 SH2 结构域使其能够结合 EGFR 的磷酸化区域，Grb2 还含有的 2 个 SH3 结构域能和 SoS 蛋白结合。一旦二者发生，SoS 就被激活并与膜蛋白 Ras 相互作用。Ras 含有 GDP 的结合分子，与 SoS 的相互作用导致 GDP 被 GTP 取代。然后 Ras 被激活并触发细胞内 Raf（一种丝氨酸 - 苏氨酸激酶）的激活。Raf 激活另一种称作 Mek（也称为 MAPKK）的丝氨酸 - 苏氨酸激酶。最后，Mek 激活丝裂原活化蛋白激酶（mitogen-activated protein kinase，MAPK 或 ERK）。一旦被激活，MAPK 磷酸化并激活转录因子（transcription factor），转录因子进入细胞核并启动基因表达，从而启动包括细胞分裂在内的各种响应。尽管最初的受体信号已消失，但如果所涉及的激酶成为永久激活，那么此信号转导级联的异常可能引发多种癌症。另外，一些癌细胞过度表达激酶，导致细胞对刺激生长和分裂的信号变得异常敏感。因此，抑制激酶受体或靶向其信号通路是设计新型抗癌药物的重要策略（20.6.1 节和 20.6.2.4 节）。

上述 Ras 信号蛋白属于一类称为小 G 蛋白（small G-proteins）信号蛋白，小 G 蛋白的大小约为 5.1～5.3 节中描述的 G 蛋白大小的三分之二。有多个小的 G 蛋白亚家族（Ras、Rho、Arf、Rab 和 Ran），可以被视为类似于较大 G 蛋白的 α 亚基。与 α 亚基一样，它们能够结合处于静息状态的 GDP 或处于激活状态的 GTP。与较大 G 蛋白不同，小 G 蛋白不通过与受体的直接相互作用被激活，而是通过属于鸟嘌呤核苷酸交换因子（guanine nucleotide exchange factor，GEF）的中间蛋白在受体活化的下游被激活。例如，图 5.16 中 Ras 的激活需要受体激活后的受体蛋白 Grb2 和鸟嘌呤核苷酸交换因子 SoS 的参与。与 α 亚基一样，小 G 蛋白可以自动催化结合 GTP 的水解，从而产生结合的 GDP，恢复静息状态。这种过程可以通过称为 GTP 酶活化蛋白（GTPase activating protein，GAP）的辅助蛋白加速。这意味着小 G 蛋白的活性水平分别受制于 GAP 和 GEF 的同时制动和加速控制。

小 G 蛋白负责通过不同的信号转导途径刺激细胞生长和分化。许多癌症的发生与小 G 蛋白（如 Ras 蛋白）的缺陷有关。*Ras* 是编码 Ras 蛋白的基因，是人类肿瘤中最常见的突变基因之一。哺乳动物细胞中有三种 Ras 蛋白：H-、K- 和 N-Ras，它们可能发生突变，导致这些蛋白质不能自动催化水解结合的 GTP，进而保持持续激活，反过来导致细胞保持持续生长和分裂（参见 20.6.1 节）。

5.4.3 激酶受体激活鸟苷酸环化酶

一些激酶受体能够催化 GTP 转化为环鸟苷酸（cyclic GMP，cGMP）。因此，它们既是受体，又是酶（鸟苷酸环化酶）。膜结合受体 / 酶包含单个跨膜区域，可跨越细胞膜，具有细胞外受体结合位点和细胞内鸟苷酸环化酶活性位点。其配体是 α- 心房利尿钠肽（α-atrial natriuretic peptide）和脑利尿钠肽（brain natriuretic peptide）。cGMP 打开肾脏中的钠离子通道，促进钠的排泄。

5.4.4 JAK–STAT 信号转导途径

Janus 激酶（Janus kinase，JAK）可作为几种细胞因子受体的酪氨酸激酶组分（见 4.8.3 节，图 5.17）。这些激酶含有两个区域，其中一个是具有催化位点的氨基酸序列，而实际上只需另一个具有催化功能，其他部分仅具有调节催化区域活性的功能。因此，此第二个区域被称为假激酶区域（pseudokinase region）。由于存在两个功能不同的类似区域，这种酶就以罗马双面门神和象征新开端之神 Janus 的名字命名。

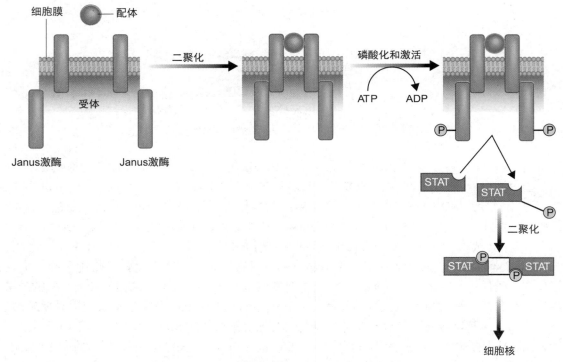

图 5.17 Janus 激酶的激活以及随后的信号转导

一旦形成受体复合物，两种 Janus 激酶就会紧密结合在一起，催化各自的酪氨酸残基磷酸化。在 JAK 和受体蛋白上进行进一步的磷酸化，为含有 SH2 结构域的蛋白质提供结合位点。然后这些蛋白质作为 JAK 的底物依次被磷酸化。我们所讨论的蛋白质底物包括 Shc、Grb2 和 PI3K，特别重要的是 STAT 蛋白（即信号转导和转录激活蛋白，signal transducer and activator of transcription）。

存在至少 7 种 STAT 蛋白，每种类型都有其特定的细胞因子受体。磷酸化后，STAT 蛋白释放到细胞质中并二聚化形成转录因子。发生二聚化是因为一种 STAT 蛋白中的磷酸化酪氨酸残基与另一种 STAT 蛋白中的结合位点结合，反之亦然。然后 STAT 二聚体移动到细胞核并与 DNA 结合，在几分钟内以非常快的速度调节基因表达。STAT 最终通过降解或经磷酸酶作用失活。因为这一过程可控制基因转录，JAK 激酶抑制剂目前正在研究治疗自身免疫性疾病和癌症（20.6.2.8 节）。

5.4.5　PI3K/Akt/mTOR 信号转导途径

磷脂酰肌醇 3 激酶（phosphoinositide 3-kinases，PI3K）是一种膜结合激酶，可以在 G 蛋白偶联受体或酪氨酸激酶受体下游被激活（图 5.18）。就 GPCR 而言，由 G 蛋白分裂形成的 βγ- 二聚体可以激活 PI3K。就酪氨酸激酶受体而言，IP$_3$ 可以通过直接结合受体或通过结合活化的 Ras 而被磷酸化和活化。

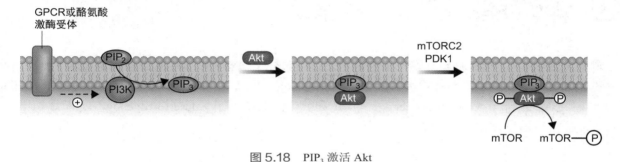

图 5.18　PIP$_3$ 激活 Akt

PI3K 分为几类，但研究最多的是 1 型。1 型激酶可进一步细分为 1A 型（包括 3 个亚类 α、β 和 γ）和 1B 型。1A 型激酶被酪氨酸激酶受体激活，1B 型激酶被 G 蛋白偶联受体激活。

PI3K 蛋白质二聚体含有调节亚基和催化亚基。调节亚基将二聚体与受体和其他调节蛋白结合，而催化亚基（经鉴定为 p110 α、β、γ 或 δ）含有激酶的活性位点。

一旦被激活，PI3K 催化磷脂酰肌醇 -4,5- 二磷酸（phosphatidylinositol-4,5-bisphosphate，PIP$_2$）磷酸化形成磷脂酰肌醇 -3,4,5- 三磷酸（phosphatidylinositol-3,4,5-triphosphate，PIP$_3$）（图 5.19）。

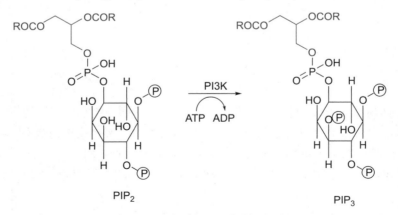

图 5.19　通过 PI3K 磷酸化 PIP$_2$

PIP$_3$ 保持与细胞膜结合，并充当细胞质蛋白的停靠位点，细胞质蛋白含有称为 Pleckstrin 同源结构域（Pleckstrin homology domain，PH 结构域）的区域。Akt［也称为蛋白激酶 B（protein kinase B，PKB）］（图 5.18）这种细胞质蛋白就是一种丝氨酸 - 苏氨酸激酶，在细胞存活和细胞凋亡抑制中起关键作用，因此它是多种癌症的重要因子。

一旦 Akt 与 PIP_3 结合，它就成为两种丝氨酸 - 苏氨酸激酶 [mTORC2 和 PDK1（磷酸肌醇依赖性激酶 1）] 的底物。这些激酶通过磷酸化丝氨酸和苏氨酸残基来激活 Akt，之后 Akt 磷酸化许多细胞内底物，如 mTOR。mTOR 是另一种丝氨酸 - 苏氨酸激酶，在许多包括代谢、转录、细胞生长和细胞分裂的生理过程中起着关键的调节作用。mTOR 的抑制剂将在 20.6.2.11 节中详细讲述。PI3K 信号转导过程中其他部分的抑制剂也正在作为潜在的抗肿瘤药物进行研究（20.6.2.5 节）。

另一种含有 PH 结构域的蛋白质是 Bruton 酪氨酸激酶（Bruton's tyrosine kinase，BTK）——B 细胞受体信号转导途径的一个组分（图 5.20）。一旦它与 PIP_3 结合，BTK 被激活并继续磷酸化磷脂酶 C_γ（phospholipase C_γ，PLC_γ）。然后 PLC_γ 水解 PIP_2 形成肌醇三磷酸和二酰甘油（与 5.3.1 节比较）。这是一个调节 B 细胞增殖和活化的刺激信号转导途径。抗肿瘤药物伊布替尼（ibrutinib）的靶标就是 BTK（20.6.2.5 节）。

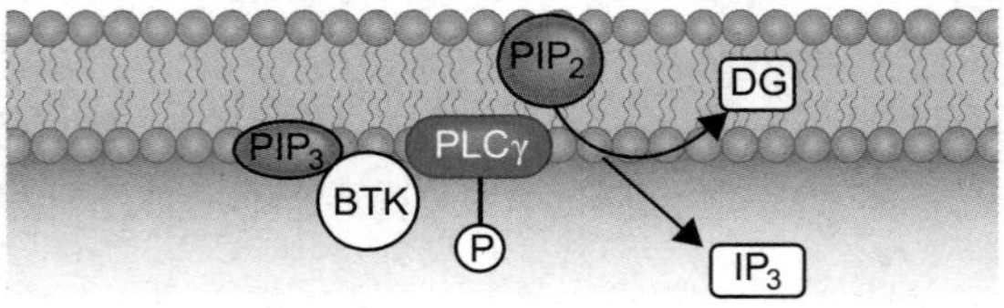

图 5.20 Bruton 酪氨酸激酶的激活

5.5 刺猬（hedgehog）信号通路

刺猬（hedgehog）信号通路存在于干细胞中，在细胞分化和器官发育中起重要作用（图 5.21）。它被一种称为刺猬（hedgehog）蛋白的蛋白质激活。hedgehog 蛋白有 3 种类型：音猬因子（sonic hedgehog，Shh），印度刺猬因子（Indian hedgehog，Ihh）和沙漠刺猬因子（desert hedgehog，Dhh）。分泌时，hedgehog 蛋白与称为 patched（PTCH）的膜结合蛋白受体相结合，该受体含有 12 个跨膜区。

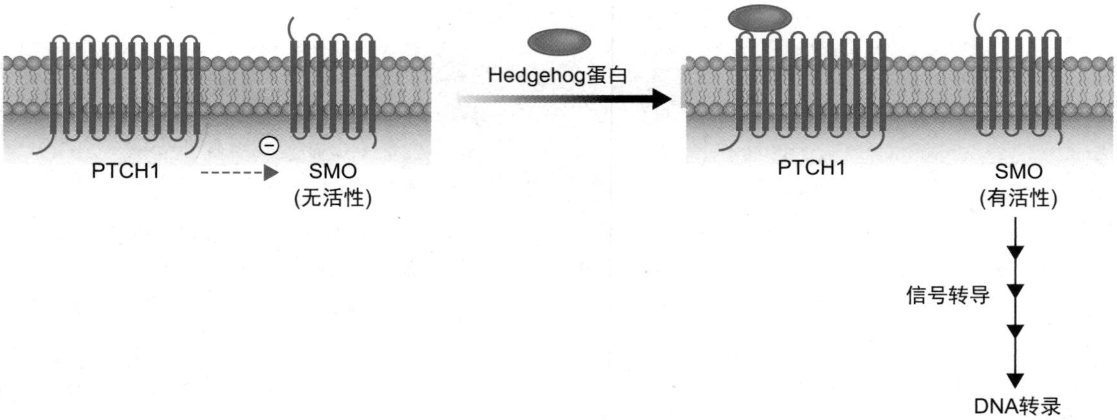

图 5.21 hedgehog 信号通路

PATCH 受体通常抑制 Smoothened（SMO）受体，SMO 受体就像 GPCR 一样，含有 7 个跨膜区域。然而，SMO 受体不是 GPCR，因为它不会激活 G 蛋白，因此被定义为 GPCR 样受体。当 hedgehog 蛋白与 PTCH 受体结合时，它会阻止 PTCH 抑制 SMO 受体，然后 SMO 可以启动影响基因转录的信号转导途径。目前已发现多种癌症中存在 hedgehog 途径异常活跃，因此阻断 SMO 的拮抗剂已被开发为抗癌剂（20.6.3 节）。

关键知识点

- 各种信号蛋白和酶将已激活的激酶受体上的磷酸化酪氨酸残基作为结合位点，与之结合并被激活。
- 小G蛋白在性质上与G蛋白相似，在静息状态下结合GDP，在激活状态下结合GTP。它们是由鸟嘌呤核苷酸交换因子激活的单一蛋白质。
- 一些激酶受体具有能够催化GTP转化为cGMP的细胞内活性位点。

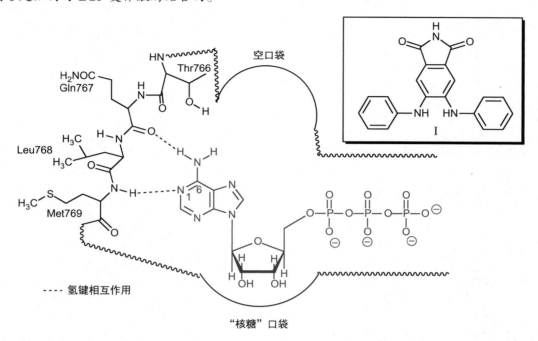

习题

1. 体内所产生的抗体可以识别生长因子受体的细胞外区域。抗体与受体的结合可阻止生长因子到达其结合位点并阻断其信号。然而，已经有研究观察到抗体有时会触发与生长因子相同的信号。为什么会这样？请参阅 7.7.2 节以了解抗体的结构。

2. EGF 受体激酶的 ATP 结合位点模型展示了 ATP 是如何与其结合的。已知结构 I 会抑制 ATP 的结合，阐述结构 I 是如何与 EGF 受体激酶结合的。

3. 像 Ras 这样的小 G 蛋白具有自催化特性，这意味着什么？如果失去该属性会有什么结果？

4. 法尼基转移酶是催化长疏水链与 Ras 蛋白连接的酶。这个链的作用是什么？如果该酶被抑制会产生什么影响？

5. 根据图 5.16 所示的信号转导途径，确定信号放大的位置。

6. cAMP 磷酸二酯酶可将 cAMP 水解为 AMP。这种酶的抑制剂对葡萄糖 -1- 磷酸的生成会产生什么影响（图 5.7）？

7. 通过基因工程可以产生部分丝氨酸残基被谷氨酸残基取代的酶。这种突变的酶具有永久活性，而天然酶仅在丝氨酸 - 苏氨酸蛋白激酶存在下才能显示出活性。请给出解释。

8. 解释为什么酪氨酸激酶能磷酸化蛋白质底物中的酪氨酸残基，而不是丝氨酸或苏氨酸残基。

拓展阅读

Cohen, P. (2002) Protein kinases—the major drug targets of the twenty-first century? *Nature Reviews Drug Discovery*, 1(4): 309-315.

Flower, D. (2000) Throwing light on GPCRs. *Chemistry in Britain*, November, 25.

George, S. R., O'Dowd, B. F., and Lee, S. P. (2002) G-protein-coupled receptor oligomerization and its potential for drug discovery. *Nature Reviews Drug Discovery*, 1(10):808-820.

Kenakin, T. (2002) Efficacy at G-protein-coupled receptors. *Nature Reviews Drug Discovery*, 1(2):103-110.

Neubig, R. R., and Siderovski, D. P. (2002) Regulators of G-protein signalling as new central nervous system drug targets. *Nature Reviews Drug Discovery*, 1(3): 187-197.

Schwarz, M. K., and Wells, T. N. C. (2002) New therapeutics that modulate chemokine networks. *Nature Reviews Drug Discovery*, 1(5): 347-358.

Takai, Y., Sasaki, T., and Matozaki, T. (2001) Small GTP binding proteins. *Physiological Reviews*, 81(1): 153-208.

Vlahos, C. J., McDowell, S. A., and Clerk, A. (2003) Kinasesas therapeutic targets for heart failure. *Nature Reviews Drug Discovery*, 2(2): 99-113.

第6章 核酸作为药物靶标

在本章中，我们将讨论核酸的结构和功能。作用于核酸的药物相关内容将在本书6.5节及其他章节中讨论。虽然大多数药物作用于蛋白质，但也有一些重要的药物直接作用于核酸。核酸有2种类型：DNA（脱氧核糖核酸）和 RNA（核糖核酸）。下面首先讨论 DNA 的结构。

6.1 DNA的结构

与蛋白质一样，DNA 具有一级、二级和三级结构。

6.1.1 DNA 的一级结构

DNA 的一级结构是由 DNA 砌块连接在一起形成的。然而，蛋白质有20种以上的砌块可供选择，但DNA 只有四种核苷：脱氧腺苷（deoxyadenosine）、脱氧鸟苷（deoxyguanosine）、脱氧胞苷（deoxycytidine）和脱氧胸苷（deoxythymidine）（图6.1）。每种核苷由两种组分——脱氧核糖（deoxyribose）和核酸碱基构成。四种核苷中的糖基相同，只有核酸碱基不同。碱基有四种：两个双环嘌呤［腺嘌呤（adenine）和鸟嘌呤（guanine）］和两个较小的嘧啶结构［胞嘧啶（cytosine）和胸腺嘧啶（thymine）］（图6.2）。

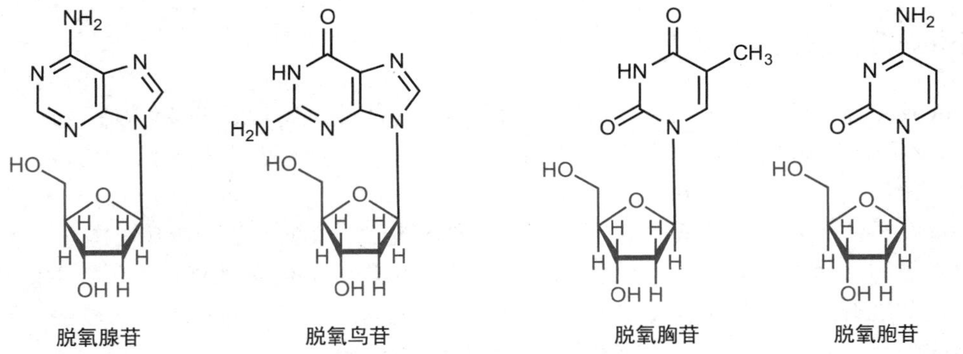

图6.1 核苷——DNA 的结构单元

核苷砌块通过磷酸基团连接在一起，磷酸基团将一个核苷的 5'- 羟基连接到下一个核苷的 3'- 羟基（图6.3）。由于只有四种类型的砌块，DNA 的一级结构远不如蛋白质的一级结构变化多端。因此，长期以来人们一直认为 DNA 在细胞生物化学中只起很小的作用，因为很难看出这样一个看似简单的分子如何与遗传密码有关。这个谜团的答案在于 DNA 的二级结构。

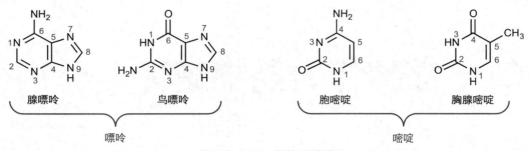

图 6.2　DNA 的核酸碱基

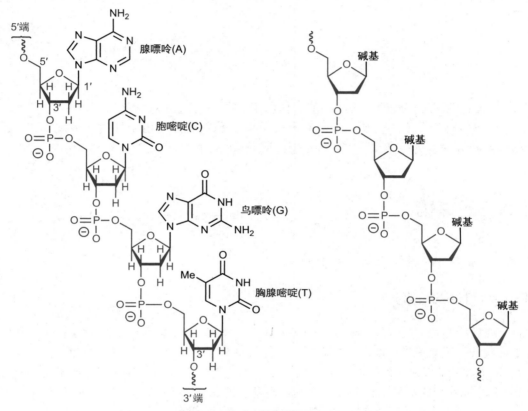

图 6.3　核苷通过磷酸基团连接

6.1.2　DNA 的二级结构

Watson 和 Crick 通过建立了一个符合所有已知实验结果的模型解决了 DNA 的二级结构。该结构由两条 DNA 链组成，形成恒定直径的双螺旋结构（图 6.4）。双螺旋具有大沟和小沟，这对于作为 DNA 嵌入剂的几种抗癌剂的作用十分重要（见 6.5 节）。

该结构关键在于两条链之间核酸碱基的配对。腺嘌呤通过两个氢键与胸腺嘧啶配对，而鸟嘌呤通过三个氢键与胞嘧啶配对。因此，双环嘌呤碱基总是与较小的单环嘧啶碱基连接，以保持双螺旋的恒定直径。通过将碱基对彼此堆叠进一步稳定双螺旋，从而使杂环面之间形成疏水相互作用。极性的糖 - 磷酸骨架则置于双链结构的外部，并且可以与水形成有利的极性相互作用。

腺嘌呤总是与胸腺嘧啶结合，胞嘧啶总是与鸟嘌呤结合，这意味着这些链是互补的。由此我们现在可以看到复制（replication，遗传信息的复制）是可行的。如果双螺旋解旋，可以在每条原始链上构建一条新的链（图 6.5）。换句话说，每一个原始的链都是构建一个新的、相同的双螺旋结构的模板。

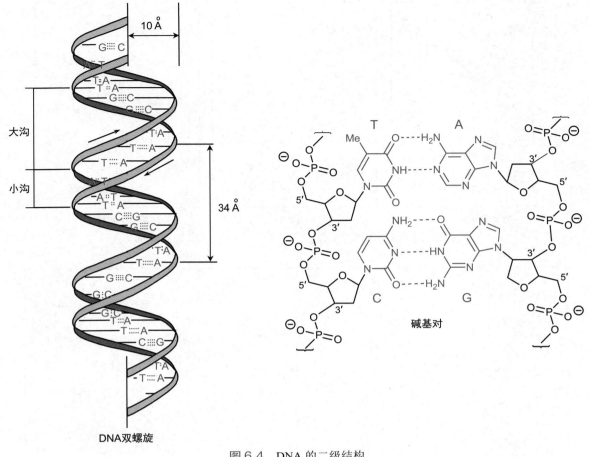

图 6.4　DNA 的二级结构

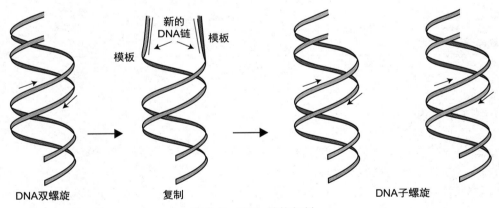

图 6.5　DNA 链的复制

　　DNA 的复制机制如图 6.6 和图 6.7 所示。模板链暴露出碱基，这些碱基与以三磷酸酯形式存在的单个核苷酸（又称为三磷酸核苷或核苷三磷酸）通过氢键作用形成碱基对。一旦核苷酸与碱基配对，就发生酶催化反应，新的核苷酸被拼接到生长中的互补链上，同时二磷酸基能作为良好的离去基团离去。值得注意的是，此过程中涉及的每一个新的核苷酸都是与生长链的 3′ 端相结合。

　　通过上述内容，我们现在可以知道遗传信息是如何代代相传的，但 DNA 如何编码蛋白质不那么明确。为什么仅有 4 个核苷酸能够编码超过 20 种氨基酸？答案就在三联体密码（triplet code）中。换句话说，氨基酸不是由一个核苷酸编码的，即而是由一组即三个核苷酸编码的。即有 64（4^3）种方式可以将 4 种核苷酸以 3 个为一组的形式排列，足以满足蛋白质合成需求。附录 2 显示了各种三联体标准遗传密码。本文将在 6.2 节中讲述密码子如何翻译并最终合成蛋白质。

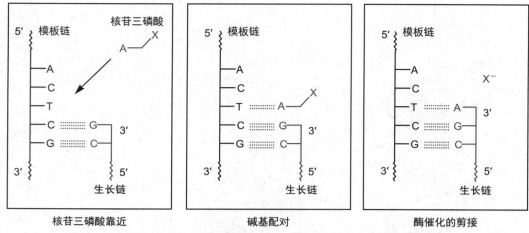

核苷三磷酸靠近   碱基配对   酶催化的剪接

图 6.6 核苷三磷酸的碱基配对与 DNA 复制中生长链的延伸

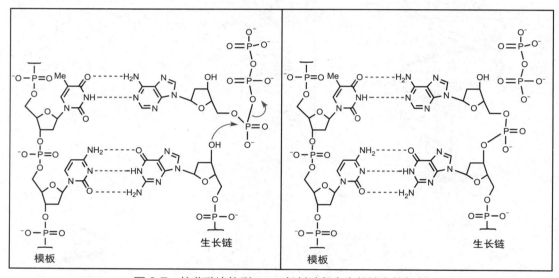

图 6.7 核苷酸连接到 DNA 复制过程中生长链中的机制

6.1.3 DNA 的三级结构

DNA 的三级结构常被忽视或忽略，但它对喹诺酮类抗菌药（6.6 节）和一些抗肿瘤药（6.5 ～ 6.6 节）很重要。DNA 是一个非常长的链状分子，以至于如果以线性分子的形式存在，就不能纳入细胞核。DNA 必须被盘绕成更紧凑的三维形状，以适应纳入细胞核——这一过程被称为超螺旋（supercoiling）。这一过程需要拓扑异构酶（topoisomerases）家族，来催化看似不可能的行为，将一股 DNA 螺旋穿过另一股。它们还可通过暂时切割 DNA 螺旋的一条或两条链来形成临时间隙，然后发生交叉再重新密封这条链。超螺旋可以有效储存 DNA，但如果要进行复制和转录（6.2.2 节），就必须再次解螺旋。如果未发生解旋，在复制和转录过程中发生的解旋过程［由解旋酶（helicase）催化］会使剩余 DNA 双螺旋的超螺旋增加而导致张力增加。可以通过拉开麻绳或绳子来演示这一原理。同样的，拓扑异构酶也负责催化解旋过程，因此抑制这两种酶可有效地阻断复制和转录过程。

拓扑异构酶 II（topoisomerase II）是一种哺乳动物酶，对 DNA 的有效复制至关重要。这种酶会结合到 DNA 双螺旋结构中相互接近的区域（图 6.8）。拓扑异构酶 II 与 DNA 双螺旋中的一条链结合，其酪氨酸残基可以切割 DNA 的两条链（图 6.9）。酶和双螺旋每条链的 5′ 端形成一个临时共价键，从而稳定 DNA。此时这些 DNA 链被拉向相反的方向，形成一个缺口，而完整的 DNA 链可以通过这个缺口。然后拓扑异构酶 II 重新封闭这些链并解离。

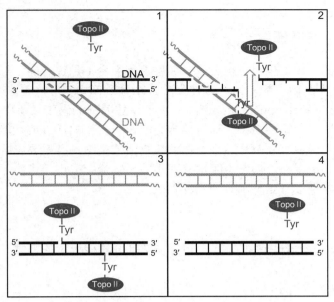

图 6.8 拓扑异构酶 Ⅱ 催化 DNA 链交叉的方法
注意，相同的酶以共价键连接到 DNA 的每条链上

拓扑异构酶 Ⅰ（topoisomerase Ⅰ）与拓扑异构酶 Ⅱ 相似，在 DNA 的复制、转录和修复过程中可以减轻 DNA 超螺旋的扭转应力。不同之处在于，它只能裂解双链 DNA 中的 1 条链，而拓扑异构酶 Ⅱ 能裂解 2 条链。该酶催化机制类似于图 6.9 所示的可逆酯交换反应，但该酶的酪氨酸残基连接到 DNA 链的 3′ 端，而不是 5′ 端。这就产生了一个单链断裂的"可裂解复合物"。通过让完整的 DNA 链穿过切口或通过 DNA 围绕未切割的链自由旋转来可以松弛扭转应力。一旦扭转应变被释放，拓扑异构酶 Ⅰ 就会重新连接切割的 DNA 链并离开。

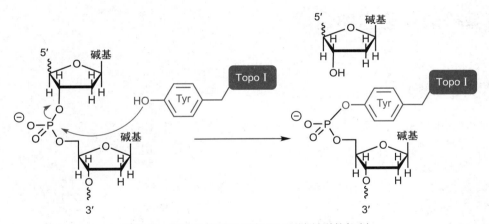

图 6.9 拓扑异构酶 Ⅰ 引起 DNA 链断裂的机制

拓扑异构酶 Ⅳ（topoisomerase Ⅳ）是一种与哺乳动物拓扑异构酶 Ⅱ 进行相同过程的细菌酶，是氟喹诺酮类抗菌药的重要靶标（6.6 节）。

6.1.4 染色质

到目前为止，主要关注于 DNA 的结构。然而，DNA 并不是细胞核内孤立的大分子。它与多种蛋白质有关，如染色质（图 20.5）结构中的组蛋白。组蛋白和相关 DNA 形成一种称为核小体（nucleosome）的结构，这种结构沿着染色质的延伸有规律地生成，并在 DNA 转录调控中起着至关重要的作用（20.7.3 节）。

6.1.5 遗传多态性与个性化医疗

复制的过程不是完美的，偶尔也会发生突变。如果这种突变不是致命的，那么将代代相传。这就导致不同的个体在基因序列上存在微小的差别。总体而言，个体之间每一千个碱基对中就有一个碱基对的差异，这被称为遗传多态性（genetic polymorphism）。由于核酸碱基编码蛋白质中氨基酸，在该水平上的差异可能导致不同的氨基酸被引入蛋白质中，这可能会影响该蛋白质的活性或功能（3.5.7 节和 4.11 节）。遗传多态性对个体对疾病的易感性以及对最适合个体的药物治疗类型具有重要影响。详细了解患者的基因组为预测和预防疾病，以及为患者在疾病发生时选择理想的药物治疗提供了可能，这就是所谓的个性化医疗（personalized medicine）（参见 12.1.4.4 节和 20.1.11 节）。

🌱 **关键知识点**

- DNA的一级结构由一个糖-磷酸骨架与连接到每个糖基上的核酸碱基组成。糖是脱氧核糖，碱基是腺嘌呤、胸腺嘧啶、胞嘧啶和鸟嘌呤。
- DNA的二级结构是双螺旋结构，其中核酸碱基堆叠在中心，并使得腺嘌呤与胸腺嘧啶以及胞嘧啶与鸟嘌呤相互配对。氢键作用使碱基配对，碱基堆叠之间存在范德华相互作用。糖-磷酸骨架和周围水之间发生极性相互作用。
- DNA双螺旋结构卷曲成三级结构。双螺旋的盘绕和解旋需要拓扑异构酶。
- DNA从母代复制到子代被称为复制。亲本DNA分子的每条链可都充当新生的子DNA分子的复制模板。
- 遗传密码由核酸碱基组成，其在蛋白质合成过程中以三个一组的形式读取。每个三联体密码子编码一个特定的氨基酸。
- 了解患者的基因组为预测疾病和确定最佳治疗方法提供了可能性。这就是所谓的个体化医疗。

6.2 核糖核酸与蛋白质合成

6.2.1 RNA 的结构

RNA 的一级结构与 DNA 相同，但有 2 个例外：糖组分是核糖（ribose）（图 6.10）而不是脱氧核糖（deoxyribose）；尿嘧啶（uracil）（图 6.10）取代胸腺嘧啶作为碱基之一。

在 RNA 的核酸碱基之间配对中，腺嘌呤与尿嘧啶配对，胞嘧啶与鸟嘌呤配对。然而，配对是在同一链内的碱基之间，但不会在分子的整个长度上发生（如图 6.11）。因此，RNA 不是双螺旋，但它确有螺旋二级结构区域。

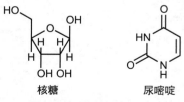

核糖　　**尿嘧啶**

图 6.10　核糖和尿嘧啶

由于沿着 RNA 链的二级结构长度不均匀，这使得 RNA 三级结构可以有更多的变化。主要有 3 种具有不同细胞功能的 RNA 分子，分别为信使 RNA（messenger RNA，mRNA）、转运 RNA（transfer RNA，tRNA）和核糖体 RNA（ribosomal RNA，rRNA）。这三种分子对蛋白质合成过程至关重要。虽然 DNA 含有蛋白质的遗传密码，但它不能直接合成蛋白质。相反，RNA 扮演了 DNA 和蛋白质之间关键的中间人的角色。这被称为分子生物学的中心法则（central dogma）。

腺嘌呤、胞嘧啶、鸟嘌呤和尿嘧啶碱基存在于 mRNA 中，在 rRNA 和 tRNA 中占主导地位。然而，tRNA 还含有一些不太常见的核酸，如图 6.11 所示。

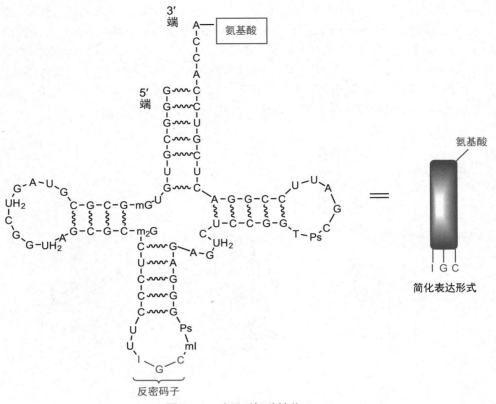

图 6.11 酵母丙氨酸转移 RNA

其中曲线表示碱基配对（mI＝甲基肌苷；I＝肌苷；UH₂＝二氢尿嘧啶核苷；
T＝胸腺嘧啶核糖核苷；Ps＝假尿苷；mG＝甲基鸟苷；m₂G＝二甲基鸟苷）

6.2.2　转录与翻译

mRNA 分子代表合成单一蛋白质所需遗传信息的拷贝。它的作用是将所需的遗传密码从细胞核带到称为内质网（endoplasmic reticulum）的细胞器中，蛋白质在内质网上的核糖体（ribosome）上产生。被复制的 DNA 片段称为基因。DNA 双螺旋解开，暴露出的单链 DNA 作为模板，在其上构建 mRNA（图 6.12），此过程称为转录（transcription）。转录一旦完成，mRNA 离开细胞核寻找核糖体，而 DNA 重新形成双螺旋。

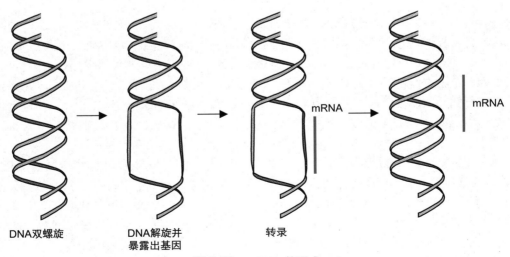

图 6.12　mRNA 的形成

核糖体 RNA（rRNA）是三种 RNA 中最丰富的一种，是核糖体的主要成分，可以看作是蛋白质的生产场所，这一过程被称为翻译（translation）。核糖体与 mRNA 分子的一端结合，然后沿着它移动到另一端，每读取一个三联体密码，并催化一个氨基酸用来构建蛋白质分子（图 6.13）。哺乳动物核糖体由两个部分组成，分别为 60S 和 40S 亚基，二者结合形成 80S 核糖体。在细菌细胞中，核糖体较小，由 50S 和 30S 亚基组成，二者组合形成 70S 核糖体。50S 等术语是指各种结构的沉降特性，与大小和质量相关，但不是定量的，这就是为什么 60S 和 40S 亚基可以结合形成 80S 核糖体的原因。

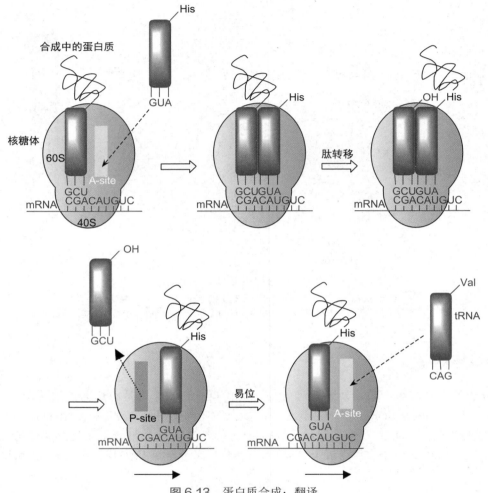

图 6.13　蛋白质合成：翻译

rRNA 是核糖体每个亚基的主要成分，占核糖体质量的三分之二。40S 亚基包含一个大的 rRNA 分子和几个蛋白质，而 60S 亚基包含三个不同大小的 rRNA，同样含有相应的蛋白质。rRNA 的二级结构包括大量的碱基配对［双链区域（duplex regions）］，从而形成一定的三级结构。曾经有一段时间，人们认为 rRNA 只起到了结构上的作用，而蛋白质作为酶的角色来催化翻译过程。在结构上，rRNA 的确有着重要的作用。目前已知是 rRNA，而不是核糖体蛋白，发挥着重要的催化作用。实际上，进行翻译的核糖体的关键位点几乎全都由 rRNA 组成。其中的蛋白质结构细长，在核糖体中盘曲蜿蜒，对翻译过程有微调作用。

转移 RNA（tRNA）是关键的适配器单元，它将 mRNA 上的三联体密码与特定的氨基酸连接起来。这意味着每种氨基酸必须对应不同的 tRNA。所有的 tRNA 均为三叶草型，在分子的两端有两个不同的结合区域（如图 6.11），一个结合区域用于结合氨基酸，其与腺苷末端残基以共价键相连接；另一个结合区域是一组三联体碱基［称为反密码子（anticodon）］，可与 mRNA 分子上的互补三联体碱基配对。具有特定反密码子的 tRNA 始终与对应的同一氨基酸相连。

接下来我们将更加详细地介绍翻译的过程。首先，rRNA 沿着 mRNA 链移动，逐一识别 mRNA 上的三联体密码。图 6.13 标示了三联密码子 CAU 及与之相关的 A 位点（A-site）的结合位点。其中 A 代表 tRNA 与氨基酸之间形成的氨酰基。任何 tRNA 分子都可以进入该位点，但只有当它具有能与 mRNA 上暴露的三联体碱基配对的反密码子时才会被接受。在这种情况下，A 位点接受具有反密码子 GUA 的 tRNA 并将组氨酸连接到肽链上。到目前为止，产生的肽链连接在同一个 tRNA 分子上，该 tRNA 分子与核糖体上的 P 位点（P-site，P 代表肽基）结合，在 rRNA 催化下发生转移，肽链被转移至组氨酸上（图 6.14）。随后，占据 P 位点的 tRNA 离去，核糖体沿着 mRNA 移位以显示下一个三联体密码，该过程称为易位（translocation）。由此持续直到将整个链的遗传信息读取完毕。最后，新合成的蛋白质从核糖体中释放，整个过程重新开始。转录和翻译的全过程总结见图 6.15。

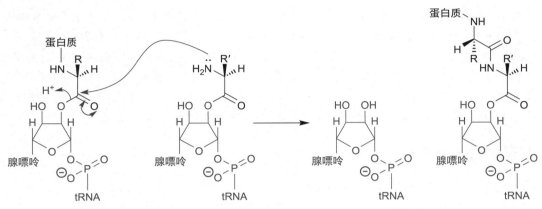

图 6.14　合成中的蛋白质被转移到下一个氨基酸上的机制

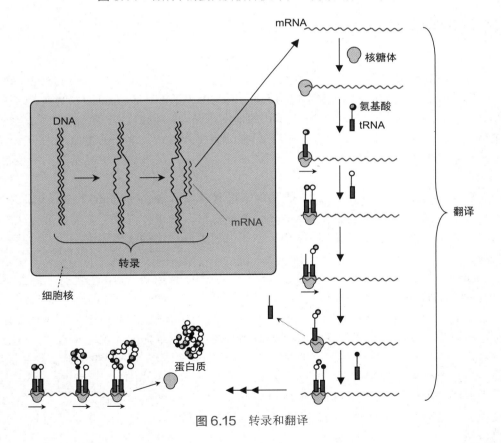

图 6.15　转录和翻译

6.2.3　核小 RNA

转录之后，翻译之前，mRNA 分子通常会被修饰。这涉及剪接操作，即切除 mRNA 的中间部分

[内含子（intron）] 并将剩余的 mRNA 分子 [外显子（exon）] 的末端拼接在一起（图 6.16）。

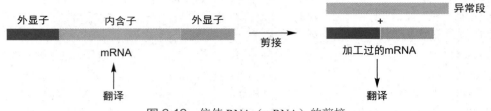

图 6.16　信使 RNA（mRNA）的剪接

剪接过程需要称为剪接体（spliceosome）的 RNA- 蛋白质复合物参与。参与形成该复合物的 RNA 分子被称为核小 RNA（small nuclear RNAs，snRNA）。顾名思义，它们是在细胞核中产生的由少于 300 个核苷酸构成的小 RNA 分子。snRNA 在剪接体中的作用是与 mRNA 的特定区段碱基配对，使得 mRNA 在剪接过程中能被更恰当的控制和校对。剪接位点由其核苷酸序列识别，但有时 DNA 中的突变可能会在 mRNA 的其他位置产生新的剪接位点。这使剪接过程发生错误，最终产生 mRNA 改变和蛋白质缺陷。一般认为，大约 15% 的遗传性疾病是由于导致剪接缺陷的突变引发的。

6.2.4　RNA 的调节作用

近年来，发现 RNA 在基因表达中还具有调节作用。这一点将在 6.11.2 节中介绍。

6.3　遗传性疾病

许多遗传性疾病是由于遗传异常导致体内不表达特定蛋白质或表达缺陷蛋白质造成的。例如，白化病（albinism）是一种皮肤、头发和眼睛缺乏色素的疾病。它与酪氨酸酶（tyrosinase）的缺乏有关。酪氨酸酶是一种含铜酶，可催化黑色素（melanin）合成过程的前两个阶段。根据目前的鉴定结果，至少有 90 种酪氨酸酶基因突变会导致无活性酶的表达。三联体密码中的突变会导致其编码的蛋白质中一个或多个氨基酸的改变，如果这些氨基酸对酶的活性重要，便会丧失活性。其中，活性位点中氨基酸的突变是最可能导致活性丧失的。

苯丙酮尿症（phenylketonuria）是因体内的苯丙氨酸羟化酶（phenylalanine hydroxylase）缺少或不足而引起的遗传性疾病。通常，该酶能将苯丙氨酸转化为酪氨酸。如果体内缺乏苯丙氨酸羟化酶，苯丙氨酸的血液水平会与其相关的代谢产物（如苯丙酮酸）一同显著上升。这种疾病如果不及时治疗，会导致严重的精神发育迟滞。

血友病（haemophilias）是一种表现为凝血因子缺乏的遗传性疾病，患者在受伤之后会不受控制地出血。在过去，这种疾病的患者很可能在他们青年时期就会死亡。而现如今通过适当的治疗，患者的预期寿命也可以与正常人无异。对于严重病例，可以通过定期静脉注射相关的凝血因子而得到治疗。对症状不太严重的情况，可以在受伤时输血来避免危险。凝血因子通常从血浆提取，这意味着血友病患者易受带病血液样本的感染。例如，在 1979 至 1985 年期间，英国有 1200 多人因使用污染的血液制品而感染 HIV 病毒，同样，他们也容易受到乙型和丙型肝炎病毒的感染。在 20 世纪 90 年代，通过重组 DNA 技术（6.4 节）成功地合成了凝血因子，现在已成为消除感染风险的首选药物。令人遗憾的是，一些患者会对注射的凝血因子产生免疫反应，这对其应用产生了阻碍。基因治疗指向体内引入一种能正常编码的凝血因子基因，使其可以在体内自然产生（见 6.4 节）。目前该方法正在进行临床试验以评估其是否可用在疾病的治疗之中。

肌肉萎缩症（muscular dystrophy）也是一种遗传性疾病，每 3500 名男性中就会有 1 名患此疾病。该病的特点是缺乏一种称为抗肌萎缩蛋白（dystrophin）的蛋白质，它在细胞中具有重要的结构作用，其缺失会导致肌肉的坏死。目前也在考虑将基因治疗应用在这种疾病中。

许多癌症也与遗传缺陷相关，它们会导致细胞中的分子信号缺陷。第20章中会对此进行更全面的介绍。

6.4 分子生物学和基因工程

在过去的几年中，分子生物学和基因工程的快速发展对药物化学产生了重要影响。目前可以克隆特定基因并使这些基因融入快速生长细胞的 DNA 中，从而使由这些基因编码的蛋白质在修饰细胞中表达。随着细胞快速生长，大量所需蛋白质产生，这也方便了它们的分离、纯化和结构测定。在应用这些技术之前，由于蛋白质的含量较低，很难从亲本细胞中分离和纯化大量蛋白质。即使分离成功，极低的产量也使蛋白质结构的分析和作用机制的阐明十分困难。分子生物学和重组 DNA 技术的发展使这一状况有所改善。

重组 DNA 技术（recombinant DNA technique）让科学家得以操纵 DNA 序列以修饰 DNA 或产生全新的 DNA。该技术主要利用限制酶（restriction enzyme）和连接酶（ligase）两种天然酶实现（图 6.17）。限制酶识别 DNA 分子中特定的碱基序列，并在双螺旋的每条链中切割特定的糖 - 磷酸酯键。对于一些限制酶，其切割的切口并不平齐，两个链之间切口有所交错，导致每个链在切口处都有未成对碱基形成的"尾巴"。由于每个"尾巴"碱基之间是能够互补并能互相识别的，因此将这样的切口称为黏性末端。如果对不同的 DNA 分子用相同的限制酶进行切割，并将所得的片段混合在一起。由于这些片段具有相同的黏性末端，它们彼此识别并碱基互补配对，该过程称为退火（annealing）。退火之后，再用连接酶处理混合物，修复糖 - 磷酸酯键，形成新的 DNA 分子。

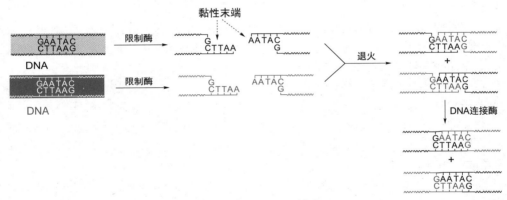

图 6.17　重组 DNA 技术

如果目标 DNA 分子不具有限制酶识别的所需序列，则可以使用连接酶将人工合成的含有该序列的 DNA 连接子添加到分子的任一末端。该处理方法和前述用限制酶处理方法一样（如图 6.18）。

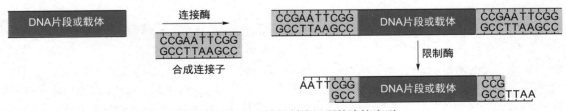

图 6.18　加入可被限制酶识别的连接序列

该技术可以应用在许多方面，其中一个应用是使人的特定蛋白质基因在细菌细胞中扩增和表达。为此，需要将基因导入细菌细胞。该过程使用能将基因携带到细胞中的合适载体（vector）来完成。目前有 2 种合适的载体——质粒（plasmid）和噬菌体（bacteriophage）。质粒是一种环状 DNA 片段，其可以自然地在细菌细胞之间转移并将自身的遗传信息转移到细胞的染色体之中。因为该 DNA 是环状的，故人类基因的 DNA 可以通过上文所述的方法插入载体 DNA 之中（如图 6.19）。噬菌体是能感染细菌细胞的病毒。

它的种类多样，但均可以使用相同的重组 DNA 技术将人的 DNA 插入病毒 DNA 之中。

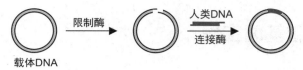

图 6.19　通过重组 DNA 技术将人类基因插入到质粒中

无论使用哪种载体，都可以将经过修饰的 DNA 导入细菌细胞，在其中复制并扩增（图 6.20）。例如，一旦带有修饰过的核酸的噬菌体感染细菌细胞，它们就会取代细胞的生化过程，从而产生其自身及其核酸的多个拷贝。

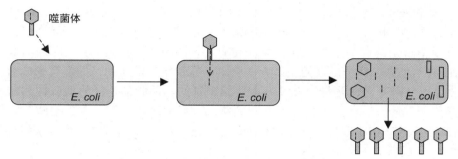

图 6.20　用噬菌体感染大肠埃希菌（*E.coli*）

目前可以将人类基因导入细菌细胞，使这些基因掺入细菌的 DNA 中，并像细菌细胞自身的 DNA 一样进行表达。这使得人类的蛋白质得以大量产生。这些蛋白质随后可用于下文将要提到的药用目的中。另外，还可以引入修饰的基因使其表达修饰的蛋白质，以观察突变对蛋白质的结构和功能的影响。

接下来将介绍基因工程在医学领域的一些应用。

① 生产重要蛋白质（harvesting important proteins）。目前，重要激素或生长因子的基因，如胰岛素和人类生长因子（human growth factor）基因，已被整合进入一些快速生长的单细胞生物中。这使得这些蛋白质可以被大量生产，从而上市并临床应用于对这些重要激素缺乏的患者。基因工程对单克隆抗体的生产也起着至关重要的作用（11.8.3 节）。

② 基因组学和新蛋白质药物靶标的鉴定（genomics and the identification of new protein drug targets）。如今，利用克隆技术分离和鉴定一系列信号蛋白、酶和受体并非难事，这也使得越来越多的同工酶和受体亚型被鉴定出来，这为未来提供了许多潜在的药物靶标。人类基因组计划（Human Genome Project）实现了人类 DNA 的定位（2000 年已完成），许多人之前未曾了解的新蛋白质也由此被发现。这些新蛋白质也可能会提供潜在的药物靶标。研究从基因组学中发现的新蛋白质的结构和功能的科学称为蛋白质组学（proteomics）（2.6 节）。

③ 靶蛋白分子机制的研究（study of the molecular mechanism of target proteins）。基因工程可以使蛋白质的特定氨基酸改变，从而实现蛋白质的受控突变。这使研究人员得以确定哪些氨基酸对酶活性或受体结合有重要的影响；反过来也有助于更好地理解酶和受体如何在分子水平上发挥作用。

④ 体细胞基因治疗（somatic gene therapy）。体细胞基因治疗使用载体病毒将健康基因转移到体内具有相应的缺陷基因的细胞中。一旦载体病毒感染了细胞，健康基因便会插入宿主 DNA 中进行转录和翻译。这种方法在癌症、艾滋病和囊性纤维化等与遗传缺陷有关的疾病的治疗具有很大的潜力。然而，目前该方法仍局限于实验室内的研究中，将其应用于临床还有很长的路要走。目前其还有若干问题需要解决，例如：如何使病毒特异地靶向于缺陷细胞，如何使基因受控制地插入宿主 DNA，如何在 DNA 中调节基因表达，以及如何避免免疫反应对载体病毒的作用。受在美国进行临床试验期间发生的青少年志愿者死亡事件的影响，该领域的进展在 1999 年后显著下降。志愿者对试验中使用的载体病毒产生过敏反应而导致了死亡。因此，目前的研究在尝试使用不易引起免疫反应的人工病毒。另外还进行了非病毒

载体的研究，使用名为环糊精的笼状分子。此外，将脂质、聚氨基酯、甘氨酸聚合物和碳富勒烯作为载体的研究也在进行之中。

🌸 关键知识点

● RNA的一级结构与DNA类似，但它含有的是核糖而非脱氧核糖。在RNA中，尿嘧啶替代了胸腺嘧啶，其他碱基的含量也较低。

● 碱基配对和部分螺旋二级结构可以在RNA结构内形成。

● RNA主要有三种类型，即信使RNA（mRNA）、转移RNA（tRNA）和核糖体RNA（rRNA）。

● 转录是将DNA为信息拷贝成mRNA的过程。mRNA将指导合成蛋白质所需的遗传信息从细胞核携带到内质网之中。

● rRNA是核糖体的主要成分，核糖体是蛋白质合成场所，核糖体沿mRNA移动，依次翻译每一个三联体密码。

● tRNA可以翻译mRNA中的编码信息，它们含有由三个核酸碱基组成的反密码子，可与mRNA上的三联体密码互补结合。每个tRNA可以携带一个特定的氨基酸，由其含有的反密码子所确定。

● 蛋白质的合成过程称为翻译。蛋白质链从一个tRNA转移到下一个tRNA的氨基酸上，逐渐延长，最终合成完整的蛋白质分子后释放。

● 基因工程目前已被用于生产医学目的的一些重要激素，新药物靶标的鉴定，蛋白质结构和功能研究以及基因治疗中。

尽管蛋白质是临床药物的主要靶标，但是在抗癌和抗菌治疗中，许多重要的药物作用靶标是核酸（见18.7节、18.8节和20.2节）。本章后半部分将主要介绍部分药物的作用机制。更多的信息和临床方面在第18章和第20章介绍。

首先讨论与DNA相互作用的药物。一般来说，这些药物可以分为以下几类：

① 嵌入剂；
② 拓扑异构酶毒剂（非嵌入）；
③ 烷化剂；
④ 链剪切剂；
⑤ 链终止剂。

6.5 作用于DNA的嵌入剂

嵌入剂药物是含有平面或芳杂环特征的化合物，其在DNA双螺旋的碱基对层之间滑动。有些药物倾向于通过大沟接近DNA，其他的则更倾向于通过小沟插入DNA。一旦这些药物插入到核酸的碱基对中，结构中的芳香环或者芳杂环会与上下碱基对通过范德华相互作用被固定。有一些嵌入剂含有带电基团，可以和DNA骨架中的带电磷酸基作用，从而使相互作用加强。一旦形成嵌入结构，会发生一些其他过程，使转录和翻译无法进行，最终导致细胞死亡。以下举一些DNA嵌入剂的例子。

原黄素（proflavine）（图6.21）是氨基吖啶类（aminoacridines）抗菌药物的一个例子，在第一次和第二次世界大战期间被用于治疗深层表面伤口。它们在预防感染和减少许多伤口感染导致的死亡方面非常有效。原黄素在pH=7时完全解离，并直接与细菌DNA相互作用。其结构中的平面三环嵌入DNA碱基对之间，并通过范德华力与它们相互作用，而氨基阳离子与糖-磷酸骨架上的带负电荷的磷酸基团形成离子键。一旦插入，原黄素使DNA双螺旋扭曲，并阻止正常的转录和翻译。

放线菌素D（dactinomycin，actinomycin D）（图6.22）是一种天然存在的抗生素，1953年首次从微小链霉菌（*Streptomyces parvullus*）中分离出来，并被证明是有效的儿童抗癌药物。它的结构中包含了两个环状五肽，但是更重要的部分是一个平面的三环杂环结构，该结构可通过与DNA中的小沟插入到双螺旋中。它有利于与鸟嘌呤 - 胞嘧啶碱基对相互作用，特别是螺旋交替链上的两个相邻鸟嘌呤碱基之间的相互作用。通过 DNA 的核酸碱基和位于螺旋外侧的环状五肽之间的氢键相互作用，将药物分子更牢固地结合在该位置。其中鸟嘌呤的 2- 氨基在结合中起着重要的作用。这样得到的结合复合物非常稳定，并且可以防止双螺旋打开，阻止了 DNA 依赖的 RNA 聚合酶催化信使 RNA（mRNA）的合成，从而阻止转录。

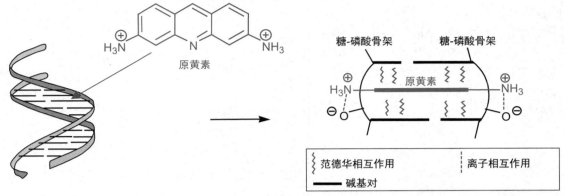

图 6.21　原黄素（proflavine）与 DNA 的相互作用

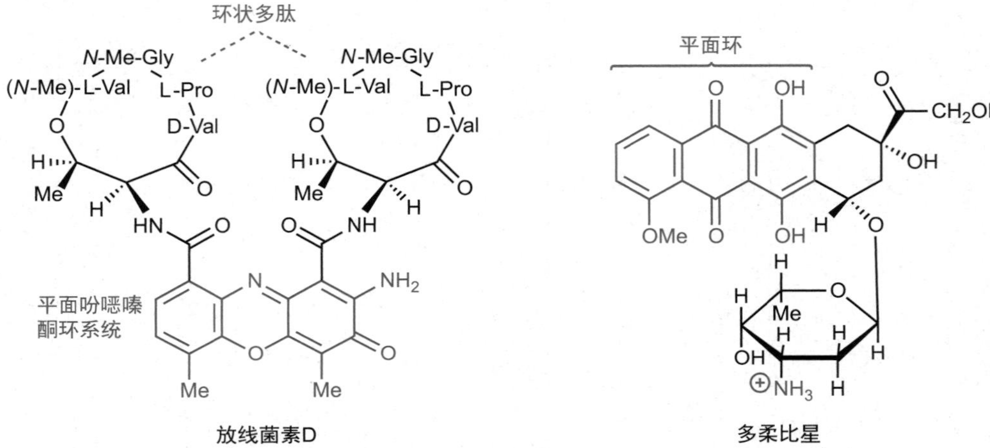

图 6.22　放线菌素 D 和多柔比星

多柔比星（doxorubicin）（图 6.22）是迄今发现的最有效的抗肿瘤药物之一，是蒽环类（anthracyclines）的天然抗生素的一种。于 1967 年首次从波赛链霉菌（*Streptomyces peucetius*）中分离出来，结构中含有 4 个环，其中 3 个环是平面的。该药物通过双螺旋的大沟接近 DNA，并通过平面三环插入 DNA 中。糖上的带电荷的氨基也很重要，它与 DNA 骨架的带负电荷的磷酸基团形成离子键。缺乏氨基糖的化合物活性较差的事实支持了这一点。多柔比星的插入会阻止拓扑异构酶 Ⅱ（topoisomerase Ⅱ）的正常作用，该酶是一类对细胞复制和分裂至关重要的酶。该酶的作用机制参见 6.1.3 节中的介绍，包括 DNA- 酶复合物的形成，其中酶和 DNA 以共价键相连。当多柔比星嵌入 DNA 中时，它可以稳定 DNA- 拓扑异构酶复合物，并使该过程停滞。诸如多柔比星之类的药物之所以被称为拓扑异构酶 Ⅱ 毒剂而不是抑制剂，是因为它们并不能直接阻止酶的作用。本书还介绍了多柔比星及其类似物的其他作用机制，见 20.2.1 节。

博来霉素（bleomycin，图 6.23）是一种复杂的天然产物，于 1962 年从轮枝链霉菌（*Streptomyces verticillus*）中分离得到，是少数几种不会引起骨髓抑制的抗肿瘤药物之一。它的结构中有能嵌入 DNA 的双噻唑环体系。一旦结构嵌入到 DNA 中，伯胺、嘧啶环和咪唑环的氮原子就会螯合亚铁离子，然后亚铁离子与氧作用被氧化成三价铁离子，产生超氧化物或羟基自由基。这些高活性物质从 DNA 中夺取氢原子，导致 DNA 链被切割，特别是在嘌呤和嘧啶核苷酸之间。博来霉素似乎也能防止 DNA 连接酶（DNA ligase）修复产生的损伤。

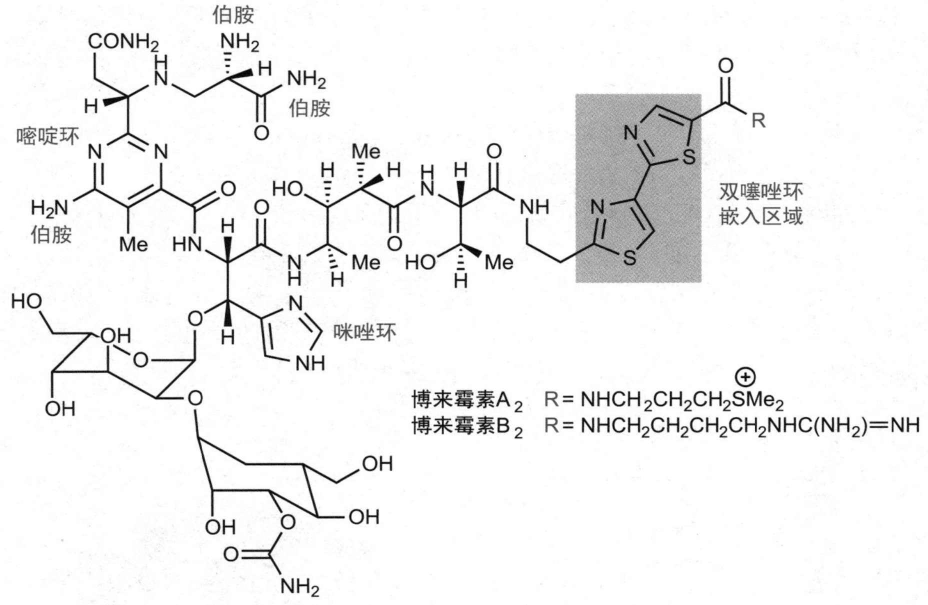

图 6.23 博来霉素

6.6 拓扑异构酶毒剂：非嵌入

以下结构被归类为拓扑异构酶的毒剂而非抑制剂，是因为它们可稳定 DNA 和拓扑异构酶之间形成的正常瞬时可裂解复合物，从而抑制 DNA 链的重新连接（6.1.3 节）。在 6.5 节中已提到了拓扑异构酶毒剂，讨论了蒽环类抗生素。在本节中，将详细介绍非嵌入 DNA 结构的拓扑异构酶毒剂。然而，由于 DNA 是靶标复合物的一部分，可以将这些毒剂视为靶向 DNA 以及拓扑异构酶。

抗肿瘤药物依托泊苷（etoposide）和替尼泊苷（teniposide）（图 6.24）属于鬼臼毒素类（podophyllotoxins）化合物，是表鬼臼毒素（epipodophyllotoxin，一种天然存在的鬼臼毒素的异构体）的半合成衍生物。这 2 种药物均作为拓扑异构酶毒剂。被认为是通过 4'- 酚基氧化的自由基和产生半醌自由基过程引起 DNA 链断裂。4'- 甲氧基结构无活性的事实也支持该观点。糖苷部分的存在也增加了诱导断裂的能力。

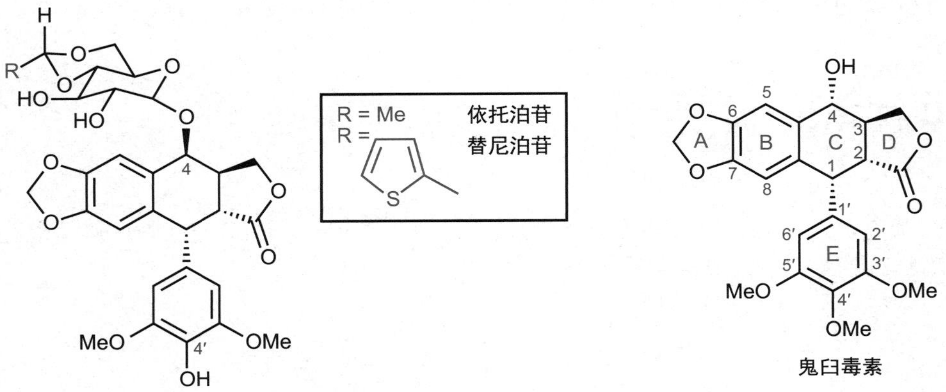

图 6.24 鬼臼毒素

喜树碱（camptothecin）（图 6.25）是 1966 年从中国的灌木喜树（*Camptotheca acuminata*）中提取得到的一种天然产物。它稳定了 DNA 和拓扑异构酶 I（topoisomerase I）之间形成的可裂解复合物（复制叉）（6.1.3 节），使断裂的 DNA 单链在细胞中积累。如果药物离开结合点，这些损伤可以被修复，但是如

果细胞在药物 - 酶 -DNA 复合物存在时进行复制，则会发生不可逆的双链断裂，最终导致细胞死亡。喜树碱的半合成类似物（20.2.2.2 节）已经在临床上用作抗肿瘤药。

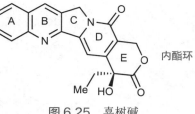

图 6.25　喜树碱

喀诺酮类（quinolones）抗菌药和氟喀诺酮类（fluoroquinolones）抗菌药（18.8.1 节）是合成抗菌药，通过稳定细菌拓扑异构酶和 DNA 形成的复合物，从而抑制细菌 DNA 复制和转录。抑制作用是通过药物、酶和结合 DNA 形成的三元复合物发生的（图 6.26）。氟喀诺酮类药物的结合位点只在酶将 DNA 链"剪切"以后且准备好旋转时才暴露出来，此时 4 个氟喀诺酮分子堆叠排列结合，从而使它们的芳香环可以共平面。氟喀诺酮的羰基和羧酸基团通过氢键与 DNA 相互作用，而 6 位的氟取代基、7 位的取代基和羧酸根离子参与酶的结合相互作用。

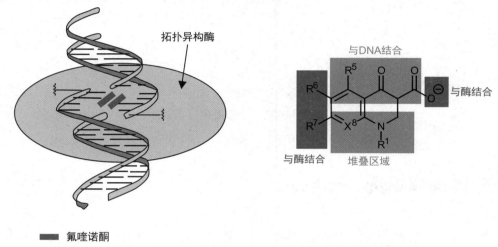

图 6.26　DNA- 拓扑异构酶 - 氟喀诺酮形成的复合物（R^6=F）

关键知识点

- 嵌入剂药物一般含有芳香环或者芳杂环体系，从而使其可以在DNA双螺旋的碱基对上滑行。
- 蒽环类药物作为拓扑异构酶毒剂的嵌入剂，稳定由DNA和酶组成的可裂解复合物。
- 博来霉素是一类可以螯合亚铁离子形成复合物的嵌入剂药物，这类复合物产生的活性氧能切割DNA链。
- 依托泊苷和替尼泊苷是作为拓扑异构酶Ⅱ毒剂的非嵌入剂药物。
- 喜树碱是作为拓扑异构酶Ⅰ毒剂的非嵌入剂药物，它在DNA单链切口处稳定酶-DNA复合物。

6.7　烷化剂和金属化试剂

烷化剂是强亲电试剂，与亲核试剂反应形成强共价键。亲电试剂可以与 DNA 碱基上存在的一些亲核基团（尤其是鸟嘌呤的 *N*-7）反应（图 6.27）。

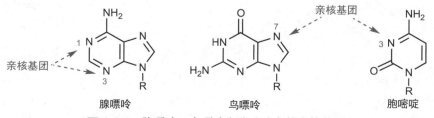

图 6.27　腺嘌呤、鸟嘌呤和胞嘧啶上的亲核基团

具有两个烷基化基团的药物可以与每条 DNA 链上的碱基反应形成交联链，从而破坏复制或转录。或者，药物也可以连接同一条链上的两个亲核基团，像帽子一样连接到 DNA 螺旋的一侧，使该部分 DNA 的转录和翻译所需的酶催化位点被覆盖。

烷基化鸟嘌呤也可能引起 DNA 的错误编码。鸟嘌呤碱基通常以酮互变异构体存在，使其与胞嘧啶碱基配对。然而一旦鸟嘌呤被烷基化就更倾向于形成烯醇构型，更易与胸腺嘧啶配对（图 6.28）。这种错误编码导致蛋白质的氨基酸序列发生改变，从而使蛋白质结构和功能被破坏。

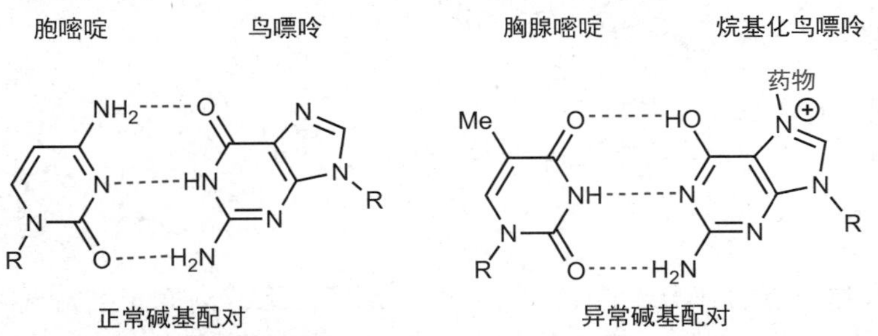

图 6.28　鸟嘌呤的正常碱基配对和异常碱基配对

遗憾的是，烷化剂既可以使 DNA 烷基化，也可以使蛋白质上的亲核基团烷基化，这意味着它们具有较差的选择性，并具有毒副作用，甚至可以致癌。然而，烷化剂仍用于治疗癌症（20.2.3 节）。以下是一些烷基化 DNA 的药物案例（参见案例研究 4 中烷基化 DNA 的抗寄生虫药物）。

6.7.1　氮芥类

氮芥之所以得名，是因为它们与第一次世界大战期间使用的含硫芥子气有关。1942 年，氮芥类化合物氮芥（chlormethine）（图 6.29）是第一个药用烷化剂，但由于有关所有氮芥类保密原因，直到战后

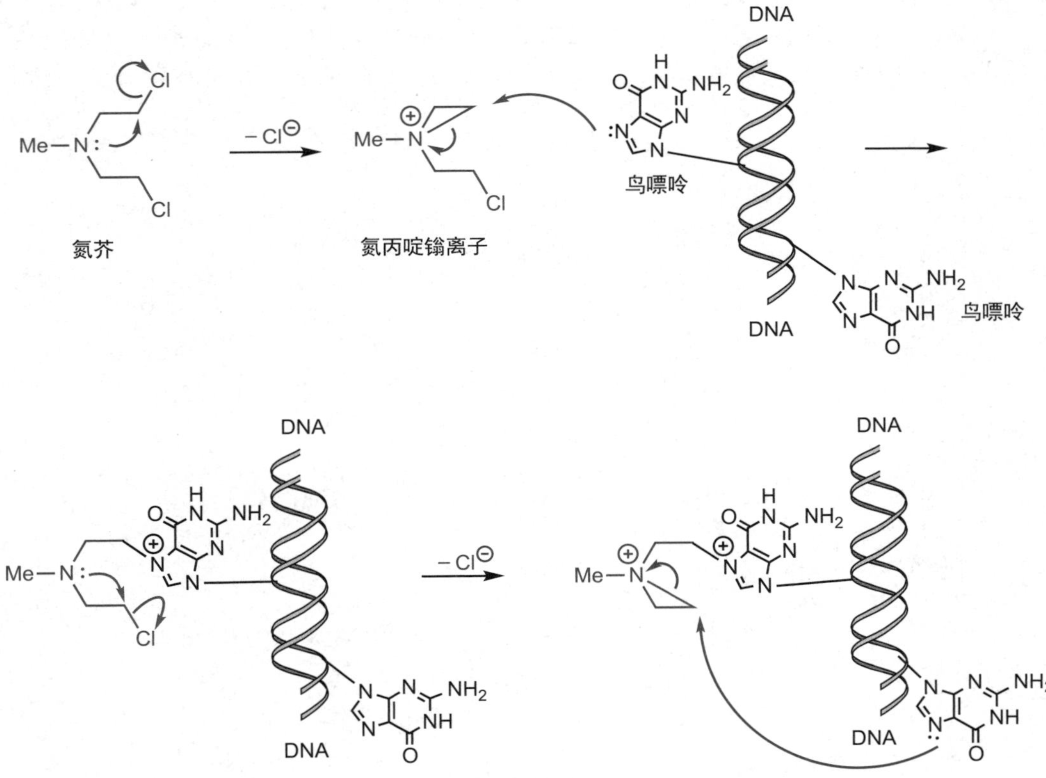

图 6.29

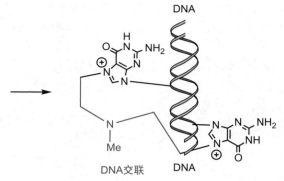

图 6.29　氮芥对 DNA 的烷基化

才透露完整的细节。氮原子能够在分子内取代掉一个氯离子，形成高度亲电的氮丙啶鎓离子。这是邻基参与效应（neighbouring group effect）的一个例子，也称为锚定辅助（anchimeric assistance）。氮丙啶鎓离子参与发生 DNA 的烷基化。另一个氯原子可以重复该过程，因此既可以链之间交联也可以单链内发生交联。如果第二个卤代烷与水反应，也可能发生 DNA 鸟嘌呤单元的单烷基化，但交联是这些药物作为抗肿瘤药物抑制复制的主要方式。

为了改善其选择性并减少副作用，设计了许多氮芥的类似物（20.2.3.1 节）。其他药物如环磷酰胺（cyclophosphamide）被设计为前药，一旦被吸收进血液中就转化为烷化剂（20.2.3.1 节）。

6.7.2　亚硝基脲

抗肿瘤药物洛莫司汀（lomustine）和卡莫司汀（carmustine）（图 6.30）发现于 20 世纪 60 年代，是氯乙基亚硝基脲类化合物，它们在体内自发分解形成 2 种活性化合物：烷化剂和氨甲酰化剂（图 6.31）。有机异氰酸酯使蛋白质中的赖氨酸残基氨甲酰化，可使 DNA 修复酶失活。烷化剂最初与一条 DNA 链上的鸟嘌呤反应，然后在另一条链上与鸟嘌呤或胞嘧啶反应产生链间交联（图 6.31 和图 6.32）。链脲菌素（streptozotocin）（图 6.30）是从链霉菌（*Streptomyces achromogenes*）中分离得到的天然亚硝基脲类化合物。

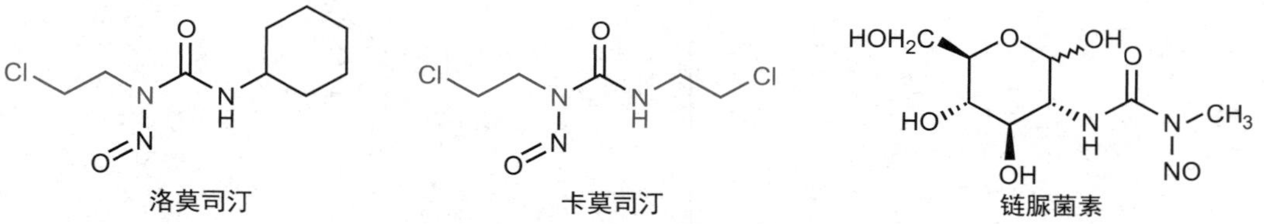

洛莫司汀　　　　　　卡莫司汀　　　　　　链脲菌素

图 6.30　亚硝基脲类烷化剂

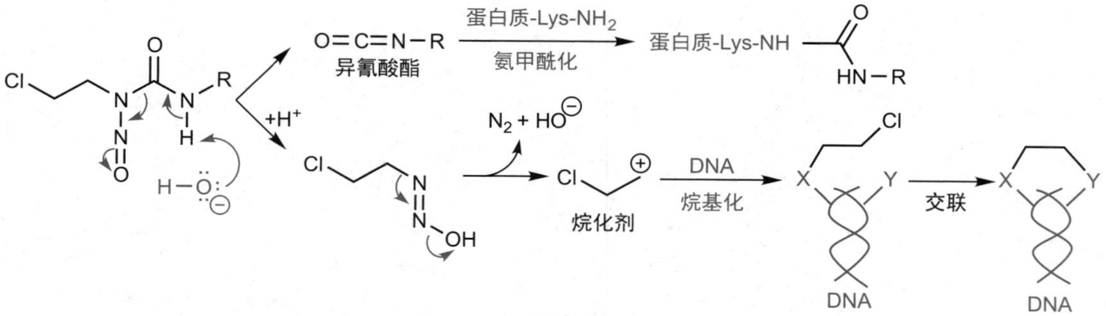

图 6.31　亚硝基脲类活化的机制

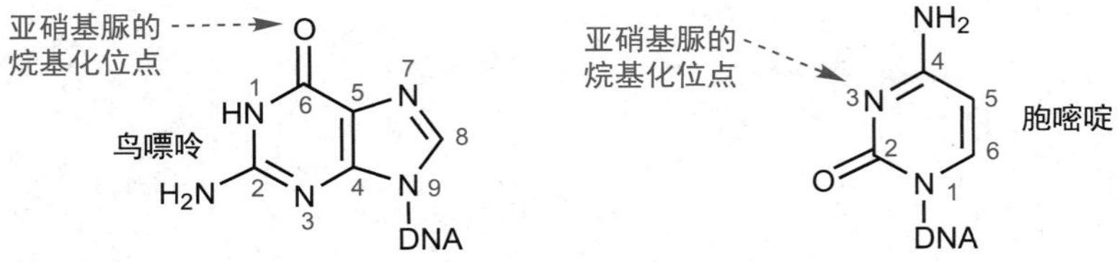

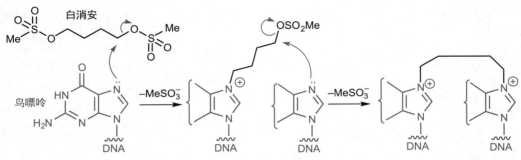

图 6.32　鸟嘌呤和胞嘧啶上的烷基化位点

6.7.3　白消安

白消安（busulfan）（图 6.33）合成于 1950 年，是系统研究新型烷基化剂的一部分工作。它是一种抗癌剂，通过使鸟嘌呤之间产生链间交联产生抗肿瘤作用。磺酸酯是很好的离去基团，起着与氮芥中的氯原子类似的作用。然而，该机制涉及磺酸酯的直接 S_N2 亲核取代，并不产生任何像氮丙啶鎓离子一样的中间体。

图 6.33　白消安的交联机制

6.7.4　顺铂

顺铂（cisplatin）（图 6.34）是医学中最常用的抗肿瘤药物之一。它的发现极为偶然，源于 20 世纪 60 年代研究电流对细菌生长影响的实验。在实验中，发现细菌细胞分裂受到抑制。进一步的研究发现来自铂电极的电解产物有细菌抑制作用，并且该化合物最终被鉴定为顺式二氨基二氯合铂（Ⅱ），现在称为顺铂。

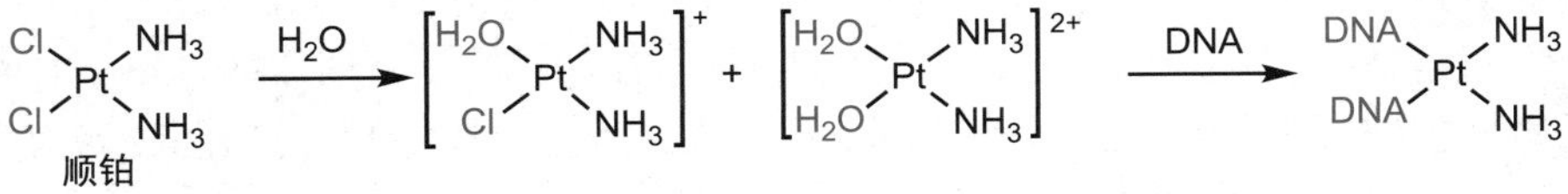

图 6.34　顺铂的活化和 DNA 的链内交联

该结构由中心铂原子和两个氯原子共价连接，两个氨分子则作为配体与之形成配合物。顺铂整个结构是中性的且无活性。然而顺铂一旦进入细胞，它就进入具有低浓度氯离子的环境中。顺铂发生水解，其中的氯被中性水配体取代，产生带正电荷的金属化物。该金属化物可和含有相邻鸟嘌呤的 DNA 区域结合较强，在同一链内形成共价 Pt-DNA 连接（链内交联）。该反应可以发生于相邻鸟嘌呤分子的 N-7 或 O-6 位置。正常参与碱基配对的鸟嘌呤与胞嘧啶之间的氢键被 Pt 交联破坏，导致 DNA 螺旋的局部解旋和转录的抑制。现在顺铂衍生物的研发主要向降低副作用的方向发展（20.2.3.2 节）。

6.7.5　达卡巴嗪和丙卡巴肼

达卡巴嗪（dacarbazine）和丙卡巴肼（procarbazine）（图 6.35）是前药，通过产生甲基重氮离子作为烷化剂（图 6.36）。20 世纪 60 年代，在筛选了数百种作为潜在抗抑郁药制备的化合物后，发现了丙卡巴肼的抗肿瘤特性。

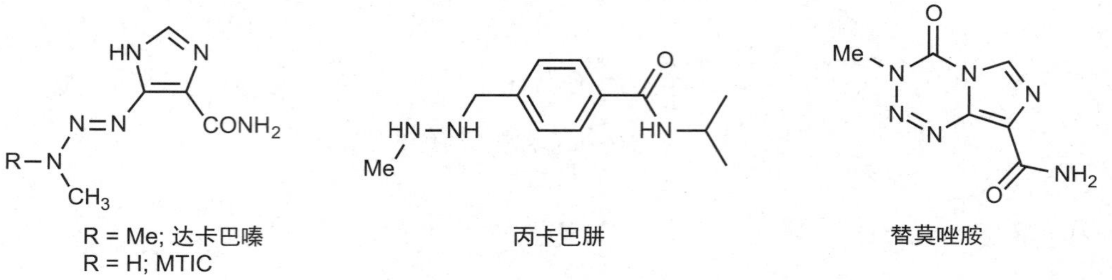

图 6.35　达卡巴嗪、丙卡巴肼和替莫唑胺

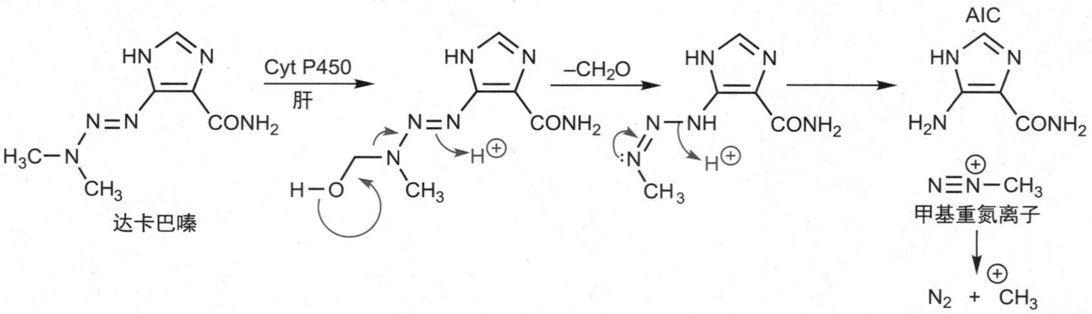

图 6.36　达卡巴嗪的作用机制

达卡巴嗪由肝脏中细胞色素 P450 酶催化的 *N*- 去甲基化反应被活化（8.5.2 节）（图 6.36）。然后脱去甲醛形成产物，该产物自发降解形成 5- 氨基咪唑 -4- 甲酰胺（AIC）和甲基重氮离子。甲基重氮离子可甲基化 RNA 或 DNA，主要在鸟嘌呤的 7 位。DNA 片段化也可能发生。AIC 没有细胞毒性，是天然存在的嘌呤合成中的前体。替莫唑胺（temozolomide）（图 6.35）也是作为前药，在体内水解形成 5-（3- 甲基三氮烯 -1- 基）咪唑 -4- 甲酰胺（MTIC），其以类似方式分解形成甲基重氮离子，可特异性地甲基化鸟嘌呤的 *O*-6。

6.7.6　丝裂霉素 C

丝裂霉素 C（mitomycin C 图 6.37）发现于 20 世纪 50 年代，是从头状链霉菌（*Streptomyces caespitosus*）中获得的天然产物。它是临床使用的毒性最强的抗肿瘤药物之一，是一种前药，进入体内后转化为烷化剂。转化过程是通过酶催化醌环还原为氢醌来引发的。然后脱去甲醇和三元氮丙啶环开环，最终产生烷化剂。烷化剂将不同 DNA 链上的鸟嘌呤残基烷基化，导致 DNA 链产生链间交联，抑制 DNA 复制和细胞分裂。由于该机制涉及还原步骤，因此有人提出该药物应对缺氧（低氧，hypoxic）环境中的肿瘤更有效，例如实体瘤体的中心。

🌱 关键知识点

- 烷化剂结构中有亲电基团，可与DNA中的亲核中心反应，如果有2个亲电基团，则DNA可能发生链内或者链间交联。
- 氮芥和DNA中的鸟嘌呤反应，使DNA发生交联。
- 亚硝基脲有双重作用机制，因此它既可以烷基化DNA也可以氨甲酰化蛋白质。
- 顺铂是一种烷化剂，可使DNA发生链内交联。
- 达卡巴嗪和丙卡巴肼是前药，在体内被酶活化后产生甲基重氮离子作为烷化剂。
- 丝裂霉素C是一种天然产物，通过酶还原后转变为烷化剂，可和鸟嘌呤反应发生链间交联。

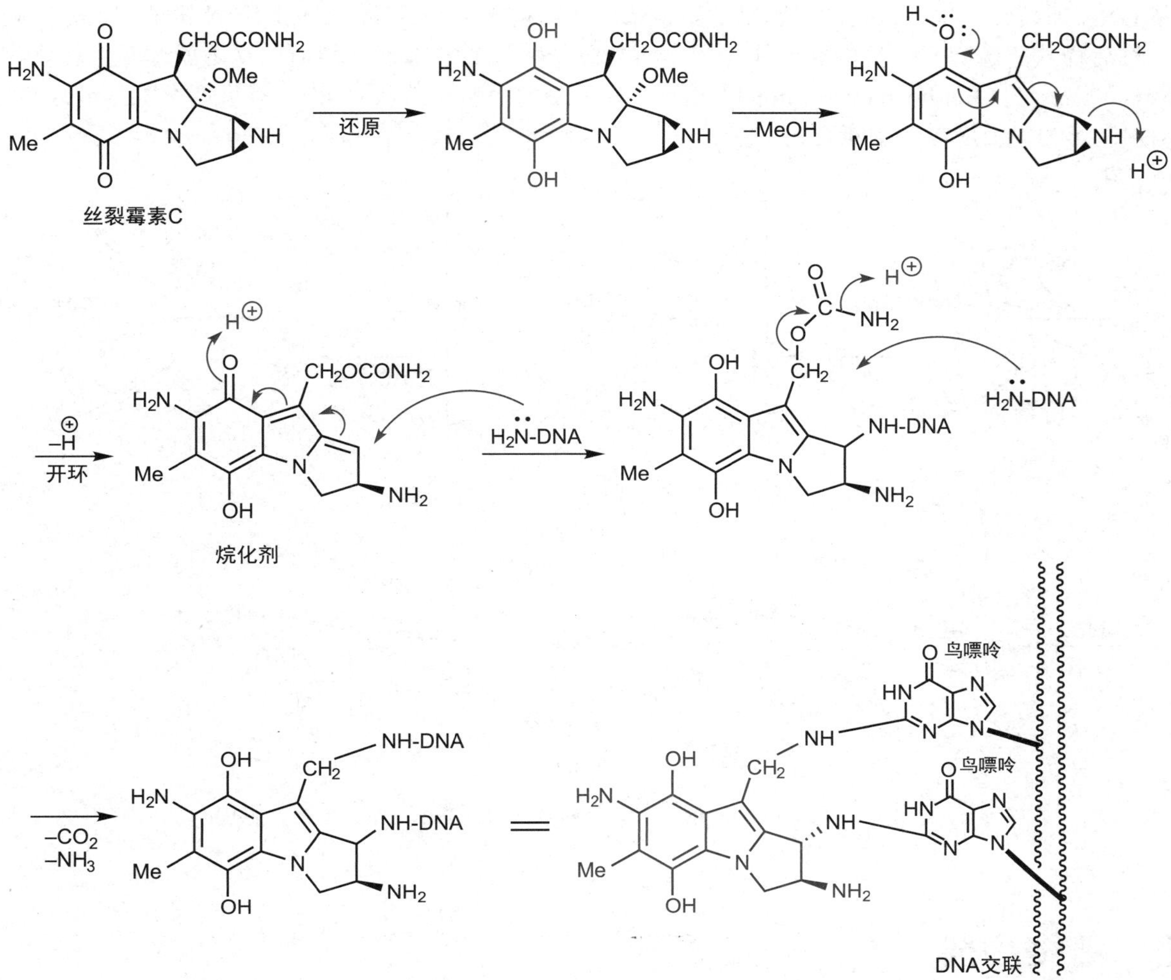

图 6.37　丝裂霉素 C 与 DNA 交联

6.8　链剪切剂

　　链剪切剂（chain cutter）可切断 DNA 链并防止 DNA 连接酶（DNA ligase）修复 DNA 的损伤。它们可能通过在 DNA 结构上产生自由基而起作用。这些自由基与氧反应形成过氧化物和 DNA 片段。博来霉素（6.5 节）和鬼臼毒素（6.6 节）均是以这种方式起作用的药物。硝基咪唑类（nitroimidazoles）和呋喃妥因（nitrofurantoin）靶向细菌 DNA 并用作抗菌剂（见 18.8.4 节）。另一个例子是从细菌中分离出来的抗肿瘤剂卡奇霉素 γ1（calicheamicin γ1，图 6.38）。该化合物与 DNA 的小沟结合，并通过如图 6.39 所示的

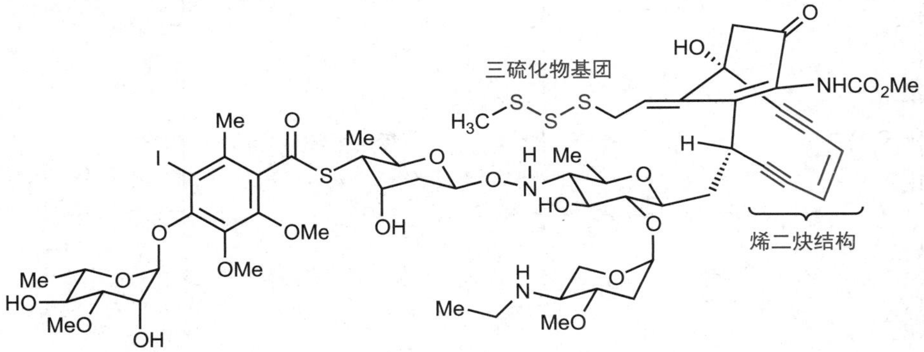

图 6.38　卡奇霉素 γ1

机制使 DNA 断裂。产生该机制的内因是非正常烯二炔结构转化为芳环。反应始于亲核试剂攻击三硫化物基团，然后释放的硫醇与活性的 α,β- 不饱和酮进行分子内迈克尔加成。然后所得中间体发生环化［称为 Bergman 环化反应（Bergman cyclization）］以产生芳香双自由基，其从 DNA 中夺取两个氢。最终 DNA 成为双自由基，与氧反应导致链断裂。

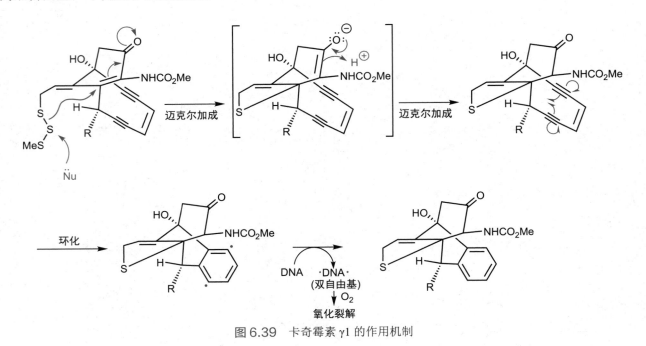

图 6.39　卡奇霉素 γ1 的作用机制

6.9　链终止剂

链终止剂（chain terminator）是充当"假底物"的药物，在复制期间掺入生成中的 DNA 链中。一旦掺入，DNA 链就不能再延伸，链增长就会终止。和正常 DNA 合成的构建单元核苷三磷酸相比，以这种方式起作用的链终止剂是"错误"底物。将这些核苷酸添加到生长的 DNA 链末端的机制如图 6.40 所示，其中涉及二磷酸基团的脱除——DNA 聚合酶（DNA polymerase）催化的过程。在每个结构单元与链连接之前，必须通过模板链上的互补核酸碱基"识别"。这和模板链上的核酸碱基与核苷酸上的核酸碱基之间的碱基配对有关。

(a)

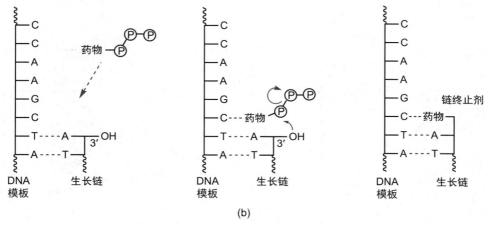

图 6.40 （a）正常的复制机制；（b）链终止剂药物的作用方式

因此，链终止剂必须满足三个条件。首先，它们必须可以通过与模板链上的核酸碱基相互作用而被 DNA 模板识别。其次，它们应该有三磷酸基团，使得它们可以和正常结构单元一样参与酶催化反应。最后，它们的结构必须使后面的核酸结构单元无法继续添加，即阻止链的延伸。

阿昔洛韦（aciclovir）（图 6.41）是一种重要的抗病毒药物，于 20 世纪 70 年代被发现，作为链终止剂，它满足上述的三个要求。首先，它含有鸟嘌呤碱基，这意味着它可以与模板链上的胞嘧啶配对。其次，虽然它不含三磷酸基团，但是在病毒感染的细胞中可将三磷酸基团加入分子中。最后，糖单元不完整，缺少通常存在于 3′ 位置的所需羟基（通过比较图 6.41 中脱氧鸟苷的结构可知），因此核酸链不能进一步延伸。在抗病毒治疗中以类似方式起作用的其他药物，将在 19.6.1 节和 19.7.3.1 节讨论。

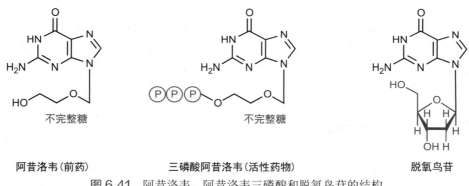

图 6.41 阿昔洛韦、阿昔洛韦三磷酸和脱氧鸟苷的结构

6.10 基因转录的控制

一些研究小组在设计一些合成分子，这些分子通过识别核酸碱基对与 DNA 结合，从而控制基因转录。已经发现含有杂环的"发夹"聚酰胺结构具有这种能力并且结合在 DNA 的小沟中（图 6.42）。这个分子由通过连接单元连接起来的 2 个臂状结构组成，像夹子一样夹住 DNA，每条臂各和一条单链结合。分子通过氢键和 DNA 结合，其中还包括了杂环和酰胺键之间的氢键。含有 8 个杂环的聚酰胺的结合所具有的亲和性和特异性与天然 DNA 结合蛋白相当。实验表明这些药物可以穿过细胞膜，并通过与基因调控元件（转录因子通常结合的地方）结合来抑制转录。通过设计药物识别该区域中的碱基对序列可实现在特定区域的结合。这可以通过在分子的每个臂上使用特定的吡咯环、羟基吡咯环和咪唑环来实现。相比于和编码区结合，与基因调节元件结合更重要，因为聚酰胺和基因编码区的结合并不会阻止转录。据推测，聚酰胺在转录过程可能会被取代。但是可以将烷化剂连接到分子上从而形成共价键，使基因被"敲除"。

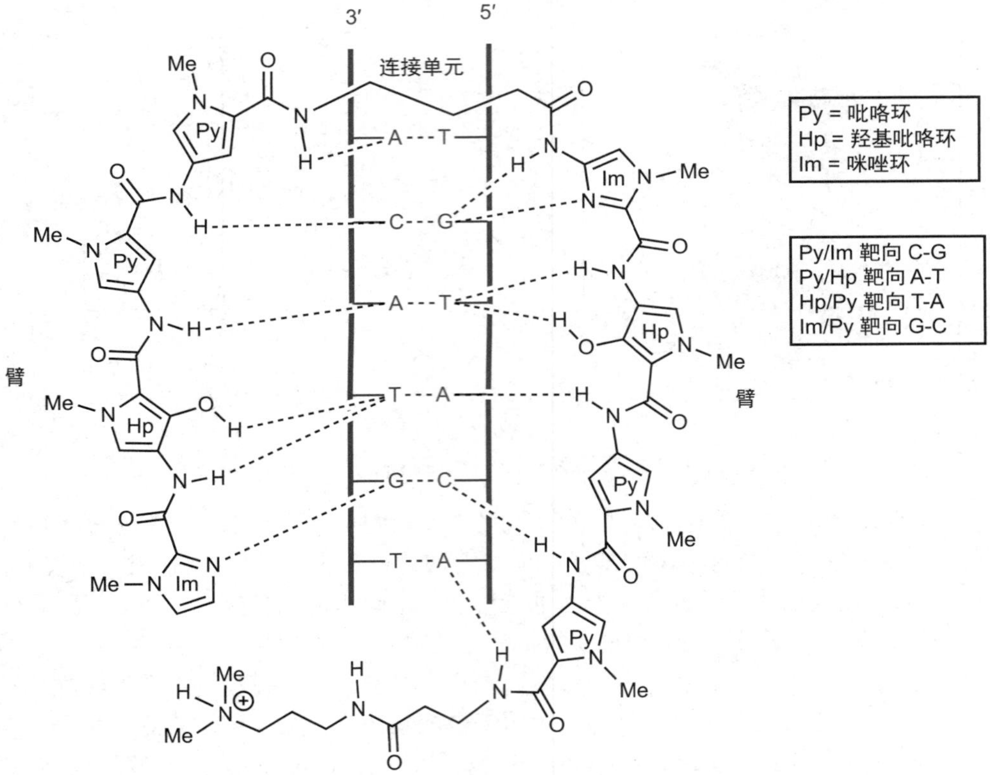

图 6.42 能够识别和结合特定核酸碱基对序列的合成聚酰胺

由此我们不仅可以设计将基因沉默的聚酰胺，还能设计激活转录过程的聚酰胺。其设计思路是将聚酰胺连接到肽上，其中聚酰胺和 DNA 结合，而所连接的肽则充当激活单元激活转录。通过这样的方法能否产生临床有价值的药物是有意思的工作。

6.11　作用于RNA上的药物

6.11.1　结合于核糖体上的药物

很多临床上重要的抗菌剂通过与核糖体结合并抑制翻译过程来阻止细菌细胞中的蛋白质合成。本部分内容将在 18.7 节中讨论。

6.11.2　反义治疗

人们对于利用寡核苷酸（oligonucleotides）来阻断 mRNA 携带的编码信息已经进行了大量的研究。这是一种被称为反义治疗（antisense therapy）的方法，具有很大的应用潜力（图 6.43），理由如下：假设已知 mRNA 的分子初始序列，可以合成含有与 mRNA 分子的特定片段碱基互补的寡核苷酸链。寡核苷酸具有和 mRNA 互补的碱基序列，因此将其称为反义寡核苷酸（antisense oligonucleotide）。当与 mRNA 混合时，反义寡核苷酸链识别在 mRNA 中的互补片段，并与其相结合，碱基之间通过氢键配对形成双链结构。该部分双链可阻碍翻译的进行从而使得蛋白质合成受阻。

这种方法有几个优点。首先，有高度的特异性。从统计学上讲，一个包含 17 个核苷酸的寡核苷酸链应该对单个 mRNA 分子具有特异性，并可阻断单个蛋白质的合成。假设有 4 种不同的核酸碱基，可以生

成 4^{17} 个含 17 个核苷酸的寡核苷酸链。因此，同一片段出现在两个不同 mRNA 分子中的可能性微乎其微。其次，因为一个 mRNA 可以产生多个相同的蛋白质的拷贝，所以抑制 mRNA 应该比抑制所生成的蛋白质更有效。这两个因素可以使反义药物以很低剂量使用，并且比传统的蛋白质抑制副作用更小。

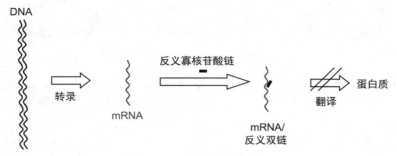

图 6.43　反义治疗的原理

然而，设计合适的反义药物还存在一些难点。首先 mRNA 是具有二级结构和三级结构的大分子，必须考虑如何选择暴露的部分；其次核苷酸的吸收差，且容易被代谢。

尽管如此，反义寡核苷酸依然是很有前景的抗病毒药和抗肿瘤药，因为它们有能够阻止"流氓"蛋白质生物合成的潜力，并且比目前的药物副作用更小。如何解决反义寡核苷酸的药物代谢动力学问题将在 11.10 节中讨论。目前批准上市的第一种反义寡核苷酸是 1998 年批准的抗病毒药福米韦生（fomivirsen，商品名 Vitravene）（19.6.3 节）。米泊美生（mipomersen）是另一种已进入市场的反义寡核苷酸药物，于 2013 年被批准用于降低胆固醇水平（17.8.4 节）。

反义寡核苷酸也可用于治疗遗传疾病，例如肌营养不良（muscular dystrophy）和 β- 地中海贫血（β-thalassaemia）。在这类病例中，由于错误的剪接机制，有时会产生异常 mRNA（见 6.2.3 节）。如果设计可与错误接头处结合的反义分子可能会掩盖该位点，并防止发生错误的剪接。

近年来已发现，细胞中产生的大部分 RNA 涉及基因表达的调节。一些 RNA 分子直接与特定基因相互作用从而阻止转录，而其他分子则拦截 mRNA 并阻止将其信息传递给核糖体进行蛋白质翻译。这种现象被称为 RNA 干扰（RNA interference，RNAi）。

对 mRNA 的拦截是通过通常含有 19 ～ 25 个碱基对的双链 RNA 进行的。真核细胞中主要有 3 类 RNA 参与，即微小 RNA（micro-RNAs，miRNA）、小干扰 RNA（small interfering RNAs，siRNA）和与 piwi 蛋白相作用的 RNA（piwi-interacting RNAs，piRNA）。限于篇幅本书将仅稍详细地描述 miRNA 的形成方式及其触发 RNA 干扰的机制。

miRNA 的产生过程始于细胞核中长的单链 RNA 分子（Pri-miRNA）的转录。这样分子碱基对的某些片段就会相互折叠（和 tRNA 相比，图 6.11）。然后，一种称为 Drosha 的核酸内切酶将碱基配对 RNA 的片段及其连接的发夹环切除，形成前体 miRNA（Pre-RNA）结构（图 6.44）。Pre-miRNA 通过转运蛋白离开细胞核进入细胞质，并被多蛋白复合物截获，其中另一种称为 Dicer 的核酸内切酶。一旦 Pre-miRNA 与蛋白质复合物结合，Dicer 就会移除发夹环，产生与 miRNA 双链形式相对应的短的双链 RNA。

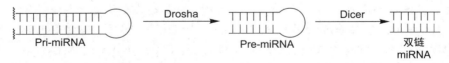

图 6.44　切割 RNA 以产生微小 RNA（miRNA）

miRNA 双链体仍结合在蛋白质复合物上，并与另一种称为 Ago（argonaute）蛋白的蛋白质相互作用。双链中的一条链（"过客链"）被丢弃，而将另一条链（引导链）整合到 Ago 中。由此产生的蛋白质复合物称为 RNA 诱导的沉默复合物（RNA induced silencing complex，RISC）。如果某特定的 mRNA 分子含有互补的核酸碱基序列，则 miRNA 的引导链可以与其碱基互补配对。将 mRNA 和 RISC 结合在一起（图

6.45），最终酶复合物切割 mRNA。

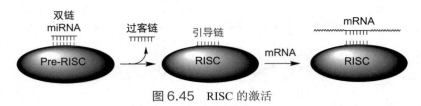

图 6.45　RISC 的激活

siRNA 的加工和作用与 miRNA 的机制类似。通过 RNA 干扰控制基因表达对于细胞的正常发育和肿瘤的发生都很重要。因此，研究人员已经开始利用这些机制设计药物。例如，siRNA 已被证明可以调节培养细胞中 HIV-1 的表达，并且有可能用于艾滋病的基因疗法。与传统的反义疗法相比，这些机制的优点之一是抑制翻译的效率更高。因为一个 siRNA 分子可以负责通过 RISC 途径切割多个 mRNA 分子。

但是，仍有许多问题需要解决。如果 siRNA 要作为有效的药物，必须具有代谢稳定性（11.10 节），并且确保它们有以下特征：

① 能够到达它们的靶细胞；

② 能够进入靶细胞。

解决上述问题的一种方法是将 siRNA 包封在小而稳定的核酸 - 脂质颗粒中，该颗粒在血流中保持稳定，然后被靶细胞摄取。例如，已有实验表明可以通过该方法将 siRNA 分子递送至肝细胞。由于低密度脂蛋白在体内运输胆固醇方面发挥重要作用，因此如果 siRNA 分子可以被设计为"敲除"编码低密度脂蛋白（LDL）的 mRNA，则可能是降低胆固醇水平的有效方法（见案例研究 1）。

🌱 关键知识点

- 卡奇霉素是能和核酸反应产生双自由基的化合物，能和DNA反应，最终导致DNA链的断裂。
- 阿昔洛韦和相关的抗病毒药物是以前药方式起作用，转化为不完整或非天然核苷酸，起到DNA链终止作用。
- 可以设计合成药物与DNA的调节元件结合，以控制基因转录。
- 反义治疗是利用与小片段mRNA互补的寡核苷酸链，能和mRNA形成双链并阻止翻译。
- siRNA可以通过结合mRNA，阻断翻译或者是切割mRNA来抑制蛋白质的合成。

📖 习题

1. 腺嘌呤是几种重要生物化学物质的重要组成部分。有人提出，在生命进化的早期在地球大气由诸如氰化氢和甲烷之类的气体组成的时候，腺嘌呤便被合成出来了。因此可以以氰化氢为原料合成腺嘌呤。以腺嘌呤的结构为基础，确定氰化物分子如何作为该分子的构建模块。

2. 遗传密码指编码单个氨基酸的三联核酸碱基（三联体密码）。因此，某特定三联体的突变会导致其编码氨基酸的改变。然而，情况并非总是如此。对于由 XYZ 代表的三联体，哪种突变最不可能导致氨基酸的变化？是 X、Y 还是 Z？

3. 研究发现丝氨酸、谷氨酸和苯丙氨酸（结构见附录 1）是某受体结合位点中的重要部分。该受体的 mRNA 中这些氨基酸的三联体密码分别为 AGU、GAA 和 UUU。解释以下突变可能产生的影响：

AGU 到 ACU，AGU 到 GGU，AGU 到 AGC，GAA 到 GAU，GAA 到 AAA，GAA 到 GUA，UUU 到 UUC，UUU 到 UAU，UUU 到 AUU。

4. 原黄素是一种外用抗菌剂，可以嵌入细菌 DNA 之中，在第二次世界大战期间用于治疗伤兵。该药物中的三环和伯氨基在药物中起什么作用（如果有的话）？该药不能全身使用，其原因是什么？

H_2N — — — NH_2

原黄素

5. 以下化合物是模拟天然核苷的抗病毒药物。它们分别模仿了哪些核苷？

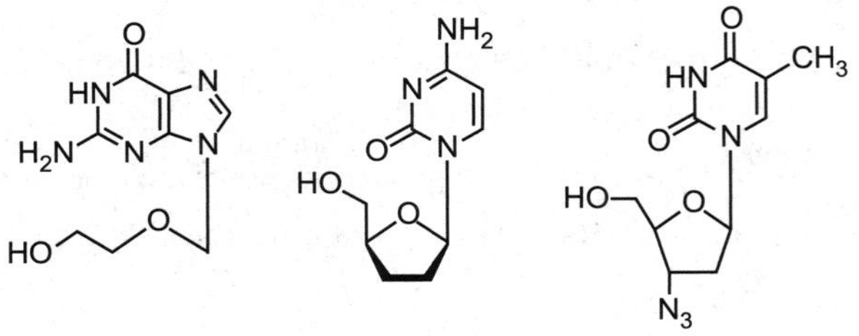

6. 抗肿瘤药物替莫唑胺（temozolomide）是 MTIC 的前药，请描述一种可能的作用机制。

7. 嘌罗霉素（puromycin）是一种抑制蛋白质翻译的抗生素。当抑制发生时，部分结构蛋白在细胞质中被发现，这些结构蛋白可以和药物共价结合。请尝试阐述药物抑制的机制。

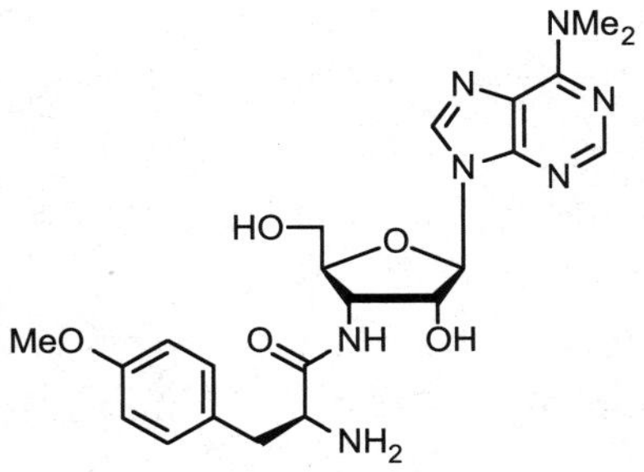

嘌罗霉素

8. 已发现烷化剂可以导致 DNA 链的断裂，如下图。请阐述其机制。

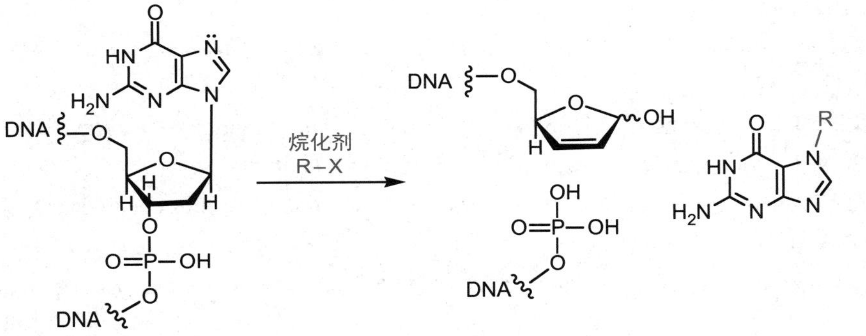

9. 以下结构是一种重要的抗病毒药，描述它的作用方式和机制。

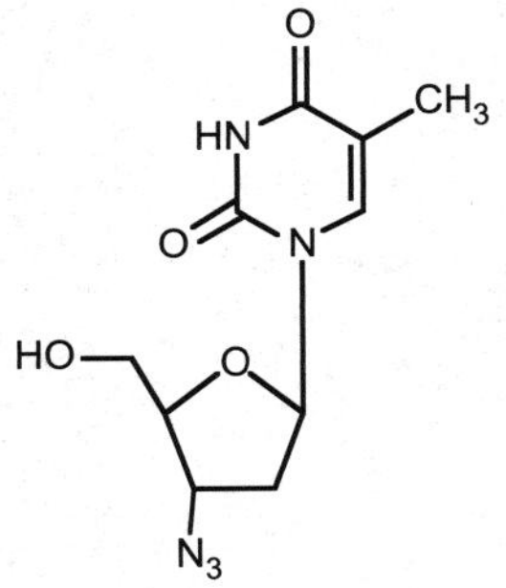

拓展阅读

Aldridge, S. (2003) The DNA story. *Chemistry in Britain*, 39(4): 28-30.

Breaker, R. R. (2004) Natural and engineered nucleic acids as tools to explore biology. *Nature*, 432(7019): 838-845.

Broad, P. (2009) Biology's Nobel molecule factory. *Chemistry World*, Nov., 42-44 (ribosomes).

Burke, M. (2003) On delivery. *Chemistry in Britain*, February, 36-38.

Dorsett, Y., and Tuschl, T. (2004). siRNAs: applications in functional genomics and potential as therapeutics. *Nature Reviews Drug Discovery*, 3(4): 318-329.

Fletcher, H., and Hickey, I. (2012) *Instant notes genetics*. Garland Science.

Johnson, I. S. (2003) The trials and tribulations of producing the first genetically engineered drug. *Nature Reviews Drug Discovery*, 2(9): 747-751.

Judson, H. F. (1979) *The eighth day of creation*. Simon and Schuster, New York.

Langer, R. (2003) Where a pill won't reach. *Scientific American*, April, 32-39.

Lewcock, A. (2010) Medicine made to measure. *Chemistry World*, July, 56-61.

Lindpaintner, K. (2002) The impact of pharmacogenetics and pharmacogenomics on drug discovery. *Nature Reviews Drug Discovery*, 1(6): 463-469.

Nicholl, D. S. T. (2008) *An introduction to genetic engineering,* 3rd edn. Cambridge University Press, Cambridge.

Opalinska, J. B., and Gewirtz, A. M. (2002) Nucleic-acid therapeutics: basic principles and recent applications. *Nature Reviews Drug Discovery*, 1(7): 503-514.

Petricoin, E. F., et al. (2002) Clinical proteomics. *Nature Reviews Drug Discovery*, 1(9): 683-695.

Stark, H., et al. (2001) Arrangement of RNA and proteins in the spliceosomal U1 small nuclear ribonucleoprotein particle. *Nature*, 409(6819): 539-542.

Avitabile, C., Cimmino, C., and Romanelli, A.(2014) Oligonucleotide analogues as modulators of the expression and function of noncoding RNAs (ncRNAs): emerging therapeutics applications. *Journal of Medicinal Chemistry*,57(24): 10220-10240.

Fortune, J. M., and Osheroff, N. (2000) Topoisomerase II as a target for anticancer drugs. *Progress in Nucleic Acid Research*, 64, 221-253.

Kelland, L. (2007) The resurgence of platinum-based cancer chemotherapy. *Nature Reviews Cancer*, 7(8): 573-584.

Sansom, C. (2009) Temozolomide—birth of a blockbuster. *Chemistry World*, July, 48-51.

Wang, D., and Lippard, S. J. (2005) Cellular processing of platinum anticancer drugs. *Nature Reviews Drug Discovery*,4(4): 307-320.

Winter, P. C., Hickey, G. I., and Fletcher, H. L. (1998) *Instant notes genetics*. Bios Scientific Publishers, Oxford.

第7章 其他药物靶标

在第 3、4、6 章中，我们讨论了药物化学中最常见的药物靶标（酶、受体和核酸）。本章将着眼于其他重要的药物靶标来说明药物的各种作用方式。

7.1 转运蛋白作为药物靶标

2.7.2 节介绍了转运蛋白（transport protein）。它们有一个可以"识别"并结合一个特定"客体"分子的结合位点，但有时也可能"欺骗"转运蛋白使其接受类似于普通"客体"分子的药物。如果该药物保持与转运蛋白紧密结合，它将阻止转运蛋白发挥其正常作用。有些药物就是以这种方式发挥作用的。例如，可卡因（cocaine）和三环类抗抑郁药（tricyclic antidepressant）与转运蛋白结合，阻止神经递质（如去甲肾上腺素或多巴胺）被重摄取神经细胞（14.12.4 节），引起神经突触处神经递质水平增加，具有与添加拟神经递质药物相同的效果。其他抗抑郁药物作用于 5- 羟色胺的转运蛋白（专栏7.1）。抑制神经递质再摄取的药物可能影响多种类型的神经递质。例如，有些抗抑郁药物可抑制 1 种以上的转运蛋白（14.12.4 节）。再如抗肥胖药物西布曲明（sibutramine，图 7.1），可抑制 5- 羟色胺、去甲肾上腺素再摄取，以及较少程度的多巴胺再摄取。研究认为 5- 羟色胺浓度的增加会降低食欲。西布曲明于 1997年上市，其化学结构类似于苯丙胺类。然而，由于副作用于 2010 年被撤市。目前正在研究将另一种转运蛋白微粒体甘油三酯转运蛋白（microsomal triglyceride transfer protein，MTP）作为药物靶标（17.8.5 节），通过抑制这种蛋白质有助于降低血浆胆固醇浓度。

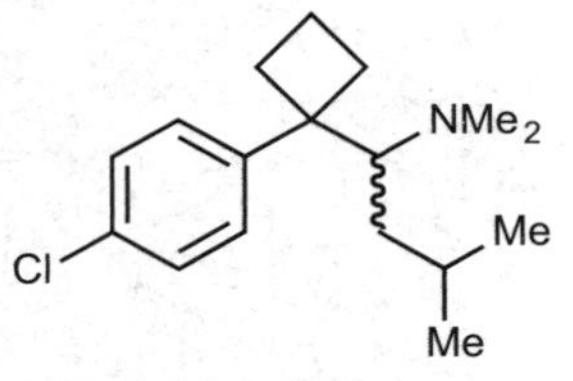

图 7.1 西布曲明

转运蛋白也可以作为转运极性药物穿过细胞膜进入细胞的手段（见案例研究 1，以及 11.6.1.3 节和14.12.4 节）。

7.2 结构蛋白作为药物靶标

一般来说，靶向结构蛋白（structural protein）的药物并不多。然而，有一些抗病毒药物靶向病毒结构蛋白，和一些靶向结构蛋白微管蛋白的抗肿瘤药物。

7.2.1　病毒结构蛋白作为药物靶标

病毒由包裹在称为衣壳（capsid）的蛋白质外壳内的核酸组成。如果一种病毒要在宿主细胞内繁殖，就必须去除其蛋白质外壳，才能将核酸释放到宿主细胞中。已设计能与构成衣壳的结构蛋白结合的药物，可阻止病毒的脱壳过程。这些药物显示出对抗感冒病毒的活力（19.9 节）。

衣壳蛋白在病毒感染宿主细胞的机制中也很重要。病毒蛋白与存在于细胞膜中的宿主细胞蛋白相互作用，并触发了允许病毒进入细胞的过程。因此，与病毒蛋白结合并抑制这种蛋白质-蛋白质相互作用的药物可以用作抗病毒药。2003 年 3 月批准上市的恩夫韦肽（enfuvirtide）就是以这种方式（19.7.5 节）发挥抗病毒作用的药物。

专栏 7.1　作用于转运蛋白的抗抑郁药物

抗抑郁药物氟西汀［fluoxetine，商品名为百忧解（Prozac）］、西酞普兰（citalopram）和艾司西酞普兰（escitalopram）（图 1）选择性阻断负责摄取神经突触中 5-羟色胺的转运蛋白，称为选择性 5-羟色胺再摄取抑制剂（selective serotonin reuptake inhibitor，SSRI）（另见案例研究 7）。抑郁与大脑中缺乏 5-羟色胺有关，通过阻断其再摄取，使释放的 5-羟色胺具有更长的作用时间。氟西汀和西酞普兰是手性分子，用其外消旋体销售。西酞普兰的（S）-对映体比（R）-对映体更具活性，现以艾司西酞普兰（escitalopram）上市销售。用更有效的对映体代替外消旋药物的方式称为手性转换（chiral switching）（12.2.1 节）。

临床上重要的 SSRI 的其他实例包括舍曲林（sertraline）、帕罗西汀（paroxetine）和氟伏沙明（fluvoxamine）（图 2）。

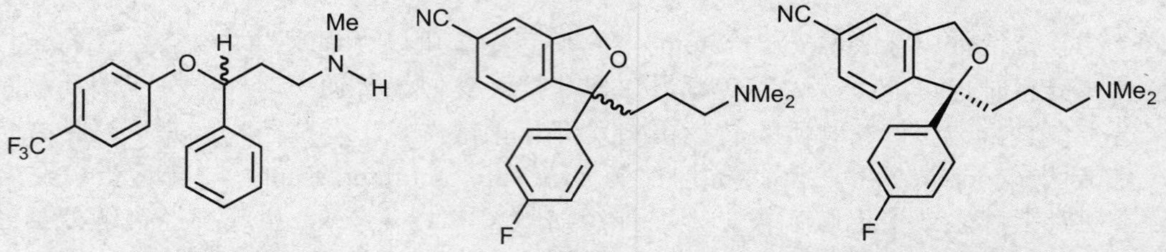

氟西汀(百忧解)　　西酞普兰　　(S)-西酞普兰(艾司西酞普兰)

图 1　阻断 5-羟色胺再摄取的抗抑郁药

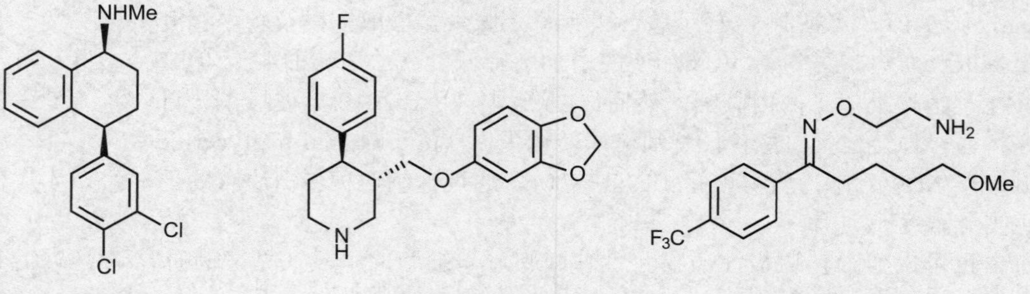

舍曲林　　帕罗西汀　　氟伏沙明

图 2　更多的 SSRI 例子

7.2.2　微管蛋白作为药物靶标

在 2.7.1 节中，我们描述了结构蛋白微管蛋白在细胞分裂中的作用，在细胞分裂中涉及以微管蛋白作为结构单元的微管的聚合和解聚。多种药物通过与微管蛋白结合抑制微管蛋白的聚合过程，或者与微管蛋白结合以稳定微管从而抑制微管蛋白解聚来干扰此过程。无论哪种方式，聚合和解聚之间的平衡都会被破坏，从而导致产生毒性以及细胞无法分裂。已经发现一些靶向微管蛋白的药物是有效的抗肿瘤药和抗炎药，重要药物举例如下所述。

7.2.2.1 抑制微管蛋白聚合的药物

秋水仙碱（colchicine）（图 7.2）是一种与微管蛋白结合并阻止其聚合的药物。它可通过降低中性粒细胞进入关节治疗痛风。然而，秋水仙碱有许多副作用，因此它仅限于治疗痛风的急性发作。

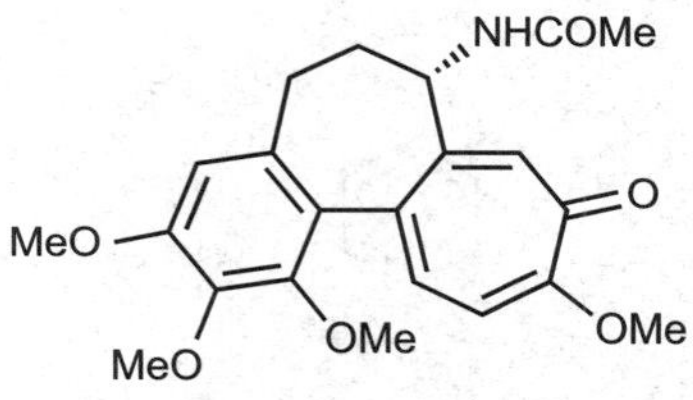

长春花生物碱（vinca alkaloids）如长春新碱（vincristine）、长春碱（vinblastine）、长春地辛（vindesine）和长春瑞滨（vinorelbine）（图 7.3）可与微管蛋白结合以阻止其聚合，是有效的抗肿瘤药。有研究还发现了一些其他天然产物可以防止微管聚合，目前正作为潜在抗肿瘤药物进行研究（20.5.1 节）。

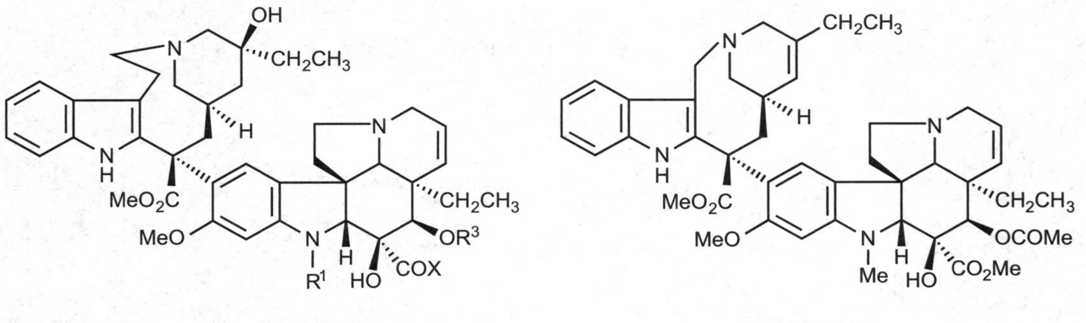

图 7.2　秋水仙碱

长春碱 (R^1=Me; X=OMe; R^3= COMe)
长春新碱 (R^1=CHO; X=OMe; R^3= COMe)
长春地辛 (R^1=Me; X=NH$_2$; R^3= H)

长春瑞滨

图 7.3　长春花生物碱

7.2.2.2 抑制微管蛋白解聚的药物

紫杉醇（paclitaxel，商品名 Taxol）和半合成类似物多西他赛（docetaxel）和卡巴他赛（cabazitaxel）（图 7.4）是抑制微管蛋白解聚的重要抗肿瘤药（见 20.5.2 节）。紫杉醇是从紫杉树（*Taxus* spp.）的树皮中分离得到的天然活性成分，并在 1971 年被美国国立癌症研究所进行的新型抗肿瘤药物筛选鉴定。最初如何获得足够的紫杉醇是一个问题，因为治疗一名患者所需的紫杉醇的量需要由 2 棵紫杉树的树皮来提供。全合成紫杉醇于 1994 年才实现，但对于大规模生产来说仍不切实际，因为它涉及 30 个反应步骤并且总产率低。幸运的是，可以使用在紫杉叶中大量存在的相关的天然产物进行半合成得到（12.3.4 节），而不会损坏该树木。半合成途径以多西他赛作为中间体。通常所说紫杉醇类（taxoids）指紫杉醇及其衍生物。

微管蛋白实际上由两种不同的蛋白质组成，并且发现紫杉醇类药物与微管蛋白的 β 亚基结合。与 7.2.2.1 节中描述的药物不同，紫杉醇能加速微管蛋白聚合并稳定所得的微管，这意味着微管解聚受到抑制。因此细胞分裂周期停止。

紫杉醇结构中 2 位的苯甲酰基和 4 位的乙酰基在这种结合相互作用中起重要作用，侧链和氧杂环丁烷环也是如此。这些基团控制着分子的"下半部分"或"南半部"（通常这样描述结构），因此在合成类似物时，该区域可能发生的变化受到了限制。相反，可以在分子的"北半部"进行更多改变。这会影响分子的体内药效，改变水溶性和药物代谢动力学性质。BMS 188797 和 BMS 184476（图 7.5）是最近开发并已进入临床试验的两种紫杉醇类药物。

更多实质性变化使得第二代紫杉醇类药物的效能增加 2 ～ 3 个数量级。例如，可以用其他疏水基团取代紫杉醇的芳香环。研究还发现在 10 位引入一个合适的酰基可增加抗肿瘤耐药株的活性。这些化合物不仅具有与微管蛋白结合的能力，还具有抑制 P- 糖蛋白外排泵的能力。P- 糖蛋白是一种存在于癌细胞细胞膜上的蛋白质，可以在药物有效发挥作用之前将药物从细胞中泵出。进一步的研究表明，用疏水基团酰化 7- 羟基也能有效阻断外排作用。

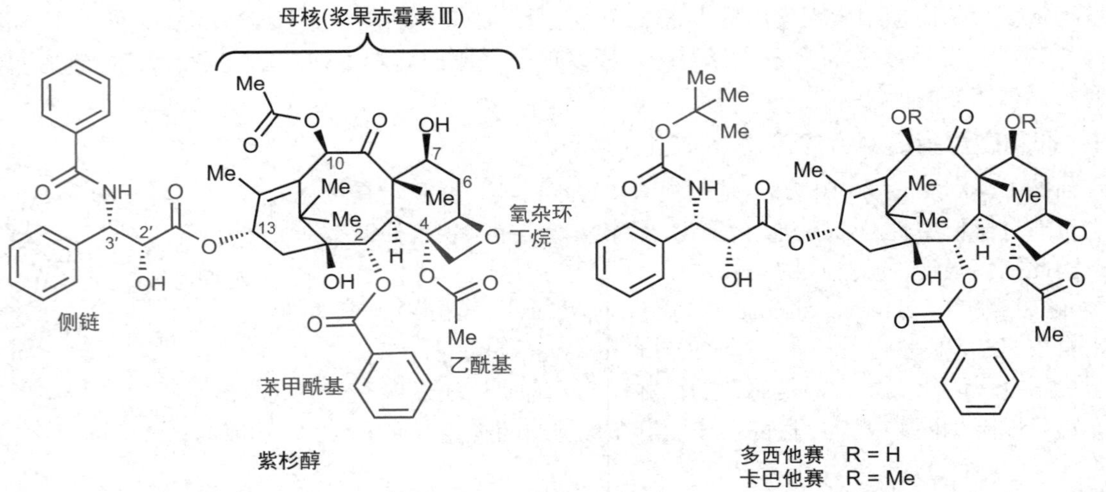

图 7.4 用颜色标记紫杉醇、多西他赛和卡巴他赛中的重要结合基团

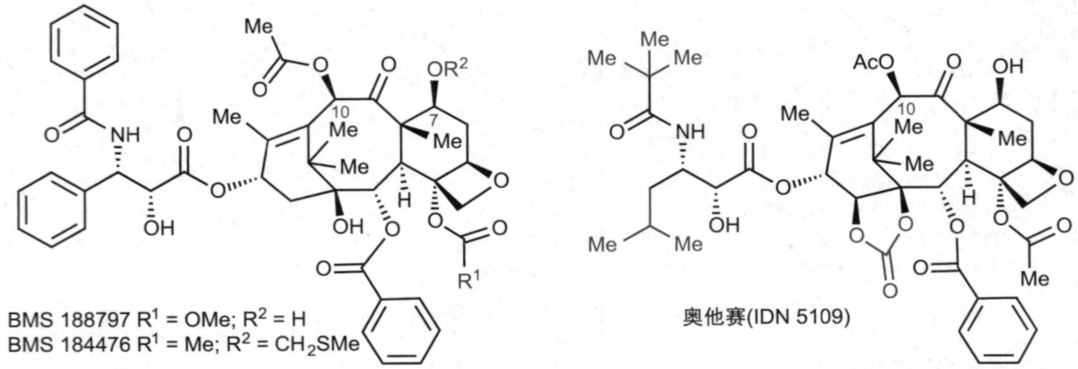

图 7.5 紫杉醇的类似物

在 C-2′ 处加入甲基取代基后可通过抑制 C-2′—C-3′ 键的旋转来提高活性。第一个具有口服活性的紫杉醇类药物——奥他赛（ortataxel）（图 7.5）现已进入临床试验阶段。

自从发现紫杉醇以来，已发现多种其他天然产物具有相似的作用机制，目前正在作为潜在的抗肿瘤药进行研究（20.5.2 节）。

🌱 关键知识点

- 转运蛋白将极性分子转运通过疏水性细胞膜。可以利用这种转运系统设计药物进入细胞，或阻断转运蛋白。
- 靶向病毒结构蛋白的药物可以阻止病毒进入宿主细胞，还可以抑制脱壳过程。
- 微管蛋白是一种结构蛋白，对细胞分裂和细胞迁移至关重要，是多种抗肿瘤药物的靶标。
- 长春碱类药物与微管蛋白结合，并抑制其聚合过程。
- 紫杉醇及其衍生物与微管蛋白结合并通过稳定形成的微管来加速聚合。

7.3 生物合成结构单元作为药物靶标

抗菌药万古霉素（vancomycin）的靶标相当独特，因为它作用于生物合成结构单元。从本质上说，万古霉素"封闭"结构单元并阻止其并入生长的细菌细胞壁。在结构单元上有一个小肽链，其可通过氢键相互作用与万古霉素结合。实际上，万古霉素看起来像一个受体，为结构单元提供结合位点（见 18.5.5.2 节）。

7.4 生物合成过程作为药物靶标：链终止剂

在 6.9 节中，我们讨论了作为新 DNA 合成链终止剂的抗病毒药物。嘌罗霉素（puromycin）就是这样一种抗生素，此外还会在翻译过程中终止蛋白链的生长。嘌罗霉素通过模仿氨酰 -tRNA 分子的末端发挥这一作用（图 7.6）。氨酰 -tRNA 是将氨基酸带入核糖体的分子，以便将氨基酸添加到生长的蛋白质链中（6.2.2 节）。

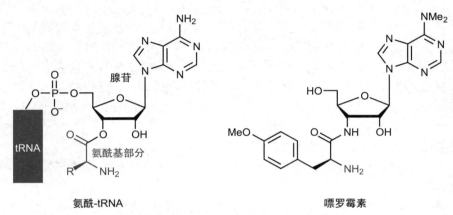

图 7.6　嘌罗霉素和氨酰 -tRNA 的比较

因为嘌罗霉素类似于氨酰 -tRNA 的氨酰基和腺苷部分，所以它能够进入核糖体的 A 位点并阻止氨酰 -tRNA 分子结合。它具有转移反应所需的氨基，因此肽链从 P 位点的 tRNA 转移到 A 位点的嘌罗霉素上。最后嘌罗霉素带着有缺陷的蛋白质离开核糖体（图 7.7）。

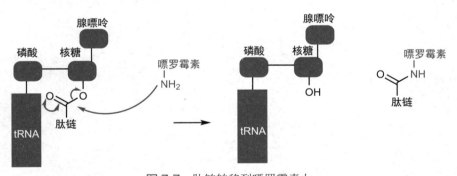

图 7.7　肽链转移到嘌罗霉素上

7.5 蛋白质–蛋白质相互作用

许多重要的细胞过程涉及两种或两种以上蛋白质的结合（2.7.4 节），因此一些研究小组正在尝试开发可能干扰这种结合的药物。这种药物可用于各种医学领域。例如，一种阻止蛋白质 - 蛋白质相互作用（作为信号转导过程的一部分）的药物（第 5 章），可以抑制细胞生长和分裂，因此可以成为一种有效的抗肿瘤药。阻止转录因子复合物形成的药物可以阻止特定基因的转录（专栏 7.2）。有证据表明，在阿尔茨海默病中观察到的异常蛋白质结构是由蛋白质 - 蛋白质相互作用造成的（13.15 节）。

抑制蛋白质 - 蛋白质相互作用的一种方法是使用抗体（7.7.2 节），这些抗体药物在抑制整合素（integrin，一种胞外蛋白）家族的蛋白质 - 蛋白质相互作用方面特别有效。整合素是黏附蛋白，其对凝血、炎症、细胞保护和免疫反应等过程很重要。实际上，达克珠单抗（daclizumab）是一种抗体，在肾移植中作为免疫抑制剂，而阿昔单抗（abciximab）是一种抗体片段，在血管成形术后抑制凝血以达到疏通冠状动脉的目的。虽然抗体可能是有效的，但它们仅限应用于细胞外蛋白质，因此设计合适大小的药物分子能够对细胞外和细胞内的蛋白质靶标具有相同作用，这将有重要价值。

专栏 7.2　靶向转录因子 - 蛋白相互作用辅激活剂

基因的转录由在转录因子和辅激活物（又称为辅激活蛋白）之间形成的蛋白质复合物引发。抑制这些蛋白质之间相互作用的药物可以阻止复合物的形成，从而抑制转录，该机制可能用于某些癌症的治疗。两种蛋白质之间的关键相互作用通常涉及相对较短的 α- 螺旋段。例如，ESX 转录因子与其辅激活蛋白 Sur-2 之间的相互作用与转录因子上的 8 个氨基酸的 α- 螺旋相关（图 1）。色氨酸（Trp）残基是这 8 种氨基酸中的一种，起着特别重要的结合作用，因此研究人员筛选出含有能模拟色氨酸残基的吲哚环化合物库。这使得人们发现先导化合物——Adamanolol（图 2），它可以抑制蛋白质之间的相互作用。构 - 效研究表明：

① 模拟色氨酸残基的吲哚环母核是必需的。

② 金刚烷环很重要，并且被认为是模拟 α- 螺旋上的异亮氨酸和亮氨酸残基。它还可以与辅激活蛋白中的疏水口袋结合。

③ 异丙基可以用大的取代基代替。这些取代基在脲连接链周围形成一种构型，分子在这种构型中形成螺旋状结构，与金刚烷和吲哚环非常接近。

根据这些结果，研究人员设计了一种更有效的水溶性试剂——Wrenchnolol，因其形状类似于扳手而得名。这种分子有两个疏水的"钳口"和一个极性的"手柄"。非极性组分聚集在分子的一面上，极性手柄构成一定角度，从而形成了模拟转录因子的 α- 螺旋的两亲性分子。疏水性"钳口"与 Sur-2 蛋白接触并模拟色氨酸、亮氨酸和异亮氨酸的氨基酸残基作用。

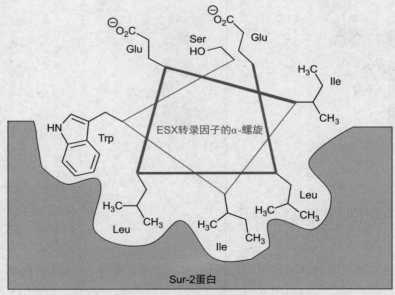

图 1　ESX 转录因子的 α- 螺旋与 Sur-2 蛋白之间的相互作用

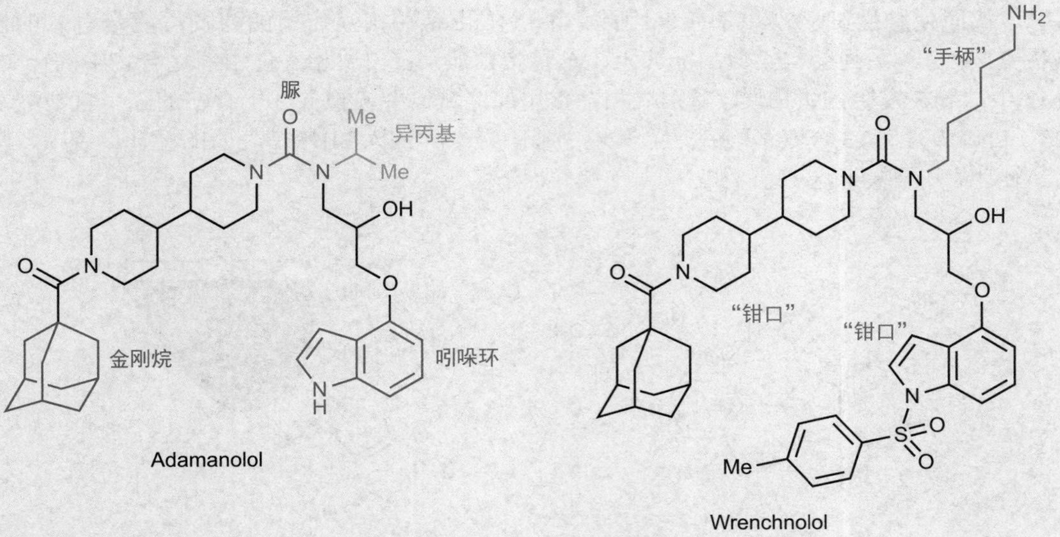

图 2 Adamanolol 和 Wrenchnolol 的结构

找到能够实现这一任务的药物看来是一项艰巨的任务。毕竟，与蛋白质相比，药物是小分子，蛋白质 - 蛋白质相互作用涉及相关蛋白质的大表面积。将药物与蛋白质表面结合来阻止另一种蛋白质结合的思路似乎可行。幸运的是，人们已经发现蛋白质之间的相互作用通常涉及少量在相对较小的区域内特别重要的相互作用。例如，人生长因子与其受体的结合肯定涉及两种蛋白质的大表面积，其中人生长因子蛋白质的 31 个氨基酸残基与受体的 33 个残基相互作用。然而，85% 的结合能是由激素的 8 个残基与受体的 9 个残基相互作用引起的。因此，药物可以被设计成结合到某些关键残基上，并阻碍这些蛋白质的结合。

然而，还有一些其他潜在的问题需要考虑。参与蛋白质 - 蛋白质相互作用的蛋白质表面通常相对平坦，不含有与酶和受体结合类似的那种结合位点。因此，鉴定蛋白质表面上可被药物"识别"的特定特征可能比较困难。最后一个问题是，抑制蛋白质 - 蛋白质相互作用的药物可能比一般的药物体积大。这可能妨碍药物通过细胞膜达到细胞内靶标。

尽管存在这些问题，但药物化学家仍在积极研究能够抑制蛋白质 - 蛋白质相互作用的药物，这些药物被称为蛋白质 - 蛋白质结合抑制剂（protein-protein binding inhibitor，PPBI）。PPBI 具有作为抗肿瘤药（20.8节和 20.9.4 节）、抗病毒药（19.7.5 节）、镇痛药和抗炎药的潜力，并且还可用于治疗自身免疫疾病和骨质疏松症。值得指出的是，市场上已有干扰蛋白质 - 蛋白质相互作用的药物，主要是那些与微管蛋白相互作用的药物（见 7.2.2 节）。还发现了一些与各种整合素结合的药物，用来阻止它们与其他蛋白质的相互作用。比如临床药物替罗非班（tirofiban）（图 7.8），其通过阻止整合素和血液凝固剂纤维蛋白原之间的蛋白质 - 蛋白质结合而用作抗凝血剂（17.9.2.4 节）。该药物被认为是模拟纤维蛋白原中的三肽序列（Arg-Gly-Asp），其在两种蛋白质之间的结合过程中起重要作用。当该药物与整合素结合时，它会阻止这种相互作用的发生，因此可以将药物视为纤维蛋白原蛋白的一种超简化类似物。

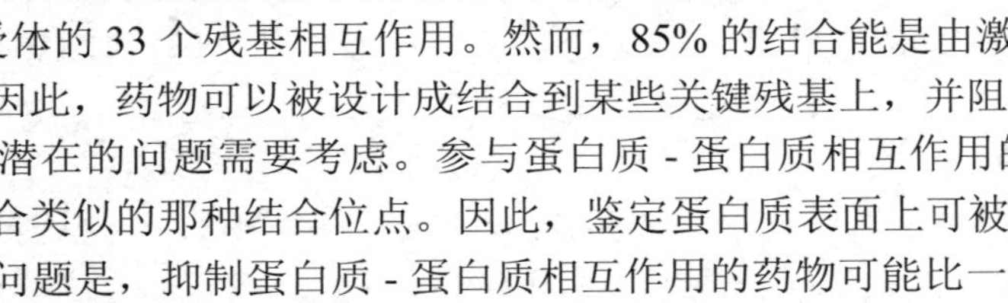

图 7.8 替罗非班

p53 蛋白和 MDM2（或 HDM2[❶]）是蛋白质 - 蛋白质相互作用的重要实例。p53 蛋白是在受损或应激状态下的细胞中产生，起到限制细胞生长甚至是诱导细胞死亡的作用（20.1.7 节）。这种活性对于生物体的健康和生存很重要，因为它能抑制诸如肿瘤细胞等缺陷细胞的生长。MDM2 是一种通过与 p53 结合或

❶ 研究用 MDM2 产自小鼠体内，HDM2 产自人体。

相互作用而下调 p53 活性的蛋白质。在一些肿瘤细胞中，遗传缺陷导致 MDM2 水平过高，则 p53 不能再发挥作用，从而使肿瘤细胞得以增殖。因此，能够阻止这种相互作用的药物可能是有效的抗肿瘤药。Nutlin-2（图 7.9）是一系列结构类似的能够阻止这种蛋白质 - 蛋白质相互作用的化合物中的一个例子。它结合 MDM2 中与 p53 发生的蛋白质 - 蛋白质相互作用的区域，并模拟 p53 上存在的 3 个氨基酸残基（Leu-26、Trp-23、Phe-19）。这 3 个氨基酸残基通常像 3 根手指一样插入 MDM2 表面的互补口袋中，Nutlin-2 的乙氧基和 2 个溴苯基则模拟这三个手指。

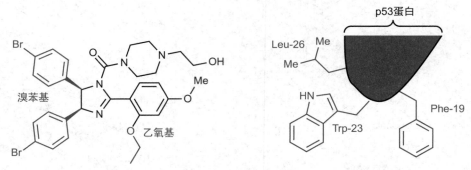

图 7.9　Nutlin-2 模拟 p53 的 3 种"手指"形氨基酸残基

设计 PPBI 的一种简单方法是找到一种肽，该肽可以模拟其中一种蛋白质的关键肽结合区域。然后该肽被互补蛋白识别并与其结合，从而阻止蛋白质 - 蛋白质结合。然而，肽作为药物有许多缺点（11.9 节），而非肽药物更合适。为此，药物化学家试图设计出肽类似物。为了实现该目标，需要设计含有模拟氨基酸侧链的取代基的分子。这些取代基还需要以同样的方式连接到稳定的分子骨架上，即它们与常见蛋白质中的特征氨基酸残基位于相同的相对位置，即 α- 螺旋、β- 折叠片层、β- 转角和环。研究人员已经对模仿 β- 转角的药物进行了大量研究，但最近，他们将注意力转向模仿 α- 螺旋结构，这是一个非常重要的领域，因为 α- 螺旋在许多蛋白质 - 蛋白质相互作用中起着至关重要的作用（见 20.8 节）。

这项研究的典型例子是三联苯结构（terphenyl structure，图 7.10）。在这些化合物中，直接连接在一起的三个芳环不是共面的。相反，它们彼此处于不同的角度并且可模拟 α- 螺旋的扭曲。这些环起着骨架的作用，不同的取代基可以被放置在上面模拟氨基酸的侧链。图 7.10（a）中所示的间位取代基和两个邻位取代基分别模拟了位于 α- 螺旋的第一、第四和第七位置的氨基酸侧链。这种结构被证明是蛋白质钙调蛋白（calmodulin）的拮抗剂，但是通过改变取代基的性质，可以获得被不同蛋白质识别的结构。例如，图 7.10（b）中所示的三联苯结构与 BCl-x_L 蛋白质结合。这种蛋白质在细胞凋亡中发挥重要作用（20.1.7 节

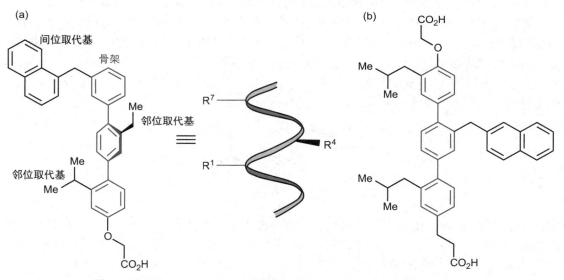

图 7.10　（a）三联苯结构模拟 α- 螺旋；（b）三联苯结构与 BCl-x_L 结合

和 20.8 节）。另一种含有三种脂肪族残基的三联苯结构已被证实可与一种病毒蛋白质结合，这种蛋白质对 HIV 进入宿主细胞的过程至关重要，因此三联苯结构可以抑制这一过程（19.7.5 节）。

模拟 β- 折叠片层的药物也正在研究中。这些药物具有潜在的抗 HIV 病毒的作用。HIV 生命周期中重要的病毒蛋白之一是一种蛋白酶，它由 2 种相同的蛋白质通过反平行的 β- 折叠片层相互作用而组成（见 19.7.4.1 节）。模仿这特性的药物也许能阻止蛋白质二聚化并阻碍其发挥作用。涉及 HIV 的其他蛋白质 - 蛋白质相互作用也正被设计用于抗病毒药物的研究，特别是参与细胞进入过程的蛋白质 - 蛋白质相互作用（19.7.5 节）。

抑制蛋白质 - 蛋白质相互作用的另一种方法是利用寡核苷酸 - 蛋白质相互作用。该作用在生物学界比较普通，并且已被证实能够获得与特定蛋白质靶标结合的具有高度选择性的寡核苷酸。这种寡核苷酸被称为适配子（aptamer；源自拉丁语 *aptus*，意为"适合"，以及希腊语 *meros*，意为"部分或区域"）。目前，已经开发了一种称为 SELEX 的程序，该程序可使研究人员找到几乎与任何蛋白质靶标结合的适配子。利用混合组合合成法（第 21 章）合成寡核苷酸库。每个寡核苷酸的长度为 20 ~ 40 个核苷酸，库中包含 10^{15} 个潜在的适配子。该库针对特定的蛋白质靶标进行测试，选择与靶标结合的适配子并通过克隆扩增。然后可以进行进一步的选择和扩增循环以找到具有最大选择性和结合强度的适配子。利用这种方法已经成功产生了一种具有临床价值的适配子培加尼布（pegaptanib），其与血管内皮生长因子（vascular endothelial growth factor，VEGF）结合并阻止其与受体（VEGFR）结合。这种受体的激活对新血管的形成很重要（4.8.4.2 节、20.1.9 节和专栏 20.11），培加尼布于 2004 年被批准用于治疗因血管过量导致的眼病。将该适配子与聚乙二醇相连可以改善药物的半衰期（8.10 节）。

抗体贝伐珠单抗（bevacizumab），通过类似方式结合 VEGF 发挥作用，并用作抗肿瘤药（20.1.9 节和专栏 20.11）。

7.6　脂质作为药物靶标

与脂质相互作用的药物数量相对较少，一般来说，它们可通过破坏细胞膜的脂质结构发挥作用。例如，全身麻醉剂是通过与细胞膜的脂质相互作用来改变膜的结构和传导性质。另一个破坏细胞膜结构的药物是抗肿瘤药物吡嗪双甾体 Cephalostatin I，跨越磷脂双层从而破坏细胞膜结构。最后，达托霉素（daptomycin）是一种破坏细菌细胞膜多种功能的抗生素（18.6.4 节）。

7.6.1　"隧道分子"

抗真菌药两性霉素 B（amphotericin B，图 7.11，局部使用治疗足癣，全身使用治疗威胁生命的真菌疾病）与真菌细胞膜的脂质和甾醇相互作用，构建穿过膜的"隧道"。一旦就位，细胞内的物质就会被排出，从而杀死细胞。

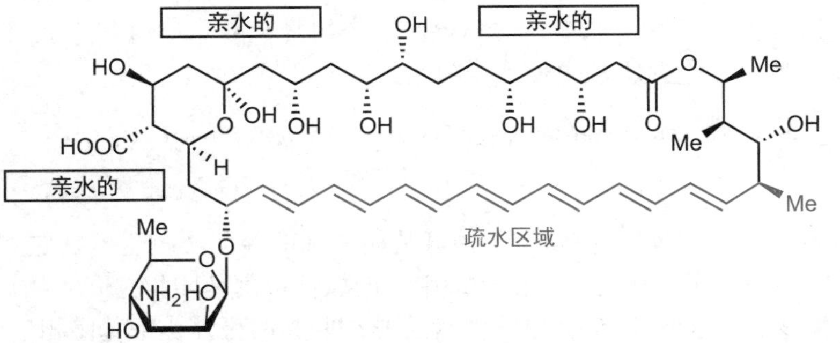

图 7.11　两性霉素 B

两性霉素 B 是一种很特别的分子，它的一半结构由双键组成，是疏水性的，而另一半含有一系列羟基，是亲水性的。它是一种极端分子，非常适合以特定方式作用于细胞膜。这些两性霉素分子聚集在一起使得烯烃链面向外以有利于与细胞膜的疏水中心相互作用。这种聚集物产生由羟基组成的隧道，因此它是亲水性的，允许细胞的极性内容物排出，见图 7.12（a）。两性霉素 B 是从微生物结节性链霉菌（*Streptomyces nodosus*）中提取的天然产物。近来，已证实每个两性霉素分子可与麦角甾醇（ergosterol）形成氢键相互作用，从而形成离子孔道。因此，离子孔道实际上由两性霉素和麦角甾醇组成。麦角甾醇相当于真菌中的胆固醇，是真菌细胞膜的重要组成部分。其中关键的相互作用是由两性霉素糖环上的带电荷的铵基引起的，见图 7.12（b）。

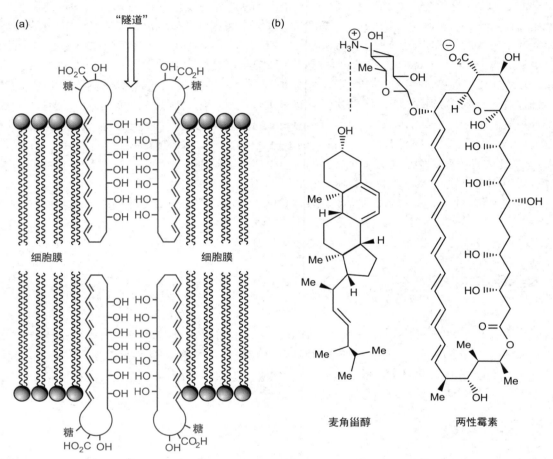

图 7.12 （a）在两性霉素的作用下形成了贯穿细胞膜的离子孔道（麦角甾醇未显示）；
（b）在离子孔道中两性霉素和麦角甾醇的相互作用

短杆菌肽 A（gramicidin A，图 7.13）是含有 15 个氨基酸的肽类抗生素，其缠绕成螺旋状，使得螺旋外部是疏水的，并与膜脂相互作用，而螺旋内部含有亲水基团，从而使离子通过。因此，短杆菌肽 A 也可以被视为可穿过细胞膜的"逃逸"通道。实际上，一个短杆菌肽 A 分子的长度不足以穿过膜，两个短杆菌肽 A 螺旋首尾相连就可以达到所需的长度（图 7.14）。

Val-Gly-Ala-Leu-Ala-Val-Val-Val-Trp-Leu-Trp-Leu-Trp-Leu-Trp-NH-CH$_2$-CH$_2$-OH

图 7.13　短杆菌肽 A

蛙皮素（magainins，9.4.1.4 节）是具有 23 种氨基酸残基的多肽类抗生素，它们形成螺旋结构，同时破坏细胞膜的通透性。然而，研究认为螺旋仅与细胞膜的极性头部基团相关联，然后导致脂质膜的部分向后弯曲以形成环形结构或虫洞（图 7.15）。蛙皮素螺旋与细胞膜的极性头部基团相连，以稳定形成的孔。

目前研究人员正在设计一种环肽，其可以在细菌细胞膜中自组装形成小管。这些小管被标记为"杀手纳米管"（图 7.16）。一旦形成，分子将通过纳米管从细胞中渗出并导致细胞死亡。所涉及的环肽被设计成具有 6～8 个交替的 D- 氨基酸和 L- 氨基酸，使得酰胺基团垂直于环状结构的平面，侧链指向同一平面的外侧。这意味着侧链不干扰堆叠过程，而每个环肽中的酰胺基团在环肽上下形成氢键，从而促进堆叠过程。通过修饰现有的残基类型，已成功地做到了细菌细胞对红细胞的体外选择性。例如，包含碱性氨基酸（如赖氨酸）有助于提升选择性。赖氨酸有一个伯氨基，它可以被质子化并获得正电荷。这促使结构靶向细菌细胞膜，因为后者表面往往带有负电荷，该过程已经成功地在小鼠体内进行了研究。

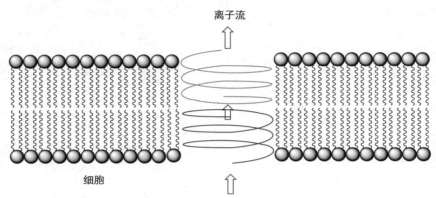

图 7.14　短杆菌肽 A 螺旋头尾相连以穿过细胞膜

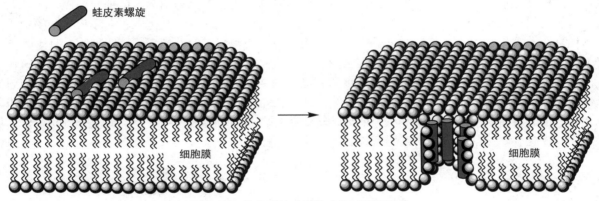

图 7.15　抗生素蛙皮素的虫洞或环形结构

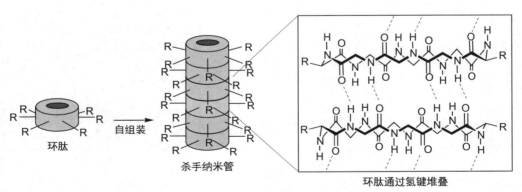

环肽通过氢键堆叠

图 7.16　"杀手纳米管"的自组装

7.6.2　离子载体

缬氨霉素（valinomycin，图 7.17）是由链霉菌（*streptomyces*）发酵获得的具有环状结构的分子。它含有 3 分子的 L- 缬氨酸、3 分子的 D- 缬氨酸、3 分子的 L- 乳酸和 3 分子的 D- 羟基异戊酸。这 4 种组分以有序的方式连接，因此在环状结构周围形成酯键和酰胺键的交替序列。这是通过在 6 个缬氨酸单元之间存在乳酸或羟基异戊酸单元来实现的。可以看到缬氨酸的 L 和 D 构型部分如同乳酸和羟基异戊酸单元在整个循环中交替实现一样，可以得到进一步的排序。

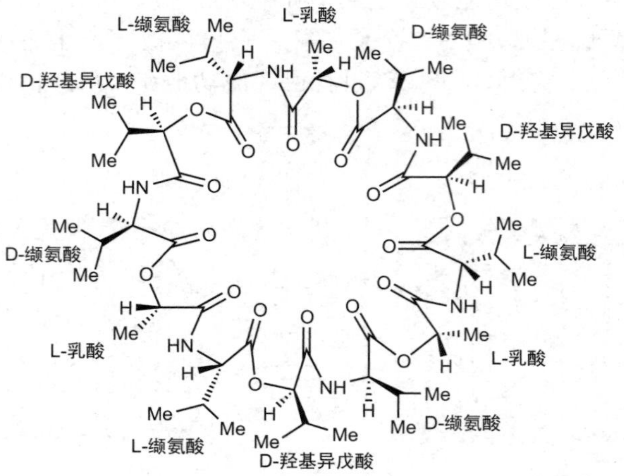

图 7.17　缬氨霉素

缬氨霉素作为离子载体，可以被看作是一种反相洗涤剂。由于它是环状的，形成了一种环形结构，其中酯基和酰胺基团的极性羰基氧朝向内侧，而缬氨酸和羟基异戊酸单元的疏水侧链朝向外侧。这显然有利于疏水侧链通过范德华相互作用与细胞膜的脂质内部作用，而极性亲水性基团聚集在环形结构的中心以产生亲水性环境。这个亲水中心足够容纳一个离子，已发现一个"裸露的"钾离子（即周围没有水分子的钾离子）适合这个空间，并且与酰基络合（图 7.18）。

因此，缬氨霉素可以从膜的内表面收集钾离子，并携带其穿过膜，沉积在细胞外，从而破坏细胞的离子平衡（图 7.19）。通常细胞含有高浓度的钾离子和低浓度的钠离子。脂质细胞膜阻止离子在细胞和环境之间通过，并且离子只有在专一的和受控的离子转运系统辅助下才能通过细胞膜。缬氨霉素相当于一种不受控制的离子运输系统，其可导致细胞死亡。

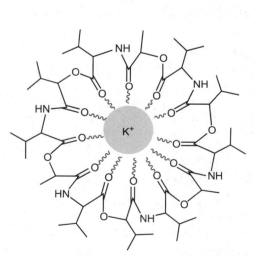

图 7.18　钾离子位于缬氨霉素的亲水中心

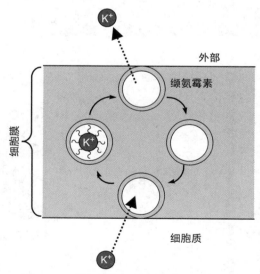

图 7.19　缬氨霉素破坏了细胞的离子平衡

缬氨霉素对钾离子比钠离子更具特异性，人们可能会认为由于钠离子太小而不能特异性地络合。然而真正的原因是钠离子不容易失去其周围的水分子，必须以水合离子的形式运输。因此钠离子对于缬氨霉素的中心腔来说太大了。

离子载体尼日利亚菌素（nigericin）、莫能菌素 A（monensin A）和拉沙洛西（lasalocid）（图 7.20）的

作用方式与缬氨霉素的大致相同，在兽医学中用于控制牛瘤胃和家禽肠道中的细菌水平。

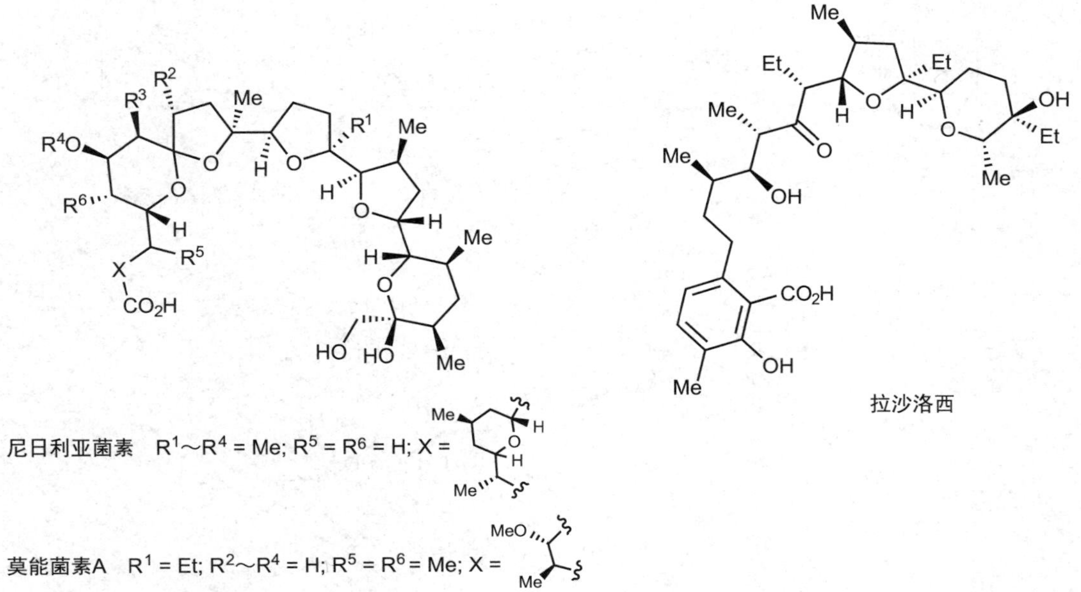

尼日利亚菌素　$R^1 \sim R^4$ = Me; $R^5 = R^6$ = H; X =

莫能菌素A　R^1 = Et; $R^2 \sim R^4$ = H; $R^5 = R^6$ = Me; X =

图 7.20　应用在兽医学中的离子载体

多肽抗生素多黏菌素 B（polymyxin B）（18.6.2 节）的作用类似于缬氨霉素，但它会导致小分子（如核苷）而非离子从细胞中泄漏。

7.6.3　膜连接物和锚

一些药物含有疏水基团，其被设计用于将药物锚定到细胞和细胞器的膜上。这些药物不是针对膜本身，而是通过膜连接物使其更容易与分子靶相互作用，分子靶也被连接到膜上（见 11.4.4 节和 18.5.5.2 节）。

关键知识点

- "隧道"分子和离子载体作用于质膜，导致离子不受控制地穿过细胞膜，从而引起细胞死亡。
- 环肽被设计成能够在细菌细胞膜中自组装形成纳米管。
- 将药物连接到膜上是针对膜上结构的有效方法。

7.7　糖类作为药物靶标

7.7.1　糖组学

糖组学（glycomics）一词用于描述对糖类作为药物或药物靶标的研究。糖类具有多羟基结构，大多具有通式为 $C_nH_{2n}O_n$。葡萄糖（glucose）、果糖（fructose）和核糖（ribose）等（图 7.21）属于简单结构的糖类。这些被称为单糖（monosaccharides），因为它们可被视为制备更复杂的聚合糖类的单体。例如，葡萄糖单体连接在一起形成天然聚合物糖原（glycogen）、纤维素（cellulose）（图 7.22）或淀粉（starch）。

直到最近，糖类才被认为是有价值的药物靶标。糖类在细胞中的主要作用为能量储存（如糖原）或结构单元（如淀粉和纤维素）。目前已知糖类在细胞识别、细胞调节和细胞生长等多种细胞过程中起着重要作用。多种疾病状态与这些细胞过程有关。例如，细菌和病毒在感染宿主细胞之前必须识别宿主细胞，因此参与细胞识别的糖类分子对该过程至关重要（19.3 节、19.7.1 节和 19.8.1 节）。设计与这些糖类结合的药物可以有效地抑制细菌和病毒入侵宿主细胞的能力。或者也可以根据这些重要糖类的结构开发疫苗或药物（19.8.3 节）。

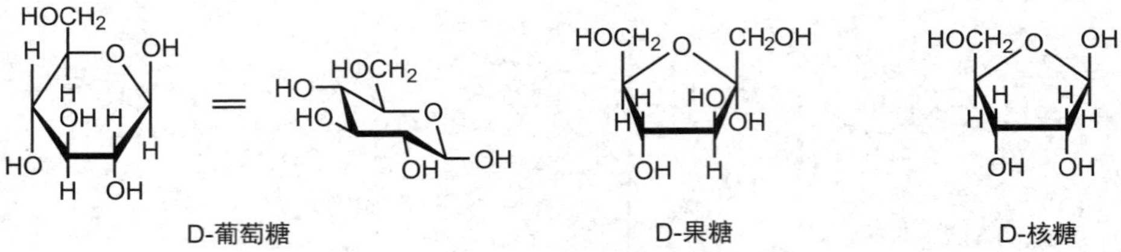

图 7.21　单糖的例子

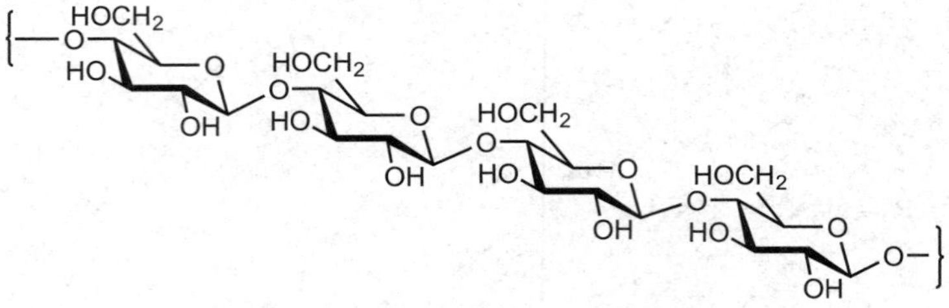

图 7.22　葡萄糖通过 β-1,4 连接形成纤维素

　　研究还发现自身免疫性疾病和癌症与细胞表面糖类化合物结构的变化有关（20.1.10 节）。了解碳水化合物如何参与细胞识别和细胞调节可能会设计出治疗这些疾病的新药（20.10 节）。

　　糖类发挥的许多重要的细胞识别作用不是由纯糖类化合物引起的，而是由与蛋白质［糖蛋白（glycoprotein）或蛋白多糖（proteoglycan）］或脂类［糖脂（glycolipid）］相关的糖类化合物来发挥作用。这种分子叫做糖缀合物（glycoconjugate）。通常分子中的脂质或蛋白质部分嵌在细胞膜中，糖类部分游离悬挂在细胞膜外，就像风筝的彩带。这使得糖类化合物部分起到标记和识别细胞的分子标记的作用。这种分子标记也可以起到受体的作用，可以结合其他分子或细胞。

　　选择糖类化合物而不是肽或核酸作为分子标记有重要意义，因为糖类化合物的结构变化可能比肽或核酸多得多。例如，2 个丙氨酸分子只能形成 1 种可能的二肽，因为它们只有一种方式可以连接（图 7.23）。然而，由于糖类化合物上有不同的羟基，2 个葡萄糖分子可能形成 11 种双糖（图 7.24）。这使得自然界中不同数量和类型的糖单体可以产生几乎无限量的分子标记。实际上，仅 4 种糖单体结合就可以得到 1500 万种可能的结构。

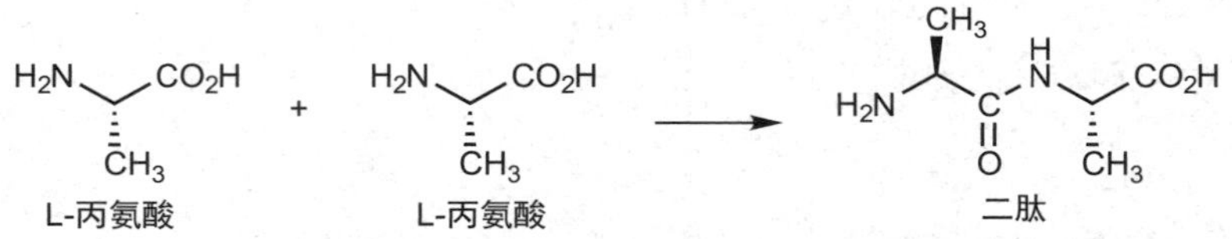

图 7.23　两个 L- 丙氨酸连结形成二肽

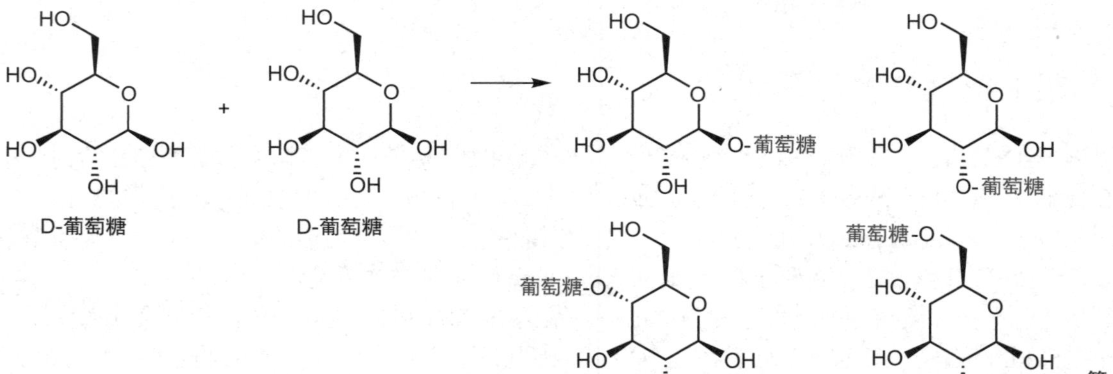

图 7.24　两个葡萄糖分子连结形成多种糖类化合物结构

7.7.2　抗原和抗体

如果将细胞引入不同的物质，则可作为细胞识别分子的分子标记，通常起到抗原（antigen）的作用。换句话说，它们认为该细胞是外来的。例如，细菌具有与人类不同的细胞识别分子。当人遭受细菌感染时，免疫系统识别出外来分子标记并产生抗体（antibody），这些抗体与细菌结合并引发摧毁"入侵者"的免疫反应。

抗体是由两条重肽链和两条轻肽链组成的 Y 型分子（图 7.25）。在这些链的 N- 末端，有一个随抗体而改变的高度可变的氨基酸区域。正是这个区域识别特定的抗原。一旦抗原被识别，抗体就与它结合，并激活身体的免疫反应，从而破坏外来细胞（图 7.26）。所有细胞（包括人类自身的细胞）的外表面都有抗原。抗原是作为不同细胞的分子标记，使身体能够区分自身的细胞和"外来者"。幸运的是，人体通常不会产生针对自身细胞的抗体，因此不会受到自身攻击。然而，会产生针对其他个体细胞的抗体，这在器官移植和输血时会造成排异问题。因此，在捐赠者和接受者之间尽可能匹配是很重要的。有时也可能需要免疫抑制药物来辅助，减小排异使移植体被接受者所接受。当蛋白质被用作药物时，可能会出现另一个问题，因为这些蛋白质足够大，可能会刺激产生免疫反应。

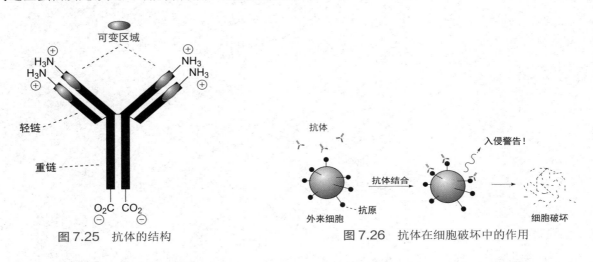

图 7.25　抗体的结构　　　　　　图 7.26　抗体在细胞破坏中的作用

通过产生抗体来靶向癌细胞表面过度表达的抗原，用于癌症治疗已取得了很大进展。抗体既可以单独用于标记癌细胞来进行破坏，也可以作为一种向癌细胞输送抗癌药物的手段。11.8.3 节和 20.10 节将对此进行更详细的介绍。抗体也已用于治疗自身免疫疾病和炎症性疾病（11.8.3 节）。

7.7.3　环糊精

环糊精是由糖类化合物构建单元构成的大环结构，它的内部是相对疏水并且可以容纳药物分子，因此将环糊精作为疏水性药物的递送手段已有广泛研究。此外，最近批准了一种名为舒更葡糖（sugammadex）的环糊精的新应用，其作为罗库溴铵（rocuronium）和维库溴铵（vecuronium）等氨基甾体类神经肌肉阻断剂的"清除剂"（专栏 7.3）。

专栏 7.3　环糊精作为药物清除剂

舒更葡糖（图 1）是一种环糊精，旨在清除血浆中的罗库溴铵和维库溴铵等氨基甾体类神经肌肉阻断剂，以减少其在血中的浓度，缩短其作用时间（图 2）。这将使术后患者恢复得更快。

舒更葡糖由 8 个相同的糖类分子组成。糖环形成的大环内部是相对疏水的环境，而外表面的羟基和羧基与水相互作用。这使得环糊精可溶于水。

环糊精空腔的尺寸使得氨基甾体类药物被整齐地包封在环糊精内。舒更葡糖的空腔直径为7.5 ~ 8.3Å，与罗库溴铵的分子宽度（约7.5Å）相匹配。结构上的羧基通过与药物的季铵离子形成离子相互作用而将药物包封在环糊精中。

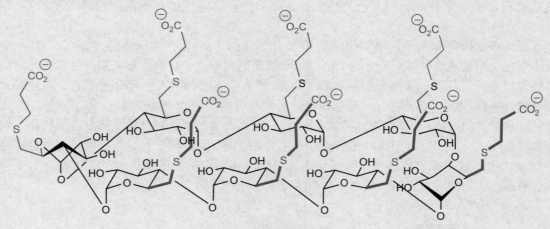

图1 舒更葡糖的结构

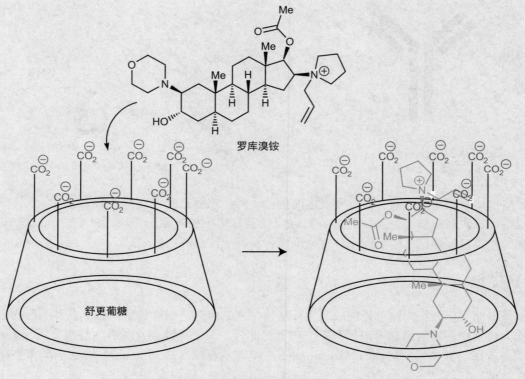

图2 由舒更葡糖清除血浆中的罗库溴铵

🌱 关键知识点

- 载体蛋白将必需的极性分子转运穿过疏水性细胞膜。药物可以设计成利用这种转运系统进入细胞或阻断载体蛋白。
- 微管蛋白是一种结构蛋白，对细胞分裂和细胞迁移至关重要，是多种抗肿瘤药和抗炎药的靶标。
- 病毒衣壳蛋白是新型抗病毒药物的潜在靶标。
- 设计用来抑制蛋白质-蛋白质相互作用的药物，模拟了蛋白质二级结构如α-螺旋的特征。

- 全身麻醉剂的靶标是细胞膜的磷脂双分子层。
- 一些抗真菌药和抗细菌药作用于细胞膜。其中一些药物通过细胞膜形成"隧道"，而其他药物作为离子载体。在这2种情况下，离子或小分子不受控制地穿过细胞膜，从而导致细胞死亡。
- 在研究感染、癌症和自身免疫疾病的新疗法中，糖类作为药物或药物靶标的重要性日益增加。
- 糖类化合物的合成比多肽更具挑战性，但它提供了更多潜在的新结构。
- 抗体是对身体免疫反应很重要的蛋白质，可以识别外来细胞或大分子，并进行标记以便摧毁。抗体可用于治疗，也可用于递送药物到特定的靶标。

习题

1. 舒更葡糖中的羧基通过四原子连接链与糖环连接。若换成更短或更长的链是否会产生差异，以及使用这些连接链是否有优势。

2. 舒更葡糖中的羧基在将罗库溴铵锁定到环糊精的中央空腔中起着重要的结合作用，但它们也在使药物进入空腔中起着重要作用。可能的原因是什么？

拓展阅读

Berg, C., Neumeyer, K., and Kirkpatrick, P. (2003) Teriparatide. *Nature Reviews Drug Discovery*, 2(4): 257-258.

Buolamwini, J. K., et al. (2005) Small molecule antagonists of the MDM2 oncoprotein as anticancer agents. *Current Cancer Drug Targets*, 5(1): 57-68.

Dwek, R. A., et al. (2002) Targeting glycosylation as a therapeutic approach. *Nature Reviews Drug Discovery*, 1(1): 65-75.

Farina, V. (ed.) (1995) The chemistry and pharmacology of taxol and its derivatives. *Elsevier*, Amsterdam.

Le, G. T., et al. (2003) Molecular diversity through sugar scaffolds. *Drug Discovery Today*, 8(15): 701-709.

Maeder, T. (2002) Sweet medicines. *Scientific American*, 287(1): 24-31.

Ng, E. W. M., et al. (2006) Pegaptanib, a targeted anti-VEGF aptamer for ocular vascular disease. *Nature Reviews Drug Discovery*, 5(2): 123-132.

Ojima, I., et al. (2005) Design, synthesis, and structure-activity relationships of novel taxane-based multidrug resistance reversal agents. *Journal of Medicinal Chemistry*,48(6): 2218-2228.

Palacios, D. S., et al. (2011) Organic synthesis toward small-molecule probes and drugs special feature: synthesis enabled functional group deletions reveal key underpinnings of amphotericin B ion channel and antifungal activities.*Proceedings of the National Academy of Sciences USA*, 108(17): 6733-6738.

Shimogawa, H., et al. (2004) A wrench-shaped synthetic molecule that modulates a transcription factor-coactivator interaction. *Journal of the American Chemical Society*, 126(11): 3461-3471.

Toogood, P. L. (2002) Inhibition of protein-protein association by small molecules: approaches and progress. *Journal of Medicinal Chemistry*, 45(8): 1543-1558.

Vassilev, L. T. (2005) p53 activation by small molecules:application in oncology. *Journal of Medicinal Chemistry*, 48(14): 4491-4499.

Wong, C. (2003) *Carbohydrate-based drug discovery*. John Wiley and Sons, Chichester.

Yin, H., et al. (2005) Terphenyl-based Bak BH3α-helical proteomimetics as low-molecular-weight antagonists of Bcl-xL. *Journal of the American Chemical Society*, 127(29): 10191-10196.

第8章 药物代谢动力学及相关研究

8.1 药物作用的三个阶段

药物作用涉及三个阶段（亦称为时相）。首先是药剂相（pharmaceutical phase）。对于一个口服药物来说，这涉及片剂或胶囊剂在胃肠道（gastrointestinal tract，GIT）中的崩解、药物的释放和溶出。药剂相之后是药动相（pharmacokinetic phase），包括从胃肠道吸收到血液，以及影响药物留存率（drug's survival）和影响其到达分子靶标过程的各种因素。最后是药效相（pharmacodynamic phase），包括药物与其分子靶标相互作用的机制以及由此产生的药理作用。

在前几章中，我们重点讨论了药物靶标和药物设计，重点是药物作用的药效学方面，例如，优化药物与其靶标的结合相互作用。然而，与靶标有最佳结合相互作用的化合物不一定是用于医学的最佳药物。因为一种药物要想发挥药效，必须先到达其靶标。因此，在开展药物设计时，除了药效学外，研究药物代谢动力学也很重要的。药物代谢动力学中要考虑的四个主要方面是吸收（absorption）、分布（distribution）、代谢（metabolism）和排泄（excretion）（通常简称为 ADME）。

8.2 口服活性药物的典型体内历程

口服给药是首选的给药途径，因此需要考虑药物为了到达最终的作用靶标，需面对哪些障碍和危险。当药物被吞咽后，进入胃肠道（GIT），胃肠道包括口腔、咽喉、胃以及肠道上端和肠道下端。一定量的药物可能通过口腔黏膜吸收，但大多数药物进入胃部，遇到胃液和盐酸，这些化学物质有助于食物的消化，但如果一种药物容易分解，并且没有制成耐酸药片或胶囊，那么这些物质会以同样的方式破坏药物。例如，青霉素在胃中会分解，因此必须通过注射给药。其他酸不稳定的药物还包括局部麻醉药（local anaesthetics）和胰岛素（insulin）。如果药物在胃中未被分解，则会进入肠道上端，在那里遇到能分解食物的消化酶。假设药物在这次攻击中幸存下来，那么它必须穿过肠壁细胞层。这意味着药物必须通过细胞膜 2 次，即第一次进入细胞，然后在另一侧离开细胞。一旦药物穿过肠壁细胞，就可以相对容易地进入血液，因为血管内壁细胞层比较松散，并且有许多孔，便于大部分药物通过。换句话说，药物进入血管是通过穿过血管壁细胞之间缝隙而不是穿过细胞。

药物通过血液被运送到身体的关卡：肝脏。肝脏有能够拦截外来化学物质的酶，这些酶可以对药物进行修饰以使其更容易排出，这一过程称为药物代谢（8.5 节）。此后，药物需要通过血液到达最终靶标，这可能需要穿过更多的细胞膜——始终假设药物在到达之前既没有排泄出来，也没有被转移到不需要的身体部位。

综上所述，任何口服给药的药物都应有严格的要求。口服药物必须对化学和酶的作用都稳定，还必须具有合适的物理化学性质，以使其在靶标达到治疗浓度，包括有效吸收、有效分布到靶组织以及可接受的排泄率。

8.3 药物吸收

为了有效地被胃肠道（GIT）吸收，药物的水溶性和脂溶性必须有适当的平衡。如果药物极性（亲水性）太强，将无法通过肠壁疏水的细胞膜（1.2.1 节）。另一方面，如果药物脂溶性（疏水性）太强，则在肠道中的溶解性会很差，易溶解在脂肪球中。这意味着与肠壁表面接触不良，导致吸收差。

需要注意的是，不少药物含有胺。因为胺常参与药物与其靶标的结合相互作用。然而，这也是平衡水溶性和脂溶性双重要求的原因所在。胺是弱碱，并且发现许多最有效的药物都含有 pK_a 值在 6～8 之间的氨基。换言之，这些药物分别在肠和血液中存在的微酸性和碱性的 pH 值下部分解离，并且容易在药物的离子化和非离子化形式之间达到平衡。这使得它们能够以非解离形式穿过细胞膜，而解离形式的存在使药物具有良好的水溶性，并可以与其靶标的结合位点发生良好的结合相互作用（图 8.1）。

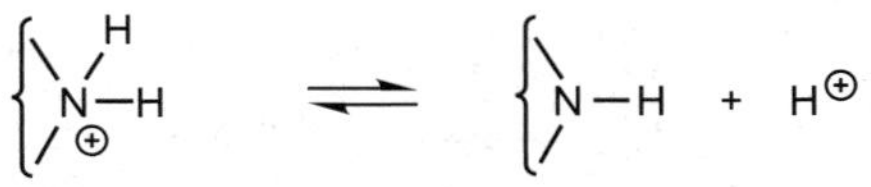

特定 pH 下的电离程度可以通过 Henderson-Hasselbalch 方程（Henderson-Hasselbalch equation）确定：

$$pH = pK_a + \lg \frac{[RNH_2]}{[RNH_3^+]}$$

式中，$[RNH_2]$ 是游离碱的浓度；$[RNH_3^+]$ 是离子化胺的浓度。K_a 是图 8.1 所示平衡的平衡常数，Henderson-Hasselbalch 方程可以从平衡常数推导出来：

图 8.1 胺离子化和非离子化形式之间的平衡

$$K_a = \frac{[H^+][RNH_2]}{[RNH_3^+]}$$

因此

$$pK_a = -\lg \frac{[H^+][RNH_2]}{[RNH_3^+]}$$

$$= -\lg[H^+] - \lg \frac{[RNH_2]}{[RNH_3^+]}$$

$$= pH - \lg \frac{[RNH_2]}{[RNH_3^+]}$$

因此

$$pH = pK_a + \lg \frac{[RNH_2]}{[RNH_3^+]}$$

注意，当离子化胺和非离子化胺的浓度相同（$[RNH_2] = [RNH_3^+]$）时，比率 $[RNH_2] / [RNH_3^+]$ 为 1。由于 $\lg 1 = 0$，Henderson-Hasselbalch 方程将简化为 $pH = pK_a$。换句话说，当胺被离子化 50% 时，$pH = pK_a$。因此，pK_a 为 6～8 的药物在血液 pH 值（7.4）或肠道微酸性 pH 值下解离约 50%。

药物的亲水性／疏水性是影响药物肠壁吸收的关键因素，从理论上讲药物的分子量应该是无关紧要的。例如，环孢素（ciclosporin），尽管其分子量约为 1200，仍可通过细胞膜成功吸收。然而，实际上，较大的分子往往不容易被吸收，因为它们可能含有大量极性官能团。根据经验，口服吸收的药物往往遵循 Lipinski 五规则（rule of five）。该规则是对世界药物索引数据库中的化合物进行分析后得出的，目的是确定药物具有口服活性的重要特征。结果发现，有关因素涉及的数字是 5 的倍数：

① 分子量小于 500；
② 不超过 5 个氢键供体（HBD）；

③ 不超过 10 个氢键受体（HBA）；

④ 计算的 log *P* 值小于 +5（log *P* 是药物疏水性的度量，见 11.1 节）。

"类药五规则"多年来一直是非常实用的经验法则，但它既不是定量的，也不是万无一失的。例如，口服活性药物如阿托伐他汀（atorvastatin）、瑞舒伐他汀（rosuvastatin）、环孢素（ciclosporin）和长春瑞滨（vinorelbine）不遵守五规则。也已经证明高分子量本身不会导致生物利用度下降。另一个争论来源于对 HBA 数量的计算。在 Lipinski 的原始论文中，HBA 的数量对应于结构中存在的氧原子和氮原子的总数。但大多数药物化学家为了简单起见，都不重视弱的 HBA，如酰胺氮原子（另见 1.3.2 节和附录 6）。因此，最好将 Lipinski 规则视为一套指导原则，而不是标准规则。Lipinski 曾表示，只要化合物不违反"Lipinski 规则"之一，该化合物就很可能是有口服活性的。

已有一些寻找与分子量无关的指导原则的进一步研究。2002 年，Veber 等的研究工作惊奇地发现分子柔韧性在口服生物利用度中起着重要作用；分子柔性越大，口服活性可能越低。为了确定分子柔性，可以计算产生显著不同构象的自由旋转键的数目。与简单取代基相连的键（如甲基或乙羟基）不包括在本分析中，因为它们的旋转不会导致显著的构象变化。

Veber 等的研究还表明，分子的极性表面积可以用来取代氢键基团的数量的因子。这些发现使得以下参数可被用于预测药物是否具有可接受的口服活性：①极性表面积 ≤ 140Å，可旋转键 ≤ 10；或者②氢键供体和受体总数 ≤ 12 个，可旋转键 ≤ 10 个。

也有一些研究人员将分子中可旋转键的极限设定为 ≤ 7，因为分析表明这类分子的口服生物利用度可以显著提高。

这些与分子量无关的规则，为研究迄今为止被"搁置"的更大的结构开辟了道路。然而，分子量 > 500 的结构很可能有超过 10 个可旋转键。但新的规则表明，结构的刚性对于减少可旋转键的数量是有益的。10.3.9 节将刚化策略描述为一种可以改善药物药效学特性的策略，但这些策略也可用于改善药动学特性。

违反上述规则的极性药物通常吸收差，必须注射给药。然而，仍存在一些极性很强的药物被消化系统吸收，因为它们能够"劫持"肠壁细胞膜中的转运蛋白（transport protein）（2.7.2 节和 7.1 节）。这些转运蛋白通常转运各种生物合成途径所需的极性结构单元（如氨基酸和核酸碱基）穿过细胞膜。如果这种药物在结构上与这些结构单元之一相似，那么它也可能是被夹带进来的。例如，左旋多巴（levodopa）由苯丙氨酸的转运蛋白转运，而氟尿嘧啶（fluorouracil）则由胸腺嘧啶和尿嘧啶的转运蛋白转运。降压药赖诺普利（lisinopril）由二肽转运蛋白转运。抗肿瘤药甲氨蝶呤（methotrexate）和抗生素红霉素（erythromycin）也通过转运蛋白被吸收。

其他极性强的药物如果分子量低（小于 200），也可以被吸收到血液中，因为它们可以通过肠壁细胞层之间的小孔。

有时，高分子量的极性药物可以在不穿过细胞膜的情况下透过肠壁细胞。这涉及胞饮（pinocytosis）作用，即药物被细胞膜吞没，形成了一个膜结合的囊泡，将药物携带穿过细胞（图 8.2）。然后囊泡与膜融合，在细胞另一侧释放药物。

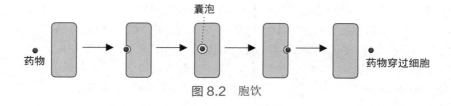

图 8.2 胞饮

有时，为了让药物不被胃肠道吸收，故意将其设计成强极性。这些通常是针对肠道感染的抗菌药（专栏 18.2）。抗菌药具有强极性可确保药物以更高的浓度到达感染部位。

最后，应注意一些药物的吸收可能会受到与肠道内食物或其他药物相互作用的不利影响（8.7.1 节）。

其他给药途径可能涉及的吸收过程，将在 8.7 节中讨论。

8.4 药物分布

一旦药物被吸收，它就会迅速地分布在血液中，然后缓慢地分布到各种组织和器官。分布的速率和程度取决于各种因素，包括药物本身的物理性质。

8.4.1 血液供应的分布

将血液输送到全身的血管包括动脉（arteries）、静脉（veins）和毛细血管（capillaries）（17.2 节）。心脏是驱动血液通过血管的泵。从心脏输送血液的大动脉称为主动脉（aorta），当它远离心脏时，它会成为越来越小的动脉分支，类似于从树干放射出的树枝。最终，血管分支到非常狭窄的程度，相当于树木的细枝。这些血管被称为毛细血管，氧气、营养物质和药物可以通过这些毛细血管到达身体的组织和器官。同时，细胞分解产物和二氧化碳等废物从组织转移到毛细血管中，被带走并处理。毛细血管合并成越来越大的血管从而形成静脉，使得血液回流到心脏。

一旦药物被吸收到血液中，它会在一分钟（血容量完成一次循环所需的时间）内迅速、均匀地分布在整个血液循环中。然而，这并不意味着药物均匀地分布在全身，在身体的某些部位的血液供应比其他部位更丰富。

8.4.2 组织分布

药物不会只停留在血液中，否则毫无用处。它们的目的是进入各种器官和组织细胞。因此药物必须离开血液系统到达其靶标。人体约有 100 亿个毛细血管，总表面积为 $200m^2$。它们延伸到身体的每一个部位，使得细胞与毛细血管的距离不超过 $20 \sim 30\mu m$。每根毛细血管都很窄，不比通过它的红细胞宽多少。毛细血管的细胞壁是由一层薄薄的单层细胞紧密地排列在一起构成的。然而，细胞之间有直径 $90 \sim 150Å$ 的孔，其大小足以让大多数药物分子通过，但不足以让血液中的血浆蛋白（plasma protein）逃逸。因此，药物无须穿过细胞膜离开血液系统，便可以自由、快速地分布到身体各个组织和器官周围的水溶液中。尽管如此，一些药物还是会与血液中的血浆蛋白结合。由于血浆蛋白不能离开毛细血管，与这些蛋白结合的药物也被限制于毛细血管中，无法达到其靶标。

8.4.3 细胞分布

一旦药物到达组织，如果其靶标是位于细胞膜上的受体，就可以立即产生作用。然而，许多药物必须进入组织的单个细胞才能到达靶标，包括局部麻醉剂、酶抑制剂和作用于核酸或细胞内受体的药物。这些药物必须具有足够的疏水性才能通过细胞膜，除非它们被载体蛋白转运或通过胞饮作用被带入。此外，许多药物含有官能团氨基，因此 8.3 节中描述的原则也同样适用。药物必须作为游离碱通过细胞膜，但一旦药物进入细胞内，胺可能会被质子化，从而与靶结合位点发生强烈的相互作用。许多药物的实验已经证实了这一点，如维拉帕米（verapamil）（17.6.3 节）。

8.4.4 其他分布因素

由于上述分布模式，给药后血液循环中的游离药物浓度迅速下降，同时还有其他因素的作用。疏水性强的药物经常被吸收到脂肪组织中，并从血液循环中清除。这种脂溶性可能会导致一些问题。例如，正在接受手术的肥胖患者需要更大量的全身麻醉剂，因为所使用的麻醉剂气体脂溶性特别大。然而，一旦手术结束，病人恢复了知觉，储存在脂肪组织中的麻醉剂将被释放，可能使病人再次失去知觉。巴比妥类

（barbiturates）药物曾被视为有效的静脉麻醉剂，以替代气体麻醉剂。然而，它们也是脂溶性的，很难估计一个持续的安全剂量。初始剂量可以估计为脂肪细胞吸收巴比妥酸的量，但持续剂量最终会导致脂肪库饱和，并导致血液供应中巴比妥酸浓度突然升高，甚至可能致命。

离子化药物可能与各种大分子结合并从血液循环中清除。药物也可以可逆地与血浆蛋白如白蛋白（albumin）结合，从而降低游离药物的浓度。因此，只有一小部分服用的药物才能真正达到预期的靶标。

8.4.5 血脑屏障

血脑屏障（blood-brain barrier）是药物进入大脑时必须跨越的一个重要屏障。供给大脑的毛细血管内紧密排列着不含小孔的细胞（与身体其他部位的毛细血管不同）。此外，毛细血管上覆盖着由邻近细胞形成的脂肪层，是药物必须穿过的额外脂肪屏障。因此，进入大脑的药物必须通过毛细血管的细胞膜和覆盖毛细血管的脂肪细胞。因此，青霉素（penicillin）等极性药物不易进入大脑。

血脑屏障的存在使得可以设计出作用于身体的各个部分（如心脏）但对大脑没有活性的药物，从而减少中枢神经系统（CNS）副作用。比如可以通过增加药物的极性以使其不易穿过血脑屏障来实现。另一方面，要想在大脑中起作用必须设计成能够穿过血脑屏障的药物。这意味着药物可以拥有有限的极性基团，或者可以暂时屏蔽极性基团以通过血脑屏障（参见前药，11.6 节）。话虽如此，仍有一些极性药物可以借助载体帮助穿过血脑屏障，而其他极性药物［如胰岛素（insulin）］可以通过先前介绍的胞饮作用过程穿过。穿过血脑屏障的能力对阿片类药物的镇痛活性有重要影响（15.5 节）。目前还在研究增加血脑屏障通透性的方法，如通过超声波等技术或类似西地那非（sildenafil）的药物。

8.4.6 胎盘屏障

胎盘膜将母亲的血液和胎儿的血液分开。母亲的血液为胎儿提供必需的营养并带走代谢废物，这些化学物质必须通过胎盘屏障（placental barrier）。食物和代谢废物可以通过胎盘屏障，因此药物通过也是完全可行的。酒精（alcohol）、尼古丁（nicotine）和可卡因（cocaine）等药物都能进入胎儿的血液供应中。脂溶性药物最容易穿过屏障，巴比妥类（barbiturates）药物在胎儿血液中的含量与母体血液中的含量相同。这可能对胎儿发育产生不可预测的影响。在出生前，胎儿血液中的药物和其他毒素可以通过母体血液清除并解毒。一旦婴儿出生，其血液中的药物浓度可能与母亲相同，但其解毒或消除药物的能力并不相同。因此，药物将有更长的作用时间，并可能有致命的影响。

8.4.7 药物 – 药物相互作用

华法林（warfarin）和甲氨蝶呤（methotrexate）等药物会与血液中的白蛋白和血浆蛋白结合，以致无法与靶标发生相互作用。当服用另一种能与血浆蛋白竞争性结合的药物［如磺胺类（sulphonamides）药物］时，会释放一定比例的先前结合的药物，从而增加先前结合药物的浓度及其作用。

🌱 关键知识点

- 药效学是研究药物如何与分子靶标相互作用以产生药理作用，而药动学研究体内药物如何达到其靶标以及在该过程中受到了哪些影响。
- 药动学的4个主要方面是吸收、分布、代谢和排泄。
- 口服药物必须具有化学稳定性，才能在胃的酸性条件下不被破坏，同时需要具有代谢稳定性，不被消化酶和代谢酶破坏。
- 口服药物必须具有足够的极性才能溶解于胃肠道和血液循环中，也要保证一定的脂溶性使其足以通过细胞膜。
- 大多数口服药物遵从Lipinski五规则，并且含有不超过7个可旋转键。
- 如果强极性药物分子足够小，能够在肠壁细胞之间传递、被载体蛋白识别或者通过胞饮作用穿过肠壁，则可以口服给药。

- 血液供应的分布很快。如果药物不与血浆蛋白结合，则分布到组织和器官周围间质液的速度也很快。
- 有些药物必须进入细胞才能到达靶标。
- 一定比例的药物可能会被脂肪组织吸收和/或与大分子结合。
- 进入中枢神经系统的药物必须穿过血脑屏障。极性药物不能穿过这种屏障，除非它们通过载体蛋白或被胞饮作用吸收。
- 有些药物会穿过胎盘屏障进入胎儿，可能会危害新生儿的发育或产生新生儿毒性。

8.5 药物代谢

当药物进入体内时，会受到一系列代谢酶的作用。这些酶降解药物或改变药物结构，使其更容易排出体外。因此，大多数药物都会发生某种形式的代谢反应，形成代谢物（metabolite）。这些代谢物通常会失去原有的活性，但在某些情况下，它们可能保持一定程度的活性。在个别情况下，代谢物甚至可能比母体药物活性更高。某些代谢物也可能具有与母体药物不同的活性，导致副作用或毒性。了解药物代谢的知识及其可能的后果可以帮助药物化学家避免设计会形成不利代谢物的新药。同样，也可以利用药物代谢来设计在体内激活的药物。这被称为前药策略（参见 11.6 节）。在新药获批之前需要确定新药的所有代谢物，必须确定每种代谢物的结构和立体化学，并且必须测试每种代谢物的生物活性（12.1.2 节）。

8.5.1 I 相代谢和 II 相代谢

人体将药物视为外来物质，并有清除这些化学"入侵者"的方法。如果药物是极性的，它会很快被肾脏排出（8.6 节）；然而，非极性药物不容易排泄。药物代谢的目的是将这些化合物转化为更容易排泄的极性分子。

非特异性酶，特别是肝脏中的细胞色素 P450 酶（cytochrome P450 enzyme），能够将极性官能团添加到多种药物中。一旦加入极性官能团，整个药物就更具极性和水溶性，并且当它通过肾脏时更可能被排泄。另一些酶促反应可以将药物中已经存在但被掩盖的极性官能团重新暴露出来。例如，可使甲醚去甲基化转为更具极性的羟基的酶。需再次强调的是，更具极性的产物（代谢物）会更有效地被排出。

这些反应被归类为 I 相反应，通常涉及氧化、还原和水解（见图 8.3 ～图 8.9）。这些反应大多发生在肝脏中，但是有些（如酯和酰胺的水解）也可以发生在肠壁、血浆和其他组织中。一些最易氧化的结构是 N- 甲基、芳环、烷基链的末端位置和脂环中位阻最小的位置。硝基、偶氮和羰基易于被还原酶（reductase）还原，而酰胺和酯易于被肽酶（peptidase）和酯酶（esterase）水解。许多药物可能会发生两种及以上的代谢反应，产生不同的代谢物；有些其他药物可能根本不会被代谢。了解不同官能团可能的代谢反应，可使药物化学家能够预测任何给定药物的可能代谢产物，但只有药物代谢研究才能确定这些代谢物是否真正形成。

药物代谢对手性药物研究尤其是当药物作为外消旋体给药时，具有重要的意义。参与催化代谢反应的酶通常会区分手性药物的两个对映体，对映体之间各自经历不同的代谢反应。因此，必须分别测试手性药物的两种对映体以确定形成什么代谢物。在实践中，通常更可取的做法是在药物中使用单一对映体，或设计不对称药物（10.3.8 节）。

被归类为 II 相代谢的一系列代谢反应也主要发生在肝脏中（见图 8.10 ～图 8.16）。这些反应大多是结合反应（conjugation reaction），即一个极性分子附着在一个已经存在于药物上或者由 I 相反应引入的合适的极性"手柄"上，由此产生的结合物的极性大大增加，从而进一步提高了其在尿液或胆汁中的排泄率。

I 相和 II 相反应均可能有物种特异性，这对体内代谢研究有一定的意义。换言之，在实验动物中形成的代谢物不一定能在人类中形成。了解不同物种间代谢反应的差异对于确定哪些试验动物与药物代谢试验相关很重要。这两组代谢反应还是有区域选择性和立体选择性的，意味着代谢酶可以区分位于分子不同部分的相同官能团或烷基（区域选择性）以及手性分子的不同立体异构体（立体选择性）。

8.5.2 细胞色素 P450 酶催化的 I 相转化

细胞色素 P450 酶家族是位于肝细胞中的最重要的代谢酶。它们是血红蛋白（hemoprotein，含有血红素和铁），可以催化断裂氧分子的反应，使其中一个氧原子被引入药物而另一个最终进入水中（图 8.3）。因此，细胞色素 P450 酶属于一类称为单加氧酶（monooxygenase）的酶。

$$\text{药物} —H + O_2 + NADPH + H^+ \xrightarrow{\text{细胞色素P450酶}} \text{药物} —OH + NADP^+ + H_2O$$

图 8.3　细胞色素 P450 酶催化的氧化

至少有 33 种不同的细胞色素 P450 酶，分为 4 个主要家族 CYP1 ～ CYP4。在每一个家族中，都有以字母表示的各种亚家族，而该亚家族中的每一种酶都由一个数字表示。例如，CYP3A4 是主要家族 3 的亚家族 A 中的酶 4。目前使用的大多数药物由 5 种主要的 CYP 酶（CYP3A、CYP2D6、CYP2C9、CYP1A2 和 CYP2E1）代谢。同工酶 CYP3A4 在药物代谢中尤为重要，参与大多数药物的代谢。细胞色素 P450 酶催化的反应如图 8.4 和图 8.5 所示，会涉及碳、氮、磷、硫和其他原子的氧化。

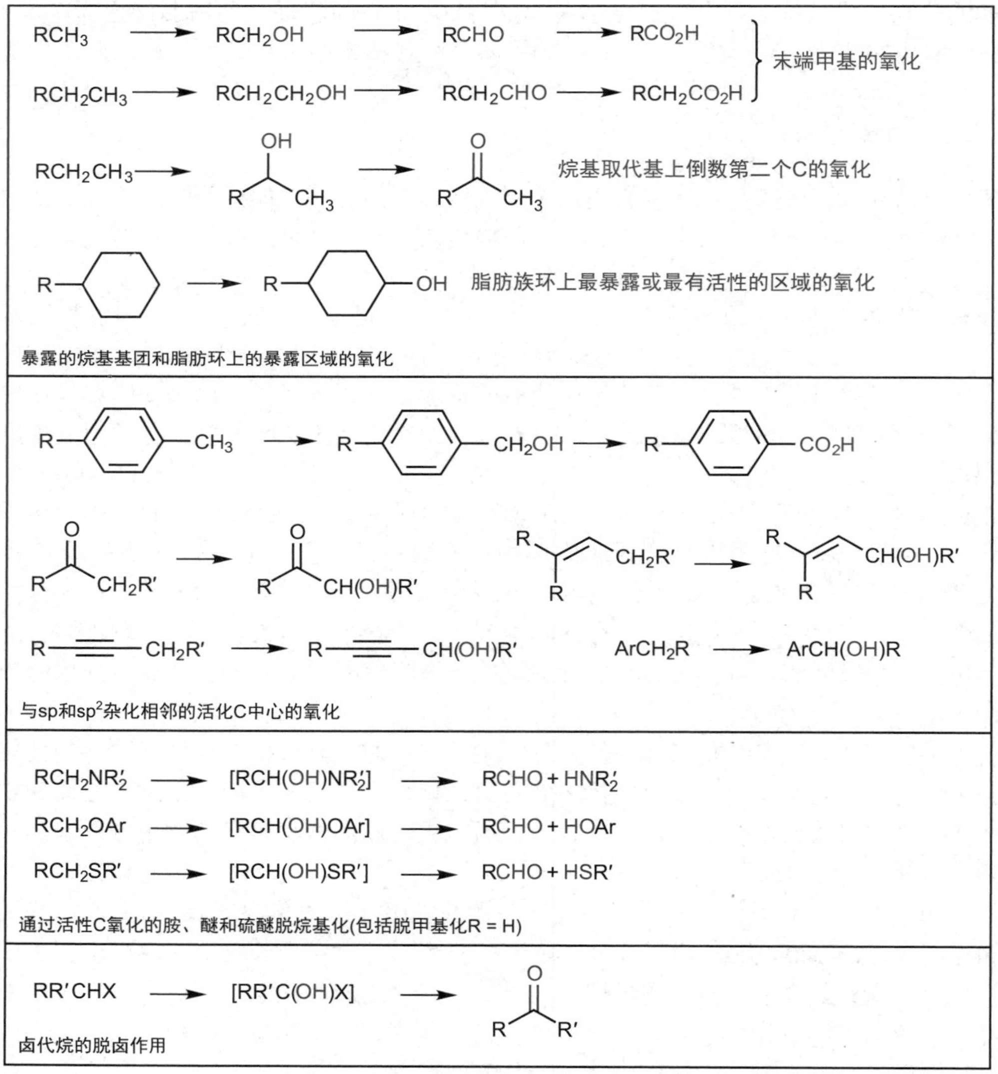

图 8.4　细胞色素 P450 催化饱和碳中心的氧化反应

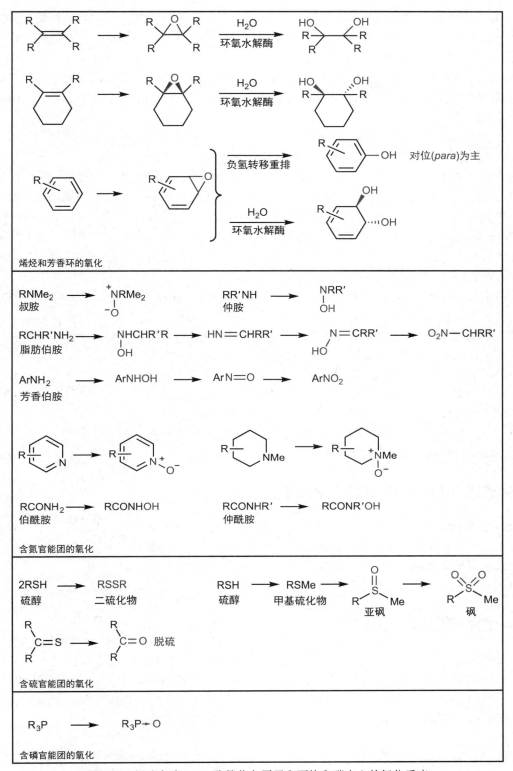

图 8.5 细胞色素 P450 酶催化杂原子和不饱和碳中心的氧化反应

如果碳原子被暴露（即酶容易接近）或被活化（图 8.4），则可能发生碳原子氧化。例如，药物碳骨架上的甲基取代基通常易于接近并被氧化成醇，而醇可进一步被氧化成羧酸。在长链取代基的情况下，末端碳和倒数第二个碳是链中暴露最多的碳，两者都易被氧化。如果存在脂肪族环，则最暴露的区域是最可能被氧化的部分。

靠近 sp^2 杂化碳中心（即烯丙基或苄基位置）或 sp 杂化碳中心（即炔丙基位置）的活化碳原子比暴露的烷基碳原子更容易被氧化（图 8.4）。杂原子 α 位的碳原子也会被活化并被氧化。在这种情况下，羟基化会形成不稳定的代谢物，并且会立即水解，导致胺、醚和硫醚的脱烷基化，或卤代烷的脱卤作用。由这些反应形成的醛通常经醛脱氢酶进一步氧化成羧酸（8.5.4 节）。叔胺因为碱性更强比仲胺更容易氧化脱烷基，而芳香醚的 O- 去甲基化比较大烷基的 O- 脱烷基化更快。O- 去甲基化对可待因（codeine）的镇痛活性很重要（15.5 节）。

细胞色素 P450 酶可以催化烯烃、炔烃和芳环中存在的不饱和 sp^2 和 sp 碳中心的氧化（图 8.5）。烯烃被氧化形成环氧化物，再被环氧化物水解酶（epoxide hydrolase）水解失活形成二醇。在某些情况下，环氧化物可以免受酶的攻击。此时它可以充当烷化剂并且与蛋白质或核酸中存在的亲核基团反应，产生毒性。芳环的氧化会产生类似的环氧化物中间体，其具有几种可能的产物。它可能会经历一个负氢转移重排形成苯酚，通常在对位。或者，可能通过环氧化物水解酶使其失活以形成二醇，或者与谷胱甘肽 S- 转移酶（glutathione S-transferase）反应形成结合物（8.5.5 节）。因此，如果环氧化物中间体没有受到这些酶的攻击，它可能充当烷化剂并且产生毒性。富电子芳环可能比具有吸电子取代基的芳环更快地发生环氧化，这对药物设计很重要。

只要叔胺上烷基的空间位阻不大，叔胺就会被氧化成 N- 氧化物。伯胺和仲胺也会被氧化成 N- 氧化物，但它们可以迅速转化为羟胺及其他产物。芳香伯胺也被分阶段氧化成芳香硝基化合物——这是一种与芳胺的毒性有关的过程，因为形成了可以使蛋白质或核酸烷基化的高亲电子中间体。芳香伯胺也可以在 Ⅱ 相代谢反应（8.5.5 节）中被甲基化成仲胺，然后仲胺可以进行 Ⅰ 相氧化产生甲醛和伯羟胺。伯酰胺和仲酰胺可以被氧化成羟基酰胺。这些官能团也与毒性及致癌性有关。硫醇可被氧化成二硫化物。有证据表明，硫醇可被甲基化成甲基硫化物，然后进一步被氧化成硫化物和砜。

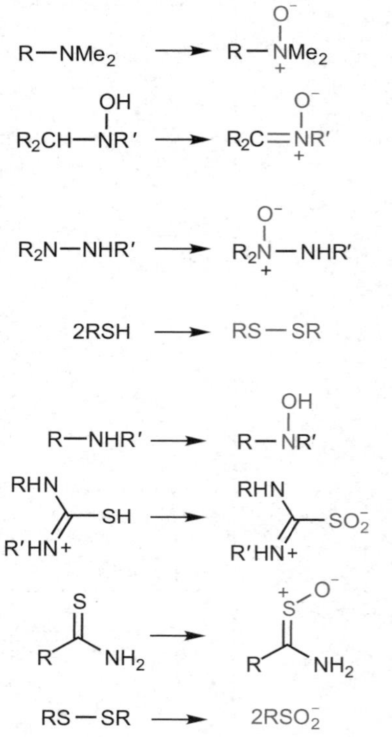

8.5.3 黄素单加氧酶催化 Ⅰ 相代谢转化

存在于肝细胞内质网中的另一组代谢酶由黄素单加氧酶（flavin-containing monooxygenase）组成。这些酶主要负责的代谢反应涉及亲核氮、硫和磷原子而不是碳原子氧化，如图 8.6 所示。许多反应也由细胞色素 P450 酶催化。

8.5.4 其他酶催化的 Ⅰ 相转化

在身体各种组织中有几种参与内源性化合物代谢的氧化酶，也在药物代谢中发挥作用（图 8.7）。例如，单胺氧化酶（monoamine oxidase）与儿茶酚胺的脱氨基有关（14.5 节），但也可以氧化某些其他的药物。其他重要的氧化酶包括醇脱氢酶和醛脱氢酶。通常不会观察到醇脱氢酶对伯醇作用形成的醛，因为所生成的醛易通过醛脱氢酶转化为羧酸。

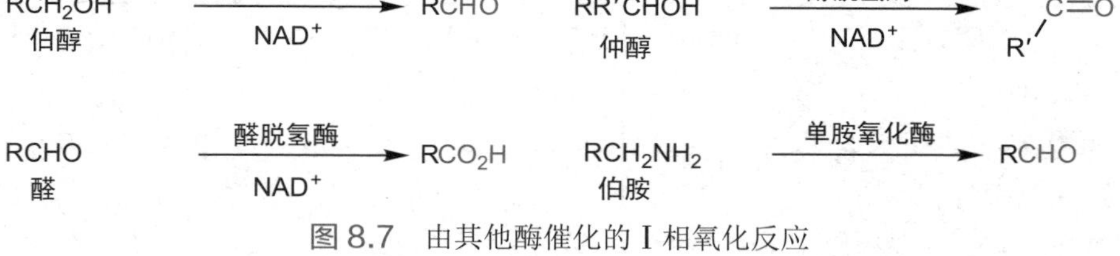

图 8.6 黄素单加氧酶催化的 Ⅰ 相反应

图 8.7 由其他酶催化的 Ⅰ 相氧化反应

Ⅰ 相还原反应不如氧化反应常见，但在特定药物中可以观察到醛、酮、偶氮和硝基官能团的还原（图 8.8）。

图 8.5 ～图 8.7 中描述的杂原子的许多氧化反应是可逆的，并且可由还原酶催化。细胞色素 P450 酶参与催化其中的某些反应。请记住：酶可以催化两个方向的反应，而催化哪个方向具体取决于底物的性质。因此，虽然细胞色素 P450 酶主要是氧化酶，但它们也可能催化一些还原反应。

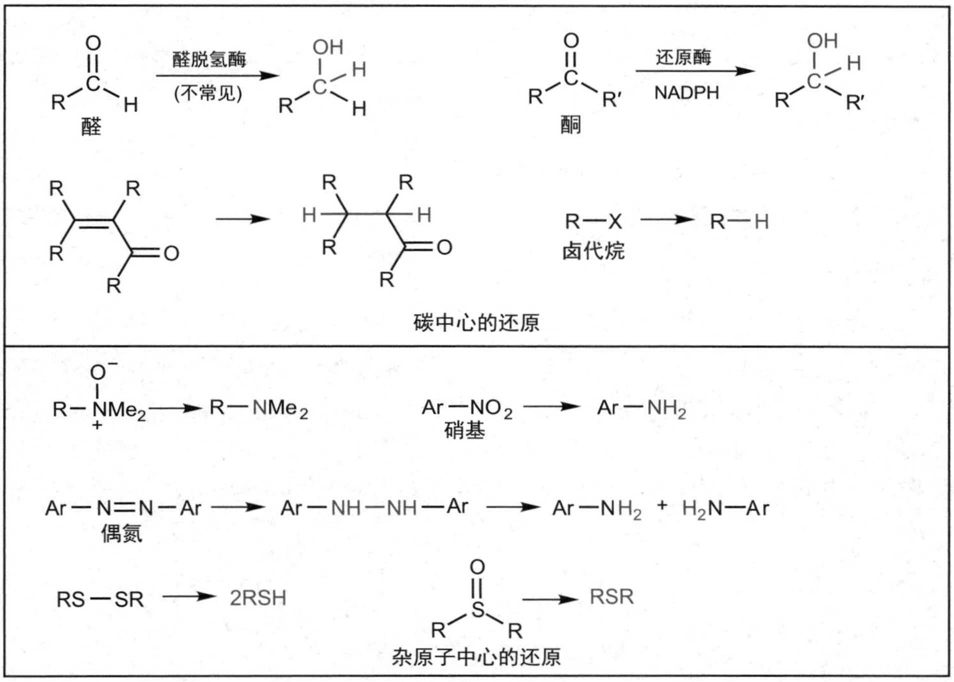

图 8.8　Ⅰ相还原反应

酯和酰胺的水解是一种常见的代谢反应，分别由酯酶（esterase）和肽酶（peptidase）催化（图 8.9）。这些酶存在于身体的各种器官中，包括肝脏。酰胺比酯水解更慢。吸电子基团的存在可以增加酰胺和酯的水解倾向。

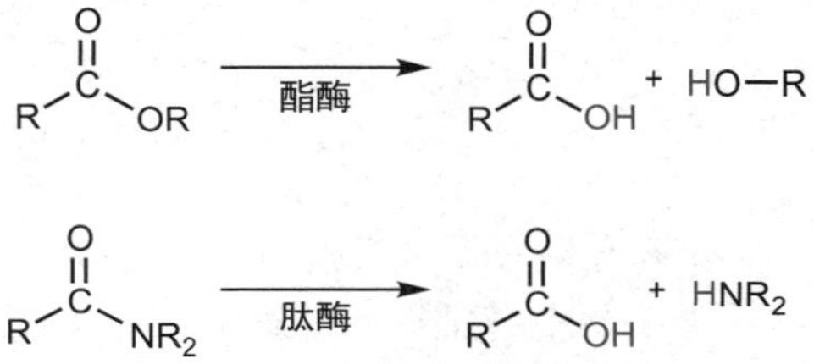

图 8.9　酯和酰胺的水解

8.5.5　Ⅱ相转化

大多数Ⅱ相代谢反应是由转移酶催化的结合反应（conjugation reaction）。得到的结合物通常是无活性的，但也有例外。葡糖醛酸结合是这些反应中最常见的。酚类、醇类、羟胺类和羧酸通过与 UDFP- 葡糖醛酸酯（UDFP-glucuronate）反应形成 O- 葡糖苷酸（O-glucuronide），使得高极性葡糖醛酸分子与药物结合（图 8.10）。所得到的结合物在尿液中排泄，但如果分子量超过 300，也可以在胆汁中排泄。

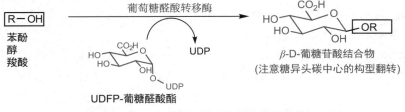

图 8.10　醇、酚和羧酸的葡萄糖苷酸化

其他多种官能团如磺酰胺、酰胺、胺和硫醇（图 8.11）可以反应形成 N- 或 S- 葡糖苷酸。在羰基旁边存在活性碳中心也可能发生 C- 葡糖苷酸。

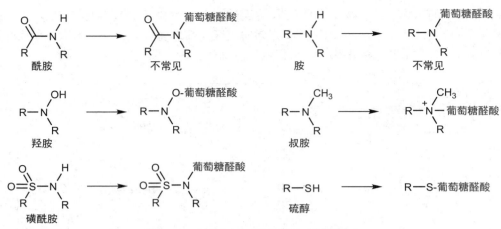

图 8.11　各种杂原子官能团的葡糖醛酸化

另一种形式的结合是硫酸酯化结合（图 8.12）。不如葡糖醛酸化常见，主要限于酚类、醇类、芳胺类和 N- 羟基化合物。以辅因子 3'- 磷酸腺苷 -5'- 磷酰硫酸（3'-phosphoadenosine 5'-phosphosulphate）作为硫酸来源，通过硫酸转移酶（sulphotransferase）催化反应。伯胺、仲胺、仲醇和酚形成稳定的结合物，而伯醇形成活性硫酸形式，其可以作为有毒的烷化剂。芳香族羟胺和羟酰胺也形成不稳定的硫酸酯结合物，可能会有毒性。

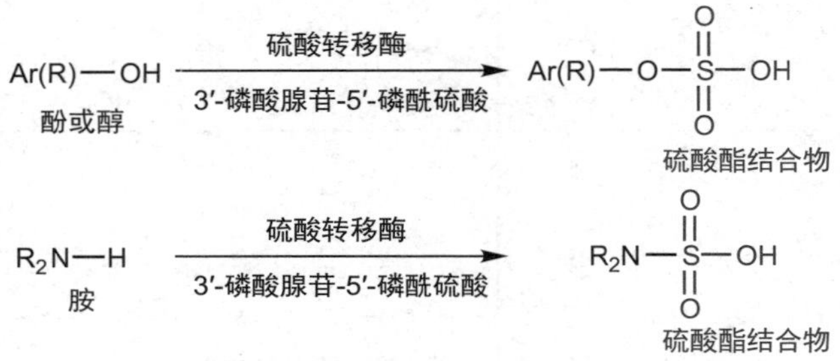

Ar(R)—OH → Ar(R)—O—SO₃H

酚或醇　硫酸转移酶 / 3'-磷酸腺苷-5'-磷酰硫酸　硫酸酯结合物

R₂N—H → R₂N—S—OH

胺　硫酸转移酶 / 3'-磷酸腺苷-5'-磷酰硫酸　硫酸酯结合物

图 8.12　与硫酸结合的 Ⅱ 相反应实例

带有羧酸基团的药物可通过与氨基酸形成肽键而结合。在大多数动物中，通常形成甘氨酸结合物，但灵长类动物中最常结合的氨基酸是 L- 谷氨酰胺。药物中的羧酸首先通过形成辅酶 A 硫酯而活化，然后再与氨基酸连接（图 8.13）。

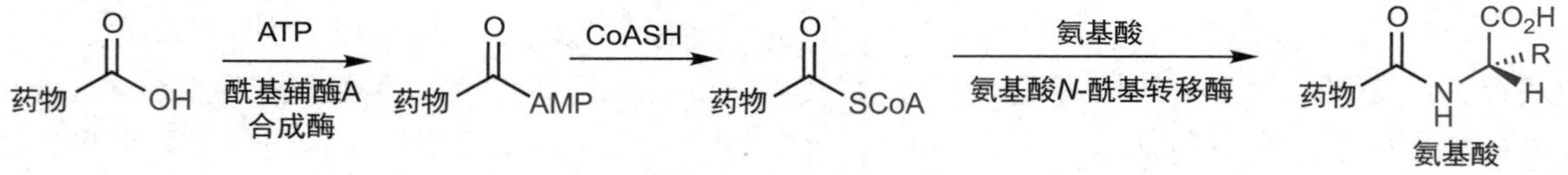

药物—COOH → 药物—AMP → 药物—SCoA → 药物—N—氨基酸

ATP / 酰基辅酶A 合成酶　CoASH　氨基酸 / 氨基酸N-酰基转移酶

图 8.13　氨基酸结合物的形成

亲电官能团如环氧化物、卤代烷、磺酸酯、二硫化物和自由基可与三肽化合物谷胱甘肽（glutathione）的亲核巯基反应，得到谷胱甘肽结合物，其随后可转化为硫醚氨酸类（mercapturic acids），如图 8.14。谷胱甘肽结合反应可以在大多数细胞中发生，特别是在肝脏和肾脏中，并且由谷胱甘肽转移酶（glutathione transferase）催化。这种结合反应可以有效地解除环境中潜在的危险毒素或由 Ⅰ 相反应形成的亲电烷化剂（图 8.15）。谷胱甘肽结合物通常在胆汁中排泄，但更常见的是在排泄前转化为硫醚氨酸结合物。

并非所有 Ⅱ 相反应都会导致极性增加。甲基化和乙酰化是重要的 Ⅱ 相反应，通常会降低药物的极性（图 8.16）。吡啶环的甲基化会形成极性季铵盐，这是个例。易被甲基化的官能团是酚、胺和硫醇。伯胺也易被乙酰化。参与贡献甲基或乙酰基的酶辅因子分别是 S- 腺苷甲硫氨酸（S-adenosyl methionine）和乙酰辅酶 A（acetyl SCoA）。有多种甲基转移酶参与甲基化反应。O- 甲基化最重要的酶是儿茶酚 O- 甲基转移酶（catechol *O*-methyltransferase），它优先甲基化儿茶酚的间位（14.5 节）。然而，甲基化的发生频率低于其他结合反应，并且在生物合成途径或内源性化合物的代谢中更为重要。

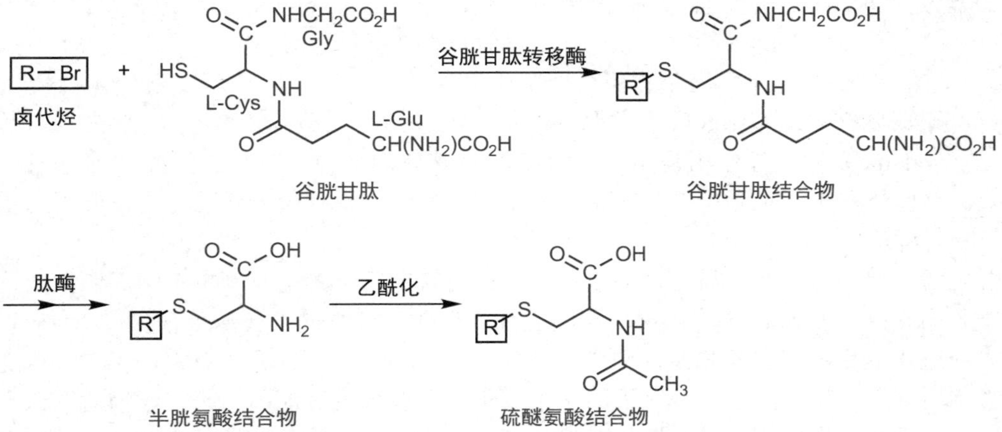

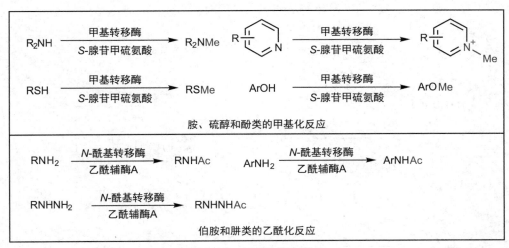

图 8.14　由卤代烷形成谷胱甘肽结合物和硫醚氨酸结合物

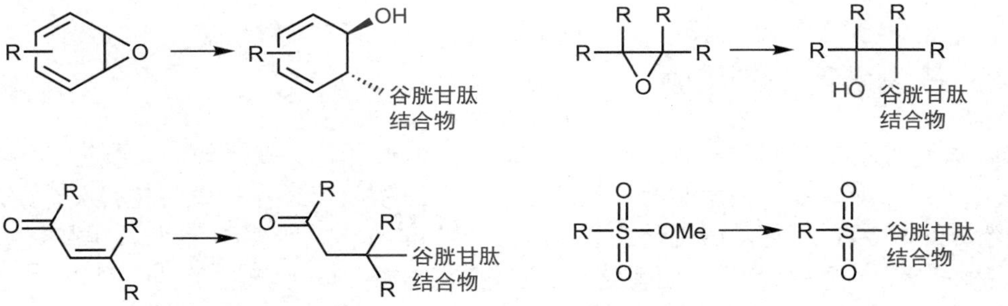

图 8.15　与亲电基团形成谷胱甘肽结合物（Glu-CyS-Gly）

图 8.16　甲基化和乙酰化

带有羧酸的药物可能与胆固醇（cholesterol）结合。带有酯基的药物也可以通过酯交换反应与胆固醇形成结合物。一些含醇官能团的药物通过酯键与脂肪酸形成结合物。

8.5.6　代谢稳定性

理想情况下，药物应该对药物代谢具有抗性，因为代谢物的产生使药物治疗变得复杂（见专栏 8.1）。例如，形成的代谢物通常具有与原始药物不同的性质。在某些情况下可能会失活。在其他情况下，代谢物可能是有毒的。例如，对乙酰氨基酚（paracetamol）的代谢产物会引起肝毒性，一些多环烃化合物由于形成了环氧化物而具有致癌性。

　　另一个问题是代谢酶的活性有个体差异。对于细胞色素 P450 酶来说更是如此，其最重要的亚型 CYP3A4 至少具有 10 倍的差异性。还有人甚至可能缺乏特定的亚型。例如，8% 的美国人缺乏 CYP2D6 亚型，这意味着由这种酶代谢的药物会产生毒性浓度。通常由该同工酶代谢的药物有地昔帕明（desipramine）、氟哌啶醇（haloperidol）和曲马多（tramadol）等。一些前药需要经 CYP2D6 代谢才能有效。例如，可待因（codeine）的镇痛作用是由于 CYP2D6 将其代谢形成了吗啡。因此，可待因对缺乏该同工酶的患者无效。这些酶在不同患者中的分布也可能不同，导致药物代谢方式的差异，服用药物的安全剂量也会变化。

　　不同人群之间的差异可能非常显著，导致不同国家对特定药物的推荐剂量不同。例如，抗菌药异烟肼（isoniazid）被乙酰化和失活的速率因人群而异。亚洲人群对该药物的酰化速率很快，而 45% ～ 65% 的欧洲人和北美人的酰化速率较慢。药物基因组学（pharmacogenomics）是研究个体之间的遗传变异以及个体对药物反应影响的学科。将来，个体基因组的"指纹化"可能会更好地预测哪些药物适合该个体，哪些药物可能产生不可接受的副作用—这是个性化医疗（personalized medicine）的一个例子。反过来，这可以避免某些药物由于罕见的毒副作用而必须从市场上撤回的情况。

专栏 8.1　抗病毒药物的代谢

　　茚地那韦（indinavir）是一种用于治疗 HIV 的抗病毒药物，易于代谢，产生 7 种不同的代谢物（图 1）。研究表明，细胞色素 P450 酶的 CYP3A 亚家族与其 6 种代谢物有关。所涉及的代谢物来自哌嗪环的 N- 脱烷基化、吡啶环的 N- 氧化、苯环的对位羟基化和茚满环的羟基化。第 7 种代谢物是吡啶环的葡糖醛酸结合物。所有这些反应均独立发生，分别产生 5 种代谢物。剩余的 2 种代谢物来自在同一分子上发生的两种或多种代谢反应。

　　主要代谢物是由 N- 脱烷基化产生。因此，已经开始尝试设计对该反应具有抗性的茚地那韦类似物。例如，在吡啶环旁边的活性碳上具有两个甲基取代基的结构可以有效地阻止 N- 脱烷基化（图 2）。

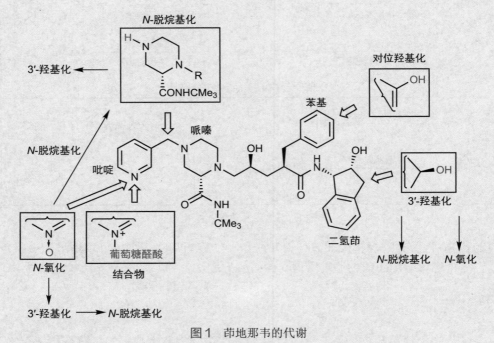

图 1　茚地那韦的代谢

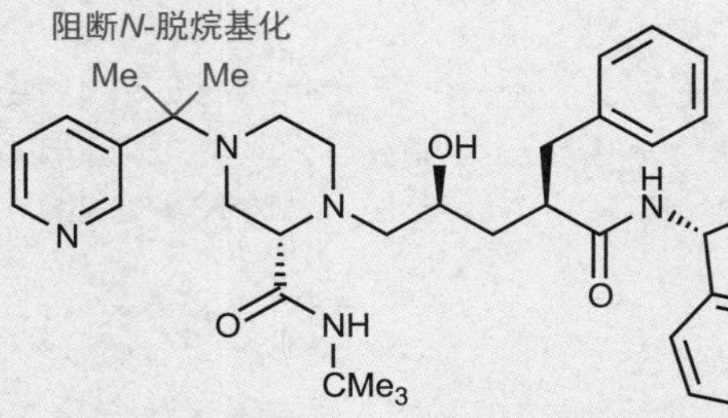

图 2　对 N- 脱烷基化具有抗性的茚地那韦的类似物

另一个涉及药物代谢和药物治疗的复杂情况，与细胞色素 P450 的活性可能受其他化学物质的影响有关。例如，某些食物会产生影响。抱子甘蓝（brussels sprouts，一种甘蓝类蔬菜）和吸烟会增强其活性，而葡萄柚汁则抑制其活性。这对被细胞色素 P450 酶代谢的药物的活性具有显著影响。例如，免疫抑制药物环孢素（ciclosporin）和二氢吡啶类降血压药与葡萄柚汁一起服用时活性更高，因为葡萄柚汁抑制其被细胞色素 P450 酶代谢。然而，如果抗组胺药特非那定（terfenadine）与葡萄柚汁一起服用，则会产生严重的毒副作用。特非那定实际上是一种前药，需代谢为活性药物非索非那定（fexofenadine），如图 8.17 所示。如果葡萄柚汁抑制代谢，特非那定会持续存在于体内并导致严重的心脏毒性。因此，非索非那定现在已经上市，并且比特非那定更受欢迎。

某些药物也能够抑制或促进细胞色素 P450 酶，其中一种药物的存在会影响另一种的活性产生药物 - 药物相互作用（drug-drug interactions）。例如，某些抗生素可以作为细胞色素 P450 酶抑制剂，并且会减缓易被这些酶代谢的药物的代谢速率。其他药物 - 药物相互作用的例子有：抗凝血剂华法林（warfarin）和巴比妥类药物苯巴比妥（phenobarbital，图 8.17）之间，或华法林与抗溃疡药物西咪替丁（cimetidine）（16.2.7.3 节）之间发生的药物 - 药物相互作用。

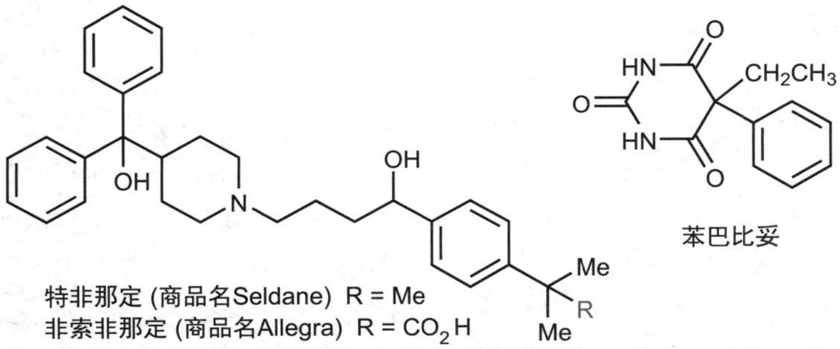

特非那定 (商品名Seldane) R = Me
非索非那定 (商品名Allegra) R = CO$_2$H

苯巴比妥

图 8.17　由细胞色素 P450 酶代谢或影响细胞色素 P450 活性的药物

苯巴比妥通过激活细胞色素 P450 酶并加速华法林的代谢，使其效果降低。另一方面，西咪替丁则抑制细胞色素 P450 酶，从而减缓华法林的代谢。这种药物 - 药物相互作用会影响华法林的血浆浓度，如果血药浓度超出正常的治疗范围，可能会导致严重的后果。

草药也不能避免这个问题。圣约翰草（又名贯叶连翘）是治疗轻度至中度抑郁症的常用药物。然而，它能够促进细胞色素 P450 酶的活性从而降低避孕药和华法林的有效性。

由于存在细胞色素 P450 酶激活或抑制的问题，通常测试新药时检查它们是否对细胞色素 P450 酶活性有影响，或者它们本身是否被这些酶代谢。事实上，在许多新药项目中，一个重要的目标就是确保药物不具有这样的属性。

就其代谢敏感性而言，药物可以定义为硬药或软药。在这种情况下，硬药（hard drug）是那些对代谢有抵抗作用且在体内可保持不变的药物。软药（soft drug）是被设计成按可预测的、可控的代谢方式代谢成无毒代谢产物并排出体外的药物。软药通常是引入一个易被代谢的官能团，但其存活时间要足够长，这就能使药物在代谢和排泄之前达到治疗效果，这些药物也被称为 antedrug。

8.5.7 首过效应

口服药物一旦进入血液循环就会直接进入肝脏，在分布到身体的其他部位（目标靶点）之前会发生代谢其中一定比例，这被称为首过效应（the first pass effect）。药物以不同途径（如注射或吸入）给药，可以避免首过效应并且在到达肝脏之前分布到全身。实际上，一定比例的药物可能根本不通过肝脏，但可能会在途中被其他组织和器官吸收。

8.6 药物排泄

药物及其代谢物可通过多种途径从体内排出。挥发性或气态药物通过肺排出。这类药物从肺部的气囊（肺泡）周围的毛细血管排出，然后通过肺泡的细胞膜扩散到气囊中，从气囊中呼出。气体全身麻醉药（general anaesthetic）以这种方式排出，从血液循环到肺部，药物浓度梯度下降。它们也可以通过肺部给药，在这种情况下，浓度梯度是相反的，气体从肺部进入血液循环。

胆管（bile duct）从肝脏进入肠道，携带一种称为胆汁（bile）的绿色液体，其中含有对消化过程很重要的胆汁酸和胆盐。通过这条路径，少量药物从血液循环转移至肠道。这种情况通常发生在肝脏，因此任何以这种方式消除的药物都没有分布到全身。因此，药物的分布量小于吸收的药物量。然而，一旦药物进入肠道，就可以重新吸收，因此它进入另一个循环机会。

有10%～15%的药物可能会随着汗液通过皮肤排泄。药物也可以通过唾液和母乳排出体外，但与肾脏相比，这些都不是主要的排泄途径。然而，需关注的是母亲可能会通过母乳将尼古丁（nicotine）等传给婴儿。

肾脏（kidney）是药物及其代谢产物排泄的主要途径（图 8.18）。肾脏过滤血液中的代谢废物，随后随尿液排出体外。药物及其代谢物以同样的机制排出体外。

血液通过肾动脉（renal artery）进入肾脏。肾动脉分支出大量的毛细血管，每个毛细血管形成一个称为肾小球（glomerulus）的结状结构，这个结状结构与肾单位（nephron）的导管开口相吻合。进入这些肾小球的血液处于压力之下，迫使血浆通过毛细血管壁中的孔进入肾单位，同时血浆中携带的药物和代谢物一同进入肾单位。但任何因太大而不能通过孔的化合物，如血浆蛋白和红细胞，都会留在毛细血管中，只剩下血浆。请注意，这是一个过滤过程，因此无论药物是极性还是疏水性都无关紧要：所有药物和药物代谢物都能同样有效地进入肾单位。然而，这并不意味着每种化合物都能同等有效地排出体外，因为这个过程比简单过滤更复杂。

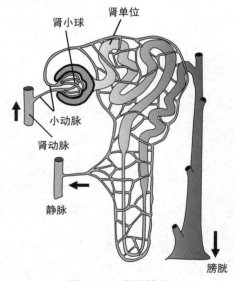

图 8.18 肾脏排泄

过滤后的血浆和化学物质通过肾单位进入膀胱。然而，实际上只有其中一小部分完成了该过程。这是因为肾单位被丰富的血管网络包围，将过滤后的血液从肾小球带走，使肾单位的大部分内容物被重新吸收到血液循环中。滤入肾单位的大部分水通过肾单位细胞膜上的孔隙迅速被重新吸收，这些孔隙对水分子具有特异性，并阻止离子或其他分子通过。这些孔隙由称为水通道蛋白（aquaporins）的蛋白质分子组成。当水被重新吸收时，药物和其他物质在肾单位中被浓缩并形成浓度梯度。这种浓度梯度产生的驱动力促使化合物沿浓度梯度回到血液循环中。然而，只有当药物具有足够的疏水性，才能通过肾单位的细胞膜，这种情况才会发生。这意味着疏水性化合物可被有效地重新吸收回血液中，而极性化合物保留在肾单位中并被排泄。这种排泄过程解释了药物代谢对药物排泄的重要性。药物代谢产生的极性代谢物不太可能从肾单位被重吸收。

一些药物从血管主动转运到肾单位。这个过程称为易化扩散（facilitated transport），这在青霉素的排泄中很重要（18.5.1.9 节）。

● 药物暴露于改变其结构的酶催化反应中，称为药物代谢，可在各种组织中发生，但大多数代谢反应发生在肝脏中。

● 口服药物需经首过效应。

● 通过口服途径以外的方法给药可避免首过效应。

● Ⅰ相代谢反应通常涉及极性官能团的添加或暴露。存在于肝脏中的细胞色素P450酶催化发生重要的Ⅰ相氧化反应。细胞色素P450酶的类型有个体差异，导致药物代谢速率不同。

● 细胞色素P450酶的活性可能受到食品、化学品和药物的影响，导致产生药物-药物相互作用和可能的副作用。

● Ⅱ相代谢反应会将强极性分子与某些官能团结合，产生的结合物更容易排出体外。

● 药物排泄可以通过汗液、呼出的气体或胆汁进行，但大多数排泄通过肾脏进行。

● 肾脏过滤血液，使药物及其代谢物进入肾单位。非极性物质会被重新吸收到血液循环中，极性物质则保留在肾单位中并通过尿液排出。

8.7 药物给药途径

可以使用多种给药方式，并且其中许多方式可以避免口服给药引起的一些问题。主要给药途径有：口服、舌下、直肠、上皮、吸入和注射。给药方式的选择取决于靶器官和药物的药动学。

8.7.1 口服给药

口服药物是经口腔给药。这是大多数患者的首选途径，患者更有可能遵守药物治疗方案并完成疗程。然而，如本章前文所述口服给药途径对药物的化学和物理性质提出了很高的要求。

口服药物可以作为丸剂、胶囊剂或溶液剂。溶液剂可以更快地吸收，甚至可以通过胃壁吸收一定比例。例如，大约25%～33%的酒精从胃中被吸收到血液循环中；其余的从肠道上部吸收。作为丸剂或胶囊剂服用的药物大多在肠道上部被吸收。吸收速率部分取决于丸剂和胶囊剂的溶解速率。而溶解速率反过来又取决于药物的粒径和晶型等因素。通常，约75%的口服药物在1～3h内被人体吸收。特殊设计的丸剂和胶囊剂可以在胃中保持完整，以保护不耐酸的药物免受胃酸的侵害，到达肠道后药物的载体会降解。

须小心药物与食物的相互作用。例如，四环素（tetracycline）与钙离子紧密结合，会抑制四环素的吸收，因此服药时应避免食用牛奶等食物。有些药物与其他药物结合，阻止吸收。例如，考来烯胺（colestyramine，用于降低胆固醇水平）会与华法林（warfarin）和甲状腺药物左甲状腺素钠（levothyroxine）结合，所以这些药物应分开服用。

8.7.2 通过黏膜吸收

一些药物可以通过口腔或鼻的黏膜吸收，从而避免口服给药时遇到的消化酶和代谢酶的作用。例如，心脏病患者通过将硝酸甘油（glyceryl trinitrate）（图8.19）置于舌下（舌下给药）来服用。阿片类镇痛剂芬太尼（fentanyl，图8.19）可以棒棒糖的形式给予儿童，并通过口腔黏膜吸收。印加人通过咀嚼古柯叶舌下吸收可卡因（cocaine）。

鼻充血减轻剂通过鼻黏膜吸收。鼻喷雾剂已被用于肽激素类似物的给药，例如抗利尿激素（antidiuretic hormone）。上述药物如果口服会被迅速降解。

滴眼液用于直接给眼睛用药，从而降低身体其他部位的副作用。例如，以这种方式治疗青光眼。尽管如此，仍然会出现一些药物被吸收入血液循环的情况，一些哮喘患者服用噻吗洛尔（timolol）滴眼液时会出现支气管痉挛。

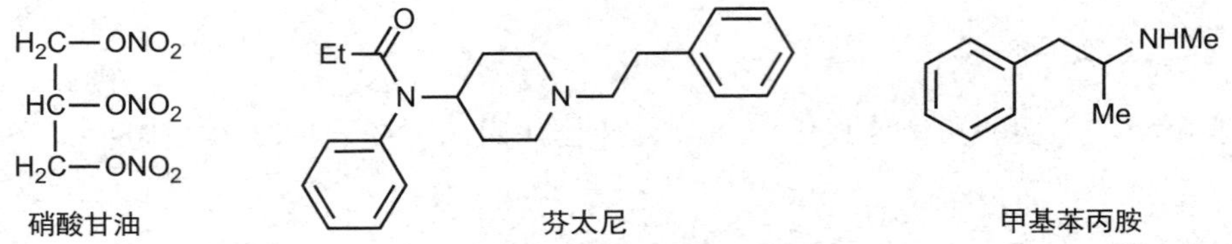

图 8.19　硝酸甘油、芬太尼和甲基苯丙胺

8.7.3　直肠给药

一些药物以栓剂（suppository）的形式经直肠给药，特别是当患者昏迷、呕吐或无法吞咽时。然而直肠给药有几个问题，如患者可能会受到膜刺激，而且，尽管药物吸收是有效的，但吸收的量可能是不可预测的。当然，它也不是最受患者欢迎的给药方式！

8.7.4　局部给药

局部给药主要应用于皮肤。例如，局部使用甾体激素类药物治疗局部皮肤刺激。一些药物也可能通过皮肤吸收［经皮吸收（transdermal absorption）］并进入血液循环，特别是亲脂性的药物，例如尼古丁贴片（nicotine patches）以这种方式起作用，雌激素（estrogen）的激素替代疗法亦是如此。这种给药方式以稳定的速率吸收药物，可避免胃酸或肠道、肠壁中的酶。其他药物包括镇痛药芬太尼（fentanyl）和抗高血压药可乐定（clonidine）也有以这种方式给药的。一旦使用，药物会慢慢从贴片中释放出来，并在几天内通过皮肤吸收到血液循环中。因此，在此期间，药物浓度保持相对稳定。

一种被称为离子导入（iontophoresis）的技术正在作为局部给药的手段进行研究。将 2 个微型电极贴片贴在皮肤上，并连接到药物贮存器上。施加一个无痛的电脉冲，以使皮肤更容易吸收药物。通过正确地对电脉冲进行定时，可以使药物血浆浓度的波动保持最小。目前，正在研究使用超声波来增加皮肤渗透性的类似装置。

8.7.5　吸入给药

吸入给药可避免胃肠道或肝脏的消化和代谢酶。一旦吸入，药物通过呼吸道的内层细胞被吸收进入血液循环。假设药物能够通过疏水细胞膜，由于血液循环与肺的细胞膜紧密接触，因此吸收是快速和有效的。例如，气体全身麻醉药（general anaesthetic）是高脂溶性的小分子，它们的吸入速率和吸收速率几乎相等。

非气态药物可以以气溶胶（aerosol）形式给药。这就是抗哮喘药物的给药方式，可以比口服或注射给药更高效地输送药物到肺部。以抗哮喘药为例，药物的极性很大，很难被吸收到血液中。这就使其稳定在气道中，降低了对身体其他部位产生副作用的可能性（例如对心脏的副作用）。然而，一定比例的吸入药物仍不可避免地会被吞咽，并通过口服途径进入血液。这可能会导致副作用。例如，抗哮喘药沙丁胺醇（salbutamol）由于吸入时有药物到达血液循环中，会产生震颤的副作用。

有些滥用药物/毒品是通过吸入吸收的，例如甲基苯丙胺（methamphetamine）（图 8.19）。吸烟是非常有害的。普通香烟就像一个小火炉，产生一种复杂的潜在致癌混合物，尤其是烟草中的焦油。它们不会被吸收到血液中，而是覆盖在肺组织上，长期会导致肺癌等。

8.7.6　注射给药

药物可以通过静脉注射、肌内注射、皮下注射或鞘内注射进入体内。注射药物产生反应比口服给药快得多，因为药物可以更快地到达血液循环。注射药物使用的药物浓度也更准确，因为口服给药的吸收会因首过效应而具有一定程度的不可预测性。然而，注射给药存在一些潜在的危险。例如，一些患者可能对药物产生意想不到的不良反应，一旦注射了药物，几乎没有什么方法可以降低药物的浓度。如果口服给药，这种副作用会更加缓慢并可治疗。此外，无菌技术在注射时必不可少，以避免细菌感染或从先前使用仪器的患者身上传播肝炎或艾滋病的风险。最后，注射过量药物时的风险更大。

静脉注射（intravenous）途径涉及将药物溶液直接注入静脉。这种给药方法并不是特别普遍，但它是一种高效的给药方法，剂量精确且是注射方法中最快的。然而，它也是最危险的注射方法。由于其作用迅速，任何严重副作用或过敏的发生也很快。因此，必须尽可能缓慢地给药，并密切监测患者。静脉滴注要求以受控方式给药，以使系统中的药物浓度稳定。局部麻醉药利多卡因（lidocaine）通过静脉注射给药。溶解在油性液体中的药物不能通过静脉注射给药，因为可能导致形成血凝块。

肌内注射（intramuscular）途径是将药物直接注射到肌肉中，通常是在手臂、大腿或臀部。以这种方式给药的药物不会像静脉注射那样在体内快速传递，但是它们仍然比口服给药吸收更快。吸收速率取决于多种因素，如药物的扩散、肌肉的血液供应、药物的溶解度和注射量。通过在药物中添加肾上腺素来收缩血管可以减少局部血流量。使用吸收不良的盐、酯或药物复合物可以减缓扩散（另见 11.6.2 节）。减缓吸收的优点在于延长药物作用时间。例如，使用甾体激素酯的油性混悬剂来减缓吸收。当药物不适于静脉注射时，通常通过肌内注射给药，最重要的是避免注射到静脉中。

皮下注射（subcutaneous）是将药物注射到皮肤表面下。吸收速率取决于药物扩散的速率、皮肤的供血以及药物进入血管的能力等因素。可用与肌内注射相同的方法来减缓吸收。如果药物有刺激性则不能以这种方式给药，因为它们会引起剧烈疼痛并可能损伤局部组织。

鞘内注射（intrathecal）是指将药物注射到脊髓内。不能通过血脑屏障的抗菌剂通常以这种方式给药。甲氨蝶呤（methotrexate）治疗儿童白血病时采用鞘内注射，以防止其返回中枢神经系统。

腹膜内注射（intraperitoneal）是指将药物直接注射到腹腔中。这在医学中很少使用，但它是在临床前测试期间向动物注射药物的方法。

8.7.7　植入给药

已经开发出用于胰岛素（insulin）的连续渗透驱动微型泵，将其植入皮下。泵可以监测血液中的胰岛素水平，并根据需要释放以保持胰岛素水平恒定。这避免了定期注射胰岛素时可能产生的药物水平大幅波动的问题。

Gliadel 是一种植入大脑的晶片，用于将抗肿瘤药物直接作用于脑肿瘤，从而避免了血脑屏障。聚合物涂层的药物释放支架，被用于在一种称为血管成形术的血栓清除程序后，保持血管开放。目前植入式微芯片正在研究中，这种微芯片可以检测体内的化学信号，并根据这些信号释放药物。

关键知识点

- 口服给药是首选的给药方法，但对药物的要求也是最高的。
- 通过口服途径以外的方式给药可避免首过效应。
- 药物可以通过口腔、鼻子或眼睛的黏膜吸收。
- 某些药物以栓剂的形式直肠给药。
- 局部给药是将药物涂抹在皮肤上，有些药物通过皮肤吸收进入血液循环。
- 吸入药物以气体或气溶胶形式给药，直接作用于呼吸系统。一些吸入的药物被吸收到血液循环中也可以系统地起作用。
- 注射给药可以应用于不能穿过细胞膜的极性药物。
- 注射是最有效的给药方法，但它也是最危险的。注射可以静脉注射、肌内注射、皮下注射或鞘内注射。
- 植入给药可用于提供受控药物释放，使药物的血液浓度尽可能保持恒定。

8.8　药物剂量

　　由于涉及的药动学变量众多，因此难以估计药物的准确剂量方案（即每次剂量的药物用量和给药频率），而且还有其他问题需要考虑。理想情况下，任何药物的血药浓度应该是恒定和可控的，但这需要连续的静脉滴注，这对于大多数药物显然是不切实际的。因此，药物通常定时服用。这意味着所服用的剂量必须确保药物的血药浓度在合理的范围内，既不会太高而导致中毒，也不会太低而导致无效。一般来说，血液中游离（即不与血浆蛋白结合）药物的浓度是该药物在其靶标可用性的良好指标。但这并不意味着血药浓度与靶标部位的浓度水平相同。血药浓度的任何变化都将导致靶标部位出现类似的波动。因此，血药浓度可用于确定药物的治疗剂量和安全剂量。

　　图 8.20 显示了 2 种给药方案。剂量方案 A 很快达到治疗浓度，但继续上升至稳定状态，已导致中毒。剂量方案 B 是在相同频率下提供一半药物。达到治疗浓度所需的时间会更长，但药物的稳态浓度仍然保持在治疗水平和毒性水平之间——治疗窗（therapeutic window）。

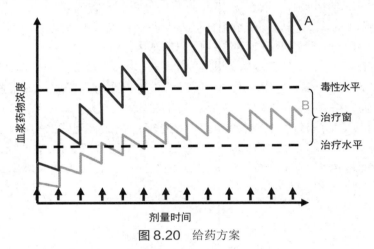

图 8.20　给药方案

　　在大多数情况下，定时给药的剂量方案效果很好，尤其是每次剂量小于 200mg，每天服用 1 ~ 2 次的情况下。但是，某些情况下定时剂量不合适，如用胰岛素（insulin）治疗糖尿病。胰岛素通常由胰腺连续分泌，因此固定的时间间隔注射胰岛素是不合理的，并可能导致一系列生理并发症。

　　其他关于剂量的复杂因素包括年龄、性别和种族的差异。饮食、环境和海拔也有影响。肥胖的人还具有一个特殊的问题，因为很难估计有多少药物将储存在脂肪组织中，有多少药物会游离在血液循环中。服用药物的确切时间可能也很重要，因为在一天内代谢反应速率可能发生变化。

　　药物可以与其他药物相互作用。例如，一些用于糖尿病的药物在血液循环中与血浆蛋白结合，因此不能自由地与其靶标反应。然而，阿司匹林（aspirin）等药物可能会使它们从血浆蛋白中替换出来，从而导致药物过量。阿司匹林对抗凝血剂也具有相同的作用。

　　如果一种药物抑制代谢反应，与正常代谢的药物一起服用时，也会出现问题。后者的代谢比正常更慢，增加了过量用药的风险。例如，抗抑郁药物苯乙肼（phenelzine）抑制胺类的代谢，不应与苯丙胺（amphetamine）或哌替啶（pethidine）等药物一起服用。即使是食用富含胺的食物也会产生不良影响。其他例子在 8.5.6 节中描述。

　　如果考虑所有这些复杂情况，药物的个体差异可能会相差 10 倍就不足为奇了。

8.8.1　药物半衰期

　　药物的半衰期（$t_{1/2}$）是血液中药物浓度下降一半所需的时间。药物通过排泄和代谢来去除或消除，并且与时间不成线性关系。因此，药物可以在体内徘徊很长一段时间。例如，如果药物的半衰期为 1h，则

1h 后剩余 50% 的药物。2h 后，剩余 25% 的原始剂量，3h 后，剩余 12.5%。该水平需要 7h 才能低于原始剂量的 1%。有些药物，如阿片类镇痛药芬太尼（fentanyl），半衰期短（45min），而其他药物如地西泮［diazepam，商品名安定（Valium）］的半衰期以天计。在后一种情况下，完全清除药物可能需要一周或更长时间。

8.8.2 稳态浓度

药物一经给药就会被代谢并消除，因此有必要提供常规剂量以维持体内的治疗水平。因此，重要的是要知道药物的半衰期，以便计算达到和维持这些水平所需的剂量频率。通常，达到稳态浓度（steady state concentration）所需的时间是药物半衰期的 6 倍。例如，表 8.1 和图 8.21 中显示了药物的浓度水平，其半衰期为 4h，并以 4h 为间隔给药。

表 8.1 定期给药时药物浓度水平的波动

给药时间 /h	0	4	8	12	16	20	24
最高水平 /（μg/mL）	1.0	1.5	1.75	1.87	1.94	1.97	1.98
最低水平 /（μg/mL）	0.5	0.75	0.87	0.94	0.97	0.98	0.99

注意每次给药之间的时间段内药物浓度水平存在波动。每次给药后水平达到最大值，并在下次给药之前降至最低。重要的是确保水平不低于治疗水平，但又不会上升到引起副作用的毒性水平。达到稳态浓度所需的时间不取决于剂量的大小，而是在稳态下达到的血药水平。因此，稳态浓度下存在的药物水平取决于给定的每种剂量的大小以及给药频率。在临床试验期间，以规律的时间间隔采集患者血样来确定血液中药物的浓度，有助于确定合适的给药方案以获得理想的血药水平。血浆药物浓度曲线下面积（area under the plasma drug concentration curve，AUC）代表给药期间血液循环中的药物总量。

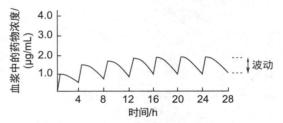

图 8.21 定期给药时药物浓度水平波动的图形表示

8.8.3 药物耐受性

对于某些药物，在重复给药后药物的作用减弱，并且必须增加剂量才能获得相同的结果，这被称为药物耐受性（drug tolerance）。药物耐受性有几种机制。例如，药物可以诱导代谢酶的合成，导致药物的代谢增加。戊巴比妥（pentobarbital，图 8.22）是以这种方式诱导代谢酶合成的巴比妥类镇静剂。

或者，靶标可以适应药物的存在。拮抗剂对靶受体的结合可能诱导细胞效应，引起更多受体的合成（见 4.18 节），导致在下一剂量中需要更多的药物才能拮抗所有受体。

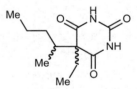

图 8.22 戊巴比妥

生理依赖性（physical dependence）通常与药物耐受性有关。生理依赖性是指患者依赖药物以感觉正常的状态。如果停止用药，可能会出现不舒服的戒断症状（withdrawal symptom），这种症状只能通过重新服用药物来缓解。这些影响可部分解释为由药物耐受性导致的。例如，如果细胞合成了更多的受体以抵抗拮抗剂，则拮抗剂的去除意味着身体将具有太多的受体。这导致"反冲"效应，即细胞对正常的神经递质或激素过度敏感，这就是产生戒断症状的原因。这将持续到过量的受体被正常的细胞机制分解——这个过程可能需要几天或几周（参见 4.17 节和 4.18 节）。

8.8.4 生物利用度

生物利用度是指在考虑了与吸收、分布、代谢和排泄有关的所有问题之后，某种特定药物到达血液循环的速率和数量。口服生物利用度（oral bioavailability，F）是摄入剂量中能够完整到达血液循环的部分。

设计新药时，这是一个重要的属性，应与药物的药效学（即药物与其靶标的有效相互作用）一起考虑。

8.9 剂型

药物的配制方式可以避免一些与口服有关的问题。药物通常以片剂或胶囊剂的形式口服。片剂通常是压制制剂，其含有 5% ~ 10% 的药物，约 80% 的填充剂、崩解剂、润滑剂、助流剂和黏合剂，以及约 10% 的混合物，以确保片剂易于崩解、分解以及溶解在胃或肠中——这一过程被定义为药物作用的药剂相（pharmaceutical phase）。崩解时间可以调整，以达到速释效果或缓释效果。药片的特殊涂层可以使药片抵抗胃酸，因此它只能在十二指肠内受酶作用或 pH 值影响而分解。药片也可以涂上糖衣、膜或蜡以掩盖味道。一些片剂设计有渗透活性双层核心，其被半透膜包围，膜上有一个或多个激光钻孔。当片剂移动通过消化道时，进入片剂的水的渗透压以恒定的速率推动药物通过孔隙。因此，释放速率与 pH 值的变化或胃动力无关。一些药物如氢吗啡酮（hydromorphone）、沙丁胺醇（salbutamol）和硝苯地平（nifedipine）以此种方式给药。

胶囊是包封活性物质的胶状外壳。胶囊剂可以设计成在摄取后数个小时保持完整，以延迟吸收。它们也可能含有缓释和速释颗粒的混合物，以在相同剂量下产生快速和持续的吸收。

药物本身需要能够以可控的速率溶解在水溶液中。粒径和晶型等因素可显著影响药物溶解。快速溶解并不总是必须的。例如，缓慢的溶解速率可以延长作用持续时间或避免最初给药时的高血药浓度。

剂型也可以在防止药物滥用方面发挥重要作用。例如，阿片类镇痛药羟考酮（oxycodone）的片剂（商品名 Oxecta）在 2011 年被批准为口服活性阿片类镇痛药并且防止了药物滥用。例如，有些化学物质能够防止药物溶解在溶剂中以防被注射。最后，如果口服太多药片的话，还有一些化学物质存在是可以产生无毒但非常令人不愉快的效果。

8.10 药物递送

药物递送的各个方面本身就可以单独编一本教科书，因此单独一个章节无法全面阐述。然而，值得一提的是，有多种方法可以保护药物免受机体降解和 / 或有针对性地治疗癌症和炎症等特定疾病。一种方法是使用前药策略（11.6 节），其涉及对药物的化学修饰。本节讲述的另一种方法是使用水溶性大分子来帮助药物达到靶标。所涉及的大分子种类繁多，包括合成聚合物、蛋白质、脂质体和抗体。药物本身可以与大分子共价连接或包封在其中。以下是药物递送系统的一些说明。

抗体（antibody）（7.7.2 节）长期以来一直被视为将药物靶向癌细胞的方法。目前，已经设计了将抗肿瘤药物与抗体连接以形成抗体偶联药物（antibody-drug conjugate）的方法，这种偶联物的体内过程中保持稳定，但能在靶细胞处释放药物。对这些偶联物已有大量研究，这将在 20.10.2 节中详细讨论。然而，抗体使用也存在一些问题：一是可以与蛋白质相偶联的药物数量非常有限；二是存在免疫反应的风险，身体可能将抗体识别为外来物质并试图对其排斥。

类似的方法是将药物与合成聚合物如聚乙二醇（PEG）、聚谷氨酸或 N-(2- 羟丙基)甲基丙烯酰胺（HPMA）连接以形成药物 - 聚合物偶联物（图 8.23）。同样，可以连接的药物量是有限的，但是各种抗肿瘤聚合物偶联物目前

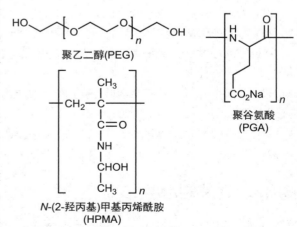

图 8.23　用于药物 - 聚合物偶联物的合成聚合物

正在进行临床试验。这种偶联物通过降低代谢和排泄速率延长药物的寿命。培加尼布（pegaptanib）是一种批准用于治疗眼部血管疾病的药物，由寡核苷酸药物与 PEG 连接组成（7.5 节）。聚乙二醇化也被用于设计一种无法穿过血脑屏障的外周作用的阿片类药物（15.9.4 节）。

现在正在研发基于蛋白质的聚合物作为药物递送系统，可以控制离子化药物的释放。例如，阳离子药物亮 - 脑啡肽（Leu-enkephalin）或纳曲酮（naltrexone），可以使用具有阴离子羧酸基团的聚合物递送。药物和蛋白质之间的离子相互作用导致蛋白质聚合物的折叠和组装，形成蛋白质 - 药物复合物，然后药物以缓慢且恒定的速率释放。携带的药物量可以通过存在的羧酸结合位点的密度和载体的可及表面积来预先确定。释放速率可以通过改变存在的疏水性氨基酸的数量来控制。存在的疏水性氨基酸越多，羧酸结合基团与药物之间的亲和力越弱。一旦药物释放，蛋白质载体将像其他正常蛋白质一样被代谢。

保护药物免受血液中代谢酶影响并使药物稳定缓慢释放的物理方法，是将药物封装在称为脂质体（liposome）的小囊泡中，然后将其注入血液中（图 8.24）。这些囊泡或小球由磷脂双层分子（类似于细胞膜）组成，并将围绕血液循环移动，慢慢地释放其内容物。已知脂质体易集中在恶性肿瘤中，这为向这些细胞递送抗肿瘤药物提供了一种可行的方法。研究还发现脂质体可以与多种细胞的质膜融合，从而将药物或 DNA 递送到这些细胞中。因此，它们可能对基因治疗有用。脂质体可以通过在药物的水溶液中超声处理磷脂（如磷脂酰胆碱）的悬浮液而形成。

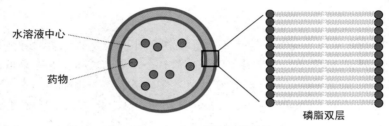

图 8.24　含有药物的脂质体

靶向脂质体的另一种可能性是将抗体掺入脂质体表面，以便识别特定的组织抗原。脂质体具有很高的载药能力，但很难将药物的释放控制在所需的速率。如果脂质体携带毒性抗肿瘤药物如多柔比星（doxorubicin），则缓慢泄漏（slow leakage）是一个问题。脂质体也可以被网状内皮系统（reticuloendothelial system，RES）捕获并将其从血液循环中除去。RES 是一个细胞网络，可以看作是一种过滤器。其中一个解决办法是将 PEG 聚合物连接到脂质体上（参见 11.8.2 节）。PEG 聚合物的尾部从脂质体表面突出并充当极性外壳，保护脂质体免受破坏性酶和网状内皮系统的破坏。这显著延长了其使用寿命，并减少了所载药物的泄漏。DOXIL 是一种含有多柔比星的聚乙二醇化脂质体，成功用于癌症治疗，每月输注一次。

可注射微球（microsphere）已经被批准用于递送人生长激素。含有药物的微球由可生物降解的聚合物组成，并在 4 周的时间内缓慢释放激素。

许多重要的药物必须通过注射给药，因为它们对消化酶敏感或不能穿过肠壁。生物技术公司使用重组 DNA 技术生成了越来越多的用于治疗目标的肽和蛋白质。药物递送系统如果能够将这些药物制成口服剂型，将在医学上向前迈出一大步。例如，目前正在研究脂质体作为可能的口服递送系统。正在研究的另一种方法是将治疗性蛋白质与疏水性聚合物连接，使其更容易被吸收。然而，重要的是偶联物能够在药物进入血液循环之前分解，否则它将作为新药进行研究，并进行昂贵的临床前和临床试验。己基胰岛素单一结合物 2（hexyl-insulin monoconjugate 2）由与胰岛素赖氨酸残基连接的聚合物组成。目前正在研究胰岛素口服给药系统。

生物可侵蚀的微球体也被设计成可黏附在肠壁上，从而增加了微球体内药物在肠壁的吸收。这仍有待临床应用，但已证明在实验动物中增强胰岛素和质粒 DNA（plasmid DNA）的吸收方面是有效的。类似的，药物被涂上生物黏合剂聚合物，以黏附在肠壁上，这样药物就有更多的机会被吸收。使用酸酐聚合物还有一个其他优点，即这些聚合物能够携带所载药物，穿过肠壁进入血液。Emisphere 科技公司开发了氨基酸衍生物，并证明它们可以增强特定蛋白质的吸收。氨基酸衍生物被认为可以与蛋白质产生相互作用并使其更具亲脂性，从而可以直接穿过细胞膜。

携带寡核苷酸（如 DNA、反义分子和 siRNA）的药物传输系统（6.11.2 节）仍在研究中。例如，正

在研究核酸 - 脂质颗粒作为将寡核苷酸递送到肝细胞中的手段。这种颗粒被设计成在其外部具有正电荷，因为这会促进吸附到靶细胞带负电的细胞膜上。携带和递送寡核苷酸的另一种方法是将它们掺入能够感染细胞的病毒中。然而，这种方法存在风险，并且在临床试验期间出现了死亡事件。因此，纳米技术被用于构建人工病毒，将更加的安全。临床试验表明，利用工程病毒将药物靶向肿瘤细胞是可能的。

其他研究领域包括冠醚、纳米粒、纳米球、纳米线、纳米磁铁、生物燃料电池、水凝胶聚合物和超疏水材料等，这些作为药物递送方法的研究。

🌱 关键知识点

- 药物应以正确的剂量水平和频率给药，以确保血液浓度保持在治疗窗内。
- 药物的半衰期是药物血液浓度下降一半所需的时间。需要了解半衰期来计算给药剂量和频率以确保稳态浓度。
- 药物耐受性是指重复剂量后药物的作用减弱。在身体依赖方面，患者变得依赖药物并且在停止治疗时出现戒断症状。
- 剂型是指将药物制备成溶液、药丸、胶囊、脂质体或微球便于服用。合适的制剂可以避免药物产生特定的药动学问题。

📖 习题

1. 吗啡的酚羟基对吗啡与阿片受体结合并引起镇痛活性具有重要的作用。可待因具有与吗啡相同的结构，但酚羟基被掩蔽为甲醚。因此，可待因与阿片受体结合不好，且不应显示镇痛活性。但是，当体内给药时，可待因显示出一定的镇痛活性。解释这可能会发生的原因。

2. 组胺的 pK_a 是 5.74。（a）在 pH 5.74 和（b）pH 7.4 下，离子化与未离子化组胺的比例是多少？

3. 药物含有离子化的羧酸基团，并且在体外试验中显示出对其靶标的良好活性。当进行体内试验时，该药物在口服给药时活性较差，但在通过静脉注射给药时活性良好。将相同的药物转化为酯，在体外证明是无活性的；尽管如此，当口服给药时，它又被证明是具有体内活性的。请解释这些现象。

4. 托莫西汀（atomoxetine）和哌甲酯（methylphenidate）用于治疗注意力缺陷多动障碍，请思考这些结构的可能代谢物。

5. 思考质子泵抑制剂奥美拉唑（omeprazole）的代谢物。

哌甲酯　　　　　　托莫西汀

奥美拉唑

6. 药物的半衰期为 4h，给药 24h 后剩余多少药物？

7. 水杨酸在胃中吸收比肠中更好，而奎宁在肠中吸收比胃中更好。解释原因。

8. 苯曾是有机化学中的常见溶剂，因其可能具有致癌作用，已不提倡使用。苯经细胞色素 P450 酶代谢氧化形成亲电子环氧化物，可以使蛋白质和 DNA 烷基化。现在使用甲苯代替苯作为溶剂。甲苯也被细胞色素 P450 酶氧化，但代谢物的毒性较小，并可以迅速排出体外。请思考甲苯的代谢物可能是什么，以及为什么甲苯的代谢与苯不同。

9. 下面所示的抗精神病药物氟奋乃静（fluphenazine）的前药在通过肌内注射给药时可以延长药物作

用时间，但在通过静脉内注射给药时则不能。请思考为什么会这样。

氟奋乃静前药　　　　　　吗啡　　R = H
　　　　　　　　　　　　季铵盐　R = Me

10. 吗啡与大脑中的阿片受体强烈结合，产生镇痛作用。对阿片受体的体外研究表明，与吗啡的季铵类似物也可以强烈结合。然而，当静脉内注射时，该化合物在体内是无活性的。解释这个明显矛盾出现的原因。

拓展阅读

Cairns, D. (2012) *Essentials of pharmaceutical chemistry*, 4th edn. Pharmaceutical Press, London.

Duncan, R. (2003) The dawning era of polymer therapeutics.*Nature Reviews Drug Discovery*, 2(5): 347-360.

Goldberg, M., and Gomez-Orellana, I. (2003) Challenges for the oral delivery of macromolecules. *Nature Reviews Drug Discovery*, 2(4): 257-258.

Guengerich, F. P. (2002) Cytochrome P450 enzymes in the generation of commercial products. *Nature Reviews Drug Discovery*, 1(5): 359-366.

King, A. (2011) Breaking through the barrier. *Chemistry World*,June, 36-39.

Langer, R. (2003) Where a pill won't reach. *Scientific American*,April, 32-39.

LaVan, D. A., Lynn, D. M., and Langer, R. (2002) Moving smaller in drug discovery and delivery. *Nature Reviews Drug Discovery*, 1(1): 77-84.

Lindpaintner, K. (2002) The impact of pharmacogenetics and pharmacogenomics on drug discovery. *Nature Reviews Drug Discovery*, 1(6): 463-469.

Lipinski, C. A., Lombardo, F., Dominy, B. W., and Feeney, P.J. (1997) Experimental and computational approaches to estimate solubility and permeability in drug discovery and development settings. *Advanced Drug Delivery Reviews*, 23,3-25 (rule of five).

Mastrobattista, E., et al. (2006) Artificial viruses: a nanotechnological approach to gene delivery. *Nature Reviews Drug Discovery*, 5(2): 115-121.

Nicholson, J. K., and Wilson, I. D. (2003) Understanding global systems biology: metabonomics and the continuum of metabolism. *Nature Reviews Drug Discovery*, 2(8): 668-676.

Pardridge, W. M. (2002) Drug and gene targeting to the brain with molecular Trojan horses. *Nature Reviews Drug Discovery*, 1(2): 131-139.

Roden, D. M., and George, A. L. (2002) The genetic basis of variability in drug responses. *Nature Reviews Drug Discovery*, 1(1): 37-44.

Roses, A. D. (2002) Genome-based pharmacogenetics and the pharmaceutical industry. *Nature Reviews Drug Discovery*, 1(7): 541-549.

Saltzman, W. M., and Olbricht, W. L. (2002) Building drug delivery into tissue engineering. *Nature Reviews Drug Discovery*, 1(3): 177-186.

Stevenson, R. (2003) Going with the flow. *Chemistry in Britain*, November, 18-20 (aquaporins).

Veber, D. F., et al. (2002) Molecular properties that influence the oral bioavailability of drug candidates. *Journal of Medicinal Chemistry*, 45(12): 2615-2623.

Willson, T. M., and Kliewer, S. A. (2002) PXR, CAR and drug metabolism. *Nature Reviews Drug Discovery*, 1(4):259-266.

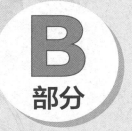

B 部分

药物的发现、设计与开发

药物的发现、设计与发展：过去

在 20 世纪以前，药物主要是指草药和药水。直至 19 世纪中叶，人们才开始致力于分离和纯化这些药物的活性成分（active principle）——具有药用价值的单一成分。我们熟知的很多制药公司都是通过这样的研究工作发展起来的。从那时起很多天然产物被发现，化学结构得到了确证，例如罂粟中的吗啡、古柯叶中的可卡因、金鸡纳树皮中的奎宁等。

这些天然产物引发了一波化学合成的浪潮，化学家们合成了其数以千计的衍生物，试图优化和改善这些天然化合物。经过了大量成功和失败的确定工作，最终揭示了一些药物设计原理。这些原理将在第 10 和 11 章中具体讨论。

药物发现和药物开发的总体模式经历了缓慢的革新过程，这个变化过程中仍经历了大量的实验工作，其中也经历了失败。当时人们还不关注药物在分子水平上的作用机制，药物研究主要目标集中在所谓的先导化合物（lead compound）上，即来自天然中分离出来的活性物质或从实验室合成的化合物。

药物的发现、设计与发展：现在

近年来，药物化学的发展经历了革命性的变化。生物学的迅速发展使人们在分子和细胞水平对机体的功能都有了更深入的了解。现在制药行业或基础科研单位的研究项目较多是基于机体一个合适的靶标，针对设计与该靶标相互作用的药物。因此了解这个靶标的结构和功能以及它与潜在药物相互作用的机制对于药物研发来说至关重要。一般来说，药物发现、设计和开发历经以下几个阶段：

药物的发现：先导化合物的发现（第 9 章）

- 选择疾病；
- 选择靶标；
- 确定生物活性测定方法；

- 发现"先导化合物";
- 分离与纯化先导化合物;
- 确定先导化合物的结构。

药物的设计（第 10/11 章）

- 构效关系研究;
- 药效团研究;
- 优化与靶标的相互作用（药效学研究）;
- 改善药物代谢动力学性质。

药物开发（第 12 章）

- 申请药物专利;
- 临床前试验（药物代谢研究、毒理研究、剂型与稳定性试验、药理学研究等）;
- 设计工艺合成路线（化学和工艺发展）;
- 进行临床试验;
- 注册并推进药物上市;
- 盈利。

其中很多研发阶段是同时进行的，并且彼此间相互依赖。例如，临床前试验通常与生产工艺的研发并行进行。但即便如此，发现、设计和开发一种新的药物仍是要至少需要 15 年，涉及超过 10000 种化合物的合成和 8 亿美元左右的成本（4.5 亿欧元）。

第9章

药物发现：寻找先导化合物

在本章中，我们将探讨制药公司或大学研究组是如何从确立一个新的药物化学项目到发现先导化合物的。

9.1　选择疾病

制药公司研究新药时是如何选择针对哪种疾病的？显然，要把研究重心放在急需新型药物的疾病上。然而，制药公司不仅要考虑医疗因素，还要考虑经济因素，因为一种新药的研发必须投入巨资。制药公司必须确保他们的投资可以在未来获得良好的经济回报。因此，研究项目往往侧重于发达国家中很普遍的疾病，因为这是最有能力负担新药费用的市场。许多研究都是针对偏头痛、抑郁症、溃疡、肥胖、流感、癌症和心血管疾病等开展的。而针对发展中国家的一些热带疾病的研究则较少。只有当这些疾病开始全球蔓延时，制药公司才会开始注意到它们。例如，随着逐渐流行的出境旅游，疟疾传播到美国南部各州从而引起抗疟研究的显著增加（参见案例研究3）。此外，制药公司也越来越积极参与到与政府和人道组织的合作，例如威康信托基金会（Wellcome Trust）、比尔和梅琳达·盖茨基金会（Bill and Melinda Gates Foundation）以及抗疟药物风投基金（Medicines for Malaria Venture）等，共同研究治疗结核病、疟疾和登革热等疾病的药物。

选择应对哪种疾病研发新药通常是制药公司市场战略分析师的职责，而科学技术则在接下来的环节发挥重要作用。

9.2　选择药物靶标

9.2.1　药物靶标

一旦确定了治疗范围，下一步就是确定合适的药物靶标（如受体、酶或核酸）。显然了解哪些生物大分子与特定疾病有关尤为重要（见专栏9.1）。这使得药物研究小组能够确定是针对特定受体设计激动剂还是拮抗剂，或者是针对特定酶设计抑制剂。例如，5-羟色胺受体的激动剂对治疗偏头痛有效，而多巴胺受体拮抗剂则作为抗抑郁药。但有时并不确定某个特定的靶标是否合适。例如，三环类抗抑郁药（tricyclic antidepressant），如地昔帕明（desipramine，图9.1），通过抑制去甲肾上腺素（noradrenaline）的载体蛋白来抑制神经突触对神经递质去甲肾上腺素的摄取（见 14.12.4 节）。然而，这些三环类药物也会抑制另一神经递质 5- 羟色胺的吸收，因而抑制 5- 羟色胺的摄取也可能对治疗抑郁是有益的。由此开展了针对选择性 5- 羟色胺再摄取抑制剂（selective serotonin reuptake inhibitor）的研究，从而产生最畅销的抗抑郁药物氟西汀（fluoxetine，商品名为百忧解）的发现（图 9.1），但最初在这个项目开始时，人们尚不知道 5- 羟色胺再摄取抑制剂对治疗抑郁症是否有效。

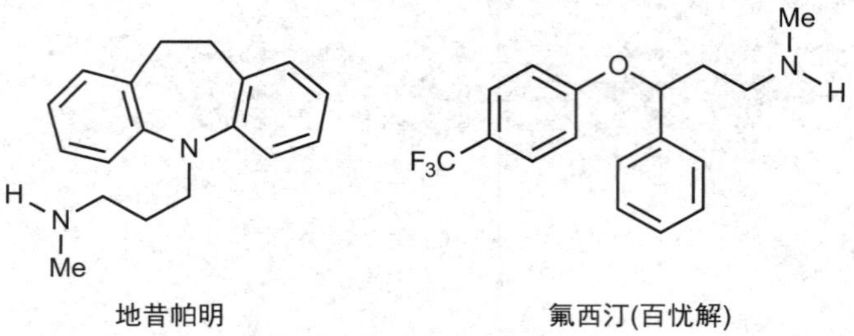

地昔帕明   氟西汀(百忧解)

图 9.1 抗抑郁药

9.2.2 寻找药物靶标

如果一种药物或毒性物质产生生物效应，那么它在体内一定有一个相应的分子靶标。在过去，药物靶标的发现取决于最初对活性药物的研究。许多早期的药物如镇痛剂吗啡（morphine），都是从植物中提取的天然产物，而它们刚好能与人体中的一个分子靶标发生相互作用。

相比药物设计而言，这些药物的发现更多的是一些巧合，因此药物靶标的发现也是一件非常偶然性的事情。后来，人们陆续发现一些人体自身的化学信使分子，这指引了药物靶标的进一步发现。例如，自 20 世纪 70 年代以来，人们发现了多种肽和蛋白质，它们是人体自身的镇痛剂（脑啡肽和内啡肽）。另一个惊人的发现则是一氧化氮（NO）在体内充当一种化学信使（专栏 3.1，13.3.2 节和 17.5.1 节）。尽管如此，只有相对较少的体内信使被发现，要么是因为它们在体内含量极少，要么是因为它们的半衰期太短，很难能被分离出来。事实上，许多化学信使至今仍未被发现，但这也说明在人体中还有许多潜在药物靶标仍未被发现。基因组学和蛋白质组学的发展给靶标发现带来了新思路。各种基因组计划绘制了人类和其他生物的 DNA 图谱（2.6 节），和蛋白质组学计划一起揭示了越来越多的全新蛋白质分子，而它们正是潜在的药物靶标。通常这些蛋白质的天然配体是未知的，这些靶标也通常被认为是孤儿受体（orphan receptor）。因而药物化学面临着新的挑战——没有先导化合物与它们相互作用。药物化学家需要找到化学物质能与这些靶标相互作用，从而了解蛋白质的功能以及它们是否适合作为药物靶标。这是组合化学（combinatorial）和平行合成法（parallel synthesis）发展的主要驱动力之一（第 21 章）。

专栏 9.1 近期发现的药物靶标：胱天蛋白酶

胱天蛋白酶（caspases）是最近发现的一种酶，被证明可能是一个有用的药物靶标。它们是一类蛋白酶，可催化细胞重要蛋白质的水解，在炎症和细胞死亡中发挥作用。细胞在体内有规律地循环，细胞死亡是人体内的自然现象。因此，胱天蛋白酶并不一定是有害或不希望的酶。但一旦失去它们的控制，细胞可能不受控制地生长增殖，从而导致癌症等疾病。

胱天蛋白酶可以催化某些特定靶蛋白的水解，如参与 DNA 修复和细胞周期（cell cycles）调控的蛋白质。通过了解这些酶是如何发挥作用的，就有可能为某种疾病开发新的治疗方法。例如提高胱天蛋白酶活性、促进细胞死亡的药物可能在癌症、自身免疫性疾病和病毒感染等疾病的治疗中有帮助。例如，卡铂（carboplatin）就是一种提高胱天蛋白酶活性的抗肿瘤药物。另外，抑制胱天蛋白酶和抑制细胞死亡的药物可以为创伤、神经退行性疾病和脑卒中提供新的治疗方法。目前已知胱天蛋白酶的活性位点包含两种对水解机制至关重要的氨基酸，一种是作为亲核试剂的半胱氨酸，另一种是作为酸碱催化剂的组氨酸。其作用机制与乙酰胆碱酯酶相似（见 13.12.3.2 节）。

胱天蛋白酶识别蛋白底物中的天冬氨酸残基，并将其旁边的肽链裂解。已有相应的选择性抑制剂被开发出来，包括天冬氨酸盐及其类似物（图1），但这类抑制剂是否具有临床价值有待进一步研究。

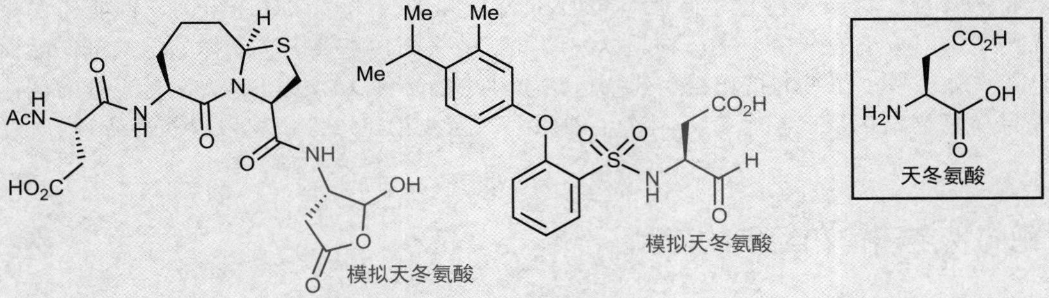

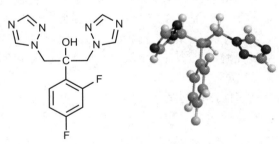

图 1　选择性天冬氨酸抑制剂

9.2.3　物种间靶标的特异性和选择性

靶标特异性和选择性是现代药物化学研究的重点之一。药物对靶标的选择性越强，它与不同靶标发生相互作用并产生副作用的可能性就越小。

在抗菌药物领域，最好选择那些微生物特有的而在人类中不存在的蛋白质靶标。例如，青霉素（penicillin）针对细菌细胞壁生物合成中的一种酶发挥抗菌作用，而哺乳动物细胞没有细胞壁，人类中不存在这种酶，因此青霉素的副作用较小（见 18.5 节）。类似的，磺胺类药物也能抑制人类细胞中不存在的一种细菌酶（见 18.4.1.5 节）。此外，多种用于治疗艾滋病的药物是抑制逆转录病毒的逆转录酶（reverse transcriptase），而这种酶是 HIV 病毒所特有的（见 19.7.3 节）。

微生物特有的其他细胞特征也可以作为靶标。例如，在非洲引起昏睡病的微生物具备尾巴状结构的鞭毛（flagellum）。这种细胞特征在哺乳动物细胞中是不存在的，因此设计药物与构成鞭毛的蛋白质作用以阻止其发挥作用，对治疗昏睡病有较大的帮助。

话虽如此，但是只要药物对微生物靶标具有一定选择性，设计针对人类和微生物共有靶标的药物也是可能的。幸运的是已有药物证明了这个方案的可行性。在细菌细胞中催化反应的酶与在人体细胞中催化反应的酶具有显著区别。这些酶可能来自一个共同祖先，但数百万年的进化导致了它们已经具有显著的结构差异。例如，抗真菌药氟康唑（fluconazole，图 9.2）抑制一种参与甾醇生物合成的真菌去甲基酶。这种酶也存在于人体内，但结构差异非常显著，因此该抗真菌药对真菌酶具有高度选择性。细菌或病毒酶与人类同类酶有明显差异的例子还有二氢叶酸还原酶（dihydrofolate reductase，18.4.2 节）和病毒 DNA 聚合酶（viral DNA polymerase，19.6.1 节）。

图 9.2　氟康唑

9.2.4　体内靶标的特异性和选择性

药物对体内靶标的选择性作用也很重要。酶抑制剂只能抑制目标酶，不能抑制其他酶。受体激动剂／拮抗剂应该与一种特殊的受体（如肾上腺素受体），而不是与多种不同的受体相互作用。然而，如今药物化学家对药物的选择性提出了更高的要求。理想情况下，酶抑制剂应该表现出对一种酶系下不同同工酶之间的选择性（同工酶是生物体内催化相同反应而分子结构不同的酶，具有不同的氨基酸序列或四级结构，见 3.7 节）。例如，一氧化氮合酶（nitric oxide synthase，NOS）有三种不同的亚型——NOS 是产生化学信使一氧化氮（nitric oxide）的酶（专栏 3.1）。其中一种亚型（nNOS）的选择性抑制剂可能在治疗脑性瘫痪和其他神经退行性疾病方面具有一定的应用价值。

受体激动剂和拮抗剂不仅应该显示对特定受体（如肾上腺素受体）甚至特定受体类型（如 β 肾上腺素受体）具有选择性，也应对特定受体亚型（如 β_2 肾上腺素受体）具有选择性。目前药物化学研究方向之一是寻找副作用较小的抗精神病药物。传统的抗精神病药物是多巴胺受体的拮抗剂。然而已经发现有 5 种多巴胺受体亚型，传统的抗精神病药物可拮抗其中的 2 种（D_3 和 D_2）。已有充分的证据表明，D_2 受体是造成目前药物不良反应帕金森样副作用的原因，因此正在进行研究以寻找一种选择性的 D_3 受体拮抗剂。

9.2.5 靶向特定器官和组织的药物

靶向特异性受体亚型的药物可以使药物靶向于特定器官或大脑特定区域。这是因为各种受体亚型并不是均匀分布在全身，而是常常富集在某些特定的组织中。例如，β_1 肾上腺素受体主要分布在心脏，β_2 肾上腺素受体主要分布在肺部。这使得设计针对肺部有效而对心脏副作用最小的药物成为可能，反之亦然。

对于模拟神经递质的药物来说，获得亚型选择性尤为重要。神经递质在靠近目标受体的区域被释放，一旦它们传递完信息，就会迅速失活，从而不会与远程的其他受体结合。因此，只有那些由"活"神经支配的受体才能被激活。

许多疾病都会出现特定组织或大脑特定区域的信息传递故障。例如在帕金森病中，多巴胺（dopamine）在其他区域的功能正常，但是在某些区域它的传递是有故障的。虽然药物可以在大脑中模拟多巴胺，但这种药物的作用类似于激素，而不是神经递质，因为药物必须经过体内循环才能达到目标。这意味着这种药物可能会激活身体内所有的多巴胺受体，而不仅仅是大脑中特定"故障"区域的受体。这类药物会产生大量的副作用，因此使药物尽可能靶向大脑中受影响的多巴胺受体的特定类型或亚型是极其重要的。这将使药物更有效地靶向作用于受影响的区域，并减少对身体其他部位的副作用。

9.2.6 困难

提醒一下！有时某种酶或受体是否在某种疾病中起关键作用是可以通过研究得知的。然而，身体是一个高度复杂的系统。对于任何人体的某个功能，通常有多个信使、受体和酶参与。例如，高血压不是由单一因素引起的。已经表明可以有多个受体和酶，可以作为高血压治疗靶标。其中包括 β_1 肾上腺素受体、钙离子通道、血管紧张素转化酶（ACE）、钾离子通道和血管紧张素 II 受体（见第 14 章和第 17 章）。

因此，针对某个疾病可能有多个治疗靶标（专栏 9.2）。例如当前治疗哮喘的支气管扩张剂（β_2 肾上腺素受体激动剂）和抗炎剂如糖皮质激素的组合应用。

专栏 9.2 选择特定靶标时的陷阱

某个靶标对疾病的发生非常重要，因此可以针对这个靶标进行药物设计。然而，有时候特定的靶标对疾病的重要性可能没有想象中那么大。例如，多巴胺 D_2 受体最初被认为与引起呕吐有关。因此，D_2 受体拮抗剂甲氧氯普胺（metoclopramide）被开发为一种止吐药。然而研究发现 D_2 受体拮抗剂的拮抗作用越强，止吐效果反而越差，这意味着另一种受体可能在产生呕吐方面更重要。甲氧氯普胺还拮抗 5- 羟色胺（$5-HT_3$）受体，从而促进 5- 羟色胺受体拮抗剂的研发，催生了止吐药物格拉司琼（granisetron）和昂丹司琼（ondansetron）等（图 1）的成功开发。

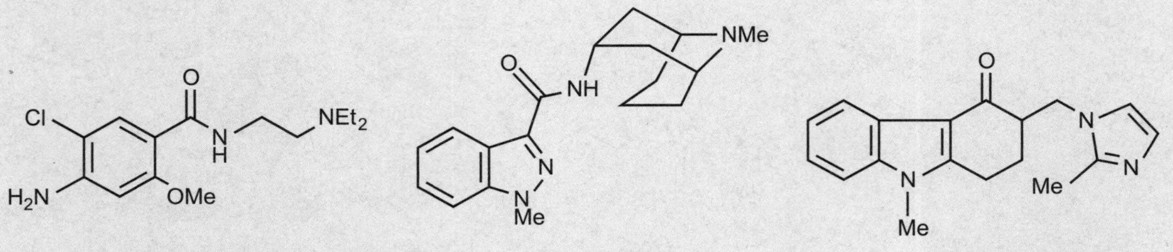

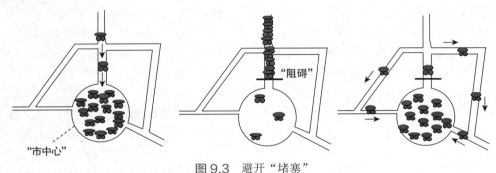

甲氧氯普胺　　　　　格拉司琼　　　　　昂丹司琼

图1　止吐药

有时，针对特定靶标设计的药物的疗效会随着时间的推移变差。因为细胞具有高度复杂的信号转导机制，所以有可能绕过该系统某一部分的"封锁"。这就好比为了防止市中心的交通堵塞，封锁了进城的主要道路。一开始，这个策略是有效的，但在一两天后，通勤者发现了其他的路线，市中心的拥堵情况变得和以往一样糟糕（图 9.3）。

"阻碍"

"市中心"

图 9.3　避开"堵塞"

9.2.7　多靶标药物

在某些疾病和痛苦中，有选择地靶向多个不同的靶标可能具有一定的优势，这可能比只靶向一个靶标更有效。通常联合治疗就是通过给予两种或两种以上针对不同靶标的选择性药物来达到这一目的。在治疗癌症（第 20 章）和 HIV 病毒感染（专栏 19.2）方面尤为如此。然而，联合治疗也可适用于其他各种情况（18.4.2.1 节、18.5.4 节和 19.10 节）。联合治疗的缺点在于如何设置不同药物的组合和相关的剂量方案。因此，有必要设计一种能够以可控方式选择性作用于不同靶标的药物［多靶标靶向配体（multi-target-directed ligand）］。许多研究项目现在开始着手研发针对一系列特定靶标具有特定活性的新药。例如，研究小组可能会着手寻找对一种受体亚型具有激动剂活性，而对另一种受体亚型具有拮抗剂活性的药物。进一步的目标可能是，该药物既不作为细胞色素 P450 酶的底物，也不影响这些代谢酶的活性（8.5 节）。通过实验以确保药物不会与导致毒性的靶标相互作用（专栏 9.3）。目前药物化学的一个研究方向是设计双靶标作用药物来治疗抑郁症（14.12.4 节和案例研究 7）。用于治疗阿尔茨海默病的双靶标作用和三靶标作用药物也正处于研究中（13.15 节）。

专栏 9.3　早期毒性试验

通常要在体内外进行早期毒性试验，以确定先导化合物或候选药物是否可能具有某些类型的毒性。其中一个试验是检测化合物是否抑制心脏内的 HERG 钾离子通道。HERG 代表编码这种蛋白质的基因，全称为 human *ether-a-go-go* related gene。一些很有前景的药物之所以在开发的晚期阶段都不得不撤回，正是因为后期才发现它们可以抑制 HERG 钾离子通道。抑制该通道可以导致心脏正常节律的紊乱，引发心脏颤动、心力衰竭甚至死亡。例如，胃药西沙必利（cisapride，图 1）和抗组胺药特非那定（terfenadine，8.5.6 节）都由于这个问题不得不退出市场。目前已经发现许多结构具有这种心脏毒性，因此最好尽早进行抑制 HERG 钾离子通道的实验，以便在药物优化过程中避免这种结构。

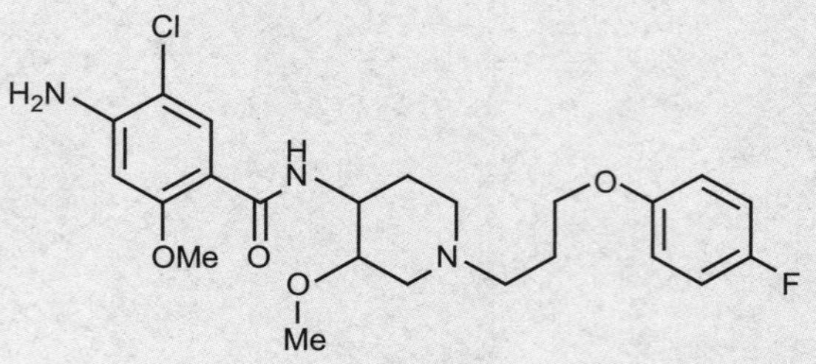

图1 西沙必利

Ames 试验（Ames test）是另一项必要的早期毒性试验，旨在检测新化合物的潜在致突变性或致癌性。它使用了一种突变的伤寒沙门氏菌（*salmonella typhimurium*）菌株，这种菌株缺乏合成组氨酸的能力，只能在含有组氨酸的培养基中生长。该试验包括在含有少量组氨酸和测试化合物的培养基中培养该突变型菌株。由于只存在少量的组氨酸，突变菌株将很快停止生长和分裂。然而，另一些突变菌株会突变回原始的野生型菌株。这些菌株能够自身合成组氨酸，并将继续生长。将缺乏组氨酸的培养基上存活的细菌菌落再次接种在缺乏组氨酸的培养基上进行培养，以检测野生型菌株的存在，并衡量突变率。相对于不含药物的对照培养，在原始培养基中存在的任何诱变或致癌药物都会增加突变率。

许多研究小组现在集中于在药物研发的早期阶段改善化合物的 Ames 和 HERG 的毒性。例如，结构Ⅰ（图2）是黑色素聚集激素受体（melanin-concentrating hormone receptor，MCHR）拮抗剂，MCHR 受体已被确认为新型抗肥胖药物的重要靶标。然而，结构Ⅰ阻滞了 HERG 离子通道，并具有 Ames 倾向（即具有诱变特性）。通过平行合成（第21章），研究人员建立了一个类似物的文库，该文库确定了结构Ⅱ是一种没有 Ames 倾向的强效拮抗剂。进一步的研究工作发现了结构Ⅲ，不仅没有 Ames 的倾向，并大大降低了阻滞 HERG 离子通道的能力。

另一个避免与 HERG 离子通道相互作用的研究是抗病毒药物马拉韦罗（maraviroc）的研发（19.7.5 节）。

微生物学试验也被用来测试药物的毒性。这包括在微芯片上使用微流体系统。来自不同器官的细胞在微晶片上的微通道中生长，然后用微量药物溶液通过微晶片来观察药物对细胞的影响。

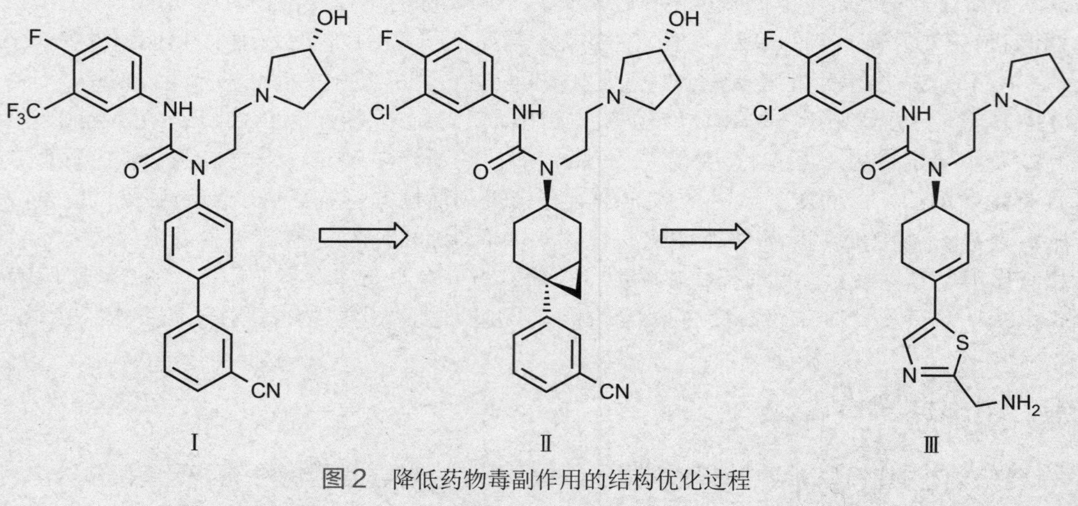

图2 降低药物毒副作用的结构优化过程

另一个具有低选择性药物的例子是奥氮平（olanzapine，图9.4）。这种药物能与十几种受体结合，例如 5-羟色胺受体、多巴胺受体、蕈毒碱受体、去甲肾上腺素受体和组胺受体。这种情况通常是不理想的，但奥氮平在精神分裂症的治疗中疗效一直很显著，可能是因为它同时阻断了 5-羟色胺受体和多巴胺受体。与多种靶标相互作用的药物称之为混杂配体（promiscuous ligand）或杂泛药物（dirty drug）。这些药物可作为先导化合物，用于开发更具选择性的多靶向配体（另见 13.15.3 节）。

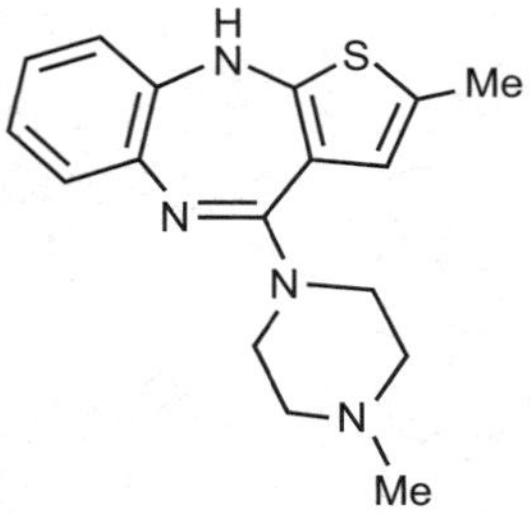

图 9.4　奥氮平

9.3　确定生物活性

9.3.1　生物活性测定方法的选择

选择正确的生物活性测定方法或试验系统对药物研发项目的成功至关重要。测试应该简单、快速和具有相关性，因为通常有大量的化合物需要分析。在早期的研发阶段就进行人体试验是不可能的，因此必须在体外（分离的细胞、组织、酶或受体）或在体内（动物）进行试验。一般来说，体外试验比体内试验更受欢迎，因为它们成本低，操作简便，争议少，而且可以实现自动化。然而，确定药物是否具有预期的药理活性，是否具有可接受的药动学特性，常常需要进行体内试验。在现代药物化学中，通过在体外和体内进行各种试验，不仅要确定候选药物是否作用于期望的靶标，而且还要确定它们是否对其他预期外的靶标具有活性（专栏 9.3）。然后通过寻找对理想靶标具有良好活性和对其他靶标的最低活性之间具有最佳平衡的药物来确定研发的方向。通过这种方式，使开发一种新药的数百万美元不至于被白白浪费。如果不这么做，则这种新药可能会在临床试验中失败，也可能会被从市场上撤回并伴随着一系列诉讼，这就是所谓的"快速失败，廉价失败"（fail fast, fail cheap）的策略。

9.3.2　体外试验

体外试验不涉及活体动物，而是使用特殊的组织、细胞或酶。酶抑制剂可以在纯酶的溶液中进行试验。在过去，主要的困难在于很难分离纯化足够的酶进行试验，但现在的基因工程技术可以将一种特定酶的基因整合到快速生长的细胞中，如酵母菌或细菌。然后它们大量繁殖产生这种酶，使得分离和纯化更加容易。例如，HIV 蛋白酶（HIV protease，19.7.4.1 节）可以被克隆并在大肠杆菌中表达，通过对该酶进行多种实验，以确定酶抑制剂是否具有竞争性，并确定相应的 IC_{50} 值（3.16 节）。

受体激动剂和拮抗剂可在表面表达靶受体的分离组织或细胞上进行试验。有时这些组织可以用来测试药物的生理效应。例如，支气管扩张剂的生物活性可以通过观察化合物抑制气管平滑肌收缩的效果来衡量。药物对受体的亲和力（结合强度）可以通过放射配体标记研究（4.20 节）来测定。许多体外试验都需要借助于基因工程技术，在这些试验中，特定受体的基因编码被识别、克隆，并在快速分裂的细胞（如细菌、酵母菌或肿瘤细胞）中表达。例如，中国仓鼠卵巢细胞（Chinese hamster ovarian cells，CHO 细胞）的细胞表面可以表达大量克隆受体，因此常被使用。针对整个细胞的体外研究是有意义的，不像体内研究会伴随着很多并发症的产生。在体外细胞水平研究中，药物不需要像在体内还需要代谢酶的作用，也不需要跨越肠道壁等屏障。细胞周围的环境可以很容易地控制，细胞内和细胞间的变化都可以监测，从而可以考察效能和效价（4.20 节）。原代细胞培养（即未经修饰的细胞）可以从胚胎组织中产生；转化细胞系来源于肿瘤组织。这些细胞生长方式都是相同的。

体外抗菌药物是通过测量它们在培养基中抑制或杀死细菌细胞的效果来进行评价的。将其描述为体外试验似乎不太确切，因为细菌细胞是活的微生物。然而，体内抗菌试验被定义为在动物或人体上进行的试验，以测试抗菌药物是否能对抗细菌感染。

实际上，缺乏合适的体外试验往往会阻滞特定领域药物化学研究的发展。例如，由于缺乏合适的体外试验模型，寻找治疗丙肝的新型抗病毒药物的研究已经受阻多年。目前已经研发出了一种适合体外试验的方法。治疗丙型肝炎的新型抗病毒药物在2011年才上市，而用于治疗艾滋病的抗病毒药物早在20世纪80年代已经出现，由此可见实现治疗丙肝这一目标所需这么长时间的主要原因之一就是体外试验方法的缺乏。体外试验也用于测试化合物的药动学性质。例如，Caco-2细胞单层吸收（Caco-2 cell monolayer absorption）模型用于评估药物经胃肠道吸收的程度。从肝细胞中提取的微粒体和肝细胞含有细胞色素P450酶，可用于评估候选药物可能的代谢途径，以及确定可能的药物相互作用。另一种利用人工膜测量药物穿过血脑屏障效率的体外试验方法已经发展成为一种简单而快速的方法。

9.3.3　体内试验

动物体内试验通常涉及诱导动物产生可观察到的疾病症状，然后再对动物进行治疗，观察药物是否可以通过消除可观察到的疾病症状来缓解问题。例如，非甾体类抗炎药的开发是通过在实验动物身上先诱导产生炎症，然后测试药物是否能够缓解炎症。

转基因动物（transgenic animal）常被用于体内试验，这些动物的遗传密码往往经过人为改变。例如，用人类基因代替一些小鼠基因使得小鼠产生人类受体或酶，这就可以在其体内针对该靶标进行测试。或者，改变小鼠的基因，使其易患某种特定疾病（如乳腺癌），然后对药物进行测试，检测它们预防或治疗这种疾病的效果。

体内试验存在几个问题。它不仅耗费时间长而且成本高，同时也对动物造成了折磨。而且在药物代谢动力学方面也有诸多问题（第8章），如果仅进行体内试验，所获得的结果可能具有误导性，并且难以合理化。例如，如何判断阴性结果是由于药物未能与靶标结合，还是一开始就没有达到靶标？因此，通常需要首先进行体外试验以确定药物是否与其靶标相互作用，然后再进行体内试验以测试药物的药动学和药效学特性。

某些体内试验可能会被证明是无效的。因为观察到的症状可能是由一种不同于预期的生理机制引起的。例如，许多在动物试验中被证明有效的抗溃疡药物在临床试验中是无效的。在不同的动物物种中可能会得到不同的结果。例如，青霉素甲酯类前药（penicillin methyl ester prodrug，专栏18.7）在小鼠或大鼠体内水解产生活性青霉素，但在兔、狗或人体内不水解。另一个例子是沙利度胺（thalidomide），它对兔子和人类都是致畸的，但对小鼠却没有这种作用。

尽管存在这些问题，体内试验对于确定可能与体内使用药物有关的、体外试验无法发现的特定问题来说仍然是十分关键的。

9.3.4　试验的可靠性

有时试验的可靠性是简单和明确的。例如，抗菌药可以通过测量其杀死细菌的效率来进行体外测试，局部麻醉药可以在体外测试它在多大程度上阻断分离神经组织的动作电位。而在其他情况下，试验过程则变得困难。例如，如何测试一种新的抗精神病药物？没有这种情况的动物模型，因此不可能进行简单的体内试验。解决这个问题的一种方法是提出哪个受体或哪些受体可能与某种疾病有关，并针对这些受体进行体外试验，期望药物在进行临床试验时具有所需的活性。这种方法存在的一个问题是，对于靶向性疾病的特定受体或酶是否真的像人们认为的那样重要，这一点并不总是很明确（专栏9.2）。

9.3.5　高通量筛选

机器人自动化和对转基因细胞体外试验的微型化，催生了一种称为高通量筛选（high-throughput screening，HTS）的方式，这种方法在发现潜在的新先导化合物方面特别高效。其涉及针对大量靶标的大量化合物的自动化测试；通常，30～50个生化测试就可以同时测试几千个化合物。测试能够产生易于检测的指标，可以用于自动检测和测量。这种效应可以是细胞生长、由酶催化的颜色变化或受体的放射性标记配体的取代。

受体拮抗剂可以通过细胞膜上含有靶受体的修饰细胞进行研究。通过观察测试化合物抑制放射性标记配体结合受体的有效性进行检测。另一种方法是使用修饰的酵母细胞，激活靶受体，从而激活酶，当有适宜的底物时，酶会催化染料的释放。这将产生一种很容易识别的颜色变化。

一般来说，有活性的苗头化合物活性范围一般是30μmol/L～1nmol/L。然而，HTS可以产生许多假阳性的苗头化合物，命中的苗头化合物数量和最终被识别为真正先导化合物的数量之间差异很大。出现错误苗头化合物的主要原因之一是所谓的混杂抑制剂（promiscuous inhibitor）。这些抑制剂可以抑制一系列不同的靶蛋白，具有很差的选择性。人们发现这种抑制剂可以在溶液中聚集在一起，形成分子聚集物，并将靶蛋白吸附在其表面，从而产生被人们观察到的抑制作用。如果在溶液中测试这些化合物的混合物，如测试用组合化学合成法制备的混合物，这种现象更为明显。这种抑制作用对药物的设计没有任何作用，尽早清除这些错误的苗头化合物是很重要的，这样就不会浪费时间重新合成和研究它们。判断混杂抑制是否发生的一种方法是在测试溶液中加入洗涤剂，可以逆转并预防这种现象。

另外的一些错误的苗头化合物可能具有较高的化学活性，能与目标蛋白进行化学反应，如容易对目标蛋白的亲核基团进行烷基化或酰化。这导致了蛋白质的不可逆抑制，因为该化合物与靶蛋白是共价相连的。虽然有一些重要的药物通过不可逆结合发挥抑制剂的作用，但HTS的重点是寻找与靶标通过分子间相互作用的可逆抑制剂。因此，已知的烷化剂或酰化剂不应包括在HTS文库中，或者即便它们包括进去，也不应被认为是潜在的先导化合物。这类反应性基团包括卤代烃、酰氯、环氧化合物、醛类、α-氯代酮、三氟甲基酮类等。

9.3.6　核磁共振筛选

核磁共振（NMR）光谱是一种分析工具，多年来一直用于确定化合物的分子结构。最近，它被用来检测化合物是否与蛋白质靶标结合。在核磁共振光谱学中，一种化合物受到短脉冲能量的辐射，将激发氢、碳或氮等特殊原子的原子核。一旦辐射脉冲停止，被激发的原子核就会慢慢地回到基态，释放能量。不同原子核释放这种能量所花费的时间称为弛豫时间（relaxation time），而弛豫时间的长短取决于分子中每个原子的环境或位置。因此，对于分子中的每个原子，都会得到不同的信号，并得到一个可以用来确定结构的光谱。

分子的大小对弛豫时间的长短也起着重要的作用。药物通常是小分子，具有较长的弛豫时间，而像蛋白质这样的大分子弛豫时间一般较短。因此，可以延迟测得能量的发射，使得只检测小分子，这是检测蛋白质和测试化合物之间结合相互作用的关键。

首先，获取药物的NMR谱，然后加入蛋白质，重新进行NMR扫描，在测量过程中引入延迟，使蛋白信号不被检测到。如果药物不能与蛋白质结合，那么它的核磁共振光谱仍将被检测到。如果药物与蛋白质结合，它就成为蛋白质的一部分，它的原子核将有一个较短的弛豫时间，不能被核磁共振光谱检测到。

这种筛选方法也适用于检测天然提取物或组合化学合成物中的混合物。如果存在任何能够与蛋白质结合的化合物，它的弛豫时间就会缩短，因此该化合物产生的信号就会从光谱中消失。这将表明混合物中的某一个组分是活性的，并决定是否值得分离该混合物。

使用核磁共振作为检测系统有如下几个优点。

① 一台机器一天可以筛选1000个小分子量的化合物。

② 该方法可以检测到常规筛选方法无法检测到的弱结合。

③ 它可以识别小分子与不同区域结合位点的结合（9.4.10节）。

④ 核磁共振筛选是对HTS的补充。HTS可能给出假阳性结果，但可用核磁共振进行检测，确保相关化合物在正确的结合位点上结合（9.4.10节）。

⑤ 对结合较弱的小分子与部分结合位点的识别，使这些小分子有可能成为结合较强的较大分子的构建模块（9.4.10 节）。

⑥ 可以对一种新的蛋白质进行筛选，而不需要知道它的具体功能。

核磁共振筛选法的缺点是需要纯化蛋白质并获得大量的蛋白质（至少 200mg）。

9.3.7　亲和力筛选

利用化合物对靶标的结合亲和性是筛选混合物中活性成分的一种很好的方法。这不仅能检测到这些化合物的存在，还能从混合物中分离出它们。例如万古霉素家族的抗菌药对二肽 D-Ala-D-Ala 具有很强的结合亲和力（18.5.5.2 节）。将 D-Ala-D-Ala 与琼脂糖树脂连接，并与已知具有抗菌活性的各种微生物提取物混合。如果一种提取物在此操作过程中失去了抗菌活性，则表明活性化合物与树脂结合。然后，通过改变 pH 值，滤去树脂，化合物就会从树脂中释放以用于鉴定。

9.3.8　表面等离子体共振

表面等离子体共振（surface plasmon resonance，SPR）是一种检测配体与靶标结合的光学方法。该方法被法玛西亚生物传感器公司（Pharmacia Biosensor）作为 BIAcore 申请了专利，采用了一种葡聚糖包裹、表面镀金的玻璃芯片（图 9.5）。已知与靶标结合的配体通过与缓冲溶液流中的葡聚糖基质共价连接而固定。单色平面偏振光线以入射角（α）从玻璃板下面照射，在镀金的玻璃界面会发生反射现象，其中光反射得越多，则在缓冲溶液中反射得越少。但是，光中一种叫做消散波（evanescent wave）的成分能穿透一个波长的距离进入缓冲溶液 / 葡聚糖基质。通常，所有的光，包括消散波都被反射回来，但是如果金属膜非常薄（只有消散波波长的一小部分），并且入射角恰好合适，消散波就会与金属膜中称为等离子体激元（plasmons）的自由振荡电子相互作用，即发生表面等离子体共振。来自入射光的能量就会损失到金属膜上。因此，反射光的强度会降低，并能够定量测量。

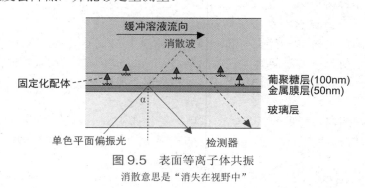

图 9.5　表面等离子体共振
消散意思是"消失在视野中"

SPR 发生时的入射角主要取决于靠近金属薄膜表面的缓冲溶液的折射率。也就是说，如果缓冲溶液的折射率发生变化，SPR 发生的入射角也会发生变化。

如果将固定化配体的大分子靶标引入缓冲溶液流中，则部分靶标将与固定化配体结合。这导致了靠近金属膜层表面的缓冲溶液折射率的变化，从而可以通过测量获得 SPR 所需的入射角的变化来检测。该技术可用于检测配体和靶标的结合，也可以用来检测结合速率和平衡结合常数。

例如，现在想检测一个化合物能否与靶标发生结合。这时可以通过在缓冲溶液中加入待测化合物来测试。如果待测化合物确实与靶标结合，则与固定化配体结合的靶标就变少了，那么折射率和入射角都会发生不同的变化。

9.3.9　闪烁迫近分析法

闪烁迫近分析法（scintillation proximity assay，SPA）是一种可视化检测配体是否与目标结合的方法。

它通过将靶标共价连接到涂有闪烁剂的珠子上来固定靶标。然后在珠子上加入用 ^{125}I 标记的已知成分的配体溶液。当被标记配体与固定化靶标结合时，^{125}I 作为能量供体，闪烁涂层珠作为能量受体，从而发出可检测的光。为了检测一种新的化合物是否与靶标相互作用，则可以将该化合物添加到标记配体的溶液中，并将混合物添加到珠子中。如果待测化合物成功与靶标结合，那么标记配体与靶标的结合将减少，从而发射光将减弱。

9.3.10 等温滴定量热法

等温滴定量热法（isothermal titration calorimetry，ITC）是一种测定药物与其蛋白靶标结合的热力学性质常数，特别是结合亲和力和焓变常数的方法。两个相同玻璃池都充满缓冲溶液。其中一个池作为参比池，含有靶标蛋白质的另一个溶液作为样品池。将参比池缓缓加热至恒定温度。同时通过自动反馈系统将样品池加热到相同的温度，检测两池之间的实时温度差，并对样品池做功以使两者温度相等。一旦系统稳定下来，一个恒定水平的能量被用来保持两个池处于相同的恒定温度。

药物被添加到样品池并与蛋白质靶标结合。如果两者的结合相互作用是放热的，则在样品池内产生热能，因此维持细胞温度所需的外部能量较少。如果相互作用是吸热的，则相反，需要更多的外部能量来维持温度。维持样品池温度所需的外部能量是根据时间来测量的，药物每次注射到池中都会出现能量峰值。测量这些尖峰可以确定结合的热力学性质。

9.3.11 虚拟筛选

虚拟筛选（virtual screening）是通过使用计算机程序来评估已知化合物是否可能成为特定目标的先导化合物。该方法不能保证虚拟筛选得到的苗头化合物一定具有活性，这些化合物还需要进行实验筛选。但是虚拟筛选的结果可以使实验筛选方法更高效。例如，如果有几千种化合物待测筛选，虚拟筛选可以筛选出哪些化合物最有可能具有活性，可以将这些类似结构的化合物优先用于实验筛选。虚拟筛选可以寻找具有活性的药效团。此外，化合物可以通过虚拟筛选对接到靶标的结合位点（22.11 ～ 22.13 节）。

☘ 关键知识点

● 制药公司往往集中精力开发针对发达国家普遍存在的疾病的药物，并致力于生产比现有药物疗效更好的化合物。

● 当药物作用于一种特定的疾病时，应该选择药物作用的靶标。药物的选择性越大，产生副作用的可能性就越小。

● 必须设计出一种合适的生物活性测定法，以证明一种药物对特定的靶标是否具有活性。生物测定可以在体外或体内进行，通常采用二者相结合的方法。

● HTS是体外试验的微型化和自动化，使大量的试验可以在短时间内进行。

● 化合物可通过核磁共振光谱检测其与大分子靶标的亲和性。配体与大分子结合的弛豫时间比未结合时要短。

● SPR、SPA和ITC是检测配体是否与大分子靶标结合的3种可视化方法。

● 虚拟筛选可用于发现在实验筛选中最有可能具有活性的化合物。

9.4 发现先导化合物

选定了靶标和生物活性测定方法，下一步就是找到具备所需药理活性的先导化合物。先导化合物的活性可能不是很高，也可能有非所需的副作用，但其为药物设计和开发过程提供了一个起点。有多种方法可以发现先导化合物，分别如下所述。

9.4.1 天然产物筛选

天然产物是生物活性化合物的丰富资源。如今的许多药物有的直接从天然产物中获得，有的是以天然产物的先导化合物中开发出来的。通常，天然产物具有某种形式的生物活性，而具有这种活性的化合物被称为活性成分（active principle），并可以作为先导化合物。大多数具有生物活性的天然产物是具有独特的复杂化学结构和多个手性中心的次生代谢产物（secondary metabolites）。其优势在于它们具有非常新颖的化学结构。然而，这种复杂性也使得它们的合成变得困难，化合物通常必须从它们的天然来源中提取，这是一个漫长、昂贵和低效的过程。因此，更有效的方法是设计合成化学结构更为简单的天然产物类似物（10.3.8 节）。

许多天然产物的全新化学结构出乎了化学家的想象。例如，抗疟药青蒿素（artemisinin）（图 9.6）是一种天然产物，具有极不稳定的三氧杂环己烷环，是近年来发现的最不可能出现的结构之一（另见案例研究 3）。

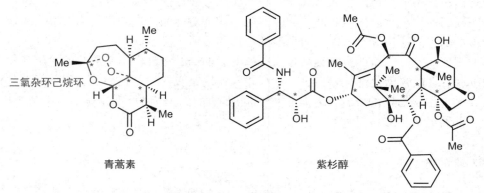

图 9.6　从植物来源的天然产物类药物（＊代表手性中心）

源于天然来源的药物的研究被称为生药学（pharmacognosy），包括粗产物的提取和活性成分的纯化。

9.4.1.1　植物王国

植物一直是先导化合物的丰富来源，如吗啡（morphine）、可卡因（cocaine）、洋地黄（digitalis）、奎宁（quinine）、筒箭毒碱（tubocurarine）、尼古丁（nicotine）和蕈毒碱（muscarine）。这些先导化合物中有许多本身就是有用的药物（如吗啡和奎宁），其他则是合成药物的基础（如从可卡因发展而来的局部麻醉剂）。植物仍然是并且将一直是很有前景的新药来源。目前，从植物中分离出的并在临床上被证实有效的药物有：红豆杉中的抗肿瘤药物紫杉醇（paclitaxel，商品名 Taxol），从中国植物中提取得到的抗疟药物青蒿素（图 9.6），以及从水仙花中提取得到的阿尔茨海默病药物加兰他敏（galantamine，见 13.15.1 节）。

植物提供了丰富、复杂和高度多样化的结构，这是其他来源所不能相比的。并且，自然进化自身就是一个筛选过程，筛选过程有利于为植物生存提供"优势"的化合物。例如，具有强生物活性的化合物可以阻止动物或昆虫食用含有该类化合物的植物。鉴于药物化学的成功案例很多要归功于大自然，我们应该清醒地认识到，只有少部分植物得到了充分的研究，而绝大多数植物尚未得到研究。在热带雨林还有特别丰富的植物种类有待发现，更有待研究。谁也不能预测到底有多少令人兴奋的抗肿瘤、抗艾滋病的新型先导化合物正等待着人类的发现。这也是为什么对破坏热带雨林和其他生态系统的行为感到如此悲哀的原因之一；一旦这些生态系统被破坏了，独特的植物物种及潜在的药物就会永远消失。例如，在北非昔兰尼附近种植的一种在古埃及声称具有避孕作用的植物 silphion 现在已经灭绝。事实上，许多更有用的植物在被发现具有医疗价值前就已经灭绝了。

9.4.1.2　微生物

细菌和真菌等微生物也为药物和先导化合物的发现提供了丰富的资源。这些微生物产生了大量的抗生素，而这些抗生素使它们的宿主能够抵御微生物界的竞争对手。自从发现青霉素（penicillin）以来，微生物的筛选变得非常热门。为了研究新的真菌或细菌的菌株，研究人员从世界各地采集了土壤和水样，从而形成了丰富的抗菌药物库，如头孢菌素类（cephalosporins）、四环素类（tetracyclines）、氨基糖苷类（aminoglycosides）、利福霉素类（rifamycins）以及氯霉素（chloramphenicol）和万古霉素（vancomycin，见第 18 章）。尽管大多数从微生物中提取的药物已用于抗菌治疗，一些微生物代谢物在其他治疗领域中也提供了先导化合物。例如，曲霉菌（*Aspergillus alliaceus*）中分离出来的曲林菌素（asperlicin）是一种新型的肽类激素缩胆囊素（cholecystokinin，CCK）的拮抗剂。CCK 不但参与控制食欲，而且还在大脑中扮演神经递质的角色，被认为与恐慌症发作有关。因此，类似曲林菌素的物质可能在治疗焦虑方面具有发展前景（参见专栏 10.2）。

其他例子，如真菌代谢物洛伐他汀（lovastatin），它是第一个在临床被证实可以降低胆固醇水平的他汀类药物（案例研究 1）；真菌代谢物环孢素（ciclosporin）（图 9.7），被用来抑制器官移植后的免疫反应；利普斯他汀（lipstatin）（图 9.7）是从弓形虫链霉菌中分离得到的天然产物，能够抑制胰腺脂肪酶，是抗肥胖化合物奥利司他（orlistat）的先导化合物（专栏 3.3）；拉斯福宁（rasfonin）是从新西兰的一种真菌中分离出来的真菌代谢物，能够促进癌细胞的死亡（细胞凋亡）而对正常细胞无此作用，因此，它可以作为一种很有前景的新型抗肿瘤药物的先导化合物。

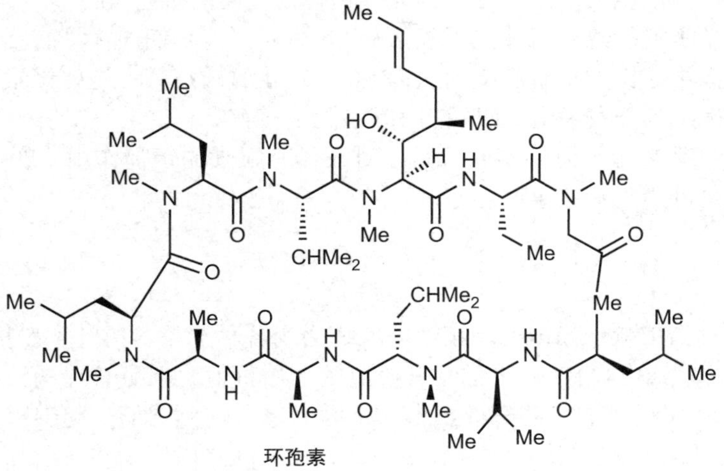

环孢素

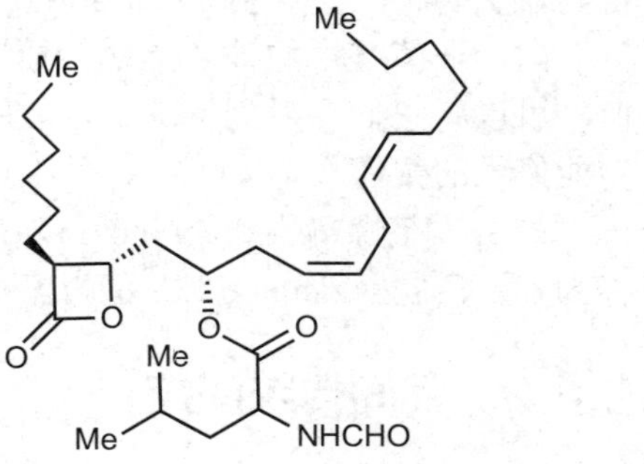

利普斯他汀

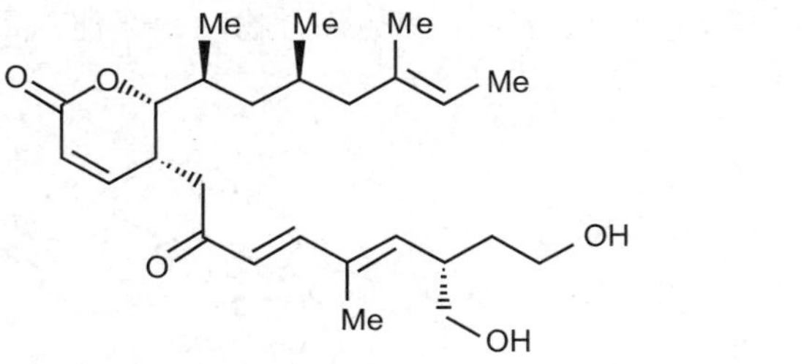

拉斯福宁

图 9.7　微生物来源的先导化合物

9.4.1.3　海洋资源

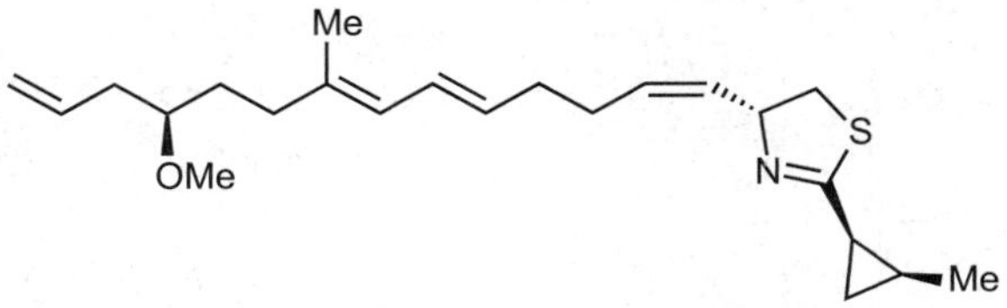

近年来，人们对从海洋中提取先导化合物产生了极大的兴趣。珊瑚、海绵动物、鱼类和海洋微生物具有丰富的抗炎、抗病毒和抗肿瘤活性的强效化学物质。例如，姜黄素 A（curacin A，图 9.8）是从一种海洋蓝藻中提取的，具有很强的抗肿瘤活性。其他海洋来源的抗肿瘤药物包括五加素（eleutherobin）、苔藓虫素（bryostatins）、多拉司他汀（dolastatins）、头孢他汀（cephalostatins）和软海绵素 B（halichondrin B）（20.5.2 节和 20.9.2 节）。2010 年一种结构简化的类似于软海绵素 B 的药物被批准用于乳腺癌的治疗。

图 9.8　姜黄素 A

9.4.1.4　动物来源

动物有时会成为新的先导化合物的来源。例如，从非洲爪蟾（*Xenopus laevis*）的皮肤中提取了一系列被称为蛙皮素（magainins）的抗生素多肽。这类多肽可以保护青蛙不受感染，为新型抗菌和抗真菌制剂的开发提供线索。另一个例子是一种叫做地棘蛙素（epibatidine）的强效镇痛化合物（图 9.9），是从厄瓜多尔毒蛙的皮肤提取物中提取而来。

9.4.1.5 毒液和毒素

来自动物、植物和微生物中的毒液或毒素也是非常有效的，因为它们经常与体内的生物大分子发生特殊的相互作用。因此，它们往往是研究受体、离子通道和酶的重要工具。其中许多毒素是多肽物质，例如眼镜蛇的 α-银环蛇毒素（α-bungarotoxin）。非肽毒素如河豚的河豚毒素（tetrodotoxin）（图9.9）也是非常有效的。

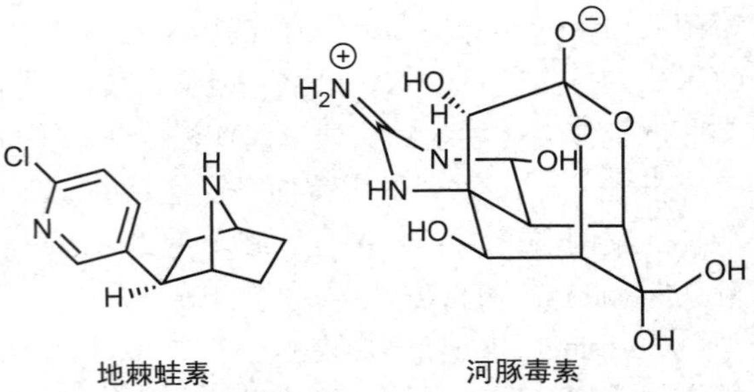

地棘蛙素　　　**河豚毒素**

图9.9　作为药物的天然产物

有些毒液和毒素已被用作开发新药的先导化合物。例如，从巴西毒蛇毒液中分离出的替普罗肽（teprotide）是抗高血压药物西拉普利（cilazapril）和卡托普利（captopril）的先导化合物（案例研究2）。

肉毒杆菌产生的神经毒素会导致严重的食物中毒［肉毒素（botulism）］，但它们同样具有临床应用价值。可以将它们注射到特殊部位的肌肉中（比如控制眼睑的肌肉），以防止肌肉痉挛。这些毒素可阻止胆碱能信号的传递（第13章），并很可能成为开发新型抗胆碱药物的先导化合物。

最后，芋螺毒素（conotoxin）是一种来源于海螺的肽毒素，对人体有很强的镇痛作用。2004年一种称为齐考诺肽（ziconotide）的毒素被批准用于治疗慢性疼痛。

9.4.2　民间传统医疗

在过去，古代文明的延续很大程度上依赖于当地的动植物。人们会用各种浆果、树叶和树根做实验，以探寻它们的效果。因此，许多汤剂被当地的治疗师声称具有一定的药用价值。但更普遍的情况是，这些混合物通常是无效的甚至是危险的，如果它们真的有效，那只是因为患者认可它们，起安慰剂的作用（placebo effect）。然而，其中的一些提取物可能的确具有真正治疗的作用，通过对民间传统医疗的研究可以发现哪些植物可能值得详细地研究。几个世纪以来，大黄（rhubarb）一直被用作泻药。在中国，它被别称为"将军"，又叫做"药中张飞"。大黄中最显著的化学成分是蒽醌类化合物，在通便药丹蒽醌（dantron）的设计中，蒽醌类化合物就是先导化合物（图9.10）。

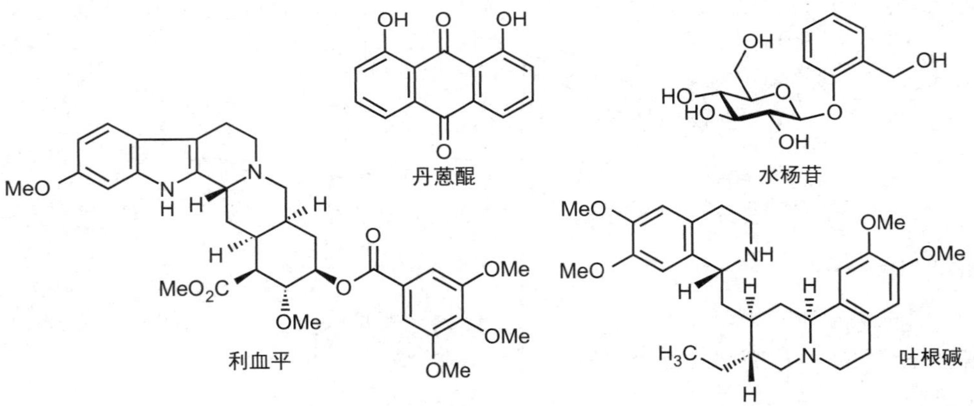

丹蒽醌　　　**水杨苷**

利血平　　　**吐根碱**

图9.10　来源于草药和汤剂的活性化合物

古代中医中的记录为9.4.1节提到的新型抗疟药青蒿素（artemisinin）的发现提供了线索和依据（参见案例研究3）。罂粟［有效成分吗啡（morphine）］的治疗作用早在古埃及就已经被发现。茄科植物［有效成分阿托品（atropine）、东莨菪碱（hyoscine）；13.9.2节］的治疗作用在古希腊也已被发现。蛇根草［活性成分利血平（reserpine）；图9.10］的作用在印度得到认可。中世纪英国的草药师使用柳树的提取物［有效成分水杨苷（salicin）；图9.10］和毛地黄［有效成分洋地黄（digitalis）——洋地黄毒苷（digitoxin）、毛地黄皂苷（digitonin）、洋地黄苷（digitalin）等的混合物］提取物做治疗使用。南美洲的阿兹特克和玛雅文化使用了各种灌木和树木的提取物，包括吐根［有效成分吐根碱（emetine）；图9.10］、古柯灌木［有效成分可卡因（cocaine）］和金鸡纳树皮［有效成分奎宁（quinine）］。

9.4.3 合成化合物库筛选

先导化合物发现的另一个来源是制药公司多年来合成的成千上万的化合物。这些化合物中的绝大多数从未上市，但它们一直储存在化合物库中，仍用于生物活性测试。制药公司经常在研究新的靶标时筛选他们的化合物库。而这些化合物的绝大多数只是某一母体结构的衍生物，如有1000多种不同的青霉素结构。这种方法降低了找到一种全新结构的先导化合物的概率。

制药公司通常通过购买由其他研究小组制备的新化合物来实现化合物库的多样化，这也是压力重重的大学研究课题组的一个可靠的经济来源。这些化合物也许从未被药物化学家考虑去合成，但它们总归存在成为具有生物活性物质的可能。

合成中间体也具备生物活性测试的价值。例如，在20世纪50年代合成了一系列缩氨基硫脲，并作为抗结核药物进行了生物活性测试。其中异烟酸醛缩氨基硫脲（isonicotinaldehyde thiosemicarbazone）的合成涉及具有酰肼结构的异烟肼（isoniazid，图9.11）作为合成中间体。随后发现异烟肼的活性大于目标结构。类似地，一系列喹啉-3-甲酰胺（quinoline-3-carboxamide）中间体（图9.11）被发现具有抗病毒活性。

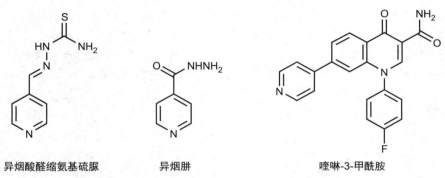

异烟酸醛缩氨基硫脲　　　　异烟肼　　　　　　　喹啉-3-甲酰胺

图 9.11　从合成中间体中发现的具有药理学活性的化合物

9.4.4 现有药物

9.4.4.1 "me too"和"me better"药物

许多公司使用来自竞争对手已确定的药物作为先导化合物，来设计药物谋求在市场上分得一杯羹。其目的是充分修改其结构，绕过专利保护的限制，但保持其活性，并在理想情况下改善疗效。例如，降压药卡托普利（captopril）作为先导化合物被各大公司用于生产自己的降压药（图9.12，案例研究2）。

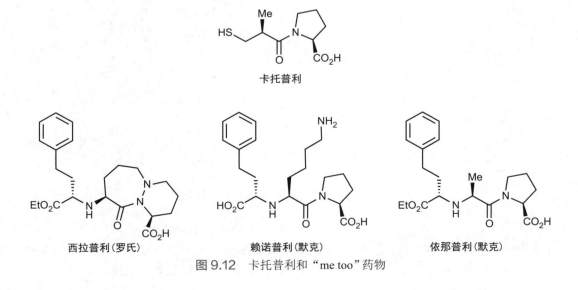

卡托普利

西拉普利（罗氏）　　　　赖诺普利（默克）　　　　依那普利（默克）

图 9.12　卡托普利和"me too"药物

这些药物也经常被称之为"me too"药物，但他们如果在初始药物基础上有更好的改进，则称之为"me better"药物。例如，如今的青霉素比最初始的青霉素更有选择性，更有效，更稳定。新的降低胆固醇水平的他汀类药物也比原有的具有更好的性质（案例研究1）。此外，在同一时间针对同一种特定疾病，不同的制药公司研究具有相似化学结构的药物并不罕见。第一个进入市场的药品往往万众瞩目，但是把紧随其后的药品也称为"me too"药物是失之偏颇的，因为它们同样是独立设计和开发的。

9.4.4.2　利用药物副作用

有些药物可能理化性质不佳或者具有一定的副作用，但仍可用于医学的其他领域。因此，以其副作用作为用途，这种药物同样可以作为一种先导化合物。通过增强预期的副作用并消除主要的生物活性，这种方式被称为副反应选择性优化（selective optimization of side activities，SOSA）。选择具有某一副作用的已知药物作为先导化合物，其优势在于该化合物已经具有类药性，以此开发具有药效学、药动学特性和临床上有效的药物应该更加可行。从HTS中获得的许多苗头化合物没有类药结构，可能需要付出更多的努力来优化。事实上，有人认为，对已知药物结构的修饰能够在药物化学的多个领域提供先导化合物。许多研究小组现在正在筛选临床上或已进入后期临床试验的化合物，以确定它们是否能够成为合适的针对副作用的先导化合物。约翰霍普金斯临床化合物库就是这些化合物的来源之一。

例如，大多数磺胺类药物被用作抗菌剂。然而，一些具有抗菌活性的磺胺类药物由于会引起严重的低血糖（hypoglycemia，血液中的葡萄糖水平降低）的副作用而不能在临床上使用。显然，降低血糖水平对于抗菌药来讲是一个不良的副作用，但可用于糖尿病的治疗。因此，对磺胺类化合物进行结构修饰，以消除其抑菌活性，提高其降血糖活性。这促使了抗糖尿病药物甲苯磺丁脲（tolbutamide）的发现（图9.13）。另一个例子，抗凝血药华法林（warfarin）被发现对病毒酶有弱的抑制活性，并且这种病毒酶在HIV病毒的生命周期中起到至关重要，之后华法林被用作先导化合物开发出抗艾滋病毒药物替拉那韦（tipranavir）（19.7.4.10节）。

在某些情况下，药物的副作用很明显，以致药物的化学结构不需要进一步修饰。例如，抗阳痿药物西地那非（sildenafil，商品名为伟哥）（图9.13）最初被开发用作治疗心绞痛和高血压的血管舒张剂（17.5.2节）。在临床试验中，研究人员发现西地那非在阴茎中作为血管舒张剂比在心脏中更有效，能够使勃起功能增加，此后这种药物被用于治疗勃起功能障碍和性无能。另一个例子是抗抑郁药物安非他酮（bupropion）。服用这种药物的患者反馈说，其能够帮助他们戒烟，因此这种药物现在作为一种戒烟药物（商品名Zyban）在市场上销售（14.12.4节）。阿司咪唑（astemizole）（图9.13）是一种用于治疗过敏的药物，但之后发现它也是一种有效的抗疟药物。

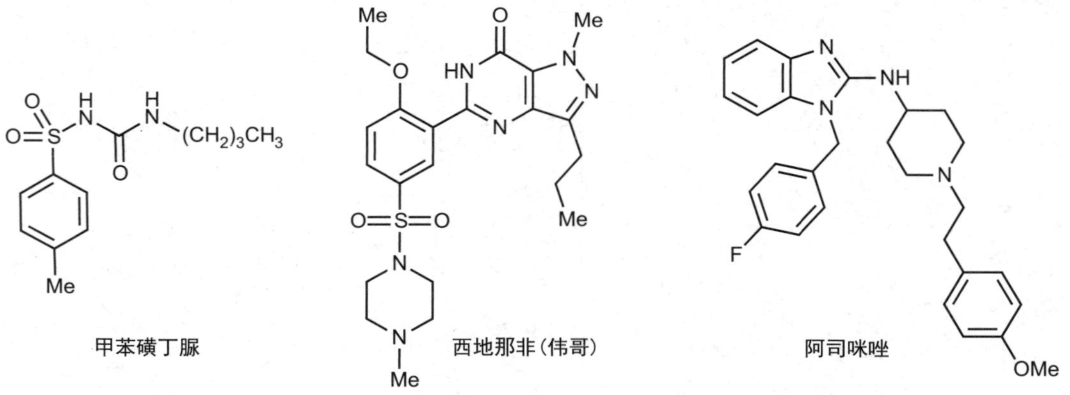

图9.13　甲苯磺丁脲、西地那非和阿司咪唑

上述得到的启示是，在一个治疗领域使用的药物可能成为另一个治疗领域的先导化合物（专栏9.4）。此外，之前人们可能会陷入一种思维定式：一组结构上类似的化合物会具有相同类型的生物活性，如磺胺类化合物通常被认为是抗菌药物，但现在看来它们在其他疾病中也可能有其他用处。

有许多药物是通过增强另一种药物的副作用而开发出来的（图1）。例如，氯丙嗪（chlorpromazine）在精神病治疗中被用作安定剂，但它是从抗组胺药异丙嗪（promethazine）发展而来。这看来有些难以理解，但异丙嗪确有镇静的副作用，据此药物化学家通过修饰化学结构，以增强镇静作用，同时降低其抗组胺活性，最终发现了氯丙嗪，被开发为安定药。类似地，磺胺类利尿剂如氯噻嗪（chlorothiazide）的开发源于对大剂量使用产生利尿作用的磺胺（sulphanilamdide）类药物的观察［由于其作用于碳酸酐酶（carbonic anhydrase）］。

有时，结构的微小变化都会导致药理活性的显著变化。例如，米那普令（minaprine）（图2）是一种抗抑郁药，是5-羟色胺受体激动剂。经结构修饰，添加酚羟基取代可得到4-羟基米那普令（4-hydroxyminaprine），成为有效的多巴胺受体激动剂；而添加氰基取代基可得到巴嗪普令（bazinaprine），成为有效的单胺氧化酶A（monoamine oxidase-A）抑制剂。米那普令可与M受体微弱地结合，药物化学家成功地对其进行化学结构修饰，得到了结构I，使得对M受体具有强的活性，而对多巴胺和5-羟色胺受体的活性可以忽略。米那普令对胆碱酯酶也有微弱的亲和性，经结构修饰得到的结构II的亲和性增加了1000倍以上。

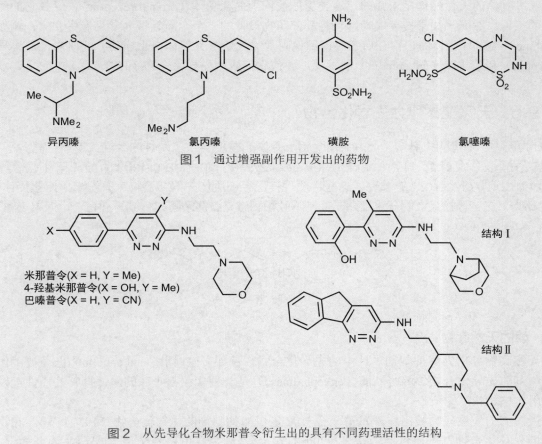

图1　通过增强副作用开发出的药物

异丙嗪　　　　氯丙嗪　　　　磺胺　　　　氯噻嗪

米那普令(X = H, Y = Me)
4-羟基米那普令(X = OH, Y = Me)
巴嗪普令(X = H, Y = CN)

结构I

结构II

图2　从先导化合物米那普令衍生出的具有不同药理活性的结构

9.4.5　从天然配体或调节剂出发

9.4.5.1　受体的天然配体

靶受体的天然配体有时被用作先导化合物。天然配体肾上腺素（adrenaline）和去甲肾上腺素（noradrenaline）是β肾上腺素受体激动剂，如沙丁胺醇（salbutamol）、多巴酚丁胺（dobutamine）和扎莫特罗（xamoterol，

14.10 节）的先导化合物；5-羟色胺（5-HT）的是 5-HT$_1$ 受体激动剂舒马曲坦（sumatriptan）的先导化合物（图 9.14）。

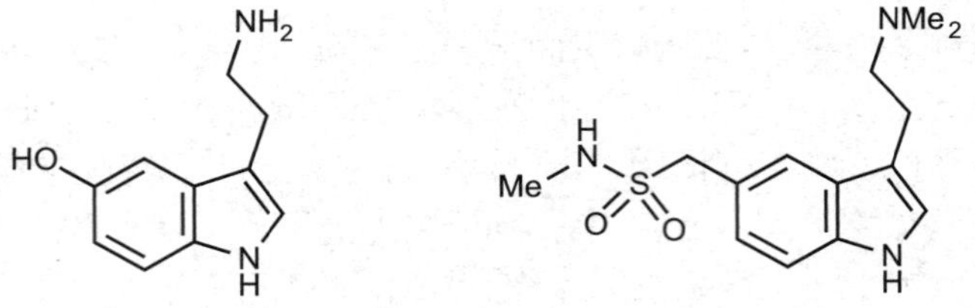

图 9.14　5-羟色胺和舒马曲坦

受体的天然配体也可作为设计拮抗剂的先导化合物。例如，组胺（histamine）被用作 H$_2$ 组胺受体拮抗剂西咪替丁（cimetidine）的初始先导化合物（16.2 节）。将激动剂转化为拮抗剂通常是通过在先导结构中添加额外的结合基团来实现的。其他例子包括像肾上腺素受体拮抗剂丙萘洛尔（pronethalol）（14.11.3.1 节）、H$_2$ 受体拮抗剂布立马胺（burimamide，16.2.4 节）和 5-HT$_3$ 受体拮抗剂昂丹司琼（ondansetron）和格拉司琼（granisetron，专栏 9.2）的开发。

有时候，受体的天然配体是未知的，这类受体被称为孤儿受体（orphan receptor），寻找它的配体将是一项烦琐的工程。然而，如果搜寻成功，它将开辟药物设计的一个全新领域（参见专栏 9.5）。例如，对吗啡（morphine）类阿片受体的识别开启了对内源性阿片类物质（天然体内止痛药）的研究，最终导致内啡肽（endorphin）和脑啡肽（enkephalin）的发现，并使它们成为先导化合物（15.8 节）。

专栏 9.5　天然配体作为先导化合物

20 世纪 90 年代初大麻素（cannabinoid）受体的发现导致了两种内源性大麻素信号分子——花生酰乙醇胺（大麻素）[arachidonylethanolamine（anandamide）] 和 2-花生酰基甘油（2-arachidonyl glycerol）的发现。这些物质现在已经被用作先导化合物来开发与大麻素受体相互作用的药物。这些药物被证明在化疗期间抑制呕吐和刺激艾滋病患者的食欲方面有一定效果（图 1）。

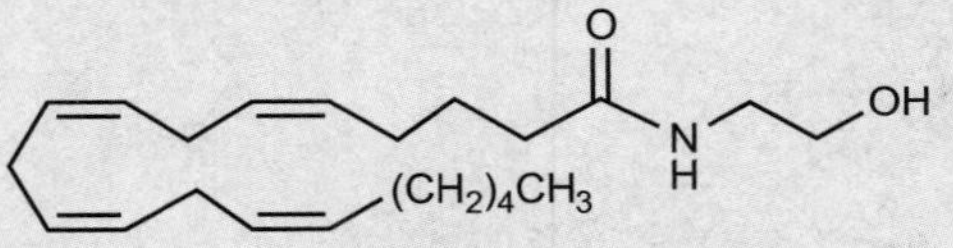

图 1　大麻素

9.4.5.2　酶的天然底物

酶的天然底物可作为酶抑制剂设计中的先导化合物。例如，脑啡肽（enkephalin）已经被用作设计脑啡肽酶抑制剂的先导化合物。脑啡肽酶（enkephalinase）是一种代谢脑啡肽的酶，抑制其活性可以延长脑啡肽的作用（15.8.4 节）。

HIV 蛋白酶的天然底物被用作开发第一个 HIV 蛋白酶抑制剂的先导化合物（19.7.4 节）。底物作为研发抑制剂的先导化合物例子还包括转移酶（20.6.1 节）、基质金属蛋白酶（20.7.1 节）、丙肝病毒 NS3-4A 蛋白酶（19.10.1 节）、肾素（案例研究 8）、17β-羟基类固醇脱氢酶 1 的底物。

9.4.5.3　酶产物作为先导化合物

值得注意的是，酶催化反应是双向的，因此酶催化反应的产物也可以作为研发酶抑制剂的先导化合物。例如，羧基肽酶抑制剂 L-苄基琥珀酸（L-benzylsuccinic acid）的设计就是基于羧基肽酶催化水解肽的产物（见案例研究 2）。类似地，治疗丙型肝炎的一些抗病毒药物研发的先导化合物也始于酶催化反应的产物中（案例研究 10）。

9.4.5.4 天然调节剂作为先导化合物

许多受体和酶处于变构调节之下（3.6 节和 4.14.2 节）。发挥这种调节作用的天然或内源性化学物质（调节剂）也可以作为先导化合物。例如，ATP 是血小板受体 P2Y$_{12}$ 的天然拮抗剂，是抗血小板药物坎格雷洛（cangrelor）的先导化合物（17.9.2.3 节）。

在某些情况下，酶或受体的调制剂尚未被证实。例如，苯二氮䓬类（benzodiazepines）是通过结合到一个变构结合位点来调节 γ- 氨基丁酸（γ-amniobutyric acid，GABA）受体的合成化合物。在苯二氮䓬类化合物合成前，这种变构位点的天然调节剂还不为人所知，但后来发现了具有苯二氮䓬类似效应的内源性化合物 endozepines，它可以与相同的变构位点结合，可以作为开发与苯二氮䓬类药物具有相同活性新药的先导化合物。

9.4.6 组合与平行合成

随着基因组学和蛋白质组学的发展，发现的潜在新药靶标变得越来越多，这意味着迫切需要寻找新的先导化合物。然而，传统的先导化合物来源并没有跟上时代的步伐，为了解决这一问题，在过去十年左右的时间里，研究机构在组合和平行合成方面投入了大量资金。组合合成是一种自动化的固相过程，旨在在尽可能短的时间内生成尽可能多的不同结构的化合物。这些合成反应是在非常小的规模内进行的，通常会在每个反应瓶中产生大量混合物。从某种意义上说，组合合成的目的是模仿植物合成，即产生一系列化学物质，其中一种就有可能是有用的先导化合物。组合合成发展得如此迅速，以至于它本身几乎就是化学的一个分支，将在第 21 章作专门介绍。平行合成是指利用专用的小型设备同时进行大量化合物的小规模合成。合成可以在溶液或固相中进行，每个反应瓶中含有不同的产物（第 21 章）。现在，为了生成更小、更集中的化合物库，平行合成通常比组合合成更受欢迎。

9.4.7 先导化合物的计算机辅助设计

对靶标结合位点的详细了解极有利于设计与该靶标结合的新型先导化合物。在可以获得酶或受体晶体的情况下，通过 X 射线晶体衍射（X-ray crystallography）可以确定蛋白质的结构及其结合位点。然后可以使用分子建模软件来研究结合位点，并设计适配结合的分子，开展从头（de novo）药物设计（22.15 节）。

在某些情况下，酶或受体很难进行结晶，无法得到 X 射线晶体衍射的结构。然而，如果有一个类似蛋白质的结构已经确定，就可以对该蛋白进行同源建模，这将在 22.14 节中详细介绍。核磁共振光谱在确定蛋白质结构方面也很高效，可以应用于 X 射线晶体衍射无法研究的蛋白质。

9.4.8 机缘巧合和有准备的头脑

通常先导化合物的发现是偶然的。然而它仍然需要人们具有好奇心和有准备的头脑来认识并利用这些偶然发现。顺铂（cisplatin，6.7.4 节）和青霉素（penicillin，18.5.1.1 节）的发现就是其中两个实例，但仍有很多（专栏 9.6）。

有时为改进药物而进行的研究可能会带来意想不到的惊喜。例如，普萘洛尔（propranolol）（图 9.15）及其类似物是有效的 β 受体阻断剂（肾上腺素受体拮抗剂，14.11.3 节）。然而，它们也具有亲脂性，这意味着它们可以穿过血脑屏障，从而引起中枢神经系统的副作用。为了解决这个问题，科研人员通过减小其芳香环体系，为了加入一个亲水性酰胺基团而设计了更多的亲水性衍生物。其中一种化合物就是普拉洛尔（practolol）。正如所料，这种化合物中枢神经系统副作用更低，但更重要的是，实验发现它是一种心脏的 β 受体选择性拮抗剂。虽然这个结果是好的，但并不是科研人员一开始所期望的。

通常，新的先导化合物可能会出现在一个截然不同的药物化学研究方向中。这就强调了研究者保持开放心态的重要性，尤其是在测试生物活动时。例如，前文描述了抗糖尿病药物甲苯磺丁脲（tolbutamide）（9.4.4.2 节）是基于一些磺胺类抗菌药物可以降低血糖水平的测试结果而开发的。

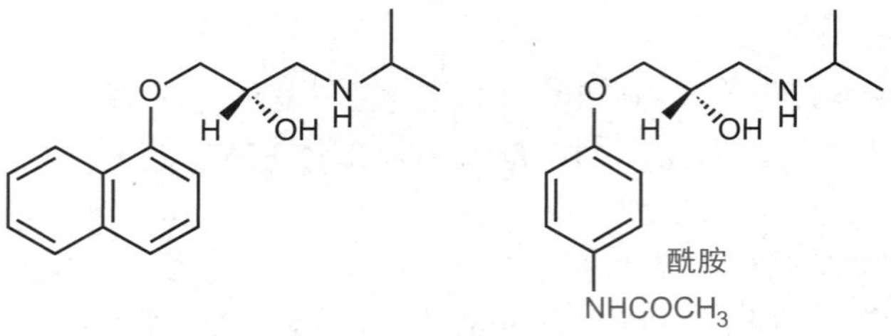

图 9.15　普萘洛尔和普拉洛尔

专栏 9.6　偶然发现先导化合物的例子

第二次世界大战期间，一艘载有芥子气（mustard gas）的美国船只在意大利港口爆炸。据观察，许多吸入这种气体的幸存者失去了对微生物的天然防御能力。进一步的研究表明他们的白细胞相比正常情况有明显下降。这也许很难看出一种削弱免疫系统的药物会有什么价值。然而，有一种疾病——白血病，是一种白细胞过度增殖的癌症，因此能够杀灭过多白细胞的化合物将是有价值的。于是，科研人员在原芥子气化学结构的基础上开发了一系列芥子气类药物（6.7.1 节和 20.2.3.1 节）。

另一个例子则涉及炸药行业，那里的工人经常遭受头痛的折磨。后来发现这些头痛是三硝基甘油（trinitroglycerine）导致大脑血管扩张所引起的。同样的，这很难看出这种药物有什么价值。虽然大脑血管的扩张并不总是有益的，但心脏血管的扩张在心血管疾病治疗中是有价值的。因此，三硝基甘油，医学上称为三硝酸甘油酯（glyceryl trinitrate），被制成喷雾或舌下片剂用于预防和治疗心绞痛。该药物作为产生一氧化氮（nitric oxide）的前药，而一氧化氮会引起血管扩张（另见 17.5.1 节）。

橡胶产业的工人们发现他们经常对酒精产生厌恶。这是由于橡胶制造过程中使用的一种抗氧化剂进入了工人体内，阻止了肝脏中酒精的正常氧化，从而导致乙醛（acetaldehyde）积累，引起不适感，因此工人们宁愿不喝酒。后来该抗氧化剂成为用于治疗慢性酒精中毒药物双硫仑（disulfiram）的先导化合物。

以下是由于偶然发现先导化合物的更多例子：

① 可乐定（clonidine）最初是一种用于滴鼻液和剃须皂的鼻血管收缩剂。临床试验表明，它能显著降低血压，因此它后来成为一种重要的抗高血压药物。

② 丙咪嗪（imipramine）是氯丙嗪的类似物（专栏 9.4），最初被用作抗精神病药物。然而它被发现可以缓解抑郁，这一发现导致了一系列三环类抗抑郁药（tricyclic antidepressant）的开发（14.12.4 节）。

③ 氨鲁米特（aminoglutethimide）最初是一种潜在的抗癫痫药物，但现在被用作抗肿瘤药物（20.4.5 节）。

④ 治疗性功能障碍的药物西地那非 [sildenafil，商品名 Viagra（伟哥）]（图 9.13）是在一个旨在开发新的心脏药物的项目中偶然发现的（另见 17.5.2 节）。

⑤ 异烟肼（isoniazid，图 9.11）最初是一种抗结核药物。后来发现服用该药的患者精神十分亢奋，这导致后来该药成为单胺氧化酶抑制剂（monoamine oxidase inhibitor，MAOI）抗抑郁药物的先导化合物（14.12.5 节）。

⑥ 氯丙嗪（chlorpromazine）（专栏 9.4）的最初合成目的是用作一种抗组胺药物来预防外科休克，后来发现氯丙嗪能使患者心情放松。这促使该药物在治疗躁郁症方面的试验，并发现它具有镇静作用。因此，氯丙嗪作为第一种用于治疗精神分裂症的神经抑制剂（主要镇静剂）被推向市场。

⑦ 环孢素 A（cyclosporin A）（图 9.7）能够抑制免疫系统，在器官和骨髓移植过程中用于防止免疫反应排斥。事实上这种化合物是从土壤样品中分离出来的，而且其最初目的是为发现新抗生素。幸运的是，这些化合物得到了更广泛的活性筛选，并成功确定了环孢素 A 的免疫抑制特性。

⑧ 类似的，抗癌生物碱长春新碱（vincristine）和长春碱（vinblastine，7.2.2 节）是在寻找能降低血糖水平的化合物时偶然发现的。长春新碱现被用于霍奇金病的治疗。

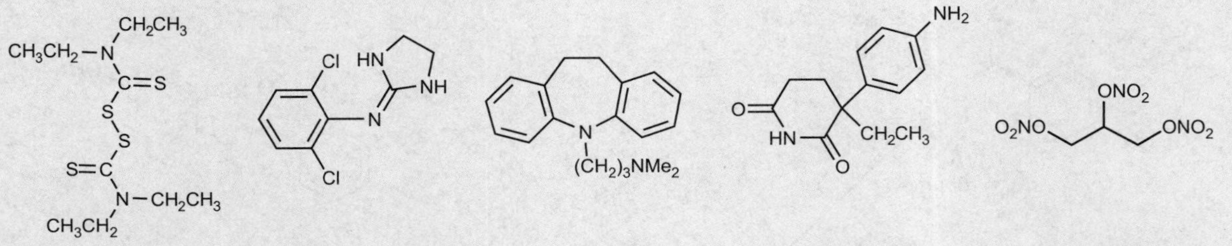

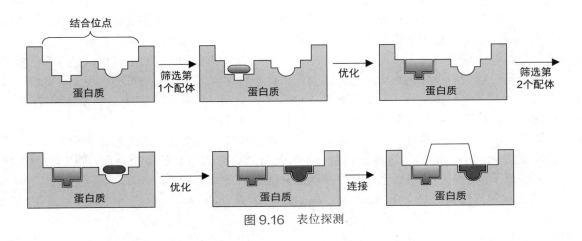

双硫仑(安塔布司)   可乐定   丙咪嗪   氨鲁米特   三硝基甘油

图 1　偶然发现的药物

9.4.9　基于结构数据库进行计算机虚拟筛选

通过对结构数据库进行计算机筛选，可以发现新的先导化合物。为了进行这样的搜索，首先需要知道所需的药效基因（pharmacophore），见 10.2 节和 22.11 节，或者如果知道靶标结合位点的结构，则可以进行对接研究（22.12 节）。这种类型的数据库筛选也称为数据库挖掘（database mining），在 22.13 节中会有具体描述。

9.4.10　基于片段的先导化合物发现

到目前为止，已经介绍了从天然或合成来源中发现先导化合物的方法，但所有这些方法都依赖于已存在的活性化合物，然而通常并不都是如此。最近，核磁共振波谱可以用于设计一种先导化合物，而不是发现一种先导化合物（专栏 9.7）。从本质上说，这种方法的目的是寻找小分子［表位（epitope）］，这些小分子将与蛋白质特定的但不同区域的结合位点结合。这些分子本身没有活性，因为它们只结合到一个结合位点的一部分，但如果把这些表位连接在一起形成一个更大的分子，那么也就生成了能结合整个结合位点的先导化合物（图 9.16）。

图 9.16　表位探测

　　NMR 波谱技术可以用于设计 FK506 结合蛋白的高亲和力配体（图1），FK506 结合蛋白是一种参与免疫抑制的蛋白。实验发现了两个经优化过的表位（A 和 B），它们与结合口袋的不同区域相结合。然后两个表位通过丙烷连接合成结构 C。该化合物的亲和力高于单个表位，并成为先导化合物用于进一步研究。

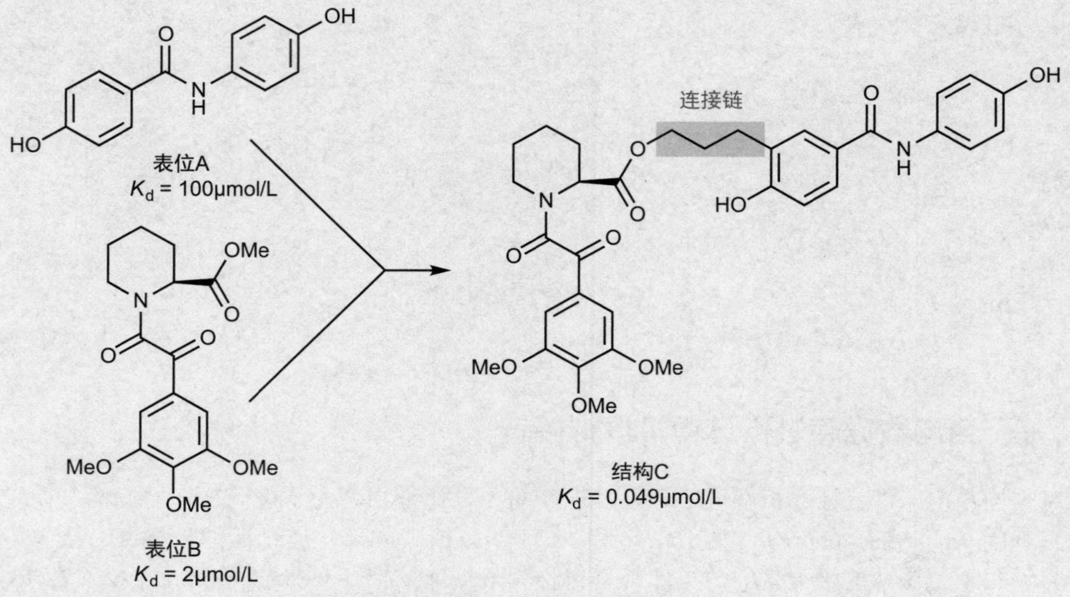

图1　FK506 结合蛋白的配体设计（K_d 定义见 4.20 节）

　　通过 NMR 发现的先导物也被称为 NMR 介导的 SAR（构效关系）研究，可应用于已知结构的蛋白质。将蛋白质用 ^{15}N 或 ^{13}C 标记，使蛋白质中的每个酰胺键都有一个可识别的峰。筛选一系列低分子量化合物，检测它们能否与结合位点的特定区域结合。若发生结合可以通过观察酰胺信号的变化来检测，其变化不仅表明结合的发生，而且还将揭示结合位点的哪一部分被占据。一旦发现一种化合物（或配体）与结合位点的一个区域结合，就可以重复继续这个过程，找到一种能与另一个区域结合的配体。这通常是在第一个配体存在的情况下完成的，以确保第二个配体与另一个不同的区域结合。

　　一旦确定了两个配体（或表位），接下来就可以优化每个配体的结构，为每个结合区域找到最佳的配体，然后通过将两个配体拼接在一起形成一个分子。

　　这种方法有多个优点。首先由于单个配体针对结合位点的每个区域进行了优化，因此省去了大量的合成工作。合成一系列小分子量化合物来优化与结合位点的特定位点相互作用，要比合成一系列大分子量化合物来对接整个结合位点容易得多。而且使用片段的各种组合可以实现高度的多样性。另一个优势是，与找到能结合整个结合位点的先导化合物相比，找到结合位点特定区域的表位的可能性更大。此外，碎片更有可能是有效的结合子，每单位分子量具有较高的结合能。最后，一些研究证明了"超加和效应"，即两个连接片段的结合性远远大于人们对两个独立片段的叠加结合性的预期。

　　上面描述的方法涉及片段的连接。另一种策略是从单个片段中"生长"出先导化合物，这一过程称为片段生长法（fragment evolution）。这涉及识别一个与部分结合位点结合的单个片段，然后能找到包含该片段越来越大的分子，但它们也与结合位点的其他部分结合。

　　第三种策略称为片段自组装（fragment self-assembly），是动态组合化学的一种形式（21.6.3 节）。被选择的片段可以结合到结合位点的不同区域，然后彼此反应，在原位连接形成一个整体的分子。其反应可以是可逆的，如 21.6.3 节所述。或者，可以将这两个片段设计成在它们与结合位点结合时发生不可逆的连接反应，也被称为"原位点击化学（click chemistry *in situ*）"（见专栏 9.8）。

核磁共振光谱法并不是基于片段的先导化合物发现的唯一方法。利用 X 射线晶体衍射、体外生物测定和质谱分析技术，也可以识别与靶蛋白结合的片段。X 射线晶体衍射同核磁共振一样，提供了关于碎片如何与结合位点结合的信息，以及更多的相关细节。然而，由于片段的亲和力低，获得蛋白质 - 片段复合物的共晶体是相当困难的。近年来又开发了一种名为 CrystalLEAD 的筛选方法，它可以快速筛选大量化合物，并通过监测蛋白质 - 片段复合物相对于未结合蛋白质的电子密度图的变化来确定配体。

最后，可以使用基于片段的方法优化其他途径获得的先导化合物。具体方法是先在先导化合物中识别不同的片段，然后通过前面介绍的步骤优化这些片段。一旦确定了理想的片段，将优化后的片段拼接合成完整的结构。这是一种比合成先导化合物的类似物更快的优化方法。

专栏 9.8 原位点击化学

通过在乙酰胆碱酯酶活性位点的片段自组装，得到了乙酰胆碱酯酶的皮摩尔级抑制剂。其中一个片段分子含有叠氮基，另一个片段分子含有炔基。在酶存在的情况下，2 个片段都与活性位点结合，并相互靠近，通过不可逆的 1,3- 偶极环加成，在原位形成抑制剂（图 1）。这种反应被称为"原位点击化学"。

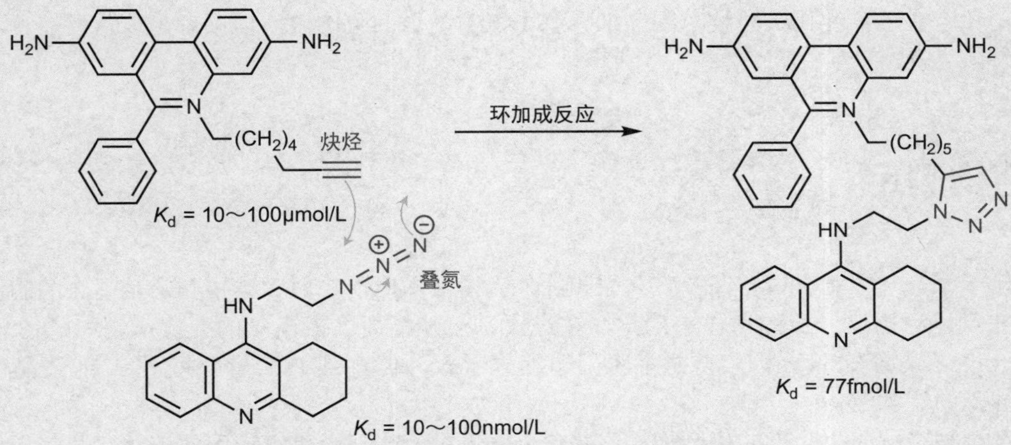

图 1 通过环加成反应实现原位点击化学（K_d 定义见 4.20 节中）

9.4.11 先导化合物的理化性质

从天然来源中分离出的有些先导化合物具有足够的活性，可直接用于医学而不会产生严重的副作用，例如吗啡、奎宁和紫杉醇。然而，大多数先导化合物活性低和 / 或有不可接受的副作用，这意味着需要进行大量的结构修饰（见第 10 章和第 11 章）。如果研究的目的是开发一种口服药物，则应考虑先导化合物的某些理化特性。大多数口服活性药物遵循 Lipinski 五规则或 Veber 参数（8.3 节）。一项针对已知口服活性药物及其衍生的先导化合物的研究表明，先导化合物的等效规则是比较严格的。先导化合物的结构一定是要改变的，会增加分子大小和疏水性。先导化合物的理想理化性质是分子量在 100 ~ 350 之间，ClogP 值在 1 ~ 3 之间（ClogP 是对化合物疏水性的度量，11.1 节）。一般情况下，从先导化合物到最终药物的分子量平均增加 80，Clog P 增加 1 左右。研究还表明，与最终药物相比，先导化合物通常具有更少的芳香环和氢键受体。如果有几种这样的结构可供选择，那么在决定将哪种先导化合物用于研究项目时，可以将这些因素考虑进去。另一种方法是计算每个潜在先导化合物的结合效率（binding efficiency）或配体效率（ligand efficiency）。这可以通过将每个分子的结合自由能除以结构中非氢原子的数目来计算。配体效率越高，最终优化后结构的分子量可能越低。此外，当选择先导化合物时，配体效率高的不一定是最有效的。

对于基于片段的先导化合物的发现（9.4.10 节），也提出了片段三规则：

① 分子量小于 300；

② 氢键供体不超过 3 个；

③ 氢键受体不超过 3 个；

④ Clog P 不超过 3；

⑤ 可旋转键的数目不超过 3 个；

⑥ 极性表面积不超过 60Å^2。

9.5　分离和纯化

如果先导化合物或活性成分（active principle）来自天然产物或组合化学合成（第 21 章）的混合物，则须进行分离和纯化。活性成分分离纯化的难易程度在很大程度上取决于化合物的结构、稳定性和含量。例如，虽然弗莱明认识到青霉素（penicillin）的抗菌性质以及它对人类显著的无毒特性，但他没有把它当作一种临床有用的药物，因为无法分离纯化它。他可以在水溶液中分离出它，但每当他试图除去水时，药物就被破坏了。直到冷冻干燥、色谱等新实验方法的发展，才使青霉素及其他天然产物的成功分离纯化成为可能。关于化合物分离纯化实验技术的详细介绍不在本教材的范围内，但读者可以从涵盖化学合成方面的教材中了解。

9.6　结构测定

现在的化学家有时很难去体会在核磁共振和红外光谱技术出现之前，结构测定是多么的困难。一个新的结构，现在可能只需要一周的工作来确定，在过去则可能需要二三十年的工作。例如，1888 年对胆固醇（cholesterol）进行了微量分析，得到了胆固醇的分子式，但直到 1932 年进行了 X 射线晶体衍射，才完全确定胆固醇的化学结构。

过去，结构被降解成更简单的化合物，这些化合物再进一步分解为可识别的碎片。这些零星的证据提示了可能的结构，但证明这一结构的唯一可靠方法，是合成该化合物，并将其与天然产物的化学和物理性质相比较。

现今，确定结构是一个相对直接的过程，只有当天然产物获得的含量极低的时候，才需要进行全面的合成来确定其结构。现在最有用的分析技术是 X 射线晶体衍射（X-ray crystallography）和核磁共振光谱（NMR spectroscopy）。前一种技术类似于给分子拍照，但需要获得样本合适的晶体。后一种技术相对更常用，因为它可以用于任何样品，无论是固体还是液体。目前有很多不同的核磁共振技术可以用来确定非常复杂分子的结构。这些技术包括各种二维核磁共振，通过比较分子中不同类型核（如碳和氢）的信号，使化学家能够一个原子接一个原子的、一个键接一个键地描绘出分子的结构。

在没有足够的样本进行核磁共振分析的情况下，质谱分析会有一定的帮助。碎片可以为结构提供有用的线索，但并不能完全证实它，最终的确定仍然需要一个完整的合成。

9.7　草药

前文已经描述了如何从天然资源中分离出有用的药物和先导化合物，那么为什么还在这里提草药呢？使用中草药要比用其主要成分研发出的药物更有缺点或者优点吗？这个问题不能简单地定论。草药含有多种不同的化合物，其中一些可能具有生物活性，但也存在副作用甚至毒性的显著风险。活性成分也有可能含量很低，所以草药相比纯化合物活性可能要低得多。圣约翰草（St. John's wort）等草药能够与处方药物相互作用（8.5.6节），而且一般它的使用缺乏监管。另一个例子是银杏（Ginkgo），它经常被用来治疗记忆问题。但是，它也具有抗凝性能，不应与其他具有类似作用的药物同时使用，如华法林、阿司匹林或布洛芬。尽管如此，上面提到的几个问题实际上可能是有利的。如果草药提取物中含有少量的有效成分，那么所接受的剂量水平就有一个内在的安全限制。

提取物中不同的化合物也可能在治疗中共同发挥作用，并增强活性，这一现象称为协同作用（synergy）。此外，一些植物提取物具有多种不同的有效成分，共同作用产生效益。比如芦荟（aloe plant），一种类似仙人掌的植物，生长在非洲和美国亚利桑那州的沙漠中，长期以来因其疗效而备受推崇。中草药的支持者提出用芦荟制剂可用于治疗烧伤、肠易激综合征、类风湿关节炎、哮喘、慢性腿部溃疡、瘙痒、湿疹、牛皮癣和痤疮，从而避免长期使用甾体激素类的不良副作用。据称，这些芦荟制剂含有镇痛、抗感染、抗菌以及许多其他成分，这些成分都有助于整体的疗效。试图分离其中的每一个有效成分都将给疗效打折扣。另一方面，有人置疑，芦荟制剂声称的许多有益疗效尚未得到证实，而且尽管这些疗效在某些疾病中可能有用，但并不十分有效。

🌱 关键知识点

- 先导化合物是具有有用药理活性的化学结构，可以作为药物设计的出发点。
- 天然产物是先导化合物的丰富来源。天然提取物中具有生物活性的成分被称为有效成分。
- 许多先导化合物已从植物、微生物、动物、毒液和毒素中分离得到。一系列有关传统民间医药的研究表明，植物和草药中可能含有新颖的先导化合物。
- 通过筛选组合化学合成和其他途径获得的合成化合物，可以发现先导化合物。
- 现有药物可作为先导化合物用于设计同一治疗领域的具有全新结构的药物。或者可以增强现有药物的副作用，设计不同治疗领域的新药物。
- 特定靶标的天然配体、底物、产物或调节因子可作为先导化合物。
- 如果分子靶标具有结晶能力，则可以使用X射线晶体衍射和分子建模的方法设计可结合相关结合位点的先导化合物。
- 偶然因素也在发现新的先导化合物方面发挥了一定的作用。
- 借助现有药物药效团的知识，通过结构数据库的计算机筛选能够识别具有该药效团的可能的新先导化合物。对接技术也被用来识别潜在的先导化合物。
- 核磁共振光谱可用于识别小分子（表位）是否与结合位点的特定区域结合。这些表位先被优化，然后连接在一起形成先导化合物。
- 如果在天然提取物或组合化学合成的混合物中存在先导化合物，则必须对其进行分离和提纯，以确定其结构。X射线晶体学和核磁共振光谱在结构测定中尤为重要。
- 草药含有不同的活性成分，这些成分组合起来可能会产生有益的效果。然而，当与处方药物联用时，则可能会出现毒副作用和不良反应。

📖 习题

1. 天然产物作为先导化合物有哪些优缺点？
2. 抗菌药物来源中，真菌比细菌更丰富，请分析其原因。
3. 建议潜水员不要碰珊瑚。你认为可能的原因是什么？为什么药物化学家会对此感兴趣？
4. 假设您作为一位药物化学家，需要启动一项研究计划，旨在寻找一种能够阻止新型酪氨酸激酶受体发挥作用的药物，且没有已知的具有此特性的先导化合物。你可以采取什么方法来构建先导化合物？（请参阅4.8节来了解有关蛋白激酶受体的信息。）
5. 有一项寻找抑制表皮生长因子受体激酶活性位点药物的研究（见4.8节）。使用3种实验方法：对一种水溶性并含有激酶活性位点的基因工程蛋白进行测定；在表皮生长因子存在下测量总酪氨酸磷酸化水平的细胞试验；对在背部接种肿瘤的小鼠进行体内试验。您认为这些检测方法是如何来评价抑制剂的作用？为什么您认为这三种测试是必要的？它们提供了哪些信息？

6. 什么是靶标的特异性和选择性？为何如此重要？

拓展阅读

Abad-Zapatero, C., and Metz, J. T. (2005) Ligand effciency indices as guideposts for drug discovery. *Drug Discovery Today*, 10(7): 464-469.

Bleicher, K. H., et al. (2003) Hit and lead generation: beyond high-throughput screening. *Nature Reviews Drug Discovery*, 2(5): 369-378.

Blundell, T. L., Jhoti, H., and Abell, C. (2002) High throughput crystallography for lead discovery in drug design. *Nature Reviews Drug Discovery*, 1(1): 45-54.

Bolognesi, M. L., et al. (2009) Alzheimer's disease: new approaches to drug discovery. *Current Opinion in Chemical Biology*, 13(3): 303-308.

Cavalli, A., et al. (2008) Multi-target-directed ligands to combat neurodegenerative diseases. *Journal of Medicinal Chemistry*, 51(3): 347-372.

Clardy, J., and Walsh, C. (2004) Lessons from natural molecules. *Nature*, 432(7019): 829-837.

Di, L., et al. (2003) High throughput artifical membrane permeability assay for blood-brain barrier. *European Journal of Medicinal Chemistry*, 38(3): 223-232.

Engel, L. W., and Straus, S. E. (2002) Development of therapeutics: opportunities within complementary and alternative medicine. *Nature Reviews Drug Discovery*, 1(3): 229-237.

Gershell, L. J., and Atkins, J. H. (2003) A brief history of novel drug discovery technologies. *Nature Reviews Drug Discovery*, 2(4): 321-327.

Honma, T. (2003) Recent advances in de novo design strategy for practical lead identification. *Medicinal Research Reviews*, 23(5): 606-632.

Hopkins, A. L., and Groom, C. R. (2002) The druggable genome. *Nature Reviews Drug Discovery*, 1(9): 727-730.

Keseru, G. M., Erlanson, D. A., Ferenczy, G. G., et al. (2016) Design principle for fragment libraries: maximizing the value of learnings from Pharma fragment-based drug discovery (FBDD) programs for use in academia. *Journal of Medicinal Chemistry*, 59(18):8189-8206.

Lewis, R. J., and Garcia, M. L. (2003) Therapeutic potential of venom peptides. *Nature Reviews Drug Discovery*, 2(10): 790-802.

Lindsay, M. A. (2003) Target discovery. *Nature Reviews Drug Discovery*, 2(10): 831-838.

Lipinski, C., and Hopkins, A. (2004) Navigating chemical space for biology and medicine. *Nature*, 432(7019): 855-861.

Lowe, D. (2009) In the pipeline. *Chemistry World*, Nov., 20 (screening assays).

Megget, K. (2011) Of mice and men. *Chemistry World*, April, 42-45.

Pellecchia, M., Sem, D. S., and Wuthrich, K. (2002) NMR in drug discovery. *Nature Reviews Drug Discovery*, 1(3): 211-219.

Perks, B. (2011) Extreme potential. *Chemistry World*, June, 48-51.

Phillipson, J. D. (2007) Phytochemistry and pharmacognosy. *Phytochemistry*, 68(22-24): 2960-2972.

Rees, D. C., et al. (2004) Fragment-based lead discovery. *Nature Reviews Drug Discovery*, 3(8): 660-672.

Rishton, G. B. (2003) Nonleadlikeness and leadlikeness in biochemical screening. *Discovering Drugs Today*, 8(2): 86-96.

Sauter, G., Simon, R., and Hillan, K. (2003) Tissue microarrays in drug discovery. *Nature Reviews Drug Discovery*, 2(12): 962-972.

Shuker, S. B., Hajduk, P. J., Meadows, R. P., and Fesik, S. W. (1996) Discovering high-affinity ligands for proteins: SAR by NMR. *Science*, 274(5292): 1531-1534.

Srivastava, A. S., et al. (2005) Plant-based anticancer molecules. *Bioorganic Medicinal Chemistry*, 13(21): 5892-5908.

Stockwell, B. R. (2004) Exploring biology with small organic molecules. *Nature*, 432(7019): 846-854.

Su, J., et al. (2007) SAR study of bicyclo[4.1.0]heptanes as melanin-concentrating hormone receptor R1 antagonists: taming hERG. *Bioorganic and Medicinal Chemistry*, 15(16): 5369-5385.

Walters, W. P., and Namchuk, M. (2003) Designing screen: how to make your hits a hit. *Nature Reviews Drug Discovery*, 2(4): 259-266.

Wermuth, C. G. (2006) Selective optimization of side activities: the SOSA approach. *Drug Discovery Today*, 11(3-4): 160-164.

第10章 药物设计：优化靶标相互作用

在第9章中，我们讨论了发现先导化合物的各种方法。发现的先导化合物可用作药物设计的起点。药物设计有各种目的。最终的药物应该对其靶标具有良好的选择性和活性，并且具有最小的副作用。它应该易于合成并具有化学稳定性。最后，它应该是无毒的并具有合理的药动学特性。本章将重点放在设计策略上，这些策略可用于优化药物与其靶标的相互作用，以产生所需的药理作用，即药效学（pharmacodynamic）特性。在第11章中，我们将讨论可以提高药物到达其靶标的能力并具有较好的吸收、代谢等性质，即药动学（pharmacokinetic）特性。虽然这些主题分别在各个章节中介绍，但在药物优化期间它们不是单独使用的。例如，花费数月或数年来改善药物与其靶标的相互作用，但由于其不利的药动学特性而无法达到该靶标，这是非常不明智的。药效学和药动学在药物设计和确定哪些衍生物应该合成方面具有同等重要性。

10.1　构效关系

如果已知先导化合物的结构，药物化学家就会继续研究其构效关系（structure-activity relationship，SAR）。目的是鉴定分子中对生物活性重要和不重要的部分。如果可以使结合在结合位点的先导化合物与靶标结晶，则可以通过 X 射线晶体衍射解析复合物的晶体结构，然后用分子模拟软件研究以鉴定重要的结合相互作用。然而，如果靶标结构尚未被确定或不能获得结晶，则不适用这种方法。然后就有必要回归到合成一定数量的与原始结构略有不同的化合物来研究它们对生物活性影响的传统方法。

可以想象药物就像一个化学战士与疾病进行斗争。它装备有各种武器和护甲，但可能哪种武器对药效很重要或哪种装甲对其生存至关重要并不明显。我们只能通过移除一些"武器"和"护甲"来探究药物是否仍然有效。所涉及的"武器"和"护甲"就是药物的各种结构特征，既可以是与靶标结合位点作用的结合基团（1.3 节），也可以是在体内过程中协助和保护药物的基团（第 11 章）。鉴别官能团和其形成的分子间键的类型对于理解药物如何与靶标结合是很重要的。

假设已经分离出一种具有图 10.1 所示结构的天然产物，将它命名为 glipine。该结构中存在多种官能团，图 10.1 显示了与靶标结合位点可能存在的潜在结合相互作用。

所有的相互作用都发生是不太可能的，因此必须确定发生了哪些相互作用。通过合成某一个特定官能团被去除或发生改变的衍生物（如图 10.2 中所示的实例），可以找出哪些基团是发生相互作用所必需的，而哪些不是。这涉及测试所有衍生物的生物活性，并将它们与原始化合物进行比较。如果某一个衍生物活性显著降低，那么被修改的基团一定是重要的；如果活性相似，则该基团不是重要的。

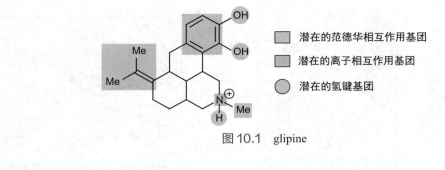

图 10.1 glipine

潜在的范德华相互作用基团

潜在的离子相互作用基团

潜在的氢键基团

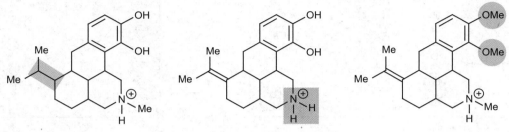

图 10.2 glipine 的结构修饰

该项工作的难易程度取决于如何轻松地合成必要的衍生物。可以将一些先导化合物直接修饰成所需的衍生物，而其他先导化合物的衍生物最好通过全合成来制备。接下来让我们分析不同官能团可能存在的结合相互作用（参见 1.3 节和附录 7），以及可以合成的衍生物，以确定它们是否参与结合。

10.1.1 醇和酚的结合作用

醇和酚是通常存在于药物中并且参与氢键形成的官能团。氧可以作为氢键受体，氢可以作为氢键供体（图 10.3）。氢键的方向如图中的箭头所示，但重要的是要意识到可能存在轻微的偏差（1.3.2 节）。这些相互作用中的一种或全部对药物在结合位点结合可能是重要的。可以通过合成甲醚或酯的衍生物来验证这一点，因为在任一种衍生物中，氢键很可能被破坏。下面先讨论甲醚。

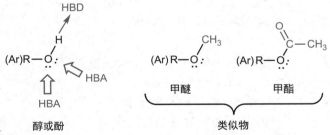

图 10.3 醇或酚可能存在的氢键相互作用

醚可能阻碍或阻止原有醇或酚的氢键结合有两个原因。直接的解释是原有羟基的质子作为氢键供体，将其去除后，氢键消失，如图 10.4（a）、(b) 所示。然而，若是氧原子作为氢键受体，如图 10.4（c）所示，氧仍然存在于醚衍生物中，那么它是否仍然可以参与形成氢键？可能可以，但不是相同的程度。甲基的空间体积大，会阻碍先前可以达到的空间位置并可能破坏氢键，见图 10.4（d），但却可能无法完全阻止氢键形成，由此可以合理地推测氢键被削弱。

酯衍生物也不能作为氢键供体。但它有可能作为氢键受体，虽然酰基的空间体积甚至大于甲醚的甲基，这可能会阻碍原始的氢键相互作用。此外，酯和醇的电子性质之间也存在差异。羧基中羰基对相邻氧具有较弱的吸电子作用，如图 10.5 所示的共振结构。因为孤对电子参与这种相互作用，所以它作为氢键受体的能力较差。当然，人们可能会说羰基氧可能是更有效的氢键受体；然而，它相对于分子的其余部分处于不同的位置，并且可能很难定位在靶标结合区域形成有效的氢键相互作用。

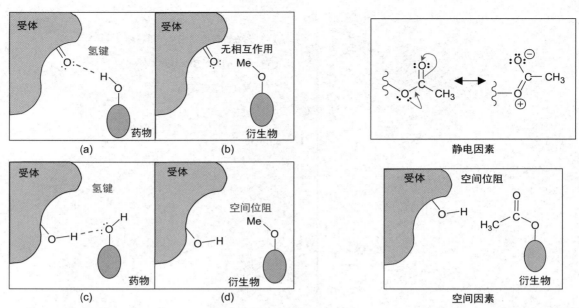

图 10.4　醇或酚与其醚类似物在可能形成的氢键相互作用上的对比　图 10.5　酯基破坏原羟基所形成氢键的可能原因

将醇和酚乙酰化成相应的酯相对容易，这是对吗啡等天然产物进行的早期结构改造之一（15.3 节和 15.5 节）。醇和苯酚也易转化为醚类。

在本节中，介绍了醇类和酚类的羟基。应注意的是，苯酚的羟基与芳环连接，芳环也可能参与分子间相互作用（10.1.2 节）。

10.1.2　芳环的结合作用

芳环是平面的疏水结构，通常涉及与结合位点的平面疏水区域产生范德华相互作用。用环己烷代替芳环的衍生物由于环不是平面的可能结合较弱。轴向质子可以发生微弱地相互作用，但也可以作为缓冲，使环己烷的其余部分保持一定距离（图 10.6）。芳环的结合区域也可以是窄槽而不是平面。在这种情况下，环己烷因为体积较大不能进入其中。

尽管存在将芳环转化为环己烷的策略，但是可能对于大多数先导化合物不适用，此外通常使用全合成来制备这些衍生物。

芳环也可以通过诱导偶极或氢键与铵或季铵离子相互作用（1.3.4 节和 1.3.2 节），而环己基衍生物不可能发生这种相互作用。

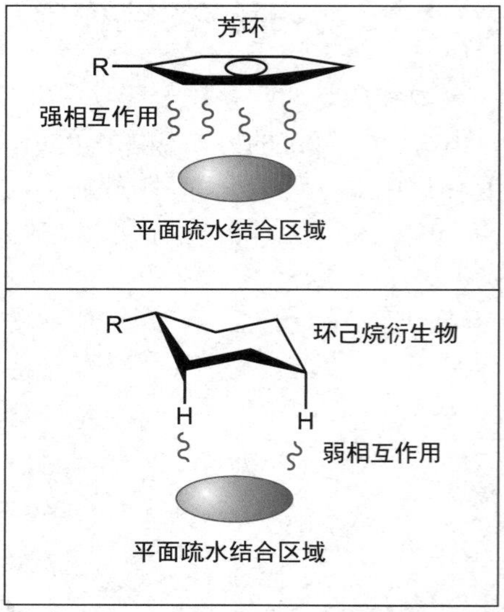

图 10.6　芳环与环己烷的结合模式对比

10.1.3　烯烃的结合作用

与芳环一样，烯烃是平面且疏水的，因此它们也可以与结合位点的疏水区域发生范德华相互作用。等效饱和衍生物的活性值得测试，因为饱和烷基体积较大并且不能非常近距离地接近结合位点的相关区域（图 10.7）。烯烃通常比芳环更容易还原，因此可以直接从先导化合物制备饱和衍生物。

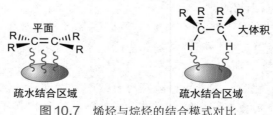

图 10.7　烯烃与烷烃的结合模式对比

10.1.4 酮和醛的结合作用

在药物化学研究的许多结构中，酮基并不罕见。它是一个平面基团，可以通过氢键与结合位点相互作用，其中羰基氧作为氢键受体（图10.8）。图10.8中所示的两种这样的相互作用是可能发生的，因为在羰基氧上有2个孤对电子。孤对电子位于sp^{2}杂化轨道中，与官能团处于同一平面。羰基还具有明显的偶极矩，因此与结合位点发生偶极-偶极相互作用也是可能的。

将酮还原成醇相对容易，可以直接在先导化合物上进行该反应。官能团的几何形状发生显著改变，从平面形状改变到四面体构型。这种几何形状的改变可以很好地削弱任何现有的氢键相互作用，并且一定会削弱任何偶极-偶极相互作用，因为偶极矩的大小和方向都会改变（图10.9）。如果醇衍生物中存在的氧可能仍然作为氢键受体，那么可以研究醚或酯的反应，如10.1.1节所述。通过反应也可以将酮除去氧完全还原为烷烃，但不太适用于药物化学中研究的许多先导化合物。

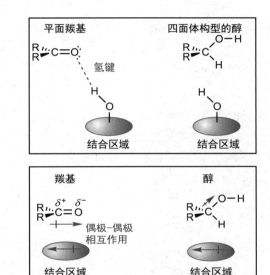

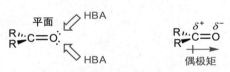

图10.8　羰基可能产生的结合相互作用

图10.9　酮或醛还原所带来的对结合区域相互作用的影响

醛在药物中较少见，因为它们更活泼并且易于代谢氧化成羧酸。然而，它们可以以与酮类相同的方式发生相互作用，并且可以研究类似的衍生物。

10.1.5 胺的结合作用

胺是药物化学中非常重要的官能团，存在于许多药物中。它们可能作为氢键受体或氢键供体参与氢键形成（图10.10）。氮原子具有一对孤对电子，可以作为一个氢键的氢键受体。伯胺和仲胺具有 N—H 基团

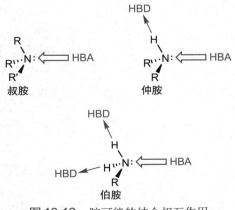

图10.10　胺可能的结合相互作用

并且可以作为氢键供体。芳香胺和芳杂环胺仅起到氢键供体作用，因为胺上的孤对电子与芳香环或芳杂环发生共轭相互作用，无法作为氢键受体。

在许多情况下，胺可以被质子化，当胺与其靶标结合位点相互作用时，其处于离子化状态，因此不能作为氢键受体。然而，它仍然可以作为氢键供体，并且形成的氢键比未离子化时的更强（图 10.11）。或者，可以在结合位点中与羧酸根离子发生强离子相互作用（图 10.12）。

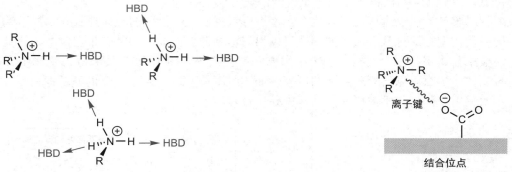

图 10.11　离子化的胺可能的氢键相互作用　　　图 10.12　铵离子与羧酸根离子之间的经典离子相互作用
（R＝H、烷基或芳香基）

通过对酰胺衍生物分析，可以测试胺是否发生了离子键合或氢键结合相互作用。因为酰胺氮的孤对电子会与相邻的羰基发生互变作用（图 10.13），从而使氮不能成为氢键受体。这种相互作用还可以防止氮的质子化同时排除离子相互作用的可能性。但是有人认为，图 10.13（a）的右边结构中氮上有正电荷，仍然可以参与离子相互作用。然而，这种共振结构代表一种极端情况但从未作为独特的实体存在。酰胺基团整体是电中性的，因此不可能产生形成离子键所需的净正电荷。

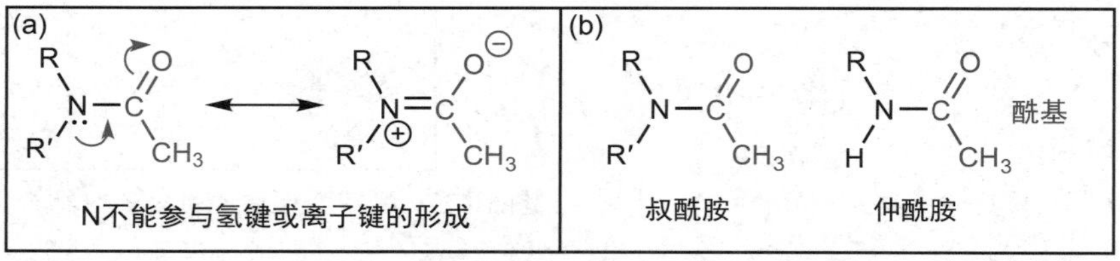

图 10.13　（a）酰胺中氮孤对电子与邻近羰基的相互作用；（b）仲酰胺和叔酰胺

由伯胺和仲胺分别转化成仲酰胺和叔酰胺相对容易，并且可以直接在先导化合物上进行相应反应。叔酰胺缺乏原始仲胺的 N—H 基团，可以考察它是否作为氢键供体参与结合。由伯胺形成的仲酰胺仍然存在N—H 基团，但酰基的空间体积阻碍了其作为氢键供体。

叔胺不能直接转化为酰胺，但如果其中一个烷基是甲基，通常可以用乙烯氧基羰酰氯（VOC-Cl）将其除去形成仲胺，然后可以转化为酰胺（图 10.14）。这种去甲基化反应非常有用，并且已有效用于吗啡类似物的合成（参见专栏 15.2 的反应机理）。

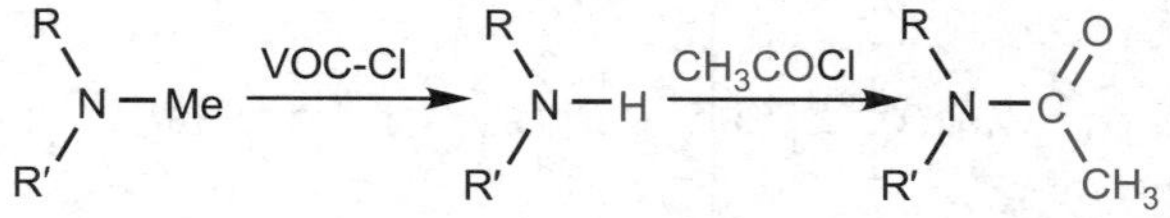

图 10.14　叔胺的去甲基化以及仲酰胺的形成

10.1.6　酰胺的结合作用

目前药物化学研究中的先导化合物不少是由通过肽键或酰胺键连接在一起的氨基酸组成的肽段或多肽（2.1 节）。酰胺可能通过氢键与结合位点相互作用（图 10.15）。羰基氧原子可以充当氢键受体并且可能形成两个氢键。所涉及的两个孤对电子都处于 sp^2 杂化轨道，其位于与酰胺基团相同的平面中。氮不能作为氢键受体，因为孤对电子与相邻的羰基相互作用，见图10.13（a）。伯酰胺和仲酰胺具有 N—H 基团，这使得该基团可以作为氢键供体。

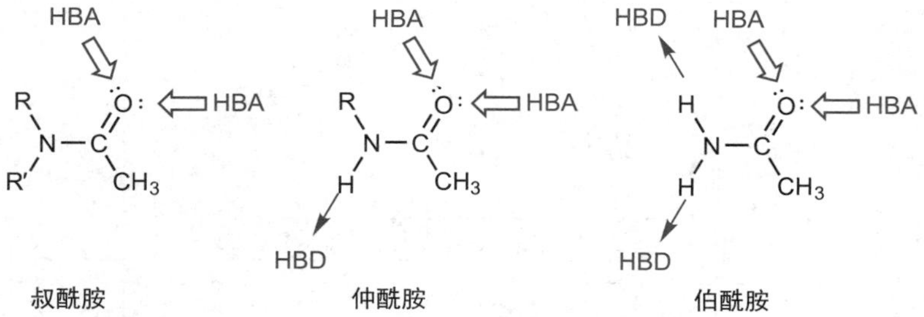

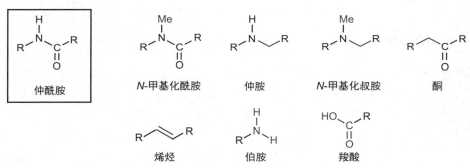

图 10.15　酰胺可能的氢键相互作用

肽类先导化合物中最常见的酰胺类型是仲酰胺。如图 10.16，可以制备一些酰胺衍生物，用于考察仲酰胺具体的相互作用方式。除了伯胺和仲胺之外，所有衍生物都可用于考察酰胺是否可以作为氢键供体。可以用烯烃和氨基代替以观察酰胺是否可以充当氢键受体。然而，应注意，酰胺基团是平面的并且由于其具有部分双键特性而不旋转。酮、仲胺和叔胺衍生物在等效位置处具有可以旋转的单键。这将改变酰胺基团任一侧上任何结合基团的相对位置，其不参与结合，甚至酰胺本身也不能参与结合。因此，失去活性并不一定意味着酰胺是重要结合基团。对于这些基团，只有保留活性才能保守地说酰胺键不是必需的。类似地，若发现伯胺和羧酸没有活性，这可能是由于分子缺失了另一半重要的结合基团。这个策略仅适用一些特定衍生物，即酰胺基团处于分子的外围（例如 R-NHCOMe 或 R-CONHMe）而不是主要骨架的一部分。

图 10.16　用于测试仲酰胺结合相互作用的衍生物

烯烃是一种特别有用的衍生物，因为它是平面的，不能旋转且不能作为氢键供体或氢键受体。但是，这种衍生物的合成可能并不简单。实际上，上述所介绍的这些衍生物都可能需要全合成来制备。酰胺键是相对稳定的官能团，尽管所介绍的几种衍生物可以直接由先导化合物合成，但更有可能的是先导化合物在剧烈反应条件下并不稳定。

环状酰胺称为内酰胺。它们也可以如上所述形成分子间氢键。然而，如果环很小且环张力大，则内酰胺可以与靶标发生化学反应，进而形成共价键。最经典的例子是含有四元 β- 内酰胺环的青霉素，它可作为酰化剂，通过酰化活性部位的丝氨酸残基，不可逆地抑制细菌酶（图10.17），见 18.5.1.4 节。

10.1.7　季铵盐的结合模式

季铵盐（quaternary ammonium salt）是离子形式，可与羧酸盐基团发生离子相互作用（图10.18）。另一种可能是季铵离子与结合位点中的芳环形成诱导偶极相互作用（induced dipole interaction）。带正电的氮可以吸引芳环的 π 电子，从

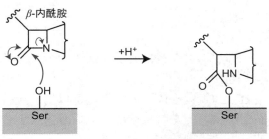

图 10.17　β- 内酰胺环作为酰化试剂

而诱导偶极，由此苯环的一侧电荷微为负而边缘一侧略微为正。这会使芳环的弱负电荷与季铵离子的正电荷之间形成相互作用。这也称为 π- 阳离子相互作用（π-cation interaction）。

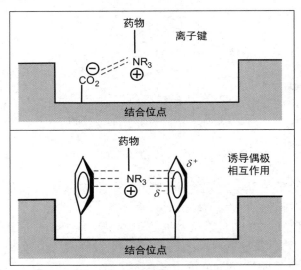

图 10.18　季铵盐可能的结合相互作用

这些相互作用的重要性可以通过合成具有叔胺基团而非季铵基团的衍生物来确认。当然，这样的基团可能通过质子化而形成离子，然后以相同的方式相互作用。若将胺转化为酰胺则可以防止这种可能性的产生。神经递质乙酰胆碱（acetylcholine）具有季铵基团，认为其通过离子键和诱导偶极相互作用与靶受体的结合位点结合（13.5 节）。

10.1.8　羧酸的结合模式

在药物中羧酸基团相当常见。它可以作为氢键受体或氢键供体（图 10.19）。此外，它也可以以羧酸根离子的形式存在。所以羧酸根离子既可以产生离子键相互作用，又可以同时 / 或发生强氢键相互作用，其中羧酸根离子充当氢键受体。羧酸根离子也是一些存在于酶中的金属离子辅因子酶的良好配体，例如锌金属蛋白酶（20.7.1 节和案例研究 2）。

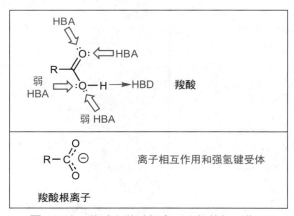

图 10.19　羧酸和羧酸根离子可能的相互作用

为了研究羧酸基团是否发生离子间相互作用，可以合成和测试诸如酯、伯酰胺、伯醇和酮的衍生物（图 10.20）。这些官能团都不能离子化，因此活性丧失可能意味着离子键是重要的。伯醇可以揭示羰基氧是否参与氢键形成，而酯和酮可以揭示羧酸的羟基是否参与氢键形成。可以直接从先导化合物合成酯和酰胺衍生物，但是将羧酸还原成伯醇需要更苛刻的条件，这种衍生物通常可以通过全合成来制备，酮也必须通过全合成制备。

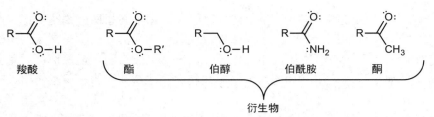

羧酸　　　　酯　　　　伯醇　　　　伯酰胺　　　　酮

衍生物

图 10.20　用于测试羧酸结合相互作用的衍生物

10.1.9　酯的结合模式

酯官能团仅具有作为氢键受体与结合位点相互作用的能力（图 10.21）。羰基氧比烷基氧的氧更可能作为氢键受体（1.3.2 节），因为它在空间上位阻较小且电子密度更大。羰基的重要性或其他性质可以利用同等结构醚的活性来判断，但需合成得到。

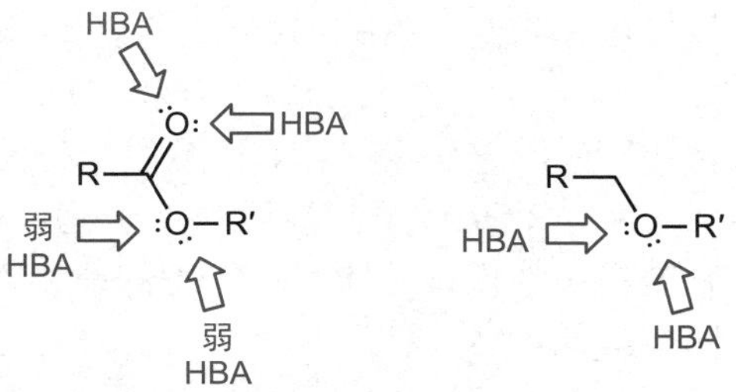

酯类在体内易被称为酯酶（esterase）的代谢酶水解。如果先导化合物含有对结合很重要的酯键，这意味着该药物在体内可能寿命较短。虽说如此，有的药物结构中确实含有酯基，且代谢相对稳定，这要归功于某些电性因素稳定了酯基或某种空间因素保护了酯基。

图 10.21　酯和醚的可能结合相互作用

易于代谢水解的酯有时可用于掩蔽极性官能团，例如羧酸、醇或酚，以实现在胃肠道更好地吸收。一旦进入血液，酯被水解释放活性药物。这也被称为前药（prodrug）策略（11.6 节）。

特别提一下阿司匹林中的酯基。阿司匹林具有抗炎作用，这是由于其能够抑制前列腺素（prostaglandin）合成所需的环氧合酶（cyclooxygenase，COX）。人们常说阿司匹林是一种酰化剂，它的乙酰基与 COX 活性部位的丝氨酸残基形成共价键（图 10.22）。然而，这一理论一直存在争议，有人认为阿司匹林是以水杨酸的前药发挥作用，然后产生的水杨酸通过非共价相互作用抑制酶。

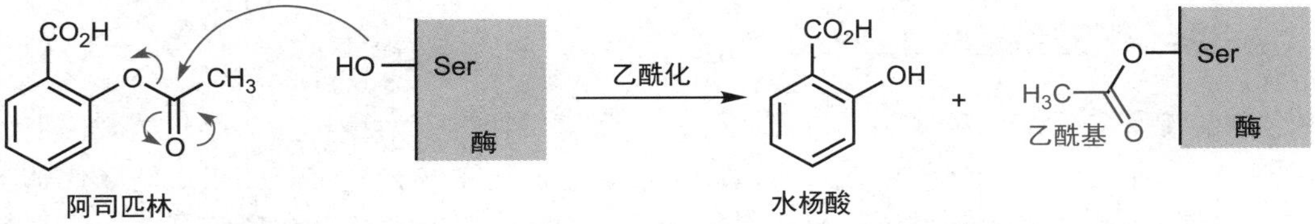

图 10.22　具有争议的阿司匹林作为酰化试剂发挥作用的机理

10.1.10　烷基卤化物和芳基卤化物的结合模式

含有氯、溴或碘的烷基卤化物由于卤离子是良好的离去基团而具有化学反应性。因此，含有烷基卤化物的药物很可能与它遇到的任何亲核基团反应，并通过烷基化反应形成共价键与该基团永久连接（图 10.23）。这带来一个问题，因为该药物可能与多种具有亲核基团的大分子，尤其是蛋白质和核酸中的氨基烷基化。虽然可以在一定程度上可以调节基团反应性，但选择性仍然是一个问题且有可能会导致严重的副作用。因此，这些药物更适用于危及生命的疾病，如癌症（6.7 节和 20.2.3 节）。另一方面，烷基氟化物不是烷基化剂，因为强 C—F 键不易断裂。氟通常用于取代氢，因为它们的体积等大致相同，但具有不同的电子特性。这样可以保护分子免受代谢的影响（10.3.7 节和 11.2.4 节）。

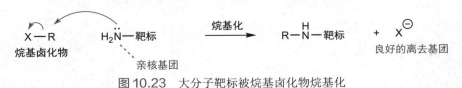

图 10.23　大分子靶标被烷基卤化物烷基化

芳基卤化物没有烷化剂的作用，因此产生上述问题较少。由于卤素取代基是吸电子基团，会影响芳环的电子云密度，这可能对芳环的结合产生影响。卤素取代基中氯和溴本质上是疏水的，有利于与结合位点中的疏水口袋相互作用。也有可能产生氢键相互作用，但氢键可能很弱。虽然卤离子是强氢键受体，但卤素取代基通常是较差的氢键受体。尽管如此，芳基氟化物会产生离子 - 偶极相互作用。在一些他汀类药物与其靶标结合位点的结合很重要（案例研究 1）。

缺少卤素取代基的脂肪族和芳香族衍生物可以通过全合成来制备，以考察卤素对先导化合物的活性是否具有重要性。

10.1.11　硫醇和醚的结合模式

已知巯基（-SH）是 d 区金属离子的良好配体，已应用于几种旨在抑制含有锌辅因子酶的药物中。例如，锌金属蛋白酶（20.7.1 节和 17.3.3 节以及案例研究 2）。如果先导化合物具有硫醇基团，则可以通过测试相应的醇来作为比较。因为醇与锌的相互作用弱得多。

醚（R'OR）可能通过氧原子充当氢键受体（图 10.21）。这可以通过增加相邻烷基的大小来测试，看它是否会降低该基团参与氢键的能力。其中氧被亚甲基（CH_2）电子等排体取代后，衍生物的结合亲和力明显降低。

芳香族醚的氧原子通常是较弱的氢键受体（1.3.2 节）。

10.1.12　其他官能团的结合模式

在一些药物中，磺酰胺也具有结合作用，其中氧原子充当氢键受体并且 NH 质子可充当氢键供体。在某些情况下，磺酰胺基团可能被电离并与结合位点发生离子相互作用（17.4.2 节）。

先导化合物可能含有多种其他官能团，这些官能团不直接参与结合作用，但在其他方面可能很重要。有的可能影响分子的电性（如硝基或氰基），其他（如炔烃）可能限制分子的形状或构象（专栏 10.3）。官能团也可以作为代谢阻滞剂（如芳基卤化物）（11.2.4 节）。

10.1.13　烷基与碳骨架的结合模式

先导化合物的烷基取代基和碳骨架具有疏水性，并且可以通过范德华相互作用与结合位点的疏水区域结合。烷基取代基与结合的相关性可以通过合成缺乏取代基的衍生物来确定。如果烷基取代基与分子的碳骨架相连，则这些衍生物通常必须通过全合成获得。但是，如果烷基取代基与氮或氧连接，则可以从先导化合物中除去该基团获得，如图 10.24 所示。如果烷基参与重要的疏水相互作用，则可以预测获得的衍生物具有较低的活性。

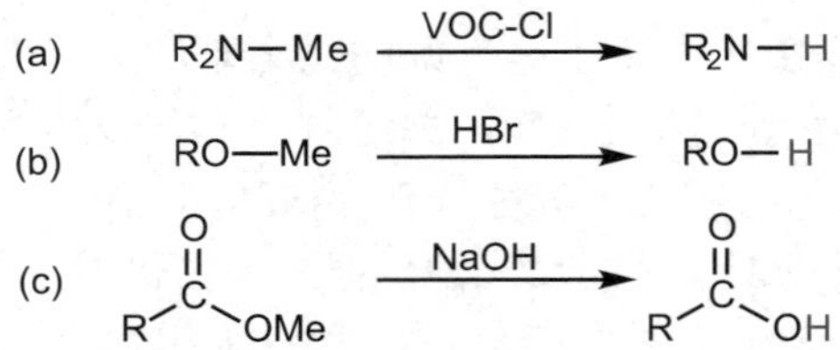

图 10.24　（a）使用 VOC-Cl 进行叔胺的去甲基化（机制见专栏 15.2）；
（b）使用溴化氢进行甲醚的去甲基化，亲核取代产生一分子醇或酚和一分子溴甲烷；
（c）使用氢氧化钠进行酯的水解，将甲氧基换成羟基

10.1.14　杂环的结合模式

先导化合物中存在大量多样的杂环化合物。杂环是含有一个或多个杂原子如氧、氮或硫的环状结

构。含氮杂环特别普遍。杂环在性质上类似脂肪族或芳香族，并且具有通过各种结合力与结合位点形成相互作用的能力。例如，所有杂环可与结合位点形成范德华相互作用和π-π相互作用，而结构中存在的单个杂原子可以形成氢键或离子键相互作用。

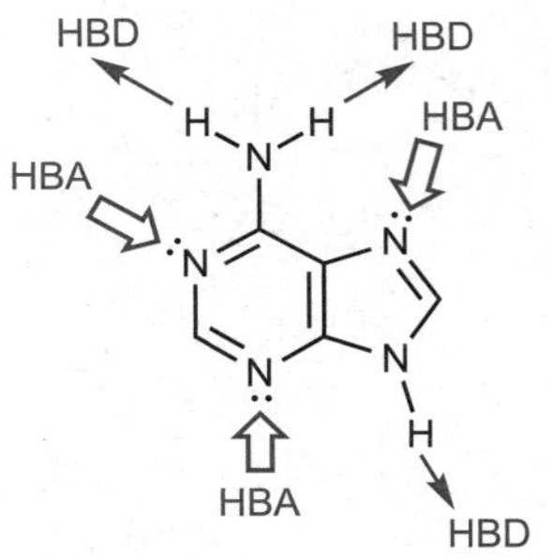

就氢键而言，方向性很重要。环中杂原子的位置和结合位点中环的取向对于确保是否产生良好的相互作用至关重要。例如，腺嘌呤可以参与6个氢键相互作用，其中3个作为氢键供体，3个作为氢键受体。这些相互作用的理想方向如图10.25所示。结合位点中，在环系平面上方和下方也有可能形成范德华相互作用或π-π相互作用。

图10.25　腺嘌呤可能的氢键相互作用

杂环可以参与形成结合位点内非常复杂的氢键网络。例如，抗肿瘤药物甲氨蝶呤（methotrexate）含有二氨基蝶啶环系，其与结合位点相互作用如图10.26所示。

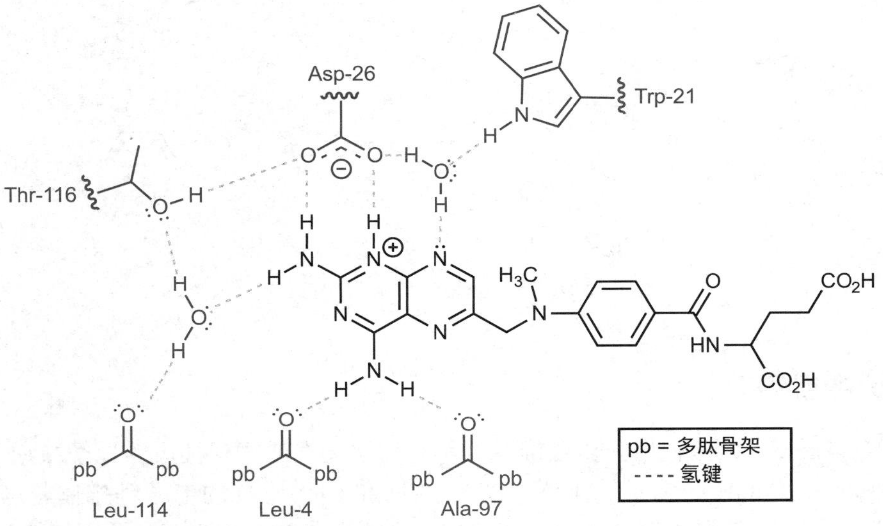

图10.26　甲氨蝶呤的蝶啶环在其结合位点产生的相互作用

如果先导化合物含有杂环，则需要合成含有苯环或不同杂环的类似物以探究所有的杂原子存在的必要性。

杂环化合物的另一个特征是可能存在互变异构体（tautomer）。这在确定DNA结构方面发挥了重要作用（6.1.2节）。DNA是双螺旋结构，其中两组杂环核酸碱基之间存在碱基配对。鸟嘌呤和胞嘧啶之间存在3个氢键，腺嘌呤和胸腺嘧啶之间存在2个氢键（图10.27）。参与碱基配对的环是共面的，使氢键供体和氢键受体的取向最佳。这反过来意味着碱基对相互堆叠，有利于每个碱基对的面之间形成范德华相互作用。然而，当Watson和Crick最初尝试设计DNA模型时，他们错误地采用了核酸碱基的优势互变异构体（如图10.27的右侧部分所示）。然而使用这些互变异构体，不能形成所需的氢键，也不能解释在DNA结构中观察到的碱基配对。

同理，了解杂环的优势互变异构体对于理解药物如何与其结合位点相互作用是很重要的。抗溃疡药物西咪替丁（cimetidine）的设计充分说明了这一点（16.2节）。

对于杂环化合物，氢键供体和氢键受体可以是共轭体系的一部分。共轭体系中电子的极化产生了π键协同性（π-bond cooperativity），其中氢键供体的强度通过氢键受体增强，反之亦然。这也被称为共振辅助氢键键合（resonance-assisted hydrogen bonding）。核酸碱基对的氢键供体和受体就可能是这种类型的氢键（图10.28）。

注意，并非杂环系统中的所有杂原子都能够充当良好的氢键受体。如果杂原子的孤对电子是芳香性六隅体的一部分，则它不能形成氢键。

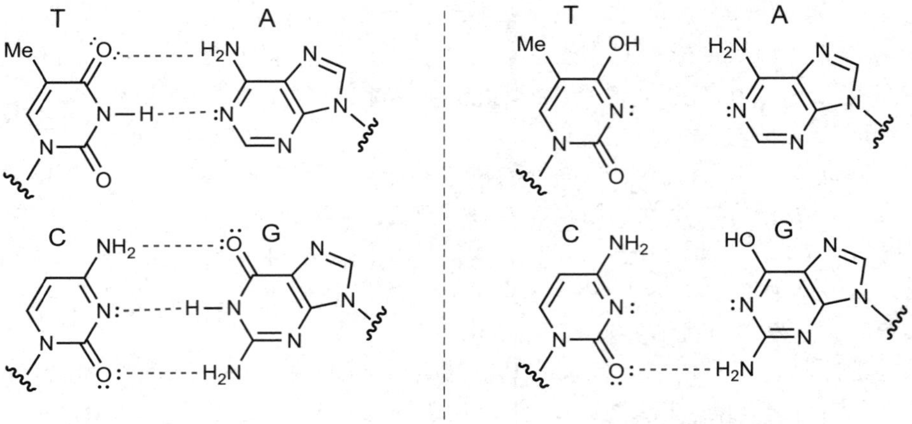

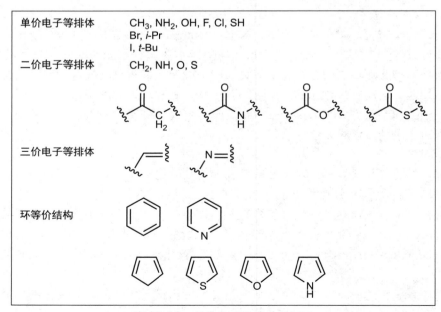

碱基配对中正确的互变异构体

弱碱基配对的互变异构体

图 10.27　DNA 中的碱基配对和互变异构体的重要性

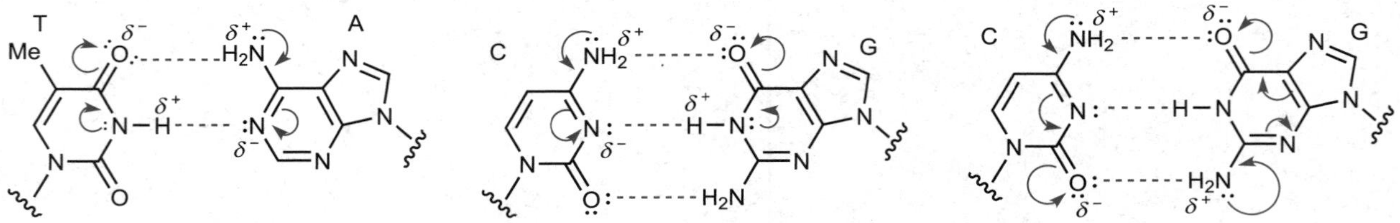

图 10.28　氢键中的 π 键协同性

10.1.15　电子等排体

电子等排体（isostere）是具有相同化合价并且具有相似化学或物理性质的原子或原子团（图 10.29）。例如，SH、NH_2 和 CH_3 是 OH 的电子等排体，而 S、NH 和 CH_2 是 O 的电子等排体。可以使用电子等排体来确定特定的基团是不是重要的结合基团，其通过尽可能可控的方式改变分子中的特征。例如，用 CH_2 代替 O 对衍生物的空间大小几乎没有影响，但会对其极性、电子云分布和键合产生显著影响。用较大的 SH 代替 OH 可能不会对电性产生较大的影响，但是空间因素将更重要。

单价电子等排体	CH_3, NH_2, OH, F, Cl, SH
	Br, i-Pr
	I, t-Bu
二价电子等排体	CH_2, NH, O, S

三价电子等排体

环等价结构

图 10.29　经典电子等排体的例子

电子等排体可用于确定特定基团是否参与氢键形成。例如，用 CH_3 代替 OH 将完全消除氢键，而用 NH_2 代替 OH 则不会。

β 受体阻断剂普萘洛尔（propranolol）含有醚键（图 10.30）。用电子等排体 $CH=CH$，SCH_2 或 CH_2CH_2 代替 OCH_2 片段活性丧失，而用 $NHCH_2$ 替代保留了活性（尽管活性降低了）。这些结果表明，醚键氧对药物的活性很重要，并表明它与受体以氢键结合。

在药物设计中使用电子等排体已在 10.3.7 节中介绍。

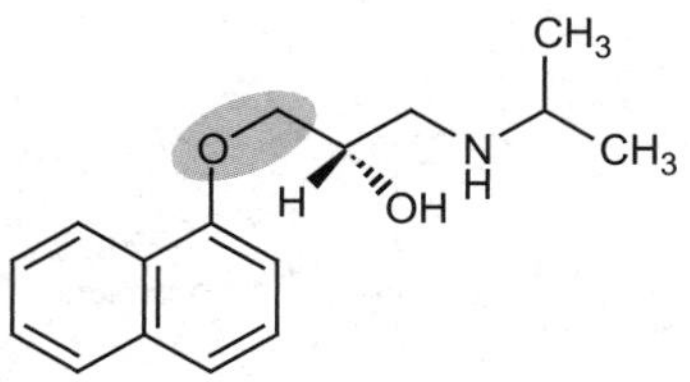

图 10.30　普萘洛尔

10.1.16　测试流程

在研究药物与靶标结合相互作用的构效关系时，生物活性测试应包括体外试验。例如，对分离的酶的抑制研究或对全细胞中膜结合受体的结合研究，最终结果显示哪些结合基团在药物与靶标的相互作用中是重要的。如果进行体内试验，结果不太明确，活性丧失可能是由于药物无法达到其靶标而不是药物与靶标相互作用较弱。然而，体内试验是可以检测药物的某些官能团对药物进入体内是否起保护或者辅助作用的，而体外试验检测不出这样的结果。

核磁共振光谱也可用于测试构效关系，如 9.4.10 节所述。

正如引言中所提到的，如果药物具有不良的药动学特性，那么设计与其靶标具有最佳相互作用的药物几乎没有意义。通过计算结构的疏水性可以预测它是否可能产生药动学问题。这是因为已发现疏水性药物更易于产生不利的药动学特性。例如，它们更可能与其他蛋白质靶标相互作用，导致不必要的副作用。通常疏水性药物的溶解性较差，渗透性差，更容易产生有毒代谢物。药物的疏水性可以通过其 ClogD 值计算（11.1 节）。近年来，一些研究小组通过优化亲脂性效率（lipophilic efficiency，LipE）来优化药物，其中 LipE = pK_i（或 pIC_{50}）− ClogD。具有良好亲脂性效率的药物活性高（pK_i 或 pIC_{50}）且疏水性低。优化 LipE 涉及活性和疏水性的平行优化。这种优化药效学和药动学特性的定量方法被称为基于特性的药物设计（property-based drug design），并已应用在基于结构的药物设计开发克唑替尼（crizotinib）中（专栏 10.4）。

10.1.17　药物优化中的 SAR

本节将重点关注鉴定先导化合物中重要结合基团的 SAR 研究。SAR 研究也用于药物优化，其目的是找到活性更高和选择性更好的衍生物。这涉及对先导化合物的进一步修饰，以确定其是否对活性有利或有害。10.3 节对此进行了讨论，并讲述了药物优化的不同策略。

10.2　药效团的鉴定

一旦确定了哪些基团对药物活性很重要，就有可能进入下一阶段——药效团（pharmacophore）的鉴定。药效团总结了活性所需的重要结合基团，以及它们在空间中相对于彼此的位置。例如，如果发现假设的药物 glipine 的重要结合基团是两个酚羟基基团、芳环和氮原子，那么药效团如图 10.31 所示。结构 I 显示二维（2D）药效团，结构 II 显示三维（3D）药效团。后者规定了重要基团在空间中的相对位置。在这种情况下，氮原子距离酚环的中心5.063Å，并且与环的平面成18°角。注意，没有必要显示连接重要基团的特定骨架。事实上，这样做的好处是更容易比较不同结构化合物的3D药效团是否相似。可以使用分子建模（22.11节）来定义三维药效团，其允许定义"虚拟键"，例如图10.31中氮和芳环中心之间的"虚拟键"。环的中心可以由称为质心（centroid）的虚拟原子（未示出）限定。

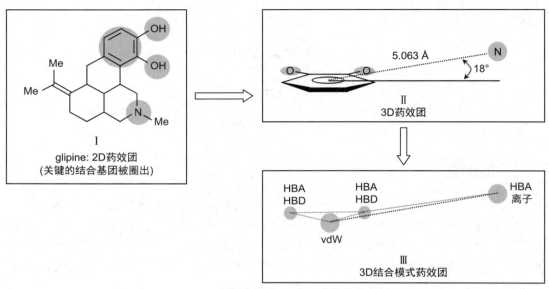

图10.31   假设的药物glipine结构的药效团

通常类型的3D药效团是结构Ⅲ（图10.31）那样的结合模式药效团。这里定义了每个官能团的结合特征，而不是官能团本身。注意官能团是被定义为空间中的点，芳香环被定义为质心。所有点通过药效团三角形连接来确定它们的位置。这样更容易比较可能具有相同药效团和结合相互作用但采用不同官能团来实现这些相互作用的分子。在这种情况下，酚羟基基团可以充当氢键供体或受体，芳环可以参与范德华相互作用，并且胺可以充当氢键受体（或被质子化则作为离子中心）。在22.11节和23.10节中将讲述3D药效团的概念和用途。

识别3D药效团对于刚性环状结构（例如虚构的glipine）来说相对容易。对于更柔性的结构，则不是那么简单，因为分子中的重要结合基团，相对于彼此具有不同的位置，会形成多种形状或构象。通常，这些构象中只有一个会被结合位点识别和结合。这种构象称为活性构象（active conformation）。为了确定3D药效团，有必要知道化合物的活性构象。有多种方法可以做到这一点。一般可以合成和测试柔性化合物的刚性衍生物以确定其是否保留了活性（10.3.9节）；或者，可以用结合在结合位点的化合物与靶标进行共晶复合物培养，然后通过使用X射线晶体衍射来鉴定复合物的结构以及结合配体的活性构象（22.10节）。此外，利用NMR光谱法解决这个问题也取得了较大进展，如可以检测同位素标记的分子与结合位点结合情况（参见案例研究8）。

在完成这部分内容的学习之前，有个注意事项需要提醒大家。药效团的缺点是它们不可避免地强调作为关键结合基团的官能团。在许多情况下，这当然是正确的，但在其他情况下，事实并非如此。具有正确药效团的化合物却有令人失望的活性和较差的结合并不少见。重要的是要意识到分子的整体骨架通过范德华力和疏水作用参与和结合位点的相互作用。这些相互作用的强度有时对于药物是否有效结合至关重要，但3D药效团未考虑到这一点。药效团也没有考虑到分子的大小以及它是否适合结合位点。最后，如果化合物可以与结合位点形成新的结合相互作用，那么这个作为药效团一部分的官能团可能不是那么重要。例如，苯酚基团是吗啡（morphine）和相关衍生物的镇痛药效团的重要组成部分，但对于镇痛药如东罂粟碱（oripavines）则不太重要。其他镇痛药如哌替啶（pethidine）和美沙酮（methadone）则完全没有酚基团（第15章）。

- SAR定义了对先导化合物生物活性重要的官能团或区域。
- 醇、胺、酯、酰胺、羧酸、酚和酮官能团可通过氢键与结合位点相互作用。
- 铵离子、季铵盐和羧酸盐基团可通过离子键与结合位点发生相互作用。在某些情况下，磺酰胺基团可以离子化并形成离子键。
- 烯烃和芳环官能团可通过范德华力与结合位点相互作用。芳环还可能具有π-π相互作用。
- 先导化合物的烷基取代基和碳骨架可与结合位点的疏水区发生范德华相互作用。
- 偶极矩或诱导偶极矩的相互作用可能在先导化合物结合到结合位点中起作用。
- 反应性官能团如烷基卤化物可导致先导化合物与其靶标之间形成不可逆的共价键。
- 官能团与靶标结合的相关性可以通过制备修饰或去除该官能团的衍生物并观察活性是否受这种改变的影响来确定。
- 除了靶标结合以外的原因，一些官能团对先导化合物的活性可能也是重要的。它们可能在化合物的电子或立体化学性质中起作用，或者可能具有重要的药动学作用。
- 用电子等排体（具有相同价数的基团）取代先导化合物中的基团使得更容易确定特定性质（如氢键）是否重要。
- 应使用体外试验确定靶标结合的SAR。
- 药效团总结了将先导化合物与其靶标结合的重要基团，以及它们的三维相对位置。

10.3 药物优化：药物设计策略

一旦鉴定了先导化合物的重要结合基团和药效团，就有可能合成含有相同药效团的衍生物。如果先导化合物具有有效的生物活性，为什么还要合成衍生物呢？答案是很少有先导化合物是理想的。大多数先导化合物可能活性低、选择性差和副作用显著。它们也可能难以合成，因此有必要去发现具有改进性质的衍生物。下面介绍可用于优化药物与其靶标相互作用以获得更好的活性和选择性的策略。

10.3.1 取代基的变化

利用易制备的取代基替换是微调药物结合相互作用的常用方法。

10.3.1.1 烷基取代基

某些烷基取代基可以比其他烷基取代基更容易变化。例如，醚、胺、酯和酰胺的烷基取代基易于改变，如图10.32所示。在这些情况下，已经存在的烷基取代基可以被除去并被另一个取代基取代。作为分子碳骨架一部分的烷基取代基不容易除去，并且通常需要进行全合成来改变它们。

如果烷基与结合位点中的疏水口袋相互作用，那么改变烷基的长度和体积（如甲基、乙基、丙基、丁基、异丙基、异丁基或叔丁基）可以探测口袋的深度和宽度。选择将口袋填满的取代基将增加结合相互作用（图10.33）。

较大的烷基也可赋予药物选择性。例如，在化合物与两种不同受体相互作用的情况下，较大的烷基取代基可以阻止药物与某些受体结合，从而减少副作用（图10.34）。例如，异丙肾上腺素（isoprenaline）是肾上腺素（adrenaline）的衍生物，其中甲基被异丙基取代，导致对α肾上腺素受体的选择性超过β肾上腺素受体（14.11.3节）。

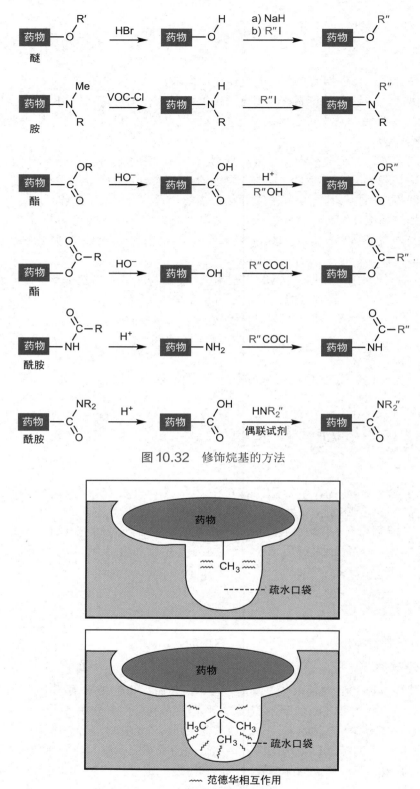

图 10.32 修饰烷基的方法

图 10.33 变换后的烷基填满一个疏水口袋

10.3.1.2 芳香环或芳杂环上的取代基

如果药物含有芳香环或芳杂环，则可以改变取代基的位置以试图发现更好的结合相互作用，从而导致活性增加（图 10.35）。例如，当磺酰胺取代基位于芳环的 7 位时，发现了一系列具有最佳抗心律失常活性的苯并吡喃类分子（图 10.36）。

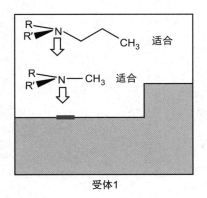

受体1

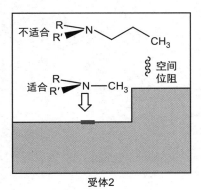

受体2

━━ N原子结合区域

图10.34 引入较大体积的烷基增加药物选择性

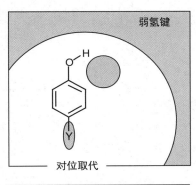

对位取代

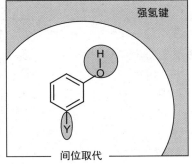

间位取代

⬤ 结合区域(氢键)　　⬤ 结合区域(Y)

图10.35 改变芳环上取代基的位置

改变一个取代基的位置可能对另一个取代基产生重要影响。例如，吸电子硝基如果处于对位而不是间位，则会更显著地影响芳香胺的碱性（图10.37）。在对位，硝基使胺的碱性变弱且使其不易于质子化。这会降低胺与结合位点中的离子基团相互作用的能力，使活性降低。

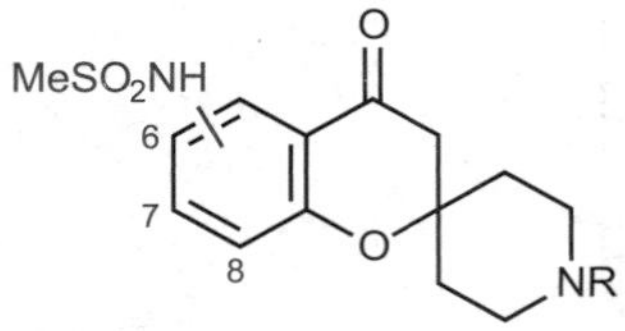

间位取代(诱导的吸电子效应)

对位取代(共振和诱导效应导致的吸电子效应)

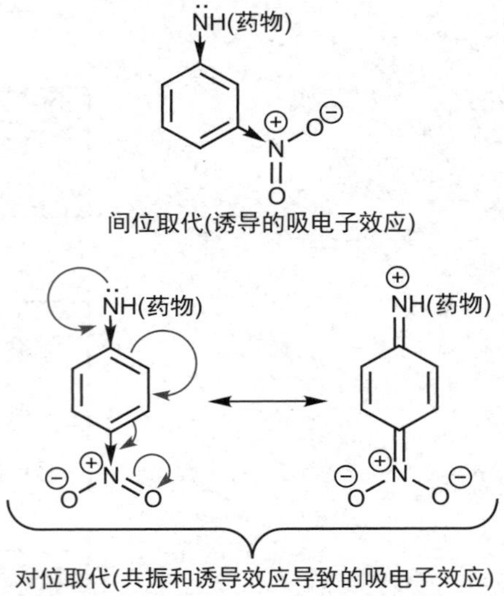

图10.37　芳环上不同取代位置的电子效应

图10.36　苯并吡喃类分子

如果取代位置是理想的，那么可以尝试改变取代基本身。取代基具有不同的空间、疏水和电子性质，因此改变这些性质可能对结合和活性有影响。例如，若具有更强吸电子的取代基可以改善活性，在这种情况下，可以尝试用氯取代基代替甲基取代基。

这些流程中涉及的化学反应通常很简单，因此无论何时开发新的药物结构，这些衍生物都是必须合成的。此外，如第23章所述，取代基的变化可以开展定量结构-活性关系（quantitative structure-activity relationship，QSAR）研究。

10.3.1.3　协同效应

最后，应当注意，当改变取代基时，常规研究是一次仅添加或改变衍生物中一个取代基。人们可以用这种方式识别那些对活性有利的取代基和那些对活性不利的取代基。然而，这种方式没有考虑两个或更多个取代基可能对活性产生的协同效应。例如，两个对活性不利的取代基在它们都存在时实际上可能对活性有益。抗肿瘤药物索拉非尼（sorafenib）的设计证实了这种效果（专栏20.9）。

10.3.2　结构的拓展

拓展策略包括向先导化合物中添加另一个官能团或取代基，以探测与靶标额外的结合相互作用。先导化合物能够适合结合位点并具有必需的官能团，从而与结合区产生一些重要的相互作用。但是，它们可能不能与结合区域形成所有的相互作用。例如，某个先导化合物可以结合结合位点中的三个区域但不能结合第四个（图10.38）。因此，可以添加额外的官能团来探索第四个区域。

拓展策略通常用于在结合位点中找到额外的疏水区域，通过添加各种烷基或芳烷基形成疏水相互作用。这些基团可以连到如醇类、酚类、胺类和羧酸类的官能团上使其在药物中处于合适的位置，只要它们不干扰已经存在的重要相互作用。或者，它们可以用于合成各种衍生物的片段中。同理，可以添加含有极性官能团的取代基以探索额外的氢键或离子相互作用。使用拓展策略来增加结合相互作用的一个很好的例子是由ACE抑制剂先导化合物琥珀酰脯氨酸（succinyl proline）开发依那普利拉（enalaprilat）；参见案例研究2，图CS2.8、图CS2.9。

拓展策略用于增强受体激动剂或酶抑制剂的结合相互作用来提高活性，但它们也可用于将激动剂转化为拮抗剂。如果额外的结合相互作用导致与激活受体所需的诱导契合不同，则会发生这种情况，结果导致拮抗剂与受体的无活性构象结合并阻断内源性激动剂的接近。该策略也被用于将酶底物改变为酶抑制剂（专栏10.1）。

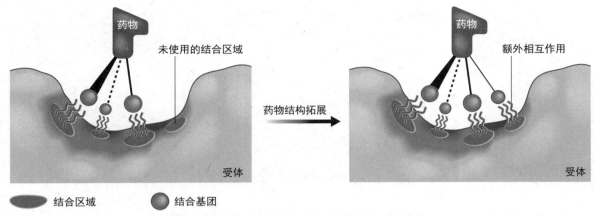

图10.38　拓展药物结构增加药物第四个结合基团

拓展策略已经被成功用于产生比吗啡的效应更强的类似物（15.6.2节和15.6.4节）以及效应更强的作用于肾上腺素受体的药物（14.9～14.11节）的开发。这个策略也被用于提高蛋白激酶抑制剂伊马替尼（imatinib）的活性和选择性（20.6.2.2节）。其他使用拓展策略的案例参见案例研究2、5、6、7以及专栏22.6、18.7.7节、19.7.4节和17.4.2节。

另一个不太寻常的拓展策略的例子是：当一个酶底物被添加一个取代基，这个部分与结合位点邻近部位的辅因子形成额外的结合相互作用，致使这个类似物是作为抑制剂发挥作用而非底物（专栏10.1）。

专栏10.1　通过拓展策略将酶底物转化为抑制剂

17β-羟基类固醇脱氢酶1（17β-hydroxysteroid dehydrogenase type 1，17β-HSD1）催化雌酮（estrone）转化为雌激素雌二醇（estradiol）的转化，其中辅因子NADH作为反应的还原剂（图1；另见第3章图3.11、图3.12）。抑制该酶使体内存在的雌二醇水平降低，可以治疗雌二醇依赖性肿瘤。

NADH在活性位点中与雌酮相邻，因此可以认为雌酮衍生物和NADH之间的直接结合作用会将衍生物锁定在活性位点并阻止雌酮的转化。因此，雌酮衍生物将作为酶抑制剂。在16位处添加各种取代基可以实现抑制目的，因为结晶学和分子模拟研究已经表明16位取代基的引入将理想地与辅因子相互作用。基于此得到了一种结构（图2），其显示出作为抑制剂该有的活性。酰胺基团通过氢键与NADH的伯酰胺相互作用，而吡啶环与辅因子的磷酸基团相互作用。较常规的拓展策略是在C-2处添加乙基，其可与活性位点中的小疏水口袋进行额外的范德华相互作用。还观察到两个质子充当空间位阻基团阻止了NADH还原衍生物的酮基。

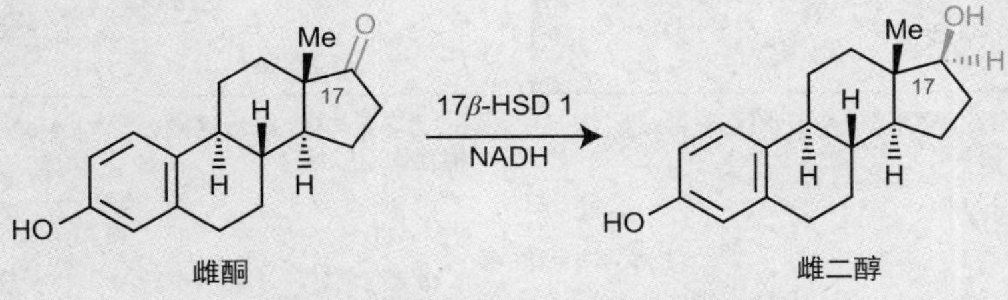

图1　酶催化雌酮向雌二醇的转化

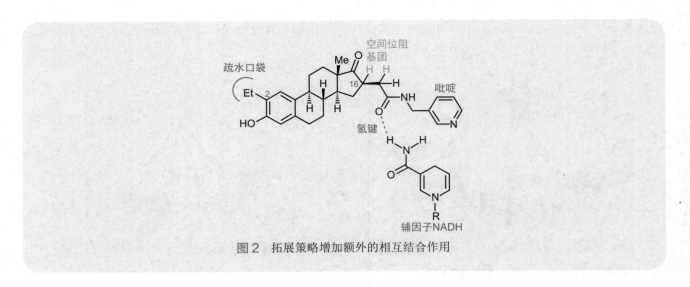

图2 拓展策略增加额外的相互结合作用

10.3.3 链的延长与缩短

一些药物通过连接链将两个重要结合基团连接在一起，在这种情况下，连接链的链长可能不是形成最佳相互作用的理想选择。因此，缩短或延长链长是一种可尝试的策略（图10.39，另见专栏10.1，15.6.2节和案例研究2）。

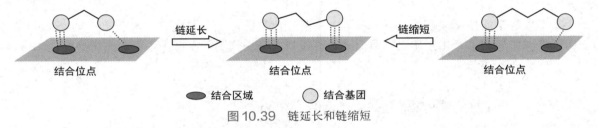

图10.39 链延长和链缩短

10.3.4 环的扩张与收缩

如果药物具有一个或多个对结合重要的环，则通常值得合成其中一个环扩张或缩小的衍生物。这种方法的原理与改变芳环的取代位置大致相同。扩张或收缩环可以使其他环相对彼此处于不同的位置，并且可以与结合位点中的特定区域形成更好的相互作用（图10.40）。

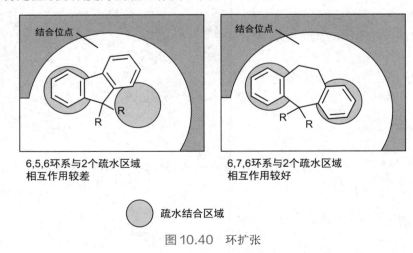

图10.40 环扩张

改变环的大小也可以使取代基进入一个好的结合位置。例如，在开发抗高血压药西拉普利拉

（cilazaprilat，一种 ACE 抑制剂）时，双环结构 I 显示出显著的活性（图 10.41）。重要的结合基团是两个羧酸基团和酰胺基团。通过进行各种环扩张和收缩，西拉普利拉被确定为与结合位点有最佳相互作用的结构。

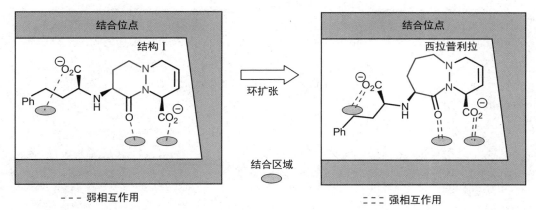

图 10.41　西拉普利拉（cilazaprilat）的开发

　　心血管药物伊伐雷定（ivabradine）的设计和开发是环扩张的另一个例子（17.7 节）。抗病毒药西美瑞韦（simeprevir）的设计是环收缩的实例，其中 15 元大环收缩至 14 元大环（案例研究 10）。

10.3.5　环的变化

　　对含有芳环或芳杂环的化合物常用的策略是用一系列不同大小和不同杂原子位置的其他芳杂环取代原始环。例如，已见报道的几种非甾体抗炎药（NSAID）都由 1,2- 联芳基取代的中心环组成。不同的制药公司改变中心环开发了一系列活性化合物（图 10.42）。

非甾体抗炎药的一般结构

DuP 697

SC 58125

SC 57666

图 10.42　非甾体抗炎药（NSAID）

　　不可否认，很多改变只是规避专利限制的方式（"me too" 药物），但常可以显著改善其活性、增加选择性、减少副作用（"me better" 药物）。例如，抗真菌剂 I（图 10.43）对存在于真菌和人细胞中的酶都起作用。用 1,2,4- 三氮唑取代结构 I 的咪唑环得到的 UK 46245，对真菌中的酶具有更好的选择性。

　　将芳环替换为芳杂环的优点是增加了其与结合位点产生额外氢键相互作用的可能性，从而得到合适的结合位置（拓展策略）。例如，结构 I（图 10.44）是研发新型抗病毒药物项目的先导化合物。用吡啶环取代芳环导致其与靶标酶产生了额外的相互作用，经过进一步的开发最终诞生了抗病毒药物奈韦拉平（nevirapine）（图 10.44 和 19.7.3.2 节）。

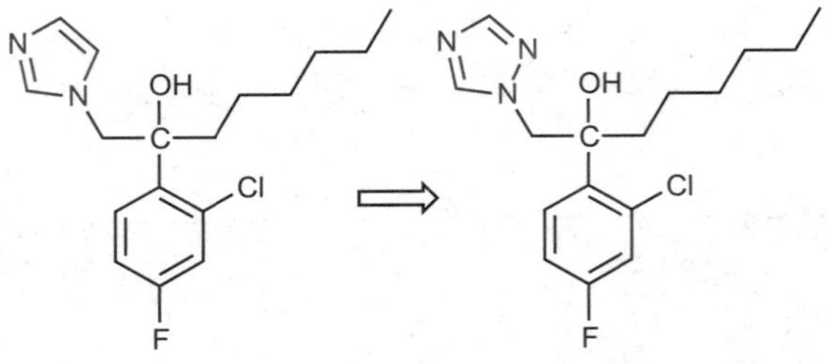

图 10.43 UK 46245 的开发

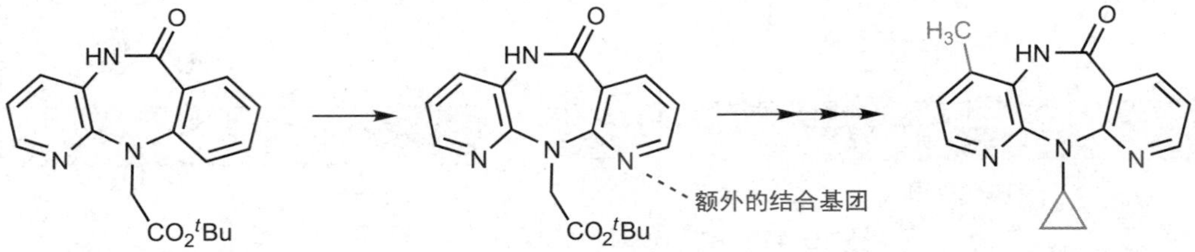

图 10.44 奈韦拉平（nevirapine）的开发

10.3.6 环的融合

通过环融合来扩展环有时可以增加相互作用或选择性。选择性 β 受体阻断剂开发的主要进展之一是用萘环［丙萘洛尔（pronethalol）］代替肾上腺素（adrenaline）中的芳环（图 10.45）。这使得一种化合物能够区分两种非常相似的肾上腺素 α 和 β 受体。对此可能的解释是对于芳香体系 β 受体可能具有比 α 受体更大的范德华结合区域，使得与丙萘洛尔的相互作用相较肾上腺素更强。另一种可能的解释是萘环在空间上对于 α 受体来说太大，但恰好适合 β 受体。

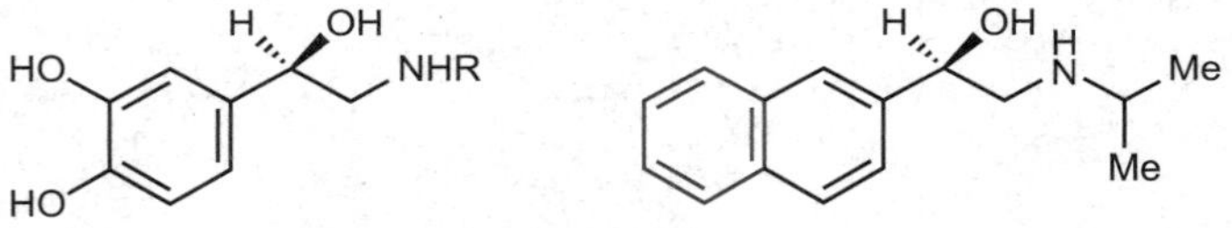

R = Me 肾上腺素
R = H   去甲肾上腺素

丙萘洛尔

图 10.45 肾上腺素、去甲肾上腺素和丙萘洛尔的结构

10.3.7 电子等排体和生物电子等排体

电子等排体（10.1.15 节）经常用于药物设计，其以合理的方式在大小、极性、电子云分布和结合等方面改变分子的特性。一些电子等排体可用于确定分子大小对活性的重要性，而其他电子等排体可用于确定电性的重要性。例如，氟与氢体积相近，通常用作氢的电子等排体。然而，氟的电负性更大，可用于改变药物的电性并且不产生任何空间效应。

氟的存在取代了酶不稳定的氢，也可以破坏酶促反应，因为 C—F 键不容易断裂。例如，20.3.2 节中描述的抗肿瘤药物 5- 氟尿嘧啶（5-fluorouracil）能与其靶酶结合，因为它与正常底物尿嘧啶（uracil）几乎没有差别。然而，酶催化反应的机理已完全破坏，因为氟已经取代了在酶催化机理中要断裂的氢。

药物设计中，几种非经典的电子等排体已经用于替代特定的官能团。非经典电子等排体虽不符合定义经典电子等排体的空间和电子规则，但具有相似物理和化学性质。例如，图 10.46 中所示的结构是硫脲基团的非经典电子等排体。它们都是具有相似大小和碱性的平面基团。

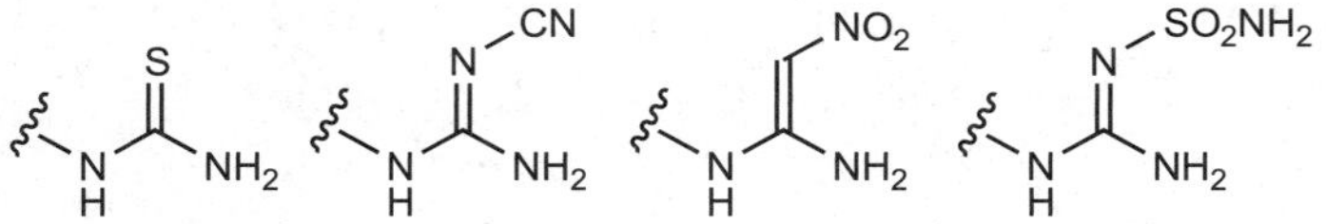

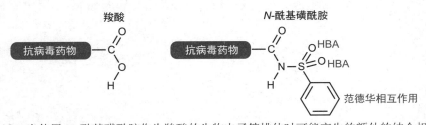

图 10.46　硫脲基团的非经典电子等排体

　　生物电子等排体（bio-isostere）是用于药物设计的名词，包括经典和非经典生物电子等排体。生物电子等排体是可用于替代另一基团而同时保留所需生物活性的基团。例如，环丙基可作为烯烃基团的生物电子等排体，用于前药（11.6.1.1 节）和阿片类拮抗剂中（15.6.2 节）。生物电子等排体通常用于取代对靶标结合重要的官能团，但在某种情况下也存在问题。例如，硫脲基团作为早期组胺拮抗剂中重要的结合基团，但也造成了毒副作用。用生物电子等排体代替硫脲后，既可以保留其作为组胺拮抗剂的重要相互作用，又可避免毒性问题（16.2.6 节）。使用生物电子等排体的其他实例在 11.1.6 节、11.2.2 节、19.7.4 节和 19.10.3 节进行介绍。重要的是要认识到生物电子等排体对特定的一组化合物和其靶标是特异性的。用生物电子等排体代替官能团并不能保证每个靶标的每种药物都能保持活性。

　　如上所述，生物电子等排体是通常用于药物设计中替代问题基团并同时保留活性。在一些情况下，使用生物电子等排体实际上可以增加与靶标的相互作用和 / 或选择性。例如，吡咯环经常被用作酰胺的生物电子等排体。在多巴胺受体拮抗剂舒托必利（sultopride）上进行这种替代，结果显示活性增强且对多巴胺 D_3 受体相较于多巴胺 D_2 受体的选择性增加（图 10.47）。这些药物有望成为没有 D_2 受体相关副作用的抗精神病药物。

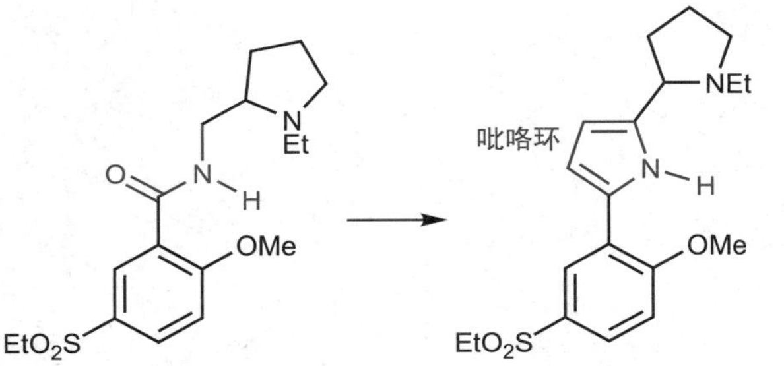

图 10.47　引入吡咯环作为酰胺基团的生物电子等排体

　　用生物电子等排体替换存在问题基团的过程通常涉及引入可能与靶标结合位置形成额外相互作用的其他官能团（10.3.2 节）。例如，当使用 N- 酰基磺酰胺作为羧酸的生物电子等排体时，观察到抗病毒活性增加 10 倍（图 10.48）。可能是 N- 酰基磺酰胺基团增加了与结合位点进一步形成氢键和范德华相互作用（参见案例研究 10）。

图 10.48　当使用 N- 酰基磺酰胺作为羧酸的生物电子等排体时可能产生的额外的结合相互作用

　　过渡态电子等排体（transition-state isostere）是在过渡态衍生物的设计中使用的一种特殊类型的等排体。这些多用于酶抑制剂类药物研发中（见 3.12 节）。在酶促反应期间，底物在变成产物之前要经历过渡态。其中过渡态比底物或产物有更强地结合，因此基于过渡态的结构而不是底物或产物的结构设计药物是有意义的。然而，本质上过渡态是不稳定的，因此过渡态电子等排体用于模拟过渡态的关键特征，但是在酶催化反应中稳定。例如，认为酰胺水解的过渡态类似于图 10.49 中所示的四面体反应中间体。这是一种偕二醇，本身就是不稳定的。所示的羟乙基部分是过渡态电子等排体，因为它具有相同的四面体几何形状，保留了一个羟基，且不易水解。更多使用过渡态等排物的例子在 19.7.4 节、19.8.3 节和 20.3.4 节以及案例研究 1、2 中给出介绍。

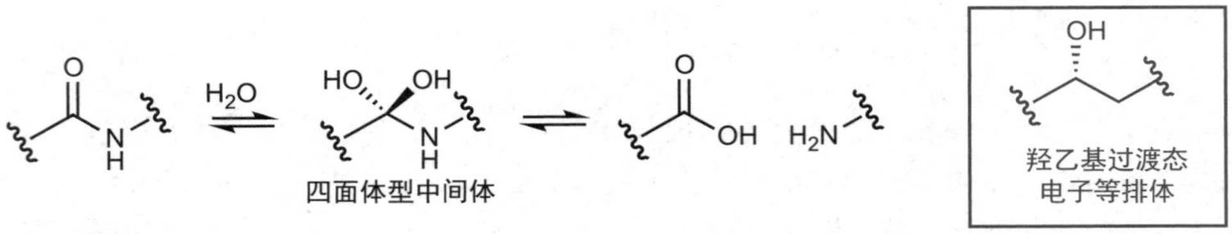

图 10.49　使用一个设计的过渡态电子等排体去模拟一个在酶催化反应中形成的四面体型中间体的例子
（过渡态被认为能够模拟四面体型的中间体）

10.3.8　结构的简化

简化是一种常用于天然复杂先导化合物的优化策略（见专栏 10.2）。一旦 SAR 确定了这种药物的基本官能团，通常可以舍弃结构中非必要的部分且不会失去活性。一般可以考虑去除不是药效团的官能团，简化碳骨架（如去除环）和去除不对称中心。

这种策略最好一小步一小步进行。例如，假设的天然产物 glipine（图 10.50），已经确定了重要的基团，尽可能地按所示顺序合成简化的化合物。这些化合物仍保留构成药效团的必需基团。

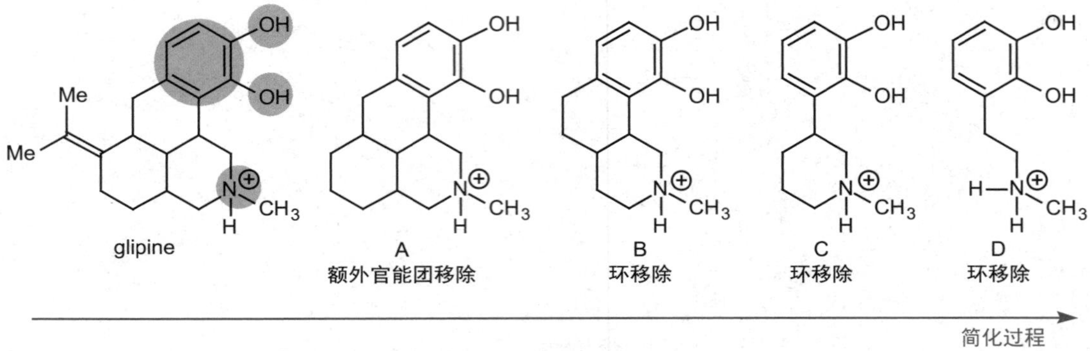

图 10.50　glipine 衍生物

手性药物是一个特殊的问题。合成手性药物最简单、最便宜的方法是制备外消旋体。然而，必须对两种对映体进行活性和副作用测试，这使得必须进行的测试次数增加一倍。因为不同的对映体可能具有不同的活性。例如，化合物 UH-301（图 10.51）作为外消旋体是无活性的，而其两种对映体对 5- 羟色胺受体（5-HT$_{1A}$）分别为激动剂和拮抗剂。另一个例子是沙利度胺（thalidomide），其中一种对映体是致畸的（20.9.1 节）。

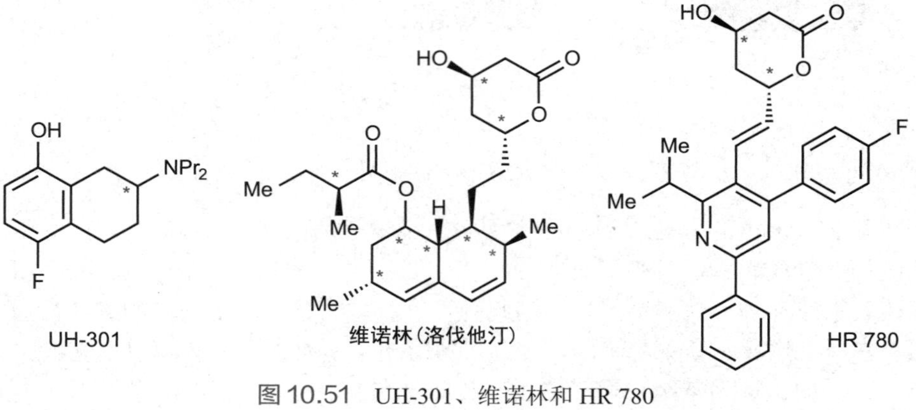

图 10.51　UH-301、维诺林和 HR 780

　　简化策略已成功用于生物碱可卡因（cocaine）。可卡因具有局部麻醉特性，其简化后得到了可在实验室中容易合成的局部麻醉药。其中最早的一种是发现于 1909 年的普鲁卡因（procaine，商品名 Novocaine）（图 1）。在简单的吗啡衍生物的设计中，简化策略也被证明是有效的（见 15.6.3 节）。

　　简化策略也被用于从微生物代谢产物曲林菌素（asperlicin）研发得到的地伐西派（devazepide），见图 2。曲林菌素中固有的苯二氮䓬环和吲哚骨架对活性很重要且已被保留。曲林菌素和地伐西派都是神经肽类化学信使缩胆囊素（cholecystokinin，CCK）的拮抗剂，CCK 与恐慌发作有关。因此，这些拮抗剂可用于治疗此类疾病的发作。

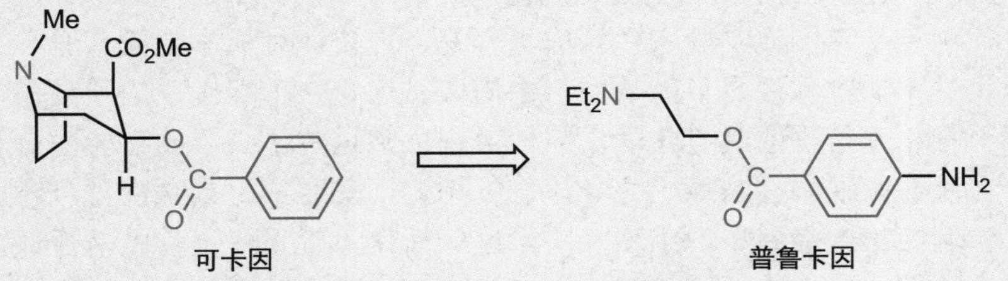

图 1　可卡因的简化（药效团用颜色标出）

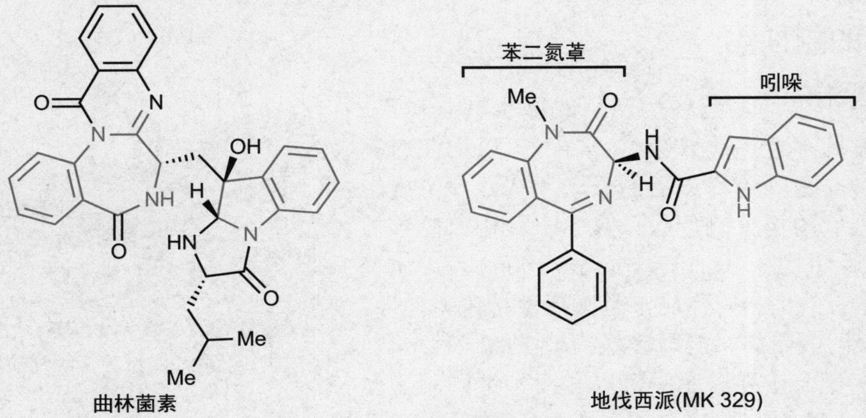

图 2　曲林菌素的简化

　　药物设计中尽量不使用外消旋体，优先使用纯的对映体。这可以通过分离外消旋药物的对映体或进行不对称合成来获得。这两种方式都不可避免地增加了合成的成本，因此设计减少或没有不对称中心的结构是有利的且是成功的结构简化。例如，降胆固醇药维诺林（mevinolin）具有 8 个不对称中心，但已开发出的第二代降胆固醇药仅有很少的手性（例如 HR 780；图 10.51，也参见案例研究 1）。

　　可以使用各种策略来消除不对称中心碳。例如，在许多情况下，用氮取代中心碳是有效的（图 10.52）。在案例研究 5 中介绍的胸苷酸合酶抑制剂的设计中可以看到这种情况。然而，应该注意的是以这种方式引入胺可能在 $\log P$、碱性、极性等方面对药物的药动学产生显著影响（见第 8 章和第 11 章）。

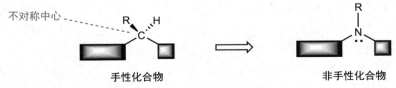

图 10.52　以氮取代不对称性中心碳

　　另一种策略是在原先不对称中心引入对称性。例如，毒蕈碱激动剂（Ⅱ）由（Ⅰ）去除不对称性开发而来（图 10.53）。两种结构都具有相同的活性。

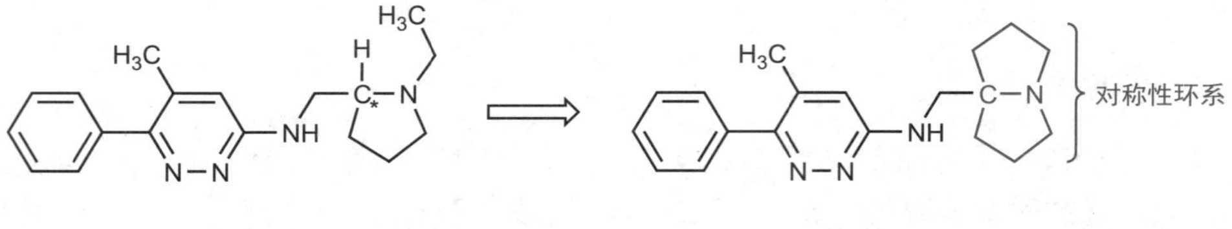

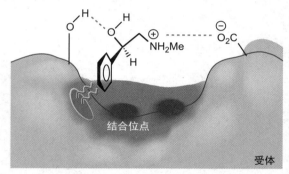

图 10.53　引入对称性

简化策略已广泛应用于药物化学的许多领域，其中一些在本文中有所描述。例如，抗原虫药（案例研究 3 和 4），局部麻醉药（22.9 节、专栏 10.2），抗菌药（18.5.5.2 节），抗病毒药（19.7.4.8 节），抗肿瘤药（20.2.1 节、20.2.3.3 节和 20.5.2 节），毒蕈碱受体拮抗剂（13.9.2.3 节）和阿片类药物（15.6.3 节）。当从肽类先导化合物开发药物时，简化策略也是至关重要的，其目的是将结构减小到相当于二肽或三肽大小（参见案例研究 10）。

化合物结构简化的优点是它们在实验室中合成更容易、更快速且成本更低。通常，直接合成天然产物来源的复杂先导化合物是不切实际的，只能从原料中提取，这是一项缓慢、烦琐且昂贵的任务。如果其中一些基团与其他靶标存在相互作用或具有化学反应性，则去除这些不必要的官能团有利于减少副作用。然而，过度简化分子存在潜在的缺陷，与原始先导化合物相比，其通常更具柔性且可能以不同的方式与其靶标结合，导致不同的作用效果。最好以一小步一小步进行简化，检查每个阶段是否保留了所需的活性。过度简化还可能导致活性降低、选择性下降和副作用增加。下一节（10.3.9 节）中将讨论原因。

10.3.9　结构的刚性化

刚性化经常被用于增加药物的活性或减少其副作用。参见第 5 章中假设的神经递质（图 10.54），可以加深对其的理解。这是一种非常简单、灵活的分子，有几个可旋转的键，可以形成大量的构象或形状。其中一种构象能够被受体识别，称为活性构象（active conformation）。其他构象不能与受体产生有效地相互作用，是无活性构象。然而，有可能存在一种不同的受体，能与这些构象中的一种结合。如果是这种情况，那么该神经递质可以和两种不同的受体结合，并产生两种不同的生物效应，一个是需要的，一个不是。

图 10.54　假设的神经递质的一种活性构象

人体自身的神经递质是高度灵活的分子（4.2 节），但幸运的是，人体能够有效地将它们释放到靠近目标受体的位置，然后迅速使其失活，这样它们就不会靠近其他受体。药物却不是这种情况。它们必须在身体各个部位转移的过程中保持足够的稳定性，并将会与能够接受它们的所有受体产生相互作用。药物分子越灵活，就越可能与多个受体相互作用并产生其他生物效应（副作用）。灵活性太高也不利于口服生物利用度（8.3 节）。

刚性化策略是使分子刚性增强，从而维持其活性构象，减少其他可能构象的数量。这将减少与其他受体相互作用产生副作用的可能性。同样，刚性化策略也能提高活性。通过使药物的刚性增强，当它接近靶标结合部位时就更可能处于活性构象，并且更容易结合。这对于结合热力学也很重要。灵活的分子必须采用单一的活性构象才能与目标结合，这意味着它必须变得更为有序。这会导致熵的降低，由于结合自由能与方程 $\Delta G = \Delta H - T\Delta S$ 中的熵有关，因此熵的任何降低都会对 ΔG 产生不利的影响。这反过来降低了结合亲和力（K_i），该亲和力与方程 $\Delta G = -RT\ln K_i$ 的 ΔG 有关。另一方面，一个完全刚性的分子已经处于其活性构象，与目标结合的时候没有熵的损失。如果该刚性分子的结合相互作用（ΔH）与更灵活的分子完全相同，那么刚性分子将具有更好的整体结合能力。

将一个灵活的药物骨架合并到一个环中是锁定构象的常用方法。对于模型化合物，图 10.55 所示的类似物应该具有适当的刚性。

利用环可以使图 10.56 所示的非环五肽刚性增强。这是一种高度灵活的分子，能够作为蛋白水解酶的抑制剂。通过将天冬酰胺残基与苯丙氨酸残基的芳香环连接形成大环，能使结构的刚性增强。所形成的结构显示其活性增加了 400 倍。大环比小环更有优势，因为它们在使分子刚性化同时，仍然允许了一定程度的灵活性，从而增加了采用活性构象的机会。在案例研究 10 中可以找到大环用于刚性化的其他例子。

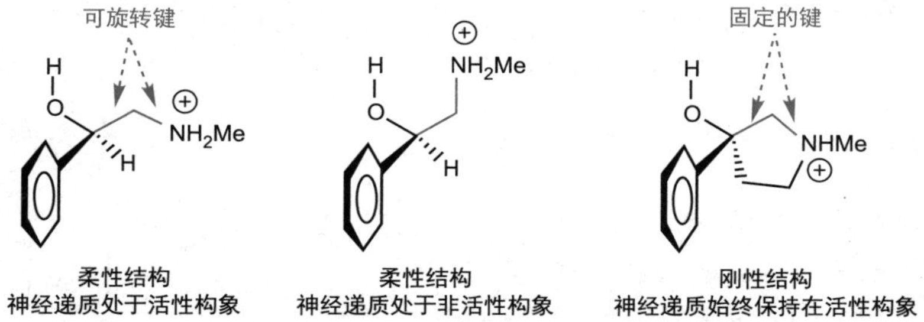

图 10.55　通过锁定环内可旋转键来使分子刚性化

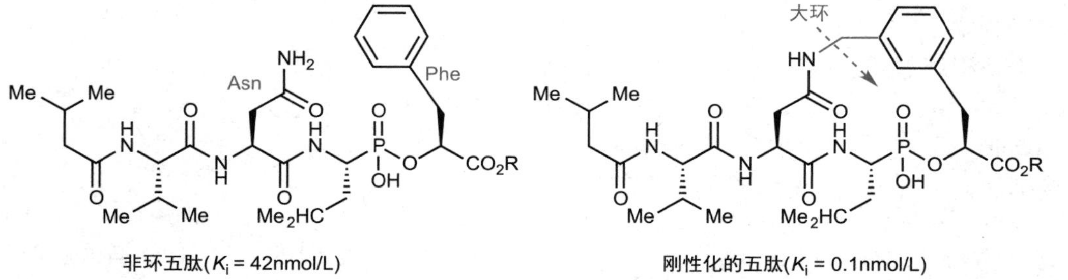

图 10.56　非环五肽的刚性化

类似的刚性化策略也被用于从卡托普利（captopril）研发的降压药西拉普利（cilazapril）（图 9.12）和镇静药埃托啡（etorphine）的开发（15.6.4 节）。在 16.2.8.1 节、17.3.3 节和 17.7 节中可以看到刚性化的其他例子。

将一个可旋转的键锁定到环中并不是使结构刚性化的唯一方法，还可以通过引入刚性官能团，如双键、炔基、酰胺或芳香环使灵活的侧链部分刚性化（见专栏 10.3）。

专栏 10.3　药物设计中的刚性化策略

二氮䓬（图 1 结构 I）是一种血小板聚集抑制剂，通过胍基和二氮杂䓬环系与其靶标受体结合。这些结合基团通过一条高度灵活的柔性链连接在一起。例如结构（II）和（III），其中胍基和双环系之间的柔性链通过引入刚性官能团而部分刚性化。

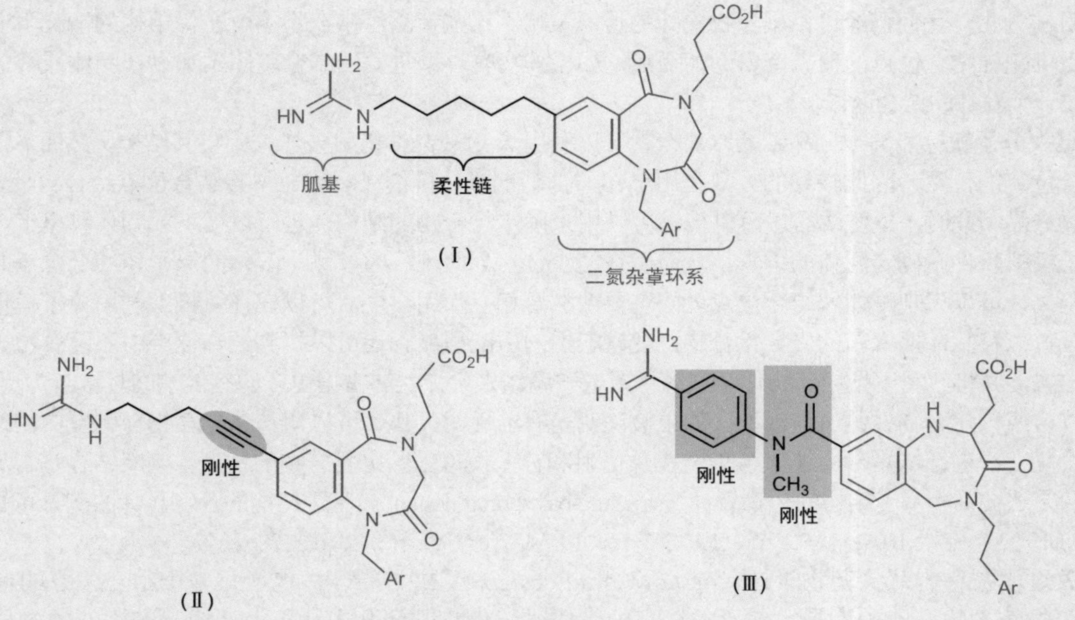

图 1　柔性链的刚性化

刚性化也有潜在的缺点：①刚性结构的合成可能更加复杂。②不能保证刚性化的结构会保留活性构象；刚性化完全有可能将化合物锁定为非活性构象。③另一个不利之处可能发生于药物作用在易发生突变的靶标上时，如果突变改变了结合部位的形状，那么药物可能不再结合，而更灵活的药物能够采用不同的构象来结合。

10.3.10　构象限制

上述讨论了刚性化策略如何限制一个化合物可能的构象数目。另一个同样有效的策略是利用构象限制。在某些情况下，一个非常简单的取代基就可以阻碍单键的自由旋转。例如，在多巴胺受体（D_3）拮抗剂（图 10.57 结构 I）中引入一个甲基取代基得到结构 II，导致其亲和力显著降低。原因在于新的甲基和相邻环上的邻位质子产生了严重的空间位阻，阻碍两个环处于同一平面。两个环之间的键不再能自由旋转，因此形成了两个环之间呈一定角度的构象。在结构 I 中，连接键的自由旋转使得分子能够采用芳香环共平面的构象，即受体的活性构象。而引入甲基后，构象限制"拒绝"了活性构象。有利于活性构象的构象限制参见 4- 甲基组胺

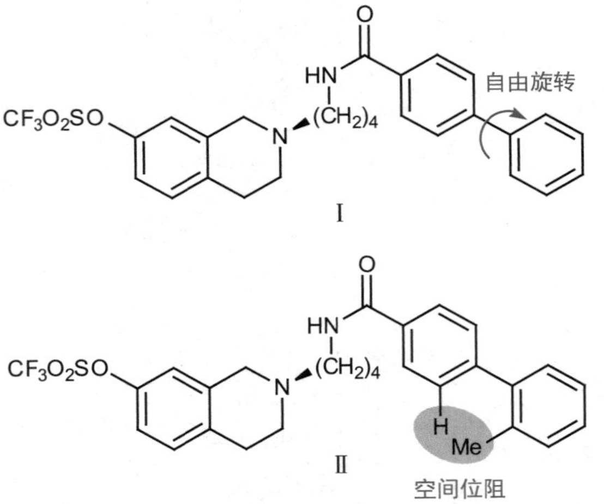

图 10.57　利用构象限制增加刚性

（16.2.2.2 节）、5- 羟色胺受体拮抗剂的设计和抗肿瘤药伊马替尼的开发（20.6.2.2 节）等。在最后一个例子中，构象限制不仅增加了活性，而且还提高了在两个相似的目标结合位点之间的选择性。

通过分子内氢键也有可能实现刚性化，这有助于稳定化合物特定的构象（图 10.58）。

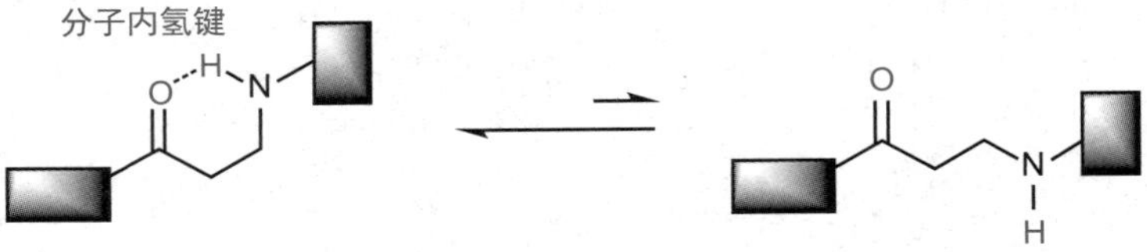

图 10.58　形成分子内氢键引起结构的刚性化

10.3.11　基于结构的药物设计和分子模拟

到目前为止，我们已经讨论了药物设计的传统策略。这些策略经常在不了解靶标结构的情况下使用，所得结果对提供靶标结合位点的信息有帮助。显然，如果药物有一个重要的结合基团，那么在受体或酶的结合位点必须存在一个互补的结合区。

如果大分子靶标能够被分离结晶，那么就可以利用 X 射线晶体衍射技术来确定其结构。然而，这并不能揭示其结合位点的位置，因此较好的方法是用已知的抑制剂或拮抗剂（配体）与其结合位点结合再使蛋白质 - 配体复合物结晶。此时，X 射线晶体衍射技术可以用来确定复合物的结构，且可以被下载到计算机上。然后可以使用分子模拟软件来确定配体的位置，从而确定结合位点。此外，通过测量配体的原子和结合位点的相邻原子之间的距离，可以识别配体和结合位点之间重要的结合相互作用。之后可以在计算机上利用分子模拟软件将配体从结合位点移除，插入新的先导化合物，观察它们的适配程度。还可以找到结合位点中还没有被先导化合物占据的位置，并将其用于指导药物化学家进行改造和添加来设计能够占据更多的有效空间且结合力更强的新药。然后可以合成该化合物并测试其活性。如果被证明是有活性的，那么可以用该新化合物与靶蛋白的结合位点结合，并将复合物进行结晶，再进行 X 射线晶体衍射和分子模拟来鉴定复合物的构型，判断结合是否如同预期一样。这种方法被称为基于结构的药物设计（structure-based drug design）。基于结构的药物设计的例子可见案例研究2 和案例研究 5、专栏 10.4、11.9.1 节、19.7.3.2 节、19.7.4 节、19.9 节和 20.6.2 节。

相关过程被称为从头药物设计（de novo drug design）（22.15 节），包括只基于结合位点的信息进行一个新的药物结构的设计。这是一项要求很高的工作，但仍有一些利用从头设计成功产生新的先导化合物的例子，这些化合物随后可被用作基于结构的药物设计的起点（见案例研究 5 和 19.7.4.4 节）。

基于结构的药物设计通常用于观察配体的结合相互作用，然后确定能够产生更好的相互作用和更好的活性的改造手段。这种方法被用于最近被批准的抗肿瘤药物克唑替尼（crizotinib）的设计，其中有一个重大的改造完全改变了分子的骨架。PHA-665752 是这项研究的起点，是对过去得到的先导化合物进行基于结构的药物设计得到的。然而，由于其分子量大、疏水性太强而口服无效。该结构已经与目标酶进行了共结晶，并确定了关键的结合相互作用。其中包括形成了两个重要氢键的二氢吲哚酮环系（HBD 和 HBA）以及二氯芳香环系。研究结果表明，连接这些结合基团的许多骨架是多余的，因此设计了一种更简单、疏水性更低的骨架，这个骨架能使重要的结合基团以更简单但更有效的方式与靶标结合。这个设计背后的思路包括环融合、环裂解和链缩短。在合成新的结构时，发现它们能够如预期那样结合，并通过更进一步的基于结构的药物设计来进行优化，最终诞生了克唑替尼（图1）。

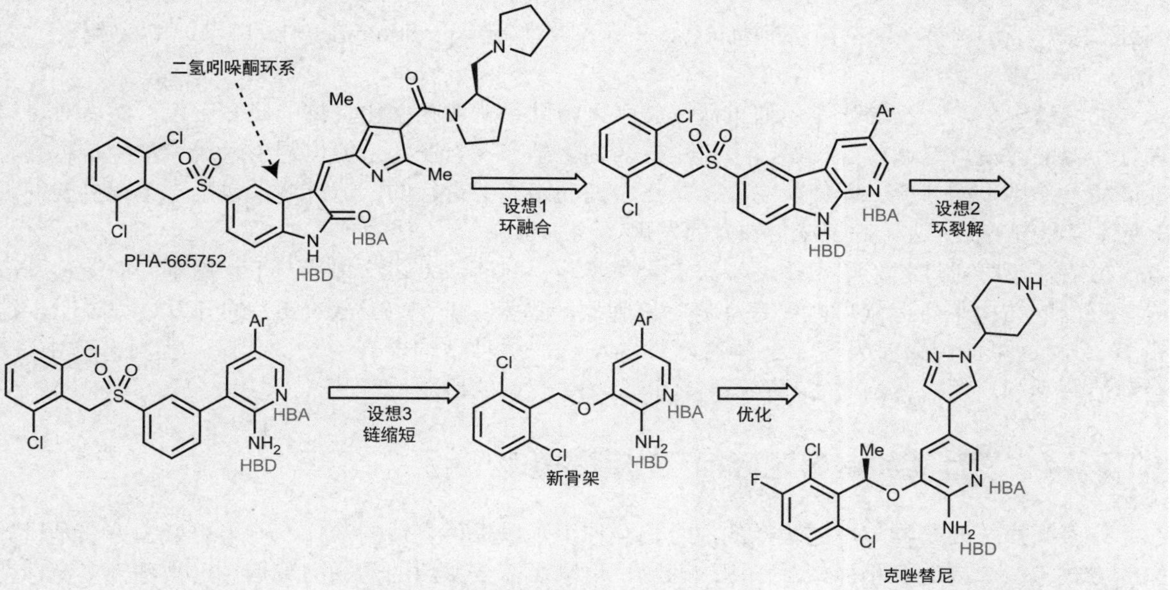

图 1　克唑替尼的设计过程

并不是所有的情况都能应用基于结构的药物设计。有时，先导化合物的靶标可能还未确定，即使已经确定，也可能无法使其结晶。膜结合蛋白尤其如此。一种解决方法是找到一种和靶标蛋白相似，已被结晶并已使用 X 射线晶体衍射技术检测过的蛋白质。可以从该类似蛋白质中获得结构和机制信息，然后用于设计针对该靶蛋白的药物（见案例研究 2 和案例研究 5）。

分子模拟也可以用来研究被认为能与相同的靶标相互作用的不同化合物。可以比较其结构，找到重要的药效团（22.11 节），从而设计具有相同药效团的新的结构。也可以在化合物数据库中搜索这些药效团，来寻找新的先导化合物（22.13 节）。

分子模拟在药物化学中还有其他的应用，其中一些将在第 22 章中叙述。然而，需要注意，分子模拟只能解决一个大问题中的一小部分，即有效药物的设计。诚然，人们可能能够在计算机上设计出一个能够与特定的酶或受体完美结合的化合物，但如果该药物不能被合成或者不能到达人体内的靶标蛋白，那将毫无意义。

也有许多例子，结合位点以不可预测的方式改变了形状，以容纳正常情况下预计不能结合的配体。例如他汀类（statins）药物（案例研究 1）和一种抗炎的甾体分子（专栏 4.1）的结合部位。另一个例子是乙酰胆碱酯酶（acetylcholinesterase）抑制剂加兰他敏（galantamine）的二聚体结构（13.15.2 节）。

10.3.12　通过核磁共振光谱进行药物设计

9.4.10 节中已经讨论了核磁共振光谱法在设计先导化合物中的应用。这也可以看作是一种药物设计的方法，因为重点不仅在于设计先导化合物，更在于设计一个具有潜力的先导化合物。通常，药物设计的目的是优化已经被发现的先导化合物。在核磁共振光谱法中，首先对小分子［表位（epitope）］进行优化，以最大限度地增强结合相互作用，然后再将各个小分子连接在一起产生最终的化合物。

核磁共振光谱也越来越多地被用于识别不能结晶的靶蛋白的结构，并通过 X 射线晶体衍射技术进行研究。一旦确定其结构，就可以使用 10.3.11 节中所述的分子模拟技术进行药物设计。

10.3.13　运气和灵感

诚然，药物设计已经变得更合理了，但药物化学家仍然需要重视运气和努力的作用。目前市场上的大多数药物是通过合理的设计、试验和试错、艰苦工作和纯粹的运气等综合手段研发出的。通过合理设计开发出的药物越来越多，如 ACE 抑制剂（案例研究 2）、胸苷酸合酶抑制剂（案例研究 5）、HIV 蛋白酶抑制剂（19.7.4 节）、神经氨酸酶抑制剂（19.8.3 节）、解磷定（pralidoxime）（13.14 节）和西咪替丁（cimetidine）（16.2 节），但也仍然占已有药物的少数。

通常情况下，药物的研发是通过研读文献来帮助了解对相关化合物的研究工作，然后对自己的化合物进行相似的改造。这通常是在黑暗中摸索，药物化学家探索在特定的位置引入一个基团是否会有空间、电性或相互作用上的效应。即使药物设计是在合理的路线上进行的，运气通常也是一个很重要的因素，例如 β 受体阻断剂普萘洛尔（propranolol）的发现（14.11.3 节）。

最后，有时对结构采用常规逐步改造无法显著提高活性。在这种情况下，用不同的取代基或修饰来合成大范围的结构来碰运气可能更有优势。抗肿瘤药物索拉非尼（sorafenib）的开发过程说明了这一点（专栏 20.9）。这里的突破是发现了一种有活性的结构，这种结构含有两个取代基，当只有其中一个存在时，会对活性不利。然而，当两者都存在时，将会产生有益的协同效应。

10.3.14　设计能和多个靶标相互作用的药物

许多疾病需要药物与不同靶标的混合相互作用，以提供合适的治疗。一个更好的方法是设计能够以受控的方式与两个或更多靶标相互作用的药物，以减少需要服用的药物的数量。这被称为多靶标药物的发现（multi-target drug discovery，MTDD）（9.2.7 节）。设计这种多靶标配体有两种方法：一种是从已知的药物和药效团开始，进行药物设计，使新的药物具有所涉及的药物的综合特性；另一种方法是从先导化合物开始，先导化合物需要对许多靶标都有活性，然后对其结构进行改造，尝试将活性范围缩小到所需要的靶标。

10.3.14.1　从已知的药物开始，进行药物设计

一种策略是将两种已知的药物连接起来形成二聚体结构。这种方法的优点是所产生的二聚物很有可能对两个预期的靶标具有与原始的单个药物相似的选择性和效力。缺点是产生的官能团和可旋转键的数目增加，这可能对所产生的二聚体的口服活性产生不利影响。另外，将一种药物连接到另一种药物上可能会阻碍每个单独的组分与其目标位点的结合。尽管如此，二聚体的设计仍然在很多领域中取得了成功。

二聚体分为均二聚体和异二聚体，这取决于其组成药物是否相同。已经合成了均二聚体和异二聚体的阿片类配体，因为阿片受体会在人体内的某些组织中形成均二聚体和异二聚体（15.9.2 节）。

二聚体在阿尔茨海默病的治疗中也有应用的潜力。乙酰胆碱酯酶（acetylcholinesterase）有一个活性位点和一个外周结合位点，这两个位点都在疾病的症状中起作用。所设计的二聚体可以与这两个位点都发生作用，作为双重作用药物（dual-action agent）发挥作用（13.15.2 节）。三重作用药物的设计也正在研究当中，这种药物可以和乙酰胆碱酯酶中的两个结合位点发生相互作用的同时，还能与一个完全不同的靶标相互作用，这个靶标也与疾病的症状和发展有关。

此外，包含底物结构成分和 17β- 羟基类固醇脱氢酶 1（17β-hydroxysteroid dehydrogenase type 1）辅因子的酶抑制剂的设计也是采用同样的策略。

设计双重作用药物的第二种策略是考虑两种不同的药物的药效团，然后设计一个杂合结构，将两种药物的药效团合并。这种药物被称为杂合药物（hybrid drug）。其中一个例子是拉多替吉（ladostigil）（图 10.59），它是乙酰胆碱酯酶抑制剂利斯的明（rivastigmine）和单胺氧化酶抑制剂雷沙吉兰（rasagiline）的杂合结构。中心蓝色的部分是拉多替吉的结构骨架，是两种组分药物中共有的。

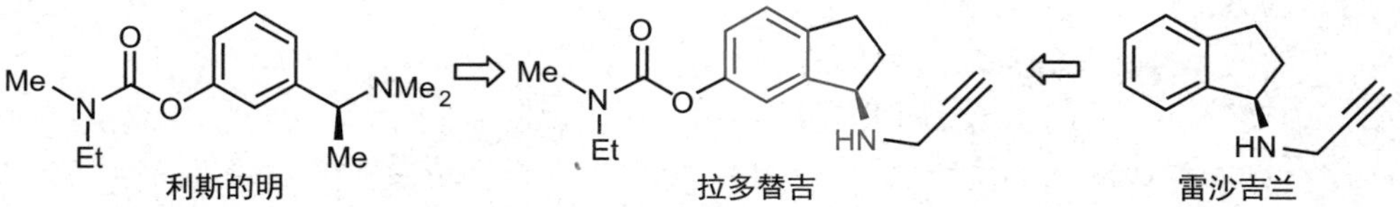

图 10.59　杂合药物拉多替吉的设计

第三种策略是设计一种嵌合体药物（chimeric drug），该药物包含两种不同药物的主要药效特征。例如，研究者合成了含有 2- 甲氧基雌二醇（2-methoxyestradiol）和秋水仙碱（colchicine）特征的结构作为一种潜在的抗肿瘤药物（图 10.60）。尽管两种母体结构都具有抗肿瘤活性，但都有严重的缺点：2- 甲氧基雌二醇代谢迅速，秋水仙碱有毒副作用。嵌合体结构也具有抗肿瘤活性，但其药动学性质得到了改善。

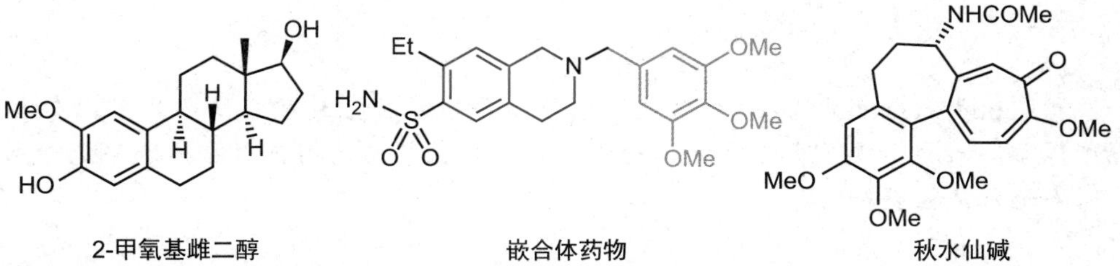

图 10.60　嵌合体药物的设计

10.3.14.2　从没有选择性的先导化合物开始，进行药物设计

设计多靶标药物的第二种方法是找到一种已显示能够与多种靶标相互作用的先导化合物。这种化合物被称为混杂配体（promiscuous ligand）或杂泛药物（dirty drug）。在这种方法中，线性多胺被认为是理想的先导化合物，因为具有几个氨基，可以作为蛋白质靶标的良好结合基团。此外，结构的灵活性意味着可能存在大量与蛋白质靶标结合的活性构象。接下来的挑战就是对结构进行改造，使其对所需靶标显示出选择性。这种方法已应用于一种既具有乙酰胆碱酯酶抑制活性又具有毒蕈碱受体拮抗活性的药物设计中（13.15.3 节）。这些药物可能对阿尔茨海默病的治疗有用。多受体酪氨酸激酶抑制剂也被开发为抗肿瘤药物（20.6.2.10 节）。

关键知识点

- 药物优化旨在使药物与靶标结合位点的相互作用最大化，以提高活性和选择性，并降低副作用。另一个目标是设计易于合成和便宜的药物。
- 可以改变烷基取代基的长度和大小来占据结合位点的疏水口袋，或者实现对一个靶标的选择性。杂原子上连接的烷基是最容易改造的。
- 可以改变芳香取代基的性质和/或其在环上的位置。
- 可以采用拓展策略，在先导化合物中引入额外的官能团，使其能与结合位点上的其他结合区域结合。
- 可以改变连接两个重要结合基团的连接链的长度，从而使每个基团与其相应的结合区域的相互作用最大化。
- 可以通过扩张、收缩或者与其他环融合等策略来改造环系，从而使结合相互作用最大化。
- 经典和非经典的电子等排体经常被用于药物优化。

- 简化包括从先导化合物中移除不属于药效团的官能团。碳骨架中非必要的部分或者非对称中心部分也可以被移除，以设计能更容易、更经济地合成的药物。
- 刚性化适用于柔性的先导化合物。目的是减少可能的构象数目，保留活性构象。将可旋转的环锁定在环结构中或者引入刚性官能团，是刚性化的常用方法。
- 在先导化合物中引入的构象限制基团，能够减少分子可能的构象数目。
- 基于结构的药物设计利用了X射线晶体衍射技术和计算机分子模拟，来研究先导化合物及其类似物如何与靶标结合位点结合。
- NMR研究也能用于测定蛋白质结构，从而设计新的药物。
- 意外发现在药物的设计和优化中起着重要的作用。
- 多靶标配体可以通过连接或者合并已有的药物，或者改造先导化合物，使其能与多靶标相互作用。

习题

1. 普鲁卡因中的芳香氨基在可卡因中不存在，请说明它可能的作用。
2. 请解释怎么将刚性化策略应用于结构Ⅳ，以改善其药理特性。给出两个刚性结构的具体例子。

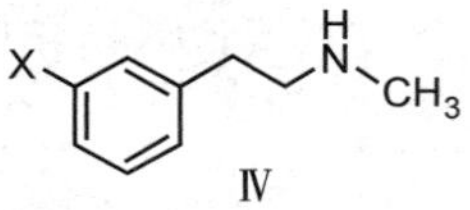

3. 考布他汀（combretastatin）是一种从非洲植物中发现的抗癌物质。类似物Ⅴ比考布他汀活性强，而类似物Ⅵ活性减弱。在设计类似物Ⅴ和Ⅵ时分别使用了什么策略？为什么类似物Ⅴ比考布他汀活性强，而类似物Ⅵ比考布他汀活性弱？

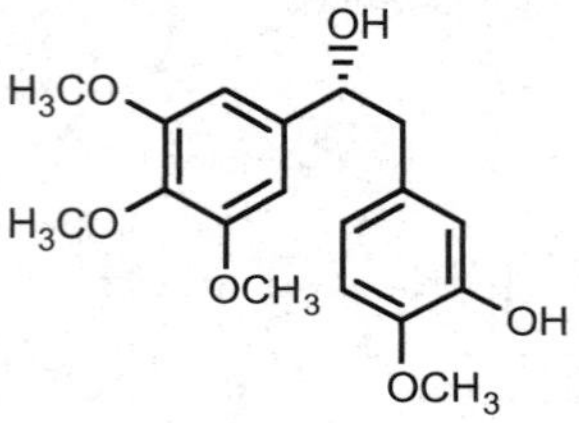

考布他汀 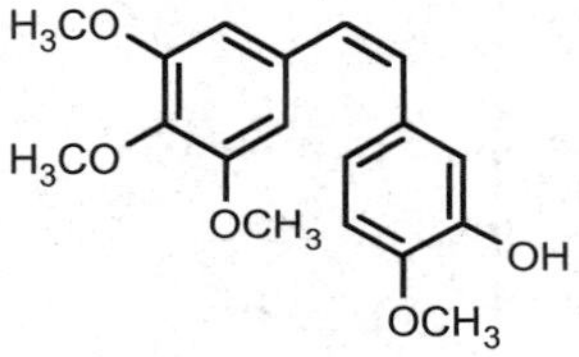　　　　　Ⅴ 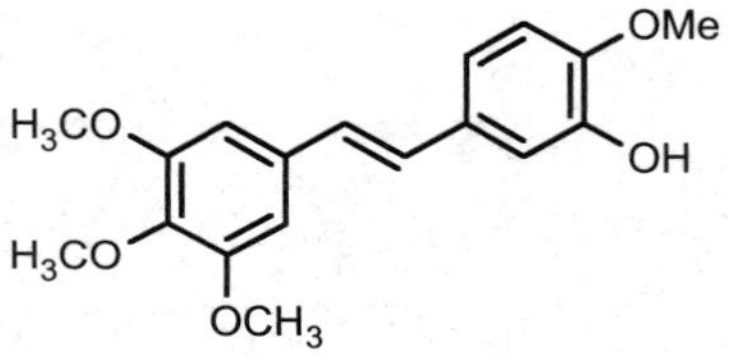　　　　　Ⅵ

4. 结构Ⅶ是一种5-羟色胺受体拮抗剂。在类似物Ⅷ中引入一个甲基，会使其活性增加。请问甲基在其中起了什么样的作用？发挥这样作用的基团的术语是什么？请解释为什么活性会增加。

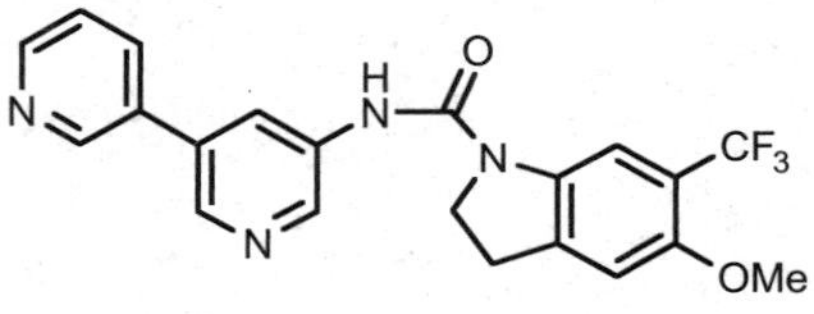

Ⅶ 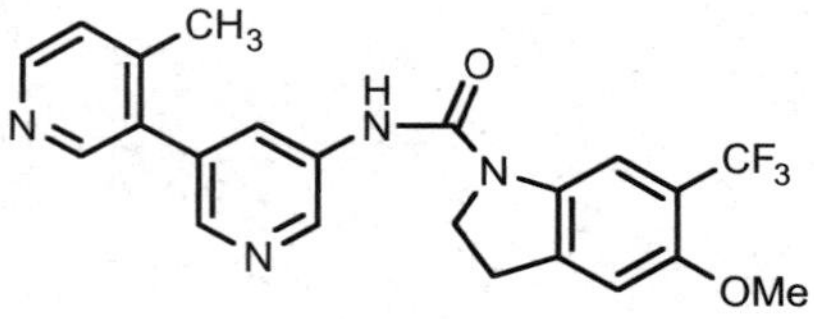　　　　　Ⅷ

5. 请解释在依那普利拉的设计中应用了哪些药物设计的策略（案例研究2）。
6. 水杨酰胺类化合物是一种叫作小柱孢酮脱水酶的酶抑制剂。构效关系表明其中有三种重要的氢键相互作用。请解释喹唑啉类是否可以作为水杨酰胺类化合物的生物电子等排体。

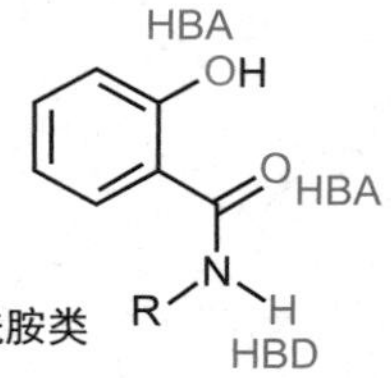

水杨酰胺类 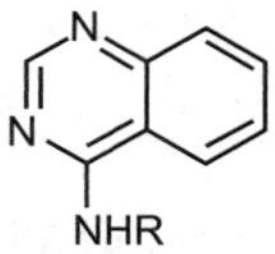　　　　　喹唑啉类

7. 结构Ⅸ（X=NH）是一种被称为嗜热菌蛋白酶的金属酶抑制剂，形成的相互作用如下图所示。请解释为什么类似物（X=O）的结合亲和力降低了1000倍，以及为什么类似物（X=CH₂）的结合亲和力大致相同。

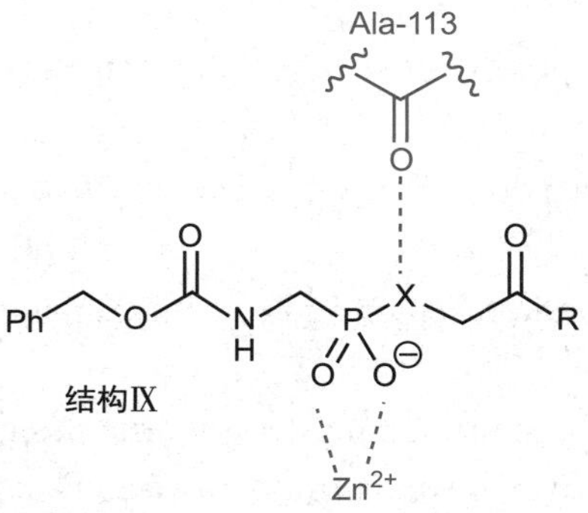

结构Ⅸ

8. 请说明为什么下列结构中的氧原子是较差的氢键受体。

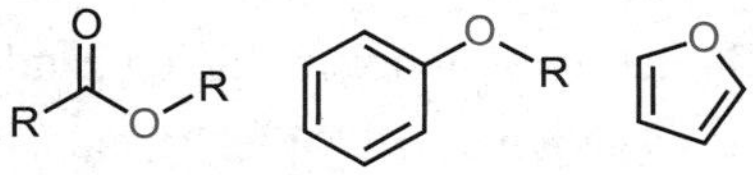

9. 请比较下列结构中的氮原子作为氢键受体的能力。

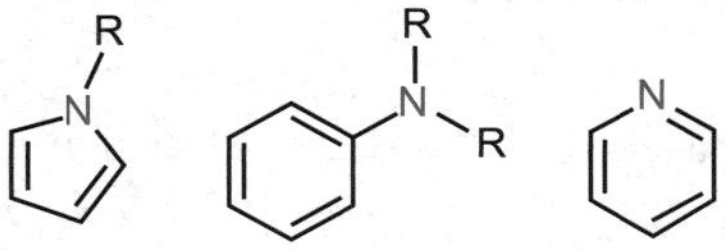

10. 请解释为什么认为苯并咪唑基团是*N*-苯基酰胺的生物电子等排体，以及为什么使用苯并咪唑基团可能能够增加结合亲和力。

11. DU 122290是从舒托必利（图10.47）研发得到的，并且表现出了更高的活性和选择性。请问出现这个现象可能的原因。

12. 甲氨蝶呤抑制二氢叶酸还原酶，其蝶啶环系和结合位点结合，如图10.26所示。请问二氢叶酸（酶的天然底物）可能是怎么结合的？

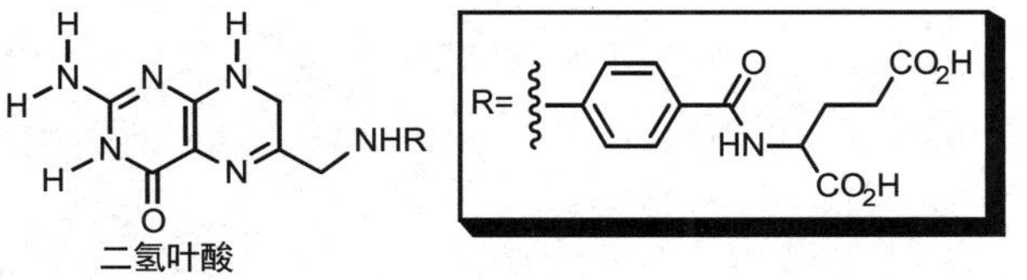

二氢叶酸

13. 将一个含有甲酯的先导化合物水解成羧酸。体内生物活性测试表明，该酯具有活性，酸无活性。然而，体外生物活性测试表明，该酯无活性，而酸有活性。请解释这个矛盾的结果。

14. 先导化合物具有一个芳香环。设计以下的结构作为其类似物。结构Ⅰ和Ⅱ都和先导化合物具有相似的活性，而结构Ⅲ的活性显著增加。请解释这些结果，并说明其中所用的药物设计策略。

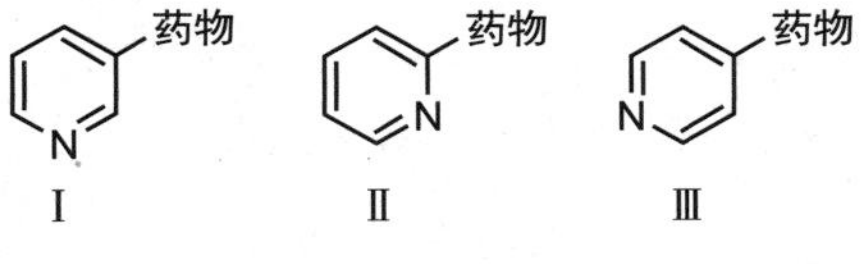

15. 可卡因的药效团如专栏10.2所示。请找出可能的环类似物，它应该比可卡因具有更简单的结构，且预计能够保持活性。

16. 普鲁卡因（专栏10.2）是一种很成功的局部麻醉药，但是其关键的酯和胺结合基团之间有3个键，而可卡因中有4个键，这表明普鲁卡因中这些基团可能距离过于接近。事实上，情况却并非如此，请说明原因。

Acharya, K. R., et al. (2003) ACE revisited: a new target for structure-based drug design. *Nature Reviews Drug Discovery*, 2(11): 891-902.

Cavalli, A., et al. (2008) Multi-target-directed ligands to combat neurodegenerative diseases. *Journal of Medicinal Chemistry*, 51(3): 347-372.

Cui, J. J., et al. (2011) Structure-based drug design of crizotinib. *Journal of Medicinal Chemistry*, 54(18): 6342-6363.

Hruby, V. J. (2002) Designing peptide receptor agonists and antagonists. *Nature Reviews Drug Discovery*, 1(11): 847-858.

Kubinyi, H. (2001) Hydrogen bonding: the last mystery in drug design? in Testa, B., van de Waterbeemd, H., Folkers, G., and Guy, R. (eds), *Pharmacokinetic optimization in drug research.* Wiley-VCH, Weinheim.

Luca, S., et al. (2003) The conformation of neurotensin bound to its G-protein-coupled receptor. *Proceedings of the National Academy of Sciences of the USA*, 100(19): 10706-10711(active conformation by NMR).

Morphy, R., et al. (2004) From magic bullets to designed multiple ligands. *Drug Discovery Today*, 9(15): 641-651.

Morphy, R., and Rankovic, Z. (2005) Designed multiple ligands. An emerging drug discovery paradigm. *Journal of Medicinal Chemistry*, 48(21): 6523-6543.

Pellecchia, M., Sem, D. S., and Wuthrich, K. (2002) NMR in drug discovery. *Nature Reviews Drug Discovery*, 1(3): 211-219.

Rees, D. C., et al. (2004) Fragment-based lead discovery. *Nature Reviews Drug Discovery*, 3(8): 660-672.

第11章 药物设计：药物的优化过程

在第 10 章，我们主要关注优化药物与其靶标的结合相互作用的药物设计策略。然而，具有最佳结合相互作用的化合物不一定是最好的药物。如果药物要到达其在体内的靶标，需要克服许多障碍（第 8 章）。在这一章中，我们将讨论可以用来克服这些障碍的设计策略，包括对药物本身的修饰。还有其他方法可以帮助药物到达其靶标，包括将药物与聚合物或抗体相连接，或者将其封装在聚合物载体中。这些内容也会在 8.10 节和 20.10 节中讨论。总的来说，目标是设计出能够进入血液、有效到达靶标，在体内过程中保持足够的稳定性，且能够在合理的时间内被消除的药物。这一切都是在药物的药动学规律下进行的。

11.1 优化亲水/疏水性

药物的相对亲水 / 疏水性质在影响其溶解度、吸收、分布、代谢和排泄（ADME）方面起着至关重要的作用。极性太强或亲水性太强的药物不易穿过肠壁的细胞膜。一种解决方法是采用注射方式给药，但这种方法不能用于细胞内的靶标，因为它们不能穿过细胞膜。如果药物结构中含有极性官能团，这将使它们易于与血浆蛋白结合、发生 II 相代谢偶联反应，以及快速排泄（第 8 章）。疏水性很强的药物效果也不好。如果口服给药，它们可能溶解在肠道的脂肪球中，导致吸收不良。如果注射给药，这类药物在血液中溶解性差，很可能被脂肪组织吸收，导致血药浓度低。并且还有观察表明，有毒代谢物更可能是由疏水性药物产生的。

通过测试药物在正辛醇 / 水混合物中的相对分布，可以测定药物的疏水性。疏水性分子更倾向溶于两相体系中的正辛醇层，而亲水性分子更倾向溶于水层。其相对分布称为分配系数（P），由下面的方程得到：

$$P = \frac{\text{药物在正辛醇中的浓度}}{\text{药物在水中的浓度}}$$

疏水性化合物的 P 值较高，而亲水性化合物的 P 值较低。事实上，$\log P$ 值通常被用来衡量疏水性。其他测定 $\log P$ 的实验方法包括高效液相色谱法（HPLC）和自动电位滴定法。也可以使用合适的软件来计算出给定结构的 $\log P$ 值，这种估算值被称为 $\text{Clog}P$ 值，以区别于其他从实验中得出的 $\log P$ 值。

许多药物在电离和非电离形式之间存在一个平衡。然而，$\log P$ 只测量了水和正辛醇中非电离形式物质的相对分布。所有物质（包括电离和非电离形式）的相对分布由 $\log D$ 给出。

一般来说，药物的亲水/疏水平衡可以通过更换易改变的取代基来变化。这种变化可用 QSAR（定量构效关系）方法表述，将在第 23 章中讨论。

此外，药物的亲水/疏水性质并不是影响药物吸收和口服生物利用度的唯一因素。分子柔性在药物的口服生物利用度中也起着重要作用（8.3 节），因此 10.3.9 节中叙述的刚性化策略在促进药物的吸收当中也很有用。

11.1.1　通过掩盖极性官能团来减少极性

用烷基或酰基掩盖极性官能团可以使分子的极性降低。例如，醇或酚可被转化为醚或酯，羧酸可被转化为酯或酰胺，伯胺、仲胺可被转化为酰胺或仲胺、叔胺。极性的降低不仅可以通过遮盖极性基团来实现，也可以通过增加了一个额外的疏水性烷基基团达到——更大的烷基基团具有更大的疏水性。但是，在掩盖极性基团时须小心，因为这些基团可能对药物与其靶标的结合很重要。屏蔽这些基团会减少结合相互作用，降低活性。这种情况下，可以暂时屏蔽极性基团，当药物被吸收后再将屏蔽基团移除。

11.1.2　通过增加或者减少极性官能团来改变极性

可以在药物中引入极性官能团来增加其极性。例如，抗真菌药噻康唑（tioconazole）只用于皮肤感染，因为它是非极性的，在血液中溶解性差。引入一个极性羟基和更强的极性杂环，能改善其溶解性和增强其抗系统性感染（即在血液循环中）的活性，得到口服有效的抗真菌药氟康唑（fluconazole）（图 11.1）。在案例研究 1 中能看到另一个例子，在瑞舒伐他汀（rosuvastatin）中引入极性磺酰胺，使其亲水性增加，组织选择性增加。最后，在药物中通常引入含氮杂环（如吗啉或吡啶），以增加其极性和水溶性。这是因为氮原子是碱性的，它有可能形成水溶性盐。例如，吉非替尼（gefitinib）（20.6.2.1 节）和胸腺嘧啶合酶抑制剂（案例研究 5）的设计当中就用了这种策略。如果为了增加水溶性而引入极性基团，最好使其在药物与靶标结合位点结合时仍暴露在周围的水中。这意味着在去溶剂化的过程中不需要消耗能量（1.3.6 节）。

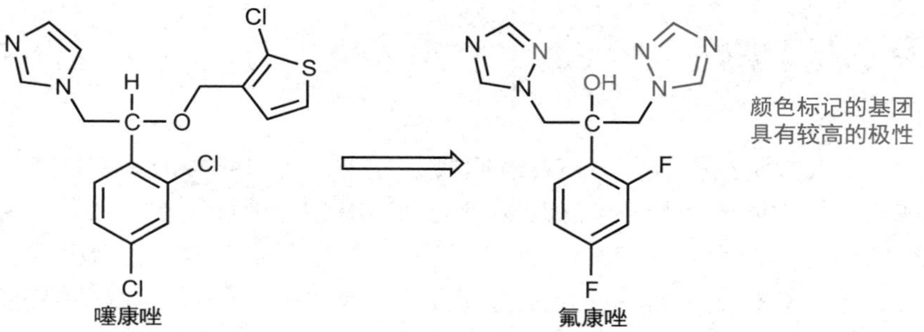

图 11.1　增加抗真菌药物的极性

极性过大的药物能够通过去除极性官能团来降低极性。这个策略在天然来源（如生物碱或内源性肽）的先导化合物方面尤其成功。但是，有一点儿很重要，不能去除对于药物和靶标的结合相互作用很重要的官能团。在某些情况下，药物可能含有过多的必需极性基团。例如，图 11.2 所示的抗菌药物，具有极好的体外活性，但由于极性基团较多，体内活性较差。其中有些基团可以被移除或掩盖，但大多数对于活性都是必需的，因此，该药物无法用于临床。

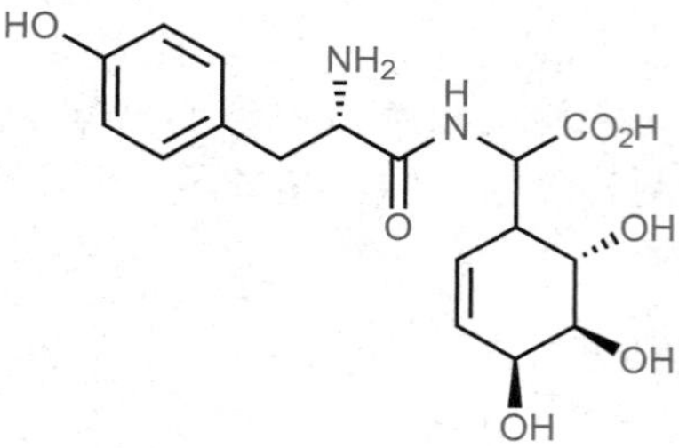

图 11.2　药物中极性基团（颜色标出）过多

11.1.3　通过改变疏水基团来改变极性

极性可以通过添加、移除或改变适当的疏水取代基来改变。例如，如果合成路线允许，可以在分子的碳骨架中引入额外的烷基以增加疏水性。或者，使用更大的基团取代已经存在的烷基。如果需增加分子的极性，则可以采用相反的策略（即用较小的烷基取代较大的烷基，或将其完全去除）。有时，增大 1 个烷基的体积，减小其他烷基的体积是有利的。这被称为亚甲基变换（methylene shuffle），已被发现能够调整化合物的疏水性。引入卤素取代基也能增加疏水性。常用的卤素是氯或氟，溴取代基不常用。

11.1.4 通过改变 N- 烷基取代基改变 pK_a

pK_a 在 6 ～ 9 范围外的药物太容易离子化，难以通过细胞膜吸收（8.3 节）。通常可以改变 pK_a，使其进入合适的范围。例如，可以通过改变任何 N- 烷基取代基来实现。然而，有时很难预测这些变化将如何影响 pK_a。额外的 N- 烷基基团或更大的 N- 烷基基团具有更强的供电子效应，会使碱性增加，但增加烷基的大小和数量会增加 N 原子周围的空间体积。这阻碍了水分子溶解其离子形式的碱，阻碍了离子的稳定。反过来这又减低了胺的碱性。因此，有两种不同的影响彼此相互作用。虽然如此，改变烷基取代基仍是个值得尝试的策略。

这种策略的一个变体是将一个碱性氮"包裹"在一个环内。例如，苄脒结构（图 11.3 中结构 I）具有抗血栓活性，但脒基的存在使碱性太强，使其难以有效地吸收。将该基团并入异喹啉环系（PRO 3112）可以降低碱性，增加吸收。

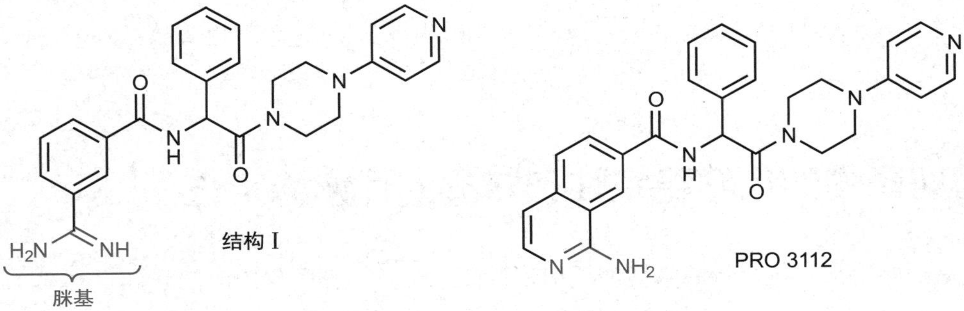

图 11.3　改变抗血栓药物的碱性

11.1.5 通过改变芳香取代基来改变 pK_a

芳香胺或芳香羧酸的 pK_a 可以通过在环上添加给电子或吸电子的取代基来改变。如果取代基能够通过共振与环发生相互作用，那么取代基相对于芳香胺或芳香羧酸的位置很重要（23.2.2 节）。例如奥沙尼喹（oxamniquine）的研发（案例研究 4）。

11.1.6 极性基团的生物电子等排体

在 10.3.7 节已经讨论了生物电子等排体用于设计与靶标有更好的相互作用的化合物。生物电子等排体也被用作重要官能团的替代基团，这些官能团是和靶标相互作用所必需的，但会引起药动学问题。例如，羧基是一种极性很强的基团，它能使任何含有它的药物被电离并阻碍其吸收。解决这个问题的一种方法是将其做成酯类前药（11.6.1.1 节）。另一种策略是用具有相似物理化学性质，但相比原来的羧基具有一些优势的生物电子等排体来替代。有几种生物电子等排体被用于取代羧基，但其中最常用的是 5-取代四氮唑（图 11.4）。和羧基一样，四唑类也有一个酸性质子，在 pH = 7.4 的条件下电离。它们的结构也是平面的。然而，它的优势在于四唑阴离子的亲脂性是羧基阴离子的 10 倍，由此药物吸收得到增强（见专栏 11.1）。它还能抵抗许多发生在羧基上的代谢反应。此外，N- 酰基磺酰胺类化合物也被用作羧基的生物电子等排体（10.3.7 节）。

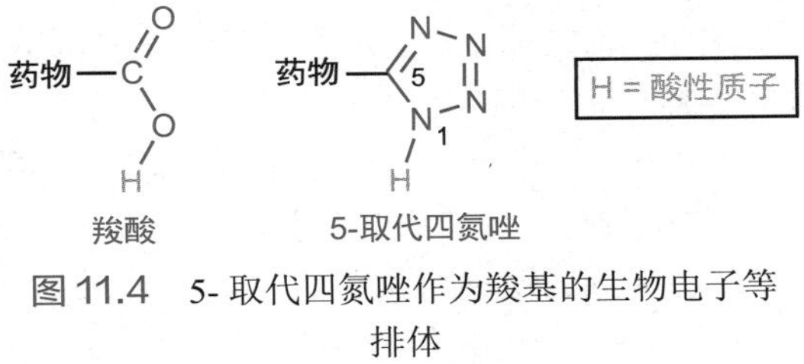

苯酚基团在药物当中普遍存在，但容易发生代谢偶联反

图 11.4　5- 取代四氮唑作为羧基的生物电子等排体

应。如果使用 N—H 基团模拟苯酚基，则可以使用更多生物电子等排体，包括酰胺、磺酰胺或杂环。

专栏 11.1　使用生物电子等排体来促进吸收

　　杜邦公司发现联苯结构（结构Ⅰ）可以抑制血管紧张素Ⅱ受体，是潜在的降压药。然而，由于药物难以透过肠壁吸收，只能进行注射给药。用四氮唑取代羧基，得到了氯沙坦（losartan）（图1，17.3.4 节），在 1994 年批准上市。

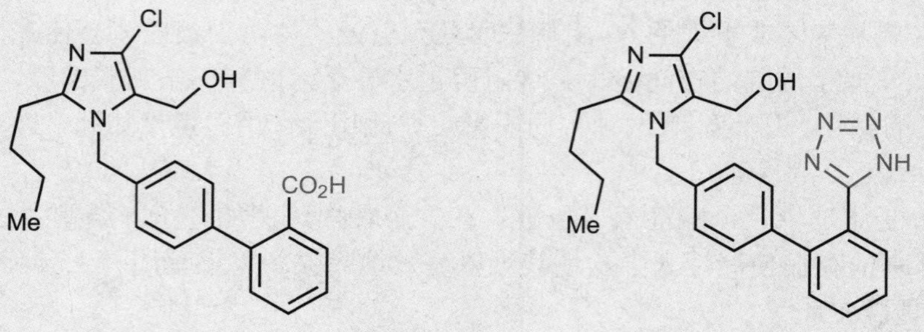

结构Ⅰ　　　　　　　　　　　氯沙坦

图1　氯沙坦的研发

11.2　增加药物的化学稳定性和对酶的代谢稳定性

　　有许多策略能够用来对抗药物的水解和代谢，以此来延长药物的作用时间。

11.2.1　通过空间位阻保护

　　有些官能团比其他官能团更容易受到化学水解和酶的降解。例如，酯和酰胺特别容易水解。保护这些基团的一种常用策略是增加空间位阻，阻止亲核试剂或酶靠近敏感基团，通常是在官能团附近引入一个大体积的烷基。例如，抗风湿药物 D 1927 中的叔丁基可以作为空间位阻，阻碍末端肽键的水解（图 11.5）。空间位阻也被用于保护青霉素不被内酰胺酶水解（18.5.1.8 节），还可以防止药物与细胞色素 P450 酶相互作用（13.7.1 节）。

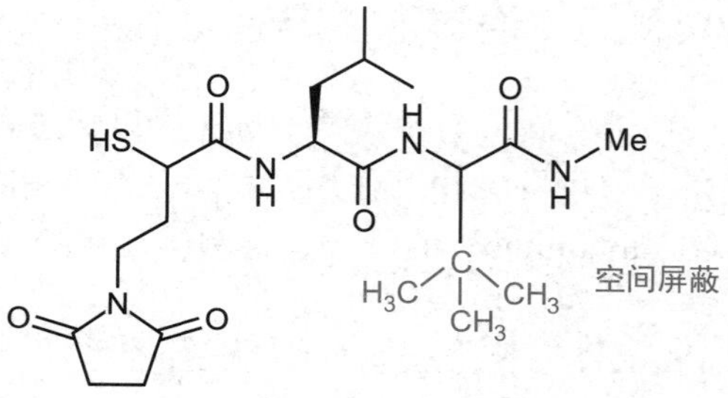

图 11.5　使用空间位阻来保护抗风湿药物 D 1927

11.2.2　生物电子等排体的电性效应

　　另一种常用的保护不稳定官能团的方法是使用生物电子等排体来使基团电性稳定。等排体和非经典等排体常被用作生物电子等排体（10.1.15 节、10.3.7 节、11.1.6 节）。例如，用 NH_2 替代乙酸酯的甲基，得到比原来的酯更稳定的氨基甲酸乙酯官能团（图 11.6）。NH_2 基团的价电子数目和大小与甲基相同，因此没有空间效应。然而，它的电性效应完全不同，因为它可以供电子给羧基，使其稳定不易水解。胆碱受体激动剂卡巴胆碱（carbachol）就是通过这样的方法稳定的（13.7.2 节），头孢菌素头孢西丁（cefoxitin）亦是如此（18.5.2.4 节）。

　　另外，不稳定的酯基也可以被酰胺基团取代（NH 取代 O）。酰胺类更耐化学水解，这也是由于氮的孤对电子能供给羧基，使其亲电性降低。

　　重要的是要认识到，生物电子等排体通常特别适合于药物化学中的特定领域。用氨基甲酸酯或酰胺替代酯基可能在一类药物中起作用，但在另一类药物中不起作用。我们还必须认识到生物电子等排体和电子等排体是不同的。决定一个基团是否是生物电子等排体取决于它能否保留药物的重要生物活性，而不是价电子数相同。因此非电子等排体基团可以用作生物电子等排体。例如，在从舒托必利（sultopride）开发多巴胺抑制剂 Du 122290 的过程中，用吡咯环作为酰胺键的生物电子等排体（10.3.7 节）。类似地，在利托那韦（ritonavir）的开发过程中，噻唑环被用作吡啶环的生物电子等排体（19.7.4.4 节）。

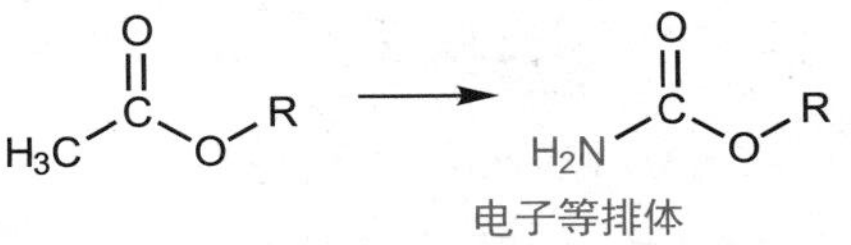

图 11.6　用氨基对甲基进行等排体取代

还有一种不被认为是使用生物电子等排体来提高稳定性的方法。在分子中引入具有电子诱导效应的基团或取代基，来增加不稳定官能团的稳定性。例如，在青霉素的侧链中引入吸电子基团，能增加其对酸水解的耐受性（18.5.1.8 节）。基团的诱导作用也可以决定酯类前体药物水解的难易程度（专栏 11.4）。

11.2.3　空间位阻和电性优化

空间位阻和电性稳定经常被用于稳定不稳定的基团。例如，普鲁卡因（procaine）（图 11.7）是一种药效好，但持续时间短的局部麻醉药，因为它的酯基会被迅速水解。将酯基替换为反应性较低的酰氨基可以降低其对化学水解的敏感性。此外，芳香环上两个邻甲基的存在有助于保护羧基免受亲核试剂或者酶的攻击，从而产生了作用时间更长的局部麻醉药利多卡因（lidocaine）。其他使用空间和电性优化的成功案例如苯唑西林（oxacillin）（专栏 18.5）和氯贝胆碱（bethanechol）（13.7.3 节）。

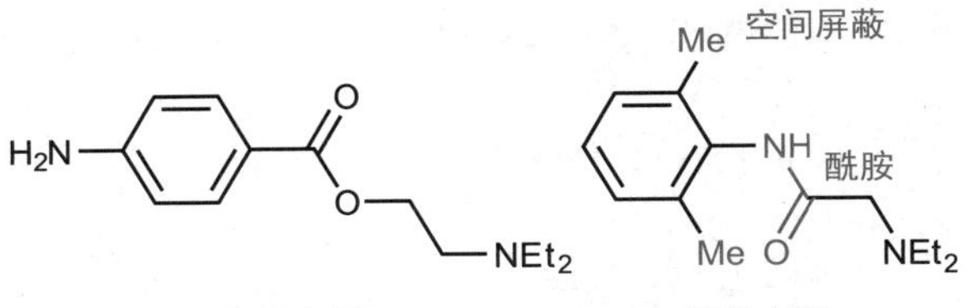

图 11.7　立体和电性优化使得利多卡因的局麻持续时间较普鲁卡因更长

11.2.4　代谢阻滞

一些药物是通过在其骨架的特定部位引入极性基团来代谢的。例如，甾体可以通过在四环骨架的 6 位氧化引入一个极性羟基（图 11.8）。这一基团的引入可以形成极性偶联化合物，可以快速从体内消除。通过在 6 位引入一个甲基，可以阻碍甾体的代谢，使其作用时间延长。例如口服避孕药醋酸甲地孕酮（megestrol acetate）含有 6 位甲基，阻碍其代谢。

同样，一种保护芳香环不被代谢的常用方法是在对位引入一个氟取代基。例如，CGP 52411（图 11.9）是一种酶抑制剂，作用于表皮生长因子受体的激酶活性位点（4.8 节）。它作为一种抗肿瘤药物进入临床试验，并被发现是在芳香环的对位发生氧化代谢。通过引入氟取代基来阻碍这种代谢成功得到类似物 CGP 53353。这种策略也成功地应用于吉非替尼（gefitinib）的设计中（20.6.2.1 节）。氟取代基现在被广泛应用于各种结构中以阻断代谢。

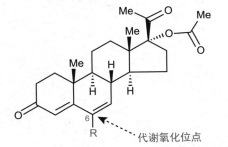

图 11.8　易代谢的甾体（R = H）、代谢物（R = OH）、醋酸甲地孕酮（R = Me）

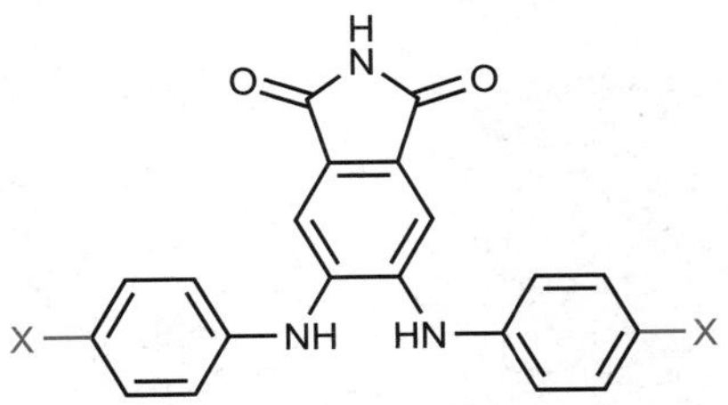

图 11.9　氟取代基作为代谢阻滞基团的应用（X = H，CGP 52411；X = OH，代谢物；X = F，CGP 53353）

用氘同位素取代氢原子的方法尚在探索中。碳和氘之间的共价键强度是碳和氢之间的 2 倍，这可能有助于阻碍代谢。

11.2.5　去除或替换代谢敏感的基团

　　某些取代基对代谢酶格外敏感。例如，芳香环上的甲基经常被氧化成羧基（8.5.2 节）。生成的酸可以很快从体内消除。其他常见的代谢反应包括脂肪族和芳香族的 *C*- 羟基化，*N*- 和 *S*- 氧化，*O*- 和 *S*- 脱烷基化以及脱氨基化（8.5 节）。

　　有时，一些敏感的基团会被去除或者被对氧化稳定的基团取代，以延长药物的作用时间。例如，抗糖尿病药物甲苯磺丁脲（tolbutamide）的芳香甲基取代基被氯取代，得到氯磺丙脲（chlorpropamide），其作用时间大幅延长（图 11.10）。这种方法也被用于吉非替尼（gefitinib）的设计（20.6.2.1 节）。一种常用的替代策略是用 CF_3、CHF_2 取代敏感的甲基。氟原子可以改变甲基的氧化电位，使其抗氧化的能力增强。

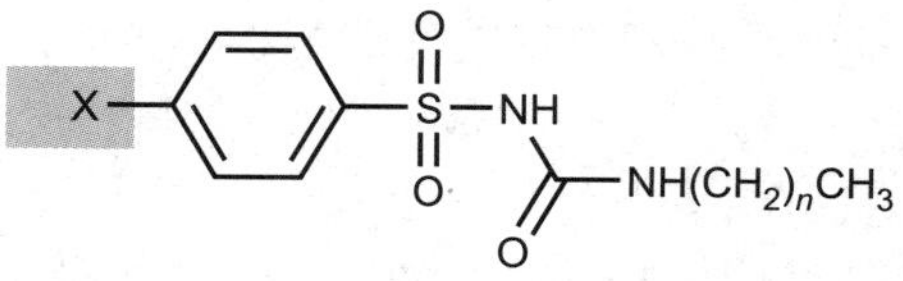

图 11.10　甲苯磺丁脲（X = Me，n = 3）和氯磺丙脲（X = Cl，n = 2）

　　另一个代谢敏感基团被取代的例子见 18.5.2.3 节，其中头孢菌素中敏感的酯基被代谢稳定的基团取代，得到头孢噻啶（cephaloridine）和头孢氨苄（cefalexin）。

11.2.6　基团转移

　　如果所关注的基团对于结合位点发生的结合相互作用不重要，那么去除或取代代谢敏感的基团是可行的。如果该基团很重要，那么就需要用不同的策略。

　　有两种可能的解决方法。首先，可以通过前药的方法来暂时掩盖敏感基团（11.6 节），或者可以尝试将敏感基团转移到分子骨架内。后一种策略曾被用于沙丁胺醇（salbutamol）的开发（图 11.11）。沙丁胺醇在 1969 年上市被用于治疗哮喘，是一种神经递质去甲肾上腺素（noradrenaline）（含有 2 个邻位酚羟基的儿茶酚结构）的类似物。

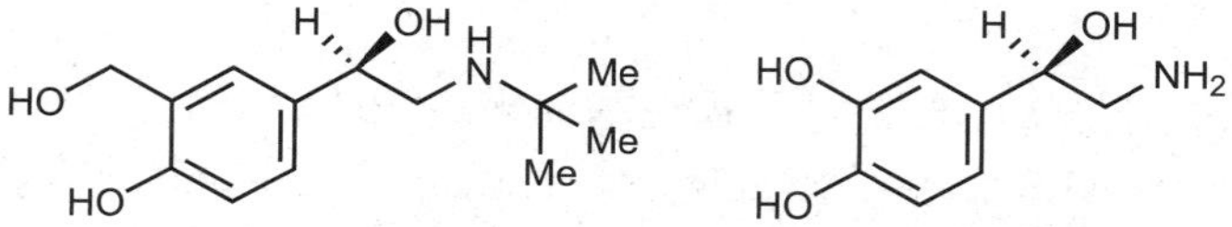

沙丁胺醇　　　　　　去甲肾上腺素

图 11.11　沙丁胺醇和去甲肾上腺素

　　儿茶酚类化合物面临的问题之一是其中一个酚羟基被甲基化代谢。由于两个酚羟基都能和受体形成氢键，其中一个酚羟基的甲基化会破坏氢键并使化合物失去活性。例如，去甲肾上腺素类似物（图 11.12 结构Ⅰ）具有抗哮喘活性，但由于该化合物迅速代谢为无活性的甲基醚（图 11.12 结构Ⅱ），其作用持续时间较短。

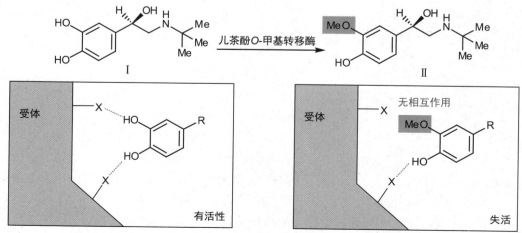

图 11.12　去甲肾上腺素类似物的甲基化代谢（X 表示一个带负电的原子）

去除 OH 或者用甲基取代 OH 可以阻碍代谢，但也会阻碍其与结合位点形成的重要氢键相互作用。这个问题可以通过一个碳单元将敏感的羟基与环隔开得到解决。这种方法足以使化合物不能被代谢酶所识别，但可以被受体结合位点识别。

幸运的是，受体似乎对这个氢键基团的位置要求不严格，很有趣的是，发现羟乙基基团也能被识别（图 11.13）。除此之外，由于 OH 基团超出范围，或者取代基太大难以适配，活性会丧失。这些结果表明，最好将与受体结合位点的结合区域看作一个有效体积，而不是想象其固定在一个点上。相关结合基团可以被放在有效体积的任何一部分来设计药物。另一个成功的基团转移的策略见案例研究 7。

转移一个代谢敏感的重要结合基团并不是在任何情况下都能起作用。这很可能使分子既不能被其靶标识别，也不能被代谢酶识别。

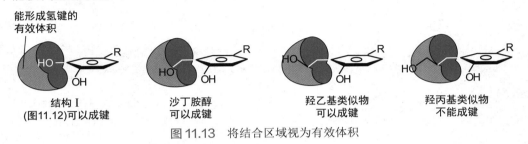

图 11.13　将结合区域视为有效体积

11.2.7　环变换和环取代

某些环系统可能对代谢很敏感，因此改变这些环可能能够提高其代谢稳定性。这可以通过在环中引入氮来降低环系的电子云密度来实现。例如，在 11.1.2 节中提到的抗真菌药噻康唑（tioconazole）的咪唑环易受代谢影响，但像氟康唑（fluconazole）中用 1,2,4- 三唑环取代可以提高其稳定性（图 11.1）。

富电子芳香环，如苯基，特别容易被氧化代谢，但可以用含氮杂环，如吡啶或嘧啶取代来使其稳定。或者，可以在芳香环中引入吸电子取代基来降低电子云密度。

环的变化也有助于稳定代谢敏感的芳香环或芳杂环上的甲基取代基。这些取代基可以被一些更稳定的取代基取代，如 11.2.5 节所述，但有时必须保留甲基取代基以保持良好的活性。在这种情况下，较好的做法是在芳香环/芳杂环上引入氮原子，降低环中的电子云密度，也有助于增加甲基取代基对代谢的稳定性。例如，F13640 作为止痛药进行了 Ⅱ 期临床试验（图 11.14）。其吡啶环上的甲基取代基容易被氧化，转化为无活性的羧基。甲基在结合中起着重要的作用，必须保留。因此，吡啶环被替换为嘧啶环，从而得到化合物 F15599，这种化合物具有更高的代谢稳定性，并且没有影响其结合活性。

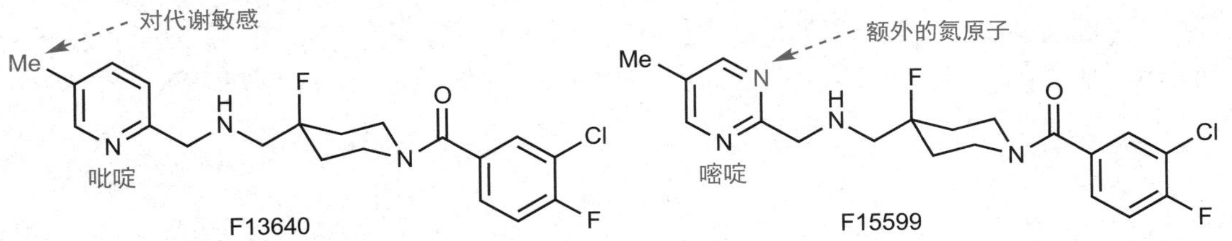

图 11.14　通过向环中引入氮来稳定芳香环或芳杂环上的甲基取代基

11.3　增强药物的代谢稳定性

前文已经介绍了如何通过抑制药物的代谢来延长其作用时间。然而，对代谢过于稳定且排泄极为缓慢的药物，其造成的问题和易被代谢的药物一样多。人们通常希望有一种药物能达到预期效果，然后在合理的时间内停止作用。否则，药物的作用时间太久，将会造成毒性和持续的副作用。因此，设计低化学稳定性和代谢稳定性的药物有时也是必要的。

11.3.1 引入对代谢敏感的基团

引入对代谢敏感的基团是缩短药物作用时间的有效方法（见专栏11.2）。例如，在治疗关节炎的药物L787257中引入甲基，可以缩短其作用时间。所得到的化合物L791456中的甲基会被氧化代谢成极性的醇和羧基（图11.15）。

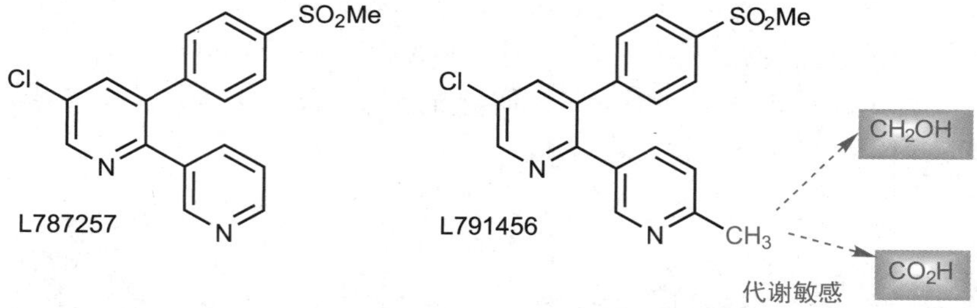

图 11.15　引入一个代谢不稳定的甲基来缩短药物的作用时间

另一个例子是止痛药瑞芬太尼（remifentanil）（15.6.3.4节），其中，引入了酯基使其作用时间缩短。β受体阻断剂艾司洛尔（esmolol）也是通过引入一个酯基，被设计为短效药（14.11.3.4节）。

11.3.2 自毁药物

自毁药物（self-destruct drug）是在一种条件下化学稳定，但在另一种条件下变得不稳定并将自发降解的药物。自毁药物的优点是其灭活不依赖于代谢酶的活性，代谢酶的活性可能因患者而异。自毁药物的最好的例子是神经肌肉阻断剂阿曲库铵（atracurium），它在酸性pH下稳定，但在到达血液的微碱性环境后发生自我降解（13.10.2.4节）。这意味着该药物的作用时程很短，麻醉医师可以在手术期间通过连续的静脉滴注来控制其在血液中的水平。

专栏 11.2　缩短药物的作用时间

抗哮喘药物通常通过吸入给药的方式来减少身体其他部位产生副作用的可能。然而，有很多药物是口服给药的，且可以通过胃肠道吸收进入血液。因此，人们希望有一种在肺部有效且稳定，但在血液中会被迅速代谢的抗哮喘药物。克罗卡林（cromakalim）具有很好的平喘作用，但如果进入血液，会产生心血管副作用。结构 UK 143220 和 UK 157147（图1）是从克罗卡林研发得到的，它们可以迅速代谢。UK 143220 含有一个会被血液中的酯酶快速水解的酯基，从而产生无活性的羧酸，而 UK 157147 含有一个能使其被结合代谢酶快速偶联并消除的酚羟基。这两种化合物都被作为临床候选药物。

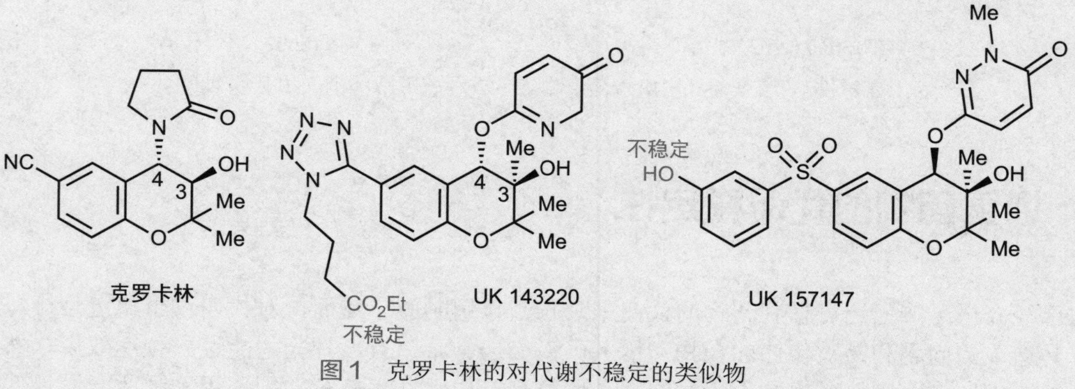

图 1　克罗卡林的对代谢不稳定的类似物

- 通过改变烷基取代基或官能团可以改变先导化合物的极性或pK_a，从而使药物更容易被吸收。
- 通过引入空间位阻来保护敏感官能团，使药物的代谢稳定性增强。也可以改变官能团本身，使其电性因素改变而变得更稳定。
- 可以在关键部位引入代谢稳定的基团来阻断代谢。
- 可以通过改变或移除易被代谢的基团来延长作用时间，只要该基团不是药物和靶标相互作用的必需基团。
- 药物和靶标相互作用必需的且易被代谢的基团可以被转移，以使它们不被代谢酶所识别，但它们仍然能够被靶标所识别。
- 改变先导化合物中的杂环有时能改善其代谢稳定性。
- 代谢缓慢的药物可能会在体内停留时间太长并引起副作用。
- 可以通过引入对代谢或化学变化敏感的基团来缩短药物的作用时间。

11.4 靶向药物

药物设计最主要的目标之一是找到将药物靶向人体内最需要它们作用的确切位置的方法。靶向药物（targeting drug）的原理可以追溯到 Paul Enrlich，他开发了对微生物细胞有选择性毒性而对人体细胞没有毒性的抗菌药物。如第 10 章所述，药物也可以更有选择性地作用于人体内的不同靶标。下面将讨论和药物靶向有关的其他策略。

11.4.1 靶向肿瘤细胞："寻找并摧毁"的药物

癌症化疗的一个主要目标是有效地针对肿瘤细胞而非正常细胞。实现这一目标的一种方法是设计利用特定分子转运系统的药物。这个想法是将活性药物连接在一个重要的"构建基块"（building block）分子上，而这个分子是肿瘤细胞的快速增殖时大量需要的。这可能是一个氨基酸或者核酸碱基（如尿嘧啶氮芥；20.2.3.1 节）。当然，正常细胞也需要这些构建基块，但是肿瘤细胞通常比正常细胞生长得更快，更迫切需要这些构建基块。因此，肿瘤细胞的摄取量更大。

近期的研究是将活性药物或者毒物，例如蓖麻毒素（ricin），连接到单克隆抗体（monoclonal antibody）上，单克隆抗体可以识别肿瘤细胞特有的抗原。一旦抗体与抗原结合，药物或者毒物就会被释放，以杀死细胞。这种方法的困难在于寻找合适的抗原以及生产大量的抗体。尽管如此，这个方法仍然有很好的前景，将在 20.10.2 节中有更详细的介绍。另一种靶向抗肿瘤药物的策略是给予酶 - 抗体复合物，其中酶用于激活抗肿瘤前药，抗体将酶诱导向肿瘤。这种策略被称为抗体导向的酶前药治疗（ADEPT），在 20.10.3 节中有更详细的介绍。其他靶向策略包括抗体导向的抗体酶前药治疗（ADAPT）和基因导向的酶前药治疗（GDEPT），将分别在 20.10.4 节和 20.10.5 节中介绍。抗体也是靶向病毒的一种研究方法（19.11.5 节）。

11.4.2 靶向胃肠道感染

如果药物要靶向治疗胃肠道感染，必须防止其被吸收进入血液。这可以通过使用不能穿过细胞膜的完全电离的药物来实现。例如，高度电离的磺胺类药物被用于治疗胃肠道感染（专栏 18.2）。

11.4.3 靶向外周系统而不影响中枢神经系统

通常还需要这样一类药物，他们具有靶向性，但需要其作用于外周系统而不影响中枢神经系统。通过增加药物的极性，可以减小药物通过血脑屏障的可能性（8.4.5 节），这意味着药物造成中枢神经系统副作用的可能性减小。要实现对中枢神经系统作用而不对外周系统造成影响不是那么简单。为了达到这一目的，药物必须被设计为能有效地穿过血脑屏障，同时能在外周系统中迅速代谢成无活性的代谢物。

11.4.4 通过细胞膜连接物进行靶向

有些药物靶标和细胞膜有关，靶向这样的靶标的一种方法是将药物连接到膜上，使分子锚定在靠近靶标的膜上。抗菌药替考拉宁（teicoplanin）就是一个例子，将在 18.5.5.2 节中讨论。另一种膜连接物被设计用于抑制 β-分泌酶（β-secretase），其最终目的是治疗阿尔茨海默病（AD）。这种酶产生的蛋白质与在阿尔茨海默病患者大脑中发现的毒性蛋白聚合物有关，主要存在于一种叫作核内体（endosome）的细胞器中。肽过渡态抑制剂（peptide transition state inhibitor）与甾醇相连，使其通过内吞作用进入核内体。然后，甾醇作为膜连接物来将药物锁定在适当的位置，使其作用于核内体内的 β-分泌酶而不是其他部位的 β-分泌酶。治疗阿尔茨海默病的潜在药物也靶向作用于线粒体，阿尔茨海默病会导致线粒体中产生自由基和氧化反应，从而损伤细胞。MitoQ（图 11.16）是一种正在进行临床试验的药物，其含有一种与疏水性三苯基膦基团相连的抗氧化前药。这种基团能够帮助药物进入线粒体，然后将其与线粒体膜的磷脂双分子层结合。醌环迅速被还原为活性对苯二酚的形式，然后作为抗氧化剂中和自由基。还有一个将抗氧化药物靶向线粒体的方法是改造已知的抗菌药物，例如短杆菌肽 S（gramicidin S），使其作为抗氧化剂发挥作用而不是抗菌药物。其基本原理是线粒体膜的特性与细菌的细胞膜相似，因此，抗菌药物可以不作用于细胞膜而对线粒体膜表现出选择性。

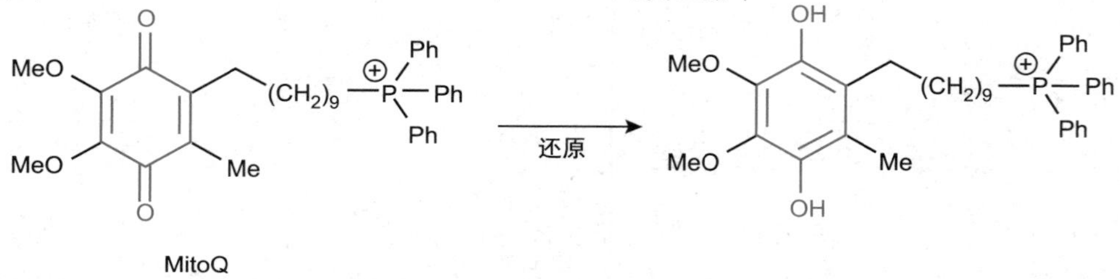

图 11.16　作为前药的 MitoQ

11.5　减小毒性

药物经常由于毒副作用不能通过临床试验。这可能是由于产生毒性代谢物，在这种情况下需要使药物对代谢更加稳定，如前所述（11.2 节）。也需要检查是否存在任何容易产生毒性代谢物的官能团。例如，已知芳香硝基、芳香胺、溴代芳烃、肼、羟胺或多卤代基团等官能团经常被代谢成毒性产物（见 8.5 节中的典型代谢反应，另见专栏 11.3）。

也可以通过改变明显无害的取代基来减少或者消除副作用。例如，可以改变抗真菌药 UK 47265 的卤素取代基，来寻找对肝脏毒性较小的化合物，成功开发了抗菌药氟康唑（fluconazole）（图 11.17）。

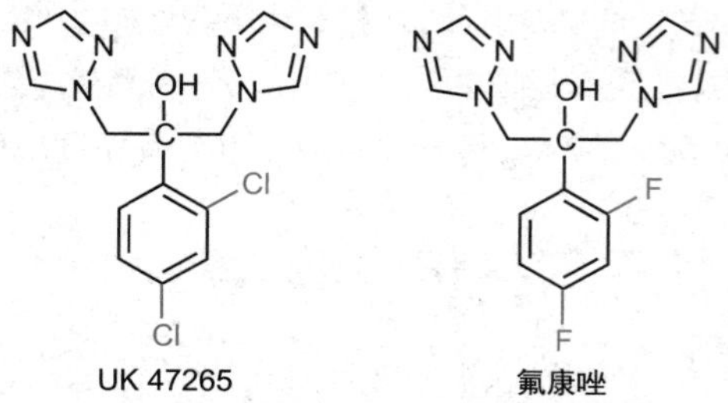

改变取代基的位置有时也能减少或消除副作用。例如，多巴胺受体拮抗剂 SB 269652 会抑制细胞色素 P450 酶导致副作用。改变氰基的取代位置就可以防止这种抑制（图 11.18）。

图 11.17　通过改变芳环上的取代基来减小毒性

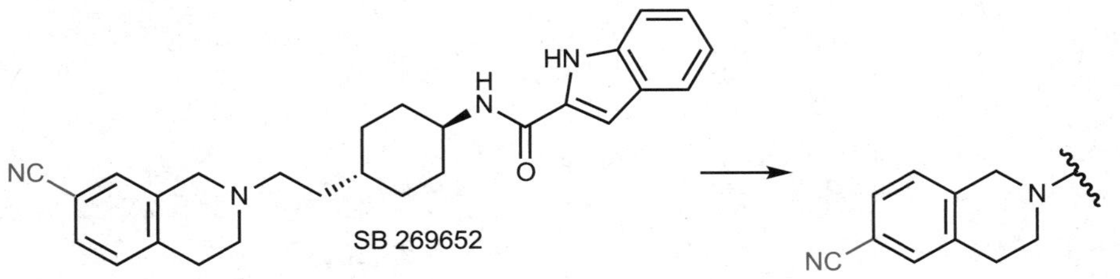

图 11.18　通过改变取代基的位置来减小副作用

专栏 11.3　鉴别和替换潜在的毒性基团

在药物开发的早期阶段，即使没有直接的实际毒性证据，通常也会替换掉具有潜在毒性的官能团。例如，1,4-二氨基取代芳环被视为毒性的警示结构。这两个氨基的存在会使芳环活化，使其富电子，能够代谢产生 1,4-二亚氨基醌结构（图 1）。二亚氨基醌可以作为亲电试剂，会与蛋白质中的赖氨酸或核酸中的鸟嘌呤等亲核基团反应。

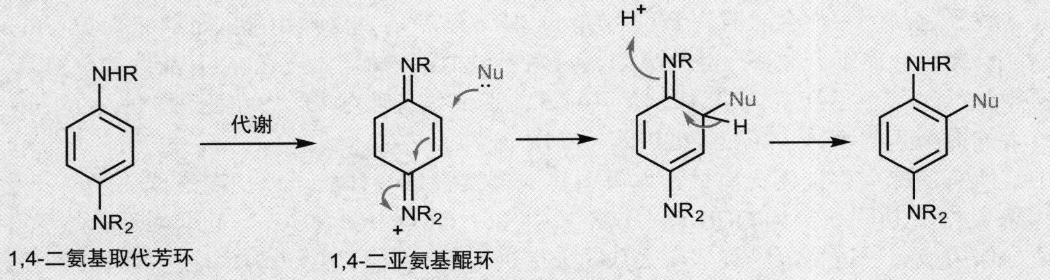

1,4-二氨基取代芳环　　1,4-二亚氨基醌环

图 1　1,4-二氨基取代芳环的代谢

解决这个问题的一个策略是，通过引入一个氮原子来减少芳环的富电子程度，即用吡啶取代苯环。抗肿瘤药索立德吉（sonidegib）的开发就用了该策略（20.6.3 节）。抗肿瘤药塞瑞替尼（ceritinib）的开发中用了另一种策略——"环翻转"，即在先导化合物中将哌啶环翻转，使氮不与芳环相连（图 2）。此外，可以引入甲基取代基作为代谢阻滞基团。

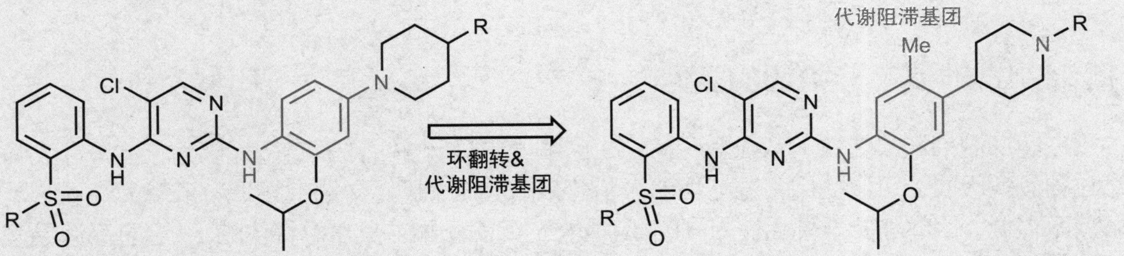

环翻转&代谢阻滞基团

图 2　替换潜在的毒性基团

🌱 关键知识点

- 设计靶向特定细胞或组织药物的策略有可能获得更安全、副作用更少的药物。
- 可以将药物连接到氨基酸或者核酸碱基上来使其靶向快速生长、快速分裂的细胞。
- 可以将药物离子化或增强极性来使其不能穿过肠壁，从而靶向作用于胃肠道器官。
- 作用于外周系统的药物可以通过增大药物的极性、使其不能越过血脑屏障来消除中枢神经系统的副作用。
- 有毒副作用的药物有时可以通过改变取代基的性质或者位置来降低，或者通过防止其代谢为毒性代谢物的方式来降低毒性。

11.6　前药

前药是一种本身没有活性，但能在体内转化为活性药物的化合物。它们在解决诸如酸敏感、透膜性差、药物毒性、味道差和作用时间短等问题上非常有用。通常，代谢酶参与将前药转化为活性药物，因此，对药物代谢和其中所涉及的酶有很好的了解，可以帮助药物化学家设计合适的前药，从而将药物代谢转化为一个有利的化合物而不是引起其他问题的化合物。前药被设计为能被多种代谢酶激活。能被酯酶水解的酯类前药是最常见的，也有被设计为通过 N- 脱甲基、脱羧，以及酰胺和磷酸酯水解而激活的前药。然而，并非所有的前药都是被代谢酶激活的。例如，光动力疗法使用了外部光源来激活前药。在设计前药时，必须确保前药一旦被吸收进入血液，就能够有效地转化为活性药物，但也必须确保任何从分子上裂解下来的基团都是无毒的。

11.6.1　使用前药策略来提高透膜性

11.6.1.1　酯类前药

事实证明，前药在暂时掩盖对与靶标结合十分重要但会阻止药物穿过肠壁细胞膜的"尴尬"的官能团方面有十分重要的作用。例如羧酸基团在通过离子键或氢键使药物与结合位点结合过程中可能有重要的作用。然而，离子化基团可能会阻碍它穿过脂质细胞膜。解决的方法是用酯的形式来保护羧酸的功能。极性较低的酯能够穿过脂质细胞膜，一旦进入血液，就会被血液中的酯酶水解回有活性的羧酸。使用酯类前药来提高透膜性的例子包括许多 ACE 抑制剂（17.3.3 节和案例研究 2），沙库巴曲（sacubitril）（17.5.3 节），以及青霉素的前药匹氨西林（pivampicillin）（专栏 18.7）。

并不是所有的酯类都能同样有效地水解，可能需要尝试多种酯类以找到最佳的酯类（专栏 11.4）。向醇部分引入吸电子基团（例如 OCH_2CF_3、OCH_2CO_2R、$OCONR_2$、OAr），可以使酯类更容易水解。这些基团的诱导作用能够通过稳定烷氧基离去基团来促进水解（图 11.19）。但须注意的是，不要让酯类变得太活泼，否则它会变得化学不稳定，会在进入血液之前，在胃的酸性条件或者肠道的碱性条件下被水解。因此，必须使酯更稳定。例如，环丙烷羧酸酯被研究作为潜在的前药，因为环丙烷的环具有能够稳定相邻的酯羰基能力（图 11.20）。在这方面，它能充当双键的生物电子等排体（另见 10.3.7 节）。由于 π 键相互作用，共轭双键能够稳定临近的羰基。有观点认为，环丙烷环的 σ 键方向正确，能够产生超共轭相互作用，对相邻的羰基产生相似的稳定效应。这种相互作用包括向羰基的反键 π 轨道提供一个超共轭给电子效应。

专栏 11.4　改变前药中酯的类型

蛋白酶抑制剂坎沙曲拉（candoxatrilat）必须通过静脉注射方式给药，因为它的极性太强，不能通过胃肠道吸收。可以使用不同的酯作为前药来解决这个问题。研究发现，乙酯能够被吸收，但水解效率很低。因此需要一种活性更高的酯，如 5- 茚满基酯。其水解释放的 5- 羟基茚满是没有毒性的（图 1）。

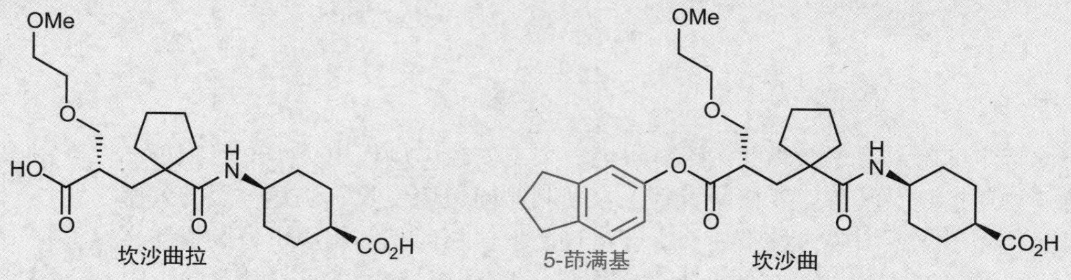

图 1　蛋白酶抑制剂

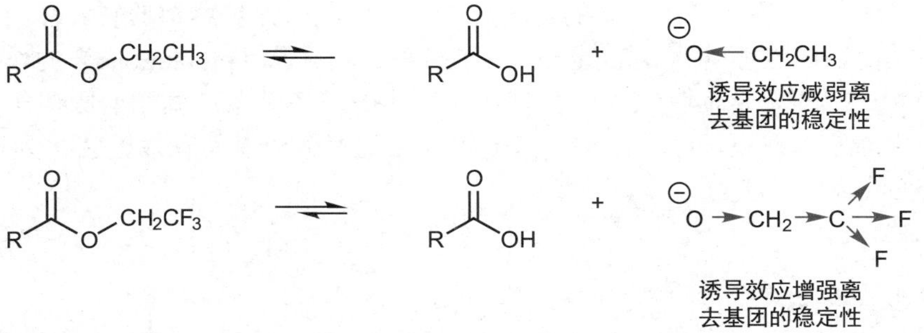

图 11.19　诱导效应对离去基团稳定性的影响

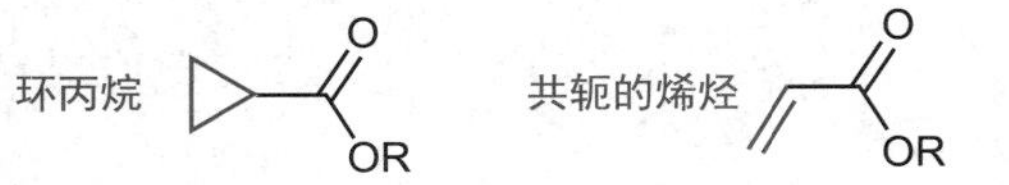

图 11.20　环丙烷羧酸酯作为前药和 *α,β*- 不饱和酯的生物电子等排体

有些情况下酯酶不能水解酯类前药，因为酯基被一个大的基团所屏蔽。例如，如果酯和一个多环系统相连，就常会发生这样的情况。在这种情况下，可以使用延长酯（extended ester）策略。包括用含有第二酯基或者碳酸酯基团来酯化药物，该基团将会位于离环系统较远的位置。这样就能更容易被酯酶捕获。利用酶催化更容易接近的酯的水解，产生的产物对化学不稳定，会自发降解产生活性药物而无需酶再参与。使用延长酯策略的例子包括一些青霉素（专栏 18.7）和抗高血压药物（17.3.4 节）。

11.6.1.2　*N*- 甲基化的前药

N- 去甲基化是肝脏中常见的代谢反应，因此极性胺可以通过 *N*- 甲基化来降低极性提高透膜性。一些安眠药和抗癫痫药就利用了这种反应，如海索比妥（hexobarbital）（图 11.21）。

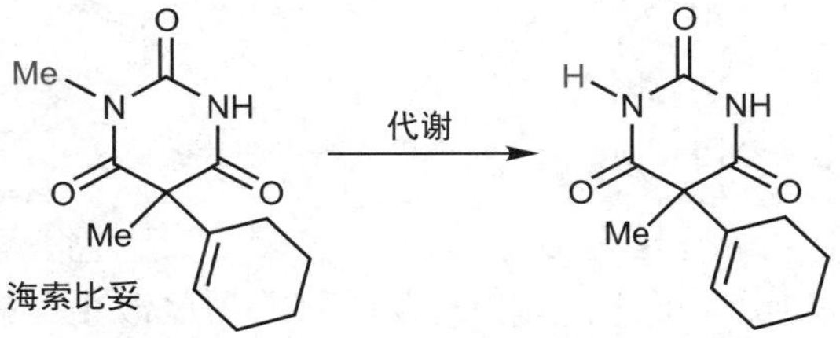

图 11.21　海索比妥的 *N*- 去甲基化

11.6.1.3　转运蛋白的"特洛伊木马"途径

解决膜通透性问题的另一种方法是设计一种前药，它可以利用细胞膜中的转运蛋白，例如负责转运氨基酸进入细胞的蛋白质（2.7.2 节）。一个著名的例子就是左旋多巴（levodopa）（图 11.22）。左旋多巴是神经递质多巴胺（dopamine）的前体药物，已经被用于治疗帕金森病——这种疾病主要是由于大脑中缺乏这种神经递质。多巴胺本身不能直接用来治疗帕金森病，因为它的极性太强不能越过血脑屏障。左旋多巴极性更强，看似不可能成为前药，但同时它也是一种氨基酸，因此它能被氨基酸转运蛋白识别，并被携带穿过细胞膜。一旦进入大脑，脱羧酶会去除其酸性基团并产生多巴胺。

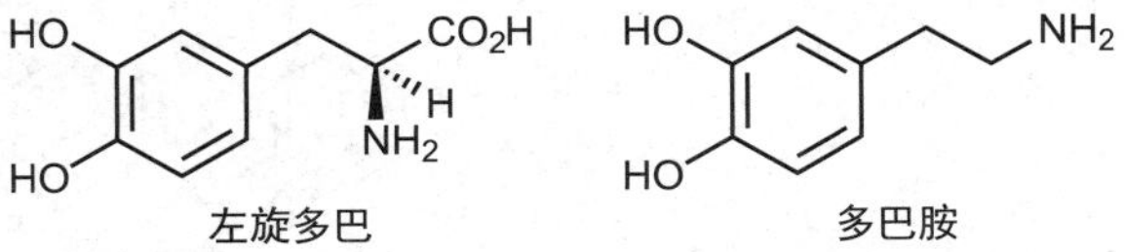

图 11.22　左旋多巴和多巴胺

11.6.2　利用前药来延长药物的作用时间

有时，前药被设计为缓慢地转化成活性药物，从而延长药物的作用时间。例如，6- 巯基嘌呤

（6-mercaptopurine）（图 11.23）能抑制机体的免疫反应，因此能够保护移植器官。然而，这种药物很快就会从体内被清除。其前药硫唑嘌呤（azathioprine）能够在谷胱甘肽（glutathione）的作用下缓慢地将其转化为 6- 巯基嘌呤（8.5.5 节），从而使其活性更持久。转化的速率因杂环基团的吸电子能力而改变。吸电子的能力越大，转化的速率越快。因此，NO$_2$ 基团的存在是为了确保其有效地转化为 6- 巯基嘌呤，因为它在杂环上具有很强的吸电子能力。

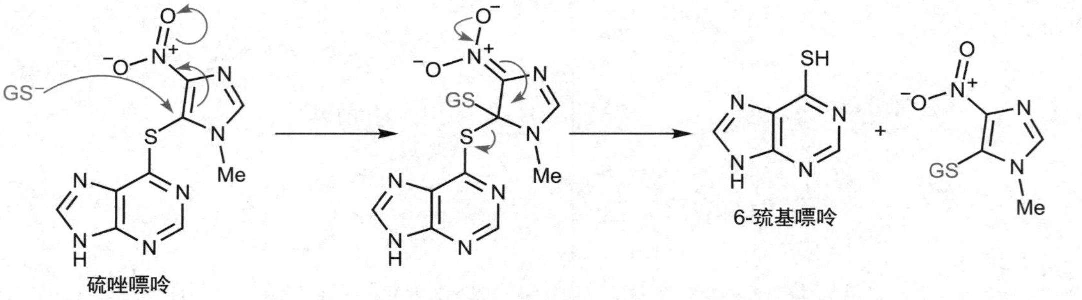

图 11.23　硫唑嘌呤作为 6- 巯基嘌呤的前体药物（GS = 谷胱甘肽）

有观点认为，著名的镇静剂安定（valium）（图 11.24）和利眠宁（librium）可能是前药，因为它们通过 N-去甲基化代谢为去甲西泮（nordazepam）。去甲西泮本身已被用作镇静剂，但由于代谢和排泄快，其活性会很快丧失。如果安定是去甲西泮的前药，那就再次证明了能够使用前药策略来延长药物的作用时间。

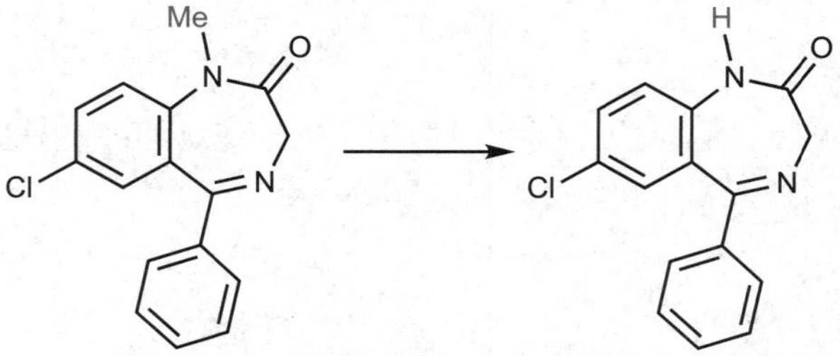

图 11.24　安定可能作为去甲西泮的前药

另一种延长药物作用持续时间的方法是故意将药物与一个亲脂性很强的基团相连。这意味着大多数药物都储存在脂肪组织中，再从脂肪组织中稳定缓慢地释放到血液中。抗疟药恩波环氯胍（cycloguanil embonate）（图 11.25）就是这样的药物。活性药物以离子键与一个具有大的亲脂性基团的阴离子相结合，并且仅在离子化合物缓慢解离时释放到血液中。

同样地，抗精神病药物氟奋乃静（fluphenazine）的亲脂性酯被用于延长其作用时间。这种前药通过肌内注射，缓慢地从脂肪组织扩散进入血液，并在血液中快速水解（图 11.26）。

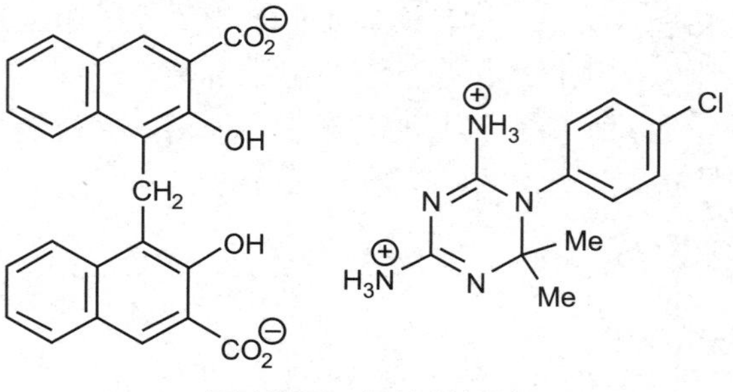

图 11.25　恩波环氯胍

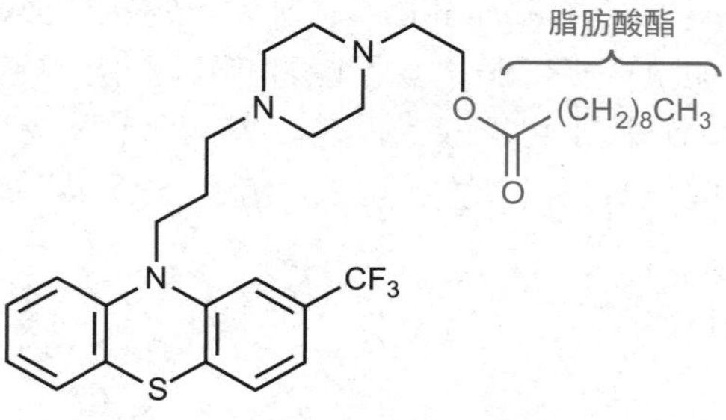

图 11.26　氟奋乃静癸酸酯

11.6.3　使用前药来掩盖药物的毒性和副作用

前药可用于掩盖药物的副作用和毒性（专栏 11.5）。例如，水杨酸（salicylic acid）是一种很好的止痛药，但由于游离的酚性基团会导致胃出血。因此可以通过将苯酚掩蔽成酯来解决——阿司匹林（aspirin）（图 11.27）。随后将酯水解以释放活性药物。

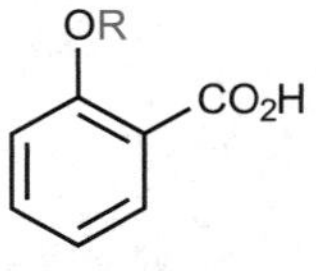

图 11.27　阿司匹林（R＝COCH₃）和水杨酸（R＝H）

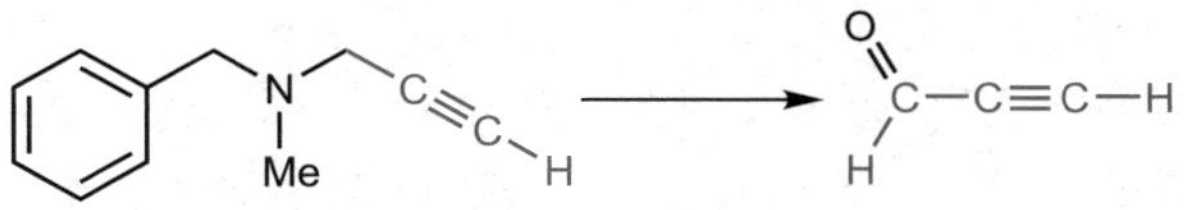

图 11.28　帕吉林作为丙炔醛的前药

前药可用于缓慢释放因毒性太大而不能直接给药的药物。丙炔醛（propiolaldehyde）可用于酒精的厌恶疗法，但它本身是一种刺激物因而没有被使用。前药帕吉林（pargyline）能通过肝脏中的酶转化为丙炔醛（图 11.28）。

环磷酰胺（cyclophosphamide）是一种成功的前药，无毒，可以安全口服。一旦被吸收，它在肝脏中代谢成一种有毒的烷化剂，这种烷化剂能够治疗癌症（20.2.3.1 节）。

许多重要的抗病毒药物，如阿昔洛韦（aciclovir）和喷昔洛韦（penciclovir），都是无毒的前药，对病毒感染的细胞有选择性毒性。这是因为它们只被存在于受感染细胞中的病毒酶所激活（6.9 节和 19.6.1 节）。同样的，抗血吸虫药物奥沙尼喹（oxamniquine）通过仅存在于寄生虫中的酶转化为烷化剂（案例研究 4）。

专栏 11.5　使用前药来掩盖毒性和副作用

LDZ 是一个利用前药掩盖毒性和副作用的例子，它是地西泮的前药，可以避免与地西泮（diazepam）有关的嗜睡副作用。这种副作用与给药后地西泮在血浆中的高起始浓度有关。使用前药可以避免这个问题。氨基肽酶水解前药释放出无毒的赖氨酸部分，产生的胺自发地环化为地西泮（如图 1 所示）。

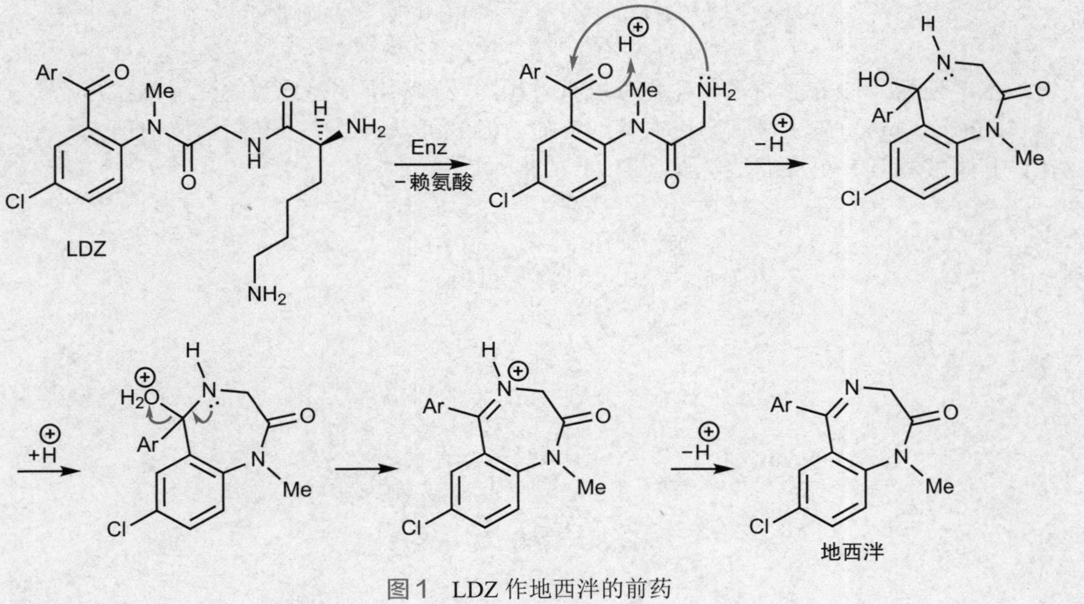

图 1　LDZ 作地西泮的前药

11.6.4　使用前药来降低水溶性

有些药物具有令人难以接受的味道。避免这个问题的一个方法是降低它们的水溶性，防止它们在舌头上溶解。例如，使用棕榈酸酯可以规避抗生素氯霉素（chloramphenicol）的苦味（图 11.29）。这样能够增加其疏水性，因为掩盖住了醇羟基以及有长脂肪链的存在，它不易在舌头上溶解，吞咽后会迅速地水解。

11.6.5 使用前药来增加水溶性

前药已被用来增加药物的水溶性（专栏11.6）。这对静脉注射的药物尤其有用，因为这意味着可以使用更高浓度和更小体积的药物。例如，氯霉素（chloramphenicol）的琥珀酸酯（图11.29）由于存在额外的羧基而增加了其水溶性。一旦酯基被水解，氯霉素和琥珀酸一起释放，而琥珀酸自然存在于体内。

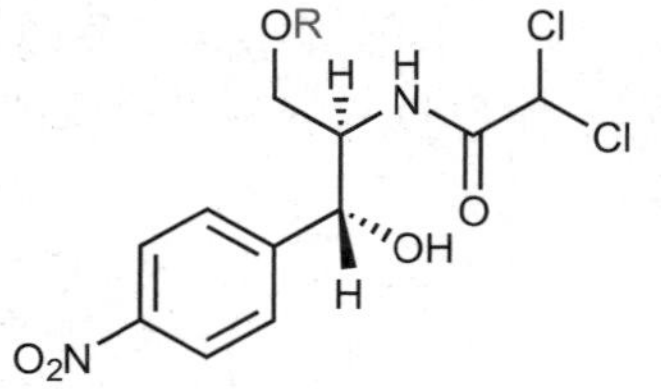

图11.29　氯霉素（R＝H）和氯霉素的前药：氯霉素棕榈酸酯［R＝CO(CH₂)₁₄CH₃］及琥珀酸氯霉素［R＝CO(CH₂)₂CO₂H］。

专栏11.6　使用前药来提高水溶性

极性前药已被用于改善非极性药物在肠道的吸收。如果药物要被吸收，其必须具有一定的水溶性，否则它们会溶解在脂肪球中，无法与肠壁有效地相互作用。例如雌酮（estrone）就是这样的药物，通过使用赖氨酸酯前药，提高了其水溶性和吸收（图1）。前药水解释放活性药物和无毒的副产物赖氨酸。

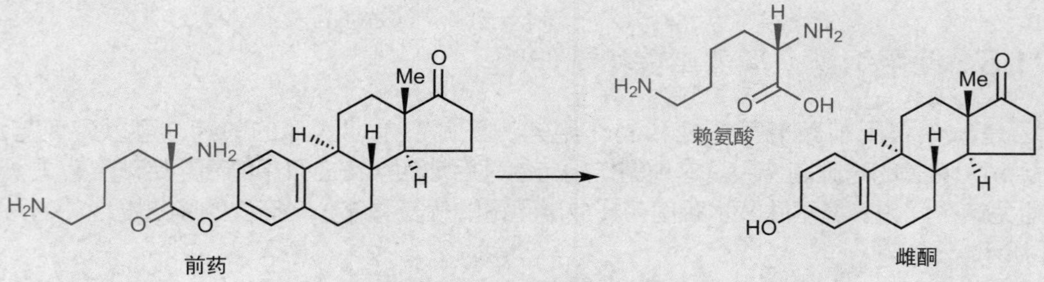

图1　使用雌酮的赖氨酸酯来提高其水溶性和吸收

为了增加水溶性而设计的前药已被证明可以有效预防药物溶解性差导致的注射部位疼痛。例如，抗菌药克林霉素（clindamycin）在注射时会使人感到疼痛，但这可以通过使用其磷酸酯前药来避免，因为磷酸离子的存在，其磷酸酯具有更好的溶解性（图11.30）。

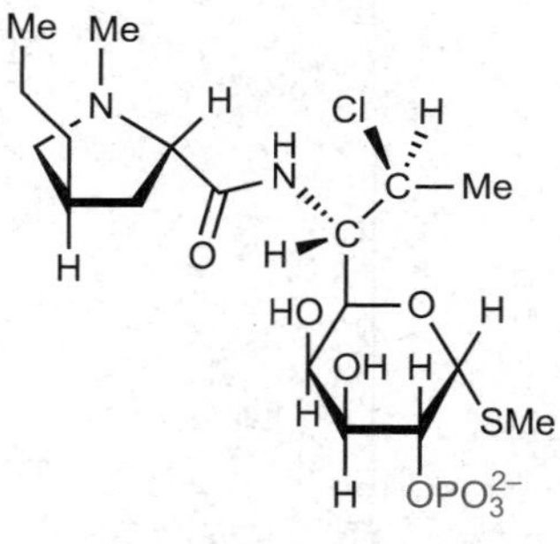

图11.30　克林霉素磷酸酯

11.6.6 使用前药来使药物具有靶向性

当pH＞5时，乌洛托品（methenamine）（图11.31）是一种稳定的、无活性的化合物。然而，在酸性更强的条件下，化合物会自发降解产生甲醛（formaldehyde），甲醛具有抗菌的作用。这对治疗一些尿路感染很有效。血液的正常酸碱度为轻微碱性（pH=7.4），因此，乌洛托品能够在血液中运输而不被改变。然而，一旦它被排泄到受感染的尿路中，它

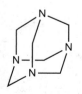
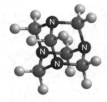

图11.31　乌洛托品

就会遇到由于某些细菌感染而呈酸性的尿液。因此，乌洛托品会在需要它的地方降解产生甲醛。

磺胺类前药也被用于治疗肠道感染（专栏 18.2）。用于靶向治疗感染的前药还有抗血吸虫药物奥沙尼喹（oxamniquine）（案例研究 4）、6.9 节和 19.6.1 节中描述的抗病毒药物。

11.4.1 节中提到了通过抗体相关策略使药物靶向作用于癌细胞的方法，并在 20.10 节中进行了更详细的描述。抗体 - 药物结合物也可被视为前药，并且在该节中进行了描述。

最后，质子泵抑制剂（proton pump inhibitor）是在胃的酸性条件下被激活的前药（16.3 节）。

11.6.7　使用前药来提高化学稳定性

抗菌药氨苄西林（ampicillin）在浓度高的水溶液中分解，这是由于侧链氨基对内酰胺环进行分子内进攻（18.5.1.8 节）。海他西林（hetacillin）（图 11.32）是一种前药，它将"有害的"氮封闭在一个环中，防止发生上述反应。一旦给药，海他西林会缓慢地分解释放氨苄西林和丙酮。

在抗病毒药物领域，环丙烷羧酸酯（11.6.1.1 节）被研究作为阿昔洛韦的潜在前体药物，以延长其在溶液中的化学稳定性。

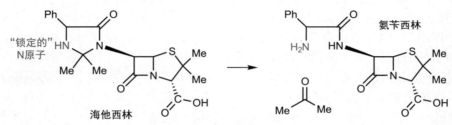

图 11.32　海他西林和氨苄西林

11.6.8　通过外部影响来激活的前药——休眠药物

传统的前药是不活泼的化合物，通常在体内代谢成活性形式。前药疗法的一个变种是休眠药物（"sleeping agent"）。这是一种无活性的化合物，只有在一些形式的外部影响下才能转化为有活性的药物。这种方法最好的例子是使用光敏剂，例如癌症治疗中使用的卟啉（porphyrin）或卟吩（chlorin）——这是一种被称为光动力疗法（photodynamic therapy）的策略。静脉注射后，这些药物在细胞中积累，对肿瘤细胞有一定的选择性。这些药物本身的作用很小，但如果癌细胞被光照射，卟啉会转变为激发态，并与氧分子反应，产生剧毒的单态氧。这在 20.11 节中有介绍。

🌱 关键知识点

- 前药是一种无活性的化合物，通常通过药物代谢在体内转化为活性药物。
- 酯类通常被用作前药，使药物极性降低，更容易穿过细胞膜。通过改变酯的性质来调节酯的水解速率。
- 如果一个简单的酯被一个大基团所掩盖，可以使用延长酯策略。
- 引入一个对代谢敏感的 N-甲基有时有利于降低极性。
- 和生物自身合成原料分子相似的前药可能能够在转运蛋白的帮助下穿过细胞膜。
- 可以使用缓慢转化为活性药物的前药来延长药物的作用时间。
- 可以使用前药来降低药物的毒性，这种前药能够缓慢地转化为活性化合物（最好是在作用位点上）。
- 含有代谢敏感的极性基团的前药在改善水溶性的方面很有用，尤其是对于那些必须通过注射给药的药物，或者是疏水性太强而不能从肠道有效吸收的药物。
- 对 pH 敏感或易被化学降解的前药可以用于使药物具有靶向性，或者提高其在注射前溶液中的稳定性。
- 通过光激活的前药是光动力疗法的基础。

11.7 药物联用

研究者们发现一些药物会影响其他药物的药效活性或者药动学性质。如果能够善加利用，对于疾病的治疗必然大有裨益。接下来本书将选取一些案例进行介绍。

11.7.1 "哨兵"药物

在这类方法中，为了保护主药不被代谢或协助主药最大限度地发挥作用，"哨兵"药物会与主药一同给药进入人体。通常情况下，这种额外药物的功能是抑制体内各种代谢主药的酶类。例如，克拉维酸（clavulanic acid）抑制 β-内酰胺酶（β-lactamase），因此能够保护青霉素不受这种特定酶的影响（3.13 节和 18.5.4.1 节）。

用于治疗艾滋病的抗病毒制剂 Kaletra 是由利托那韦（ritonavir）和洛匹那韦（lopinavir）两种药物组成的复方药物。尽管前者同样具有抗病毒活性，但它的主要作用是保护洛匹那韦，后者由细胞色素 P450 酶（CYP3A4）代谢，而利托那韦正是这种酶的强效抑制剂。由于洛匹那韦的代谢减少，用于维持血浆治疗浓度所需的剂量也相应降低（19.7.4.4 节）。

另一个可以引证的实例是帕金森病的治疗药物。左旋多巴（levodopa）作为多巴胺（dopamine）前药的应用在前文中已经进行过具体的阐述（11.6.1.3 节）。然而，为了保持治疗效果需要很大剂量的左旋多巴（每天 3～8g），然而相当长的一段时间内这种剂量水平会导致各种副作用，如恶心和呕吐等。由于左旋多巴对多巴脱羧酶（dopa decarboxylase）相当敏感，大多数左旋多巴在到达中枢神经系统之前都将被其脱羧为多巴胺（图 11.33）。外周血液循环供给中多巴胺的积聚将导致上述恶心和呕吐等副作用。

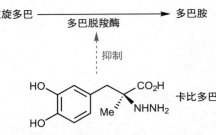

图 11.33 左旋多巴脱羧的抑制

而药物卡比多巴（carbidopa）作为成功的多巴脱羧酶抑制剂，大大降低了左旋多巴的给药剂量。此外，由于它是含有两个酚羟基、一个肼基和一个酸性基团的大极性化合物，不能穿过血脑屏障，因此它无法阻止左旋多巴在大脑中转化为多巴胺。卡比多巴作为与左旋多巴的混合物销售，这种混合制剂被称为 co-careldopa。

多种起到关键调控作用的肽类和蛋白质本身可以直接用作药物，然而限制多肽类药物应用的最大原因之一就是它们很容易被蛋白酶（protease）分解。抑制蛋白酶是解决这个问题最直接的方法，坎沙曲（candoxatril）（专栏 11.4）是一种富有潜力的蛋白酶抑制剂，目前正在临床评价中。

其他用于阻断其他药物代谢的酶抑制剂实例包括西司他丁（cilastatin）（专栏 18.11）、替匹嘧啶（tipiracil）（20.3.2 节）和可比司他（cobicistat）（19.7.5 节）等。

最后，如果与丙磺舒（probenecid）一起给药，青霉素的作用时间可以大大延长（18.5.1.9 节）。丙磺舒可以减缓青霉素经由肾脏排出体外的速率。

11.7.2 限定药物的作用区域

肾上腺素（adrenaline）是能够限定另一种药物作用区域的典型药物。在与局部麻醉药普鲁卡因（procaine）一同注射时，肾上腺素可以收缩注射区域附近的血管，防止普鲁卡因通过血液循环被迅速清除。

11.7.3 增加吸收

甲氧氯普胺（metoclopramide）（图 11.34）常常与镇痛

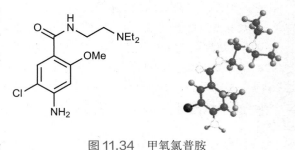

图 11.34 甲氧氯普胺

药一起用于治疗偏头痛，其功能是增加胃部运动，加快镇痛药吸收和疼痛的缓解。

关键知识点

- "哨兵"药物在应用过程中与主药共同给药，以增强主药的活性。
- 许多"哨兵"药物通过抑制作用于主药的酶来保护其伴侣药物。
- 其他药物联用可以限定药物的作用部位（如局部麻醉药）和增加药物的胃肠道吸收。

11.8 用作药物的内源性物质

内源性物质是体内天然存在的分子，其中大多数在医学上都可能极为有用。例如，人体的激素就是天然的化学信使，那为什么不直接使用它们作为药物而要采用外源性的合成药物？在本节中，我们将研究一些重要的分子，如神经递质、激素、多肽、蛋白质和抗体等，以了解它们直接作为药物的可行性。

11.8.1 神经递质

许多非肽类神经递质是可以轻易在实验室中制备的简单分子，那为什么这些神经递质没有被作为药物普遍应用呢？例如，如果大脑中缺乏多巴胺，为什么不直接给予更多的多巴胺来恢复供应平衡？

由于种种原因这并不可行。多数神经递质不足以在胃酸中维持稳定，因此它们必须采用注射方式进行给药。而即便是注射给药，这些神经递质也很难以不变的形式到达靶受体。机体中存在一种高效的机制，确保一旦神经递质已经将信息从神经传递到靶细胞，就立即使神经递质失活。因此，任何注射进入血液循环的神经递质都会迅速被酶灭活，或被细胞借助转运蛋白吸收。即使没有被灭活或清除，神经递质的成药性也不尽如人意，它们可能导致许多出乎意料的副作用。例如，神经递质短缺可能仅在大脑中很小的区域内发生，其他部位的情况很可能完全正常。如果给予天然的神经递质，那么如何阻止正常部位过量的递质发挥作用？当然，这是所有药物共同面临的问题之一，但是已发现特定神经递质所作用的受体并不完全相同。这些特定受体有不同的类型和亚型，且这些受体在机体中的分布并不均匀。受体的某一亚型可能在一种组织里是相同的，而在其他组织中可能就是另一不同的亚型。药物化学家可以利用这种差异设计新型合成药物，只针对某一种亚型选择性发挥作用，不像天然神经递质对所有亚型都起作用。在这一方面，药物化学家实际上已改进了自然。

我们甚至不能推定自身的神经递质是彻底安全的，完全没有像海洛因（heroin）等药物相关的耐受性和成瘾性。一个人很可能对他自己的神经递质和激素成瘾。在生活中，我们可以看到有些人沉迷健身，他们每天都强迫自己进行长时间的运动去追求愉悦。运动过程中释放的激素和神经递质可以产生愉悦感，这迫使易感人群越来越多地运动。如果他们停止锻炼，就会出现戒断症状，例如深度抑郁症。同样的现象可能会促使登山者去进行明知可能有致命危险的举动。危险的刺激产生荷尔蒙和神经递质，反过来产生"嗨"的感觉。

总之，许多机体自身神经递质都是已知并且能轻易合成的，但它们不能有效地用作药物。

11.8.2 天然激素、多肽和蛋白质

与神经递质不同，直接采用天然激素作为药物用于治疗极富前景，因为正常情况下它们就在机体中循环并发挥与药物类似的作用。肾上腺素（adrenaline）临床通常用来治疗严重的过敏反应（14.10.1 节）。大多数激素是肽和蛋白质，一些天然存在的肽和蛋白质类激素已经被应用为药物，包括胰岛素（insulin）、降钙素（calcitonin）、促红细胞生成素（erythropoietin）、人生长因子（human growth factor）、干扰素（interferon）和集落刺激因子（colony simulating factor）等。

得益于基因工程的发展，许多蛋白质类激素被大范围作为药物应用（6.4 节）。通过其他方法获得大量

此类蛋白质仍旧是非常烦琐和昂贵的。例如，从血液样品中分离纯化激素不具实用性，因为样本里目标激素的含量太少。而使用重组 DNA 技术（recombinant DNA technique）明显更经济，克隆编码该蛋白质的人类基因并将其整合进快速生长的细菌、酵母或哺乳动物细胞的 DNA 中，这些细胞就能表达出数量可观的蛋白质。

应用这些技术还能生产重要的具备治疗作用的机体蛋白片段和多肽。例如，特立帕肽（teriparatide）是一种被批准用于治疗骨质疏松症的多肽，这种多肽借助由重组 DNA 技术进行遗传修饰的大肠埃希菌菌株生产。它由人甲状旁腺激素（human parathyroid hormone）（由 84 个氨基酸组成）N 端的 34 个氨基酸组成。另一个被批准的重组蛋白实例是用于治疗类风湿性关节炎的依那西普（etanercept）。随着生物技术的飞跃式发展，目前已经有 80 余种多肽药物上市，未来还会有更多。如在 2005 年被批准用于治疗类风湿性关节炎的阿巴西普（abatacept）。这类疾病的病因是 T 细胞与易感细胞的结合与相互作用引起细胞损伤和炎症。结合过程涉及 T 细胞蛋白与易感细胞膜蛋白之间的蛋白质 - 蛋白质相互作用。阿巴西普模仿 T 细胞蛋白并抢在 T 细胞之前与易感细胞结合，从而阻止这种相互作用引起的损伤和炎症。制备阿巴西普的方法是将 T 细胞蛋白的胞外部分与相应抗体的一部分连接。因此，阿巴西普被归类为融合蛋白（fusion protein）。贝拉西普（belatacept）则是另一种与之相似的融合蛋白，于 2011 年被批准用于提高移植存活率的免疫抑制剂。

重组酶也得到了充分的生产和应用。例如，谷卡匹酶（glucarpidase）是 2012 年获批的一种羧肽酶，这种酶能够治疗癌症患者在服用抗肿瘤药甲氨蝶呤（methotrexate）时发生的肾衰竭，它能代谢体内的甲氨蝶呤从而防止其达到毒性水平。最近批准的另一种重组酶是用于治疗癌症的拉布立酶（rasburicase），拉布立酶是尿酸氧化酶的重组形式，其功能是催化尿酸转变为尿囊素。由于癌症患者进行化疗导致了大量细胞死亡使血液中的尿酸累积并产生毒性——这种疾病称为溶瘤综合征（tumour lysis syndrome）。如果没有得到及时的治疗可能导致肾衰竭。目前研究者也试图开发该酶类药物用于痛风治疗。

其他应用于临床治疗的重组酶包括：治疗戈谢病（Gaucher's disease）的伊米苷酶（imiglucerase）、他利苷酶 α（taliglucerase alfa）和维拉苷酶 α（velaglucerase alfa）——戈谢病是一种由葡糖脑苷脂酶缺乏引起的遗传性疾病；治疗法布里病（Fabry disease）的阿加糖酶 β（agalsidase beta）；治疗糖原贮积症 II 型（Pompe disease）的重组酶阿糖苷酶 α（alglucosidase alfa）——糖原贮积症 II 型患者缺乏 α- 葡萄糖苷酶；2014 年被批准用于治疗莫基奥综合征（Morquio syndrome）的依洛硫酸酯酶 α（elosulfase alfa，商品名 Vimizim），该病的患者体内缺乏 N- 乙酰半乳糖胺 -6- 硫酸酯酶。

溶组织梭菌产生的溶组织梭菌胶原酶（collagenase clostridium histolyticum）可以催化胶原蛋白的降解，被批准用于治疗手掌胶原蛋白积聚导致患者不能伸直手指的症状。2012 年奥克纤溶酶（ocriplasmin）获批用于治疗玻璃体黄斑粘连——一种玻璃体凝胶和视网膜之间异常黏附的病症。奥克纤溶酶是纤溶酶的截短形式——一种能够溶解粘连蛋白的丝氨酸蛋白酶。

色贝脂酶 α（sebelipase alfa，商品名 Kanuma）于 2015 年被批准为治疗溶酶体酸性脂肪酶缺乏 [又称为沃尔曼病（Wolman disease）] 的孤儿药，疾病症状表现为脂肪代谢紊乱，进而导致消化系统、内部器官和血管中的脂肪堆积。由于脂肪包裹下的胃肠道消化系统很难正常吸收营养物质，患有该酶缺乏症的婴儿患者很少能存活超过一年。据估算整个欧洲约有不到 0.002% 的人口患此病，而色贝脂酶 α 是第一种获批的药物。这种重组酶是从转基因鸡生产的蛋清中提取出来的，它也是以这种方式为人类医治疾病而生产的第一个重组蛋白。

阿司福酸 α（asfatase alfa，商品名 Strensiq）是另一种治疗罕见病的重组酶，于 2015 年被批准治疗酶组织非特异性碱性磷酸酶缺乏——这种酶在骨骼矿化的过程中起到了至关重要的作用，缺乏这种酶常常导致佝偻病等骨骼疾病。

尽管已经取得了这些令人瞩目的成就，但很多内源性肽和蛋白质仍旧被证明无效。因为在实际应用过程中肽类和蛋白质存在一些严重的缺陷，例如对消化和代谢酶敏感、肠道吸收不佳以及体内清除速率快。此外，蛋白质作为大分子可能在身体针对药物产生抗体时诱导不利的免疫应答。

不过，研究者正在开发相应的解决方案。现有研究表明，聚合物聚乙二醇（polyethylene glycol，PEG）与蛋白质连接可以增加后者的溶解度和稳定性，并降低免疫应答的可能性（图 11.35）。聚乙二醇化还可以阻碍肾脏或网状内皮系统从血液循环中去除该类小蛋白质。聚乙二醇化的蛋白质增加了体积，这意味着它无法进入肾单位从而保留在血液循环中。

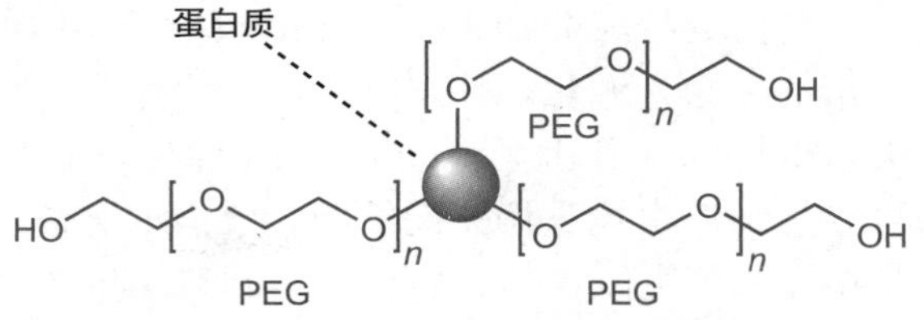

围绕蛋白质的 PEG 分子可被视为一种保护且掩藏蛋白质的亲水聚合物屏障。PEG 聚合物的另一优势是几乎没有毒性。L- 天冬酰胺酶（L-asparaginase）和腺苷脱氨酶（adenosine deaminase）就采用 PEG 聚合物处理并最终得到

图 11.35　聚乙二醇化的蛋白质

了称为培门冬酶（pegaspargase）和培加酶（pegademase）的蛋白质 -PEG 缀合物，分别用于治疗白血病和重症联合免疫缺陷（severe combined immunodeficiency，SCID）——SCID 是缺乏腺苷脱氨酶（adenosine deaminase）导致的免疫缺陷。这种缀合物具有比单独的酶更长的血浆半衰期且不容易引起免疫应答。治疗丙型肝炎的干扰素（interferon）也采用类似的方式得到了制剂培干扰素 α2b（peginterferon α2b）。

培维索孟（pegvisomant）是人生长激素拮抗剂（human growth hormone antagonist）的聚乙二醇化形式，用于治疗肢端肥大症。患者由于体内生长激素过量产生导致头骨、下颌、手和脚的异常增大。抗肿瘤药培非格司亭（pegfilgrastim）是聚乙二醇形式的非格司亭（filgrastim）[重组人粒细胞集落刺激因子（recombinant human granulocyte-colony stimulating factor）]。培戈洛酶（pegloticase）是一种聚乙二醇化重组猪样尿酸酶，它能将尿酸代谢为尿囊素，2010 年被批准用于治疗痛风。与拉布立酶相比，PEG 化将其半衰期从 8h 增加到 10d 或 12d，同时降低了蛋白质的免疫原性。

聚乙二醇化也可以用于保护药物递送的脂质体（19.10 节）。

11.8.3　抗体

得益于基因工程和单克隆抗体技术的提升，生物科技公司能够生产越来越多的抗体和抗体药物。

由于抗体可以识别特定细胞或大分子的化学特征，它们在靶向肿瘤细胞或病毒方面具有很大的潜力，可以携带药物或毒性药物到指定的靶标（见 11.4.1 节、19.11.5 节和 20.10 节）。产生能够识别特定抗原抗体的方法是将小鼠接种该抗原以促使小鼠产生相应抗体 [称为鼠源抗体（murine antibody）]。其实抗体本身并没有被分离出来。这些抗体由小鼠的 B 淋巴细胞（B lymphocyte）产生，从小鼠中分离的是 B 淋巴细胞的混合物。接下来的任务是找到负责产生所需抗体的 B 淋巴细胞，将该混合物与永生（癌变）的人 B 淋巴细胞融合以产生杂交瘤细胞（hybridoma）并分离培养。通过鉴定与抗原结合的能力，选取产生所需抗体的培养物用于大规模生产抗体。该培养物中的所有细胞都是相同的，因此产生的抗体也是相同的，被称为单克隆抗体（monoclonal antibody）。

单克隆抗体技术在 20 世纪 80 年代兴起时引起了极大的轰动，学界对于抗体作为"魔弹"精准解决许多疾病的前景十分看好。然而，早期开发出的抗体全都未能到达临床，因为它们触发了患者的免疫反应，导致人体自发产生抗体来对抗这些作为药物的单克隆抗体。事后分析其原因，抗体呈小鼠样特征，很容易被人体免疫系统鉴定为"外源性"物质，进而导致人类产生抗小鼠抗体 [HAMA 反应（HAMA response）]。

为了解决这个问题，开发者尝试将部分人源性抗体（66%）与部分鼠源性抗体拼装成嵌合抗体（chimeric antibody），让它们显得不那么具有"外来性"。而基因工程也已被用于生成 90% 人源特征的人源化抗体（humanized antibody）。在另一种方法中，基因工程技术负责将抗体的人源性基因插入小鼠中，使得小鼠（转基因小鼠）在接种抗原时产生人源性抗体而不是鼠源性抗体。通过不懈努力，许多抗体已经作为抗病毒和抗肿瘤药物（19.11.5 节和 20.10.1 节），如降脂剂（17.8.6 节）和药物解毒剂（17.9.1.2 节）已进入临床应用。另一大类单克隆抗体正用作免疫抑制剂。例如，奥马珠单抗（omalizumab）是一种靶向免疫球蛋白 E（immunoglobulin E，IgE）的重组人源化单克隆抗体，在 2003 年被批准用于治疗过敏性哮喘。众所周知，接触过敏原会导致 IgE 水平升高，进而引发许多哮喘相关化学物质的释放，而奥马珠单抗通过与 IgE 结合来阻止引发上述症状。而在 2016 年，瑞利珠单抗（reslizumab）同样被批准用于治疗严重哮喘。另一个用作免疫抑制剂的例子是贝利尤单抗（belimumab），于 2011 年被批准用于治疗自体免疫疾病红斑狼疮。贝利尤单抗通过抑制 B 细胞活化因子降低免疫应答。

靶向炎症相关细胞因子和细胞因子受体的许多抗体已经上市。阿达木单抗（adalimumab）是第一种上市的完全人源化抗体，批准用于治疗类风湿性关节炎。阿达木单抗与在关节炎中过量产生并导致慢性炎症的肿瘤坏死因子（tumour necrosis factor α, TNF-α）结合，阻止 TNF-α 与受体相互作用。该抗体还可以标记产生化学信使的细胞，使该细胞被人体免疫系统消灭。英利昔单抗（infliximab）是另一种靶向 TNF-α 的单克隆抗体，但由于英利昔单抗是嵌合抗体，在长期使用过程中身体发生免疫应答的可能性更大。2010 年，靶向细胞因子受体而非细胞因子本身的人源化单克隆抗体托西珠单抗（tocilizumab）获批，它专一性地靶向白介素 6 受体去阻止白介素 6 与之结合。2015 年，靶向细胞因子白介素 17 的苏库奇尤单抗（secukinumab）获批用于治疗牛皮癣，同年，靶向白细胞介素 5 的美泊利珠单抗（mepolizumab）获批治疗嗜酸粒细胞性哮喘。

2014 年，维得利珠单抗（vedolizumab）获批治疗溃疡性结肠炎和克罗恩病。它借助与整合素结合发挥抗炎作用。那他利珠单抗（natalizumab）于 2004 年被批准用于治疗多发性硬化症。

雷珠单抗（ranibizumab）是抗肿瘤药贝伐珠单抗（bevacizumab）的片段（20.10.1 节），用于治疗导致年龄相关性视力丧失的病症。2009 年，全人源性单克隆抗体地舒单抗（denosumab）被批准用于治疗骨质疏松症。2012 年，人源性单克隆抗体雷昔巴尤单抗（raxibacumab）获批用于治疗肺炭疽。

更大规模生产抗体的研究也在继续尝试。单克隆抗体传统上使用生物反应器中的杂交瘤细胞生产，许多药企一直在研究转基因动物乳汁中的抗体及其前景，其他思路是收集转基因植物叶子或种子中产生的抗体。

用 PEG 包裹单克隆抗体以避免其引起免疫反应是另一种不同的方法（11.8.2 节）。不幸的是，这往往会适得其反，因为 PEG 处理后也会妨碍抗体分子的靶向作用。不过，控制 PEG 化仅仅发生在半胱氨酸残基的巯基上可能是有益的，因为这能限制连接的 PEG 分子数量，尽最大的可能保持抗体活性。

有人设想可以在纳米管内部涂上能够识别致病源（如病毒）的抗体，有望借助这种纳米管从血液循环中捕获并去除病毒。

11.9　药物设计中的肽和拟肽

内源性肽类和蛋白质是设计新型药物时的重要先导化合物。现有的例子包括肾素抑制剂（案例分析 8）、蛋白酶抑制剂（19.7.4 节）、LHRH 受体激动剂（20.4.2 节）、基质金属蛋白酶抑制剂（20.7.1 节）和脑啡肽类似物（15.8.2 节）等。肽类将一直是药物化学领域重要的先导化合物，因为新靶标受体的配体或酶底物几乎都是肽类，最典型的例子是蛋白激酶。因此，由此类先导化合物设计的药物通常具有类肽性质。这些"第一代"药物的药动学性质常不令人满意，因此研究者们采用了多种策略试图改善其生物利用度，尽力使其在血液循环中保持合适的浓度水平。这些策略主要是掩饰或降低先导化合物的类肽性质，使其更容易被胃肠道吸收，更能增强其对消化酶和代谢酶的抗性。这样的类似物被称为拟肽（peptidomimetic）。

11.9.1　拟肽

增加肽类先导化合物生物利用度的一种方法是，用较难被肽酶水解的或者不容易与相关活性位点结合得更稳定的官能团取代原先肽链中化学敏感或酶敏感的肽键。例如，肽键可以被烯烃替代（图 11.36）。如果化合物保持了活性，则烯烃能够作为肽键的生物电子等排体（bio-isostere）。烯烃的优势在于能够模拟天然肽键的双键性质，并且不是肽酶的底物。然而，先导化合物中的肽键常常涉及与靶结合位点的氢键相互作用，其中 NH 充当氢键供体，C=O 充当氢键受体，更换两者的结构可能会导致结合强度显著下降。因此，另一种备选的方法是用酮或胺代替酰胺，这种改造只会失去一种氢键相互作用，但又会使酰胺基团的双键性质丧失，加大了链的柔性，可能导致结合力下降（参见 10.3.9 节）。硫代酰胺是另一种选择，该官能团既保留酰胺的平面形状，又保留了 NH 部分作为氢键供体的功能。硫不是良好的氢键受体，但如果原肽链中的羰基氧与相应的肽酶活性位点形成氢键，这种改造可以保护分子不被降解。

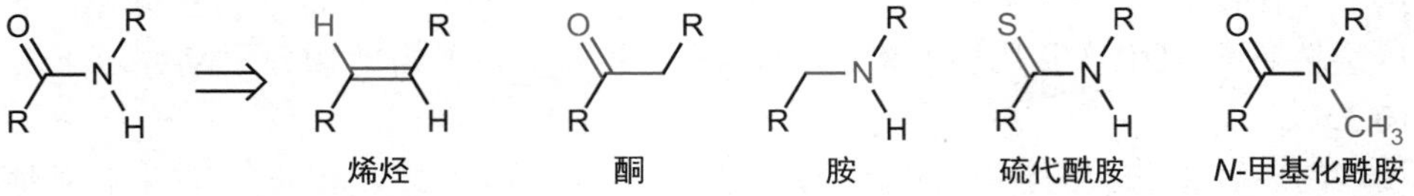

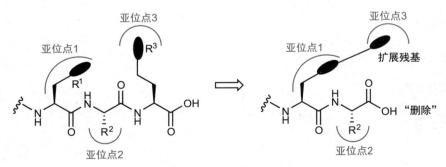

图 11.36　可能被用于取代肽键的官能团的例子

  还有一类方法是保留酰胺结构，但把酰胺基团保护或隐藏起来。目前成功应用的一个例子是对酰胺基团上的氮进行甲基化。氮上甲基的位阻可以保护酰胺免于水解，或防止原先酰胺的 NH 基团与水解该分子的肽酶活性位点上的氢键发生重要的相互作用，这种相互作用通常会引起水解。

  第二种策略是用相应的 D- 氨基酸对映体替换 L- 氨基酸（图 11.37）。这种取代改变了氨基酸上侧链较分子其余部分的相对方向，如果侧链参与结合相互作用，消化酶或代谢酶就无法识别相应的酰胺键。该策略的缺点是得到的拟肽与靶标的相互作用也可能消失。

  第三种策略是以非天然氨基酸残基取代天然氨基酸残基。在基于结构的药物设计中，这种策略通过 X 射线晶体衍射和分子模拟研究拟肽和蛋白质靶标的相互作用。这种思路的核心是鉴定靶标与各种氨基酸侧链配合或结合的位点。然后将残基替换为与结合位点亲和力更好但不属于天然氨基酸的基团。在增加拟肽与靶标结合亲和力的同时，能降低消化酶或代谢酶对拟肽的识别能力。例如，抗病毒药物沙奎那韦（saquinavir）的先导化合物含有占据病毒蛋白酶的疏水性位点的 L- 脯氨酸残基。十氢异喹啉能够更好地填充疏水性位点，因此当脯氨酸残基被十氢异喹啉环取代后，化合物与蛋白质的结合相互作用得到了很大的提升（图 11.38，另见 19.7.4.3 节）。

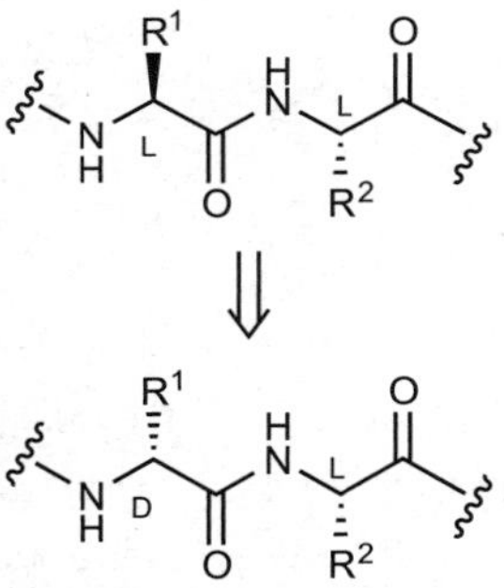

图 11.37　使用 D- 氨基酸替换 L- 氨基酸

通常的 L- 氨基酸为 R 构型，除了 L- 半胱氨酸为 S 构型

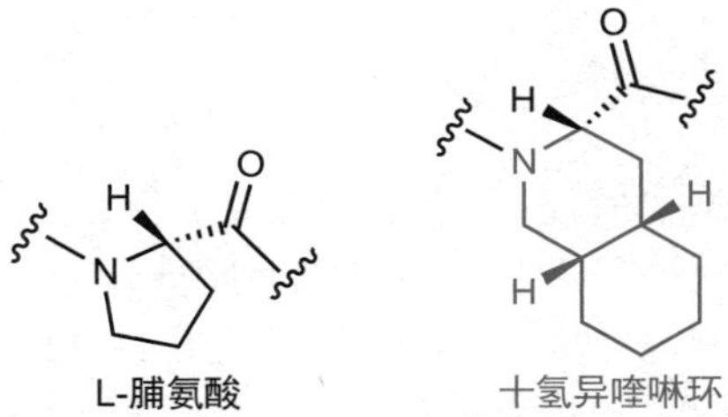

L-脯氨酸　　　　　　　**十氢异喹啉环**

图 11.38　使用非天然氨基酸残基替换天然氨基酸残基

  通过扩展基团去填充两个不同的结合位点（图 11.39）甚至也是可行的。这意味着拟肽可以被简化成更小的分子，从而降低化合物分子量以增加吸收（参见案例研究 8，19.7.4.6 节和 19.7.4.7 节）。

亚位点3　R³

亚位点1　R¹　　　　　亚位点3　扩展残基

亚位点1

亚位点2　R²　　　　　"删除"

亚位点2

图 11.39　扩展残基

  拟肽很多是疏水性的，然而水溶性不佳往往意味着很难被口服吸收。为了增加化合物的水溶性，可以适当增加氨基酸残基的极性，例如，把芳环取代为吡啶环。但重要的是，被改造的残基应不能与靶标有任何结合或相互作用，并且在拟肽与靶标结合时仍然暴露于周围的水介质中（图 11.40）。否则，该基团不得不被去溶剂化可能带来能量损失，从而导致结合力下降。

　　肽类先导化合物存在的另一个潜在问题是它们是具有大量可自由旋转键的柔性分子。研究表明，分子的自由旋转可能会降低口服生物利用度（8.3 节），因此采取固环策略增加分子刚性对于增加分子成药性将大有帮助（10.3.9 节）。

　　基于结构设计的各种拟肽类酶抑制剂在 19.7.4 节和 19.10.1 节以及案例研究 10 中有具体阐述。上述原理在这些实例中都有体现。肽类先导化合物与靶标结合位点的共晶结构对于结构修饰具有重大的意义，可以根据化合物与靶标的共晶结构详细推导出两者的作用模式并提示何种改造更可能成功。晶体结构还能够促进分子对接研究，参考共晶结构可以判断所设计出的类似物能否结合；甚至可以直接使用对接和虚拟筛选来修饰肽先导化合物（22.13 节）。

　　最后，目前研究者们正在探索如何模拟蛋白质的二级结构，如 α- 螺旋、β- 折叠片层和 β- 转角（7.5 节）。设计一种能够包含氨基酸侧链取代基的稳定分子骨架以模拟如 α- 螺旋等的常见蛋白质结构特征，这可能对于设计神经递质类的拟肽或激素类的拟肽很有帮助。譬如，当发现这种信使在与受体结合时采取以螺旋构象，1,1,6- 三取代茚满的结构就被设计来模拟 α- 螺旋中 3 个连续的氨基酸侧链（图 11.41）。

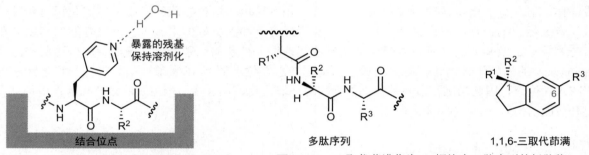

图 11.40　改变暴露的残基从而提高水溶性　　　　　图 11.41　三取代茚满作为 α- 螺旋中三肽序列的拟肽物

11.9.2　肽类药物

　　正如前文所述，药动学性质不佳给很多肽类药物的应用带来了阻碍，但并不影响肽类药物在药物化学中的地位。例如，免疫抑制剂环孢素（ciclosporin）可以直接口服给药（8.3 节）。另一种重要的多肽药物是戈舍瑞林（goserelin）（图 11.42），它通过皮下植入物连续给药，用于治疗乳腺癌和前列腺癌，每年可以为其制造商赚取 7 亿美元（20.4.2 节）。2003 年获批上市的第一个新一代抗 HIV 药物恩夫韦肽（enfuvirtide，商品名 Fuzeon）（19.7.5 节），是含 36 个氨基酸的多肽，通过皮下注射给药，为人类针对 HIV 的鸡尾酒疗法提供了另一种武器。而在 11.8.2 节中提到的特立帕肽（teriparatide）同样通过皮下注射给药。只要选择了正确的适应证和给药方法，肽类药物将大有作为。

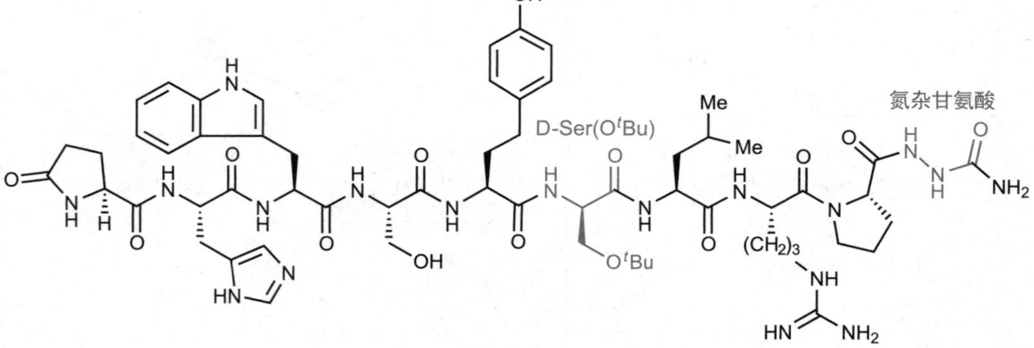

图 11.42　戈舍瑞林（Zoladex）
蓝色标记的基团提高了代谢稳定性和受体亲和力

11.10　寡聚核苷酸的药物应用

目前研究最多的寡聚核苷酸是用作反义药物（antisense drug）和适配子（aptamer）。这类药物的基本原理和治疗意义在 6.11.2 节和 7.5 节中有具体描述。不过，寡聚核苷酸药物也有劣势，譬如它们可能被核酸酶（nucleases）快速降解；它们的分子结构也较大且带有较多电荷，不容易被吸收透过细胞膜。为了稳定寡聚核苷酸分子并降低其极性，很多研究致力于改变糖 - 磷酸骨架中的磷酸酯键。例如，含有硫代磷酸酯和甲基磷酸酯键的寡核苷酸已得到广泛研究，显示出良好的治疗药物的希望（图 11.43），一种反义寡核苷酸经过此类骨架修饰已经作为抗病毒药物成功上市（19.6.3 节），而另外一种寡核苷酸用于治疗高胆固醇（17.8.4 节）。研究者们还尝试了修饰寡聚核苷酸糖部分，例如将甲氧基置于 2′ 位或使用脱氧核糖的 α-端基异构体以增加对核酸酶的稳定性。为了改善和增加与靶核酸的氢键相互作用数量，研究者们也进行了针对碱基的修饰工作。

生物制药公司 Genta 开发了一种由 18 个脱氧核苷酸通过硫代磷酸酯骨架连接而成的反义药物奥利美生（oblimersen），它能与携带 Bcl-2 遗传指令的信使 RNA 分子的起始密码子结合。Bcl-2 是抑制细胞死亡（细胞凋亡）的蛋白质（20.1.7 节），抑制其合成将提高肿瘤细胞在化疗或放疗时发生细胞凋亡的可能性。该药物与抗肿瘤药物多西他赛（docetaxel）和伊立替康（irinotecan）组成的联合疗法目前正在进行 Ⅲ 期临床试验。

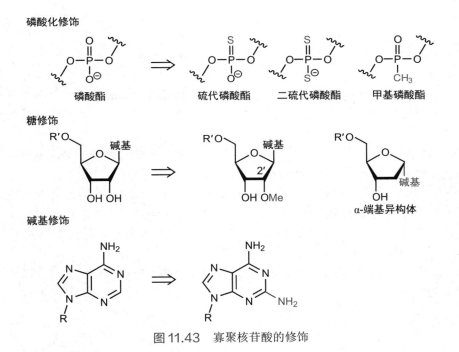

图 11.43　寡聚核苷酸的修饰

靶向 Raf 和 PKCγ 遗传指令的硫代磷酸寡核苷酸也已在研究中，而 Raf 和 PKCγ 是参与信号转导的两种蛋白质（5.4 节）。此类寡核苷酸也可能会成为抗肿瘤治疗药物。

🌱关键知识点

● 神经递质直接作为药物的效率不高，因为它们在体内寿命很短，并且对特定靶标的各种类型和亚型选择性较差。

● 激素更适合作为药物，许多已经应用于临床。其他激素对消化酶或代谢酶敏感，口服时吸收差。激素可能导致不良免疫反应。

- 肽类和蛋白质一般存在吸收度较差和代谢敏感性较高的问题。拟肽是衍生自肽类先导物的化合物，但已经通过结构改造隐藏了肽的特性。
- 许多人体激素是可以通过重组DNA技术生产的肽类和蛋白质。然而，将肽类和蛋白质直接作为药物应用有很多缺陷。
- 抗体是参与机体免疫反应的重要蛋白质，可以识别外来细胞或大分子并将其标记进行降解。抗体已经广泛应用于临床，还可以用于携带药物到达特定目标。
- 寡聚核苷酸易受代谢降解的影响，但可以通过修饰糖-磷酸骨架来增加其稳定性，避免它们被相关酶识别。
- 反义药物是抑制那些阻止细胞凋亡的蛋白质编码的mRNA分子。

习题

1. SCH 48461 通过抑制胆固醇吸收来降低胆固醇水平。然而该化合物容易被代谢。确定这种分子可能发生的代谢反应，梳理可以减少其代谢敏感性的修饰方法。

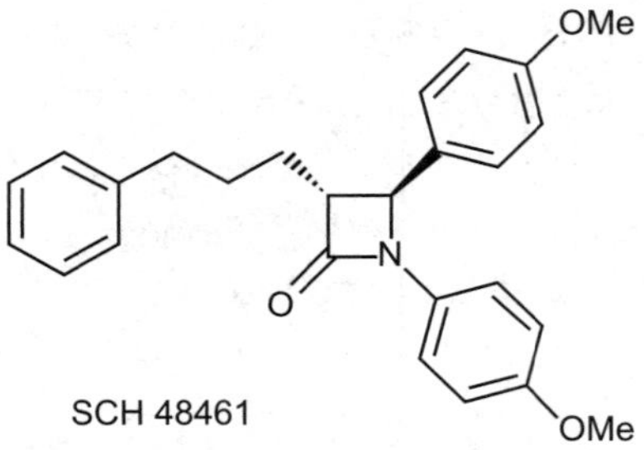

SCH 48461

2. 推理在酸性条件下将乌洛托品（图 11.31）转化为甲醛的机制。

3. 推理氨苄西林（图 11.32）在浓溶液中分解的机制。

4. 卡比多巴（图 11.33）保护左旋多巴在外周血液中不被脱羧，但其极性太大不能通过血脑屏障进入中枢神经系统。卡比多巴在结构上与左旋多巴极其相似，为什么它不能模仿左旋多巴借助转运蛋白进入血脑屏障？

5. 乙酰胆碱（图 4.3）是一种易受化学和酶水解影响的神经递质。梳理一些能够稳定乙酰胆碱酯基团的策略，并罗列一些稳定性更好的胆碱类似物。

6. 十甲季铵是一种需要2个带正电氮原子基团的神经肌肉阻断剂。然而，由于它的代谢很慢，在体内的持续时间过长。请给出一些预期代谢速度更快，代谢产物无活性的十甲季铵类似物。

7. Miotine 已被用于治疗肌肉萎缩疾病，但由于少量药物进入大脑会导致副作用。请给出如何修改 Miotine 的结构以消除这种副作用。

8. 抗病毒药物阿昔洛韦的口服生物利用度仅为15% ~ 30%。请解释出现这种情况的原因，以及如何提高这种药物的生物利用度。

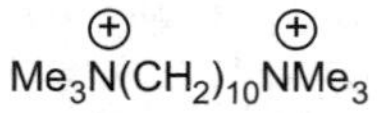

$Me_3N^+(CH_2)_{10}N^+Me_3$

十甲季铵

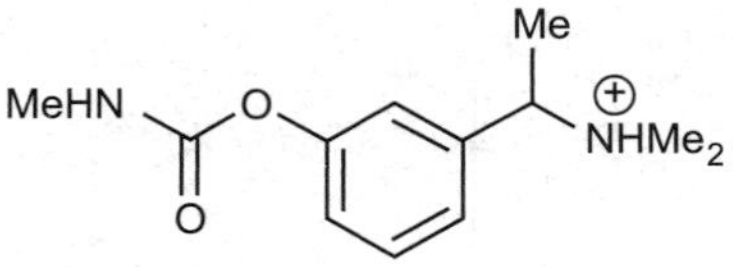

Miotine

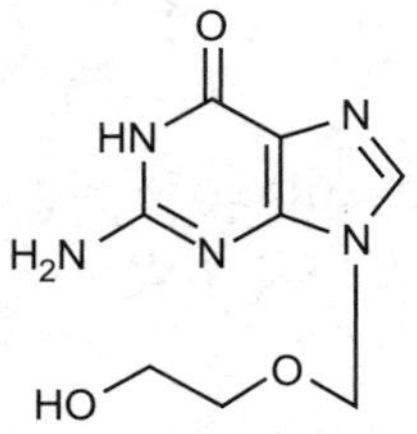

阿昔洛韦

9. CGP 52411 是有效的蛋白激酶抑制剂。构效关系研究表明，芳环上有 Cl、Me 或 OH 取代基对活性不利。药物代谢研究还表明，对位羟基化将产生无活性的代谢物。如何改造结构可使化合物不容易代谢？

甲基取代基
H₃C

SO₂NH₂

CF₃

CGP 52411

塞来昔布

10. 塞来昔布是一种 COX-2 抑制剂，在苯环上含有甲基取代基。已知如果无该甲基取代基，或者如果它被氯取代基取代，则抑制活性增加。然而，这些类似物都没有在临床上使用。为什么？

拓展阅读

Berg, C., Neumeyer, K., and Kirkpatrick, P. (2003)Teriparatide. *Nature Reviews Drug Discovery*, 2(4): 257-258.

Bolgnesi, M. L., et al. (2009) Alzheimer's disease: new approaches to drug discovery. *Current Opinions in Chemical Biology*, 13(3): 303-308.

Burke, M. (2002) Pharmas market. Chemistry in Britain, June,30-32 (antibodies).

Duncan, R. (2003) The dawning era of polymer therapeutics. *Nature Reviews Drug Discovery*, 2(5): 347-360.

Ezzell, C. (2001) Magic bulletsfly again. *Scientifc American*, October, 28-35 (antibodies).

Harris, J. M., and Chess, R. B. (2003) Effect of pegylationon pharmaceuticals. *Nature Reviews Drug Discovery*, 2(3): 214-221.

Herr, R. J. (2002) 5-Substituted-1*H*-tetrazoles as carboxylicacid isosteres: medicinal chemistry and synthetic methods. *Bioorganic and Medicinal Chemistry*, 10(11): 3379-3393.

Matthews, T., et al. (2004) Enfuvirtide: the first therapy to inhibit the entry of HIV-1 into host CD4 lymphocytes. *Nature Reviews Drug Discovery*, 3(3): 215-225.

Moreland, L., Bate, G., and Kirkpatrick, P. (2006) Abatacept. *Nature Reviews Drug Discovery*, 5(3): 185-186.

Opalinska, J. B., and Gewirtz, A. M. (2002) Nucleic-acid therapeutics: basic principles and recent applications. *Nature Reviews Drug Discovery*, 1(7): 503-514.

Pardridge, W. M. (2002) Drug and gene targeting to the brain with molecular Trojan horses. *Nature Reviews Drug Discovery*, 1(2): 131-139.

Reichert, J. M., and Dewitz, M. C. (2006) Anti-infective monoclonal antibodies: perils and promise of development. *Nature Reviews Drug Discovery*, 5(3): 191-195.

Rotella, D. P. (2002) Phosphodiesterase 5 inhibitors: current status and potential applications. *Nature Reviews Drug Discovery*, 1(9): 674-682.

第**12**章 新药上市

第 9 章探讨了发现先导化合物的方法；第 10 章和第 11 章总结了提高先导化合物与靶标的相互作用的设计思路和改善药动学性质的优化方法。这一章，我们将介绍有前途的候选药物在进入临床并投入全面生产之前需要解决的各种问题。从时间和金钱的角度来看，这个阶段比先导化合物发现阶段和药物设计优化阶段花费要大得多，许多药物会中途失败。统计显示，药物设计阶段合成的每 10000 个结构中，有 500 个可能进行动物实验，10 个有机会进入 I 期临床试验，而最终只有 1 个会成功上市。根据最新的估算，平均一种新药的总体开发成本为 8 亿美元或 4.44 亿英镑。

想要将药物成功推向市场，有三个问题至关重要。第一，药物须经测试以确保其安全有效，并且有合适的给药方式。这涉及涵盖毒性、药动学、药物稳定性、配方剂型和药理学实验的临床前和临床试验。第二，各种专利和法律问题。第三，需要合成越来越多的药物用于试验，并最终实现产业化。这是化工和有机合成方法学领域的问题。上述这些问题常常需要同时处理。

12.1　临床前和临床试验

12.1.1　毒性试验

新药创制的最首要任务之一就是测试它是否有毒性。通常首先利用基因工程技术培养的细胞进行体外试验与（或）利用转基因小鼠进行体内试验，这些实验将测试候选药物对细胞增殖是否存在任何影响，并鉴定其是否有潜在致癌性。一旦出现任何致癌的迹象，药物开发项目都会立即终止。

我们还通过直接在实验动物体内使用足够大剂量的候选药物以在短时间内产生毒性效应或死亡来测试其急性毒性。这项研究中一般我们会选用不同种类的动物，在实验结束后，解剖实验动物来检测特定器官是否受到影响。对急性毒性的深入研究将耗时数月，研究者以预期会引起毒性但不会导致死亡的剂量水平对实验动物给药，给药期间定时采集并分析实验动物的血液和尿液样本，然后杀死并解剖动物以便病理学家可以分析组织是否有细胞损伤或癌变的迹象。

最后，以年为单位在较低剂量水平下进行长期毒理学试验，测试药物的慢性毒性作用、致癌性、特殊毒理学、致突变性和生殖异常。

曾用测量其 LD_{50} 值（使一组受试动物的 50% 死亡所需的剂量）来确定药物的毒性。LD_{50} 与 ED_{50}（在 50% 的实验动物中产生治疗效果所需的剂量）的比率被称为治疗比率（therapeutic ratio）或治疗指数（therapeutic index）。例如，治疗比率为 10 表示 LD_{50} ： ED_{50} 比率为 10 ： 1，这意味着给药量超过 ED_{50} 剂量的 10 倍将导致 50% 的死亡率。可以通过比较药物治疗和致死效应的剂量 - 反应曲线来确定治疗比例是否安全（图 12.1）。理想情况下曲线在 x 轴上不应有重叠，两者曲线越接近，药物风险越大。图 12.1 显示了镇静药的治疗和致死剂量 - 反应曲线。曲线显示，50mg 剂量的药物对于 95% 的实验动物有镇静作用，但对于 5% 的实验动物却是致命的。尽管在 95% 的治疗病例中这种药物有效，但这种药物在临床上却是完全不可接受的。

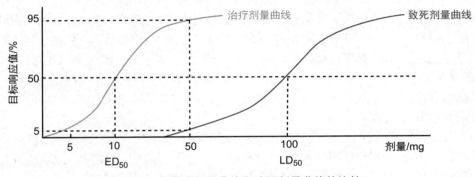

图 12.1　治疗剂量曲线和致死剂量曲线的比较

衡量药物安全性的更好方法是测量 1% 的致死剂量（LD_1）与 99% 的有效剂量（ED_{99}）之比。比率 LD_1 ： ED_{99} 为 1 的镇静药物比图 12.1 所示的药物更安全。

然而，LD 值和治疗指数不是评价药物毒性的最优指标，因为它们不能评价任何非致命或长期毒性效应。因此，毒性试验应包括旨在揭示不同类型毒性的多种体外和体内试验。尽管如此也绝非万无一失，在后来的临床试验中依旧可能会出现意料之外的新毒性，因此需要设置新的试验来评估这些毒性。例如，当沙利度胺（thalidomide）刚刚被开发出来时，没有人意识到该药物会导致胎儿畸形，因此没有对此进行检测。此外，即便当时有这样的测试，也只有兔子体内试验才能检测到这种潜在风险。

许多有前景的药物都折戟于毒性测试中，这对药物设计团队来说却是非常令人沮丧的。例如，UK 47265（图 11.17）是一种极富前景的抗真菌剂，但小鼠、犬和大鼠的体内实验表明，它具有肝毒性且有致畸（teratogenic）的潜在风险。设计团队不得不合成更多的类似物，最终发现了临床上有效的药物氟康唑（fluconazole）（11.5 节）。而由于可能抑制导致心脏衰竭的 HERG 钾离子通道（HERG K$^+$ ion channel），许多已经到达研发后期的药物不得不撤市。如今在药物开发的早期阶段要吸取这些教训，需进行体内和体外试验以检测此类药物的心脏风险（专栏 9.3）。

还值得药物研发人员注意的是，一种药物在制备过程中很难达到 100% 的纯度。合成过程中几乎必然产生微量杂质，而这些杂质往往会对药物的毒性产生影响。一种合成工艺制备的药物和另一种合成工艺制备的药物相比，毒性可能完全不同，因此尽快建立标准工业化的制备合成工艺至关重要（12.3 节）。

毒性试验的另一个目的是确定未来临床试验的安全剂量。然而在动物身上进行的毒性试验并不能反映所有潜在问题，动物实验的毒性观察结果可能与人体最终结果完全不同。例如，抗病毒药物非阿尿苷（fialuridine）（图 12.2）成功地通过了动物毒性实验开始进行临床研究，但由于该药物后续被发现具有严重的肝和肾毒性不得不很快停止临床试验。半数患者（共计 15 人）出现肝衰竭，导致了 5 人死亡，2 名幸存者必须进行肝移植。后来人们发现非阿尿苷会与线粒体 DNA 结合，但动物毒性试验中完全没有发现。

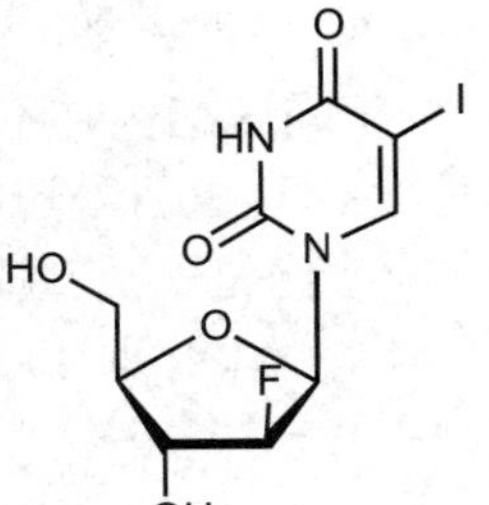

图 12.2　非阿尿苷（fialuridine）

话虽如此，在往后相当长的一段时间内动物实验问题的棘手程度不太可能得到缓解。在药物与身体的相互作用中存在如此之多的变量以至于我们根本无法全部预知。人们还必须考虑到药物会被代谢成其他物质，而这些代谢产物都有自己的生物特性。因此，仅仅通过体外试验来预测潜在的药物是否安全几乎是不可能的。动物实验的重要性就在于此。只有动物实验才能检测出意想不到的情况。除非人们自愿成为豚鼠，否则动物实验在未来许多年仍将是临床前试验的一个基本项目。

12.1.2　药物代谢研究

人体有代谢酶这一武器，通过修饰外源性化学物质并将其迅速排出体外（8.5 节、8.6 节）。经过代谢反应生成的新结构称为药物代谢产物，而鉴别每个新药的所有代谢产物是非常重要的工作。每个代谢产物的化学结构和每个代谢产物的立体结构都必须被逐一确认，还要测试每个代谢物所具有的生物活性。这是一个安全问题，因为新药的代谢产物可能有毒或产生副作用，从而限制临床试验的剂量水平。理想情况下，药物代谢形成的所有产物都应该没有活性并且能够快速排泄。可惜事与愿违，它们很有可能具有某种形式的生物活性（见专栏 12.1）。

为了开展这类研究，合成带有同位素标记，如氘（^{2}H 或 D）、碳 -13（^{13}C）、氚（^{3}H 或 T）或碳 -14（^{14}C）的药物，使研究者可以更容易地检测形成的代谢产物。代谢物如含有 ^{3}H 和 ^{14}C 等的放射性同位素，可以借助测量 β 射线发现极为微量的代谢产物，用质谱法检测含有稳定重同位素的代谢产物（比如氘），含有 ^{13}C 的代谢物可以用核磁共振谱检测。

通常情况下，在分子特定位置引入同位素标记物质的合成可直接利用现有合成途径，但在许多案例中，需要开发一条另外的途径以便更高效地在化合物上连接标记。一般在可能到达的最后合成阶段引入标记。实际合成中没必要标记药物的每一个分子，因为即使只标记了一小部分，现有检测方法的灵敏程度也足以检出标记物。

氘或氚很容易与任何含有可交换质子的分子结合，如醇、羧酸或苯酚。这种交换过程非常简单，只需要将药物溶解于 D_2O 或 T_2O 摇动混匀即可。然而，由于同样的原因，体内试验中标记质子与水中的 H 也很容易发生交换导致标记丢失。因此，最好的方法是通过合成将标记置于药物的碳骨架上。即便如此，也可能发生氘或氚因代谢反应丢失的情况，如果发生了这种情况，几乎不可能检测到代谢产物。

而引入碳同位素意味着需要设计一条全新的合成路线，这样碳同位素在代谢反应中丢失的可能性更小。虽然如此，碳同位素仍可能发生丢失。例如标记是一个 N- 甲基就会出现标记丢失，因为 N- 去甲基化是很常见的代谢反应。

一旦被标记的药物合成后，即可开展各种体内和体外试验。体内试验是将同位素标记的药物以正常方式给实验动物服用，然后取其血液和尿液样本进行分析，确证形成的代谢产物。放射性标记药物可以通过带有放射性检测器的高效液相色谱（HPLC）检测。选择合适的动物实验物种很重要，因为不同物种之间有显著的代谢差异。而作为临床 I 期试验的一部分，还会进行人体药物代谢测试，以确定该药物在人体内的代谢过程是否与实验动物不同。

体外药物代谢研究可以使用肝脏灌注系统、肝微粒体或纯酶。药物代谢中非常重要的细胞色素 P450 酶系目前已经应用于临床。

专栏 12.1　药物代谢研究与药物设计

药物代谢研究有时用于药物设计。很多情况下，体内被证明有效的药物在体外完全无效。这表明该结构并不真正具有活性，但它能够被代谢为活性药物。奥沙尼喹（oxamniquine）（案例研究 4）的开发过程印证了这一点。另一个例子是抗高血压的活性结构 I（图 1）被发现其体外活性低于体内，这意味着它能转化为一种高活性的代谢物。而进一步研究发现，活性代谢物为克罗卡林（cromakalim），其降压作用明显优于结构 I。

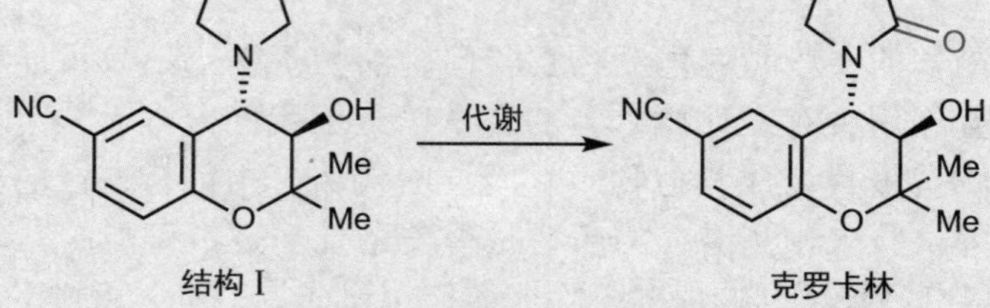

图 1　克罗卡林（cromakalim）的发现

12.1.3 药理学、制剂和稳定性试验

虽然针对药物的药理学研究主要集中在药物发现和药物设计阶段，但研究者们通常需要进行更多测试以确认药物是否对预期之外的靶标有活性，这也将帮助我们更好地理解药物作用机制。这些研究还确定了药物的剂量 - 反应关系和药物作用时程。

为了开发一种对于患者既稳定又可接受的药物制剂，还需要进行制剂研究。例如，口服药物制剂通常将药物分散到片剂或胶囊剂中。显然，除了药物本身外，片剂中还含有多种辅料，为了确保药物与片剂中的其他成分兼容，应当分别研究制剂中的每一种物质。预制剂研究涉及对药物物理、化学和机械性能的表征，后续将根据研究结果选择合适的制备材料。接着，制剂研究探索与生物利用度有关的各种因素，如颗粒大小、盐的形式、晶体多态性、溶剂、pH 值和溶解度等，因为所有这些因素都会影响药物生物利用度甚至活性。药物必须与适量非活性添加剂结合使用以确保每个剂量单位中药物用量一致。理想的制剂应当具有均匀的外观、可接受的味道、合适的片剂硬度或胶囊崩解时限。

这些研究在临床试验开始前不太可能完成。这意味着需开发一种简单制剂用于 I 期临床试验（12.1.4.1节），这类简单制剂通常是含有少量药物和分散剂的手工装填的胶囊。由于仅仅在短时间内提供给临床试验使用，因此暂时不需要确认这些配方的长期稳定性，主要的研究精力应当集中于载药量（drug load），即活性药物与总剂量的比率。载药量过低可能会导致药物均匀性出现问题。如果药物密度很低，那么高载药量可能导致需要的胶囊过大或造成流动问题。

而在到达 III 期临床研究时（12.1.4.3 节），药物的制剂就应当与最终将在市场上使用的成品接近。这个阶段必须重视制剂的稳定性问题，必须限定制备条件以确保药物在制备过程中保持稳定。如果药物被证明不稳定，临床试验结果其实就是无效的，因为无从得知确切的给药剂量。我们可以通过测试温度、湿度、紫外线或可见光对药物是否有影响来研究其稳定性，并分析制剂中是否形成了降解产物。检查制剂和容器之间是否存在预料之外的相互作用也很重要。如果制剂装在塑料容器中，则必须检测是否有任何成分吸附在塑料上，或是否有增塑剂、润滑剂、颜料或稳定剂可能从塑料容器渗入制剂中。即便是容器标签的黏合剂，也需要确保它们不会通过塑料容器渗入制剂中。尽管进行了全面的检测，但总有可能出现意想不到的问题污染药物。例如，2009 年有几批次的扑热息痛因发霉、致患者恶心及胃痛等原因不得不退出市场。经调查发现，运输包装材料的木托盘上的杀菌剂发生了分解，正是这些分解产物污染了药品。

12.1.4 临床试验

一旦上述临床前研究完成，制药公司将决策是否要进行临床试验。通常，如果该药物在动物实验中达到了预期的效果，显示出明显优于现有疗法的优势，并具有可接受的药动学性质、代谢物较少、半衰期合理且无严重副作用，药企就倾向于将化合物推向临床。临床试验是临床医师而不是科学家的工作范围，但这并不意味着研究团队可以"洗手不干"，专注于其他事务了。许多有希望的候选药物没能通过这道最终考验，在获得临床许可的药物之前，研发团队可能需要准备更多的类似物。例如，在 1990—2002 年期间进行的一项研究表明，达到临床试验阶段的药物平均失败率为 90%。由于临床试验需要在志愿者和患者身上测试药物，因此整个过程都必须符合伦理且无可非议。这些实验的时间跨度为 5 ～ 7 年，涉及成百上千的患者，因此开展临床试验极为昂贵。临床试验分为四个阶段。

12.1.4.1 I 期临床研究

临床 I 期试验耗时约一年，需要 100 ～ 200 名身体健康的志愿者。I 期临床试验对该药物的安全性、药动学和可给药剂量水平进行初步评估，但这些评估并不旨在证明该药物是否有效。

为了确定耐受剂量，测试涉及不同药物剂量水平的对照实验。在每个剂量水平上，6 ～ 12 名受试者服用活性药物，2 ～ 4 名受试者服用安慰剂。实验初始剂量通常是动物实验中最高安全剂量的十分之一。接着，进行药动学研究以追踪药物及其代谢产物。在进行了全面的安全性评估后，继续给予稍高剂量的药物直到产生轻微的副作用。这项实验将帮助我们计算出人体最大耐受剂量，而此后的研究设计的剂量水平

都会比耐受剂量更小。

研究期间，志愿者不服用任何药物、不摄入任何咖啡因或酒精以及不吸烟。这是为了避免药物相互作用可能引起的并发症（8.4.7 节），而这些可能影响后期研究的内容。不过，药物和食物之间是否存在相互作用的研究很早就开始了，这对于确证药物剂量和饮食之间的关系至关重要。

另一项研究包括 4 ~ 8 名健康志愿者，他们服用带有放射性同位素标记的药物以追踪药物的吸收、分布和排泄。此类研究的主要目的是确定这种药物在人体内的代谢途径。

由于药物面向的对象不同，Ⅰ 期临床研究可能还需要设置特殊年龄组。例如，用于治疗阿尔茨海默病的药物将招募健康的老年志愿者以测试该药物在特定人群中的药动学。此外，还需要调查新药是否可能在常服用某种特定药物的人群体内发生药物相互作用。例如，治疗阿尔茨海默病的药物主要用于老年患者，而这些老年患者很可能需要服用利尿药或抗凝药。此外，还需要针对可能患有影响药动学的疾病的特殊志愿者进行特定的研究，这类特殊志愿者包括代谢异常、肝肾问题、炎症性肠病或其他胃肠道疾病的患者。

生物利用度（bioavailability）是指给药后一定时间内药物到达血液的比例。生物利用度取决于如药物的晶型、是否以片剂或胶囊剂的形式给药，以及片剂或胶囊剂成分的变化等多种因素。如果生产、剂型或存储过程发生任何变动，都必须检测生物利用度是否保持不变，这就是生物等效性研究（bioequivalence）。例如，在临床试验的早期和晚期使用不同的剂型时，研究者需要进行生物等效性研究。由于 Ⅰ 期临床研究中往往采用粉末填充胶囊剂，而进入 Ⅱ 期、Ⅲ 期临床试验后，一般会把胶囊剂替换为片剂，因此有必要确定这些制剂在健康志愿者体内具有生物等效性。此外，研究还必须证明两种剂型的溶出度相似。

不过，当药物具有潜在毒性以及是用于艾滋病或癌症等危及生命疾病的情况时，Ⅰ 期临床研究将直接选用患者受试者来代替健康志愿者。

决策是否能进行 Ⅱ 期临床研究是一件非常困难的事，因为可用的药物安全统计数据非常有限。观察到的不良反应不一定是药物引起的。例如，健康的患者身上如果出现肝功能异常，可能是药物或酒精引起的。但无论如何，如果有证据证明药物可能导致严重的副作用，临床试验一般会立即终止。

12.1.4.2 Ⅱ期临床研究

Ⅱ 期临床研究一般会持续 2 年左右，在 Ⅰ 期临床研究完成前可能就已经开始。这项试验的实验对象是目标疾病的患者，主要研究目的是确证药物治疗的有效性，表征药动学性质和短期安全性并确定最佳给药剂量。Ⅱ 期临床试验可分为 Ⅱ 期早期和 Ⅱ 期晚期研究（分别为 Ⅱ a 和 Ⅱ b）。

前期试验（Ⅱ a 期）涉及的患者数量有限，本阶段的实验旨在确证该药物是否具有预想中的治疗价值，以及是否存在明显的副作用。一旦结果不甚理想，临床试验可能就此终止。

而随后的研究（Ⅱ b 期）将招募更多的患者，研究方法通常采用双盲安慰剂对照。参与试验的患者被分为两组，一组接受药物治疗，另一组接受安慰剂治疗。双盲研究中，医生和患者都不知道他们使用的究竟是安慰剂还是药物。过去没有实行双盲实验时，研究人员发现如果医生知道哪个患者服用了真正的药物，他们可能会在不知情的情况下"露出马脚"。研究的核心是判断接受药物治疗的患者是否比接受安慰剂治疗的患者有改善，而安慰剂效应对于参与新型抗抑郁药或抗焦虑药实验的患者尤其显著。不同的剂量水平和给药方案也决定了药物是否能发挥最大效用。大多数 Ⅱ 期试验每种剂量水平都需要采集 20 ~ 80 名患者的数据。

研究过程中必须为服用安慰剂的患者准备相应的抢救药物。例如，倘若哮喘患者疾病发作严重，让他们继续只服用安慰剂是极不道德的。这些患者将得到很好的常规药物治疗，而这些药物的使用情况会被记录在册。研究人员比较安慰剂组与服用新药的对照组，看看前者需要使用救援药物的频率有多高。而对于艾滋病或癌症等危及生命的疾病，使用安慰剂对照是不符合伦理的，一些疗法成熟的现有药物将代替完全无效的安慰剂用作对照。

临床试验终点（endpoint）是用来确定药物是否成功的指标。它可以是与之相关的、可测量的、灵敏的、合乎道德的任何参数。临床试验终点可以选择包括血液化验、血压、肿瘤消退和从组织或血液中入侵病原体的消失等多个指标。说服力较差的临床终点包括疼痛感、使用救援药物的次数和关节僵硬程度等。

12.1.4.3 Ⅲ期临床研究

Ⅲ期临床研究通常会持续 3 年，分为Ⅲ a 期和Ⅲ b 期。这一阶段的研究同样可以在Ⅱ期临床研究结束之前就着手进行。本阶段的药物检测方法与Ⅱ期一样采用双盲法，但需要大量的临床患者，试验结果会把服用该药的患者与服用安慰剂或其他有效治疗的患者进行比较，以确证新型药物的有效性。为了克服样本导致的统计学偏差，在设计实验分组的时候必须完全随机地选择患者——无论是接受新药治疗的患者还是接受替代疗法或安慰剂的患者。然而，由于患者的年龄、种族、性别或疾病严重程度等因素始终存在不匹配的可能性，为了保证试验的代表性，参与试验的患者人数越多越好。

Ⅲ期临床研究的目标是确定药物是否真的有治疗效果或者是否能改善患者心理。研究结果也可以帮助我们进一步"调整"给药水平以达到最佳剂量。由于患者来源更加广泛，Ⅲ期临床研究可能会发现一些前期试验没有出现的副作用。一旦成功通过Ⅲ a 期，新药即可完成注册。Ⅲ b 期试验是在药品完成注册之后，正式获批之前进行，研究内容包括将新药与领域内现有治疗药物进行全方位的比较。

如果药物在前期临床试验中就已经显示出明显疗效，Ⅲ期临床试验可能会比原计划提前终止。在Ⅲ期期研究中，如果药物被证明有效，接受试验的患者将在被严格监测的情况下继续服用该药，以评估其长期安全性。不过，如果在Ⅲ期临床试验中观察到严重副作用，临床试验将提前终止，该药物也不会再有进一步的开发或研究。例如，由于临床研究显示可能会增加死亡风险，辉瑞公司托塞曲匹（torcetrapib，一种降胆固醇药物）的开发在 2006 年终止。该药物开发历时 16 年，耗资 8 亿美元，是制药业历史上成本最高的失败案例之一。

12.1.4.4 Ⅳ期临床研究

在这个阶段药物已经上市，医生可以开具处方自由使用它，但仍需监控药物的有效性和任何罕见或意外的副作用。从某种意义上说，这一阶段是永无止境的，因为药物使用多年后也可能出现意想不到的副作用。英国药品委员会实施了一项基于志愿的黄牌计划，该计划汇总医生和药剂师报告疑似药物不良反应。该系统已经发现了一些上市药物的严重副作用。例如，由于部分患者出现失明甚至死亡的严重副作用，β受体阻断剂普拉洛尔（practolol）不得不在上市几年后撤市。毒性作用是无法预测的，而且我们也不了解它的产生机制，因此无法针对其设计实验。

利尿药替尼酸（tienilic acid）（图 12.3）因每 10000 例患者中就有 1 例出现肝细胞损伤而撤出市场。抗炎药保泰松（phenylbutazone）（图 12.3）可能导致每百万名治疗患者中有 22 人出现罕见但致命的副作

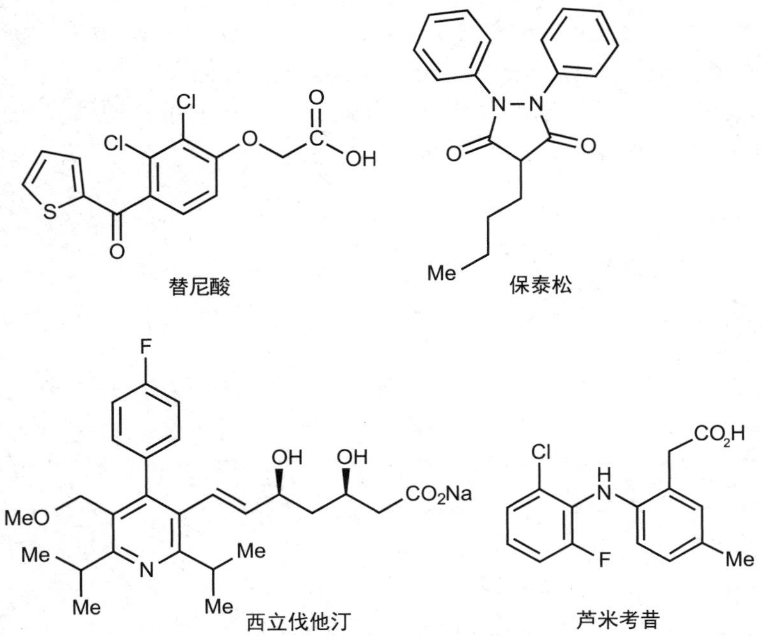

图 12.3 由于罕见毒性副作用而被撤出市场的药物

用，这类罕见的毒性作用显然无法在Ⅲ期临床试验中检测到。最近的一个例子是降胆固醇药物西立伐他汀（cerivastatin）（图 12.3，案例研究 1）。由于药物与药物之间的不良相互作用导致全球范围内有 40 名患者发生了肌肉损伤甚至死亡，它不得不在 2001 年退出市场。罗非考昔（rofecoxib，商品名：VIOXX）（图 3.30）被应用于治疗类风湿性关节炎长达 5 年，而上市后的临床试验表明，该药物可能提高患者心脏病发作和中风的风险。默克公司于 2004 年自愿撤回该药物，但在其上市的 5 年时间里，已经有 130 万名美国患者和其他 80 个国家的 70 万名患者服用了罗非考昔。罗非考昔给默克带来的年利润达到了 12 亿美元，占默克净收入的 18%。严重的营收损失导致该公司的股价单日下跌了 27%。不仅如此，默克还面临着旷日持久的法律诉讼，因为数千名患者声称由于服用该药造成了人身伤害而要求赔偿。

如果记录单个患者的基因指纹图谱，以确定哪些人可能面临罕见毒性作用，就有可能避免辛苦研发出的药物撤市。这一过程被称为"个性化医疗"（personalized medicine）（另见 20.1.11 节）。例如，基因指纹图谱已经应用于计算不同个体中抗凝血药物华法林（warfarin）的剂量（8.5.6 节）。同样的，基因指纹图谱也被用来识别最可能对抗肿瘤药物帕妥尤单抗（panitumumab）产生不良反应的患者（专栏 20.11）。如果找到一种能够区分用药风险患者的生物标志物，就可以启用一些此前撤市的药物。例如，COX-2（cyclooxygenase-2）酶的选择性抑制剂抗炎药物芦米考昔（lumiracoxib）（图 12.3）于 2006 年进入欧洲市场，仅仅一年后，由于被发现可能对少数患者产生严重的肝毒性而退市。现在，研究者们发现了评估其副作用风险的基因生物标记物，因此芦米考昔有可能重新上市。

12.1.4.5 伦理问题

在Ⅰ～Ⅲ期的临床试验中，试验必须要得到患者本人的许可。然而伦理问题仍然可能出现。例如，失去意识的患者和精神病患者没有能力同意试验，但他们有机会受益于试验中的新型疗法。那试验是否应该包括他们？是否将儿童纳入临床试验也是一个棘手的伦理问题，所以大多数临床试验直接将儿童排除在外。鉴于大多数获得许可的药物都是针对成年人的，这意味着大约 40% 的儿童药物实际上从未在相应年龄段进行过测试。临床医生在为儿童开具处方时所面临的问题是使用多少剂量，疲惫不堪的卫生工作人员所犯的简单算术错误可能会带来惨痛的后果。再者，儿童不是体格矮小的成年人。这不是一个单纯根据相对体重调整剂量水平的简单问题。药物的药效学和药动学特性在儿童和成人中有显著差异。例如，药物代谢随儿童的年龄和发育变化很大，副作用也各不相同。与氯霉素（chloramphenicol）相关的灰婴综合征（grey baby syndrome）就是典型事例（专栏 18.15）。

世界各国的监管和专业机构正在积极处理这些问题。例如，英国设立了儿童药物研究网络（medicines for children research network）以便为现有的药物和新的化学实体进行高质量的儿童临床研究。2005 年，《英国国家儿童处方集》（*British National Formulary for Children*）出版，迫使欧洲对儿童药物的检测和处方进行监管。现在欧洲药品管理局（the European Medicines Agency）为临床试验包含儿童测试公司的新药提供许可证延期。已上市的药物也需要获得一种被称为儿科使用营销授权（paediatric use marketing authorisation，PUMA）的新执照。

🌱 **关键知识点**

- 为了评估候选药物的急性和慢性毒性，毒性试验分为体外和体内两个方面进行实验。动物研究中会采集血液和尿液样本进行分析，关键脏器会逐一进行组织损伤或异常分析。毒性试验对于确定Ⅰ期临床试验的初始剂量水平非常重要。

- 为了检定药物代谢产物，在动物和人体进行药物代谢研究。实验中将用同位素标签标记候选药物，有助于测定代谢物。

- 通过药理学试验确定药物作用机制和候选药物是否作用于预期靶标以外的其他靶标。

- 处方研究旨在开发一种可在临床试验期间或之后使用的药物制剂。该药物制剂在各种环境条件下都必须保持药物稳定。

- 临床试验分为四个阶段。在Ⅰ期临床研究，通常选用健康的志愿者以评估药物的安全性、药动学和安全剂量水平。Ⅱ期临床研究是在患者中进行以评估药物是否有效，提供最有效剂量方案的更多信息，识别副作用。Ⅲ期临床研究在更多的患者中进行以确保结果在统计学上可靠，并检测不常见副作用。Ⅳ期临床研究会一直进行，目的是监测该药物在特定患者中的长期使用情况以及罕见副作用的发生情况。

12.2　专利申请及监管事务

12.2.1　专利

鉴于制药公司在药物研发的过程中投入了大量时间和金钱，因此他们希望能获益是完全正当的。所以需要拥有在合理的时间内独家销售和制造该产品的权利，其定价不仅要收回成本，还得为公司的进一步研究和发展创造充分的利润。如果没有这些权利，竞争对手就可以直接合成相同的产品却无须承担前期设计和开发的费用。

专利允许公司在一段有限的时间内独家使用和销售一种新药。为了获得该权利，公司必须先提交或申请相应的专利。这些专利需要写明新药是什么，新药的用途是什么，以及它是如何合成的。这项任务并不容易。每个国家都有自己的专利体系，因此公司必须先决定在哪个国家销售自己的新药，然后在那里申请一系列相应专利。专利法十分严格且各国法规并不相同。因此，专利申请最好还是让领域内的专利律师和专家律师去做。想要减少在不同国家申请专利的成本和工作量，有两种方式。第一种方法，可以向欧洲专利局（European Patent Office，EPO）申请专利。如果获得批准，被授予的欧洲专利就可以转换为欧洲专利公约组织（European Patent Convention，EPC）缔约各国的国家专利。这项公约有 27 个缔约国，申请人可以决定在 27 个国家中单独申请哪些缔约国的专利。第二种方法是提交一项国家专利申请，指定 122 个已签署《专利合作条约》（Patent Cooperation Treaty，PCT）国家中的一个或多个国家。获得的国际检索报告（international search report，ISR）和国际初审报告（international preliminary examination report，IPER）可用于申请各缔约国专利。即使 PCT 或国际专利没有申请成功，收到的回复报告也能够告知申请人向哪些国家申请专利更有机会。

一旦专利申请开始，专利当局将审核专利主张是否新颖，形式是否符合其基本要求。专利申请领域有一个普遍适用的黄金法则，即所提供的信息此前从未以任何书面或口头形式披露过。因此，制药公司只有在相关结构获得专利保护后才会披露他们的工作。

尽快申请专利至关重要。制药公司之间竞争激烈，某家公司发现的新药很可能仅仅几周或几个月后就被另一家公司发现。这意味着一旦发现具有显著活性的新化合物或系列化合物，公司就会立即申请专利。通常情况下，研究者们计划对该新药进行大规模临床前试验之前，就已经申请该专利了。这时候甚至还没有合成出研究计划中所有可能的结构。因此，研究团队在一系列结构中无法确定哪种特定化合物是最佳候选药物。所以大多数专利被设计成涵盖一类特定结构的一系列化合物，而不是单个特定分子。即使一种特定结构被认为是最好的候选药物，最好的办法也是借助专利保护一系列类似物，这可以防止竞争对手模仿药效结构合成类似物竞争出售。所有受专利保护的结构都应指定，而只有少数具有代表性的结构需要详细说明。

大多数国家的专利有效期为 20 年，时间跨度听起来似乎比较合理。但须记住的是，保护期从专利成功申请开始，而不是药物正式上市的那一刻开始。由于临床前试验、临床试验和监管部门批准耗时较长，专利能够提供的保护错失了这一部分时间。这段时间大约 6 ～ 10 年，特殊情况下耗时可能更久。因为专利保护时间太短，无法获得足够的利润，公司可能选择放弃该项目。可见并不是所有专利都能带来商业上成功的产品。

从成功药物的销售中获得收益对一家公司的财务运行至关重要，因此对于专利期限即将到期的药物，延迟上市交易（pay-for-delay deals）已成为制药业的一种日益增长的趋势。交易双方是制药公司与专门生产非专利药物或仿制药（generics）的制造商。如果仿制药制造商同意在约定的时间内（通常是 1 年）推迟仿制药的生产，将一次性获得一笔款项，从而允许发明人获得若干月的额外收入。造成该趋势的一个原因是，许多高利润小分子药物的专利在 2010 ～ 2014 年到期了。这被称为"专利悬崖"（patent cliff）。由于可以替代它们盈利地位的新上市药物越来越少，这促使许多大型制药公司开始重新思考自己的商业战略。许多公司现在把开发项目外包给其他公司，将更多的精力集中在研究新的药物递送系统或使用现有药物进行联合疗法上。

专利内容涵盖特定产品、产品的药用用途、产品的合成，或者最好涵盖全部这三个方面。一项只涉及新产品合成路线的专利，专利保护效果往往不佳。竞争对手完全可以针对同一结构设计不同的合成路线，然后合法销售。

近年来最影响专利领域的问题之一是手性转换（chiral switching）。1983—1987年间，获批药物中30%为纯对映体，29%为外消旋物，41%为非手性。迄今为止，市场上销售的药物大多为非手性或纯对映体。外消旋体的问题是每个对映体的活性往往并不相同。此外，对映体的代谢方式和副作用也各不相同。因此，销售纯对映体而非外消旋体明显是更好的选择。手性转换主要与外消旋药物有关，这些药物已经上市销售了几年时间，专利期限即将到期。企业可以辩称纯对映体药物是一项全新的发明，借此获得新的专利保护。申请新专利的时机很重要，对于制药公司来说，最理想的情况就是纯对映体在原外消旋体专利刚好到期时进入市场。不过，他们必须证明纯对映体相较于原先的外消旋体是一种改进，而且当初外消旋体获得专利时他们无法合理预料到这一点。20世纪80年代，人们对于不同的对映体为何具有不同的生物特性有了充分的认识，因此通常都是该日期之前上市的外消旋药物才有机会进行手性转换。如今已经不可能对一种外消旋形式的新药申请专利，再期望专利到期后将纯对映体继续推向市场了，因为立体异构的问题早已是不容忽视的既定事实。

布比卡因（bupivacaine）就是一种经历了手性转换的药物。它是一种用于分娩和髋关节置换术的脊髓和硬膜外麻醉的长效局部麻醉剂，作用机制为阻断神经细胞轴突的钠离子通道。然而，由于该药物可能影响心脏，因此无法用于静脉注射。布比卡因的（S）-对映体称为左布比卡因（levobupivacaine）（图12.4），副作用较轻，是一种更安全的局部麻醉剂。其他进行手性转换的药物包括沙丁胺醇（salbutamol）（14.10.3节）和奥美拉唑（omeprazole）（16.3节）。2007年批准用于治疗过度嗜睡的阿莫非尼（armodafinil）（图12.4）是另一个手性转换的实例，它是外消旋药物莫达非尼（modafinil）的对映体。

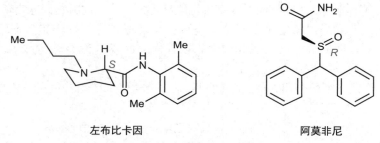

左布比卡因　　　　　　　　　阿莫非尼

图12.4　左布比卡因和阿莫非尼

如果将一种现有药物以新盐的形式销售或其制剂配方发生重大变化，也可以申请新的专利。最后，对于制药公司而言，开发具有专利保护的兽药而不是人用药物可能是一种新的选择。

世界贸易组织（World Trade Organization，WTO）制定的《与贸易有关的知识产权协定》（*Trade Related Aspects of Intellectual Property Rights*，TRIPs）对制药行业的专利和利润构成了迫在眉睫的威胁。依据该规则，如果一个国家认为自己面临国家性的健康危机，该国家可以授予仿制药公司生产相应专利药品的强制许可。2012年，印度援引该规则，允许其一家非专利药公司以极低的成本生产抗肿瘤药物索拉非尼（sorafenib），因为它被视为救命药。这开创了一个先例，意味着任何新型救命药物都可能获得类似的强制许可。但是在无利可图的情况下，制药行业就有可能削减对新型抗肿瘤药物设计的投入。

12.2.2　监管事务

12.2.2.1　监管程序

一旦制药公司认为自己开发出全新的药物，美国食品药品管理局（Food and Drug Administration，FDA）

和欧洲药品评估机构（European Agency for the Evaluation of Medicinal Products，EMEA）等监管机构就会开始发挥作用。临床试验开始之前，该公司必须向相关监管机构提交其科学研究和临床前研究的结果。在美国，这是以新药申请（IND）调查豁免（investigational exemption to a new drug application）的形式进行的，IND 是提交给 FDA 的机密文件。IND 应该包含关于药物的化学、制造和质量控制的信息，及其药理学、药动学和毒理学的信息。FDA 评估 IND 信息以决定是否可以开始临床试验。在整个临床试验过程中 FDA 和公司之间将继续进行沟通。出现的任何不良结果都必须通知 FDA，FDA 将与该公司讨论是否应该停止试验。

如果临床试验进展顺利，公司将向监管部门申请新药上市。在美国，向 FDA 提交新药申请（new drug application，NDA）；在欧洲，同样的申请被称为市场授权申请（marketing authorisation application，MAA）。NDA 或 MAA 申请资料的规模通常是 400 ~ 700 卷，而每一卷包含 400 页！申请必须说明药物的用途，以及证明其有效性和安全性的科学和临床证据。它还应详细说明药物的化学成分和制造方法，以及为确保药物具有一致的质量而采取的控制和分析措施。所有广告和营销材料都必须提交监管机构接受审核，以确保措辞准确，且保证该药物是为其预期用途而推广的。药物制剂的使用说明书也必须经过严密的审核，来确保它能向医生说明该药物的作用机制、适应症状及合理的剂量水平和给药频率；可能的副作用、毒性或成瘾性亦需详细说明，以及需要采取的特别措施（如避免与其他药物产生相互作用）。

FDA 检查人员将拜访临床监查人员，确保临床监查人员的记录与 NDA 提供的记录一致，并确认患者得到了充分的保护。最终，FDA 会向该公司发出批准信，产品就可以上市了，不过 FDA 将继续监控该产品的推广情况和有关任何异常副作用的进一步信息。

一旦 NDA 被批准，之后对药物生产、合成或分析的任何修改都必须经过审批。这意味着制造商必须采取 NDA 中描述的固定路线并逐步完善它，而不能轻易更换其他路线。

希望销售专利期限已过的原研药物的仿制药制造商可以提交一个简短的 NDA，只需要提交药物的化学和制造信息，并证明仿制药各项数据与已批准的原研药相当。

新化学实体（new chemical entity，NCE）或新分子实体（new molecular entity，NME）是指一种全新的药物结构。20 世纪 60 年代，每年大约有 70 个 NCE 进入市场，但到 1971 年，这个数字下降到了每年不到 30 个。这在某种程度上由于沙利度胺事件之后引入了更严格的评价规则。另一个因素是当时可用的先导化合物数量也出现了下降。自 20 世纪 70 年代以来，人们一直强调理解疾病机制以科学的方式设计新药。虽然这种方法肯定比以前的临床和试错法更科学，但进入市场的 NCE 数量仍然很少。2002 年只有 18 种 NCE 被 FDA 批准，13 种被 EMEA 批准。近年来由于进入市场的生物制剂数量显著增加，情况有所改善。2014 年，FDA 批准了 41 种新治疗药物，其中包括 11 种生物制剂。生物制剂是诸如抗体和重组蛋白等药物。

最近几年小分子药物方面出现了一系列治疗丙肝的抗病毒药物及治疗各种癌症的激酶抑制剂。

12.2.2.2 快速审评和孤儿药

许多监管机构的规定可以对某些类型的药物进行快速审评（fast tracking），从而使它们尽快进入市场。快速审评通道所需的Ⅱ期和Ⅲ期临床试验数量较少。快速审评主要针对在目前无药可治的疾病上极富前景的药物，以及在治疗癌症等危及生命的疾病方面比起现有药物具有明显优势的药物。治疗流感的奥司他韦（oseltamivir，商品名为达菲）就是一种快速审评药物的实例（19.8.3.4 节）。

孤儿药（orphan drug）是罕见病治疗药物。在美国，孤儿药的定义是疾病患者少于 20 万人的药物。由于此类药物的市场较小，不太可能获得巨大的经济利益，制药公司往往不愿意开发销售孤儿药。因此，政府和监管部门给予各种形式的财政和商业鼓励以促进这类药物的开发和销售。在伊马替尼（imatinib）（用于特定肿瘤的孤儿药）取得巨大成功之后，制药公司对罕见病药物的态度发生了变化。虽然某一种孤儿病的患者并不多，但据估计欧洲有数千万的患者患有某种形式的孤儿病，因此市场依然十分广阔。

12.2.2.3 GLP、GMP 和 GCP

药物非临床研究质量管理规范（good laboratory practice，GLP）和药品生产质量管理规范（good manufacturing practice，GMP）是制药公司实验室和生产工厂的科学规范。公司必须向监管机构证明自己遵守了这些详细的规范。

GLP 法规适用于涉及药理学、药物代谢和毒理学研究的各个研究实验室。GMP 法规适用于生产车间和化学开发实验室，包括用于生产该药物的各种生产工序，以及用于确保该产品质量合格的工序。

作为 GMP 法规的一部分，制药公司需要建立一个独立的质量控制部门负责监控一系列因素，包括员工培训、工作环境、操作程序、仪器校准、批量存储、标签和生产过程中使用的所有溶剂、中间体、试剂的质量控制。必须定义用来检验最终产品的分析方法及具体要求。生产的每批药品都必须进行取样，以确保其符合这些规范。所有特殊设备（如冷冻干燥机）必须有书面操作说明，设备的使用、校准和维护必须写入标准操作规程（SOP）中。

有关上述程序的详细准确文件必须可供监管机构检查，包括校准和维护记录、生产评估、批次记录、主生产记录、库存、分析报告、设备清洗日志、批量召回和客户投诉。虽然保留记录很重要，但涉及的额外文书工作可能影响生产过程中的创新。

参与临床研究的研究人员必须证明他们能够按照药品临床试验管理规范（good clinical practice，GCP）规定开展工作。这些规定要求选用合适的人员、设施和设备进行所需的工作，每个涉及的测试地点都必须得到批准，患者的权利和福利也必须有证据证明确实得到了保护。在美国，审批是由机构审查委员会（Institutional Review Board，IRB）批准的。研究工作进行期间，监管当局可能会进行数据审核，以确保没有研究不当行为发生（如剽窃、伪造数据，研究程序不完善等）。在英国，一般医学委员会（General Medical Council）或英国制药业协会（Association of the British Pharmaceutical Industry）负责约束不道德的研究人员。为了尽快获得结果，部分研究人员承担了很大的压力，这可能导致他们做出草率的决定、试验过程中考虑不周甚至犯错，甚至有人故意伪造结果或偷工减料。有时人际关系也会成为问题。研究者可能会面临这样的两难境地：为患者着想，还是严格遵循研究的步骤。如果患者迫切需要一种新的治疗方法，并为了参加试验而伪造自己的实际情况，那么他们也可能误导临床医生。据了解，有一些患者会对派发给他们的药物进行分析，以确定他们服用的是安慰剂还是药物。

12.2.2.4 成本效益的分析

一种成功注册上市的药物还需要面临一个谈判——由特定政府部门进行成本与收益分析。例如，英国国家健康和临床技术优化研究所（National Institute for Health and Clinical Excellence，NICE）会决定新药物是否应该被国家卫生服务机构使用。NICE 的决定会对全球药品销售产生重大的经济影响，因为有 60 多个国家采用 NICE 的指导方针，而不是自己单独进行成本 / 效益分析。

🌸 关键知识点

- 一旦发现有用的药物应该尽快申请专利。专利往往涵盖一大类化合物，而非单一分子结构。
- 由于药物通过临床试验推向市场花费的时间十分漫长，相当长的一段专利保护期因此而丧失。
- 专利应当包含分子结构、药物用途和合成方法。
- 有专门的监管机构负责批准临床试验和颁发新药上市许可。
- 如果一种药物的适应证目前缺乏治疗手段，它很可能进入快速审评通道。
- 政府对开发孤儿药（治疗罕见疾病的有效药物）的公司给予特殊激励。
- 制药公司必须遵守 GMP、GLP 和 GCP。

12.3 化学开发和工艺改进

12.3.1 化学开发

一旦化合物进入临床前试验阶段，就有必要尽快开始开发大规模合成的方法。这被称为化学开发，需要在专业实验室中进行。一开始，可以通过直接扩大实验室使用的合成路线来获得大量药物。然而，从长远来看，这种路线往往不适合大规模生产。原因如下：首先，在药物发现／设计阶段，重点是在尽可能短的时间内生产种类尽可能多的不同化合物，只要有足够的化合物进行试验，产率就不那么重要；其次，实验室内反应的规模很小，这意味着即使采用昂贵的试剂或反应物，成本也是微不足道的；再次，由于涉及的物质数量较少，实验室合成也可以使用危险的试剂、溶剂或起始材料。

同实验室相比，化学开发阶段侧重点大不相同。合成路线必须是直接的、安全的、廉价的、高效的、高产的、合成步骤最少的，能够提供始终如一的、符合预定纯度规范的高质量产品。

在化学开发过程中，为了获得最佳的产率和纯度，科研人员对合成路线中各反应的条件进行深入的研究和改造，尝试不同的溶剂、试剂和催化剂；研究反应温度、反应压力、反应时间、过量试剂或反应物、浓度和添加方法等因素对反应的影响。也优先考虑到了扩大反应规模。例如，最初由水杨酸合成阿司匹林用乙酰氯乙酰化（图12.5）。然而，副产品是对环境有害的腐蚀性盐酸。较好的合成方法是用乙酸酐作为酰化剂，形成的副产物是醋酸，它没有盐酸的不良性质，也可以回收利用。

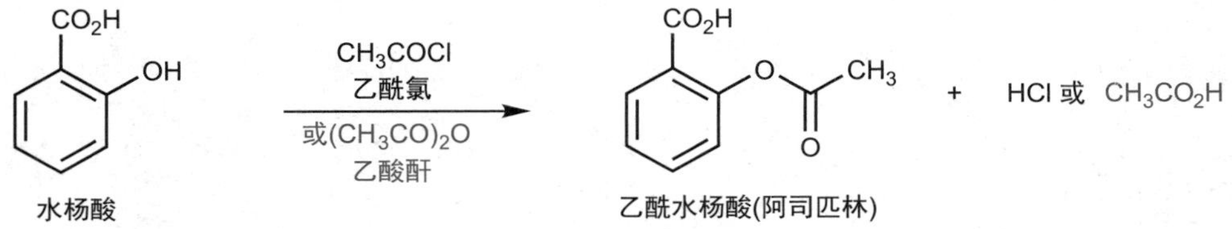

图12.5 阿司匹林的合成

因此，合成各阶段的最终反应条件可能与原条件存在根本差异，甚至可能需要放弃原反应去设计一条完全不同的路线（专栏12.3）。

一旦各个阶段的反应条件都已得到优化即可扩大规模。本阶段的重点是成本、安全性、纯度和产量。大规模合成应当避免使用昂贵或危险的溶剂或化学品，而采用更便宜、更安全的替代品。实验室中设计的工序在化学开发中很可能需要修改。一些实验室内可以使用的药品、仪器在大规模合成中是不切实际的，如干燥剂、旋转蒸发仪和分离漏斗。在工厂生产中，这些操作分别可以用共沸除水、蒸馏和不同相搅拌分离代替。

化学开发包含几个阶段。第一阶段，短期毒理学和稳定性测试、分析研究和药物开发需要大约1公斤药物。通常情况下，初始合成路线会被迅速开发出来并很快扩大规模以生产足够的材料，因为尽可能缩短时间至关重要。第二阶段是生产大约10公斤药物，供长期毒理学试验和配方研究之用。此阶段的一些产品也可能应用于Ⅰ期临床试验。第三阶段将进一步扩大实验规模，为Ⅱ期和Ⅲ期临床试验准备约100公斤化合物。

由于涉及不同的时间进度，第一阶段药物的合成步骤可能与第三阶段有显著差异。而重要的是，在研究的所有阶段，药物的质量和纯度应尽可能保持不变。因此，化学开发的早期重点是优化合成的最后一步，并开发出一种能够持续提供高质量产品的提纯工艺。这些改进能协助确定最终产品的规格和所需的各种分析实验及其纯度标准。药物的规格（specification）将被设定限制范围，如熔点、溶液颜色、粒子大小、晶体多态性以及pH值等。该产品的化学和立体化学纯度也必须被严格限定，在产品中任何含量大于1%的杂质或溶剂都应该被识别和量化。不同化合物的可接受限度与其毒性成正比。例如，乙醇、甲醇、汞、钠和铅的规格分别为2%、0.05%、1ppm、300ppm和2ppm。苯或氯仿等致癌化合物应当完全不存在，这意味着在实际操作中，它们不应在合成的最后阶段用作溶剂或试剂。

所有批次的药品都必须符合这些规定。一旦合成的最后一步得到优化，未来的开发工作就能够集中于优化或改变合成的前期步骤（专栏12.2）。

在某些研发项目中，开始时认为最有临床希望的结构可能会被性质更优的新化合物所取代。尽管新的化合物可能与原来的结构非常相似，但这种变化足以对合成路线产生根本性的影响，可能需要完全不同的条件才能使每个合成步骤的产量最大化。

专栏 12.2 艾巴佐坦的合成

艾巴佐坦（ebalzotan）是由阿斯利康公司生产的抗抑郁药物，它是一种选择性 5- 羟色胺（5-HT_{1A}）受体拮抗剂。图 1 中初始合成路线以结构 I 共分为 6 个步骤，采用了若干昂贵而危险的试剂，总收率仅为 3.7%。该路线的开发包括更换“问题”试剂和优化反应条件，从而使总收率提高到 15%。改进的路线用氢气和钯催化剂代替了昂贵且具有潜在毒性的还原剂氰基硼氢化钠。在去甲基化的步骤中，用更便宜、毒性更小的 HBr 取代有毒、昂贵且具有腐蚀性的 BBr_3。

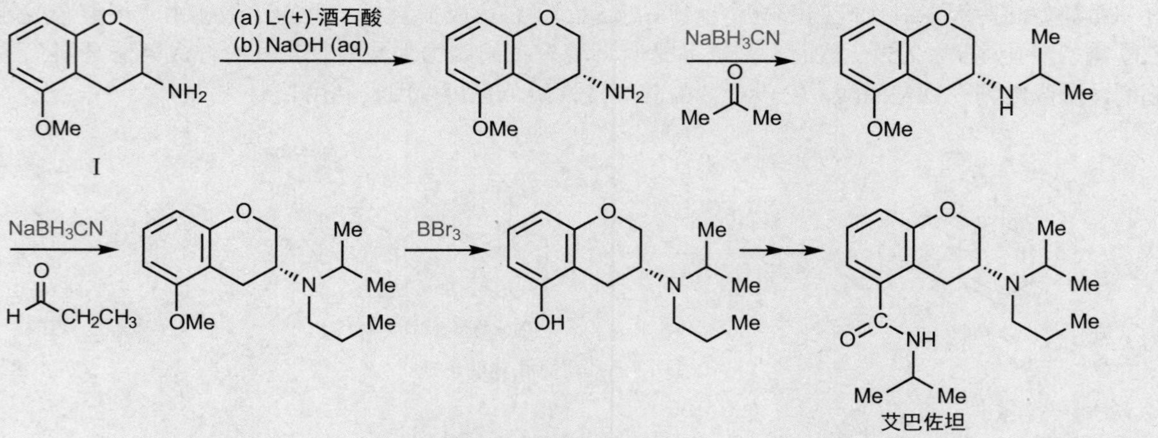

图 1 艾巴佐坦的合成

12.3.2 工艺开发

工艺开发需要保证合成路线上的反应次数尽可能少，工艺中各个阶段相互整合，使合成在生产规模上顺利高效地进行。核心目标是将操作次数减少到最少。例如，与其分离合成步骤中的每个中间产物，不如将其直接从一个反应容器移到下一个反应容器中。理想情况下，唯一的纯化步骤只存在于得到终产物的最后一步。

环境和安全问题也极为重要。要注意尽量降低化学品泄漏到周围环境的风险，并尽可能多地进行回收。尽量使用“绿色技术”，如电化学、光化学、超声波或微波等技术，可能帮助解决潜在的环境问题。

在开发过程中，将成本保持在较低水平是一项高度优先考虑的事项。进行合成时，大批次少量反应比小批次大量反应更经济。整个生产过程中都必须极其注意安全，因为生产车间发生的任何微小事故都有可能发展为重大的灾难。操作人员必须严格遵守安全规范，严密监控生产过程。不过，最需要优先考虑的是，终产品应当始终满足规格要求的高纯度。

工艺开发高度关注特定化合物的合成步骤优化（专栏 12.3）。如果项目推进过程中放弃了一开始选定的结构，而采用另外一种结构不同的类似物取而代之，整个工艺流程可能需要彻底的重新规划。

监管当局要求对每批药品都进行严密的分析以确保其符合标定的规格。所有含量超过 1% 的杂质都必须进行表征、鉴别和定量。杂质的鉴别过程通常被称为杂质分析（impurity profiling），研究人员借助制备型 HPLC 分离杂质，然后用核磁共振光谱或质谱法鉴定它们的结构。

专栏 12.3 ICI D7114 的合成

ICI D7114 是为了治疗肥胖和非胰岛素依赖糖尿病而开发的肾上腺素 β_3 受体激动剂。实验室初始合成路线如图 1 所示。

该路线在应用于大规模生产时出现了很多问题，且总收率仅为1.1%。第一个反应涉及对苯二酚和二溴乙烷，两者都可以反应两次产生副产物，并且原料二溴乙烷还是一种致癌物质。而且反应能够生成挥发性的有毒副产物溴乙烯。在第二步之后，需要进行色谱分离以除去副产物，而色谱分离在大规模生产中成本较高，最好能够避免。结构Ⅲ的制备需使用20倍大气压的高压加氢得到，现有设备只能达到500kPa（约5个大气压），这在工业规模上是不可能的。最后，产物含有一个不对称中心需要拆分。这涉及与手性酸成盐并进行8次结晶——这一过程完全不适合于生产规模。

　　改进后的合成路线如图2所示，新路线避免了上述问题，使总收率提高到33%。为避免形成二烷基化副产物，新路线采用对苄氧基苯酚为起始原料，并使用二甲磺酸乙烷代替致癌的二溴乙烷，因此，也不会产生有毒的溴乙烯副产物。烷基化产物（Ⅳ）没有立即分离纯化，而是用苄胺进行原位处理减少了操作次数。苯醚基的氢解在甲磺酸存在下进行，甲磺酸有助于防止发生N-苄基氢解反应。这就得到了最初合成的中间产物之一的结构Ⅱ。然后烷基化得到结构Ⅴ，然后与环氧化物进行不对称反应以避免拆分。这个反应的产物（Ⅵ）可以直接原位氢化成终产物而无须分离，再次减少了操作步骤。

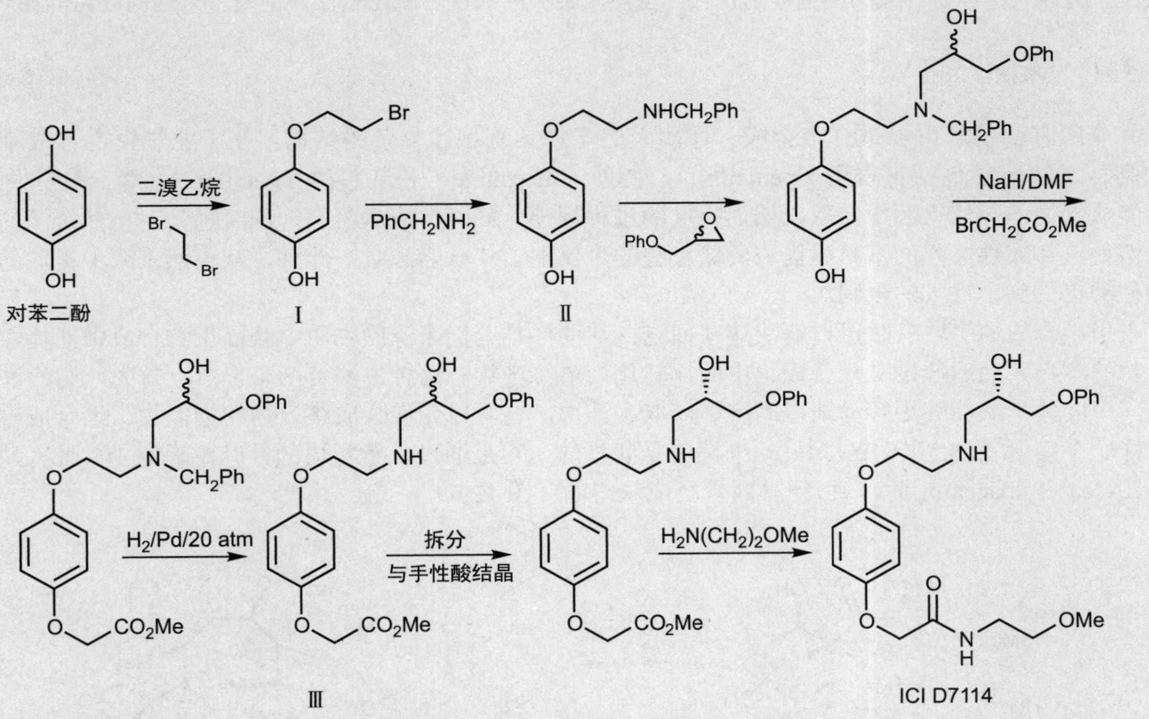

图1　ICI D7114 的研究合成路线

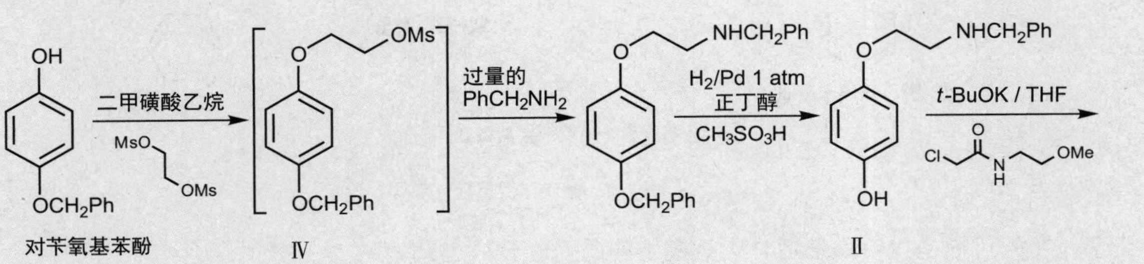

图2

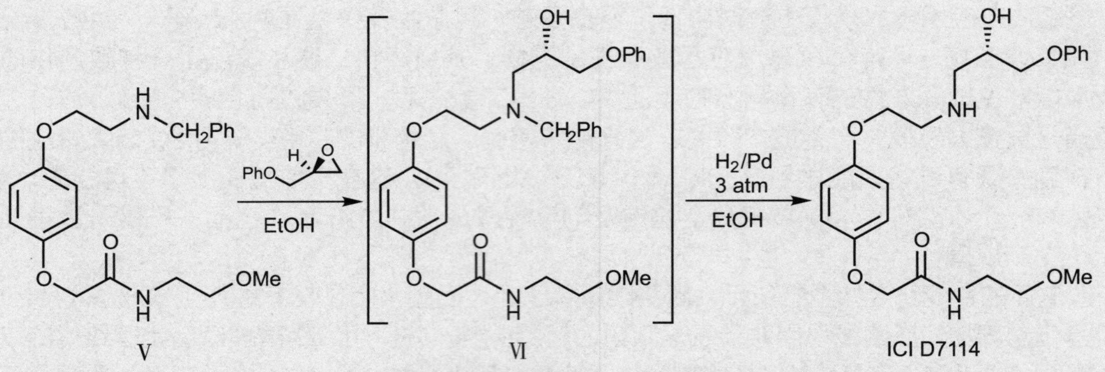

图2 改进后的 ICI D7114 的合成路线

12.3.3 候选药物的选择

化学和工艺开发的问题对候选药物的选定会产生影响。如果某些结构投入大规模生产存在困难，制药公司往往会选择一种容易合成的结构作为替代。虽然新结构的活性可能比较低，但是带来的问题可能相对较少。

12.3.4 天然产物

并非所有药物都可以进行全合成。许多天然产物具有相当复杂的结构，在工业规模上合成难度大且成本高。这些药物包括青霉素（penicillin）、吗啡（morphine）和紫杉醇（paclitaxel）等。这些化合物一般只能从它们的天然来源中获取，然而提取的过程烦琐、耗时、成本又高，同时也是对自然资源的一种耗费。例如，从4棵成熟的紫杉树提取的紫杉醇的量仅能治疗一名患者！此外，从天然来源中提取的结构类似物种类也受到了很大的限制。

采用半合成的手段有时可以解决这些问题：从同样是天然来源的物质中获取生物合成中间体，而不是终产物的本身，然后通过常规合成将中间体转化为最终产物。这种方法有两个优点：首先，与终产物本身相比，中间体一般能够更容易地以高产率获取。其次，它可以允许合成终产物的类似物。半合成青霉素就是这样一个案例（18.5.1.6节）。另一个案例是紫杉醇。它是通过从紫杉树的针叶中提取10-脱乙酰巴卡亭Ⅲ（10-deacetylbaccatin Ⅲ），再经过四步合成获得的（图12.6）。

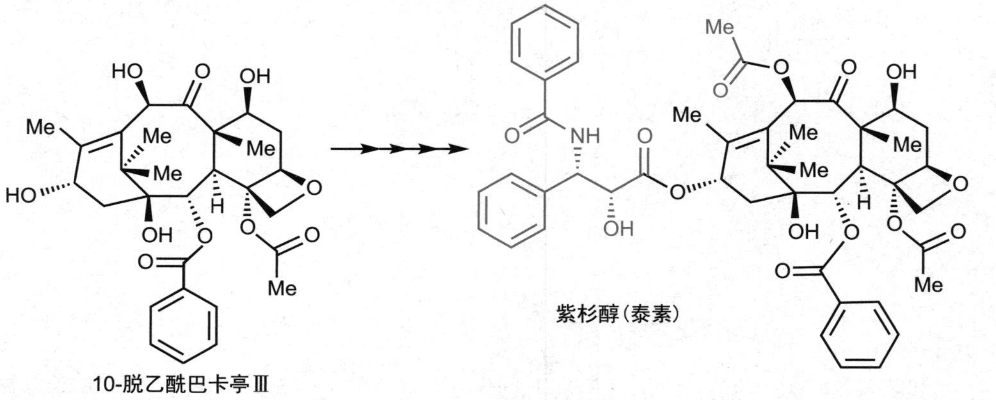

图12.6 紫杉醇（泰素）的半合成

🌱 关键知识点

- 化学开发的目标是设计一种适合大规模生产的药物合成工艺。
- 化学开发的任务是提供简单、安全、廉价、高效、合成步骤最少的合成路线，并提供持续良好的高质量产品，满足对药物纯度的要求。

- 化学开发的早期任务是确定药物的纯度规格，并设计满足这些要求的纯化过程。
- 工艺改进旨在提供安全、高效、经济、环保的生产工艺，提供具有稳定产量和质量的产品，并满足对药物纯度的要求。
- 源自天然产物的药物一般直接从天然来源提取或通过半合成的方法生产。

习题

1. 讨论：如下所示的双重标记的阿托品，是否适合用于药物代谢的研究？

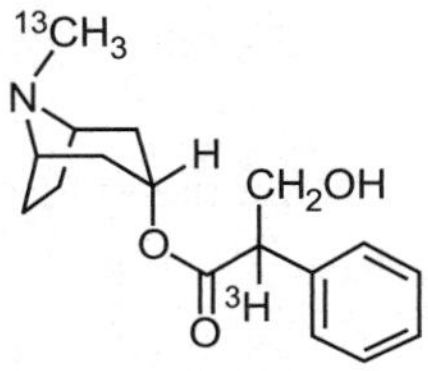

阿托品

2. 什么是安慰剂？在设计合适的安慰剂时需要考虑哪些问题？

3. 通常在化学开发过程中需要优先的"平衡行为"。解释这是什么意思？

4. 讨论化学开发是否是简单的扩大规模生产。

5. 以下合成路线用于非索非那定（$R = CO_2H$）的初始合成，它是特非那定（$R = CH_3$）的类似物。该合成适用于特非那定的大规模合成，但不适用于非索非那定，为什么？（提示：考虑 R 的电子效应）

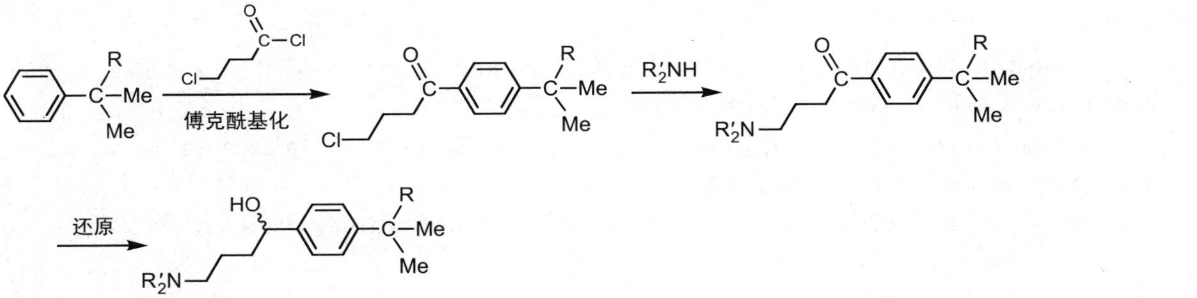

6. 使用乙醇或水作为溶剂进行以下反应，但这两种情况下产率都很低。为什么会出现这种情况？如何克服这些问题？

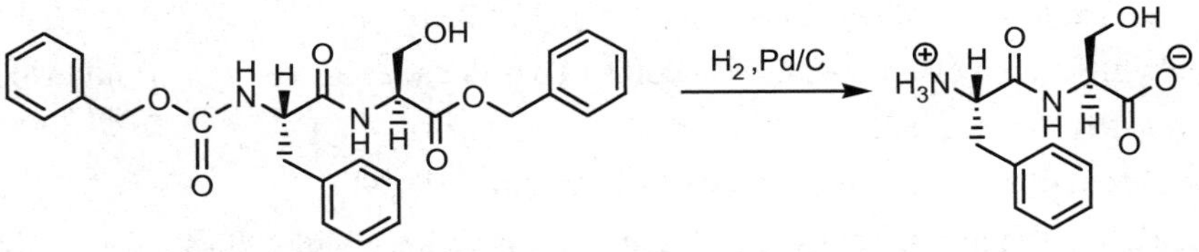

7. 在 110℃下在回流下加热进行以下反应。请解释为什么将冷凝器改为蒸馏时产率较高。

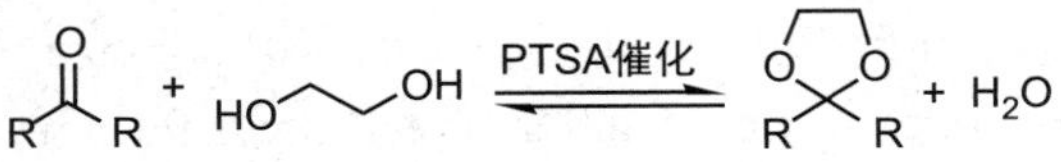

8. 在选择用于放大反应的溶剂时，需要考虑哪些因素？二乙醚或苯可以视为合适的溶剂吗？

9. 将三溴化磷加入醇中得到烷基溴，但产物中同时产生醚杂质。请解释这种杂质是如何产生的以及如何改变反应条件以避免这个问题。

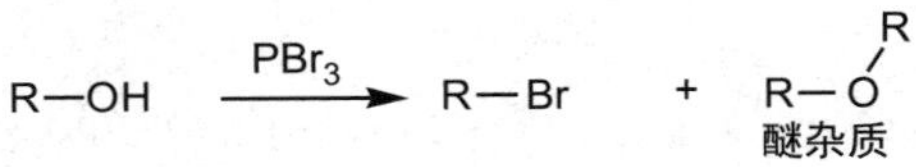

拓展阅读

临床前研究

Cavagnaro, J. A. (2002) Preclinical safety evaluation of biotechnology-derived pharmaceuticals. *Nature*

Reviews Drug Discovery, 1(6): 469-475.

Lindpaintner, K. (2002) The impact of pharmacogenetics and pharmacogenomics on drug discovery. *Nature Reviews Drug Discovery*, 1(6): 463-469.

Matfeld, M. (2002) Animal experimentation: the continuing debate. *Nature Reviews Drug Discovery*, 1(2): 149-152.

Nicholson, J. K., Connelly, J., Lindon, J. C., and Holmes, E. (2002) Metabonomics: a platform for studying drug toxicity and gene function. *Nature Reviews Drug Discovery*, 1(2): 153-161.

Pritchard, J. F. (2003) Making better drugs: decision gates in non-clinical drug development. *Nature Reviews Drug Discovery*, 2(7): 542-553.

Ulrich, R., and Friend, S. H. (2002) Toxicogenomics and drug discovery: will new technologies help us produce better drugs? *Nature Reviews Drug Discovery*, 1(1): 84-88.

化学和过程的开发

Delaney, J. (2009) Spin-outs: protecting your assets. *Chemistry World*, July, 54-55.

Lee, S., and Robinson, G. (1995) *Process development: fine chemicals from grams to kilograms.* Oxford University Press, Oxford.

Repic, O. (1998) *Principles of process research and chemical development in the pharmaceutical industry.*

John Wiley and Sons, Chichester. Saunders, J. (2000) *Top drugs: top synthetic routes.* Oxford University Press, Oxford.

专利

Agranat, I., Caner, H., and Caldwell, J. (2002) Putting chirality to work: the strategy of chiral switches. *Nature Reviews Drug Discovery*, 1(10): 753-768.

Southall, N. T., et al. (2006) Kinase patent space visualization using chemical replacements. *Journal of Medicinal Chemistry*, 49(6): 2103-2109.

Webber, P. M. (2003) Protecting your inventions: the patent system. *Nature Reviews Drug Discovery*, 2(10): 823-830.

规范事务

Engel, L. W., and Straus, S. E. (2002) Development of therapeutics: opportunities within complementary and alternative medicine. *Nature Reviews Drug Discovery*, 1(3): 229-237.

Haffner, M. E., Whitley, J., and Moses, M. (2002) Two decades of orphan product development. *Nature Reviews Drug Discovery*, 1(10): 821-825.

Houlton, S. (2010) Recalling pharma. *Chemistry World*, July, 18-19.

Maeder, T. (2003) The orphan drug backlash. *Scientific American*, 288(5):80-87.

Perks, B. (2011a) Faking it. *Chemistry World*, January, 56-59.

Perks, B. (2011b) Orphans come in from the cold. *Chemistry World*, September, 60-63.

Reichert, J. M. (2003) Trends in development and approval times for new therapeutics in the United States. *Nature Reviews Drug Discovery*, 2(9): 695-702.

临床试验

Issa, A. M. (2002) Ethical perspectives on pharmacogenomic profiling in the drug development process. *Nature Reviews Drug Discovery*, 1(4): 300-308.

Lewcock, A. (2010) Medicine made to measure. *Chemistry World*, July, 56-61.

Schreiner, M. (2003) Paediatric clinical trials: redressing the balance. *Nature Reviews Drug Discovery*, 2(12): 949-961.

Sutcliffe, A. G., and Wong, I. C. K. (2006) Rational prescribing for children. *British Medical Journal*, 332(7556): 1464-1465.

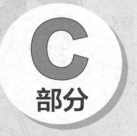

C 部分

药物化学特定主题

　　C 部分主要聚焦在药物化学特定的领域。这些选择包含着作者的偏爱和兴趣。本可以包括许多引人入胜的主题，但遗憾的是，在这种教科书中可以包括的内容是有限的。

　　不同的章节表明了不同的药物分类方法，同时也说明了这种分类方法的优缺点。例如，有五章是根据药物的药理作用进行分类的，主要涉及抗菌药物、抗病毒药物、抗肿瘤药物、抗溃疡药和心血管疾病药物。这种分类的优点是它提供了可用于治疗这些疾病的多种不同类型的药物的概况；缺点是所包含的信息量很大。这些疾病有许多病因或机制，因而药物有许多不同的可能靶标。这意味着在每个治疗领域中所使用的药物的结构和作用机制可能完全不同。

　　相比之下，胆碱能和肾上腺素能相关药物，集中作用于特定生物系统，主要是胆碱能神经系统和肾上腺素能神经系统。由于这类靶标系统更明确，需要考虑的药物作用靶标就更少。这样做的优点是药物化学家更容易合理设计药物的结构和研究其作用机制。这可能也有助于我们理解为什么对这些系统有影响的药物可以用于特定的医学领域，如治疗哮喘或心血管疾病。针对特定生物系统分类的缺点是它忽略了可能通过作用于不同生物系统但具有抗哮喘或心血管治疗作用的药物。

　　在阿片类镇痛药的研究中，这类药物是按其化学结构进行分类的。这种分类方法对于药物化学家研究具有相同药理学活性和靶标的药物是非常有利的，有助于他们锁定研究方向。这种分类的缺点是没有包括具有不同结构和作用机制的镇痛药。甾体抗炎药物都有一个共同的四环骨架，因而有可能通过比较不同的结构来使不同的活性合理化。然而，非甾体抗炎药就没有包括在这个分类中。

　　药物化学各部分精选了几大传统的药物研究方向，以及那些最新的研究领域。例如，阿片类镇痛药在 100 多年前就被发现了，而大多数抗菌药是在 20 世纪中期被发现的。相比之下，抗病毒药物和用于抗肿瘤治疗的激酶抑制剂的进展相对较新。通过比较这些章节，我们发现药物化学已从反复试验转向了更科学的方法，这使得药物化学家可以在分子水平上理解疾病，然后相应地设计药物分子。

第13章 拟胆碱药、抗胆碱药和抗胆碱酯酶药物

在这一章中，我们将集中讨论对胆碱能神经系统有影响的药物。这类药物中有几种是在临床上对外周神经系统和（或）中枢神经系统有重要作用的药物。

13.1 外周神经系统

所谓外周神经系统，因为它是中枢神经系统（大脑和脊柱）的外围。外周神经系统有许多划分和细分，很容易混淆。首先要区分的是感觉神经（sensory nerve）和运动神经（motor nerve）：
① 感觉神经把信息从身体传到中枢神经系统；
② 运动神经把信息从中枢神经系统传递到身体的其他部位。

单个的神经细胞被称为神经元（neuron）（附录4），神经元之间必须相互联系才能传递信息。然而，神经元之间并没有物理连接，取而代之的是一些被称为突触（synapse）的间隙（图13.1）。如果一个神经元要将其信息传递给另一个神经元（或目标器官），它只能通过释放一种可以穿过突触间隙并与靶细胞上的受体结合的化学物质来实现。这种化学物质和受体之间的相互作用可以刺激其他过程，通过第二个神经元继续传递信息。因为这些化学物质能有效地从神经元传递信息，所以它们被称为化学信使或神经递质（neurotransmitter）。人体内有多种神经递质，但在外周神经系统中最重要的是乙酰胆碱（acetylcholine）和去甲肾上腺素（noradrenaline）（图13.2）。神经递质事实上是一种化学物质，药物化学家可以设计和合成一些有机化合物来模拟［激动剂（agonist）］或阻断［拮抗剂（antagonist）］它们的作用。

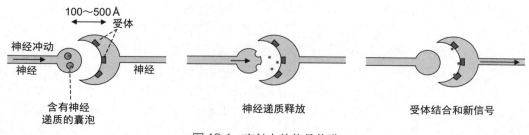

图13.1 突触上的信号传递

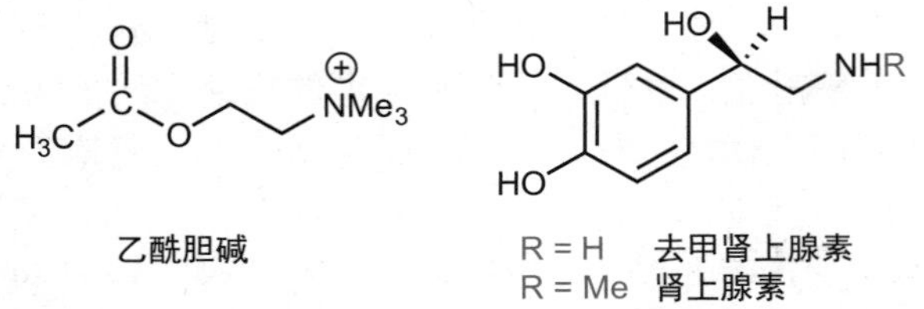

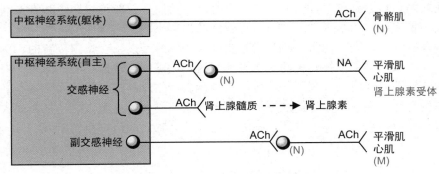

乙酰胆碱   R = H   去甲肾上腺素
          R = Me   肾上腺素

图 13.2   乙酰胆碱、去甲肾上腺素和肾上腺素

13.2 外周神经系统的运动神经

这一章主要关注影响运动神经活动的药物。运动神经将信息从中枢神经系统传递到身体的各个部位，如骨骼肌、平滑肌、心肌和腺体（图 4.1 和图 13.3）。沿着单个神经元的信息传递（神经冲动）常被比作电脉冲，但与电脉冲不同的是，神经冲动的产生是因为离子流通过神经元细胞膜而不是电子流（见附录 4）。

显然，人体的工作在很大程度上依赖于有效的运动神经系统。如果没有它，则不能控制肌肉，无法移动或呼吸，最终因为肌肉松弛而死亡；同时，由于胃肠道和尿道的平滑肌无法被运动神经所控制，机体不能进食、消化或排泄食物；另外，控制外周血管直径的平滑肌将停止运作，无法控制体温。最终，心脏将变得摇摇晃晃失去泵血功能。简而言之，如果运动神经不能正常工作，则无法正常生存。下面将详细介绍运动神经。

外周神经系统的运动神经细分为三类：躯体运动神经系统（somatic motor nervous system）、自主运动神经系统（autonomic motor nervous system）和肠神经系统（enteric nervous system）。下面几节将分别详细讨论。

图 13.3   外周神经系统的运动神经

N= 烟碱受体；M= 毒蕈碱受体；ACh= 乙酰胆碱；NA= 去甲肾上腺素

13.2.1 躯体运动神经系统

躯体运动神经将信息从中枢神经传递到骨骼肌。途中没有突触，神经肌肉连接处的神经递质为乙酰胆碱（acetylcholine）。乙酰胆碱与肌细胞膜上胆碱受体结合，最终导致骨骼肌收缩。

13.2.2 自主运动神经系统

自主运动神经将信息从中枢神经系统传递到平滑肌、心肌和肾上腺髓质。这个系统分为交感神经系统（sympathetic nervous system）和副交感神经系统（parasympathetic nervous system）。

交感神经元（sympathetic neuron）离开中枢神经系统后，其突触几乎立即通过神经递质乙酰胆碱与第二级神经元结合，随后第二级神经元进入身体的各个组织和器官。第二级神经元释放的神经递质——去甲肾上腺素，与靶细胞和靶器官中的肾上腺素受体相互作用。去甲肾上腺素在心脏中可以引起心肌收缩、增加心率。而在其他部位可以松弛平滑肌，降低胃肠道和尿道的收缩，还能减少唾液分泌、减轻外周血管扩张。总之，交感神经系统通过关闭身体（消化、排便、排尿等）的"管家"角色来促进"或战或逃（fight or flight）"反应，同时刺激心脏。

交感神经系统中有一些神经元不与第二级神经元形成突触，而是直接进入肾上腺髓质（adrenal medulla）。这些神经元释放的神经递质——乙酰胆碱，会刺激肾上腺髓质释放肾上腺素（adrenaline），然后肾上腺素通过血液系统进行循环。无论这些受体是否由神经直接控制，肾上腺素都是通过激活全身的肾上腺能受体来增强去甲肾上腺素的作用。

副交感神经元（parasympathetic neuron）离开中枢神经系统一段距离后，以乙酰胆碱作为神经递质与第二级神经元形成突触连接，随后第二级神经元与交感神经元的靶组织和器官同样进行突触连接。然而，这一次神经递质是乙酰胆碱而不是去甲肾上腺素，乙酰胆碱激活靶细胞上的胆碱受体。其结果与激活肾上腺素受体相反，比如，心肌舒张、消化道和尿道的平滑肌收缩。

因为交感神经系统与副交感神经系统的作用是相反的，它们可以分别被看作是全身不同组织和器官上的制动器和加速器。这种类比并不十分恰当，因为两个系统总是在运行，而整体结果取决于哪个效果更强。

13.2.3　肠神经系统

外周神经系统的第三个组成部分是肠神经系统，位于胃肠道壁（GIT）上。它从交感神经和副交感神经接收信息，但也对局部效应作出反应，提供局部反射通路，这对控制 GIT 的功能很重要。其涉及多种神经递质，包括 5-羟色胺（serotonin）、神经肽（neuropeptide）和 ATP。另外，一氧化氮（NO）也作为一种化学信使。

13.2.4　运动神经传输异常

运动神经传输缺陷显然会导致多种疾病，包括心脏、骨骼肌、胃肠道、尿道和许多其他器官。这种缺陷可能是神经递质不足或过量的结果。因此，治疗就涉及根据不同的问题服用可作为激动剂或拮抗剂的药物，然而这种方法存有许多难处。通常，研究者希望解决的问题是发生在特定位置的，例如，这个位置可能缺乏神经递质。使用激动剂来弥补心脏的低水平神经递质，可能会解决心脏的问题，但会导致身体其他神经递质水平正常的地方出现问题。在那些地方，激动剂会产生过高的活性从而产生不必要的副作用。因此，对身体不同部位有选择性的药物显然是更好的。胆碱能药物和肾上腺素能药物在很大程度上都实现了这种选择性。在这一章中，我们将集中讨论胆碱能药物（肾上腺素能药物在第 14 章中讨论）。

13.3　胆碱能系统

13.3.1　胆碱能信号系统

让我们先来看看乙酰胆碱作为神经递质在突触发生了什么。图 13.4 显示了两个神经元之间的突触，以及信号从一个神经元传递到另一个神经元时所涉及的反应。当信号从神经元传递到肌肉细胞时，也会发生同样的过程。

① 第一阶段涉及乙酰胆碱的生物合成（图 13.5）。在突触前神经元末端，由胆碱（choline）和乙酰辅酶 A（acetyl coenzyme A）合成乙酰胆碱，该反应是在胆碱乙酰转移酶（choline acetyltransferase）催化下进行。

② 乙酰胆碱通过一种特殊的转运蛋白进入到膜包围的囊泡中。

③ 神经信号的到达导致钙离子通道打开，细胞内钙浓度增加。这将诱导囊泡与细胞膜融合，并将神经递质释放到突触间隙中。

④ 乙酰胆碱穿过突触间隙，与胆碱受体结合，进而刺激第二个神经元。

⑤ 乙酰胆碱转移到位于突触后神经元上的乙酰胆碱酯酶（acetylcholinesterase）上，催化乙酰胆碱水解生成胆碱和乙酸（醋酸）。

⑥ 胆碱被转运蛋白带入突触前神经元，继续循环。

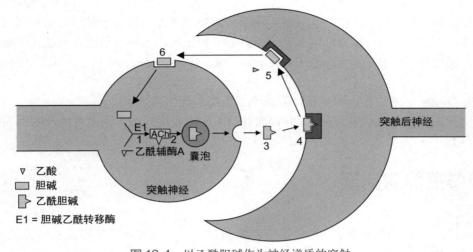

图 13.4 以乙酰胆碱作为神经递质的突触

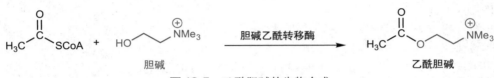

图 13.5 乙酰胆碱的生物合成

上述过程中，有几个阶段可以使用药物促进或抑制整个过程。迄今为止最成功的是针对第四和第五阶段设计的药物（胆碱受体和乙酰胆碱酯酶）。这些将在后续章节中详细讨论。

13.3.2 突触前控制系统

胆碱受体（称为自受体，autoreceptor）位于突触前神经元的末端（图 13.6）。这些受体提供了一种局部控制神经冲动传递的方法。当乙酰胆碱从神经元中释放出来时，一些乙酰胆碱会找到这些自受体并激活它们，从而抑制乙酰胆碱进一步的释放。

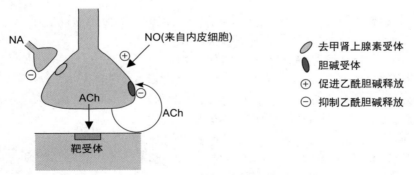

图 13.6 突触前控制系统

突触前神经元也含有去甲肾上腺素受体，它是乙酰胆碱释放的另一个控制系统。交感神经系统的分支通向胆碱能突触，当交感神经系统活跃时，去甲肾上腺素被释放并与这些受体结合，同样，它的作用是抑制乙酰胆碱的释放。通过降低拟胆碱的活性，间接增强了靶器官去甲肾上腺素的活性。

化学信使一氧化氮（NO）也会影响乙酰胆碱的释放，但在这种情况下，一氧化氮会促进乙酰胆碱的释放。包括共递质（cotransmitter）在内的许多其他化学信使（13.3.3 节）也参与突触前控制。重要的是，突触前受体提供了另一种可能影响胆碱能神经系统的药物靶标。

13.3.3 共递质

共递质是与乙酰胆碱一起释放的信使分子。所释放的特定共递质取决于神经元的位置和靶细胞，每个共递质也与突触后细胞上的受体相互作用。共递质具有多种结构，包括血管活性肠肽（vasoactive intestinal peptide，VIP）、促性腺激素释放激素（gonadotrophin-releasing hormone，GnRH）以及 P 物质等多肽。

这些物质的作用如下：

① 它们比乙酰胆碱能到达更远的靶标，因此产生更持久的作用效果；

② 在不同的情况下（如突触前控制），共递质释放的平衡是不同的，因此可以产生不同的效果。

13.4 胆碱受体激动剂

大家可能会想：如果在身体的某个部位缺乏乙酰胆碱，为什么不直接增加乙酰胆碱的摄入呢？毕竟，它很容易在实验室中合成（图 13.7）。

但有三个不可行的原因。

① 乙酰胆碱在胃中容易被酸催化水解，因此不能口服。

② 乙酰胆碱在血液中很容易被酯酶水解。

③ 乙酰胆碱没有选择性，过量的乙酰胆碱将开启体内所有的胆碱受体。

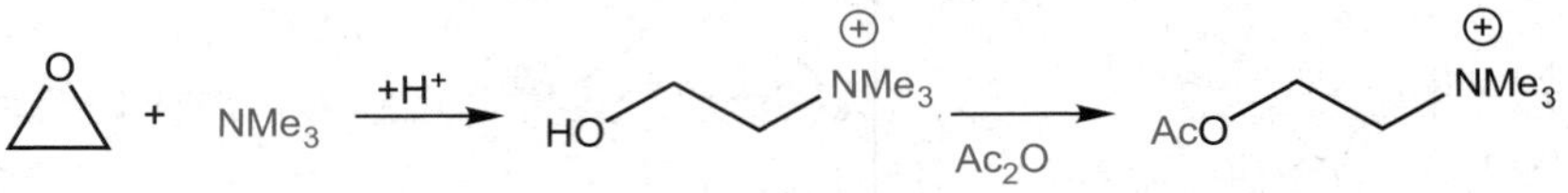

图 13.7 乙酰胆碱的合成

因此，需要探索乙酰胆碱的类似物，这些类似物应对水解更稳定，并且它们在体内的作用位置更具选择性。下面首先讨论选择性。

有两种方法可以实现选择性。首先，一些药物能够更有效地分配到身体的某个部位。其次，胆碱受体的类型不同，其在组织中的分布方式也不同。有可能设计出对这些受体具有选择性的化合物，从而具有组织选择性。

这不仅仅是胆碱受体的特性。其他类型的受体也存在差异，如多巴胺、去甲肾上腺素和 5- 羟色胺受体，每种化学信使都有许多类型和亚型的受体（见 4.3 节）。

最初发现存在不同类型的胆碱受体源于天然化合物的作用。人们发现烟碱 [又称为尼古丁（nicotine），存在于烟草中] 和毒蕈碱（muscarine，一种有毒蘑菇的活性成分）（图 13.8）都是胆碱受体激动剂，但它们产生的生理作用却不同。

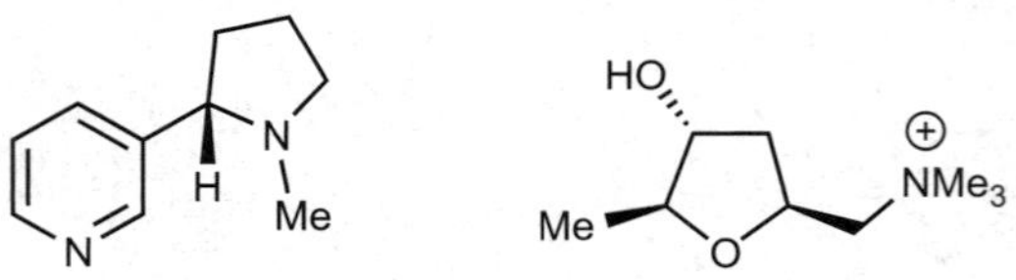

图 13.8 烟碱与毒蕈碱

烟碱对骨骼肌或不同神经元间突触的胆碱受体具有选择性，而毒蕈碱对平滑肌和心肌的胆碱受体具有选择性。从这些结果可以得出结论，骨骼肌和神经突触上存在一种胆碱受体——烟碱受体（nicotinic receptor），简称 N 受体；平滑肌和心肌上存在另一种胆碱受体——毒蕈碱受体（muscarinic receptor），简称 M 受体（图 13.3）。

毒蕈碱和烟碱是最早显示具有胆碱受体选择性的化合物，但它们不适合作为药物，因为它们与其他受体的相互作用会产生不良反应 / 副作用。在开发一种好的药物时，重要的是获得一类受体相对于另一类受体的选择性（例如胆碱受体选择性高于肾上腺素受体），以及受体类型之间的选择性（例如毒蕈碱受体选择性高于烟碱受体）。如果能够对特定的受体亚型具有选择性则更好。例如，并不是所有的毒蕈碱受体在全身都是一样的。目前，发现了 5 种毒蕈碱的受体亚型（M1 ～ M5）和 10 种烟碱受体亚型（α1 ～ α10）。

选择性的原理已通过烟碱和毒蕈碱证明，所以竞争的重点是设计出具有烟碱或毒蕈碱选择性但没有副作用的新药。

关键知识点

- 胆碱能神经系统包括使用神经递质乙酰胆碱作为化学信使的神经。这些神经包括通过与外周神经系统形成突触支配骨骼肌的运动神经，以及支配心脏和平滑肌的副交感神经。
- 胆碱受体有两种类型。毒蕈碱受体存在于平滑肌和心肌中，烟碱受体存在于骨骼肌和神经元之间的突触中。
- 乙酰胆碱在离开胆碱受体时被乙酰胆碱酯酶水解。水解产物胆碱进入突触前神经元并乙酰化回乙酰胆碱。胆碱受体和乙酰胆碱酯酶是有效的药物靶标。
- 乙酰胆碱不能用作药物，因为它能被胃酸和酶迅速水解。对不同类型和亚型的胆碱受体均无选择性。

13.5　乙酰胆碱：结构、构效关系以及与受体的结合

任何药物开发的第一阶段都是研究先导化合物，找出分子中对活性是重要的部分，以便在今后的衍生物（例如，构效关系——SAR）中得以保留。这些结果还提供了胆碱受体结合位点的信息，并有助于确定在新的衍生物中进行哪些有价值的改变。

在这种情况下，先导化合物是乙酰胆碱本身。下面描述的结果对烟碱受体和毒蕈碱受体都是有效的，是通过合成大量类似物得到的。

① 带正电的氮原子对活性是必不可少的，若用中性碳原子取代则活性消失。

② 氮原子到酯基的距离很重要。

③ 酯基官能团很重要。

④ 分子的总体大小不能改变太多，较大的分子活性较低。

⑤ 酯基与氮原子之间的乙叉基桥不能延长（图 13.9）。

⑥ 氮上一定有两个甲基，第三个烷基是较大的基团可以接受，但具有一个以上的较大烷基会导致活性丧失。

⑦ 酯基越大，活性越低。

显然，乙酰胆碱与它的结合位点紧密结合，几乎没有变化的余地。上述结果与图 13.10 所示的受体结合位点一致。

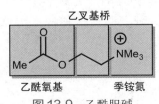

图 13.9　乙酰胆碱

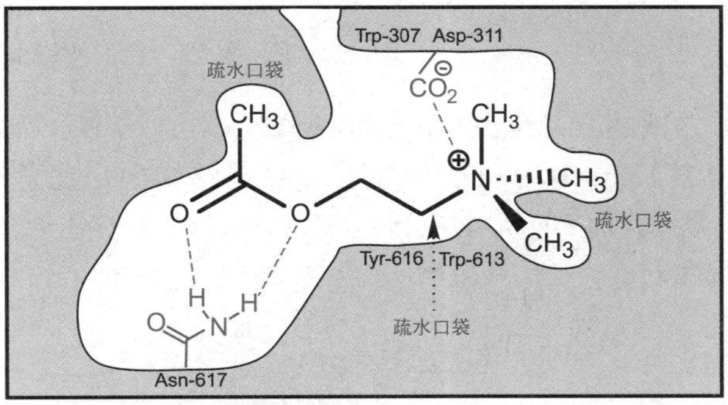

图 13.10　毒蕈碱受体结合位点

乙酰胆碱的酯基与天冬酰胺残基之间存在重要的氢键相互作用。也有人认为存在一个小的疏水口袋，仅可以容纳酯的甲基，但不能更大了。这种相互作用被认为在毒蕈碱受体中比烟碱受体更重要。

有证据表明 $^+NMe_3$ 基团置于由三种芳香氨基酸组成的疏水口袋内。也有人认为该口袋包含两个较小

的疏水口袋，其中一个口袋较大，足够容纳 $^+NMe_3$ 基团中的两个甲基基团，$^+NMe_3$ 基团中的第三个甲基位于结合点的开放区域以至于它可以被其他基团取代。此外，乙酰胆碱中带正电的氮原子和天冬氨酸的羧基负电荷之间有一种强大的离子键作用。这种离子相互作用的存在代表了胆碱受体的经典观点，但是也有另外一种观点认为 $^+NMe_3$ 基团与疏水口袋中的芳香性残基形成了诱导偶极相互作用。

有许多原因可以解释这个观点。首先，$^+NMe_3$ 基团上的正电荷不是仅仅存在于氮原子上，而是分散在三个甲基上（比较 22.7.1 节）。这种弥散电荷不太可能参与局部离子相互作用，模型研究表明，$^+NMe_3$ 基团可以通过与芳香环结合而稳定。这说来有点儿奇怪，疏水性芳香环能够稳定一个带正电的基团，但必须记住芳香环是富电子的，这一点可以通过它们与亲电试剂的反应来证明。人们认为 $^+NMe_3$ 基团上的弥散正电荷能够扭曲芳香环的 π 电子云从而诱导产生一个偶极矩（1.3.4 节）。$^+NMe_3$ 基团与芳香残基（如酪氨酸）之间的离子 - 偶极相互作用也可以解释这种结合。同时，口袋里有三种芳香氨基酸的事实增加了这个论点的分量。

当然，两种类型的结合模式都可能发生。

人们花费了大量的精力试图识别乙酰胆碱的活性构象，即神经递质与胆碱受体结合时所采用的构象。但这并非易事，因为乙酰胆碱是一种高度柔性的分子（图 13.11），沿着其链长的键旋转可以导致许多可能的稳定构象（或形状）。

过去，通常认为柔性的神经递质在结合时会采用其最稳定的构象。就乙酰胆碱来说，这将是由图 13.12 中所示的锯架式和纽曼投影式所代表的构象。然而，这与其他的稳定构象（例如图 13.13 所示的邻交叉式构象）之间并没有巨大的能量差异。通过结合位点内的结合相互作用获得的稳定能量可以补偿采用稍不稳定构象所引起的任何能量损失。

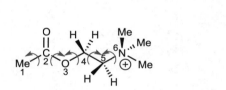

图 13.11 乙酰胆碱的键旋转导致不同的构象

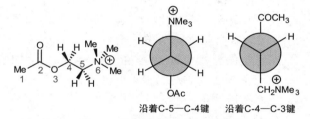

沿着C-5—C-4键　　沿着C-4—C-3键

图 13.12 乙酰胆碱的锯架式和纽曼投影式

沿着C-5—C-4键

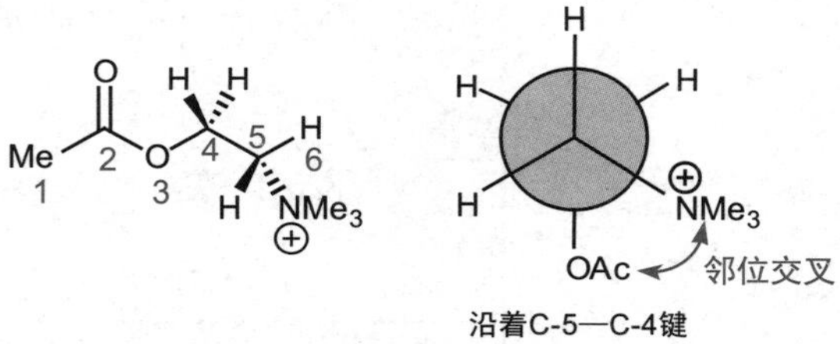

图 13.13 乙酰胆碱的邻交叉式构象

为了尝试建立乙酰胆碱的活性构象，对结构中含有乙酰胆碱骨架的刚性环状分子进行了研究，例如毒蕈碱和图 13.14 所示的类似物。在这些结构中，包含在环中的乙酰胆碱骨架部分被锁定在一个特定的构象中，因为环内的键不能自由旋转。如果这些分子与胆碱受体结合，则表明在这种特定构象是"允许"有活性的。

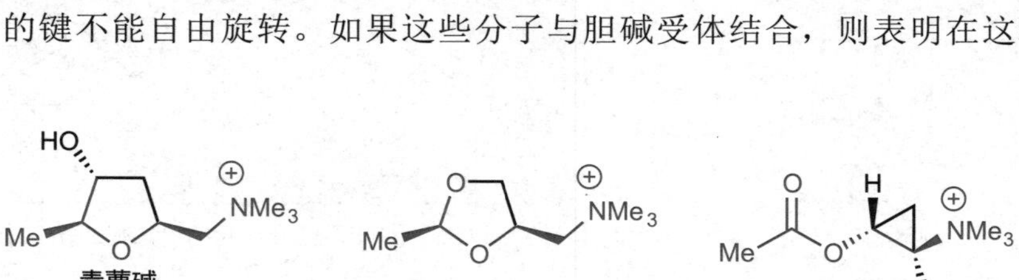

毒蕈碱

图 13.14 含有乙酰胆碱骨架的刚性分子（C—C—O—C—N）

研究人员已经制备了许多这样的结构，但是还不能确定乙酰胆碱的特定活性构象。这可能表明胆碱受体具有一定的自由度，即使乙酰胆碱处于非理想的活性构象时，胆碱受体也能识别乙酰胆碱骨架。然而，这类研究表明，相分离的酯基与季铵氮对于结合很重要，但相距距离对于 M 受体和 N 受体却是不同的（图 13.15）。

在确定了乙酰胆碱的结合相互作用和药效团之后，下面讨论如何设计乙酰胆碱类似物以提高其稳定性。

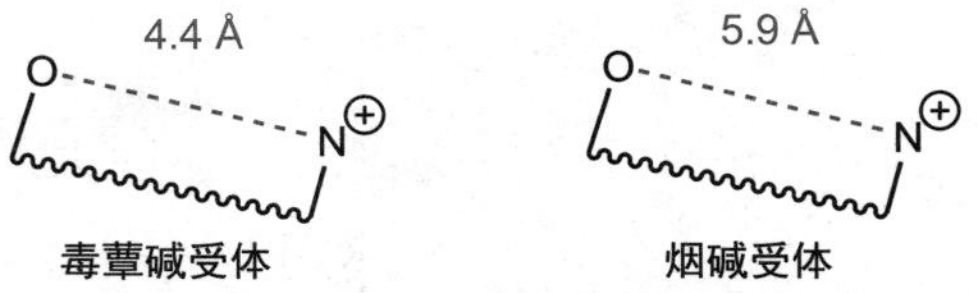

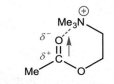

图 13.15　乙酰胆碱药效团

13.6　乙酰胆碱的不稳定性

如前所述，乙酰胆碱易水解。这可以通过分子的一种构象来解释（图 13.16）。在这种构象中，带正电的氮与羰基氧产生相互作用并具有吸电子效应。为了补偿，氧原子从相邻的碳原子上吸电子，使该碳原子缺乏电子，则更容易被亲核试剂进攻。虽然水的亲核性较差，但由于羰基更亲电，水解相对容易发生。氮离子的这种影响被称为邻基参与（neighbouring group participation）或邻位促进（anchimeric assistance）。

下面将讨论如何克服水解问题，尽管该问题现已得到解决，但在当时 SAR 研究尚不完整，而且胆碱受体结合位点的形式尚不清楚。

图 13.16　相邻基团的参与（箭头表示氧的吸电子方向，它增加了羰基碳的亲电性）

13.7　乙酰胆碱类似物的设计

有两种可能的方法来解决乙酰胆碱内在的不稳定性：空间位阻屏蔽和稳定电荷。

13.7.1　空间位阻屏蔽

空间位阻屏蔽的原理介绍见 11.2.1 节，可以用醋甲胆碱（methacholine）来证明（图 13.17）。在这里，一个额外的甲基被放置在乙叉基桥上利用空间位阻来保护羰基。这种屏蔽阻碍了任何潜在的亲核试剂的进攻，也阻碍了与酯酶的结合，从而减缓了化学和酶水解。因此，醋甲胆碱的水解稳定性是乙酰胆碱的 3 倍。

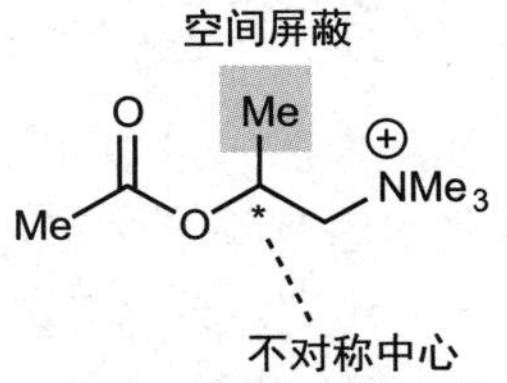

现在最明显的问题是，为什么不加一个更大的烷基（比如乙基或者丙基）？或者，为什么不在分子的酰基一侧引入一个大体积基团？因为这样更靠近羰基中心，屏蔽效果会不会更好？

事实上，这些方法已经尝试过了。它们确实增加了稳定性但降低了胆碱活性。我们已经知道，因为乙酰胆碱和它的受体之间的配合非常紧密，以至于几乎没有扩大分子的余地。额外的甲基是可以接受的，但较大的取代基阻碍分子与胆碱受体的结合，降低了其活性。

引入空间位阻的甲基还有另一个效果。研究发现，醋甲胆碱具有明显的 M 受体激动活性，但 N 受体激动活性极低。因此，醋甲胆碱对 M 受体具有良好的选择性。这或许比稳定性更重要。

如果将醋甲胆碱的活性构象与毒蕈碱比较（图 13.18），就可以解释醋甲胆碱对毒蕈碱受体的选择性，因为醋甲胆碱的甲基占据的位置与毒蕈碱中亚甲基占据的位置是相同的。这仅对醋甲胆碱的（S）-对映体是可能的，当两个对映体分离时，就会发现（S）-对映体确实是活性更高的对映体。然而，它并没有用于临床。

图 13.17　醋甲胆碱（外消旋混合物）

空间屏蔽

不对称中心

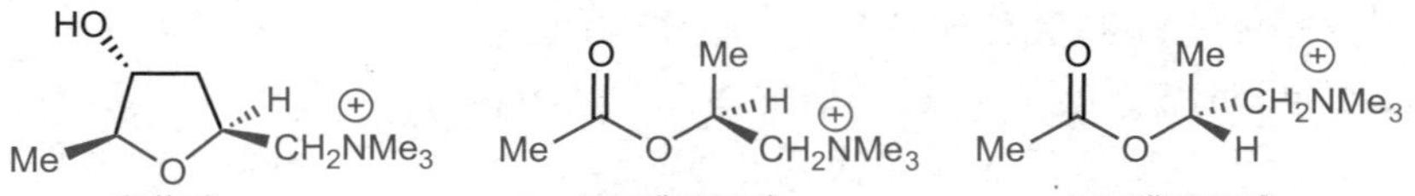

图 13.18 毒蕈碱与醋甲胆碱（R）- 和（S）- 对映体的比较

13.7.2 电性效应

在 11.2.2 节、11.2.3 节已经介绍了利用电性因素稳定官能团的方法，这被用于设计卡巴胆碱（carbachol）（图 13.19）——一种耐水解的长效拟胆碱药物。在这里，酰基的甲基被 NH_2 取代，这意味着酯基被氨基甲酸酯取代。这个官能团更耐水解，因为氮上的孤对电子可以与邻羰基相互作用，降低其亲电性（图 13.20）。

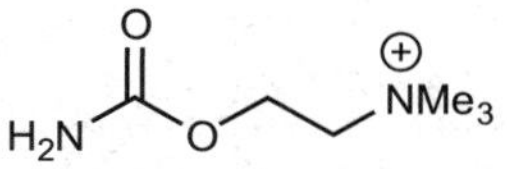

图 13.19 卡巴胆碱

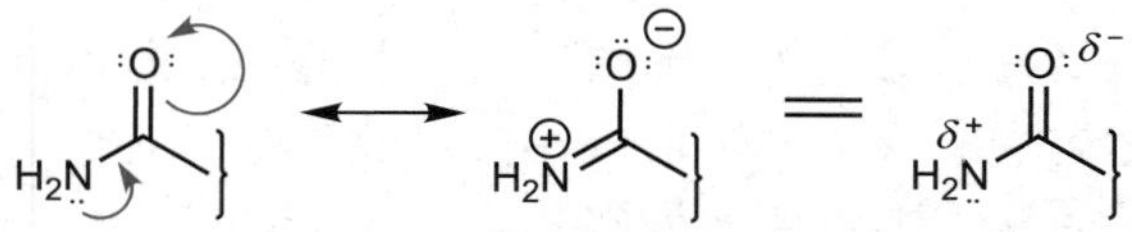

图 13.20 卡巴胆碱的共振结构

虽然 NH_2 基团的大小与甲基相当，但前者是极性的，后者是疏水性的，而且不能确定极性的 NH_2 基团是否能进入结合位点的疏水性口袋中。幸运的是，它可以进入并保留了活性，这意味着氨基充当了甲基的生物电子等排体（bio-isostere）。生物电子等排体是一个基团可以替代另一个基团而不影响其药理活性（10.3.7 节和 11.2.2 节）。因此，就胆碱受体而言，氨基是甲基的生物电子等排体，但就酯酶而言则不是。

给电子氨基大大提高了化学和酶的稳定性。然而，卡巴胆碱在 M 受体和 N 受体之间几乎没有选择性。尽管如此，它可在临床上用于青光眼的治疗，因为局部应用，避免了受体选择性的问题。青光眼是由于眼睛中的水分无法排出而引起的，这会增加眼睛的压力，甚至导致失明。卡巴胆碱作为激动剂使眼部肌肉收缩并引流，从而缓解眼压。

13.7.3 结合立体位阻和电性效应

已知醋甲胆碱的 β- 甲基增加了稳定性和受体选择性。因此，添加 β- 甲基到卡巴胆碱上是可行的，由此得到了 bethanechol（图 13.21），该化合物水解稳定，且具有选择性。它偶尔用于手术后刺激胃肠道和膀胱。因为这两个器官在手术期间都被药物"关闭"（13.9 节）。

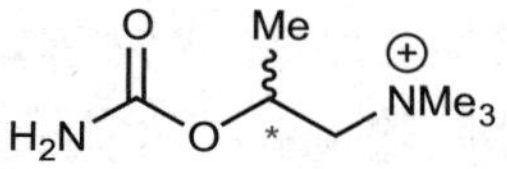

* 不对称中心

图 13.21 bethanechol

13.8 胆碱受体激动剂的临床应用

13.8.1 毒蕈碱受体激动剂

M 受体激动剂未来可能用于阿尔茨海默病的治疗。目前的临床用途包括：
① 治疗青光眼；
② 手术后"打开"胃肠道和尿道；
③ 通过减少心肌活动和心率来治疗某些心脏缺陷。
毛果芸香碱（pilocarpine）（图 13.22）是一种用于青光眼治疗的 M 受体激动剂。它是一种生物碱，从

毛茛属灌木的叶子中提取得到。虽然毛果芸香碱中不存在季铵基团，但可以假设药物在与 M 受体相互作用之前被质子化。分子模拟结果表明，毛果芸香碱可采取一种正确的药效构象与 M 受体相互作用，即氮氧之间距离为 4.4Å。

像其他 M 受体激动剂如 oxotremorine 和各种槟榔碱（arecoline）类似物（图 13.22）一样，毛果芸香碱也被考虑用于阿尔茨海默病的治疗。目前，临床使用抗胆碱酯酶药物治疗这个疾病（13.15 节）。

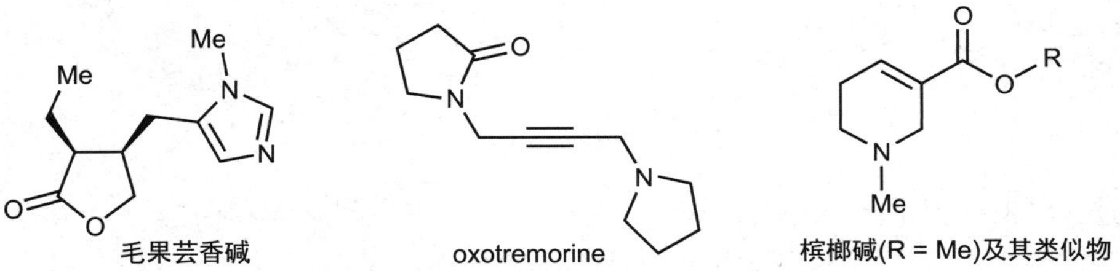

毛果芸香碱   oxotremorine   槟榔碱(R = Me)及其似物

图 13.22   M 受体激动剂示例

13.8.2   烟碱受体激动剂

烟碱受体激动剂用于治疗重症肌无力，这是一种自身免疫性疾病，由于人体产生了针对自身胆碱受体的抗体，结果导致可用受体的数量下降，因此到达肌肉细胞的信息就更少，进而导致严重的肌肉无力和疲劳。使用烟碱受体激动剂可能激活仅存的少数受体。图 13.23 所示的第一个结构是一个选择性 N 受体激动剂的例子。这个化合物的结构与醋甲胆碱非常相似，只是甲基取代基的位置不同。然而，这足以完全改变受体的选择性。尽管如此，这种特殊的化合物并没有用于临床，抗胆碱酯酶（13.15 节）是首选的治疗方法。然而，伐尼克兰（varenicline）用于临床，它是 N 受体的部分激动剂，于 2006 年作为一种帮助戒烟的药物被批准上市。

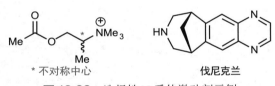

* 不对称中心   伐尼克兰

图 13.23   选择性 N 受体激动剂示例

🌱 关键知识点

- 乙酰胆碱与胆碱受体的结合位点紧密结合，几乎没有变化的空间。两个 *N*-甲基和乙酰氧基都能进入疏水口袋。酯基部分参与氢键相互作用，季铵氮原子参与离子相互作用和/或诱导偶极相互作用。
- 乙酰胆碱的刚性类似物已被用来探索和识别活性构象。
- 乙酰胆碱由于邻近基团的参与而对酸不稳定。使用空间位阻屏蔽和/或电性效应可设计稳定的类似物。

13.9   毒蕈碱受体拮抗剂

13.9.1   毒蕈碱受体拮抗剂的活性和用途

胆碱受体的拮抗剂是能与受体结合但不"开启"的药物。通过与受体结合，此类拮抗剂在受体结合位点起到塞子的作用，并阻止乙酰胆碱结合（图 13.24）。对身体的整体影响与缺乏乙酰胆碱时的情况相同。

因此，拮抗剂与激动剂具有相反的临床效果。

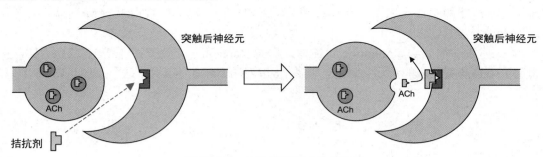

图 13.24　拮抗剂阻断受体的作用

本节所述的拮抗剂仅作用于毒蕈碱受体，因此影响神经传递到腺体和中枢神经系统，以及影响胃肠道、尿道和气道的平滑肌。这些拮抗剂的生理效应和临床用途详见如下（另见专栏 13.1 和专栏 13.2）。

M 受体拮抗剂的生理作用如下：

① 唾液和胃液分泌减少；

② 胃肠道、尿道和气道平滑肌松弛；

③ 瞳孔扩大；

④ 中枢神经系统的作用。

M 受体拮抗剂的临床用途如下：

① 外科手术期间"关闭"胃肠道和尿道；

② 治疗尿失禁；

③ 用于眼底检查；

④ 缓解消化道溃疡；

⑤ 治疗帕金森病；

⑥ 抗胆碱酯酶中毒的治疗；

⑦ 晕动症的治疗；

⑧ 慢性阻塞性肺病的治疗。

此外，M_2 受体拮抗剂的一个潜在用途是治疗阿尔茨海默病。

13.9.2　M 受体拮抗剂

最先发现的 M 受体拮抗剂是天然产物，特别是生物碱（从植物中提取的含氮化合物）。

13.9.2.1　阿托品和东莨菪碱

阿托品（atropine）（图 13.25）存在于颠茄（*Atropa belladonna*，一种可以致命的茄属植物）的根中，曾被意大利妇女用于扩大瞳孔，以符合当地的审美——因此得名颠茄（belladonna，源于古意大利语，意为美丽的女人）。临床上，阿托品已被用于减少胃肠蠕动以及对抗胆碱酯酶中毒。

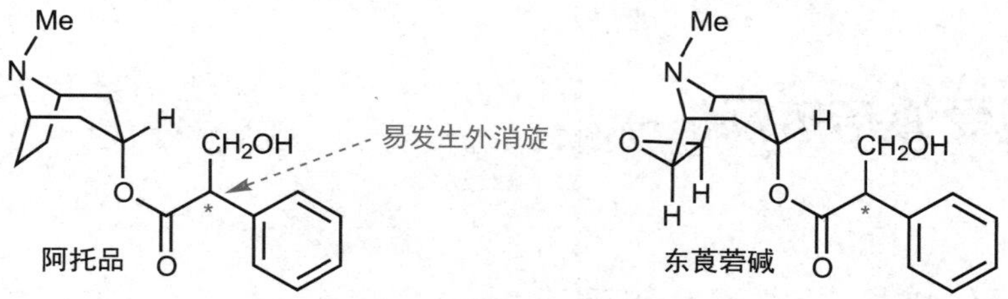

图 13.25　阿托品和东莨菪碱

阿托品有 1 个不对称中心，但作为外消旋体形式存在。通常来说，天然产物往往是单一的对映异构体。阿托品也是如此，它以单一对映体的形式存在于茄科植物中，这种单一对映体被称为莨菪碱

（hyoscyamine）。然而，一旦天然产物被提取到溶液中，就会发生外消旋化。阿托品的不对称中心紧邻羰基和芳香环，这使得不对称中心上的质子呈酸性，很容易被除去，所以易发生外消旋化。

东莨菪碱来源于曼陀罗花（*Datura stramonium*），它的结构和阿托品非常相似，可用于晕动症的治疗。

这两种化合物可以与胆碱受体结合，乍一看它们一点也不像乙酰胆碱。如果仔细地观察，可以看到存在一个碱性氮和一个酯基，如果把乙酰胆碱骨架叠加到阿托品骨架上，两个分子中酯基和碱性氮之间的距离是相似的（图13.26）。当然，阿托品中的氮是不带电荷的，而乙酰胆碱中的氮是带正电荷的。这意味着阿托品中的氮原子在与胆碱受体结合时必须被质子化并带电荷。

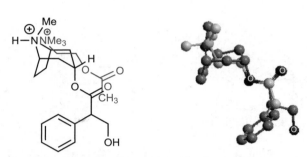

图 13.26　将乙酰胆碱骨架叠加到阿托品骨架上

因此，与乙酰胆碱一样，阿托品具有两个重要的结合特征——一个质子化后带电荷的氮原子和一个酯基。它能够与受体结合，但为什么它无法"开启"受体呢？因为阿托品是比乙酰胆碱更大的分子，所以它能够与结合位点内乙酰胆碱未占据的其他结合区域结合。结果导致它与受体的相互作用不同，不会引起与乙酰胆碱相同的构象变化（诱导契合）。这意味着受体未被激活。

由于阿托品和东莨菪碱都是叔胺而不是季铵，因此能够作为游离碱穿过血脑屏障。一旦它们进入大脑，它们就会被质子化并拮抗 M 受体以产生中枢神经系统的作用。例如，其高剂量时会引起致幻作用，在阿托品中毒时观察到的其他中枢神经系统反应是不安、激动和多动。

在近代，东莨菪碱的致幻作用使其成了一种用于审讯间谍的真实药物，因此东莨菪碱出现在各种小说中也就不足为奇了。

13.9.2.2　阿托品和东莨菪碱的结构类似物

临床上使用阿托品和东莨菪碱的季铵盐以避免中枢神经系统的副作用。这是因为完全带电的结构无法穿过血脑屏障。常用的盐类药物包括甲硝阿托品（atropine methonitrate）、异丙托溴铵（ipratropium bromide）、丁溴东莨菪碱（hyoscine butylbromide）（图 13.27）等。阿托品和东莨胆碱也有许多的结构类似物。曲司氯铵（trospium chloride）就是这样一个例子，它含有 2 个支链芳香环和 1 个叔醇基团——这是许多 M 受体拮抗剂的共同特征。这些特征也存在于噻托溴铵（tiotropium bromide）——一种长效的东莨菪碱类似物中。对噻托溴铵的结合模式研究表明，叔醇基团是药物长效的关键因素，因为它可以与结合位点上的精氨酸残基形成氢键。

为了讨论构效关系，合成了大量的阿托品类似物，结果揭示了芳香环、酯基和碱性氮（离子化的）的重要性。

13.9.2.3　阿托品的结构简化物

进一步的研究表明，阿托品的莨菪烷环不是拮抗活性所必需的。例如，丙哌维林（propiverine）（图 13.28）是临床上有效的拮抗剂，其用简单的哌啶环代替了阿托品的复杂环系。在格隆溴铵（glycopyrronium bromide）中，环被缩小为五元吡咯烷环。在其他拮抗剂中可以看到进一步的简化，环被完全移除，并被胺和酯之间的两个碳原子的连接链取代。例如双环维林（dicycloverine）、环喷托酯（cyclopentolate）和溴丙胺太林（propantheline bromide）。也可以通过炔基将胺和酯连接起来，如奥昔布宁（oxybutynin）。

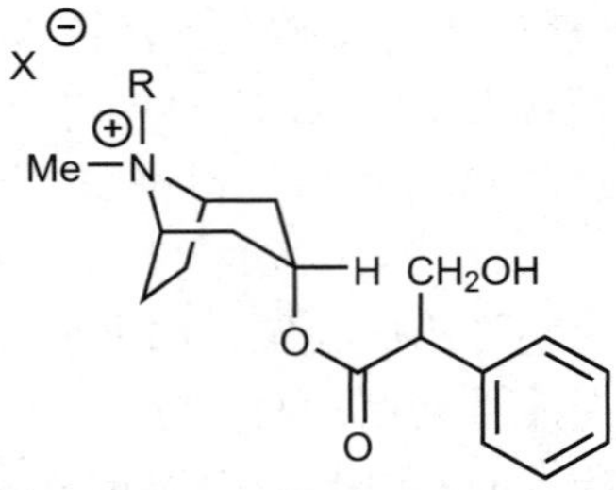

R = Me, X = NO₃⁻; 甲硝阿托品
R = ᶦPr, X = Br⁻; 异丙托溴铵

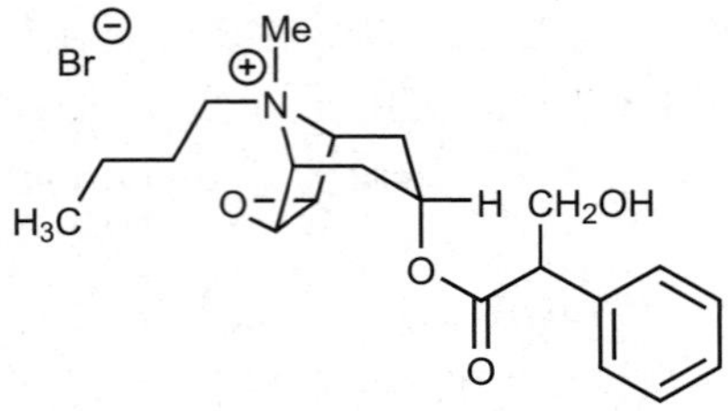

丁溴东莨菪碱

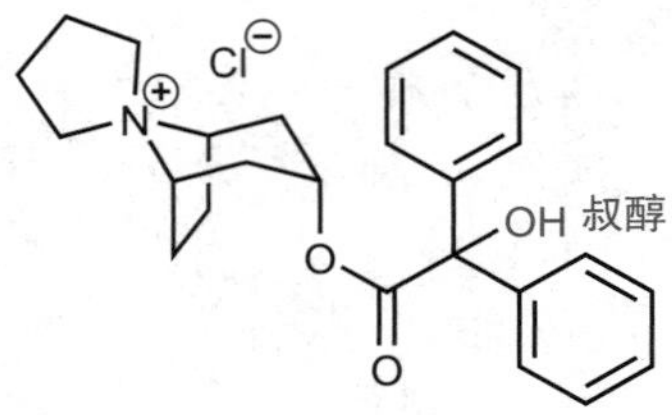

曲司氯铵

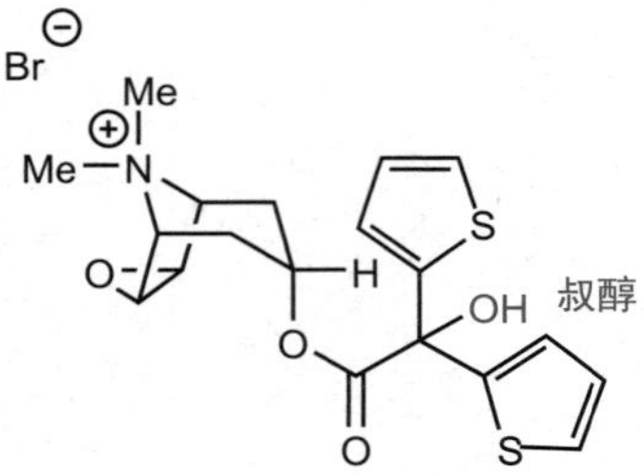

噻托溴铵

图 13.27 阿托品和东莨菪碱的结构类似物

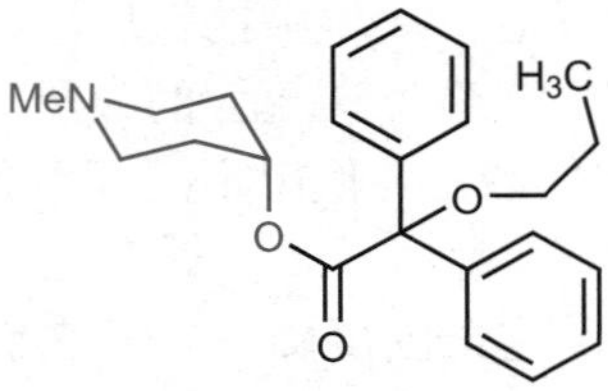

丙哌维林

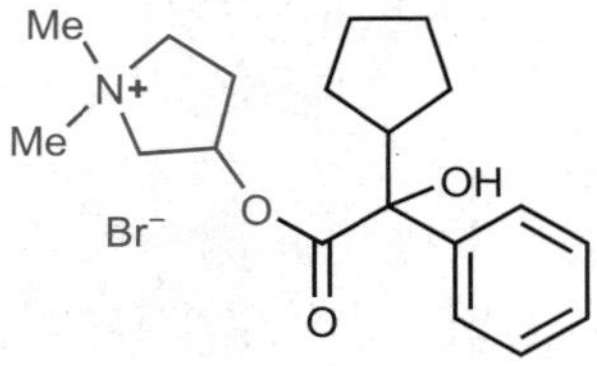

格隆溴铵

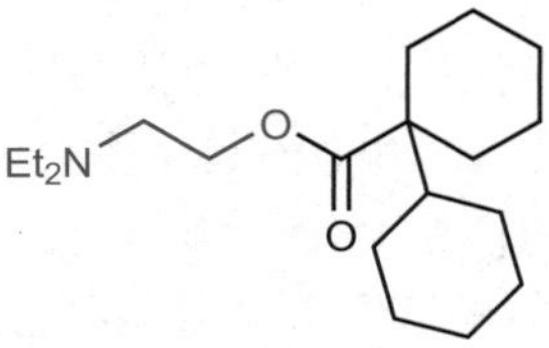

双环维林

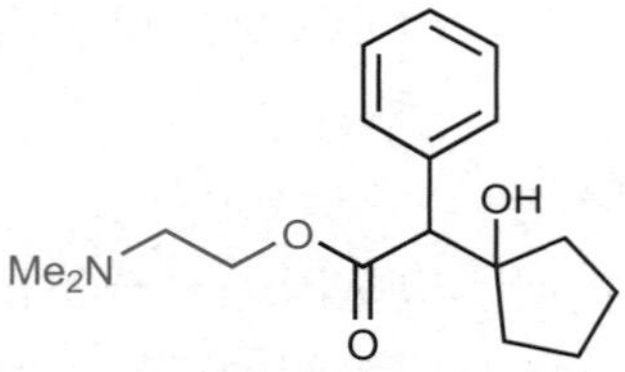

环喷托酯

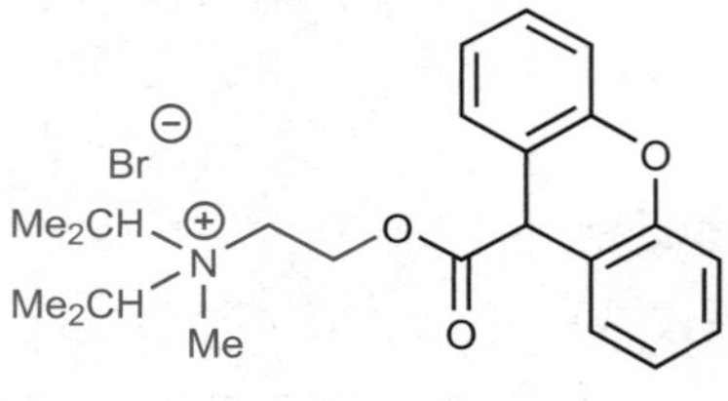

溴丙胺太林

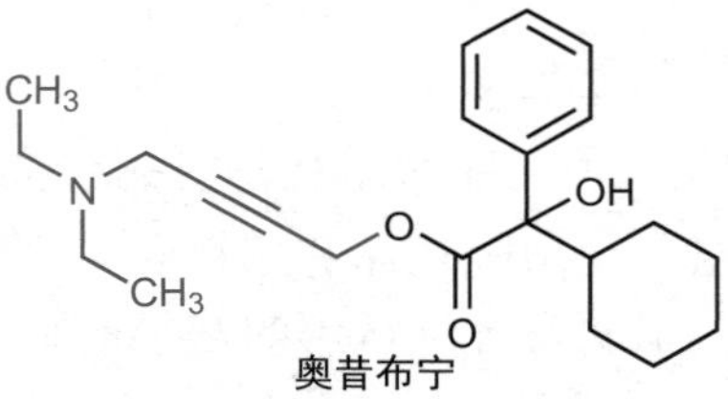

奥昔布宁

图 13.28 阿托品的简化类似物

根据目前为止所描述的结构，可以对 M 受体拮抗剂的结构要求进行一些概括：

① 氮上的烷基（R）可以比甲基大（与激动剂相反）；

② 氮可以是叔胺氮或季铵氮，而激动剂必须具有季铵氮。但是，请注意，当叔胺氮与受体相互作用时，它可能被质子化并带电荷；

③ 醇羟基是常见但并非必需的官能团；

④ 结构允许有非常大的酰基（R¹ 和 R² 可为芳香环、芳杂环或脂肪环），这与激动剂仅允许乙酰基相反。

最后一点似乎是决定化合物是否起拮抗作用的最关键因素。酰基必须很大，但它也必须以某种方式排列，换句话说，酰基上必须有支链。

从这些结果可以得出结论，在正常的乙酰胆碱结合位点附近一定存在疏水结合区域。乙酰胆碱结合位点的整体形状加上额外的结合区域必须是 T 形或 Y 形才能解释类似物中支链的重要性（图 13.29）。正如丙胺太林（propantheline）的结构那样，含有完整的乙酰胆碱骨架以及疏水性酰基侧链，比乙酰胆碱本身与受体结合更强。额外的结合相互作用意味着丙胺太林诱导产生的受体构象变化与乙酰胆碱诱导的构象变化不同，并且不能引发二级生物应答。一旦拮抗剂被结合，乙酰胆碱就无法结合并传递信息。

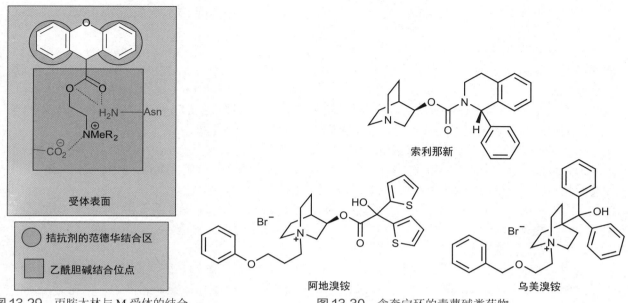

图 13.29　丙胺太林与 M 受体的结合

图 13.30　含奎宁环的毒蕈碱类药物

13.9.2.4　奎宁环类 M 受体拮抗剂

在 M 受体拮抗剂上成功应用的另一种策略是环变化，将阿托品中存在的莨菪烷环（又称托品烷环）替换为奎宁环，结果得到了一些临床有效的药物，例如索利那新（solifenacin）、阿地溴铵（aclidinium bromide）和乌美溴铵（umeclidinium bromide）（图 13.30，另见专栏 13.2）。

13.9.2.5　其他 M 受体拮抗剂

到目前为止所介绍的大多数结构都含有酯基，然而，乌美溴铵是一个例外，这说明酯基对活性并不是必需的。缺乏酯基的 M 受体拮抗剂的其他实例是托特罗定（tolterodine）、非索罗定（fesoterodine）、达非那新（darifenacin）、托吡卡胺（tropicamide）、苯海索（trihexyphenidyl）以及哌仑西平（pirenzepine）（图 13.31）。

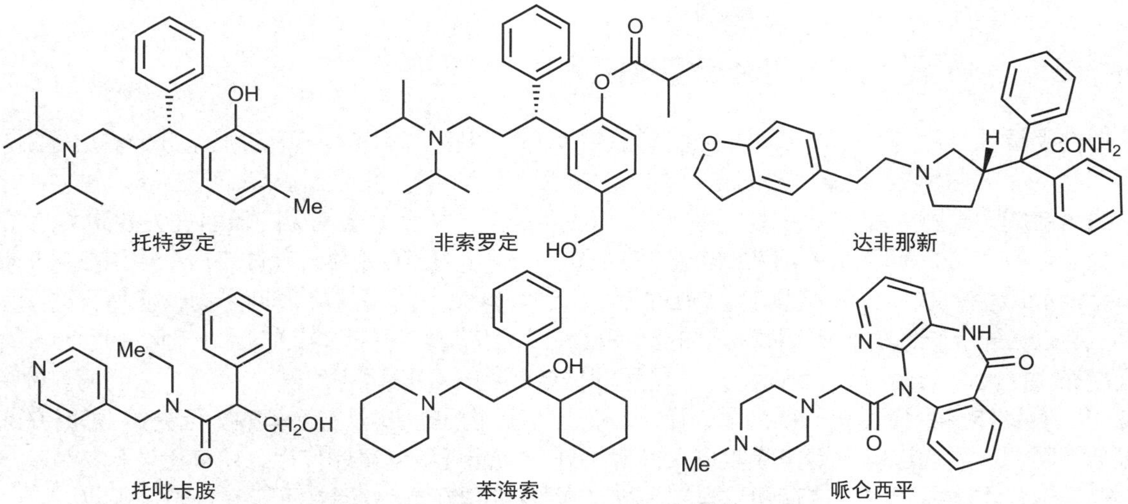

托特罗定　　　　非索罗定　　　　达非那新

托吡卡胺　　　　苯海索　　　　哌仑西平

图 13.31　缺少酯基的 M 受体拮抗剂

专栏 13.1　M 受体拮抗剂的临床应用

M 受体拮抗剂被证明在许多方面是有效的药物。许多药物显示出对特定器官的选择性，尽管这种选择性更多地取决于药物的分布，而不是受体的选择性。换句话说，这些化合物比其他物质更容易到达身体的某些部位。

有几种 M 受体拮抗剂可松弛尿道平滑肌，对治疗尿失禁和膀胱问题很有效。这些药物包括奥昔布宁（oxybutynin）、托特罗定（tolterodine）、黄酮哌酯（flavoxate，图 1）、达非那新（darifenacin）、非索罗定（fesoterodine）、丙哌维林（propiverine）、索利那新（solifenacin）和曲司氯铵（trospium chloride）。索利那新和达非那新是选择性的 M_3 受体拮抗剂，而非索罗定是一种前药。非索罗定可被酯酶水解，以暴露活性化合物中的酚羟基。

毒蕈碱类拮抗剂也可通过放松肠平滑肌来缓解痉挛，这是阿托品（atropine）、甲硝阿托品（atropine methonitrate）、双环维林（dicycloverine）、丁溴东莨菪碱（hyoscine butylbromide）和溴丙胺太林（propantheline bromide）等药物的临床用途之一。

苯海索（trihexyphenidyl）和苯扎托品（benzatropine，图 1）主要用于治疗帕金森病引起的运动障碍，而哌仑西平（pirenzepine）在一些国家被用于治疗消化性溃疡。它是一种选择性 M_1 受体拮抗剂，对 M_2 受体无活性。

选择最合适的给药途径是实现选择性的另一个重要因素。例如，在滴眼液中使用托吡卡胺（tropicamide）和环喷托酯（cyclopentolate）来扩大瞳孔进行眼科检查。同样的，阿托品、环喷托酯和托吡卡胺可以作为治疗青光眼的滴眼液。吸入性 M 受体拮抗剂用于放松气道平滑肌，作为慢性阻塞性肺疾病的一种治疗方法（专栏 13.2）。

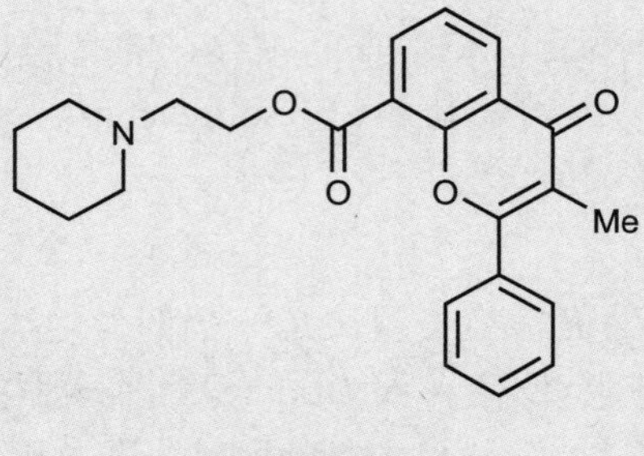

黄酮哌酯 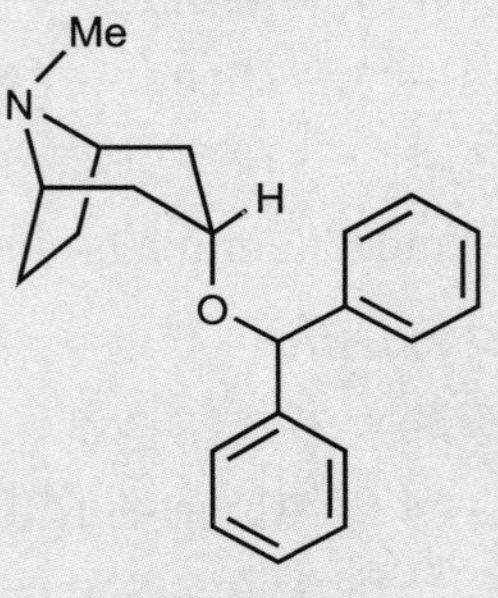　　　　　　苯扎托品

图 1　黄酮哌酯和苯扎托品

专栏 13.2　M 受体拮抗剂治疗慢性阻塞性肺疾病

慢性阻塞性肺疾病（COPD）是一种进展性疾病，其特征是进入肺部的气流减少。它是由许多因素引起的，如吸烟或接触化学物质。世界卫生组织（WHO）曾预测，到 2030 年，慢性阻塞性肺疾病可能成为第四大最常见死因，到 2020 年，可能成为第三大最常见的长期丧失劳动力的原因。目前尚无治愈方法，但吸入性 M 受体拮抗剂可通过作用于气道中的 M_3 受体来放松平滑肌并扩张支气管，从而减轻症状。异丙托溴铵（ipratropium bromide）就是这样一种药物，但每天必须服用 4 次。所以，设计长效的、服用频率低的药物具有较大优势。噻托溴铵（tiotropium bromide）和格隆溴铵（glycopyrronium bromide）是两种长效药物，每日服用 1 次。然而，它们与身体其他部位的胆碱受体结合会引起一系列副作用。虽然这些药物是通过吸入给药的，但高达 90% 的剂量可以被吞咽，然后通过肠道壁被吸收进入血液循环，从而导致全身副作用。所有上述药物都有一个永久的正电荷季铵氮原子，这有助于限制药物从胃肠道吸收的量，但并不能完全阻止吸收。

阿地溴铵（aclidinium bromide）是2012年批准的一种药物，每天服用2次。该药副作用较小，因为其酯基在血液中可以被酯酶快速水解。SAR研究表明，噻吩环和季铵是易被酶催化水解的重要因素。这两个特征也与气道中 M$_3$ 受体的强结合和长效有关。2013年批准的一个相关结构药物——乌美溴铵（umeclidinium bromide），每天服用1次。

对于疾病的晚期，通常建议采用 M 受体拮抗剂和 β$_2$ 肾上腺素受体激动剂的联合疗法。例如，肾上腺素受体激动剂茚达特罗（indacaterol）与噻托溴铵或格隆溴铵合用。另外，肾上腺素受体激动剂维兰特罗（vilanterol）也可以与乌美溴铵一起服用。在某些情况下，还建议采用包括皮质类固醇在内的三联疗法。

近年来，人们一直致力于设计一种双重作用药物，能将 M 受体拮抗作用和 β$_2$ 肾上腺素受体作用结合在同一个分子中。巴芬特罗（batefenterol）是已经进入临床试验的一个例子（图1），其发挥拟肾上腺素活性的结构特征与茚达特罗相似（图14.20）。

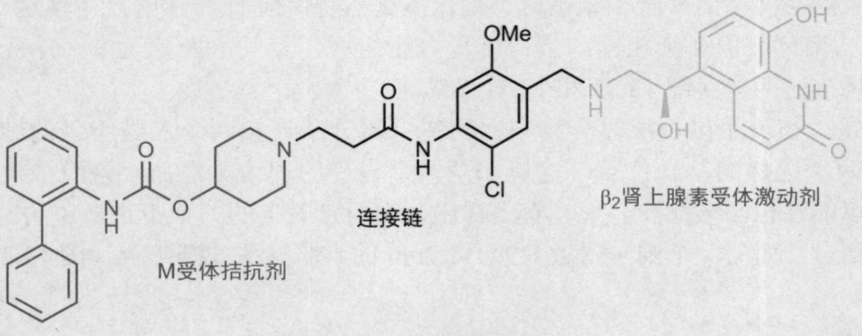

图1　巴芬特罗

13.10　烟碱受体拮抗剂

13.10.1　烟碱受体拮抗剂的应用

烟碱受体（N 受体）存在于神经节的神经突触和神经肌肉突触中。然而，药物能够在这两个位点之间表现出一定程度的选择性，这主要是由于到达这两个位点必须通过不同的路线。作用于神经节 N 受体的拮抗剂在治疗方面没什么用处，因为它们不能区分交感神经系统神经节和副交感神经系统神经节（两者都使用 N 受体）（图13.3）。因此，它们的副作用较多。然而，作用于神经肌肉接头的 N 受体拮抗剂在治疗上是非常有用的，被称为神经肌肉阻断剂（neuromuscular blocking agent）。

13.10.2　烟碱类拮抗剂

13.10.2.1　箭毒和筒箭毒碱

箭毒（curare）最早是在16世纪被发现的，当时西班牙士兵在南美洲被土著人用毒箭攻击。人们发现印第安人使用的是一种从南美防己科植物 *Chondrodendron tomentosum* 中提取的物质，它能使心脏停止跳动，并导致瘫痪。箭毒是多种化合物的混合物，但活性成分是胆碱受体拮抗剂，可阻断神经递质从神经到肌肉的传递。

将这种有毒化合物转为药用似乎有些奇怪，但在正确的剂量和适当的控制下，这种作用有很好的应用。主要应用于手术准备时腹部肌肉的松弛，这样外科医生就可以使用较少的全身麻醉剂，从而增加手术的安全范围。

如上所述，箭毒实际上是混合物，直到 1935 年其活性成分——筒箭毒碱（tubocurarine）才被分离出来。其结构的确定甚至花了更长的时间（直到 1970 年才确定）（图 13.32）。筒箭毒碱在临床上被用作神经肌肉阻断剂，但它也有副作用，因为它也是自主神经系统 N 受体的拮抗剂（图 13.3）。现在已经有了更好的药物。

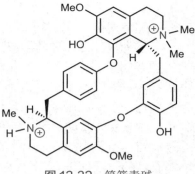

图 13.32　筒箭毒碱

筒箭毒碱的结构对受体结合理论提出了一个问题。尽管它有 2 个带电的氮原子中心，但没有与乙酰基结合区相互作用的酯基。到目前为止，对多种化合物的研究表明，带正电荷的氮本身不足以与 N 受体产生良好的结合，那么为什么筒箭毒碱能与 N 受体结合呢？

答案在于这个分子有 2 个带正电的氮原子（一个质子化的叔胺，一个季铵）。起初，人们认为这两个中心之间的距离（1.15nm）可能相当于两个单独的胆碱受体之间的距离，而筒箭毒碱分子可以桥接这两个结合位点，作为两者的空间位阻屏蔽。无论这个理论多么乐观，但 N 受体的尺寸使这一切成为不可能。N 受体是一种蛋白质二聚体，由 2 个相同的蛋白质复合物组成，其间隔距离为 9～10nm。这个距离太远，筒箭毒碱分子无法桥接这两者（图 13.33 和 13.11 节）。

另一种可能性是，在一个蛋白质复合物中，筒箭毒碱分子连接两个乙酰胆碱的结合位点。由于在蛋白质复合物中确有两个这样的结合位点，这似乎是一个合理的理论。然而，这两个位置之间的距离超过 1.15nm，所以这种可能性也必须排除。现在有人提出，筒箭毒碱上的一个带正电荷的氮与乙酰胆碱结合位点的阴离子结合区结合，而另一个则与附近 0.9～1.2nm 的半胱氨酸残基结合（图 13.33）。

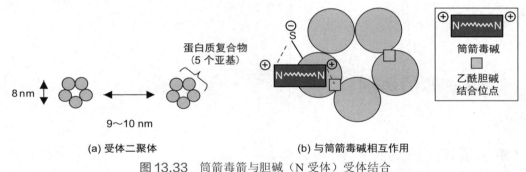

（a）受体二聚体　　　　（b）与筒箭毒碱相互作用

图 13.33　筒箭毒箭与胆碱（N 受体）受体结合

尽管围绕着筒箭毒碱的结合相互作用存在不确定性，但很有可能涉及两个离子结合区域。这种相互作用非常强，可以弥补缺少酯结合相互作用产生的不足。很明显，两个带正电的氮原子之间的距离对活性是至关重要的。因此，保持这一距离的类似物也应该是很好的 N 受体拮抗剂。这方面的有力证据是，一个简单的分子——十烃季铵（13.10.2.2 节）是很好的 N 受体拮抗剂。

13.10.2.2　十烃季铵和琥珀胆碱

十烃季铵（decamethonium）（图 13.34）是人们所能想象的最简单的筒箭毒碱的类似物。它是一种柔性的直链分子，能够形成大量构象。完全延伸的构象使两个氮原子间距为 1.4nm，但还有其他折叠构象使两个氮中心间距为 1.14nm，这与筒箭毒碱的等效距离（1.15nm）相当（参见专栏 22.4）。

该药物与胆碱受体结合力强，已被证明是一种有效的临床药物，但它有几个缺点。例如，当它最初与烟碱受体结合时，它的作用是激动剂而不是拮抗剂。换句话说，它激活受体，钠离子通道打开，使肌肉细胞膜去极化，导致肌肉短暂收缩。由于该药物不像乙酰胆碱那样快速水解，因此仍与受体结合，导致持续去极化，继而运动终板脱敏。在这个阶段，它可以被视为一种拮抗剂，因为它不再刺激肌肉收缩并阻断乙酰胆碱的结合（关于这种效应如何发生的理论在 4.17 节中进行了介绍）。另一个缺点是它的结合力太强，因此患者需要很长时间才能从它的影响中恢复过来。

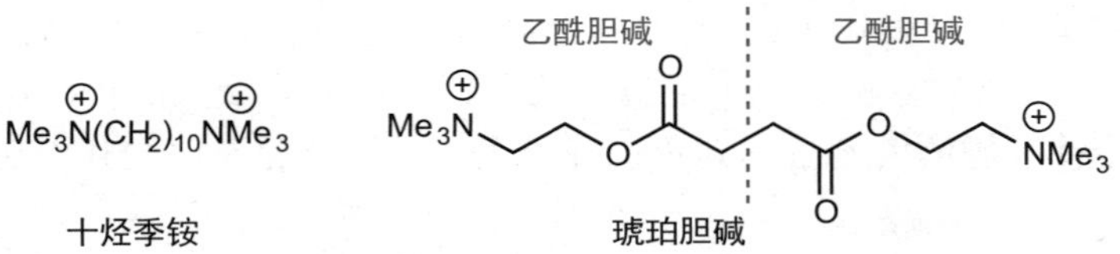

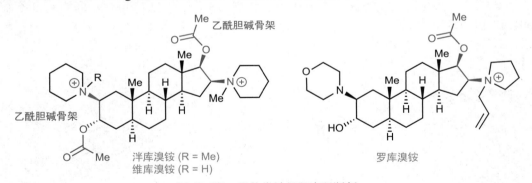

图13.34 十季烃铵与琥珀胆碱

我们现在面临的问题与设计胆碱受体激动剂时所面临的问题相反。与稳定分子不同，我们需要引入一些不稳定性，类似一种定时器控制，通过这种控制，分子可以更快地失活。琥珀胆碱（suxamethonium）首次获得了成功（图13.34），其结构中连接链内引入2个酯基，并且保持质子化氮原子之间的距离不变。酯基易被化学以及酶水解，生成无活性代谢产物，因为它们不能再桥接受体上的两个结合区域。酯基的引入使得琥珀胆碱能够模拟两个末端相连的乙酰胆碱分子。琥珀胆碱起效快、持续时间短（5～10min），但也有许多副作用。此外，每2000人中约有1人缺乏水解琥珀胆碱的血浆胆碱酯酶。尽管如此，它仍然用于较短的外科手术，例如气管插管。

不管是十烃季铵还是琥珀胆碱，它们都是去极化神经肌肉阻断剂并且有自主神经节效应，这也解释了一些它们的副作用。十烃季铵对神经肌肉接头也缺乏一个整体的选择性，并且对心脏的胆碱受体也有一定的效应，这导致了心率增加和血压上升。

13.10.2.3　甾体类神经肌肉阻断剂

泮库溴铵（pancuronium）、维库溴铵（vecuronium）和罗库溴铵（rocuronium）（图13.35）是基于筒箭毒碱设计的，其包含了一个甾核将两个季铵氮原子隔开。两个氮原子之间的距离是1.09nm，而在筒箭毒碱中是1.15nm。为了提高对受体位点的亲和力，还添加了酰基，将一或两个乙酰胆碱骨架引入分子中。这些化合物比筒箭毒碱起效更快，而且不影响血压。它们起效不如琥珀胆碱快，持续时间较长（45min），但它们的主要优点是副作用较少，因此在临床上被广泛使用。不像十烃季铵和琥珀胆碱，泮库溴铵和维库溴铵这两种试剂均无激动剂活性，是纯拮抗剂，对靶肌细胞无去极化作用。罗库溴铵的神经肌肉阻断活性可以用一种名为舒更葡糖（sugammadex）的环糊精逆转（见专栏7.3）。

图13.35　甾体类神经肌肉阻断剂

13.10.2.4　阿曲库铵和米库氯铵

阿曲库铵（atracurium，图13.36）的设计是基于筒箭毒碱和琥珀胆碱。它比这两种药物都要好，因为它没有心脏副作用，而且能在血液中迅速分解。这种快速分解使药物可以以静脉滴注形式给药。

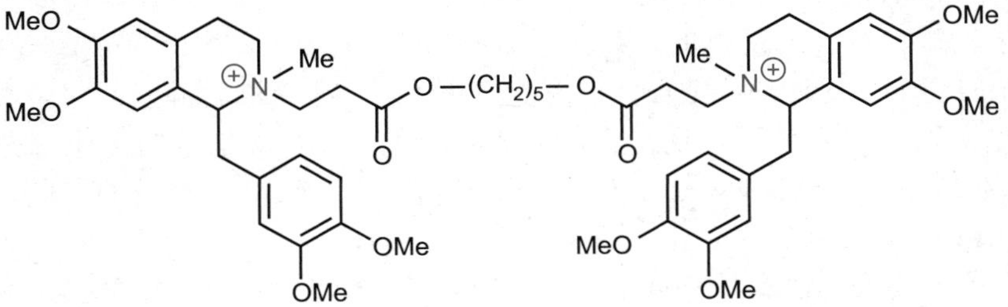

图13.36　阿曲库铵

快速分解是由于自降解机制。在血液 pH 值为 7.4 的弱碱性条件下，分子可以进行霍夫曼消除（Hofmann elimination）（图 13.37）。一旦发生这种情况，化合物就会失活，因为氮上的正电荷会消失，分子会一分为二。这是药物设计的一个特别聪明的例子，其负责分子生物活性的元素促进其失活。

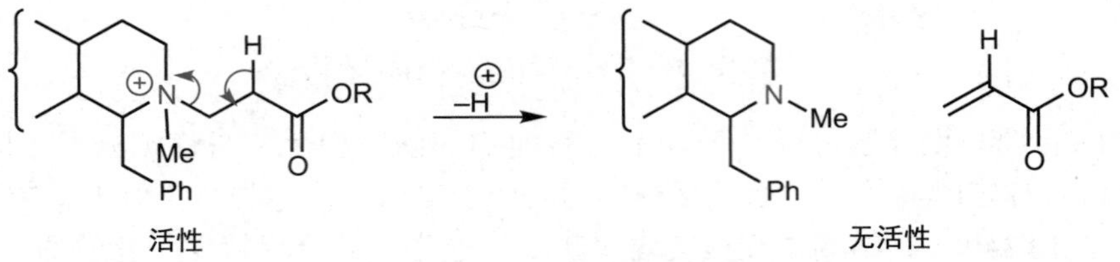

图 13.37 阿曲库铵的霍夫曼消除

阿曲库铵的重要特征是：

① 连接链——13 个原子的链连接两个季铵中心；

② 阻断单元——分子两端的环状结构，阻断了乙酰胆碱的结合位点；

③ 季铵中心——对于结合位点是必须的，通过霍夫曼消除失去其中一个，则与靶标结合力会大大下降，最终导致拮抗剂离开结合位点；

④ 霍夫曼消除——连接链中的酯基对快速失活至关重要。霍夫曼消除通常需要强碱性条件和高温条件，正常生理条件很难达到要求。然而，如果在作为季铵氮中心的 β- 碳上存在良好的吸电子基团，则该反应可以在血液中——更温和的碱性条件下进行（pH=7.4）。吸电子酯基团增加了 β- 碳上氢的酸性，使得它容易离去。霍夫曼消除不会在酸性 pH 下发生，因此药物在 pH 为 3 ～ 4 的溶液中稳定，并且可以安全地储存在冰箱中。因为这种药物的作用很短暂（30min），当需要时静脉注射即可。手术一结束，静脉滴注就停止了，阻断作用几乎在瞬间停止。另一个主要优势是，这种药物不需要依赖酯酶失活，因此患者之间的药物失活是以恒定速率发生的。对于以前的神经肌肉阻断剂，失活依赖于代谢机制，包括酶失活和 / 或排泄。这些过程的效率因患者而异，对于肾衰竭或血浆酯酶水平较低的患者尤其差。

米库氯铵（mivacurium chloride，图 13.38）是一种类似阿曲库铵的新型药物，可通过血浆酯酶和霍夫曼消除作用迅速灭活。其起效速度更快（约 2min），作用时间更短（约 15min），但如果患者患有肝病或酯酶缺乏症，作用时间则会更长。

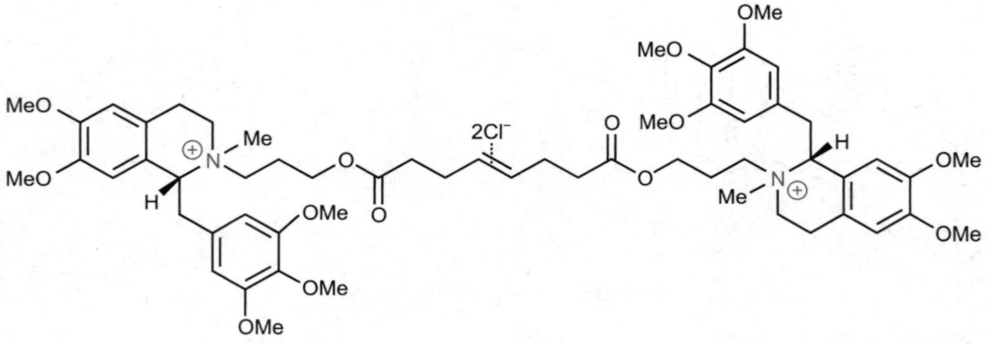

图 13.38 米库氯铵

13.10.2.5 其他 N 受体拮抗剂

局部麻醉药（local anaesthetics）和巴比妥类（barbiturates）药物似乎可以阻断离子通透性的变化，而这种变化通常是由于乙酰胆碱与 N 受体的相互作用而引起的。然而，它们不与胆碱受体的结合位点结合。人们认为它们与细胞膜内部的受体部分结合，也可能与离子通道本身结合并阻断它。

已经发现某些蛇毒能与 N 受体不可逆结合，从而阻断胆碱能神经信号的传递。这些毒素包括来源于印度眼镜蛇的 α- 金环蛇毒素（α-bungarotoxin）。它是一种由 70 个氨基酸组成的多肽，其与胆碱受体的 α 和 β 亚基交叉连接（13.11 节）。

最后，抗抑郁和戒烟药安非他酮（bupropion，14.12.4 节）被证明是烟碱受体拮抗剂，以及去甲肾上腺素和多巴胺的再摄取抑制剂。该药物作为一种戒烟药物的有效性可能与其阻断大脑中的神经 N 受体有关。

13.11 受体结构

N 受体（nicotinic receptor）已经成功地从电鳐（*Torpedo marmorata*，一种在大西洋和地中海发现的鱼类）中分离出来，这大大促进了对该受体的深入研究。因此，人们对其结构和作用方式有了很大的了解。N 受体是由 5 个亚基组成的蛋白质复合物，其中 2 个是相同的。5 个亚基（即 2 个 α、1 个 β、1 个 γ 和 1 个 δ）形成一个圆柱形或桶状的跨膜通道（4.6.2 节）。圆柱体的中心充当钠离子通道，N 受体与乙酰胆碱的相互作用控制着门控系统。在没有乙酰胆碱的情况下，门是关闭的。当乙酰胆碱结合时，门被打开。乙酰胆碱的结合位点主要位于 α 亚基，每个离子通道复合物有两个结合位点。烟碱受体都是成对存在的，它们通过 δ 亚基之间的二硫键连接。

上述为神经肌肉接头处的烟碱受体组成结构。神经节和中枢神经系统的烟碱受体在性质上更为多样，涉及不同 α 亚基和 β 亚基。这使得药物可以选择性地作用于神经肌肉受体，而不是神经元受体。例如，十烷季铵（decamethonium）仅是自主神经节的弱拮抗剂，而地棘蛙素（epibatidine，提取自南美青蛙）是神经元受体的选择性激动剂。α- 金环蛇毒素（α-bungarotoxin）选择性作用于神经肌肉接头的 N 受体。

M 受体（muscarinic receptor）属于 G 蛋白偶联受体（4.7 节）超家族，通过激活信号转导过程（5.1 ～ 5.3 节）产生作用。目前发现 M 受体有 5 种亚型，分别被称为 M_1 ～ M_5。这些亚型往往分布在特定的组织中。例如，M_2 受体主要存在于心脏，而 M_4 受体主要存在于中枢神经系统。M_2 受体也被用作突触前胆碱能神经元的自身感受器（13.3.2 节）。

M_1、M_3 和 M_5 受体与涉及第二信使肌醇三磷酸（inositol triphosphate，IP_3）的信号转导过程相关（5.3 节）。M_2 和 M_4 受体参与了抑制第二信使环腺苷酸（cyclic AMP，cAMP）（5.2 节）产生的过程。M_1 活性缺乏被认为与痴呆症有关。

13.12 抗胆碱酯酶药物和乙酰胆碱酯酶

13.12.1 抗胆碱酯酶药物的作用

抗胆碱酯酶（anticholinesterase）药物是乙酰胆碱酯酶（acetylcholinesterase）的抑制剂，乙酰胆碱酯酶是一种水解乙酰胆碱的酶（13.3.1节）。如果乙酰胆碱不被破坏，它可以重新激活胆碱受体，增加胆碱能效应（图13.39）。因此，乙酰胆碱酯酶抑制剂将具有与胆碱受体激动剂相同的生物学效应。

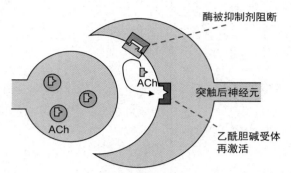

图13.39　抗胆碱酯酶药物的作用（ACh= 乙酰胆碱）

13.12.2　乙酰胆碱酯酶的结构

　　乙酰胆碱酯酶具有极好的树状结构（图13.40）。树干是一种固定在细胞膜上的胶原分子。树干上有3根带有二硫化桥的分支，每一根都将乙酰胆碱酯酶固定在细胞膜表面。酶本身由4个蛋白质亚基组成，每个亚基都有一个活性位点。因此，每个树状结构的乙酰胆碱酯酶都有12个活性位点。这些树根紧挨着胆碱受体，这样当乙酰胆碱离开受体时，它们就能有效地捕获它。事实上，乙酰胆碱酯酶是已知的最有效的酶之一。一种叫作丁酰胆碱酯酶（butyrylcholinesterase）的可溶性胆碱酯酶也存在于各种组织和血浆中。该酶具有比乙酰胆碱酯酶更广泛的底物特异性，可水解多种酯类。其生理功能尚不完全清楚，但已发现它可以催化有毒酯类［如可卡因（cocaine）］的水解，而且似乎在细胞分化和发育中具有非催化作用。当乙酰胆碱酯酶本身受到底物抑制时，它在水解高浓度的乙酰胆碱方面也比乙酰胆碱酯酶更有效。

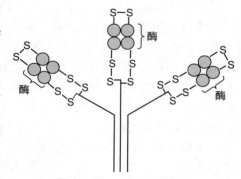

图13.40　乙酰胆碱酯酶

13.12.3　乙酰胆碱酯酶的活性位点

　　抗胆碱酯酶药物的设计取决于乙酰胆碱酯酶活性位点的形状、与乙酰胆碱的结合作用以及水解机制。乙酰胆碱酯酶的活性位点位于狭窄的深沟底部，如图13.41（a）所示，而外周结合位点位于"峡谷"的入口处。后者在乙酰胆碱作识别底物中起着至关重要的作用。其中一个关键的相互作用是色氨酸残基的芳杂环与乙酰胆碱的带电荷的季铵氮之间的弱 π- 阳离子相互作用，如图13.41（b）所示。在乙酰胆碱被"捕获"后，它被迅速转移到"峡谷"下游的活性部位，如图13.41（c）所示。这一过程的辅助因素是"峡谷"含有14个保守的芳香族残基，它还可以与乙酰胆碱形成 π- 阳离子相互作用，从而将底物引导到下游的活性位点。一旦乙酰胆碱进入活性位点，另一个色氨酸残基又形成另一个 π- 阳离子相互作用，如图13.41（d）所示。沿着"峡谷"向下的静电梯度会促进乙酰胆碱的运动。这种梯度是由活性位点中几个带负电荷的氨基酸残基造成的，它们形成了一个指向"峡谷"下方的偶极子，作为带正电荷底物的电子转向机制。外周结合位点和活性位点的色氨酸残基的距离是12Å，这对于设计潜在的双重作用药物（dual-action drug）具有重要意义（13.15.2节）。

13.12.3.1　结合位点中的关键氨基酸

　　乙酰胆碱酯酶活性位点中的重要氨基酸是结合乙酰胆碱的氨基酸，也是参与水解机制的氨基酸。一些氨基酸被认为参与底物与受体结合，但关键的相互作用是色氨酸残基和季铵氮原子之间的相互作用（图13.42）。参与催化机制的关键氨基酸残基是丝氨酸、组氨酸和谷氨酸。

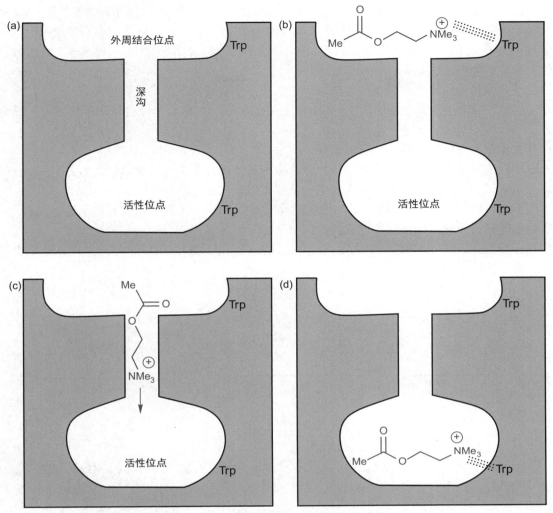

图 13.41　乙酰胆碱被识别和结合的过程

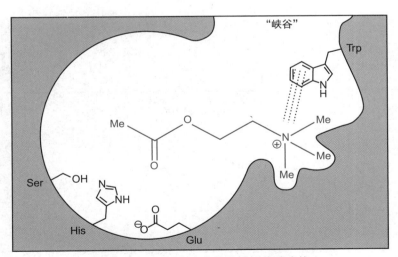

图 13.42　活性位点内的关键氨基酸残基

13.12.3.2　水解机制

组氨酸残基在整个反应机制中起酸碱催化剂的作用，而丝氨酸则起亲核试剂的作用。丝氨酸并不是一个良好的亲核试剂，因为脂肪族醇的亲核性较差，不能水解酯，但组氨酸提供的酸碱催化克服了这一缺点。谷氨酸残基与组氨酸残基相互作用，用于定位并激活环（对比胰凝乳蛋白酶，3.5.3 节）。这个机制有如下几个阶段（图 13.43）：

① 乙酰胆碱接近并与活性位点结合。丝氨酸作为亲核试剂，利用一对孤对电子与乙酰胆碱的酯形成键，酯发生亲核加成并打开羰基。

② 组氨酸残基作为碱催化这个反应，去除一个质子，从而使丝氨酸亲核性更强。

③ 组氨酸此时起酸性催化剂的作用，并对中间体的烷氧基（OR）部分进行质子化，使其成为更好的离去基团。

④ 羰基发生改变并使酯的醇部分（即胆碱）离去。

⑤ 乙酰胆碱的酰基部分与活性位点共价结合。胆碱离开活性部位，被水取代。

⑥ 水是亲核试剂，利用氧上的一对孤对电子来攻击酰基。

⑦ 水通常亲核性较差，但组氨酸作为一种碱性催化剂，除去一个质子，又有助于这一过程。

⑧ 组氨酸通过质子化中间体起酸催化剂的作用。

⑨ 羰基重新形成，丝氨酸残基被释放。因为它现在是质子化的，所以它是一个更好的离去基。

⑩ 乙酸离开活性部位，循环可以重复。

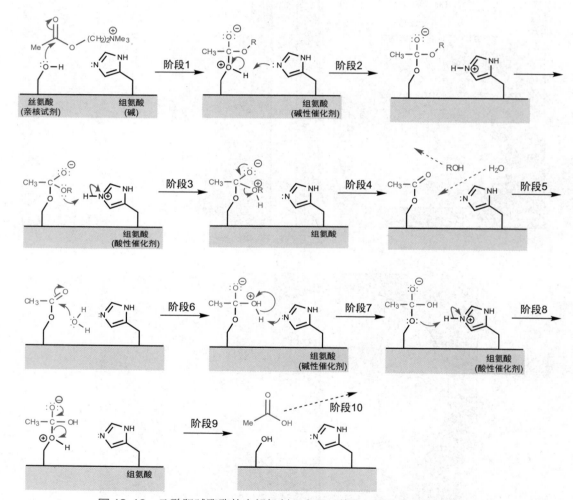

图 13.43　乙酰胆碱酯酶的水解机制（未显示催化三联体的谷氨酸成分）

　　由于谷氨酸残基（图 13.43 中未显示）、亲核试剂丝氨酸和酸碱催化剂组氨酸非常接近，酶催化过程非常高效。因此，乙酰胆碱酯酶水解乙酰胆碱的速度比无乙酰胆碱酯酶快 10^8 倍（1 亿倍）。这个过程非常高效，以至于乙酰胆碱在到达酶的 100μs 内就被酶水解。

13.13 抗胆碱酯酶药物

抗胆碱酯酶药物是乙酰胆碱酯酶的抑制剂。这种抑制作用可以是可逆的，也可以是不可逆的，这取决于药物如何与活性位点相互作用。抗乙酰胆碱酯酶药物主要分为两大类：氨基甲酸酯类和有机磷类。

13.13.1 氨基甲酸酯类

13.13.1.1 毒扁豆碱

正如在药物化学的许多领域一样，氨基甲酸酯类抑制剂的先导物也来源于天然产物。这种天然产物是毒扁豆碱（physostigmine），如图13.44，也被称为依色林（eserine），1864年从西非的毒扁豆中提取得到。这些豆子的提取物被喂给那些被控犯罪的人，以评估他们是有罪还是无罪。死亡是表明有罪的判决。毒扁豆碱的结构于1925年被证明，其至今仍用于青光眼的临床治疗。

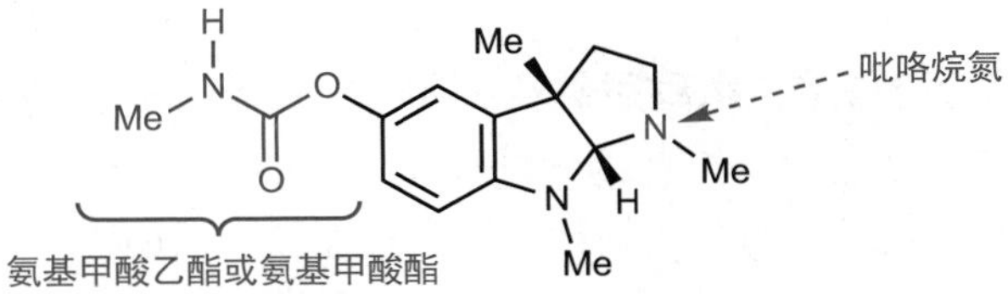

毒扁豆碱的 SAR 研究表明：
① 氨基甲酸酯基是活性必需的；
② 苯环很重要；
③ 吡咯烷氮原子很重要，并且在血液 pH 值下被质子化。

图 13.44　毒扁豆碱

反过来看，带正电荷的吡咯烷氮很重要是因为它与酶的阴离子结合区结合。苯环可能参与了活性位点中一些额外的疏水相互作用结合。或者，它可能在抑制机制中提供了一个很好的离去基团。氨基甲酸酯基团是决定毒扁豆碱抑制作用的关键基团。为了更好地理解其原因，必须了解当毒扁豆碱作为乙酰胆碱酯酶的底物时发生了什么（图13.45）。

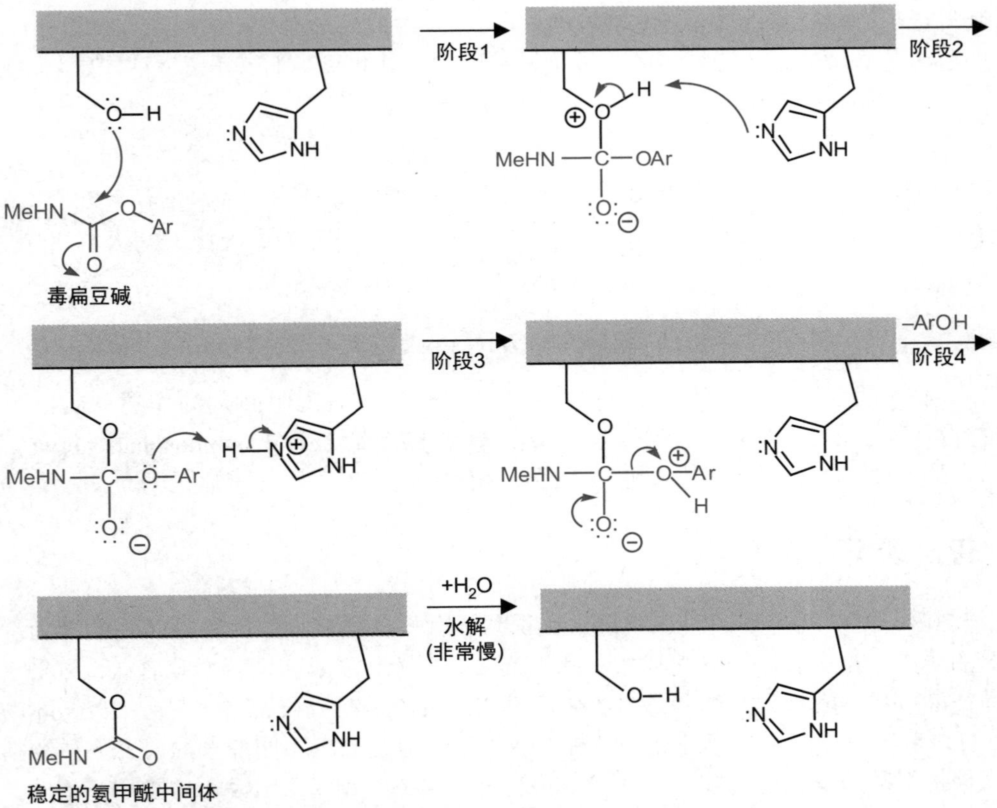

图 13.45　毒扁豆碱的抑制机制（Ar 代表毒扁豆碱的三环系统）

前 4 个阶段正常进行，组氨酸催化丝氨酸残基对毒扁豆碱的亲核进攻（阶段 1 和阶段 2）。离去基团（苯酚）在组氨酸作为酸催化下（阶段 3 和阶段 4）从中离去，然后离开活性位点被水分子取代。

下一阶段非常缓慢。尽管组氨酸仍然可以作为碱性催化剂，但水很难攻击氨基甲酰中间体。这一步成为整个过程的速率决定步骤，整体毒扁豆碱的水解速度比乙酰胆碱慢 4×10^7 倍。结果，胆碱酯酶活性位点被阻断，无法与乙酰胆碱反应。

由于氨基甲酰 - 酶复合物很稳定，所以最后一个阶段是缓慢的。这是因为氮可以提供一对孤对电子给羰基，从而大大降低其亲电性（图 13.46；13.7.2 节）。

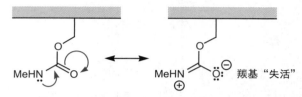

图 13.46　氨甲酰 - 酶复合物中间体的稳定性

13.13.1.2　毒扁豆碱类似物

毒扁豆碱因严重的副作用而限制了其临床应用，其仅用于青光眼的治疗或阿托品中毒的解毒剂。然而，较简单的类似物已被用于重症肌无力的治疗和箭毒中毒的解毒剂。

miotine（图 13.47）仍然含有必要的氨基甲酸酯、芳香环和脂肪叔胺。它具有拮抗剂作用，但也有缺点：易发生化学水解；以游离碱穿过血脑屏障（8.4.5 节），对中枢神经系统产生副作用。

新斯的明（neostigmine）和吡斯的明（pyridostigmine）（图 13.47）被设计用来解决这两个问题。首先，引入一个季铵氮原子，因此不可能形成游离碱。由于这种分子是永久带电的，它无法穿过血脑屏障，因此这种药物没有中枢神经系统的副作用。利用二甲氨基甲酸酯基团替换甲基氨基甲酸酯基团来增加稳定性。

关于新斯的明还有两点需要注意：

① 季铵氮与氨基甲酸酯基距离 4.7Å；

② 季铵中心与芳香环直接相连减少了分子可以利用的构象数目。如果保留活性构象，这将是一个有利条件，因为当分子接近活性位点时，它更有可能处于活性构象中。

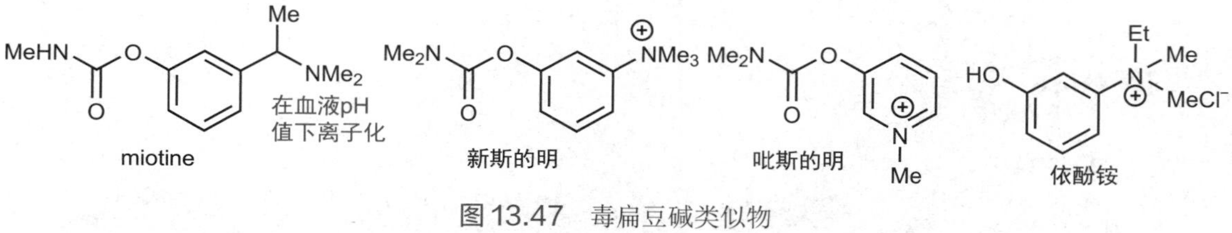

图 13.47　毒扁豆碱类似物

新斯的明和吡斯的明现在都在使用。静脉注射可逆转神经肌肉阻断剂的作用，或口服治疗重症肌无力。吡斯的明有助于防止可能接触到的有机磷酸酯类神经毒气（organophosphate nerve gas）。依酚铵（edrophonium）是一种类似的药物，用于逆转神经肌肉阻断，也用于治疗重症肌无力。

13.13.2　有机磷类

在 20 世纪 20 ～ 30 年代，德国科学家最早认识到了有机磷类试剂作为神经药物的潜力，并研究了其作为战争武器的可能。当第二次世界大战爆发后，英国、美国、瑞典和俄罗斯政府认识到德国完善这些武器的危险，并在 20 世纪 40 年代开始了各自的研究工作。英国是在波顿唐防守中心（Porton Down Defence Centre）开展的。幸运的是，这些药剂从来没有被使用过，但是来自不同国家的研究人员继续努力寻找合适的解毒剂来保护军队免受可能的攻击。尚未证实有机磷酸酯类神经毒气是否曾被用于战斗，当然，恐怖组织使用过神经毒气：最臭名昭著的例子是 1995 年在东京地铁释放沙林（sarin，图 13.48）。

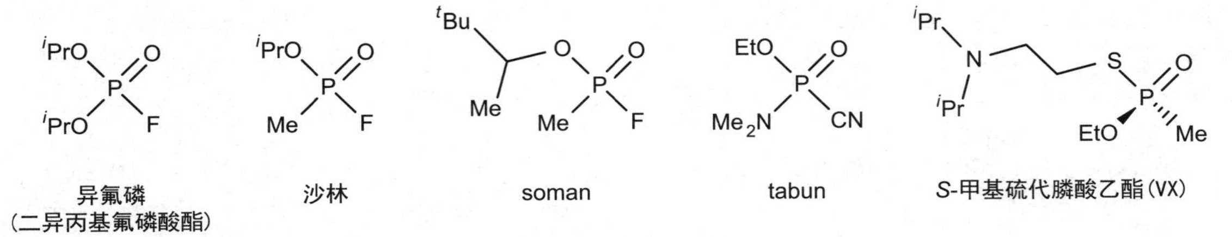

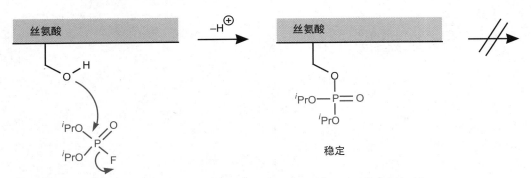

图 13.48 神经毒剂的例子

异氟磷
（二异丙基氟磷酸酯）

沙林

soman

tabun

S-甲基硫代膦酸乙酯(VX)

有机磷酸酯类药物在农业和畜牧业中是非常重要的杀虫剂，在医学上有多种用途。我们将在下面的章节中介绍这些方面。

13.13.2.1 神经毒气

神经毒气异氟磷（dyflos）和沙林（GB）（图 13.48）早在其作用模式被发现和完善之前就已经存在。这两种药物通过不可逆地磷酸化活性位点的丝氨酸残基来抑制乙酰胆碱酯酶（图 13.49）。

丝氨酸

丝氨酸

稳定

图 13.49 异氟磷在乙酰胆碱酯酶活性位点的简化作用机制

其机制的早期阶段与正常机制相似，但所形成的磷酸化加成物具有极强的抗水解性。因此，这种酶被永久地失活了。由于乙酰胆碱不能被水解，胆碱能系统不断受到刺激。这导致骨骼肌永久性收缩，随后导致死亡。

其他神经毒剂包括 tabun（GA）、soman（GD）和 S- 甲基硫代膦酸乙酯（VX）。VX 是毒性最强的神经毒剂，通过皮肤接触的 LD_{50} 为 10mg。它于 1954 年在英国的波顿唐被发现，然后作为交易与美国换取核武器的技术信息。美国为其化学战计划生产了数吨这种材料，但在 1960 年代后期决定销毁库存——这一过程直到 2008 年才完成。大部分的神经毒剂现在都已沉入大西洋的海底。

13.13.2.2 药品

神经毒剂的作用机制一经发现，就设计了一个包含可以与阴离子区域结合的季铵化合物——碘依可酯（ecothiopate iodide）（图 13.50），其可以更有效地与活性位点结合。这意味着低剂量将更有效。碘依可酯是一种以滴眼液的形式用于治疗青光眼的药物，与同样以这种方式使用的异氟磷相比具有优势。不像异氟磷，碘依可酯从酶中缓慢水解，过程可以持续几天。

13.13.2.3 杀虫剂

杀虫剂巴拉松（parathion）、马拉硫磷（malathion）和毒死蜱（chlorpyrifos）（图 13.50）是一些很好的药物研究案例，这些案例告诉我们详细了解生物合成通路可以在药物设计中发挥重要作用。与神经毒气相比，这些药物相对无毒，因为 P＝S 双键阻止了乙酰胆碱酯酶的抑制。相比之下，含有 P＝O 双键的等价化合物具有更高的致死性。

幸运的是，哺乳动物没有代谢途径可以将 P＝S 双键转化为 P＝O 双键。然而，在昆虫中，杀虫剂起着前药的作用，并通过氧化脱硫进行代谢。由此产生的抗胆碱酯酶作用是致命的。在哺乳动物中，相同的化合物以不同的方式代谢，产生无活性的化合物，然后被排出体外（图 13.51）。尽管如此，有机磷杀虫剂并不是完全安全的，如果长期接触它们，若处理不小心，可能会造成严重的副作用。巴拉松具有高脂溶性，易通过黏膜吸收，也可通过皮肤吸收。马拉硫磷制剂可用于治疗头虱、蟹虱和疥疮，但不宜使用太频繁或长期使用。

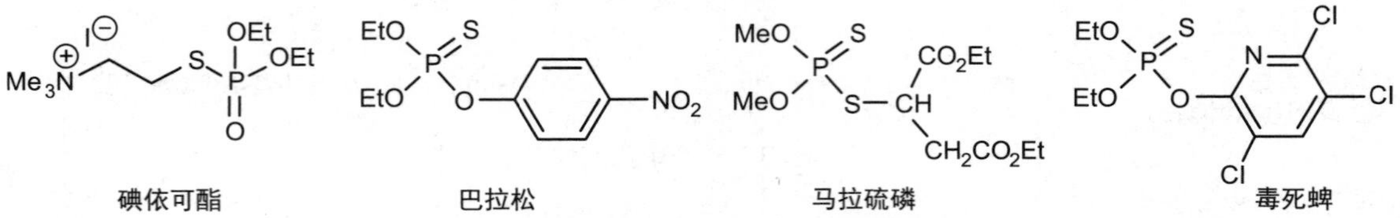

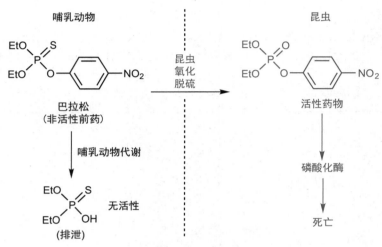

碘依可酯   巴拉松   马拉硫磷   毒死蜱

图 13.50   用作药物和杀虫剂的有机磷化合物

哺乳动物   昆虫

EtO, EtO P=S 巴拉松（非活性前药）   昆虫氧化脱硫   EtO, EtO P=O 活性药物

哺乳动物代谢   磷酸化酶

EtO, EtO P=S OH 无活性 （排泄）   死亡

图 13.51   杀虫剂在哺乳动物和昆虫体内的代谢

13.14   解磷定：一种有机磷解毒剂

解磷定（pralidoxime）（图 13.52）是有机磷中毒的解毒剂，是早期合理药物设计的实例之一。任何有机磷中毒的解毒剂都必须通过水解磷酸酯 - 丝氨酸键来取代丝氨酸中的有机磷部分。然而，这是一个很牢固的键，不容易断裂。因此，需要一个强亲核试剂。

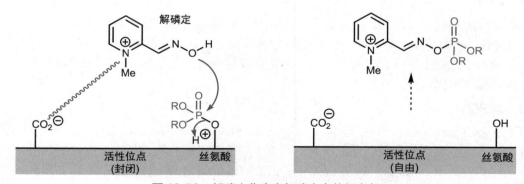

图 13.52   解磷定作为有机磷中毒的解毒剂

文献表明，磷酸酯可以被羟胺水解（图 13.53）。这种化合物毒性太大，不能用于人体，因此下一步是设计一个具有同等反应活性的亲核基团，专门靶向乙酰胆碱酯酶。如果能设计出这样一种化合物，那么解毒剂参与毒性副反应的概率就会降低。

认识到有机磷酸酯基团不能填满活性位点，并且阴离子结合区还未被占据，使设计人员的工作变得更加容易。很明显，我们要做的就是找到一个合适的基团与这个阴离子中心结合，然后在它上面连接一个羟胺基团。一旦定位到活性位点，羟胺基团就可以与磷酸酯反应（图13.52）。

通过上述研究，结果得到了解磷定。正电荷由甲基化的吡啶环提供，亲核侧链连接在邻位，因为计算表明这个位置是亲核羟基与磷酸酯反应的正确位置。结果是惊人的，解磷定作为解毒剂其效力比羟胺高 10^6 倍。

因为解磷定含有季铵氮，它充分带电，所以不能通过血脑屏障进入中枢神经系统。这意味着解毒剂不能作用于大脑中被抑制的任何酶。Pro-2-PAM（图13.54）是一种解磷定的前药，可以避免这个问题。作为叔胺，它可以通过血脑屏障，一旦进入中枢神经系统就被氧化为解磷定。

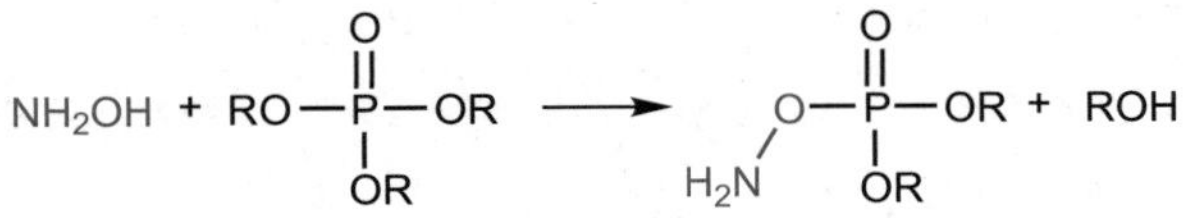

图13.53 磷酸酯的水解

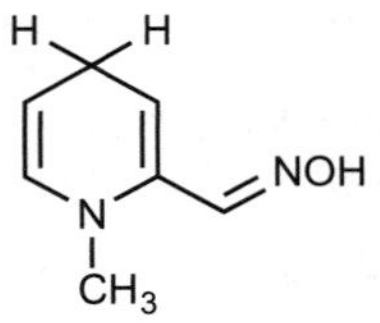

图13.54 Pro-2-PAM

13.15 抗胆碱酯酶药物作为"聪明药物"

13.15.1 乙酰胆碱酯酶抑制剂

无论在中枢神经系统还是外周神经系统中，乙酰胆碱都是一种重要的神经递质。有人提出，与阿尔茨海默病相关的记忆丧失、智力衰退和人格改变可能部分原因是大脑中胆碱能神经被破坏。这种损伤与神经纤维中细胞外蛋白斑块和细胞内蛋白缠结的出现有关。这些异常的蛋白质结构有神经毒性，负责破坏神经元。

虽然阿尔茨海默病患者主要是老年人，但它也能在30岁以下的青年人中发生，是发达国家的第四大死因，影响了接近50%的85岁及以上人群。据预测，到2050年，全球将有7000万患者，占总人口的1.2%。

胆碱能神经的破坏导致大脑胆碱受体减少以及乙酰胆碱水平下降。因此，人们开始研究抗胆碱酯酶药物在治疗阿尔茨海默病中的应用，即所谓的"聪明药物"（smart drug）。但没有证据表明这些化合物有助于改善一般记忆。这种疗法不能治愈阿尔茨海默病，但它可以通过延长乙酰胆碱在剩余胆碱受体上的作用来缓解症状。与作用于外周的抗胆碱酯酶不同，"聪明药物"必须穿过血脑屏障，因此含有季铵氮原子的结构是不合适的。1979年对毒扁豆碱（physostigmine）进行了测试，但这种化合物并不理想，因为它不能很好地进入大脑，而且表现出短暂的非选择性抑制。1993年批准用于治疗阿尔茨海默病的第一种药物是他克林（tacrine，图13.55）。然而，这是一种毒性极强的药物，只能使用一年左右。其他的药物相继被推出，包括1997年的多奈哌齐（donepezil）、2000年的利斯的明（rivastigmine）和2001年的加兰他敏（galantamine，从水仙花和雪莲花中获得）。利斯的明（毒扁豆碱的类似物）是欧盟所有国家批准的第一种药物。它显示出对大脑的选择性，对认知、记忆、注意力和日常工作或爱好的功能能力都有有益的影响。药物的半衰期较短，可降低药物积累或药物相互作用的风险。美曲膦酯（metrifonate，一种有机磷酸酯）和假木贼碱（anabaseine，来自蚂蚁和海洋蠕虫）也被尝试用于治疗老年痴呆症。中草药在过去被用于控制阿尔茨海默病的症状，并可能为进一步的研究提供有用的先导化合物（专栏13.3）。

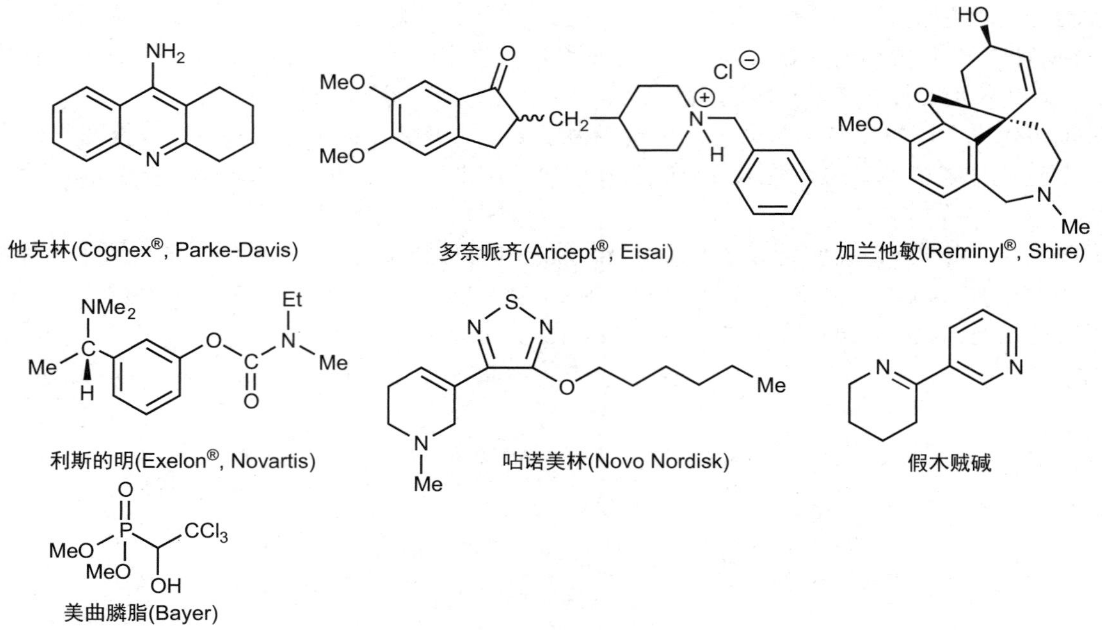

图 13.55 "聪明药物"

他克林(Cognex®, Parke-Davis)　多奈哌齐(Aricept®, Eisai)　加兰他敏(Reminyl®, Shire)

利斯的明(Exelon®, Novartis)　呫诺美林(Novo Nordisk)　假木贼碱

美曲膦脂(Bayer)

　　抗胆碱酯酶药物已被证明在阿尔茨海默病的早期阶段是有益的，但当疾病发展到晚期时就没有那么大的益处了。长期使用这些药物的一个缺点是它们会增加全身的乙酰胆碱水平，而不仅仅是大脑；这会导致胃肠道副作用。另一个问题是，乙酰胆碱水平的增加导致突触前胆碱受体的激活增加，这些受体负反馈控制导致乙酰胆碱的释放量减少。因此，已经开展工作来寻找选择性胆碱受体激动剂，用于控制疾病的症状。

13.15.2　作用于乙酰胆碱酯酶的双重作用药物

　　近年来，人们发现乙酰胆碱酯酶似乎不仅仅催化乙酰胆碱的水解。在正常情况下，该酶在神经发育、细胞黏附和分化中起非催化作用。乙酰胆碱酯酶的外周结合位点与其他蛋白形成蛋白质 - 蛋白质相互作用，促进了这些过程，而之前提到的色氨酸残基（13.12.3 节）发挥了关键作用。

　　人们还发现这种酶能够促进阿尔茨海默病患者大脑中异常蛋白的沉积。研究表明，乙酰胆碱酯酶的外周结合位点能够结合 β- 淀粉样蛋白（β-amyloid protein，Aβ）——一种正常情况下可溶并具有抗氧化作用的蛋白质。然而，在与乙酰胆碱酯酶结合时，该蛋白发生了构象变化从而变得不可溶，导致出现与阿尔茨海默病相关的蛋白斑块和缠结。这种酶被称为这一过程的病理伴侣（pathological chaperone），并与蛋白质沉积有关。此外，该蛋白质的可溶性寡聚体也在细胞内形成，破坏线粒体功能，增加氧化应激，导致产生细胞毒性和细胞死亡。事实上，这些因素与疾病的关系可能比可见的细胞外斑块更紧密。

　　由此我们可以设计药物，使其通过阻止 β- 淀粉样蛋白结合到乙酰胆碱酯酶的外周结合位点来阻止疾病的进展。目前此类研究正在进行，目的是设计一种双重作用药物，既能抑制这一过程又能作为乙酰胆碱酯酶抑制剂。然而，早期研究大多着眼于他克林二聚体。多奈哌齐（donepezil）（图 13.55）是目前临床使用的一种抑制剂，可以跨越"深沟"，既与外周结合位点相互作用又与活性位点相互作用，研究证明其对蛋白质聚集有抑制作用。他克林（tacrine）（图 13.55）能够以类似于乙酰胆碱的方式进入酶的活性位点；换言之，它可被质子化，起初与外周结合位点结合，然后沿"深沟"向下转动至活性位点（图 13.41）。于是研究人员设计了一种二聚体——将两个他克林分子通过足够长的烃链连接，使其中一个他克林分子与活性位点结合，同时另一个他克林分子与外周结合位点结合。研究者尝试了不同长度的连接链，发现七个碳原子的连接链是最理想的——双(7)- 他克林［bis(7)-tacrine］（图 13.56）。结果显示，这种化合物对酶的抑制作用是其他化合物的 150 ～ 1000 倍。研究表明，处于活性位点和外周结合位点的两个关键色氨酸残基可与分子中的两个他克林均形成 π- 阳离子相互作用。连接链还可以与"深沟"形成范德华相互作用，并

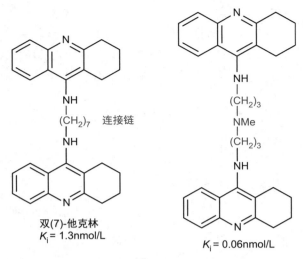

图 13.56　他克林二聚体作为双功能药物

通过取代"深沟"中的水来获取熵的增益。另一方面，当连接链被限制在"深沟"内时，其连接链的灵活性受到限制也会产生熵损失。他克林分子的疏水性三环也很重要，因为在结构结合时只会产生少量的去溶剂化损失。如果用一种更简单的胺取代他克林环体系，就有可能产生更强的π-阳离子相互作用，但后者会被强溶剂化，而结合则会造成更高的去溶剂化损失。

连接链中引入—N(CH₃)—基团进一步增加了结合相互作用、增强了活性。当二聚体结合时，—N(CH₃)—被质子化，因此它可以与"深沟"里的芳香族残基形成π-阳离子相互作用。从这项工作开始，合成了大量的结构，包括加兰他敏（galantamine）和石杉碱乙（huperzine B）的同二聚体（见专栏 13.3），以及含有 2 种不同乙酰胆碱酯酶抑制剂的异二聚体。其他的双作用结构由两部分连接构成，一部分是标准的乙酰胆碱酯酶抑制剂，另一部分是设计更有效地与外周结合位点结合的部分。其中许多已被证明可以抑制乙酰胆碱酯酶的催化活性和蛋白质聚集。然而，到目前为止，这些化合物还没有进入临床。

这是一个很好的机会，双重作用分子将最终进入临床。然而，阿尔茨海默病的发病有许多因素，因此仅与乙酰胆碱酯酶相互作用的药物不太可能完全将其治愈。现在，人们的注意力转向了能够作用于一个以上阿尔茨海默病有关靶标的治疗方法。这些治疗可能包括针对不同目标的不同药物的组合。另一种方法是使用能够以可预测的方式与不同靶标作用的药物——多靶标定向配体（multiple-targeted ligand）（参见另一部分 10.3.14）。例如，抑制乙酰胆碱酯酶的双重作用药物被设计成具有下列一项或多项特性：

① 抗氧化活性和 / 或螯合金属的能力；
② 抑制丁基胆碱酯酶、单胺氧化酶或 BACE1 等酶的能力；
③ 拮抗 α₂ 受体、5-HT₃ 受体、N- 甲基 -D- 天冬氨酸（NMDA）受体、毒蕈碱 M₂ 受体或者 H₃ 受体的活性；
④ 抑制从神经突触的 5- 羟色胺的再摄取；
⑤ 钙离子通道的阻滞。

13.15.3　作用于毒蕈碱 M₂ 受体和乙酰胆碱酯酶的多靶标药物

靶向乙酰胆碱酯酶（AChE）和 M₂ 受体的双重拮抗剂是多靶标定向配体研究领域中的一个例子。M₂ 受体是存在于突触前胆碱能神经元上的自受体。自受体的激活抑制了从突触前神经元释放乙酰胆碱（13.3.2 节和 13.11 节），因此 M₂ 拮抗剂将增加乙酰胆碱释放并有助于提高乙酰胆碱水平。这项工作的先导化合物是一种多胺结构的化合物——贝那曲明（benextramine）（图 13.57），其是一种不可逆的 α 肾上腺素受体拮抗剂，但它同时也具有抗胆碱酯酶和 M₂ 受体拮抗的活性。多胺被认为是多靶标定向配体的良好先导化合物，因为质子化氮的存在具有与几乎任何蛋白质靶标中的芳族残基形成π- 阳离子相互作用的能力。此外，柔性的线性结构允许多聚胺具有大量不同的构象，使其可以采用不同构象与不同靶标相互作用。这些化合物被定义为混杂配体（promiscuous ligand）（9.2.7 节）。研究表明，2- 甲氧基苄基对活性很重要，但二硫键不重要。将二硫键替换并改变链长得到了美索曲明（methoctramine），其 M_2 活性增强，同时保持良好的 AChE 活性。研究发现二氨基二酰胺骨架保留了对 M_2 的亲和力，所以用酰胺取代了两个"内部"胺以改善其亲脂性。这一改变降低了对 M_2 受体和丁基胆碱酯酶（BuChE）的亲和力，但增加了对 AChE 的亲和力。N-甲基化修饰进一步增加了对 AChE 的亲和力，得到了 caproctamine。

贝那曲明

AChE pIC_{50} 5.14μmol/L; IC_{50} 7.24μmol/L
BuChE pIC_{50} 5.21μmol/L
M_2 pA_2 - μmol/L

美索曲明

AChE pIC_{50} 5.27μmol/L
BuChE pIC_{50} 6.01μmol/L
M_2 pA_2 7.92μmol/L

caproctamine

AChE pIC_{50} 6.77μmol/L; IC_{50} 0.17μmol/L
BuChE pIC_{50} 4.93μmol/L
M_2 pA_2 6.39μmol/L; K_b 0.41μmol/L
AChE诱导的Aβ聚集抑制率<5%

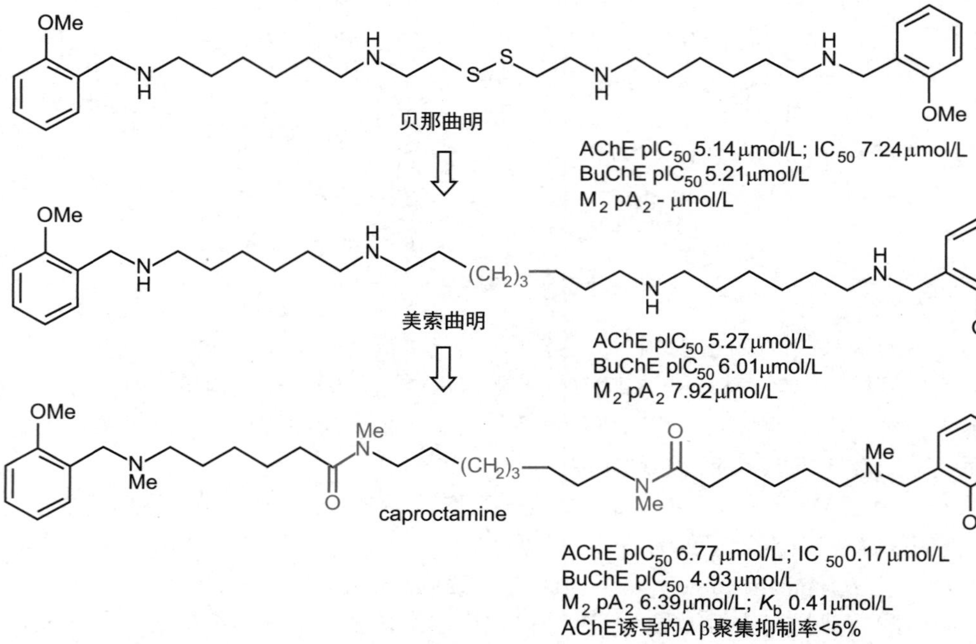

图 13.57　从贝那曲明到 caproctamine 的药物设计

与贝那曲明相比，caproctamine 的 AChE 抑制活性升高 42 倍，BuChE 抑制活性降低 2 倍，同时保留了对 M_2 受体的亲和力。研究还表明，该结构可以同时与活性结合位点和外周结合位点的色氨酸残基结合，而连接链与"深沟"中芳香残基形成疏水性相互作用。然而，caproctamine 抑制 AChE 诱导的 Aβ 聚集的能力很弱，这表明与外周结合位点相互作用的能力不一定可以阻止蛋白质聚集。

通过引入哌啶环来进一步增加连接链的刚性（图 13.58），得到的化合物增加了抗胆碱酯酶活性和 M_2 抑制作用，同时抑制了 AChE 诱导 Aβ 聚集的作用。

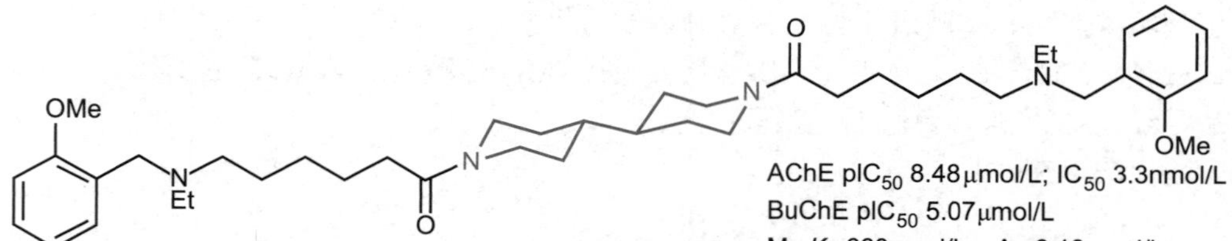

AChE pIC_{50} 8.48μmol/L; IC_{50} 3.3nmol/L
BuChE pIC_{50} 5.07μmol/L
M_2 K_b 660nmol/L; pA_2 6.18μmol/L
Aβ(AChE) 41% at 100μmol/L

图 13.58　caproctamine 的固化策略

为了改变化合物结构以期能够与 AChE 的"深沟"中的芳香族残基形成 π-π 相互作用，并与 Aβ 蛋白直接相互作用来抑制蛋白质的自诱导聚集，研究者在结构的连接链中间引入更大的芳香体系。得到了图 13.59 所示的结构。该化合物具有纳摩尔级别的 AChE 抑制活性，并且抑制 AChE 诱导的 Aβ 聚集的活性也更强，但是它的 M_2 拮抗活性并没有报道。

对接实验表明，图 13.59 中的结构可以与活性中心结合位点和外周结合位点中的关键色氨酸残基结合，而中心四环体系通过 π-π 或范德华力与"深沟"中的芳香族残基相互作用。在甲氧基和活性位点中的酪氨酸残基之间可能存在氢键。此化合物是否能够进一步发展成为临床有用的药物还有待观察。

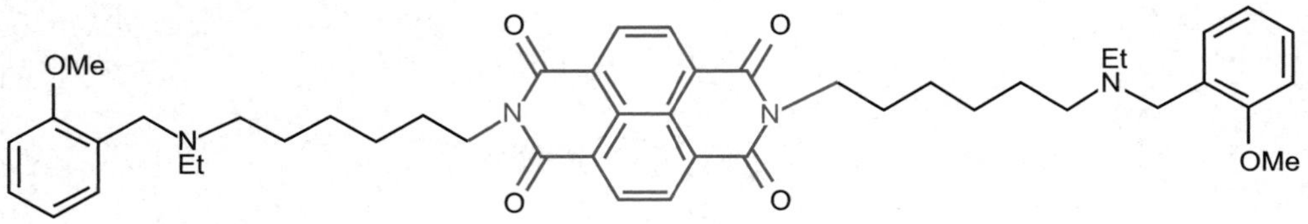

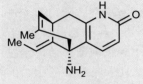

hAChE IC$_{50}$ 0.37nmol/L; AChE诱导的 Aβ聚集抑制率 >90%;
自诱导Aβ聚集抑制率为54.5%

图 13.59　aproctamine 进一步固化的类似物

专栏 13.3　蛇足石杉与石杉碱甲

　　几个世纪以来，中国草药中有一种从植物蛇足石杉（*Huperzia serrata*）中分离得到的提取物，一直被用于治疗阿尔茨海默病、精神分裂症等各种疾病。该提取物中含有一种新型生物碱——石杉碱甲（huperzine A），见图1，是一种抗胆碱酯酶药物。石杉碱甲的结合作用特异性强，因此小剂量使用时即发挥活性，从而可以将副作用的风险降至最低。石杉碱甲在我国已被批准上市，并显示出较好的增强记忆的效果。

　　通过已报道的合成路线虽然可以人工合成不同的类似物，但他们的活性均低于石杉碱甲。其结构中的三环结构和分子中所有官能团可能均是保持活性的必需基团，所以无法进行显著简化。

图 1　石杉碱甲

🌱 关键知识点

- 抗胆碱酯酶药物抑制乙酰胆碱酯酶活性，与胆碱受体激动剂具有相同的临床疗效。
- 乙酰胆碱酯酶的活性位点包括一个由氨基酸组成的催化三联体——组氨酸、丝氨酸和谷氨酸。
- 组氨酸作为酸碱催化剂，而丝氨酸在水解机制中充当亲核试剂。谷氨酸定位并激活组氨酸。
- 氨基甲酸酯类抑制剂来源于先导化合物毒扁豆碱，它们与乙酰胆碱酯酶反应生成稳定的氨基甲酰-酶复合物中间体，水解缓慢。
- 有机磷酸酯类药物已被用作神经毒气、药物和杀虫剂。它们不可逆地磷酸化活性位点中的丝氨酸。
- 解磷定是一种有机磷中毒的解毒剂。它能与磷酸化酶的活性位点结合，取代丝氨酸中的磷酸酯基团。
- 抗胆碱酯酶药已被用作治疗阿尔茨海默病的"聪明药物"。它们需要通过血脑屏障，不能一直带电荷。
- 双重作用药物被认为是治疗阿尔茨海默病的潜在药物。它们被设计成能够同时结合活性位点和外周结合位点的结构。
- 针对乙酰胆碱酯酶和其他与阿尔茨海默病有关的靶标设计了多靶标药物。

🍴 习题

1. 论述乙酰胆碱与乙酰胆碱酯酶活性位点的结合作用是如何使乙酰胆碱水解的。
2. 解释下列二酯是如何作为毛果芸香碱前药的。

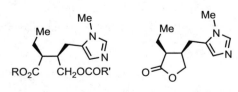

毛果芸香碱(pilocarpine)
双酯前药

毛果芸香碱类似物

3. 毛果芸香碱的类似物比起毛果芸香碱本身有什么优势？为什么？
4. 槟榔碱（arecoline）被描述为乙酰胆碱的环状"反向酯"的生物电子等排体。这是什么意思？槟槟碱和乙酰胆碱有什么相似之处？

槟榔碱

5. 槟榔碱的作用时间很短，这是为什么？

6. 指出槟榔碱的类似物可能拥有的更好的性质，如更长的作用时间等。

7. 筒箭毒碱的神经肌肉阻断活性与一个药效团有关，即2个氮原子之间的距离为1.15nm。十烃季铵可以采用折叠构象，其中N—N距离为1.14nm。八烃季铵（octamethonium）是一种类似于十烃季铵的物质，它在带电荷的氮之间有一个八碳桥，完全展开的构象是最稳定的构象，它对应的N—N距离为1.157nm。讨论八烃季铵是否可能比十烃季铵活性更好。

8. 静电梯度引导乙酰胆碱进入乙酰胆碱酯酶的活性位点。请推测这种梯度存在的问题。也有人提出，可能有一个"后门"能进入活性位点，这意味着什么？它是如何发生的？为什么有必要？

9. 尽管乙酰胆碱酯酶在催化乙酰胆碱水解方面更有效，但研究人员仍在设计同时抑制乙酰胆碱酯酶和丁酰胆碱酯酶的阿尔茨海默病药物。为什么这种方法是可靠的？这种方法的缺点是什么？

10. 根据在图13.10中介绍的结合位点，指出下面的结构是否可能作为激动剂。

11. 讨论阿托品被外消旋化的机理。

12. 神经递质需要结合相互作用保持良好平衡。这意味着什么？它对药物设计有什么影响？

📖 拓展阅读

Hardman, J. G., Limbird, L E., Molinoff, P. B., Ruddon, R. W., and Goodman Gilman, A (eds) (1996) Anticholinesterase agents. In: *Goodman and Gilman's The Pharmacological Basis of Therapeutics*, 9th edn. McGraw-Hill, New York, pp. 161-176.

Quinn, D. M. (1987) Acetylcholinesterase. *Chemical Reviews*, 87, 955-975.

Roberts, S. M. and Price, B. J. (eds) (1985) Atracurium design and function. In: *Medicinal Chemistry - The Role of Organic Research in Drug Research*. Academic Press, London.

Teague, S. J. (2003) Implications of protein fiflexibility for drug discovery. *Nature Reviews Drug Discovery*, 2(7): 527-541.

第14章 作用于肾上腺素能神经系统的药物

14.1 肾上腺素能神经系统

14.1.1 外周神经系统

在第 13 章，我们学习了胆碱能神经系统及其在外周神经系统中的重要作用。乙酰胆碱（acetylcholine）是胆碱能神经系统中一种重要的神经递质，对不同突触和组织有特异的作用。另一类重要的外周神经系统（13.1 节、13.2 节）是肾上腺素能神经系统，其中涉及的化学信使是肾上腺素（adrenaline）和去甲肾上腺素（noradrenaline）。去甲肾上腺素（又称为 norepinephrine）是交感神经释放给平滑肌和心肌的神经递质。同时，肾上腺素（也称为 epinephrine）也是伴随去甲肾上腺素从肾上腺髓质（adrenal medulla）中释放的一种激素。

不同组织中的去甲肾上腺素所产生的效应和乙酰胆碱相反，因此人体组织是一直处于双重调控之下。比如当去甲肾上腺素对某一组织具有激动活性时，那么乙酰胆碱在同样组织中则具有抑制活性。胆碱和肾上腺素系统都具有"本底"活性，好比开车时一只脚踩刹车一只脚踩油门。对某个组织的总体效应取决于哪种作用占主导。

肾上腺素能神经系统有一个胆碱系统所没有的组成部分——在危机和压力下，肾上腺素会被释放。这一现象也称为"或战或逃（fight or flight）"反应。不论是应对危机还是逃离险境，肾上腺素会随血液遍历全身，激动肾上腺素受体以准备时刻作出生理反应。这需要使控制机体运动的器官处于激活状态，而其他不重要的器官处于抑制状态。比如肾上腺素能够刺激心脏，扩张肌肉内的血管以增加血液供应，同时使胃肠道内的平滑肌活动减缓，这是因为此时消化并不是首要任务。显而易见，"或战或逃"反应是一种进化上的优势，能够让早期人类在不巧遇到大灰熊等猛兽袭击时立于不败之地。现在不太可能在去超市的路上碰到灰熊，但是当遇到现代的危机比如发疯的司机，"或战或逃"反应仍然有用。另外在一些压力的场景下，如迫在眉睫的考试、关键的足球赛、公共场合中的演出，也都需要"或战或逃"反应。一般情况下去甲肾上腺素和肾上腺素所产生的效应相同，只是去甲肾上腺素是使骨骼肌血管收缩而不是舒张。

14.1.2 中枢神经系统

在中枢神经系统（CNS）中也存在肾上腺素受体，去甲肾上腺素在睡眠、情绪、体温调节、欲望等中枢相关的行为中也发挥着重要的作用。本章的重点是作用于肾上腺素受体的药物对外周神经系统的影响。

14.2 肾上腺素受体

14.2.1 肾上腺素受体分类

在第 13 章的介绍中，已知有两类胆碱受体，每种都有亚型，肾上腺素受体也一样。肾上腺素受体主要有两大类型，分别是 α 受体和 β 受体，它们都是 G 蛋白偶联受体（4.7 节），但是它们结合的 G 蛋白类型不同（α 受体结合 G_o，β 受体结合 G_s）。

对于每一种受体，都存在结构上略微不同的亚型。α 受体有 α_1 和 α_2 两种亚型，其产生的第二信使种类不同。α_1 受体激动的第二信使是肌醇三磷酸（inositol triphosphate，IP_3）和二酰甘油（diacylglycerol，DG）（5.3 节），而 α_2 受体抑制第二信使 cAMP（cyclic AMP）（5.2.3 节）的产生。β 受体有 β_1、β_2、β_3 三种亚型，全都能促进 cAMP 生成。在更细致的分类里，α_1 受体和 α_2 受体有更多的亚型（α_{1A}、α_{1B}、α_{1D}、α_{2A}、α_{2B}、α_{2C}）。

所有的这些类型和亚型的肾上腺素受体都由肾上腺素和去甲肾上腺素负责"打开"，但是这些受体在结构上的轻微差异可用于设计选择性激动剂，这对于开发副作用最小且作用于身体特定器官的药物至关重要。正如我们将看到的，不同的肾上腺素受体不是均匀分布在不同组织中的。同理，也可以设计副作用最小的选择性拮抗剂以关闭特定类型和亚型的肾上腺素受体。

14.2.2 受体分布

各类肾上腺素受体类型和亚型在分布上各有不同，某些组织中含有的一种肾上腺素受体的类型超过另一种。表 14.1 总结了不同组织中占优势的肾上腺素受体的类型以及激动这些受体的效应（另见专栏 14.1）。

一些重要的知识点如下：

① 激动 α 受体主要引起平滑肌收缩（肠平滑肌除外），而激动 β 受体引起平滑肌的舒张。后者主要是通过最常见的 β 受体 —— β_2 受体来介导。而在心脏中 β_1 受体占主导，激动引起肌肉收缩。

② 肾上腺素受体类型的不同解释了肾上腺素在身体不同部位具有不一样的效应。比如骨骼肌血管上主要分布的是 β_2 受体，能够被肾上腺素介导舒张，同时血管上也有 α 受体能被肾上腺素介导收缩。当收缩的血管多于扩张的血管，肾上腺素总体表现为升高血压，同时为"或战或逃"反应中的肌肉供应充足的血液。

表 14.1 肾上腺素受体在身体各部位的分布及效应

组织和器官	主要肾上腺素受体	激动效应	生理效应
心肌	β_1	肌肉收缩	增加心率和收缩力
支气管平滑肌	α_1	平滑肌收缩	收缩呼吸道
	β_2	平滑肌舒张	舒张呼吸道
小动脉平滑肌（非肌肉）	α	平滑肌收缩	收缩小动脉并升高血压（高血压）
小动脉平滑肌（肌肉）	β_2	平滑肌舒张	扩张小动脉并增加血液供给
静脉	α	平滑肌收缩	静脉收缩并升高血压（高血压）
	β_2	平滑肌舒张	静脉舒张并降低血压（高血压）
肝脏	α_1 和 β_2	激活糖原代谢酶，抑制糖原合酶	分解糖原产生葡萄糖
胃肠道平滑肌	α_1、α_2 和 β_2	舒张	停止消化
肾脏	β_2	增加肾素分泌	升高血压
脂肪细胞	β_3	激活酶类	分解脂肪

专栏 14.1　肾上腺素能药物的临床应用

临床上肾上腺素受体激动剂主要用作治疗哮喘。激动 β_2 受体能松弛支气管平滑肌扩张呼吸道。α_1 受体选择性激动剂能收缩血管，可以在牙科治疗中和局麻药联用来延长麻醉药注射部位的麻醉效果。它们也可以用作解鼻充血药物，以及治疗高血压（降低血压）。选择性 α_2 受体激动剂用于治疗青光眼、高血压和疼痛。

肾上腺素受体拮抗剂主要用于治疗心绞痛和高血压。药物作用于血管的 α 受体使得平滑肌松弛，血管扩张从而降低血压。目前选择性 α_1 受体拮抗剂更适合高血压的治疗，研究发现也能用于良性前列腺增生的治疗。选择性 α_2 受体拮抗剂可用于治疗抑郁。阻断心脏中 β_1 受体的药物（β 受体阻断剂）能降低心率和心肌收缩力。β 受体阻断剂对身体的其他部分也有较多作用，可以联合其他药物降低血压。

14.3　肾上腺素受体的内源性激动剂

内源性（endogenous）是指天然存在于体内的化学物质。对于肾上腺素系统，内源性化学信使是神经递质去甲肾上腺素和激素肾上腺素。两者均是激动剂，能激活肾上腺素受体。它们属于儿茶酚胺类（catecholamines）化合物——儿茶酚（catechol）环（1,2- 邻苯二酚环）上连接有烷基胺（图 14.1）。

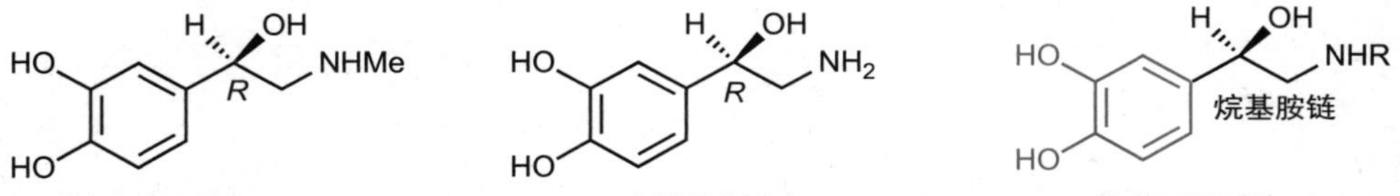

图 14.1　内源性肾上腺素受体激动剂

14.4　儿茶酚胺的生物合成

去甲肾上腺素和肾上腺素的生物合成源于氨基酸 L- 酪氨酸（L-tyrosine）（图 14.2）。酪氨酸羟化酶（tyrosine hydroxylase）催化向 L- 酪氨酸引入第二个酚羟基形成左旋多巴（levodopa，L-dopa），然后被芳香 L- 氨基酸脱羧酶（aromatic L-amino-acid decarboxylase；又称为多巴脱羧酶，dopa decarboxylase）脱羧

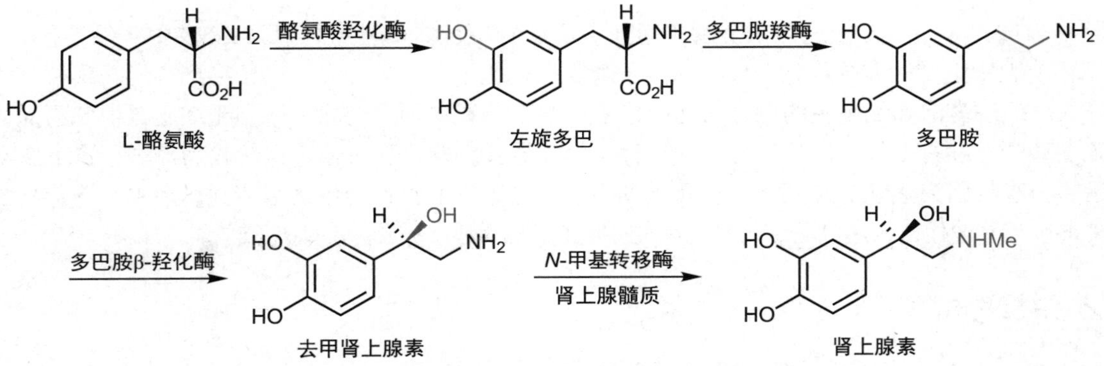

图 14.2　去甲肾上腺素和肾上腺素的生物合成

生成多巴胺（dopamine）——一种重要的神经递质。多巴胺继续被羟化生成去甲肾上腺素，是肾上腺能神经元上的终产物。在肾上腺髓质，去甲肾上腺素发生 *N-* 甲基化生成了肾上腺素。此类儿茶酚胺的生物合成由该途径的第一个酶——酪氨酸羟化酶控制。这种酶会被生物合成的终产物——去甲肾上腺素所抑制，从而实现儿茶酚胺合成的自身调控和体内水平的控制。

14.5　儿茶酚胺的代谢

外周细胞中有两种酶类代谢儿茶酚胺——单胺氧化酶（monoamine oxidase，MAO）和儿茶酚 -*O-* 甲基转移酶（catechol *O*-methyltransferase，COMT）。MAO 能将儿茶酚胺转换成相应的醛，醛是没有肾上腺素活性的，并被进一步代谢（图 14.3 中去甲肾上腺素）。最后生成的羧酸是极性的，将随尿液排出。

另一条不同的代谢途径也可能生成了相同的代谢产物，是通过 COMT 催化儿茶酚胺的一个酚羟基甲基化，甲基化的产物再被 MAO 氧化转化为最后的羧酸产物被排泄（图 14.4）。

虽然中枢神经系统的代谢略有不同，但是 MAO 和 COMT 仍然是最基础的酶。

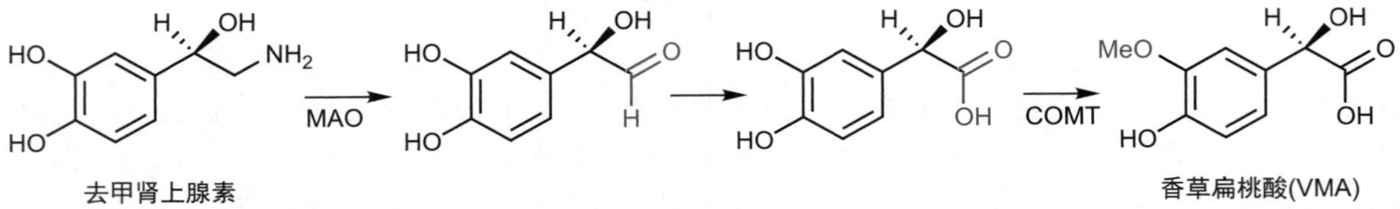

图 14.3　去甲肾上腺素先经单胺氧化酶（MAO）再经儿茶酚 -*O*- 甲基转移酶（COMT）的代谢途径

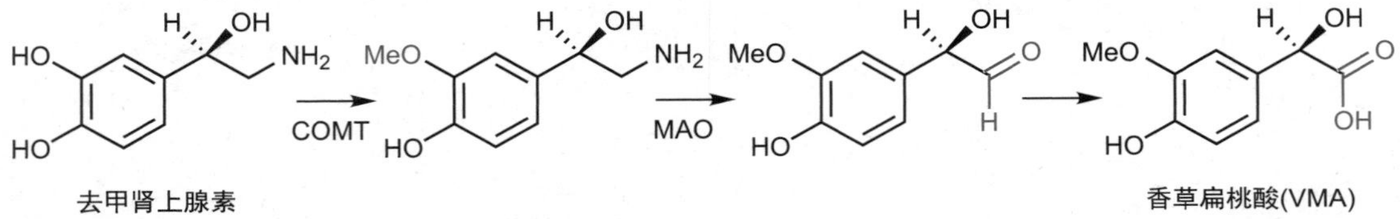

图 14.4　去甲肾上腺素先经儿茶酚 -*O*- 甲基转移酶（COMT）再经单胺氧化酶（MAO）的代谢途径

14.6　神经传导

14.6.1　神经传导过程

神经传导过程如图 14.5，适用于支配平滑肌、心肌肾上腺素能神经元以及 CNS 中突触连接。

去甲肾上腺素由突触前神经元合成，储存于膜连接的囊泡中。当神经冲动传导到神经元末端，刺激钙离子通道开放，促进囊泡和细胞膜的融合从而释放去甲肾上腺素。神经递质扩散到靶细胞肾上腺素受体并与之结合，并激动肾上腺素受体，启动信号转导过程，最终导致细胞反应。信号被接收后，去甲肾上腺素离开受体被转运蛋白吸收回突触前神经元。一旦回到细胞中，去甲肾上腺素会再次包装到囊泡中。一部分去甲肾上腺素会在再包装前被代谢，达到去甲肾上腺素的生物合成平衡。

14.6.2　共递质

肾上腺素的神经传导过程比图 14.5 中所阐述的更加复杂。比如在传导过程中去甲肾上腺素不是唯一被释放的神经递质。腺苷三磷酸（adenosine triphosphate，ATP）和嗜铬粒蛋白 A（chromogranin A）与去甲肾上腺素一起从囊泡中释放，是共递质（cotransmitter），与靶细胞上对应的受体相互作用使得靶细胞接收信号的速度和信息类型有了一定的变数。例如 ATP 会引起平滑肌快速收缩。

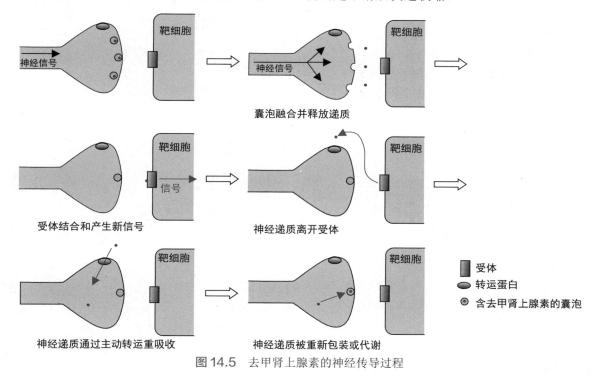

图 14.5　去甲肾上腺素的神经传导过程

14.6.3　突触前受体和控制

在图 14.5 神经递质的传导过程中有一些特点没有表示，如突触前受体也会控制去甲肾上腺素的释放（图 14.6）。

这些受体各不相同，各自都有对应的特异性化学递质。比如肾上腺素受体 α_2 受体和释放的去甲肾上腺素相互作用，能抑制去甲肾上腺素的进一步释放。因此，去甲肾上腺素自身释放形成负反馈调节。

靶细胞释放的前列腺素（prostaglandin）物质有特异性的受体。比如，前列腺素 PGE_2 看似抑制了传导，而 $PGF_{2\alpha}$ 能够促进传导。因此靶细胞自身可以对到达的肾上腺素信号产生影响。

突触前 M 受体能特异结合乙酰胆碱（acetylcholine，ACh），抑制去甲肾上腺素的释放。M 受体之所以产生这种响应，是因为胆碱能神经系统的侧分支有突触作用于肾上腺素能神经元。这意味着当胆碱受体激活时会发送信号给侧分支抑制肾上腺素的信号转导。综上，当某个组织的胆碱能活性提升而肾上腺素能活性下调，将会共同增强整体的胆碱能效应（13.3.2 节）。

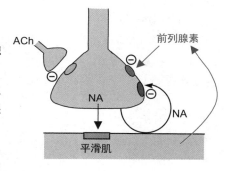

　　胆碱受体
　　突触前肾上腺素受体
　　前列腺素受体
　　突触后肾上腺素受体
⊖　受体的激活减少去甲肾上腺素的释放
NA　去甲肾上腺素

图 14.6　神经元上的突触前受体释放去甲肾上腺素作为神经递质

14.7　药物靶标

在学习了神经传导的过程后，我们可以从中发现一些可以影响这个过程的潜在药物靶标（图 14.7）：

① 参与突触前神经元中去甲肾上腺素合成的酶（14.4 节）；

② 突触前神经元释放前储存去甲肾上腺素的囊泡；

③ 当神经元激活时突触囊泡和细胞膜融合胞吐释放去甲肾上腺素到突触间隙中；

④ 突触后神经元上的肾上腺素受体被去甲肾上腺素激活产生神经信号；

⑤ 从突触间隙中重吸收去甲肾上腺素的转运蛋白；

⑥ 代谢去甲肾上腺素的酶类（14.5 节）；

⑦ 调节去甲肾上腺素释放的突触前肾上腺素受体（14.6.3 节）。

在接下来的章节，我们将关注于肾上腺素受体，最后将再讲述一些其他的潜在药物靶标。

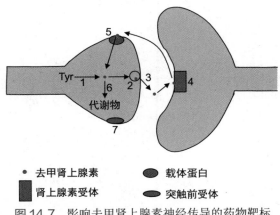

图 14.7　影响去甲肾上腺素神经传导的药物靶标

🌱 **关键知识点**

● 肾上腺素能神经系统的神经递质是去甲肾上腺素。肾上腺素是由肾上腺髓质在受压时释放的激素，能激活肾上腺素受体。

● 支配平滑肌和心肌的交感神经释放去甲肾上腺素。

● 肾上腺素受体是G蛋白偶联受体，包括两种主要类型：α和β肾上腺素受体，每种还有多个亚型。

● 不同类型和亚型的肾上腺素受体分布在不同的组织中，因此表现出受体选择性的药物也具有组织选择性。

● 肾上腺素受体激动剂主要的应用是治疗哮喘。肾上腺素受体拮抗剂主要的应用是治疗心血管疾病。

● 肾上腺素、去甲肾上腺素和多巴胺都属于儿茶酚胺类物质。

● 儿茶酚胺的生物合成始于L-酪氨酸，左旋多巴胺是其中间体。

● 儿茶酚胺会被单胺氧化酶和儿茶酚-O-甲基转移酶代谢。

● 去甲肾上腺素在突触前神经元中合成，释放前包装到囊泡中。一旦释放将激动靶细胞上的受体，之后会被转运蛋白回收到突触前神经元中，重新包装到囊泡中，一部分去甲肾上腺素会被代谢。

● 肾上腺素受体是肾上腺素能药物的主要靶标。

14.8　肾上腺素受体结合位点

肾上腺素受体是具有 7 个跨膜（TM）螺旋（4.7 节）的 G 蛋白偶联受体。为了研究受体的结合位点，理想的情况下是解析配体结合受体的晶体结构。X 射线晶体衍射解析技术能测定复合物结构并说明配体结合模式。然而想获得膜蛋白的晶体结构是一件非常困难的事情，只在 2007 年结晶出了 β_2 受体的结构（22.14.1 节）。但得到的蛋白质晶体结构是无法得知激动剂是如何作用于配体结合位点的。因此，我们对结合位点的认识来源于蛋白质突变研究和分子模拟。突变研究包括通过氨基酸突变发现影响配体结合的关键氨基酸，分子模拟研究是基于已知结构的相似蛋白（22.14.1节）构建结合模型。通过这些研究，可推测三个跨膜螺旋（TM3、TM5和TM6）与结合位点有关，所阐述的β受体如图14.8所示。突变研究表明天冬氨酸残基（Asp-113）、苯丙氨酸残基（Phe-290）和两个丝氨酸残基（Ser-207和Ser-204）都很重要。分子模拟表明这些氨基酸基团与肾上腺素和去甲肾上腺素结合有关。丝氨酸残基和儿茶酚胺的酚羟基通过氢键相互作用，儿茶酚的芳环和Phe-290的芳环通过范德华相互作用，Asp-113和儿茶酚胺的质子化氮原子通过离子键相互作用，另外可能还存在天冬酰胺（Asn-293）和儿茶酚胺醇羟基之间的氢键相互作用。

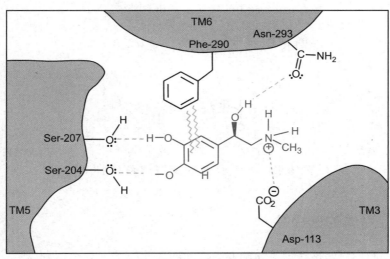

图14.8　肾上腺素的结合位点

14.9　构效关系

14.9.1　儿茶酚胺的重要结合基团

上述结合模式分析是通过儿茶酚胺的构效关系（SAR）研究总结出来的，说明了醇羟基、未取代的双酚羟基儿茶酚环以及质子化氨基的重要性（图14.9）。

以下是得出这些结论的证据：

① 醇羟基（the alcohol group）——去甲肾上腺素的（*R*）-对映体比（*S*）-对映体的活性更好，说明二级醇参与了氢键的相互作用。缺乏羟基的化合物（比如多巴胺）大大降低了相互作用，但是仍然有一定活性，说明醇羟基虽然重要却不是必不可少的。

② 氨基（the amine）——在生理条件的pH下氨基会质子化和离子化。这一点很重要，因为用碳原子取代氮原子会导致活性的大幅下降。氮原子上取代基的数量也会影响活性。一级和二级胺有良好的肾上腺素受体激动活性，而三级胺和季铵盐则没有活性。

③ 双酚羟基取代（both phenol substituents）非常重要。比如酪胺（tyramine）、苯丙胺（amphetamine）、美芬丁胺（mephentermine）以及管制药物甲氧麻黄酮（mephedrone）（图14.10）虽然可以通过其他的机制影响肾上腺素能系统（14.12.4节），但是对肾上腺素受体亲和力微弱甚至没有。由此说明酚羟基也可以被能和结合位点形成氢键键合的其他基团取代。间位的酚羟基可以被CH_2OH、CH_2CH_2OH、NH_2、NHMe、NHCOR、NMe_2、$NHSO_2R$替换。

④ 烷基取代（alkyl substitution）——连接芳环和氨基的侧链上若有烷基取代会引起对α和β受体的活性都下降。这可能是因为空间上阻断了醇羟基形成氢键或者干扰了分子达到活性构象。

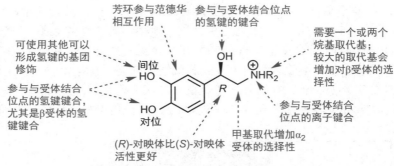

图 14.9　肾上腺素能药物的重要结合基团

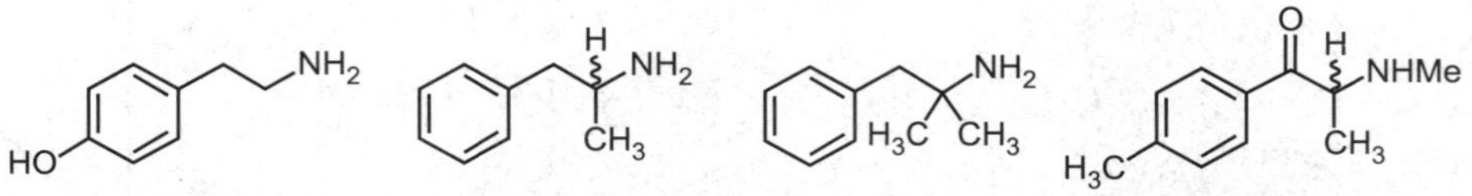

酪胺　　　　苯丙胺　　　　美芬丁胺　　　　甲氧麻黄酮

图 14.10　对肾上腺素受体没有亲和力的药物

14.9.2　对 α 和 β 受体的选择性

构效关系研究帮助我们更好地认识对 α 和 β 受体的选择性：

① 氮原子的烷基取代（N-alkyl substitution）：肾上腺素对两种受体的活性相同，而去甲肾上腺素对 α 受体比对 β 受体具有更好的活性。这说明对氮原子进行烷基取代有利于选择性。进一步增大氮原子取代基的体积发现对 α 受体的活性丧失但是对 β 受体的活性提高了。比如合成的异丙肾上腺素（isoprenaline）（图 14.11）是一种有效的 β 受体激动剂但是没有 α 受体激动活性，大体积的烷基取代基如异丙基和叔丁基对 β 受体活性尤其好。这些说明了 β 受体有一个疏水口袋能够容纳大体积的烷基，而 α 受体没有（图 14.12）。

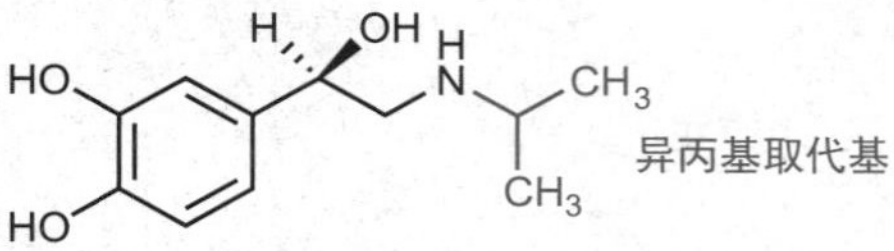

异丙基取代基

图 14.11　（R）- 异丙肾上腺素

② 酚羟基（phenol group）：它对 β 受体比较重要，缺失后对 β 受体的活性下降大于 α 受体。

③ α- 甲基取代（α-methyl substitution）：加入 α-甲基（α-甲基去甲肾上腺素，图 14.13）能增强对 α₂ 受体的选择性。

④ 拓展（extension）：前面提到的异丙基或叔丁基对氨基氮原子的取代有较好的 β 受体选择性。然而增加烷基链的长度不能再使活性提高，但是在烷基的末端引入极性基团就不一样了。当在 C-2 烷基链末端引入苯酚基团活性有了大幅的上升，表明其增加的极性部分可能形成了额外的氢键作用。例如图 14.13 所示的衍生物活性提高了约 800 倍。

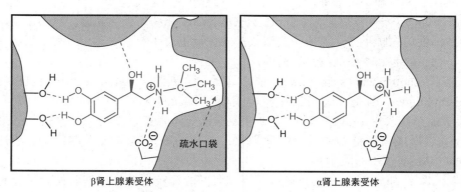

β肾上腺素受体　　　　α肾上腺素受体

图 14.12　α 和 β 肾上腺素受体结合位点的比较

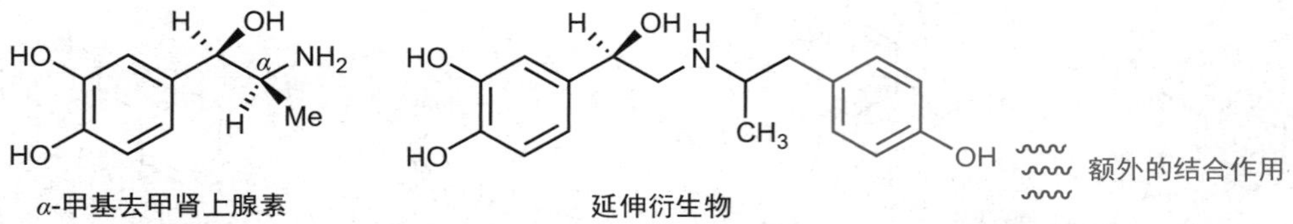

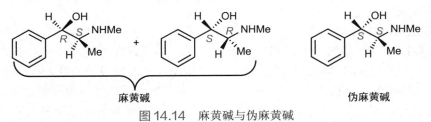

图14.13 α-甲基去甲肾上腺素和去甲肾上腺素结构延伸衍生物

14.10 肾上腺素受体激动剂

14.10.1 广义的肾上腺素受体激动剂

肾上腺素自身对整个肾上腺素能系统都是明显的激动剂，常常在心脏骤停和过敏反应等紧急情况下使用。过敏可能是由某种食物（如坚果）或异源化学物质（如蜜蜂的刺或青霉素）的超敏性引发。容易产生危险过敏反应的人应当携带预装肾上腺素注射器（Anapen®或Epipen®），以备需要时及时肌内注射。肾上腺素也可用于局部麻醉，在注射部位收缩血管延长局麻药的效果。

肾上腺素起效速度快，是急救的理想药物，但是作用持续时间短，会很快从身体中清除。此外，肾上腺素会激动全身的肾上腺素受体，从而带来了较多副作用，包括恶心、心动过速、心律失常、高血压、心悸、焦虑、颤抖、头痛、不安、出汗、头晕等。因此，对于长期的药物治疗需要激动剂对特定肾上腺素受体具有一定的选择性。

麻黄碱（ephedrine）（图14.14）是一种存在于多种植物中的天然产物，已经用于民间医疗多年。分子结构中有2个对称中心，因此以（R,S)-和（S,R)-立体异构体的外消旋体存在。麻黄碱可以激动α和β受体，其作为非处方药被广泛使用，如支气管扩张药物，也可以用作升压药和心脏兴奋剂。相比肾上腺素，其结构中缺少酚羟基，因此不会被儿茶酚-O-甲基转移酶所代谢。同时其较优的亲脂性也使得麻黄碱能穿过血脑屏障发挥激动作用。麻黄碱是草药麻黄的主要活性成分。

图14.14 麻黄碱与伪麻黄碱

伪麻黄碱（pseudoephedrine）（图14.14）天然存在于部分植物中，是麻黄碱的（S,S)-非对映异构体。常用作鼻减充血剂，参与速达菲（Sudafed®）、苯海拉明（Benylin®）和感冒药Lemsip®等制剂中。

14.10.2 α₁、α₂、β₁和β₃受体激动剂

与β₂激动剂相比，几乎很少有α₁，α₂，β₁和β₃激动剂的应用。β₁受体激动剂多巴酚丁胺（dobutamine）（图14.15）用于治疗心源性休克。β₃受体激动剂米拉贝隆（mirabegron）在2012年批准上市用于治疗膀胱过度活动症；另一个β₃激动剂维贝隆（vibegron）目前仍处于临床研究中，用于治疗膀胱过度活动症。β₃受体的激活可使膀胱平滑肌松弛，减缓排尿紧迫感（另见专栏13.1）。β₃受体激动剂也用于治疗肥胖症或糖尿病，然而临床研究的结果不尽人意。

对两个α受体激动的药物会收缩血管、升高血压，引起心血管问题。但是α受体激动剂如麻黄素（图14.14）、间羟胺（metaraminol）（图14.34）和去甲肾上腺素都可以用于治疗高血压。

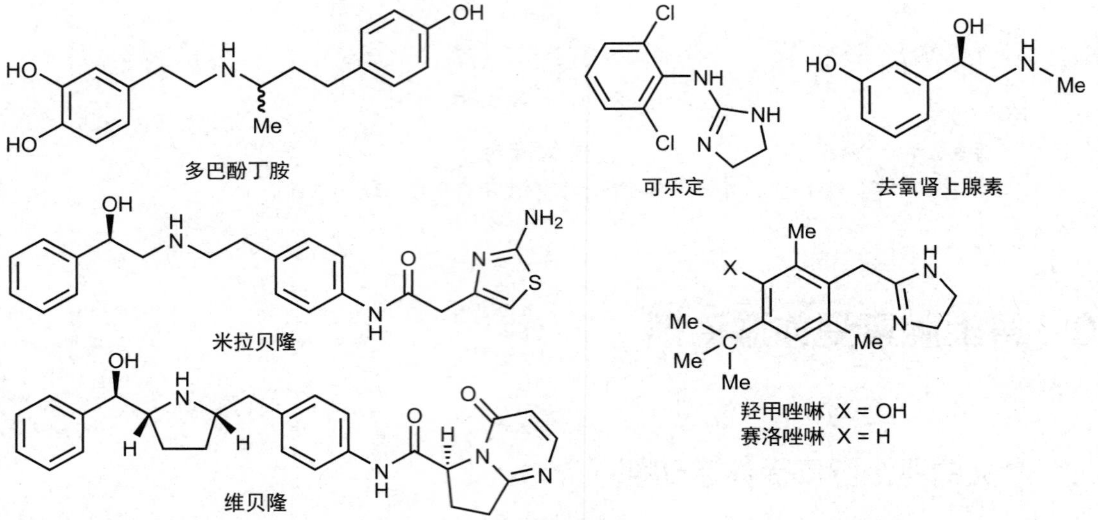

多巴酚丁胺   可乐定   去氧肾上腺素

米拉贝隆   羟甲唑啉 X = OH
赛洛唑啉 X = H

维贝隆

图 14.15   肾上腺素受体激动剂

选择性 α_1 和 α_2 激动剂的作用描述详见专栏 14.1。可乐定（clonidine）是一个用于治疗高血压的选择性 α_2 受体激动剂，也有很强的证据其可被用作镇痛药，尤其是直接从脊椎注射给药。选择性 α_1 受体激动剂如羟甲唑啉（oxymetazoline）、赛洛唑啉（xylometazoline）和去氧肾上腺素（phenylephrine）可作为血管收缩剂，广泛用于鼻充血和眼睛充血的局部治疗。

14.10.3　β_2 受体激动剂和哮喘的治疗

目前使用最多的肾上腺素受体激动剂是 β_2 受体激动剂。这些药物可以松弛子宫平滑肌收缩延迟早产，但是更多的是用于治疗哮喘疾病。激动 β_2 受体松弛平滑肌，而 β_2 受体在支气管平滑肌中占主导作用，最终会引起呼吸道的扩张。

肾上腺素常在紧急情况下用于扩张呼吸道，但是由于其持续时间短、有心血管副作用，因此不适合长期使用（14.10.1 节）。这些副作用产生的原因是肾上腺素能够和所有的肾上腺素受体作用，因此研发选择性的 β_2 受体激动剂非常有必要。

异丙肾上腺素（isoprenaline）（图 14.11）由于氮原子上大体积的烷基取代表现出对 β 受体的选择性大于 α 受体，有时会用于治疗哮喘。但是其对 β 受体的亚型不具有选择性，能激动心脏的 β_1 受体，从而带来了心血管副作用。之后继续寻找对 β_2 受体的选择性激动剂，能制成长效吸入剂。进一步的研究发现，在连接芳环和氨基之间的侧链上引入烷基取代，和 / 或改变氮原子上的烷基取代基，都可以实现对 β 受体亚型的选择性。例如乙基异丙肾上腺素（isoetharine）（图 14.16）表现出良好的 β_2 受体选择性，但是其作用时间短。

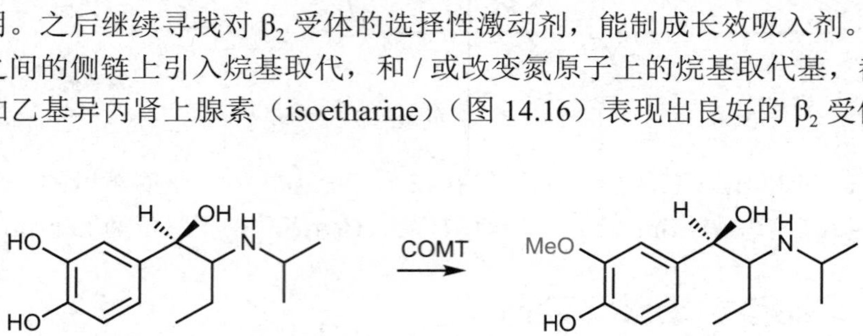

乙基异丙肾上腺素(活性)   COMT   无活性代谢物

图 14.16   乙基异丙肾上腺素的代谢（COMT 为儿茶酚-O-甲基转移酶）

药物作用持续时间短是因为乙基异丙肾上腺素和肾上腺素会被组织吸收后经儿茶酚-O-甲基转移酶（COMT）代谢为没有活性的醚。为了阻止这一过程，我们修饰了间位的酚羟基来阻止这种代谢（图 14.17）。这并不简单，因为酚羟基是发挥活性的重要基团，所以必须寻找一个仍然能结合受体发挥活性同时不被代谢酶识别的基团。

在间位尝试了众多基团后，成功发现了磺胺基团（MeSO$_2$NH）。这种长效的 β_2 受体选择性激动剂叫做索特瑞醇（soterenol）（图 14.17）。但是这个化合物没有应用到临床中，因为发现了更好的化合物沙丁胺醇（salbutamol）（专栏 14.2）。儿茶酚骨架的间位酚羟基被羟甲基所取代——基团转移（group shift）策略的案例（11.2.6 节）。沙丁胺醇和异丙肾上腺素具有相同的疗效，但是对心脏上受体的活性降低至 1/2000。药效时间长达 4 个小时，并且不会被转运蛋白吸收或者被 COMT 代谢，而是缓慢代谢为酚硫酸酯盐。沙丁胺醇以外消旋体上市，很快就成为 26 个国家中治疗哮喘的首选药物。其中（R）- 异构体是（S）- 异构体活性的 68 倍，并且（S）- 异构体在身体里大范围聚集会造成副作用。因此纯化的（R）- 异构体——左沙丁胺醇（levalbuterol）最终上市，这也是一个手性转换（chiral switching）的例子（12.2.1 节）。

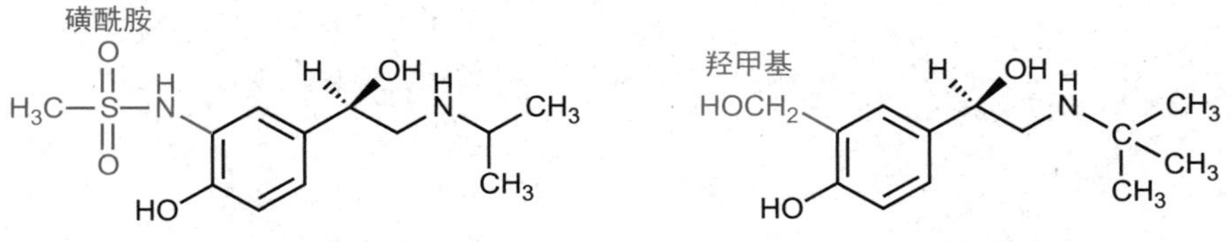

图 14.17　选择性 β₂ 受体激动剂

专栏 14.2　沙丁胺醇的合成

沙丁胺醇是治疗哮喘的主要药物，可以从阿司匹林为原料进行合成。阿司匹林先经过 Fries 重排生成酮酸，再被酯化。然后制备成溴代酮，以便经亲核取代引入氨基。然后甲酯和酮羰基被还原，最后氢解脱去氮原子上的苄基保护基（图 1）。

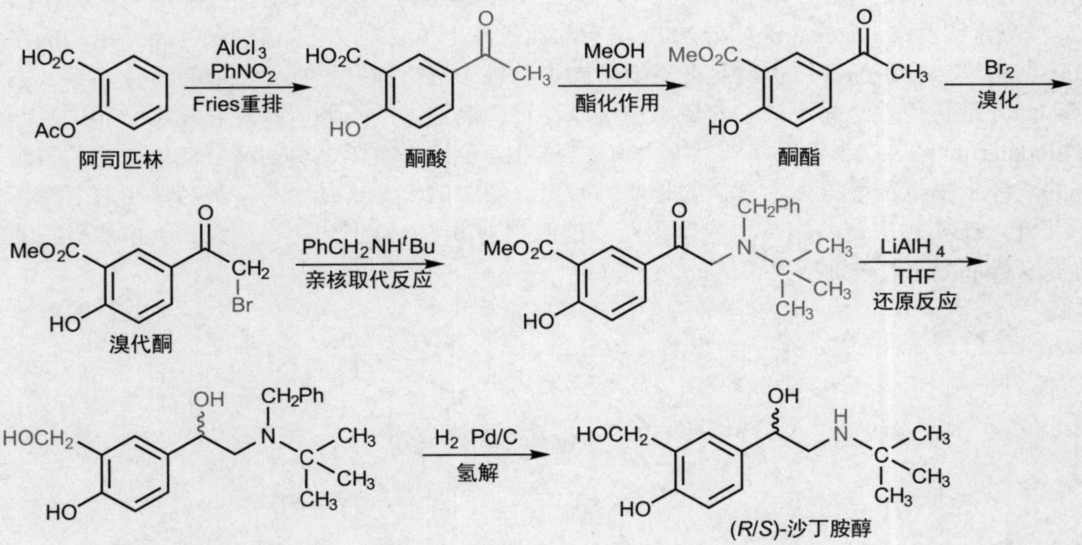

图 1　沙丁胺醇的合成

研究者通过合成多种沙丁胺醇的类似物来研究间位 CH_2OH 能否进一步修饰，发现了以下对间位取代基的要求：

① 需要能参与形成氢键的取代基，如 $MeSO_2NHCH_2$、$HCONHCH_2$ 和 $H_2NCONHCH_2$；

② 苯环上有吸电子效应的基团活性更差（如羧基）；

③ 大体积间位取代基对活性不利，因为会妨碍取代基达到形成氢键所需要的构象；

④ CH_2OH 最多可以延长为 CH_2CH_2OH，但不能再长。

在确定间位引入羟甲基取代的优势后，研究方向又转向了氮原子上的烷基取代。沙丁胺醇自身是具有大体积的叔丁基取代。氮原子接入芳香烃取代基可能会和结合位点的极性区域形成新的相互作用（拓展策略；14.9.2 节）。例如沙甲胺醇（salmefamol）（图 14.18）活性是沙丁胺醇的 1.5 倍，作用持续时间也更长（6h）。给药方式是吸入，紧急情况时也可以静脉注射。

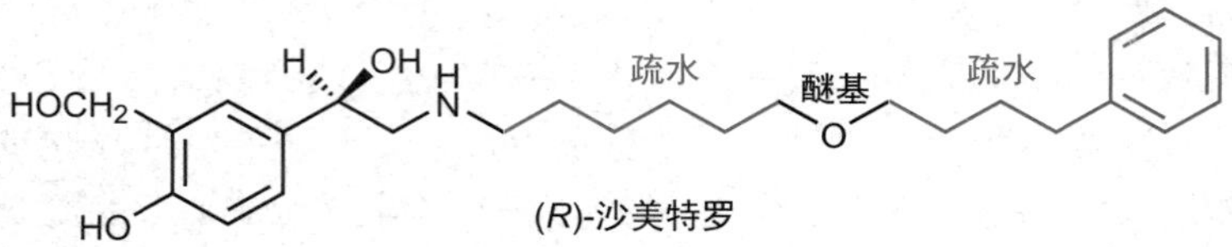

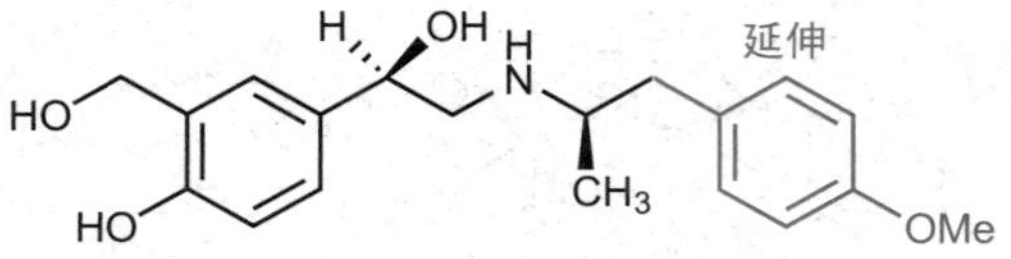

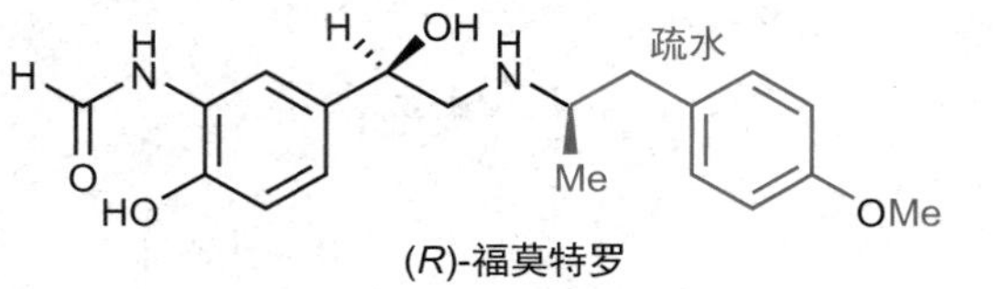

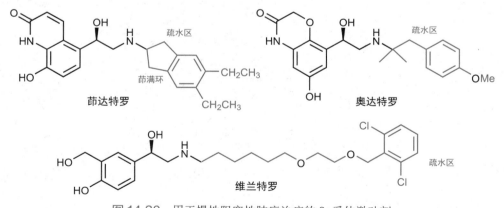

图 14.18　沙甲胺醇

图 14.19　沙美特罗与福莫特罗

在进一步的研究中寻找一种长效的药物来治疗夜间哮喘——多发于凌晨 4 点。提高化合物的亲脂性可能会更紧密地结合组织中的肾上腺素受体，表现出更长的持续作用时间。延伸氮原子取代基的碳氢链长度或者引入芳基取代都能提高化合物亲脂性。改造得到的沙美特罗（salmeterol）（图 14.19）的疗效是沙丁胺醇的 2 倍，持续时间达 12h。另一种阐释沙美特罗长效的理论是其疏水基团可能和肾上腺素受体的另一个外结合位点（exosite）产生相互作用，使得药物分子被固定在儿茶酚胺结合区域的附近。疏水区域中的醚氧原子作用对活性至关重要，其可能作为氢键受体和外结合位点产生作用。

福莫特罗（formoterol）是另一种长效的药物，每日 2 次。

近年来，一系列每日只需一次的长效 β₂ 受体激动药被批准用于慢性阻塞性肺疾病（图 14.20）（另见专栏 13.2）。茚达特罗（indacaterol）在 2009 年于欧洲批准上市，在 2011 年进入美国。结构的左边部分用喹诺酮双环结构模拟儿茶酚环，也就是儿茶酚环的生物电子等排体，发挥肾上腺素受体活性。右边的茚满环作为疏水部分延长药效时间。分子的疏水性可以通过茚满环上的不同取代进行调整，其中乙基较好。奥达特罗（olodaterol）在 2013 年于欧洲批准上市，在 2014 年进入美国。奥达特罗结构中也具有疏水区域和儿茶酚环的双环生物电子等排体，有趣的是要判断甲氧基中的氧原子是否和沙美特罗中醚氧原子有着相同的功能。此外，在相对主链的间位引入苯酚基团能改善对 β₂ 受体的选择性。2013 年和沙美特罗结构相似的维兰特罗（vilanterol）被批准上市。

图 14.20　用于慢性阻塞性肺病治疗的 β₂ 受体激动剂

🌱 关键知识点

- 儿茶酚胺的重要结合基团是2个酚羟基、芳香环、仲醇和离子化的氨。
- 在氨基上引入大体积烷基取代对β受体的选择性大于α受体。
- 延长氮原子上取代基，形成新的氢键作用能提高对β受体的亲和力。

- 选择性β₂受体药物常用于治疗哮喘。
- 早期β₂受体激动剂会被儿茶酚-*O*-甲基转移酶代谢。将敏感的酚羟基替换为羟甲基可以维持和受体的作用而阻断代谢。
- 长效的哮喘治疗药物通过提高化合物的亲脂性而得到。

14.11 肾上腺素受体拮抗剂

14.11.1 广泛的 α/β 受体阻断剂

卡维地洛（carvedilol）和拉贝洛尔（labetalol）对 α 和 β 受体都有拮抗作用（图 14.21）。它们都可以用于高血压治疗，卡维地洛还用于心力衰竭（心衰）治疗。

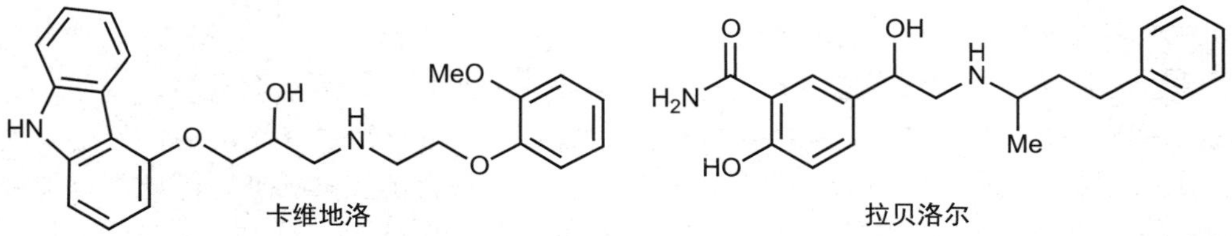

图 14.21　广泛的 α/β 受体阻断剂

14.11.2 α 受体阻断剂

选择性 $α_1$ 受体拮抗剂用于治疗高血压和控制尿量。哌唑嗪（prazosin）（图 14.22）是第一个用于治疗高血压的选择性 $α_1$ 受体拮抗剂，但是持续时间短。长效的药物如多沙唑嗪（doxazosin）和特拉唑嗪（terazosin）效果更好，只需每天服药一次。这些药物通过阻断去甲肾上腺素或肾上腺素激动血管平滑肌的 $α_1$ 受体来达到降血压的目的。血管平滑肌的松弛导致血管扩张，最终血压下降。这些药物也用于治疗前列腺增生的患者——良性前列腺增生症（benign prostatic hyperplasia）。增生的前列腺会压迫尿道导致排尿困难。$α_1$ 受体阻断剂可以阻止对 α 受体的激活，从而抑制了前列腺、前列腺尿道和膀胱颈部上平滑肌的收缩，这些部位平滑肌的松弛降低了尿道的压力，有助于排尿。此类药物虽不是根治该疾病的药物，但是可以缓解症状。

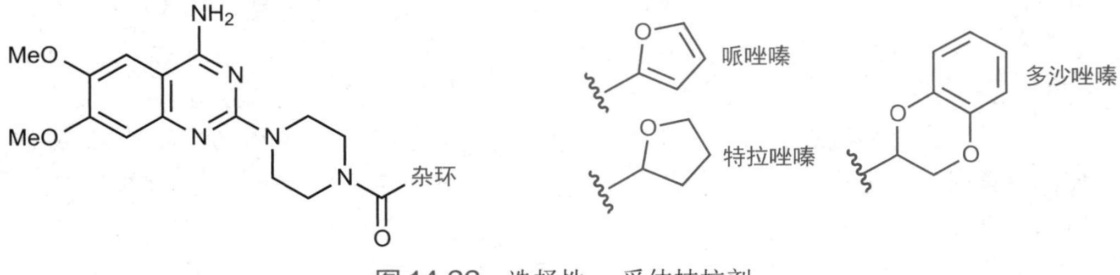

图 14.22　选择性 $α_1$ 受体拮抗剂

$α_2$ 受体拮抗剂用于治疗抑郁症。抑郁症的发病是由于中枢神经系统分泌的去甲肾上腺素和 5- 羟色胺减少，治疗抑郁症需要提高这些神经递质中一种或两种的水平发挥作用。以肾上腺素受体拮抗剂作为抗抑郁药物看似无理，但是 $α_2$ 受体是突触前肾上腺素受体或者叫自受体（autoreceptor）（14.6.3 节）。当受体兴奋神经元会减少分泌去甲肾上腺素，所以反之阻断自受体能上调去甲肾上腺素水平。

米氮平（mirtazepine）（图 14.23）是一种阻断 $α_2$ 受体增加去甲肾上腺素释放的抗抑郁药物。$α_2$ 受体也控制着 5- 羟色胺神经末梢对 5- 羟色胺的释放，所以米氮平也增加了 5- 羟色胺水平。目前还不确定所观察到的抗抑郁药的活性是因为增加去甲肾上腺素水平或 5- 羟色胺水平，或是两者皆有。现在正在设计能

够阻断 α₂ 受体的双激活药物（案例研究 7）。

早期的抗抑郁药物是用不同机制提高去甲肾上腺素和 5- 羟色胺的水平，需要使用 2 ~ 6 周才能有效。药物起效的延迟是因为 α₂ 受体的反馈调节。用药初期，药物确实提高了去甲肾上腺素的水平，但是反馈调节抵消了这种药效。只有当突触前受体脱敏才使得神经递质的水平提高到产生临床疗效的水平。

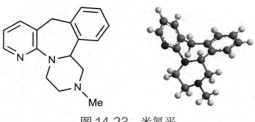

图 14.23　米氮平

14.11.3　用作心血管药物的 β 受体阻断剂

14.11.3.1　第一代 β 受体阻断剂

目前使用最主要的肾上腺素受体拮抗剂是 β 受体阻断剂，最初设计是心脏上的 β₁ 受体拮抗剂。

这些药物开发的最初目标是实现对 β 受体的选择性。异丙肾上腺素（isoprenaline）（图 14.24）被选作先导化合物，虽然它是激动剂但是只对 β 受体有活性。因此其改造的目的是保留其固有的特异性，将激动剂改为拮抗剂。

酚羟基是产生激动活性的重要基团，但不代表对拮抗活性同样重要，因为拮抗剂通常以完全不同的方式结合阻断受体。因此早期的探索是首先用其他取代基取代酚羟基。当用氯取代时发现了二氯异丙肾上腺素（dichloroisoprenaline）（图 14.24）。该化合物是部分激动剂，也就是说有激动活性但是比纯激动剂活性差。但是，二氯异丙肾上腺素能阻断天然化学信号的结合，降低肾上腺素活性，因此可以被视为拮抗剂。

下一步是去除部分激动活性。将激动剂转化为拮抗剂的常见方法之一是引入另外的芳环。这有时可能与受体会形成额外的疏水相互作用，这种作用并不包含在与激动剂结合的状态。反过来，这意味着配体可能在结合位点诱导契合出一种不同的结合模式，使得配体结合时却不激动受体。因此将二氯异丙肾上腺素的氯代替换为额外的苯环得到萘环。所得产物丙萘洛尔（pronethalol，图 14.24）仍然具有部分激动活性，但是却是第一个用于临床治疗心绞痛、心律不齐和高血压的 β 受体阻断剂。

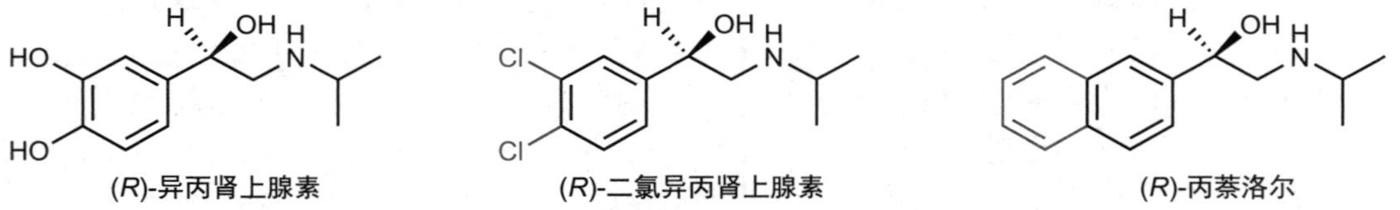

(R)-异丙肾上腺素　　　　(R)-二氯异丙肾上腺素　　　　(R)-丙萘洛尔

图 14.24　部分 β 受体激动剂

接下来，进一步研究延长芳环和氨基之间连接链的影响。这些研究中之一是在萘环和乙醇胺之间尝试引入不同长度的连接基团（图 14.25）。在这个阶段，发生了一个偶然的事件。研究者想用 β- 萘酚作为原料来加入连接基团 O-CH₂（图 14.25）。然而由于缺乏库存原料使用 α- 萘酚替代制备出了现在的普萘洛尔（propranolol）（图 14.25）。在该结构中，连接链处于萘环的 1 位而不是 2 位，没有人认为该化合物有活性。更不可思议的是，普萘洛尔被发现是一个纯拮抗剂，相比丙萘洛尔活性提高了 10 ~ 20 倍。很快就应用于临床上治疗心绞痛，目前是所有 β 受体阻断剂评级的基准。凭借其对医药事业的巨大贡献，发明人詹姆斯·布莱克（James Black）在 1988 年获得了诺贝尔奖。虽然普萘洛尔临床上使用的是外消旋体，但是其活性形式是（S）- 异构体。而最初设计利用 β- 萘酚合成的化合物经活性测试，发现也和丙萘洛尔有着相似的性质。

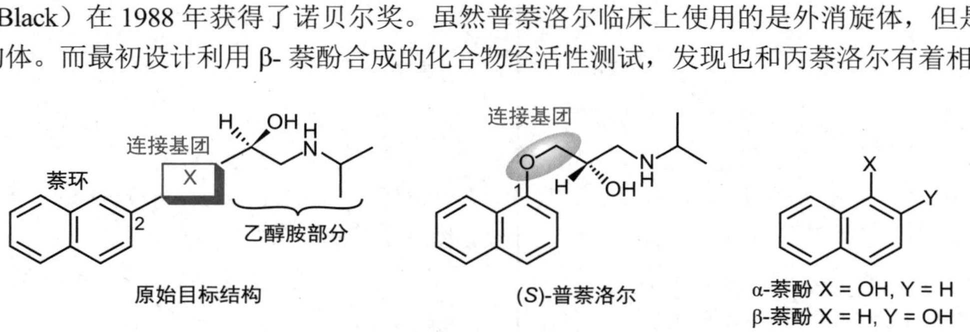

原始目标结构　　　　(S)-普萘洛尔　　　　α-萘酚 X = OH, Y = H
　　　　　　　　　　　　　　　　　　　　　　β-萘酚 X = H, Y = OH

图 14.25　拓展策略与普萘洛尔的发现

14.11.3.2 芳氧基丙醇胺的构效关系

普萘洛尔是典型的芳氧基丙醇胺结构（另见专栏14.3）。在合成了大量芳氧基丙醇胺化合物后，得到了如下构效关系（图14.26）：

① 氮原子上大体积支链烷基的取代，如异丙基和叔丁基都有利于产生β受体拮抗活性，表明结合位点存在与之相互作用疏水口袋（相比β受体激动剂）；

② 芳环体系可以用芳杂环进行替换，如吲哚洛尔和噻吗洛尔（图14.27）；

③ 侧链上的亚甲基上的取代可以增加代谢稳定性，但是会降低活性；

④ 侧链上醇羟基是活性的必需基团；

⑤ 侧链上醚氧原子替换为S、CH_2、NMe后活性下降，用NH替换能够使β受体阻断剂产生组织选择性；

⑥ 氮原子上烷基取代基体积大于异丙基或叔丁基时会降低其活性（下一点除外）；

⑦ 氮原子上引入 N- 芳乙基—CMe_2—CH_2Ph 或者—CHMe—CH_2Ph 是有利的（拓展策略）；

⑧ 胺必须是二级胺。

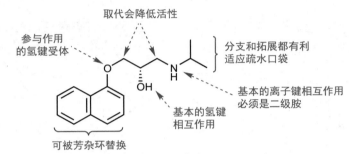

图14.26 芳氧基丙醇胺的构效关系

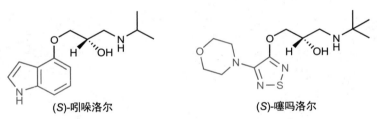

图14.27 含芳杂环体系的 β_1 受体拮抗剂

专栏14.3 芳氧基丙醇胺的合成

普萘洛尔是第一代β受体阻断剂，对β受体起到拮抗作用。普萘洛尔的合成相对简单，能较容易地制备大量类似物。苯酚和2-氯甲基环氧乙烷反应，在烷基的氯原子位置发生亲核取代。所得产物加入胺使得环氧化物开环，这样同时引入了氨基和生成二级醇（图1）。根据此合成路线，用许多结构不同的酚类和胺类化合物可以生成不同的类似物。终产物中有1个手性中心，但是此路线只能合成外消旋体。若要得到单一的对映体需用更昂贵的路线。

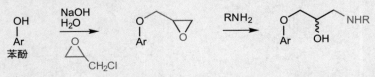

图1 芳氧基丙醇胺的合成

14.11.3.3 选择性 β_1 受体阻断剂（第二代 β 受体阻断剂）

普萘洛尔是一种非选择性的 β 受体拮抗剂，能够同时拮抗 β_1 和 β_2 受体。通常情况下这不是个问题，但是当患者患有哮喘时，药物可能通过拮抗支气管平滑肌的 β_2 受体，致使平滑肌收缩，从而收紧呼吸道。

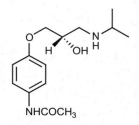

图 14.28 (S)- 普拉洛尔

普拉洛尔（practolol）（图 14.28）没有普萘洛尔疗效好，但是一种选择性的心脏 β_1 受体拮抗剂，不会阻断血管或支气管的 β_2 受体。相比普萘洛尔，其极性更大，对中枢神经系统的作用小，对哮喘患者更加安全。

普拉洛尔作为治疗心绞痛和高血压的第一个心脏选择性 β_1 受体阻断剂上市，但在上市几年后不得不因为小部分患者出现出乎意料的严重副作用而撤回。这些副作用包括皮疹、眼疾和腹膜炎。

进一步的研究发现，为了保持对心脏 β_1 受体的选择性，酰氨基须在苯环的对位而不是邻位和间位。这意味着对位酰氨基和 β_1 受体（图 14.29）发生了新的氢键相互作用，而与 β_2 受体没有。

用其他能形成氢键的基团替换乙酰氨基，得到了一系列心脏选择性的 β_1 受体阻断剂，如醋丁洛尔（acebutolol）、阿替洛尔（atenolol）、美托洛尔（metoprolol）、倍他洛尔（betaxolol）（图 14.30）。

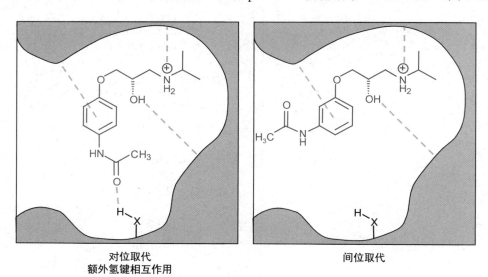

对位取代
额外氢键相互作用

间位取代

图 14.29 拮抗剂与 β_1 受体的结合相互作用

(S)-醋丁洛尔

(S)-阿替洛尔

(S)-美托洛尔

(S)-倍他洛尔

图 14.30 第二代 β 受体阻断剂

专栏 14.4　β 受体阻断剂的临床应用

β 受体阻断剂用于治疗心绞痛、心肌梗死、心律失常和高血压。普萘洛尔（propranolol）和其他第一代 β 受体阻断剂的疗效取决于患者的活动状态。在静息时，普萘洛尔对心率、泵血量和血压影响较小。如果患者在锻炼或者情绪激动，普萘洛尔可以降低体循环中肾上腺素的作用。β 受体阻断剂原本是用于心绞痛治疗，但是意外地发现其具有抗高血压的活性（比如降低血压）。事实上，现在 β 受体阻断剂更多地被用于高血压的治疗而不是心绞痛了。其抗高血压活性来源于以下作用效果：

①作用于心脏减少心输出量；

②作用于肾脏减少肾素的释放；肾素催化血管紧张素 I 的生成，接着很快转化成血管紧张素 II——一种高效的血管收缩剂（案例研究 2 和 17.3 节）；

③作用于中枢神经系统降低交感神经的整体活动。

以上作用将掩盖血管上 β 受体被阻断而导致血管收缩的效应。

第一代 β 受体阻断剂有许多副作用，如下：

①使哮喘患者呼吸道收缩，这是一种非常危险的副作用，因此有哮喘的患者不建议使用 β 受体阻断剂；

②因为心输出量减少，产生肢体无力和疲倦；

③中枢系统作用（头晕、梦魇、昏迷），尤其是亲脂性的 β 受体阻断剂，如普萘洛尔、吲哚洛尔（pindolol）和氧烯洛尔（oxprenolol），能透过血脑屏障。水溶性的药物，如纳多洛尔（nadolol）（图 1），这方面副作用较小；

④四肢寒凉；

⑤心脏病患者发生心力衰竭——β 受体阻断剂造成静息心率下降，可能使一些患者低于临界值；

⑥抑制突触释放去甲肾上腺素。

第二代 β 受体阻断剂有更好的心脏选择性，更少的副作用。然而仍然对支气管平滑肌有一定的作用，当无可选择时才会给哮喘患者使用。水溶性 β 受体阻断剂，比如阿替洛尔（atenolol），不易进入大脑，因此睡眠不安和梦魇的风险更小。β 受体阻断剂中有部分激动效应的药物如醋丁洛尔（acebutolol）可能较少引起心动过缓和四肢寒凉。艾司洛尔（esmolol）是一种短效 β 受体阻断剂，起效速度快，其多用于手术中缓慢静脉注射来应对可能出现的心动过速（快速心率）。

β 受体阻断剂除了治疗心血管疾病还有许多其他的临床治疗意义。可用于抵消因为甲状腺增生或肾上腺瘤导致过量分泌儿茶酚胺的作用，还可以缓解酒精创伤和药物戒断反应，以及减轻在考试、公众演讲、表演等场景下的压力。一些研究表明，普萘洛尔也可以用于治疗创伤后应激障碍并帮助清除创伤记忆。噻吗洛尔（timolol）和倍他洛尔（betaxolol）可用于治疗青光眼（作用机制尚不清楚），普萘洛尔可用于治疗焦虑和偏头痛。

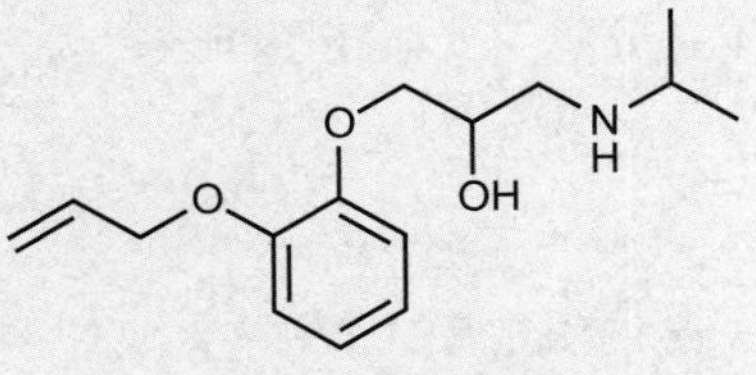

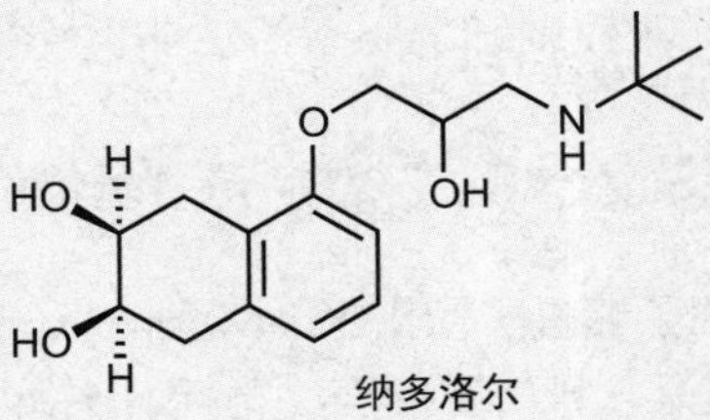

图 1　氧烯洛尔与纳多洛尔

14.11.3.4　短效 β 受体阻断剂

大多数临床上使用的 β 受体阻断剂应当具备较长的作用时间，例如一天只需 1～2 次给药。但那些起效非常快但半衰期为数分钟而不是数小时的药物也大有用处，例如在手术过程中应对心脏的突发情况。艾司洛尔（esmolol）（图 14.31）便是一个很好的例子，当心脏开始过快跳动，给药可以快速起效。因为艾司洛尔是短效药物，一旦停止用药，其作用就会迅速消失。

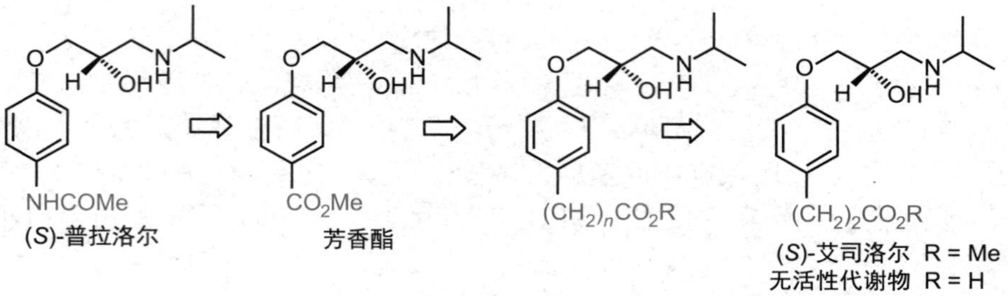

图 14.31　短效 β 受体阻断剂的发展

普拉洛尔（practolol）是开发艾司洛尔的先导化合物。其酰胺部分被替换为酯，酯是酰胺的一种生物电子等排体。此外，预计酯基会被酯酶水解，迅速变为无活性的代谢产物。然而芳基酯确实有 β 受体阻断活性，但是在临床使用中发现水解不够快。因此芳香环在对酯酶起到空间位阻效应，在芳香环和酯基之间引入了连接链使得酯基更"暴露"。其中乙叉基连接链效果最好，艾司洛尔就此诞生。其比普拉洛尔活性略好，同时心脏选择性更好。一旦停止用药，12min 能恢复到 80%，20min 完全恢复。形成的没有活性的羧酸代谢物会被快速结合排出体外。

🌱 **关键知识点**

- β受体拮抗剂一般为β受体阻断剂。
- 将儿茶酚环替换为萘环会把激动剂变成部分激动剂。
- 改变萘环和乙醇胺之间的连接基团得到了第一个β受体拮抗剂。
- 芳氧基丙醇胺类化合物的构效关系研究发现，离子化胺、侧链醇、醚连接链均为必需基团。氮原子上的取代基可以不同。萘环可以由其他杂环替代。
- 第一代β受体阻断剂抑制所有的β受体，对部分患者可能引发哮喘副作用。
- 第二代β受体阻断剂对β$_1$受体的选择性大于β$_2$受体。在芳氧基丙醇胺类化合物中，芳香环对位有氢键键合基团则表现出β$_1$受体选择性。
- 第三代β受体阻断剂延长了氮原子上的取代基，如能够和β$_1$受体形成额外的相互作用的氢键或键合基团。

14.12　其他影响肾上腺素信号转导的药物

在前一部分讨论了对肾上腺素受体表现激动和拮抗活性的药物。然而，还有许多其他药物靶向肾上腺素信号转导的过程，对控制肾上腺素活性非常重要。在本部分将简要概述了一些重要方面。

14.12.1　影响肾上腺素生物合成的药物

在 14.4 节，介绍了酪氨酸羟化酶（tyrosine hydroxylase）是调控儿茶酚胺生物合成的重要酶，因此它也是一种潜在的药物靶标。例如 α- 甲基酪氨酸（α-methyltyrosine）（图 14.32）能抑制酪氨酸羟化酶，在临床上用于治疗过量分泌儿茶酚胺的肿瘤细胞。

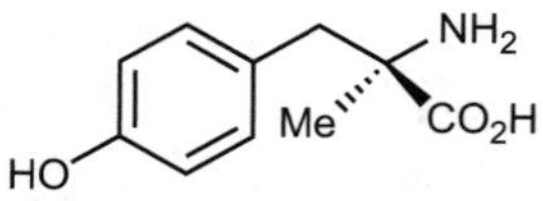

图 14.32　α- 甲基酪氨酸

有时我们用非天然的底物去"愚弄"生物合成中的酶类，使得生产出一个错误的神经递质并储存在囊泡中。例如，α- 甲基多巴（α-methyldopa）会生成 α- 甲基去甲肾上腺素（α-methylnoradrenaline）（图 14.33），并被包裹到囊泡中，其将取代去甲肾上腺素。这种错误的神经递质活性低于去甲肾上腺素，因此是另一种下调肾上腺素能系统的方法。但这种药物有严重的副作用，因此限制其用于治疗后期妊娠高血压患者。

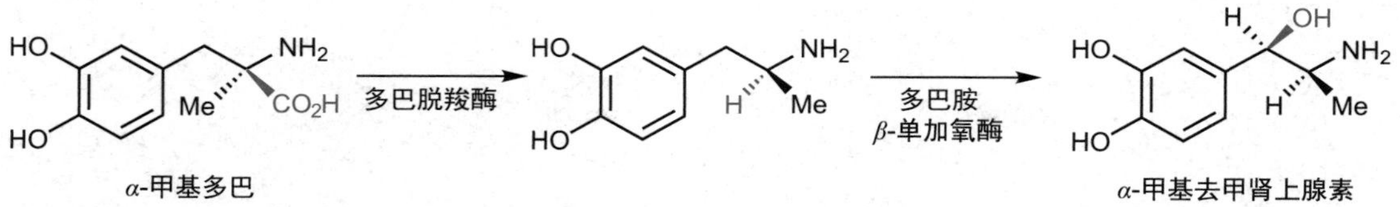

图 14.33 错误的神经递质——α-甲基去甲肾上腺素

另一个相似的例子是 α-甲基间酪氨酸（α-methyl-*m*-tyrosine）在休克治疗中的运用。这种非天然氨基酸会被酶识别进入生物合成过程，转化为间羟胺（metaraminol）（图 14.34）。

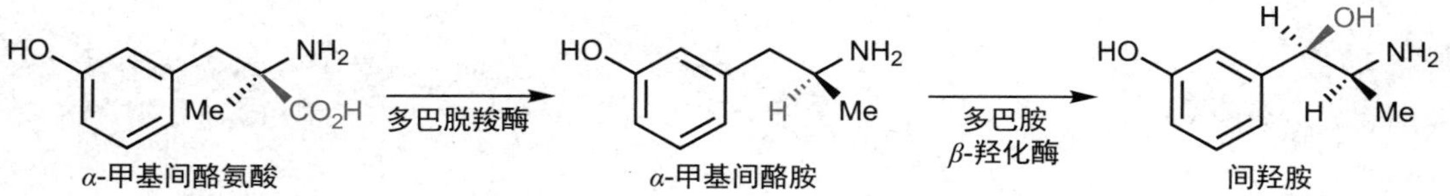

图 14.34 错误的神经递质——间羟胺

14.12.2 抑制去甲肾上腺素摄取到储存囊泡的药物

可以用药物抑制去甲肾上腺素摄取到储存囊泡。天然产物利血平（reserpine）能够结合负责转运去甲肾上腺素到储存囊泡的转运蛋白，如此一来，去甲肾上腺素聚集在细胞质中并被 MAO 代谢。随着去甲肾上腺素水平的下降，肾上腺素活性也下降。利血平曾一度被用作为抗高血压药物，但是其具有严重的副作用（比如抑郁）。目前已不再使用。

14.12.3 影响从突触囊泡释放去甲肾上腺素的药物

胍乙啶（guanethidine）和溴苄胺（bretylium）是靶向突触囊泡的药物（图 14.35）。胍乙啶被突触前神经元摄取，并和去甲肾上腺素利用同种转运蛋白吸收并储存到突触囊泡中，之后以和利血平相同的作用方式取代去甲肾上腺素释放。药物还能阻止突触囊泡的胞吐，从而阻止囊泡内容物释放到突触间隙中。胍乙啶是一种有效的治疗高血压的药物，但是由于其对肾上腺素受体的非特异性抑制产生了副作用，临床上已不再使用。溴苄胺和胍乙啶有着相同的作用机制，有时用于治疗心律失常。

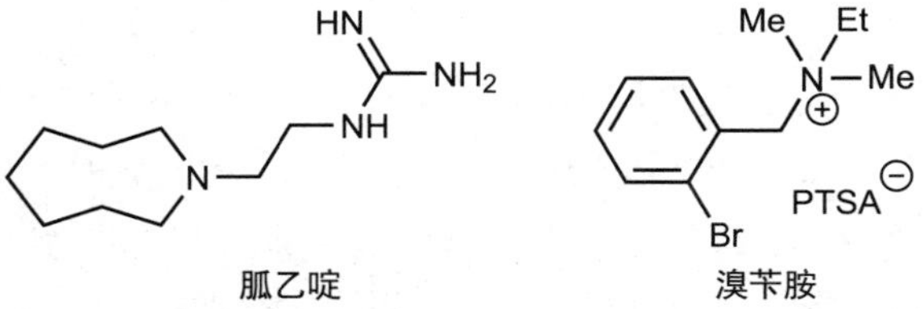

图 14.35 影响肾上腺素能活性的药物（PTSA= 对甲苯磺酸）

14.12.4 突触前神经元去甲肾上腺素重摄取抑制剂

一旦去甲肾上腺素和受体发生相互作用，正常情况下会被转运蛋白吸收回突触前神经元。抑制这一过程能延长去甲肾上腺素的活性时间，因此转运蛋白是抑制去甲肾上腺素重摄取的重要药物靶标。三环类抗抑郁药如地昔帕明（desipramine）、丙咪嗪（imipramine）、阿米替林（amitriptyline）（图 14.36）在中枢神经系统中都是以此作用方式发挥活性的，成为 1960 年到 1980 年间的首选抑郁症治疗药物。

有人提示三元环类抗抑郁药物（TCAs，如图 14.36）之所以可以作为抑制剂，因为这些药物和去甲肾上腺素结构部分重叠。如图 14.37 可见，去甲肾上腺素的芳香环和氮原子能与地昔帕明的一个芳香环和氮原子叠合。

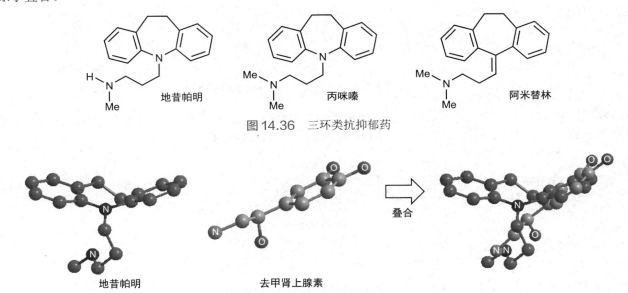

图 14.36 三环类抗抑郁药

图 14.37 地昔帕明与去甲肾上腺素的叠合

我们注意到地昔帕明的三环体系成 V 字形，在分子叠合时第二个芳香环在去甲肾上腺素结构的平面之上。由于第二个芳香环可能占据氨基氮原子结合所需要的空间，作为抑制剂的平面三环结构可能使其活性略微下降。

然而三元环类抗抑郁药物不具有选择性，能和其他多种靶标相互作用，例如 5-羟色胺重摄取蛋白、心脏的钠离子和钙离子通道、组胺受体、乙酰胆碱受体和去甲肾上腺素受体（主要是 H_1、M_1 和 α_1 受体）。阻断 5-羟色胺转运蛋白有益于治疗抑郁症，但是与离子通道、受体作用会引起心脏毒性和其他副作用。这类化合物都含有三级胺（如丙咪嗪和阿米替林）对胆碱系统的副作用最大。

新型的抗抑郁药有着更高的选择性，被称作选择性去甲肾上腺素重摄取抑制剂（selective noradrenaline reuptake inhibitor，SNRI）。瑞波西汀（reboxetine）（图 14.38）就是其中之一，于 2003 年上市。它能选择性抑制肾上腺素重摄取，同时对乙酰胆碱或 α_1 肾上腺素受体无明显作用。此外，它还能使突触前 α_2 受体脱敏，进一步提高活性加快起效。去甲肾上腺素和 5-羟色胺重摄取双重抑制剂如度洛西汀（duloxetine）和文拉法辛（venlafaxine）（图 14.38）是临床上用于阻断去甲肾上腺素和 5-羟色胺转运蛋白的药物，比传统的三元环类抗抑郁药物有更好的选择性。

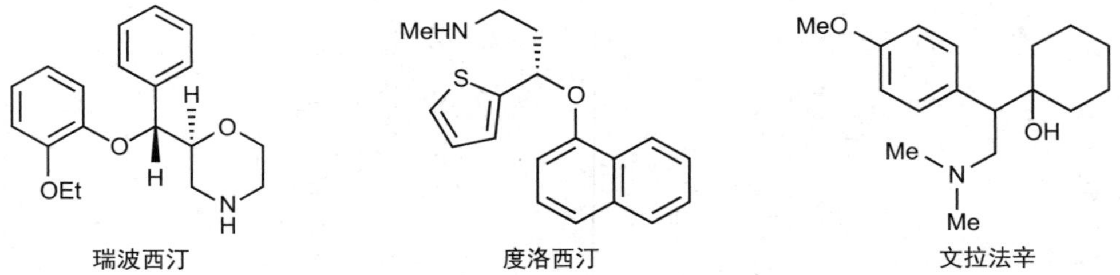

瑞波西汀　　　　度洛西汀　　　　文拉法辛

图 14.38 重摄取抑制剂

安非他酮（bupropion，商品名为 Zyban；图 14.39）抑制去甲肾上腺素和多巴胺二者的重摄取，用于治疗抑郁症和辅助戒烟（另见 13.10.2.5 节）。也正考虑联合阿片受体拮抗剂纳曲酮治疗肥胖症。世界卫生组织在 2014 年宣称有超过 19 亿的成年人超重，其中 6 亿是过度肥胖。

用于抑制去甲肾上腺素重摄取的兴奋剂可治疗注意缺陷多动症（attention deficit hyperactivity disorder）。这是一种常见的儿童行为障碍，伴随注意力分散、好动、易冲动。哌甲酯［methylphenidate，商品名为利他林（Ritalin）；图 14.39］是治疗这种疾病的常用药物，2002 年又批准上市了托莫西汀（atomoxetine）（图 14.39）。这两种药物都能提升大脑内去甲肾上腺素和多巴胺的水平。

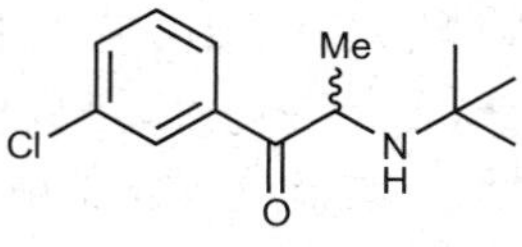

安非他酮

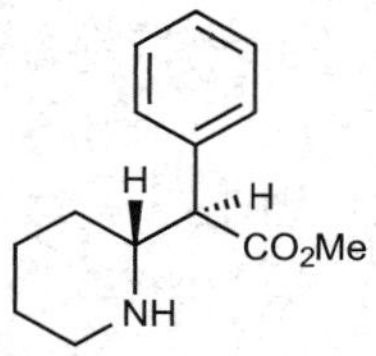

哌甲酯

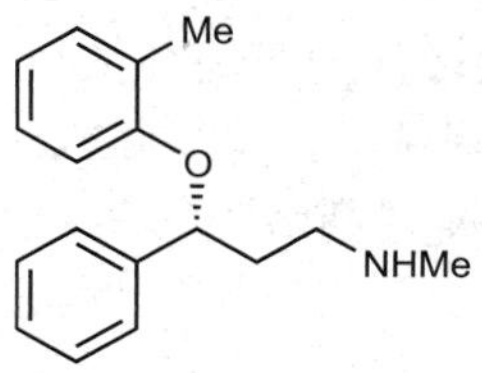

托莫西汀

图 14.39　用于中枢神经系统的肾上腺素类药物

从古柯叶中得到的可卡因（cocaine）也能抑制去甲肾上腺素的重摄取，但是这种抑制作用于外周神经系统而不是中枢神经系统。咀嚼古柯叶是印加人提高耐受力和抵抗饥饿的方法，当他们面临长期的体力劳动时便会咀嚼此树叶。咀嚼古柯叶导致可卡因吸收进入血液循环，主要作用于外周肾上腺素受体以提高肾上腺素活性。如今，可卡因滥用者更喜欢通过吸烟或吸食该毒品，这使得可卡因能更有效进入中枢神经系统。在中枢，可卡因抑制了多巴胺的摄取，而不是去甲肾上腺素的摄取，从而导致中枢神经的作用。

一些胺类药物如酪胺（tyramine）、苯丙胺（amphetamine）和麻黄碱（ephedrine）（图 14.10 和图 14.14）和去甲肾上腺素结构相似，能被去甲肾上腺素转运蛋白转运进入神经细胞。一旦进入细胞这些物质便被包装到突触囊泡中。由于这些胺类化合物和去甲肾上腺素竞争转运蛋白，去甲肾上腺素会以更慢的速率再吸收进入神经细胞。之后，外源胺被转运进神经细胞，去甲肾上腺素会被同样的转运蛋白转出细胞。这意味着有更多的去甲肾上腺素和受体作用。因此，苯丙胺和相似的胺类药物对肾上腺素受体系统具有间接激动效应。

美芬丁胺（mephentermine）（图 14.10）和苯丙胺结构非常相似，能够提升肾上腺素和去甲肾上腺素的水平从而导致饥饿抑制。因此，其在 1959 年被批准用于降低肥胖症患者的食欲。现在也用苯丁胺联合抗惊厥和抗偏头痛药物托吡酯（topiramate）用于治疗肥胖症。

14.12.5　抑制代谢酶类

抑制负责代谢去甲肾上腺素的酶能延长去甲肾上腺素的作用时间。已知如酪胺、苯丙胺和麻黄碱能抑制去甲肾上腺素被重摄取到突触前神经元。这些胺类药物也能抑制负责去甲肾上腺素代谢的重要酶 MAO。如此使得去甲肾上腺素累积，肾上腺素活性增加。

单胺氧化酶抑制剂（monoamine oxidase inhibitor，MAOI），如苯乙肼（phenelzine）、异丙烟肼（iproniazid）和反苯环丙胺（tranylcypromine）（图 14.40），在临床上用作抗抑郁药物，但是其他类药物比如三环类抗抑郁药（tricyclic antidepressant）和选择性 5- 羟色胺再摄取抑制剂（selective serotonin reuptake inhibitor, SSRI）现在使用更多，因为它们副作用更小。重要的是要认识到，MAOI 会影响所有通常由这些酶代谢的神经递质的水平，尤其是去甲肾上腺素、多巴胺和 5- 羟色胺。这个效应的广泛存在，使得在这些药物发挥抗抑郁作用的过程中很难确定是哪一种机制占主导。

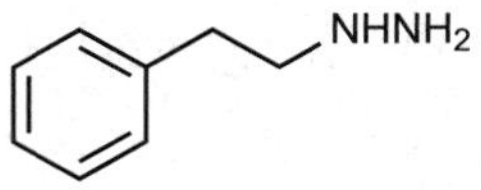

苯乙肼

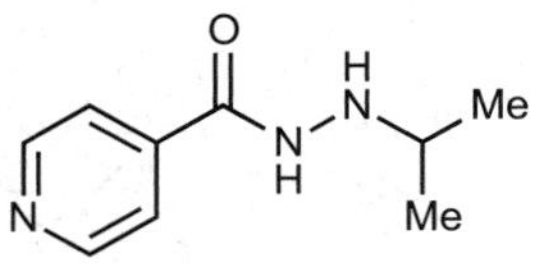

异丙烟肼

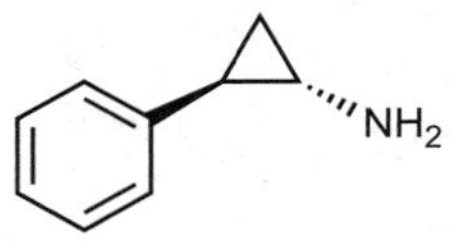

反苯环丙胺

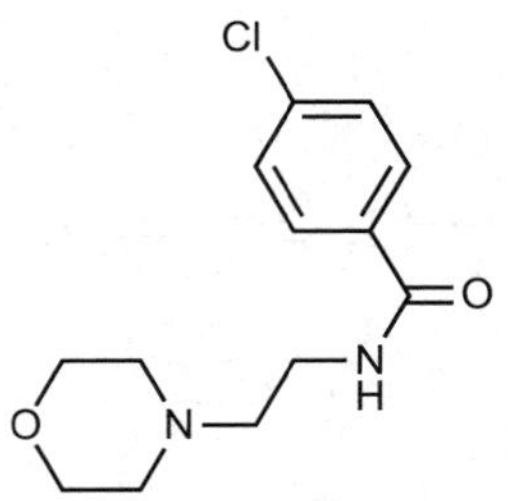

吗氯贝胺

图 14.40　单胺氧化酶抑制剂

MAOI 的另一个严重问题是它们和其他药物及食物可能发生相互作用。一个很好的例子是奶酪反应（cheese reaction）。成熟的奶酪含有酪胺（tyramine），一般在肠壁和肝脏中被 MAO 代谢，所以从来不进入循环系统。当 MAO 被 MAOI 抑制时，酪胺会被释放到体循环中，增强肾上腺素系统，可导致急性高血压和严重的头痛。

吗氯贝胺（moclobemide）（图 14.40）是一种更好的药物，能选择性作用在 MAO 的一种异构酶上（MAO-A；专栏 3.5）。它们也被设计为可逆作用分子而非不可逆作用分子，这样做的优点是摄入高水平酪胺取代了肠道中 MAO-A 的抑制剂，使得酪胺被酶代谢并防止了血液中酪胺高水平所带来的毒性。

近年来，有研究使用 MAO 抑制剂治疗阿尔茨海默病，因为阻断 MAO 能够降低脑中自由基的水平。一个融合了 MAO 和胆碱酯酶抑制活性的分子已经进入临床试验（10.3.14 和 13.15 节）。

🌱 关键知识点

- 抑制儿茶酚胺生物合成会影响肾上腺素活性。
- 与酪氨酸类似的药物能通过儿茶酚胺生物合成途径生成假神经递质，降低肾上腺素活性。
- 去甲肾上腺素从突触囊泡的重摄取和释放能够被特定的药物所抑制。
- 三环类抗抑郁药物通过阻断转运蛋白，抑制去甲肾上腺素被重摄取进入突触前神经元，增加了中枢神经系统中肾上腺素活性。
- 可卡因通过阻断去甲肾上腺素重摄取从而提高外周肾上腺素活性。在中枢神经系统中，可卡因则抑制多巴胺的重摄取。
- 苯丙胺和去甲肾上腺素竞争负责转运去甲肾上腺素回突触前神经元的转运蛋白，增加了中枢神经系统中肾上腺素活性。
- 单胺类氧化酶抑制剂抑制了代谢酶单胺氧化酶，提升去甲肾上腺素和其他儿茶酚胺类物质的水平。

✎ 习题

1. 阐述 α 位取代是如何影响作用于肾上腺素受体药物的代谢的，为什么？

2. 在习题 1 中描述的 α 位引入取代会遇到何种合成方面的困难？

3. 芳氧基丙醇胺类药物的活性异构体是 S 型，而芳基乙醇胺的活性异构体是 R 型。是否说明了这两种药物的结合位点是不同的？

4. 茚达特罗的 2-氨基茚满环上取代基的改变会导致分子的疏水性变化，却不影响对靶标受体的重要结合作用。因此以下类似物应当和茚达特罗具有相同活性。试解释为何茚达特罗活性优于其类似物。

茚达特罗　　　　　　　　　　　　　　　类似物

5. 如何合成以下结构用于考察其肾上腺素受体激动活性？

6. 请写出肾上腺素受体拮抗剂吲哚洛尔的合成方法（图 14.27）。

7. 分析下列结构哪些可能是较好的 β 受体阻断剂，哪些不是。

8. 儿茶酚结构对肾上腺素受体激动剂必不可少，但是对肾上腺素受体拮抗剂并不是必需的，试分析其原因。

📖 拓展阅读

Abraham, D. J. (ed.) (2003) Adrenergics and adrenergic blocking agents. In: *Burger's Medicinal Chemistry and Drug Discovery*, 6th edn, Vol. 6. John Wiley and Sons, New York.

Bolognesi, M. L., Matera, R., Rosini, M., and Melchiorre, C. (2009) Alzheimer's disease: new approaches to drug discovery. *Current Opinion in Chemical Biology*, 13(3): 303-308.

Furse, K. E. and Lybrand, T. P. (2003) Three-dimensional models for β-adrenergic receptor complexes with agonists and antagonists. *Journal of Medicinal Chemistry*, 46(21): 4450-4462.

Ganellin, C. R. and Roberts, S. M. (eds) (1994) Beta blockers. In: *Medicinal Chemistry-The Role of Organic Research in Drug Research*, 2nd edn. Academic Press, New York.

Ganellin, C. R. and Roberts, S. M. (eds) (1994) Salbutamol: a selective β$_2$-stimulant bronchodilator. In: *Medicinal Chemistry-The Role of Organic Research in Drug Research*, 2nd edn. Academic Press, New York.

Kobilka, B. and Schertler, G. F. X. (2008) New G-protein coupled receptor crystal structures: insights and limitations. *Trends in Pharmacological Sciences*, 29(2): 79-83.

Megget, K. (2010) Roadblock on memory lane. Chemistry World July, 46-50.

O'Driscoll, C. (2001) Attack on asthma. *Chemistry in Britain September*, 40-42.

Williams, D. A. and Lemke, T. L. (eds) (2002) Drugs affecting adrenergic neurotransmission. In: *Foye's Principles of Medicinal Chemistry*, 5th edn. Lippincott Williams and Wilkins, Baltimore, MD.

第15章 阿片类镇痛药

15.1 阿片的历史

基于鸦片类物质的结构，寻找安全、口服有效且无成瘾性的镇痛药物是药物化学中最早的研究领域之一，但在这个领域，想要达到真正的成功非常困难。鸦片剂（opiates）是指与吗啡结构相关的麻醉性镇痛药，而阿片类（opioids）药物是指可以与体内阿片受体相互作用的各种化合物，包括合成的、半合成的药物以及天然产物和内源性物质。

重要的是要认识到，阿片类药物并非唯一一类用于缓解疼痛的化合物，另外还包括阿司匹林（aspirin）等其他类型的镇痛药物，但这些药物的作用机制与阿片类药物不同。它们对不同类型的疼痛起效。

第一个阿片类药物是从鸦片 [罂粟（*Papaver somniferum*）中提取的黏性渗出物] 中提取得到的。鸦片可能是人类已知的最古老的草药，已被用于治疗无数疾病，它作为镇静药以及腹泻治疗药非常有效。到了18 世纪和 19 世纪，鸦片制剂——鸦片酊（laudanum）在欧洲很受欢迎，尤其是在英国皇家海军中，船上的外科医生将这种混合物作为镇痛药和镇静药使用。鸦片酊也被证明是第一批用于"娱乐目的"的药物之一。19 世纪许多的著名作家和诗人都曾服用这种药物，有些人甚至成瘾，吸食鸦片在世界各地变得非常普遍。随着人们越来越认识到吸食鸦片所带来的长期问题，最终在 20 世纪制定了法律限制鸦片仅能在医学和科学领域使用。

15.2 吗啡的作用原理

15.2.1 吗啡的分离

鸦片是含有 20 多种生物碱的复杂混合物。该混合物中的主要成分是吗啡（morphine）（图 15.1），它是鸦片发挥镇痛和镇静作用的物质。1803 年首次分离得到了吗啡纯品，但直到 1833 年，爱丁堡麦克法兰公司（现在的麦克法兰史密斯公司）的化学家们才能够在工业规模上分离和纯化吗啡。由于吗啡口服吸收很差，所以在 1853 年皮下注射器发明之前，吗啡很少用于医学。注射吗啡显示出良好的镇静和镇痛作用，且比鸦片有效得多，但成瘾性、耐受性和呼吸抑制的风险（专栏 15.1）也大大增加。

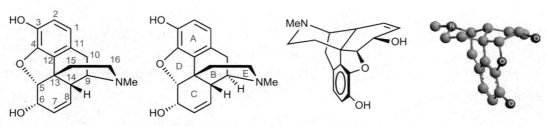

图 15.1　不同模型展示的吗啡结构

15.2.2　结构与性质

按 19 世纪标准来看，吗啡是一种极其复杂的分子，确定其结构对化学家来说是一个巨大的挑战。1881 年，确定了吗啡的官能团，但对其完整的结构确证仍耗费了许多年。在当时，确认复杂分子结构的唯一方法就是将化合物降解成更简单的、已知的且可以识别的分子。例如，利用强碱对吗啡进行降解得到了甲基胺，这说明分子中存在 N-CH₃ 片段。基于这些证据，化学家们会提出一种结构，这就像试图从废墟中找到被炸毁的大教堂结构。一旦提出一个结构，然后化学家尝试将它合成出来，如果合成的化合物性质与天然化合物的性质相同，那么这种结构就得到了证明。这又是一个漫长的过程，因为 19 世纪的化学家们很少有今天可用的合成试剂或合成方法，这就使得整个过程变得更加困难。因此，直到 1925 年罗伯特·罗宾逊先生才阐明了吗啡的正确结构。1952 年实现了吗啡的全合成，1968 年（在最初被分离得到的 164 年后）通过 X 射线晶体衍射最终确证了该结构。吗啡的分子包含 5 个环，分别为环 A、B、C、D、E，形状为"T"型。因结构中含有叔胺而呈碱性，但同时也含有苯酚、醇、芳香环、醚桥和烯烃双键。胺的氮原子可以发生翻转，这意味着 N- 甲基可以在直立键构象和平伏键构象间缓慢地相互转换。

15.3　构效关系

随着吗啡的发现，化学家们很自然地利用当时已知的反应来合成各种类似物，测试它们是否具有镇痛活性。由于用来评估镇痛活性的测试各不相同，这使情况变得很复杂。尽管如此，对于不同官能团的重要性或其他性质还是可以得出一些结论的。例如，对烯烃或 6- 羟基部分进行改造或去除得到了异可待因（heterocodeine）、6- 乙基吗啡（6-ethylmorphine）、6- 乙酰基吗啡（6-acetylmorphine）、6- 吗啡酮（6-oxomorphine）、氢吗啡酮（hydromorphone）和二氢吗啡（dihydromorphine）（图 15.2），这些化合物镇痛活性保留，表明这 2 个基团对活性都不是至关重要的。而可待因（codeine）、二氢可待因（dihydrocodeine）和 3- 乙基吗啡（3-ethylmorphine）的镇痛活性明显下降，说明酚羟基是活性发挥的必需基团。

专栏 15.1　吗啡的临床应用

吗啡仍然是医学上最有效的镇痛药物之一，是目前治疗严重疼痛的首选药物。相对周期性的锐痛来讲，吗啡更适合治疗持续性的钝痛。它主要在大脑中起作用，似乎通过提高疼痛阈值而降低大脑对疼痛的意识。然而，它有很多副作用，包括呼吸中枢的抑制、便秘、兴奋、欣快、恶心、呕吐、瘙痒、瞳孔收缩、耐受性和依赖性。

某些副作用可能是有利的，比如，吗啡引起便秘则催生了用于治疗腹泻的阿片类药物的设计。在治疗晚期患者疼痛时，欣快感是一种有利的副作用，但在遭受剧烈疼痛的患者中没有观察到这种效果。此外，健康个体服用吗啡产生的欣快感可能会导致人们出于不正当原因服用该药甚至成瘾。虽然便秘、瘙痒和恶心等其他副作用可能不会表现得很严重，但是患者会因不适感而不得不终止治疗。

吗啡的危险副作用是它的耐受性和依赖性，以及它对呼吸的影响。事实上，吗啡过量致死的最常见原因是窒息。这是由于吗啡降低了大脑呼吸中枢对二氧化碳的敏感度。药物的耐受性和依赖性在药物停用后尤其危险，会导致严重的戒断症状。与吗啡相关的戒断症状包括厌食症、体重减轻、瞳孔扩大、寒战、出汗过多、腹部痉挛、肌肉痉挛、极度兴奋、流泪、震颤、心率加快和血压升高。

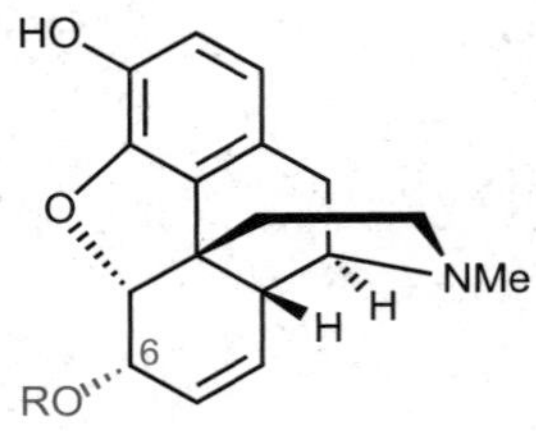

异可待因 R = Me
6-乙基吗啡 R = Et
6-乙酰基吗啡 R = Ac

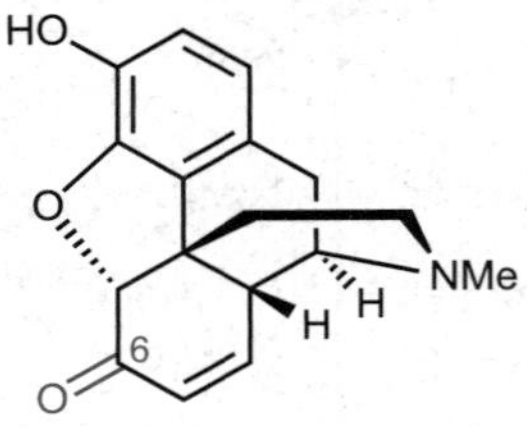

6-吗啡酮

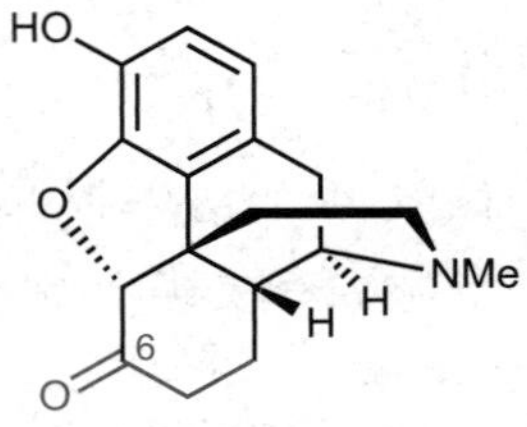

氢吗啡酮

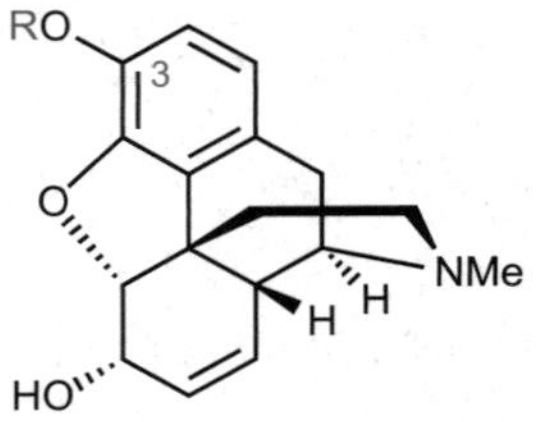

可待因 R = Me
3-乙基吗啡 R = Et
3-乙酰基吗啡 R = Ac

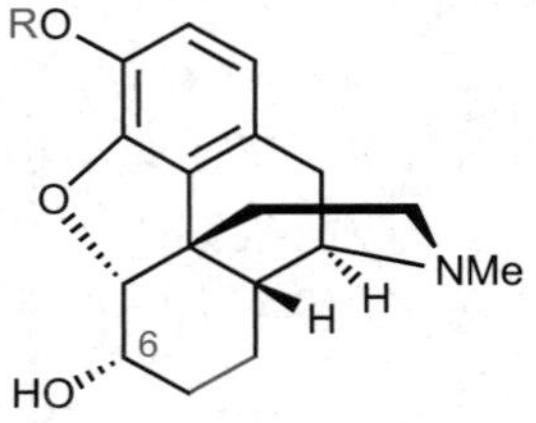

二氢吗啡 R = H
二氢可待因 R = Me

图 15.2　吗啡的类似物

结果表明，镇痛活性的重要官能团是苯酚羟基、芳香环和叔胺，叔胺经质子化或离子化后与靶标作用位点相互作用。这些官能团通过分子间的键合力在药物与结合位点的结合中起着重要的作用，见图 15.3。

在这一阶段，对吗啡的立体化学研究得到了一些重要信息。吗啡是一个具有多个不对称中心的手性分子，自然界中以单一的立体异构体存在。吗啡首次被合成时，得到的是包含天然对映异构体及其镜像对映体的外消旋混合物（图 15.4）。值得注意的是，合成吗啡的活性是天然吗啡的一半，同时通过对映体的分离表明非天然对映体不具有镇痛活性。这并不奇怪，因为药物靶向的大分子本身是不对称的，并且能够区分手性药物的对映异构体。

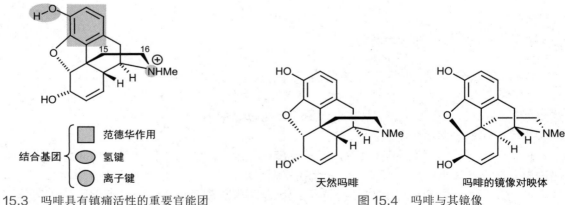

结合基团　范德华作用
　　　　　氢键
　　　　　离子键

图 15.3　吗啡具有镇痛活性的重要官能团

天然吗啡　　　　吗啡的镜像对映体

图 15.4　吗啡与其镜像

单个不对称中心的差向异构化（epimerization）对活性也不利，因为即使改变一个不对称中心的立体化学也可能导致形状的急剧变化，以致会影响分子与靶标结合位点的结合。例如，14 位的不对称中心的差向异构化得到的立体异构体，其活性只有吗啡的 10%（图 15.5）。

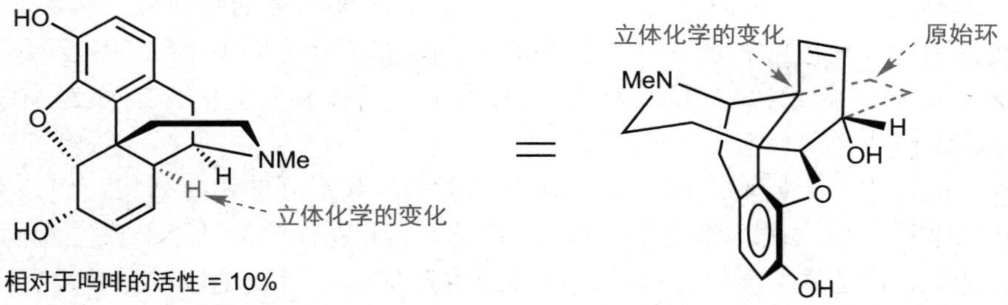

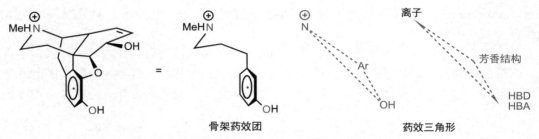

图 15.5　单个不对称中心的差向异构化

综上所述，镇痛活性不仅与早期定义的重要官能团有关，而且跟它们与彼此的相对位置——药效团（pharmacophore）有关（10.2 节）。阿片类药物的药效团可以通过不同的方式来定义：可以定义为一个连接重要官能团的简单骨架；也可以定义为药物的药效三角形，其中的角对应于官能团或结合相互作用（图 15.6）。

图 15.6　吗啡和相关阿片类药物的药效团

最后，要注意苯酚基团的重要性。毫无疑问，苯酚基团是阿片类药物药效团中受体结合的重要部分，但考虑到不同的阿片类结构在体内的镇痛活性，苯酚基团的作用并不一定那么重要了。这是因为对于观察到的镇痛活性而言，药动学性质也是一个重要的影响因素。正如我们看到的，有一些阿片类镇痛药完全没有苯酚基团或苯酚基团被掩盖。其优点是分子不容易通过 II 相结合反应被代谢（8.5.5 节）。此外，苯酚基团的掩盖或缺失会增加其疏水性，使其更容易从胃肠道被吸收，并 / 或更有效地穿过血脑屏障。因此，阿片类药物到达靶受体的水平增加，可以弥补较弱的结合相互作用。一些苯酚基团被掩蔽的阿片类药物也可作为前药，掩蔽基团可在体内被代谢酶去除。甚至在一些情况下，不再需要苯酚基团作为结合药效团的一部分。人们认为，更简单、更柔性的阿片类药物与阿片受体的作用方式跟吗啡不同，因此苯酚基团变得多余（见15.6.3.4 节和 15.6.3.5 节）。或者，更复杂的阿片类药物，如维诺醇类（orvinols），含有其他结合基团，可以补偿苯酚基团的作用（15.6.4 节）。

🌱 关键知识点

- 吗啡是从鸦片中提取的，是最古老的药物之一。
- 吗啡是一种强效镇痛药，但有多种副作用，最严重的副作用是呼吸抑制、耐受性和成瘾性。
- 吗啡的结构是由5个环组成的T型分子。
- 吗啡重要的结合基团是苯酚、芳香环和可质子化胺。

15.4　吗啡的分子靶标：阿片受体

尽管吗啡在 19 世纪已被分离出来，但人们花了很多年才发现它是如何产生镇痛效应的。现在已知吗啡通过激活中枢神经系统的镇痛受体，导致传递到大脑的疼痛信号减少。主要有 3 种镇痛或阿片受体被吗啡激活：μ 受体、κ 受体和 δ 受体。它们都是 G 蛋白偶联受体，激活 G_i 或 G_0 信号蛋白（4.7 节和第 5 章）。吗啡是三种受体的激动剂，根据受体类型的不同，激动后会产生多种细胞效应，例如，开启钾离子通道、关闭钙离子通道或抑制神经递质的释放——这些都能减少疼痛信号从一个神经细胞到另一个神经细胞的传导。现在已经引入了一种新的术语形式，其中的 μ 受体、κ 受体和 δ 受体分别称为 MOR、KOR 和 DOR 受体。尽管如此，在本章中仍继续使用原始名称。

这三种阿片受体的作用是不同的。激活 μ 受体可产生镇静和最强的镇痛效果，但该受体也与最强、最危险的副作用——呼吸抑制、欣快感和成瘾性有关。δ 受体和 κ 受体的激活不会产生相同水平的镇痛作用，但副作用也较轻。例如，δ 受体不会引起镇静、欣快或生理依赖；而 κ 受体对呼吸没有影响，不产生欣快感，生理依赖的风险较低。κ 受体被认为是三种受体中最安全的一种，人们已经进行了大量的研究来开发选择性作用于 κ 受体的阿片类药物。然而，人们发现 κ 受体的激活可以导致镇静和心理副作用，如焦虑、抑郁和精神病。结果，这些化合物都因未满足最初的设想而开发失败。

第四种阿片受体在 20 世纪 90 年代被发现，它与传统的阿片受体在结构上有很多相似之处。因此，它被称为阿片受体样受体（opioid receptor-like receptor，ORL1），但现在被称为 NOR 受体。它最初被归类为孤儿受体（orphan receptor），因为它的内源性配体并不清楚，但内源性配体现已被确定为一种多肽结构，名为痛敏肽（nociceptin）。ORL1 受体的激活可以增加或降低对疼痛的敏感性，具体取决于受体的位置和激动剂的给药方式。

吗啡及其大多数类似物与 μ 受体的结合较强，与 κ 或 δ 受体的结合较弱。这就解释了为什么很难找到一种安全、有效的镇痛药，因为它们所结合的受体能产生最强的镇痛活性但导致的副作用也最严重。

近年来的研究表明，阿片受体可表现为同型和异型二聚体。这对药物设计有重要影响（15.9.2 节）。

15.5　吗啡：药效学和药动学

药效学是指药物与其靶标结合并产生药理作用的方式。对吗啡活性重要的官能团通过以下方式与受体结合（图 15.7）：

① 胺的氮原子被质子化并带电荷，使其与结合位点带负电荷的区域形成离子键；

② 苯酚作为氢键供体，在结合位点上与氢键受体形成氢键；

③ 吗啡的刚性结构意味着其芳环相对于分子的其余部分具有确定的方向，从而与结合位点中的合适的疏水空腔产生范德华相互作用。

药动学是指药物达到其靶标并在体内继续存在的能力。吗啡是相对极性的，肠道吸收比较差，因此通常通过静脉注射给药。然而，由于血脑屏障的存在（8.4.5 节），实际上只有一小部分剂量到达中枢神经系统（CNS）的镇痛受体。血脑屏障可作为极性药物的屏障，并有效防止任何离子化的药物进入中枢神经

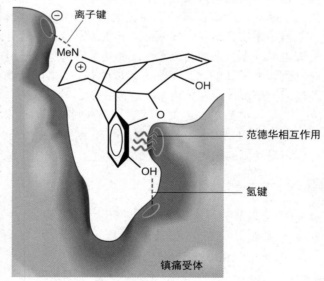

图 15.7　吗啡与阿片受体假想结合位点的结合作用

系统。例如，吗啡的 N- 甲基季铵盐（图 15.8）在静脉注射时是无活性的，因为它被血脑屏障阻断了。然而，如果将同样的化合物直接注射到大脑中，它会产生与吗啡类似的镇痛作用。如果吗啡被完全电离，它也无法进入大脑。但是胺是弱碱，所以吗啡可以同时作为游离碱和离子化形式存在。这意味着吗啡能够以游离碱形式穿过血脑屏障，然后质子化与阿片受体相互作用。有效镇痛药的 pK_a 值应为 7.8 ～ 8.9，从而

使胺在生理 pH 值下质子化或非质子化的概率大致相等。

不同结构穿过血脑屏障的程度在镇痛活性中起着重要作用。例如，去甲吗啡（normorphine）（图 15.8）只有吗啡活性的 25%。仲胺比叔胺的极性更强，因此去甲吗啡透过血脑屏障的效率更低，导致活性下降。

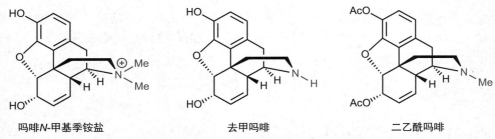

吗啡 *N*-甲基季铵盐　　　　　　　去甲吗啡　　　　　　　二乙酰吗啡

图 15.8　具有不同穿过血脑屏障能力的吗啡类似物

可以通过前药策略掩盖吗啡中的极性基团（11.6 节）来增加大脑中吗啡的水平。吗啡、6- 乙酰吗啡（图 15.2）和二乙酰吗啡（diamorphine）（图 15.8）的活性比较很有趣，活性最强（也是最危险）的化合物是 6- 乙酰吗啡，其活性是吗啡的 4 倍。二乙酰吗啡的活性是吗啡的 2 倍，但活性低于 6- 乙酰吗啡。如何解释这个现象呢？

6- 乙酰吗啡的极性不如吗啡，它能更快地穿过血脑屏障，进入中枢神经系统的浓度更高。且酚羟基是裸露的，因此它会立即与阿片受体相互作用。

二乙酰吗啡的 2 个极性基团被掩盖了，因此它是 3 种药物中穿过血脑屏障的最有效的化合物。然而，3- 乙酰基必须通过中枢神经系统中的酯酶去除后才能与阿片受体结合。这意味着二乙酰吗啡比吗啡更强，因为它很容易穿过血脑屏障，但比 6- 乙酰吗啡更弱，因为 3- 乙酰基必须先水解。

二乙酰吗啡和 6- 乙酰吗啡的镇痛作用都比吗啡强。然而，它们的副作用也更大，同时有严重的耐受性和依赖性。在加拿大和英国，二乙酰吗啡仍被用于治疗患有慢性疼痛的晚期患者，但 6- 乙酰吗啡由于其危险性在许多国家被禁止合成。

吗啡在血液中的存在时间很短，每一次剂量的 90% 药物会在 24h 内被代谢和排泄。醇羟基和酚羟基的存在意味着分子很容易发生 II 相结合反应（8.5.5 节）生成极性结合物被很快排出体外。

药物代谢对不同结构的阿片类药物活性中也有重要的影响。比如，可待因（codeine）（图 15.2）是吗啡的 3- 甲基醚，与受体的亲和力是吗啡的 0.1%，当其被直接注射入大脑则没有镇痛作用。这是因为苯酚基团甲基化后破坏了一个重要的结合官能团与受体结合的能力（10.1.1 节）。但令人惊讶的是，实际上可待因的镇痛效果是吗啡的 20%。这又是为什么呢？因为可待因在肝脏中通过 *O*- 去甲基化代谢生成吗啡而起作用。因此，可待因可以看作是吗啡的前药。可待因存在于鸦片中，用于治疗中度疼痛、咳嗽和腹泻（另见 8.5.6 节）。

🌱 关键知识点

- 吗啡和阿片受体结合的重要相互作用是苯酚基团的氢键作用、质子化胺的离子相互作用以及芳香环上的范德华相互作用。
- 吗啡与三种不同的镇痛受体（μ、κ 和 δ）相互作用，它们都需要存在一个包含苯酚、芳香环和可质子化胺的药效团。
- 吗啡与 μ 受体的结合最强，这个受体与吗啡的严重副作用有关。
- κ 受体可以产生镇痛和镇静的作用，无严重的副作用。但激活后会引起心理副作用，从而限制了 κ 受体选择性阿片类药物进入市场。
- 脑啡肽更易结合 δ 受体。
- 阿片受体是 G 蛋白偶联受体。
- 阿片类药物通过血脑屏障的能力对镇痛活性起着重要作用。
- 一些镇痛药如可待因和二乙酰吗啡可以看作是吗啡的前药。

15.6 吗啡类似物

因为吗啡存在诸多问题，我们需要全新的镇痛药物，既要保留吗啡的镇痛活性，同时又要减少副作用并且能够口服给药。以下部分说明了第 10 章中所述的许多经典药物设计策略在获得新型镇痛药结构方面是非常有效的。

15.6.1 取代基的变化

对酚羟基进行一系列烷基取代，所得的化合物都无活性或活性较差。由此已经证明了良好的镇痛活性需要游离的酚羟基。

除去吗啡的 *N*- 甲基得到去甲吗啡，可再将一系列烷基链加到碱性氮原子上（专栏 15.2）。这些结果将在下一节中讨论。

15.6.2 药物的拓展

10.3.2 节中所述的药物拓展策略涉及向先导化合物中添加额外的官能团，以探测结合位点中的额外结合区域。许多含有额外官能团的吗啡类似物已经得到，但很少有任何改善。也有两个例外：在 14 位引入羟基（图 15.9）所得到的羟吗啡酮（oxymorphone）和羟考酮（oxycodone）活性有所增加，这表明可能其与结合位点存在着额外的氢键相互作用。

HO
14
NMe
H
OH
O
MeO
R
HO
范德华相互作用
延伸

羟吗啡酮
(活性为吗啡的2.5倍)

氢可酮(二氢可待因酮)：R = H
羟考酮：R = OH

N-苯乙基吗啡
(活性为吗啡的14倍)

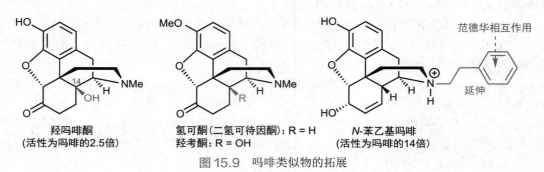

图 15.9 吗啡类似物的拓展

另一个例外涉及氮原子上烷基取代基的变化。随着烷基的大小从甲基增加到丁基，活性降至零（图 15.10）。用更大的基团取代，例如戊基或己基，活性稍微恢复。但这还不是特别令人兴奋的，但当连接苯乙基时，活性相对于吗啡增加了 14 倍，这表明存在一个疏水结合区域，它与新的芳香环产生了有力的相互作用（图 15.9）。

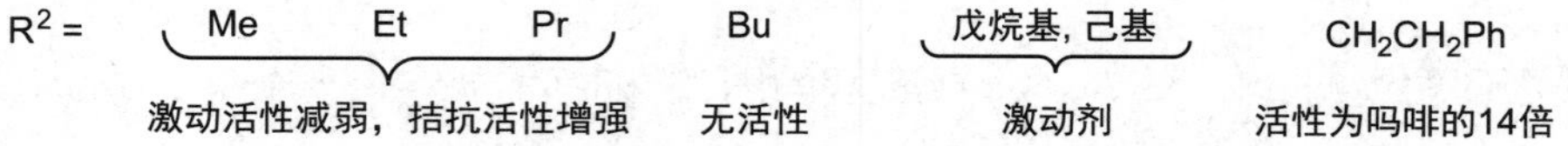

R^2 =
Me
Et
Pr
Bu
戊烷基, 己基
CH_2CH_2Ph
激动活性减弱，拮抗活性增强
无活性
激动剂
活性为吗啡的14倍

图 15.10 活性随烷基大小变化

总之，氮上取代基团的大小和性质对活性很重要。药物拓展后通过利用额外的结合相互作用，可以与受体产生更好的结合。

值得注意的是，当氮原子上的取代基变为烯丙基或环丙甲基时发生了重要的变化（图 15.11）（另见 15.7 节）。纳洛酮（naloxone）和纳曲酮（naltrexone）完全没有镇痛活性，并且丙烯吗啡（nalorphine）仅保留了较弱的镇痛活性。你可能会想，这并不是什么令人兴奋的事。但其重要之处在于，它们起到了吗啡拮抗剂的作用，即它们与镇痛受体结合而不“开启它们”，然后阻止吗啡与之结合，最终吗啡不再起镇痛

作用。我们可能很难看到这方面的优势，如果只是考虑镇痛作用，那确实没有优势，但吗啡被阻断与所有的受体发生结合的事实意味着其副作用也不会产生，而这些阻断效应就使得拮抗剂非常有价值。例如，事故受害者有时会服用过量的吗啡，如果不及时治疗伤员可能会窒息而死，给予丙烯吗啡意味着拮抗剂可以阻止吗啡与阿片受体结合从而使其恢复。

阿片类拮抗剂也被证明可用于治疗成瘾。纳曲酮的拮抗活性比纳洛酮高 8 倍，可以用于停用吗啡或海洛因的成瘾者戒毒。纳曲酮可拮抗阿片受体，防止吸毒成瘾者试图再次使用阿片类药物，从而使他们更有可能保持戒毒状态。纳曲酮与安非他酮（bupropion）联用（14.12.4 节）被认为可用于肥胖症的治疗。纳美芬（nalmefene）（图 15.11）是一种结构更相近的类似物，目前正作为口服的治疗酗酒药物进行临床试验，它与受体的亲和力比纳曲酮更强，并能阻止因饮酒而释放的内源阿片样物质的作用。

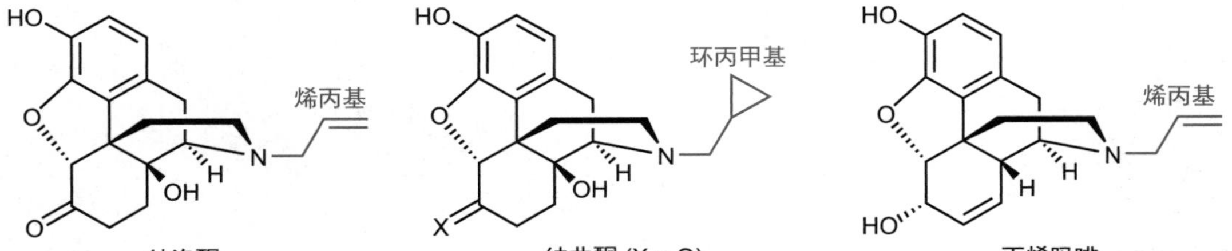

图 15.11　吗啡拮抗剂

还有另一个与这些拮抗剂有关的有趣结果。多年来，化学家一直在努力寻找一种没有严重副作用的吗啡类似物，但几乎没有成功，许多人认为将镇痛作用与副作用分开是不可能的。拮抗剂纳洛酮能同时阻断吗啡的镇痛作用和副作用的这一事实并没有改变这种观点。然而，丙烯吗啡的特性却提供了一线希望。

丙烯吗啡是 μ 受体的拮抗剂和 κ 受体的弱激动剂。因此，丙烯吗啡的轻微镇痛作用是由于部分激活了 κ 受体产生的。此外，该受体似乎没有与吗啡相关的副作用。这第一次表明，如果能得到对 κ 受体具有选择性的结构，那么可以得到无成瘾性且安全的镇痛药。然而，丙烯吗啡具有致幻性和心理副作用，这是由于 κ 受体的激活引起的。

专栏 15.2　N- 烷基化吗啡衍生物的合成

通过除去吗啡的 N- 甲基得到去甲吗啡（normorphine），再用卤代烷基对氨基进行烷基化可以比较容易地合成 N- 烷基化的吗啡类似物。去除 N- 甲基可以通过 von Braun 降解反应使用溴化氰实现，但现在可以更方便地使用氯甲酸酯试剂（如乙烯氧基羰酰氯）进行。最终的烷基化步骤有时可以用两步法所取代，该步骤包括先酰化生成酰胺，然后还原得到（图 1）。

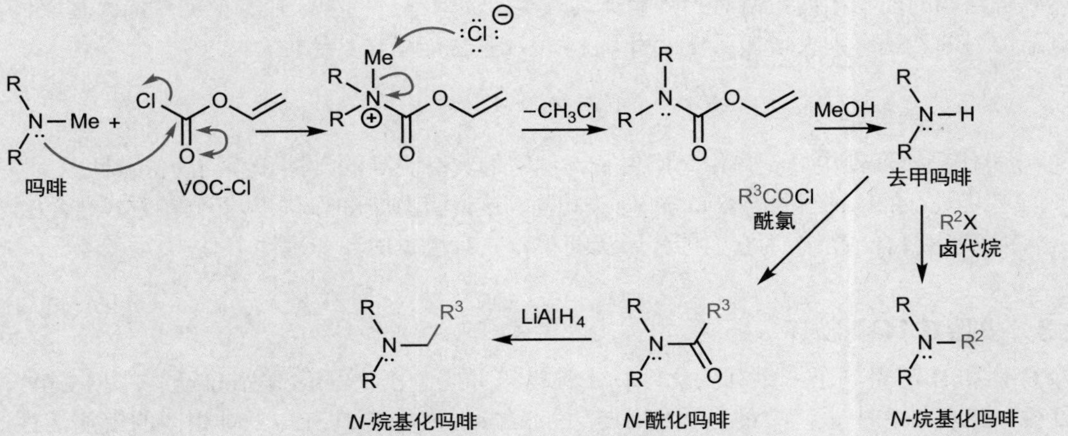

图 1　吗啡中碱性中心的去甲基化和烷基化

15.6.3 药物结构剖析性简化

我们现在要更大程度地改变吗啡结构，以探究是否全部的碳骨架是必需的。如果分子结构可以简化，那么类似物的合成会更容易（10.3.8 节）。吗啡的结构有 5 个环和 5 个手性中心（图 15.12），研究者合成了具有较少环和手性中心的结构类似物，用以观察其是否仍具活性。

15.6.3.1 去除 E 环

移除 E 环会导致活性的完全丧失，这强调了碱性氮对镇痛活性的重要性。

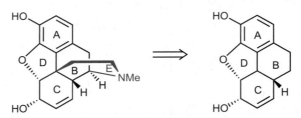

图 15.12　移除吗啡 E 环

15.6.3.2 去除 D 环

去除氧桥、醇和烯烃官能团，得到四环的吗啡喃类（morphinans，亦称为吗啡烃类）类化合物（图 15.13）。它们具有镇痛活性，这表明了氧桥不是必需的，图 15.13 所示的结构只有 3 个不对称中心，而不是 5 个。

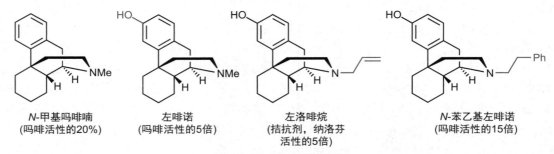

图 15.13　吗啡喃衍生物

N- 甲基吗啡喃（*N*-methylmorphinan）是测试的第一个此类化合物，其活性仅为吗啡的 20%，但因其缺少酚羟基，所以这并不奇怪。更相似的左啡诺（levorphanol）比吗啡活性高 5 倍，虽然副作用也增加了，但左啡诺比吗啡具有更大的优势——它可以口服给药且在体内持续时间更长。这是因为左啡诺在肝脏中的代谢程度比吗啡小。正如所预料的那样，左啡诺的镜像结构——右啡烷（dextrorphan）几乎没有镇痛活性。

前述吗啡结构的药物拓展策略对吗啡喃类具有类似的效果。例如，在氮上加入烯丙基取代基可得到拮抗剂；氮上加入苯乙基可大大增加活性；引入 14 位羟基也能增加其活性。

小结：

- 吗啡喃类比吗啡活性更好、作用时间更长，但它们具有更高的毒性和相当的依赖性。
- 对吗啡喃类进行的修饰得到的SAR与吗啡类相同，这说明吗啡和吗啡喃以相同的方式结合相同的受体。
- 吗啡喃类更容易合成，因为它们的分子更简单，具有更少的环和手性中心。

15.6.3.3 去除 C 环和 D 环

去除 C 环和 D 环得到了一系列的化合物，称为苯并吗喃类（benzomorphans）（图 15.14），它们保留了镇痛活性。这些结构中最简单的是美他佐辛（metazocine），它具有与吗啡相同的镇痛活性。但要注意的是，美他佐辛中的两个甲基彼此是顺式（*cis*）的，它们代表 C 环的残基。因此为获得良好的活性，保留这些甲基是很重要的。

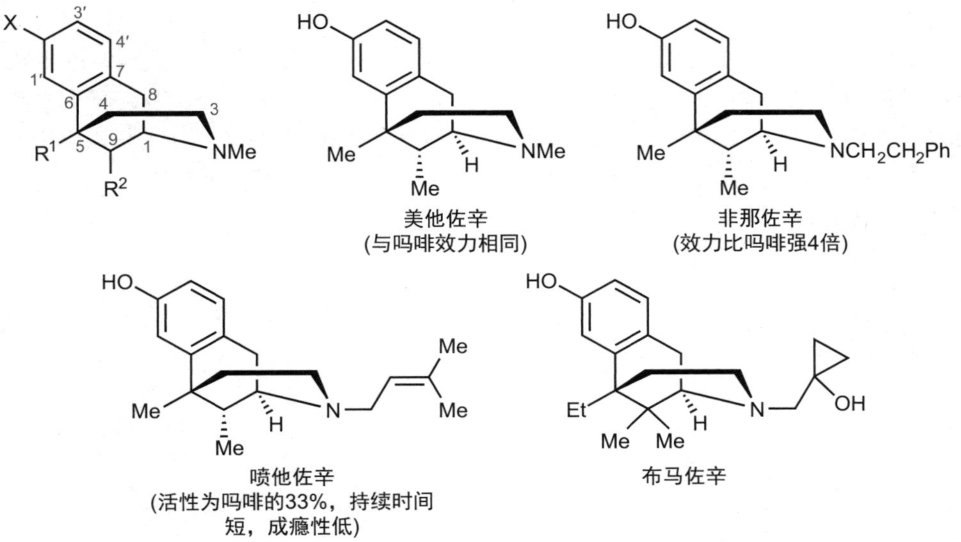

图 15.14 苯并吗喃类

美他佐辛
(与吗啡效力相同)

非那佐辛
(效力比吗啡强4倍)

喷他佐辛
(活性为吗啡的33%,持续时间
短,成瘾性低)

布马佐辛

如前所述,对于吗啡喃类和吗啡的化学修饰,在苯并吗喃上可以产生相同的生物效应,这意味着它们与阿片受体的相互作用是相似的。例如,用苯乙基取代美他佐辛的 N- 甲基得到非那佐辛(phenazocine),其活性是吗啡的 4 倍,它是发现的第一个具有可用镇痛活性而不产生依赖性的化合物。

随后进一步发展出了喷他佐辛(pentazocine)(图 15.14),它已被证明是一种有价值的长效镇痛药,成瘾性极低。像纳洛芬一样,喷他佐辛也是 μ 受体的拮抗剂,但与纳洛芬不同,它是 κ 受体的完全激动剂而不是部分激动剂。喷他佐辛也可作为 δ 受体的弱激动剂。然而,由于激活 κ 受体,该化合物具有致幻和精神病样的副作用。更新的化合物布马佐辛(bremazocine)具有较长的持续时间,活性是吗啡的 200 倍,似乎没有成瘾性,并且不会抑制呼吸。

小结:

- C环和D环对镇痛活性不是必需的。
- 镇痛作用和成瘾性不一定是共存的。
- 6,7-苯并吗喃类具有一定的镇痛活性,较低的成瘾性和耐受性,是临床上有价值的化合物。
- 苯并吗喃类比吗啡类和吗啡喃类更容易合成。
- 苯并吗喃类与阿片受体的结合方式与吗啡类和吗啡喃类相同。

15.6.3.4 去除 B 环、C 环和 D 环

除去 B 环、C 环和 D 环得到 4- 苯基哌啶类(4-phenylpiperidines)化合物。这些化合物的镇痛活性是在 20 世纪 40 年代化学家研究可卡因类似物的抗痉挛特性时偶然发现的。它们与吗啡的结构关系仅在于发现它们具有镇痛作用时才被确定——如图 15.15 所示结构可以更明显观察出来。引入酚羟基并将酯变为酮得到凯托米酮(ketobemidone),活性相比吗啡可以增加 6 倍。

哌替啶(pethidine 或 meperidine)的镇痛活性比吗啡弱,但具有相同的不希望有的副作用。其优点为快速起效、作用持续时间较短,因此它被用作分娩时的镇痛药。起效迅速且作用持续时间短,意味着药物抑制婴儿呼吸的可能性降低。该结构于 1939 年被发现,是进入临床试验的第一种全合成阿片类镇痛药。

与前面的几种类型相比,哌替啶类更容易合成,人们已经研究了大量的类似物。关于它们是否以与吗啡相同的方式与镇痛受体结合还存在一些疑问,因为前述的一些化学修饰在哌替啶类化合物中没有产生同等的生物学效应。例如,加入烯丙基或环丙基不会得到拮抗剂。用肉桂酸残基取代哌替啶的甲基使活性增加了 30 倍,而将同一基团加入吗啡则活性丧失(图 15.16)。

这些结果可能由于苯基哌啶相比前几类的结构柔性更大,可能导致其与阿片受体的结合模式不同(参

见 15.8.3 节）。

芬太尼（fentanyl）及其类似物（图 15.17）代表一类称为 4- 苯氨基哌啶类（4-anilinopiperidines）阿片类药物，是 μ 受体最有效的激动剂之一。这些药物没有酚羟基，亲脂性强，因此它们可以更有效地穿过血脑屏障。芬太尼作为镇静剂和镇痛剂，活性比吗啡高 100 倍。据称俄罗斯当局曾试图用其使一群恐怖分子丧失能力，显然，这种药物被制成了气体，通过通风系统从而使恐怖分子和人质失去了知觉。然而，像吗啡一样，过量的芬太尼可以抑制大脑中的呼吸中枢使呼吸停止。

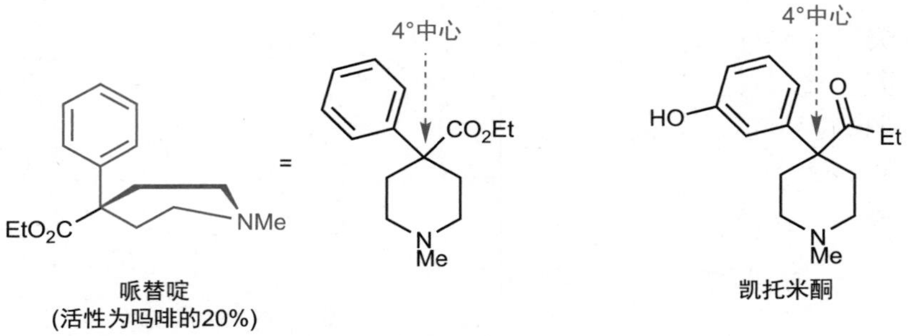

图 15.15   4- 苯基哌啶类

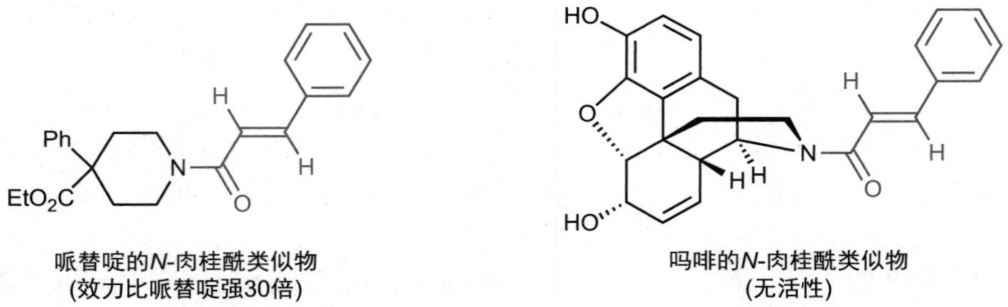

图 15.16   加入肉桂酸残基（蓝色部分）对哌替啶和吗啡活性的影响

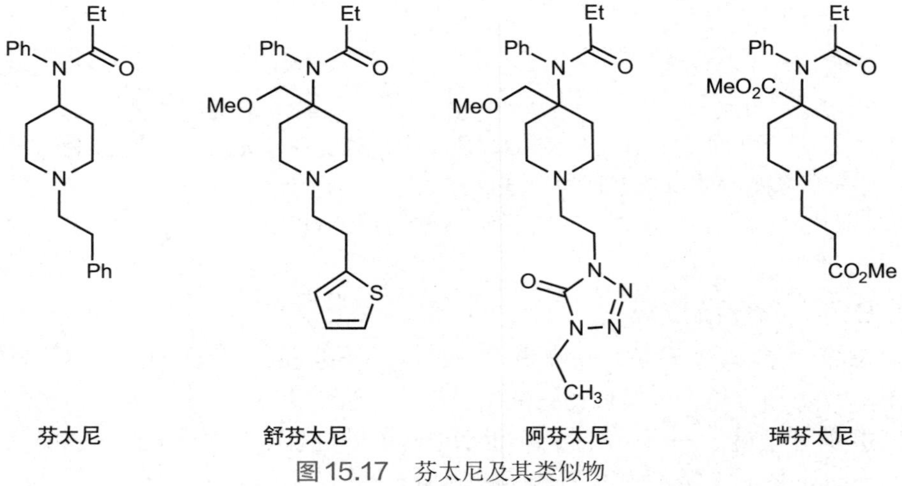

图 15.17   芬太尼及其类似物

在手术期间可以使用芬太尼和较短效的阿芬太尼（alfentanil）和瑞芬太尼（remifentanil）来镇痛和增强麻醉作用。通过引入可被非特异性酯酶快速代谢的酯基，设计得到了短效药物瑞芬太尼，它可以静脉滴注给药，因其代谢快速而不会在体内累积，这使得一些严重的副作用如抑制呼吸中枢的风险降低。

小结：

- C环、D环和E环对镇痛活性不是必需的。
- 哌啶类是μ受体的激动剂，仍有如成瘾性和呼吸中枢抑制副作用。
- 与吗啡相比，哌啶类镇痛作用更快、作用时间更短。

- 季铵中心通常在哌啶类中是必需的（芬太尼及其类似物除外）。
- 芳环和碱性氮对活性至关重要，但酚羟基并不是必需的。
- 哌啶类镇痛药可能是以不同于前述结构类型的方式与镇痛受体结合。

15.6.3.5 去除 B 环、C 环、D 环和 E 环

第二次世界大战期间在德国发现了镇痛药美沙酮（methadone）（图 15.18），其活性与吗啡相当，可以口服并且呕吐和致便秘等不良反应较轻，同时镇静、欣快感和戒断症状等副作用也不那么严重，因此已将美沙酮作为吗啡或海洛因的替代品用于吸毒者戒断治疗。但这不是一个彻底的治疗方法，因为它只是将海洛因或吗啡成瘾转化为对美沙酮的成瘾。不过，这降低了危险性。

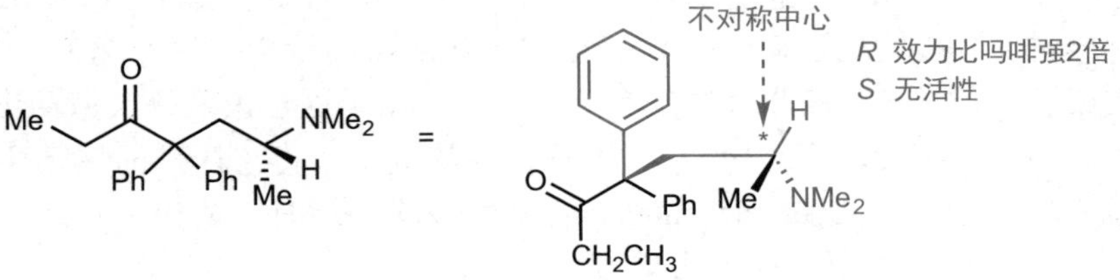

图 15.18　美沙酮

该分子是含有单个不对称中心的二苯基丙胺（diphenylpropylamine）结构。当以与吗啡相同的方式绘制分子时，我们猜想（R）- 对映体是活性较强的对映体。事实确实如此，(R)- 对映体的活性是吗啡的 2 倍，而（S）- 对映体没有活性，这是一个非常显著的差异。由于（R）- 和（S）- 对映体具有相同的物理性质和脂溶性，因此它们都应以相同的程度到达阿片受体，因此活性的差异很可能是由于受体与配体之间相互作用所致。

之后，合成了许多美沙酮的类似物，例如口服镇痛药地匹哌酮（dipipanone）和 L-α- 乙酰美沙酮（L-α-acetylmethadol，LAAM）（图 15.19）。后者已被用作阿片类药物依赖性维持治疗的长效替代品（参见丁丙诺啡，15.6.4 节）。美沙酮样结构与 4- 苯基哌啶骨架相连，可以获得治疗腹泻的有效药物（专栏 15.3）。

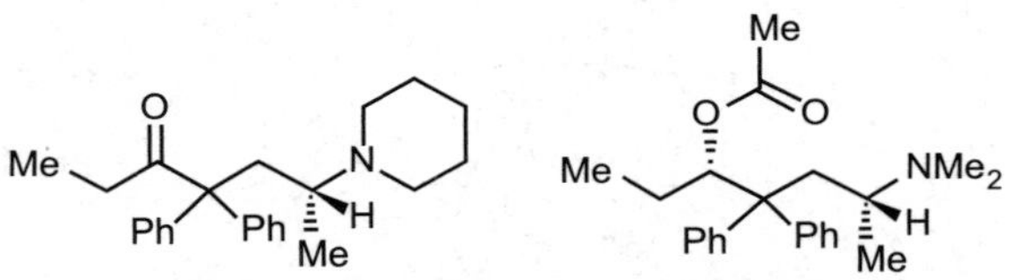

图 15.19　地匹哌酮和 L-α- 乙酰美沙酮（LAAM）

15.6.4　刚性化

刚性化策略用于限制分子可采用的构象数量。目的是保留与靶标结合的活性构象，并消除可能与其他靶标结合的构象（10.3.9 节）。这样能够增加其活性，提高选择性并减少副作用。在镇痛领域中，应用这种策略的最好例子是维诺醇类（orvinols 或 oripavines），它们通常表现出非常高的活性。这些结构与吗啡的不同在于，在吗啡 T 型骨架的一横的位置伸出一个额外的环（图 15.20）。

专栏 15.3　阿片类药物作为抗腹泻剂

药物设计的主要目的之一是寻找副作用最小的药物，但有时，副作用也可以加以利用。例如，阿片类镇痛药的副作用之一就是便秘，这虽然令患者不适，但却可以用于治疗腹泻。洛哌丁胺（loperamide）是一种成功的止泻药，于 1969 年首次合成，1976 年获得美国食品药品管理局（FDA）批准，商品名为泻立停（Imodium®）。该化合物可以看作是包含 4- 苯基哌啶和美沙酮样结构的杂合分子。其亲脂性较好，吸收慢，易于代谢，可以选择性作用于肠道阿片受体。由于其不能穿过血脑屏障而不会产生欣快感，没有阿片类镇痛药的成瘾性，因此是一个安全的药物。地芬诺酯（diphenoxylate）也是一个具有类似结构的用于治疗腹泻的药物。

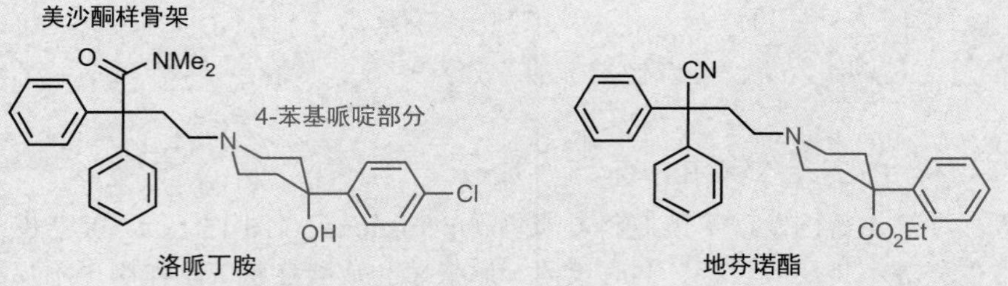

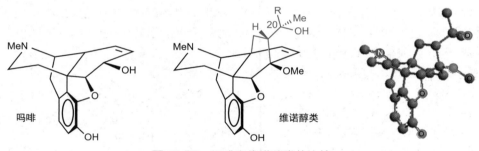

美沙酮样骨架

4-苯基哌啶部分

洛哌丁胺

地芬诺酯

目前已经获得了一些活性非常强的维诺醇类化合物（专栏 15.4），例如，埃托啡（etorphine）（图 15.21）的活性是吗啡的 10000 倍。这是由于其高疏水性的结构，使其穿过血脑屏障的能力是吗啡的 300 倍，同时其与阿片受体的亲和力比吗啡高 20 倍。在比镇痛所需剂量稍高的情况下，它可以作为"击倒"（knock-out）药物或镇静剂。它具有相当大的安全范围，还可用于固定大象等大型动物。该化合物具有很高的活性，因此只需要在很小的体积（1mL）中溶解很小的剂量。将埃托啡的烯键还原可使其活性提高 10 倍以上，得到的二氢埃托啡（dihydroetorphine）是迄今报道的最有效的镇痛药之一。二氢埃托啡在中国被用作强效镇痛药和治疗阿片类药物成瘾的药物。

人们发现在 C-20（图 15.20 中的 R）引入亲脂性基团可以显著改善化合物的活性。这表明在受体结合位点存在额外的疏水结合区 ❶。最能与该区域相互作用的基团是苯乙基，含有该基团的产物比埃托啡活性更高。因此，在实验室中必须非常小心地处理这些高活性化合物。

吗啡 维诺醇类

图 15.20　吗啡和维诺醇类的比较

这些化合物的刚性结构，使得它们是阿片受体的高选择性药物。然而，与 μ 受体的相互作用非常强，导致镇痛活性增加的同时也伴随着不可接受的副作用。因此，研究者决定在维诺醇类的 N- 取代基上进行修饰（如用烯丙基或环丙基取代），试验是否会得到与喷他佐辛或纳洛芬类似的 μ 受体拮抗剂和 κ 受体激动剂。

引入环丙基得到二丙诺啡（diprenorphine）（图 15.21），它是一种非常强大的拮抗剂，其活性是纳洛芬的 100 倍，可用于逆转埃托啡的固定作用。二丙诺啡没有镇痛活性。

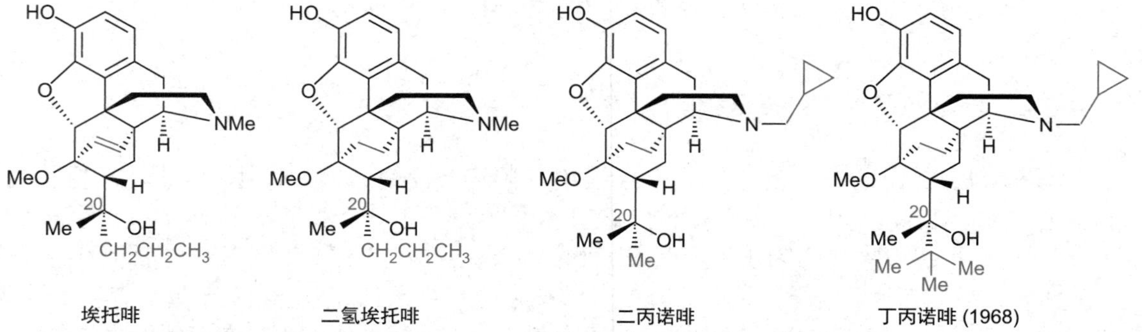

埃托啡　　　二氢埃托啡　　　二丙诺啡　　　丁丙诺啡 (1968)

图 15.21　埃托啡及相关结构

---

❶　有人提出脑啡肽上的苯丙氨酸芳环与这个相同的结合区域相互作用（见15.8.3节）。

维诺醇类是由一种名为蒂巴因（thebaine）的生物碱合成的，蒂巴因是与可待因和吗啡一起从鸦片中提取的化合物。虽然在结构上与这两种化合物相似，但蒂巴因没有镇痛活性，毒性极高。环 C 中存在一个二烯基团，当用甲基乙烯基酮处理蒂巴因时，会发生狄尔斯 – 阿尔德（Diels-Alder）反应，形成一个额外的环并增加结构的刚性（图1）。由于引入了酮基，现在可以通过格氏反应向酮中添加不同的基团来尝试药物拓展策略。值得注意的是，这种反应是立体专一的。格氏试剂与 6– 甲氧基和酮形成络合物，然后在不对称反应中将烷基从酮的空间位阻较小的一侧引入（图2）。合成的最后一步，是用 KOH 和乙二醇处理进行选择性脱甲基（脱除 3 位的甲基醚甲基而保留 6 位的甲基醚不脱甲基）。

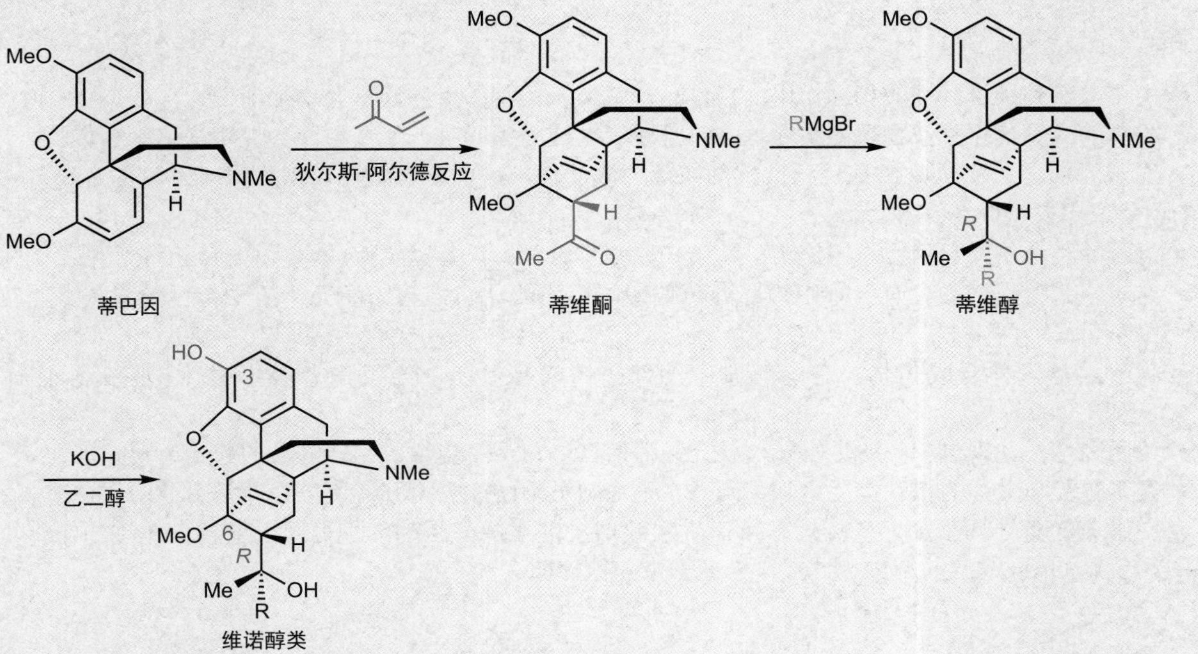

图 1　维诺醇类的合成

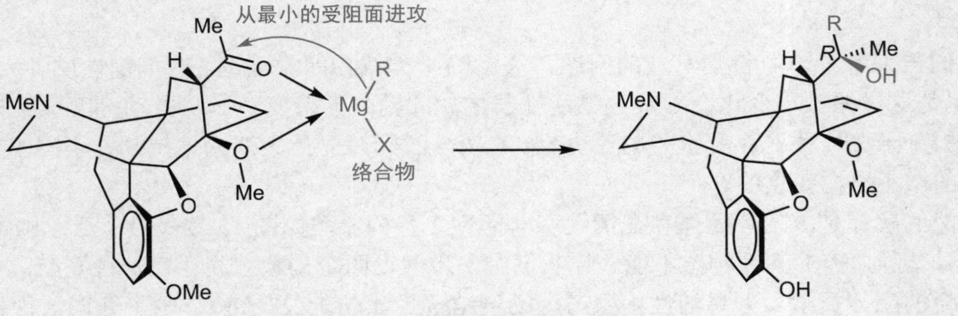

图 2　格氏反应产生不对称中心

相关化合物丁丙诺啡（buprenorphine）（图 15.21）与纳洛芬和喷他佐辛等药物具有类似的临床特性，具有镇痛活性和极低的成瘾风险。它是一种特别安全的药物，因为它对呼吸作用的影响非常小，即使在高剂量时几乎没有这种作用。因此，药物过量窒息的风险比吗啡小得多。丁丙诺啡已被医院用于治疗从手术中康复的患者以及癌症患者。它也被用作美沙酮的替代品，用于海洛因成瘾者的戒毒治疗。其缺点包括恶心和呕吐等副作用，不能口服给药。

与其他阿片类药物相比，丁丙诺啡具有不同寻常的受体结合特性。它对 μ 受体具有很强的亲和力，具有部分激动作用，而在 κ 和 δ 受体中是拮抗剂。通常人们会认为化合物拮抗 μ 受体的同时激动 κ 受体是更安全的镇痛药，而丁丙诺啡的临床特性却非常出乎意料。人们认为丁丙诺啡不存在严重的副作用在某种程度上与受体相互作用的速率有关。它的结合很慢，但一旦结合，就会强烈结合并且解离得很慢。由于结合的效果是渐进的，这意味着在递质水平上没有突然的变化。丁丙诺啡是维诺醇类化合物中亲脂性最高的化合物，很容易进入大脑，因此结合起效缓慢与接触受体的程度无关。由于丁丙诺啡的结合力非常强，所以与一定比例的阿片受体相互作用所需的丁丙诺啡的量比吗啡更少。另一方面，丁丙诺啡仅是部分激动剂，在激活阿片受体方面效率较低。这意味着它无法达到吗啡可以获得的最大镇痛水平。因此，与吗啡相比，丁丙诺啡的镇痛剂量较低，但如果疼痛程度较高，丁丙诺啡的镇痛效果不如吗啡。然而，丁丙诺啡提供了阿片类类似物的另一个例子，其镇痛作用已从危险的副作用中分离出来。

🌱 关键知识点

- 由于与额外结合区域的相互作用，14位羟基或 *N*-苯乙基的引入通常会增加活性。
- 吗啡的 *N*-烷基化类似物很容易通过将吗啡脱甲基成去甲吗啡，然后与卤代烷烷基化来合成。
- 通过添加合适的 *N*-取代基得到拮抗剂或部分激动剂，这类化合物可以用作吗啡过量的解毒剂、成瘾性的治疗或更安全的镇痛剂。
- 吗啡喃类和苯并吗喃类是镇痛药，其结构比吗啡更简单，并以类似的方式与阿片受体相互作用。
- 4-苯基哌啶是一类含有吗啡中的部分药效团的镇痛药。它们与镇痛受体的结合可能与具有更复杂结构的镇痛药略有不同。
- 美沙酮是一种合成药物，含有吗啡中的部分镇痛药效团。给吸毒者服用这种药是为了让他们戒掉海洛因。
- 蒂巴因是一种来自鸦片的生物碱，缺乏镇痛活性。它是三步合成维诺醇类的起始原料。
- 维诺醇类与受体的相互作用增强，同时穿过血脑屏障的能力增强，所以是非常有效的化合物。
- 向维诺醇类结构中加入 *N*-环烷基可产生强效拮抗剂或部分激动剂，可用于逆转埃托啡的作用，作为阿片类药物过量或成瘾的解毒剂，或作为更安全的镇痛药。

15.7 激动剂和拮抗剂

现在我们再来看看一个特别有趣的问题，关于吗啡类似物的激动剂 / 拮抗剂性质。为什么用 *N*- 烯丙基取代 *N*- 甲基这样的微小变化会导致生物活性发生如此剧烈的改变——从激动剂变成拮抗剂？为什么像纳洛芬这样的分子在一种阿片受体上是激动剂，在另一种阿片受体上变为拮抗剂？不同的受体是如何区分药物分子上的微小结构变化的？

一种可能的解释是，阿片受体存在活性和非活性 2 种构象，如图 15.22（a）。活性构象能与 G 蛋白结合并触发信号转导，而非活性构象不能。让我们进一步假设两个构象之间存在一种平衡，并且平衡的变化取决于所结合的配体类型。如果活性构象与激动剂结合，如图 15.22（b），则平衡向活性模式移动，从而引起信号转导；如果拮抗剂与非活性构象结合，结果则相反，如图 15.22（c）。

这一论点假定受体的活性和非活性形式的结合位点能够区分激动剂和拮抗剂的结构。这是非常可行的，因为结合位点可能有不同的构象。假设阿片类药物药效团与受体结合所需的结合区域在 2 个结合位点中的位置相同（图 15.23 和图 15.24 中的蓝色区域），但在非活性构象的结合位点中，另一个疏水区域比在活性构象中更靠近离子结合区。现在让我们分析激动剂 *N*- 苯乙基吗啡的结合（图 15.23）。像吗啡一样，它通过酚羟基、芳环和胺几个关键的官能团与受体结合。苯乙基的芳环与胺的距离较远，因此它更有效地与较远的疏水区域结合，导致平衡向受体的活性状态转移。

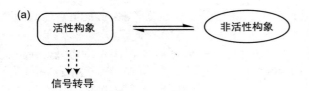

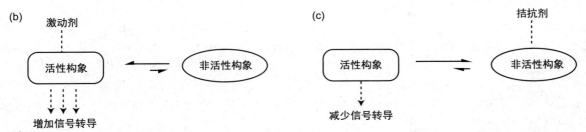

图 15.22　（a）受体两种构象之间的平衡；（b）添加激动剂的效果；（c）添加拮抗剂的效果（参见图 4.39）

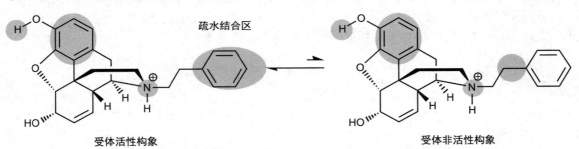

图 15.23　*N*- 苯乙基吗啡与阿片受体的活性和非活性构象的结合作用

现在分析一下如果苯乙基被烯丙基取代（图 15.24）会发生什么？烯丙基更接近胺，并且与位置更近的疏水结合域发生相互作用。因此，平衡向非活性状态转移。

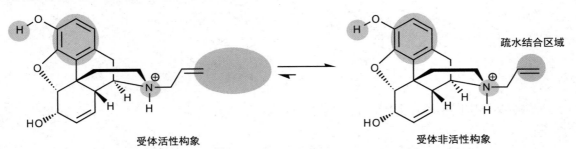

图 15.24　*N*- 烯丙基吗啡与阿片受体的活性和非活性构象的结合作用

那么，如何解释某些阿片类药物作为一种阿片受体的激动剂，同时却作为另一种阿片受体的拮抗剂呢？通常认为，额外疏水区域的相对位置在不同类型的受体中是不一样的。在图 15.24 中，烯丙基几乎与非活性构象的疏水结合区重叠。如果在不同类型的受体中该结合区的位置更近，则会使烯丙基更好的覆盖疏水位点并发挥拮抗剂的活性。

15.8　内源性阿片肽和阿片类药物

15.8.1　内源性阿片肽

吗啡通过与中枢神经系统中的阿片受体结合来产生镇痛作用，这意味着肯定存在与这些受体相互作用的内源性化学物质。寻找这些内源镇痛物质花费了很多年，最终发现了脑啡肽（enkephalin）。脑啡肽一词源于希腊语"头部"，这正是脑啡肽产生的地方。人体有两种脑啡肽，分别为甲硫氨酸脑啡肽（Met-enkephalin）和亮氨酸脑啡肽（Leu-enkephalin）（图15.25）。这两种脑啡肽都是五肽并且对δ受体有轻微的亲和性（专栏15.5）。有人提出，脑啡肽与针灸的镇痛作用有关。

H-Tyr-Gly-Gly-Phe-Met-OH　　H-Tyr-Gly-Gly-Phe-Leu-OH
甲硫氨酸脑啡肽　　　　　　　亮氨酸脑啡肽
图15.25　脑啡肽类

专栏 15.5　阿片类药物和其对阿片受体影响的比较

表1展示了不同阿片类药物在不同受体上的激动性和拮抗性的相对活性。加号表示该化合物起激动剂作用，而减号表示其起拮抗剂作用。加或减符号的数量表示与受体的亲和力。括号中的加号表示部分激动剂活性。

选择性κ受体药物中纳布啡（nalbuphine）和布托啡诺（butorphanol）已经进入临床（图1），但是更多的κ受体选择性化合物由于具有部分激活活性，而不足以用于治疗严重的疼痛，使其应用受限。此外，κ受体的激活还与致幻和精神药物副作用有关。

表1　阿片类药物在阿片受体上的相对活性

受体	吗啡	美沙酮	哌替啶	埃托啡	芬太尼	喷他佐辛	纳洛芬	丁丙诺啡	纳洛酮	纳曲酮	亮氨酸脑啡呔	β-内啡呔	强啡呔
μ	+++	+++	++	+++	+++	—	——	(+++)	———	———	+	+++	++
κ	+		+	+++		++	(++)	—	—	—		+++	+++
δ	+		+	+++	+	+					+++	+++	+

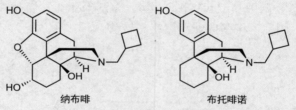

图1　纳布啡与布托啡诺

纳布啡具有与吗啡相同的活性，成瘾性低，无精神样活性，但口服无活性；布托啡诺也不具有口服活性。

现在已经发现了至少15种内源性肽如脑啡肽、强啡肽（dynorphin）和内啡肽（endorphin），长度5～33个氨基酸不等。这些化合物被认为是脑中的神经递质或神经激素，是人体的天然止痛药。它们主要来自3种无活性的前体蛋白：前脑啡肽（proenkephalin）、前强啡肽（prodynorphin）和前阿黑皮素（proopiomelanocortin，又称为前阿片黑素细胞皮质激素），如图15.26。

前脑啡肽　　　　　　内啡肽
前强啡肽　　⎫　　　+脑啡肽
前阿黑皮素　⎭→　　+强啡肽
图15.26　人体产生的天然止痛药

所有这些化合物在其 N- 末端都具有甲硫氨酸或亮氨酸脑啡肽骨架，这强调了这种五肽结构对镇痛活性的重要性。研究还表明，酪氨酸对活性至关重要，而且吗啡骨架中存在酪氨酸骨架这一事实也证实了这个说法（图15.27）。

如果这些分子的关键部分是 N- 末端五肽，为什么要有这么多不同的肽链执行相同的任务呢？一种解释是每个分子的剩余肽链负责将每个肽靶向特定类型的镇痛受体。已知脑啡肽对δ受体有选择性，强啡肽对κ受体有选择性，β-内啡肽对μ和δ受体都有选择性。这是一种称为"信息-地址"概念（message-address concept）的理论，该理论提出分子的一部分负责其药理活性（信息），另一部分负责其靶标选择性（地址），（另请参阅15.9.1节和15.10节）。

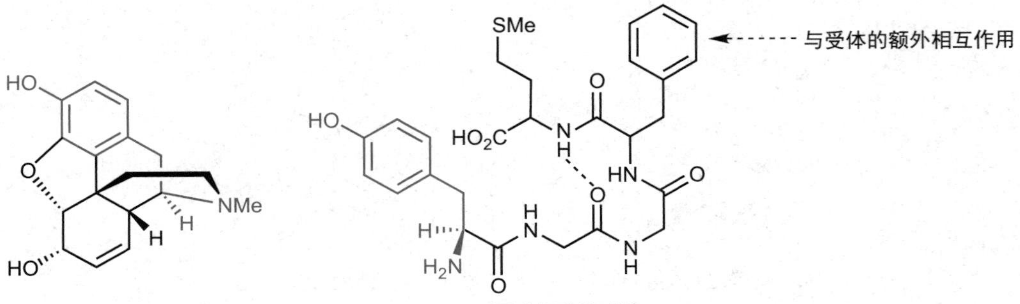

图 15.27　吗啡和甲硫氨酸脑啡肽的比较（虚线为氢键）

1995 年，两个研究小组发现了最新的内源阿片样物质，并将其命名为痛敏肽（nociceptin）或孤啡肽-FQ（orphanin-FQ）。它们是衍生自蛋白质痛敏肽原或孤啡肽-FQ 原的十七肽，并且是 ORL_1 受体（ORL_1-receptor）的配体。奇怪的是，N- 末端氨基酸是苯丙氨酸而不是酪氨酸，并且它似乎在受体选择性中起关键作用。内源性阿片类药物如脑啡肽、内啡肽和强啡肽在 N- 末端具有酪氨酸并且对 ORL_1 受体没有亲和力，而对于痛敏肽或孤啡肽-FQ 对 μ、κ 和 δ 受体的亲和力可忽略不计。

最近发现了内吗啡肽类（endomorphins）（图 15.28），并且与先前的阿片肽不同。首先，它们是四肽，然而所有其他阿片肽都是五肽或更大的肽。其次，它们骨架中的第二个和第三个氨基酸不是甘氨酸，这是与正常情况的另一个区别。最后，它们在 C- 末端具有伯酰胺官能团。然而，它们却有在其他阿片肽中必有的酪氨酸和苯丙氨酸残基。内吗啡肽对 μ 受体具有强亲和力和选择性。然而，对于这些是否是真正的内源性阿片类药物或者它们是否仅仅是在分离提取蛋白质过程产生的分解产物仍然存在一些疑问。

H-Tyr-Pro-Trp-Phe-NH$_2$　　　H-Tyr-Pro-Phe-Phe-NH$_2$
内吗啡肽-1　　　　　　　　　　内吗啡肽-2

图 15.28　内吗啡肽类

15.8.2　脑啡肽和 δ 受体选择性阿片类药物的类似物

对脑啡肽的 SAR 研究表明，酪氨酸残基的苯酚环和氨基很重要。缺少其中任何一种，活性都会丧失。如果酪氨酸被另一种氨基酸取代，活性也会丧失，唯一的例外是 D- 丝氨酸。

已经发现脑啡肽在体内被肽酶灭活，最不稳定的键是酪氨酸和甘氨酸之间的肽键。不少工作是通过合成耐这种水解的化合物。可以用非天然的 D- 氨基酸（例如 D- 丙氨酸）替换 1 个或 2 个甘氨酸片段，从而合成出对这种水解稳定的类似物。因为 D- 氨基酸不是人体中天然存在的，因此肽酶无法识别其结构，从而不会攻击肽键。另一种策略，即用 D- 酪氨酸替代 L- 酪氨酸，但这是不可行的，因为它完全改变了酪氨酸芳环相对于分子其余部分的相对取向，导致最终该类似物不能与阿片受体结合而失去活性。

肽链的 N- 甲基化也可以阻止肽酶水解。另一种策略是使用肽酶无法识别的不常见氨基酸，或阻止该分子与肽酶活性位点结合（图 15.29）。然而，脑啡肽对 μ 受体也有一定的活性，因此对选择性药物的研究仍在继续。

H-L-Tyr-Gly-Gly-L-Phe-L-Met-OH　　甲硫氨酸脑啡肽——δ激动剂和一些μ活性
H-L-Tyr-D-AA-Gly-NMe-L-Phe-L-Met-OH　阻止肽酶水解，口服有效
N, N-Diallyl-L-Tyr-aib-aib-L-Phe-L-Leu-OH　δ受体拮抗剂(aib = α-氨基丁酸)
更长的脑啡肽/内啡肽　　　　　　　κ活性增加，μ活性略有增加

图 15.29　稳定酪氨酸和甘氨酸残基之间键的策略

显示出对 δ 受体选择性的第一个非肽拮抗剂是纳曲吲哚（naltrindole）（专栏 15.6）。已经开发了几种选择性非肽激动剂，例如 SB 213698 和 SNC-80（图 15.30）。

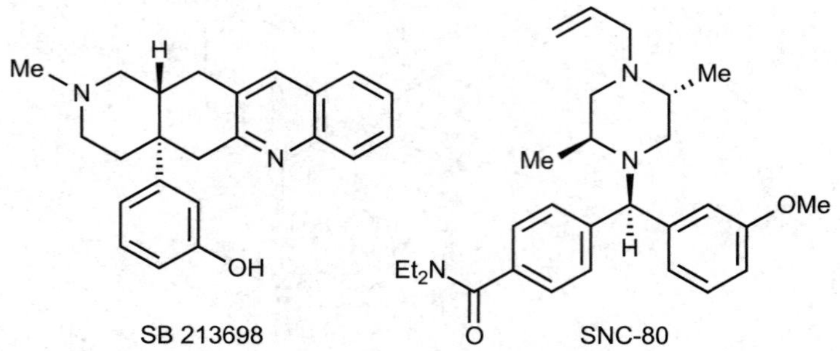

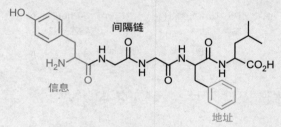

SB 213698   SNC-80

图 15.30 对 δ 受体有选择性的非肽激动剂

"信息－地址"概念在设计选择性阿片类药物中非常有用。亮氨酸脑啡肽（Leu-enkephalin）对 δ 受体具有选择性，酪氨酸残基作为镇痛"信息"，而苯丙氨酸的芳香环充当 δ 受体的"地址"（图1）。通常认为，所观察到的选择性是由于芳香环与 δ 受体特有的结合区相互作用。

为了获得非肽类、δ 受体选择性阿片类药物，现在将芳香环与吗啡样结构融合，以查看其是否可以作为"地址"片段。芳香环的位置对于阿片类"信息"至关重要，最终在纳曲酮（naltrexone）的 C 环上引入芳环得到纳曲吲哚（naltrindole），并取得了成功。纳曲酮是一种非选择性拮抗剂，而纳曲吲哚是一种高效的 δ 受体选择性拮抗剂，对 δ 受体的活性高 240 倍。分子动力学模拟表明，亮氨酸脑啡肽可以采用一种构象，其中酪氨酸和苯丙氨酸的芳香环的相对位置与纳曲吲哚中的相应环非常相似（图2）。

间隔链

信息   地址

图1 亮氨酸脑啡肽

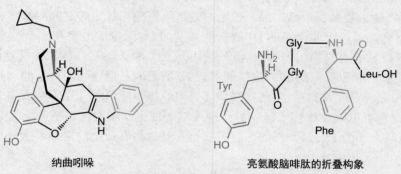

纳曲吲哚   亮氨酸脑啡肽的折叠构象

图2 纳曲吲哚与亮氨酸脑啡肽的构象比较

15.8.3 脑啡肽的结合理论

脑啡肽的 SAR 研究表明，酪氨酸残基和苯丙氨酸的芳环对镇痛活性很重要，这表明它们在与阿片受体的作用时是重要的结合基团。这意味着受体的结合位点含有两个疏水结合区，一个与酪氨酸的酚环（T-

结合区）相互作用，另一个与苯丙氨酸的芳环（P- 结合区）相互作用（图 15.31）。T- 结合区与 P- 结合区的位置不同，T- 结合区必须含有一个可以与配体酚羟基形成氢键的结合区。

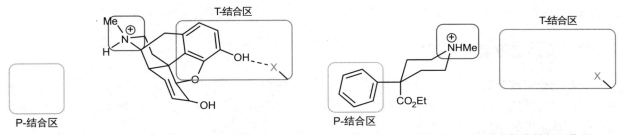

图 15.31　脑啡肽与其受体结合位点的结合作用

还有人提出，这两个疏水结合区与离子结合区的距离大致相等。对各种脑啡肽构象的研究支持了这一观点，这些研究表明 Gly-Gly 片段在肽链上引入了一个带状，使其可以采用折叠构象。假设活性构象在性质上是相似的，这意味着 T- 结合区可能比人们想象的更接近 P- 结合区。

两个疏水结合区与离子结合区的距离基本相等，这一可能性为简化类阿片药物（如哌替啶）与刚性类阿片药物（如吗啡）获得的不同 SAR 结果提供了可能的解释。吗啡应该模拟脑啡肽的酪氨酸残基，并与 T- 结合区相互作用（图 15.32）。由于空间位阻，另一种与 P- 结合区的结合模式几乎是不可能的。

相比之下，哌替啶是一种更小、更柔性的分子，可能更容易与 P- 结合区结合。如果是这样，这就解释了为什么苯基哌啶类的活性不依赖于酚羟基，因为 P- 结合区域缺乏与其相互作用的必要基团（图 15.33）。不同的结合模式也可以解释为什么苯基哌啶上的某些 N- 取代基不会产生与刚性阿片类药物相同的药理学结果。通过与 P- 结合区相互作用，苯基哌啶类将具有不同的取向。这将意味着它们的 N- 取代基将占据结合位点中的不同空间区域并且不可能产生相同的相互作用。

图 15.32　吗啡与建议结合位点的相互作用　　图 15.33　哌替啶与建议结合位点的相互作用

15.8.4　肽酶抑制剂

另一种缓解疼痛的方法是通过抑制脑啡肽代谢的肽酶——脑啡肽酶（enkephalinase）来增强天然脑啡肽的活性。研究表明，负责代谢的酶其活性位点存在锌离子以及一个疏水口袋，该口袋通常与脑啡肽中的苯丙氨酸侧链相互作用。选择二肽（L-Phe-Gly）作为先导化合物并加入巯基作为锌离子的螯合基团（ACE抑制剂卡托普利的设计中使用了类似的策略——案例研究 2）。结果得到塞奥芬（thiorphan）的结构（图15.34），其显示出镇痛活性。诸如此类的药物能否在临床上用作镇痛药尚待观察。然而，在一些国家，使用脑啡肽酶抑制剂——消旋卡多曲（racecadotril 或 acetorphan）（图 15.35）来治疗腹泻。该药实际上是塞奥芬的前药，通过酯和硫酯基团水解后形成塞奥芬。

15.8.5　内源性吗啡

多年来，人们认为吗啡本身不可能是一种内源性化合物，因为该结构是在植物罂粟中提取得到的一种生物碱。值得注意的是，现已鉴定吗啡存在于组织和体液中，蒂巴因和可待因也是如此。研究还表明，人体细胞能够通过类似于罂粟植物中使用的生物合成途径合成吗啡。细胞内吗啡的水平很低，目前还不清楚它起什么作用。

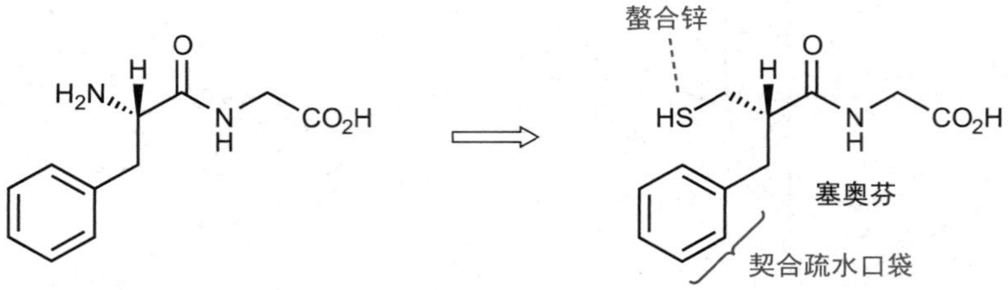

图 15.34 塞奥芬的发现

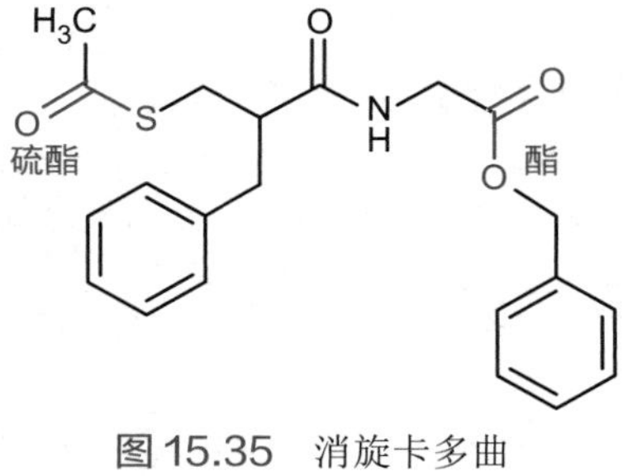

图 15.35 消旋卡多曲

15.9 未来前景

15.9.1 "信息 - 地址"概念

近年来，已经进行了大量研究来开发针对特定类型阿片受体具有选择性的阿片类药物。"信息 - 地址"概念在指导这项研究中非常有用。该概念背后的基础是阿片类药物（无论其是激动剂还是拮抗剂）具有一个负责其活性的药效团（即"信息"）。此外，选择性药物有一个负责其受体选择性的特征（即"地址"）。此特征可能是与一种受体特有的结合区相互作用的官能团，从而增加该受体的亲和力。或者，它可能是充当空间位阻的基团，阻止分子与某些受体类型结合。"信息 - 地址"概念首先应用于内源性阿片类药物，例如脑啡肽（15.8.3 节），此后又应用于新型阿片类药物的设计（专栏 15.6 和 15.10 节）。

15.9.2 受体二聚体

阿片类药物可能是医学上最古老的药物之一，但它们也是人们了解最少的药物。阿片类药物的研究仍在进行中，旨在发现一种口服有效且无严重副作用的阿片类镇痛药。更好地理解阿片受体及其相互作用的方式将极大地帮助实现这一宏伟目标。

现在有很好的证据表明阿片受体在特定组织中形成二聚体（图 15.36）。它们可以以两种相同阿片受体类型的同型二聚体存在，也可以以受体类型不同的异型二聚体存在。据认为，组成受体的跨膜（TM）区域相互交织，相当于产生了 2 个杂化受体。每个杂化受体将具有与单体受体中相同的 7 个跨膜区，但是其中 5 个跨膜区由一种受体蛋白贡献，而另 2 个跨膜区将由另一种受体贡献。因此，配体与同型二聚体中一种杂化受体的结合很可能会影响另一个杂化受体与第二种配体结合。例如，一个拮抗剂与一个杂化受体的结合位点结合将引起二聚体复合物中的构象变化，该构象变化使第二个杂化受体的结合位点扭曲从而无法结合。

异二聚体受体情况可能更加复杂。这里，杂化受体不相同，因此选择性阿片类物质对一种杂化受体的选择性优于另一种，这取决于受体的哪一部分在选择性结合中最重要。例如，在 κ 受体中，第六跨膜区中存在谷氨酸残基，其在结合 κ 受体选择性阿片类物质中是重要的。如图 15.36 所示，如果白球代表 δ 受体而黑球代表 κ 受体，这意味着 κ 受体选择性阿片类物质将与图 15.36 所示复合物中的杂化受体 A 结合。类似地，δ 受体中的细胞外环 3 在结合 δ 选择性阿片类物质中是重要的，因此这些物质首选与杂化受体 B 结合。在任一种情况下，如果选择性拮抗剂与一种杂化受体的结合导致整个复合物的构象变化，可能会导致对另一种受体的拮抗作用。这可以解释为什么在不同的组织上进行测试时，选择性阿片类配体似乎会产生矛盾的结果。例如，当在某些类型的组织上进行测试时，norbinaltorphimine（参见图 15.39）是一种选择性 κ 受体拮抗剂，而在其他类型的组织上进行测试时却是 δ 受体拮抗剂。这一点以前可以通过提出不同组织中存在不同的受体亚型来解释，但同样的结果也可以通过提出在某些组织中存在 κ-δ 受体异二聚体而在其他组织中没有来解释。

异二聚体受体是当前研究的热点，因为人们认为与 μ 受体激动剂相关的耐受性和依赖性作用可能是由它们与 δ-μ 异二聚体的相互作用引起的，而不是由与非相关 μ 受体的相互作用引起的。已发现由与 δ 选择性拮抗剂纳曲吲哚（naltrindole）与 μ 选择性激动剂羟吗啡酮（oxymorphone）连接组成的二价配体（MDAN-21）（图 15.37）具有比吗啡高 50 倍的活性，而不引起耐受性或依赖性。这对于开发新一代更安全、副作用更少的阿片类镇痛药具有很大的潜力。

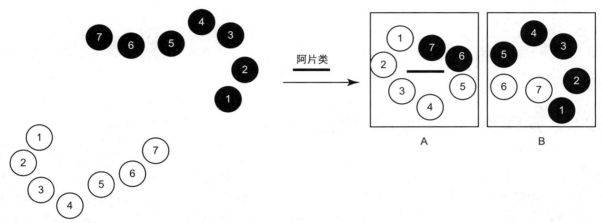

图 15.36　与结合配体形成受体二聚体

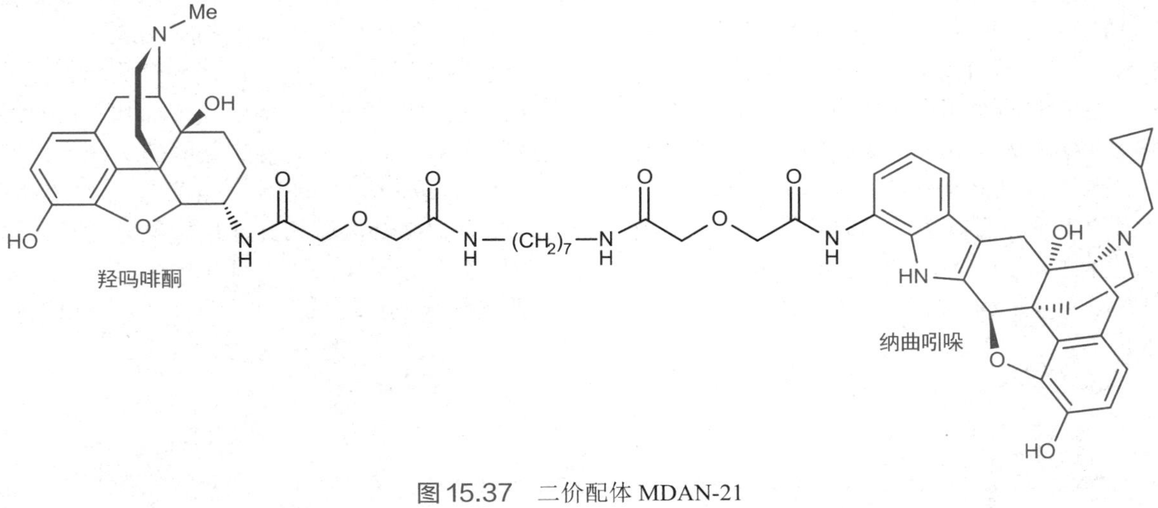

图 15.37　二价配体 MDAN-21

15.9.3　选择性阿片类激动剂与多靶标阿片类药物

当发现拟精神病和烦躁不安的副作用与 κ 受体的激活相关时，发现具有最小副作用的高选择性 κ 受体激动剂的早期希望破灭了。设计 δ 受体选择性激动剂的研究仍在进行中。主要的问题是如何设计出有效的、能穿过血脑屏障的结构。如果能做到这一点，就可以了解 δ 受体是否在成瘾中起作用，以及安全的 δ 受体选择性激动剂是否可行。然而，设计在阿片和非阿片受体的组合中具有可控活性的阿片药物可能是更有利的。

15.9.4　作用于外周神经系统的阿片类药物

另一种方法是设计作用于外周神经系统而不是中枢神经系统的阿片类药物。纳呋拉啡（nalfurafine，

TRK 820）是一种 κ 受体激动剂，在日本用于治疗尿毒症瘙痒症（见 15.10 节）。另一种药物是纳洛醇醚（naloxegol），它是由纳洛酮制备的聚乙二醇化的阿片类拮抗剂（图 15.38）。2014 年被批准用于治疗阿片类药物引起的便秘，聚乙二醇化可防止药物穿过血脑屏障进入中枢神经系统。

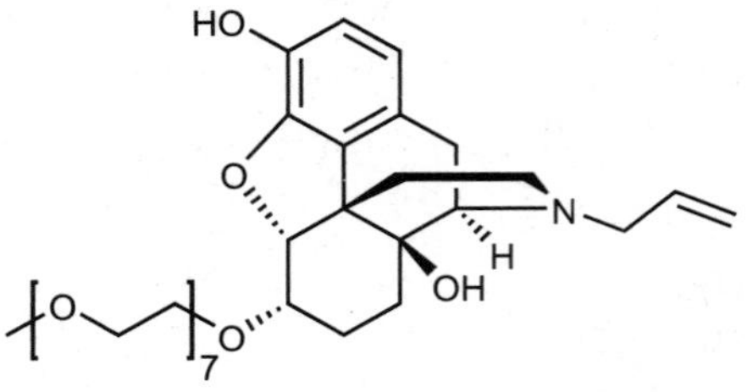

图 15.38　纳洛醇醚

15.10　案例研究：纳呋拉啡的设计

　　"信息 - 地址"概念在设计对不同阿片受体具有选择性的阿片结构中是一个非常有用的指导方针。在本案例研究中，将研究如何从非选择性拮抗剂发展为 κ 受体选择性拮抗剂，然后再发展为 κ 受体选择性激动剂。该过程始于二聚体类阿片样物质的设计，该二聚体旨在同时与构成 κ,κ- 受体同型二聚体的两个 κ 受体结合（15.9.2 节）。有证据表明，κ,κ- 同型二聚体中 κ 受体之间的间隔小于其他类型的同型二聚体。因此，用一个短的连接链连接两个阿片样结构形成的二聚体应显示选择性。将非选择性拮抗剂纳曲酮（naltrexone）（图 15.11）做成二聚体，得到了药理学研究中经常使用的 κ 受体选择性拮抗剂 norbinaltorphimine（nor-BNI）（图 15.39）。尽管该策略取得了明显的成功，但很快发现两个阿片样物质结构之间的间隔太短，无法同时与受体二聚体的两个组分相互作用。而且，SAR 研究表明，仅有一个完整的阿片药效团即可发挥活性，第二个阿片结构无疑在 nor-BNI 的高活性和选择性中发挥了作用，但是不需要完整的药效团。因此得出结论，二聚体与单个 κ 受体相互作用，使得其中一个阿片组分与受体结合位点结合并充当"信息"，而第二个阿片组分包含作为"地址"的特定特征并与 κ 受体特有的结合区域相互作用。额外的相互作用可以解释选择性和活性的增加。进一步的研究表明，碱性胺的半个分子作为"地址"的关键特征，并且与独特的谷氨酸残基相互作用。通过结构简化得到具有八氢异喹啉环系类似物，也具有 κ 选择性拮抗作用。

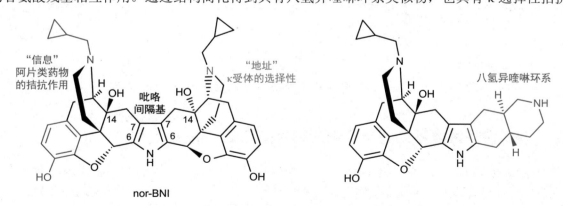

图 15.39　norbinaltorphimine 和简化类似物

　　现在，以该拮抗剂作为先导化合物来设计 κ 受体选择性激动剂。一个激动作用的先导化合物修饰得到拮抗剂的案例有一些，但是相对来说，一个拮抗作用的先导化合物修饰得到激动剂的案例就少了很多。在前一种案例中，通常的策略是添加一个额外的官能团，以便与目标受体形成额外的结合相互作用，从而使诱导契合的结果不同于激动剂。如果试图从拮抗剂修饰得到激动剂，则需要采取相反的策略——必须确定引起拮抗剂活性的额外相互作用，然后除去相关的基团。

产生拮抗作用的特征基团被认为是庞大的疏水性八氢异喹啉环系。因此，我们进行了进一步的简化，用一个体积较小、柔性的非环链替换了这个环，其长度足以与原来的双环相匹配（图 15.40）。链的柔性很重要，因为这将增加其作为 κ 受体激动剂的活性构象的机会。我们尝试了各种链，例如，具有戊基侧链的硫酯基几乎没有活性，但是用酰胺基团取代硫酯则得到 κ 受体选择性激动剂。然后通过以双键和芳环的形式重新引入一些刚性结构来修饰侧链，这样可以提高选择性，减少拟精神病药物的副作用。用不同芳杂环替换芳环，制备了许多类似物，其中最好的是纳呋拉啡（nalfurafine）。

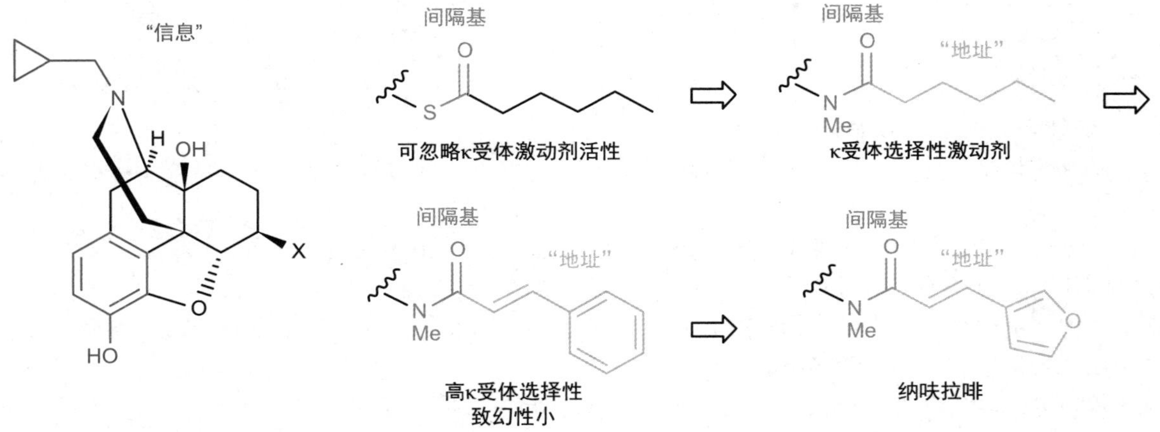

图 15.40 纳呋拉啡的设计

有趣的是，该结构中的 κ 受体选择性似乎与疏水性芳杂环的存在有关。这似乎与早期对于选择性拮抗剂的发现相矛盾，即在选择性拮抗剂中需要质子化的碱性基团。但是，考虑到修饰的"地址"片段的柔性增加，芳杂环可能与结合位点中不同的氨基酸残基相互作用。

纳呋拉啡没有吗啡的严重副作用，也没有其他 κ 受体选择性激动剂的一些常见副作用，例如拟精神病和烦躁。起初是计划作为外科手术中的镇痛药提交了申请，但是因为具有镇静作用导致它未被批准。然而，已发现其低剂量可抑制与吗啡注射有关的瘙痒。随后，该化合物在 2009 年作为透析患者的止痒药物被批准上市，并且是当时唯一一个被批准用于临床的 κ 受体选择性药物。

关键知识点

- 在阿片受体结合位点中存在 2 个疏水结合区，化合物与哪个区域的结合决定了它是激动剂还是拮抗剂。
- 脑啡肽、强啡肽、内吗啡肽和内啡肽是人体内的天然止痛药。N-末端酪氨酸的存在对活性至关重要。
- 被设计成包含非天然氨基酸、D-氨基酸或 N-甲基化的肽键的脑啡呔类似物，对肽酶更稳定。
- 脑啡肽酶抑制剂可能通过抑制脑啡肽的代谢发挥镇痛作用。
- 同型二聚体和异型二聚体阿片受体的存在，在理解阿片类药物的活性和设计新型阿片类药物方面具有重要作用。
- 应用"信息-地址"概念可以设计对特定类型的阿片受体具有选择性的阿片类药物。

习题

1. 你认为以下结构可以作为激动剂或拮抗剂吗？为什么？

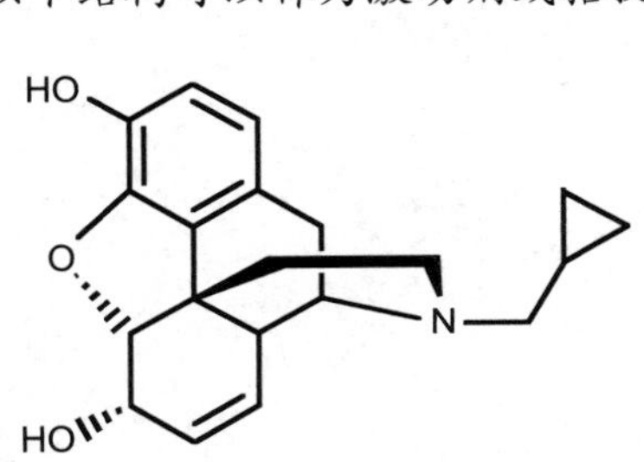

(a) 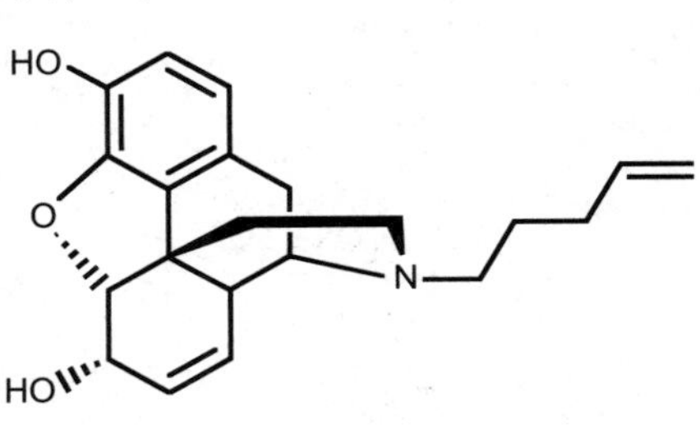　　　　　　　　　　　　(b)

2. 谈一谈蒂巴因为什么没有镇痛活性。

3. 吗啡是鸦片的有效成分，有效成分意味着什么？

4. 分析一下吗啡中的不对称中心。

5. 如何以吗啡为原料合成二乙酰吗啡？这会对药品监管机构造成什么问题？

6. 提出一条从纳洛酮合成纳洛醇醚的路线。

7. 吗啡是一种植物生物碱。生物碱往往是次生代谢产物，对植物的生长并不重要，而是在植物成熟时产生的。你认为这些化合物在植物中有什么作用？

8. 专栏 15.2 中的合成表明，N-烷基化类似物可以通过 N-烷基化直接合成或通过 N-酰化的两步法合成。为什么两步法比直接 N-烷基化更好？什么样的产物不能通过两步法合成？这可能是个问题吗？

9. 试设计合成纳洛酮的方案（图 15.11）。

10. 因为哌替啶的作用时间短，对新生儿的影响比吗啡小，所以被用于分娩。母亲在分娩前服用的一些药物可能对新生儿造成危害，但在出生前服用危害较小，为什么？

11. 谈一谈如何合成二丙诺啡（diprenorphine）和丁丙诺啡（buprenorphine）。

12. 为什么丁丙诺啡被认为是蒂巴因系列化合物中亲脂性最强的？

13. 分析一下吗啡结构中潜在的氢键供体和氢键受体。构效关系表明吗啡结构中有一个非常重要的氢键受体或氢键供体的官能团，是哪个官能团？

14. 与吗啡、二乙酰吗啡和 6-乙酰吗啡比较，试分析 3-乙酰吗啡的镇痛活性将会如何。

15. 谈一谈如何合成吗啡的 N-苯乙基类似物。

16. 吗啡的 N-苯乙基类似物是半合成产物，这是什么意思？

拓展阅读

Abraham, D. J. (ed.) (2003) Narcotic analgesics. In: *Burger's Medicinal Chemistry and Drug Discovery,* 6th edn. John Wiley and Sons, New York.

Corbett, A. D., Henderson, G., Mcknight, A. T., and Paterson, S. J. (2006) 75 Years of opioid research: the exciting but vain quest for the Holy Grail. *British Journal of Pharmacology*, 147, S153-S162.

Feinberg, A. P., Creese, I., and Snyder, S. H. (1976) The opiate receptor: A model explaining structure-activity relationships of opiate agonists and antagonists. *Proceedings of the National Academy of Sciences of the USA*, 73(11): 4215-4219.

Hruby, V. J. (2002) Designing peptide receptor agonists and antagonists. *Nature Reviews Drug Discovery*, 1(11): 847-858.

Kreek, M. J., LaForge, K. S., and Butelman, E. (2002) Pharmacotherapy of addictions. *Nature Reviews Drug Discovery*, 1(9): 710-726.

Pouletty, P. (2002) Drug addictions: towards socially accepted and medically treatable diseases. *Nature Reviews Drug Discovery*, 1(9): 731-736.

Roberts, S. M., and Price, B. J. (eds) (1985) Discovery of buprenorphine, a potent antagonist analgesic. In: *Medicinal Chemistry-The Role of Organic Research in Drug Research*. Academic Press, New York.

Williams, D. A., and Lemke, T. L. (eds) (2002) Opioid analgesics. In: *Foye's Principles of Medicinal Chemistry,* 5th edn. Lippincott Williams and Wilkins, Philadelphia.

第16章 抗溃疡药物

16.1 消化性溃疡

16.1.1 定义

消化性溃疡是指胃或十二指肠黏膜遭受的局部侵蚀，胃酸刺激溃疡表面会引起溃疡性疼痛。在 20 世纪 60 年代，有效的抗溃疡药物未上市时，溃疡患者经常遭受多年的剧烈疼痛，如果不及时治疗，溃疡可能导致严重的出血甚至死亡。例如，电影明星鲁道夫·瓦伦蒂诺于 31 岁时（1926 年）死于穿孔性溃疡；英国历史上最年轻的首相威廉·皮特也在 46 岁时死于穿孔性溃疡。

16.1.2 病因

溃疡的起因一直都存在争议。尽管没有明显的证据，但人们认为压力、饮酒和饮食都是诱发溃疡的重要因素。另有科学证据表明，非甾体类抗炎药（NSAID）的使用或幽门螺杆菌是溃疡发病的两个罪魁祸首。就 NSAID 而言，服用阿司匹林（aspirin）等药物会抑制环氧合酶 1（cyclooxygenase 1，COX-1），该酶负责合成前列腺素，从而起到抑制胃酸分泌和保护胃黏膜的作用。一旦溃疡暴发，胃酸的存在会加剧其发病程度并延缓恢复周期。

16.1.3 治疗

西咪替丁（cimetidine）、雷尼替丁（ranitidine）和质子泵抑制剂（proton pump inhibitor，PPI）等抗溃疡药物的上市，为制药企业获得了巨大利益。在 20 世纪 60 年代前，这些药物尚未上市，难以确定这些危险的抗溃疡药物前景如何。在 20 世纪 60 年代初，传统治疗手段是通过使用抗酸剂来中和胃中的胃酸，比如碳酸氢钠或碳酸钙等，但中和所需的抗酸剂的剂量很大，会引起患者不适的副作用。同时这种传统治疗手段的疗效只是暂时的，患者只能通过严格控制饮食来缓解病情，如清淡饮食。最终，治疗严重溃疡的唯一办法是通过手术切除部分胃。

第一个有效的抗溃疡药物是 20 世纪 60 年代上市的组胺 H_2 受体拮抗剂（H_2 histamine antagonist）。20 世纪 80 年代 PPI 也随即出现。随后，幽门螺杆菌的发现使得抗菌药也开始用于抗溃疡的治疗。目前用于治疗由幽门螺杆菌引起的溃疡的方法主要包括 PPI［例如奥美拉唑（omeprazole）］和 2 种抗生素［例如阿莫西林（amoxicillin）和甲硝唑（metronidazole）］的联合用药。

16.1.4 胃酸的释放

胃液由消化酶和盐酸组成，用来分解食物。盐酸由壁细胞（parietal cell）分泌，然后胃分泌一层黏液以保护自己免受其自身胃液的侵害，同时碳酸氢根离子被释放从而在黏液层中产生 pH 梯度。

H_2 受体拮抗剂和 PPI 通过减少胃中壁细胞释放的胃酸量来起作用（图 16.1）。这些壁细胞受到自主神经系统的支配（13.1 节和 13.2 节）。自主神经系统受到刺激时，将信号发送到壁细胞，在神经末端释放神经递质乙酰胆碱（acetylcholine），乙酰胆碱激活壁细胞的胆碱受体，导致胃酸释放到胃中。这个过程的触发因素可以是视觉、嗅觉甚至是食物等多种因素。因此，此过程的胃酸释放发生在食物到达胃之前。

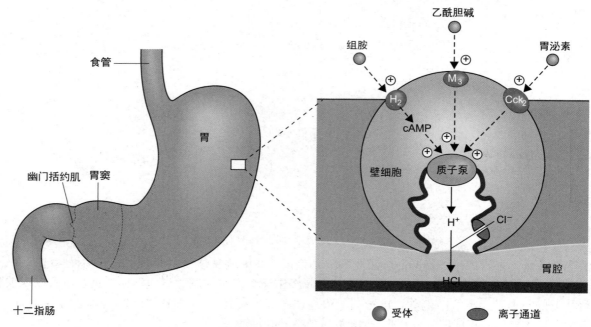

图 16.1 影响胃酸释放的因素

此外，神经信号还会刺激胃窦（antrum）中的 G 细胞（一种可以产生激素的细胞），释放一种叫作胃泌素（gastrin）的肽（图 16.2）。食物进入胃中时也会释放胃泌素。胃泌素进入血液并进入壁细胞，进而刺激胃酸的释放。因此，胃酸的释放可以被胆碱受体拮抗剂或胃泌素受体拮抗剂所抑制。

阻断胆碱受体的药物被称为抗胆碱药物（anticholinergic drug，13.9 节）。这些药物可以阻断壁细胞中的胆碱受体并抑制胃酸的释放。然而，它们还能抑制身体其他部位的胆碱受体，从而引起不必要的副作用。

活性物质组胺（histamine）还可以通过与组胺 H_2 受体（H_2 receptor）相互作用来刺激胃酸的释放。因此，组胺 H_2 受体拮抗剂是重要的抗溃疡药物，尽管它们现在已经在很大程度上被 PPI 取代了。

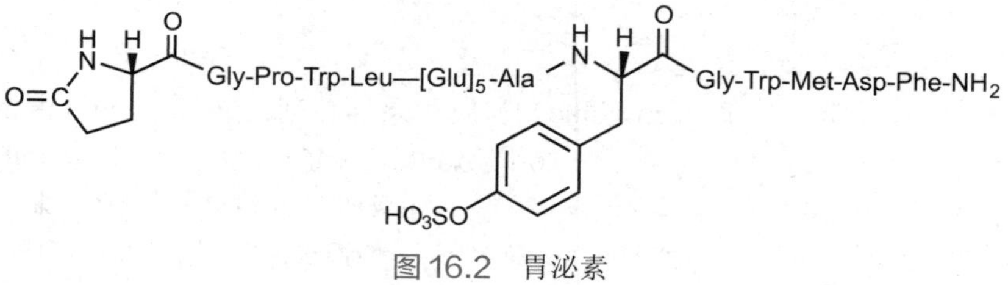

图 16.2 胃泌素

16.2 组胺H_2受体拮抗剂

抗溃疡治疗的第一个突破来自 Smith Kline & French（SKF）公司生产的 H_2 受体拮抗剂西咪替丁

（cimetidine，商品名 Tagamet）（图 16.32）。西咪替丁的研究计划始于 1964 年，是合理药物设计的早期实例之一。在此之前，药物化学有许多成功的药物实例，包括从天然产物中偶然发现有用的药物，以及基于试错法（trial-and-error）合成的类似物的研究。虽然这种方法生产了大量的药用化合物，但浪费了大量的时间和精力。如今，重点在于使用 X 射线晶体学、分子建模和基因工程等工具进行合理的药物设计（第 10 章和第 22 章）。遗憾的是，这些工具在 20 世纪 60 年代尚未出现，而西咪替丁发现的故事是如何在靶标尚不明确的情况下进行合理药物设计的一个很好的例子。

西咪替丁在研发初期并没有先导化合物作为指导，科学家们甚至不知道其靶标——组胺受体是否存在。在 1964 年，实现抗溃疡治疗的最大希望似乎是找到一种可以阻断胃泌素的药物。许多研究团队投身这一领域，但 SKF 公司的研究团队决定另辟蹊径。

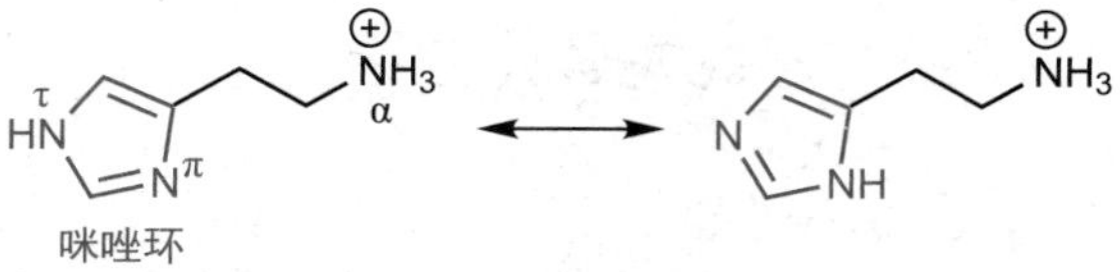

实验已知，组胺（图 16.3）在体外刺激胃酸释放，因此 SKF 团队提出抗组胺药有可能是治疗溃疡的有效药物。当时，这是一个高度假设的提议，因为人们无法确定组胺是否在体内发挥了重要作用。当时许多研发人员对组胺的重要性不以为然，特别是当发现常规抗组胺药不能抑制胃酸释放时，因

图 16.3　组胺

为这表明壁细胞中不存在组胺受体。组胺具有刺激作用的事实可以解释为组胺碰巧刺激了胃泌素或胆碱受体。即使存在组胺受体，反对者认为阻断它也不会有什么效果，因为乙酰胆碱和胃泌素的受体不会受到影响，仍然可以被各自的信使激活。启动一个没有已知靶标且没有已知先导化合物的项目是史无前例的，这将面临巨大的风险。事实上，该项的研究在很长一段时间内进展甚微，据说公司财务曾要求终止该项目。对于参与其中的科学家来说，他们的坚持也遭到了众多非议。为什么 SKF 团队坚持寻找有效的抗组胺药？他们的理由是什么？在回答这些问题之前，首先看一下什么是组胺和当时可用的抗组胺药是什么。

16.2.1　组胺和组胺受体

组胺结构中含有咪唑环，可以以两种互变异构形式存在，如图 16.3 所示。与咪唑环连接的是具有末端 α- 氨基的双碳链。该氨基的 pK_a 为 9.80，这意味着在血浆 pH 7.4 下，组胺的侧链有 99.6% 被电离。咪唑环的 pK_a 为 5.74，因此咪唑环在 pH 7.4 下大部分未离子化（图 16.4）。pK_a 值越低，质子的酸性越强；当 pH 值与 pK_a 相同时有 50% 被电离（见 8.3 节）。

当细胞发生损伤时，会释放组胺并刺激小血管扩张，增加渗透性，使得白细胞等防御性细胞从血液中释放到组织损伤区域，以抵抗各种潜在的感染。然而，当正常生理状态下，组胺的释放会引起过敏反应和自身应激反应。

因此，早期的抗组胺药物被设计用于治疗诸如花粉症、皮疹、昆虫叮咬或哮喘等病症。这些早期抗组胺药的两个实例是美吡拉敏（mepyramine）和苯海拉明（diphenhydramine）（图 16.5），两者都对胃酸释放没有任何影响。

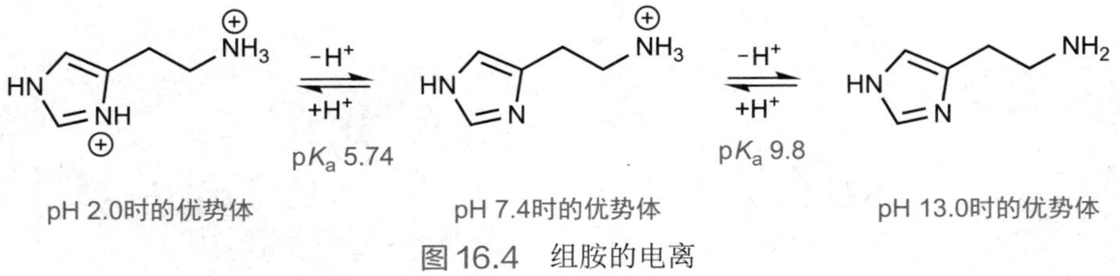

图 16.4　组胺的电离

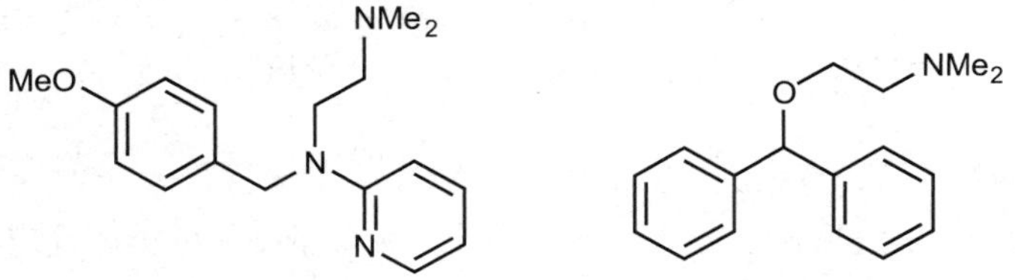

美吡拉敏　　苯海拉明

图 16.5　早期抗组胺药

注意，为什么 SKF 团队坚持开发抗组胺药的方法？主要原因是常规抗组胺药未能抑制组胺的所有已知功能。例如，它们未能完全抑制组胺诱导的血管扩张。因此，SKF 科学家提出可能存在两种不同类型的组胺受体，类似于第 13 章中提到的两种类型的胆碱受体。组胺，一种天然信使，可以无差别地结合两种组胺受体，而科学家可以利用这种差别设计出具有选择性的拮抗剂。这就意味着 20 世纪 60 年代早期已知的常规抗组胺药可以选择性地抑制炎症过程中的组胺受体（被归类为 H_1 受体），而非前文中所提到的负责胃酸分泌的组胺受体（被归类为 H_2 受体）。

这是一个有趣的理论，但事实上，所谓的 H_2 受体并没有已知的拮抗剂。在发现这样的化合物之前，科学家们并不能确定 H_2 受体是否存在。

16.2.2 寻找先导化合物

16.2.2.1 组胺

SKF 团队遇到了第一个难题，即有理论但没有先导化合物，那么该如何开展这项研究？

问题的解决须从组胺本身开始。如果存在假设的 H_2 受体，那么组胺必须与之结合。当时的首要任务就是改变组胺的结构，使其作为拮抗剂结合该受体。

这意味着需要探索组胺本身如何与其受体结合。组胺和组胺类似物的构效关系（SAR）研究表明，组胺对 H_1 受体的结合要求如下：

① 侧链上必须有一个带正电荷的氮原子并且该氮原子上至少有一个质子——季铵盐，缺少质子其活性大大降低；

② 在芳杂环和上述阳离子之间必须存在柔性链；

③ 芳杂环不一定是咪唑，但它必须含有一个带孤对电子的氮原子，处于侧链的邻位。

对于所提出的 H_2 受体，通过确定组胺类似物是否可以刺激胃组织中的胃酸释放来实验性地进行 SAR 研究。除了芳杂环必须含有脒基（HN—CH＝N:）外，基本的 SAR 要求与 H_1 受体相同。

其主要结构见图 16.6，其提示末端的 α- 氨基可能通过离子键和氢键参与与两种受体的相互作用。而芳杂环上的 N 原子主要发生氢键相互作用，如图 16.7 所示。

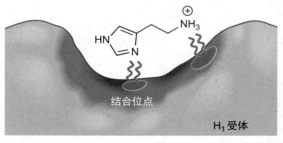

图 16.6 构效关系（SAR）总结

（a）H_1 受体激动剂的构效关系；（b）H_2 受体激动剂的构效关系

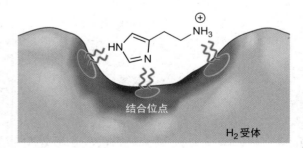

图 16.7 与 H_1 受体和假设的 H_2 受体的结合相互作用

16.2.2.2 N^{α}- 脒基组胺

在获得了关于组胺的 SAR 信息后，下一步就需要设计一种分子，能够被所提出的 H_2 受体识别，并产生拮抗作用而非激活作用。换句话说，需要将激动剂转化为拮抗剂。这就意味着需要改变分子与受体结合的方式。

从图 16.8 中可以看出，组胺可以进入其结合位点并稳定形状的变化，从而打开受体。通常可以通过添加与结合位点中的额外结合区域结合的官能团来发现拮抗剂，以阻止受体激活所需的形状变化。

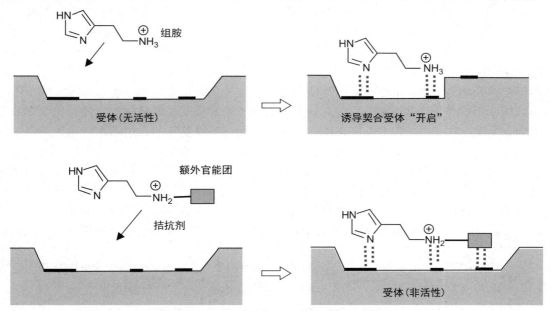

图 16.8　组胺和拮抗剂可能的受体相互作用

这是 SKF 工作人员尝试的几种策略之一。首先，确定了药物化学其他领域中激动剂和拮抗剂之间的结构差异，并对组胺进行了类似的改造。然后测试类似物以观察它们是否能刺激或阻止胃酸的释放——假设 H_2 受体负责这种效应。

融合一个芳环至去甲肾上腺素结构上已经被证明是重要的设计肾上腺素能拮抗剂的方法（参见 14.11.3 节）。这种方法同样被尝试用到组胺类似物结构的设计中，如图 16.9 所示。但是这些衍生物都被证明不是拮抗剂。

另一种成功用于抗胆碱药物开发的方法（13.9.2 节）是添加非极性疏水取代基。将类似的取代基连接在组胺骨架的不同位置，但实验证明，它们均不是拮抗剂。

然而，一个有趣的结果开启了下面的相关的研究。研究人员发现 4-甲基组胺（4-methylhistamine）（图 16.10）是高选择性 H_2 受体激动剂。因为它在实验测定中可以刺激胃酸释放，但对组胺的所有其他作用活性都很弱。为什么会这样呢？

4-甲基组胺（类似组胺）具有柔性侧链，所以是一种高度灵活的分子，但结构研究表明其某些构象不如其他构象稳定。尤其是图 16.10 中的构象 I，其 4-甲基和侧链之间存在较大的空间位阻。这意味着 4-甲基作为构象限制基团（10.3.10 节）。观察到的选择性表明，4-甲基组胺（通过组胺推断）必须采用两种不同的构象以适合 H_1 受体和假设的 H_2 受体。由于 4-甲基组胺对假设的 H_2 受体选择性更好，因此暗示 H_2 受体需要构象 II，H_1 受体需要构象 I。

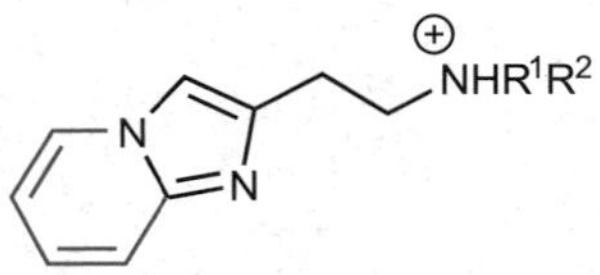

图 16.9　无拮抗活性的组胺类似物

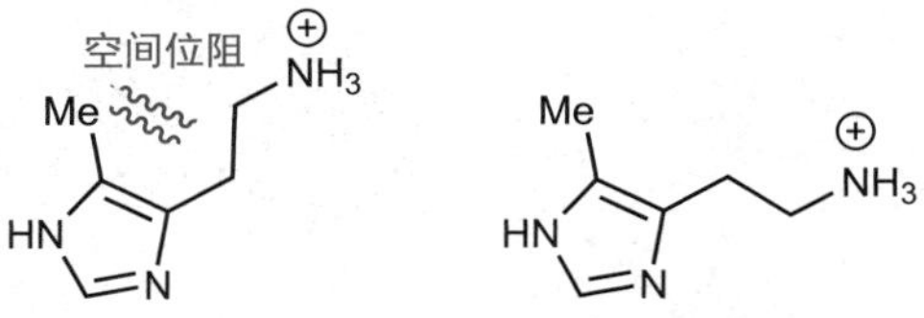

图 16.10　4-甲基组胺

尽管这个结果很有趣，但 SKF 的研发人员在 H_2 受体拮抗剂研发方面仍没有进展。他们合成了 200 多种化合物，但没有一种化合物显示出拮抗活性。直到这一阶段的研究都集中在添加疏水基团上，以在假设的受体结合位点中寻找另外的疏水结合区。现在重点转向研究不同极性基团对分子的影响。特别是末端 α-NH_3^+ 基团被不同的极性官能团取代，虽然这些基团可以与 NH_3^+ 键合到相同的结合区域，但是可以充分改变结合的几何形状从而产生拮抗作用。这是该项研究的第一个关键性突破，发现了 N^α-脒基组胺（N^α-guanylhistamine）（图 16.11）是胃酸释放的弱拮抗剂。

事实上，这种结构该项目很早就已经合成，但一直没有认识到它是 H_2 受体的拮抗剂。这也不奇怪，因为该化合物一直作为激动剂。直到后来进行药理学研究时才发现 N^{α}- 胍基组胺作为部分激动剂起作用（见 4.15 节）。换言之，N^{α}- 胍基组胺虽然可以激活 H_2 受体，但它与组胺的激活程度不同，进而导致胃酸的释放量降低。更重要的是，只要 N^{α}- 胍基组胺与受体结合，就可以防止组胺与受体结合，从而阻止受体的完全激活。这是对组胺产生拮抗作用的第一个化合物，但仍然没有证明 H_2 受体的存在。

现在的问题是明确 N^{α}- 胍基组胺骨架的哪些部分对于这种效果是必需的。研究人员合成了多个缺少咪唑环的胍基结构，但没有一个具有拮抗活性，这表明有咪唑环和胍基是发挥拮抗活性的化合物所必需的。

通过比较 N^{α}- 胍基组胺和组胺的结构发现，两种结构均含有咪唑环和通过双碳链连接的带正电荷的基团。胍基是碱性的并且在 pH 7.4 下发生质子化，因此类似物具有正电荷，类似于组胺。然而，胍基上的电荷可以围绕三个氮的平面排列分散，这意味着电荷可以进一步远离咪唑环（图 16.11），导致类似物可能与受体上组胺无法占据的额外的极性结合区域相互作用（图 16.12 和图 16.13）。这就表明，该受体具有两个可结合阳离子的结合区域，即结合后激活受体的激动剂结合区域和结合后不激活受体的拮抗剂结合区域。在图 16.12 中，组胺只能结合到激动剂区域，而其类似物具有扩展的官能团则能结合到任意区域（图 16.13）。

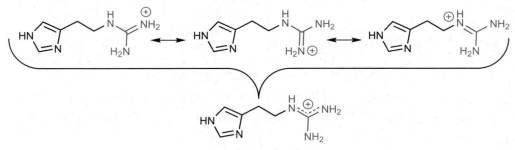

图 16.11　N^{α}- 胍基组胺

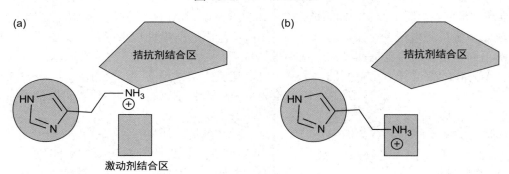

图 16.12　组胺的结合
（a）未结合到拮抗剂结合区；（b）结合到激动剂结合区

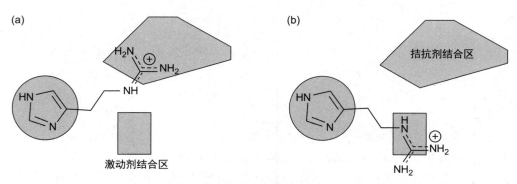

图 16.13　N^{α}- 胍基组胺作为（a）拮抗剂和（b）激动剂可能的结合模式

如果组胺类似物分子大部分与激动结合区域结合并且其余部分与拮抗结合区域结合，这也可以解释该组胺类似物为什么具有部分激动活性。但无论结合方式如何，都可以防止受体与组胺结合，并且由于部分 N^{α}- 胍基组胺与拮抗区域相结合，所以观察到了拮抗作用。

16.2.3 先导化合物的发展：螯形键合理论

现在的主要任务是找到一种仅与拮抗区域结合的化合物。随后，他们合成了异硫脲，如图 16.14（a），因为该化合物的正电荷被限制在链的末端部分，可以与拮抗结合区域发生更强的相互作用。该化合物的拮抗活性确实增加，但该化合物仍然是部分激动剂，这表明仍然可能与激动剂区域结合。

同时，研究人员合成了两种其他类似物，其中胍基中的一个末端氨基被甲硫基或甲基取代，如图 16.14（b）。但这两种结构都是部分激动剂，拮抗活性都比较差。

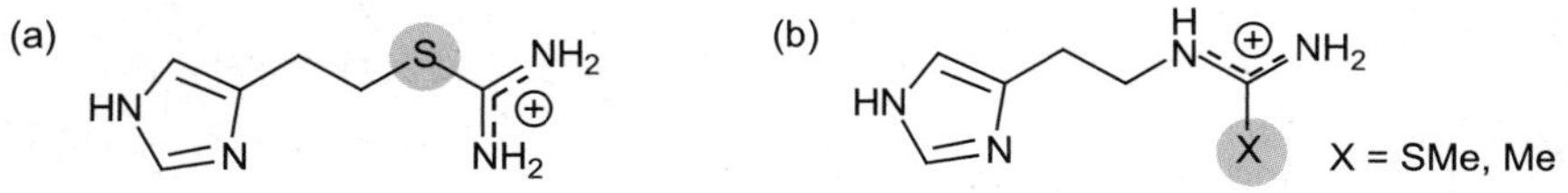

图 16.14 （a）异硫脲类似物和（b）其他类似物

从这些结果可以得出结论，两个末端氨基都是与拮抗剂结合区域结合所必需的。有人提出，带电荷的胍基通过两个氢键与受体上的带电羧酸残基发生相互作用（图 16.15）。如果这些末端氨基中缺少一个，那么结合将变弱，从而导致拮抗活性下降。

为了探索胍基远离咪唑环是否能提升其活性，研究人员将该类化合从二碳链扩展到三碳链。结果发现，含有胍基结构的拮抗剂活性增加（图 16.16），但奇怪的是，含异硫脲结构的拮抗活性降低（图 16.16）。因此，研究人员认为，当链长为 2 个碳时，只有末端 NH_2 与受体发生氢键相互作用；但链长为 3 个碳时，末端 NH_2 和一个链中的 NH 可以同时与受体发生氢键相互作用（图 16.17）。用 SMe 或 Me 取代胍基类似物中的一个末端 NH_2（图 16.18）对拮抗剂活性未产生不利影响，这为上述结合相互作用理论提供了支持。这与在 C_2 桥联化合物上进行类似改变时获得的结果完全不同。这些键合相互作用在图 16.19 和图 16.20 中表示。

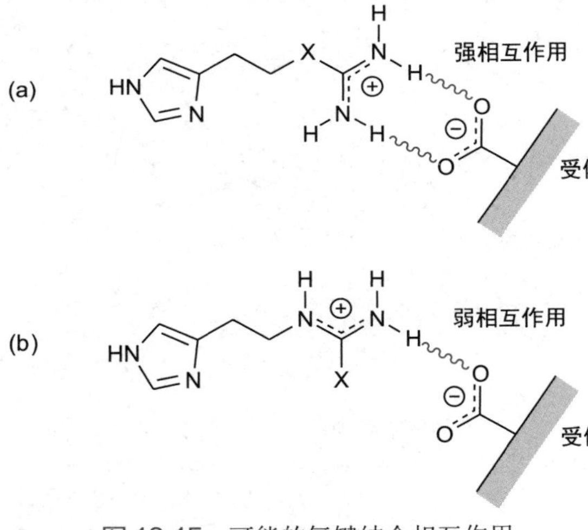

图 16.15 可能的氢键结合相互作用
（a）具有两个末端氨基的结构（X=NH 或者 S）；（b）具有一个末端氨基的类似物（X=Me 或者 SMe）

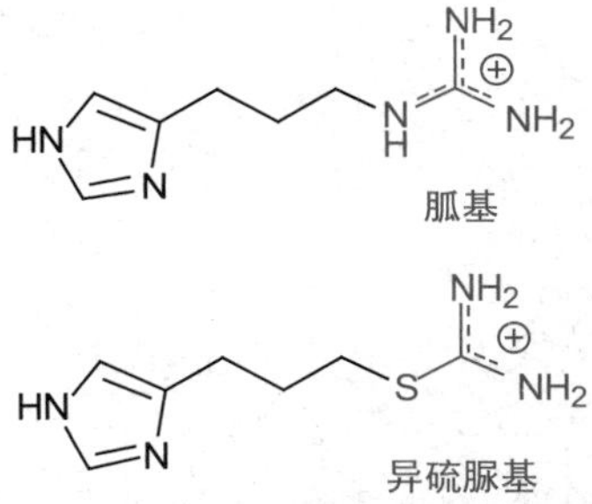

图 16.16 具有三碳连接链的胍和异硫脲结构

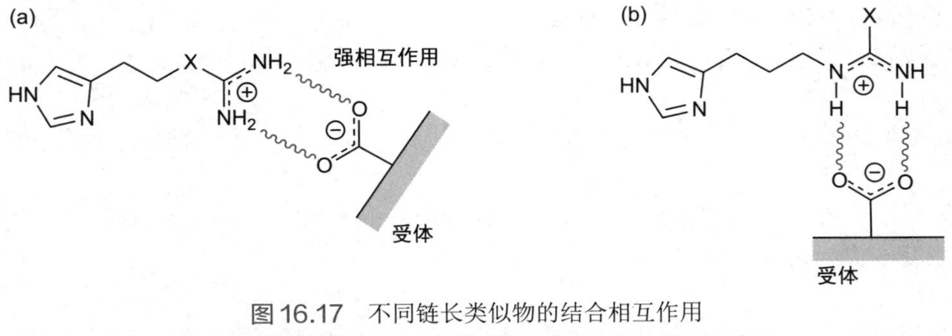

图 16.17 不同链长类似物的结合相互作用
（a）含有三原子链的结构两个末端氨基的氢键相互作用（X=NH 或 S）；
（b）含有四原子链的结构末端和内部氨基的氢键相互作用（X=NH_2、SMe 或 Me）

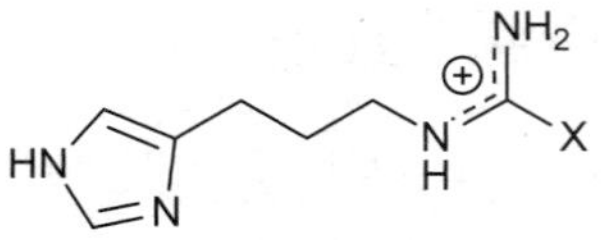

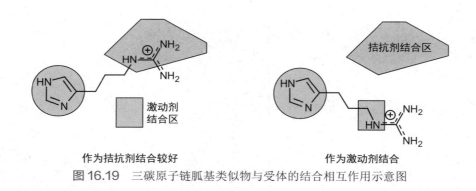

图16.18 具有 X=SMe 或 Me 的胍基类似物

16.2.4 从部分激动剂到拮抗剂：布立马胺的发展

现在的问题是彻底去除激动活性以获得纯拮抗剂。这意味着需要设计一种能够区分激动剂和拮抗剂结合区域的结构。乍一看，这是不可能的，因为这两个区域的结合类型基本相同。组胺作为激动剂的活性取决于咪唑环和带电荷的氨基，两组官能团分别参与氢键和离子键相互作用。到目前为止，所描述的部分激动剂的拮抗活性似乎也取决于咪唑环的氢键和胍基的离子键相互作用。

幸运的是，带电基团之间是有区别的。

如图16.17所示，具有拮抗活性的结构都能够形成螯形键合结构。这种相互作用涉及两个带电基团之间的两个氢键作用，但螯形键合基团是否真的需要带电？中性基团是否可以通过单独的氢键作用与拮抗剂结合区域螯形键合？如果这个假设是正确的，研究人员就可以区分激动剂和拮抗剂的结合区域，特别是因为离子键作用对激动剂结合区域是必需的。

因此，研究人员决定探索强碱性的胍基被中性基团取代后，是否能够通过两个氢键与受体的相互作用而影响其活性。尽管有许多这样的基团，但 SKF 研究人员在研究过程中严格遵守限制原则。当需要改变特定的物理或化学性质时，他们都努力确保尽可能少地改变化合物的其他性质。只有这样，才能更准确地分析各个性质的改变带来的活性变化。因此，有必要确保新的官能团在大小、形状和疏水性方面都和胍基相似（图16.18～图16.20）。

作为拮抗剂结合较好   作为激动剂结合

图16.19 三碳原子链胍基类似物与受体的结合相互作用示意图

通过多个不同的官能团的尝试，最终发现通过使用硫脲官能团取代的化合物 SKF 91581 获得了成功（图16.21）。硫脲基团在生理 pH 下是中性的，因为 C=S 基团对邻近的氮具有吸电子效应，使其具有非碱性，更像是酰胺氮。除碱性外，硫脲基团的性质与胍基非常相似。两个基团都是平面的，尺寸相似，并且可以参与氢键结合。这意味着化合物活性的改变可以合理地归因于两个官能团之间碱性的差异。

SKF 91581 被证明是一种没有激动活性的弱拮抗剂，进一步确证了激动剂结合区域主要包含离子键相互作用，而拮抗剂结合区域则是氢键相互作用。

进一步扩链以及加入 N- 甲基形成了布立马胺（burimamide）（图16.21），发现其拮抗活性增强，表明硫脲基团已经接近拮抗剂结合区域。N- 甲基的增加可以增加其疏水性，对此的合理解释将在16.2.8.2节（去溶剂化）中介绍。

布立马胺是组胺 H_2 受体高度特异性的竞争性拮抗剂，在抑制组胺诱导的胃酸释放方面比 N^{α}- 胍基组胺强 100 倍。它的发现为 SKF 研究人员提供了更多关于 H_2 受体存在的证据。

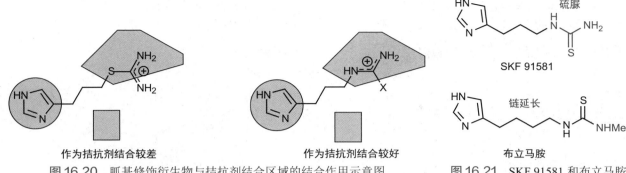

图 16.20　胍基修饰衍生物与拮抗剂结合区域的结合作用示意图

作为拮抗剂结合较差

作为拮抗剂结合较好

硫脲

SKF 91581

链延长

布立马胺

图 16.21　SKF 91581 和布立马胺

16.2.5　甲硫米特的开发

　　尽管取得了这样的成功，但布立马胺不适用于临床试验，因为它的活性对于口服给药来说仍然太低。研究人员将注意力集中在布立马胺的咪唑环上，特别是其可能的互变异构和质子化形式。有人认为，如果这些形式中的一种优势构型可以优先与 H_2 受体结合，那么可通过改变布立马胺结构成为这种优势形式以增强活性。

　　在 pH 7.4 下，咪唑环可以通过质子化过程的中间体（Ⅲ）在两种互变异构形式（Ⅰ）和（Ⅱ）中间保持动态平衡（图 16.22）。该过程所需的质子由水或结合位点中的合适氨基酸残基提供。如果质子交换缓慢，那么药物进入和离开受体的速度可能比两种互变异构体之间的平衡速率更快。如果结合仅涉及互变异构形式或质子化形式中的一种，那么显然，改变结构以使该形式成为优势形式，则其拮抗作用就会增强。通过对受体结合的模型假设表明，咪唑环对于激动剂和拮抗剂的结合都很重要。因此，可以合理地假设优选的咪唑形式对于激动剂和拮抗剂都是相同的。如果是这样，那么强激动剂如组胺的优势形式也应该是强拮抗剂的优势形式。

　　图 16.22 显示咪唑环可以以两种未离子化的互变异构体和一种质子化形式存在。那么，其质子化形式是否是所期望的形式呢？

　　已知组胺中咪唑环的 pK_a 是 5.74，这意味着该环具有弱碱性并且在生理 pH 下大部分未离子化。咪唑本身的 pK_a 值为 6.80，而对于布立马胺中的咪唑环，其 pK_a 为 7.25，表明其碱性更强且更容易被电离。为什么会是这样？

　　这是由于化合物结构中的侧链具有影响咪唑环碱性的电子效应。可以通过 Hammett 方程（23.2.2 节）计算出侧链的电子效应。

$$pK_{a(R)} = pK_{a(H)} + \rho\sigma_R$$

式中，$pK_{a(R)}$ 是带有侧链 R 的咪唑环的 pK_a；$pK_{a(H)}$ 是未取代的咪唑环的 pK_a；ρ 是常数；σ_R 是侧链 R 的 Hammett 取代基常数。

　　根据 pK_a 值，可以计算出 Hammett 取代基常数，由此来判断侧链 R 是吸电子还是给电子。在布立马胺中，侧链是略微给电子的（与甲基的顺序相同）。因此，布立马胺中的咪唑环比侧链吸电子的组胺更容易被电离。在 pH 7.4 下，布立马胺中 40% 的咪唑环被电离，而组胺中约为 3%。这表示两种结构之间存在较大差异，并且由于咪唑环的结合对于拮抗剂和激动剂活性都很重要，因此表明更接近组胺的 pK_a 值可能导致更好的结合和更好的拮抗活性。

　　因此，我们需要调整侧链使其具有吸电子效应。这可以通过在侧链中插入电负性原子来完成，优选对侧链的其余部分产生最小干扰的原子。换句话说，需要具有吸电子效应的亚甲基的等排体，且具有与亚甲基大致相同的尺寸和性质。

　　研究人员尝试的第一个等排体是硫原子。对于亚甲基而言，硫是相当好的等排体，因为两个基团具有相似的范德华半径和类似的键角。然而，C—S 键略长于 C—C 键，导致化合物结构具有轻微的延伸（15%）。

　　被取代的亚甲基的位点与咪唑环相隔一个碳原子。这个位点的选择不是出于任何战略原因，而是因为合成难度的考虑。首先得到第一个化合物是硫代布立马胺（thiaburimamide）（图 16.23），pK_a 值降低至 6.25，并且发现其拮抗活性得到提升，进而也证明了非离子化形式优于离子化形式的理论是正确的。

硫代布立马胺更倾向于未离子化的咪唑环，但存在两种可能的非离子化互变异构体。接下来我们需要探索其中是否具有与受体结合的优势形式。

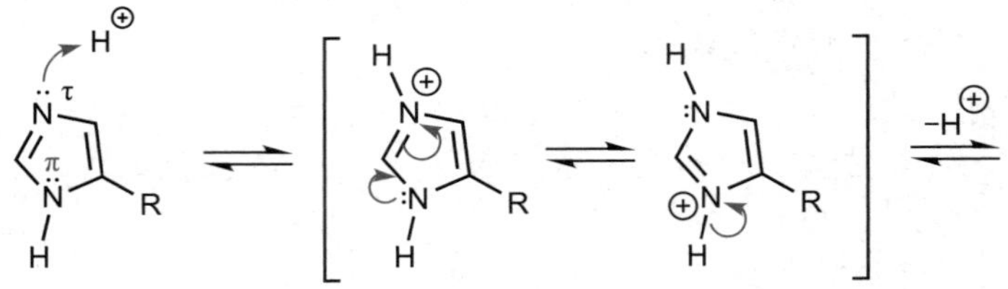

图 16.22　咪唑环通过质子化中间体Ⅲ平衡互变异构体Ⅰ和Ⅱ

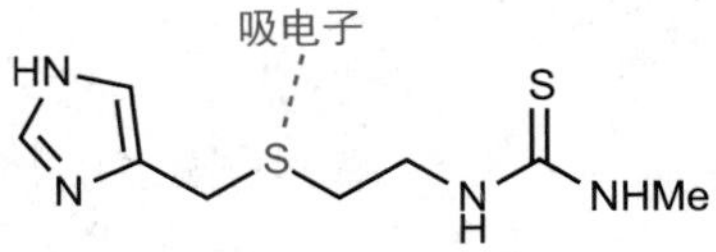

图 16.23　硫代布立马胺

让我们再回到组胺，如果组胺其中一种未离子化的互变异构体优于另一种，则可以合理地假设优势互变异构体是与受体结合的有利互变异构体，因为它更有可能出现。组胺的优势互变异构体是互变异构体Ⅰ（图 16.22），其中 N^τ 是质子化的而 N^π 是非质子化的。这意味着互变异构体Ⅱ中的 N^τ 比互变异构体Ⅰ中的 N^π 碱性更强。这并不显而易见，但下列解释更加合理。如果互变异构体Ⅱ中的 N^τ 比互变异构体Ⅰ中的 N^π 碱性更强，则更有可能质子化以形成电离中间体Ⅲ。此外，Ⅲ的去质子化更可能产生较弱的碱，即互变异构体Ⅰ中的 N^π。因此，平衡应该有利于互变异构体Ⅰ的形成。

那为什么 N^τ（互变异构体Ⅱ）比 N^π（互变异构体Ⅰ）碱性更强？答案在于侧链 R。组胺上的侧链是具有带正电荷的末端氨基，这意味着侧链对咪唑环具有吸电子效应。因为这种效应是诱导性的，所以效应的强度将随着距离增加而减小，这意味着最靠近侧链的氮原子（N^π）比距离远的氮原子（N^τ）所受的吸电子效应更大。因此，靠近的氮原子（N^π）碱性更弱，更不可能形成 N—H 键（图 16.24）。由于硫代布立马胺中的侧链也是吸电子的，因此互变异构体Ⅰ更加合理。

现在需要确认，如果在咪唑环的 4 位引入给电子基，是否可以增加互变异构体Ⅰ的比例。因为在该位置，邻近的氮（N^τ）所受的诱导效应最强，其相比于 N^π，碱性将进一步增强。此时，重要的是选择一个不会干扰正常的受体结合相互作用的基团。例如，大的取代基可能由于位阻作用干扰与受体结合。选择甲基是因为已知 4- 甲基组胺是对 H_2 受体具有高选择性的激动剂（16.2.2.2 节）。经过这次改造得到化合物甲硫米特（metiamide）（图 16.25），其拮抗剂活性增强，印证了之前所提出的理论。

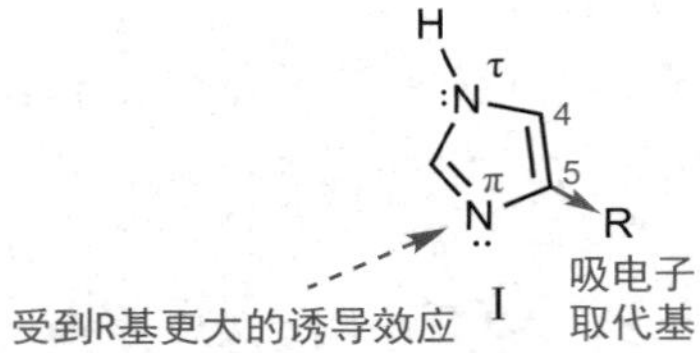

图 16.24　咪唑氮受到侧链的诱导效应

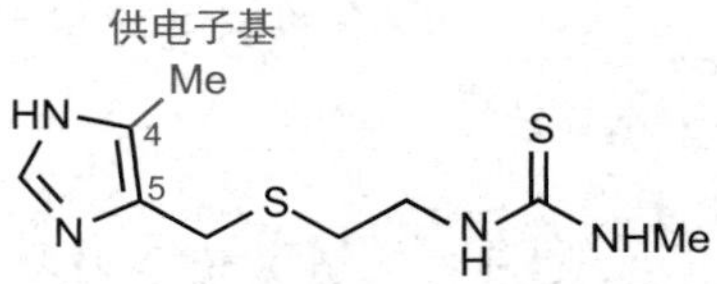

图 16.25　甲硫米特

有趣的是，因互变异构体Ⅰ百分比的增加带来的影响大于不期望的 pK_a 增加带来的影响。通过引入给电子基甲基，咪唑环的 pK_a 升至 6.80（硫代布立马胺为 6.25），巧合的是，这与咪唑本身的 pK_a 相同，这表明，就 pK_a 而言，甲基和侧链的电子诱导效应相互抵消。pK_a 为 6.80 意味着 20% 的甲硫米特以质子化形式Ⅲ存在，但这仍然低于布立马胺（40%）。更重要的是，由于互变异构体Ⅰ的增加对活性的有益影响超过了由质子化形式Ⅲ的增加引起的有害影响。

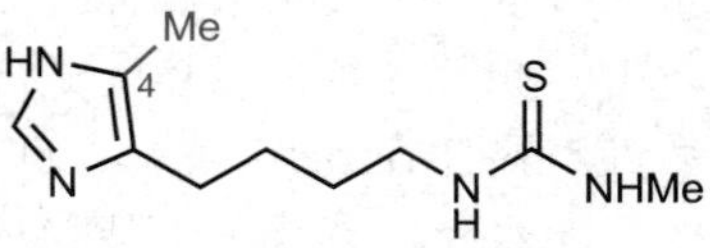

同时，研究人员还合成了 4- 甲基布立马胺（图 16.26）作为对照。这里，4- 甲基的引入没有导致活性的增加。pK_a 升高至 7.80，结果是离子化咪唑环的百分比增加至 72%。这证明了合理结构变化的重要性。将 4- 甲基引入硫代布立马胺的结构中是有利的，但是将其引入布立马胺中则是不利的。

甲硫米特的设计和合成遵循一种合理的方法，旨在倾向一种特定的优势互变异构体。这种研究被称为

4-甲基布立马胺

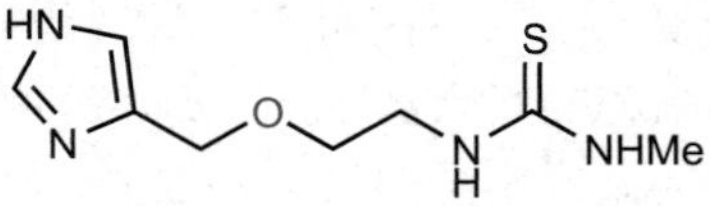

氧代布立马胺

图 16.26　4- 甲基布立马胺和氧代布立马胺

动态构效分析（dynamic structure-activity analysis）。

奇怪的是，研究人员后来发现拮抗作用的改善可能是构象效应造成的。X 射线晶体学研究表明，链中较长的硫醚键增加了侧链的柔性，并且咪唑环中的 4- 甲基取代基有助于正确定位咪唑环的方向以便更好地与受体结合。重要的是，尽管含氧侧链的吸电子效应与含硫链相似，但含氧类似物——氧代布立马胺（oxaburimamide，图 16.26）的活性不如布立马胺。醚键的键长和键角与亚甲基的键长和键角相似，在这方面，它是比硫更好的电子等排体，这是因为氧原子比硫要小得多。然而，这并不意味着它将是更好的生物等排体，因为其他性质可能对活性产生不利影响。例如，氧原子的碱性和亲水性明显比硫原子或亚甲基更强。事实上，氧代布立马胺的活性较低可能是由多种原因造成的。氧原子较硫原子相比柔性较低，或氧可能参与氢键与结合位点的相互作用，这对活性有不利影响。另一种可能性是，氧比硫更容易被溶剂化，而且在结合前使基团脱溶剂化会存在能量损失。

甲硫米特比布立马胺的活性高 10 倍，有望成为新的抗溃疡药物。但不幸的是，许多患者服用后会患有肾损伤和粒细胞减少症——一种导致循环白细胞减少，使患者容易受感染的疾病。现在需要进一步开发以寻找一种没有这些副作用的改良药物。

16.2.6 西咪替丁的开发

有人提出，甲硫米特的副作用与硫脲基团有关，因为该基团在人体生物化学过程中并不常见。因此，研究人员考虑用具有相似性质但在生化环境下更容易被接受的基团取代硫脲。研究发现脲类似物（图 16.27）的活性较低，胍类似物（图 16.27）活性也较低，但值得注意的是该化合物没有激动剂活性。而 C$_3$- 桥胍（图 16.16）是一个部分激动剂。因此，我们得到了第一个含胍结构的具有纯拮抗活性的化合物（图 16.27）。

对此的一个可能的解释是较长的四原子链延长了胍基，超出激动剂结合区域的范围（图 16.28），而较短的三原子链仍然可以同时结合激动剂和拮抗剂区域（图 16.29）。

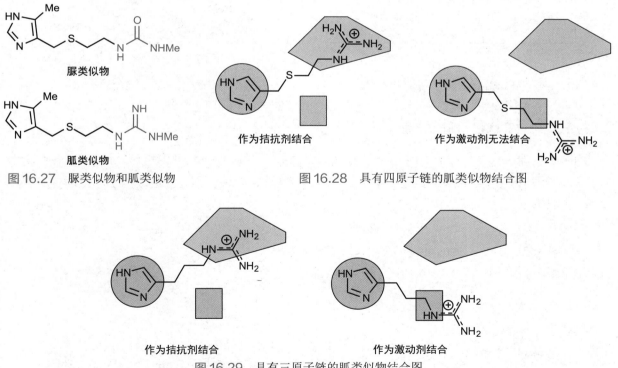

图 16.27　脲类似物和胍类似物

图 16.28　具有四原子链的胍类似物结合图

图 16.29　具有三原子链的胍类似物结合图

胍类似物的拮抗活性（图 16.27）较弱，但研究人员认为胍类化合物是最为相似的化合物，而且胍基可以避免硫脲基的毒副作用，因为胍基存在于天然氨基酸——精氨酸（arginine）中（附录 1）。现在的问题是，如何在保留胍基的基础上增加其活性。该化合物的活性较低主要是碱性的胍基在 pH 7.4 下发生电离，基本上被完全质子化。由于胍是有机化学中最强的中性有机碱之一，要使其"非碱性化"将面临巨大挑战。

然而，通过查阅文献，我们发现了一项关于单取代胍类化合物离子化的有用研究（图 16.30）。将这些化合物的 pK_a 值与取代基 X 的诱导取代常数 σ_i（23.2.2 节）进行比较得到一条直线，如图 16.31 所示，表明 pK_a 与取代基的吸电子能力成反比。因此，强吸电子取代基可以使得胍基团的碱性降低且电离减少。硝基和氰基是特别强的吸电子基团，氰基取代胍和硝基取代胍的 pK_a 分别为 0.4 和 0.9（图 16.31），这与硫脲本身的 pK_a（-1.2）相似。

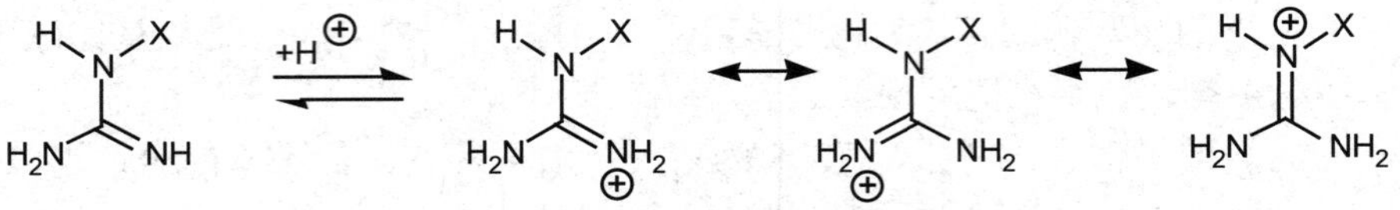

图 16.30 单取代胍离子化

研究人员合成了甲硫米特的硝基胍和氰基胍类似物，发现它们具有与甲硫米特相当的拮抗活性。氰基胍类似物——西咪替丁（cimetidine），如图 16.32，是更有效的类似物，因此被选择用于临床研究。其合成见专栏 16.1 节。

图 16.31 取代基常数（σ_i）与 pK_a 相对关系

图 16.32 西咪替丁

专栏 16.1　西咪替丁的合成

西咪替丁的合成最初通过四步完成。最初的还原反应步骤是用四氢铝锂作为还原剂。随后研究者发现这个还原反应可以通过更低成本和更安全的钠 / 液氨实现。因此，这成为生产过程中的重要方法（图 1）。

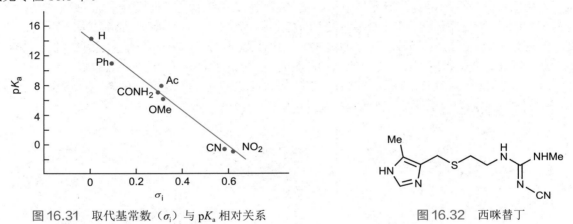

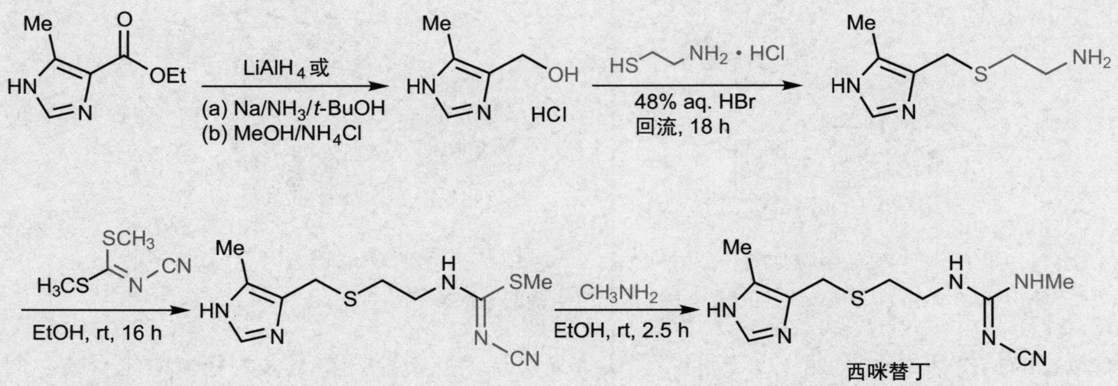

图 1　西咪替丁的合成

16.2.7 西咪替丁

16.2.7.1 生物活性

西咪替丁作为 H_2 受体的拮抗剂抑制胃酸释放，未显示出甲硫米特观察到的毒副作用，且其拮抗活性更强。研究人员还发现它可以抑制刺激胃酸释放的五肽胃泌素（pentagastrin）（图 16.33）。五肽胃泌素是胃泌素的类似物，该事实也表明组胺和胃泌素在胃酸释放中存在某种关系。

(t-Boc)N-β-Ala-Trp-Met-Asp-Phe-NH$_2$

图 16.33 五肽胃泌素

西咪替丁于 1976 年首次在英国上市，商品名为 Tagamet（来自拮抗剂和西咪替丁，中文商品名泰胃美）。这是第一个不需要手术就可以有效治疗胃溃疡的药物。连续几年，它一直是世界上销量最大的处方药，直到 1988 年雷尼替丁（ranitidine）上市后才退到第二位（16.2.9.1 节）。

16.2.7.2 结构和活性

甲硫米特和西咪替丁具有类似的活性，均为良好的 H_2 受体拮抗剂，氰基胍基团是硫脲基团较好的生物电子等排体。氰基胍基团可能存在 3 种互变异构体（图 16.34），而亚氨基互变异构体（Ⅱ）是最优形式。这是因为与相距较远的 2 个氮相比，氰基对相邻氮具有更强的吸电子效应。因此，相邻的氮的碱性较低，也不太可能被质子化。此外，由于双键和氰基的共轭作用，互变异构体 Ⅱ 更加稳定。

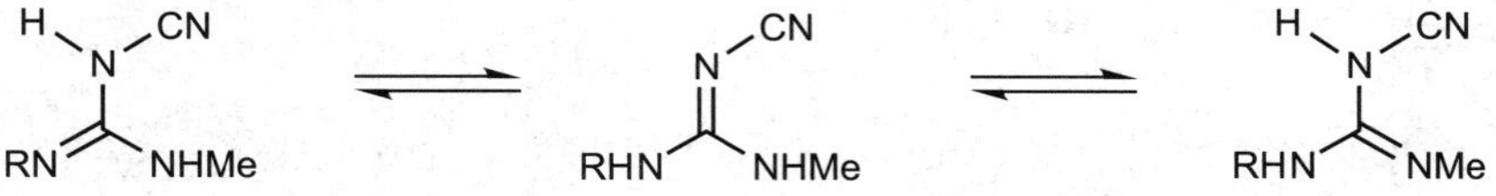

Ⅰ	Ⅱ	Ⅲ
氨基互变异构体	亚氨基互变异构体	氨基互变异构体

图 16.34 氰基胍基团的三种互变异构体形式

由于互变异构体 Ⅱ 是最优形式，氰基胍基团与硫脲基团具有很好的结构相似性。两个化合物都具有平面 π 电子体系，具有相似的几何形状（相等的 C—N 键长和键角）。它们都具有较大的极性和亲水性，具有较高的偶极矩和较低的分配系数。它们的酸性和碱性都比较弱，因此在 pH 7.4 下是未离子化状态。

16.2.7.3 代谢

为说明代谢物本身具有生物活性，开展新药的代谢研究非常重要的。任何类似活性都可能导致副作用。或者，代谢物可能具有更强的生物活性，这也可以为进一步开发药物提供线索。西咪替丁代谢稳定，排泄物基本没有变化。已鉴定的唯一代谢物来自侧链硫原子的氧化或咪唑环上甲基的氧化（图 16.35）。

已经发现西咪替丁对肝脏中的细胞色素 P450 酶具有抑制作用（8.5.2 节），这些酶可以参与临床若干重要药物的代谢，所以西咪替丁的酶抑制作用可能使这些药物的血液浓度升高而导致毒副作用。特别是当西咪替丁与地西泮（diazepam）、利多卡因（lidocaine）、华法林（warfarin）或茶碱（theophylline）等药物一起服用时，需要谨慎。

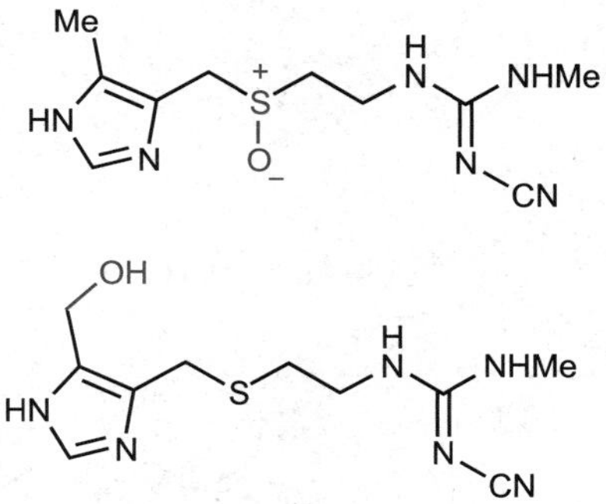

图 16.35 西咪替丁的代谢物

16.2.8 西咪替丁类似物的研究

16.2.8.1 构象异构体

对西咪替丁中胍基的各种稳定构象的研究，使研究人员对拮抗剂结合区的相互作用类型进行重新思考。在此之前，最受欢迎的理论是双齿氢键相互作用，如图 16.15 所示，其中参与氢键的两个氢原子指向相同的方向。为了实现这种结合，西咪替丁中的胍基必须采用如图 16.36 所示的（Z,Z）构象（此处涉及 Z

和 *E* 的命名，因为胍基的 N—C 键具有双键性质）。

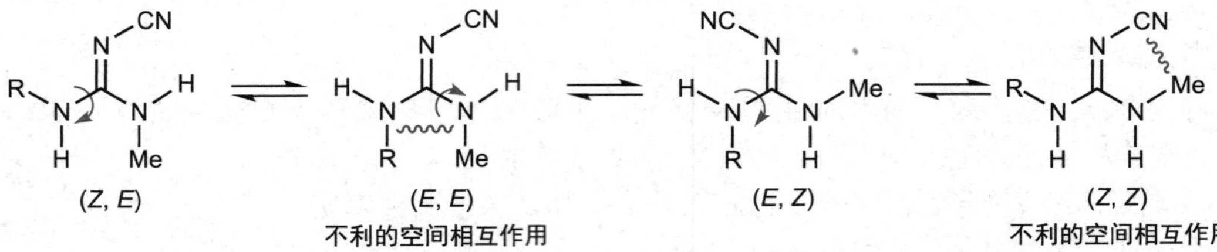

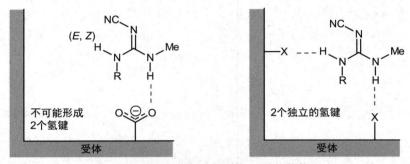

图 16.36 西咪替丁中胍基的构象

然而，X 射线和核磁共振研究表明，西咪替丁是以（*E,Z*）和（*Z,E*）构象的平衡混合物的形式存在的。由于空间位阻的作用不利于（*Z,Z*）或（*E,E*）的形式存在。如果（*E,Z*）或（*Z,E*）的形式是活性构象，那么意味着并没有产生前面介绍的螯形键合型氢键作用。另一种可能是胍基是与两个不同的氢键区域成键，而不是与一个羧基成键（图 16.37）。脲类似物的活性较弱为这一理论提供了进一步的支持（图 16.27）。已知脲类似物更倾向于（*Z,Z*）构象而不是（*Z,E*）或（*E,Z*）构象，因此，它不能与两个不同的氢键区域结合。

图 16.37 西咪替丁结合拮抗剂区域的其他理论

如果该键合理论是正确的，以及活性构象是（*E,Z*）或（*Z,E*）形式，通过限制基团采用这些形式中的一种可能得到活性更好的化合物，同时能够鉴定活性构象。这可以通过将部分胍基团固定在环中来实现——刚性化策略（10.3.9 节）。例如，硝基吡咯衍生物（图 16.38）已被证明是西咪替丁系列中最强的拮抗剂，这意味着（*E,Z*）构象是活性构象。

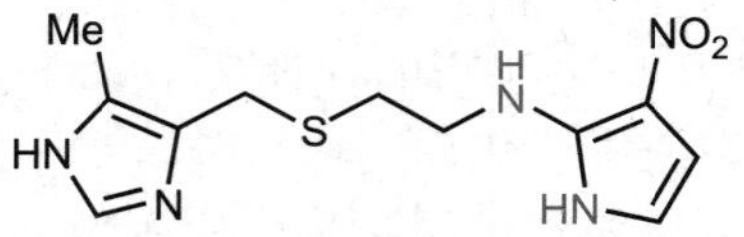

图 16.38 西咪替丁的硝基吡咯衍生物

异胞嘧啶环（图 16.39）也被用于固定胍基团，限制了其可用构象的数量。该环可以进一步取代和优化，详见后续章节。

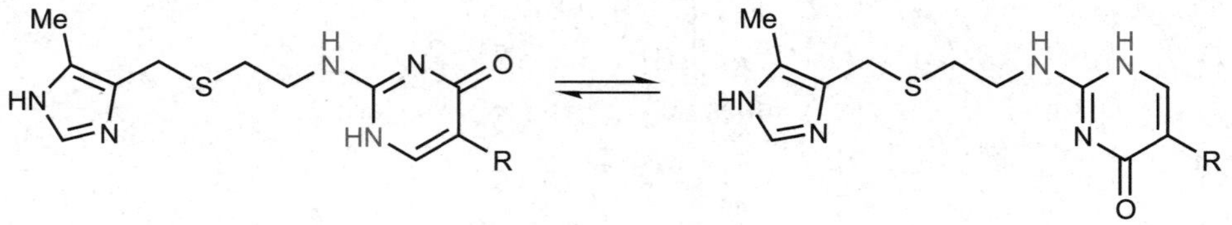

图 16.39 异胞嘧啶环

16.2.8.2 去溶剂化

成功用于 H_2 受体拮抗剂开发的胍基和硫脲基团均是极性和亲水性的，这意味着它们很可能被高度溶剂化并被水层包围。在与受体进行氢键相互作用之前，必须除去该水层。这个基团的溶剂化程度越高，结合就越困难。

脲类（图 16.27）生物活性低的一个可能的原因已在 16.2.8.1 节中介绍，另一个可能的原因是脲基比硫脲或氰胍基团亲水性更强，并且溶剂化程度更高。脲类化合物去溶剂化过程中的能量消耗可能解释了为什么这类化合物尽管具有较低的分配系数和较高的水溶性，但是其活性却比西咪替丁低。

由此可知，如果去溶剂化的难易程度是影响拮抗剂活性的一个因素，那么减少极性基团的溶剂化应该会增加活性。实现此目的的一种方法是增加极性基团的疏水特性。

研究人员对含有不同平面缩醛胺基团（Z）的一系列西咪替丁类似物进行了研究（图 16.40），以确定拮抗剂活性与缩醛胺（HZ）的疏水特征（hydrophobic character of the aminal system）之间是否存在关系。

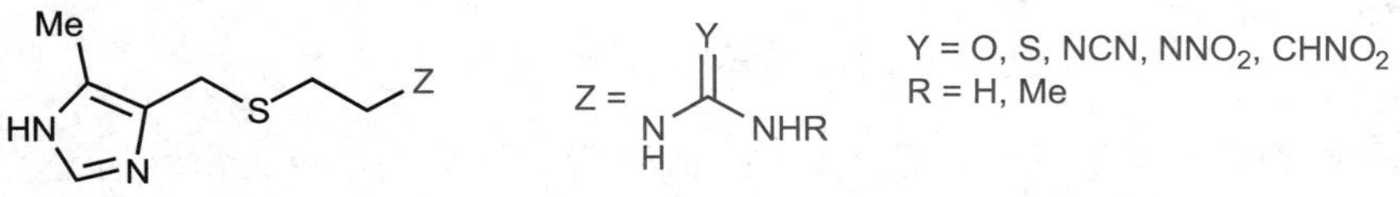

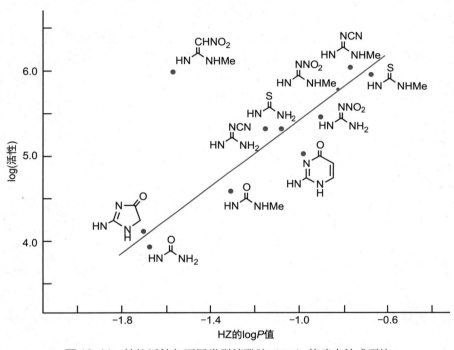

图 16.40　含有不同缩醛胺基团（Z）的西咪替丁类似物

该研究表明，拮抗剂的活性与缩醛胺（HZ）的疏水特征即脂水分配系数（$\log P$）成正比（图 16.41），这支持了去溶剂化理论。这种关系可以量化如下：

$$\log（活性）= 2.0 \log P + 7.4$$

图 16.41　拮抗活性与不同类型缩醛胺（HZ）的疏水性成正比

通过向异胞嘧啶类似物中添加疏水取代基来进行疏水性的进一步研究（图 16.39）。这些研究表明，一个丁基或戊基的疏水性对活性是最佳的。苄基取代基具有较高活性，但具有毒副作用。通过向芳环添加烷氧基取代基可以减少这些副作用，因此合成了奥美替丁（oxmetidine，图 16.42），其具有比西咪替丁更高的活性。奥美替丁曾被用于临床研究，但最终因为它的不良反应而被撤回。

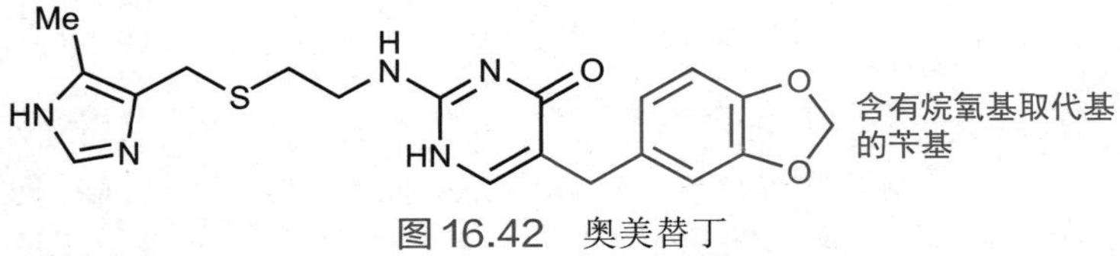

图 16.42　奥美替丁

16.2.8.3　结合基团——硝基烯酮缩胺的发展

正如我们所见，极性结合基团的疏水性增加，则拮抗剂活性增加。因此，研究人员决定看看如果西咪替丁的极性亚氨基氮被非极性碳原子取代会发生什么。这将产生一个烯酮缩胺（keteneaminal）基团，如图 16.43 所示。然而，除非强电负性基团（例如 NO$_2$）与碳原子连接，否则该基团更倾向于以其脒的互变异构体形式存在。

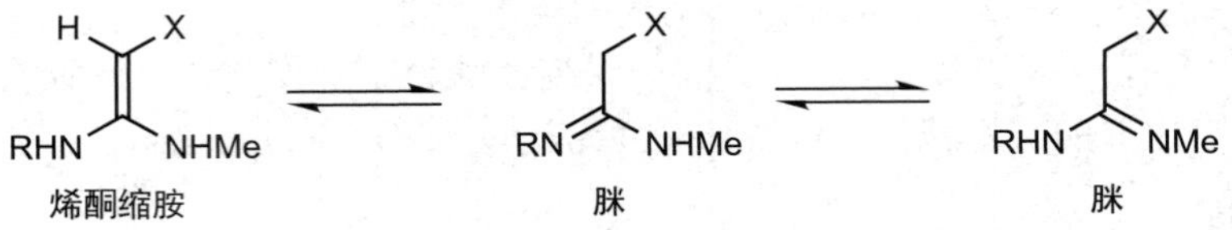

图 16.43　烯酮缩胺和脒互变异构体

因此，可将其替换为硝基烯酮缩胺，得到如图 16.44 所示的结构。令人惊讶的是，该化合物在活性上没有很大的改善，但是，当对结构进行深入研究时发现它比预期的亲水性强得多。这解释了为什么活性没有增加，但同时它突出了另一个难题——这种化合物活性过强了。根据其亲水性，它本应是一种弱得多的拮抗剂（图 16.41）。

很明显，该化合物不符合先前化合物所遵循的模式，因为其拮抗剂活性比预测的高 30 倍。硝基烯酮缩胺类也不是偏离预期模式的唯一类似物。相对疏水的咪唑啉酮类似物（图 16.44）的活性也比所预测的活性低得多。这个偏离正常模式的结果也为未来的发展提供了线索。

在这种情况下，我们可以得出结论，该基团的极性在某些方面可能很重要，特别是偶极矩的取向似乎是至关重要的。在图 16.45 中，偶极矩的取向 ϕ 由偶极矩与 N—R 键的延伸方向之间的夹角定义。氰基脒、硝基烯酮缩胺和硝基吡咯基团类化合物均具有高拮抗活性，偶极矩取向分别为 13°、33° 和 27°（图 16.46）。异胞嘧啶和咪唑啉酮基团具有较低的活性，偶极方向分别为 2° 和 −6°。偶极矩的强度（μ）似乎并不重要。

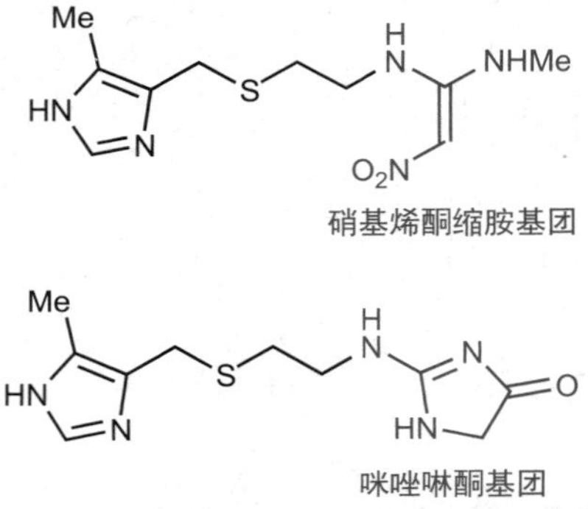

硝基烯酮缩胺基团

咪唑啉酮基团

图 16.44　活性在预料之外的西咪替丁的类似物

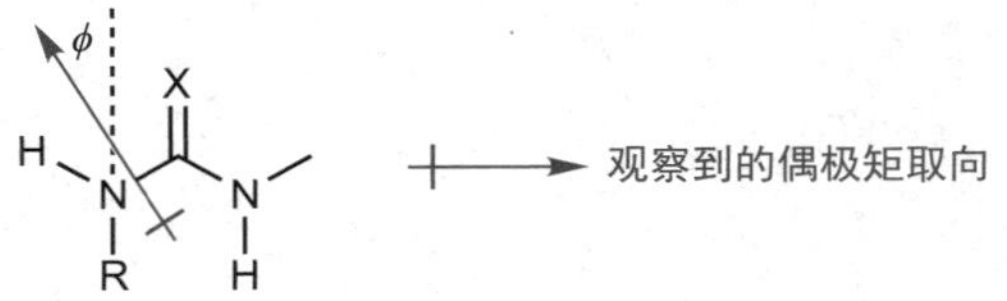

图 16.45　偶极矩的取向

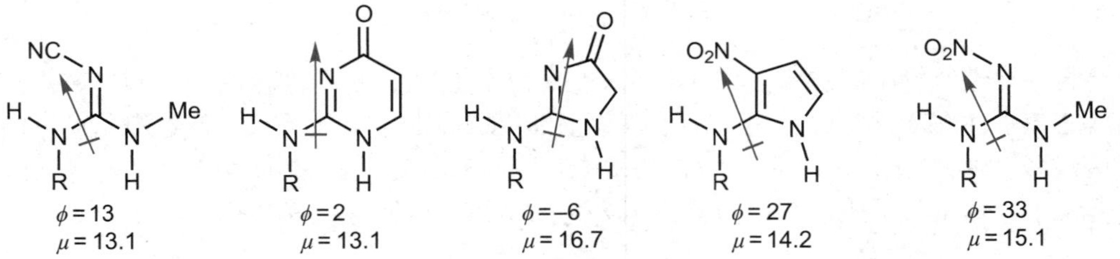

图 16.46　各拮抗剂的偶极矩

为什么偶极矩的取向很重要？一种可能的解释是，当药物接近受体时，其偶极与受体表面上的偶极发生相互作用，使得偶极矩对齐。在氢键作用发生之前，这会以特定的方式定向药物，并确定随后的氢键结合的强度（图 16.47）。如果偶极矩取向正确，如在烯酮缩胺类似物中，则该基团被正确定位以进行强氢键结合，结果产生高活性。如果取向错误，如在咪唑啉酮类似物中那样，则键合效率较低，活性较弱。

研究人员进行了 QSAR 研究（第 23 章），以确定活性化合物的最佳 ϕ。结果表明，ϕ 的理想角度是30°。偶极矩取向、分配系数和活性之间的相关性如下式：

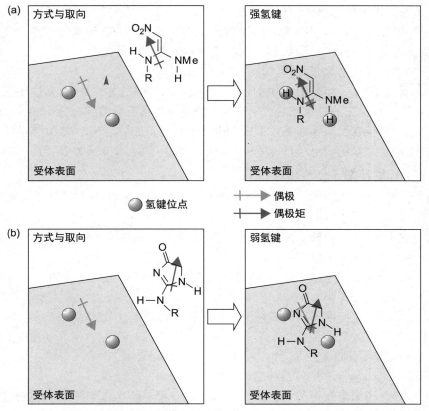

图 16.47　偶极 - 偶极相互作用及其对取向和受体结合的影响
（a）硝基烯酮缩胺基团强结合；（b）咪唑啉酮基团的弱结合

$$\log A = 9.12 \cos\theta + 0.6 \log P - 2.71$$
$$(n = 13, r = 0.91, s = 0.41)$$

式中，A 是拮抗活性；P 是分配系数；θ 是偶极矩与理想方向 30° 的角度偏差（图 16.48）。

该方程表明拮抗活性随着疏水性（P）的增加而增加。$\cos\theta$ 项表示如果偶极矩的取向与理想角度 30° 发生偏差，则活性会下降。在理想角度时，θ 为 0 且 $\cos\theta$ 为 1。如果偶极矩的取向偏离 30°，则 $\cos\theta$ 将小于 1 并且将降低其对应的活性。虽然硝基烯酮缩胺基团没有产生活性更高的西咪替丁类似物，但在雷尼替丁中将再次看到它（16.2.9.1 节）。

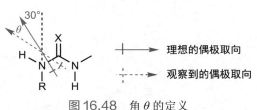

图 16.48　角 θ 的定义

16.2.9　组胺 H₂ 受体拮抗剂的进一步研究

16.2.9.1　雷尼替丁

对西咪替丁类似物的进一步研究表明，咪唑环可以被其他含氮杂环取代。葛兰素史克进一步用具有含氮取代基的呋喃环取代了咪唑环，得到雷尼替丁（ranitidine，商品名 Zantac）（图 16.49）。雷尼替丁的副作用比西咪替丁少，且作用时间长，活性是西咪替丁的 10 倍。雷尼替丁的 SAR 结果如下：

① 硝基烯酮缩胺基团对活性是最佳的，但可以被其他能够发生氢键结合的平面 π 系统取代；

② 用亚甲基取代硫原子会导致活性下降；

③ 将硫与环相连会降低活性；

④ 用苯基或噻吩等疏水性更强的环取代呋喃环会使活性降低；

图 16.49　雷尼替丁

⑤ 2,5- 二取代是呋喃环的最佳取代方式；

⑥ 二甲氨基中的甲基取代基可以是多种多样的，表明这一基团的碱性和疏水性对活性并不重要；

⑦ 呋喃环 3 位进行甲基取代活性消失，而咪唑系列中的相应取代增加了活性；

⑧ 呋喃环 4 位的甲基取代增加了活性。

SAR 的最后两个结果表明，西咪替丁和雷尼替丁的杂环以不同的方式与 H$_2$ 受体相互作用。这得到以下事实的支持：将雷尼替丁中相应的二甲氨基亚甲基与西咪替丁连接会导致西咪替丁的活性下降。雷尼替丁于 1981 年进入市场，到 1988 年它已取代西咪替丁成为世界上最畅销的处方药。在 10 年的时间里，它为葛兰素史克带来了大约 40 亿英镑（70 亿美元）的利润，曾一度平均每天可以赚取 400 万英镑（700 万美元）的利润。

16.2.9.2 法莫替丁和尼扎替丁

1985 年至 1987 年间，两种新的抗溃疡药物法莫替丁（famotidine）和尼扎替丁（nizatidine）相继上市（图 16.50）。

法莫替丁在体外的活性是西咪替丁的 30 倍。侧链包含 1 个磺酰脒基团，西咪替丁的杂环咪唑环被 2-胍基噻唑环取代。SAR 研究给出了以下结果：

① 磺酰脒结合基团不是必需的，可以用各种结构代替，只要它们是平面的、具有偶极矩并且能够通过氢键与受体相互作用即可；

② 低 pK_a 不是必需的，这使得其可以替换的平面基团比西咪替丁更多；

③ 链长为 4 或 5 个原子时活性最佳；

④ 用 CH$_2$ 基团取代硫可增加活性；

⑤ 侧链可以修饰，比如包含 1 个芳香环的结构；

⑥ 杂环上的甲基取代基如果在链的邻位，会导致活性下降（与西咪替丁系列化合物不同）；

⑦ 胍的 2 个 NH$_2$ 基团中的 4 个氢中有 3 个是活性必需的。

这里有几个与西咪替丁明显不同的结果，这意味着法莫替丁和西咪替丁以不同的方式与 H$_2$ 受体发生相互作用。对此结果的进一步证据是，用磺酰脒基团取代西咪替丁类似物中的胍基将导致活性大大降低。

雷尼替丁中的呋喃环被噻唑环取代得到尼扎替丁，与雷尼替丁等效。尼扎替丁（图 16.50）由礼来公司于 1987 年在英国上市。

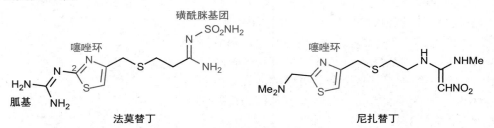

图 16.50 法莫替丁和尼扎替丁

16.2.9.3 长效的 H$_2$ 受体拮抗剂

葛兰素史克在雷尼替丁的基础上进行了进一步的优化，他们将呋喃环的氧置于苯环的环外，并用哌啶环取代二甲氨基，得到了一系列新的结构（图 16.51 中的 I）。这些化合物中最有希望的是兰替丁（lamtidine）和拉伏替丁（lavoltidine, loxtidine）（图 16.51），其活性比雷尼替丁高 5~10 倍，药效持续时间长 3 倍。然而，这些化合物在长期动物研究中显示出毒性，由于其可能导致胃癌而终止了临床研究。

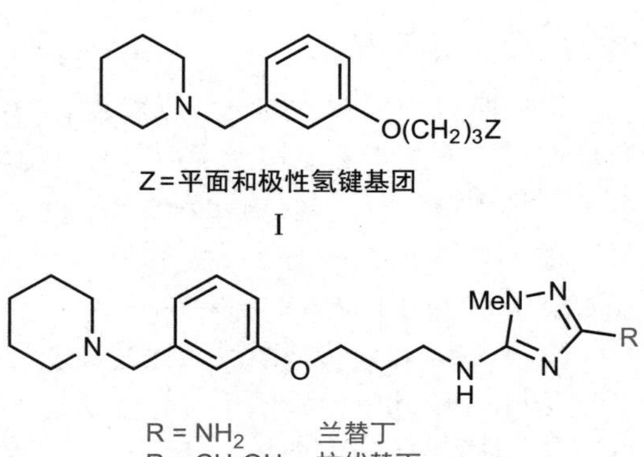

16.2.10 组胺 H$_1$、H$_2$ 受体拮抗剂的对比

H$_2$ 受体拮抗剂的结构与经典的 H$_1$ 受体拮抗剂明显不

Z = 平面和极性氢键基团

I

R = NH$_2$　兰替丁
R = CH$_2$OH　拉伏替丁

图 16.51 长效抗溃疡药

同，因此 H_1 受体拮抗剂不能拮抗 H_2 受体也就不足为奇了。H_1 受体拮抗剂和 H_1 受体激动剂一样，在柔性链的末端具有离子化氨基。与激动剂不同，H_1 受体拮抗剂在激动剂咪唑环的位置是 2 个芳基或杂芳基（图 16.52）。由于芳环的存在，H_1 受体拮抗剂是具有高脂水分配系数的疏水分子。

相反，H_2 受体拮抗剂是具有高偶极矩和低脂水分配系数的极性亲水分子。在柔性链的末端，它们具有极性的 π 电子体系，该体系在 pH 7.4 下是两性的且是非离子化的。该结合基团似乎是导致 H_2 受体拮抗的关键特征（图 16.52）。杂环通常含有 1 个氮原子，对于呋喃或苯基，则具有 1 个含氮侧链。H_2 拮抗剂的亲水特性有助于解释为什么 H_2 受体拮抗剂不太可能具有通常与 H_1 受体拮抗剂有关的中枢神经系统副作用。

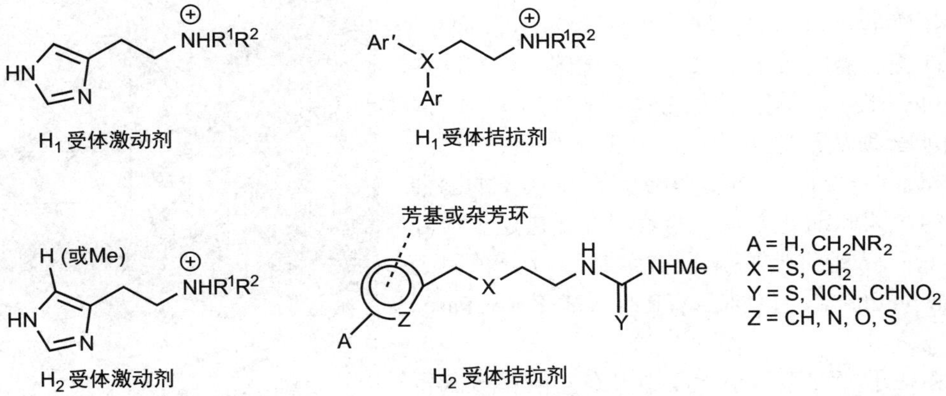

图 16.52　H_1 受体激动剂、H_1 受体拮抗剂、H_2 受体激动剂和 H_2 受体拮抗剂的比较

16.2.11　组胺 H_2 受体和 H_2 受体拮抗剂

H_2 受体存在于多种器官和组织中，但它们的主要作用是参与胃酸分泌。因此，H_2 受体拮抗剂非常安全并且几乎没有副作用。市场上最常用的 4 种药物是西咪替丁、雷尼替丁、法莫替丁和尼扎替丁。它们可以从多个方面抑制胃酸分泌，并且经胃肠道迅速吸收，半衰期为 1～2h，4～6 周后大约 80% 的溃疡可愈合。由于西咪替丁可以抑制药物代谢，因此必须注意在使用西咪替丁时可能的药物相互作用（16.2.7.3 节）。上述提到的其他 3 种 H_2 受体拮抗剂不抑制 P450 细胞色素氧化酶系统，并且不太容易发生这种相互作用。

🌱 关键知识点

- 消化性溃疡是发生在胃和十二指肠中的局部黏膜糜烂。胃液中的盐酸导致刺激增加，因此抑制盐酸释放的药物可以起到抗溃疡的作用。这些药物只用于缓解症状而非治疗病因。
- 化学信使组胺、乙酰胆碱和胃泌素通过作用于各自的受体刺激胃壁细胞释放盐酸。
- H_2 受体拮抗剂是作用于胃壁细胞上 H_2 受体的抗溃疡药物。它们减少了胃酸的释放量。
- H_2 受体拮抗剂是以天然激动剂组胺作为先导化合物设计的，侧链扩展进入拮抗剂结合区，并且用能够产生氢键结合的极性的、非离子化的基团取代离子化末端基团产生了纯拮抗剂。
- 通过动态构效分析辅助优化 H_2 受体拮抗剂设计，使得其中一种互变异构体优于另一种互变异构体。
- 药物与其结合位点之间的偶极矩的排列在 H_2 受体拮抗剂的结合和活性中起着重要作用。极性基团的去溶剂化对结合亲和力也具有重要影响。

16.3　质子泵抑制剂

虽然 H_2 受体拮抗剂在治疗溃疡方面非常成功，但它们已经在很大程度上被质子泵抑制剂（PPI）所取代。质子泵抑制剂通过不可逆地抑制质子泵（一种酶复合物）发挥作用，作用优于 H_2 受体拮抗剂。它们可单独用于治疗由非甾体抗炎药引起的溃疡，并与抗菌药物联合治疗由幽门螺杆菌引起的溃疡（见 16.4 节）。

16.3.1　壁细胞与质子泵

　　当壁细胞主动将盐酸分泌到胃中时，它们可以形成一种叫做小管（canaliculi）的内陷（图 16.53）。每个小管都可以看作是一个隐蔽的通道或入口，流入整个胃腔的"海洋"。作为一个通道，它不是细胞的一部分，但它渗透到"内陆"，增加了细胞可以释放盐酸的"海岸线"（表面积）的数量。生成盐酸所需的质子由水和二氧化碳，由碳酸酐酶（carbonic anhydrase）催化（图 16.54）产生。一旦生成了质子，它们就必须从细胞中输出。有两个原因：首先，细胞内酸的累积证明对细胞有害；其次，产生质子的酶催化反应是可逆的，因此细胞内质子的累积会促进逆反应并减缓质子的生成。从壁细胞中输出质子是通过一种称为质子泵（proton pump）或 H^+/K^+-ATP 酶（H^+/K^+-ATPase）的酶复合物实现的。

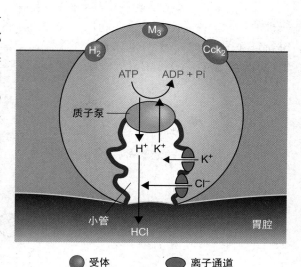

图 16.53　质子泵在分泌 HCl 中的作用

$$H_2O + CO_2 \xrightleftharpoons{\text{碳酸酐酶}} H_2CO_3 \rightleftharpoons H^+ + HCO_3^-$$

图 16.54　壁细胞中酶催化质子的产生

　　质子泵仅存在于壁细胞的小管膜中，在盐酸释放到胃的机制中起关键作用。它被称为 H^+/K^+-ATP 酶，因为它在将质子泵出细胞进入小管的同时将钾离子泵入细胞。这个过程需要能量，因为质子和钾离子都是逆浓度梯度转运。事实上，细胞内的质子与小管中质子的比例是 $1:10^6$！这个过程所需的能量是通过 ATP 的水解获得的（图 16.55），因此称为 ATP 酶。

　　质子泵不负责氯离子的转运，氯离子通过不同的氯离子通道离开细胞。氯离子的转运与质子的转运高度匹配，因此每泵出一个质子，就会释放一个氯离子。因此，盐酸是在小管内形成的，而不是在壁细胞内。

　　每个氯离子离开细胞，同时伴随着钾离子通过钾通道的运输。这种转运物不需要能量，因为钾离子是顺浓度梯度进行转运的。钾离子充当氯离子的抗衡离子，一旦它存在于小管中，质子泵就会将其泵回到细胞中。因此，钾离子在细胞内外循环移动。

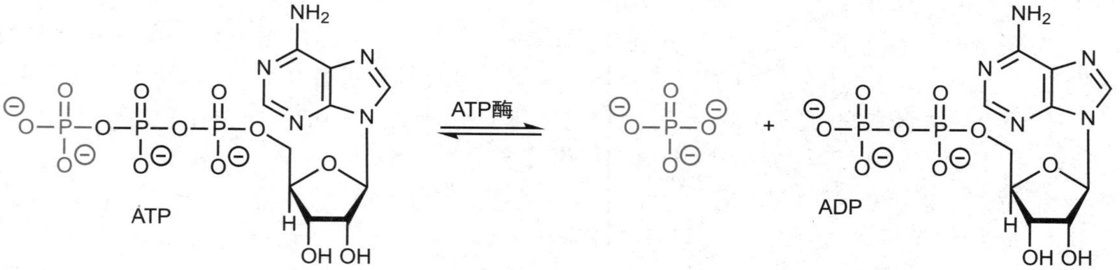

图 16.55　酶催化 ATP 水解

16.3.2　质子泵抑制剂

　　临床中应用的质子泵抑制剂主要有 4 种：奥美拉唑（omeprazole），兰索拉唑（lansoprazole），泮托拉唑（pantoprazole）和雷贝拉唑（rabeprazole）（图 16.56）。奥美拉唑的（S）-对映体（艾司奥美拉唑）也获得了批准上市。所有质子泵抑制剂都具有吡啶甲基亚磺酰基苯并咪唑骨架并且作为前药发挥作用，它们在到达壁细胞的酸性小管时被激活，被激活后不可逆地与质子泵的暴露半胱氨酸残基结合并抑制了质子泵，从而阻止盐酸的进一步释放。

　　抑制质子泵比拮抗组胺或胆碱受体更具有战略优势。例如，H_2 受体拮抗剂可以拮抗组胺受体并拮抗组胺的刺激作用，但不会拮抗乙酰胆碱或胃泌素的受体，因此壁细胞仍然可能被激活以分泌胃酸。质子泵位于所有这些靶标的下游，作用于盐酸释放的最后阶段。无论刺激盐酸分泌的机制如何，抑制质子泵都会阻止盐酸的释放。

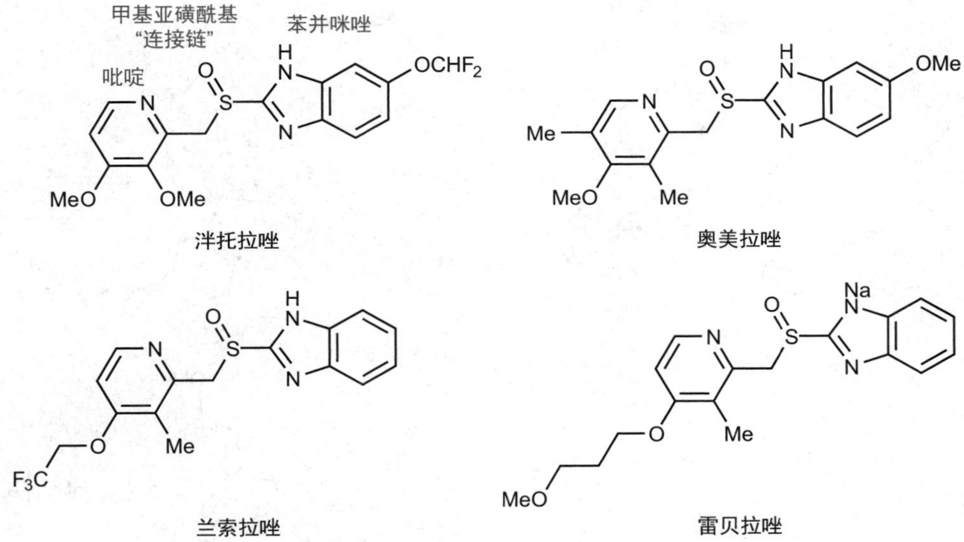

图 16.56　质子泵抑制剂（PPI）

16.3.3　质子泵抑制剂的作用机制

质子泵抑制剂（PPI）是 pK_a 约为 4.0 的弱碱性药物。因此，它们在生理 pH 值（7.4）下是游离碱，只在 pH 值小于 4 的强酸性环境中电离。生理状态下的强酸性环境只在胃壁细胞分泌小管中存在，那里的 pH 值约为 2 或更低。药物通过口服吸收到血液中，并伴随血液循环运输至全身各处，在这个阶段它们以非电离的弱碱形态存在，本质上也是亲脂的，因此能够穿过壁细胞的细胞膜进入强酸性环境的泌酸小管。在这里，药物经历了巨大的改变，PPI 在小管的强酸性环境下被质子化，其结果有两方面：

① 离子化的药物极性太强，无法通过细胞膜回到细胞内。这将导致药物在其发挥作用的泌酸小管中积累 1000 倍。

② 质子化触发药物的酸催化激活，如图 16.57 所示。

质子化发生在药物的苯并咪唑环上，然后吡啶环上的氮作为亲核试剂，利用它的孤对电子与苯并咪唑环上缺电子的 2 位碳成键，形成螺环结构。这样一来，环上咪唑部分的芳香性就丧失了，所以环很容易再芳香化。这可以通过来自氮的孤对电子重构双键并断裂 S—C 键以形成次磺酸来实现。次磺酸对亲核试剂具有较高的反应性，因此可以快速发生反应，苯并咪唑的 NH 基团通过分子内次磺酸，取代掉羟基形成了一个具有四环的阳离子吡啶镓次磺酰胺结构，其与质子泵上的半胱氨酸残基形成共价键，从而作为一种不可逆的酶抑制剂发挥作用（图 16.57）。质子泵存在 3 个这样的半胱氨酸残基（Cys-813、Cys-892 和 Cys-821），与哪个或哪些半胱氨酸残基反应取决于不同的抑制剂。例如，奥美拉唑可以与 2 个半胱氨酸残基（Cys-813 和 Cys-892）反应，兰索拉唑可以与 3 个都反应，而泮托拉唑仅与 1 个（Cys-813 或 Cys-892）反应。Cys-813 是唯一一个与所有 PPI 发生反应的质子泵半胱氨酸残基。

由于激活 PPI 需要酸性条件，所以当壁细胞积极分泌盐酸时，PPI 活性最高，而壁细胞处于静息状态时，PPI 活性较低。由于抑制剂与质子泵之间可以形成共价二硫键，所以抑制作用是不可逆的，因此质子泵抑制剂的作用时间较长。持续时间取决于细胞产生新质子泵的速度。

由于质子泵抑制剂具有选择性，因此它的副作用也很少。这是以下几个因素共同作用的结果：

① 靶标 H^+/K^+-ATP 酶仅存在于壁细胞中；

② 壁细胞的小管是体内唯一一个 pH 值可以达到如此之低的部位（pH 为 1～2）；

③ 由于质子化作用，药物集中在靶部位，无法返回壁细胞或血液循环；

④ 药物在接近靶标时迅速被激活；

⑤ 一旦被激活，药物与靶标迅速发生反应；

⑥ 药物在中性 pH 下处于未激活状态。

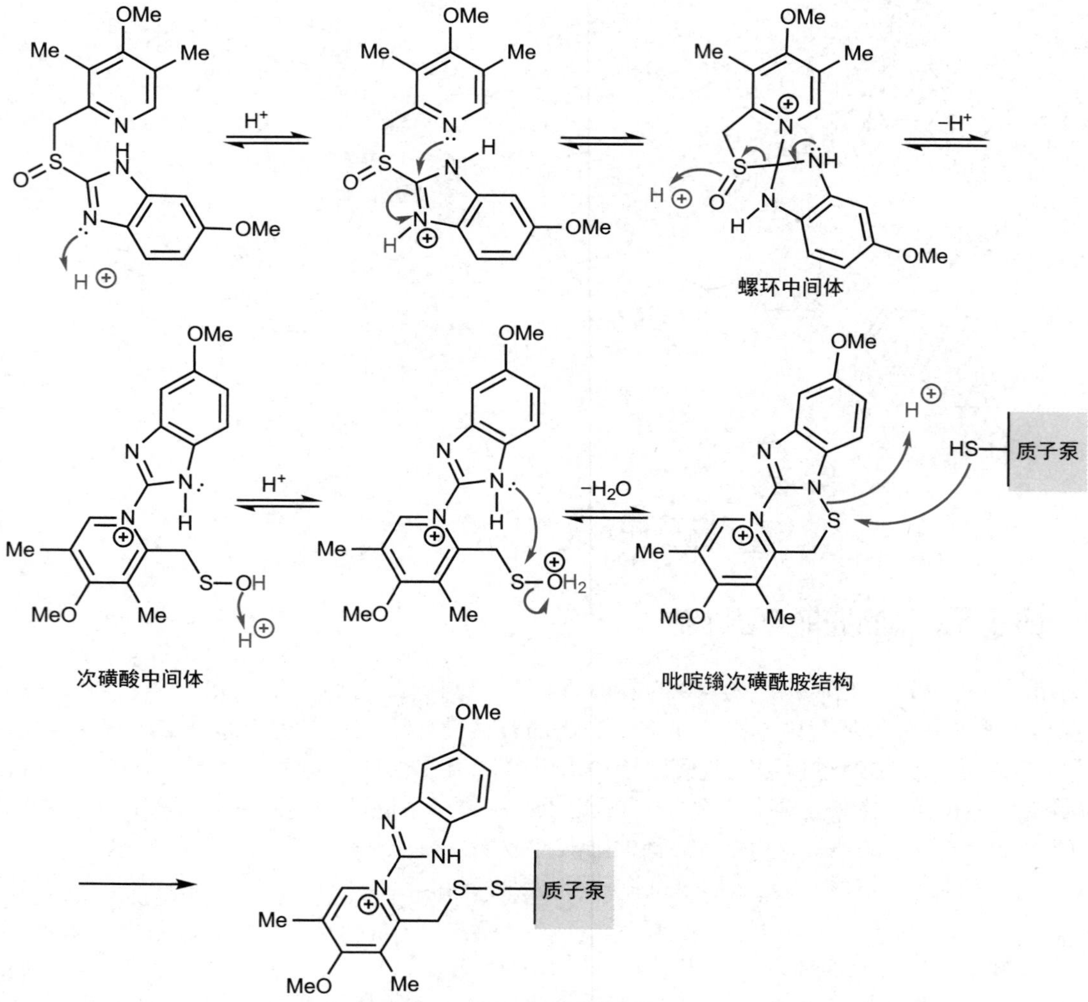

图 16.57 质子泵抑制剂的抑制机制

16.3.4 质子泵抑制剂的代谢

PPI 由细胞色素 P450 酶代谢，特别是（S）- 美芬妥英羟化酶［(S)-mephenytoin hydroxylase，CYP2C19］和硝苯地平羟化酶（nifedipine hydroxylase，CYP3A4）。由于遗传变异，约 3% 的欧洲白人是 PPI 的缓慢代谢者。与奥美拉唑和兰索拉唑不同，泮托拉唑可通过结合酶——磺基转移酶（sulphotransferase）被代谢。

16.3.5 奥美拉唑和艾司奥美拉唑的设计

奥美拉唑（omeprazole）是第一个获得批准的 PPI，商品名为 Losec，于 1988 年上市。1996 年，它成为有史以来最畅销的药品。奥美拉唑如何开发的故事可以追溯到 20 世纪 70 年代。该项目的先导化合物是一个具有硫脲结构的分子（图 16.58 中的 CMN 131）。该先导化合物最初是作为抗病毒药物进行研究的，但药理试验表明它可以抑制酸的分泌。然而，毒理学试验表明该化合物对肝脏有毒副作用，这种毒副作用归因于硫代酰胺基团。为了对该基团进行修饰改造，研究人员合成了多种类似物，其中就包括将硫脲基团结合在环中的分子，因此合成了 H 77/67，其也可以抑制胃酸分泌。同时研究人员也合成了具有通用结构（杂环—X—Y—杂环）的各种类似物，最终证明 H 77/67 中已存在的吡啶环和桥连 CH$_2$—S 基团对活性是最佳的。进而，通过用苯并咪唑基取代 H 77/67 的咪唑环得到活性提升的化合物 H 124/26。在此阶段，药物代谢研究表明，该化合物可以在体内形成了 H 124/26 的亚砜代谢物，其比原始结构活性更高。该代谢物被称为替莫拉唑（timoprazole），是具有吡啶甲基亚磺酰基苯并咪唑结构的第一个例子。研究人员对它进行了临床前试验，但毒理学研究显示它可以抑制甲状腺对碘的摄取，因此无法进行临床试验。

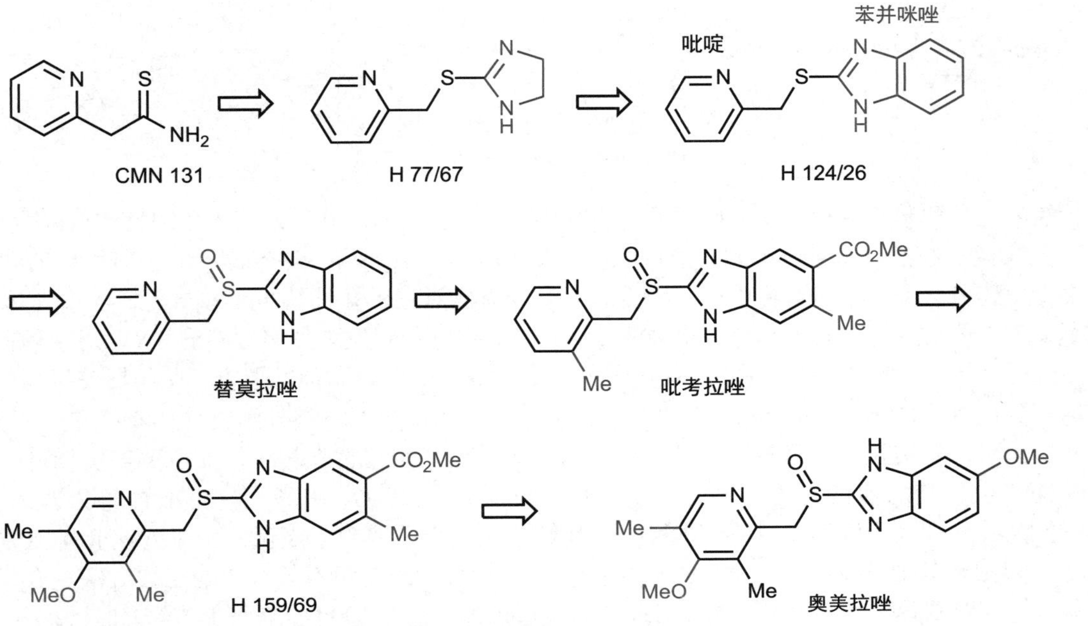

图 16.58　奥美拉唑的研发

为了得到一个既能抑制胃酸分泌，又不抑制碘的吸收的化合物，研究人员合成了多种类似物，最终发现，在 2 个杂环上放置合适的取代基可以达到这种效果，于是发现了吡考拉唑（picoprazole），它在长时间内可以抑制胃酸分泌，并且对甲状腺没有毒副作用。动物毒理学研究显示该化合物没有其他毒性作用，随后该药物用于临床试验，结果表明该化合物是有史以来在人体测试中最有效的抗胃酸分泌药物。此时（1977 年），质子泵被发现，并被确定为吡考拉唑的靶标。研究人员对其进行了进一步开发，目的是通过改变吡啶环上的取代基来获得更有效的药物。

研究发现引入取代基增加吡啶环碱性可以增加活性，这与药物活化机制相吻合（图 16.57），因为吡啶环的氮作为亲核试剂参与药物激活。为了增加吡啶环的亲核性，将甲氧基置于氮的对位，并将 2 个甲基置于间位。甲基具有给电子的诱导效应，可以增加环的电子云密度。在对位加入甲氧基取代基，通过共振机理增加吡啶氮上的电子密度，如图 16.59 所示。

值得注意的是，图 16.56 中所示的所有 PPI 在吡啶的对位都具有烷氧取代基，说明取代基的位置很重要。如果取代基在间位，则所有可能的共振结构都不会使氮原子带上负电荷（图 16.60）。如果甲氧基在邻位，则产生的空间位阻效应将可能阻碍药物的激活。

研究人员引入两个甲基和甲氧基合成了化合物 H 159/69（图 16.58），其活性很好但化学上太不稳定。因此研究人员合成了其他类似物，其中改变苯并咪唑环周围的取代基，以获得一个化合物能够在活性、化学稳定性和易于合成性等性质之间具有最佳的平衡。最后，奥美拉唑被认为是具有这些性质最佳平衡的一个药物。

奥美拉唑于 1988 年上市，成为世界上最畅销的药物，为其生产商带来丰厚的利润。2000 年全球销售额为 62 亿美元（36 亿英镑）。奥美拉唑的欧洲专利和美国专利分别于 1999 年和 2001 年到期，但其生产商（Astra）已经开始继续探索更优的化合物，尤其是具有更好生物利用度的化合物。

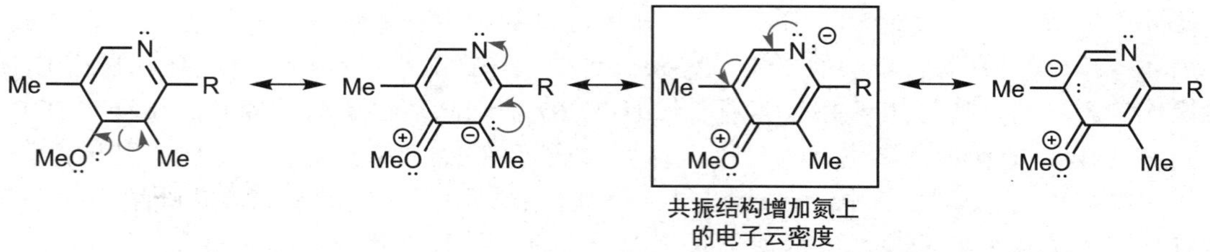

共振结构增加氮上
的电子云密度

图 16.59　甲氧基取代基对吡啶环的影响

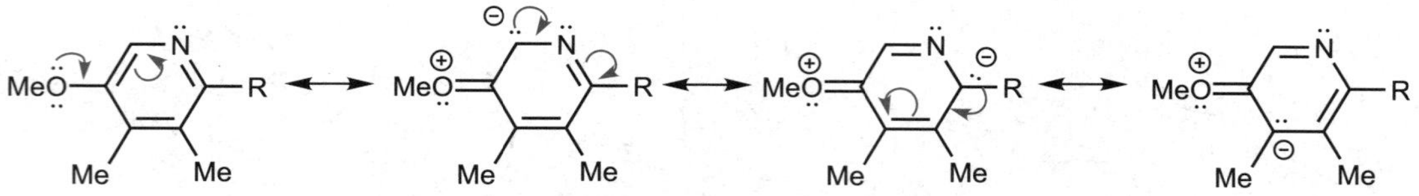

图 16.60　间位甲氧基取代的可能共振结构

　　尽管在吡啶环和苯并咪唑环上更换了不同的取代基，但发现的活性最好的化合物是奥美拉唑的（S）- 对映体——艾司奥美拉唑（esomeprazole，Nexium®，图 16.61）。乍一看，奥美拉唑的不对称中心可能并不明显。事实上，硫原子是 1 个不对称中心，因为它具有一对孤对电子并且是四面体结构。与胺的氮原子不同，硫原子不发生锥体反转，因此可以分离得到两种对映体。研究人员发现奥美拉唑的（S）- 对映体在其药动学特征方面优于（R）- 对映体，并分别于 2000 年在欧洲、2001 年在美国批准上市。艾司奥美拉唑的故事是一个典型的手性转换（chiral switching）（12.2.1 节）的例子，即市场上一种外消旋体药物被单一对映体替代。就作用机制而言，奥美拉唑的两种对映体之间没有差异，但与奥美拉唑相比，艾司奥美拉唑可以使用两倍剂量，从而产生更高的活性。艾司奥美拉唑主要由肝脏中的 CYP2C19 代谢，形成羟基和去甲基代谢物，如图 16.62 所示。然而，与（R）- 对映体相比，其羟基化更少、清除率更低。由于代谢和排泄方面的这些差异，（S）- 对映体的血浆水平比（R）- 对映体更高。奥美拉唑和艾司奥美拉唑的合成方法见专栏 16.2。兰索拉唑的（R）- 对映体——右兰索拉唑（dexlansosoprazole）也于 2009 年获得 FDA 批准上市。

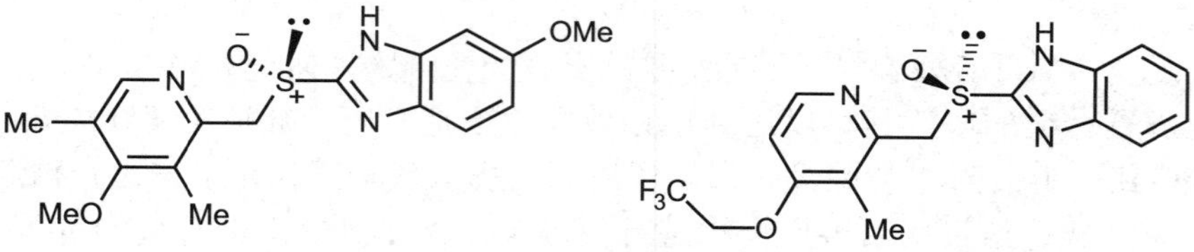

艾司奥美拉唑　　　　　　　　　　　　　右兰索拉唑

图 16.61　艾司奥美拉唑和右兰索拉唑

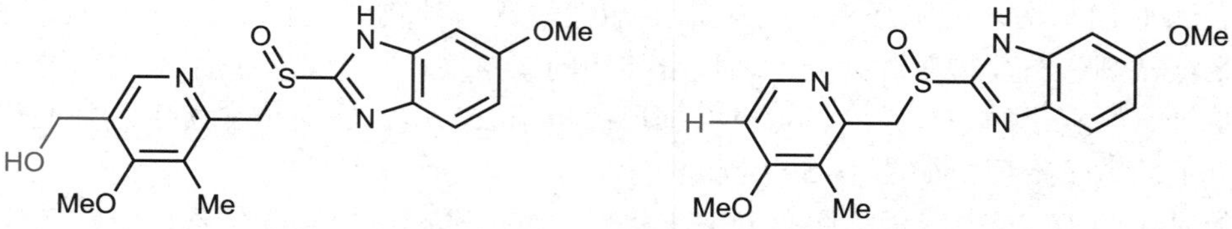

图 16.62　艾司奥美拉唑的代谢物

专栏 16.2　奥美拉唑和艾司奥美拉唑的合成

　　奥美拉唑的合成较为简单，通过亲核取代反应将分子的两部分连接起来。分子的苯并咪唑部分有一个巯基取代基，这个取代基经过氢氧化钠处理后生成硫醇盐。在与氯甲基吡啶反应时，硫醇盐取代氯离子将分子的两个部分连接起来。随后用间氯过氧苯甲酸氧化硫原子得到奥美拉唑。该合成路线（图 1）中比较困难的是起始原料氯甲基吡啶的合成，该化合物不易购买，需要六步合成。

同样的路线也可以用于合成艾司奥美拉唑［奥美拉唑的（S）- 对映体］，方法是在不对称条件下进行最后的硫氧化步骤。早期该反应是用 Sharpless 试剂——由 Ti（O-^{i}Pr）$_4$，氧化剂异丙苯过氧化氢 PhC（CH$_3$）$_2$OOH 和手性助剂（S,S）- 酒石酸二乙酯形成的。尽管发生了硫氧化反应，但它需要基本是等化学计量的钛试剂，并且几乎没有对映选择性。通过三种方法对反应条件进行了改进，在使用较少的钛试剂（4mol% ~ 30mol%）的情况下，使对映体选择性提高到 94% 以上。

① 在硫化物起始原料的存在下形成钛络合物。

② 在高温下长时间平衡钛络合物的溶液。

③ 氧化是在胺的存在下进行的，如 N,N- 二异丙基乙胺。胺的作用尚不完全清楚，但它可能参与钛络合物的形成。

对映体过量可以通过制备粗产物的金属盐并进行结晶来进一步提高，这样可以使对映体过量达到 99.5% 以上。

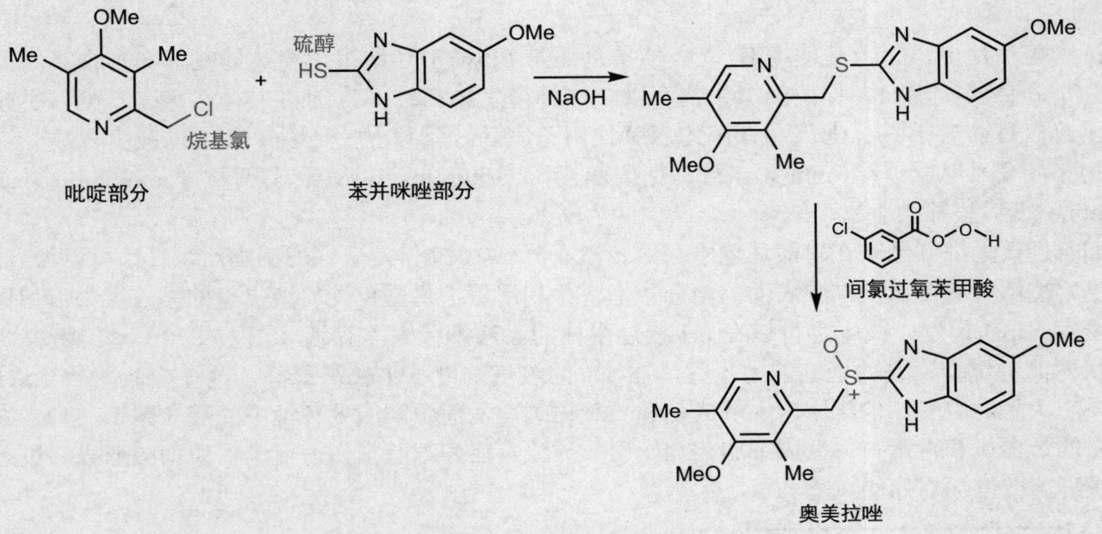

图 1　奥美拉唑的合成

16.3.6　其他质子泵抑制剂

图 16.56 中所示的其他 PPI 保留了奥美拉唑的吡啶甲基亚磺酰苯并咪唑结构以及吡啶环的对位烷氧基取代基。结构的变化仅限于杂环上存在的其他取代基，这些在决定药物的亲脂性和稳定性方面发挥了作用。就后者而言，需要在以下两方面保持平衡，即药物在中性 pH 下不电离且足够稳定从而在到达其靶标时化合物未改变，以及药物在达到靶标时能迅速经酸诱导转化为活性吡啶鎓次磺酰胺形式。在弱酸中稳定对于避免药物在其他细胞中（例如溶酶体和嗜铬细胞颗粒）激活是非常重要的。药物越容易发生酸诱导的转化其活性越强，但稳定性也越差，容易在达到靶标之前在血液循环中发生转化。药物如果过于稳定则在酸性条件下激活变慢，与靶标反应较慢。

不同的 PPI 都是通过相同的机制工作的，但是性质略有不同。例如，在中性到弱酸性（pH 为 3.5 ~ 7.4）的条件下，泮托拉唑的化学稳定性比奥美拉唑或兰索拉唑更强，但在强酸性条件下，泮托拉唑是较弱的不可逆抑制剂。在中性 pH 下，雷贝拉唑稳定性最差，但活性最好。

关键知识点

- 质子泵负责将质子泵出胃壁细胞，同时泵入钾离子进行交换。这个过程涉及质子的逆浓度梯度转运，这需要水解ATP提供能量。
- 质子泵抑制剂阻止质子泵的工作。它们比H$_2$受体拮抗剂更具优势，因为它们在盐酸释放的最后阶段起作用。

- 质子泵抑制剂是一种前药，其在壁细胞小管中的酸性条件下被激活。它们经过酸催化重排形成活性四环吡啶鎓次磺酰胺结构，与质子泵上易接近的半胱氨酸残基发生反应，在半胱氨酸和药物之间形成共价二硫键，成为不可逆抑制剂。
- 质子泵抑制剂需要有足够的反应性，才能在胃壁细胞的小管中进行酸催化转化，但同时也需要有足够的稳定性，以便在血流循环中不被破坏。

16.4 幽门螺杆菌和抗菌药的应用

16.4.1 幽门螺杆菌的发现

在抗溃疡治疗中，无论是使用 H_2 受体拮抗剂还是 PPI，治疗结束后溃疡的复发率都很高。溃疡的复发被认为与一种叫做幽门螺杆菌的微生物有关，这种微生物在许多人的胃中天然存在，可以引起胃壁的炎症。因此，目前对于具有幽门螺杆菌的患者使用三联药物治疗——一种 PPI 用以减少胃酸分泌，两种抗菌药物［如硝基咪唑（nitroimidazole）、克拉霉素（clarithromycin）、阿莫西林（amoxicillin）或四环素（tetracycline）］以根除微生物。

人们曾经认为细菌无法在胃酸环境中存活。然而，在 1979 年，研究表明幽门螺杆菌可以做到这一点。这种微生物能够附着在胃壁细胞表面的糖分子上，并利用保护胃壁免受胃液侵害的黏液层来保护自己。由于黏液层存在 pH 梯度，微生物可以在 pH 接近中性的黏液细胞表面存活（图 16.63）。幽门螺杆菌是一种呈螺旋状弯曲的细菌，它的运动能力很强，在 5% 的氧气浓度下生长得最好，这与黏液层的氧浓度相当。细菌还产生大量的脲酶，催化尿素水解成氨和二氧化碳，从而中和所处环境中的酸（图 16.64）。细菌细胞通过分泌的蛋白质和毒素与胃上皮细胞相互作用，导致炎症和细胞损伤，促进胃溃疡的形成。也有研究认为幽门螺杆菌会增加胃癌的风险。

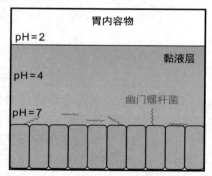

图 16.63 附着在胃细胞上的幽门螺杆菌

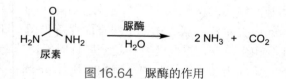

图 16.64 脲酶的作用

16.4.2 幽门螺杆菌的治疗

如前所述，幽门螺杆菌患者采用 PPI 和至少两种抗菌药物的三联疗法进行治疗。使用 PPI 是因为抗生素在 pH 值高于胃部正常水平时效果最好。奥美拉唑（omeprazole）、阿莫西林、甲硝唑（metronidazole）的联合应用较为常见，但也可与克拉霉素、四环素等其他抗菌药物联合使用。铋螯合物（bismuth chelate，亚柠檬酸铋合二硝酸二钾）也在一些联合治疗中使用。该制剂对幽门螺杆菌有毒性作用，可能有助于防止其黏附在黏膜上。其还有其他的保护特性，包括增强局部前列腺素的合成、作为溃疡基底的一个涂层以及吸附胃蛋白酶。

联合治疗已被证明可以根除 90% 以上的十二指肠溃疡中的幽门螺杆菌，并显著减少溃疡的复发。因此建议对幽门螺杆菌相关性胃溃疡进行类似的治疗。

耐药菌株的出现以及难以递送所需治疗浓度的抗菌剂，导致根除幽门螺杆菌比较困难。幽门螺杆菌还可以以静止球菌形式存在，其对治疗更具抵抗力。

研究已经发现，质子泵抑制剂有一种固有的抗幽门螺杆菌的作用，有人认为它们可能通过与暴露的半胱氨酸残基作用而抑制脲酶。然而，PPI 也能抑制不含脲酶的幽门螺杆菌，但这都不是理想之处。这种抗菌活性可以抑制微生物，但并不能根除，所以传统的抗菌药物仍然是必需的。

研究人员已经开始设计一种作为糖诱饵的药物，其从一开始就可以防止幽门螺杆菌与胃细胞结合。

16.5 传统中药的治疗

已有几种草药被用来治疗溃疡。甘草具有多种药用特性，几千年来一直被用作药物。据报道，它具有抗溃疡的特性，这归因于一种叫作甘草次酸（glycyrrhetinic acid）——甘草酸苷（glycyrrhizin）的苷元成分。甘珀酸（carbenoxolone）是甘草次酸的衍生物，已用于溃疡的治疗。它对幽门螺杆菌有一定的抗菌作用，同时被认为具有黏膜保护作用，因为其可以增加黏液的产生。

水飞蓟素（silymarin）是从水飞蓟（*Silybum marianum*）果实中提取的混合物。它具有抗溃疡活性，并已被证明可以降低大鼠体内的组胺浓度。

印度楝树（neem tree，*Azadirachta indica*）的提取物在印度被广泛用于多种疾病的治疗。据报道，楝树皮的水提取物具有抗溃疡作用。其可能的机制包括质子泵抑制或抗氧化作用（清除自由基）。

其他具有抗溃疡药效的中草药还包括紫草（comfrey）和药蜀葵（marshmallow）。

🌱 **关键知识点**

● 幽门螺杆菌是一种引起许多溃疡的细菌。它能在黏液细胞表面存活，产生损害上皮细胞的蛋白质和毒素。

● 由幽门螺杆菌引起的溃疡需要使用三联药物——PPI和至少2种抗生素进行治疗。

● 一些传统的草药也可以被用来治疗溃疡。

📖 **习题**

1. 在奥美拉唑的研发过程中，在吡啶环上引入了甲氧基和甲基以增加 pK_a。随后发现类似物（Ⅰ）只有 1 个甲基，其 pK_a 值高于奥美拉唑。请解释原因。

2. 请问化合物（Ⅰ）是否是一个优于奥美拉唑的 PPI？

3. 奥美拉唑吡啶中引入 2 个甲基和 1 个甲氧基可以为其酸催化激活过程提供亲核性。如果再添加一个额外的甲基（结构Ⅱ）是否能提高其活性？

4. 苯酚化合物（Ⅲ）是一种非常难合成的化合物，在中性 pH 下不稳定。请说明原因。

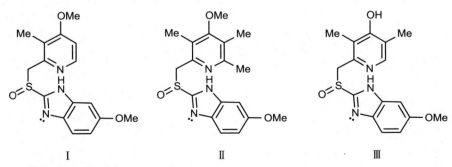

Ⅰ　　　　　　　　Ⅱ　　　　　　　　Ⅲ

5. 奥美拉唑的代谢产物有哪些？

6. 西咪替丁发生的代谢反应之一是咪唑环上甲基的氧化（图16.35）。防止这种代谢反应发生的常见策略是用氯取代甲基。为什么氯取代基常用于这个目的？你认为西咪替丁的4-氯类似物的活性比西咪替丁更高吗？

7. 胃中的酸性物质促进消化食物以及破坏细胞。为什么胃里的细胞没有被破坏？

8. 奥美拉唑被制成盖仑制剂（galenic for mulation）口服，以保护其在通过胃时不被胃酸激活。一旦它在肠中释放，它就被吸收进入血液循环并被带到胃壁细胞，在那里它穿过细胞膜进入小管并被激活。已知小管是直接连接胃腔的，为什么奥美拉唑不能做成直接到达胃部的口服制剂？

拓展阅读

Agranat, I., Caner, H., and Caldwell, J. (2002) Putting chirality to work: the strategy of chiral switches. *Nature Reviews Drug Discovery*, 1(10): 753-768.

Baxter, G. F. (1992) Settling the stomach. *Chemistry in Britain*, May, 445-448.

Carlsson, E., Lindberg, P., and von Unge, S. (2002) Two of a kind. *Chemistry in Britain*, May, 42-45 (PPI).

Ganellin. R. (1981) Medicinal chemistry and dynamic structure-activity analysis in the discovery of drugs acting at histamine H_2 receptors. *Journal of Medicinal Chemistry*, 24(8): 913-920.

Ganellin, C. R., and Roberts, S. M. (eds) (1994) Discovery of cimetidine, ranitidine and other H_2-receptor histamine antagonists. In *Medicinal Chemistry-The Role of Organic Research in Drug Research,* 2nd edn. Academic Press, New York.

Hall, N. (1997) A landmark in drug design. *Chemistry in Britain*, December, 25-27 (cimetidine).

Lewis, D. A. (1992) Antiulcer drugs from plants. *Chemistry in Britain*, February, 141-144.

Lindberg, P., Brändström, A., Wallmark, B. , Mattsson, H., Rikner, L., and Hoffmann, K. J. (1990) Omeprazole: the first proton pump inhibitor, *Medical Research Reviews*, 10(1): 1-54.

O' Brien, D. P., Israel, D. A., Krishna, U. , Romero-Gallo, J., Nedrud, J. , Medof, M. E., et al. (2006) The role of decay-accelerating factor as a receptor for *Helicobacter pylori* and a mediator of gastric inflammation. *Journal of Biological Chemistry,* 281(19): 13317-13323.

Olbe, L., Carlsson, E., and Lindberg, P. (2003) A proton-pump inhibitor expedition: the case histories of omeprazole and esomeprazole. *Nature Reviews Drug Discovery*, 2(2): 132-139.

Saunders, J. (ed) (2000) Antagonists of histamine receptors (H_2) as antiulcer remedies. In *Top Drugs: Top Synthetic Routes.* Oxford Science Publications, Oxford.

Saunders, J. (ed): (2000) Proton pump inhibitors as gastric acid secretion inhibitors. In *Top Drugs: Top Synthetic Routes.* Oxford Science Publications, Oxford.

Young, R. C. Durant , G. J., Emmett, J. C. , Ganellin, C. R. , Graham, M. J. , Mitchell R. C., et al. (1986) Dipole moment in relation to H_2 receptor histamine antagonist activity for cimetidine analogues. *Journal of Medicinal Chemistry*, 29(1): 44-49.

第17章 心血管疾病治疗药物

17.1 简介

　　心血管疾病在工业化国家是主要的死亡原因，包括影响心脏和循环系统的疾病。重大风险因素包括高血压、糖尿病、肥胖、吸烟和缺乏运动。世界卫生组织表示，2008 年，全世界有 1732.7 万人死于该疾病，这一数字每年增加，到 2030 年，可能达到 2360 万。统计数据显示，俄罗斯和乌克兰位于心血管疾病死亡率国际"排行榜"中前列。虽然由于像他汀类药物的使用以及阻止吸烟等公共卫生举措的实行，美国的死亡率（每 10 万人死亡人数）有所下降，但每年因心血管疾病死亡的人数仍在增加。然而，在西方国家，心血管疾病仍然是主要死亡的原因。

　　由于心血管疾病对社会的影响，心血管药物包括一些最有利润的治疗药物在市场上出现并不为奇。最近的统计数据显示，英国国民保健服务中心在 2012—2013 年度花费了 68 亿英镑购买心血管药物。

　　多种生物途径和介质控制着心血管系统，为药物设计提供了许多不同的分子靶标。例如，第 13 章和第 14 章中介绍的胆碱能系统和肾上腺素能系统在控制血压、心率和心脏收缩强度方面起着至关重要的作用。虽然几种拟胆碱和拟肾上腺素药物具有心血管活性，但最重要的是 14.11 节中描述的 β 受体阻断剂。在本章中，我们将介绍用于治疗高血压（血压升高）、心脏病、动脉粥样硬化和血栓形成的其他心血管药物。

17.2 心血管系统

　　心血管系统（图 17.1）是血液在身体循环的系统。心脏充当泵的作用，包含 4 个腔室——左心房和右心房以及左心室和右心室。心房是血液进入心脏的收集室，心室将血液泵出心脏。这一过程是通过心肌细胞的收缩来实现的（心肌细胞与骨骼肌细胞完全不同）。

　　左心室负责将血液泵出心脏并流经身体——全身循环（systemic circulation）。当心室收缩时，血液被泵入主动脉（aorta）——血液离开心脏的主要动脉。主动脉分支形成动脉（arteries），动脉将血液输送到身体的各种组织和器官。当动脉到达这些部位时，它们会分支成较窄血管，称为小动脉（arterioles）。小动脉继续分支成更窄的血管，称为毛细血管（capillaries）。我们可以把它们看作是树的分支，其中主动脉是主干，动脉是主要分支，小动脉是较小的分支，毛细血管是树枝。

　　毛细血管中的血液为身体的细胞提供氧气和营养，并转运来自同一细胞的二氧化碳和废物。然后毛细血管合并在一起形成小静脉（venules），小静脉又合并形成静脉（veins）。这些静脉血管将血液带回心脏的右心房完成体循环。

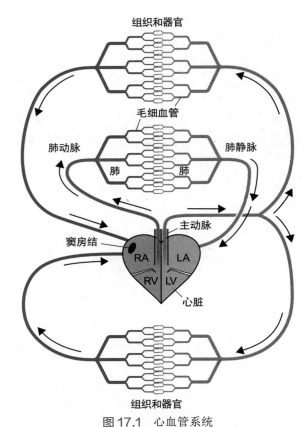

图 17.1　心血管系统

LA= 左心房，RA= 右心房，LV= 左心室，RV= 右心室

　　该过程的下一部分是肺循环（pulmonary circulation）。右心房收缩通过单向瓣膜使血液进入右心室。一旦血液到达右心室，右心室收缩迫使血液通过肺动脉（pulmonary arteries）向肺部移动。动脉分支形成肺内毛细血管，二氧化碳从毛细血管中的血液扩散到肺泡（alveoli）。同时，氧气以相反的方向扩散给血液充氧。毛细血管再合并形成肺静脉，其将含氧血液输送到心脏的左心房。血液从左心房泵入左心室，然后被泵送回体循环。

　　重要的是要认识到，离开右心室的所有血液都通过肺部，而离开左心室的血液则行进入到不同的器官和组织，因此只有一定比例的血液在身体周围流动到达特定组织或器官。这包括心脏本身，其通过冠状动脉（coronary arteries）中的血液供应氧气和营养物，而不是通过其泵送的血液。

　　对于普通男性来说，每半个心脏泵送的血液量约为 5L/min，但在运动期间由于心率和收缩力的增加，泵送的血液量可以增加 5 倍。心率和收缩力受各种因素控制。首先，如果心脏充当有效的泵，心脏的心肌必须以协调的方式收缩。这通过心脏区域中称为窦房结（sinoatrial node）的一组天然起搏细胞来实现的，该区域存在于右心房中。当起搏器细胞收缩时，它们刺激邻近的心肌细胞收缩。因此，由窦房结发出的信号在左心房和右心房上扩散，使得心房在心室前收缩。在心室收缩之前有一段时间延迟，此时心房舒张。

　　心率由神经和激素对窦房结的影响来调节。副交感神经释放乙酰胆碱来减慢心率，而交感神经释放去甲肾上腺素来加快心率。肾上腺素也能加快心率。其他影响心率的因素包括温度、血浆电解质浓度和其他激素。

　　心脏的收缩力也受各种因素的影响。如果流入心脏的血液增多，心室就会膨胀，这会自动增加收缩力。交感神经系统释放的去甲肾上腺素也会增加收缩力，肾上腺素也一样。相反，副交感神经系统对收缩力的影响很小。

　　到达不同器官和组织的血液量取决于具体情况，并由供应这些组织的小动脉的舒张/收缩决定。例如，当运动时，供应骨骼肌和心脏的血管舒张，以增加血液的接收量。同时，供应肾脏和腹部的血管收缩，使这些区域的血液供应减少。局部和神经因素影响小动脉的舒张或收缩。任何组织代谢活性的增加都会导致氧气水平下降，二氧化碳、氢离子、钾离子和代谢物水平升高。这些变化刺激小动脉在相关组织舒张。

　　交感神经系统的活动也影响小动脉的收缩和舒张。如果交感神经系统活动增强，则释放更多去甲肾上腺素，导致大多数小动脉收缩。如果交感神经系统活动减弱，则相反，大多数小动脉舒张。一个例外是供应骨骼肌的小动脉，当交感神经系统活动增加时，骨骼肌的小动脉就会舒张。

许多重要的激素对小动脉的舒张或收缩有很强的作用。例如，组织损伤后，组胺舒张小动脉。其他有效的血管扩张剂是一氧化氮、前列环素、缓激肽和利钠素。具有强大血管收缩功能的激素有血管紧张素Ⅱ和内皮素。

血压是人体健康的关键指标，受许多因素的影响，即心率和收缩力、血容量以及血液流过血管的外周阻力。血压的调节由髓质心血管中心（medullary cardiovascular centre）控制，该中心决定了作用于心血管系统的交感神经和副交感神经系统的活动。该中心接收来自对血压敏感的动脉压力感受器的信号。血压越高，小动脉伸展越多，从压力感受器到髓质心血管中心的信号越大。如果血压升高，则控制中心降低交感神经系统的活动并增加副交感神经系统的活动。这导致心率和收缩性的降低以及血管的舒张。髓质心血管中心还接收来自很多其他来源的信息，例如对氧、二氧化碳和氢离子浓度敏感的外周感觉受体和动脉化学感受器。

如果这些反馈系统未能将血压恢复到正常水平，则会导致慢性高血压。这是引起心血管疾病的主要原因，因此抗高血压药是心血管疾病药物的关键部分。

17.3 影响RAAS系统活动的抗高血压药

17.3.1 简介

高血压是心血管疾病（如脑卒中、心脏病、肾衰竭和动脉粥样硬化）的关键风险因素，因此使用降压药降低血压是降低这种风险最有效的策略之一。通常有几种生化过程可导致血压升高，其中最重要的是肾素-血管紧张素-醛固酮系统（renin-angiotensin-aldosterone-system，RAAS）（图17.2）。该过程的关键组成部分是血管紧张素Ⅱ（angiotensin Ⅱ），它是一种具有强效血管收缩特性的肽激素。换句话说，它会导

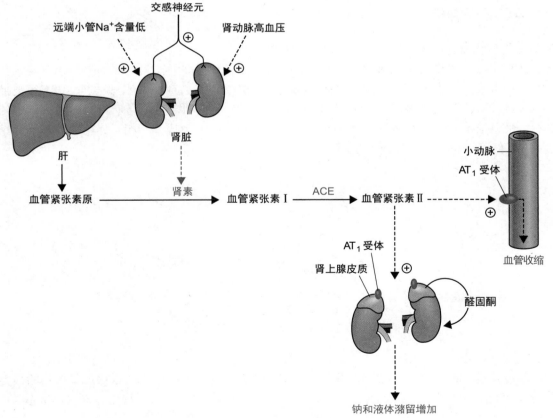

图17.2　血管紧张素Ⅱ的生物合成和作用

实线箭头表示生物合成，虚线箭头表示作用，蓝字的是酶

致血管收缩并使血压升高。血管紧张素 II 还促进肾上腺皮质中另一种激素——醛固酮（aldosterone）的释放。醛固酮促进肾脏液体潴留增加——另一个因血容量增加而增加血压的因素。由于当 RAAS 级联变得过于活跃时，会出现高血压问题，因此科学家设计了许多可以在不同节点阻断级联反应的抗高血压药物。例如，抑制肾素（renin）和血管紧张素转化酶（angiotensin-converting enzyme，ACE）的药物降低了生成血管紧张素 II 的水平。另一种方法是设计药物，以阻断血管紧张素 II 与 AT₁ 受体（AT₁ receptor）的作用。最后，醛固酮抑制剂可以阻断醛固酮的作用。下面将更详细地来介绍这些药物。

17.3.2 肾素抑制剂

肾素是一种在肾脏中产生的酶，它催化一种称为血管紧张素原（angiotensinogen）的蛋白质底物的裂解，形成血管紧张素 I（angiotensin I）（图 17.2）。血管紧张素 I 没有血管收缩特性，但它作为 RAAS 级联反应中血管紧张素转化酶（ACE）的底物（17.3.3 节）。因此，阻断血管紧张素 I 的合成也会降低血管紧张素 II 的水平。

靶向肾素有几个好处。它是 RAAS 级联反应中的第一个酶，它催化了该过程的限速步骤。因此，抑制肾素应该比抑制 ACE 更有效。阻断肾素也避免了因抑制 ACE 而导致血管紧张素 I 的积聚（17.3.3 节）。最后，肾素仅接受血管紧张素原作为底物，似乎没有其他生物化学作用。因此，对肾素具有选择性的酶抑制剂应仅影响 RAAS 级联反应，而不影响其他生化过程。这样可以减少副作用。

对肾素抑制剂的大量研究最终使阿利吉仑（aliskiren）得以发现（图 17.3，案例研究 8），该药物于 2007 年获得美国 FDA 的批准。阿利吉仑的结构是酶催化反应过渡态等排体（10.3.7 节），其模拟酶催化反应的四面体过渡态从而增强结合亲和力。尽管阿利吉仑成功获得批准，但尚无其他肾素抑制剂进入市场。

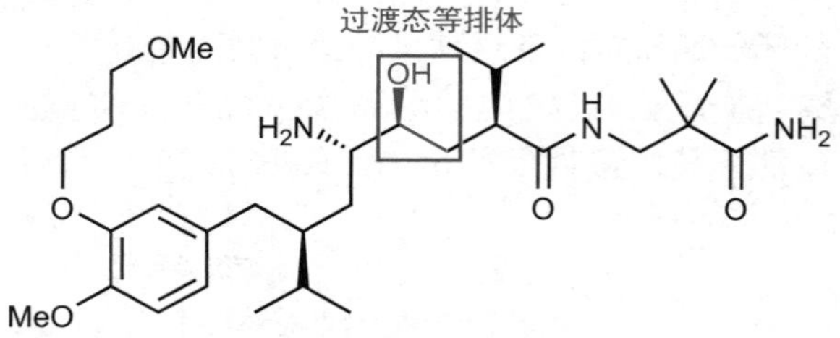

图 17.3 阿利吉仑

17.3.3 ACE 抑制剂

血管紧张素转化酶（ACE）是膜结合酶，催化血管紧张素 I 向强效血管收缩剂血管紧张素 II 的转化（图 17.2）。ACE 抑制剂作为潜在的抗高血压药物的研究开始于 20 世纪 70 年代，这促成了卡托普利（captopril）的设计（图 17.4）。卡托普利于 1981 年被批准为第一个靶向 RAAS 级联反应的临床有效药物（案例研究 2）。卡托普利含有巯基，其与活性位点中的锌离子辅因子结合。它还含有在生理条件下电离的羧酸，并与赖氨酸残基形成离子相互作用。甲基（标记为 P1′）适配于酶的 S1′ 结合亚位点并形成范德华相互作用。

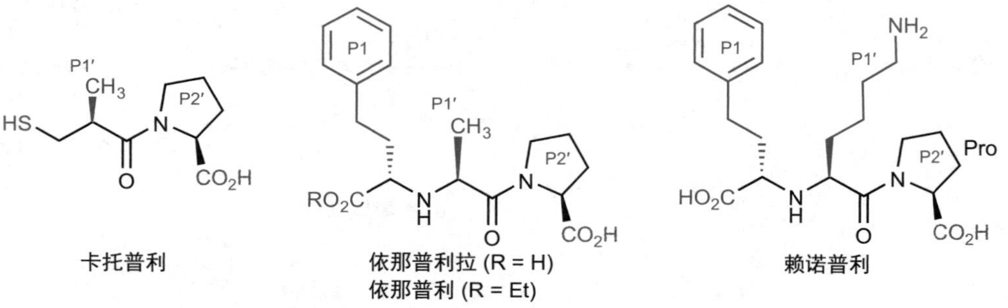

图 17.4 ACE 抑制剂的早期例子

依那普利拉（enalaprilat）（图 17.4）是第二个被设计的 ACE 抑制剂，它含有另一个与 S1 结合亚位点结合的苯乙基取代基。加入第二个羧酸以取代巯基基团作为锌的结合基团，但这增加了药物的极性并导致口服吸收差。因此，该药物以其乙酯前药——依那普利（enalapril）给药。赖诺普利（lisinopril）在结构上相似，仅 P1′ 取代基不同。

当脯氨酸环被各种双环取代，20 世纪 90 年代一系列其他 ACE 抑制剂——莫昔普利（moexipril）、喹那普利（quinapril）、培哚普利（perindopril）、群多普利（trandolapril）、雷米普利（ramipril）和苯那普利（benzazepril）被批准上市（图 17.5）。这些变化之所以行得通，是因为 ACE 中的 S2′ 亚位点可以接受多种氨基酸侧链。芳香侧链尤其有利，这就是为什么在莫昔普利、喹那普利和苯那普利的双环系统中包括芳环的原因。由于 P1′ 甲基和相邻的肽键被包裹在七元环内，苯那普利具有一定程度的构象约束（10.3.9 节）。所有这些双环药物都是酯前药，在体内水解以产生活性 ACE 抑制剂。

福辛普利（fosinopril）（图 17.5）是使用延长酯策略的前药（11.6.1.1 节）。磷酯基被酶促水解后产生不稳定的中间体，并自发分解产生含有次膦酸基团的福辛普利拉（fosinoprilat）。次膦酸基团（HOPOCH₂-）作为肽键基团（—CONH—）的替代物被引入，且模拟参与肽键水解的过渡态。福辛普利拉还通过在脯氨酸环上引入环己基取代以充分利用宽敞的 S2′ 口袋。

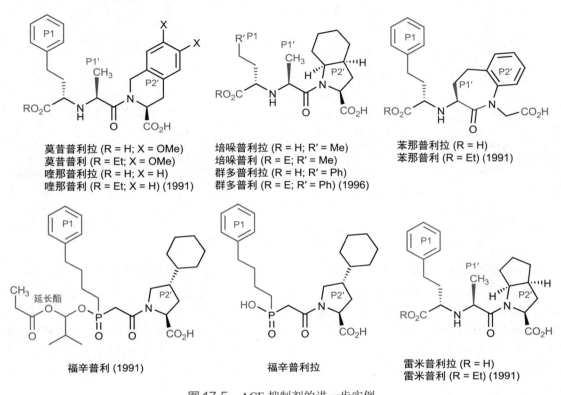

图 17.5　ACE 抑制剂的进一步实例

ACE 抑制剂是虽然是成功的抗高血压药，但长期使用会产生副作用。由此导致的血管紧张素 Ⅱ 水平下降引发反馈机制，增加肾素水平。反过来，这会增加血管紧张素 Ⅰ 的水平。虽然 ACE 被抑制，但是一些血管紧张素 Ⅰ 可以通过其他酶如胃促胰酶（chymases）和组织蛋白酶 G（cathepsin G）的作用转化为血管紧张素 Ⅱ。因此，ACE 抑制剂的抗高血压作用随时间降低。此外，ACE 在催化一种名为缓激肽（bradykinin）的肽类炎症介质的水解中具有重要作用。因此，ACE 抑制导致缓激肽水平增加。尽管缓激肽可以扩张血管并有助于降压作用，但它也可以作用于气道并引发一些患者的持续性咳嗽。另一个副作用是血管性水肿（例如面部肿胀）。

17.3.4　血管紧张素受体拮抗剂

血管紧张素 Ⅱ 通过激活血管紧张素 Ⅱ 受体（angiotensin Ⅱ receptor）产生各种作用，血管紧张素 Ⅱ 受体是膜结合 G 蛋白偶联受体的范例（见 4.7 节和 5.1 ～ 5.3 节）。血管紧张素 Ⅱ 受体有 4 种亚型（AT₁ ～ AT₄），其中 AT₁ 受体与血管收缩有关。在 20 世纪 90 年代，一组被称为"沙坦"的选择性 AT₁ 受体拮抗剂进入临床。其中第一个是由杜邦公司研发上市的氯沙坦（图 17.6）。氯沙坦（losartan）的前体是具有良好抗高血压活性的联苯结构，但由于其口服吸收较差而必须注射给药。用极性较小的四唑环取代极性羧酸使该问题得以克服。四唑环常用作羧酸的生物电子等排体（10.3.7 节和 11.6 节）。后来发现氯沙坦经过氧化代谢形成 EXP3174（图 17.7），EXP3174 被证明是更有效的拮抗剂，并且确定了生成的羧酸的重要性。

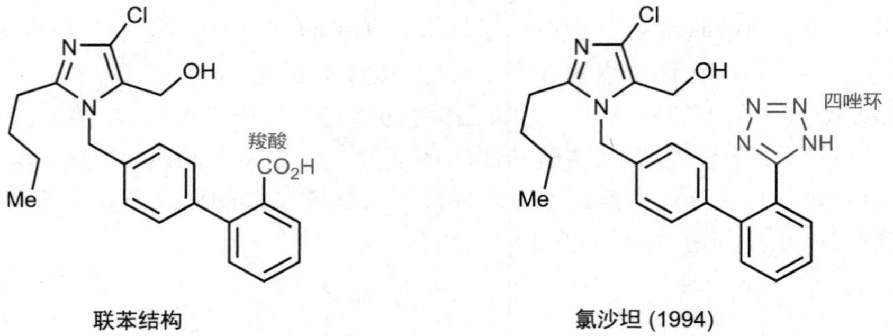

图 17.6　氯沙坦的开发

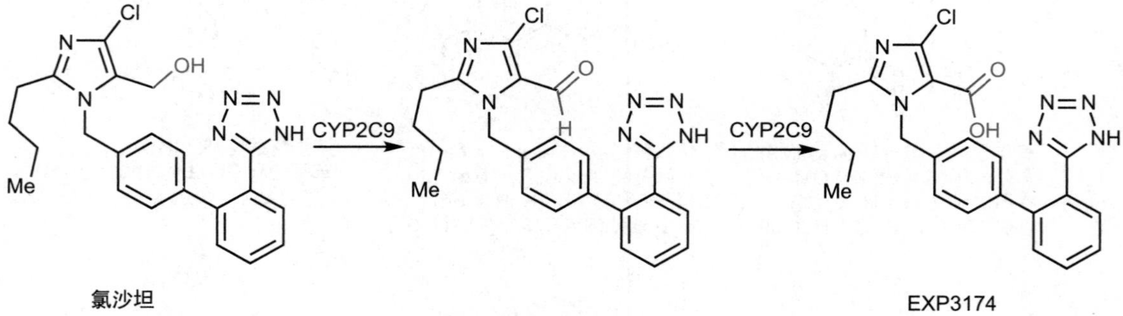

图 17.7　氯沙坦的代谢

　　SAR 研究证明了 EXP3174 中三个关键特征对于良好拮抗活性是非常重要的。酸性四唑环和咪唑环上的疏水取代基与产生强效结合相关（图 17.8）。这些特征充当"信息"，将结构引导至 AT$_1$ 受体。第三个特征是羧酸，它在生理条件下被电离。这一基团对于拮抗活性至关重要，并且是受体拮抗作用的"信息"。据认为，羧酸基团与赖氨酸残基形成离子相互作用，产生诱导契合，迫使受体进入非活性构象。咪唑和联苯环主要起支架用作以定向三个关键结合基团，使它们同时与结合位点中的互补结合区相互作用。

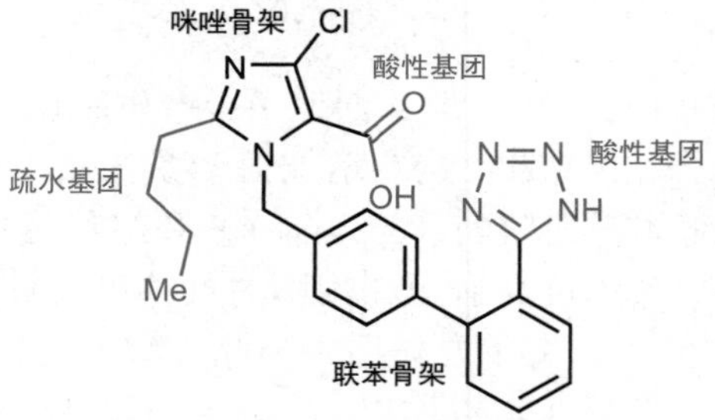

图 17.8　EXP3174 中的关键结构特征

　　其他沙坦类药物的例子包括缬沙坦（valsartan）、坎地沙坦（candesartan）、厄贝沙坦（irbesartan）、替米沙坦（telmisartan）、依普罗沙坦（eprosartan）、阿齐沙坦（azilsartan）和奥美沙坦（olmesartan）（图 17.9）。一些沙坦类（如坎地沙坦、奥美沙坦和缬沙坦）通过稳定受体的无活性状态而作为反向激动剂而不是纯拮抗剂（4.16 节）。

　　除了缺乏一个酸性基团的厄贝沙坦外，所有的沙坦都含有疏水性取代基及良好结合和活性所需的两个酸性基团。虽然四唑作为几种沙坦中的特征酸性基团之一，但选择性的生物等排体替代也是可以的。例如，阿齐沙坦就含有噁二唑环。尽管阿齐沙坦的结合亲和力弱于与之结构相近的坎地沙坦，但由于其生物利用度提高，所以其体内活性就具有明显优势。这是由于噁二唑环的极性低于四唑环使药物具有更好的口服吸收。

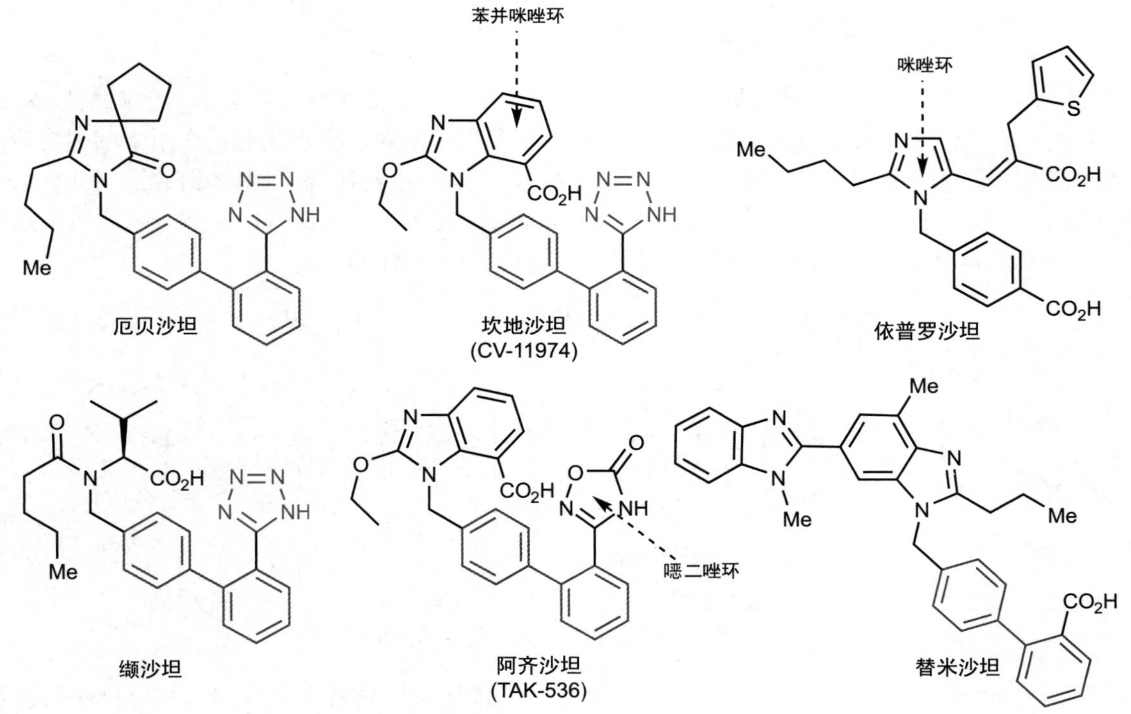

图 17.9　其他沙坦类药物的例子

不同结构中的疏水取代基性质不同。

许多沙坦类包含 1 个骨架，骨架中包含 1 个联苯环和 1 个咪唑或 1 个苯并咪唑环。然而，缬沙坦和依普罗沙坦是例外，仅包含这些特征中的一个。

在沙坦类药物中存在的两个酸性基团会导致口服吸收差，因此设计了许多使用延长酯策略的前药。例如，坎地沙坦西酯（candesartan cilexetil）、奥美沙坦酯（olmesartan medoxomil）和阿齐沙坦酯（azilsartan medoxomil）（图 17.10）分别是坎地沙坦、奥美沙坦和阿齐沙坦的前药。研究发现简单的甲基或乙基酯不适合作为沙坦的前药，因为它们被证明是人体酯酶的不良底物。这很可能是由于空间问题，因此，类似于青霉素前药的设计，使用延长酯策略（参见专栏 18.7）。更多暴露的酯通过酶促水解以形成不稳定的产物，通过自发的化学转化以"释放"沙坦。

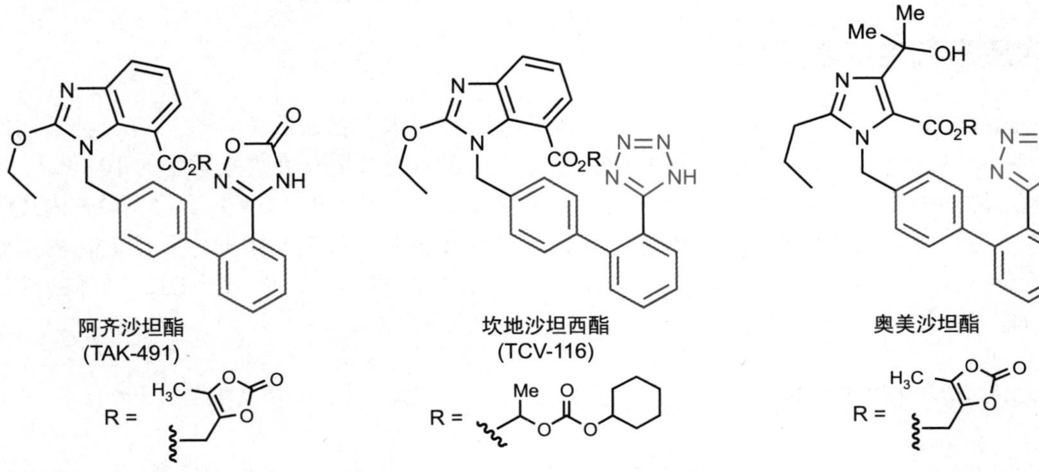

图 17.10　沙坦前药

已证明 AT_1 拮抗剂非常高效,但它们可导致血管紧张素 II 水平升高,然后刺激 AT_2 和 AT_4 受体。此外,血管紧张素 II 水平升高抑制肾素释放的反馈系统依赖于 AT_1 受体的激活。因此,AT_1 拮抗剂将导致肾素水平升高。

17.3.5 盐皮质激素受体拮抗剂

血管紧张素 II 能促进醛固酮(aldosterone)的释放(图 17.11),醛固酮是最有效的内源性盐皮质激素,负责增加肾脏中的液体和钠离子潴留。最终,引起血容量和血压增加。醛固酮通过作用于细胞内盐皮质激素受体来产生这些作用,因此盐皮质激素受体拮抗剂已被作为降压药研究。例如螺内酯(spironolactone)于 1959 年进入临床,并作为活性拮抗剂坎利酮(canrenone)的前药(图 17.11)。然而,该药不是完全选择性的,其对黄体酮和雄激素受体的拮抗作用会产生不被期望的副作用。

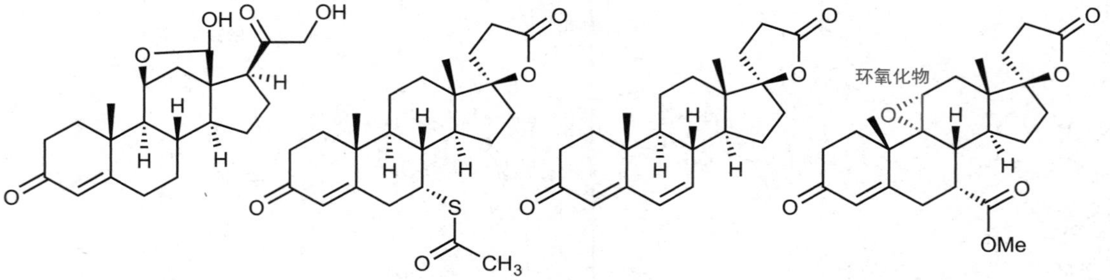

图 17.11　醛固酮和盐皮质激素受体拮抗剂

依普利酮(eplerenone)是一种选择性更强的药物,其中环氧环具有重要作用。螺内酯和依普利酮目前作为心力衰竭患者的利尿剂使用。

17.3.6 双重作用剂

阻止 RAAS 级联反应并不能保证在治疗高血压方面完全有效,因为还有其他生物学途径可以起到增加血压的作用。因此,设计双重作用剂具有潜在的优势,不仅可以阻断 RAAS 级联反应,还可以影响一个其他途径。这些药物的实例见 17.4.3 节、17.5.1 节和 17.5.3 节。

17.4　内皮素受体拮抗剂作为抗高血压药

17.4.1　内皮素和内皮素受体

内皮素(endothelin)是含有 21 个氨基酸的内源性肽,有强大的血管收缩活性。有 3 种不同的内皮素(ET-1、ET-2 和 ET-3),就高血压而言,ET-1 是最重要的。它的效力是血管紧张素 II 的 10 倍。

内皮素通过激活内皮素受体(G 蛋白偶联受体家族成员)产生生理作用(见 4.7.3 节)。内皮素受体有 4 种类型(ET_A、ET_{B1}、ET_{B2} 和 ET_C),其中 ET_A 受体主要存在于肺动脉的平滑肌中。因此,内皮素受体拮抗剂对 ET_A 受体显示出良好选择性,有利于治疗肺动脉高压。尽管如此,作用于 ET_{B2} 受体的拮抗剂也有益于高血压治疗。

17.4.2　内皮素受体拮抗剂

波生坦(bosentan)、安立生坦(ambrisentan)、西他生坦(sitaxsentan)和马昔腾坦(macitentan)是

已被批准用于治疗高血压的内皮素受体拮抗剂（图 17.12 和图 17.13）。然而，由于西他生坦造成许多人死亡，2010 年辉瑞公司将其撤回。2009 年，达芦生坦（darusentan）进入临床试验。

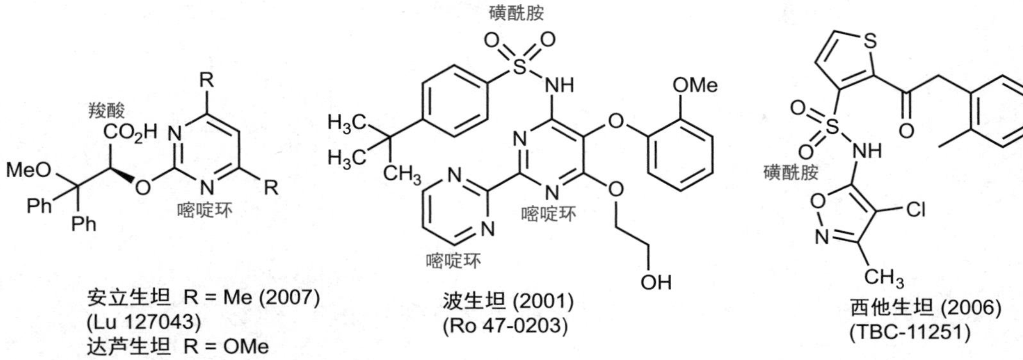

安立生坦 R = Me (2007)
(Lu 127043)
达芦生坦 R = OMe

波生坦 (2001)
(Ro 47-0203)

西他生坦 (2006)
(TBC-11251)

图 17.12　内皮素受体拮抗剂

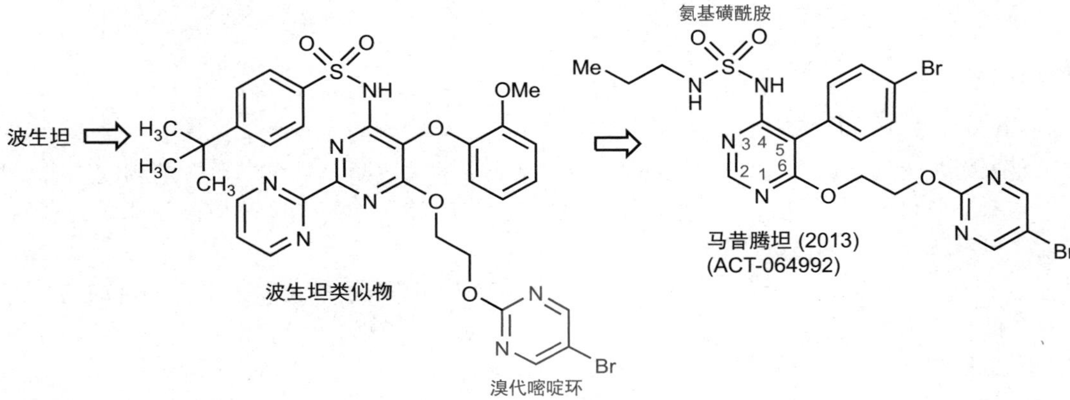

波生坦类似物

马昔腾坦 (2013)
(ACT-064992)

图 17.13　马昔腾坦的开发

除西他生坦外，临床上批准的内皮素受体拮抗剂均含有嘧啶环。嘧啶环作为连有各种取代基的中心结构或骨架。这些取代基包括酸性基团（羧酸、磺酰胺或氨基磺酰胺形式），可以与结合位点中的碱性氨基酸相互作用。该结构还含有至少 3 个芳香环或杂芳环，其可以与结合位点的疏水区结合。

波生坦是第一个获得批准的药物。它与 ET_A 和 ET_B 受体相互作用，显示对 ET_A 受体略有选择性。尽管尚未证实这种选择性是否有益，但之后的拮抗剂被设计为对 ET_A 受体具有更高选择性的拮抗剂。

波生坦作为马昔腾坦开发的先导化合物，于 2013 年获批（图 17.13）。在波生坦的醇羟基中加入溴取代的嘧啶环会使结合亲和力增加，这是由于其与酪氨酸残基的氢键和 π-π 相互作用（图 17.14）。这是药物拓展策略的一个例子，其中添加了额外的基团以实现额外的结合相互作用（10.3.2 节）。然而，所得结构含有 5 个芳香 / 芳杂环，且其摩尔质量大于 600g/mol，这两者都可能对口服活性不利（8.3 节）。因此，进一步的开发主要优化嘧啶核周围的取代基以降低分子量和芳环数量。引入新的氨基磺酰胺官能团是实现该目标的重要步骤，并且可以完全去除 2 位的取代基。

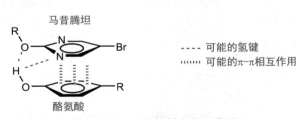

马昔腾坦

---- 可能的氢键
······ 可能的π-π相互作用

酪氨酸

图 17.14　可能的键合相互作用

17.4.3　双重作用剂

双重作用剂正在开发中，它是一种同时作用于内皮素受体和 AT_1 受体的拮抗剂。这两种受体存在一些结构相似性，并且作用于两种靶标的肽类配体获得了相似的 SAR 结果。因此，默克筛选了一个 AT_1 受体拮抗剂库，用来鉴别也具有 ET 受体拮抗剂作用的药物。这使得对两种受体均具有纳摩尔级亲和力的 L-746072 的发现（图 17.15）。

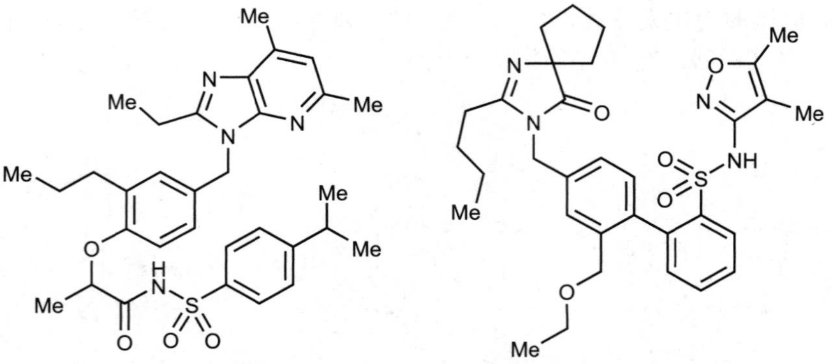

图 17.15 具有内皮素受体和 AT_1 受体双重拮抗作用的药物

另一方面，Bristol-Myers Squibb 研究了已知的内皮素受体拮抗剂，以观察其中是否有某些拮抗剂具有 AT_1 拮抗剂活性。这促成了 PS-433540（BMS-346567）的发展（图 17.15），PS-433540 显示出对 AT_1 和 ET_B 受体的良好活性。该化合物于 2007 年进入临床试验阶段。

�= 关键知识点

- RAAS级联反应产生血管紧张素Ⅱ，血管紧张素Ⅱ是一种有效的血管收缩激素。
- 肾素和血管紧张素转化酶（ACE）是RAAS级联反应中的关键酶，是抗高血压药物的重要靶标。
- 血管紧张素Ⅱ通过激活血管紧张素Ⅱ受体（AT_1）产生收缩血管的作用，使该受体成为抗高血压药物的重要靶标。
- 阿利吉仑是唯一被批准用于治疗高血压的肾素抑制剂。它阻断了血管紧张素Ⅰ的合成。
- 各种ACE抑制剂已被推向市场，它们都含有与ACE的锌离子辅因子结合的官能团。
- 大多数ACE抑制剂作为前药给药来降低极性并增加吸收。
- 沙坦类是抗高血压药物，作为拮抗剂或反向激动剂作用于AT_1受体。2个酸性基团和疏水性取代基的存在对于结合和活性很重要。
- 阻断醛固酮作用的盐皮质激素受体拮抗剂具有抗高血压作用。
- 内皮素是具有强效血管收缩特性的内源性肽。内皮素受体拮抗剂已被成功开发为抗高血压药物。

17.5 血管扩张剂

在上一节中，我们介绍了阻断具有血管收缩特性的内源性激素作用的药物。这些激素的水平降低导致血管扩张。在本节中，我们考虑积极促进血管扩张（血管舒张）的药物。这些药可用于心绞痛或高血压的治疗。

17.5.1 可溶性鸟苷酸环化酶的调节剂

可溶性鸟苷酸环化酶（sGC）是一种催化环鸟苷酸（cyclic GMP，cGMP）合成的酶（见 5.4.3 节）——一种重要的第二信使，参与使血管舒张的信号转导通路。该酶被气态信号分子一氧化氮（nitric oxide，NO）激活，该一氧化氮与酶内五配位的血红素复合物的亚铁离子结合（图 17.16）。然后，所得的六配位络合物失去组氨酸，形成五配位的亚硝酰基 - 血红素复合物，其产生 200 倍的酶活性。

三硝酸甘油酯（glyceryl trinitrate）、单硝酸异山梨酯（isosorbide mononitrate）和硝酸异山梨酯（isosorbide dinitrate）等药物（图 17.17）通过扩张血管和减轻心脏的工作负荷来缓解心绞痛。它们通过提供硝酸根离子来起作用，硝酸根离子在体内转化为一氧化氮。然后一氧化氮激活酶 sGC。硝普钠（sodium nitroprusside）（图 17.17）是一种无机化合物，在紧急情况下作为一氧化氮的来源用于治疗严重高血压。

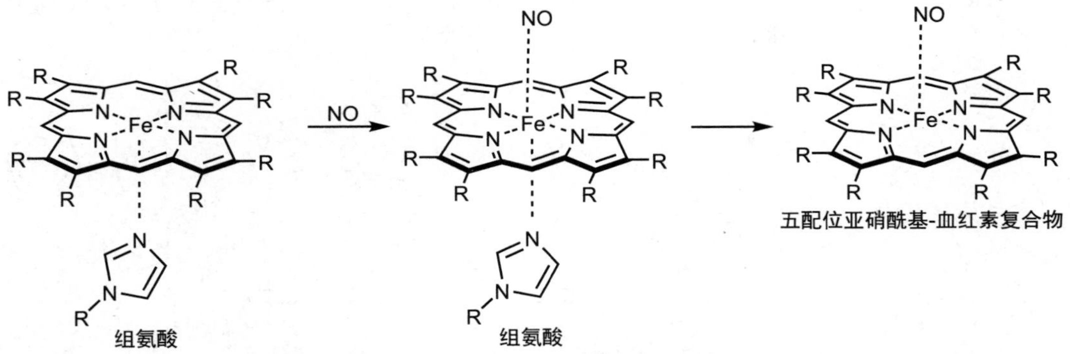
NO
Fe
N
R
组氨酸
五配位亚硝酰基-血红素复合物

图 17.16　一氧化氮激活可溶性鸟苷酸环化酶

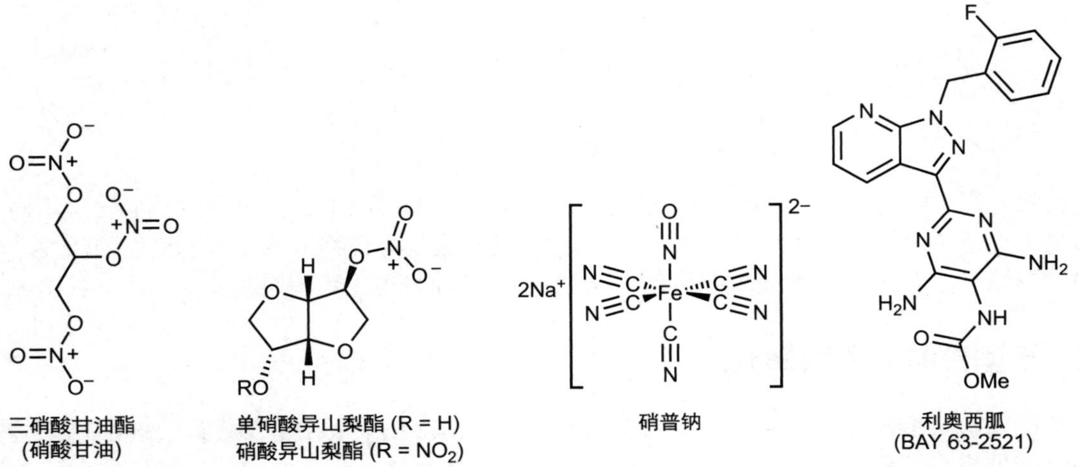
三硝酸甘油酯
(硝酸甘油)
单硝酸异山梨酯 (R = H)
硝酸异山梨酯 (R = NO2)
2Na+
2−
硝普钠
利奥西胍
(BAY 63-2521)

图 17.17　血管扩张剂示例

各个研究团队现在已设计出双重作用剂，双重作用剂除了主要作用外，还释放硝酸根离子。这些双重作用剂包括钙通道激活剂和 AT_1 受体拮抗剂。后一类包括氯沙坦和替米沙坦的类似物（图 17.18）。然而，到目前为止，这些药物的研究都没有到达临床试验阶段。

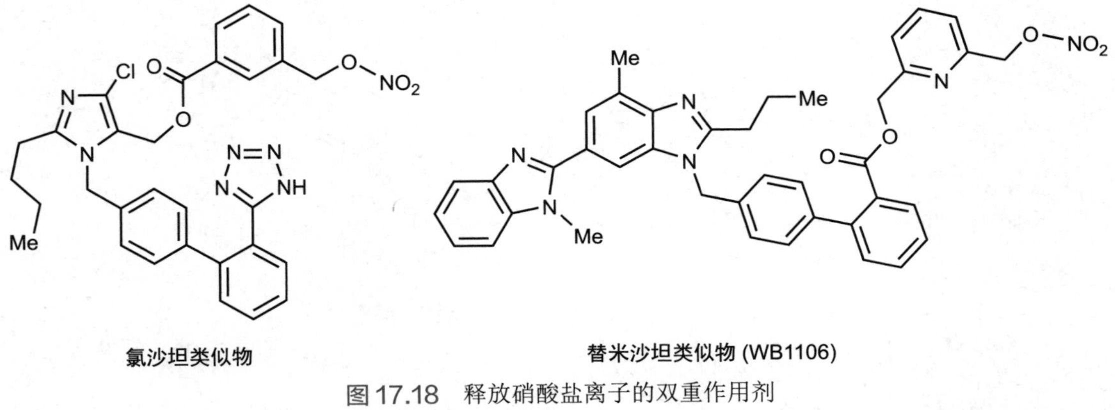
氯沙坦类似物
替米沙坦类似物 (WB1106)

图 17.18　释放硝酸盐离子的双重作用剂

硝酸根释放剂的一个缺点是它们依赖于代谢反应来产生一氧化氮。因为药效可以根据不同个体中发生这些代谢反应的效率不同而变化。此外，一些患者会在长期使用时获得对药物的耐受性。最后，产生的 NO 的作用是非特异性的，可以影响在活性位点中含铁的酶参与的任何一种生物途径。因此，最近的研究集中于开发与可溶性鸟苷酸环化酶直接相互作用的药物。

利奥西呱（riociguat，图 17.19）就是这样一个例子，它于 2013 年被美国 FDA 批准用于治疗肺动脉高压—— 一种心脏和肺部之间的血管受限的疾病。据认为，该药物与 sGC 的变构结合位点结合，用于稳定酶的亚硝酰基-血红素复合物。因此，利奥西呱刺激酶与 NO 更有效地结合，帮助酶的活性构象保持更长时间。

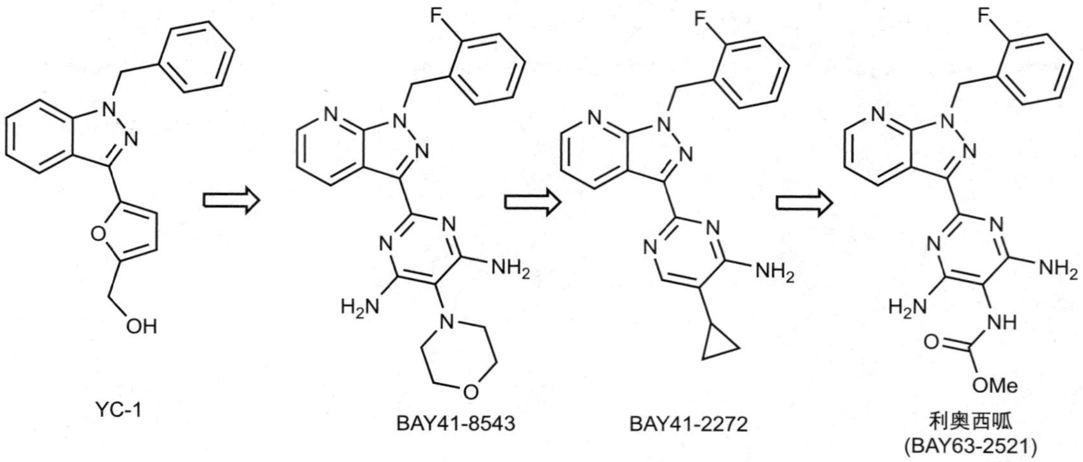

图 17.19　利奥西呱的开发

利奥西呱是拜耳医药公司开发的，从先导化合物 YC-1 开始（图 17.19），通过合成含有不同环和取代基的类似物，促进了 BAY41-8543 和 BAY41-2272 的开发。这些化合物虽然显示出良好的活性，但是具有不良的药动学特性。进一步的修饰改善了其药动学特性，从而发现了利奥西呱。

17.5.2　5 型磷酸二酯酶抑制剂

环核苷酸磷酸二酯酶是催化 cGMP 水解为 GMP 或 cAMP 水解为 AMP 的酶。通过抑制这些酶活性，延长环核苷酸的半衰期和活性。5 型磷酸二酯酶（PDE5）作为心血管药物的药物靶标特别受关注，因为它存在于血管平滑肌中并特异性地水解 cGMP。通过抑制 PDE5 增加 cGMP 的半衰期，延长了 cGMP 作为血管扩张剂的活性。两个 PDE5 抑制剂已被批准用于治疗肺动脉高血压。西地那非（sildenafil）（图 9.13）于 2005 年获得 FDA 批准，他达拉非（tadalafil）（图 17.20）于 2009 年获得批准。

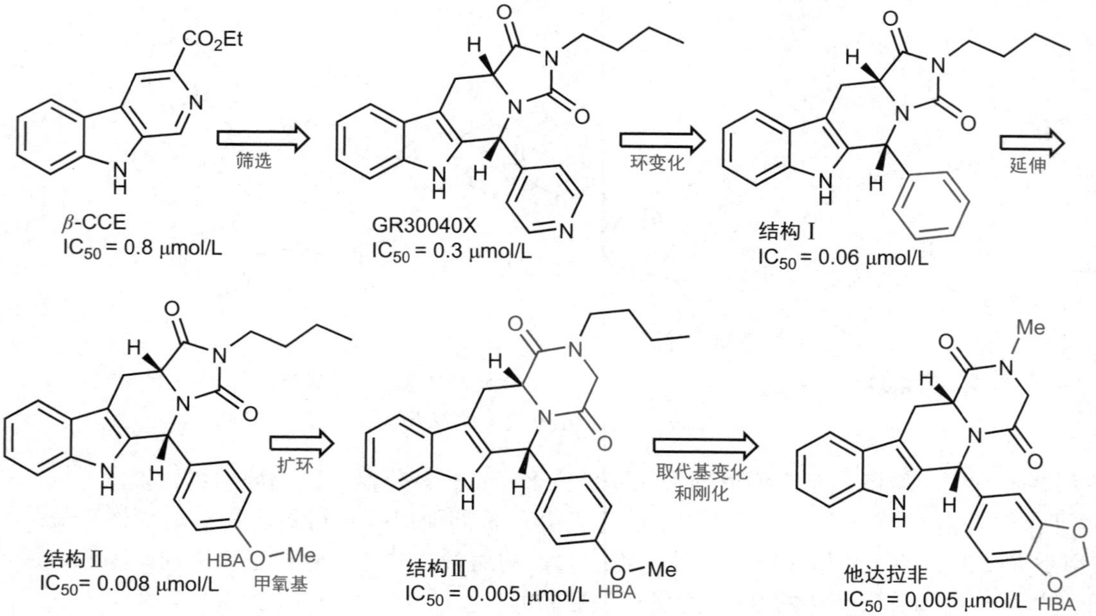

图 17.20　5 型磷酸二酯酶抑制剂

他达拉非的设计始于筛选含有 β- 咔啉骨架的化合物，因为 β- 咔啉 -3- 羧酸酯（β-CCE）是已知合适的 PDE5 抑制剂。从获得的各种化合物中筛选，选择 GR30040X 为先导化合物，采用了多种药物设计策略，涉及不同的环和取代基。关键的修饰是引入了甲氧基取代基，这使活性显著增加。这很可能是甲氧基与结合位点形成的额外氢键引起的，其中甲氧基的氧作为氢键受体。在他达拉非结构中，用亚甲基二氧基取代甲氧基，但仍然存在关键的氧原子。

17.5.3 脑啡肽酶抑制剂

脑啡肽酶（neprilysin）是膜结合锌金属肽酶，也称为中性内肽酶（neutral endopeptidase，NEP）。它可以水解内源性肽类激素，如缓激肽（bradykinin）、心房利钠因子（atrial natriuretic factor）和脑利尿因子（brain natriuretic factor）。这些激素充当血管扩张剂，因此抑制脑啡肽酶可延长这些激素的半衰期，发挥抗高血压作用。

脑啡肽酶抑制剂的一个例子是沙库巴曲（sacubitril）（图 17.21），该药物于 2015 年被批准用于治疗心力衰竭。该药物与缬沙坦（17.3.4 节）联合使用。沙库巴曲是活性剂沙库巴曲拉（sacubitrilat）的酯前药。

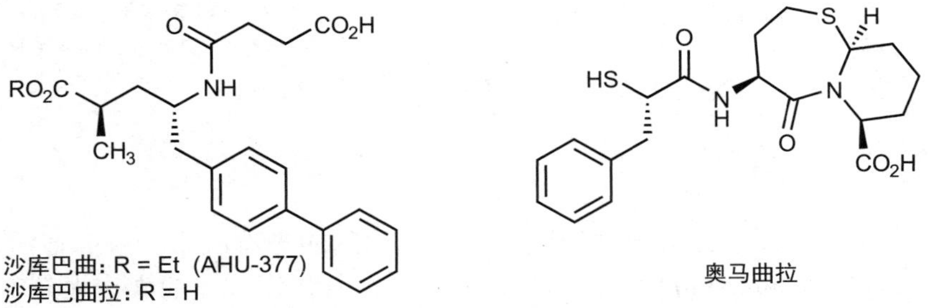

沙库巴曲：R = Et (AHU-377)
沙库巴曲拉：R = H

奥马曲拉

图 17.21　脑啡肽酶抑制剂

研究者还设计了具有抑制脑啡肽酶的活性的双重作用剂。奥马曲拉（omapatrilat）（图 17.21）是一种 ACE 抑制剂，也可抑制脑啡肽酶——血管肽酶抑制剂（vasopeptidase inhibitor）。该药物具有很强的抗高血压特性，但由于该药会引起缓激肽水平的增加，在一些患者中可能引起副作用。

因此，研究已转向设计也能抑制脑啡肽酶的 AT_1 受体拮抗剂。已经开发了各种双重作用剂，它们含有能够结合 AT_1 受体的芳基酸以及能够与脑啡肽酶中的锌离子辅因子相互作用的另一基团。然而，到目前为止还没有一个药物进入市场。

17.5.4 前列环素受体激动剂

前列环素（prostacyclin，PGI_2）（图 17.22）是一种前列腺素，可作为有效的血管扩张剂。它是前列环素受体的天然配体。前列环素受体是一种 G 蛋白偶联受体，与 G_s 蛋白相互作用并促使腺苷酸环化酶的激活（见 5.2 节）。前列环素已经以依前列醇（epoprostenol）的形成合成得到，并且可以通过静脉内注射给药治疗肺动脉高血压。然而，由于它在化学上和代谢上都是不稳定的，所以半衰期很短仅为 3min。这意味着它必须通过连续静脉输注给药。因此，寻找稳定的类似物成为研究重点。伊洛前列素（iloprost）是其类似物，但若口服，该药容易被氧化代谢，因此，它必须每天吸入 6 ～ 9 次给药。贝前列素钠（beraprost sodium）与伊洛前列素结构相关，是一种口服药物，在日本和韩国获批准上市。然而，由于贝前列素钠消除快，所以它的半衰期短。司来帕格（selexipag）是最新的创新产品，于 2015 年被批准为口服药物。它实际上是一种前药，被羧酸酯酶缓慢代谢形成活性剂 ACT333679。这是药物长效的重要因素。司来帕格在结构上与之前的前列环素受体激动剂不同，但都含有对激动剂活性至关重要的羧酸。对司来帕格的 SAR 研究也证明了叔胺及其异丙基取代基的重要性。司来帕格中引入醚基团阻断该位置的代谢氧化，增强了药物的代谢稳定性。

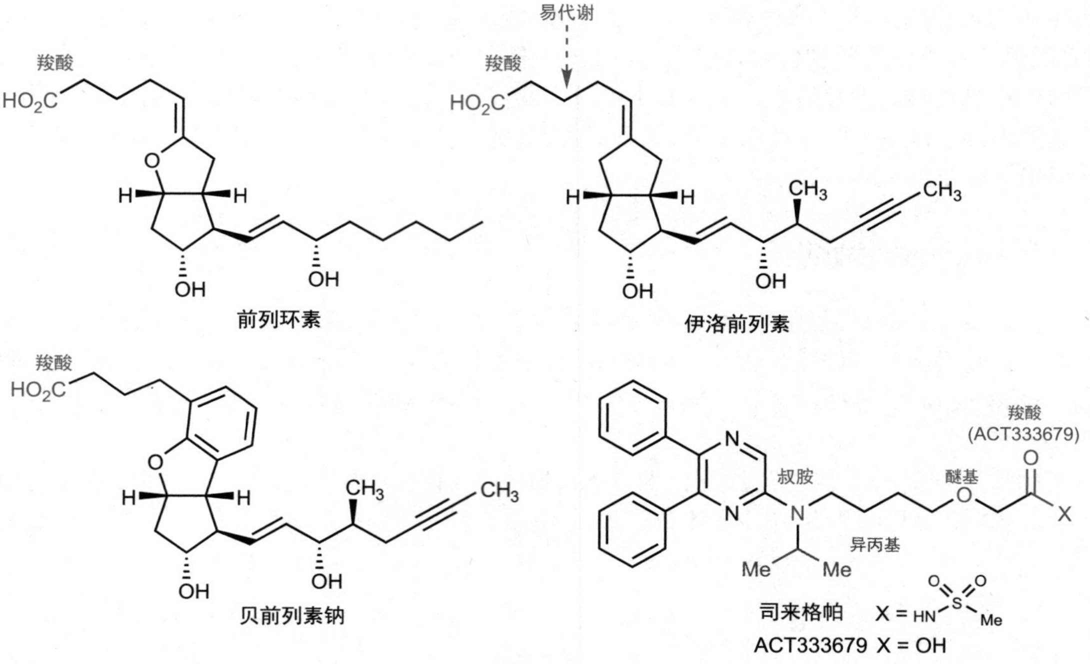

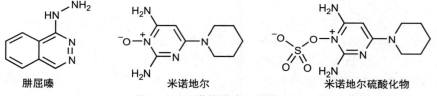

图 17.22　前列环素和前列环素受体激动剂

17.5.5　各种血管扩张剂

肼屈嗪（hydralazine）（图 17.23）通过松弛动脉和小动脉的平滑肌来缓解高血压，但其确切的作用机制尚未确定。米诺地尔（minoxidil）被认为是一种前药，其代谢形成的米诺地尔硫酸化物（minoxidil sulphate）产生活性，促进钾离子通道的开放，引起细胞膜的超极化。米诺地尔还可用于减缓脱发。

图 17.23　肼苯哒嗪和米诺地尔

🌱 **关键知识点**

- 血管扩张剂通过扩张血管降低血压和缓解高血压。
- cGMP是促进血管扩张的第二信使。
- 内源性肽类激素，如缓激肽和心房利钠因子，促进血管舒张。
- 通过提高可溶性鸟苷酸环化酶的活性可以增加cGMP的水平。该酶催化cGMP的合成。
- 通过抑制磷酸二酯酶5型（PDE5）可以增强cGMP的水平。PDE5可以催化环鸟苷酸水解。
- 抑制脑啡肽酶可以增加缓激肽和心房利钠因子的水平，脑啡肽酶是负责水解这些内源性肽类激素的酶。

17.6　钙离子通道阻滞剂

17.6.1　简介

各种类型的钙离子通道控制钙离子进入细胞。就心血管药物而言最重要的是电压门控 L 型钙离子通道，它响应膜电位的变化而不是外部配体的存在。当通道打开时，钙离子涌入细胞并根据所相应的细胞类型产生生理效应。在血管平滑肌中，产生肌肉收缩效应，导致血管收缩和血压升高。在心肌中的效果是心率增加和收缩力增强。

离子通道的结构由多蛋白复合物组成，涉及 4 个或 5 个亚基（α_1、α_2、β、δ 和 γ）（图 17.24）。α_1 亚基控制钙离子通过离子通道的流动，并认为谷氨酸残基参与运输过程中钙离子的结合。α_1 亚基还为钙离子通道阻滞剂提供靶结合位点。

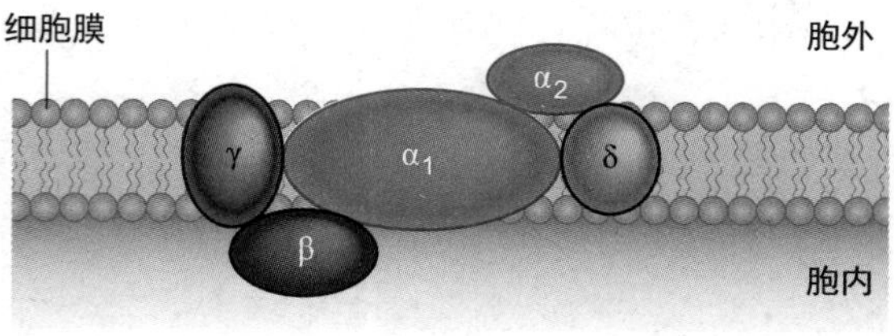

钙离子通道阻滞剂是阻止钙离子穿过离子通道的药物，主要用于治疗高血压和心绞痛。但是，它们也可用于其他心血管疾病的治疗。

钙离子通道阻滞剂主要有三种结构类型——二氢吡啶类、苯基烷基胺类和苯并硫氮杂䓬类。不同的结构类别与 α_1 亚基上的不同结合位点结合。然而，由于结合位点非常接近，且有证据表明参与结合苯并硫氮杂䓬类的一些氨基酸也参与结合苯基烷基胺类。此外，据说结合位点是变构连接的，这意味着某个药物与一个结合位点结合，会影响其他药物与相邻结合位点结合的能力。例如，当苯基烷基胺类与对应结合位点结合时，它抑制二氢吡啶类和苯并硫氮杂䓬类与对应结合位点的结合。类似地，当苯并硫氮杂䓬类或二氢吡啶类与其各自的结合位点结合时，它抑制苯基烷基胺类的结合。另一方面，当苯并硫氮杂䓬类结合时，它促进二氢吡啶类的结合。

图 17.24　L 型钙离子通道中存在的蛋白质亚基
只有骨骼肌细胞含有带有 γ 亚基的离子通道

17.6.2　二氢吡啶类

二氢吡啶类从钙离子通道的细胞外侧接近它们的结合位点，显示出对血管平滑肌中离子通道的选择性。因此，它们主要用于治疗高血压。

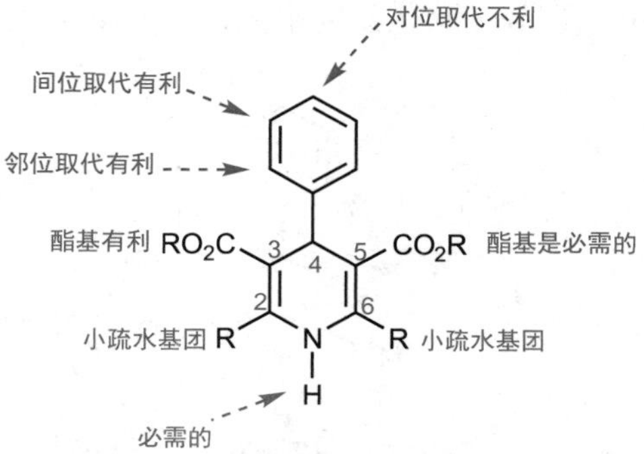

大量的二氢吡啶类似物已经合成，且已发现它们作为钙离子通道阻滞剂的能力取决于以下因素（图 17.25）：

① 结构通常是疏水的，这表明它们与疏水结合位点相互作用；
② 二氢吡啶环中的氮原子必须是未取代的；
③ 2 位和 6 位优选小的疏水性烷基；
④ 3 位和 5 位优选酯基；
⑤ 4 位必须有芳基取代基；
⑥ 芳环通常在邻位或间位含有取代基。对位的取代基不利于药物的活性。

图 17.25　二氢吡啶作为钙离子通道阻滞剂的
SAR 结果

二氢吡啶环对活性至关重要。例如，如果为吡啶环，则丧失活性。已经表明，二氢吡啶环的优势构象是略微扁平的船式结构，芳基取代基处于假轴位置（图 17.26）。芳环本身垂直于二氢吡啶环，使得芳环上一个邻位质子悬浮在二氢吡啶环的平面上。芳环上的各个取代基都远离二氢吡啶环。这被认为其对应活性构象。相反，吡啶环是平面的。这对环系统周围的取代基的取向具有显著影响，特别是芳环的取向。芳环上取代基的性质对二氢吡啶的活性产生作用。较大的取代基通常对活性更有利，这似乎使二氢吡啶环具有更大的平面化。

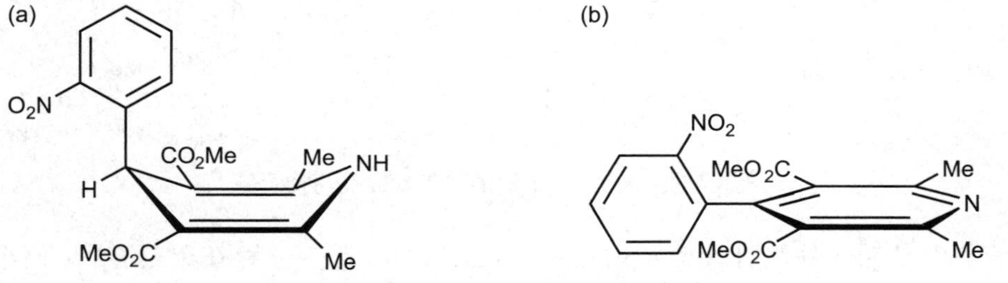

图 17.26　（a）硝苯地平的优势构象；（b）类似的吡啶结构

不对称二氢吡啶化合物在4位含有不对称中心，研究发现其中一种对映体活性更高。在这种结构中，可以将二氢吡啶环区分为两半，分别标记为左舷和右舷。已经证明，虽然左舷侧的酯基在该药是作为激动剂还是拮抗剂中起作用，但却不是必需的。在L型钙离子通道的同源模型上进行建模研究，提供的证据也表明结合位点可能存在3个氢键相互作用（图17.27）。

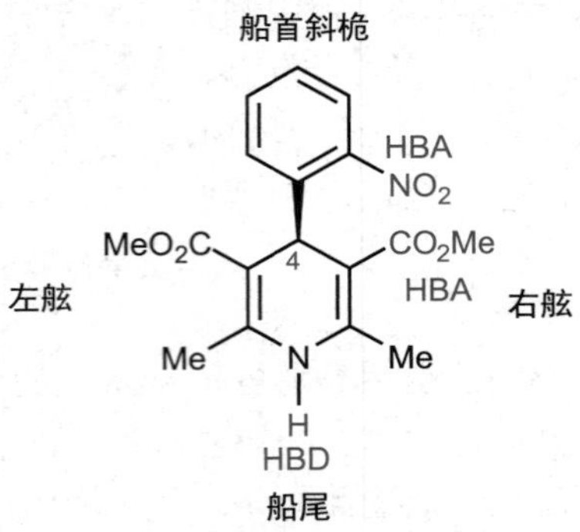

图17.27　硝苯地平中拟与结合位点形成氢键的基团

除硝苯地平外，还有很多其他二氢吡啶类药物也获批准上市（图17.28）。还设计了双重作用二氢吡啶类，作为一氧化氮的来源以及钙离子通道阻滞剂。

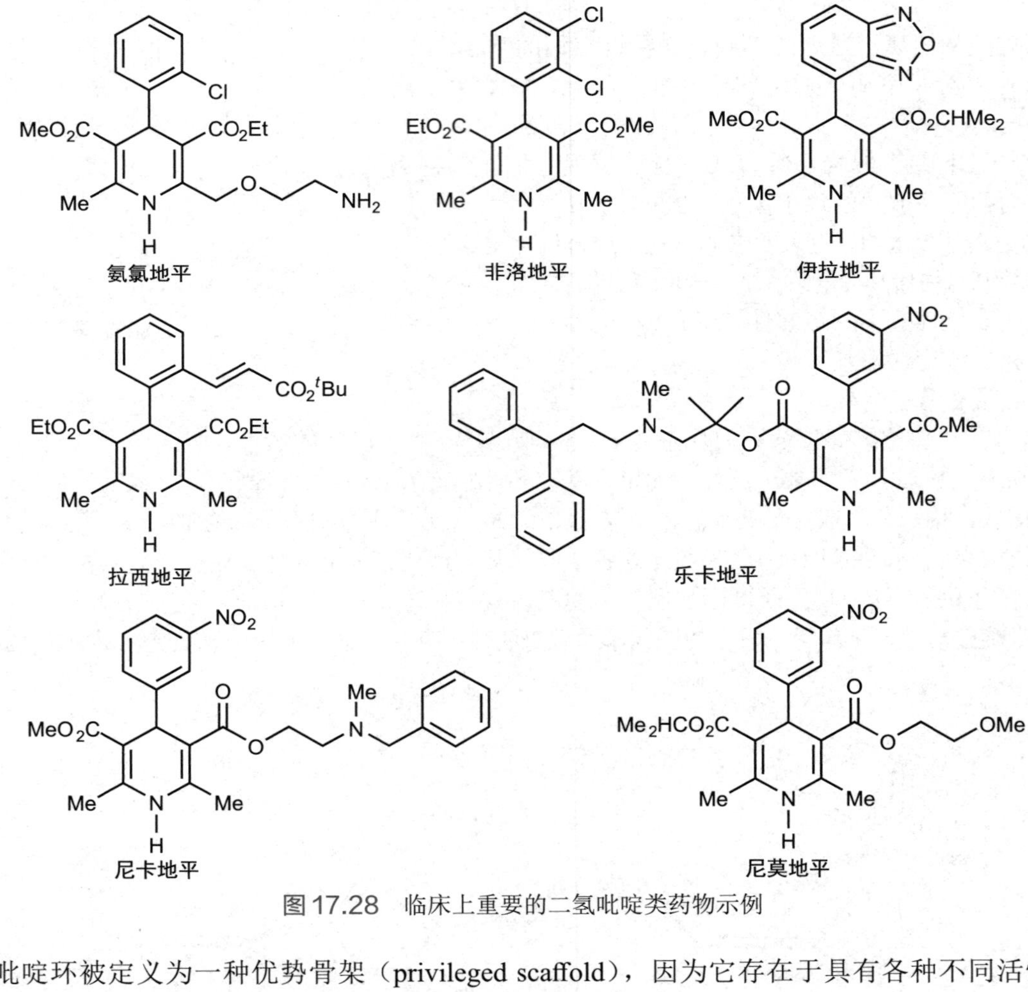

图17.28　临床上重要的二氢吡啶类药物示例

二氢吡啶环被定义为一种优势骨架（privileged scaffold），因为它存在于具有各种不同活性的各种药物中。观察到的活性类型取决于环周围存在的取代基。

专栏 17.1 二氢吡啶类的合成

Hantzsch 缩合反应是合成二氢吡啶类化合物特别好的方法。该反应用到三个试剂，包括氨、醛和三倍量的 β-酮酸酯。例如，钙离子阻滞剂硝苯地平通过图 1 所示的方式合成。

尽管硝苯地平的合成可通过图 1 所示的一步法完成，但通过两步反应合成时收率更高（图 2）。

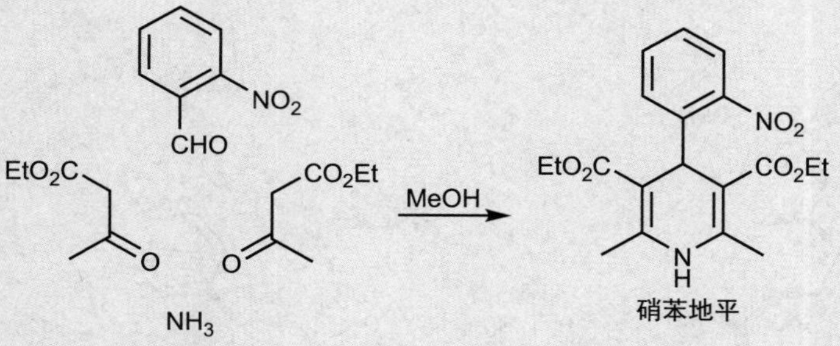

图 1 硝苯地平的合成

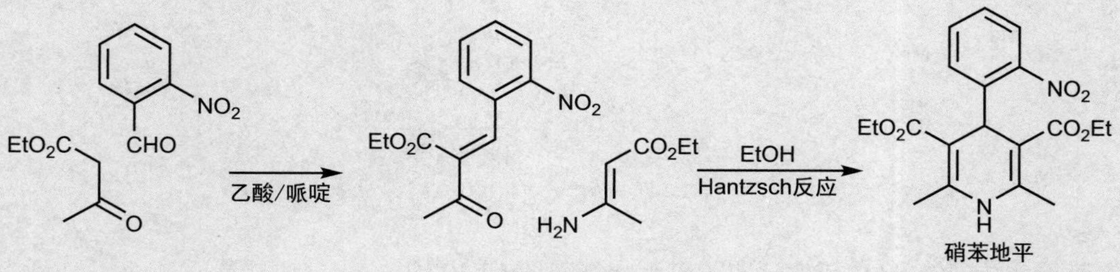

图 2 硝苯地平的两步合成

17.6.3 苯基烷基胺类

苯基烷基胺类的名称源于其结构中存在疏水性芳环和脂肪族叔胺。该类药物通过与细胞内结合位点结合来阻断钙离子通道，并且认为这些结构必须穿过细胞膜才能到达结合位点。尽管叔胺在生理 pH 下大部分是质子化的，但仍有一小部分药物作为游离碱存在，且正是这部分游离形式的苯基烷基胺可以穿过细胞膜。相应的证据为将叔胺甲基化形成季铵盐使活性丧失。因为季铵盐具有恒定的正电荷，所以它不能穿过细胞膜到达其结合位点。然而，如果将盐注入细胞中，则观察到活性，证明正电荷对于结合是重要的。据认为，离子相互作用是钙离子转运中涉及的带负电荷的谷氨酸残基形成的。苯基烷基胺类结构的其余部分主要是疏水的，可能与离子通道的疏水区域形成范德华相互作用。

维拉帕米（verapamil）（图 17.29）是目前在临床上使用的苯基烷基胺类药物的唯一例子。它通过阻断血管平滑肌中的钙离子通道来治疗高血压。它还可用于通过阻断心肌中的钙离子通道来治疗心律失常。

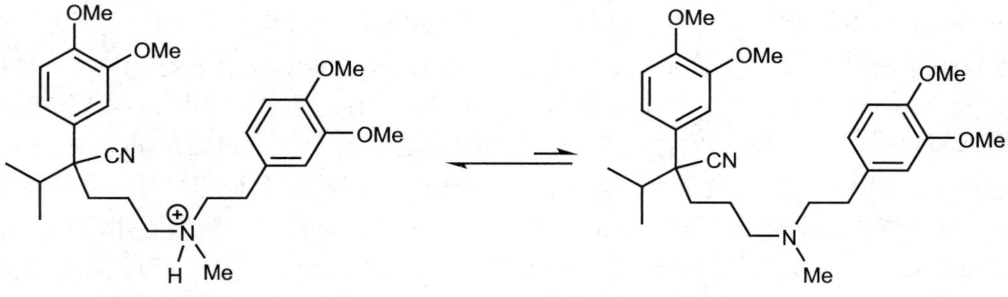

图 17.29 维拉帕米的电离与非电离形式

第 17 章 心血管疾病治疗药物　　413

17.6.4 苯并硫氮杂䓬类

苯并硫氮杂䓬类从侧膜的细胞外侧进入钙离子通道。地尔硫䓬（diltiazem）（图 17.30）是目前批准的苯并硫氮杂䓬类的唯一例子，它用于治疗高血压和心绞痛。

地尔硫䓬有 2 个手性中心，这意味着有 4 种可能的立体异构体。但是，只有（2S,3S）- 异构体是有活性的。

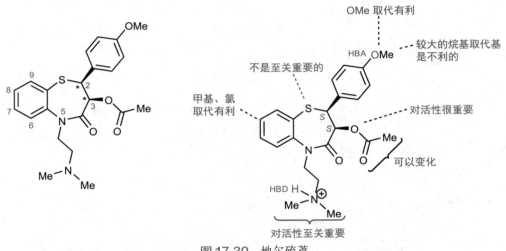

图 17.30　地尔硫䓬

对地尔硫䓬样结构的 SAR 研究证明了以下特征（图 17.30）：

① 烷基胺链的碱性叔胺对活性至关重要，并且当其与靶结合位点结合时可能被质子化。这可能形成离子键和氢键相互作用。

② 苯基上的邻位和间位取代基的耐受性不好，表明芳环位于相当狭窄的口袋中。

③ 苯基对位甲氧基取代使活性增加 15 倍，这表明氧充当氢键受体。如果存在较大的烷氧基，则活性丧失，这说明了芳环适配于紧密结合口袋的理论。如果存在酚羟基而不是甲氧基，则活性丧失。

④ 8 位存在疏水性甲基或氯取代基是有利的，这表明取代基占据小的疏水口袋。如果将氯取代基置于 7 位或 9 位，则未观察到相同的活性增加。

⑤ 虽然硫原子对于活性不是必需的，但如果它被 CH_2 取代，结合亲和力下降超过 10 倍。因此，认为硫原子的疏水性和高电子密度有助于结合。

影响地尔硫䓬的两个主要代谢反应是甲酯基的水解和叔胺的去甲基化。

17.7　Funny离子通道抑制剂

Funny ion channel（If）是心脏起搏细胞中存在的离子通道，会影响心率。其不同寻常之处在于它们可以通过电压效应和配体（cAMP）激活。伊伐雷定（ivabradine）（图 17.31）是一种选择性的 If 抑制剂，最近已被 FDA 批准用于治疗心绞痛。与 β 受体阻断剂和钙离子通道阻滞剂不同，伊伐雷定降低心率而不影响血压或心脏收缩的强度。因此，它被归类为特异性减慢心律药物（specific bradycardic agent）。

用于开发伊伐雷定的先导化合物是维拉帕米（verapamil）（17.6.3 节）。通过引入双环系统去除维拉帕米的手性中心，最终发现法利帕米（falipamil），其被证明是第一个特异性减慢心律药物。然后扩环发现了扎替雷定（zatebradine），扎替雷定被证明更具选择性，效力高 20 倍。最后，引入第二个双环系统得到伊伐雷定。这具有通过将先前可旋转的一个键锁定到新环中来固化结构的效果。

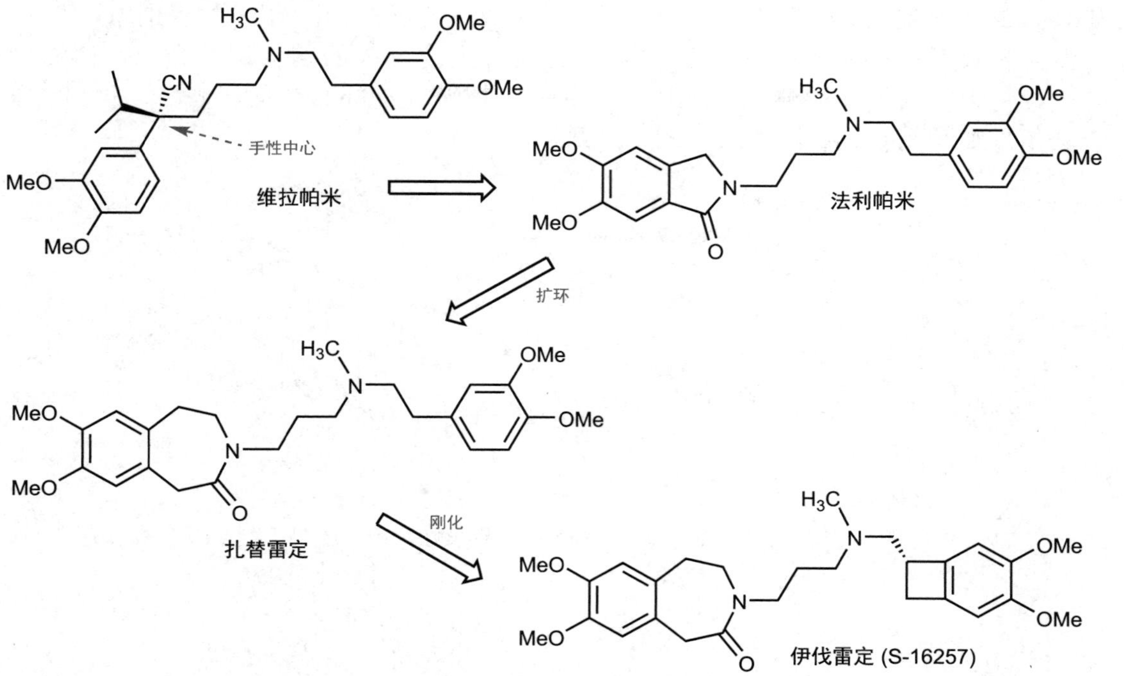

图 17.31　伊伐雷定设计和开发中的关键结构

😀 关键知识点

- 钙离子通道阻滞剂是阻断电压门L型钙离子通道的药物。它们被用来治疗高血压和心绞痛。
- 钙离子通道阻滞剂有3种结构类型：二氢吡啶类、苯基烷基胺类和苯并硫氮杂䓬类。
- 三类结构的钙通道阻滞剂与钙离子通道的α_1亚基上不同的结合位点结合。
- 二氢吡啶类主要用于治疗高血压。
- 二氢吡啶类通常含有5个取代基，包括芳环和2个酯基团及未取代的氮原子。
- 苯基烷基胺类从离子通道的细胞内侧接近与钙离子通道结合。因此，它们必须穿过细胞膜才能有效。
- 维拉帕米是已被批准用于临床的唯一的苯基烷基类药物。
- 苯并硫氮杂䓬类药物通过从离子通道的细胞外侧接近而与钙离子通道结合。
- 地尔硫草是唯一一个已被临床批准的苯并硫氮杂䓬类药物，用于治疗高血压和心绞痛。
- 伊伐雷定抑制Funny离子通道，已被批准用于治疗心绞痛。

17.8　调脂药

过量的胆固醇和其他脂质可能是心血管疾病的主要风险因素。用于降低胆固醇水平的最重要的药物是他汀类药物，使用贝特类药物可提供替代疗法。

17.8.1　他汀类药物

他汀类药物是降低胆固醇的药物，可阻断参与胆固醇生物合成限速步骤的酶［3- 羟基 -3- 甲基戊二酸单酰辅酶 A 还原酶（3-hydroxy-3-methylglutaryl-coenzyme A reductase）］，见案例研究 1。所有他汀类药物含有相同的极性 "头部基团"，与各种不同的疏水基团相连（图 17.32）。Ⅰ型他汀类（type Ⅰ statins）的疏水部分为十氢化萘环，Ⅱ型他汀类（type Ⅱ statins）的疏水部分为多种环和取代基。

他汀类药物的极性头部基团模拟靶酶的天然底物，与活性位点形成相同的结合相互作用。然而，他汀类药物因其疏水部分而比天然底物有更强地结合力。附录 7 案例研究 1 中给出了更详细的介绍。

他汀类药物可与靶向蛋白质而不直接参与胆固醇生物合成的药物联合使用。例如，Inegy 或 Vytorin 是一种包含辛伐他汀（simvastatin）和名为依折麦布（ezetimibe）的胆固醇吸收抑制剂的制剂（图 17.33）。依折麦布降低了从胃肠道吸收的胆固醇水平。

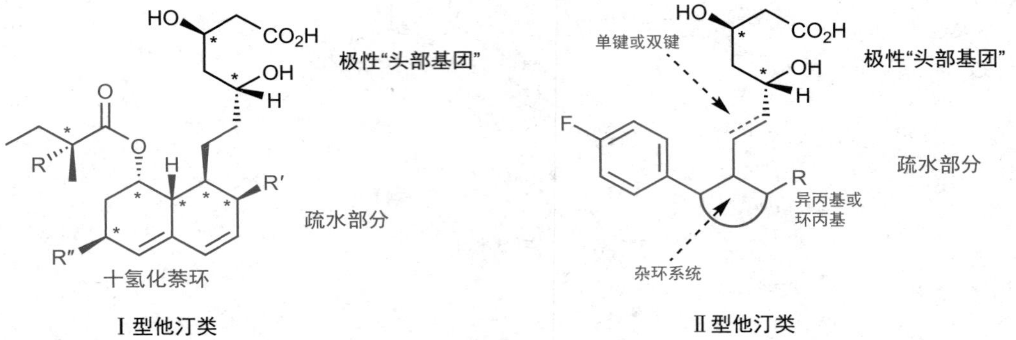

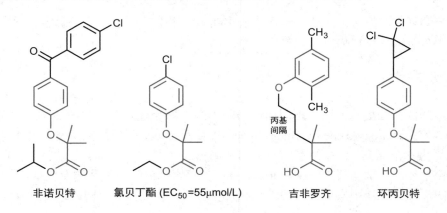

图 17.32　Ⅰ型和Ⅱ型他汀类药物的一般结构（* 代表不对称中心）

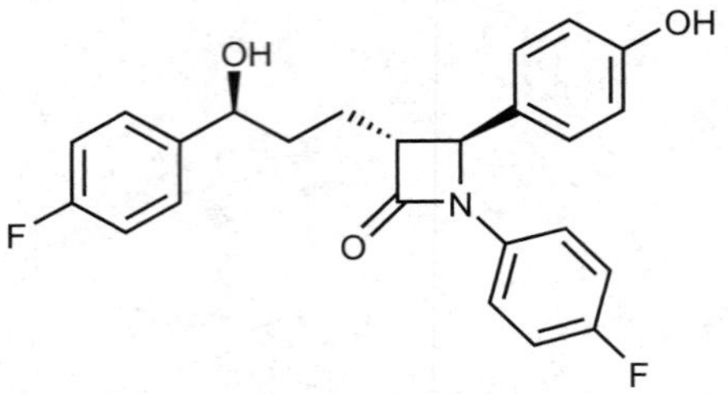

图 17.33　依折麦布

17.8.2　贝特类药物

贝特类药物于 20 世纪 30 年代被发现，目前用于治疗血液中甘油三酯水平高的患者，或用于无法服用他汀类药物的患者。该药物可增加 HDL 胆固醇水平并降低甘油三酯水平。它们通过激活细胞内过氧化物酶体增殖物激活 α 受体（peroxisome proliferator-activated alpha receptor，PPARα）来实现这一功能，这些受体主要存在于肝脏中。这些核激素受体（4.9 节）的天然激动剂是脂肪酸及其代谢产物。当激活时，PPAR 控制基因转录，这反过来又增加了参与代谢脂肪和碳水化合物所需酶的水平。例如，脂蛋白脂肪酶水平增加，导致甘油三酯清除率增加。

氯贝丁酯（clofibrate）（图 17.34）是 20 世纪 60 年代第一个进入市场的贝特类药物。然而，由于严重的副作用，现在已很少使用。常用的贝特类药物包括苯扎贝特（bezafibrate）、环丙贝特（ciprofibrate）、吉非罗齐（gemfibrozil）、非诺贝特（fenofibrate）和克利贝特（clinofibrate）。

非诺贝特　　氯贝丁酯 (EC$_{50}$=55μmol/L)　　吉非罗齐　　环丙贝特

依托贝特　　苯扎贝特　　克利贝特

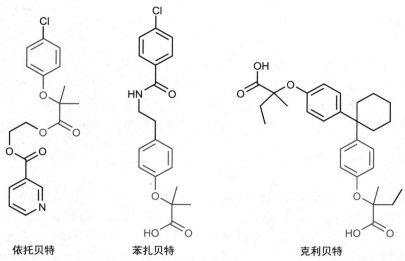

图 17.34　贝特类药物示例（蓝色区域代表共同的药效团）

大多数贝特类的关键药效团是贝特酸部分（2- 苯氧基异丁酸）。吉非罗齐是一个例外，因为它在苯氧基环和异丁酸部分之间有丙基间隔。羧基是活性必需基团，且主要在血液 pH 下电离。那些含有酯基而不是羧酸的贝特酯作为前药。血液中的酯酶催化酯基水解以释放游离酸。

一些贝特类药物含有对氯取代的芳环。这些贝特类药物具有更长的半衰期，氯取代可能会阻止芳香环上暴露的对位的氧化代谢（见 8.5.2 节）。

目前的研究集中在设计具有增加的 PPARα 受体结合亲和力和选择性的贝特类药物。

17.8.3　双重和泛 PPAR 激动剂

PPAR 受体有 3 种亚型。PPARα 受体是贝特类药物的靶标（17.8.2 节）；PPARγ 受体主要存在于脂肪组织中，肝脏和脾脏中的含量水平较低；而 PPARβ 受体则分布较广。对 PPARγ 受体具有选择性的药物——噻唑烷二酮类（thiazolidinediones）或格列酮类（glitazones）已被用于治疗糖尿病。

目前，研究中的格列扎类（glitazars）为双重 PPARα/PPARγ 激动剂，用以治疗患有胰岛素抵抗和高水平甘油三酯的患者。其中一些药物已达到临床试验，但未获批准。然而，沙罗格列扎（saroglitazar）（图 17.35）在 2013 年在印度获得批准。

Elafibranor（图 17.35）是一种双重作用的 PPARα/PPARβ 激动剂，目前正在进行临床试验。靶向 PPARβ 受体的药物可能用于治疗肥胖和胰岛素抵抗。

沙罗格列扎　　Elafibranor (GFT505)

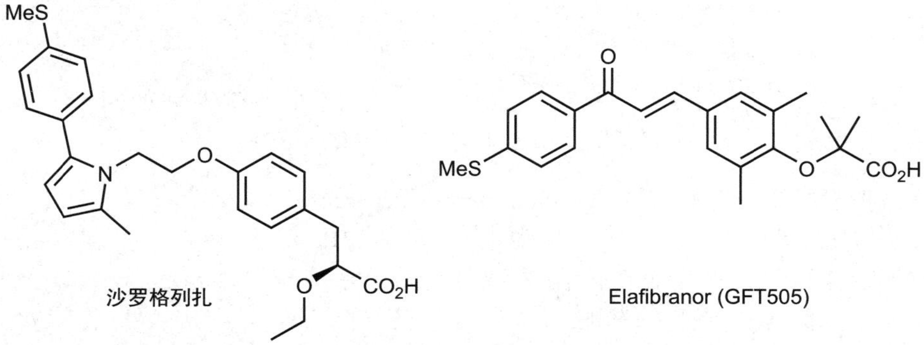

图 17.35　双重作用 PPAR 激动剂的示例

苯扎贝特（bezafibrate）（图 17.34）已经成为泛 PPAR 激动剂开发的起点，该激动剂作用于所有 3 种 PPAR 亚型。这些药物可用于治疗 2 型糖尿病和相关的心血管并发症。

17.8.4 反义药物

米泊美生（mipomersen）是一种反义寡核苷酸药物（6.11.2 节和 11.10 节），于 2013 年被 FDA 批准为降胆固醇药物。骨架含有硫代磷酸酯连接链，可更好地抵抗核酸酶。该药物不直接靶向胆固醇或其合成。相反，它与载脂蛋白 B（apolipoprotein B）的信使 RNA 结合并阻止该蛋白质的翻译。载脂蛋白 B 是低密度脂蛋白（所谓的"坏胆固醇"）的关键结构组成，用于结合脂质如胆固醇。

17.8.5 转运蛋白抑制剂

微粒体甘油三酯转运蛋白（microsomal triglyceride transfer protein，MTP）充当脂质载体并且在极低密度脂蛋白（VLDL）的形成中起重要作用。目前已表明，该蛋白质的抑制剂能降低血浆胆固醇和甘油三酯的水平。

洛美他派（lomitapide）（图 17.36）是一种 MTP 抑制剂，在 2012 年被 FDA 批准为降低胆固醇水平的孤儿药。该结构是将从筛选过程中发现的两个苗头化合物的结构特征杂合在一起形成的杂合分子。进一步优化包括引入氟化 N- 取代基，显著地改善了体内活性。吲哚啉环也被更简单的苯甲酰胺基团取代，这使得大量的类似物得以合成。这促成了洛美他派的发现。

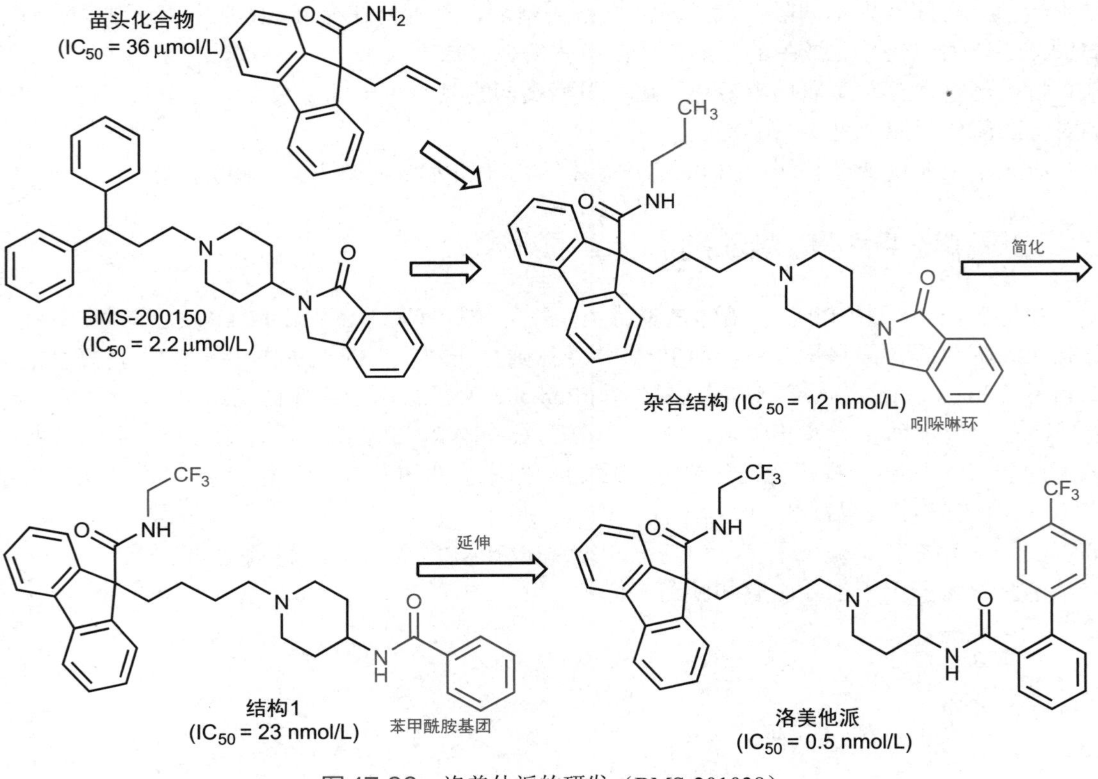

图 17.36 洛美他派的研发（BMS-201038）

另一种策略是抑制胆固醇酯转运蛋白（cholesteryl ester transfer protein, CETP）。这是一种有助于甘油三酯和胆固醇在 LDL 和 HDL 之间转运的血浆蛋白。研究表明，在他汀类药物存在下，CETP 抑制剂可以提高 HDL 水平并降低 LDL 水平。安塞曲匹（anacetrapib）（图 17.37）就是一种正在进行临床试验的该类抑制剂。

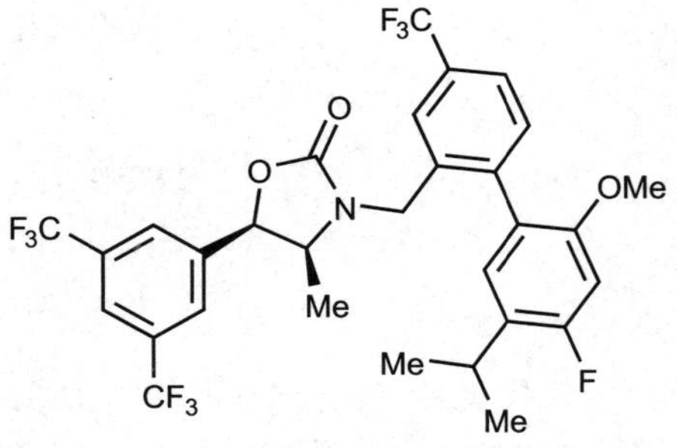

图 17.37 安塞曲匹

17.8.6　抗体作为降脂剂

阿利西尤单抗（alirocumab）和依洛尤单抗（evolocumab）是全人源化的单克隆抗体，分别于 2014 年和 2015 年被批准用于治疗高脂血症。它们靶向一种叫作 PCSK9 的蛋白质，PCSK9 负责促进 LDL 受体的降解。通过抑制该蛋白质，抗体增加了肝脏中可用的 LDL 受体的数量，进而降低血液供应中 LDL 胆固醇的水平。该抗体用于治疗正常药物治疗下仍有高 LDL 胆固醇水平的患者。

> 🌱 **关键知识点**
>
> - 他汀类药物是目前处方上降低胆固醇水平的最重要的药物。
> - 他汀类药物抑制控制胆固醇生物合成限速步骤的酶。
> - 他汀类药物含有极性"头部基团"，其模仿了靶标蛋白的天然底物，此外他汀类药物还具有增强相互作用的疏水性区域。
> - 贝特类药物通过在肝脏中激活过氧化物酶体增殖物激活α受体（PPARα）来降低甘油三酯水平。
> - 米泊美生是反义药物，抑制载脂蛋白B（低密度脂蛋白颗粒的一个关键组成部分）的翻译。
> - 洛美他派通过抑制甘油三酯转运蛋白来降低胆固醇和甘油三酯水平。
> - 抗体靶向称为PCSK9蛋白阻止LDL受体的降解，进而降低血液供应中LDL胆固醇的水平。

17.9　抗血栓药

抗血栓药可以抵抗血栓形成的影响——这种疾病可导致各种心血管疾病，如急性心肌梗死或脑卒中。血栓形成是血栓在循环系统中形成的过程。如果这种情况发生在静脉中，那么它可能引起深静脉血栓形成，导致腿部疼痛、肿胀和溃疡。此外，如果血栓脱落，可引起肺栓塞。

形成血栓的过程涉及 X a 因子（factor X a）和凝血酶（thrombin）（图 17.38）。X a 因子是 X 因子的活性形式并且催化凝血酶原（prothrombin）转化为凝血酶。然后凝血酶催化称为纤维蛋白原（fibrinogen）的蛋白质底物的裂解形成纤维蛋白（fibrin）。凝血酶还激活促进纤维蛋白交联并抑制纤维蛋白溶解的其他血液因子。一旦纤维蛋白交联，它与活化的血小板结合形成血栓，然后血栓可以捕获红细胞形成凝块。

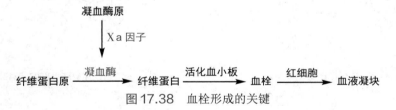

图 17.38　血栓形成的关键

近年来，大量研究已经用于设计抵抗血栓形成的抗血栓药物。它们可分为抗凝血药、抗血小板药物或纤维蛋白溶解药物。抗凝血药影响循环系统中凝血酶的水平或活性，抗血小板药物可阻止血小板的活化和聚集，纤维蛋白溶解药物可破坏已形成的凝块。

17.9.1　抗凝血药

17.9.1.1　简介

抗凝血药用于防止血栓在静脉系统中的发展，静脉系统血流比动脉系统慢。它们可以预防深静脉血栓形成和肺栓塞。

传统的抗凝血剂如肝素（heparin）和水蛭素（hirudin）与凝血酶结合并抑制其酶活性。肝素是一种快速起效的聚合糖类化合物，但作用时间短，需要注射给药。低分子量肝素（parins）具有较长的作用持续时间，优选用于预防性治疗。它们包括贝米肝素（bemiparin）、达肝素（dalteparin）、依诺肝素（enoxaparin）和亭扎肝素（tinzaparin）。水蛭素是宿主饲养时由水蛭释放的抗凝血蛋白。由于难以提取天然存在的水蛭素，所以医学中使用的水蛭素是重组蛋白质，例如比伐芦定（bivalirudin）和来匹芦定（lepirudin）。像肝素一样，它们必须通过注射给药。

最著名的口服抗凝剂是华法林（warfarin）（图 17.39）。华法林最初于 1948 年作为灭鼠剂上市，但于 1954 年作为治疗药物被引入。从那时起，它一直是医学上最重要的口服抗凝剂。华法林通过阻止维生素 K（vitamin K）的再循环起作用，维生素 K 是激活凝血酶蛋白如凝血酶原和Ⅶ因子的酶所需的重要辅因子。在这个活化过程中，维生素 K 被转化为其氧化形式，如果要继续作为辅因子，它必须转化回还原形式。一种名为维生素 K 环氧化物还原酶（vitamin K epoxide reductase）的酶可以完成这项任务，而这种酶被华法林抑制。在华法林的存在下，维生素 K

图 17.39　华法林

的还原形式逐渐消耗，活化过程变得缺乏必需的辅因子。这解释了为什么在给予华法林后和抗凝血活性开始之间存在相当长的时间滞后。只有已经存在于体内的维生素 K 转化为其氧化形式，该药物才会生效。这也解释了为什么富含维生素 K 的食物（如绿色蔬菜）会抵消华法林的活性。

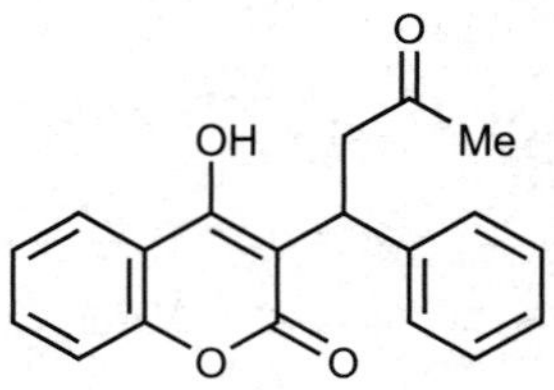

华法林的另一个缺点是药物相互作用的问题。几种常用处方药会影响华法林代谢的速度，从而影响华法林的水平（见 8.5.6 节）。这是一个特殊的问题，因为华法林的治疗指数低，因此已经进行了大量的研究，寻找使用更安全、起效更快的替代口服抗凝剂。

17.9.1.2　直接凝血酶抑制剂

凝血酶的直接抑制剂与凝血酶结合以抑制其活性。这些包括肝素和水蛭素（17.9.1.1 节）。达比加群（dabigatran）也可作为直接凝血酶抑制剂，并可作为"双重"前药——达比加群酯（dabigatran etexilate）（图 17.40）口服给药，其中脒基和羧酸基团均被掩蔽。

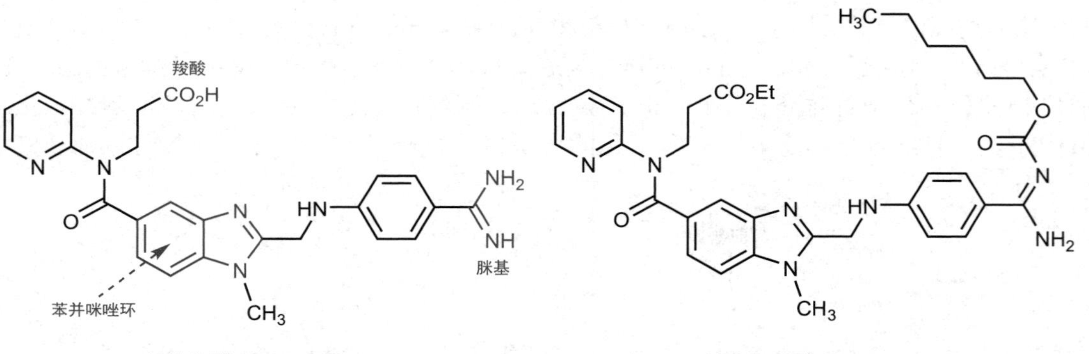

达比加群 (BIBR 953)　　　　达比加群酯 (BIBR 1048)

图 17.40　达比加群和达比加群酯

达比加群的开发由选择三取代的苯并咪唑环作为中心骨架开始。然后加入已知的凝血酶结合基团作为取代基，得到弱活性化合物（图 17.41），该化合物作为先导化合物用于进一步开发。使用了不同的芳基和连接链合成了各种类似物，最终发现了达比加群。

达比加群主要通过范德华相互作用与结合位点相互作用，但脒基与天冬氨酸残基（Asp189）之间还存在重要的离子相互作用（图 17.42）。达比加群的 N- 甲基与疏水口袋适配并形成范德华相互作用。羧酸基团不参与结合，仅为降低药物疏水性而引入。这意味着较少的药物与血浆蛋白结合，从而增加生物利用度。羧酸基团位于分子中，在结合位点中突出并暴露在溶剂中，从而避免与去溶剂化相关的能量损失（见 1.3.6 节）。

通过给药依达赛珠单抗（idarucizumab）可以逆转达比加群的抗凝血特性。这是一种单克隆抗体，可在几分钟内起效，已于 2015 年上市。

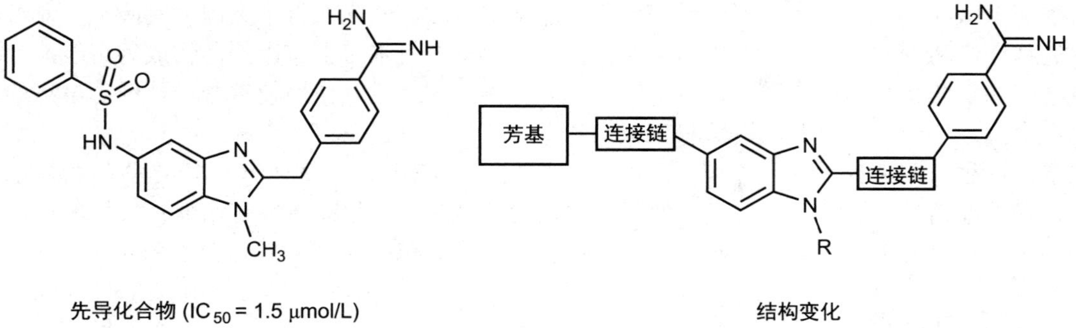

先导化合物 (IC$_{50}$ = 1.5 μmol/L)   结构变化

图 17.41　达比加群的开发

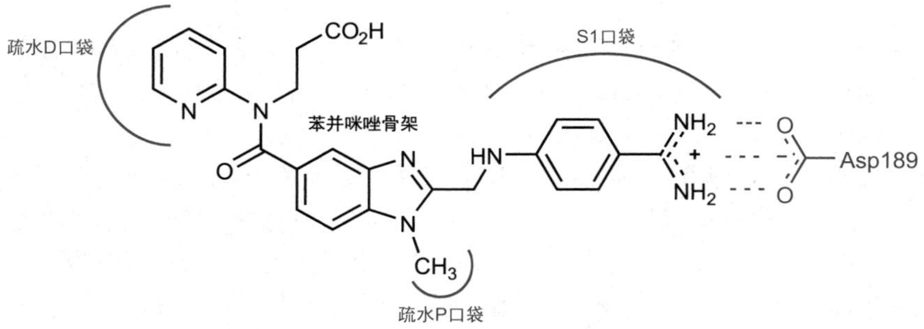

图 17.42　达比加群的结合相互作用

P 为近端结合口袋，D 为远端结合口袋，S1 为特异性结合口袋

17.9.1.3　Ｘａ因子抑制剂

Ｘａ因子（Ｘ因子的活化形式）是催化凝血酶原向凝血酶转化的酶（图 17.38）。靶向Ｘａ因子的一个优点是它似乎没有其他重要的生理作用。因此，选择性Ｘａ因子抑制剂应该相对没有副作用。此外，抑制Ｘａ因子应该比抑制凝血酶更有效。由于一个Ｘａ因子分子能产生几个凝血酶分子，因此较低剂量的Ｘａ因子抑制剂就能够产生与凝血酶抑制剂相同的抗凝血作用。

对Ｘａ因子抑制剂的初步研究集中在可能与酶的 S1 和 S4 亚位点形成强相互作用的双碱性基团上。尽管这些在体外被证明是有效的，但它们的极性意味着它们的口服吸收较差并能被迅速从循环中清除。

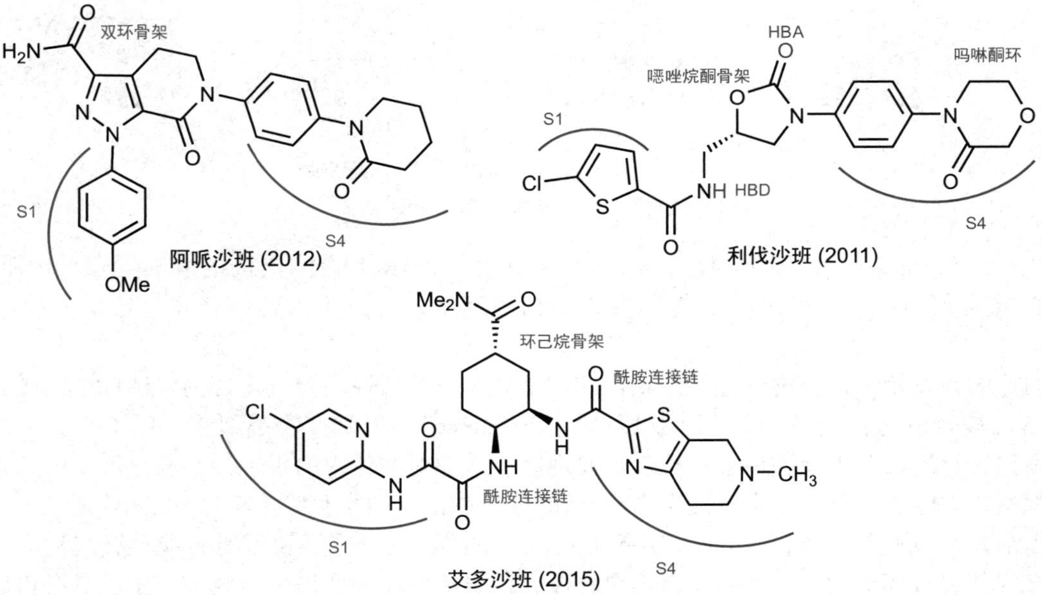

图 17.43　Ｘａ因子抑制剂

当发现两个碱性基团的存在并不像最初想象的那样重要时，研究取得了突破。实际上，非碱性基团可以实现强的结合亲和力。这是一个重要的发现，因为它使得开发临床上有用的药物成为可能。其中配体和结合口袋之间的主要相互作用本质上是疏水的。此外，发现这些相互作用使水分子从结合位点的疏水区域被置换，产生增强结合亲和力的正熵效应（1.3.6 节）。

近年来，三种口服活性 X a 因子抑制剂已成功获批（图 17.43，案例研究 9）。这些药物显示出高的靶标选择性，已被证明与华法林一样有效。然而，它们的缺点是，如果患者严重出血，其抗凝血活性没有解毒剂。每种化合物含有中心骨架，起到将两个取代基引导至靶酶的 S1 和 S4 亚位点的作用。

17.9.2　抗血小板药

17.9.2.1　简介

当动脉粥样硬化斑块破裂时，血小板在损伤部位形成凝块，发生这种情况的过程涉及血小板受体激活。许多药物如凝血酶、ADP、血栓素 A2、肾上腺素和胶原蛋白可以激活血小板受体。其中，凝血酶是最有效的。

血小板受体激活触发了糖蛋白 II b／III a（Gp II b／III a）受体（glycoprotein II b/ III a receptor）的表达，Gp II b／III a 结合纤维蛋白（fibrin，其本身由凝血酶对纤维蛋白原的作用形成），则发生血小板聚集，产生血栓（thrombus）捕获红细胞和其他血浆颗粒形成凝块，可导致心绞痛或心肌梗死。

大多数抗血小板药物通过作用于相关的血小板受体来抑制血小板的活化。例如，氯吡格雷（clopidogrel）（参见图 17.47）充当 ADP 受体的拮抗剂。然而，阿司匹林（aspirin）具有抗血小板活性，因为它能抑制环氧合酶 1（cyclooxygenase 1）——一种负责形成血栓素 A2 的酶。

17.9.2.2　PAR-1 受体拮抗剂

凝血酶可以激活血小板 G 蛋白偶联受体，这种受体被称为蛋白酶激活受体（protease activated receptor, PAR）。凝血酶通过与受体的细胞外 N- 末端链结合，然后切割该链，N- 末端链的剩余部分充当"驻留配体"并激活受体（图 17.44）。PAR 受体有 4 种亚型。就血小板活化而言，PAR-1 是这些中最相关的，也称为凝血酶受体（thrombin receptor）。

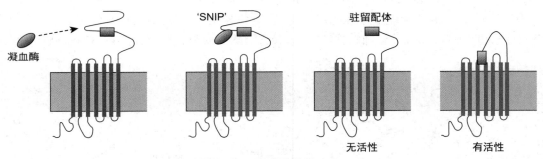

图 17.44　凝血酶激活 PAR-1

伏拉帕沙（vorapaxar）（图 17.45）是 2014 年批准的 PAR-1 受体拮抗剂，其竞争结合通常被驻留配体占据的结合位点。伏拉帕沙不会抑制纤维蛋白的产生，因此不太可能产生传统抗血栓形成的出血副作用。

伏拉帕沙的开发始于化合物筛选鉴定获得的一个具有体外活性的合成化合物（结构 I，图 17.45）。该化合物先前已被合成为称为（+）- 喜巴辛 [（+）-himbacine] 的天然产物类似物（图 17.46）。结构 I 最初作为外消旋体进行测试，当其随后被分析后，发现更有效的对映体中的手性中心与喜巴辛中的手性中心具有相反的构型。实际上，喜巴辛本身没有作为 PAR-1 受体拮抗剂的活性。

结构 I 显示出良好的体外活性，其 SAR 研究证明吡啶环的氮原子和内酯的羰基氧都是重要的氢键受体。乙基取代基也有利于活性。然而，该化合物没有口服活性，因此进一步修饰产生了具有口服活性的联芳基结构 SCH 205831。研究发现如果将结构 I 中对活性有益的乙基取代基引入 SCH 205831 却被证明是不利的。乙基可能在联芳基系统中充当构象限制剂，迫使芳环进入相互垂直排列，形成不利的结合构象。SCH 205831 中的三氟甲基有助于保护芳环，使其免于代谢。在伏拉帕沙中，该基团被氟取代基取代，使分子疏水性降低。另外，在 C-7 处添加取代基以保护该位置免于代谢。

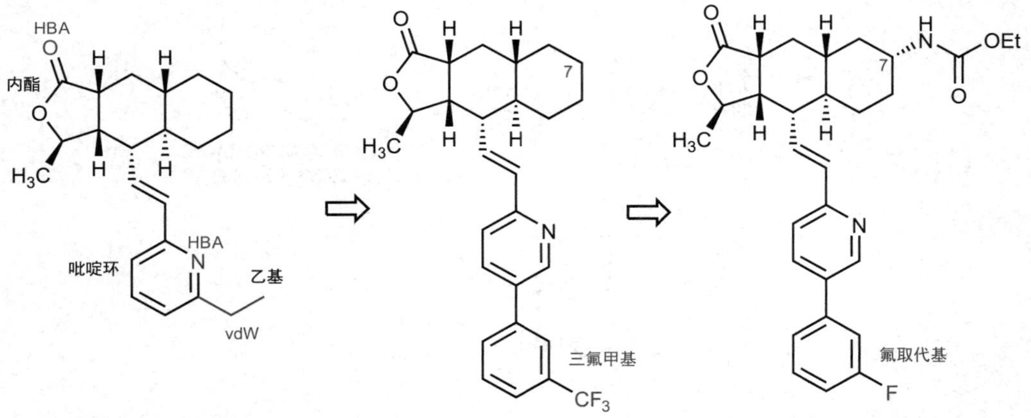

图 17.45　伏拉帕沙的开发

结构 I (IC$_{50}$ = 20 nmol/L)

SCH 205831
(IC$_{50}$ = 11 nmol/L; K_i= 2.7 nmol/L)

伏拉帕沙 (SCH 530348)
(K_i = 8.1 nmol/L)

17.9.2.3　P2Y$_{12}$ 受体拮抗剂

核苷酸 ADP 从受损细胞中释放，并通过激活称为 P2Y$_{12}$ 受体的 G 蛋白偶联受体促进血小板活化。这些 ADP 受体促进凝血酶的产生和血栓的稳定。因此，P2Y$_{12}$ 受体拮抗剂具有抗血小板活性。首先发现的口服活性拮抗剂是噻氯匹定（ticlopidine）和氯吡格雷（clopidogrel）（图 17.47）。这些药物通过两个阶段代谢氧化转化为硫醇，硫醇与受体不可逆地结合。然而，这不利于缺乏负责该转化的酶［即细胞色素 P450 2C19（CYP 2C19）］的患者。此外，由于是两个阶段的代谢过程，药物起效缓慢。

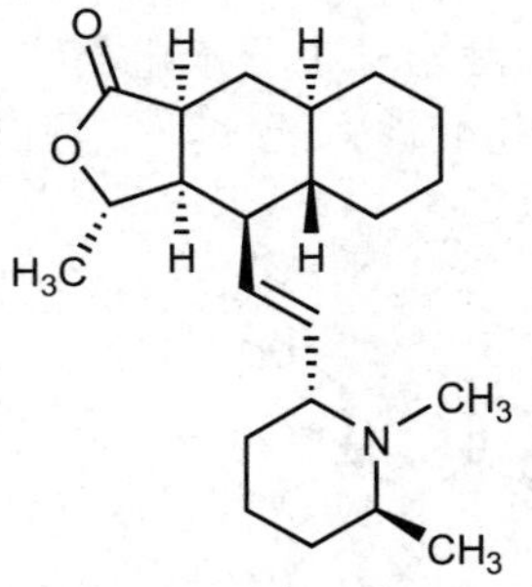

图 17.46　喜巴辛

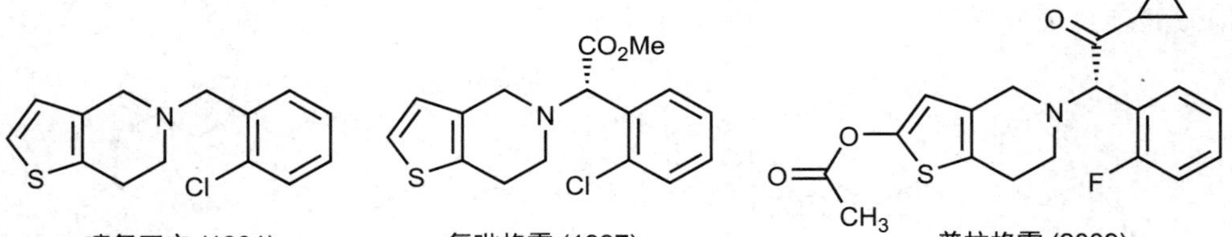

噻氯匹定 (1991)　　氯吡格雷 (1997)　　普拉格雷 (2009)

图 17.47　P2Y$_{12}$ ADP 受体的不可逆拮抗剂

普拉格雷（prasugrel）通过一次代谢氧化而非两次代谢氧化而被激活。因此，它比氯吡格雷能更快地起作用且具有更强的效力。但是，它导致大出血的风险更大。

研究者还设计了可逆拮抗剂。P2Y$_{12}$ 受体包含 1 个变构结合位点，它接受 ATP 作为一种天然的变构拮抗剂。因此，在设计合成变构拮抗剂时采用 ATP 作为先导化合物更为合理（图 17.48）。坎格雷洛（cangrelor）是一种代谢稳定的 ATP 类似物，通过静脉注射给药。它是一种快效、持续时间短的药物，半衰期为 2～3min，适于持续输液给药。

进一步的研究得到替格瑞洛（ticagrelor），该药物具有口服活性，并于 2010 年和 2011 年分别在欧洲和美国获得批准。将三唑嘧啶双环体系作为嘌呤环体系的生物电子等排体引入，使结合亲和力意外地增加了 100 倍。核糖也被环戊烷取代。最初，人们尝试用一种更稳定的取代基来取代不稳定的三磷酸侧链，这种取代基可以起到模拟酸的作用。然而，由于三唑嘧啶环引入了额外的结合亲和力，发现三磷酸链对结合并不重要。进一步修饰 5 位和 7 位取代基也可增加结合亲和力。

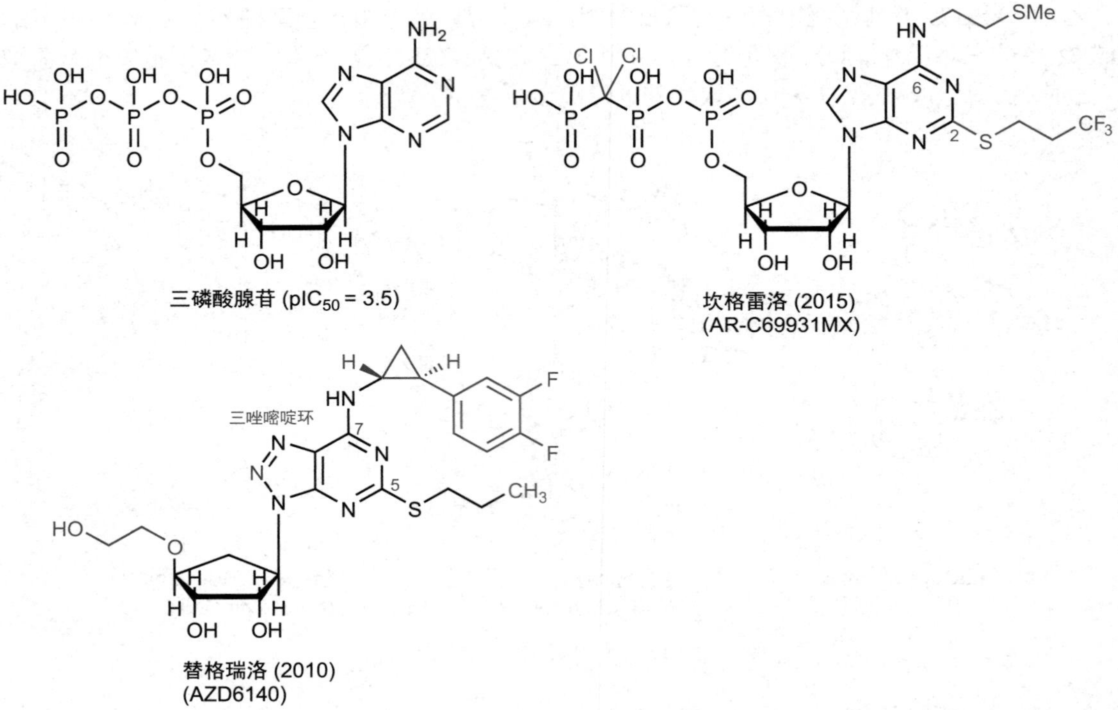

三磷酸腺苷 (pIC$_{50}$ = 3.5)

坎格雷洛 (2015)
(AR-C69931MX)

三唑嘧啶环

替格瑞洛 (2010)
(AZD6140)

图 17.48　P2Y$_{12}$ ADP 受体的变构拮抗剂

17.9.2.4　Gp Ⅱ b / Ⅲ a 拮抗剂

　　血小板聚集的最后一步是纤维蛋白原与活化的膜结合糖蛋白复合物（称为 Gp Ⅱ b / Ⅲ a）结合。纤维蛋白原是六价配体，可以与相邻血小板上的 Gp Ⅱ b / Ⅲ a 复合物结合，实现血小板之间的交联。纤维蛋白原中的 Arg-Gly-Asp 三肽序列是这些结合相互作用的关键。Gp Ⅱ b / Ⅲ a 拮抗剂可用于阻断血小板聚集的过程，但必须静脉注射给药。它们包括单克隆抗体阿昔单抗（abciximab）和称为依替巴肽（eptifibatide）的环七肽（与响尾蛇毒液中发现的蛋白质有关）。替罗非班（tirofiban）（图 17.49）是一种小分子量药物，旨在模拟三肽序列 Arg-Gly-Asp。结构中包含 1 个胺和 1 个羧酸，模拟三肽的碱性和酸性官能团，并且以相似的距离分开。

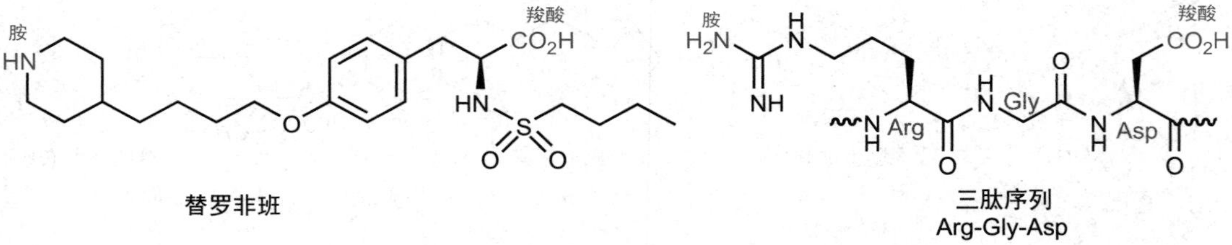

替罗非班

三肽序列
Arg-Gly-Asp

图 17.49　替罗非班和三肽序列 Arg-Gly-Asp

17.9.3　纤维蛋白溶解药

　　血栓在纤溶酶（plasmin）的作用下自然分解。纤溶酶催化纤维蛋白的降解，纤溶酶在其前体蛋白质纤溶酶原（plasminogen）被丝氨酸蛋白酶切割时形成。丝氨酸蛋白酶被称为组织纤溶酶原激活物（tissue plasminogen activator, tPA）。

　　纤维蛋白溶解药物替奈普酶（tenecteplase）、瑞替普酶（reteplase）和阿替普酶（alteplase）是通过重组 DNA 技术产生的天然人 tPA 基因修饰物。尿激酶（urokinase）和链激酶（streptokinase）是天然存在的酶，其也被批准为纤维蛋白溶解剂。尿激酶存在于人尿液中，链激酶存在于一些链球菌菌株中。

- 抗血栓药有助于预防循环系统中的血栓，从而降低心脏病和脑卒中的风险。
- 抗血栓药物可分为抗凝血药、抗血小板药和纤维蛋白溶解药。
- 抗凝血药抑制血栓的形成。
- 肝素、水蛭素和低分子量肝素（parins）为注射剂，它们结合凝血酶并抑制其作用。
- 华法林为口服抗凝血剂，抑制维生素K环氧化物还原酶，但其治疗指数低且有较多的药物相互作用。
- 达比加群是一个直接凝血酶抑制剂，其被开发作为一种更安全、更具口服活性的抗凝血药。
- 依达赛珠是逆转达比加群作用的单克隆抗体。
- Xa因子抑制剂被开发为具口服活性的抗凝血药，阻断凝血酶原向凝血酶转化。然而，尚未发现该抑制剂的解药。
- 大多数抗血小板药通过作为拮抗剂与血小板受体结合而阻断血小板聚集。
- 阿司匹林具有抗血小板活性，因为它可以抑制环氧合酶1。环氧合酶1是一种催化血栓素A2合成的酶。
- 蛋白酶激活受体（PAR）是血小板受体，由凝血酶激活。
- 伏拉帕沙是作为PAR-1受体拮抗剂的抗血小板药。
- $P2Y_{12}$受体是由ADP激活和ATP拮抗的血小板受体。
- ATP是坎格雷洛开发的先导化合物，坎格雷洛是一个作为抗血小板药获批的$P2Y_{12}$受体拮抗剂。
- 当被激活时，糖蛋白Ⅱb/Ⅲa受体结合血纤维蛋白以引起血小板聚集和血栓的形成。
- 糖蛋白Ⅱb/Ⅲa受体的拮抗剂阻断血小板聚集。
- 目前用作心血管疾病治疗药物的纤维蛋白溶解药是将纤溶酶原转化为纤溶酶的酶。纤溶酶催化纤维蛋白的降解，导致血栓破裂。

习题

1. 福辛普利（图17.5）含有延长的酯链，通过酶水解形成中间体，该中间体自发分解产生福辛普利拉。给出中间体结构并提出其分解的机理及分解形成的其他产物。

2. 解释为什么福辛普利拉中的次膦酸基团可以被认为是肽水解的过渡态类似物。

3. 洛美他派（图17.36）含有2个三氟甲基。说明为什么结构要引入这些基团，以及引入这些基团为什么会增加体内活性。

4. Xa因子抑制剂最初的设计包括两个极性的碱性基团，碱性基团会被电离，从而可以与S1和S4亚位点形成强烈的相互作用。

① 什么样的相互作用必须发生，以及要进行这种相互作用必须存在哪种氨基酸？

② 如果早期因子Xa抑制剂与S1和S4亚位点之间的极性相互作用如此重要，为什么后来发现的含有P1和P4疏水基团的抑制剂具有更高的结合亲和力？

5. 在开发口服活性Xa因子抑制剂时，优先考虑的事情之一是对Xa因子要比对蛋白酶胰蛋白酶的高度选择性。为什么？

6. 坎格雷洛的结构（图17.48）中用含有二氯的亚甲基代替氧原子。为什么要进行这种修饰？为什么加入的是二氯亚甲基（CCl_2）而不是CH_2或CMe_2？

拓展阅读

RAAS

Zaman, M. A., Oparil, S., and Calhoun, D. A. (2002) Drugs targeting the renin-angiotensin-aldosterone system. *Nature Reviews Drug Discovery*, 1(8): 621-636.

肾素

Jensen, C., Herold, P., and Brunner, H. R. (2008) Aliskiren: the first rennin inhibitor for clinical treatment.

Nature Reviews Drug Discovery, 7(5): 399-410.

Cohen, N. C. (2007) Structure-based drug design and the discovery of aliskiren (Tekturna): perseverance and creativity to overcome a R&D pipeline challenge. *Chemical Biology & Drug Design*, 70(6): 557-565.

AT Ⅱ

Kurtz, T. W., and Klein, U. (2009) Next generation multifunctional angiotensin receptor blockers. *Hypertension Research*, 32(10): 826-834.

内皮素拮抗剂

Bolli, M. H., Boss, C., and Binkert, C. (2012) The discovery of *N*-[5-(4-bromophenyl)-6-[2-[(5-bromo-2-pyrimidinyl)oxy]ethoxy]-4-pyrimidinyl]-*N'*-propylsulfamide (Macitentan), an orally active, potent dual endothelin receptor antagonist. *Journal of Medicinal Chemistry*, 55(17): 7849-7861.

脑啡肽酶

Sahli, S., Stump, B., Welti, T., et al. (2004) Structure-based design, synthesis and in vitro evaluation of nonpeptidic neprilysin inhibitors. *ChemBioChem*, 5(7): 996-1000.

磷酸二酯酶

Daugan, A., Grondin, P., Ruault, C., et al. (2003) The discovery of tadalafil: a novel and highly selective PDE5 inhibitor. 1:5,6,11,11*a*-tetrahydro-1*H*-imidazo[1′,5′: 1,6] pyrido[3,4-*b*]indole-1,3(2*H*)-dione analogues. *Journal of Medicinal Chemistry*, 46(21): 4525-4532.

Daugan, A., Grondin, P., Ruault, C., et al. (2003) The discovery of tadalafil: a novel and highly selective PDE5 inhibitor. 2:2,3,6,7,12,12*a*-hexahydropyrazion[1′,2′:1,6] [3,4-*b*]indole-1,4-dione analogues. *Journal of Medicinal Chemistry*, 46(21): 4533-4542.

钙通道阻滞剂

Budriesi, R., Cosimelli, B., Ioan, P., Carosati, E., Ugenti, M. P., and Spisani, R. (2007) Diltiazemanalogues: the last ten years on structure activity relationships. *Current Medicinal Chemistry*, 14(3): 279-287.

Triggle, D. J. (2006) L-Type calcium channels. *Current Pharmaceutical Design*, 12(4): 443-457.

Funny 离子通道

Reiffen, M., Eberlein, W., Muller, P., et al. (1990) Specific bradycardic agents. 1. Chemistry, pharmacology, and structure-activity relationships of substituted benzaepinones, a new class of compounds exerting anti-ischaemic properties. *Journal of Medicinal Chemistry*, 33(5): 1496-1504 (zatebradine).

PPAR

Pirat, C., Farce, A., Lebegue, N., et al. (2012) Targeting peroxisome proliferator-activated receptors (PPAR): development of modulators. *Journal of Medicinal Chemistry*, 55(9): 4027-4061.

sGC

Evgenov, O. V., Pacher, P., Schmidt, P. M., et al. (2006) NO- independent stimulators and activators of soluble guanylate cyclase: discovery and therapeutic potential. *Nature Reviews Drug Discovery*, 5(9): 755-768.

微粒体甘油三酯转运蛋白抑制剂

Wetterau, J. R., Gregg, R. E., Harrity, T. W., et al. (1998) An MTP inhibitor that normalizes atherogenic lipoprotein levels in WHHL rabbits. Science, 282(5389): 751-754 (lomitapide).

直接凝血酶抑制剂

Hauel, N. H., Nar, H., Priepke, H., et al. (2002) Structure- based design of novel potent nonpeptide thrombin inhibitors. *Journal of Medicinal Chemistry*, 45(9): 1757-1766 (dabigatran).

Xa 因子抑制剂

Pinto, D. J. P., Smallheer, J. M., Cheney, D. L., et al. (2010) Factor Xa inhibitors: next generation antithrombotic agents. *Journal of Medicinal Chemistry*, 53(17): 6243-6274.

抗血小板药物

PAR-1 受体拮抗剂

Chackalamannil, S., Wang, Y., Greenlee, W. J., et al. (2008) Discovery of a novel, orally active himbacine-based thrombin receptor antagonist (SCH 530348) with potent antiplatelet activity. *Journal of Medicinal Chemistry*, 51(11): 3061-3064 (vorapaxar).

P2Y$_{12}$ 受体拮抗剂

Springthorpe, B., Bailey, A., Barton, P., et al. (2007) From ATP to AZD6140: the discovery of an orally active P2Y$_{12}$ receptor antagonist for the prevention of thrombosis. *Bioorganic and Medicinal Chemistry Letters*, 17(21): 6013-6018 (ticagrelor).

Ingall, A. H., Dixon, J., Bailey, A., et al. (1999) Antagonists of the platelet P2T receptor: a novel approach to antithrombotic therapy. *Journal of Medicinal Chemistry,* 42(2): 213-220 (cangrelor).

过去 80 年同细菌感染的斗争是药物化学取得的重大成就之一，这场战役或许还会进行下去。像金黄色葡萄球菌这样的细菌总能持续获得对已有药物的耐药性，因而发现新药的研究永不会停歇。虽然在发达国家细菌感染造成死亡的概率已经降低，但在发展中国家，细菌感染仍是人类健康的主要杀手。例如，据世界卫生组织统计，2014 年结核病导致大约 150 万人死亡，世界总人口中的 1/3 受到感染；在 2000 年，全世界有 190 万儿童死于呼吸道感染，其中 70% 的死亡发生在非洲和亚洲。还有数据表明，每年有 140 万儿童死于肠道感染和这些感染导致的腹泻。在发达国家，由大肠埃希菌（又称大肠杆菌）毒性株引起的食物中毒死亡已引起广泛重视，而结核病也因艾滋病的流行死灰复燃。

关于抗菌药物的讨论是一个很大的主题，本章使用的术语是这一领域的独特用语。为了避免在章节内容中对相关术语进行解释和定义，本书在附录 5 中解释了有氧和厌氧生物、抗菌和抗生素、球菌、杆菌、链球菌和葡萄球菌等概念。附录 5 还简要解释了细菌、藻类、原生动物和真菌之间的区别。本章的重点是抗菌药物，也会提到一些抗原生动物感染的药物。

18.1 抗菌药物的历史

抗菌草药或药剂的使用被证实已经超过了几个世纪。例如，中国人使用发霉的豆腐来治疗痈、疖子和其他感染。希腊医生则使用酒、没药和无机盐。在中世纪，某些特定品种的蜂蜜被用于预防箭伤后的感染。当然，在那个年代，人们还不知道细菌是引起这些感染的原因。

十七世纪七十年代，伴随着显微镜的发明，范·列文虎克（van Leeuwenhoek）首次发现细菌是单细胞微生物。然而，直到十九世纪，法国科学家巴斯德（Pasteur）在进行一系列经典实验之后，才发现它们与疾病的联系。这位法国科学家证明了特定细菌菌株对发酵起至关重要的作用，这些发酵微生物和其他微生物比之前人们了解的分布更加广泛。科学家开始认为这些微生物可能是导致疾病的原因。

爱丁堡外科医生李斯特（Lister）是"疾病细菌学论"的早期倡导者。尽管有几位同事强烈批判了细菌会感染病人的观点，但李斯特仍然使用石炭酸（carbolic acid）作为手术室和病房的消毒剂。这一做法显著提升了手术存活率。

在十九世纪下半叶，科赫（Koch）等科学家发现了导致肺结核、霍乱和伤寒等疾病的微生物。同时科学家们对疫苗接种方法进行了研究，并开始尝试发现抗菌药物或抗生素。保罗·埃利希（Paul Ehrlich）提出化学治疗理念（即使用化学物质来抵抗感染），是名副其实的化学治疗之父。他职业生涯大部分时间都在研究组织学，然后是免疫化学，并因其对免疫学的贡献而获得诺贝尔奖。然而，在 1904 年，他改变了研究方向并进入了一个他定义为化学治疗的领域。埃利希的化学治疗原理（principle of chemotherapy）是化学物质可以在宿主耐受的浓度下直接干扰微生物的增殖。这个概念通常被称为"魔术子弹"（magic bullet），其中化学物质被视为可能的"子弹"，能够发现并消灭病原微生物而对宿主没有影响。该过程是选择性毒性（selective toxicity）作用的一种模式，其中化学治疗药物对靶微生物的毒性大于对宿主细胞的毒性。这种选择性可以用化疗指数（chemotherapeutic index）表示，即将药物的最低有效剂量与宿主可承受的最大剂量进行比较。这种选择性的衡量标准现已被治疗指数（therapeutic index）所取代。

到 1910 年，埃利希成功开发了第一例纯合成的抗菌药物。这是含砷化合物砷凡纳明（salvarsan）（图 18.1）。虽然它对多数细菌感染没有效果，但它却对睡眠病（锥虫病）和梅毒螺旋体病有效。该药物一直使用到 1945 年，最终为青霉素取代（参见专栏 18.20）。

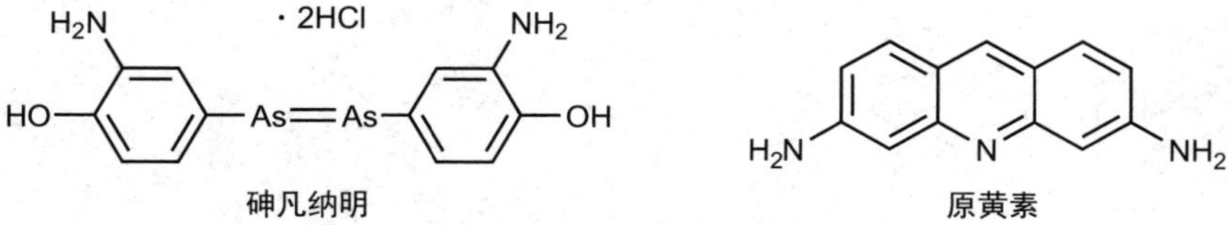

图 18.1 砷凡纳明和原黄素
这里显示的砷凡纳明的结构是一种简化，事实上，它是一个没有 As＝As 键的环三聚体

在接下来的 20 年里，针对各种原虫相关疾病的药物研究取得了突破，但抗菌药物方面则进展甚微。直至 1934 年原黄素（proflavine）（图 18.1）的发现，情况才有所改观。原黄素在第二次世界大战期间用于治疗深层创伤的感染。然而，它的毒性太大，不能用于治疗全身性细菌感染（如血液感染），因而抗感染药物的需求仍然迫切。

1935 年，这种迫切的需求终于得到了回应，一种红色染料百浪多息（prontosil）被发现对体内链球菌感染有效。正如 18.4.1.1 节所论述，百浪多息最终被发现是一类新型抗菌药物—磺胺类（sulphonamides）药物的前药。这类药物的发现是一个真正的突破，因为它们是第一种有效对抗全身细菌感染的药物。事实上，在二十世纪四十年代早期青霉素上市之前，它们是唯一有效的药物。

虽然青霉素是早在 1928 年就已被发现，但直到 1940 年才由 Florey 和 Chain 开发出了有效的分离方法。青霉素经全社会的推广彻底改变了人类抗感染斗争的局面，并且比磺胺类药物更有效。尽管青霉素表现非常优异，但它并非对所有类型的感染都有效果。因此仍然需要研究新的抗菌药物。青霉素是一种毒性真菌代谢物，可杀死细菌以使真菌获得营养物质。科学家们由此获得灵感，认识到真菌可能成为新型抗生素的来源，开始对来自全球各地的微生物培养物进行了大量研究。

1944 年，通过对土壤生物的系统研究，发现了抗生素链霉素（streptomycin）。链霉素的发现将化学治疗的范围扩展到结核杆菌和各种革兰氏阴性菌。该药物是一系列氨基糖苷类（aminoglycosides）抗生素的第一个成员。第二次世界大战后，科学家们又陆续发现了氯霉素（chloramphenicol）（1947 年）；肽类抗生素，如杆菌肽（bacitracin）（1945 年）；四环素类抗生素，如金霉素（chlortetracycline）（1948 年）；大环内酯类抗生素，如红霉素（erythromycin）（1952 年）；环肽类抗生素，如缬氨霉素（valinomycin）；以及第二大类 β- 内酰胺类抗生素的第一个成员头孢菌素 C（cephalosporin C）（1955 年）。

就合成药物而言，异烟肼（isoniazid）在 1952 年被发现对人类结核病有效。1962 年发现了萘啶酸（nalidixic acid），为第一个喹诺酮类抗菌药物。1987 年，发现了第二代喹诺酮类药物——环丙沙星（ciprofloxacin）。

现在有许多抗菌药物上市，绝大多数细菌性疾病已得到控制（如梅毒、肺结核、伤寒、鼠疫、麻风病、白喉、气性坏疽、破伤风和淋病）。这代表了药物化学的巨大成就，可以想象在青霉素发现之前，社会时刻处在疾病的威胁之下。母亲在分娩时面临可导致死亡的败血症的风险。耳部感染很常见，特别是在儿童中，并且可能导致耳聋。肺炎是医院内患者的常见死因。结核病更是一个大麻烦，需要在远离人口稠密的地方建造特殊的隔离医院。简单的切口或伤口可能导致严重的感染，甚至需要截肢，而腹膜炎的威胁降低了外科手术的成功率。这些都是二十世纪三十年代发生的病情，至今仍给人们留有记忆的烙印。也许我们这些第二次世界大战以后出生的人都已经对抗菌药物的巨大贡献习以为常了。

18.2　细菌细胞

　　抗菌药物的成功很大程度上归功于它们可以选择性地作用于细菌细胞而不是动物细胞。这主要是因为细菌和动物细胞在其结构和生物合成途径上都存在差异。下面比较一下细菌细胞——原核生物（prokaryotic）（图 18.2）和动物细胞——真核生物（eukaryotic）之间的一些差异。

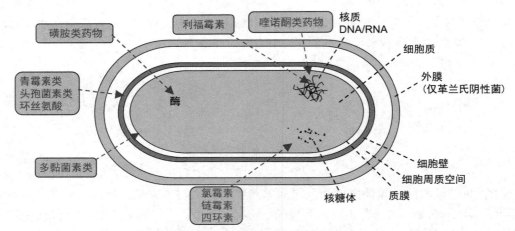

图 18.2　细菌细胞和药物的靶标

　　细菌和动物细胞之间的差异如下：
　　① 真核细胞含有典型的细胞核，而原核细胞没有。
　　② 真核细胞含有多种称为细胞器的结构（如线粒体、内质网等），原核细胞则相对简单。
　　③ 原核细胞的生物化学与真核细胞显著不同。例如，原核细胞能从简单的起始原料合成必需的维生素，而真核细胞则从外部来源中直接摄取这些维生素。因此，原核细胞有维生素生物合成酶，而动物细胞则没有。
　　④ 原核细胞具有细胞膜和细胞壁，而真核细胞仅具有细胞膜。
　　细胞壁对细菌细胞的存活至关重要。细菌必须能够在各种环境和渗透压条件下存活，而植物细胞和动物细胞则不然。如果将无细胞壁的细菌细胞置于含有低浓度盐的水性环境中，由于渗透压，水将自由地进入细胞。这会导致细胞膨胀并最终破裂。对此的科学术语是细胞溶解（lysis）。细胞壁不会直接阻止水进入细胞，但它却可以防止细胞膨胀，从而间接阻止水进入细胞。通过染色技术，细菌可分为革兰氏阳性（Gram-positive）或革兰氏阴性（Gram-negative）（附录5）。具有厚细胞壁（20～40nm）的细菌可染成紫色被定义为革兰氏阳性菌。具有薄细胞壁（2～7nm）的细菌可染成粉红色被定义为革兰氏阴性菌。尽管革兰氏阴性菌具有薄的细胞壁，但它们具有革兰氏阳性细菌中不存在的额外外膜。该外膜由脂多糖组成，其特征与细胞膜相似。细胞壁和细胞膜的这些差异决定了抗菌药物对革兰氏阳性和革兰氏阴性细菌的不同治疗作用。

18.3　抗菌药物的作用机制

　　抗菌药物有 5 种主要作用机制（图 18.2）。
　　① 抑制细胞代谢：抑制细胞代谢的抗菌药物称为抗代谢药物（antimetabolites）。这些化合物抑制微生物的代谢，但不抑制宿主的代谢。它们可以抑制在细菌细胞中存在但动物细胞中不存在的酶催化反应。以这种方式起作用的抗菌药物中最著名的例子是磺胺。抗代谢药物也可能对细菌和哺乳动物细胞中都存在的酶显示出选择性，只要两者之间的结构存在显著差异即可。
　　② 抑制细菌细胞壁：这会合成导致细菌细胞溶解和死亡。以这种方式发挥作用的药物包括青霉素类、头孢菌素类和糖肽类抗生素（如万古霉素）。由于动物细胞不具有细胞壁，故不受这些药物的影响。

③ 与质膜的相互作用：一些抗菌药物与细菌细胞的质膜相互作用，影响膜的通透性，进而导致细菌细胞死亡。多黏菌素和短杆霉素均以这种方式起作用。

④ 破坏蛋白质合成：这意味着不能生成细胞生存所需的必需蛋白质和酶。破坏蛋白质合成的药物包括利福霉素、氨基糖苷类、四环素类和氯霉素。

⑤ 抑制核酸转录和复制：该机制可防止细胞分裂和/或必需蛋白质的合成。以这种方式起作用的药物包括萘啶酸和原黄素。

我们接下来将详述上述几种机制。

18.4 抑制细胞代谢的抗菌药物（抗代谢药物）

18.4.1 磺胺类药物

18.4.1.1 磺胺类药物的发现史

抗代谢抗菌药物的最佳实例是磺胺类药物。磺胺类药物的发现始于1935年，当时发现一种名为百浪多息（prontosil）的红色染料（图18.3）在体内具有抗菌特性（例如对实验动物给药）。奇怪的是，在体外没有观察到抗菌作用。换句话说，百浪多息无法杀死体外培养基中生长的细菌。直到发现百浪多息被实验动物小肠中存在的细菌代谢产生一种叫作磺胺（sulphanilamide）的产物时（图18.3），科学家们才得以揭开谜底——这种磺胺化合物才是真正的抗菌药物。因此，百浪多息是前药（prodrug）设计的早期案例（11.6节）。磺胺在实验室中被大量合成，成为第一种对多种感染具有活性的合成抗菌药物。进一步的研究开发出了一系列对革兰氏阳性菌，尤其是肺炎球菌和脑膜炎球菌有效的磺酰胺类药物。

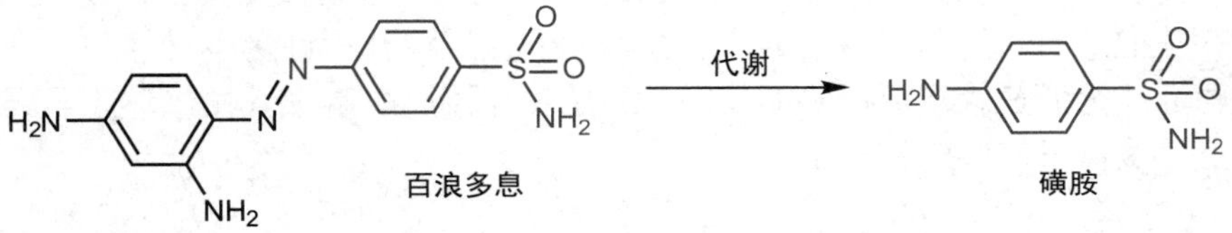

图18.3　百浪多息的代谢

尽管磺胺的优点不容置疑，但其对能引起伤寒的沙门氏菌却没有作用，其他问题有关其代谢途径，通常会产生有毒的产物，从而导致磺胺药被青霉素所取代。

18.4.1.2 构效关系

大量磺胺类似物的合成（图18.4）得出以下结论：

① 对位氨基对活性至关重要，必须是未取代的氨基（即 $R^1 = H$）。唯一的例外是当 R^1 为酰基时，酰胺本身是无活性的，但可以在体内代谢再生成活性化合物（图18.5）。因此，酰胺可用作磺酰胺类药物的前药；

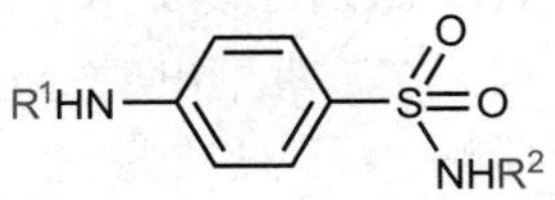

图18.4　磺胺类似物的构效关系

② 芳环和磺酰胺官能团都是必需的；

③ 磺酰胺和氨基都必须直接连接在芳环上；

④ 芳环必须仅被对位取代。其他位置的取代会因立体位阻效应而使活性丧失；

⑤ 磺酰基取代的胺必须是一级胺或二级胺；

⑥ R^2 是唯一可在磺胺类药物中进行结构优化的位点。

18.4.1.3 磺胺衍生物

在磺胺类似物中（图18.4），R^2 通常通过引入多样的杂环或芳香结构进行衍生化，这些结构影响药物与血浆蛋白结合的程度。反过来，这又控制了药物的血浆浓度和半衰期。因此，与血浆蛋白结合强的药物将被缓慢释放到血液循环中，延长了作用时间。改变 R^2 也可以影响磺酰胺的溶解度。总之，R^2 的变化影响药物的药动学，而不是其作用机制（专栏 18.1）。

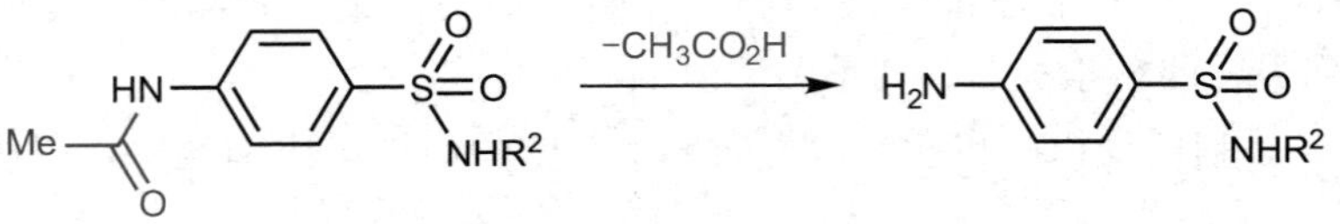

图 18.5　N-酰基的代谢再生活性磺酰胺

专栏 18.1　降低磺胺类似物的毒性

磺酰胺的伯氨基在体内被乙酰化，产生的酰胺溶解度降低，可能会导致毒性作用。例如，由早期磺胺类药物磺胺噻唑（sulphathiazole）产成的代谢物溶解性差，如果它阻塞肾小管，会导致生命危险（图 1）。值得注意的是，某些地区人群更容易受到影响。例如，日本人和中国人比美国人更快地代谢磺胺噻唑，更容易受到其毒性作用的影响。

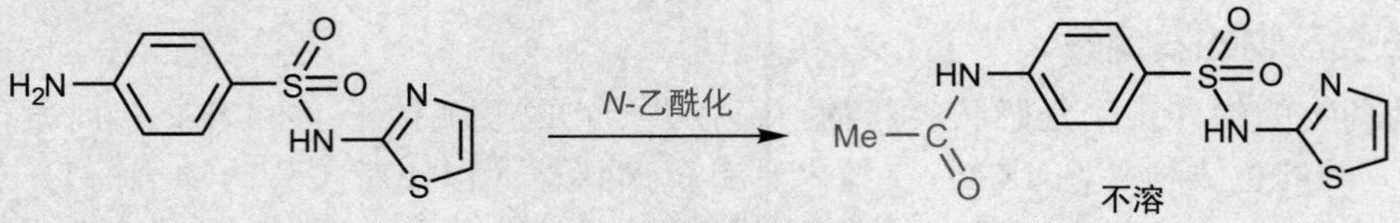

图 1　磺胺噻唑的代谢

研究发现，通过用嘧啶环取代磺胺噻唑中的噻唑环得到磺胺嘧啶（sulphadiazine），可以解决溶解度问题（图 2）。溶解度提高的原因在于磺酰胺 NH 质子的酸性。在磺胺噻唑中，该质子酸性很弱（高 pK_a）。因此，磺胺噻唑及其代谢产物在血液 pH 值下大部分是非离子化的。用吸电子更强的嘧啶环取代噻唑环可以稳定 NH 解离产生的阴离子从而增加 NH 质子的酸性。因此，磺胺嘧啶及其代谢产物在血液 pH 值下显著电离。因此，它们更易溶，毒性更小。除此之外，磺胺嘧啶活性比磺胺噻唑更强，因而在临床治疗中很快取代了后者。磺胺嘧啶银乳膏仍然用于局部预防烧伤感染，尽管实际上是银离子在起抗菌作用。

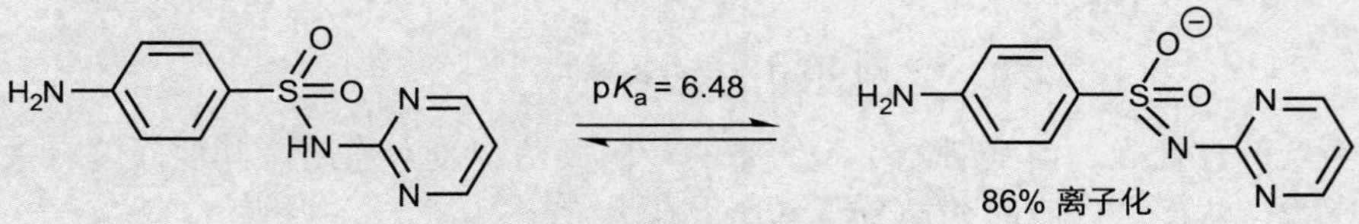

图 2　磺胺嘧啶

18.4.1.4　磺胺类药物的应用

在青霉素出现之前，磺胺类药物是治疗传染病的首选药物。磺胺药物在第二次世界大战期间拯救过温斯顿·丘吉尔的生命，在世界史上有着重要作用。在 1943 年丘吉尔访问北非参加卡萨布兰卡会议后，因感染病情严重，卧床不起数周。幸运的是，当时的新型磺胺类药物治愈了他。

长期以来，青霉素在很大程度上取代了磺胺类药物，磺胺类药物退居二线。然而，随着一类新的长效"品种"的磺胺类药物的发现，科学家们重启对磺胺类药物的研究。新一代磺胺类药物的一个例子是磺胺多辛（sulphadoxine）（图 18.6），在体内非常稳定，每周只需服用一次。磺胺多辛和乙胺嘧啶（pyrimethamine）的组合被称为凡西达（Fansidar®），已被用于疟疾治疗。

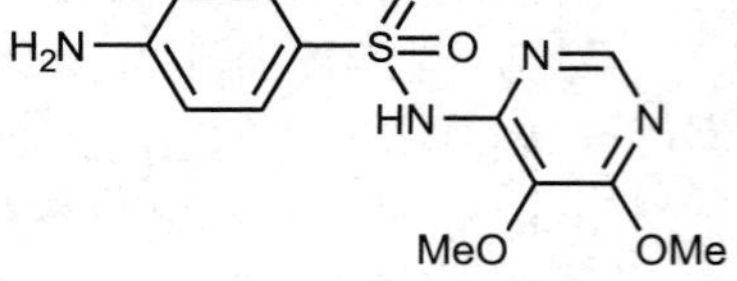

图 18.6　磺胺多辛

磺胺类药物在临床上有如下应用：①治疗尿路感染；②眼用洗剂；③治疗黏膜感染；④治疗消化道感染（专栏 18.2）。

值得注意的是，偶尔也会发现磺胺类药物的其他临床应用（9.4.4.2 节）。

专栏 18.2 治疗肠道感染

磺胺类药物对肠道感染特别有效，可以通过使用前药来治疗这些疾病。例如，琥珀酰磺胺噻唑（succinyl sulphathiazole）是磺胺噻唑的前药（图1）。琥珀酰基部分含有酸性基团，这意味着前药会在肠中解离。因而它不被吸收到血液循环中并保留在肠中。琥珀酰基缓慢被酶解，然后在病灶部位释放活性的磺胺噻唑。

苯胺氮原子用苯甲酰基取代（图2）也得到了有效的前药，这些前药通过肠壁吸收很差，因为它们疏水性强（8.3节）。此类药物也可以起到同样的临床作用。

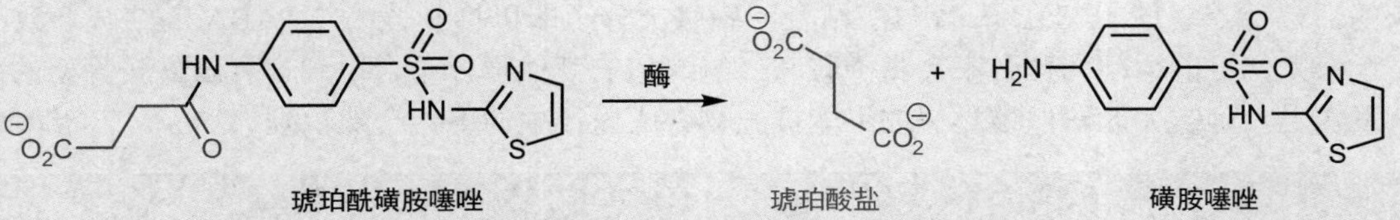

图1 磺胺噻唑的前药琥珀酰磺胺噻唑

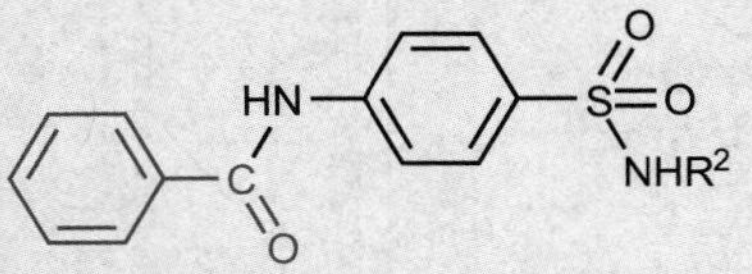

图2 苯胺氮原子上的苯甲酰基取代

18.4.1.5 作用机制

磺胺类药物是二氢蝶酸合成酶（dihydropteroate synthetase）的竞争性酶抑制剂，阻断细菌细胞中四氢叶酸（tetrahydrofolate）的生物合成（图18.7）。四氢叶酸在人和细菌细胞中都很重要，因为它是一种辅酶

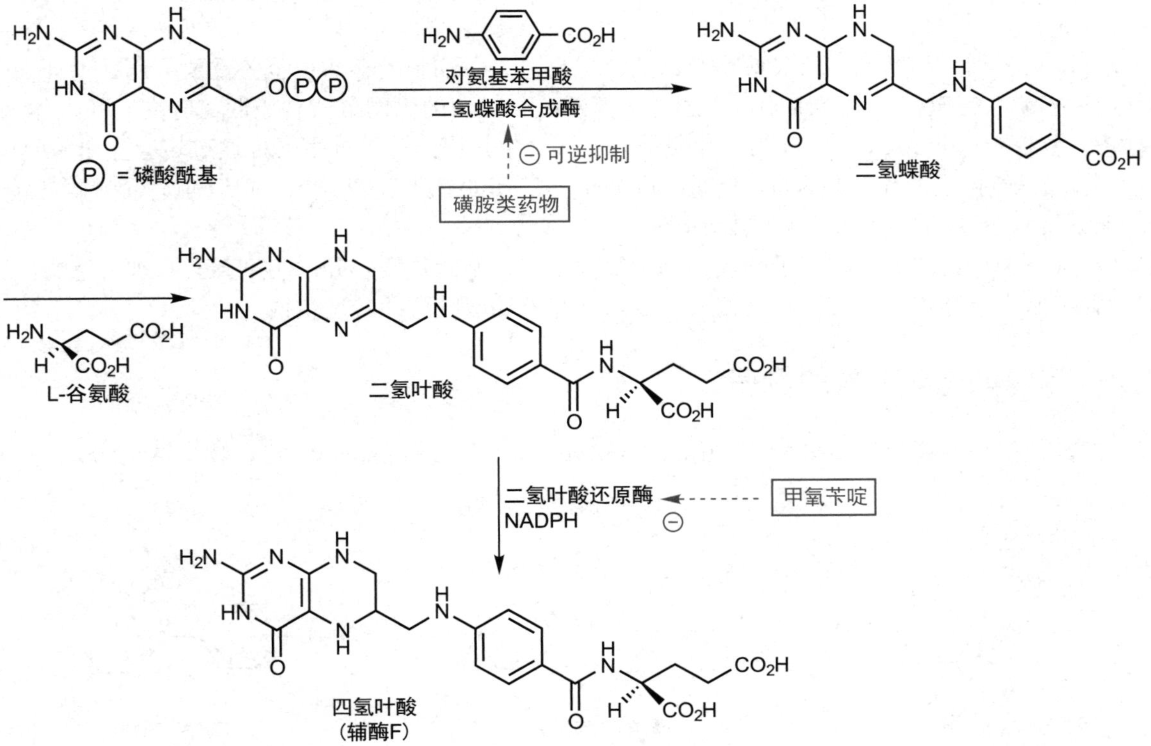

图18.7 磺胺类药物的作用机制

因子，它为 DNA 合成所需的嘧啶核酸碱基的合成提供了一碳单位（见 20.3.1 节）。如果嘧啶和 DNA 合成被阻断，那么细胞就不能再生长和分裂。

　　请注意磺胺类药物不会直接杀死细菌细胞。然而，它们真正的作用是抑制细胞生长和繁殖。这为身体自身的免疫系统提供了足够的时间来募集杀菌物质并消灭入侵的细菌。抑制细胞生长的抗菌药物被归类为抑菌（bacteriostatic）剂，而主动杀死细菌细胞的青霉素等药物被归类为杀菌（bactericidal）剂。由于磺胺类药物依赖健康的免疫系统来完成抗感染，因此不推荐免疫系统较弱的患者使用。这包括艾滋病患者，以及正在接受癌症化疗或已经进行器官移植并正在服用免疫抑制药物的患者。

　　磺胺类药物通过模拟二氢蝶酸合成酶的正常底物对氨基苯甲酸（p-aminobenzoic acid，PABA）来发挥抑制活性。磺胺类分子在结构上与 PABA 极其相似，使二氢蝶酸合成酶无法区分二者，而允许磺胺类分子进入酶的活性位点（图 18.8）。一旦与酶结合，磺胺类分子即可抑制该酶与 PABA 的结合导致二氢蝶酸合成的终止。人们可能会问为什么不会将磺胺与二氢蝶酸的其他部分结合得到含有磺酰胺骨架的二氢蝶酸类似物。事实上，确实如此，但该类似物不能被生物合成途径中的下一个酶识别。

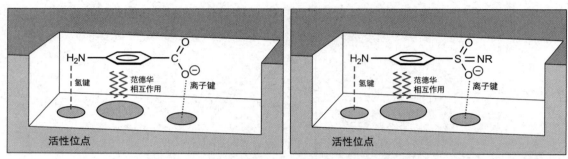

图 18.8　磺胺通过模拟 PABA 来阻止 PABA 的结合

　　磺胺类药物是竞争性酶抑制剂，因此其抑制作用是可逆的。某些生物体，如葡萄球菌、肺炎球菌和淋球菌，可以通过合成更多的 PABA 获得耐药性。细胞中的 PABA 越多，它就越能有效地与磺胺类药物竞争酶的活性位点。在这种情况下，必须增加磺胺的剂量以恢复药效。某些可以改变靶酶结构的突变使得靶酶对磺胺类药物的亲和力降低，进而产生对磺胺类药物的耐药性，或者通过降低细胞膜对磺胺的渗透性以获得耐药性。

　　四氢叶酸对于细菌细胞的存活显然是必需的，但它对人体细胞的存活也至关重要，那么为什么磺胺类药物对人体无毒？答案在于人类细胞以不通过二氢蝶酸合成酶的不同方式合成四氢叶酸。在人体细胞中，四氢叶酸是由叶酸（folic acid）合成的，叶酸是人从饮食中获得的一种维生素，通过转运蛋白跨膜运输。

　　或许有新的疑问"细菌细胞是否也可以通过同样的方式转运叶酸？"事实上，细菌细胞不能获得叶酸，因为它们缺乏通过细菌细胞膜携带叶酸所需的转运蛋白。

　　总之，磺胺类药物的成功归因于哺乳动物和细菌细胞之间的代谢差异：①细菌有一种易感酶，这种酶在哺乳动物细胞中不存在；②细菌缺乏使其可以从细胞外获取叶酸的转运蛋白。

18.4.2　其他抗代谢药物的例子

　　药用的其他抗代谢物包括甲氧苄啶（trimethoprim）和砜类（sulphones）化合物（图 18.9）。

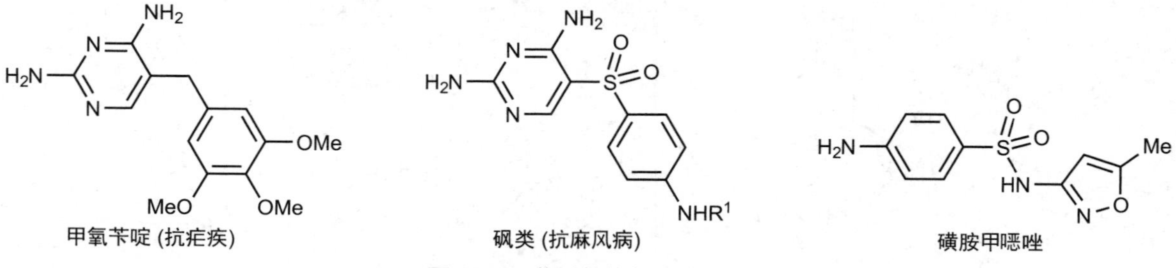

甲氧苄啶 (抗疟疾)　　　　砜类 (抗麻风病)　　　　磺胺甲噁唑

图 18.9　药用的抗代谢物例子

18.4.2.1 甲氧苄啶

甲氧苄啶是一种具有口服活性的含二氨基嘧啶类结构的高选择性的抗菌和抗疟药物。它抑制将二氢叶酸转化为四氢叶酸的二氢叶酸还原酶（dihydrofolate reductase），从而抑制 DNA 合成和细胞生长。

二氢叶酸还原酶存在于哺乳动物细胞以及细菌细胞中，但数百万年的突变导致两种酶之间结构出现显著差异，使得甲氧苄啶选择性地识别和更强地抑制细菌酶。事实上，相对于哺乳动物细胞的二氢叶酸还原酶，甲氧苄啶对细菌细胞的二氢叶酸还原酶活性高出 100000 倍。

甲氧苄啶通常与磺胺甲噁唑（sulphamethoxazole）联用（图 18.9），称为复方新诺明（cotrimoxazole）。磺胺类药物抑制利用 PABA 合成二氢蝶酸，而甲氧苄啶抑制二氢叶酸还原酶。因而，一种生物合成途径中的两种酶被同时抑制（图 18.7）。这是一种非常有效的抑制生物合成途径的方法，并且具有将两种药物的剂量保持在安全水平的优点。使用单一药物要获得相同水平的抑制，则需要的剂量必须高得多，可能引起副作用。这种方法被称为"序贯抑制"（sequential blocking）。

在大肠杆菌菌株中发现了对甲氧苄啶的耐药性，在该菌株内产生对该药物具有较低亲和力的新结构的靶酶。

18.4.2.2 砜类药物

砜类（图 18.9）是用于治疗麻风病最重要的药物。在细菌细胞中，它们抑制的酶与磺胺类抑制的酶（即二氢蝶酸合成酶）相同。

🌱 **关键知识点**

- 化学治疗或"魔术子弹"的原理是设计对细菌细胞而非哺乳动物细胞具有选择性毒性的化合物。
- 早期的抗菌药物有砷凡纳明、百浪多息和磺胺类药物。随着青霉素的发现，从真菌菌株中又分离出更多种类抗生素。
- 细菌细胞在多个方面与哺乳动物细胞不同，这使得药物可以识别细菌细胞特有的靶标，或与哺乳动物细胞中显著不同的同类药物靶标。
- 抗菌药物作用于5个主要靶标——细胞代谢、细胞壁、质膜、蛋白质合成和核酸功能。
- 磺胺类药物需要伯芳香胺基团和仲磺酰胺基团才能获得良好的活性。
- 在磺酰胺的氮原子上引入芳香环或芳杂环基团可提供各种具有不同药动学特性的磺胺类药物。
- 磺胺类药物的 N-乙酰化是一种常见的代谢反应。
- 磺胺类药物用于治疗尿道、胃肠道和黏膜感染，也用于眼部洗剂。
- 磺胺类药物在结构上与对氨基苯甲酸（二氢蝶酸的组分）相似。因此，它们可以与负责二氢蝶酸合成的细菌酶结合并充当抑制剂。
- 哺乳动物从饮食中获得所需的叶酸合成四氢叶酸。它们缺乏磺胺类药物作用的靶酶。细菌缺乏将叶酸运输到细胞中所需的转运蛋白。
- 甲氧苄啶抑制二氢叶酸还原酶——一种将二氢叶酸转化为四氢叶酸的酶。甲氧苄氨嘧啶与磺胺甲噁唑联合使用，这种策略称为序贯抑制。
- 砜类药物用于治疗麻风病。

18.5　抑制细胞壁合成的抗菌药物

18.5.1　青霉素类

18.5.1.1　青霉素类的发现史

1877 年，巴斯德和朱伯特发现某些霉菌产生的有毒物质能杀死细菌。然而，这些物质对人体也有毒性，没有临床价值。但是，他们确实证明了霉菌可能是抗菌药物的潜在来源。

1928 年，弗莱明发现放置在空气中几周的细菌培养物已被真菌菌落感染。更有趣的是，真菌菌落周围有细菌菌落死亡的区域。他推断真菌菌落产生的抗菌物质扩散到周围区域。由此，弗莱明开始培养和鉴定该真菌，并证明了它是一种相对稀有的青霉菌。根据这一研究结果可以推测真菌菌落的青霉菌孢子来自同一大楼的另一个实验室，青霉菌孢子由气流携带，通过窗户吹进弗莱明的实验室。这是一股幸运的微风。然而，这其中还包含了其他一系列偶然事件，尤其是天气！早期的寒冷天气促使真菌生长，而细菌菌落保持静止。之后一段温暖的天气促进了细菌的生长。这些气候条件是以下事件发生的理想实验条件：①寒冷条件下真菌产生青霉素；②在温暖条件下青霉素显示出抗菌性质。

如果天气持续寒冷，细菌就不会显著增长，并且不会看到靠近真菌的细菌菌落死亡。或者，如果天气持续变暖，细菌的生长就会抑制真菌，使其产生很少的青霉素。故事的最后一个转折是，其余的琼脂平板堆放在消毒池中，准备清洗；而这块琼脂平板幸运地在消毒液的上方。最能证明弗莱明伟大观察能力的是，他不厌其烦地观察每一个废弃的培养皿，并且他发现了关键的抑菌区域。

弗莱明花了几年时间研究这种新型的具有抗菌活性的提取物，并证明它具有显著的抗菌性能，同时对哺乳动物细胞没有显著毒性。然而，弗莱明无法分离和纯化活性成分，他得出的结论是青霉素太不稳定而无法在临床上使用。

青霉素的分离问题最终在 1938 年由 Florey 和 Chain 通过使用冷冻干燥和色谱法等方法解决，这使得抗生素的分离比以前更加简便。到 1941 年，Florey 和 Chain 使用青霉素的粗提物进行了首次临床试验，并取得了巨大的成功。在美国，科学家进一步研究了大量生产青霉素的工艺；到 1944 年，已经能生产足够的青霉素用于诺曼底登陆战役中的伤员。

尽管在那时青霉素已普遍使用，但该化合物的结构仍未确证，对其确切的结构仍然存在激烈的争论。1945 年 Dorothy Hodgkins 通过 X 射线晶体衍射分析最终确定了青霉素的结构。在当时，这个结构非常令人惊讶，因为从结构上看，青霉素显然是一种张力很大的分子，这解释了为什么弗莱明没有成功地纯化它。

这种大张力分子的全合成对科学家来说是巨大的挑战，希恩在 1957 年成功地完成了这一挑战。但是，该全合成过于复杂而无法投入商业使用。在随后的一年中，Beechams 分离出青霉素生物合成中间体 6-氨基青霉烷酸（6-aminopenicillanic acid，6-APA）。该生物合成中间体可为大量半合成青霉素提供起始原料，彻底改变了青霉素的研究进程。

从那以后，青霉素被广泛使用并且导致了滥用，进而导致耐青霉素细菌的出现，并成为日益严重的问题。1976 年，Beechams 发现了一种名为克拉维酸（clavulanic acid）的天然产物，其能有效对抗青霉素耐药细菌。克拉维酸能有效抑制细菌产生的分解青霉素的酶（见 18.5.4.1 节）。

18.5.1.2　苄青霉素和苯氧甲基青霉素的结构

青霉素（图 18.10）含有一种看起来是高度不稳定的双环系统，由四元 β-内酰胺环与五元噻唑烷环稠合而成。分子的骨架表明它来源于氨基酸半胱氨酸和缬氨酸（图 18.11）。分子的整体形状就像一本半开的书，如图 18.12 所示。

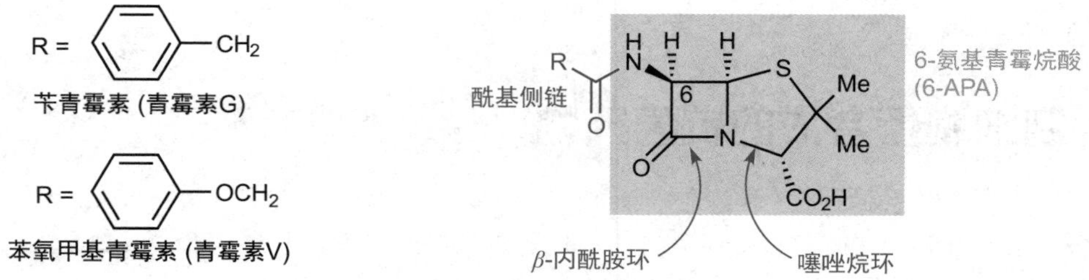

图 18.10　青霉素的结构

酰基侧链（R）随发酵培养基的组分变化而改变。例如，玉米浆（最先用于大量生产青霉素的发酵培养基）含有高水平的苯乙酸（$PhCH_2CO_2H$）得到苄青霉素（benzylpenicillin），即青霉素 G（penicillin G，

R = 苄基）。含有苯氧基乙酸（PhOCH$_2$CO$_2$H）的发酵培养基得到苯氧甲基青霉素（phenoxymethylpenicillin），即青霉素 V（penicillin V，R = PhOCH$_2$）（图 18.10）。

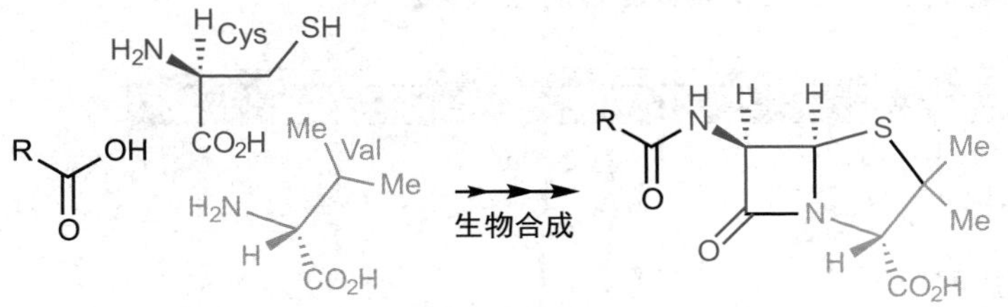

图 18.11　青霉素的生物合成前体 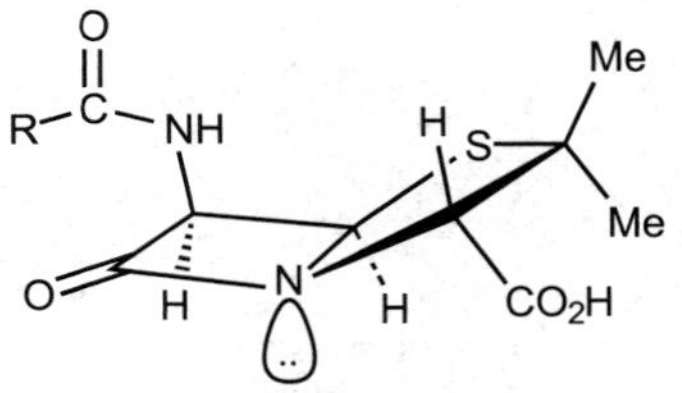　　　　　　　　图 18.12　青霉素的三维形状

18.5.1.3　苄青霉素的性质

苄青霉素（青霉素 G）对一定范围的细菌感染具有活性（专栏 18.3），且对大多数患者没有严重的副作用。然而，其也存在多种缺点。比如它不能口服，因为会被胃酸分解，抗菌谱较窄，并且对许多细菌感染无效——特别是那些能够产生 β- 内酰胺酶（β-lactamase）的细菌。这是一种能够水解苄青霉素的 β- 内酰胺环并使其失活的酶。因此，通过合成一系列青霉素类似物来提升活性。下面在讨论开发青霉素类似物之前，我们将首先论述青霉素的作用机制。

专栏 18.3　苄青霉素和苯氧甲基青霉素的临床应用

苄青霉素（benzylpenicillin）对不产生 β-内酰胺酶的革兰氏阳性杆菌（如脑膜炎、淋病和葡萄球菌的早期菌株）和几种革兰氏阴性球菌（如奈瑟氏球菌）具有活性。它对许多链球菌、肺炎球菌、淋球菌和脑膜炎球菌感染有效。它还用于治疗儿童的炭疽、白喉、气性坏疽、钩端螺旋体病和莱姆病。它还对破伤风有效，尽管甲硝唑（metronidazoole）是更优选的药物。由于青霉素具有杀菌作用，其对抗快速分裂的细菌最为有效。苄青霉素对多种细菌无活性，尤其是革兰氏阴性菌和产 β-内酰胺酶的细菌。苄青霉素口服时无效，应通过静脉注射或肌内注射给药。

苯氧甲基青霉素（phenoxymethylpenicillin）被推荐用于治疗各种疾病，如扁桃体炎、风湿热、中耳炎和口腔感染。

一些人对青霉素会出现过敏反应，轻则皮疹，重则会导致过敏性休克。0.2% 的患者发生过敏反应，死亡率为 0.001%，轻度过敏反应则更常见（1% ~ 4%）。

18.5.1.4　青霉素的作用机制

（1）细胞壁的结构

为了理解青霉素的作用机制，首先要学习细菌细胞壁的结构及其形成的机制。细菌具有细胞壁以帮助其在不同的环境条件下存活，例如不断变化的 pH、温度和渗透压。如果没有细胞壁，由于渗透压的存在，水会不断地进入细胞，导致细胞膨胀和破裂（溶菌）。细胞壁非常多孔，不会阻挡水的进入，但可以防止细胞膨胀。哺乳动物细胞没有细胞壁，因而细胞壁成为抗菌药物如青霉素的理想靶标。

细胞壁是肽聚糖结构（图 18.13），由肽和糖单元构成。细胞壁的结构由一系列平行的糖骨架组成，包含 N-乙酰胞壁酸（N-acetylmuramic acid，NAM）和 N- 乙酰氨基葡萄糖（N-acetylglucosamine，NAG）两种类型糖（图 18.14）。肽链与 NAM 的糖结合，值得注意的是这些链中存在 D-氨基酸。在人体的生化物质中，只有 L-氨基酸，而细菌具有可以将 L-氨基酸转化为 D-氨基酸的消旋酶（racemase）。在细胞壁生物合成的最后阶段，肽链通过将一条链中的甘氨酸取代另一条链中的 D-丙氨酸而连接在一起。

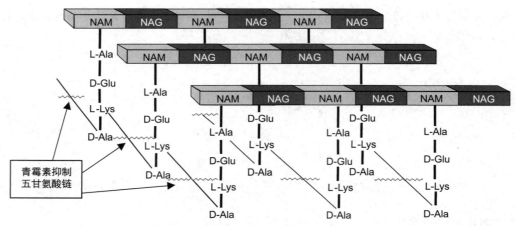

图 18.13　细菌细胞壁的肽聚糖结构

大约 30 种酶参与细胞壁的生物合成全过程，但只有最终的交联反应可被青霉素抑制。这导致细胞壁框架不能再相互连接（图 18.15）。因此，细胞壁变得脆弱，不再能防止细胞膨胀和破裂。负责交联反应的酶称为转肽酶（transpeptidase enzyme）。不同的细菌有不同的转肽酶，但它们都可被青霉素不同程度地抑制。

革兰氏阳性菌和革兰氏阴性菌之间的细胞壁厚度存在显著差异。革兰氏阳性菌中的细胞壁由 50 ～ 100 个肽聚糖层组成，而在革兰氏阴性菌中，它仅由两层组成。

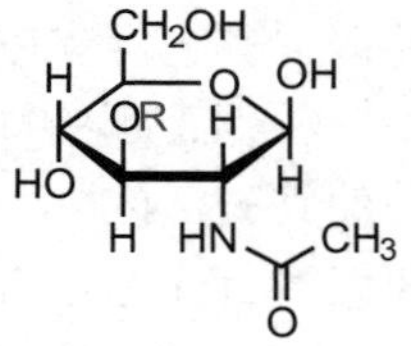

图 18.14　细菌细胞壁结构中含有的糖
R = H，*N*- 乙酰氨基葡萄糖（NAG）；
R = CHMeCO₂H，*N*- 乙酰胞壁酸（NAM）

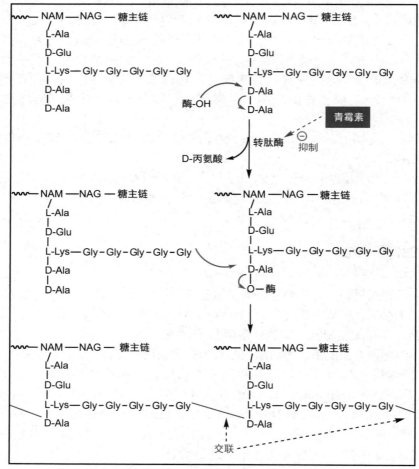

图 18.15　青霉素抑制细菌细胞壁的交联

（2）转肽酶及其抑制作用

转肽酶与细胞膜的外表面结合，其与丝氨酸蛋白酶（serine proteases）较为相似，因为它们在活性位点含有丝氨酸残基并催化肽键水解。在正常情况下，参见图 18.16（a），丝氨酸充当亲核试剂以断裂肽链上两个非天然的 D-丙氨酸单元之间的肽键。末端丙氨酸离开活性位点，而肽链与活性位点结合。另一条肽链的五甘氨酸结构进入活性位点，末端甘氨酸取代丝氨酸，与 D-丙氨酸基团形成肽键，从而将两条链连接在一起。

科学家们提出青霉素具有与 D-Ala-D-Ala 在交联反应期间的过渡态相似的构象，从而使该转肽酶将青霉素误当成 D-Ala-D-Ala，并将其结合至活性位点。一旦结合，青霉素就会受到丝氨酸的亲核进攻（图 18.16）。

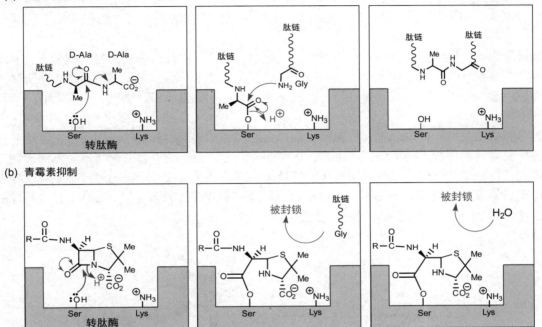

图 18.16　转肽酶交联和青霉素抑制的机制

转肽酶可以攻击青霉素的 β-内酰胺环，并以与肽键相同的方式断裂开环。因为青霉素是环状的，所以分子不会分成两部分，青霉素依旧结合在活性位点。随后连接青霉素与活性位点的酯基也不会发生水解，因为青霉素结构阻碍了五甘氨酸链或水的接近。

青霉素作为 D-Ala-D-Ala 部分的模拟物，为其低毒的特性提供了另一种解释。由于在任何人类蛋白质中都没有 D- 氨基酸或 D-Ala-D-Ala 片段，因此人体的任何丝氨酸蛋白酶都不可能识别 D-Ala-D-Ala 片段或青霉素本身。这导致了青霉素对细菌转肽酶的选择性，其不能被人体丝氨酸蛋白酶识别。

不过，这个理论有一两个特殊情况。例如，6-甲基青霉素（6-methylpenicillin）（图 18.17）被认为是与 D-Ala-D-Ala 更接近的类似物。理论上，它应该能更好地结合活性位点并具有更高的活性。然而，当合成该结构后，发现它是无活性的。现在认为 6-甲氧基青霉素比 6-甲基青霉素更接近于酰基-D-Ala-D-Ala。

青霉素　　　　R′ = Me, 6-甲基青霉素　　　　酰基-D-Ala-D-Ala
　　　　　　　R′ = OMe, 6-甲氧基青霉素

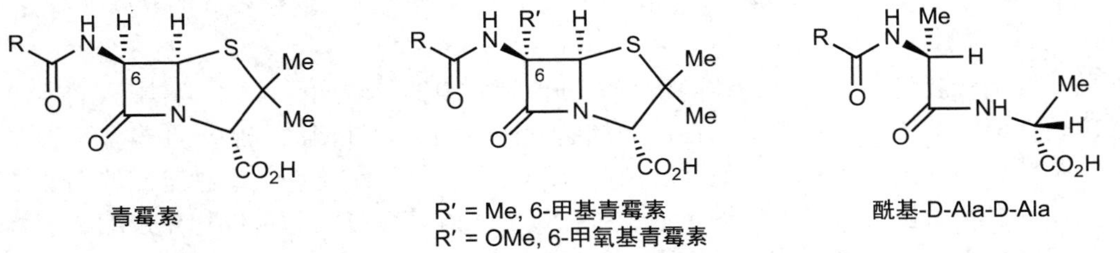

图 18.17　青霉素、6- 取代青霉素和酰基-D-Ala-D-Ala 的比较

目前已经开发了含有 6-甲氧基取代的抗菌青霉素结构，例如替莫西林（temocillin）（图 18.27）。涉及青霉素类似物叠合的分子模拟研究（22.9 节）表明，6-甲氧基取代基的甲基与酰基 -D-Ala-D-Ala 的甲基更紧密地贴合，而 6-甲基则不然。

专栏 18.4　铜绿假单胞菌

铜绿假单胞菌是机会性致病菌（opportunistic pathogen）的一个例子。这些生物通常对健康个体无害。实际上，许多人并没有意识到携带了这种菌，因为他们的免疫系统将其保持在可控的范围内。然而，一旦该免疫系统被削弱，细菌就会开始繁殖并导致严重的疾病。住院患者尤其易感，特别是脑卒中或艾滋病患者或接受癌症化疗的患者。烧伤患者特别容易感染铜绿假单胞菌造成皮肤感染，这可能会导致致命的败血症。该细菌也会导致需要接受气瓶供氧患者的严重肺部感染。

铜绿假单胞菌的细胞呈棒状，颜色呈蓝色或绿色，这就是为什么它被命名为铜绿。它喜欢在潮湿的环境中生长，并且已经从土壤、水、植物、动物和人体中分离出来。它甚至可以在蒸馏水和隐形眼镜护理液中生长。在医院，有几种可能的感染源，包括呼吸设备、水槽、未煮熟的蔬菜和访客带来的鲜花。

铜绿假单胞菌是一种难以杀灭的生物，因为它对多种抗菌药物具有内在耐药性，包括多种青霉素、头孢菌素、四环素、喹诺酮和氯霉素。这有两个原因。细胞的外膜对药物具有低渗透性，即使药物进入细胞，也有一种可以将其再次泵出的外排系统。然而，一些药物已经显示出对该细菌的活性，特别是氨基糖苷类如妥布霉素（tobramycin，图 1）或庆大霉素（gentamicin），青霉素类如替卡西林（ticarcillin）。这些药物通常联合应用。

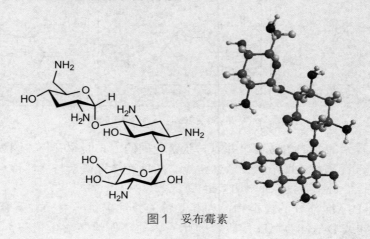

图 1　妥布霉素

18.5.1.5　对青霉素的耐药性

细菌菌株对青霉素的敏感性不同。一些菌株如链球菌，非常敏感，而像铜绿假单胞菌（*Pesudomonas aeruginosa*）这样的细菌则具有耐药性（见专栏 18.4）。其他菌株，例如金黄色葡萄球菌（*Straphylococcus aureus*）最初是敏感的，但是当它们持续暴露于青霉素时会获得抗性。这种不同的易感性有几个原因。

（1）物理障碍

如果青霉素抑制转肽酶，它必须到达酶所在的细菌细胞膜的外表面。因此，青霉素必须通过革兰氏阳性菌和革兰氏阴性菌的细胞壁。革兰氏阳性菌的细胞壁比革兰氏阴性菌的细胞壁厚得多，因此人们可能会认为青霉素对革兰氏阴性细菌更有效。然而，情况并非如此。尽管细胞壁是一种坚固的刚性结构，但它也是高度多孔的，这意味着像青霉素这样的小分子可以毫无困难地穿过它。可以想象，细胞壁就像几层铁丝网，青霉素分子就像小卵石一样能够通过间隙。

如果细胞壁不能阻止青霉素到达细胞膜，那会发生什么呢？就革兰氏阳性菌而言，没有屏障，这就是青霉素 G 对这些生物具有良好活性的原因。然而，革兰氏阴性菌具有围绕细胞壁的外部脂多糖膜（图 18.18），其不受水和极性分子（例如青霉素）的影响。这可以解释为什么革兰氏阴性菌通常具有抗性，但无法解释为什么一些革兰氏阴性菌易感，有些则不敏感。难道它们不是都应该具有抗性吗？

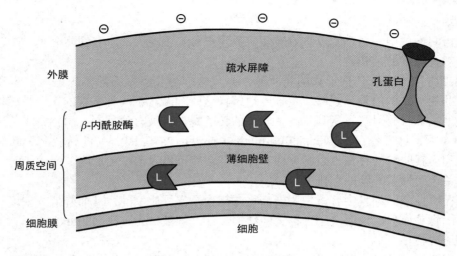

图 18.18 革兰氏阴性菌细胞的外表面

答案在于一种称为孔蛋白（porins）的蛋白质结构，其位于外膜中。水和必需营养素可以通过孔蛋白形成的小孔到达细胞内。青霉素等小分子药物也可以通过这种方式进入，但它们是否有效取决于孔蛋白的结构，以及青霉素的特性（即其大小、结构和电荷）。通常，如果药物分子很大、具有负电荷并且是疏水性的，则药物通过孔蛋白的机会较少。相反，可以作为两性离子存在的小的亲水性药物分子可以快速通过。因此，孔蛋白在控制能够到达外膜和细胞膜间质的青霉素的量的方面起着至关重要的作用。如果进入缓慢，转肽酶结合部位的青霉素浓度可能不足以有效抑制其活性。

（2）β-内酰胺酶的存在

β-内酰胺酶的存在是细菌获得对青霉素耐药性的最重要机制。β-内酰胺酶是从转肽酶突变而来的酶，因此它们在性质上非常相似。例如，它们在活性位点具有丝氨酸残基并且可以打开青霉素的 β-内酰胺环以形成酯键与之相连接。与转肽酶不同，β-内酰胺酶能够水解酯键并释放开环的青霉素。这一过程是高效的，每秒可水解 1000 个青霉素分子（图 18.19）。

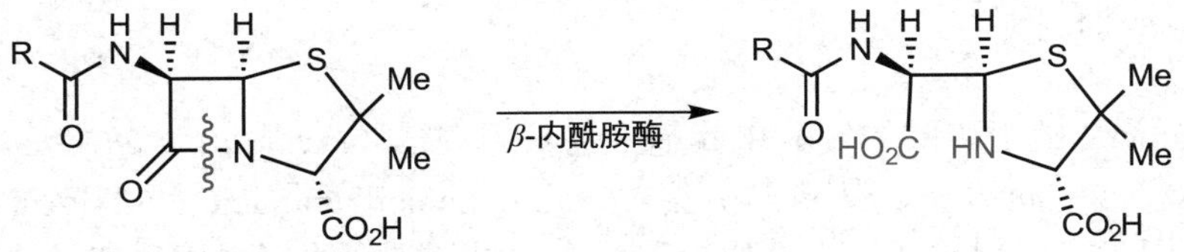

图 18.19 β-内酰胺酶使青霉素失活

一些革兰氏阳性菌菌株对青霉素具有耐药性，因为它们可以将 β-内酰胺酶释放到周围环境中，使得青霉素在到达细胞膜之前被拦截。酶最终通过细胞壁消除，因此细菌必须不断产生酶以维持其保护作用。金黄色葡萄球菌（*Staphylococcus aureus*）是革兰氏阳性菌，曾一度对青霉素敏感，但目前 95% 的金黄色葡萄球菌菌株能够释放水解青霉素 G 的 β-内酰胺酶。

大多数（但不是全部）革兰氏阴性菌都会产生 β-内酰胺酶，这使得它们对青霉素更具抗性。此外，其释放的 β-内酰胺酶被捕获在细胞膜和外膜之间的周质空间中，因为它不能通过外膜。因此，任何穿透外膜的青霉素都会遇到比在革兰氏阳性菌中更高浓度的 β-内酰胺酶。这可能再次表明，所有革兰氏阴性菌都应该对青霉素有抗药性。然而，革兰氏阳性菌和革兰氏阴性菌产生超过1000种各种类型的β-内酰胺酶，这些酶对底物选择性不同。有些酶选择性作用于青霉素［如青霉素酶（penicillinases）］，有些酶作用于头孢菌素（18.5.2节）［如头孢菌素酶（cephalosporinases）］，有些酶同时作用于青霉素和头孢菌素。不同水平的酶及其对不同β-内酰胺的差异活性是革兰氏阴性菌对不同β-内酰胺的不同易感性的原因。

（3）产生高水平的转肽酶

在一些革兰氏阴性菌中，会产生过量的转肽酶致使青霉素不能灭活所有的酶分子。

（4）转肽酶对青霉素的亲和力

在任何细菌细胞都中存在几种形式的转肽酶，并且这些转肽酶对不同β-内酰胺的亲和力不同。这些酶在细菌物种中的相对比例的差异能够一定程度地解释这些细菌对不同青霉素的不同易感性。例如，金黄色葡萄球菌的早期菌株含有对青霉素具有高亲和力的转肽酶，可被有效抑制。耐青霉素的金黄色葡萄球菌菌株获得了称为青霉素结合蛋白2a（penicillin binding protein 2a，PBP2a）的转肽酶，其对青霉素的亲和力低得多。低亲和力转肽酶的存在也是肠球菌和肺炎球菌感染难以治愈的原因。

（5）通过革兰氏阴性菌外膜的外排

在一些革兰氏阴性菌的外膜中有蛋白质能够将青霉素泵出周质空间，从而降低其浓度和有效性。这种情况发生的程度因物种而异，也取决于青霉素的结构。该过程被称为外排（efflux）。

（6）突变和遗传转移

细菌体内会发生一些突变，这些突变将影响上述部分或全部机制，使之更有效地抵抗β-内酰胺。小部分DNA可以通过称为质粒（plasmid）的遗传载体把耐药基因从一个细胞携带到另一个细胞。这些是环状细菌染色体外DNA小片段。如果转移的DNA含有编码β-内酰胺酶的基因或其他一些能够提高耐药性的基因，受体细胞就会获得耐药性。遗传物质也可以通过病毒和摄取死细菌释放的游离DNA的方式在细菌细胞之间转移。

18.5.1.6　合成青霉素类似物的方法

在研究了青霉素G的作用机制和细菌产生抗性的各种问题之后，现在可以了解如何合成青霉素G的类似物，可能会改善其稳定性和活性。这需要一种经济、高效且灵活制备类似物的方法。希恩的全合成青霉素的路线太长、产率很低（1%），不具有实用性。因此，发酵法或半合成法成为较实用的选择。

（1）发酵

最初，制备不同青霉素的唯一方法是改变发酵条件。向发酵培养基中加入不同的羧酸使青霉素具有不同的酰基侧链，例如苯氧甲基青霉素（phenoxymethylpecinillin），见图18.10。然而，生物合成途径所能得到的羧酸种类有限（即只有一般的酸式RCH_2CO_2H）。这限制了可获得的类似物的种类。发酵法的另一个主要缺点是该方法烦琐且耗时。

（2）半合成

1959年，Beechams从缺少羧酸的发酵培养基中生长的青霉（*Penicillium chrysogenum*）中分离出青霉素的生物合成中间体。该中间体6-氨基青霉烷酸（6-aminopenicillanic acid，6-APA）是Sheehan合成路线的合成中间体之一，因此可以用它通过半合成方法合成大量的类似物。先发酵产生6-APA，然后用一系列酰氯处理（图18.20）。

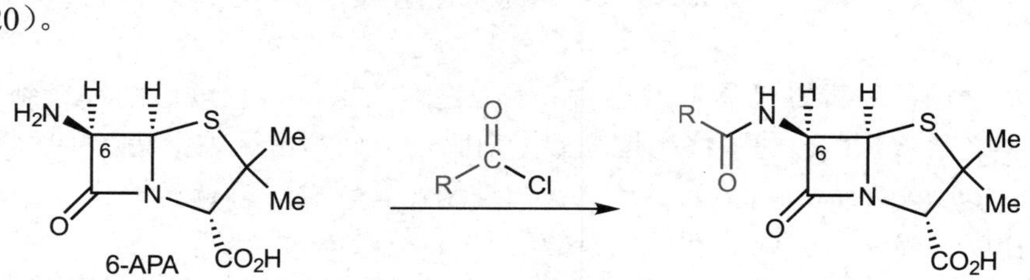

图18.20　酰化6-APA合成青霉素类似物

现在可以通过用酶——青霉素酰化酶（penicillin acylase），水解青霉素G或青霉素V（图18.21），或通过化学方法在高张力的 β-内酰胺环存在下水解侧链，更有效地生产 6-APA。后一种方法在 18.5.2.2 节中有更详细的描述，它主要用于水解头孢菌素的侧链。

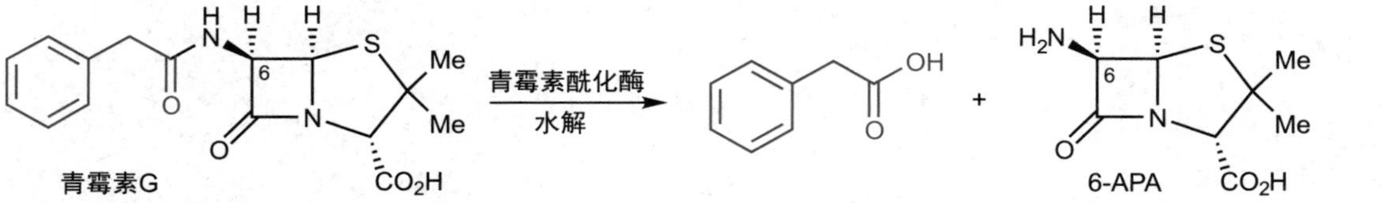

图 18.21　用青霉素 G 合成 6-APA

上文已经着重介绍了如何得到具有不同酰基侧链的青霉素类似物，但酰基侧链有什么特别之处呢？不可以在分子的其他地方做出改变吗？为了回答这些问题，需要研究青霉素的构效关系（SAR）。

18.5.1.7　青霉素的构效关系

科学家们在合成并研究了大量的青霉素类似物后得到了以下 SAR 结论（图 18.22）：

① 具有环张力的 β-内酰胺环是必需的。

② 游离羧酸是必不可少的。其通常被离子化，青霉素以钠盐或钾盐的形式给药。羧酸离子与结合位点中赖氨酸残基中铵离子原子结合。

③ 双环系统很重要。这赋予 β-内酰胺环更大的张力，张力越大，活性越大，但同时分子对其他因素的不稳定性越大。

④ 6-酰氨基侧链是必不可少的。

⑤ 硫原子很常见，但不是必需的（参见 18.5.3 节）。

⑥ 双环的立体化学特性对于酰氨基侧链很重要。

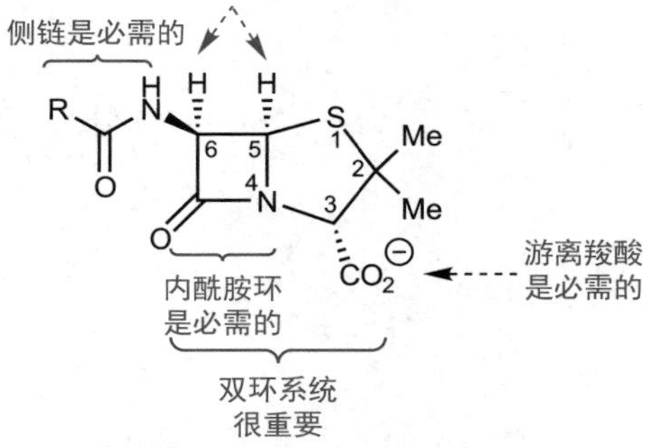

图 18.22　青霉素类的构效关系

从分析的结果可以看出，青霉素骨架结构容许的变化非常小，任何变化都只限于酰氨基侧链。

18.5.1.8　青霉素类似物

在本节中，我们对青霉素类似物的讨论集中在成功解决对酸敏感问题，β-内酰胺酶容易水解的问题以及抗菌谱较窄的问题。

（1）青霉素的酸敏感性

青霉素 G 的酸敏感性有 3 个原因。

① 环张力：青霉素中的双环系统由五元环与四元环稠合而成。结果造成青霉素角张力和扭转角张力过大。酸催化使 β-内酰胺环开环降低了分子张力（图 18.23）。

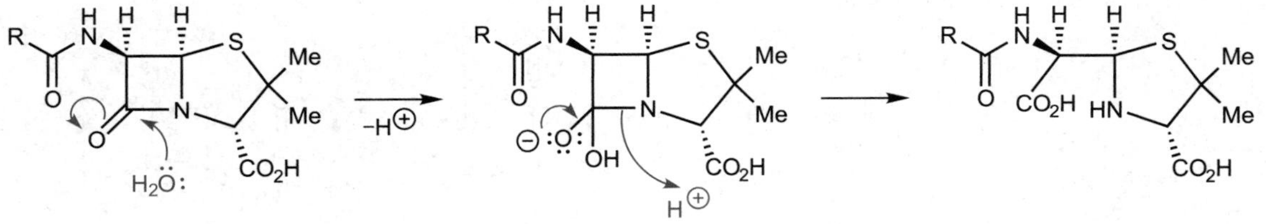

图 18.23　酸性条件下 β-内酰胺环的开环

② 高反应性 β-内酰胺羰基：β-内酰胺环中的羰基对亲核试剂高度敏感，并且表现不像普通的叔酰胺。普通的叔酰胺不容易被亲核攻击，因为羰基被相邻的氮原子稳定，如图 18.24 所示。氮原子可以将其孤对电子与羰基共轭，形成键角为 120° 的偶极共振结构。而对于 β-内酰胺环，这种共振稳定是不可能的，因为共振结构会在四元 β-内酰胺环内引入双键导致角张力增加。双键的优势键角为 120°，而 β-内酰胺环的键角被限制为 90°。结果，孤对电子位于氮原子上，并且 β-内酰胺羰基比叔酰胺的亲电性更强。

③ 酰基侧链的影响（邻近基团参与）：图 18.25 显示了邻近的酰基能主动参与内酰胺环开环的机制。因此，青霉素 G 具有内置于其结构中的自毁机制。

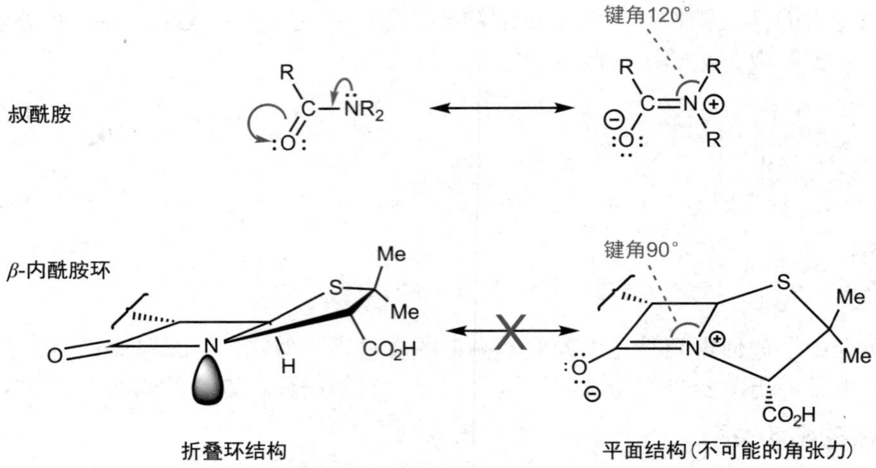

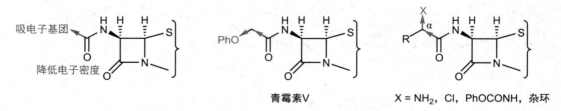

图 18.24 叔酰胺和 β-内酰胺碳基的比较

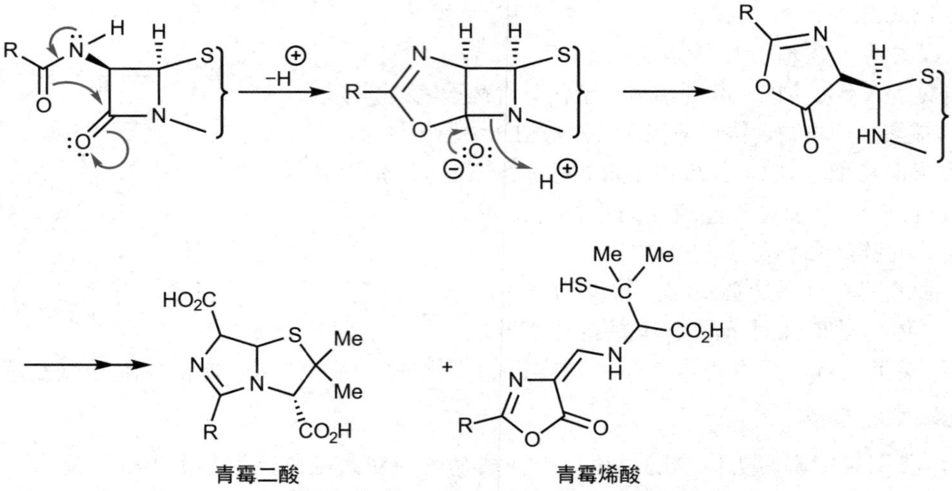

叔酰胺

β-内酰胺环

折叠环结构　　　　　　　平面结构（不可能的角张力）

图 18.25 酰基侧链对青霉素酸敏感性的影响

青霉二酸　　　　　　　**青霉烯酸**

（2）耐酸青霉素

解决青霉素的酸敏感性是一项艰巨的任务。由于 β-内酰胺环对抗菌活性至关重要，科学家们对前两个酸敏感性原因没有好的解决方法。因此，只能解决第三个原因。主要的目标就是减少邻近基团参与反应的发生。通过在侧链上引入一个吸电子基团可以达到该目的，这种吸电子基团可以吸引电子远离羰基氧并降低其作为亲核试剂的可能（图 18.26）。

吸电子基团

降低电子密度

青霉素 V

X = NH₂，Cl，PhOCONH，杂环

图 18.26 用吸电子基团减少邻近吸电子基团的参与

苯氧甲基青霉素（青霉素 V）在酰基侧链上具有电负性氧，具有所需的吸电子效应。该分子比青霉素 G 具有更好的酸稳定性，并且在胃酸条件下足够稳定，因此可以口服给药。

在侧链的 α- 碳上具有吸电子取代基（X）的其他青霉素类似物（图 18.26）也能够耐受酸水解并且可以口服给药（例如氨苄西林，参见图 18.29）。

总之，通过在酰基侧链上引入吸电子基团，可以很容易地解决酸敏感性的问题。

（3）耐 β- 内酰胺酶青霉素

β- 内酰胺酶（β-lactamase）或青霉素酶（penicillinase）的问题在 1960 年变得至关重要，当时青霉素

G 的广泛使用导致青霉素耐药的金黄色葡萄球菌感染人数惊人增加。在当时，医院中 80% 的金黄色葡萄球菌感染是由毒力较大的耐青霉素菌株造成的。令人震惊的是，这些菌株也对所有其他可用抗生素具有抗性。所幸，问题的解决方案随即到来——设计耐 β-内酰胺酶的青霉素。

在侧链上引入大位阻的基团，成功地使用空间位阻屏蔽策略（11.2.1 节）阻止青霉素进入青霉素酶或 β-内酰胺酶活性位点（图 18.27）。但是，有一个问题。如果空间位阻过于庞大就会阻止青霉素靶向转肽酶。

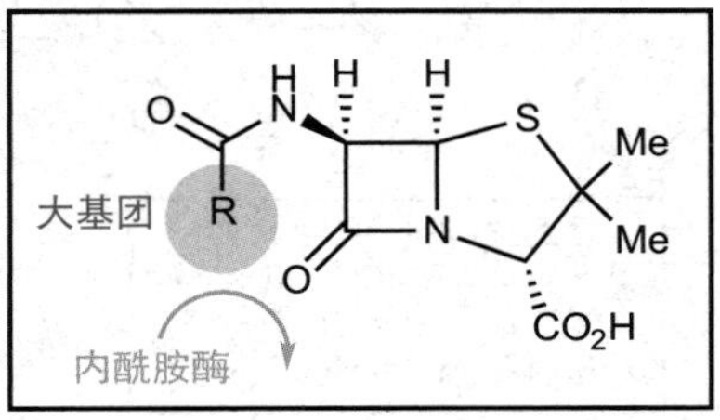

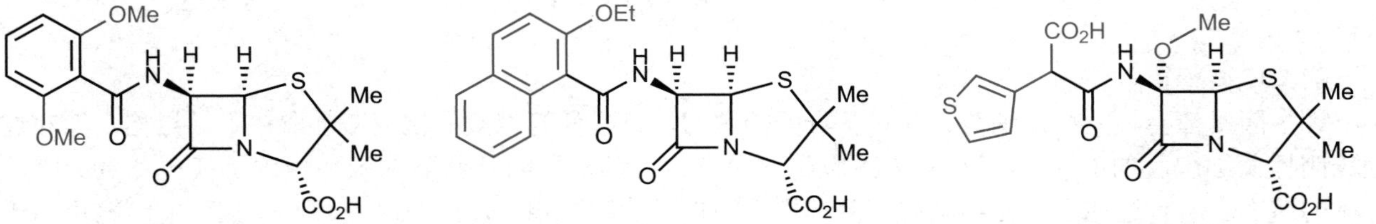

图 18.27 使用空间位阻屏蔽来阻止青霉素到达 β-内酰胺酶活性位点

因此，必须进行大量研究来找到理想的位阻基团——足够大以抵消 β-内酰胺酶，又能使青霉素与靶酶转肽酶结合。事实上，β-内酰胺环以相同的方式与这两种酶相互作用，这使得实现该目标困难重重。

幸运的是，科学家们发现了具有识别作用的位阻基团。甲氧西林（methicillin）（图 18.27）是第一个有效的半合成青霉素，对金黄色葡萄球菌 β-内酰胺酶具有耐受性，解决了临床治疗中日益增加的金黄色葡萄球菌感染。产生位阻效应的是芳环上的两个邻甲氧基。

然而，甲氧西林并不是理想的药物。由于在侧链上没有吸电子基团，它对酸敏感，因而必须静脉注射给药。同时，其对许多其他细菌菌株的活性较差。研发人员开发出了更好的对 β-内酰胺酶耐受的药物（参见专栏 18.5），临床上已不再使用甲氧西林。萘夫西林（nafcillin）（图 18.27）含有萘环形成空间位阻，是一种对 β-内酰胺酶耐受的青霉素。替莫西林（temocillin）是另一种耐 β-内酰胺酶的青霉素，其特别之处在于它含有 6-甲氧基（见 18.5.1.4 节）。

一般而言，对 β-内酰胺酶耐受的青霉素被保留为"后备军"。只有当确证感染细菌是因为表达 β-内酰胺酶（例如青霉素抗性金黄色葡萄球菌和表皮葡萄球菌）而对广谱青霉素具有耐药性时，才使用此类药物。

不幸的是，在医院中检测到的 95% 金黄色葡萄球菌菌株是由于转肽酶的突变而变得对甲氧西林和其他 β-内酰胺酶抗性青霉素具有耐药性。这些细菌称为 MRSA，缩写代表耐甲氧西林金黄色葡萄球菌，但该术语适用于所有对 β-内酰胺酶耐受的青霉素，而不仅仅是甲氧西林。

专栏 18.5 异噁唑青霉素

在青霉素侧链中引入异噁唑环得到对金黄色葡萄球菌 β-内酰胺酶稳定的口服活性化合物（图 1）。异噁唑环起到空间位阻作用，同时也具吸电子性，使结构对酸稳定。

苯唑西林（oxacillin）、氯唑西林（cloxacillin）、氟氯西林（flucloxacillin）和双氯西林（dicloxacillin）都可用于治疗金黄色葡萄球菌感染。它们之间的唯一区别是芳环上的卤素取代类型。这些取代基影响药动学特性，例如吸收和血浆蛋白结合。

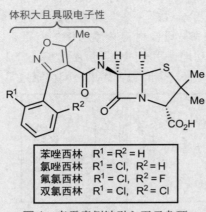

图 1 青霉素侧链引入五元杂环

苯唑西林	$R^1 = R^2 = H$
氯唑西林	$R^1 = Cl$, $R^2 = H$
氟氯西林	$R^1 = Cl$, $R^2 = F$
双氯西林	$R^1 = Cl$, $R^2 = Cl$

（4）广谱青霉素

许多因素都会影响特定细菌菌株对青霉素的敏感性。任何青霉素的抗菌谱都取决于其结构，其穿过革兰氏阴性菌细胞膜的能力，其对 β- 内酰胺酶的易感性，其对靶酶转肽酶的亲和力以及其被革兰氏阴性菌外排的速率。所有这些因素在不同的细菌种类中的重要性各不相同，因此没有"一刀切"的策略可用于提高抗菌谱。

因此，寻找广谱抗生素是一个反复试错的过程，其中包括制备各种各样的衍生物。这些衍生化主要集中在侧链的变化上，得到以下结果：

① 侧链上的疏水基团（如青霉素 G）有利于抗革兰氏阳性菌，但导致对革兰氏阴性菌的活性差；

② 如果增加疏水特性，对革兰氏阳性菌活性几乎没有影响，但对革兰氏阴性菌的活性甚至会进一步下降；

③ 侧链上引入亲水基团对革兰氏阳性菌活性［例如青霉素 T（penicillin T）］几乎没有影响或导致活性降低，例如青霉素 N（penicillin N）（图 18.28），而对革兰氏阴性菌的活性会增加；

④ 如果亲水基团（例如 NH_2、OH、CO_2H）是连接在侧链上羧基的 α 位，能够最大限度地增加对革兰氏阴性菌的活性。

那些对革兰氏阳性菌和革兰氏阴性菌都具有抗菌活性的青霉素被称为广谱抗生素（broad-spectrum antibiotics）（专栏 18.8）。广谱抗生素有三类，它们都具有 α- 亲水基团，这有助于这些青霉素穿过革兰氏阴性菌外膜的孔蛋白。

专栏 18.6　β- 内酰胺酶耐受的青霉素的临床应用

在 20 世纪 60 年代，甲氧西林（methicillin）对于青霉素耐药的金黄色葡萄球菌感染是有效的。但是，它现在不再用于临床。萘夫西林（nafcillin）对葡萄球菌和链球菌的内在活性高于甲氧西林，可通过注射给药。替莫西林（temocillin）对革兰氏阳性菌或青霉素结合蛋白改变的细菌没有活性。它应该保留用于治疗由产 β- 内酰胺酶的革兰氏阴性菌菌株引起的感染，包括那些对第三代头孢菌素耐药的细菌。替莫西林主要用于治疗由易感的革兰氏阴性菌引起的败血症、尿路感染和下呼吸道感染。

苯唑西林（oxacillin）、氯唑西林（cloxacillin）、氟氯西林（flucloxacillin）和双氯西林（dicloxacillin）都对抗金黄色葡萄球菌的感染有效。与苯唑西林相比，氯唑西林能更好地通过肠壁吸收，而氟氯西林与血浆蛋白的结合较少，导致血液中游离药物的含量较高。如果它们用于治疗抗缺乏 β- 内酰胺酶的细菌，活性都比原始青霉素差。它们对革兰氏阴性菌也无活性。氟氯西林是治疗耳部耐青霉素的葡萄球菌感染的首选药物。氟氯西林与氨苄西林的组合，可用于治疗链球菌或葡萄球菌感染。

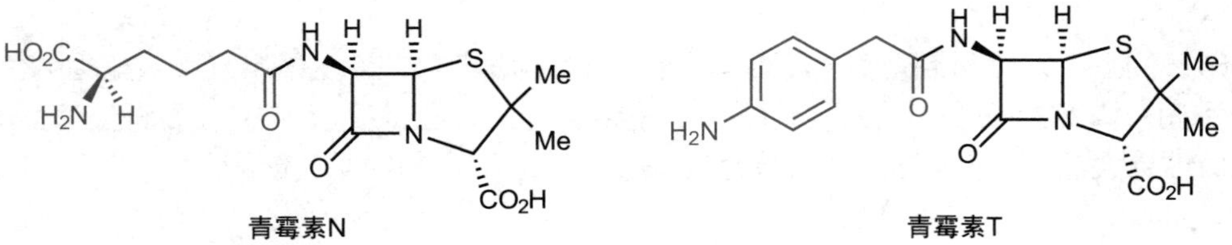

青霉素N   青霉素T

图18.28   侧链亲水性基团对抗菌活性的影响

① 广谱青霉素：氨基青霉素类

氨苄西林（ampicillin）（图18.29；商品名：Beechams，1964）和阿莫西林（amoxicillin）是具有非常相似结构的口服活性化合物，并且通常被作为抵抗感染的第一道防线。由于存在吸电子氨基，这两种化合物都是耐酸的。由于不存在空间位阻，因此这两种化合物对 β- 内酰胺酶敏感。两种结构的肠壁吸收很差，因为氨基和羧基都是电离的。这个问题可以通过设计前药来解决，即用保护基团遮蔽极性基团，一旦前药被吸收，保护基团就可以被代谢除去（专栏18.7）。

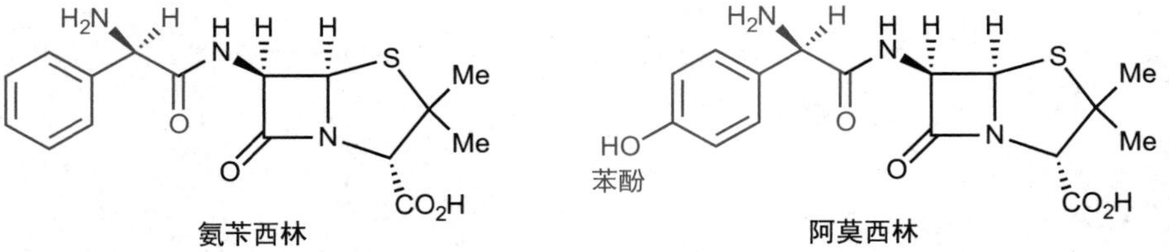

氨苄西林   阿莫西林

图18.29   广谱青霉素——氨基青霉素类

② 广谱青霉素：羧基青霉素类

羧苄西林（carbenicillin）（图18.30）是这类化合物的第一个成员。由于侧链上的亲水性羧酸基团（在 pH=7 下电离）的存在，羧苄西林具有广谱抗菌活性。羧基的立体化学是重要的，两种对映体中只有一种是有活性的。

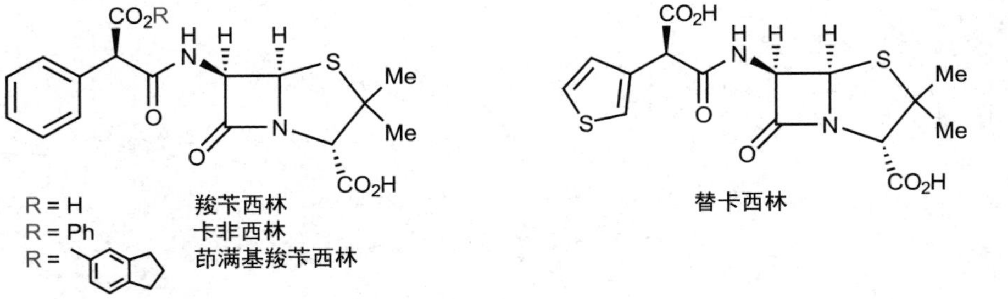

R = H   羧苄西林
R = Ph   卡非西林
R =   茚满基羧苄西林   替卡西林

图18.30   羧基青霉素类

专栏18.7   氨苄西林的前药

匹氨西林（pivampicillin）、酞氨西林（talampicillin）和巴氨西林（bacampicillin）是氨苄西林的前药（图1）。这三者用于遮蔽羧基的酯结构复杂，人们可能会问为什么不使用简单的甲酯。答案是青霉素的甲酯不能在人体内代谢。庞大的青霉素骨架与酯基非常接近，因此它起到空间屏蔽的作用，阻止酯酶将青霉素酯作为底物催化水解。

幸运的是，酰氧基甲基酯易受酯酶的影响。这个"延长的"酯含有远离青霉素核的第二个酯基，它更容易受到酯酶的攻击。水解产物本质上不稳定且自发分解释放游离羧基（图2）。匹氨西林会释放甲醛，而巴氨西林则会释放乙醛。这些醛的释放并不理想，因为它是一种有毒化学物质。但是这些醛类物质在人体肝的正常代谢过程中也会生成，并随后被代谢去毒化。前药释放导致的浓度升高是有限的，而且药物只需服用很短的时间。

这种延长的酯可以用于制备其他青霉素前药，但必须注意的是，在端位引入酯基会使青霉素过于亲脂。例如，青霉素 G 的 1-酰氧基烷基酯是亲脂性的，因此它在水中的溶解性差。幸运的是，通过引入极性更大的酯（例如图 3 中的缬氨酸酯），可以很容易地避免该问题。

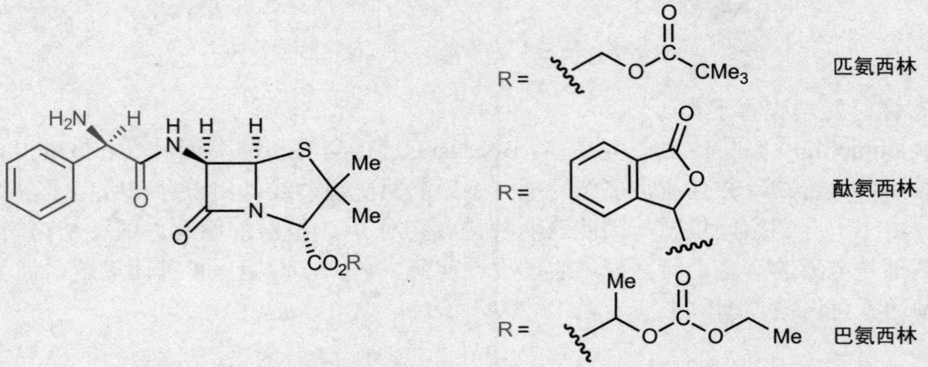

图 1　用于帮助氨苄西林通过肠壁吸收的前药

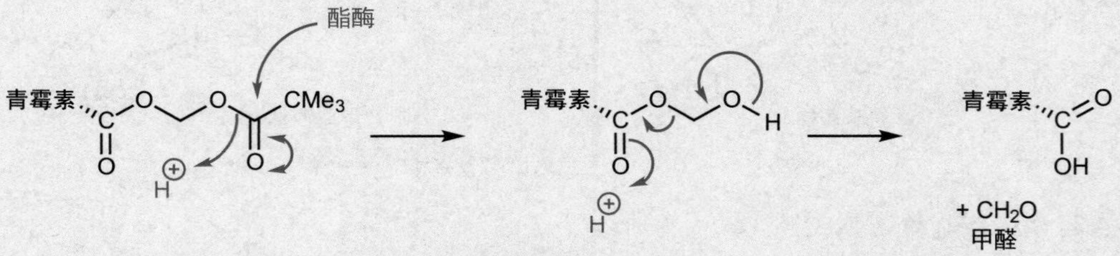

图 2　酰氧基甲基酯水解机理

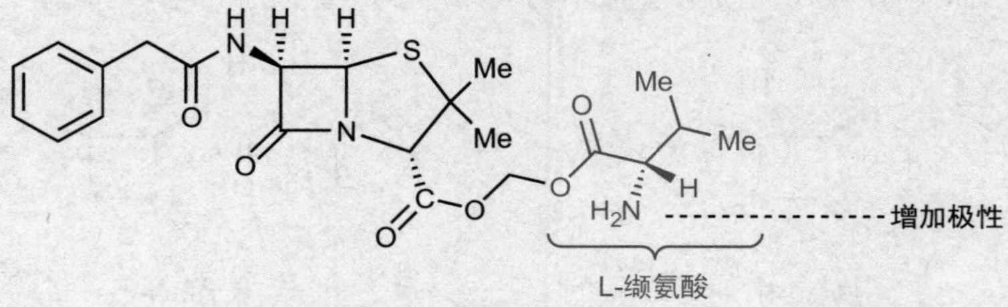

图 3　青霉素 G 的极性延长酯

卡非西林（carfecillin）和茚满基羧苄西林（indanyl carbenicillin）（图 18.30）是羧苄西林的前药，其肠壁吸收得到改善。芳基酯比烷基酯更好，因为芳环的吸电子诱导效应使前者更容易水解。在这种情况下不需要延长的酯，因为芳基酯更远离 β-内酰胺环并且没有被屏蔽（参见专栏 18.7）。替卡西林（ticarcillin）在结构上与羧苄西林相似，其噻吩结构代替了羧苄西林中的苯环。

专栏 18.8　广谱青霉素的临床应用

氨苄西林（ampicillin）和阿莫西林（amoxicillin）具有与青霉素 G 相似的抗菌谱，但对革兰氏阴性球菌和肠杆菌具有更高的活性。它们是无毒的并且可以口服，但对 β-内酰胺酶敏感并且对铜绿假单胞菌无活性。有些患者服用这些青霉素会腹泻。这是由于肠吸收差的原因，氨苄西林比阿莫西林吸收更差。如果长时间大量服用青霉素，会导致肠道菌群紊乱，使抗革兰氏阴性肠杆菌或真菌定植，导致肠道问题。氨苄西林目前用于治疗鼻窦炎、支气管炎和各种其他感染，包括口腔、耳部和泌尿道感染。阿莫西林已被用于治疗支气管炎、肺炎、伤寒、淋病、莱姆病和尿路感染。与克拉维酸（clavulanic acid）联用时，可扩增其抗菌谱（18.5.4.1 节）。

羧苄西林（carbenicillin）是第一个对铜绿假单胞菌有活性的青霉素。与氨苄西林相比，它对更多种类的革兰氏阴性菌有活性，特别用于青霉素耐药性菌株。然而，对其他菌株的活性则不如氨苄西林，并且需要更大剂量。羧苄西林对革兰氏阳性菌的活性远不如革兰氏阴性菌并伴随毒副作用。它也是对酸敏感，必须注射给药。科研人员已经开发了诸如脲基青霉素类（ureidopenicillins）等临床应用更为理想的青霉素，因此现在已不建议使用羧苄西林。

卡非西林（carfecillin）和茚满基羧苄西林（indanyl carbenicillin）可用于治疗尿路感染，但通常被氟喹诺酮类抗菌药物取代（18.8.1 节）。

替卡西林（ticarcillin）通过注射给药，并且与羧苄西林具有相同的抗菌谱而所需剂量更低。它对铜绿假单胞菌的活性也是前者的 2 ～ 4 倍，副作用较少。该药物主要用于抵抗由假单胞菌和变形杆菌引起的感染，目前与克拉维酸联合使用以扩大其抗菌谱（18.5.4.1 节）。

对于链球菌和嗜血杆菌，脲基青霉素类通常比羧苄青霉素类更有效。二者对革兰氏阴性需氧杆菌（如铜绿假单胞菌）的活性差不多，但通常脲基青霉素类对其他革兰氏阴性菌活性更好。但脲基青霉素类必须静脉注射给药。例如，阿洛西林（azlocillin），其对铜绿假单胞菌的活性比羧苄西林高8 ～ 16倍，主要用于治疗由该菌引起的感染。它对 β-内酰胺酶敏感。美洛西林（mezlocillin）具有与羧苄西林相似的抗菌谱，但活性更好，因为它对转肽酶具有更高的亲和力，可以更有效地穿过革兰氏阴性菌的外膜。哌拉西林（piperacillin）与氨苄西林对革兰氏阳性菌的活性相当。它还对球菌和杆菌的厌氧菌具有良好的活性，可用于治疗各种感染。它比替卡西林对铜绿假单胞菌的活性更好。哌拉西林可与他唑巴坦（tazobactam）联用，以扩大其抗菌谱（18.5.4.2 节）。

③ 广谱青霉素：脲基青霉素类

脲基青霉素类（图 18.31）是最新一类的广谱青霉素，在 α 位具有脲基官能团。通常它们具有比羧苄青霉素类活性更好，并且在临床上已大量取代羧苄青霉素类。

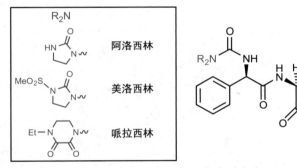

图 18.31 脲基青霉素类

18.5.1.9 青霉素与其他药物的协同作用

在药物化学中有一些实例：一种药物可以增强另一种药物的活性。多数情况下，这样联合使用是有风险的，会导致所增效药物的剂量过大。但在某些情况下，它可能很有用。这里列举两个青霉素类药物与另一药物联用增强药效的例子。

其中之一是克拉维酸的作用，见 18.5.4.1 节。另一个实例是使用一种名为丙磺舒（probenecid）的化合物与青霉素联合用药（图 18.32）。丙磺舒是一种中等亲脂性羧酸，可以阻止青霉素通过肾小管的转运。换句话说，丙磺舒通过在排泄机制中与其竞争，减慢了青霉素排出的速率。丙磺舒还与青霉素竞争白蛋白上的结合位点。结果导致血液中的青霉素水平增高并且抗菌活性增加——这对耐药性强的细菌十分有效。

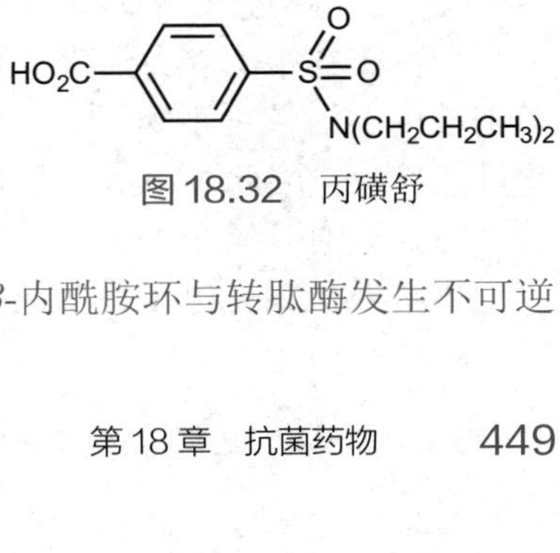

图 18.32 丙磺舒

🌱 关键知识点

● 青霉素具有双环结构，由β-内酰胺环与噻唑烷环稠合而成。大张力的β-内酰胺环与转肽酶发生不可逆地反应，该转肽酶负责细菌细胞壁的最终交联。

● 青霉素类似物可以通过发酵或通过从6-氨基青霉烷酸半合成制备。青霉素类似物结构的变化仅限于酰基侧链。

● 通过在酰基侧链中加入吸电子基团，可以使青霉素耐受酸性条件。

● 可以在青霉素中引入含有空间位阻的基团，以保护它们免受细菌β-内酰胺酶的攻击。

● 广谱活性与青霉素酰基侧链上存在α位亲水基团有关。

● 青霉素的前药有助于掩盖极性基团和改善胃肠道吸收。延长酯通过酶催化水解产生产物，自发降解释放出青霉素。

● 丙磺舒可与青霉素一起使用，以阻碍青霉素的排泄。

18.5.2 头孢菌素

18.5.2.1 头孢菌素 C

（1）头孢菌素 C 的发现和结构

第二类 β- 内酰胺类抗生素是头孢菌素（cephalosporin）。第一个头孢菌素——头孢菌素 C（cephalosporin C）来自 20 世纪 40 年代中期从撒丁岛某个下水道获得的真菌。这是一位意大利教授的发现，他注意到污水出口周围的水周期性地清除了微生物并由此推断其中的生物体可能会产生一种抗菌物质，因此他收集了样品并设法分离出一种名为头孢霉（*Cephalosporium acremonium*），现称为顶头孢霉（*Acremonium chrysogenum*）的真菌。从该生物物质得到的粗提取物具有抗菌活性。1948 年，牛津大学的工作人员分离得到头孢菌素 C，但直到 1961 年才通过 X 射线晶体学确证该结构。

头孢菌素 C 的结构（图 18.33）与青霉素的结构相似，因为它具有含有四元 β-内酰胺环的双环系统，但其 β-内酰胺环与六元二氢噻嗪环稠合。此外，头孢菌素衍生自与青霉素相同的生物合成前体，即半胱氨酸和缬氨酸（图 18.34）。

图 18.33 头孢菌素 C

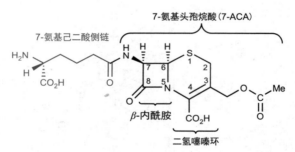

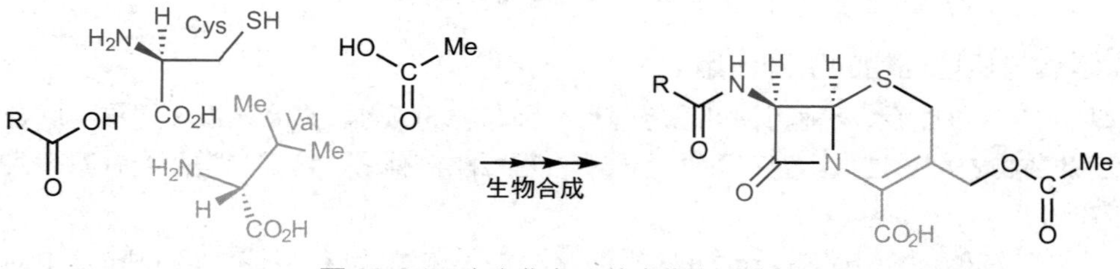

图 18.34 头孢菌素 C 的生物合成前体

（2）头孢菌素 C 的性质

与青霉素相比，头孢菌素 C 不是特别有效（为青霉素 G 活性的 1/1000），但它对革兰氏阴性菌和革兰氏阳性菌的活性更平衡。头孢菌素 C 的另一个内在优势是其对酸水解和 β-内酰胺酶更耐受。它也较少引起过敏反应。因此，头孢菌素 C 被认为是用于开发其他具有更高活性的广谱抗生素的先导化合物。

（3）头孢菌素 C 的构效关系

科研人员制备出了许多头孢菌素 C 的类似物，它们证明了 β-环内酰胺环在双环系统中的重要性，包括 4 位的离子化羧酸基团和 7 位的酰氨基侧链。这些结果与青霉素类药物的研究结果非常类似。与四元环稠合的六元环的张力小于青霉素，但这部分被 3 位乙酰氧基的影响所抵消。乙酰氧基在抑制机制中是良好的离去基团（图 18.35）。

头孢菌素 C 可以进行修饰的位置有限（图 18.36），但比青霉素多一些。例如：

① 7- 酰氨基侧链的变化；

② 3- 乙酰氧基甲基侧链的变化；

③ 碳 7 位的额外取代。

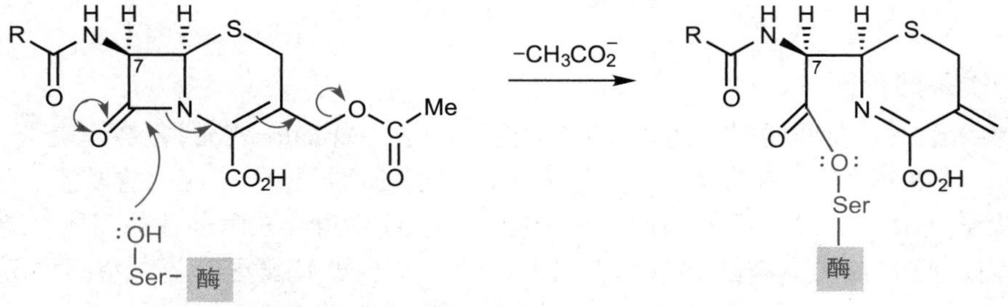

图 18.35　头孢菌素抑制转肽酶的机制

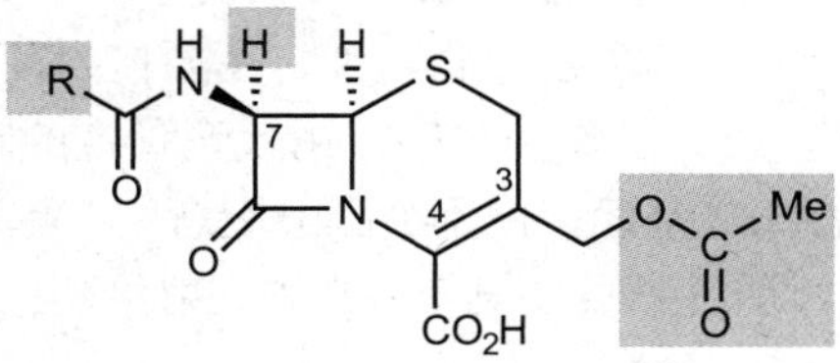

图 18.36　头孢菌素 C 可能修饰的位置

阴影表示可以发生变化的位置

18.5.2.2　7 位取代的头孢菌素类似物的合成

最初，在 7 位引入不同侧链制备的类似物存在问题。与青霉素不同，事实证明不可能通过发酵获得头孢菌素类似物。类似地，不可能通过发酵或通过酶水解头孢菌素 C 获得 7- 氨基头孢烷酸（7-aminocephalosporinic acid，7-ACA），因而无法像青霉素那样以半合成方法由 6-APA 制备（18.5.1.6 节）。

因此，必须找到一种通过化学水解从头孢菌素 C 获得 7-ACA 的方法。这不是一件容易的事，因为仲酰胺必须在高反应性 β- 内酰胺环存在下水解。正常的水解方法是不合适的，因此必须找到一种特殊的方法（图 18.37）。

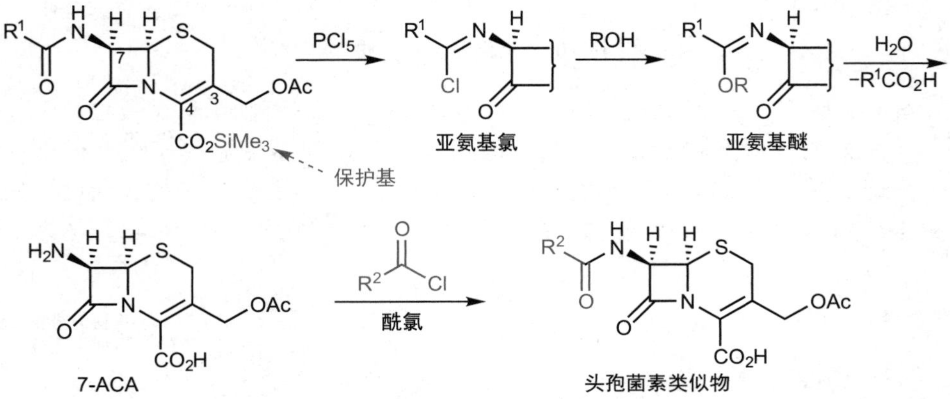

图 18.37　7-ACA 和头孢菌素类似物的合成

该方法的第一步需要通过图 18.38 所示机理形成亚氨基氯。这仅对仲酰胺基团可行，因为环张力的限制阻止 β- 内酰胺氮在 β- 内酰胺环内形成双键。然后可以用醇处理亚氨基氯，得到亚氨基醚。该官能团比 β- 内酰胺环更易于水解，因此用酸的水溶液处理就可以得到所需的 7-ACA，然后可将其酰化以得到一系列类似物。

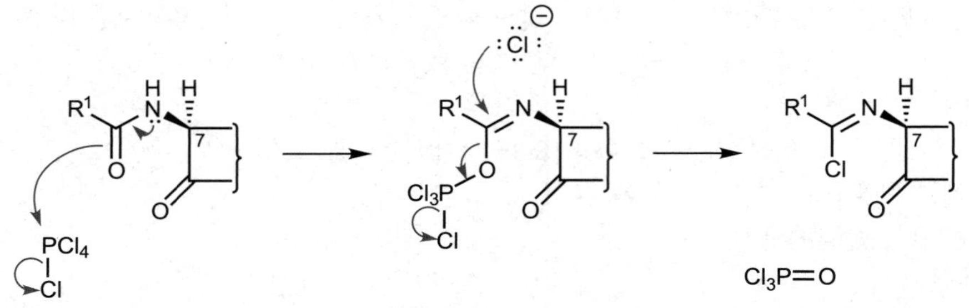

图 18.38　亚氨基氯的形成机理

18.5.2.3　第一代头孢菌素

第一代头孢菌素包括头孢噻吩（cephalothin）、头孢噻啶（cephaloridine）、头孢氨苄（cefalexin）和头孢唑林（cefazolin）（图 18.39～图 18.42）。一般来说，它们的活性低于相应的青霉素，但应用范围更广。大多数药物的肠吸收不良，必须静注。与青霉素一样，头孢菌素也存在耐药性的问题，特别是对于革兰氏阴性菌。革兰氏阴性菌的 β-内酰胺酶比革兰氏阳性菌种的 β-内酰胺酶更有效。空间屏蔽成功地保护头孢菌素不受这些 β-内酰胺酶的影响，但也阻止它们抑制转肽酶。

最常用的第一代头孢菌素之一是头孢噻吩（图 18.39）。头孢噻吩的缺点是 3 位的乙酰氧基易被酯酶水解，得到活性较低的醇（图 18.40）。乙酰氧基对抑制机制很重要，主要作为良好的离去基团起作用，而醇是较差的离去基团。因此可以通过阻止这种代谢以延长作用时间。用代谢稳定的吡啶锇基团取代酯得到头孢噻啶（图 18.41）。吡啶仍可作为抑制机制的良好离去基团，但不被酯酶裂解。头孢噻啶以两性离子的形式存在，可溶于水，但与大多数第一代头孢菌素一样，通过肠吸收很差，必须注射给药。

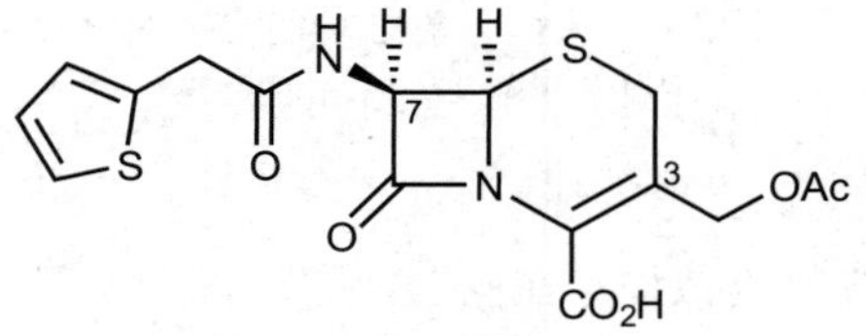

图 18.39　头孢噻吩

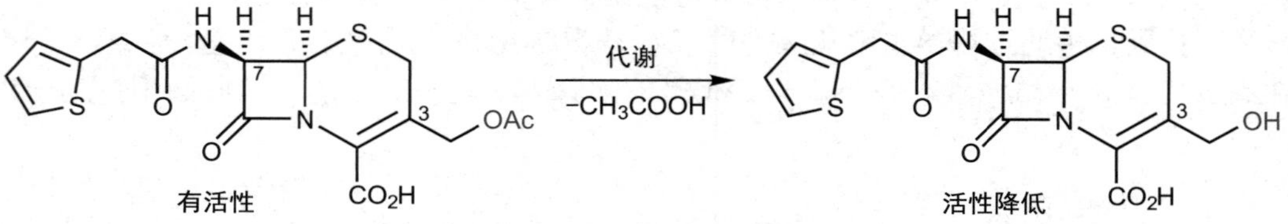

图 18.40　头孢噻吩的代谢水解

头孢氨苄（图 18.41）在 3 位具有甲基取代基（专栏 18.9），这有助于口服吸收。甲基通常对活性不利，因为它不是一个好的离去基团。然而，在头孢氨苄中 7-酰氨基侧链的 α 碳上存在亲水性氨基，有助于重组活性，头孢氨苄是少数口服有效的头孢菌素之一。目前对头孢氨苄能够通过肠壁吸收的机制知之甚少，而且也不清楚为什么 3-甲基基团如此有利于吸收。头孢唑林（图 18.42）是第一代头孢菌素的另一个实例。

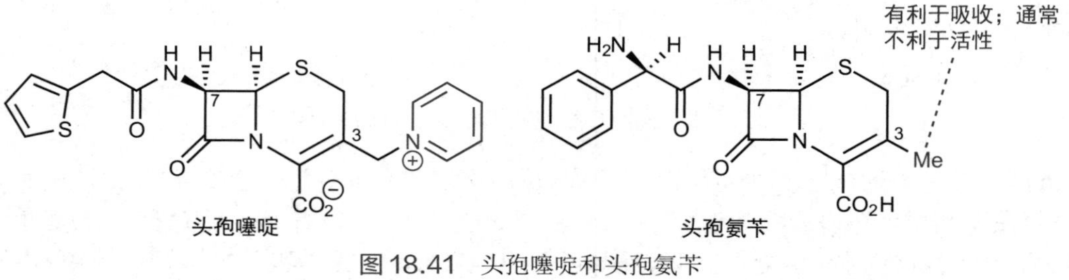

图 18.41　头孢噻啶和头孢氨苄

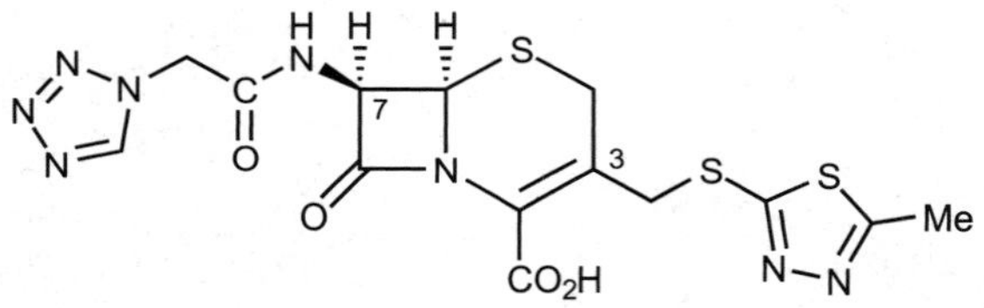

图 18.42 头孢唑林

专栏 18.9 3-甲基头孢菌素的合成

3-甲基头孢菌素的合成使用青霉素作原料，如图 1 所示。该合成首先由礼来制药公司报道，涉及硫的氧化，然后是酸催化的扩环，即青霉素中的五元噻唑烷环被转化为头孢菌素中的六元二氢噻嗪环。

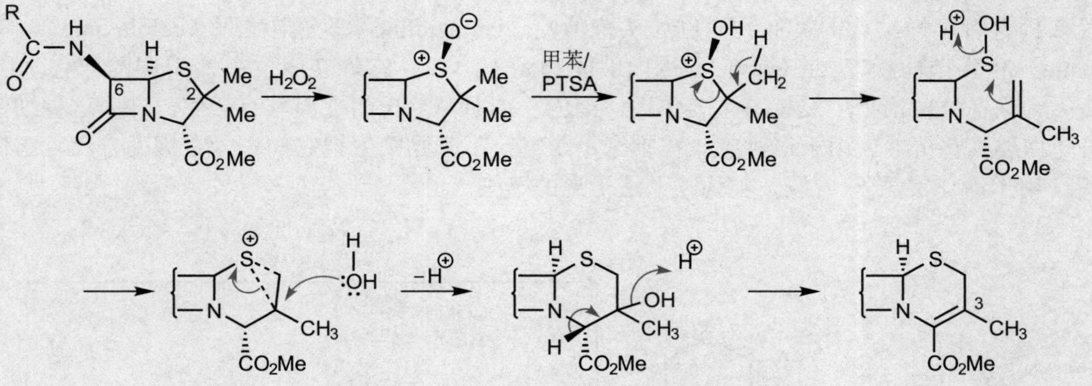

图 1　用青霉素合成 3-甲基头孢菌素

18.5.2.4　第二代头孢菌素

（1）头孢霉素类

头孢霉素在 7 位含有甲氧基取代基，这已被证明对活性有利。母体化合物头孢霉素 C（cephamycin C）是从链霉菌（*Streptomyces clavuligerus*）的培养物中分离出的（图 18.43），它是从细菌中分离的第一种 *β*-内酰胺。对其侧链修饰得到头孢西丁（cefoxitin）（图 18.43），其抗菌谱比大多数第一代头孢菌素更广泛。其对 *β*-内酰胺酶的耐受性更大，可能是由甲氧基提供的空间位阻所致。由于在 3 位存在氨基甲酸酯基团而不是酯，头孢西丁对酯酶显示出良好的代谢稳定性（11.2.2 节）。

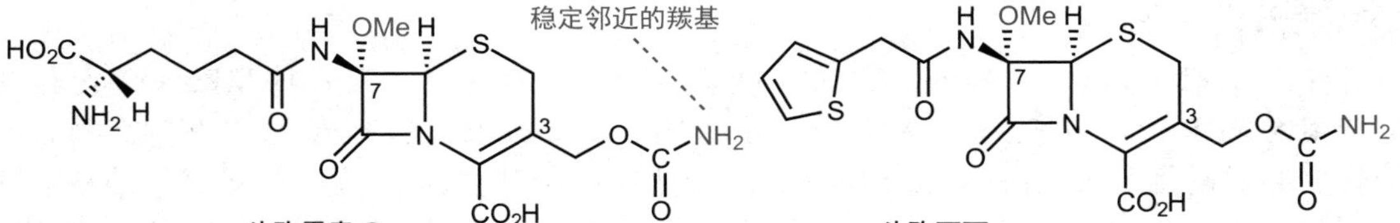

图 18.43　头孢霉素 C 和头孢西丁

（2）肟基头孢菌素

肟基头孢菌素的开发是头孢菌素研究的重大进展。这些结构在酰基侧链的 α 位含有亚氨基甲氧基，这显著提高了头孢菌素对某些细菌［例如流感嗜血杆菌（*Haemophilus influenzae*）］产生的 *β*-内酰胺酶的稳定性。这类化合物中的第一个应用的药物是头孢呋辛（cefuroxime）（图 18.44），与头孢西丁一样，头孢呋辛对 *β*-内酰胺酶和哺乳动物酯酶的稳定性增加。与头孢西丁不同的是，头孢呋辛保留了对链球菌的作用，对葡萄球菌活性较弱。

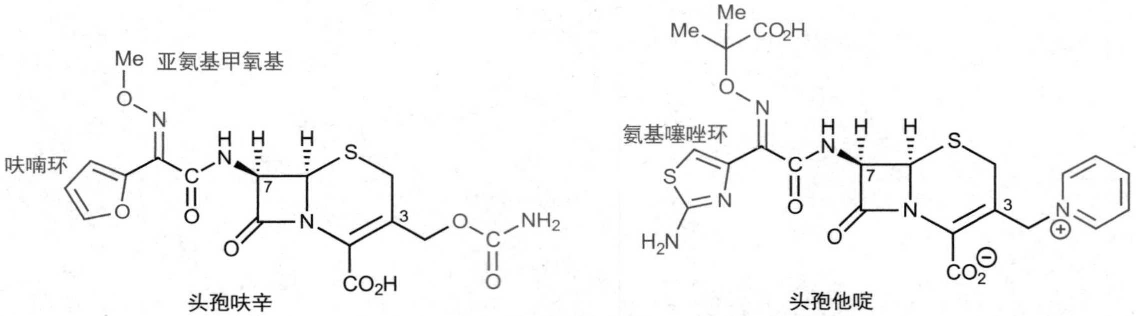

图 18.44 氧化头孢菌素

18.5.2.5 第三代头孢菌素

用氨基噻唑环代替上述肟基头孢菌素的呋喃环增强了头孢菌素通过革兰氏阴性菌外膜的能力，并且还可以增加对转肽酶的亲和力。这使得含有该结构的第三代头孢菌素对这些细菌的活性显著增加。研究人员得到了多种含有这样结构的类似物，例如头孢他啶（ceftazidime）、头孢噻肟（cefotaxime）、头孢唑肟（ceftizoxime）和头孢曲松（ceftriaxone）（图 18.44 和图 18.45），它们在 3 位引入不同的取代基以改变药动学性质。它们在抗菌治疗中发挥着重要作用，因为它们对革兰氏阴性菌具有活性，许多这种细菌对其他 β- 内酰胺药物类具有抗性。由于这种感染在临床不常见，不鼓励医生把它们作为常规处方药，它们被视为"后备军"，用于治疗常见 β- 内酰胺类药物无法治愈的感染。

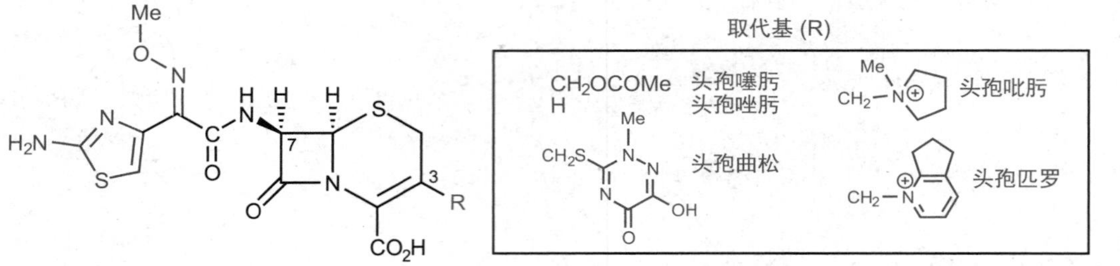

图 18.45 第三代和第四代头孢菌素

18.5.2.6 第四代头孢菌素

头孢吡肟（cefepime）和头孢匹罗（cefpirome）（图 18.45）是肟基头孢菌素，已被归类为第四代头孢菌素。它们是两性离子化合物，在 3 位具有带正电荷的取代基，在 4 位具有带负电荷的羧酸基团。该性质似乎从根本上增强了这些化合物穿透革兰氏阴性菌外膜的能力。还发现它们对转肽酶具有良好的亲和力而对多种 β- 内酰胺酶具有低亲和力。

18.5.2.7 第五代头孢菌素

头孢洛林酯（ceftaroline fosamil）（图 18.46）是第五代头孢菌素，对各种 MRSA 菌株和多重耐药性肺炎链球菌（MDRSP）均有活性。它作为头孢洛林（ceftaroline）的前药，1,3-噻唑环被认为是其对 MRSA 活性的必需基团。头孢洛生（ceftolozane）已于 2015 年获批准。吡唑环第 3 位的碱性氨基在增加铜绿假单胞菌（*Pseudomonas aeruginosa*）细胞外膜的通透性方面很重要，而第 4 位的碱性侧链增加了对产生 C 类 β- 内酰胺酶的铜绿假单胞菌菌株的活性。脲基基团使侧链部分刚化，这显著减少了惊厥的副作用。

18.5.2.8 头孢菌素的耐药性

特定头孢菌素对特定细菌细胞的活性影响因素与青霉素相同，即到达转肽酶的能力，对可能存在的任何 β-内酰胺酶的稳定性，以及抗生素对靶标的亲和力。例如，大多数头孢菌素（头孢氨苄除外）对金黄色葡萄球菌产生的 β-内酰胺酶稳定，并且可以轻易地到达转肽酶。因此，头孢菌素抑制金黄色葡萄球菌的相对能力归结为它们对转肽酶的亲和力。例如头孢霉素和头孢他啶之类的药物亲和力较差，而其他头孢菌素具有较高的亲和力。MRSA 生物体含有修饰的转肽酶（PBP2a），青霉素和头孢菌素对其亲和力都很差。

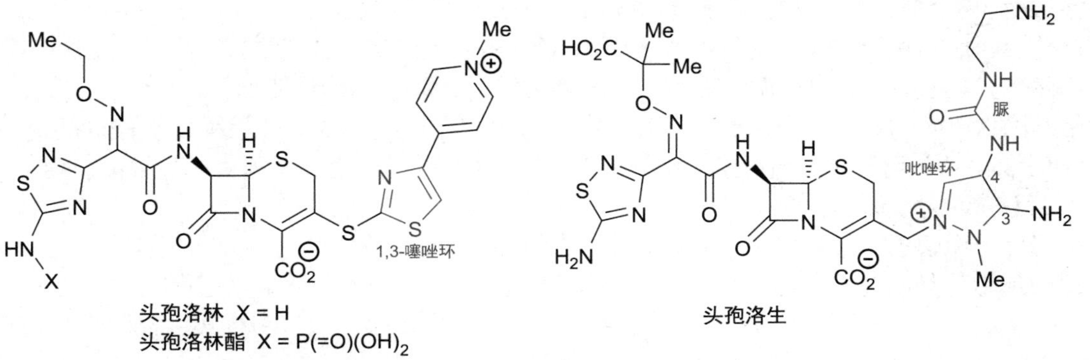

图 18.46　第五代头孢菌素

🌱 关键知识点

- 头孢菌素含有与二氢噻嗪环稠合的大张力的 β-内酰胺环。
- 一般而言，第一代头孢菌素比青霉素具有优势，因为它们对酸性条件和 β-内酰胺酶具有更高的稳定性，并且对革兰氏阳性菌和革兰氏阴性菌具有良好的平衡活性。然而，它们口服利用度差，通常活性较低。
- 7-酰氨基侧链的变化改变了抗菌活性，而3位侧链的变化主要改变了化合物的代谢和药动学性质。在 C-7 引入甲氧基取代基是可行的。
- 半合成头孢菌素可由7-氨基头孢烷酸（7-ACA）制备。
- 7-ACA来自头孢菌素的化学水解。这需要事先活化侧链以使其比 β-内酰胺环更具反应性。
- 头孢菌素的去乙酰化代谢产生低活性的代谢物。通过用代谢稳定的基团取代敏感的乙酰氧基可以阻止代谢。
- 3位甲基取代基有利于口服吸收，但除非在酰基侧链的α位存在亲水基团，否则活性差。
- 3-甲基头孢菌素可由青霉素合成。
- 头孢霉素是在第7位含有甲氧基的头孢菌素。
- 肟基头孢菌素衍生的几代头孢菌素都具有更高的活性和更广泛的抗菌谱，特别是对革兰氏阴性菌。

专栏 18.10　头孢菌素的临床应用

通常头孢菌素是用于治疗败血症、肺炎、脑膜炎、胆道感染、腹膜炎和尿路感染的常用的广谱抗菌药。由于其在尿液中富集并在体内的水解酶中较稳定，头孢菌素 C（cephalosporin C）本身已被用于治疗尿路感染。

1. 第一代头孢菌素

第一代头孢菌素对革兰氏阳性球菌具有良好的活性，它们可用于治疗一些外部环境导致的革兰氏阴性菌感染（即非发生在医院的感染）。当无法使用青霉素时，它们也可用于治疗金黄色葡萄球菌和链球菌感染。头孢噻吩（cephalothin）比青霉素 G 对一些革兰氏阴性菌更具活性，并且较少引起过敏反应。它也可用于消灭产生 β- 内酰胺酶的金黄色葡萄球菌菌株。

头孢氨苄（cefalexin）可用于治疗对其他药物无反应或在怀孕期间发生的尿路感染。它还可用于治疗呼吸道、耳、皮肤和口腔的感染。当进行器官移植时，建议将头孢唑林（cefazolin）用作预防感染的预防措施。

2. 第二代头孢菌素

一般而言，第二代头孢菌素对革兰氏阳性球菌具有不同的活性，但对革兰氏阴性菌的活性增大。头孢西丁（cefoxitin）对包括脆弱拟杆菌在内的肠道菌群具有活性，曾被推荐用于腹膜炎。头孢呋辛（cefuroxime）具有广谱活性，可用于对青霉素产生抗药性的菌类。然而，它对诸如铜绿假单胞菌等"难以治愈的"细菌没有活性。临床上用于治疗由流感嗜血杆菌、卡他莫拉菌和肺炎链球菌敏感菌株引起的淋病奈瑟球菌和呼吸道感染。它还用于手术预防，以及莱姆病的治疗。头孢噻肟（cefotaxime）用于外科预防和治疗由流感嗜血杆菌引起的淋病、脑膜炎和会厌炎感染。

3. 第三代头孢菌素

第三代头孢菌素对革兰氏阴性菌具有良好的活性，但它们对革兰氏阳性球菌的活性各不相同。对铜绿假单胞菌的活性也因结构而异，并且它们缺乏对 MRSA 生物和肠杆菌属物种的活性。头孢他啶（ceftazidime）是一种可注射的头孢菌素，对铜绿假单胞菌以及其他革兰氏阴性菌具有极好的活性。因为药物可以穿过血脑屏障，它可以用于治疗脑膜炎。与其他氨基噻唑结构相比，头孢他啶对链球菌具有良好的活性，但对甲氧西林敏感的金黄色葡萄球菌菌株失去活性。这是由于它对金黄色葡萄球菌中存在的转肽酶的结合亲和力降低。头孢曲松（ceftriaxone）用于手术中的感染预防和脑膜炎球菌性脑膜炎的预防。

4. 第四代和第五代头孢菌素

第四代头孢菌素具有抗革兰氏阳性球菌和广泛的革兰氏阴性菌的活性，包括铜绿假单胞菌和多种肠杆菌。头孢匹罗（cefpirome）通过静脉注射或输注给药，并且已经用于对抗各种敏感的革兰氏阳性菌和革兰氏阴性菌。头孢洛林酯（ceftaroline fosamil）已被批准用于治疗细菌性肺炎和急性细菌性皮肤感染。头孢洛生（ceftolozane）于 2014 年被批准用于治疗革兰氏阴性菌感染，这些感染的菌株已经对传统抗菌药物产生耐药性。可与他唑巴坦一起给药，特别是用于尿路感染和腹腔内感染。头孢洛生对铜绿假单胞菌感染也有效。

18.5.3　其他 β- 内酰胺类抗生素

尽管青霉素和头孢菌素是最著名且研究最多的 β-内酰胺类抗生素，但还有其他 β-内酰胺结构抗生素在抗菌领域具有重要意义。

18.5.3.1　碳青霉烯类

硫霉素又称沙纳霉素（thienamycin）（图 18.47）是这类化合物的第一个例子，于 1976 年从卡特利亚链霉菌（*Streptomyces cattleya*）中分离出来。

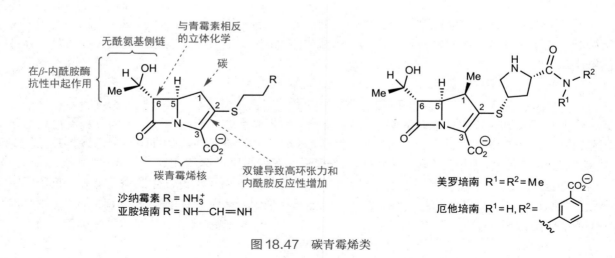

图 18.47　碳青霉烯类

沙纳霉素对革兰氏阳性菌和革兰氏阴性菌均有极其广谱的抗菌活性，包括铜绿假单胞菌，且毒性低并对 β- 内酰胺酶具有高耐受性。它的 β- 内酰胺酶抗性归因于羟乙基侧链的存在。然而其代谢和化学稳定性较差，且不能从胃肠道吸收。出乎科学家们意料，沙纳霉素抗菌活性不需要环系中含硫原子和酰氨基侧链。此外，6 位侧链的立体化学与青霉素中的常规立体化学相反——这是导致该药物对 β- 内酰胺酶耐受的另一因素。亚胺培南（imipenem）和美罗培南（meropenem）是临床上有效的沙纳霉素类似物（专栏 18.11）。亚胺培南易受脱氢肽酶的代谢影响，而美罗培南因其 2 位取代基不同而更具耐受性。厄他培南（ertapenem）于 2002 年获批上市，其结构与美罗培南相似。它具有更强的对脱氢肽酶的稳定性，而离子化的苯甲酸的存在有助于提高蛋白质亲和力，从而延长了药物的半衰期，可以做到每日给药一次。通常，碳青霉烯类是所有 β- 内酰胺抗生素中抗菌谱最广的。

18.5.3.2　单环 β- 内酰胺类

单环 β- 内酰胺类，如诺卡霉素（nocardicins）（图 18.48）是从天然产物中分离得到的。日本藤泽公司已经分离出至少 7 种诺卡霉素。它们在体外对一小部分革兰氏阴性菌（包括铜绿假单胞菌）表现出中等活性。令人惊讶的是，它们含有单一 β- 内酰胺环，证明了稠合的第二环并不是抗菌活性必需的。对此的一种解释是，诺卡霉素可能具有与青霉素和头孢菌素不同的作用机制——可能抑制参与细胞壁合成不同的酶。这将有助于解释为什么诺卡霉素对革兰氏阳性菌无活性，并且通常显示出与其他 β- 内酰胺抗生素不同的抗菌谱。它们还显示出低水平的毒性。氨曲南（aztreonam）（图 18.48）是由青紫色素杆菌（*Chromobacterium vidaceum*）分离得到的天然单环内酰胺，并以此研发得到的临床药物。BAL30072 是氨曲南的类似物。它含有二氢吡啶酮环，作为铁载体并与铁离子结合。这样能够通过铁转运系统将药物带入细菌细胞中。目前正处于 I 期临床研究阶段。

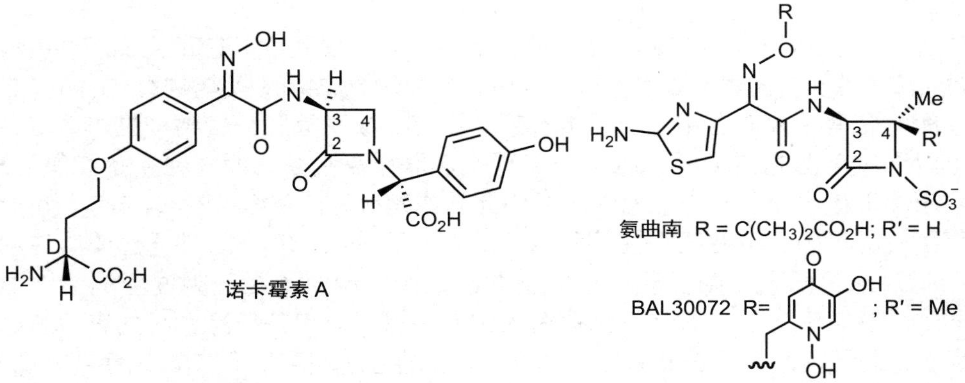

氨曲南　R = C(CH₃)₂CO₂H；R' = H

BAL30072　R= ；R' = Me

图 18.48　单环 β-内酰胺类

18.5.4　β- 内酰胺酶抑制剂

β- 内酰胺酶分为两大类——靶向丝氨酸的 β- 内酰胺酶（A、C 和 D 类）和金属 -β- 内酰胺酶（B 类）。

临床上批准了四种 β- 内酰胺酶抑制剂——克拉维酸、舒巴坦、他唑巴坦和阿维巴坦。其中前三种对 A 类丝氨酸的 β- 内酰胺酶有效，但对其他三类效果较差。阿维巴坦对 C 类和一些 D 类 β- 内酰胺酶有活性。

18.5.4.1　克拉维酸

克拉维酸（clavulanic acid）（图 18.49）是 Beechams 于 1976 年从棒状链霉菌（*Streptomyces clavuligerus*）中分离得到的。它的抗生素活性较弱且不重要，但它是多数 β- 内酰胺酶的强效且不可逆的抑制剂，这意味着它被用作"哨兵"药物（11.7.1 节）与传统青霉素如阿莫西林联用。这使得阿莫西林的用药剂量降低并且还增加了其抗菌谱。然而，应该注意的是，克拉维酸不是对所有类型的 β- 内酰胺酶都有效。克拉维酸也可与替卡西林联合静注被称为特美汀（Timentin®）。

克拉维酸的结构是 β- 内酰胺环没有与含硫环稠合的天然产物的第一个例子，其 β- 内酰胺环与噁唑烷环稠合。该结构也是非常规的，因为它没有酰氨基侧链。

科研人员得到了许多克拉维酸的类似物，具有 β-内酰胺酶抑制活性所需化合物结构有以下特点：

① 具有张力的 β-内酰胺环；

② 含烯醇醚；

③ 烯醇醚双键为 Z 构型（如果活性双键是 E 构型，活性降低但未消失）；

④ C-6 没有取代基；

⑤ 2 位和 5 位为 R 构型；

⑥ 含羧酸基团。

也有认为 9-羟基参与了与 β-内酰胺酶活性位点的氢键相互作用。克拉维酸是一种机制上的不可逆抑制剂，可归类为自杀底物（suicide substrate）。抑制机制见 3.13 节。

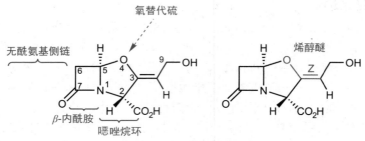

图 18.49　克拉维酸

专栏 18.11　各种的 β-内酰胺类抗生素的临床应用

亚胺培南（imipenem）对各种需氧菌、厌氧菌、革兰氏阳性菌和革兰氏阴性菌感染都有活性，可有效治疗一些头孢菌素无效的感染，或对较常规的 β-内酰胺类药物具有耐药性的感染。它可用于治疗医院获得性败血症和预防手术感染。该结构被脱氢肽酶代谢产生对肾脏有毒的代谢物，但这可以通过与西司他丁（cilastatin）（图 1）联用来缓解，西司他丁是脱氢肽酶抑制剂，可保护亚胺培南不被代谢。亚胺培南通过肌内注射或静脉输注给药。美罗培南（meropenem）对各种需氧菌、厌氧菌、革兰氏阳性菌和革兰氏阴性菌感染也有效，并通过静脉注射或输注给药。美罗培南对革兰氏阳性菌的活性略低于亚胺培南，但对革兰氏阴性菌的活性更高。与亚胺培南不同，美罗培南对铜绿假单胞菌具有活性，并且可以单独给药，因为它对脱氢肽酶更耐受。美罗培南和亚胺培南均通过孔蛋白穿透革兰氏阴性菌的外膜，但美罗培南能更有效地进入，使其对这些细菌活性更强。该药已被用于治疗肺炎、脑膜炎、腹腔感染和尿路感染。厄他培南（ertapenem）通过静脉输注给药，用于治疗腹部感染、急性妇科感染、社区获得性肺炎及皮肤和软组织的糖尿病足感染。它还用作结肠直肠手术感染的预防药物。氨曲南（aztreonam）用于治疗革兰氏阴性菌感染，包括铜绿假单胞菌、流感嗜血杆菌和脑膜炎球菌。它通过静脉注射给药，可以安全地用于对青霉素或头孢菌素过敏的患者。它对革兰氏阳性菌或厌氧菌没有活性，因为它不会与革兰氏阳性菌或厌氧菌产生的转肽酶结合。然而，它可以结合并抑制由革兰氏阴性需氧菌产生的转肽酶。

图 1　西司他丁

18.5.4.2 青霉烷砜酸衍生物

舒巴坦（sulbactam）和他唑巴坦（tazobactam）也已被开发为 β-内酰胺酶抑制剂并用于临床（图 18.50）。它们也是 β-内酰胺酶的自杀底物，具有相似的性质。舒巴坦对 β-内酰胺酶抑制活性比克拉维酸更强，但效力较弱。它与氨苄西林联用于静脉内给药，称为优立新（Unasyn®）。他唑巴坦与舒巴坦相似，并且具有与其类似的 β-内酰胺酶抑菌谱。然而，它的活性强度与克拉维酸更接近。与哌拉西林联合静脉注射给药叫作特治星（Tazocin®）或 Zosyn®，目前这种联用是各种组合中活性谱最广泛的。

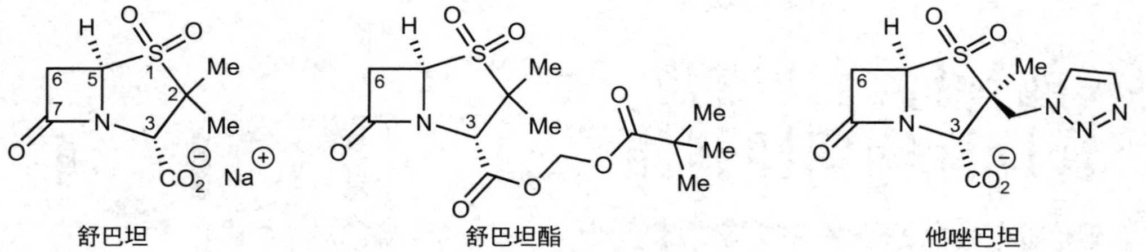

图 18.50 青霉烷砜酸

18.5.4.3 橄榄酸

橄榄酸（例如 MM 13902）（图 18.51）从链霉菌（*Streptomyces olivaceus*）菌株中分离，并且是碳青霉烯结构，如硫霉素。它们是非常强的 β-内酰胺酶抑制剂，在某些情况下比克拉维酸强 1000 倍。它们对一些可以分解头孢菌素并且不受克拉维酸影响的 β-内酰胺酶也有效。然而橄榄酸缺乏足够的化学稳定性。

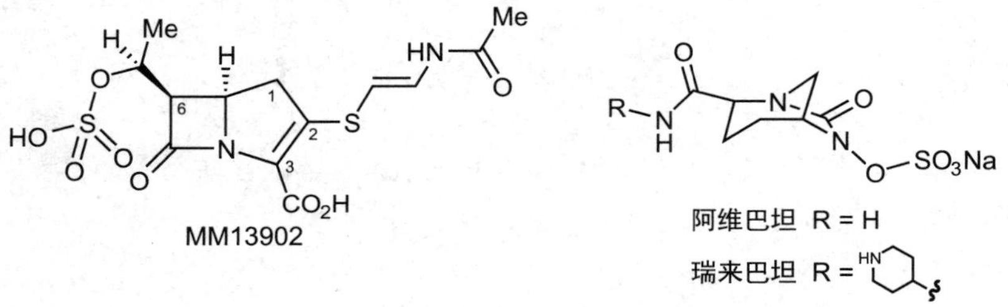

图 18.51 MM 13902、阿维巴坦和瑞来巴坦

18.5.4.4 阿维巴坦

阿维巴坦（avibactam）（图 18.51）于 2015 年被批准用于与头孢他啶联合治疗尿路抗生素耐药性感染。它属于二氮杂双环辛烷化合物，是 20 多年来首次进入市场的新型 β-内酰胺酶抑制剂。与以前的 β-内酰胺酶抑制剂不同，它没有 β-内酰胺环，并且它抑制一些不受他唑巴坦或克拉维酸影响的 β-内酰胺酶。

阿维巴坦与以前的抑制剂不同，它是一种长效的、可逆的抑制剂。与 β-内酰胺酶活性位点中的丝氨酸残基反应打开五元脲环，在开环药物和活性位点之间形成共价键（图 18.52）。然而，该反应是可逆的，因此脲环可以重新形成以从活性部位释放药物。然而，药物可以自由重新进入活性部位并再次反应使得抑制时间延长。瑞来巴坦（relebactam）（图 18.51）是阿维巴坦的类似物，目前正作为与亚胺培南和西司他丁联合用药进行临床试验。

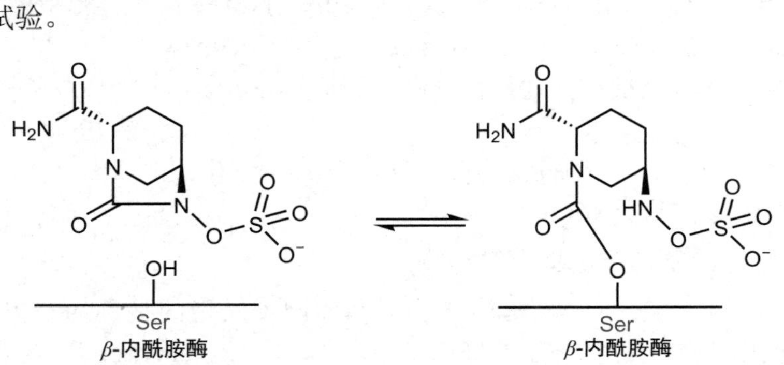

图 18.52 阿维巴坦与 β-内酰胺酶活性位点的反应

18.5.5 其他抑制细菌细胞壁生物合成的药物

β-内酰胺类不是抑制细胞壁生物合成的唯一抗菌药物。抗菌药物万古霉素（vancomycin）、D- 环丝氨酸（D-cycloserine）和杆菌肽（bacitracin）也能够在不同的阶段抑制细胞细胞壁的生物合成。为了合成细胞壁，*N-* 乙酰胞壁酸（NAM）与三个氨基酸连接，然后与二肽 D-Ala-D-Ala 连接（图 18.53）。D-Ala-D-Ala 二肽来自两个 L- 丙氨酸单元，它们首先被外消旋化然后连接在一起。

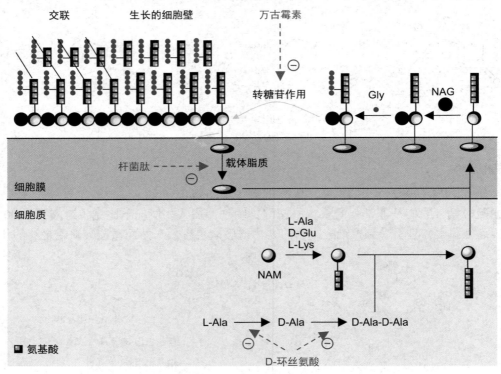

图 18.53　细胞壁的生物合成

转位酶（translocase）将具有五肽链的 NAM（即 NAM/ 五肽）与 C55 载体脂质（C55 carrier lipid）连接并携带至细胞膜的外表面，其中载体脂质起到锚定结合作用将糖肽保持在适当位置用于后续步骤。这些步骤包括 *N-* 乙酰氨基葡萄糖（NAG）与五聚糖链相连形成完整的"构建块"。转糖苷酶（transglycosidase）催化二糖结构单元与生长的细胞壁连接，同时释放载体脂质以吸收另一分子的 NAM / 五肽。如前所述（18.5.1.4 节），转肽酶催化最终形成细胞壁各种链之间的交联。

18.5.5.1　D- 环丝氨酸和杆菌肽

D-环丝氨酸（D-cycloserine）（图 18.54）是由链霉菌（*Streptomyces garyphalus*）产生的简单分子。它具有广谱抗菌活性并在细胞质内起作用，通过模拟 D-丙氨酸的结构以及抑制 L-丙氨酸消旋酶（L-alanine racemase，负责将 L-Ala 消旋成为 D-Ala）和 D-Ala-D-Ala 连接酶（D-Ala-D-Ala ligase，负责将两个 D-丙氨酸单元连接在一起）来抑制 D-Ala-D-Ala 的形成。

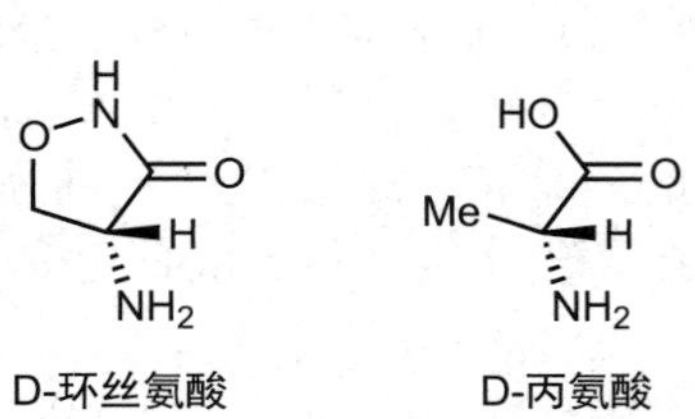

图 18.54　D- 环丝氨酸模拟 D- 丙氨酸

杆菌肽（bacitracin）是由枯草芽孢杆菌（*Bacillus subtilis*）产生的多肽复合物。它与载体脂质结合并阻止其将 NAM/ 五肽单元转运穿过细胞膜。

18.5.5.2　糖肽类：万古霉素和万古霉素类似物

万古霉素（vancomycin）（图 18.55）是由在婆罗洲和印度发现的被称为东方链霉菌（*Streptomyces orientalis*）产生的窄谱杀菌糖肽。它的名字恰好来自动词"征服（to vanquish）"。万古霉素于 1956 年上市，用于治疗由耐青霉素的金黄色葡萄球菌引起的感染，但随着甲氧西林的上市其一度被叫停。现在万古霉素重新投入临床，是治疗 MRSA 感染的主要替代药物。万古霉素和相关的糖肽类通常是治疗耐药性感染患者的最后手段。因此，它们变得极其重要，目前研究人员在该领域已经投入了大量研究。

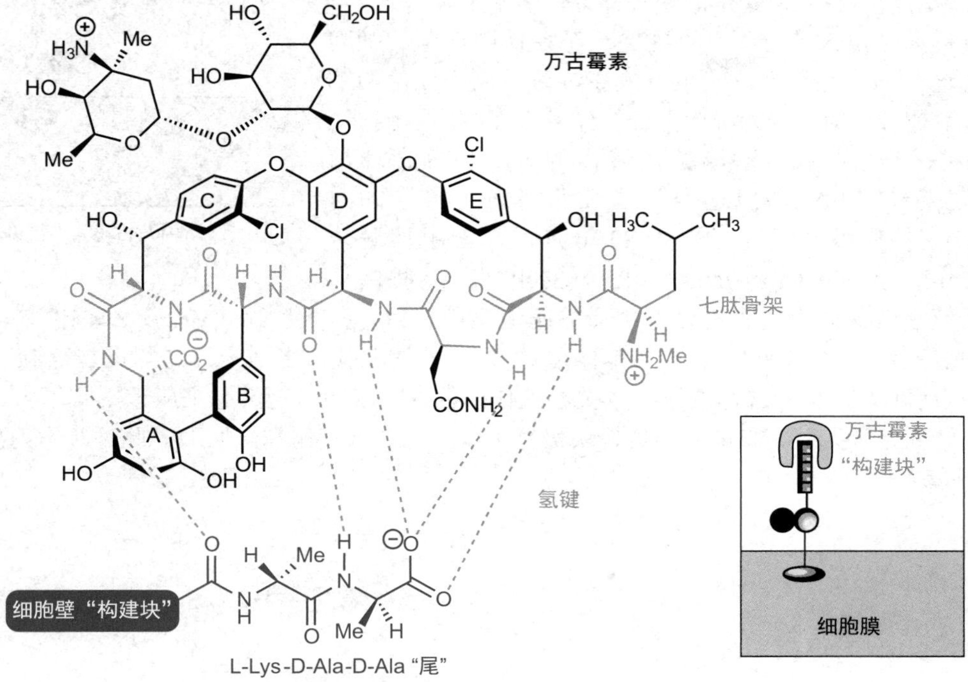

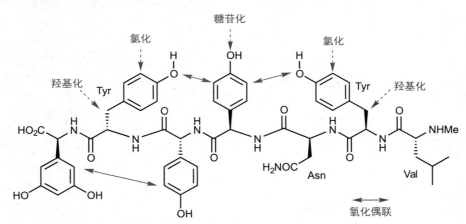

图 18.55　万古霉素及其与 L-Lys-D-Ala-D-Ala 部分的结合相互作用

　　万古霉素是从含有 5 个芳香族残基的线性七肽经生物合成得到的。它们首先彼此氧化偶联，在结构内产生 3 个环状部分。经过氯化、羟基化最后装配 2 个糖单元形成最终的结构（图 18.56）。

图 18.56　万古霉素生物合成所涉及的反应

　　上述的环化将高度柔性的七肽分子转化为刚性结构，这样的结构将肽骨架保持在固定构象中。此外，该结构具有更多的刚性原子，乍一看可能不明显。由于单键旋转受阻，芳环（A～E）不能旋转并被限制在固定的空间中。例如，芳环 C 和 E 具有氯取代基，可阻止这些环与环 D 共面。类似地，环 A 和 B 具有酚羟取代基阻止它们变得共平面。

　　七肽链的固定构象对于万古霉素独特的作用机制很重要，其涉及靶向细胞壁的构建块而不是蛋白质或核酸。具体而言，万古霉素结构中有一个口袋，可以与细胞壁构建块的五肽部分尾部结合。然后通过在其与万古霉素的七肽链之间形成 5 个氢键将五肽固定在那里（图 18.55）。之后发生二聚化，其中高度稳定的万古霉素二聚体与 2 个尾部结合。因为万古霉素是一种大分子，它会封闭末端，并起到空间屏障的作用，阻断转糖苷酶和转肽酶的进入（图 18.57）。

二聚化发生在首尾之间，每个万古霉素分子的七肽链通过 4 个氢键发生相互作用（图 18.58）。糖和氯取代基在二聚化过程中也发挥着重要作用。二者任何一个的缺失都会使活性下降。

因为万古霉素是很大的分子，不能穿过革兰氏阴性菌的细胞外膜，因此对这些细菌无活性。它也不能穿过革兰氏阳性菌的细胞内膜，但这不是必需的，因为细胞壁的构建发生在细胞内膜外。

虽然在 1996 年就已经发现一些医院内的金黄色葡萄球菌对万古霉素耐药（VRSA），但迄今为止细菌对万古霉素的耐药性发展缓慢。特别值得关注的是 1989 年万古霉素耐药肠球菌（vancomycin-resistant enterococcius，VRE）的出现。这些菌株可以在免疫系统衰弱的患者中引起危及生命的肠道感染。后一种微生物（VRE）的抗性来自细胞壁前体的修饰，其中五肽链中的末端 D- 丙氨酸基团已经被 D- 乳酸取代，形成末端是以酯键连接而不是酰胺键（图 18.59），从而缺失了与万古霉素发生氢键相互作用的 NH 基团。这看起来应该影响不大，但足以削弱结合亲和力并使抗生素失效。修饰后的构建块仍然可以结合转糖苷酶和转肽酶。此时，作为离去基团的是乳酸而非 D- 丙氨酸。

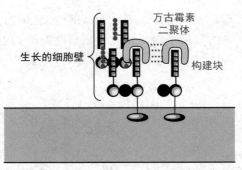

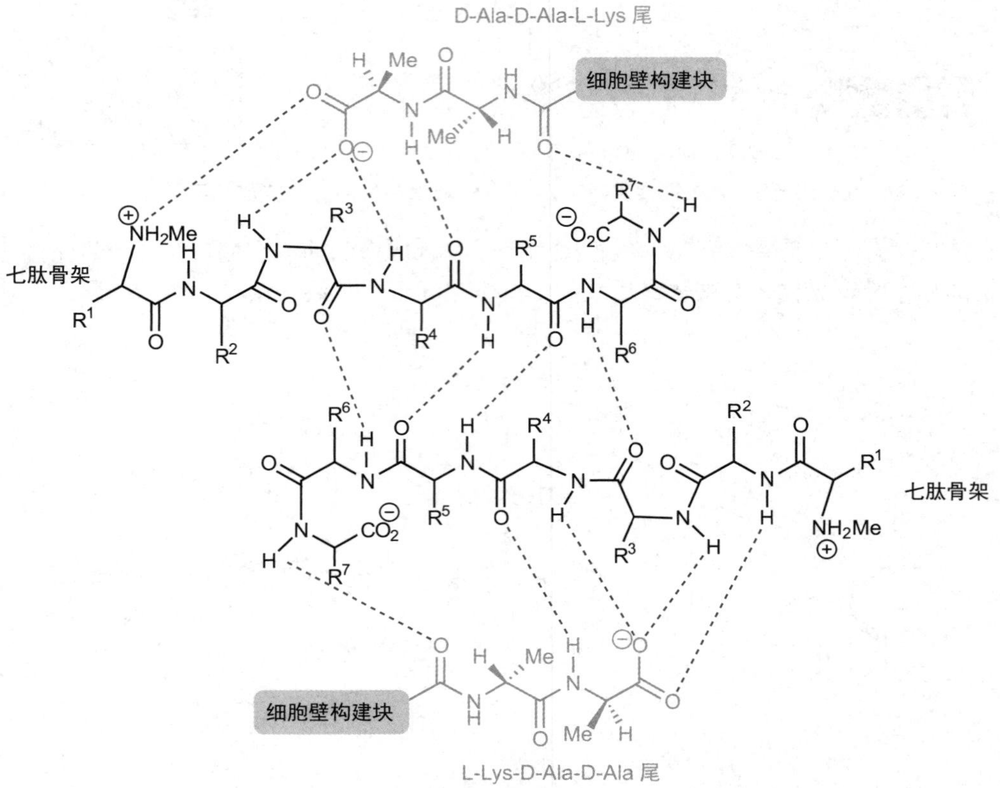

图 18.57 用万古霉素"包裹"五肽的"尾巴"

图 18.58 万古霉素的二聚化（虚线表示氢键）

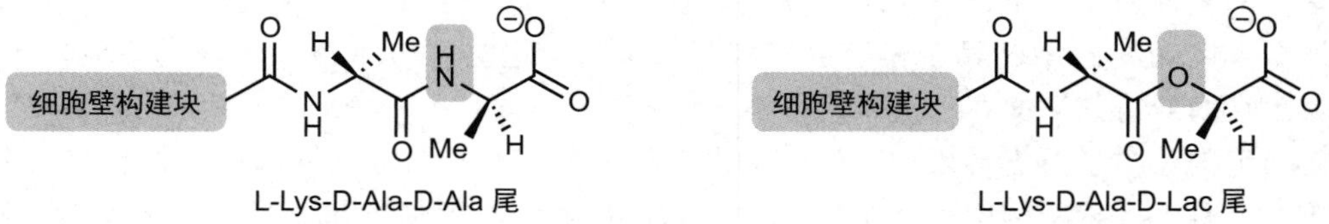

图 18.59 五肽链的修饰导致耐药性

替考拉宁（teicoplanin）是含有 5 种非常相似的结构的药物，从土壤微生物游动放线菌（*Actinoplanes teichomyceticus*）中分离得到，这五者的区别仅在于长链烷烃的不同。一个实例是替考拉宁 A2-5（teicoplanin

A2-5）（图 18.60）。替考拉宁属于万古霉素家族，但它们不发生二聚化。长烷基链的重要作用是将抗生素锚定到细胞膜的外表面，恰好能与细胞壁合成的构建块相互作用（图 18.60）。替考拉宁临床上用于治疗革兰氏阳性菌感染，其毒性低于万古霉素。达巴凡星（dalbavancin）（图 18.61）是替考拉宁的类似物，于 2014 年获批上市。

万古霉素家族的另一种天然产物是伊瑞霉素（eremomycin）（图 18.62）。在该结构中加入联苯疏水"尾"以充当锚，从而得到奥他凡星（oritavancin）。奥他凡星的活性是万古霉素的 1000 倍，并于 2014 年获批上市。进一步的修饰包括去除四氢吡喃环以保留醇羟基（R⁴）、修饰疏水尾部（R²），以及添加含有磷酸基团（R³）的侧链，经过这一系列的改造得到替拉凡星（telavancin），其在 2009 年被批准上市。

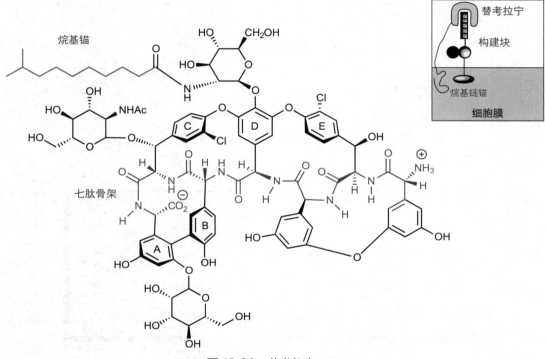

图 18.60　替考拉宁 A2-5

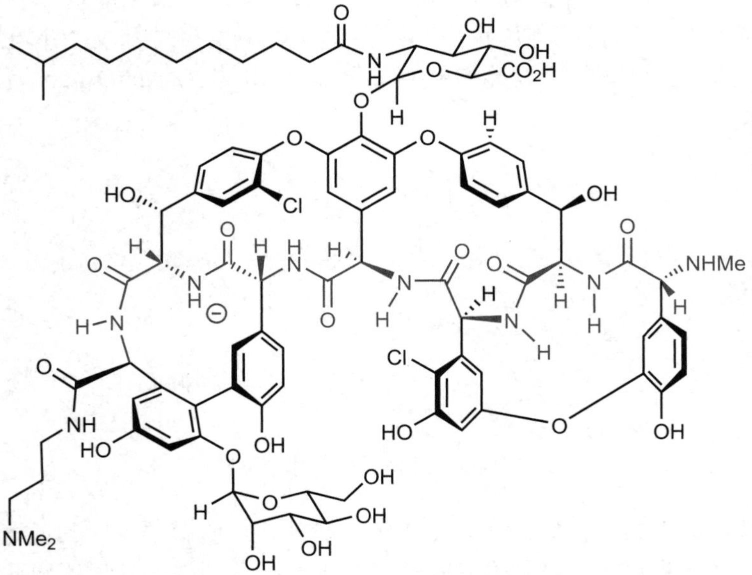

图 18.61　达巴凡星

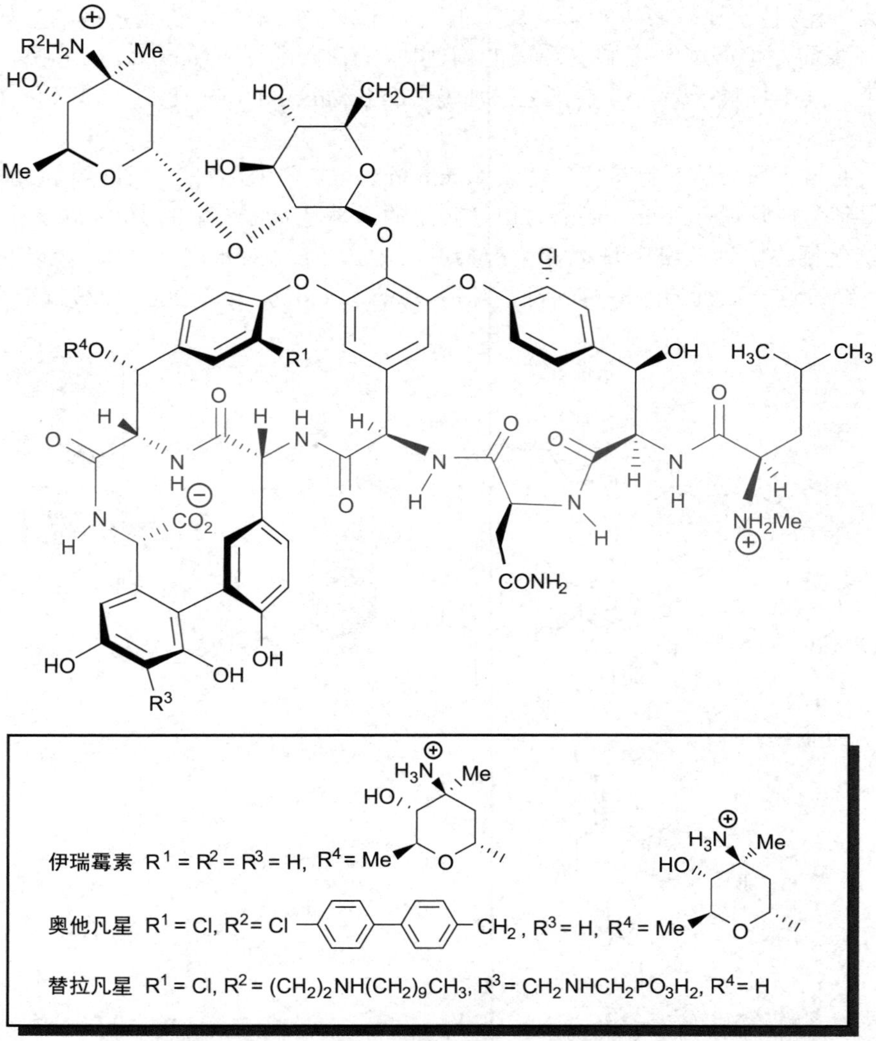

图 18.62　伊瑞霉素、奥他凡星和替拉凡星

尽管复杂的糖肽对其靶向性和选择性是有利的，但将其合成进行衍生却是一个问题。因此，科学家们尝试了一些制备结构简化的万古霉素类似物的工作，这些类似物要更易合成，并能保留其选择性。已经得到了如图 18.63 所示的结构，这些化合物能够结合 D-Ala-D-Ala 和 D-Ala-D-Lac，可作为未来开发抗菌药物的先导化合物的代表。

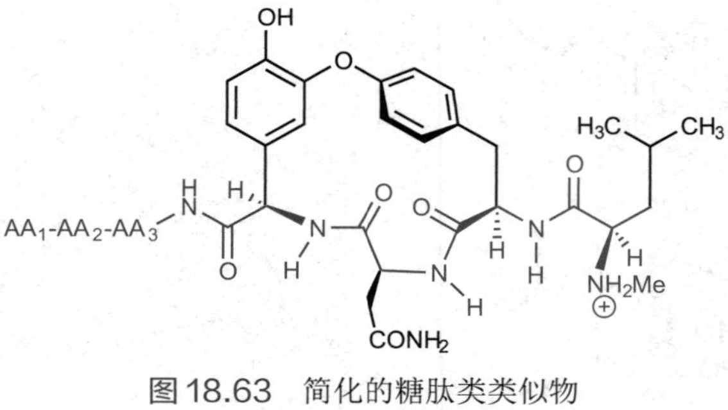

图 18.63　简化的糖肽类类似物

糖肽还有另外两种抗菌机制。首先，糖肽二聚体可能破坏细胞膜结构。其证据在于有实验结果表明，糖肽类抗生素通过增加细胞膜对氨基糖苷类的吸收来增强其抗菌活性。其次，糖肽的存在破坏了 RNA 合成。可能存在的上述三种不同作用机制解释了为什么细菌对糖肽的耐药性发展缓慢。

专栏 18.12　D- 环丝氨酸、杆菌肽和万古霉素的临床应用

D- 环丝氨酸（D-cycloserine）与其他药物一起口服给药，用于治疗对一线药物有耐药性的结核病。杆菌肽（bacitracin）与硫酸多黏菌素 B（polymyxin B sulphate）一起用于治疗局部皮肤感染。同样的药物也用于治疗铜绿假单胞菌引起的眼部局部感染。硫酸新霉素（neomycin sulphate）和杆菌肽以乳膏或粉剂一起用于治疗局部皮肤感染。

万古霉素（vancomycin）和替考拉宁（teicoplanin）具有杀菌作用，对包括 MRSA 在内的需氧和厌氧革兰氏阳性菌具有活性。万古霉素口服不吸收，需每 12h 静脉注射一次，用于预防和治疗由革兰氏阳性球菌引起的心内膜炎和其他严重感染。口服万古霉素可用于治疗由艰难梭菌（*Clostridium difficile*）引起的肠道感染。该菌可能在使用广谱抗生素后出现，并产生有害的毒素。万古霉素也已用于滴眼液。替考拉宁可以每天给药一次，用于治疗潜在的严重革兰氏阳性菌感染，包括心内膜炎、透析相关性腹膜炎和由金黄色葡萄球菌引起的严重感染。它还用作心内膜炎和整形外科手术的预防用药。替拉凡星（telavancin）、奥他凡星（oritavancin）和达巴凡星（dalbavancin）均已被批准用于治疗皮肤感染，包括 MRSA。

关键知识点

- *β*-内酰胺酶抑制剂具有*β*-内酰胺结构，抗菌活性很差但可抑制*β*-内酰胺酶。它们可以与青霉素联用，以保护它们免受*β*-内酰胺酶的影响并扩大其活性谱。
- 碳青霉烯类和单环*β*-内酰胺类是具有临床抗菌活性的其他*β*-内酰胺结构的实例。
- 糖肽类，如万古霉素，与细胞壁合成的构建块结合，以防止它们掺入细胞壁。它们还阻止已经结合在细胞壁中的那些构建块的交联反应。糖肽类是治疗耐药性菌株的保底药物。
- 杆菌肽与载体脂质结合，防止其携带细胞壁成分穿过细胞膜。
- D-环丝氨酸抑制D-Ala-D-Ala的合成。

18.6　作用于质膜结构的抗菌药物

18.6.1　缬氨霉素和短杆菌肽 A

肽类药物缬氨霉素（valinomycin）和短杆菌肽 A 均是离子转运（离子载体）抗生素，使得离子不受控制地穿过细胞膜。7.6.2 节讲解了这些药物。

18.6.2　多黏菌素 B

多肽抗生素多黏菌素 B（polymyxin B）（图 18.64）来自称为多黏芽孢杆菌（*Bacillus polymyxa*）的土壤细菌。它可以在细胞膜内起作用，对细菌细胞和动物细胞具有选择性毒性。这可能与化合物选择性结合不同质膜的能力有关。这种选择性的机制尚不完全清楚。多黏菌素 B 的作用类似于缬氨霉素（7.6.2 节），但它会导致小分子如核苷从细胞中渗出。

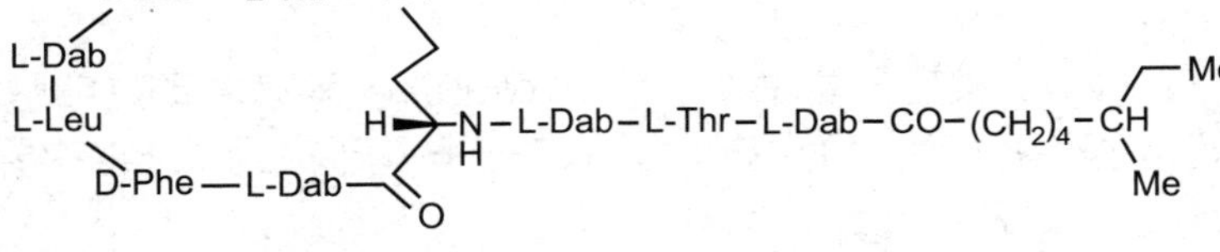

图 18.64　多黏菌素 B（Dab=*α*,*γ*- 二氨基丁酸，以 *α*- 氨基连接肽链）

18.6.3　"杀手"纳米管

科研人员目前在设计一种环肽，这种肽将在细菌的细胞膜中自组装以形成被称为"杀手"纳米管的小管（7.6.1 节）。

18.6.4　环脂肽

达托霉素（daptomycin）（图 18.65）是一类称为环脂肽的新抗菌药物。它是一种天然产物，来自一种名为玫瑰孢链霉菌（*Streptomyces roseosporus*）的细菌菌株，通过破坏细菌细胞膜的多种功能起作用。分子的脂质部分衍生自癸酸，并且如果将癸酸添加到发酵培养基中，则获得的产物的产量增加。通过水解与脂链相连的酰胺键并添加不同的疏水性"尾部单元"，制备了该结构的半合成类似物。舒罗托霉素（surotomycin）就是这样一种类似物，目前正在进行Ⅲ期临床试验，用于治疗艰难梭菌导致的肠道感染。

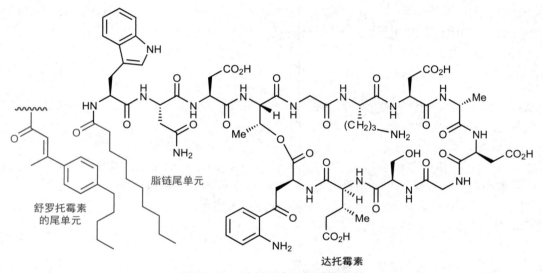

图 18.65　达托霉素和舒罗托霉素

达托霉素于 2003 年被批准用于治疗革兰氏阳性菌感染。它通过静脉输注给药，并具有与万古霉素相似的抗菌谱。为防止细菌耐药性的发展，该药物作为治疗由耐药的革兰氏阳性菌如 MRSA 引起的皮肤和软组织感染的备选药物。它可与其他抗菌剂一起用于治疗包括革兰氏阳性菌、革兰氏阴性菌和一些厌氧菌导致的混合感染。

🌱 关键知识点

- 离子载体作用于质膜，导致离子不受控制地穿过细胞膜，使细胞死亡。
- 多黏菌素B选择性地作用于细菌质膜，导致小分子不受控制地穿过细胞膜。
- 科研人员正在研究的环肽，通过自组装在细菌的细胞膜中形成纳米管。
- 环脂肽是一类新的抗生素。

专栏 18.13　作用于质膜药物的临床应用

缬氨霉素（valinomycin）和短杆菌肽 A（gramicidin A）对哺乳动物细胞和细菌细胞无选择性毒性，因此不能作为全身治疗药物。而短杆菌肽 A 在一些局部应用中作为次要成分存在。

肌内注射多黏菌素 B（polymyxin B），可用于对其他抗菌药物耐药的假单胞菌菌株。它可局部用于治疗轻微的皮肤感染，并具有良好的抗革兰氏阴性菌的活性。该药物抗革兰氏阳性菌的效果较差，因为这种大分子难以通过较厚的细胞壁。其可与杆菌肽（bacitracin）一起用于治疗眼部和皮肤感染，或与地塞米松（dexamethasone）和新霉素（neomycin）一起用于治疗眼部感染。含有氢化可的松（hydrocortisone）和多黏菌素 B 的耳孢素（otosporin）滴耳液，可用于治疗耳部感染和炎症。

18.7　通过抑制蛋白质合成的翻译过程来抑制细菌生长的抗菌药物

本节介绍的所有抗菌药物都是先结合到细菌的核糖体，抑制翻译过程的不同阶段，从而抑制蛋白质合成（图 18.66）。这些抗菌药物选择性作用于细菌的原因有：抗菌药物穿过细菌细胞膜的速度与穿过哺乳细胞的速度不同；或者由于两者核糖体靶标结构有差异。细菌的核糖体是由 30S 小亚基和 50S 大亚基组成的 70S 复合体（见 6.2.2 节）。30S 小亚基结合信使 RNA（mRNA）并启动蛋白质合成，50S 大亚基与 30S-mRNA 复合物结合形成核糖体，再与氨酰基转移 RNA（tRNA）结合，催化蛋白质链的构建。tRNA 分子上有两个主要结合位点：肽基位点（P 位）与带有肽链的 tRNA 结合；受体氨酰基位点（A 位）与携带下一个氨基酸的 tRNA 结合（见 6.2.2 节）。真核细胞的核糖体更大一些，是由 60S 和 40S 亚基组成的 80S 复合体。由于真核生物和原核生物的核糖体结构显著不同，因此一些药物能将其区分开。

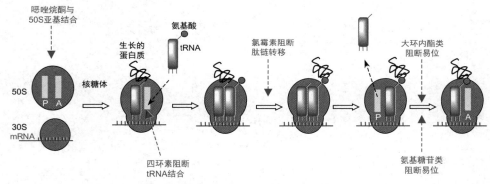

图 18.66　抗菌药物抑制细菌蛋白质翻译的过程

18.7.1　氨基糖苷类

1944 年，从土壤微生物链霉菌属（*Streptomyces griseus*）中分离得到的链霉素（streptomycin）（图 18.67）属于氨基糖苷类抗生素——含有碱性氨基的糖类。链霉素是继青霉素后发现的又一个重要抗生素，随后，从不同微生物中分离出大量其他氨基糖苷类抗生素，如庆大霉素 C1a（gentamicin C1a）、新霉素（neomycin）和妥布霉素（tobramycin）（图 18.67）。20 世纪 70 年代，生产了一系列半合成氨基糖苷类抗生素，如阿米卡星（amikacin）（图 18.67），尽管这类抗生素中的大部分已经被其他种类的抗菌药物代替了。然而，最近几年，耐药性的问题日益严峻，寻找新型氨基糖苷类抗生素迫在眉睫。氨基糖苷类药物对革兰氏阴性菌有良好的抗菌效果，这提示新型氨基糖苷类药物需要解决革兰氏阴性菌对氨基糖苷类的耐药问题。普拉米星（plazomicin）就是这样一个药物，目前正处于临床试验阶段。除了链霉素，临床使用的氨基糖苷类抗生素结构中都含有 2- 脱氧链霉胺环，经过修饰碱性氨基得到半合成药物，对代谢氨基糖苷的酶不再敏感。

氨基糖苷类药物在弱碱性条件下活性最好，pH 为 7.4 时药物带正电，有利于通过革兰氏阴性菌外膜进行吸收从而增强活性。药物与细胞外膜表面的各种负离子发生相互作用，从而取代了外膜结合的 Mg^{2+}

和 Ca^{2+}，这些钙和镁离子是脂多糖之间的桥梁，药物取代它们后导致细胞膜组分重排，产生氨基糖苷类可以通过的孔隙，接着药物通过能量依赖的方式通过细胞膜，在膜内蓄积达到一个较高的浓度。

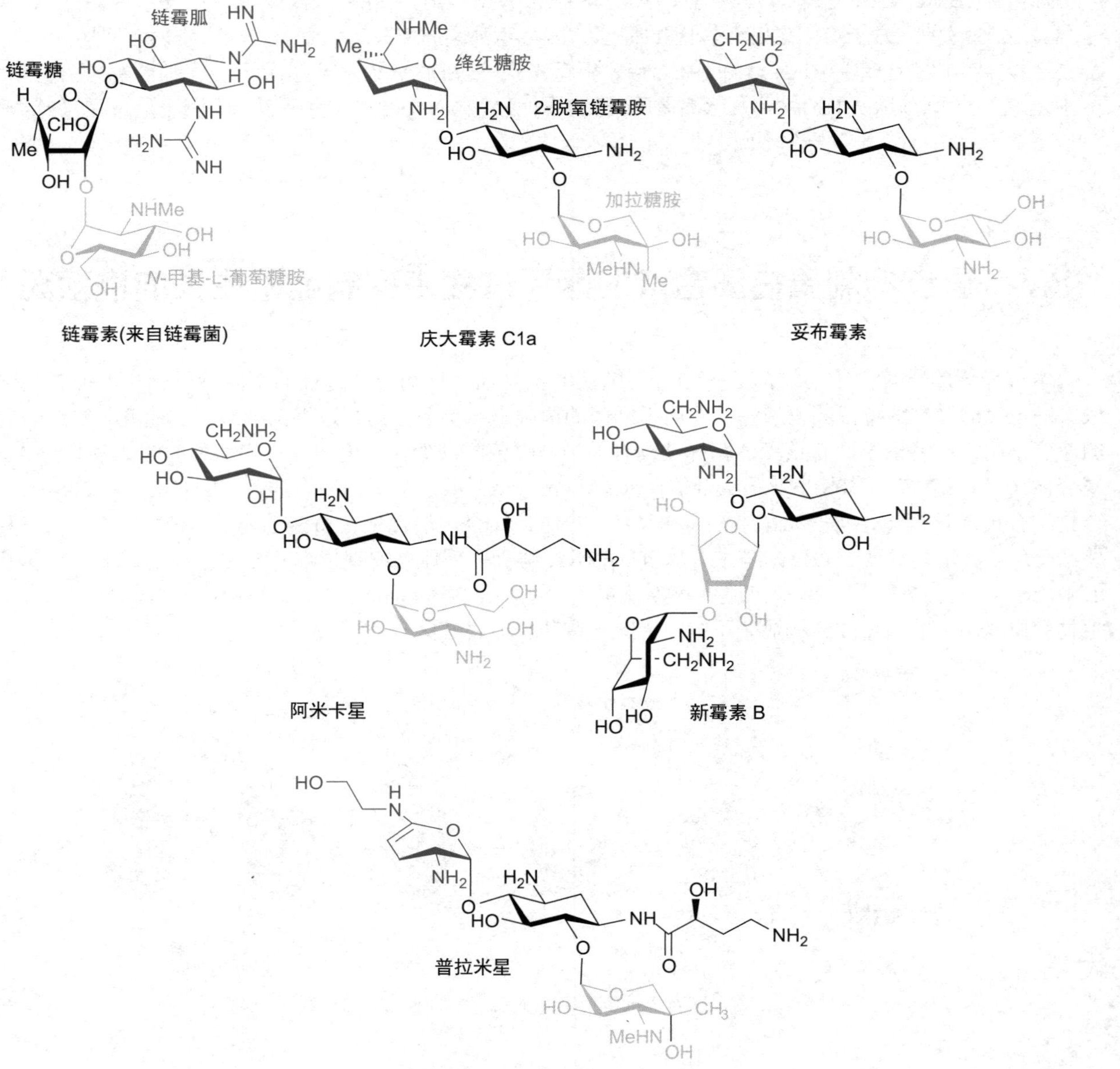

图 18.67　氨基糖苷类抗生素

　　此时，氨基糖苷类药物与细菌核糖体结合开始抑制蛋白质合成。药物能够特异性与 30S 小亚基结合阻止核糖体沿着 mRNA 移动，导致 mRNA 上的三联密码子不能被翻译，或者密码子误译生成不正常的蛋白质。在某些情况下，蛋白质合成终止，缩短的蛋白质进入细胞膜，进一步增加膜的通透性，促进药物进一步进入细胞。氨基糖苷类是杀菌药而不是抑菌药，人们认为它的活性可能源于对核糖体和细胞外膜产生的影响。

　　因为人体细胞的核糖体在结构上与细菌不同，所以氨基糖苷类药物与人体细胞核糖体的亲和力较低，由此解释了这类药物的选择性。

　　X 射线晶体衍射研究了链霉素与核糖体的结合，结果显示链霉素的极性基团（羟基和氨基）与 RNA 的糖 - 磷酸骨架形成氢键，其他重要的氨基糖苷类与链霉素的结合位点不同，但是与 RNA 的氢键相互作用仍然是活性所必需的。

　　氨基糖基类抗生素耐药性的产生有很多种机制。氨基糖苷代谢酶（aminoglycoside modifying enzymes，AMEs）通过催化下列反应来修饰氨基糖苷类的结构：①氨基的乙酰化；②羟基的磷酸化；③添加 ADP

到羟基上。

氨基和羟基在氨基糖苷类抗生素与结合靶标的相互作用中起到关键作用，所以这些修饰会削弱其与靶标结合位点的相互作用。

靶结合位点核苷酸的突变也会产生耐药性。例如：RNA 片段中 1408 位腺嘌呤的突变会导致新霉素和庆大霉素耐药，因为其干扰了关键的氢键相互作用。关键核苷酸被酶催化甲基化后也会引起耐药。

革兰氏阴性菌外膜结构变化会引起氨基糖苷类化合物的摄取减少也会产生耐药性。细菌细胞生成更多高效外排泵也是耐药性产生的原因之一。最后，膜蛋白酶也为耐药性贡献了一份力量，这些酶会分解任何进入细胞膜的错误蛋白质，包括由氨基糖苷类抑制核糖体产生的错误蛋白质。蛋白酶越高效地分解错误蛋白质，那么对细胞膜造成的干扰也就越少。

专栏 18.14　氨基糖苷类药物的临床应用

氨基糖苷类药物起效很快，但是如果不精确控制剂量很容易造成耳毒性和肾毒性。氨基糖苷类药物能有效地治疗需氧革兰氏阴性菌（如铜绿假单胞菌）引起的感染。确实它们曾被作为对抗这类微生物唯一的有效药物。一些革兰氏阴性菌已经对氨基糖苷类产生耐药性，因为这些细菌体内表达能催化 O-磷酸化、O-腺苷酰化（将腺嘌呤添加到 O 上）和 N-酰化作用的酶；或者细菌的核糖体发生突变，显著降低氨基糖苷类与核糖体的亲和力；或者是细菌摄取药物量下降。因为氨基糖苷类是极性化合物，所以须注射给药。它们不能有效透过血脑屏障，不能用于治疗脑膜炎，除非直接注射到中枢神经系统。氨基糖苷类化合物与破坏细菌细胞壁合成的药物联用，其活性能得到显著增强，因为这使得进入细胞的药物量增加了。然而，抑菌药物不能与氨基糖苷类药物联用，因为氨基糖苷类化合物通过细胞膜是一个能量依赖的过程，而抑菌药物会抑制这个过程。

链霉素（streptomycin）是第一个用于治疗肺结核的药物，但是，不久便出现耐药性，直到20 世纪 70 年代初期，将链霉素、异烟肼（isoniazid）和对氨基水杨酸（*para*-aminosalicylic acid）多药联用进行治疗；此时利福平（rifampicin）也开始用于临床，开发出不同的多种药物联用。链霉素现在已经很少用于治疗肺结核，除非对异烟肼耐药，才考虑肌内注射链霉素。不过治疗肠球菌性心内膜炎仍然选择链霉素，链霉素还可作为多西环素（doxycycline）的辅剂用于治疗布鲁氏菌病。

肌内注射或缓慢静脉注射庆大霉素（gentamicin）用于治疗住院患者多种感染类疾病，包括败血症、新生儿败血症、中枢感染（包括脑膜炎）、胆道感染、急性肾盂肾炎或前列腺炎、心内膜炎和肺炎；庆大霉素滴剂一般用于眼或耳感染。阿米卡星（amikacin）对修饰酶比较稳定，用于治疗庆大霉素耐药的感染疾病，而且还作为治疗肺结核耐药的二线用药。妥布霉素（tobramycin）与庆大霉素的活性相似，可通过吸入给药治疗铜绿假单胞菌感染引起囊性纤维化的慢性肺炎，也可用于治疗眼部感染。新霉素（neomycin）由于毒性大应用不广泛，然而可外用给药，治疗皮肤、耳朵、眼睛或鼻腔感染。

18.7.2　四环素

四环素是广谱抑菌抗生素，是继青霉素之后广泛使用的抗生素，它们还能对抗疟原虫。广为人知的四环素之一是金霉素（aureomycin，又称氯四环素，chlortetracycline）（图 18.68），1948 年从美国密苏里州的一种叫作金黄色链霉菌（*Streptomyces aureofaciens*）的土壤生长微生物中分离得到的，这种菌是金黄色的，所以将其叫作金霉素。此外，四环素类抗生素，如四环素（tetracycline）和多西环素（doxycycline），是从自然资源中分离或者由天然所得的四环素经过半合成得到。由于传统四环素具有多个手性中心、取代基和官能团，全合成制备的经济成本太高。然而，最近开发了一种用以制备新型四环素的合成工艺，而不能用其他方法合成得到。

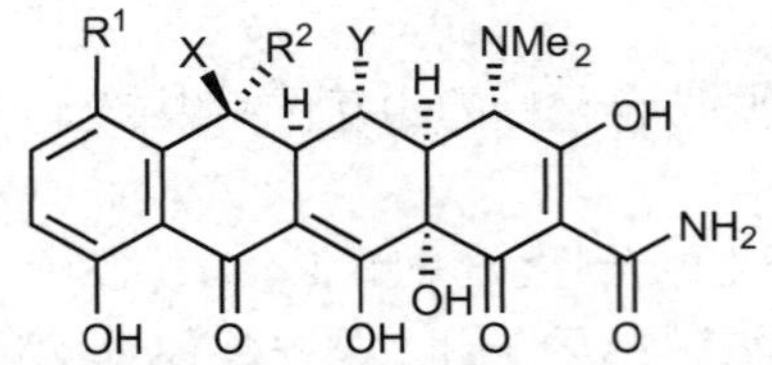

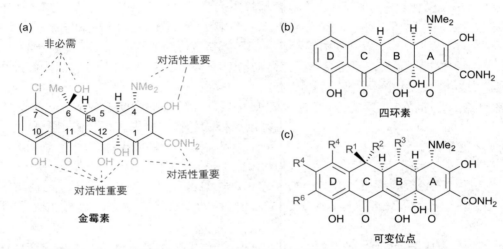

氯四环素 (金霉素) (R^1 = Cl, R^2 = Me, X = OH, Y = H)
四环素 (R^1 = H, R^2 = Me, X = OH, Y = H)
多西环素 (强力霉素) (R^1 = H, R^2 = Me, X = H, Y = OH)
地美环素 (R^1 = Cl, R^2 = H, X = OH, Y = H)

图 18.68　四环素类

对四环素的构效关系研究显示：改变或去掉金霉素的 6 位、7 位上取代基几乎不影响活性（图 18.69），而且 6 位不需要有手性中心。即使 6 位没有取代基，活性仍然保持。相反，分子的其他位置进行修饰都会导致活性下降。类似地，差向异构化任何手性中心（除了 6 位）都对活性不利。因此，四环素类抗生素的药效团包括：四环骨架用于支撑一系列与靶标结合的极性官能团。构效关系还证明在分子的左上方进行结构变化，特别是在 5 位、6 位、7 位、8 位和 9 位上引入取代基不会使活性丧失。

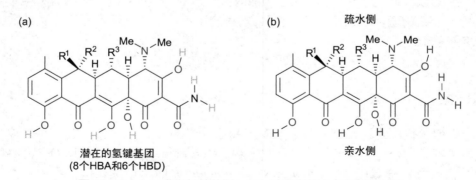

图 18.69　（a）金霉素的构效关系；（b）四环素的药效团；（c）能够引入取代基的位点

四环素分子的下方是亲水的，有多个羧基和羟基，而其上方是疏水的（图 18.70）。许多极性基团是药效团，表明这些极性基团与靶标结合位点形成大量的氢键相互作用。

图 18.70　（a）潜在氢键基团；（b）四环素的亲水侧和疏水侧

四环素与细菌核糖体结合并且抑制蛋白质翻译，从而具有抗菌活性。它们阻止氨酰 -tRNA 结合到核糖体上，进一步阻止氨基酸添加到生长的肽链上，还抑制蛋白质的释放。尽管如此，还是经过多年努力才找到了四环素的确切结合位点。2001 年，获得四环素与细菌核糖体的共晶结构，揭示该药物结合到核糖体的

30S 亚基上。从晶体复合物观察到的结合相互作用也解释了早在 40 ～ 50 年前获得的 SAR 结果（图 18.71）。

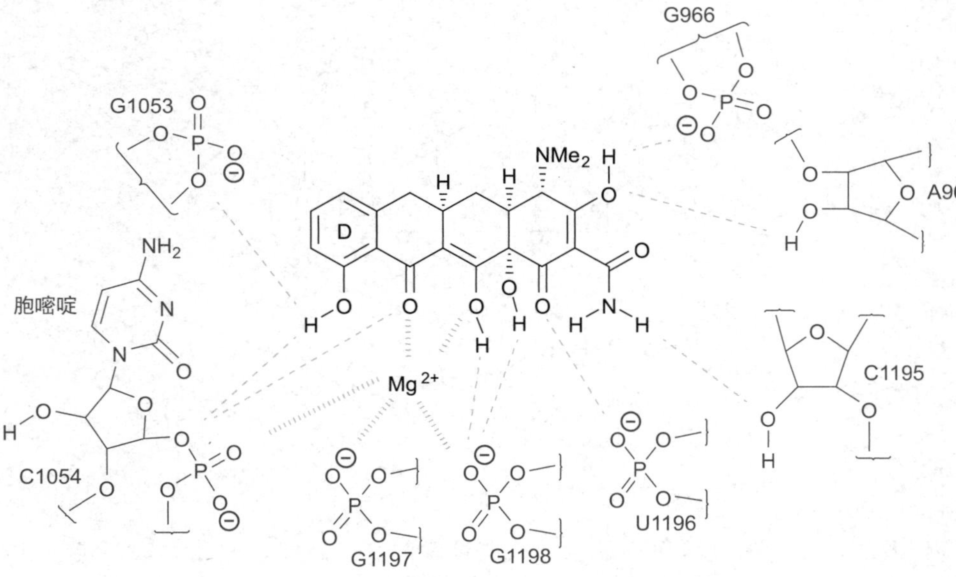

图 18.71　四环素与细菌核糖体 RNA 的结合相互作用

实际上，四环素结合在核糖体的两个不同位点，但是更重要的结合位点是一系列与核糖体 RNA 的糖-磷酸骨架结合的氢键以及桥连 Mg^{2+} 的相互作用。胞嘧啶环与四环素的 D 环形成 π-π 堆积。结合相互作用证实四环素结构下方的亲水基团对结合和活性的贡献巨大，同时也解释了在分子左上方修饰不会引起活性丧失，对 D 环进行修饰也许能发现新型四环素类似物。

大量细菌对传统四环素已经产生了耐药性，部分原因是农业上使用四环素。例如，四环素被用作饲料添加剂促进新生动物生长。因此，已开发大量的新型四环素抗生素用于耐药细菌，特别有意义的修饰是在 D 环的 7 位和 9 位引入氨基。例如：米诺环素（minocycline）（图 18.72）的 7 位有一个叔胺，活性就比先前任何一个四环素的活性都强，而且，还具有广谱抗菌活性，包括对四环素耐药的葡萄球菌也有活性。通常，7- 二甲氨基基团的引入可能能够抑制产生外排泵的细菌。外排泵是指一些存在于细菌细胞膜内的蛋白质，能够捕获进入细胞的四环素并将其转运出细胞。

最近，已经证明 7 位和 9 位有取代基的四环素是有效的，其中最重要的是美国 FDA 在 2005 年批准上市的替吉环素（tigecycline，商品名：Tigacyl）（图 18.72）。这是一个广谱抗生素，能治疗多种对传统四环素耐药的细菌引起的感染。

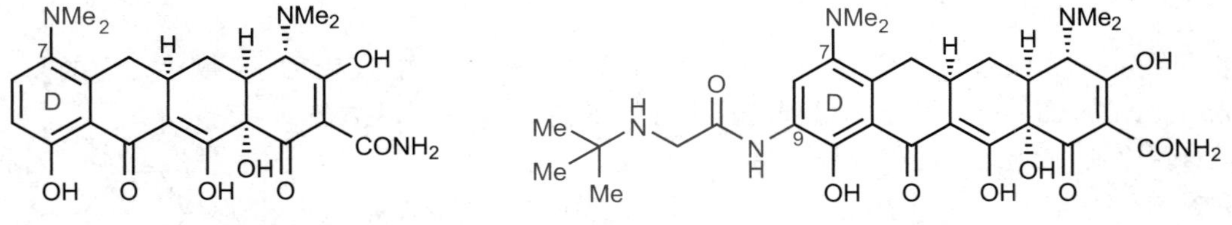

图 18.72　临床上使用的抑制对传统四环素耐药的细菌的四环素类抗生素

与米诺环素一样，7- 二甲氨基的引入可以增强对外排泵产生耐药性的细菌菌株的抑制活性。然而，替加环素对于由核糖体突变产生耐药性的细菌仍然具有抑制活性。核糖体突变影响传统四环素与靶标的结合位点并且削弱结合相互作用力。分子模型研究显示替吉环素对这些耐药菌株有效，因为 9 位侧链能与突变核糖体形成传统四环素本身无法实现的结合相互作用力（图 18.73），尤其是氨基甘氨酰取代基与胞嘧啶碱基形成的强氢键相互作用。传统四环素只能与胞嘧啶形成弱 π-π 堆积相互作用。

新型四环素的另一大类是氨基甲基四环素类（aminomethylcyclines），以奥马环素（amadacycline）为代表（图 18.74）。该化合物 2016 年处于 Ⅲ 期临床试验。

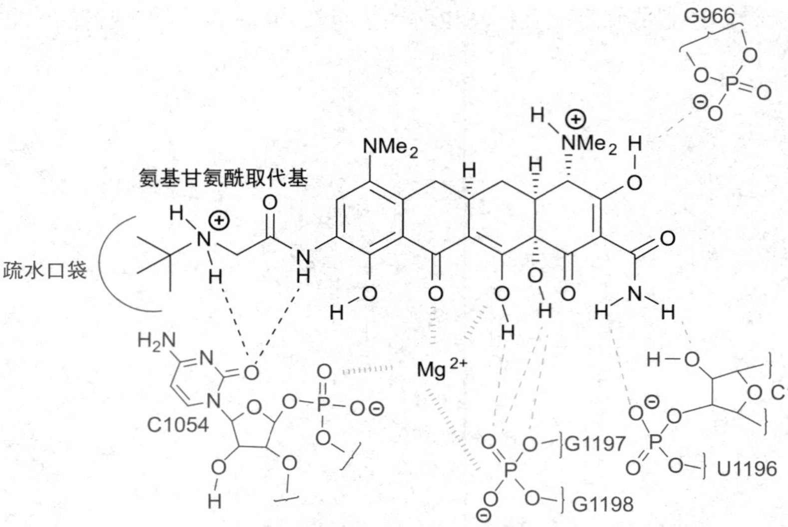

图 18.73　替吉环素与 RNA 结合位点的相互作用模式

最近几年，已发展出第一条经济可行的全合成四环素的工艺路线，因此大量不能通过半合成得到的四环素现在也能合成了，包括 D 环取代基发生较大改变的化合物，以及芳环被杂环取代的化合物。然而，最令人激动的是突破氟代四环素（fluorocyclines）的合成瓶颈，氟代四环素的结构中 7 位由氟原子取代，9 位有一个酰胺基团。其中最重要的是依拉环素（eravacycline）（图 18.75），2016 年处于Ⅲ期临床试验。

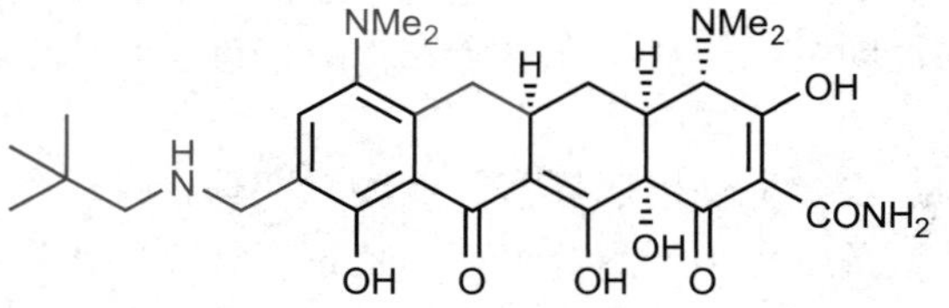

图 18.74　奥马环素

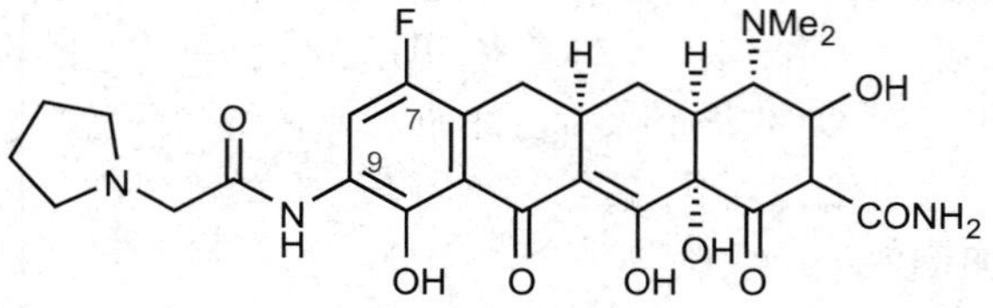

图 18.75　依拉环素（TP434）

四环素的选择性主要是由于药动学性质而不是选择性结合于细菌核糖体。以革兰氏阴性菌为例，四环素经被动扩散通过孔蛋白透过细胞外层膜。而进入内膜受 pH 梯度驱动，这说明细菌细胞膜上应该有一个质子驱动的载体。选择性的产生是由于与动物细胞相比，四环素能够更快被富集到细菌细胞中。这点非常重要，因为四环素同样能够抑制哺乳动物细胞中，特别是线粒体中的蛋白质合成。

18.7.3　氯霉素

氯霉素（chloramphenicol）（图 18.76）最初是从委内瑞拉加拉加斯附近的土壤中发现的委内瑞拉链霉菌（*Streptomyces venezuelae*）中分离得到的。现在可通过合成得到，结构中有 2 个不对称中心，只有（R,R）- 异构体具有活性。

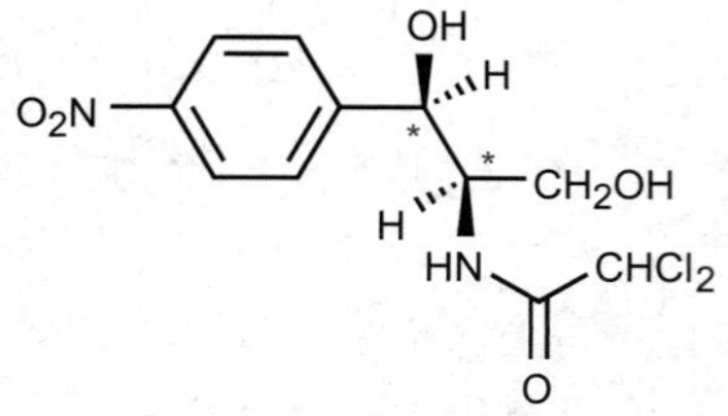

氯霉素结合到核糖体 50S 亚基的 A 位点，抑制核糖体沿着 mRNA 移动，推断大概是通过抑制肽基转移反应，从而抑制肽链延长。由于它与大环内酯类和林可酰胺类结合到相同的区域，因此这三类药物不能联合用于治疗。氯霉素中的硝基苄基和两个羟基都参与结合相互作用，二氯乙酰胺基团也很重要，但是可以被其他电负性基团取代。药物与核糖体结合的晶体结构显示硝基苄基与胞嘧啶环形成 π-π 堆积，同时伯醇与结合在核糖体上的钾离子产生相互作用。该相互作用有助于解释为什么表达氯霉素乙酰转移酶（chlorampheninol acetytransferase）的细菌会对氯霉素耐药，该酶会乙酰化伯醇阻止其与钾离子相互作用。其中一个氯取代基可以与腺嘌呤碱基相互作用，酰胺 NH 与磷酸基团形成氢键。氯霉素毒性很强，可能是硝基造成的。

图 18.76　氯霉素
*表示不对称中心

专栏 18.15　四环素类药物和氯霉素的临床应用

四环素类药物是广谱抗生素，能抑制革兰氏阳性菌和革兰氏阴性菌。常用于临床的四环素类药物有四环素（tetracycline）、去甲环素（demeclocycline）、多西环素（doxycycline）、赖甲环素（lymecycline）、米诺环素（minocycline）和土霉素（oxytetracycline）。多年来，金霉素的使用已下降，因为它会杀死产生维生素 K 的肠道菌群。不过，它仍然与四环素和去甲环素一起作为三复方四环素（Deteclo®）给药。

总体上，四环素类药物可以被分为作用时间短的化合物（例如金霉素，包括产生的中间体去甲环素）和作用时间长的化合物（如多西环素）。米诺环素有着广谱抗菌活性。四环素类药物起先被用于多种呼吸感染，但是由于耐药性问题已被 β- 内酰胺类替代。不过，它们仍然是治疗由莱姆病、立克次氏体和由衣原体引起的感染的首选药物，它们还可用于治疗痤疮和各种感染，包括呼吸道和生殖器感染。已发现多西环素可用于治疗和预防疟疾，并且比其他抗疟药更便宜，缺点是它可能使皮肤对阳光过敏。该药物还可用于治疗多种疾病，包括梅毒、鼻窦炎、口腔单纯疱疹和痤疮，还能用于预防或治疗炭疽热。替吉环素（tigecycline）可用于治疗革兰阳性菌和革兰阴性菌引起的感染，包括对四环素耐药的菌株，还对耐甲氧西林金黄色葡萄球菌（MRSA）和耐万古霉素肠道球菌（VRE）有治疗效果，但是对铜绿假单胞菌或者多种变形杆菌属无效。由于其活性范围广，替吉环素被保留用于对其他抗菌药无反应的复杂感染。

儿童和孕妇应避免使用四环素，因为它们会与处于生长的牙齿和骨骼结合，使牙齿变色。

氯霉素（chloramphenicol）是强效的广谱抗生素，在世界某些地区，当昂贵药物无法满足时，氯霉素是治疗伤寒的首选药物。它还可用于治疗对其他抗菌药物不敏感的严重细菌感染，并广泛用于眼部感染。氯霉素的另一种用途是用于耳部感染，但是会对约 10% 的患者会引起超敏反应。该药物只应在受限制的情况下使用，因为它毒性很大，特别是对骨髓。这种药物在婴儿中难以代谢，导致灰婴综合征（grey baby syndrome），这可能是致命的。在成人中，药物经历 II 相结合反应形成葡糖醛酸结合物（8.5.5 节）被排泄。新生婴儿中几乎不发生 II 相代谢，因此药物水平增加到毒性水平。

18.7.4　大环内酯类

大环内酯类抗生素是抑菌剂。其中最出名的药物是红霉素（erythromycin）——1952 年从菲律宾土壤微生物链霉菌（*Streptomyces erythreus*）中分离出的微生物代谢产物，是临床上最安全的抗生素之一。其结构（图 18.77）由 14 元大环内酯环与糖和氨基糖连接而成。氨基糖（去氧糖胺）上的羟基和叔胺基团对活性至关重要。

晶体结构显示红霉素结合到细菌核糖体的 50S 亚基上，大环与通向核糖体 A 位的出口通道的疏水区形成范德华相互作用，而去氧糖胺的羟基与腺嘌呤形成氢键，这是一个重要的相互作用，因为腺嘌呤突变为鸟嘌呤后可阻止红霉素与之的结合。红霉素能够选择性作用于原核生物的核糖体，主要原因是 2058 位核苷酸，在原核生物中是腺嘌呤，而在真核生物中是鸟嘌呤。

红霉素抑制易位，但是也有可能是其他机制。由于红霉素与氯霉素结合到核糖体的相同位点，两者不能同时给药，它们会互相竞争结合位点，降低药效。

胃酸中红霉素是不稳定的，但可做成片剂口服。对片剂进行包衣，保护片剂通过胃，一旦到达肠道，包衣要能被溶解（肠可溶性）。红霉素之所以对酸敏感是因为酮和两个羟基的存在，酸催化下两个羟基与羰基形成缩酮（图 18.78）。阻止形成缩酮的一个方法是保护羟基。例如，克拉霉素（clarithromycin）是红霉素的甲氧基类似物，对胃液更稳定，改善了口服吸收。

另一个增加酸稳定性的方法是去除羰基，有两条途径：一种方法是将羰基转化为烷氧基亚氨基，正如罗红霉素（roxithromycin）结构所示（图18.79）；第二种方法，如阿奇霉素（azithromycin）中所见，将N-甲基插入大环中得到15元环，阿奇霉素是世界上销售最好的药物之一。

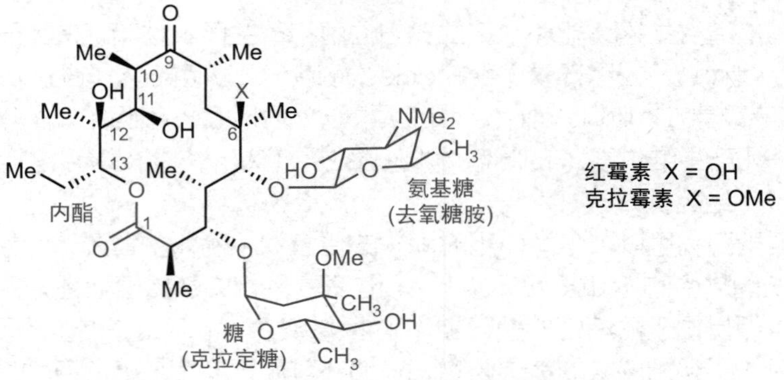

图18.77　大环内脂类

替利霉素（telithromycin）（图18.79）是红霉素的半合成衍生物，2001年进入欧洲市场。红霉素中的克拉定糖用酮基替代，氨基甲酸酯环与大环稠合。由于酮基的引入，将该结构归为酮内酯类。红霉素中两个会形成缩酮的羟基被封闭，C-6位生成甲氧基，C-12位生成氨基甲酸酯环。位于扩展取代基末端的芳杂环与尿嘧啶和腺嘌呤碱基形成π-π相互作用。

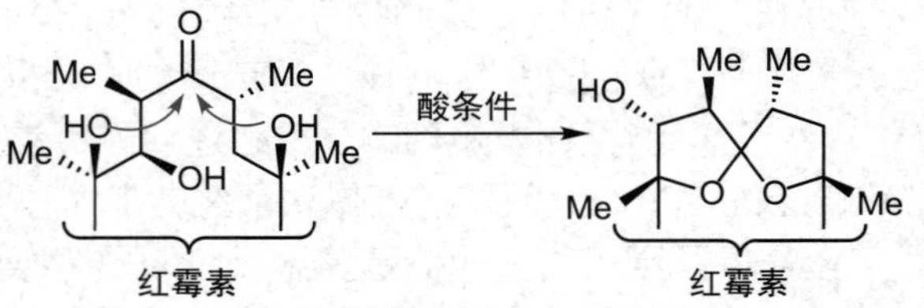

图18.78　红霉素分子内形成缩酮

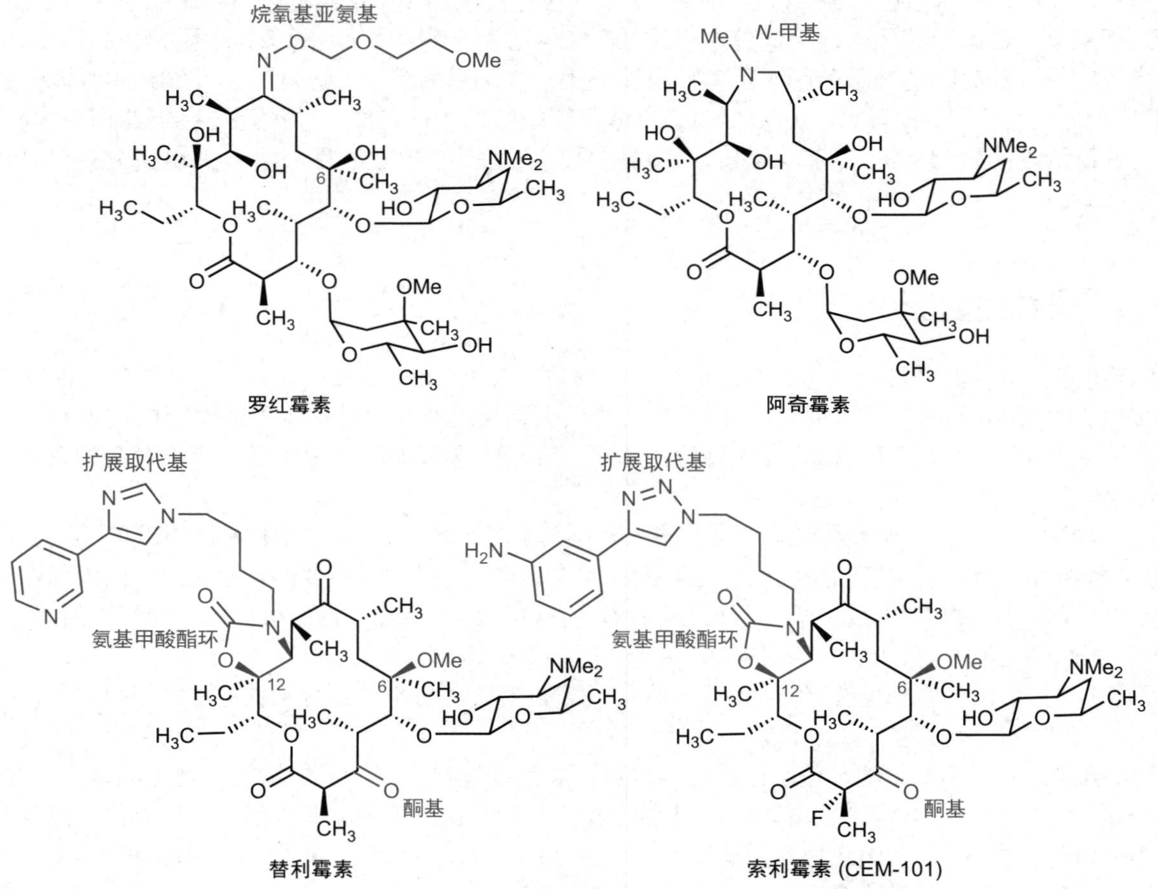

罗红霉素

阿奇霉素

替利霉素

索利霉素 (CEM-101)

图18.79　大环内酯类抗生素

索利霉素（solithromycin）是另一个酮内酯结构，与替利霉素很相似，但是与核糖体有更多的结合相互作用，因此活性也更好，已经进入Ⅲ期临床试验。

18.7.5 林可酰胺类

林可酰胺类抗生素（图 18.80）与大环内酯类抗生素有相似的抗菌活性，并以相同的方式发挥作用。林可霉素（lincomycin）是第一个发现的林可酰胺类抗生素，1962 年，从内布拉斯加州林肯市附近发现了一种名为林可链霉菌（*Streptomyces lincolnensis*）的土壤微生物中分离得到。化学修饰后得到的克林霉素（clindamycin），提高了活性并进入临床。晶体结构显示丙基干扰核糖体 A 位中 tRNA 的定位，并且与胞嘧啶 2452（C2452）结合，而 C2452 是与氯霉素的硝基苄基相互作用的位点。糖与大环内酯类结构中的去氧糖胺糖结合到核糖体的类似区域，而三个羟基和周围的核苷酸之间可能存在几个氢键。克林霉素的氯原子与氯霉素的氯原子所占据的位置相似。

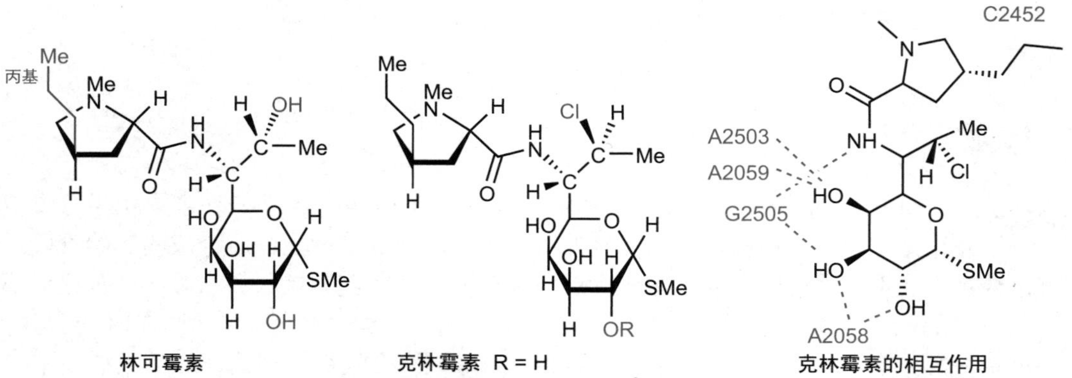

林可霉素　　克林霉素 R = H　克林霉素磷酸酯 R = PO_3^{2-}　　克林霉素的相互作用

图 18.80　林可酰胺类抗生素

如果大环内酯类和林可酰胺类抗生素占据的核糖体位点发生突变，则细菌会对这两个药物产生耐药性。

18.7.6 链阳菌素类

普那霉素（pritinamycin）是从始旋链霉菌（*Streptomyces pristinaespiralis*）中获得的含大环内酯结构的混合物。已经分离出 2 种成分：奎奴普丁（quinupristin）和达福普汀（dalfopristin）。它们与细菌核糖体 50S 亚基的不同区域结合形成复合物。发现达福普汀结合到核糖体会增加奎奴普丁与核糖体的结合亲和力，因此这两种药物彼此具有协同作用。奎奴普丁抑制肽链延长，而达福普汀干扰肽链从一个 tRNA 转移到下一个 tRNA。

18.7.7 噁唑烷酮类

噁唑烷酮类是一类相对较新的合成抗菌药。它们是通过抑制蛋白质合成而起作用，比先前的抗菌药作用位点在更上游一点，因此不会产生相同的耐药问题。在蛋白质合成开始之前，30S 核糖体必须与 50S 核糖体组合形成 70S 核糖体。噁唑烷酮类可与 50S 核糖体结合并阻止 70S 核糖体形成。因此，蛋白质翻译甚至无法开始。其他抑制蛋白质合成的抗菌药抑制蛋白质合成的机制也如此（图 18.66）。2000 年，利奈唑胺（linezolid）（图 18.81）作为第一个该类药物进入市场，到 2010 年，其净销售额为每年 7.16 亿英镑。

X 射线晶体学研究表明，利奈唑胺主要通过范德华相互作用和 π-π 堆积与核糖体结合，包括噁唑烷酮和利奈唑胺的芳环与核酸碱基的相互作用。利奈唑胺的乙酰氨基取代基与 RNA 糖 - 磷酸骨架中的磷酸基之间也存在氢键。吗啉环是结构中唯一不与核糖体形成相互作用的部分，因此它可以被其他基团取代。已开发出利奈唑胺类似物，其结合能力更强。例如，雷德唑胺（radezolid），由于额外的结合相互作用，其结合强度比利奈唑胺高 10000 倍（拓展策略，10.3.2 节），目前正在进行临床试验。妥利唑胺（torezolid）是 2014 年批准的另一个类似物，以其前药妥利唑胺磷酸酯（tedizolid phosphate）给药。它比利奈唑胺抗感染效果更好，吡啶环和四唑环都与结合位点结合，提供了额外的相互作用力。

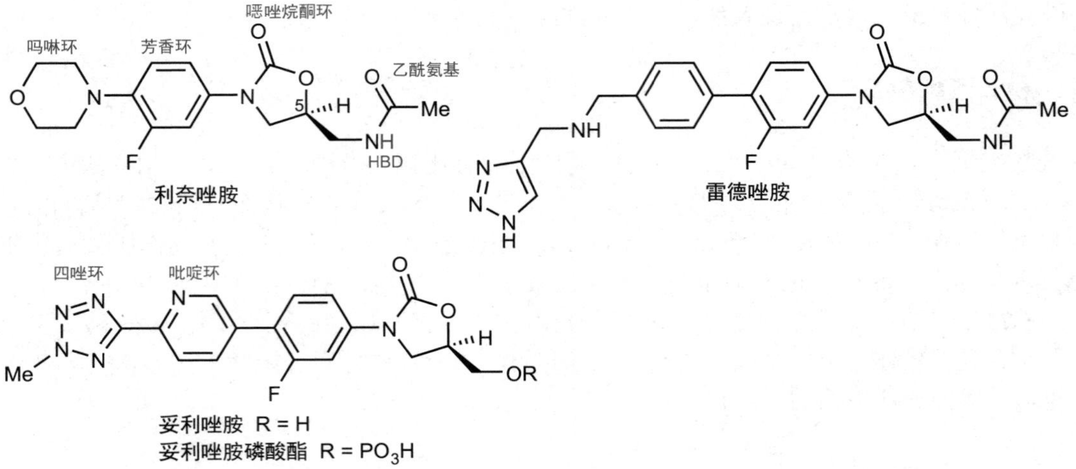

图 18.81 噁唑烷酮类

18.7.8 截短侧耳素类

截短侧耳素（pleuromutilin）（图 18.82）是从斜盖伞属（*Clitopilus scyphoides*）真菌中分离得到的一种天然产物，在体外有良好的抗菌活性，与细菌核糖体 50S 亚基结合抑制蛋白质合成的起始阶段。但一旦合成开始，该化合物不能抑制肽链的延伸。晶体衍射研究表明，截短侧耳素与 rRNA 的结合位点不同于其他抗菌药物，并且与那些高度保守、对正常翻译过程很重要的核苷酸发生相互作用。14 位酯基的羰基氧对于活性至关重要并且充当氢键受体，与鸟苷酸（G2061）形成两个氢键。然而，三环系统贡献了大多数的结合相互作用力，其与靶结合位点形成氢键和范德华相互作用。在结合时，两个尿嘧啶 U2506 和 U2585 发生移动产生诱导契合，将三环系统密封到结合位点并使其与周围核苷酸高效结合。例如，11 位的羟基与 RNA 的糖-磷酸骨架主链中的磷酸基团形成氢键。除酯基外，14 位的侧链与结合位点的相互作用较弱，因此改变该位置的取代基也许能够提高药动学性质。

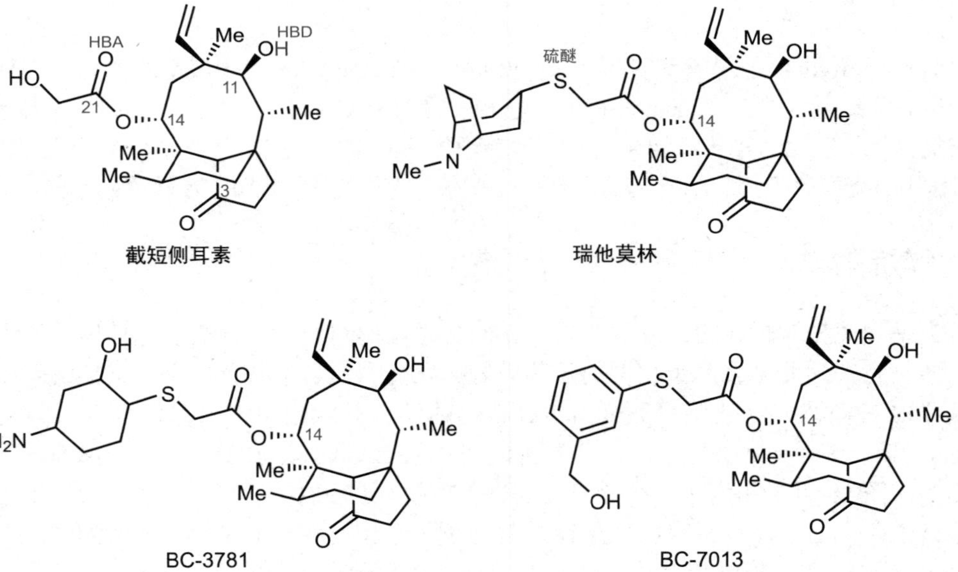

图 18.82 截短侧耳素类

截短侧耳素本身不用于临床，因为其在体内活性不好。但是，通过改变 14 位的侧链减少代谢可以提高活性。引入不同硫醚取代基可以提高活性，如 2007 年批准上市的瑞他莫林（retapamulin）。两个进一步的类似物（BC-3781 和 BC-7031）当前正处于临床研究阶段。BC-3781 是第一个作为全身用药研究的截短侧耳素。

这类药物最大的优点是短期内不容易产生耐药性。因为与药物结合的核苷酸是维持核糖体正常功能运行的必需核苷酸，所以任何突变的发生都对细菌的生存和蛋白质翻译有重要影响。突变很有可能发生在不直接与药物作用的核苷酸上，并且突变间接影响了药物与靶标的结合，才可能产生耐药性。

专栏 18.16 大环内酯类、林可酰胺类、链阳菌素类、噁唑烷酮类和截短侧耳素类药物的临床应用

1. 大环内酯类

红霉素（erythromycin）与青霉素的抗菌谱类似，可作为青霉素过敏患者的替代药物。它已用于耐青霉素葡萄球菌的治疗，但由于对红霉素的耐药性增加，新一代青霉素现在优先用于这些感染。红霉素对治疗呼吸道感染非常有效，包括百日咳和军团病。还可用于治疗梅毒和白喉，以及口腔和皮肤感染。局部给药可用于治疗痤疮。克拉霉素（clarithromycin）的活性略高于红霉素，胃肠道副作用较少。因此，经常用克拉霉素代替红霉素。克拉霉素是用于治疗由幽门螺杆菌（*Helicobacter pylori*）引起的溃疡的药物之一（16.4 节）。对治疗革兰氏阳性菌引起的感染，阿奇霉素（azithromycin）的活性略低于红霉素，但对包括流感嗜血杆菌在内的革兰氏阴性菌感染的治疗活性较高，而红霉素对流感嗜血杆菌活性较差。阿奇霉素也可用于治疗莱姆病。替利霉素（telithromycin）与其他大环内酯类的抗菌谱相似，它只应用于特定的感染，如肺炎、扁桃体炎和鼻窦炎。对大环内酯类的耐药性是由于外排泵高效地将药物泵出细胞。核糖体靶位点的特性也可能发生变化，从而削弱结合。也可以发生酶催化的代谢。最近有研究发现新型大环内酯类抗生素可以有效对抗由肺炎链球菌和流感嗜血杆菌耐药引起的呼吸道感染。

2. 林可酰胺类

克林霉素（clindamycin）可口服，对革兰氏阳性球菌有效，包括链球菌和耐青霉素的葡萄球菌。它可用于治疗厌氧性脆弱杆菌引起的外周感染，并且被推荐用于治疗由葡萄球菌引起的关节和骨感染，也可以局部用于痤疮的治疗。

3. 链阳菌素类

口服普那霉素（pritinamycin）可用于治疗革兰氏阳性球菌感染，包括耐甲氧西林金黄色葡萄球菌（MRSA）。奎奴普丁（quinupristin）和达福普汀（dalfopristin）联合静脉注射（商品名：Synercid）。目前，这些药物仅用于危及生命但没有替代疗法的革兰氏阳性菌感染。例如，医院获得性肺炎，皮肤和软组织感染，以及由万古霉素耐药的屎肠球菌引起的感染。

4. 噁唑烷酮类

噁唑烷酮类具有广谱抗菌活性，对抑制蛋白质合成的其他抗菌剂具有耐药性的细菌菌株有活性。利奈唑胺（linezolid）对大多数临床上重要的革兰氏阳性菌有较好活性，如 MRSA，口服可以100% 从胃肠道吸收。然而，利奈唑胺副作用太大。因为它是抗菌药物，细菌较容易产生耐药性。妥利唑胺（torezolid）在 2014 年被批准上市用于治疗皮肤感染。

5. 截短侧耳素类

迄今为止，瑞他莫林（retapamulin）是唯一一个上市的截短侧耳素类抗生素，它作为局部抗菌药物，对金黄色葡萄球菌和化脓性链球菌有效——这两种细菌菌株通常存在于皮肤感染中。它对几种夫西地酸和莫匹罗星耐药的细菌菌株也有效。但是，它对 MRSA 没有效果。

18.8 作用于核苷酸转录和复制阶段的药物

18.8.1 喹诺酮类和氟喹诺酮类

喹诺酮类和氟喹诺酮类抗菌药物特别适用于治疗尿路感染和对大多抗菌剂耐药的感染。1962 年合成

的萘啶酸（nalidixic acid）（图18.83）是这类化合物中第一个有治疗作用的药物。随后合成了各种类似物，但没有太大的进展。然而，20世纪80年代依诺沙星（enoxacin）的发展取得了重大突破（图18.83），提高了广谱抗菌活性。依诺沙星的开发基于以下发现：6位的单个氟原子取代极大地增加了活性和细胞摄取；7位的碱性取代基也有利于改善各种药动学参数，因为碱性取代基（7位的哌嗪环）与3位羧酸基团形成两性离子。诺氟沙星（norfloxacin）在结构上与依诺沙星非常相似，但是8位缺乏氮原子。这种修饰减少了不良反应并增加了对金黄色葡萄球菌的活性。在1位引入环丙基取代基进一步增加了广谱抗菌活性，得到了环丙沙星（ciprofloxacin）（图18.83和专栏18.17），氟喹诺酮类药物抗革兰氏阴性菌的活性最高。

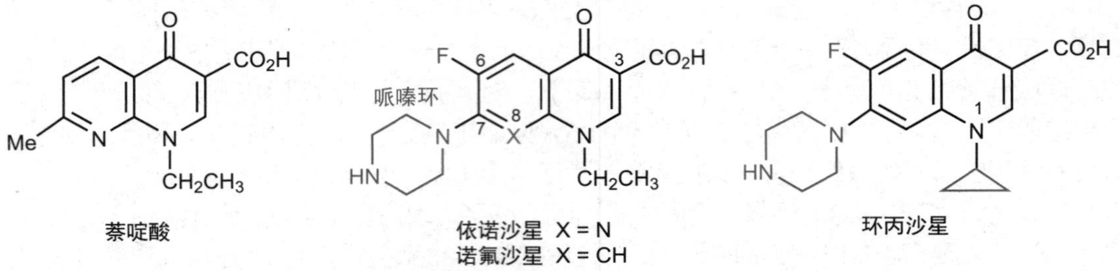

图18.83　喹诺酮类和氟喹诺酮类

喹诺酮类和氟喹诺酮类通过稳定DNA和拓扑异构酶形成的复合物来抑制细菌DNA的复制和转录（6.6节）。在革兰氏阳性菌中，药物稳定DNA和拓扑异构酶Ⅳ（topoisomerase Ⅳ）的复合物（使双螺旋DNA不能解旋），药物对细菌酶的选择性比人细胞中相应的酶高1000倍。在革兰氏阴性菌中，氟喹诺酮类药物的主要靶标是DNA与拓扑异构酶Ⅱ酶（又称为DNA回旋酶）复合物。DNA回旋酶具有与拓扑异构酶Ⅳ相反的作用，即DNA复制和转录后，使双链DNA形成双螺旋结构。

现已合成大量氟喹诺酮类药物，具有良好活性的药物都具有相似的双环系统，即含有吡啶酮环和3位羧酸。第一代和第二代氟喹诺酮类药物的一个问题是它们具有中等的抗金黄色葡萄球菌的活性，接着迅速产生耐药性。此外，仅针对厌氧菌和肺炎链球菌有很弱的活性。为解决这些问题，20世纪90年代初开始研究第三代和第四代氟喹诺酮类药物，如氧氟沙星（ofloxacin）、左氧氟沙星（levofloxacin）、莫西沙星（moxifloxacin）和贝西沙星（besifloxacin）（图18.84）。氧氟沙星具有不对称中心，以外消旋体上市，其中一种对映体有活性，而另一种无活性。左氧氟沙星是氧氟沙星的活性对映体，活性是外消旋体的2倍。非那沙星（finafloxacin）于2014年获批，在pH酸性下显示出良好的活性，其他氟喹诺酮类药物无活性。在莫西沙星和非那沙星的第7位上的双环取代基可能使得这些药物对多药转运蛋白的外泵机制不太敏感。

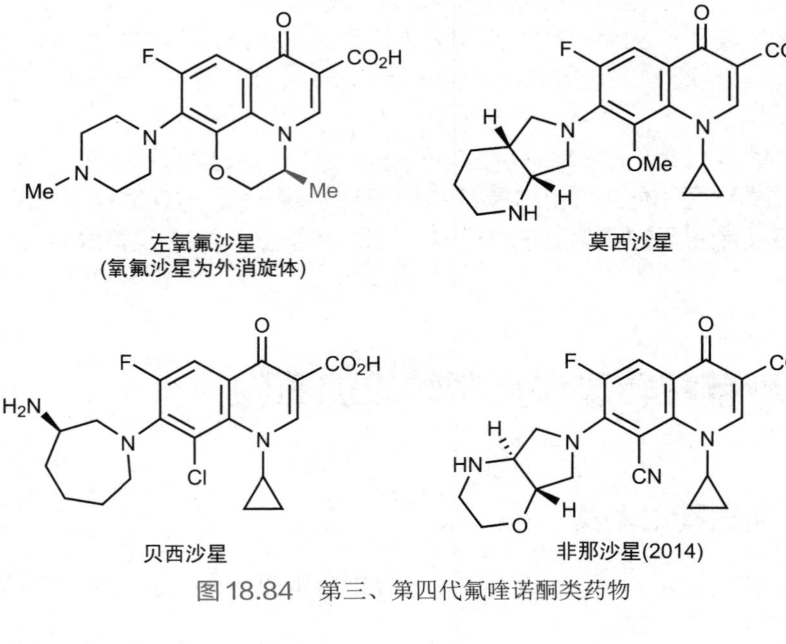

图18.84　第三、第四代氟喹诺酮类药物

专栏 18.17 环丙沙星的合成

环丙沙星通过 7 步合成（图 1），该路线还可用于大量氟喹诺酮的合成。具体合成路线包括在氟取代的芳香环右边构建吡啶酮环，关环前引入环丙基，合成最后一步加上哌嗪环。

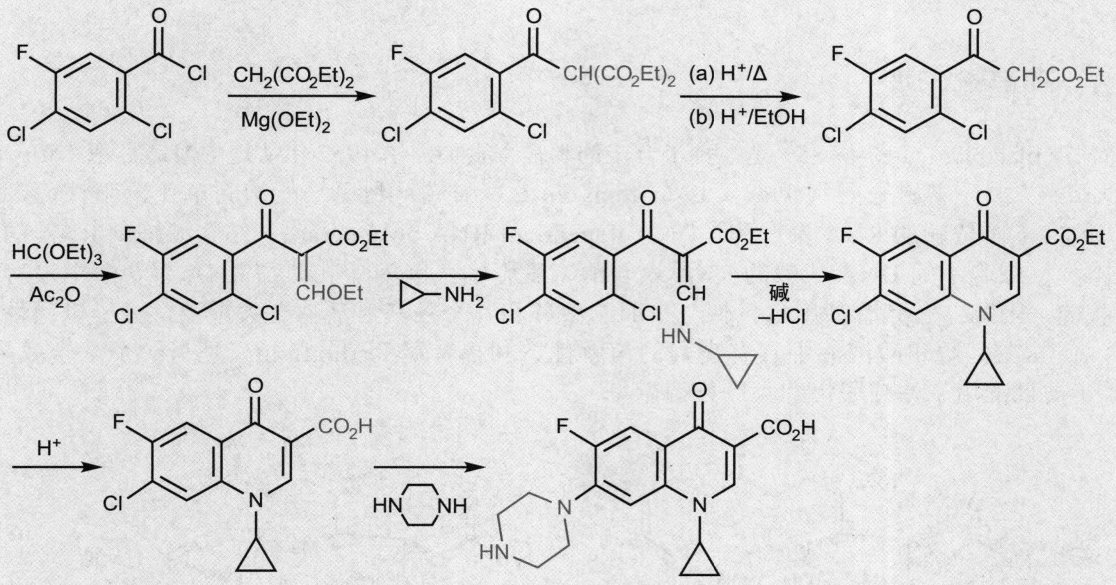

图 1 环丙沙星的合成

专栏 18.18 喹诺酮类和氟喹诺酮类抗生素的临床应用

萘啶酸（nalidixic acid）对革兰氏阴性菌具有活性，可用于短期治疗无并发症的尿路感染。它可以口服给药，但是，细菌会快速产生耐药性。依诺沙星（enoxacin）对革兰氏阴性菌和革兰氏阳性菌的活性大大增加，还改善了口服吸收、组织分布和代谢稳定性，以及提高抗菌活性和扩大抗菌谱，特别是对革兰氏阴性菌如铜绿假单胞菌。然而，它现在很少用于临床，结构相似的诺氟沙星（norfloxacin）被作为治疗无并发症尿路感染的首选药物。环丙沙星（ciprofloxacin）可用于治疗泌尿、呼吸和胃肠道（如旅行者腹泻）的大范围感染，以及皮肤、骨骼和关节的感染，它也用于淋病和败血症治疗，并可与其他药物联用治疗炭疽。据称，环丙沙星可能是市场上活性最好的广谱抗菌药物。与萘啶酸相反，氟喹诺酮类药物的耐药性产生很慢，但是耐药性仍然出现了，主要由于细胞的外泵机制将药物排出而产生。不太常见的耐药机制包括：拓扑异构酶的突变，这会降低药物与酶的亲和力；革兰氏阴性菌外膜的孔蛋白改变，这会限制药物进入细胞。

第三代氟喹诺酮类抗肺炎链球菌的活性有所增强，同时还保留着抗肠道菌的活性。口服或静脉注射氧氟沙星（ofloxacin）可以治疗败血症、淋病以及泌尿道、下呼吸道、皮肤和软组织的感染。左氧氟沙星（levofloxacin）对肺炎球菌的活性高于环丙沙星，是社区获得性肺炎的二线治疗药物。它还用于治疗急性鼻窦炎、慢性支气管炎、尿路感染、皮肤感染和软组织感染。莫西沙星（moxifloxacin）对肺炎球菌的活性也高于环丙沙星，用于治疗鼻窦炎，是社区获得性肺炎的二线治疗方法。贝西沙星（besifloxacin）是 2009 年批准的第四代氟喹诺酮类。非那沙星（finafloxacin）于 2014 年被批准用于治疗游泳者耳朵感染——由铜绿假单胞菌和金黄色葡萄球菌引起的感染。由于耳朵中残留的水，常规游泳者的耳朵往往更容易感染。该药物在酸性条件下显示出良好的活性，因此它也可用于抵抗酸性环境中的感染，例如一些尿路感染。

18.8.2 氨基吖啶类

氨基吖啶类药物，例如，原黄素（proflavine）是局部给药的抗菌药物，特别是在第二次世界大战中用于治疗深层表面伤口。最理想的情况是在 pH 为 7 时，药物完全离子化，可以嵌入 DNA 直接与其相互作用（6.5 节）。这些药物局部给药疗效很好，但是不能用于全身细菌感染，因为其对宿主细胞毒性很大。

18.8.3 利福霉素类

利福平（rifampicin）（图 18.85）是一种半合成的利福霉素类，由 1957 年从地中海链霉菌（*Streptomyces mediterranei*）中分离出来的利福霉素 B（rifamycin B）制成。利福平能抑制革兰氏阳性菌，通过非共价作用与 DNA 依赖的 RNA 聚合酶（DNA-dependent RNA polymerase）结合并抑制 RNA 的合成的起始步。真核细胞中的 DNA 依赖的 RNA 聚合酶未受影响，因为哺乳动物 RNA 聚合酶中没有与药物结合的肽链，因此，它具有高度选择性。平面的萘环和几个羟基对活性至关重要，分子以两性离子形式存在，使其在脂质和酸溶液中具有良好的溶解性。利福昔明（rifaximin）是另一个半合成类似物，于 2004 年被批准用于治疗腹泻和大肠杆菌感染。

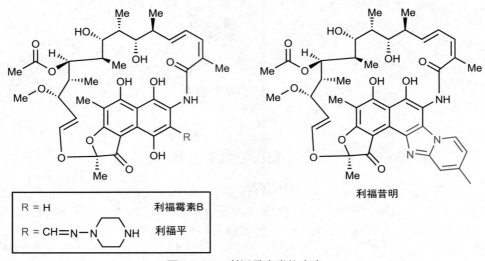

图 18.85　利福霉素类抗生素

18.8.4 硝基咪唑类和呋喃妥因

甲硝唑（metronidazole）（图 18.86）是硝基咪唑结构，其于 1959 年引入用于抗原生生物引起的感染，但在 20 世纪 70 年代开始用作抗菌药物。当药物进入细菌细胞时，硝基被还原，这降低了细胞内甲硝唑的浓度，并造成了浓度梯度，使更多的药物可以流入。但还原过程因形成了能与 DNA 相互作用的自由基而对细胞有毒。呋喃妥因（nitrofurantoin）也在细菌细胞内还原生成自由基作用于 DNA。

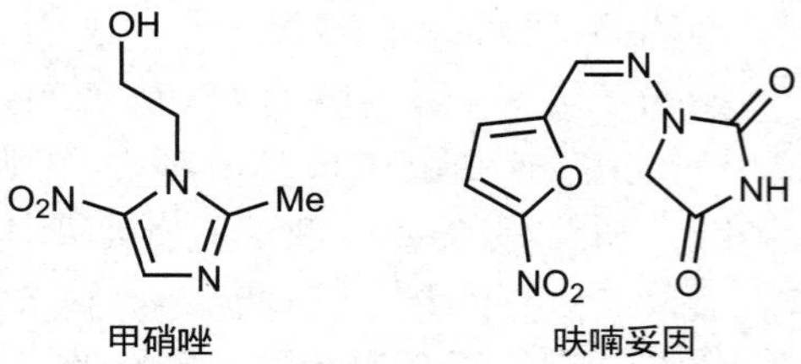

图 18.86　甲硝唑和呋喃妥因

18.8.5 细菌 RNA 聚合酶的抑制剂

非达霉素（fidaxomicin）（图 18.87）抗菌效果好，为临床用药多提供了一种选择。非达霉素是从指孢囊菌属（*Dactylosporangium*）革兰氏阳性菌系中获得的天然产物。

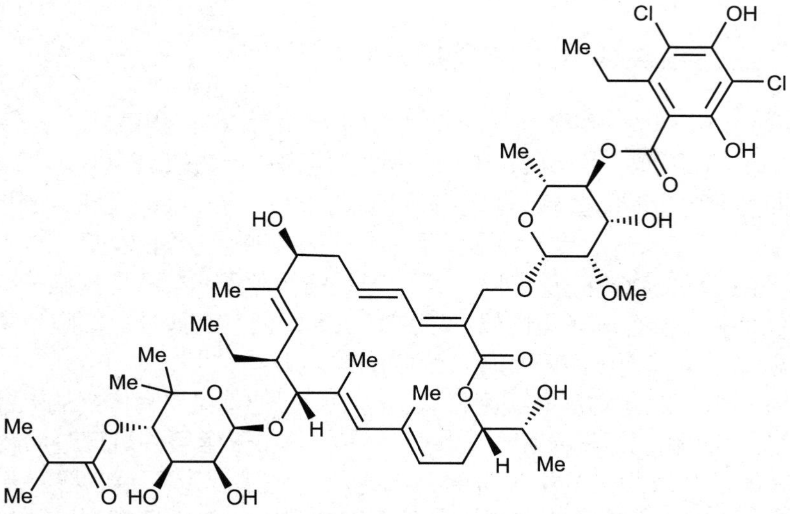

图 18.87　非达霉素

这个药物是大环分子，2011 年作为窄谱杀菌药物上市，用于治疗艰难梭菌引起的胃肠道感染，它通过抑制 RNA 聚合酶从而抑制艰难梭菌的转录，对其他肠道菌群的影响较小。

18.9　其他抗菌药物

图 18.88 展示了多种抗菌药。乌洛托品（methenamine）用于治疗泌尿道感染，在酸性条件下降解产生甲醛发挥抗菌作用（11.6.6 节）。夫西地酸（fusidic acid）来源于真菌梭链孢菌属（*Fusidium coccineum*），具有甾体结构，被用作局部抗菌剂。异烟肼（isoniazid）是最被广泛用于治疗肺结核，它通过抑制分枝杆菌酸的合成途径发挥作用，分枝杆菌酸是分枝杆菌细胞壁的重要组成部分。在细菌细胞中异烟肼被催化酶过氧化物酶活化。耐药的结核菌株（TB）会阻断这种酶的作用。乙胺丁醇（ethambutol）和吡嗪酰胺（pyrazinamide）都是化学合成所得，是肺结核治疗的一线药物。乙胺丁醇抑制阿拉伯糖基转移酶（arabinosyl transferase），该酶参与分枝杆菌细胞壁的合成。贝达喹啉（bedaquiline）是最近被批准上市用于治疗肺结核的药物，距以前上市的肺结核药物已有 40 年之久，它是细菌 ATP 合酶的抑制剂。

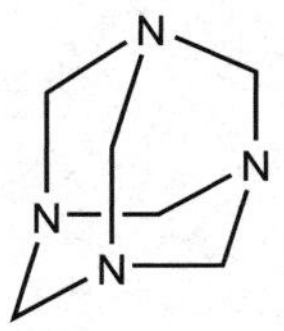

乌洛托品 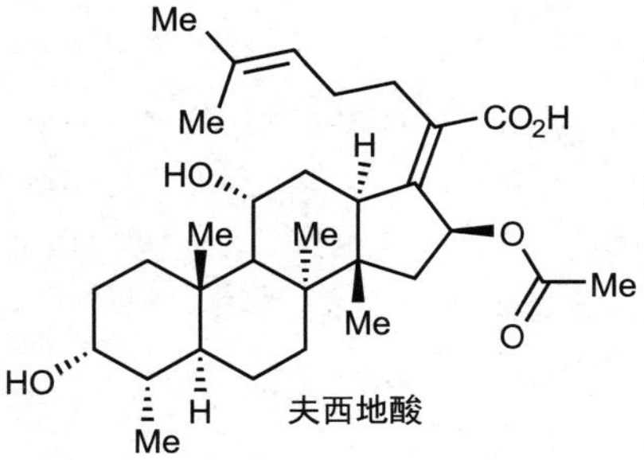　　　　夫西地酸 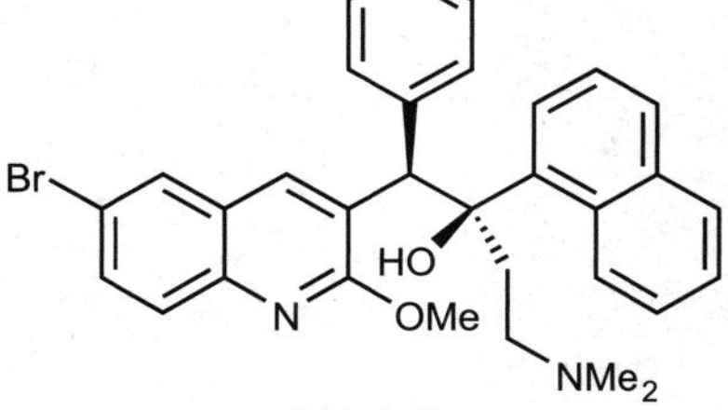　　　　贝达喹啉

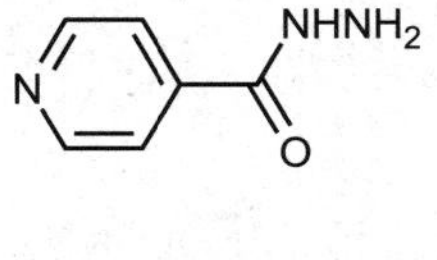

异烟肼 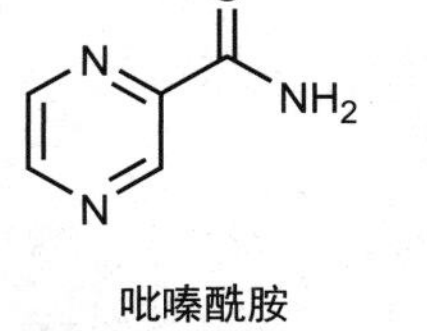　　　吡嗪酰胺 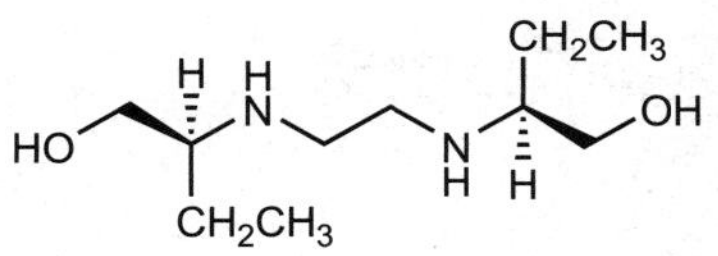　　　(+)-乙胺丁醇

图 18.88　其他各类抗菌药

　　利福平（rifampicin）作为一种杀菌药物，主要用于治疗肺结核和青霉素耐药的葡萄球菌感染，与氨苯砜（dapsone）联用治疗麻风病，单独给药还可用于治疗布鲁氏菌病、军团病和严重的葡萄球菌感染。其对细菌细胞和哺乳动物细胞间具有高度选择性，是一类非常有效的抗生素。但是，其价格较贵，不能广泛用于感染的治疗。利福平是所有抗结核治疗方案的关键组成部分，但在治疗艾滋病患者的结核病时会产生特殊问题，因为它可以增强细胞色素 P450 酶家族（CYP3A）的活性。这些酶代谢 HIV 治疗中使用的 HIV 蛋白酶抑制剂，从而降低其有效性。细胞色素 P450 活性增加也会降低口服抗凝剂，口服避孕药和巴比妥类药物的效果。

　　甲硝唑（metronidazole）对厌氧细菌和原生动物引起的感染具有良好的治疗效果，包括难以治疗的微生物感染，例如脆弱拟杆菌和艰难梭菌。它能分布于全身并可穿过血脑屏障，因此可用于治疗脑脓肿和其他涉及厌氧菌的中枢神经系统感染。甲硝唑用于治疗腿部溃疡、细菌性阴道炎、盆腔炎等疾病，也可作为青霉素的替代品用于口腔感染，包括牙龈脓肿。与阿莫西林（或者与四环素、铋剂）联合用于治疗幽门螺杆菌引起的胃溃疡（16.4 节）。该药物可有效对抗源自污染水源的鞭毛虫感染。最后，硝基咪唑类如甲硝唑通常与头孢菌素或氨基糖苷类联用治疗需氧和厌氧生物引起的感染。耐药比较罕见，但也可能发生。呋喃妥因（nitrofurantoin）用于治疗单纯性尿路感染。

　　乌洛托品（methenamine）可用于治疗尿路感染，但前提是尿液呈酸性，感染发生在下泌尿道。它可以用作预防和治疗慢性和复发性下尿路感染。

　　夫西地酸（fusidic acid）是一种局部抗菌剂，用于滴眼液和护肤霜。它可以穿透完整和受损的皮肤，因此它可用于治疗生疖。它还被用于根除医院患者和卫生工作者鼻腔中携带的 MRSA 菌落。异烟肼（isoniazid）是最广泛使用的治疗结核病的药物，并且是 4 种药物混合物的一部分，是结核病初始阶段的首选治疗。贝达喹啉（bedaquiline）于 2012 年被引入治疗结核病。由于它与以前的抗结核药物靶标不同，它不会与这些早期药物发生交叉耐药。

🌱 关键知识点

- 氨基糖苷类、四环素类、氯霉素类、链阳霉素类、林可酰胺类和大环内酯类抗生素都是通过与细菌翻译过程中的核糖体结合来抑制蛋白质合成。
- 耐药性由多种机制产生，如：药物外排、药物与核糖体的结合亲和力改变、膜通透性改变、代谢反应改变。
- 噁唑烷酮类与50S亚基结合抑制细菌70S核糖体的形成。
- 喹诺酮类和氟喹诺酮类抑制拓扑异构酶，从而抑制翻译和转录。
- 氨基吖啶类作为局部抗菌剂效果好，其可以嵌入细菌DNA并阻碍复制和转录。
- 利福霉素类抑制RNA聚合酶，阻止RNA合成，从而也阻止蛋白质合成。利福霉素被用于治疗肺结核和葡萄球菌引起的感染。非达霉素是一个包含15个原子以上的大环，靶标是RNA聚合酶。
- 硝基咪唑类被用于治疗原生生物和厌氧菌引起的感染。

18.10　药物耐药性

　　药物化学家仍在积极寻求新的和改进的抗菌药物，以对抗细菌对现有药物产生抗药性。例如，60% 的肺炎链球菌对 β-内酰胺类抗生素产生耐药性，60% 的金黄色葡萄球菌耐受甲氧西林（methicillin）。治疗金黄色葡萄球菌感染的撒手锏是万古霉素（vancomycin），但是细菌也逐渐对万古霉素产生耐药性。在泌尿和伤口感染中出现的一些粪肠球菌菌株对所有已知的抗生素具有耐药性并且没有治疗药物。由于耐药性增加而引起关注的其他感染包括由艰难梭菌、铜绿假单胞菌、大肠杆菌、肺炎克雷伯菌和鲍曼不动杆菌引起的感染。如果抗生素耐药性持续增加，医药领域现状可能会重新回到 20 世纪 30 年代。实际上，由于存在感染风险，今天许多的外科手术实施起来就过于冒险。一些古老的疾病已经卷土重来了，例如，一种新的耐药结核菌株——多重耐药结核病（multi-drug-resistant TB，MDRTB）出现在纽约，经过 4 年时间、花费 1000 万美元才得到有效控制。这些菌株对用于抗 TB 的两种前线药物（异烟肼和利福霉素）具有耐药性，并且对另外两种（链霉素和乙胺丁醇）具有不同水平的耐药性。另外一些获得性耐药的菌株的例子是：南非的耐受青霉素的脑膜炎球菌和肺炎球菌，亚洲和非洲的耐受青霉素的淋球菌，美国和欧洲的耐氨苄西林的流感嗜血杆菌，以及法国和东南亚的耐受氯霉素的脑膜炎球菌。在一些发展中家，细菌对甲氧苄氨嘧啶产生耐药性意味着这种药物治疗痢疾已经没有效果了。

18.5.1.5 节阐述了多种产生耐药性的机制，但是细胞必须具有必要的遗传信息。遗传信息可以通过突变或转移细胞之间的基因获得。

18.10.1　突变产生的耐药性

细菌繁殖速度非常之快，以至于使细菌对某些药物产生耐药性的突变总有可能发生。这一特征早已为人所知，这也是患者应该完成整个疗程抗菌治疗的原因，即使他们的症状可能在疗程结束前已经消失。如果遵守这一规则，绝大多数细菌将被消灭，剩下的个别幸存菌或耐药菌依靠机体自身的防御能力可以清除。然而，如果治疗过早停止，那么机体的防御很难对抗幸存的细菌，任何剩下的耐药细菌都有机会繁殖，导致新的感染，而且它将完全耐受原始药物。这是 MDRTB 出现的主要原因。

没有药物存在的情况下，突变也会自然随机地发生。确实，在使用药物之前，耐药细胞本身就有可能存在于细菌菌落中。从古老的大肠杆菌的培养物中鉴定出链霉素耐药细菌（streptomycin-resistant）证明了这一点，在链霉素进入医药领域之前，这些大肠杆菌已经被冻封没有进一步增殖。

18.10.2　遗传信息转移产生的耐药性

细菌获得耐药性的第二个途径是从其他细菌细胞获得耐药性。这一途径的发生是因为遗传信息会从一个细菌细胞转移到另一个细菌细胞中，通过转导（transduction）和融合（conjugation）这两种方式来完成。

在转导过程中，小段遗传信息——质粒（plasmid），通过细菌病毒——噬菌体（bacteriophages）转移，细菌病毒离开耐药细胞并感染非耐药细胞。如果质粒含有耐药性所需的基因，则受体细胞将会利用该遗传信息并获得耐药性。例如，合成 β-内酰胺酶（β-lactamases）所需的遗传信息可以这种方式传递，使细菌对青霉素产生抗性。这一问题在医院中尤其普遍，目前超过 90% 的葡萄球菌感染对诸如青霉素、红霉素和四环素等抗生素都具有耐药性。医院出现多种耐药性细菌菌株看起来似乎有些奇怪，事实上，它们是滋生耐药菌的温床。医院中常用的药物微量弥散于空气中，而吸入这些微量抗生素可以杀死鼻腔中的敏感细菌，并使鼻孔成为耐药菌株的滋生地。

在融合过程中，细菌细胞互相传递遗传物质，这是肠道中革兰氏阴性菌、杆状细菌菌落常用的方法，两个细胞之间通过性菌毛搭建起桥梁，遗传信息通过"桥"互相传递。

18.10.3　影响耐药性的其他因素

药物越有效，用药量越多，耐药菌株出现的可能性就越大。原始青霉素广泛用于人类医疗，但也常用于兽医学。动物饲养中添加抗菌药以增加动物体重，与其他因素相比，这才是耐药性产生的重要因素。应当清醒地看到曾大量使用青霉素 V 或青霉素 G 治疗的许多原始细菌菌株现在已经对那些早期的青霉素产生了耐药性。相反，在非洲的发展中国家，药物的使用和滥用并不普遍，因此青霉素 V 和青霉素 G 仍然有较好抗菌疗效。

不同细菌获得抗性的难易程度不同。例如，金黄色葡萄球菌由于其易于转导而最容易获得耐药性。另一方面，与梅毒相关的微生物似乎无法获得耐药性，并且仍然对原始治疗药物很敏感。

18.10.4 未来的发展

人们不断提出抗菌药物耐药性犹如定时炸弹的警告，使得抗菌药物的研究变得更加紧迫，这一直是以往制药公司不愿投入的研究工作。开发可上市的抗菌药物成功率低且资金回报有限，因此药企不愿意研发也是情有可原的。毕竟，对耐药性细菌菌株有效的新药可能被列入药物储备清单，并且仅在必要时才使用。直到最近，制药公司几乎也没有投入大量资金进行抗菌药研究。幸运的是，一些旨在鼓励公私合作的措施出现了并提供不同方法来奖励成功研发抗菌药物的公司。欧盟已经提出了创新药物倡议（Innovative Medicines Initiative），该倡议引入了一项名为治疗病菌的新药（new drugs for bad bugs）的行动。美国政府还为制药行业提供了金融激励措施，其中包括更多的研究经费以及对任何成功药物延长销售专属期。因此，抗菌领域最近出现了一些新的药物进入临床试验。资金上的问题已经解决，现在到了解决科学问题的时候。

细菌对药物产生耐药性的能力是药物化学家一直面临的挑战，重要的是要不断设计新的抗菌药物。在这场永无止境的战斗中，确定潜在的新靶标至关重要。基因组学和蛋白质组学已经帮助科学家更进一步理解了感染的分子机制，从而识别新的药物靶标。例如，结核分枝杆菌——结核病的致病因子——具有复杂的细胞壁，由三种聚合物附着于肽聚糖形成。研究这些复合物是如何合成的、如何构建细胞壁的，从而指导设计新的抗菌药物以干扰细胞壁的合成。

人们也开始意识到，不容易产生耐药性的药物是那些具有几种不同作用模式的药物。因此，设计能够作用于多种不同靶标的药物，而不是针对某一特定靶标，更有可能成功。

激酶就是新靶标的案例。激酶抑制剂作为抗肿瘤药物已经取得了成功（20.6.2 节），一些研究小组正在研究可能选择性作用于细菌激酶的药物。其他潜在的靶标有氨酰基 tRNA 合成酶（aminoacyl tRNA synthetase）。这些酶是一些古老的酶，负责将氨基酸连接到 tRNA 上。因为它们是古老的，细菌和人类的酶序列差异相当大，可使选择性抑制成为可能。异亮氨酰 tRNA 合成酶（isoleucyl tRNA synthetase）就是这一类型的细菌酶，能够被莫匹罗星（mupirocin）抑制（图 18.89），它是一种从具有抗 MRSA 活性的荧光假单胞菌（*Pseudomonas fluorescens*）中分离的临床上有效的抗生素。莫匹罗星被用作皮肤感染的局部外用药，并且还可通过抑制患者和医院员工的鼻腔细菌来阻断院内金黄色葡萄球菌的传播。然而，为此目的广泛使用该药物已导致金黄色葡萄球菌菌株对莫匹罗星的耐药性增加。目前正在研究获得新型抑制剂，作用于金黄色葡萄球菌的不同氨酰 tRNA 合成酶，即酪氨酸 tRNA 合成酶（tyrosine tRNA synthetase）。靶向氨酰 tRNA 合成酶的策略可有效用于寻找新的抗菌剂。他伐硼罗（tavaborole）可抑制亮氨酰 tRNA 合成酶（leucine tRNA synthetase），并于 2014 年被批准用于治疗真菌性指甲感染。

其他潜在的靶标包括参与细菌脂肪酸生物合成的酶，因为这些酶的结构在细菌和哺乳细胞中有较大的差异。AFN-1252（图 18.90）作为 Fab I 酶抑制剂，当前正处于研究阶段。这是一种烯酰 - 酰基载体蛋白（enoyl-acyl carrier protein ACP）还原酶，可催化脂肪酸生物合成中延伸循环的限速步骤。

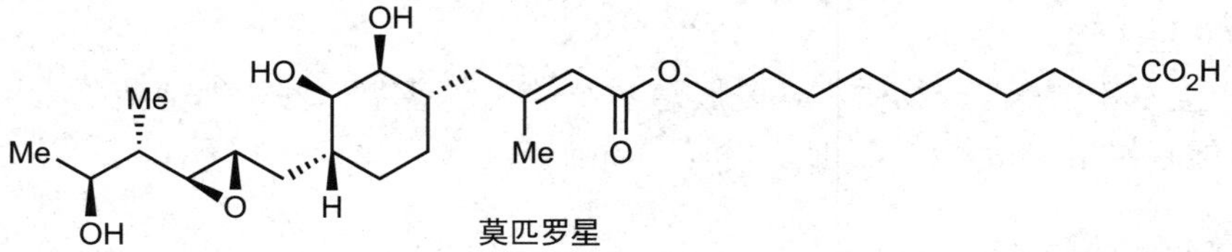

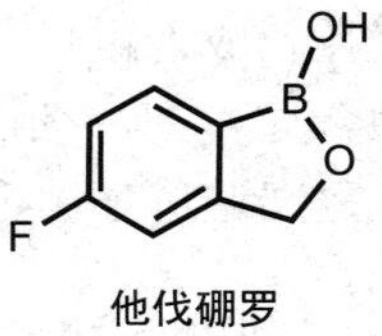

图 18.89　氨酰 tRNA 合成酶抑制剂

对抗细菌耐药性的另一方法是改造抗生素，使抗生素从机制上对抗对它们有耐药性的细菌。例如，卡那霉素（kanamycin）是一种不再使用的氨基糖苷类抗生素，因为耐药细菌可以磷酸化结构中的一个羟基（图 18.91）。

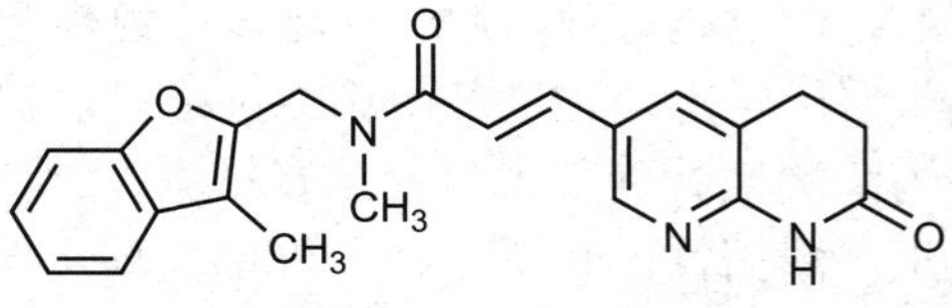

现已合成了一种活性类似物，用酮基代替易反应的羟基（图

图 18.90　AFN-1252

18.92）。酮与水合缩酮二醇处于平衡状态。当在二醇上发生磷酸化时，生成的磷酸酯基团又是一个良好的离去基团，离去后再生成酮。体外试验表明，该化合物对耐受卡那霉素的细菌菌株具有活性。

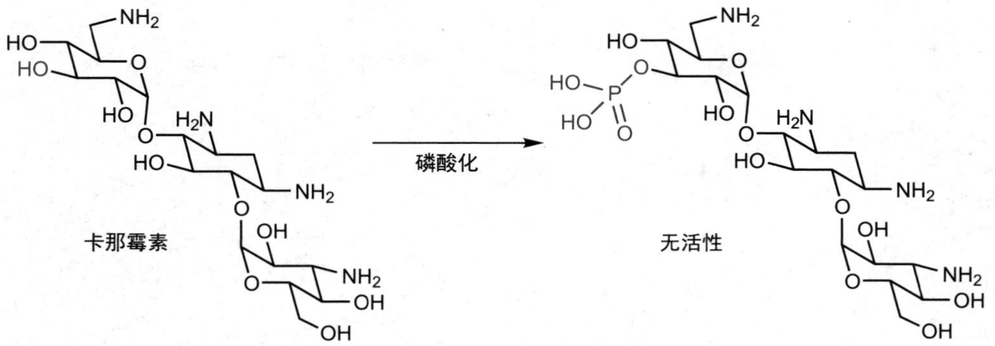

图 18.91　导致卡那霉素耐药的磷酸化反应

另一种方法是设计具有"自杀"机制的分子。在人用或兽用治疗中抗生素产生耐药性的原因之一是大部分活性抗生素被排泄，使自然界中接触到排泄抗生素的细菌有机会获得耐药性。联合"自杀"机制可以减少这个问题，即一旦抗生素被排泄出来就会启动自毁程序。例如，含有肼基保护的头孢菌素（图 18.93），保护基团是对光敏感的邻硝基苄基氨基甲酸酯（ONBC）。一旦抗生素被排泄并暴露于光，保护基团就会丧失，使亲核性的肼与 β-内酰胺环反应并使分子失活。这在体外是起作用的，但测试仍在体内进行。

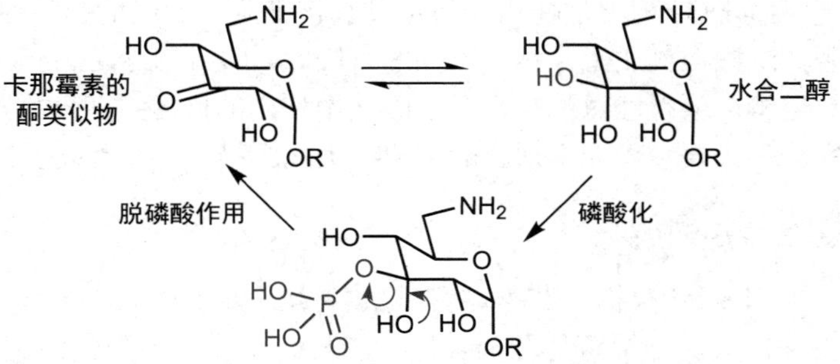

图 18.92　耐磷酸化反应的卡那霉素类似物

最近对药物联用的研究表明，如果患者服用某种抗菌药物和另一种药物，即使另一种药物本身没有抗菌活性，但两者联用后体外抗菌活性可能会更好。例如，当与抗腹泻药洛哌丁胺（loperamide）（专栏 15.3）一起使用时，小剂量的米诺环素（minocycline）显示出比预期更好的抗菌活性。这还需要进一步研究以确证其体内的效果，但可能是另一种抵抗耐药性的机制。

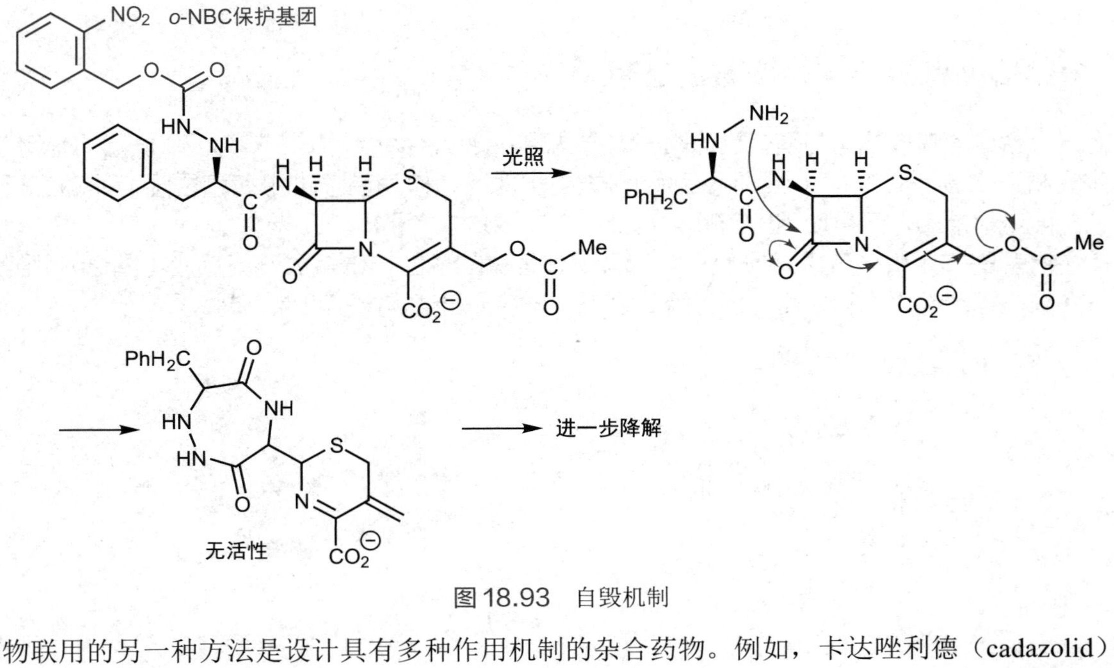

图 18.93　自毁机制

药物联用的另一种方法是设计具有多种作用机制的杂合药物。例如，卡达唑利德（cadazolid）是一种混合结构，含有氟喹诺酮和噁唑烷酮结构（图18.94）。由于卡达唑利德具有两种作用机制，即使其中一个靶标具有耐药性，它也可能仍然有效。目前，卡达唑利德正在进行临床试验，作为艰难梭菌引起感染的治疗。

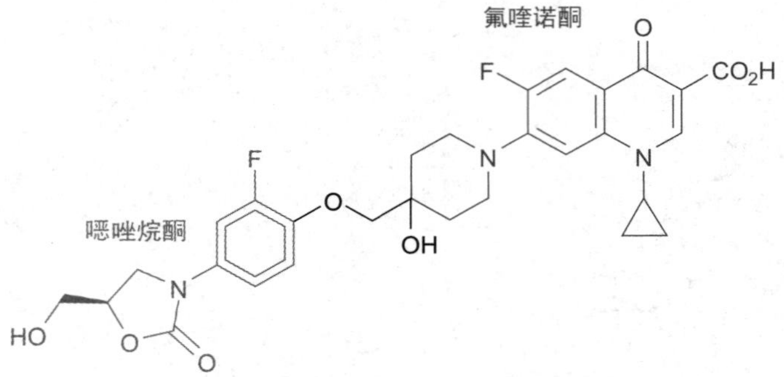

图 18.94　卡达唑利德

最后，药物化学研究已经开始严重依赖于从标准化学库中发现苗头化合物和先导化合物。这些化合物库含有的类药分子要符合 Lipinski 规则。然而，从这些化合物库中筛选到抗菌药的成功率太低，这并不奇怪，Lipinski 规则是药物如何穿过真核细胞细胞膜的指导原则。相反，抗菌药物必须穿过细菌细胞壁和细胞膜，这些在性质上是相当不同的。因此，设计符合 Lipinski 规则的结构不一定是跨越细菌原核细胞屏障的理想结构。值得注意的是，目前医药中使用的许多抗菌药物都是高极性分子，分子质量从 102Da 到 1449Da 不等。如果要发现能识别新的抗菌苗头化合物，那么首先要做的是设计更适合于细菌结构的化合物库。

关键知识点

- 不同细菌株在获得耐药性的能力上各不相同。金黄色葡萄球菌能较快获得耐药性，耐甲氧西林金黄色葡萄球菌是金黄色葡萄球菌的一种，耐受大多数抗菌药，包括甲氧西林。
- 万古霉素是治疗耐药菌最后的撒手锏。
- 细菌可以通过许多机制获得对抗菌药物的耐药能力，但是源头都是细菌细胞的基因突变。
- 耐药性可能源自细胞遗传信息的突变或遗传信息从一个细胞转移到另一个细胞。遗传信息可以通过转导或融合从一个细胞转移到另一个细胞。
- 合理使用抗菌药物可以减少产生耐药性的机会。
- 确认新靶标对用于设计新型抗菌药物非常重要。

专栏 18.20　有机砷作为抗寄生虫药

第一个合成的有效抗菌剂是有机砷——砷凡纳明（salvarsan）（18.1节）。20世纪40年代末，另一个有机砷药物美拉胂醇（melarsoprol）被用于医疗，作为治疗锥虫病和昏睡症的首选药物，尽管它需要注射给药，而且使用该药物20人中有1人死亡（图1）。

美拉胂醇的作用机制其中之一是：与糖酵解过程中的酶的半胱氨酸残基反应（图2），阻断糖酵解导致细胞运动性丧失和最终死亡。除此之外，研究人员还提出了其他机制。

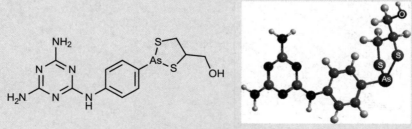

图1　美拉胂醇

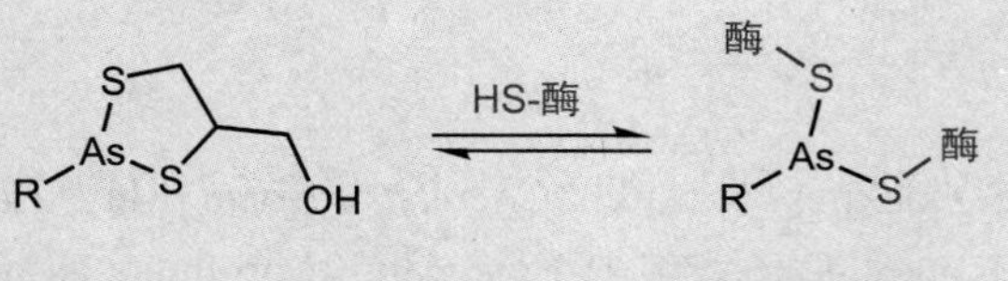

图 2　美拉肿醇作用机制

📖 习题

1. 习题 10 中，在发酵过程中，为什么这些青霉素类似物不能形成？

2. 磺胺类与普鲁卡因同时服用，磺胺类药物的活性会降低，请解释原因。

3. 下列青霉素类似物是否是一个活性良好的抗菌药？

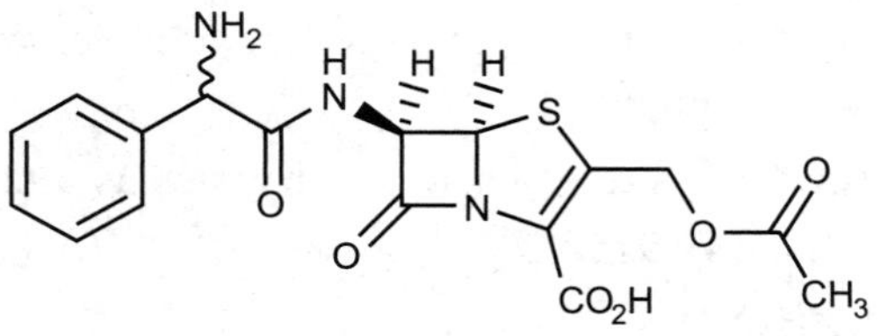

青霉素类似物

4. 解释用乙氧基取代甲氧西林上的甲氧基可能对药物的性质产生什么影响。

5. 与青霉素的双环系统相比，头孢菌素的双环系统对其化学和生物学性质有何影响？为什么？

6. 下列结构是头孢西丁的结构类似物。与头孢西丁本身相比，它可能有哪些特性？

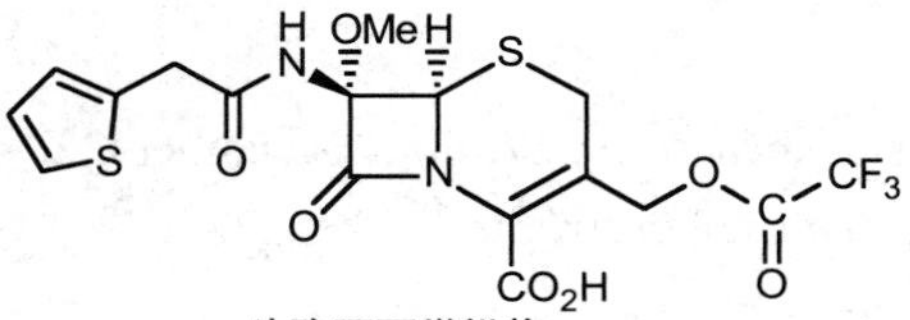

头孢西丁类似物

7. 前药巴氨西林（专栏 18.7）是如何转化为氨苄西林的？副产物有哪些？

8. （a）下列哪一个氟喹诺酮类结构的抗菌活性最好？

（b）为 8（a）中选出的结构设计合成路线。

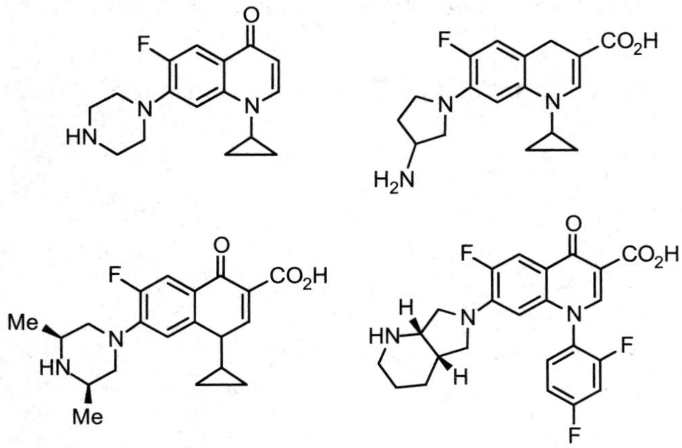

9. 使用化学试剂如何将青霉素 G 转换为 6- 氨基青霉烷酸（6-APA）？如何从 6-APA 合成氨苄西林？

10. 用半胱氨酸和缬氨酸可以生物合成青霉素。如果生物合成途径能够适用于不同氨基酸，那么用丙氨酸、苯丙氨酸、甘氨酸或者赖氨酸分别代替缬氨酸，可能合成哪些青霉素类似物？如果半胱氨酸用丝氨

酸代替，可能形成哪种青霉素类似物？（氨基酸结构参见附录1）

📖 拓展阅读

Broadwith, P. (2010) Rousing sleeping sickness research. *Chemistry World*, May, 23.

Brown, D.G., Lister, T., and May-Dracka, T. L. (2014) New natural products as new leads for antibacterial drug discovery. *Bioorganic and Medicinal Chemistry Letters*, 24(2): 413-418.

Bush, K. (2015) Investigational agents for the treatment of Gram-negative bacterial infections: a reality check. *ACS Infectious Agents*, 1(11): 509-511.

Coates, A., et al. (2002) The future challenges facing the development of new antimicrobial drugs. *Nature Reviews Drug Discovery*, 1(11): 895-910.

King, A. (2012) Making light work. *Chemistry World*, April, 52-55 (photodynamic therapy).

Sansom, C. (2012) The latent threat of tuberculosis. *Chemistry World*, September, 48-51.

Singh, S. B. (2014) Confronting the challenges of discovery of novel antibacterial agents. *Bioorganic and Medicinal Chemistry Letters*, 24(16): 3683-3689.

Skedelj, V., et al. (2011) ATP-binding site of bacterial enzymes as a target for antibacterial drug design. *Journal of Medicinal Chemistry*, 2011, 54(4): 915-929.

内酰胺类和其他作用于细胞壁的药物

Axelsen, P. H., and Li, D. (1998) A rational strategy for enhancing the affinity of vancomycin towards depsipeptide ligands. *Bioorganic and Medicinal Chemistry,* 6(7) 877-881.

Nicolaou, K. C., et al. (1999) Chemistry, biology, and medicine of the glycopeptide antibiotics. *Angewandte Chemie, International Edition*, 38(15): 2096-2152.

作用于细胞膜的药物

Mann, J. (2001) Killer nanotubes. *Chemistry in Britain*, November, 22.

Ford, C. (2001) First of a kind. *Chemistry in Britain*, March, 22-24.

喹诺酮类和其他作用于核酸的药物

Saunders, J. (2000) Quinolones as anti-bacterial DNA gyrase inhibitors. Chapter 10 in: *Top drugs: top synthetic routes.* Oxford University Press, Oxford.

抑制蛋白质合成的药物

Becker, B., and Cooper, M.A. (2013) Aminoglycoside antibiotics in the 21st century. *ACS Chemical Biology*, 8(1): 105-115.

Novak, R. (2011) Are pleuromutilin antibiotics finally it for human use? *Annals of the New York Academy of Sciences*,1241, 71-81.

第19章 抗病毒药物

19.1 病毒及病毒类疾病

病毒是一类非细胞的传染性病原体，通过侵占宿主细胞得以存活和繁殖。有许多不同的病毒能够感染细菌、植物或动物细胞，目前已知有超过 400 种病毒能够感染人类。此外，那些可以从动物或昆虫传播给人类的病毒特别危险。这类病毒可能引起人畜共患病（zoonoses）。因此，医学和兽医学在控制这些疾病中起着重要作用。

病毒可以以多种方式传播。可引起如流感、水痘、麻疹、腮腺炎、病毒性肺炎、风疹和天花等疾病的病毒会通过感染者打喷嚏或咳嗽在空气中传播。其他病毒可通过节肢动物或蜱传播，导致科罗拉多蜱热和黄热病等疾病。有些病毒无法在宿主外长时间存活，会通过物理接触传播，如艾滋病、唇疱疹、感冒、生殖器疱疹，以及某些白血病和狂犬病病毒。最后，食物传染或水传染病毒可导致甲型和戊型肝炎，脊髓灰质炎和病毒性肠胃炎。

历史上，病毒感染已经证明对人类具有破坏性。有人认为天花是造成罗马帝国在公元 165—180 和公元 251—266 期间削弱的主要原因。在欧洲殖民统治期间，天花导致北美和南美土著部落的消失。在某些地区，估计有 90% 的人口死于这种疾病。各种流感疫情和流行病已被证明是毁灭性的。由于 1918—1919 年流感大流行造成的全球死亡人数估计超过 2000 万，这已经远远超过第一次世界大战期间因军事行动而死亡的人数。此外，自 20 世纪 80 年代以来，估计已有 3000 万人因 HIV 感染而死亡。

非洲大陆有相当多的致命病毒，包括埃博拉病毒和导致拉沙热的病毒。过去，诸如此类的病毒性疾病发生在相对封闭的地区中比较容易控制。如今，随着航空旅行日趋方便且价格优惠，游客可以到访这些偏远地区，从而增加了罕见或新的病毒性疾病在全世界传播的概率。因此，世界卫生当局必须监测潜在的风险，并在需要时采取迅速、适当的行动。如果被忽视的话，2003 年远东地区暴发的严重急性呼吸系统窘迫综合征（severe acute respiratory syndrome，SARS）可能会对全世界产生破坏性影响。幸运的是，国际社会采取了迅速行动，疾病得到了相对较快的控制。然而，SARS 疫情暴发也提醒人们病毒疾病可以如此之严重。科学家已经发过警告——"超级病毒"可能在演变。这种病毒的传播方式和感染率相当于流感，但死亡率要高得多。已有致命病毒可迅速传播并导致高死亡率。幸运的是，感染至可检测症状之间的潜伏期很短，因此可以控制疫情的暴发，特别是如果它位于相对封闭或偏远的地区。如果这种病毒感染进化到潜伏期如艾滋病一样长，它们可能会导致相当于中世纪瘟疫一样的毁灭性流行病。

鉴于病毒也有可能对社会造成潜在的破坏，人们担心恐怖分子也许会在某一时刻向民众投放致命的病毒株，这被称为生物恐怖主义（bioterrorism）。迄今为止，还没有任何恐怖主义团体采取过这样的行动，但也不能忽视这一风险。

　　显然，药物化学首要解决的问题就是有效抗病毒药物的研究。

19.2　病毒的结构

　　简单来说，病毒可被视为在宿主细胞之间传递外源性核酸的蛋白质包。而其中存在的核酸类型取决于病毒本身。所有病毒都含有一个或多个 RNA 或 DNA 分子，但不会同时包含两者，因此，它们可以定义为 RNA 病毒或 DNA 病毒。大多数 RNA 病毒含有单链 RNA（ssRNA），但有些病毒含有双链 RNA（dsRNA）。如果 RNA 链的碱基序列与病毒 mRNA 相同，则称其为正链（+）。如果它是互补的，则称为负链（-）。大多数 DNA 病毒含有双链 DNA，但少数含有单链 DNA。在各个病毒中，核酸的大小差异很大，最小的病毒基因组编码 3～4 种蛋白质，最大的编码超过 100 种蛋白质。

　　病毒核酸被包含在称为衣壳（capsid）的蛋白质外壳中并得到保护。衣壳通常由称为原聚体（protomer）的蛋白质亚基组成，其在宿主细胞中产生并且可以在自组装（self-assembly）过程中自发地经相互作用而形成。如果在衣壳中含有病毒核酸，整个组装体就称为核衣壳（nucleocapsid）。在一些病毒中，核衣壳可含有对其在宿主细胞中复制至关重要的病毒酶。例如，流感病毒在其核衣壳内含有一种 RNA 依赖的 RNA 聚合酶（RNA-dependent RNA polymerase）（图 19.1）。

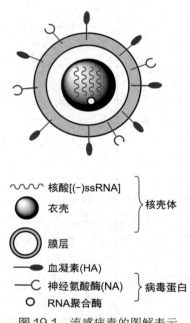

　　核酸[(-)ssRNA]
　　衣壳　　　　　　　　　　核壳体
　　膜层
　　血凝素(HA)
　　神经氨酸酶(NA)　　　　病毒蛋白
　　RNA聚合酶

图 19.1　流感病毒的图解表示

　　根据不同病毒的种类，核衣壳周围可能有额外的糖类和脂质膜层。这些通常来自宿主细胞，但也可能含有由病毒基因编码的病毒蛋白。

　　病毒的完整的结构被称为病毒粒子（virion），这是病毒在宿主细胞外所采取的形式。病毒粒子的大小在 10～400nm。因此，大多数病毒太小而不能通过光学显微镜观察，需要使用电子显微镜。

19.3　病毒的生命周期

　　病毒生命周期主要涉及以下几个阶段（如图 19.2）。

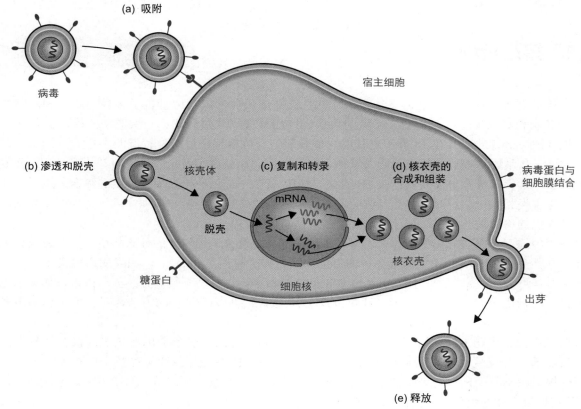

 のキャプション

图 19.2　单纯疱疹等 DNA 病毒的生命周期

① 吸附（adsorption）：病毒必须首先与宿主细胞的外表面结合。这个过程涉及病毒外表面上的特异性分子与宿主细胞膜上存在的特定蛋白质或糖类相结合。宿主细胞上的该类特异性分子可被视为病毒的"受体"。当然，宿主细胞并不会产生这种特异性分子作为病毒受体。该类特异性分子通常是糖蛋白，其具有关键的细胞功能，例如与激素的结合。然而，病毒粒子可以利用这些分子并且一旦与之结合之后，就开始下一步，将病毒核酸引入宿主细胞。

② 渗透和脱壳（penetration and uncoating）：病毒粒子可以通过不同方法将其核酸导入宿主细胞。有些是将核酸"注射"通过细胞膜；另一些则完整地进入细胞，然后脱衣壳。这也可以以多种方式发生。一些病毒的病毒包膜与质膜融合，然后将核衣壳引入细胞（图 19.2）。其他病毒通过内吞作用进入细胞，其中细胞膜包裹病毒粒子，然后被夹断以产生称为核内体（endosome）的囊泡（如图 19.40）。然后这些囊泡与溶酶体（lysosome）融合，并且宿主细胞酶在脱壳过程中协助病毒完成该过程。低的体内 pH 也会引发脱壳。在某些情况下，病毒包膜与溶酶体膜融合，核衣壳被释放到细胞中。无论何种过程，最终结果是病毒核酸释放到细胞中。

③ 复制和转录（replication and transcription）：病毒基因的复制可以分为早期或晚期。早期基因利用宿主细胞，从而合成病毒 DNA 和 / 或 RNA。涉及的机制因病毒而异。例如，含有负链 RNA 的病毒使用 RNA 依赖的 RNA 聚合酶（RNA-dependent RNA polymerase）（或转录酶）来合成 mRNA，然后编码病毒蛋白。

④ 核衣壳的合成和组装（synthesis and assembly of nucleocapsid）：晚期基因负责衣壳蛋白的合成，这些蛋白质自组装形成衣壳。然后将病毒核酸加入衣壳中以形成核衣壳。

⑤ 病毒粒子释放（virion release）：裸病毒（即核衣壳周围没有外层的病毒）通过细胞裂解释放。相反，有包膜的病毒通常通过称为出芽（budding）的过程释放（图 19.2）。首先，将病毒蛋白质掺入宿主细胞的质膜中。然后核衣壳结合细胞膜的内表面，同时，病毒蛋白质在该位点聚集，并排除宿主细胞蛋白质。然后含有病毒蛋白质的质膜包裹在核衣壳上，并从细胞中夹断以释放成熟的病毒粒子。

单纯疱疹、HIV 和流感病毒的生命周期的各阶段分别如图 19.2、图 19.11 和图 19.40 所示。

19.4　疫苗接种

疫苗接种是预防病毒性疾病的首选方法，并且已被证明非常成功地抵抗了多种儿童疾病，例如脊髓灰质炎、麻疹和腮腺炎，以及历史上严重的疾病，例如天花和黄热病。第一次成功的疫苗接种是由爱德华·詹纳（Edward Jenner）在 18 世纪进行的。他观察到一位曾感染过毒性较低的牛痘的挤奶女工对天花免疫。因此，詹纳用牛痘病变的组织给人接种，并发现他们也获得了天花的免疫力。从那时起，开发了许多其他疫苗。近年来最有争议的疫苗接种可能是 MMR 疫苗——三种单独接种疫苗的组合，用于幼儿以预防麻疹、腮腺炎和风疹。然而，由于《柳叶刀》杂志的一篇文章将疫苗与孤独症风险增加联系起来，在英国引起了人们的深切关注。但这篇论文最终被认定具有欺诈性。

疫苗接种的工作原理是在身体内引入与病毒某些成分具有分子相似性的外来物质，但缺乏其传染性或毒性作用。然后身体有机会识别病毒分子的特征，即特异性抗原（antigen）。如果病毒感染了身体，则免疫系统会对病毒发起攻击。通常使用灭活或弱化的病毒接种，这样就不会导致感染。或者，如果病毒显示出特征性抗原，则可以使用病毒片段（亚单位疫苗）。疫苗接种是一种预防方法，对已经感染的患者通常无效。

目前仍在探索预防 HIV、登革热、生殖器疱疹和由埃博拉病毒引起的出血热等的疫苗。然而，围绕HIV 和流感病毒开发疫苗存在困难，因为这些病毒的快速基因突变导致通常存在于病毒表面上的糖蛋白的氨基酸组成的不断变化。这些糖蛋白是引发免疫反应的重要抗原，它们结构的任何变化都能使病毒"伪装"，并且导致身体的免疫系统无法识别它。

关于疫苗接种的另一个问题是免疫应答较弱的患者。在这种情况下，患者的主要类别是接受化疗的癌症患者，接受器官移植的患者（其免疫系统被故意抑制以防止器官排斥）和 AIDS 患者。由于免疫反应减弱，这些患者接种疫苗不太可能有效。

19.5　抗病毒药物：基本原则

抗病毒药物可用于治疗缺乏有效疫苗或已经发生感染的病毒性疾病。病毒的生命周期表明，它在体内的大部分时间内都存在于宿主细胞内，并且有效地躲避了免疫系统和药物。由于它还使用宿主细胞自身的生化机制来繁殖，因此病毒特有的潜在药物靶标数量比其他入侵的病原微生物更为有限。因此，寻找有效的抗病毒药物已证明比抗菌药物更具挑战性。实际上，抗病毒药物出现得相对较晚，第一种抗病毒药物出现在 20 世纪 60 年代，并且在 20 世纪 80 年代早期仅有 3 种临床上有用的抗病毒药物。早期抗病毒药物包括用于疱疹感染的碘苷（idoxuridine）和阿糖腺苷（vidarabine），以及用于 A 型流感的金刚烷胺（amantadine）。

从那时起，随着艾滋病流行的迫切需求和对病毒基因组研究产生的病毒感染机制的进一步了解，抗病毒药物的研究加速发展。

1981 年，人们注意到同性恋男性患肺炎和真菌感染等疾病的概率异常升高，这些疾病以前只与免疫反应减弱的患者有关。其很快就达到了流行病的程度，人们发现人类免疫缺陷病毒（human immunodeficiency virus，HIV）与此直接相关。这种病毒感染了对免疫反应至关重要的 T 细胞（T-cell），因此直接攻击免疫系统。随着免疫系统的减弱，受感染的患者易患一系列机会性继发性疾病，即获得性免疫缺陷综合征（acquired immune deficiency syndrome，AIDS）。这一发现开启了一项重要的研究工作，旨在了解疾病并对抗它——这开启了对抗病毒药物的更广泛研究。幸运的是，随着病毒基因组学的出现，在当时进行有效研究所需的工具几乎同时出现。现在可以快速确定任何病毒的全基因组并与其他病毒进行比较，从而可以确定基因序列如何切割成基因。反过来，这有助于将病毒蛋白鉴定为潜在的药物靶标。标准的基因工程方法可通过将病毒基因插入细菌细胞中来产生靶蛋白的纯拷贝，从而提供足够量的待分离和研究的蛋白质（6.4 节）。

良好的药物靶标是可能具有以下特征的蛋白质：

① 它们对病毒的生命周期很重要，因此它们的抑制或破坏会对感染产生重大影响。

② 它们与人类蛋白质几乎没有相似之处，从而增加了良好选择性和最小副作用的机会。

③ 它们对于各种不同的病毒是常见的，并且具有与其氨基酸组成相同的特定区域。这使得开发具有广泛抗病毒活性的药物的可能性更大。

④ 它们对病毒生命周期的早期阶段很重要，这意味着它们的破坏 / 抑制可以减少症状和病毒在身体中传播的可能性。

现在使用的大多数抗病毒药物都是开发用于对抗 HIV、疱疹病毒（导致各种疾病，包括唇疱疹和脑炎）、乙型肝炎和丙型肝炎。在发达国家，疱疹和艾滋病等病毒感染疾病已经变成了慢性病，已经开展了许多深入的研究以开发药物来对抗它们。相比之下，对发展中国家普遍存在的病毒性疾病进行的研究较少，例如热带（登革热病毒）和出血性（埃博拉病毒）导致的发热。

目前使用的大多数抗病毒药物会破坏病毒生命周期的关键阶段或阻碍病毒特异性核酸的合成。除用于治疗 HIV 的药物外，可用于治疗 DNA 病毒的药物比治疗 RNA 病毒的更多。很少有药物显示出对 DNA 和 RNA 病毒的广泛活性。

对人类基因组的研究也可能对未来的研究有用。鉴定刺激机体免疫应答或抗体产生的人蛋白质，将为开发通过免疫调节发挥抗病毒作用的药物提供有用的线索。

🌱 关键知识点

- 病毒对健康构成严重威胁，需要新的抗病毒药物。
- 病毒由围绕核酸（RNA或DNA）的蛋白质外壳组成，一些病毒具有来自宿主细胞的外膜。
- 病毒无法自我繁殖，需要进入宿主细胞才能完成。
- 疫苗接种对许多病毒有效，但对易于突变的病毒效果较差。
- 近年来，由于艾滋病的流行以及寻找抵抗药物的要求，对抗病毒药物的研究有所增加。
- 抗病毒研究得益于病毒基因组学和基因工程的进步，以及X射线晶体学和分子模拟的应用。

19.6 抗DNA病毒的抗病毒药物

大多数对 DNA 病毒具有活性的药物都是针对疱疹病毒开发的，用于对抗唇疱疹、生殖器疱疹、水痘、带状疱疹、眼部感染、单核细胞增多症、伯基特淋巴瘤和卡波西氏肉瘤等疾病。核苷类似物特别有效。

19.6.1 病毒 DNA 聚合酶的抑制剂

病毒 DNA 聚合酶抑制剂的临床研究方面见专栏 19.1。这些抑制剂中最著名的是阿昔洛韦（aciclovir），它是通过化合物库的高通量筛选发现，并于 1981 年进入市场。阿昔洛韦具有核苷样结构并含有与脱氧鸟苷相同的核酸碱基。从化学结构上看，它没有完整的糖环。在病毒感染的细胞中，它经三个阶段被磷酸化以形成具有活性的三磷酸酯，因此阿昔洛韦本身是前药（图 19.3）。

核苷三磷酸是 DNA 复制的基本组成成分，在复制过程中，使用 DNA 模板构建新的 DNA 链——这一过程由 DNA 聚合酶（DNA polymerase）催化。阿昔洛韦三磷酸酯以两种方式阻止 DNA 复制。首先，它的结构与正常的脱氧鸟苷三磷酸结构单元（图 19.4）足够相似，可以与 DNA 聚合酶结合并抑制它。其次，

DNA 聚合酶可以催化阿昔洛韦三磷酸酯与正在生长的 DNA 链的连接。由于阿昔洛韦三磷酸酯的糖单元不完整并且缺少通常存在于糖环的 3′ 位置的羟基，核酸链不能再进一步延伸。因此，该药物可作为链终止剂（chain terminator）（见 6.9 节）。

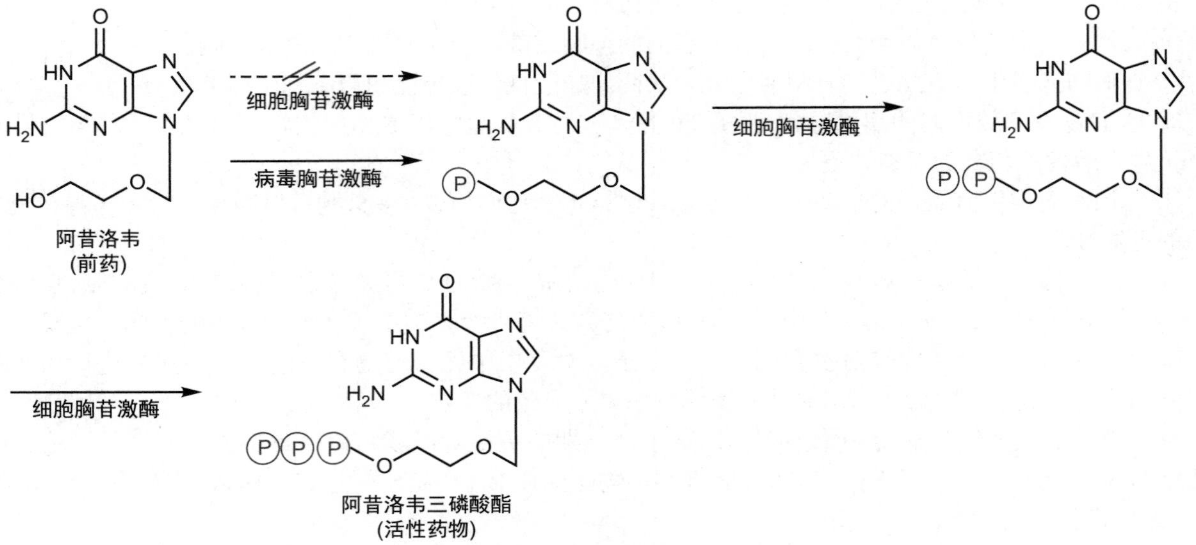

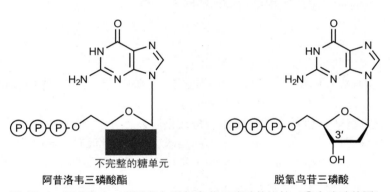

图 19.3　阿昔洛韦的活化（Ⓟ代表磷酸基团）

图 19.4　阿昔洛韦三磷酸酯与脱氧鸟苷三磷酸的比较（Ⓟ为磷酸基团）

　　然而，是什么阻止阿昔洛韦三磷酸酯抑制正常未感染细胞中的 DNA 聚合酶？答案在于阿昔洛韦仅能在感染细胞中转化为活性三磷酸酯。其原因在于胸苷激酶催化的第一个磷酸化反应（图 19.3）。虽然这类酶存在于宿主细胞中，但疱疹病毒具有其自身的亚型。研究表明，病毒胸苷激酶在将阿昔洛韦转化为单磷酸酯方面比宿主细胞胸苷激酶的活性高 100 倍。一旦形成单磷酸酯，它就被细胞内的酶转化为活性三磷酸酯。因此，在正常未感染的细胞中，阿昔洛韦是细胞胸苷激酶的较差的底物，主要停留在无活性的前药形式。再加上受感染细胞能选择性摄取阿昔洛韦的特点，共同解释了其相较于以前的药物具有的优异活性和大大降低的毒性。增强其安全性的另一个特征是阿昔洛韦三磷酸酯相对于细胞聚合酶对病毒 DNA 聚合酶显示出 50 倍选择性作用。

　　由于阿昔洛韦的口服生物利用度非常低（15% ～ 30%），为了克服这一点，开发了各种前药以增加水溶性。伐昔洛韦（valaciclovir）（图 19.5）是一种 L- 缬氨酰酯前药，比阿昔洛韦本身更有效地从肠道吸收。然而，该前药具有与阿昔洛韦相似的极性和电离，因此前药并不比前药本身更能够通过被动扩散穿过肠壁的细胞膜。此外，如果将 D- 缬氨酸用于前药而不是 L- 缬氨酸，则得到更差的吸收，这表明在吸收过程中涉及特异性结合相互作用。这意味着前药通过肠道中的转运蛋白主动运输，并且缬氨酸可使前药被这些蛋白质识别和结合。通常负责将二肽转运穿过细胞壁的转运蛋白参与该过程，即人肠质子依赖性寡肽转运蛋白 -1（human intestinal proton-dependent oligopeptide transporter-1，hPEPT-1）和人肠二肽 / 三肽转运蛋白 -1

（human intestinal di-/tripeptide transporter-1，HPT-1）。一旦伐昔洛韦被吸收，它就会在肝脏和肠壁中水解成阿昔洛韦。地昔洛韦（desciclovir）（图 19.5）是阿昔洛韦的前药，其在嘌呤环的 6 位缺乏羰基，并且更易溶于水。一旦进入血液循环，通过细胞黄嘌呤氧化酶（xanthine oxidase）的代谢氧化 6 位以产生阿昔洛韦。

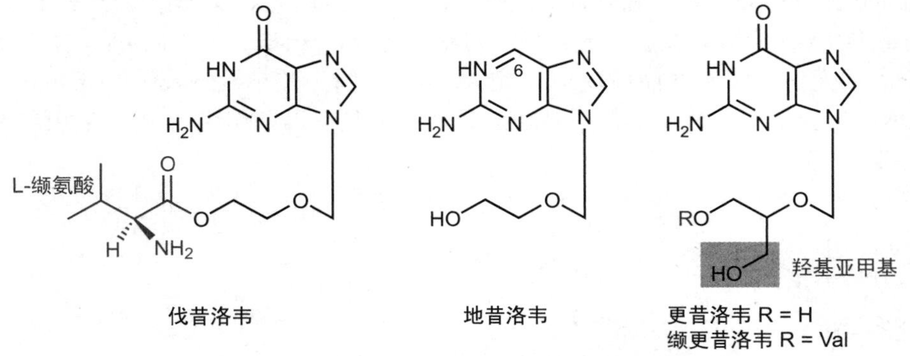

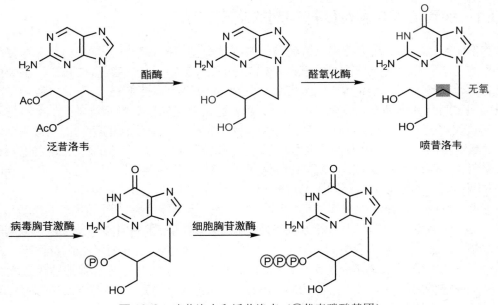

图 19.5　阿昔洛韦的前药和类似物

更昔洛韦（ganciclovir）（图 19.5）是阿昔洛韦的类似物，在化学结构上相较于阿昔洛韦具有额外的羟基亚甲基；缬更昔洛韦（valganciclovir）是更昔洛韦的前药。喷昔洛韦（penciclovir）及其前药泛昔洛韦（famciclovir）（图 19.6）是更昔洛韦的类似物。在泛昔洛韦中，喷昔洛韦的两个醇羟基团被封闭成酯，使得结构的极性较小，并且使其更好地吸收。一旦被吸收，乙酰基被酯酶水解，嘌呤环被肝脏中的醛氧化酶氧化，产生喷昔洛韦。然后如前所述，在病毒感染的细胞中发生磷酸化反应。

图 19.6　喷昔洛韦和泛昔洛韦（Ⓟ代表磷酸基团）

有些病毒不受上述抗病毒药物的作用，因为它们缺乏胸苷激酶。因此，不能发生磷酸化。西多福韦（cidofovir）的设计解决了这一问题（图 19.7）。它是脱氧胞苷 5- 单磷酸（deoxycytidine 5-monophosphate）的类似物，糖和磷酸基团分别被开环和磷酰基亚甲基取代。磷酰基亚甲基为磷酸酯基团的生物等排体，可发挥相类似的生物作用，因为磷酸酯基团本身对酶水解敏感。由于存在磷酸酯基等排体，该药物不需要胸苷激酶激活。这样，可以直接发生后面两步磷酸化，由细胞胸苷激酶催

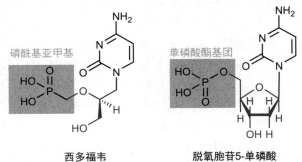

图 19.7　西多福韦与脱氧胞苷 5- 单磷酸的比较

化，将西多福韦转化为活性"三磷酸酯"。

　　与阿昔洛韦相比，碘苷（idoxuridine）、曲氟尿苷（trifluridine）和阿糖腺苷（vidarabine）（图 19.8）可同时被病毒和细胞胸苷激酶磷酸化，因此对病毒感染细胞的选择性较低。因此，这些药物具有更多的毒副作用。碘苷同曲氟尿苷类似，也是脱氧胸苷的类似物，是美国批准的第一个基于核苷的抗病毒药物。其三磷酸酯抑制病毒 DNA 聚合酶以及胸苷酸合酶。阿糖腺苷（vidarabine）（图 19.8）含有阿拉伯糖苷糖环，由海洋海绵中分离的天然产物开发而成。20 世纪 60 年代，膦甲酸钠（foscarnet sodium）（图 19.8）被发现能抑制病毒 DNA 聚合酶。但是，其作用是非选择性的，且有毒副作用。由于膦甲酸钠本身的高电荷，它难以穿过细胞膜。

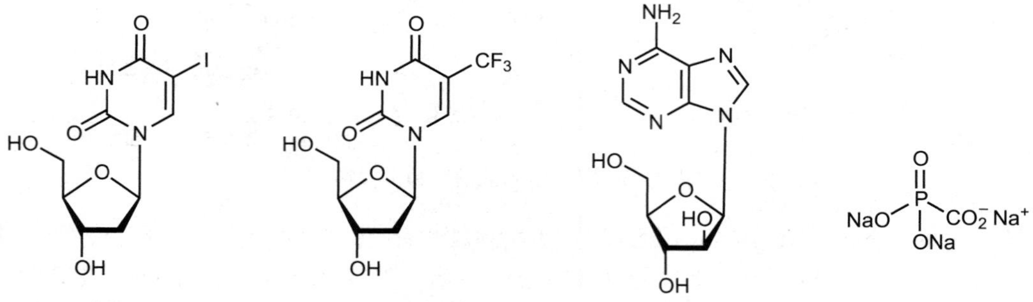

| 碘苷 | 曲氟尿苷 | 阿糖腺苷 | 膦甲酸钠 |

图 19.8　其他抗病毒药物

专栏 19.1　病毒 DNA 聚合酶抑制剂的临床应用

　　阿昔洛韦（aciclovir）在治疗疱疹病毒感染方面具有里程碑式意义，是第一个全身使用的相对安全、无毒的药物。它用于治疗由单纯疱疹 1 和 2 引起的感染（即单纯疱疹性脑炎和生殖器疱疹），以及水痘 - 带状疱疹病毒（varicella-zoster viruses，VZV）引起的感染（即水痘和带状疱疹）。然而，已出现了对阿昔洛韦具有耐药性的疱疹病毒。这可能是由于病毒胸苷激酶的突变导致它不再使阿昔洛韦磷酸化，或者病毒 DNA 聚合酶的突变使得它不再识别活化的药物。阿昔洛韦对所有类型的疱疹病毒活性不一致。已知有 9 种类型可感染人的疱疹病毒，阿昔洛韦对上述类型病毒最有效。

　　伐昔洛韦（valaciclovir）是阿昔洛韦的缬氨酸前药，特别适用于治疗 VZV 感染。当口服给予该前药时，阿昔洛韦的血液浓度等同于通过静脉内给药获得的血液浓度。

　　地昔洛韦（desciclovir）是阿昔洛韦的另一种前药，但毒性稍大，因而限制了其潜力。

　　更昔洛韦（ganciclovir）可被 α 和 β 亚家族的疱疹病毒胸苷激酶磷酸化，并且可以用于对抗这两种病毒。然而，由于它能整合进入细胞 DNA，使得这种药物的安全性不如阿昔洛韦。然而，它可用于治疗巨细胞病毒（cytomegalovirus，CMV）感染。这是一种导致眼部感染继而失明的病毒。阿昔洛韦在这种感染中无效，因为 CMV 不编码病毒胸苷激酶。而更昔洛韦可以通过除胸苷激酶之外的激酶转化为其单磷酸酯。由于更昔洛韦口服生物利用度低，引入缬氨酸得到前药缬更昔洛韦（valganciclovir）用于治疗 CMV 感染。

　　喷昔洛韦（penciclovir）基本上具有与阿昔洛韦相同的活性谱，但具有更好的活性，起效更快，作用持续时间更长。它局部给药可用于治疗唇疱疹（HSV-1），静脉内用于治疗免疫功能低下患者的 HSV。像阿昔洛韦一样，喷昔洛韦的口服生物利用度差，并且由于其极性而很难从肠道吸收。因此，泛昔洛韦（famciclovir）被用作更好吸收的前药。

　　西多福韦（cidofovir）是一种广谱抗病毒药物，对病毒 DNA 聚合酶具有选择性，可用于治疗由 CMV 引起的视网膜炎症。然而，该药极性很大，口服生物利用度差（5%）。它对肾脏也有毒性，但这可以通过共同给予丙磺舒（probenecid）来减少副作用（18.5.1.9 节）。

碘苷（idoxuridine）可用于局部治疗疱疹性角膜炎，但曲氟尿苷（trifluridine）是该疾病的首选药物，因为它在较低剂量频率下有效。阿糖腺苷（vidarabine）是一种早期的抗病毒药物，现在阿昔洛韦通常是优先考虑。

膦甲酸钠（foscarnet sodium）用于治疗 CMV 视网膜炎，其活性与更昔洛韦的活性大致相等。它还可以用于免疫功能低下的患者，用于治疗对阿昔洛韦具有耐药的 HSV 和 VZV 株。它不会发生代谢活化。

19.6.2　微管蛋白聚合抑制剂

植物产物鬼臼毒素（podophyllotoxin）（图 19.9）已被临床用于治疗由 DNA 病毒乳头瘤病毒（papillomavirus）引起的生殖器疣，但它不如咪喹莫德（imiquimod）有效（19.11.4 节）。它是微管蛋白聚合的强效抑制剂（2.7.1 节和 7.2.2 节）。

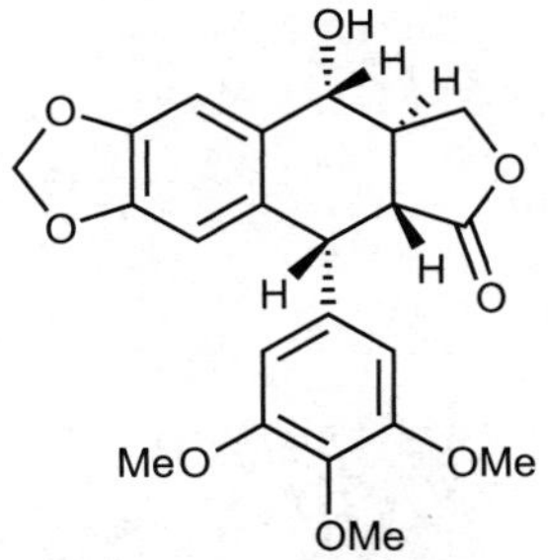

图 19.9　鬼臼毒素

19.6.3　反义疗法

福米韦生（fomivirsen）（图 19.10）是第一个也是迄今为止唯一被批准作为抗病毒药物的 DNA 反义分子。它由 21 个核苷酸组成，具有硫代磷酸酯骨架而不是磷酸酯骨架，以增加分子的代谢稳定性（11.10 节）。该药物阻断病毒 RNA 的翻译，用于治疗艾滋病患者 CMV 引起的视网膜炎症。由于其高极性，它以眼部注射——玻璃体内注射（intravitreal injection）方式给药。

d(P-thio)(G-C-G-T-T-T-G-C-T-C-T-T-C-T-T-C-T-T-G-C-G)

图 19.10　福米韦生

关键知识点

- 核苷类似物是抗 DNA 病毒（主要是疱疹病毒）的有效抗病毒药物。
- 核苷类似物是前药，其通过磷酸化作用激活成三磷酸酯结构。它们具有作为病毒 DNA 聚合酶抑制剂和 DNA 链终止剂的双重作用机制。
- 当需要病毒胸苷激酶催化三个磷酸化步骤中的第一个时，核苷类似物显示出对病毒感染细胞相较正常细胞的选择性。它们被更有效地吸收到病毒感染的细胞中，并且它们的三磷酸酯显示出对病毒 DNA 聚合酶的选择性抑制，而不是细胞 DNA 聚合酶。
- 含有磷酸基团生物等排体的药物可用于抵抗缺乏胸苷激酶的 DNA 病毒。
- 微管蛋白聚合抑制剂已被用于抗 DNA 病毒。
- 反义分子被设计为抗病毒药物。

19.7　抗 RNA 病毒的抗病毒药物：人类免疫缺陷病毒（HIV）

19.7.1　HIV 的结构和生命周期

人类免疫缺陷病毒（HIV，图 19.11）是一种逆转录病毒（retroviruse）。它有 2 种变种。在美国、欧洲和亚洲，引发艾滋病的是 HIV-1，而在西非主要是 HIV-2。HIV 在过去 20 年中得到了广泛的研究，并且大量的研究工作已经产生了多种抗病毒药物，这些药物已被证明在减缓疾病方面取得了成功，但并未根除该类疾病。目前，大多数临床上有效的抗病毒药物作用于两种靶标——病毒酶逆转录酶（reverse transcriptase）和蛋白酶（protease）。也有针对其他靶标设计的有效的药物，了解 HIV 的生命周期对于确定这些靶标至关重要（图 19.11）。

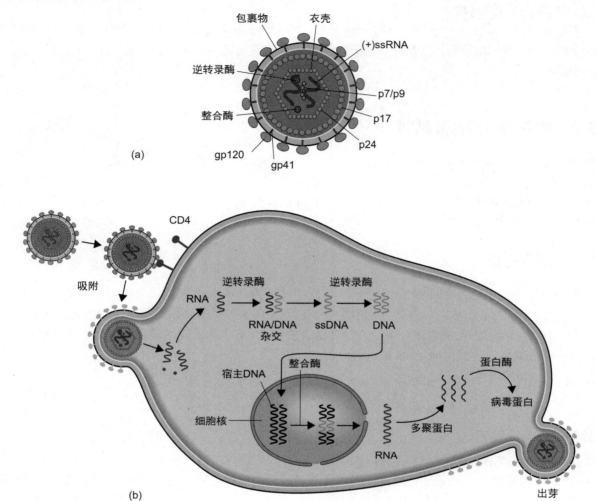

图 19.11 （a）HIV 粒子的结构（p 为蛋白质，gp 为糖蛋白）；（b）HIV 在宿主 T 细胞中的生命周期

HIV 是一种 RNA 病毒，其衣壳内含有 2 条相同的（+）ssRNA 链，还存在病毒酶逆转录酶和整合酶（integrase），以及其他蛋白质（如 p7 和 p9）。衣壳由称为 p24 的蛋白质单元组成，并且在衣壳周围有一层基质蛋白（p17）。除此之外，还有一个膜状包膜，它起源于宿主细胞，含有病毒糖蛋白 gp120 和 gp41。这两种蛋白质对吸附和渗透过程都至关重要。gp41 穿过包膜并与突出在表面的 gp120 非共价结合。当病毒接近宿主细胞时，gp120 与存在于宿主 T 细胞表面的称为 CD4 的跨膜蛋白相互作用并结合。然后 gp120 蛋白质经历构象变化，这允许它们同时结合宿主细胞上的趋化因子受体（chemokine receptor）（CCR5 和 CXCR4，未显示）。进一步的构象变化剥离了 gp120 蛋白，使病毒蛋白 gp41 到达宿主细胞表面并将病毒锚定在表面。然后 gp41 经历构象变化并将病毒和细胞拉在一起，使得它们的膜可以融合。

一旦发生融合，HIV 核衣壳就会进入细胞。然后发生蛋白质衣壳的崩解，这可能是通过称为蛋白酶的病毒酶的作用来实现的。然后将病毒 RNA 和病毒酶释放到细胞质中。释放的病毒 RNA 不能直接编码病毒蛋白或自我复制。相反，它被逆转录为 DNA 并掺入宿主细胞 DNA 中。病毒 RNA 转化为 DNA 不是人体细胞中发生的过程，因而没有宿主酶催化该过程。因此，这个过程是由 HIV 携带自身的酶——逆转录酶来完成的。该酶是 DNA 聚合酶家族的成员，但不同寻常之处在于它可以使用 RNA 链作为模板。逆转录酶首先使用病毒 RNA 作为模板催化 DNA 链的合成。这导致形成了（+）RNA-（−）DNA 杂合体。接着，逆转录酶催化 RNA 链的降解，然后使用剩余的 DNA 链作为模板来催化双链 DNA ［原病毒 DNA（proviral

DNA）] 的合成。紧接着，在病毒蛋白整合酶催化下，原病毒 DNA 被剪接到宿主细胞的 DNA 中。一旦原病毒 DNA 被整合到宿主 DNA 中，它就被称为原病毒（provirs），并且可以在宿主细胞 DNA 中保持休眠状态，直到被细胞特定过程激活。当这种情况发生时，病毒基因 *env*、*gag* 和 *pol* 开始转录以产生病毒 RNA，其中一些 RNA 将被整合到新的病毒粒子中，其余的用于翻译以产生三种大的非功能性多聚蛋白：一个来自 *env* 基因，一个来自 *gag* 基因，另一个来自 *gag-pol* 基因。这些多聚蛋白中的第一个被细胞蛋白酶裂解并产生能掺入细胞膜的病毒糖蛋白（gp120 和 gp41）。剩余的两种多肽（Pr55 和 Pr160）保持完整并移动到内膜表面。细胞膜中的病毒糖蛋白也集中在该区域，并排除细胞蛋白质。然后出芽以产生未成熟的膜结合病毒粒子。在出芽过程中，从 gag-pol 多聚蛋白中释放称为蛋白酶的病毒酶。这一过程通过蛋白酶自动催化裂解其与多肽的其余部分连接的易感肽键来实现。一旦释放，蛋白酶二聚化并裂解剩余的多肽链以释放逆转录酶、整合酶和病毒结构蛋白。衣壳蛋白自组装形成含有病毒 RNA、逆转录酶和整合酶的新核衣壳。

现已发现，一种名为 Vpu 的病毒蛋白在出芽过程中起着重要作用。Vpu 结合到宿主细胞膜蛋白 CD4 并触发宿主用一种叫作泛素（ubiquitin）的蛋白质来标记 CD4 蛋白。被泛素标记的 CD4 被宿主细胞标识出来，以便被降解，因此宿主细胞的 CD4 蛋白可被降解。这对于病毒很重要，因为 CD4 蛋白可能与新合成的病毒蛋白 gp120 复合并阻止新病毒的组装。

19.7.2　针对 HIV 的抗病毒治疗

直到 1987 年，还没有抗 HIV 药物，但对 HIV 生命周期的研究已经确定了几种可能的药物靶标。目前，已开发的大多数药物是针对病毒逆转录酶和蛋白酶的。然而，HIV 治疗的一个严重问题是病毒极易发生突变，这导致对抗病毒药物快速耐药。经验表明，用单一药物治疗 HIV 具有短期益处，但从长期来看，该药物仅用于选择具有耐药性的突变病毒。因此，目前的治疗主要是使用作用于逆转录酶和蛋白酶的不同药物的组合（专栏 19.2）。这成功地延缓了艾滋病的发展并提高了存活率。HIV 治疗的进一步改善是由于开发了针对其他病毒靶标的药物，例如靶向整合酶。

对任何抗 HIV 药物的要求都是巨大的，特别是因为它很可能会被长期服用。该类药物必须对其靶标具有高亲和力（在皮摩尔范围内），并且必须有效地防止病毒繁殖和扩散；对细胞中类似宿主靶标应保持低活性，安全且耐受性良好；必须对尽可能多的病毒分离株起作用，否则它只能用于选择耐药性变体，需要与用于对抗疾病的其他药物协同作用，并与用于治疗由免疫反应减弱引起的机会性疾病和感染的其他药物有良好的相容性。药物必须在感染细胞内和循环中保持治疗浓度之上；必须能够口服且剂量最小，并且最好能够穿过血脑屏障，以防病毒潜伏在大脑中。最后，该类药物必须便宜，因为患者可能会终身服用。

专栏 19.2　用于抗 HIV 的抗病毒药物的临床应用

HIV 感染无法治愈，但抗 HIV 药物可以阻止或减缓疾病发展的速度，从而导致预期寿命显著增加。然而，使用的药物具有毒副作用，这特别重要，因为患者必须在其余生中服用这些药物。这意味着必须不断监测患者。需要采用针对不同酶靶标的药物组合高效抗逆转录病毒疗法（highly active antiretroviral therapy，HAART）。在选择使用药物时，重要的是确保它们具有协同或累加效应，并且它们在毒性方面是相容的。

目前，蛋白酶抑制剂（protease inhibitor，PI）（19.7.4 节）与逆转录酶抑制剂（reverse transcriptase inhibitor）（19.7.3 节）（发散疗法）或另一种 PI（会聚疗法）一起使用。推荐使用两种核苷逆转录酶抑制剂（nucleoside reverse transcriptase inhibitor，NRTI）加一种 PI 的组合，但也可以使用 2 种 PI 和 1 种 NRTI 组合，或 1 种非核苷逆转录酶抑制剂（non-nucleoside reverse transcriptase inhibitor，NNRTI）和 2 种 NRTI 组合。例如，NNRTI 依非韦仑（efavirenz）与两种 NRTI 恩曲他滨（emtricitabine）和替诺福韦（tenofovir）一起使用。

可用于抗HIV的NRTI是齐多夫定（zidovudine）、去羟肌苷（didanosine）、扎西他滨（zalcitabine）、司他夫定（stavudine）、拉米夫定（lamivudine）、恩曲他滨（emtricitabine）、替诺福韦酯（tenofovir disoproxil）和阿巴卡韦（abacavir）。用于抗HIV的NNRTI有奈韦拉平（nevirapine）、地拉韦定（delavirdine）和依非韦仑（efavirenz）。常使用的PI有沙奎那韦（saquinavir）、利托那韦（ritonavir）、茚地那韦（indinavir）、奈非那韦（nelfinavir）、氨普那韦（amprenavir）、阿扎那韦（atazanavir）、达芦那韦（darunavir）、呋山那韦（fosamprenavir）、洛匹那韦（lopinavir）和替拉那韦（tipranavir）。

融合抑制剂恩夫韦肽（enfuvirtide）也被批准作为抗HIV药物，与常规抗HIV药物靶标不同。如果疾病对标准HAART疗法没有做出反应，它可以与常规药物一起使用。三种整合酶抑制剂也被批准用于临床，分别为：拉替拉韦（raltegravir）、多替拉韦（dolutegravir）和艾维雷韦（elvitegravir）。

由于HAART，艾滋病相关死亡的死亡率似乎正在放缓。例如，2009年有180万人死亡，而2004年为240万人。

HAART等联合治疗的一个问题是必须服用的药片数量多，这可能导致患者不能持续服药，从而增加耐药性的风险。为了解决这个问题，已经设计将几种药物合并在一个药片中。例如，Stribild是含有艾维雷韦、可比司他（cobicistat）、恩曲他滨和富马酸替诺福韦酯的单一药片。单药片药物组合的其他实例包括双汰芝（Combivir）、克力芝（Kaletra）、三协唯（Trizivir）、复方阿巴卡韦/拉米夫定（Epzicom/Kivexa）、Tuvada、替拉依（Atripla）、Complexa/Eviplera、绥美凯（Triumeq）、Evotaz、Prezcobix、Dutrebis、捷福康（Genvoya）和达可辉（Descovy）。

19.7.3 病毒逆转录酶抑制剂

病毒逆转录酶抑制剂有两类：核苷类逆转录酶抑制剂（NRTI）和非核苷类逆转录酶抑制剂（NNRTI）。专栏19.3中描述了这些抑制剂的临床使用情况。

19.7.3.1 核苷类逆转录酶抑制剂

逆转录酶是HIV独有的，因此它可作为理想的药物靶标。但该酶仍然是DNA聚合酶，必须注意抑制剂对细胞DNA聚合酶有没有显著的抑制作用。已证明各种核苷样结构可用作抗病毒药物。其中绝大多数本身不具有活性，需要被磷酸化形成活性核苷三磷酸酯。这与之前在19.6.1节中描述的过程相同，但有一个重要的区别：催化所有三种磷酸化需要细胞酶，因为HIV不会产生病毒激酶。

齐多夫定（zidovudine）（图19.12）最初是作为抗肿瘤药物开发的，但是第一个被批准用于治疗艾滋病的药物。它是脱氧胸苷的类似物，其中糖环的3'-羟基已被叠氮基取代。在转化为三磷酸酯后，它能抑制逆转录酶。此外，该三磷酸酯与生长的DNA链连接。由于在糖环的3'位置具有叠氮取代基，因此核酸链不能再延伸。

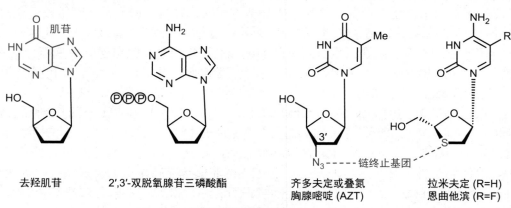

去羟肌苷   2',3'-双脱氧腺苷三磷酸酯   齐多夫定或叠氮胸腺嘧啶（AZT）   拉米夫定（R=H）恩曲他滨（R=F）

图19.12 病毒逆转录酶的抑制剂（Ⓟ＝磷酸）

去羟肌苷（didanosine）（图19.12）是第二个被批准在美国使用的抗HIV药物（1988年）。其活性出乎意料，因为该分子中存在的核酸碱基是肌苷——一种不能天然掺入 DNA 中的碱基。然而，一系列酶反应将该化合物转化为 2',3'- 双脱氧腺苷三磷酸酯，该物质为药物去羟肌苷的活性成分。对靶酶活性位点的研究开发了拉米夫定（lamivudine）和恩曲他滨（emtricitabine）（为脱氧胞苷的类似物，其中 3' 位碳被硫取代）（图 19.12）。用于抗 HIV 和 / 或乙型肝炎的其他临床上有用的 NRTI 包括阿巴卡韦（abacavir，唯一的鸟苷类似物），司他夫定（stavudine）和扎西他滨（zalcitabine），如图 19.13。替诺福韦酯（tenofovir disoproxil）和阿德福韦酯（adefovir dipivoxil）是修饰核苷的前药。这两种结构都含有由两种延长酯保护的单磷酸酯基团。体内水解暴露出磷酸基团，然后如前所述可将磷酸基团磷酸化为三磷酸酯。

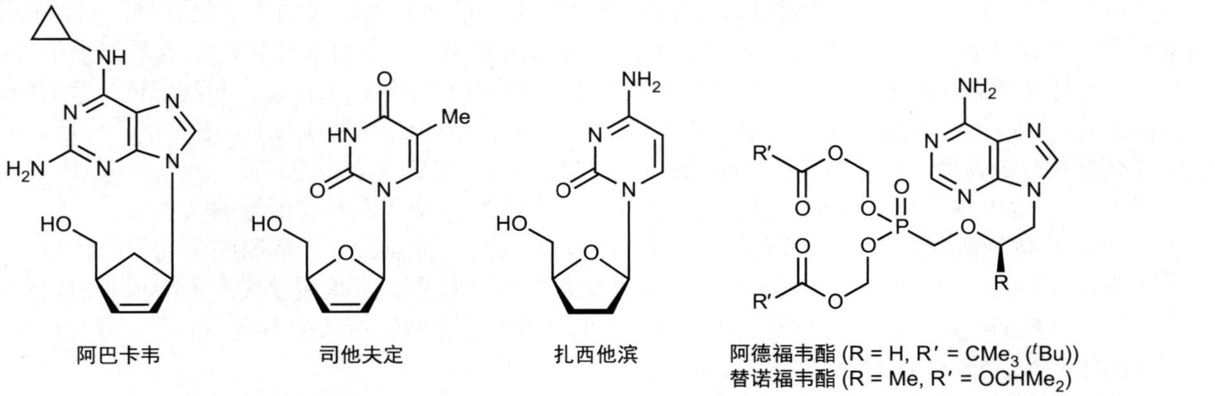

阿巴卡韦　　　司他夫定　　　扎西他滨　　　阿德福韦酯 (R = H, R' = CMe₃ ('Bu))
　　　　　　　　　　　　　　　　　　　　　替诺福韦酯 (R = Me, R' = OCHMe₂)

图 19.13　进一步开发的病毒逆转录酶抑制剂

19.7.3.2　非核苷类逆转录酶抑制剂

非核苷类逆转录酶抑制剂（NNRTI）（图 19.14）通常是疏水性分子，其与酶的变构结合位点结合，其本质上是疏水性的。由于变构结合位点与底物结合位点是分开的，因此 NNRTI 是非竞争性的可逆抑制剂。它们包括第一代 NNRTI，如奈韦拉平（nevirapine）和地拉韦啶（delavirdine）以及第二代 NNRTI，如依非韦仑（efavirenz）、依曲韦林（etravirine）和利匹韦林（rilpivirine）。对酶 - 抑制剂复合物的 X 射线晶体学研究表明，变构结合位点与底物结合位点相邻。NNRTI 与变构位点的结合导致诱导契合，这使邻近的底物结合位点锁定为无活性构象。

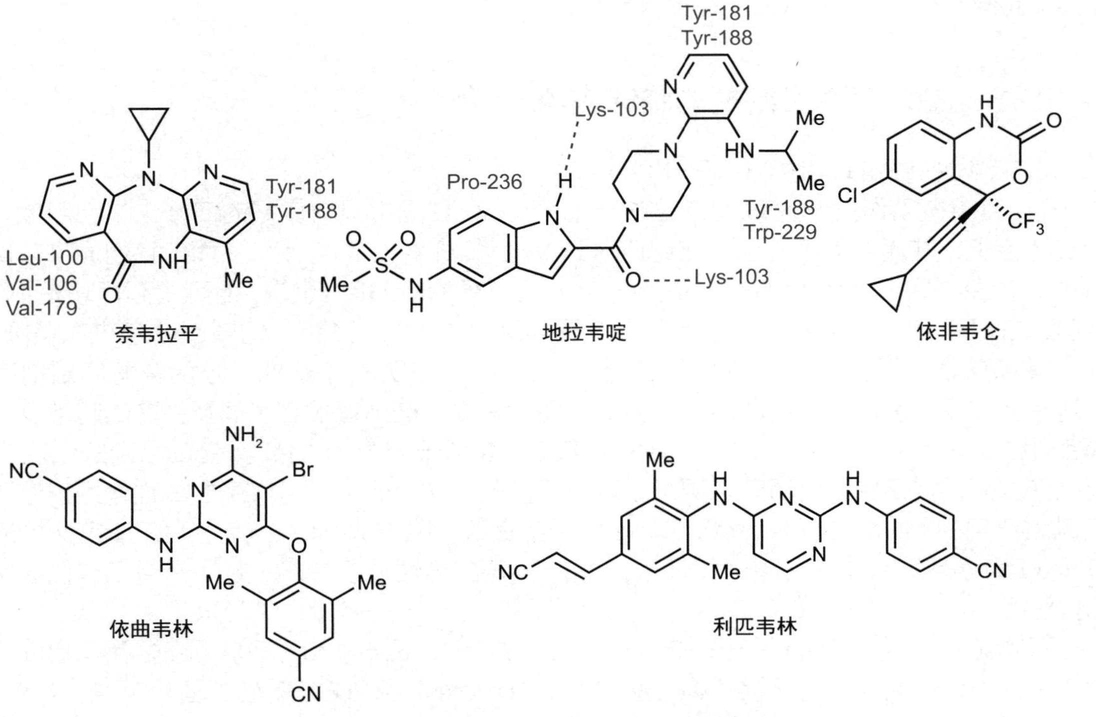

奈韦拉平　　　　　　地拉韦啶　　　　　　依非韦仑

依曲韦林　　　　　　　　　　利匹韦林

图 19.14　临床使用中的非核苷类逆转录酶抑制剂
（与结合位点中的氨基酸的相互作用以蓝色显示）

然而，由于 NNRTI 结合位点的突变而出现快速耐药性，最常见的是用天冬酰胺替代 Lys-103，该突变称为 K103N，定义为广泛耐药性突变（pan-class resistance mution）。可以通过从治疗开始时将 NNRTI 与 NRTI 组合来克服耐药性问题。这两种类型的药物可以一起使用，因为结合位点是不同的。

　　奈韦拉平（nevirapine）是通过随机筛选发现的先导化合物，其结构具有刚性的蝴蝶状构象，使其成为手性。其中一个"翼"与结合位点中的芳香族残基发生疏水作用和范德华相互作用，而另一个"翼"与脂肪族残基发生相互作用。其他 NNRTI 抑制剂与相同的口袋结合，并且似乎起到芳族侧链残基的 π 电子供体的作用。

　　地拉韦啶（delavirdine）是通过筛选 1500 种结构多样的化合物发现的先导化合物。它比其他 NNRTI 更大，并且延伸到正常的口袋之外，使其伸出到周围的溶剂中。吡啶区和异丙氨基是分子中最深埋的部分，并与酪氨酸和色氨酸残基发生相互作用。此外，还存在广泛的疏水接触。与其他第一代 NNRTI 不同，地拉韦啶与 Lys-103 旁边的主要肽链存在氢键结合。地拉韦啶的吲哚环与 Pro-236 相互作用，而 Pro-236 的突变会导致耐药性。用吡咯环代替吲哚得到的类似物可以避免这个问题。

　　第二代 NNRTI 专门开发用于寻找对耐药突变体以及野生型病毒具有活性的药物分子。这一发展得益于 X 射线晶体学研究，晶体学研究显示了抑制剂如何与结合位点结合。从测序研究中已经显示，在导致对第一代 NNRTI 抗性的大多数突变中，大体积的氨基酸被较小的氨基酸取代，表明重要的结合相互作用已丧失。有趣的是，用较大氨基酸取代某氨基酸的突变似乎也对酶的活性不利，但是没有发现在空间上阻止 NNRTI 进入结合位点的突变。

　　依非韦仑（efavirenz）是苯并噁嗪酮结构，其具有针对多种突变体的活性，但对突变体 K103N 具有较低活性，活性下降低于奈韦拉平，并且对各复合物的 X 射线结构的研究表明，依非韦仑的环丙基与 Tyr-181 和 Tyr-188 的相互作用小于奈韦拉平。因此，这些氨基酸的突变对依非韦仑的影响小于对奈韦拉平的影响。依非韦仑也是一种较小的结构，当 K103N 突变发生时可以改变其结合位置，使其与结合位点的主要肽链形成氢键。

　　多个第二代 NNRTI 与酶复合物的 X 射线晶体学研究表明，这些抑制剂含有能与结合口袋顶部的芳香残基 Tyr-181、Tyr-188 和 Trp-229 相互作用的非芳香结构。因为化合物在突变发生时会改变其结合模式，这时相对体积小的基团和与肽链主链形成氢键的能力就显得至关重要。最近批准的 NNRTI 是依曲韦林（etravirine，2008）和利匹韦林（rilpivirine，2011）。

专栏 19.3　逆转录酶抑制剂的临床应用

　　1. 核苷类逆转录酶抑制剂（NRTI）

　　NRTI 目前被用作抗 HIV 联合疗法的一部分。NRTI 通常具有良好的口服生物利用度，与血浆蛋白结合少，并通过肾脏排泄。它们还对 HIV-1 和 HIV-2 都有效。然而，它们通常与毒副作用有关。齐多夫定（zidovudine）是第一个进入市场的抗 HIV 药物，但可引起严重的副作用，如贫血。去羟肌苷（didanosine）是第二个批准使用的抗 HIV 药物，于 1988 年进入美国市场。然而，其存在胰腺毒性风险。阿巴卡韦（abacavir）于 1998 年获批，与蛋白酶抑制剂奈非那韦和沙奎那韦联合使用，已成功用于儿童。然而，其中一些患者报告了危及生命的超敏反应。替诺福韦酯（tenofovir disoproxil）在 2001 年被批准用于 HIV-1 治疗。它在感染的细胞中停留时间比许多其他抗逆转录病毒药物更长，可每日给药一次，但会对肾脏产生毒性作用。它可与相对无毒副作用的恩曲他滨（emtricitabine）一起使用。用于抗 HIV 的其他 NRTI 包括拉米夫定（lamivudine）和司他夫定（stavudine）。拉米夫定的毒性低于齐多夫定，并且已被批准用于治疗乙型肝炎。

　　扎西他滨（zalcitabine）是一种抗乙型肝炎的 NRTI，但长期毒性意味着不能用于治疗不危及生命的慢性病毒性疾病。阿德福韦酯（adefovir dipivoxil）于 2002 年被美国 FDA 批准用于治疗慢性乙型肝炎。它还对 CMV 和疱疹等病毒具有活性。

2. 非核苷类逆转录酶抑制剂（NNRTI）

与 NRTI 相比，NNRTI 对 HIV-1 逆转录酶的选择性高于宿主 DNA 聚合酶。因此，NNRTI 的毒性较小，副作用较少。然而，如果单独使用 NNRTI，会快速出现耐药性，但如果 NNRTI 从治疗开始就与 NRTI 结合，则不会发生这种情况。NNRTI 仅限于对 HIV-1 有活性，通常由肝脏代谢。它们可与其他药物相互作用，并与血浆蛋白结合更强。奈韦拉平（nevirapine）、依非韦仑（efavirenz）、地拉韦啶（delavirdine）、依曲韦林（etravirine）和利匹韦林（rilpivirine）是目前经 FDA 批准用于治疗 HIV 的 NNRTI。

19.7.4 蛋白酶抑制剂

在 20 世纪 90 年代中期，借助 X 射线晶体学和分子模拟的方法，基于结构的药物设计研究发现了一系列作用于 HIV 蛋白酶的抑制剂。与逆转录酶抑制剂一样，蛋白酶抑制剂（PI）单独使用时具有短期疗效，但很快就会产生耐药性。因此，联合治疗已成为一个被广泛接受的治疗 HIV 感染方法。当蛋白酶和逆转录酶抑制剂一起使用时，抗病毒活性增强并且病毒的抗药性发展较慢。

与逆转录酶抑制剂不同，蛋白酶抑制剂不是前药并且不需要被激活。因此，可以使用病毒感染细胞的体外测定方法测试它们的抗病毒活性。同时，还可以分离出蛋白酶，进行酶活性测定。通常，酶活性测定是测量 IC_{50} 水平，作为药物抑制蛋白酶的有效程度的指标。IC_{50} 是抑制酶 50% 活性所需的药物浓度，因此 IC_{50} 值越低，抑制剂越有效。然而，良好的蛋白酶抑制剂并不一定意味着是良好的抗病毒药物。为了达到药效，药物必须穿过受感染细胞的细胞膜，所以体外全细胞测定通常与酶研究一起用于检查细胞吸收。EC_{50} 是抗病毒活性的指标，代表在分离的淋巴细胞中抑制病毒 50% 的细胞病变效应所需的化合物浓度。另一个难题是抗 HIV 药物应具有良好的口服生物利用度（即口服活性），这是蛋白酶抑制剂的一个特殊问题。正如我们将要看到的，大多数蛋白酶抑制剂是由肽先导化合物设计的。众所周知，肽的药动学特性较差（即吸收差、易代谢、排泄快、进入中枢神经系统的受限以及高血浆蛋白结合）。这主要是分子量高、水溶性差和不稳定肽键导致的。在下面的例子中，我们会发现高活性的蛋白酶抑制剂容易被发现，但具有较高的多肽特征。需要进行后续优化降低这些化合物的多肽特性，以保持高抗病毒活性，同时获得可接受的口服生物利用度和半衰期。

临床上使用的蛋白酶抑制剂（专栏 19.4）通常不如逆转录酶抑制剂在胃肠道的吸收好，并且还易受涉及细胞色素 P450 同工酶（CYP3A4）的首关代谢反应的影响。这种代谢会导致与许多用于治疗 AIDS 病患者机会性感染的其他药物的药物相互作用，例如利福布汀、酮康唑、利福平和阿司咪唑。

19.7.4.1 HIV 蛋白酶

HIV 蛋白酶（图 19.15）属于天冬氨酰蛋白酶（aspartyl proteases）家族，可以催化肽键的裂解，并且在活性位点含有对催化机制至关重要的天冬氨酸。该酶相对较小并且可以通过合成获得，或者可以通过克隆使其在快速生长的细胞中表达，然后大量纯化。无论其活性位点有或者无抑制剂结合，该酶都可以结晶，使其成为借助酶-抑制剂复合物的 X 射线晶体学研究设计新抑制剂的理想靶标。

HIV 蛋白酶是由两个相同的蛋白质亚基组成的对称二聚体，每个蛋白质亚基由 99 个氨基酸组成。活性位点位于蛋白质亚基之间的界面处，并具有双重旋转（$C2$）对称性。来自每个单体的氨基酸 Asp-25、Thr-26 和 Gly-27 位于活性位点的底部，并且每个单体提供一个活性口袋顶部的盖子（"flap"）。该酶具有广泛的底物特

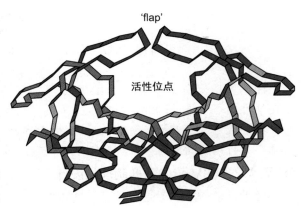

图 19.15　HIV 蛋白酶

异性，可以切割病毒多肽中的多种肽键，但至关重要的是它可以裂解脯氨酸残基和芳香族残基（苯丙氨酸或酪氨酸）之间的键（图19.16）。脯氨酸旁边的肽键的裂解是不常见的，并且在哺乳动物蛋白酶如肾素、胃蛋白酶或组织蛋白酶 D 中不会发生这种裂解，因为这有利于实现 HIV 蛋白酶相较于哺乳动物蛋白酶的选择性。此外，哺乳动物蛋白酶不存在病毒酶及其对称性活性位点，这再次表明 HIV 蛋白酶抑制剂具有选择性。

酶中有 8 个结合亚位点，每个蛋白质亚基有 4 个，位于催化区域的两侧（图19.16）。这些亚位点接受底物的氨基酸侧链，一侧标记为 S1～S4，另一侧标记为 S1′～S4′。底物肽链的相关侧链标记为 P1～P4 和 P1′～P4′（图 19.17）。底物中的肽键也参与与活性位点的氢键相互作用，如图 19.17 所示。活性位点中存在水分子，与酶上 flap 区的 2 个异亮氨酸 NH 基团形成氢键桥。这种氢键网络在底物一旦与之结合就起到关闭活性部位上 flap 区域的作用。

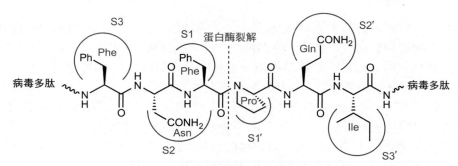

图 19.16　由 HIV 蛋白酶裂解的芳香-脯氨酸肽键

（图中显示了 8 个结合亚位点中的 6 个）

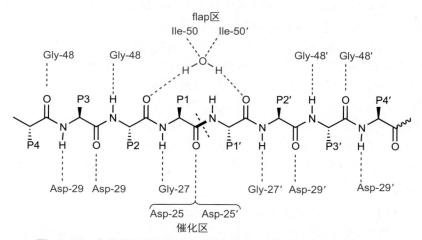

图 19.17　底物的肽骨架和 HIV 蛋白酶的活性位点之间的相互作用

HIV 蛋白酶有 2 种变体，HIV-2 的蛋白酶与 HIV-1 的蛋白酶具有 50% 的序列同一性。主要的变化发生在活性位点之外，因此可以发现抑制剂可与两种酶结合。

活性位点底部的天冬氨酸 Asp-25 和 Asp-25′ 参与催化过程。这些残基中的每一个都由一个蛋白质亚基贡献，并且羧酸盐侧链在水解机制中与桥接水分子相互作用（图 19.18）。

19.7.4.2　HIV 蛋白酶抑制剂的设计

对于肾素（renin）这种哺乳动物中的天冬氨酰蛋白酶，会发生与图 19.18 所示相似的水解机制。在发现 HIV 蛋白酶之前对该肾素有过广泛研究，多种肾素抑制剂被设计为抗高血压药物（3.12 节）。这些药物可作为过渡态抑制剂（transition-state inhibitor），肾素抑制剂开发产生的许多策略都被用于 HIV 蛋白酶抑制剂的设计。

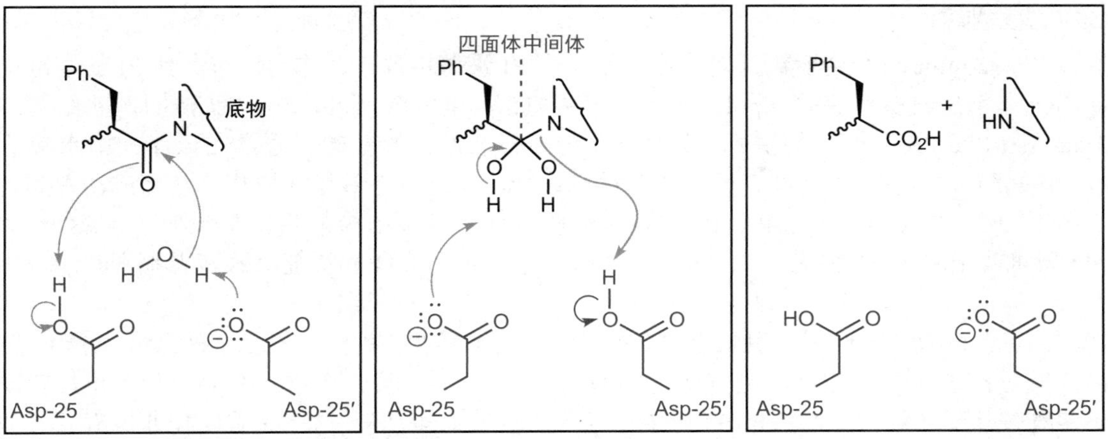

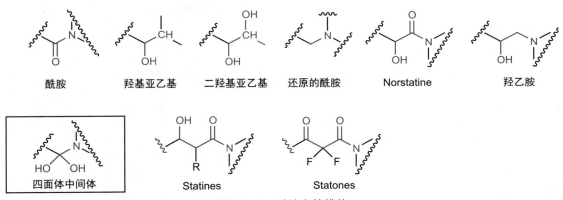

图 19.18　HIV 蛋白酶催化反应的机理

过渡态抑制剂的设计是模拟酶催化反应的过渡态。该方法的优点在于过渡态可能比底物或产物能更好地与活性位点结合。因此，类似过渡态的抑制剂也可能具有更强的结合活性。在 HIV 蛋白酶催化反应的情况下，过渡态类似于图 19.18 中所示的四面体中间体。由于这种结构不稳定，因此有必要设计含有过渡态电子等排体（transition-state isostere）的抑制剂。这种等排体具有四面体中心以模拟过渡态的四面体中心，但对水解稳定。幸运的是，几种这样的电子等排体在肾素抑制剂的设计中已有应用（图 19.19）。因此，合成了大量含有这些等排体的结构，羟乙胺等排体被证明是特别有效的。该等排体具有羟基，模拟了四面体中间体的一个羟基并与活性位点中的天冬氨酸残基结合。该基团的立体化学对活性也很重要，R- 构型通常是更优，这是由 P1′ 基团的性质所决定的。

酰胺　　　羟基亚乙基　　　二羟基亚乙基　　　还原的酰胺　　　Norstatine　　　羟乙胺

四面体中间体　　　Statines　　　Statones

图 19.19　过渡态等排体

在确定了合适的过渡态等排体后，基于酶的天然肽底物设计了一系列抑制剂。因为它们含有适合 8 个亚位点的氨基酸残基，并使底物和酶之间有良好的结合相互作用。从理论上讲，这种设计抑制剂可能是有意义的，所有 8 个亚口袋都被占据，以形成更强的相互作用。然而，这将使结构具有分子量大并由此导致口服生物利用度差。因此，大多数蛋白酶抑制剂设计为具有跨越 S1 ～ S1′ 位点的核心单元。然后在任一端加入另外的取代基以适合 S2/S3 和 S2′/S3′ 亚位点。早期抑制剂，例如沙奎那韦（参见图 19.21），具有与 S3 ～ S3′ 的大多数亚位点结合的氨基酸侧链。然而，这些化合物具有较高的分子量和高的肽特性，导致差的药动学特性。通过使用各种新型 P2 和 P2′ 基团降低化合物的分子量和肽特征，来设计抑制剂结构，使其水溶性和口服生物利用度提高。蛋白酶的 S2 和 S2′ 亚位点分别含有极性（Asp-29、Asp-30）和疏水性（Val-32、Ile-50、Ile-84）氨基酸，这使得在设计时可引入 P2 基团，其含有能生成氢键的疏水结构。还可以设计能够跨越 S1 和 S3 亚位点的 P1 基团，从而可去除 P3 部分来降低分子量。P2 基团通常通过酰基键与 P1 连接，因为所涉及的羰基氧作为前面描述的桥接水分子的重要氢键受体（图 19.17）。

下面将讨论如何使用这些策略来设计一个蛋白酶抑制剂。

19.7.4.3 沙奎那韦

沙奎那韦（saquinavir）由罗氏开发，作为第一个 PI 进入市场，并作为所有其他 PI 的基准。沙奎那韦的设计始于一个病毒多肽底物（pol）和含有苯丙氨酸 - 脯氨酸（Phe-Pro）肽链的多肽结构。由此鉴定得出 Leu-Asn-Phe-Pro-Ile 五肽序列，成为蛋白酶抑制剂设计的基础。通常在该序列中水解的肽键在苯丙氨酸 - 脯氨酸（Phe-Pro）之间，因此该肽键可被羟乙胺过渡态等排体取代，从而成功得到抑制酶的化合物（图 19.20）。Leu-Asn-Phe-Pro-Ile 的氨基酸侧链保留在该结构中并与 5 个亚位点 S3 ～ S2′ 结合。尽管如此，酶抑制作用相对较弱。该化合物还具有高分子量和多肽样特征，这两者都不利于口服生物利用度。

因此，罗氏研究小组开始寻找一种较小的抑制剂，从最简单的酶底物——二肽（Phe-Pro）开始（图 19.21）。肽键被羟乙胺过渡态等排体取代，测试所得的 N 端和 C 端含有保护基的结构 I，发现其具有弱的抑制活性。天冬酰胺基团（结构 II）占据 S2 亚位点导致活性增加 40 倍，这意味着结构 II 比五肽类似物（图 19.20）活性更高。这是一个意想不到的结果，因为五肽类似物占据了更多的结合亚位点。然而，已经发现抑制剂的关键相互作用是在核心区域 S2 ～ S2′ 中。如果设计添加额外基团去结合其他亚位点可能会削弱与核心位点的相互作用，反而导致整体活性下降。例如，尽管亮氨酸可以占据 S3 亚位点，但是将亮氨酸加到结构 II 中导致了活性下降。

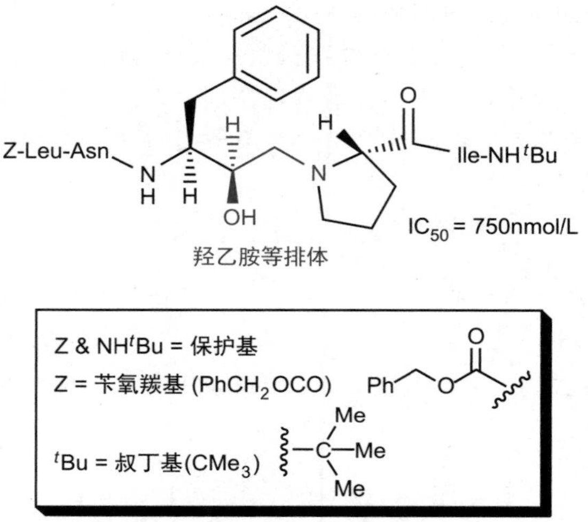

图 19.20　引入羟乙胺过渡态等排体的五肽类似物

采用结构 II 作为新的先导化合物，并且通过改变基团 P1 和 P2 以找到结合 S1 和 S2 亚位点的最佳基团。事实证明，苄基和天冬酰胺侧链已经是最佳基团。酶 - 抑制剂复合物的 X 射线晶体学研究表明，保护基（Z）占据了 S3 亚位点，它是一个大的疏水口袋。因此，保护基团被更大的喹啉环系取代，可以更充分地占据亚位点，这导致活性增加 6 倍（结构 III）。对碳端一侧的结构进行结构修饰，发现脯氨酸适合 S1′ 口袋，但可以用更庞大的十氢异喹啉环系代替它；叔丁基酯保护基占据着 S2′ 亚位点并且可以被叔丁酰胺基团取代，在动物研究中证明其更稳定。得到的结构（沙奎那韦）显示活性进一步增加 60 倍。过渡态羟基的 R 型立体结构是必需的。如果构型为 S，则所有活性都将丢失。

酶 - 沙奎那韦的 X 射线晶体衍射（图 19.21 和图 19.22）证明了以下结果：

① 药物分子上的取代基占据了 5 个亚位点 S3 ～ S2′；

② 叔丁氨基的氮原子被固定，无法通过进一步的 N 取代延伸到 S3′ 亚位点；

③ 羟乙胺部分的羟基和催化作用的天冬氨酸（Asp-25 和 Asp-25′）之间存在氢键相互作用；

④ 过渡态等排体两侧的羰基作为桥接水分子的氢键受体；后者以与图 19.17 所示类似的方式与酶的 flap 区域中的异亮氨酸基团形成氢键。

沙奎那韦仍然在临床上使用，但口服生物利用度差，易产生耐药性。研究人员通过各种努力设计了更简单的沙奎那韦类似物，其具有更低的分子量，更少的肽特征，并因此具有更好的口服生物利用度。

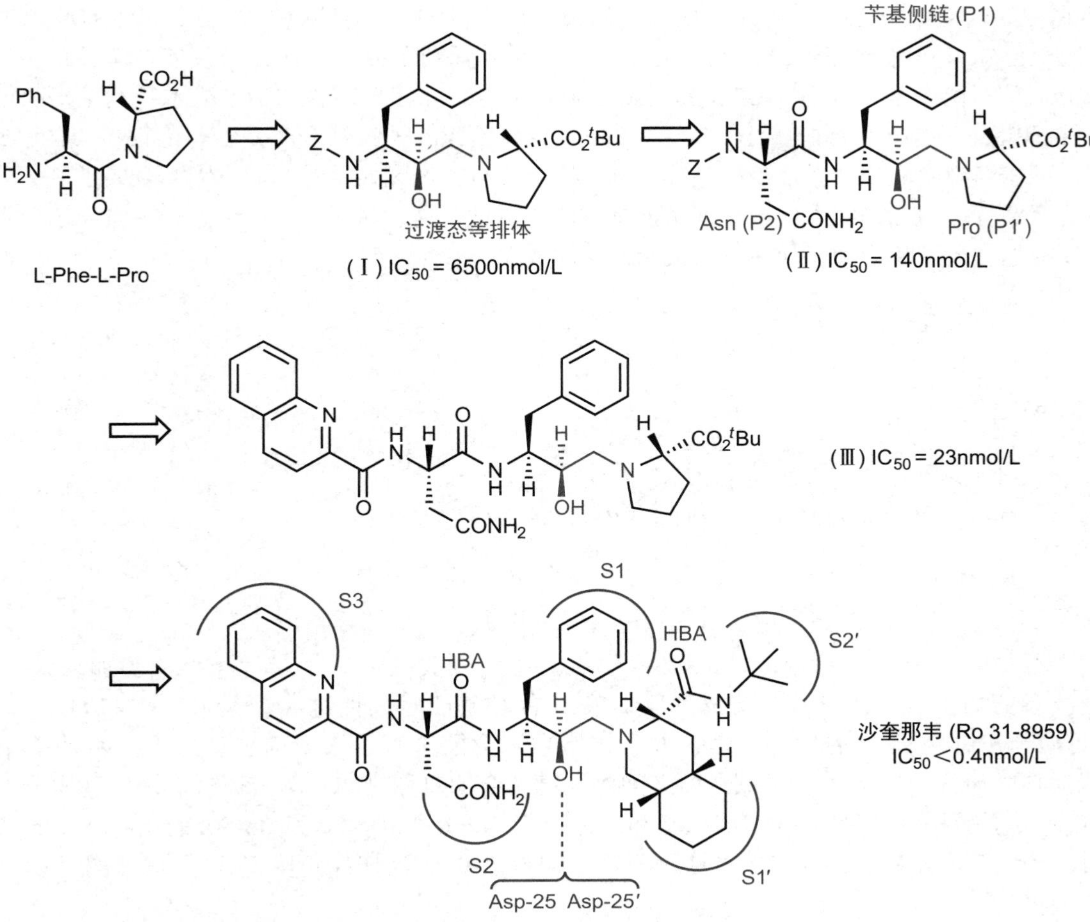

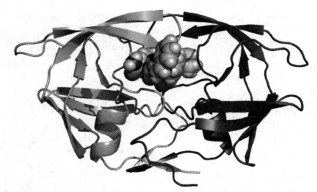

图 19.21　沙奎那韦的开发（Z=PhCH₂OCO）

图 19.22　沙奎那韦与 HIV 蛋白酶的活性位点结合

19.7.4.4　利托那韦和洛匹那韦

　　利托那韦（ritonavir）由雅培（Abbott）制药公司开发，利用了蛋白酶及其活性位点的对称特性。因为活性位点具有 $C2$ 对称性，所以底物能够"从左到右"或"从右到左"结合，因为结合亚位点 S1 ～ S4 与亚位点 S1′～ S4′相同。这意味着可以设计具有 $C2$ 对称性的抑制剂。这有如下优点：首先，对称抑制剂对病毒蛋白酶的选择性应高于哺乳动物天冬氨酰蛋白酶，因为后者的活性位点不对称。其次，对称分子可能不容易被肽酶识别，可改善口服生物利用度。最后，沙奎那韦的开发表明，苄基是 S1 亚位点的最佳结合基团。由于 S1′亚位点与 S1 相同，具有适合 S1 和 S1′亚位点的苄基的对称抑制剂应更强地结合并具有改善的活性。这个论点也可以扩展到适合 S2/S2′亚位点的结合基团，等等。

　　由于没有具有 $C2$ 对称性的先导化合物来匹配活性位点的对称性，因此有必要设计一种。这是通过衍生自天然底物的四面体反应中间体来完成的。假设活性位点的 *C*2 对称轴穿过该中间体的反应中心（图 19.23），由于已知苄基对于结合 S1 亚位点是最佳的，因此保留了分子的左部分并且去除了右部分。然后旋转左部分，使得两个苄基残基以 *C*2 对称性的正确取向存在。由此产生的偕二醇本身就是不稳定的，所以去除一个醇羟基，得到目标醇（Ⅰ，R=H）。为了验证该靶分子在结合时是否与活性位点的 *C*2 对称性匹配，通过分子模拟实验在活性位点构建抑制剂。实验分析的结果显示有利的，因此合成了目标醇。虽然它没有抗病毒活性，但它确实表现出作为酶抑制剂的弱活性，这意味着它可以作为一种先导化合物进一步的研究开发。这代表了化合物设计中从头设计方法的成功（22.15 节）。

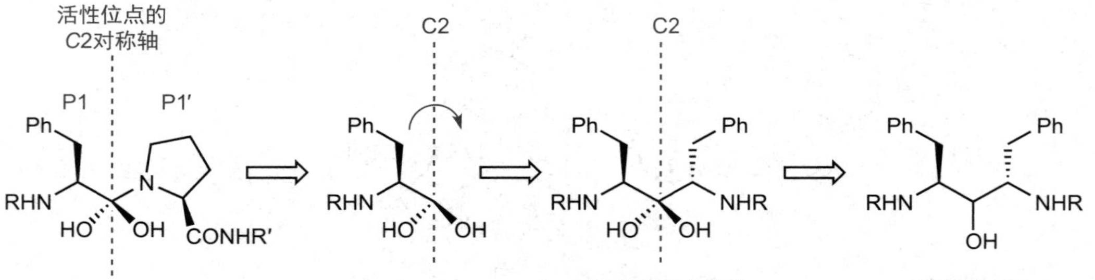

反应中间体　　对称的反应中间体　　目标醇（Ⅰ）

图 19.23　作为抑制剂的对称先导化合物的从头（*de novo*）设计

下一阶段是扩展分子以结合 S2 和 S2′ 亚位点。由此合成并测试了多种结构，当加入缬氨酸时显示出极大改善的酶抑制作用，并且当缬氨酸具有 N 保护基团时活性进一步改善（A74704，图 19.24）。A74704 还显示出针对 HIV 的体外活性，并且抗蛋白水解酶降解。该结构与重组蛋白酶共结晶，并通过 X 射线晶体学研究，揭示了抑制剂和酶之间的氢键结合的对称模式（图 19.25）。还发现水分子（Wat-301）仍然作为氢键桥参与 P2 和 P2′ 的羰基和酶的口袋 flap 区上 Ile-50 和 Ile-50′ 的 NH 基团的氢键网络相互作用。抑制剂和活性部位的 *C*2 对称轴相互之间相差 0.2Å，偏离角度仅 6°，这证明了设计理念的有效性。

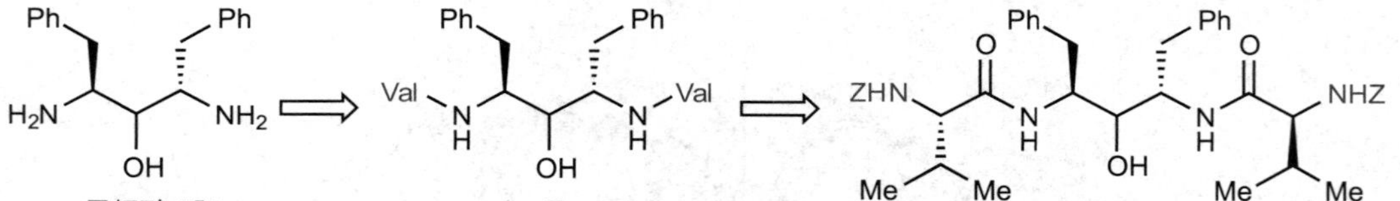

目标醇（Ⅰ）IC_{50} >10 000nmol/L　　Ⅱ IC_{50} = 590nmol/L　　A74704 IC_{50} = 3nmol/L

图 19.24　A74704（Z=$PhCH_2OCO$）的发展

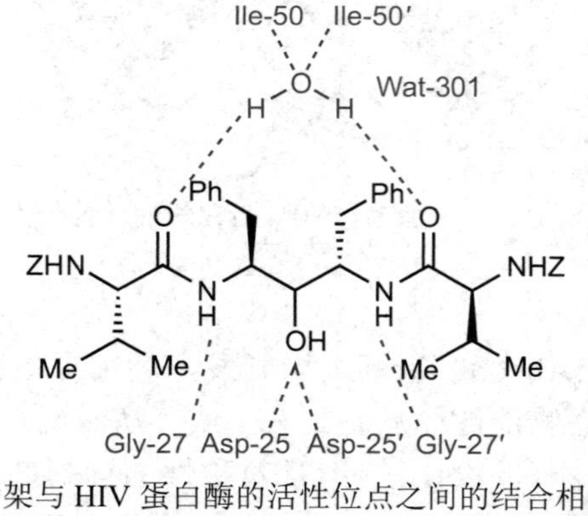

图 19.25　A74704 的骨架与 HIV 蛋白酶的活性位点之间的结合相互作用（Z=$PhCH_2OCO$）

对晶体结构的进一步分析表明，抑制剂上的 NH 基团与 Gly-27 和 Gly-27′ 结合，但两个 NH 基团彼此太靠近不能使得氢键最优。为了解决这个问题，决定设计对称抑制剂，其中 NH 基团将通过额外的键分开。因此，*C*2 对称轴穿过关键肽键的中心。通过类似设计过程以产生图 19.26 所示的二醇作为可能的先导化合物。

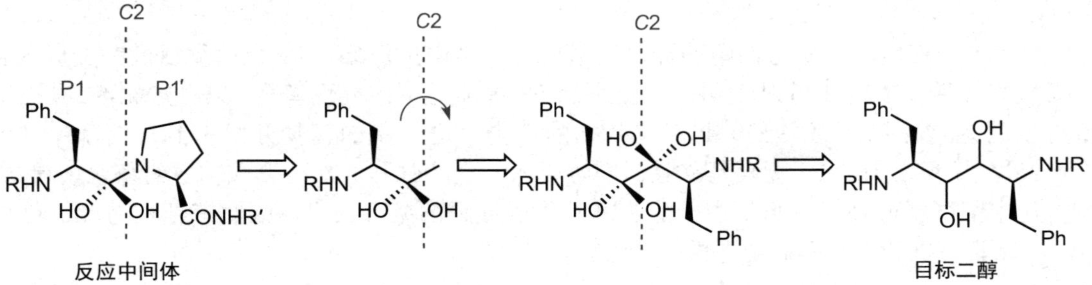

图 19.26　对称二醇抑制剂的从头（*de novo*）设计

接着，合成并测试了类似上述醇的二醇结构。奇怪的是，发现二醇中心的绝对构型对活性的影响不大，而且二醇的活性通常优于相应的醇。例如，A74704 的二醇等价体（图 19.27）的活性是 A74704 的 10 倍。然而，该化合物的水溶性差，表明应该增加其极性。酶-抑制剂复合物的晶体结构显示分子的末端部分暴露于溶剂，这意味着可以在这些位置添加更多极性基团而不影响结合。因此，末端苯基被更具极性的吡啶环取代。末端附近的氨基甲酸酯基团也可被脲基取代，使得 A77003 的水溶性得到改善。但是，其口服生物利用度仍不令人满意，因此该结构作为静脉给药的抗病毒药物进入临床试验。

A77003 如何与活性位点结合的模拟研究提出了两种可能的结合模式：一种是二醇的每个羟基与每个天冬氨酸残基形成对称的氢键；另一种是只有一个羟基氢键与两个天冬氨酸基团键合。为了进一步研究这一点，对酶-抑制剂复合物进行了 X 射线晶体学分析，揭示了发生不对称结合，由此（*R*）-OH 参与了与两个天冬氨酸残基的氢键结合，而 (*S*)-OH 仅能够形成单个氢键相互作用。该分析还表明，增加的两个酰胺 NH 基团未能改善与 Gly-27 和 Gly-27′ 氢键相互作用的几何构型。因此，二醇相对于醇的活性改善是由之前提出原因之外的因素引起的。当进行从头设计时，这些结果并非完全出乎意料，因为柔性分子通常以不同于预测的方式结合。事实上，对于二醇的更好活性可能是缘于 P′ 基团与 S′ 亚位点更好的结合作用。

（*S*）-OH 仅产生一个氢键相互作用的事实表明它可能值得被除去，因为仅从一个氢键相互作用获得的能量可能小于在结合之前羟基去溶剂化所需的能量。由此得到的化合物 A78791 具有改善的活性并且通过 X 射线晶体学显示其与 A77003 以相同的方式结合。

然后研究分子大小、水溶性和氢键结合对这些化合物的药动学和活性的影响。研究得到的化合物 A80987，除去了 P2′ 缬氨酸，并且末端附近的脲基被氨基甲酸酯基取代。通常，发现 *N*-甲基脲的存在有利于水溶性和生物利用度，而氨基甲酸酯对于血浆半衰期和总体活性有益。因此，可以通过在分子的任一端选择适当基团来微调这些性质。

尽管结合相互作用较少，但 A80987 保留了活性并且改善了口服生物利用度。然而，它的血浆半衰期相对较短，且与血浆蛋白结合较强，难以保持治疗的高血药浓度。代谢研究表明 A80987 中吡啶环中的任一个或两个会发生 *N*-氧化，且所得的代谢物主要在胆汁中排泄。为了解决这个问题，尝试了各种设计策略。首先，在吡啶环氮的邻位的空位置上引入烷基，这是充当了空间屏蔽，但证明无法阻止代谢。然后又提出，如果降低吡啶环的电子云密度，则可以减少代谢，因此加入甲氧基或氨基取代基作为吸电子基团，然而，这也无法阻止代谢。最后，P3 上的吡啶环被各种杂环取代，试图找到一种不同的可以作为生物等排体的环系，但对代谢不敏感。使用更缺电子的 4-噻唑基可以得到最好的结果。虽然水溶性会下降，但是可以通过重新引入 *N*-甲基脲基代替其中一个氨基甲酸酯来恢复溶解度。在噻唑环（P3）的 2 位引入疏水性的烷基取代，并随后改变过渡态电子等排体中的羟基的位置，可以进一步改善活性。这也使得 A83962 在其活性方面比 A80987 增加了 8 倍。

随后将注意力转向 P2′ 处的吡啶基，该基团被 5-噻唑基取代，得到具有良好活性和口服生物利用度的利托那韦（ritonavir）。观察到的良好活性表明，噻唑基 N 与 Asp-30（特别是肽骨架中的 NH）之间发生了氢键相互作用，这与 A80987 中吡啶 N 的氢键相互作用十分吻合。生物利用度的改善主要归功于更好的代谢稳定性（比 A80987 稳定 20 倍），并且在通过口服后，有可能获得持续 24h 的有治疗效果的血药浓度。

当利托那韦单独使用时，病毒的耐药株已经形成。这是由蛋白酶第 82 位的缬氨酸突变成丙氨酸、苏氨酸或苯丙氨酸导致。X 射线衍射表明，利托那韦 P3 噻唑基上的异丙基取代基与 Val-82 异丙基侧链之间存在着重要的疏水作用，而突变引起了 Val-82 的消失。进一步的药物开发得到洛匹那韦（lopinavir）（图 19.27），将利托那韦中的 P3 噻唑基移除，同时引入一个环脲基，从而形成构象约束。使得与 S2 亚位点的氢键相互作用得到增强，平衡了由于除去噻唑基而导致的结合损失。因此该结构与 Val-82 没有任何相互作用，所以具有抗利托那韦耐药毒株的活性。

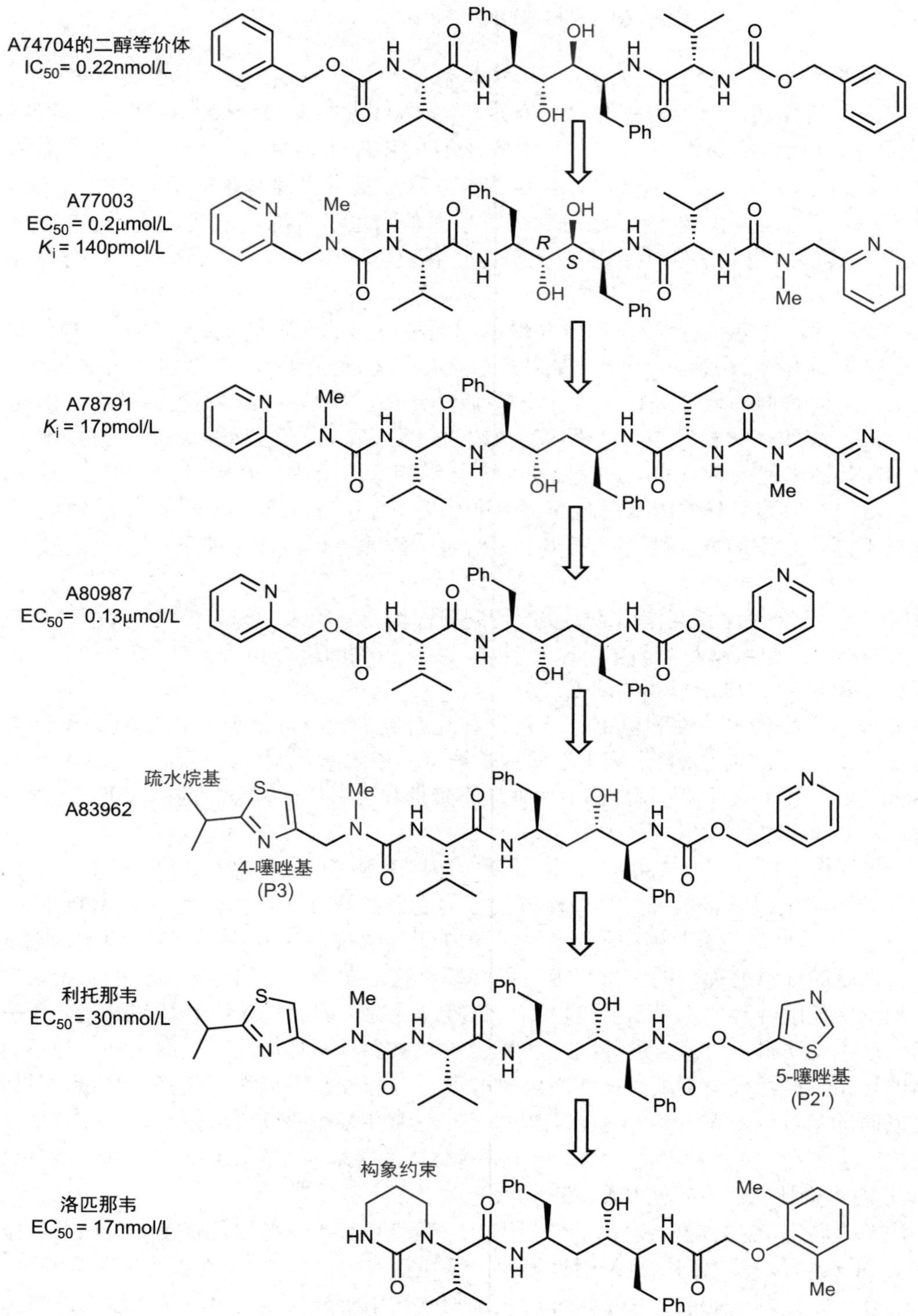

图 19.27 利托那韦（ABT538）和洛匹那韦（ABT378）的开发

19.7.4.5 茚地那韦

茚地那韦（indinavir）的设计使用了一个有趣的杂交策略（图 19.28）。默克公司设计了一种有效的 PI，其中包括羟乙基过渡态电子等排体（L685434）。然而，它的生物利用度和肝脏毒性都很差。此时，默克公司的科研人员提出可以利用活性位点的对称性质。由于 S 和 S′ 亚位点是等价的，应该可以将一个 PI 的一半与另一个 PI 的一半组合以产生结构上不同的杂合抑制剂。通过分子模拟研究来检验假设，默克团队决定将 L685434 的 P′ 一半与沙奎那韦的 P′ 一半结合起来，选择沙奎那韦的 P′ 部分是因为其有溶解度增强的潜力，并且 L685434 的 P′ 部分因其缺乏肽特征而具有吸引力。得到的杂合结构（L704486）作为抑制剂的活性较低，但仍然有效。此外，如预期的那样，十氢异喹啉环系的存在使其具有更好的水溶性和口服生物利用度（15%）。

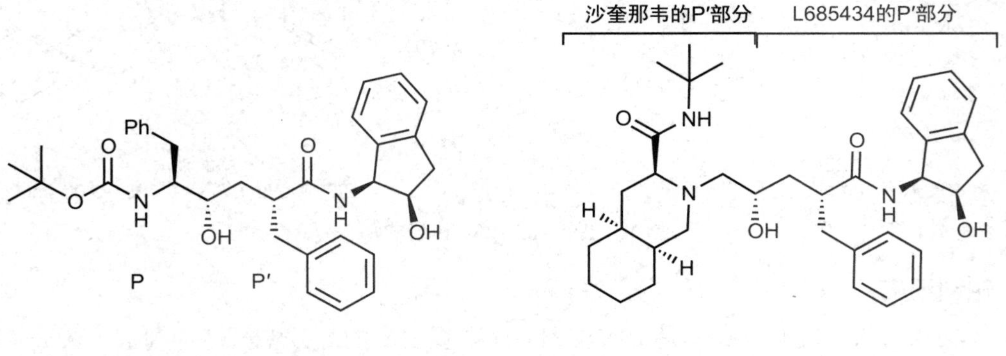

L685434 IC$_{50}$ = 0.3nmol/L

L704486 IC$_{50}$ = 7.6nmol/L

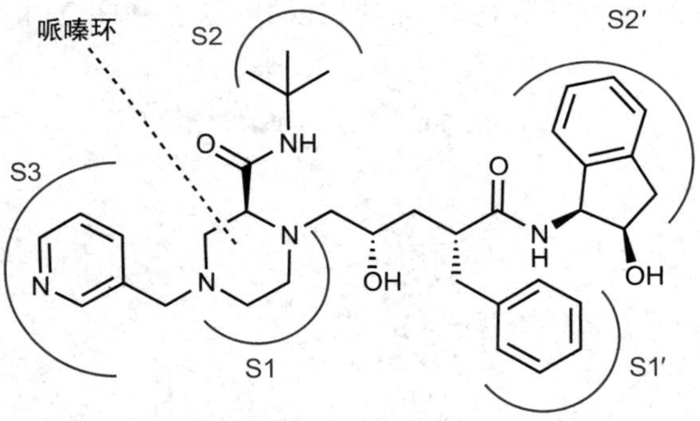

茚地那韦 IC$_{50}$ = 0.56nmol/L

图 19.28　茚地那韦的开发

进一步的修饰旨在改善结合相互作用、水溶性和口服生物利用度。十氢异喹啉环被哌嗪环取代，增加的氮有助于提高水溶性和口服生物利用度。然后加入吡啶取代基以进入 S3 亚位点并改善结合。最后获得茚地那韦，并于 1996 年进入市场。

19.7.4.6 奈非那韦

奈非那韦（nelfinavir）由礼来公司开发，旨在降低 PI 的分子量和多肽的特性。基于结构的药物设计已被用于开发在 P1 处含有延伸取代基的 AG 1254（图 19.29），其能够占据并结合酶的 S1 和 S3 亚位点。其不再需要单独的 P3 基团，使得设计的化合物具有较低分子量。此外，一个新的 P2 结构被设计出来代替先导化合物中存在的天冬酰胺残基。该基团有效地结合到 S2 亚位点。此外，由于该基团不同于任何天然氨基酸侧链，因此化合物的肽特性降低。然而，AG 1254 的抗病毒活性不够高，并且该化合物水溶性较差。

该公司决定改变研究方向，看看新设计的取代基如果被引入沙奎那韦会产生什么样的结果，最终获得了奈非那韦。与酶结合的奈非那韦的晶体结构显示该分子结合时呈伸展构象，其中涉及分子骨架的结合相互作用类似于沙奎那韦。与其他酶-抑制剂复合物的结合方式类似，紧密结合的水分子在抑制剂的两个酰胺羰基和酶的 flap 区之间形成氢键桥。晶体结构还显示 *S*-苯基主要存在于 S1 位点并部分延伸到 S3 位点。取代的苯甲酰胺基团占据 S2 口袋，其甲基取代基通过范德华相互作用与缬氨酸和异亮氨酸相互作用，而酚羟基通过氢键与 Asp-30 相互作用。

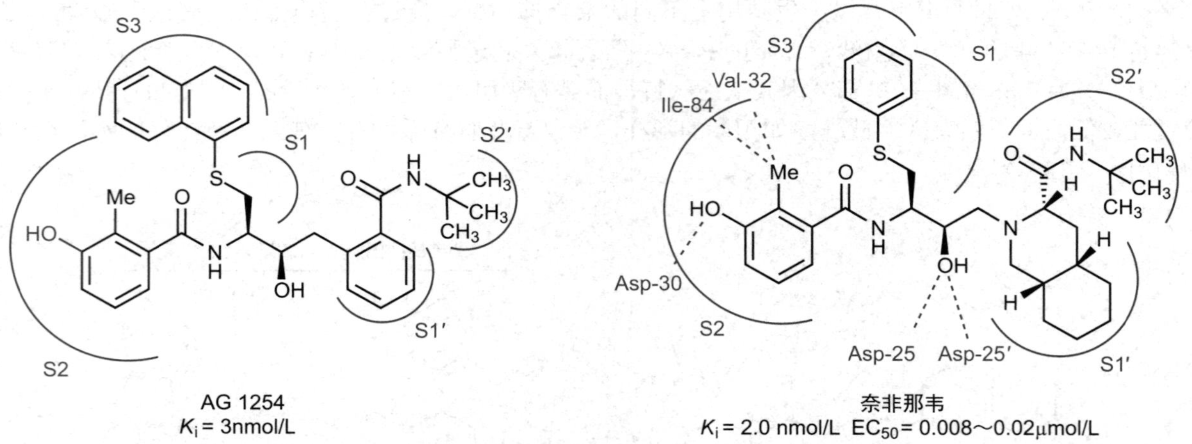

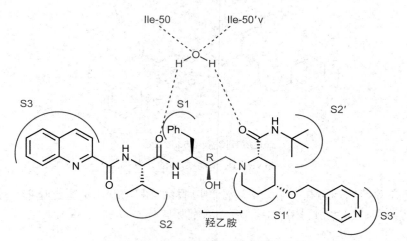

图 19.29　AG 1254 和奈非那韦

19.7.4.7　帕利那韦

帕利那韦（palinavir）（图 19.30）是 HIV-1 和 HIV-2 蛋白酶的高效特异性抑制剂。该分子的左半边或 P 半部分与沙奎那韦相似，并且分子含有相同的羟乙胺过渡态模拟结构。而右侧（P'）侧链是不同的，并且使用与奈非那韦中使用的相同类型的拓展策略设计。在这种情况下，P1′取代基延伸占据了 S1′和 S3′的亚位点。这是通过用 4-羟基-2-哌啶酸取代 P1′的原有的脯氨酸基团并加入含吡啶的取代基从而占据 S3′的亚位点来实现的。

图 19.30　帕利那韦及其结合相互作用

酶-抑制剂复合物的晶体结构显示结合口袋 S3 ～ S3′都被占据。两个羰基通过桥接水分子与酶口袋 flap 区中的异亮氨酸相互作用。羟基与两个催化天冬氨酸残基相互作用。最后，所有酰胺的氧和 NH 原子都可以与活性位点中的对应基团形成氢键。目前正在研究通过引入一个跨越两个结合亚位点（S1 和 S3）的单个基团来简化帕利那韦，从而可移除单独的 P3 结合基团。

19.7.4.8　氨普那韦与达芦那韦

氨普那韦（amprenavir）（图 19.31）由 Vertex Pharmaceuticals 以沙奎那韦作为先导化合物设计的非肽类 PI。沙奎那韦具有高分子量和高多肽特征，这两个特性使口服给药时生物利用度降低。因此，其决定设计一种具有较低分子量和较低肽特性的简单类似物，同时保持良好的活性。首先，将沙奎那韦中的十氢异喹啉基团由异丁基磺酰胺基团取代，得到结构Ⅰ。其将不对称中心的数量从6个减少到3个，从而更容易地合成类似物。通过用四氢呋喃氨基甲酸酯代替P2和P3基团，进一步简化和减少肽的特征。四氢呋喃氨基甲酸酯是Merck先前发现的S2亚位点的良好结合基团。最后，在苯基磺酰胺基团上引入氨基以增加水溶性并增强口服吸收。呋山那韦（fosamprenavir）是氨普那韦的磷酸酯前药。

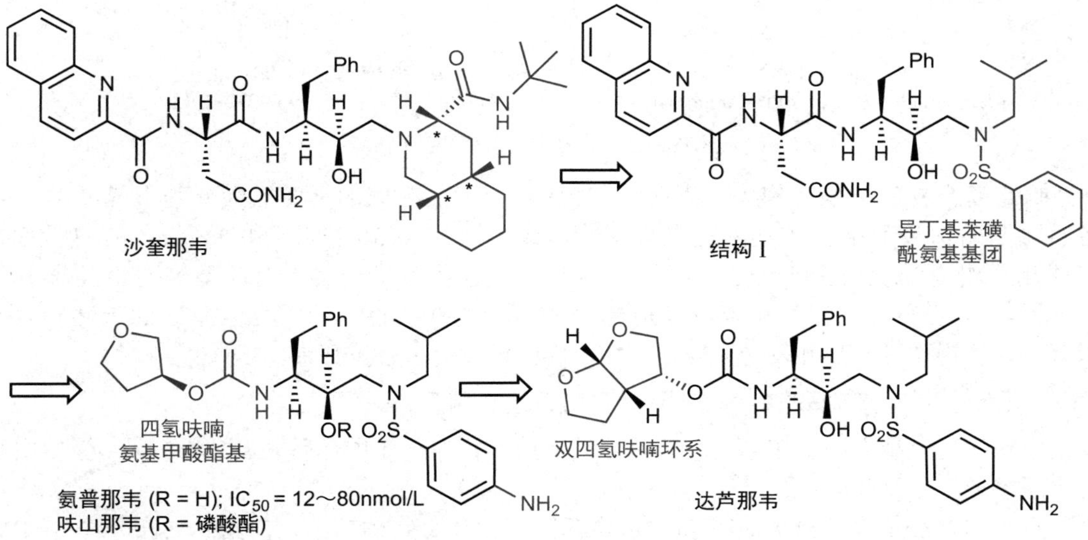

图19.31　氨普那韦和达芦那韦的开发

　　进一步的研究表明，稠合的双四氢呋喃基环系对于疏水性S2口袋区来说是比单一四氢呋喃环更好的结合基团。这是因为它更完全地填充口袋并在环氧原子与酶的肽骨架之间形成氢键相互作用。由于这些相互作用是与蛋白质骨架而非氨基酸侧链相互作用，因此突变也很少导致耐药性。达芦那韦（darunavir）是第二代PI，其中包含上述特性，但目前其他几种化合物也正在研究之中。

19.7.4.9　阿扎那韦

　　阿扎那韦（atazanavir）（图19.32）于2003年6月被批准为第一个每日一次的HIV-1 PI，用作联合治疗的一部分。它类似于得到利托那韦的早期先导物。目前正在研究氘代阿扎那韦类似物，预计其代谢和排泄速率较慢，且半衰期延长。（另见11.2.4节）

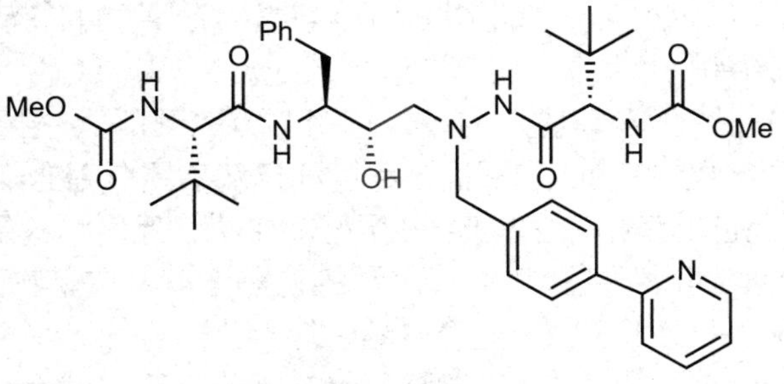

图19.32　阿扎那韦

19.7.4.10　替拉那韦

　　替拉那韦（tipranavir）（图19.33）是由非肽先导化合物设计PI的实例。通过对5000种结构不同的化合物进行高通量筛选，结果发现抗凝血药物华法林（warfarin）是一种具有抗病毒活性的弱PI。然后对各种华法林类似物进行测试，结果发现苯丙香豆素（phenprocoumon）（图19.33）是一种更有效的竞争性酶抑制剂，同时具有较弱的抗病毒活性。这两种结构都用于其他治疗用途，并具有高口服生物利用度。因此，它们有巨大潜力的作为具有良好口服生物利用度的非肽类抗病毒药物的先导化合物。

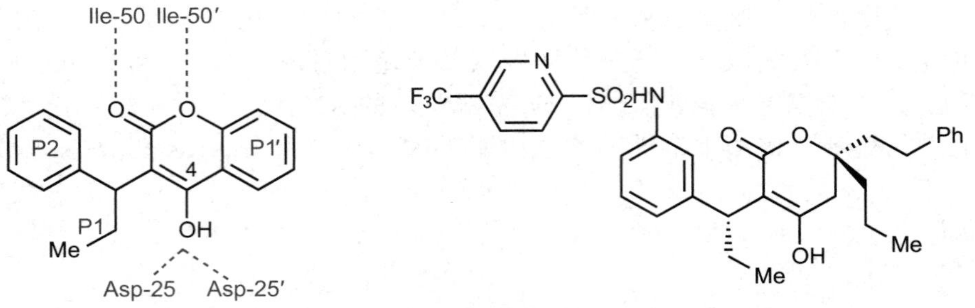

图19.33 苯丙香豆素和替拉那韦

苯丙香豆素
$K_i = 1\mu mol/L$; $ED_{50} = 100\sim300\mu mol/L$

替拉那韦（PNU-140690）
$K_i = 8pmol/L$; $IC_{50} = 30nmol/L$

酶-抑制剂复合物的晶体结构确证表明，4-OH可与催化区域的天冬氨酸残基形成氢键，同时2个内酯氧可直接与酶口袋flap区中的异亮氨酸基团形成氢键（Ile-50和Ile-50'）。与之前的所有PI不同，这种相互作用中没有涉及桥接水分子。因此，这些化合物代表了一类具有新型氢键相互作用药效团的抑制剂。晶体结构还表明，乙基和苯基分别契合S1和S2亚位点，而香豆素系统的苯环契合S1'亚位点。苯丙香豆素被用作进一步开发的先导化合物，由此也发现了替拉那韦。

19.7.4.11 靶向HIV蛋白酶的抗病毒药物的替代设计策略

抑制蛋白酶的另一种方法是在第一时间防止其形成。目前正在进行研究设计蛋白质-蛋白质结合抑制剂，以阻止两个蛋白质亚基的结合过程（7.5节）。

另一个有趣的方法是设计只被HIV蛋白酶激活的毒性化合物的前药。前药的一部分作为HIV蛋白酶的底物，使得毒素仅在HIV感染的细胞中释放。然后，毒素攻击靶细胞并消除这些细胞。

专栏19.4 蛋白酶抑制剂的临床应用

蛋白酶抑制剂（PI）是用于治疗HIV的药物鸡尾酒疗法中的重要组分。当给药对象为血友病患者和糖尿病患者时必须小心，因为这些药物会增加出血风险、降低血糖水平。

沙奎那韦（saquinavir）是1995年首次进入市场的PI。它表现出的HIV-1和HIV-2蛋白酶选择性比人类蛋白酶高100倍。大约45%的患者在用药后一年的时间内对药物产生了临床耐药性，但如果与逆转录酶抑制剂联合给药，则可以延迟耐药性出现的时间。在动物研究中，沙奎那韦的口服生物利用度仅为4%，尽管该药与食物一起服用时这种情况会得到改善。该化合物还与血浆蛋白高度结合（98%）。最终，该药必须以高剂量服用以维持治疗水平的血药浓度。与沙奎那韦相关的一个奇怪的问题是，如果患者服用大蒜，血药浓度会降低。

利托那韦（ritonavir）于1996年进入市场。它对HIV-1和HIV-2蛋白酶都具有活性，并表现出对HIV蛋白酶与哺乳动物蛋白酶的选择性。尽管利托那韦具有高血浆结合率（99%），并且具有高分子量和类肽性质，但它具有比许多其他PI更好的生物利用度。这是药物代谢更稳定的结果，并且可以在口服给药后持续24h保持药物治疗水平的血药浓度。该药物的代谢稳定性原因是药物能有效抑制细胞色素P450酶CYP3A4，这意味着它能阻止自身的代谢。当受CYP3A4影响的药物与利托那韦一起服用时，必须注意，并应调整后者的相应剂量。然而，利托那韦抑制CYP3A4的能力通常有利于其与该酶代谢的其他PI（例如沙奎那韦、茚地那韦、奈非那韦和氨普那韦）一起使用。由于利托那韦抑制CYP3A4，其他PI的寿命和血浆水平可以增加。因此，它通常与其他PI一起以小剂量给药。如果打算单独用作抗HIV药物，则应与核苷类逆转录酶抑制剂一起使用。

洛匹那韦（lopinavir）对耐利托那韦的HIV具有活性，并且与利托那韦一起在单胶囊（Kaletra®）给药。每粒胶囊含有133mg洛匹那韦和33mg利托那韦，后者用作细胞色素P450抑制剂，以增加血液中洛匹那韦的水平。

茚地那韦（indinavir）具有比沙奎那韦更好的口服生物利用度，同时对血浆蛋白的结合程度较低（60%）。通常与核苷类逆转录抑制剂如去羟肌苷联合给药。

奈非那韦（nelfinavir）于1997年上市，用作四药联合疗法的一部分。与茚地那韦和利托那韦一样，奈非那韦比沙奎那韦更有效，因为它具有更好的药动学特征。与沙奎那韦相比，它具有较低的分子量和logP，并且水溶性增强，从而提高口服生物利用度。它可以抑制代谢酶CYP3A4，从而影响该酶代谢的其他药物的血浆水平。它的血浆蛋白结合率高达98%。

氨普那韦（amprenavir）被许可给GlaxoWellcome，并于1999年上市。相对于哺乳动物蛋白酶，它对病毒蛋白酶具有特异性，约90%的蛋白质结合率。它具有良好的口服生物利用度（动物研究中为40%～70%）。呋山那韦（fosamprenavir）是氨普那韦的磷酸酯前药，分别于2003年和2004年获得美国FDA和欧洲药品管理局（EMA）的批准。前药可以看作是氨普那韦的缓释型态，减少了所需的药物的摄入量。它通常与利托那韦联合给药。达芦那韦（darunavir）是由Tibotec开发的第二代PI，并于2006年被美国FDA批准为首个治疗耐药性HIV的药物。它通常与利托那韦一起给药。

阿扎那韦（atazanavir）于2003年6月被批准为第一个每日一次的HIV-1 PI，用作联合治疗的一部分。它通常与利托那韦一起给药。

替拉那韦（tipranavir）用于治疗对其他PI有抗药性的HIV感染。然而，替拉那韦有危及生命的肝毒性病例报道。

19.7.5 其他靶标的抑制剂

其他研究中的治疗HIV的药物包括整合酶抑制剂（integrase inhibitor）和细胞进入抑制剂（cell entry inhibitor）。阻止病毒进入宿主细胞是理想的抑制方式，因为病毒处于生命周期的早期。恩夫韦肽（enfuvirtide）于2003年3月获批，是一类新型融合抑制剂（fusion inhibitor）的第一个药物，是由36个氨基酸组成的多肽，与病毒蛋白gp41的C端相匹配。该药物通过形成一个α-螺旋并结合到gp41蛋白的一组3个类似α-螺旋群来起作用。这种相互作用阻止了病毒进入宿主细胞。为了实现融合，gp41蛋白将病毒锚定在宿主细胞的细胞膜上。然后，它经历构象变化，利用已经存在的3个螺旋作为锚定位点，构建一组6个螺旋群（图19.34）。这组螺旋可将病毒粒子和宿主细胞的细胞膜拉在一起以实现融合。恩夫韦肽通过与gp41的3个螺旋结合，阻止所需六聚体的形成并防止其融合。

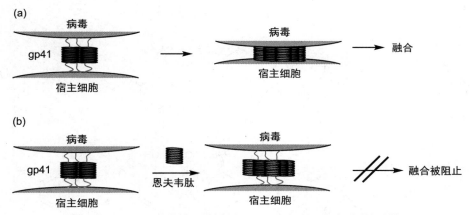

图19.34 （a）融合的正常机制；（b）恩夫韦肽作为融合抑制剂

恩夫韦肽的合成涉及106个步骤，这使得其价格昂贵并可能导致其使用受限。目前正在研究一种更小的化合物（BMS 378806），该化合物与gp120结合，并阻止病毒CD4在细胞表面的初始结合。

N-正丁基脱氧野尻霉素（N-butyldeoxynojirimycin）（图19.35）是一种糖类化合物，能抑制糖苷酶

(glycosidases)催化水解连接在病毒蛋白上糖链。当这一过程受到抑制，最终使过多的糖类化合物附着在蛋白质上，导致蛋白质产生不同的构象。研究认为 gp120 蛋白受此种方式影响，使 gp41 蛋白不能像 19.7.1 节所述的方式被剥离并暴露出来。

像 JM 3100（图 19.35）等双环化合物阻断了 CCR5 趋化因子受体（CCR5 chemokine receptor），目前是作为阻止膜融合和细胞进入的药物进行研究。

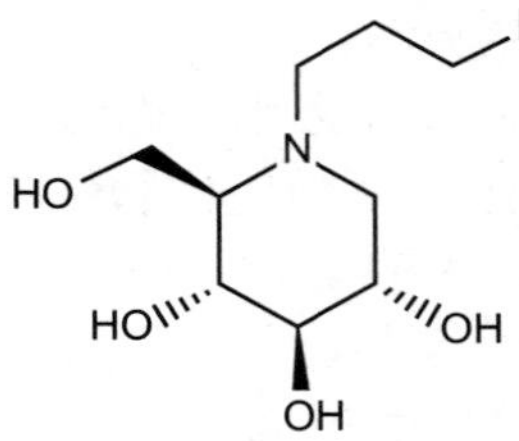

N-正丁基脱氧野尻霉素

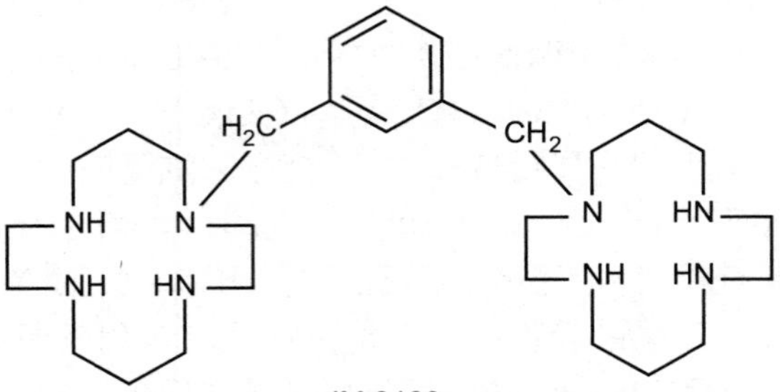

JM 3100

图 19.35　抑制细胞进入的药物

马拉韦罗（maraviroc）（图 19.36）是一种于 2007 年获批的 CCR5 拮抗剂，是第一个作用于宿主细胞而非病毒靶标的抗 HIV 药物。它是从一种活性强、抑制 HERG 离子通道的化合物（专栏 9.3）发展而来的。抑制这些离子通道的药物具有心脏毒副作用，因此合成了大量类似物筛选不阻断 HERG 离子通道的有效化合物，结果发现了马拉韦罗。它是通过阻断病毒蛋白和宿主细胞蛋白之间的蛋白质 - 蛋白质相互作用而起作用的一种制剂（7.5 节）。

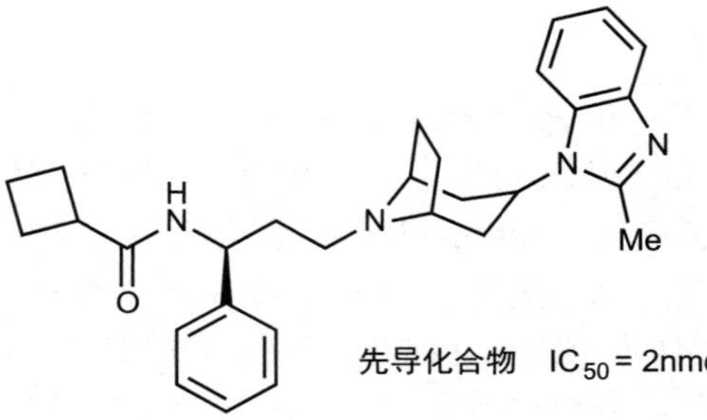

先导化合物　IC_{50} = 2nmol/L

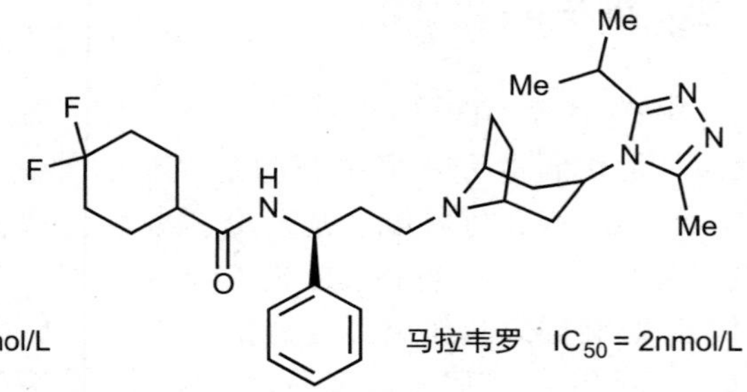

马拉韦罗　IC_{50} = 2nmol/L

图 19.36　马拉韦罗与开发它的先导化合物的比较

2007 年上市的第一个整合酶抑制剂是拉替拉韦（raltegravir）（图 19.37）。酮 - 烯醇体系作为酶活性位

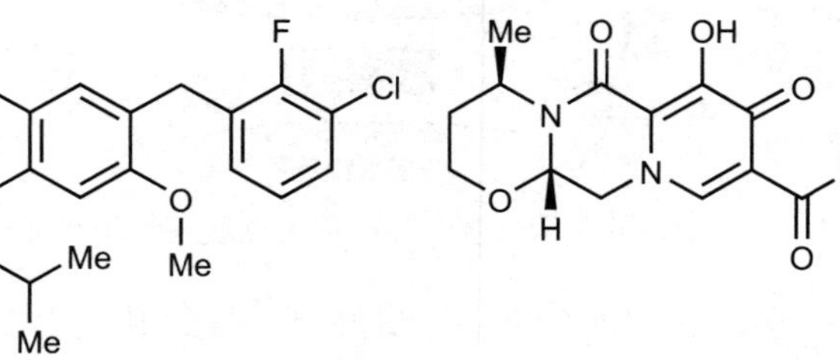

拉替拉韦

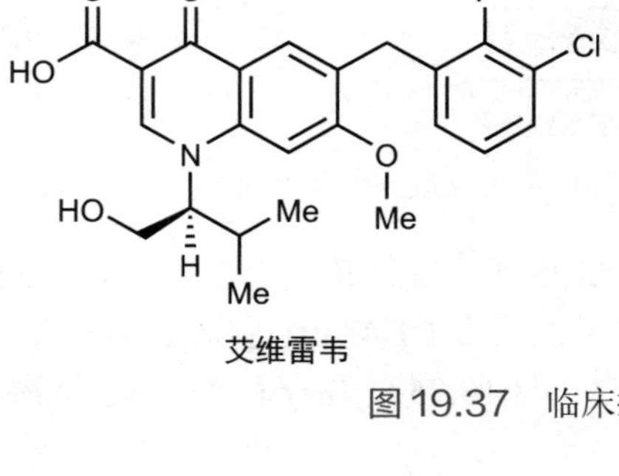

艾维雷韦

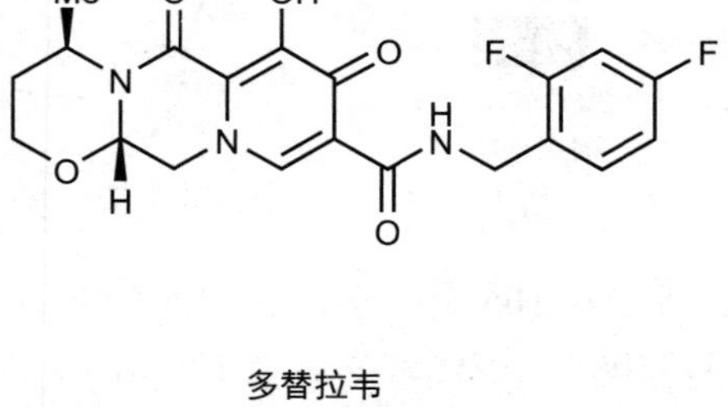

多替拉韦

图 19.37　临床批准的整合酶抑制剂

点上两个镁离子辅因子的螯合基团，对酶的活性起着重要的作用。艾维雷韦（elvitegravir）作为第二个整合酶抑制剂在 2012 年上市，随后多替拉韦（dolutegravir）在 2013 年上市。

艾维雷韦可与可比司他（cobicistat）（图 19.38）联合使用。可比司他实际上不是抗病毒药物。相反，它抑制代谢艾维雷韦的细胞色素 P450 酶 CYP3A4。因此，可比司他作为一种"哨兵"药物（sentry drug，11.7.1 节）延长艾维雷韦的半衰期。

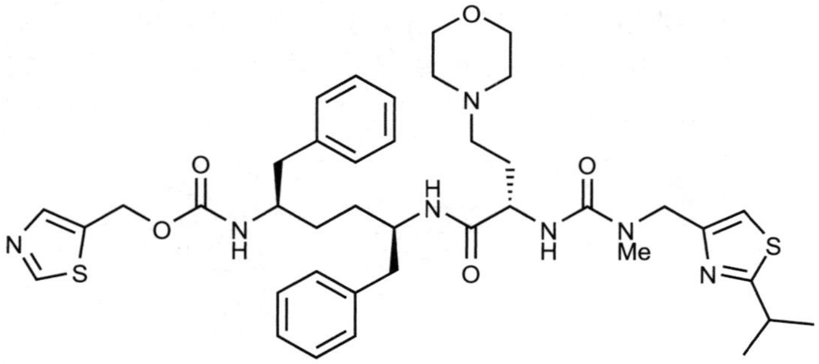

图 19.38　可比司他

可比司他也可用于增加达芦那韦和阿扎那韦的口服吸收。

🌱 **关键知识点**

- HIV是一种逆转录病毒，含有RNA作为其遗传物质，是艾滋病的罪魁祸首。
- 抗HIV药物的2个主要病毒靶标是逆转录酶和蛋白酶。也已经开发出一些作用于其他靶标的药物，其中一些已经获批。联合治疗是治疗HIV感染的优选方法。
- 抗HIV药物对效力和安全性要求很高，因为患者可能终生使用。
- 逆转录酶是一种DNA聚合酶，催化单链RNA转化为双链DNA。正常细胞中不存在这样的生化过程。
- 核苷类逆转录酶抑制剂需由细胞酶转化为活性三磷酸酯，属于前体药物，起到酶抑制剂和链终止作用。
- 非核苷类逆转录酶抑制剂通过与变构结合位点结合起酶抑制剂的作用。
- HIV蛋白酶是由两个相同的蛋白质亚基组成的对称二聚体结构。每个亚基的天冬氨酸残基参与催化机制。
- 与哺乳动物蛋白酶的不同之处在于，HIV蛋白酶是对称的，能够催化脯氨酸和芳香氨基酸之间肽键的断裂。
- 蛋白酶抑制剂是根据过渡态作用设计的。它们含有一个四面体型但对水解稳定的过渡态等排体，加入合适的取代基以适配通常由多肽底物的氨基酸侧链占据的各种结合口袋。
- 要获得口服有效的PI，重要的是要使与酶的结合相互作用最大化，同时使分子的分子量和肽特征最小化。
- 细胞融合抑制剂已经开发出来，其中一个已经上市。
- 已经批准上市了3个整合酶抑制剂。

19.8　抗RNA病毒的抗病毒药物：流感病毒

19.8.1　流感病毒的结构和生命周期

流感是一种经空气传播的呼吸道疾病，由 RNA 病毒感染上呼吸道上皮细胞引起。它是导致死亡的主要原因，特别是在老年人中，或在免疫系统较弱的患者中。最严重的流感发生在 1918 年，全世界至少有 2000 万人死于西班牙流感病毒。随后在 1957 年、1968 年和 1977 年也发生过流感流行。

流感病毒的核衣壳包含（－）ssRNA 和病毒酶 RNA 聚合酶（RNA polymerase）（见图 19.1）。在核衣壳周围，有一层源自宿主细胞的膜状包膜，包膜中含有称为神经氨酸酶（neuraminidase，NA）和血凝素（haemagglutinin，HA）的两种病毒糖蛋白。后者之所以得名，是因为它能将病毒粒子与红细胞结合并引起血凝反应。NA 和 HA 糖蛋白是尖刺状物质，伸出表面约 10nm，对感染过程至关重要。

为了到达上呼吸道的上皮宿主细胞，病毒必须通过一层保护性黏液，现在认为病毒蛋白 NA 有助于实现这一目的。黏膜分泌物富含糖蛋白和糖脂，其带有称为唾液酸［sialic acid，也称为 N- 乙酰神经氨酸（N-acetylneuraminic acid）］的末端糖取代基。神经氨酸酶，也称为唾液酸酶（sialidase），是一种从这些糖蛋白和糖脂中裂解出唾液酸的酶（图 19.39），从而降解黏液层并使病毒到达上皮细胞表面。

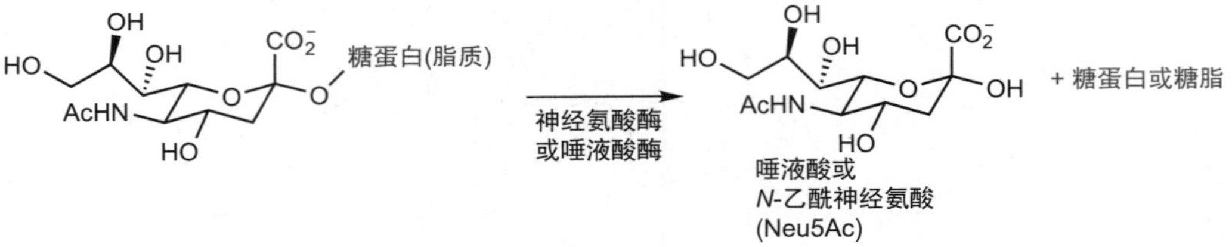

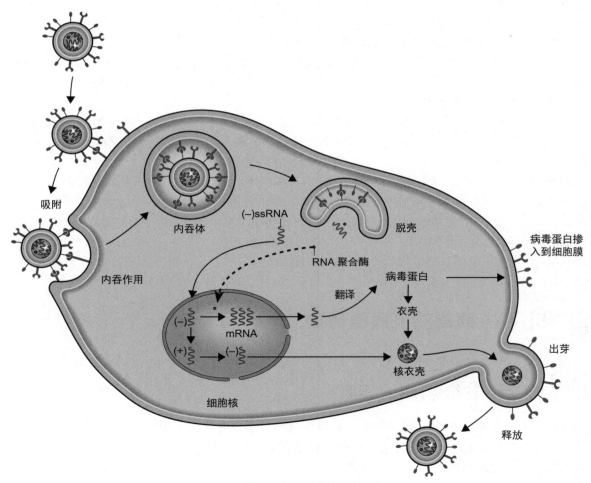

图 19.39　神经氨酸酶（唾液酸酶）的作用

一旦病毒到达上皮细胞，就会发生吸附，从而使病毒与存在于宿主细胞膜中的具有末端唾液酸部分的细胞糖缀合物结合。病毒蛋白 HA 对此过程至关重要。与 NA 一样，HA 识别唾液酸，但不催化从糖缀合物中裂解唾液酸，而是与其结合（图 19.40）。一旦病毒粒子被吸附，细胞膜就会向内凹陷，并携带病毒粒子，形成一个称为内吞体（endosome）的囊泡，该过程称为受体介导的内吞作用（receptor-mediated

图 19.40　在宿主上皮细胞中的流感病毒的生命周期

endocytosis)。然后内吞体中的 pH 降低，导致病毒包膜中的 HA 经历显著的构象变化，使蛋白质的疏水末端向外弹出并向内吞体膜延伸。两者接触之后，发生融合，RNA 核衣壳被释放到宿主细胞的细胞质中。核衣壳崩解释放病毒 RNA 和病毒 RNA 聚合酶，之后它们都进入细胞核。

接下来，病毒 RNA 聚合酶催化复制（−）病毒 RNA 以产生（+）病毒 RNA，其离开细胞核并充当病毒蛋白翻译所需的 mRNA。（−）病毒 RNA 的拷贝也在细胞核中产生，然后输出到细胞质中。

衣壳蛋白在细胞质中自组装，并掺入（−）RNA 和新产生的 RNA 聚合酶以形成新的核衣壳。同时，将新合成的病毒蛋白 HA 和 NA 掺入到宿主细胞的细胞膜中。然后，新形成的核衣壳移动到细胞膜并附着到内表面，HA 和 NA 移动至细胞膜并在该区域聚集，排除宿主细胞蛋白。然后出芽，释放出新的病毒粒子。这种释放是由 NA 通过水解病毒上的 HA 与宿主细胞膜上的唾液酸偶联物之间发生的相互作用来实现的。

NA 的去唾液酸化速率（以帮助病毒粒子离开宿主细胞）与 HA 和唾液酸化的糖缀合物的附着速率（使其进入细胞）之间存在重要的平衡。如果 NA 过于活跃，则会破坏 HA 识别的受体，从而阻碍细胞的感染。但如果 NA 太弱，新形成的病毒粒子将在出芽后依然吸附在宿主细胞，阻碍它们感染其他细胞。值得注意的是，与蛋白质中其他位置的氨基酸不同，存在于 NA 活性位点的氨基酸是高度保守的。这证明了酶活性水平的重要性。

由于 HA 和 NA 位于病毒粒子的外表面，它们可以作为抗原（即可能被抗体和身体的防御系统识别的分子）。从理论上讲，应该可以制备疫苗使身体获得对流感病毒的免疫力。研发这种疫苗是可行的，但它们并不是完全保护性的，会随着时间的推移而失去保护作用。这是因为流感病毒擅长改变 HA 和 NA 中存在的氨基酸，从而使这些抗原不能被最初识别它们的抗体识别，这个过程被称为抗原变异（antigenic variation）。抗原变异发生的原因可以追溯到 RNA 聚合酶，这是一种相对容易出错的酶，意味着编码 HA 和 NA 的病毒 RNA 不一致。编码的变化导致 NA 和 HA 中存在的氨基酸的变化，这就产生了基于其 NA 和 HA 的抗原性质的不同类型的流感病毒。例如，NA 存在 9 种抗原变体。

流行性感冒（流感）病毒有 3 种，分别为甲型、乙型和丙型。抗原变异似乎不会发生在丙型流感病毒中，并且在乙型流感病毒中发生缓慢。然而，在甲型流感病毒中，变异几乎每年发生。如果变异很小，则称为抗原漂移（antigenic drift）。如果变异很大，则称为抗原转变（antigenic shift），这可能导致较严重的流行病和大流行。在人类中流行的流感病毒亚型有 2 种，即 H1N1 和 H3N2 抗原的亚型（其中 H 和 N 分别代表 HA 和 NA）。设计有效的抗病毒药物的一个主要目的是找到一种对甲型流感病毒有效的药物，尽管存在抗原变异，但仍然要有效。一般来说，疫苗接种是预防流感的首选方法，但当疫苗接种失败时，抗病毒药物在预防和治疗流感方面发挥作用。

19.8.2　离子通道破坏剂：金刚烷类

金刚烷类（图 19.41）是通过随机筛选发现的，是最早用于临床治疗流感的抗病毒药物，可使疾病发病率降低 50%～70%。金刚烷胺（amantadine）和金刚乙胺（rimantadine）（图 19.41）是具有相似作用机制的金刚烷类药物，可以通过 2 种方式抑制病毒感染。在低浓度（<1μg/mL）时，它们通过阻断称为基质（M2）蛋白［matrix（M2）protein］的病毒离子通道蛋白来抑制甲型流感病毒的复制。在较高浓度（>50μg/mL）时，这些化合物的碱性变得很重要，碱性缓冲了内吞体的 pH 值，阻断了 HA 融合病毒膜与内吞体膜所需的酸性环境。这些机制抑制了病毒的渗透和脱壳。

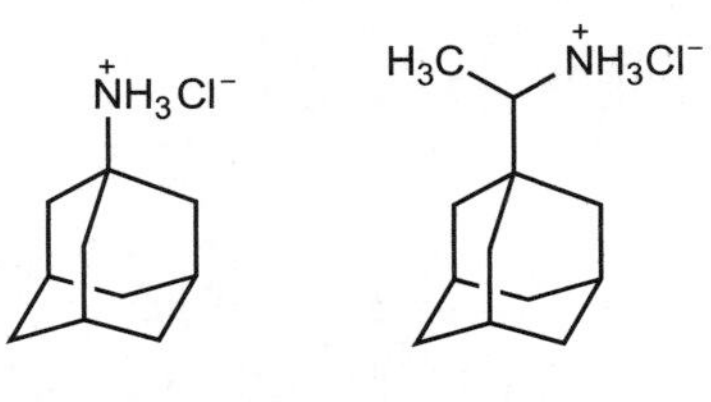

金刚烷胺　　　金刚乙胺

图 19.41　金刚烷类

然而，病毒可以在金刚烷胺存在时发生突变以形成耐药变体。金刚烷胺结合 M2 离子通道的特定区域，并且耐药变体通过突变改变了通道的宽度。寻找可能仍与这些突变体结合的类似物的研究未获成功。另一项工作是试图找到一种在一定浓度上可能影响离子通道和 pH 值的类似物。这主要集中在具有增加碱性的二级和三级胺，以及改变结构来减少离子通道的活性。主要设想是如果药物同时作用于 2 个不同的靶标，则不太可能产生耐药变体。金刚乙胺在 1993 年被批准用于治疗甲型流感病毒的毒性较小的金刚烷胺的替代品。然而，这两种药物对乙型流感病毒都无效，因为这种病毒不含基质（M2）蛋白。副作用也是一个问题，可能是由于对宿主细胞离子通道的影响。

19.8.3 神经氨酸酶抑制剂

19.8.3.1 神经氨酸酶的结构和机制

神经氨酸酶（NA）在感染过程中具有两个关键作用（19.8.1 节），因此它成为潜在的抗病毒药物的有前途的靶标。实际上，早在 1966 年就开展了 NA 抑制剂筛选计划，但没有成功。继此之后，研究人员着手设计一种基于机制的过渡态抑制剂。这项工作进展缓慢，直至分离出神经氨酸酶，才通过 X 射线晶体学和分子模拟研究其晶体结构。

神经氨酸酶是一种蘑菇状的四聚体糖蛋白，其通过约 29 个氨基酸的单一疏水序列锚定在病毒膜上。因此，该酶可以从膜表面剪切分离且进行研究，并不失去其抗原或酶活性。X 射线晶体学研究表明，活性位点是位于每个蛋白质亚基中心的一个深口袋。神经氨酸酶有两种主要类型（分别对应于甲型和乙型流感病毒）和各种亚型。由于突变很容易发生，构成酶的各种类型和亚型的氨基酸种类繁多。然而，构成活性位点的 18 个氨基酸本身是不变的。如前所述，酶活性水平对感染过程至关重要，任何影响活性位点的变异都可能影响酶的活性。反过来，这将对感染过程产生不利影响。因为活性位点保持不变，针对活性位点设计任何的抑制剂都有很好的机会抑制所有毒株。此外，已经发现活性位点在结构上与细菌或哺乳动物的类似酶的活性位点差异很大，因此设计具有选择性的抗病毒药物可能性极大。

已获得酶与在酶活性位点结合的唾液酸（酶催化反应的产物）的结晶，并使用 X 射线晶体学确定其结构，建立了复合物的分子模型，该模型尽可能地接近观察到的晶体结构。通过该模型发现唾液酸通过氢键和离子相互作用与酶的活性位点结合，如图 19.42 所示。

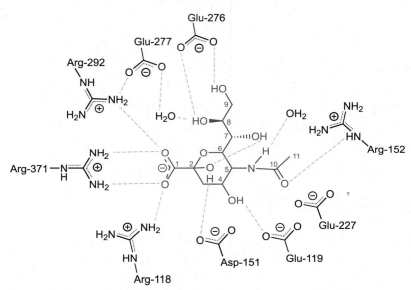

图 19.42　唾液酸与神经氨酸酶活性位点之间的氢键相互作用

最重要的相互作用涉及唾液酸的羧酸根离子，它与 3 个精氨酸残基，特别是与 Arg-371 发生离子相互作用和氢键。为了实现这样的相互作用，唾液酸必须从一个稳定的椅式构象（羧酸根离子在直立键位置）扭曲到一个不太稳定的伪船式构象（羧酸根离子在平伏键位置）。

在活性位点内还有 3 个其他重要的结合区域或口袋。位于唾液酸 C-6 的甘油侧链与其中一个口袋相适配，通过氢键与谷氨酸残基和水分子相互作用。C-4 处的羟基位于另一个结合口袋中，与谷氨酸残基相互作用。最后，C-5 处的乙酰氨基取代基进入疏水口袋，这对分子识别很重要。该口袋包含疏水性残基 Trp-178 和 Ile-222，它们靠近唾液酸的甲基碳（C-11）以及甘油侧链的烃骨架。

进一步证实，扭曲的吡喃糖环通过疏水表面与活性位点空腔的底部结合。C-2 处的糖苷 OH 也从其正常的平伏位置转向轴向位置，指向活性位点，并可与 Asp-151 形成氢键，也可与 C-7 处的羟基形成分子内氢键。

基于这些结果，提出了水解机制，其包括 4 个主要步骤（图 19.43）。第一步是如上所述的底物（唾液酸苷）的结合。第二步包括从带负电荷的 Asp-151 促进的活化水中提供质子，以及形成内向环唾液酸阳离子过渡态中间体。在机制进行的过程中，Glu-277 被认为是用来稳定糖苷氧上形成的正电荷。

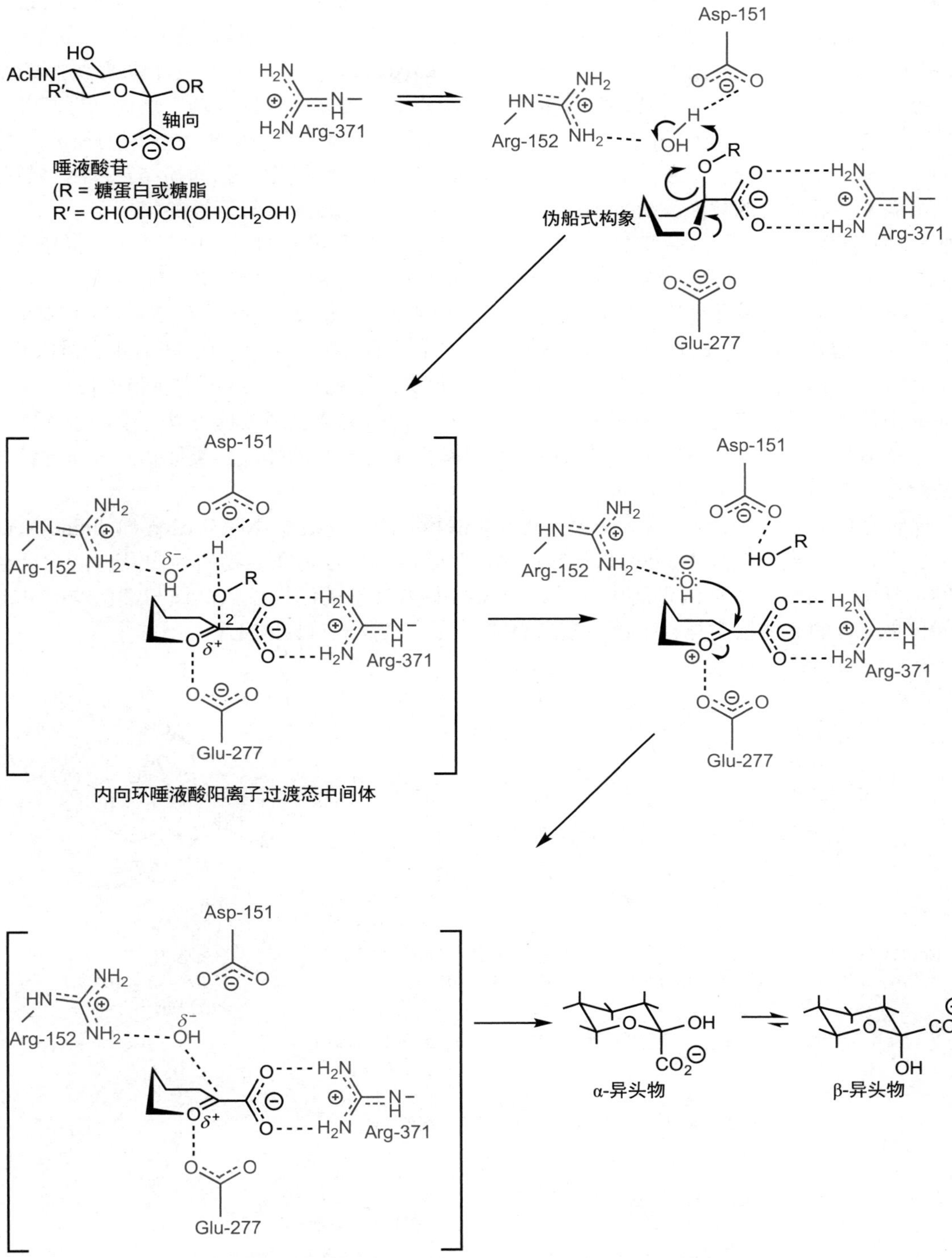

图 19.43　酶催化将糖缀合物水解为唾液酸的可能机制
（为了简化起见，该机制中未显示取代基）

　　该机制的最后两步是：唾液酸的形成和释放。对这一机制的支持来自动力学同位素研究，该研究表明这是一个 S_N1 亲核取代。NMR 研究还表明释放出的唾液酸是 α- 异头物。这与 S_N1 机制所具有的高度立体选择性是一致的。

　　最后，定点突变研究表明，如果 Arg-152 被赖氨酸取代，并且 Glu-277 被天冬氨酸取代，酶的活性就会丧失。这些替代氨基酸含有相似电性但较短的侧链。因此这些带电侧链不能达到所需的空间区域以稳定中间体。

19.8.3.2　过渡态抑制剂：扎那米韦（Relenza）的开发

图 19.43 中所示的过渡态在 C-2 处具有平面三角形中心，因此合成了位于 C-2 和 C-3 之间含有双键的唾液酸类似物，以在 C-2 处获得相同的三角形几何形状，从而发现了抑制剂 2- 脱氧 -2,3- 脱氢 -N- 乙酰神经氨酸（2-deoxy-2,3-dehydro-N-acetylneuraminic acid，Neu5Ac2en，图 19.44）。为了获得所需的双键，必须省略最初存位于唾液酸的 C-2 的羟基，这导致与活性位点的氢键相互作用较弱。然而，抑制剂不需要从有利的椅式构象进行转变以便发生结合，由此节省的能量大于补偿一个氢键相互作用的损失。通过 X 射线结晶学和分子模型研究表明，除了 C-2 缺失的羟基外，抑制剂与酶发生了相同的结合作用。然而，该化合物还抑制细菌和哺乳动物的唾液酸酶，不能用于治疗，并且它在体内是无活性的。

寻找新的抑制剂的研究主要围绕使用 GRID 分子建模软件来评估模型的活性位点中可能的结合区域。它通过在活性位点内建立一系列网格点，并在每个点上放置探针原子，以测量探针与氨基酸残基之间的相互作用（22.7.5 节）。不同的原子探针被用来表示不同的官能团，如羧基的氧、铵离子的氮、羟基的氧、甲基的碳，还使用了多原子探针。这些探针被放置到网格中，使探针的每一个原子依次放置在每个网格点上。对探针内所有原子进行能量计算，从而给出每个网格点的总相互作用能量。每次旋转探针，以找到最佳的氢键相互作用的方向。

这些研究中最重要的结果是发现通常由唾液酸的 4-OH 占据的结合区域也可以与铵离子或胍离子相互作用。因此，在活性位点模拟了在 C-4 上具有氨基或胍基而不是羟基的唾液酸类似物，以研究结合相互作用并检查是否有适合的空间容纳这些基团。

这些建模研究有所帮助，由此合成了相关结构并测试其活性。4- 氨基 -Neu5Ac2en（4-amino-Neu5Ac2en）（图 19.44）含有氨基，发现其比 Neu5Ac2en 更有效。此外，该化合物在动物研究中具有活性并且显示出对病毒酶的选择性，这意味着在病毒酶中通常结合底物中 4- 羟基的活性位点区域与细菌或哺乳动物酶不同。抑制剂与酶结合的晶体结构与分子模型预测的结合模式一致（图 19.45）。

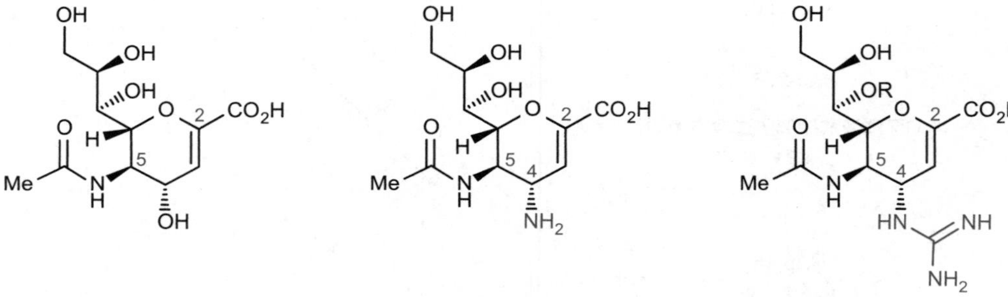

Neu5Ac2en
K_i (M) = 4×10^{-6}；IC$_{50}$ = 5～10μmol/L

4-氨基-Neu5Ac2en
K_i (M) = 4×10^{-8}

扎那米韦　R = H
K_i (M) = 3×10^{-11}
拉尼米韦　R = Me

图 19.44　神经氨酸酶的过渡态抑制剂

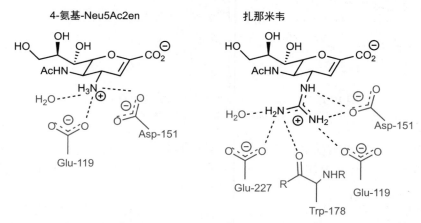

图 19.45　C-4 处铵离子和胍离子部分与神经氨酸酶活性位点的结合相互作用

分子模拟研究表明，较大的胍盐能够产生更多的氢键相互作用，以及有利的范德华相互作用。确实发现相关结构［扎那米韦（zanamivir），图 19.44］是更有效的抑制剂，活性增加了 100 倍。酶 - 抑制剂复合物的 X 射线晶体学研究证明了预期的结合相互作用（图 19.45）。此外，发现较大的胍盐从该结合口袋中排出水分子，这被认为贡献了有益的熵效应。扎那米韦是一种慢结合的抑制剂，对甲型流感病毒神经氨酸酶具有高结合亲和力。它于 1999 年被美国 FDA 批准用于治疗甲型和乙型流感，并由 GlaxoWellcome 和 Biota 公司上市销售。然而，该分子的极性意味着它具有较差的口服生物利用度（<5%），只能通过吸入给药。拉尼米韦（laninamivir）（图 19.44）是与该结构非常相近，于 2010 年在日本获批。

在这些研究基础上，基于 GRID 分析在另一个结合区域引入氨基，合成了 4-epi- 氨基 -Neu5Ac2en（4-epiamino-Neu5Ac2en）（图 19.46）。这种结构被证明是比 Neu5Ac2en 更好的抑制剂，但不如扎那米韦。这个氨基的口袋很小，没有空间容纳更大的基团。

19.8.3.3　过渡态抑制剂：6- 甲酰胺

19.8.3.2 节中描述的抑制剂中存在极性问题。甘油侧链具有特殊的极性，与活性位点有重要的结合作用。然而，研究发现它可以被羧酰胺侧链取代并保留活性（图 19.46）。

研究人员制备了一系列 6- 甲酰胺类似物以探索它们的结构 - 活性关系。仲甲酰胺（其中 R_{cis} = H）对神经氨酸酶 A 和 B 显示出类似的弱抑制。在顺式位置具有烷基取代基的叔酰胺对 A 型酶的活性有显著改善，对 B 型酶的活性影响相对较小。对于 A 型酶，叔酰胺显示出 30 ～ 1000 倍的显著选择性。良好的活性与大于甲基的各种不同大小的 R_{trans} 取代基有关，但 R_{cis} 型基团的大小受限制较大，当 R_{cis} 为乙基或正丙基时活性最佳。

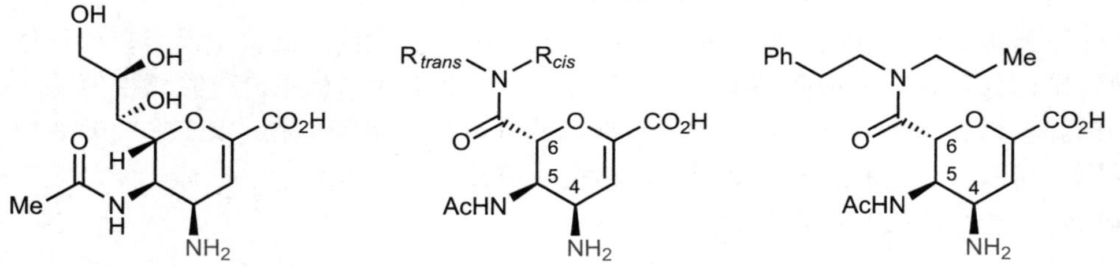

4-epi-氨基-Neu5Ac2en
K_i (M) = 3 × 10⁻⁷

6-甲酰胺

结构 I

图 19.46　4-epi- 氨基 -Neu5Ac2en 和甲酰胺类似物

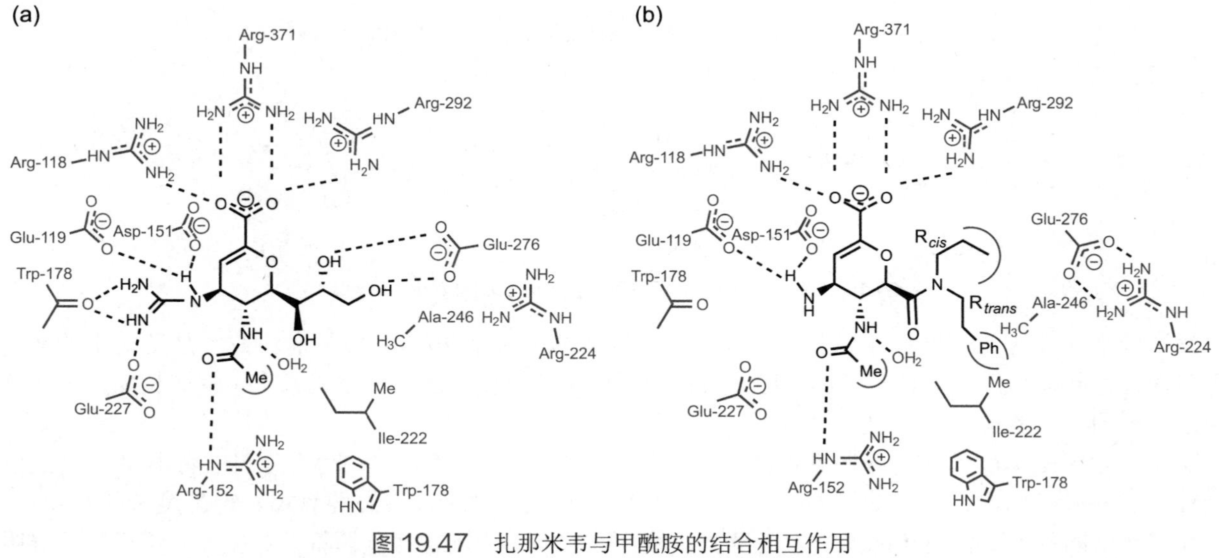

(a) (b)

图 19.47　扎那米韦与甲酰胺的结合相互作用
（a）扎那米韦与活性位点的结合；（b）甲酰胺（结构 I）与活性位点的结合

4- 胍盐衍生物比相应的 4- 氨基衍生物活性更强，但其改善程度略低于甘油基取代衍生物观察到的活性，特别是在 4- 氨基类似物已经具有高活性的情况下。

用 X 射线晶体学方法（图 19.47）测定了甲酰胺与 A 型和 B 型酶结合（图 19.46 中的结构 I）的晶体结构。甲酰胺（结构 I）的二氢吡喃部分与 A 型和 B 型酶结合的方式与扎那米韦观察到的方式基本相同。重要的结合相互作用包括羧酸离子、4- 氨基和 5- 乙酰氨基基团，其中 5- 乙酰氨基基团占据由 Trp-178 和 Ile-222 排列的疏水口袋。

然而，在甲酰胺侧链占据的区域中存在显著的差异。在唾液酸类似物中，甘油基侧链与 Glu-276 形成分子间氢键。而甲酰胺侧链不可能发生这种相互作用。相反，Glu-276 侧链改变构象并与 Arg-224 的胍基侧链形成盐桥，并暴露出一个亲脂性口袋，R_{cis} 正丙基取代基可以占据其中。该口袋的尺寸最适合于乙基或丙基，这与结构 - 活性（SAR）结果相匹配。R_{trans} 苯乙基位于 Ile-222 和 Ala-246 之间形成的酶表面延伸出的亲脂性裂隙中。该区域可以接受多种取代基，也与 SAR 结果一致。

通过对天然 A 型酶和 B 型酶 X 射线晶体结构的比较，发现除了甘油基侧链正常占据的区域外，保守活性位点残基的位置和方向非常相似，尤其是 Glu-276。扎那米韦可以与 A 型和 B 型酶结合，对酶天然结构的扭曲很小或没有扭曲。甲酰胺（结构 I）与 A 型酶的结合与 Glu-276 侧链的扭转角的变化相关，使得残基可形成与 Arg-224 的盐桥。为了达到这一点，只需要非常少的蛋白质骨架扭曲。相反，当甲酰胺与 B 型酶结合时，在形成盐桥之前需要蛋白质骨架的显著扭曲。在苯乙基取代基周围也出现 B 型酶结构的扭曲。这意味着甲酰胺与 B 型酶的结合需要比 A 型消耗更多的能量，这可以解释所观察到的特异性。

尽管所研究的甲酰胺均未进入市场，但从结晶相互作用的晶体研究中获得的信息为奥司他韦的开发密切相关（19.8.3.4 节）。

19.8.3.4 碳环类似物：奥司他韦（达菲）的开发

Neu5Ac2en 和其相关抑制剂的二氢吡喃氧原子在与 NA 的活性位点结合中没有重要作用。因此，应该可以用亚甲基等排体代替它以形成碳环类似物，例如图 19.48 中的结构 I。去除极性氧原子，增加了疏水性并可能增加口服生物利用度。此外，还可以合成结构 II 等环己烯类似物，比较图 19.48 中可以视为过渡态模拟物的反应中间体，与之前的抑制剂相比，结构 II 更接近反应过渡态的立体化学。这类药物可能会被认为具有更强的结合能力，成为更有效的抑制剂。

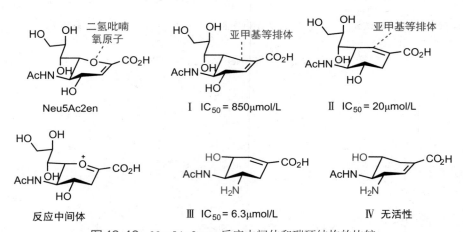

图 19.48　Neu5Ac2en、反应中间体和碳环结构的比较

为了验证这一理论，合成了结构 I 和结构 II，结果发现结构 II 作为抑制剂的效力是结构 I 的 40 倍。由于取代基相同，活性的差异表明环的构象对抑制活性至关重要。这两种结构都有半椅式构象，但由于双键的位置不同，二者构象是不同的。

现在计划用氨基取代环上的羟基以改善结合相互作用（比较 19.8.3.2 节），以及去除甘油基侧链以降低极性。引入羟基以取代甘油基侧链，这有两个原因：首先，处于过渡态的氧鎓双键高度极化和缺电子，而碳环结构中的双键是富电子的。引入羟基取代基代替甘油基侧链意味着氧将会对碳环双键产生诱导吸电子作用并降低其电子密度。添加羟基的另一个原因是可以合成醚类似物，其允许添加疏水基团以占据先前由甘油基侧链占据的结合口袋（比较 19.8.3.3 节）。合成所得结构Ⅲ并证明其是有效的抑制剂。相反，其异构体Ⅳ未显示出任何抑制活性。

现在合成了一系列结构Ⅲ的烷氧基类似物，以便在甘油基侧链原先占据的活性位点区域最大限度地发挥疏水相互作用（图 19.49）。对于线性烷基链，随着碳链长度从甲基增加到正丙基，其活性也随之增加。碳链长度大于正丙基时，活性相对稳定（150 ～ 300nmol/L），但当碳链延长至正壬基后活性下降。虽然较长链比正丙基更有助于增加疏水相互作用，但也有一个缺点，即侧链部分暴露在活性位点以外的水中。

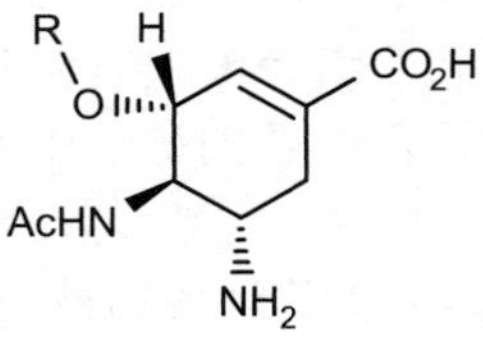

线性链 (R)		支链 (R)		其他链 (R)	
R	IC_{50} /(μmol/L)	R	IC_{50} /(μmol/L)	R	IC_{50} /(μmol/L)
Me	3.70	CH_2CHMe_2	0.200	CH_2OMe	2.00
Et	2.00	$CH(Me)CH_2CH_3$	0.010	$CH_2CH_2CF_3$	0.20
n-Pr	0.18	$CH(Et)_2$	0.001	$CH_2CH=CH_2$	2.20
n-Bu	0.30			环戊基	0.02
				环己基	0.06
				苯基	0.53

图 19.49　烷氧基类似物

随后，在优势正丙基上进一步引入分支。当甲基引入 β 位时，活性没有增加，但在 α 位加入甲基使活性增加了 20 倍。α- 甲基的引入产生了不对称中心，但发现两种异构体具有相似的活性，表明有 2 个独立的疏水口袋。最佳侧链被证明是戊氧基侧链 [R = CH(Et)_2]。

N- 乙酰基是活性所必需的基团，没有该基团活性就会下降很多。N- 乙酰基的结合区域对其可接受的基团的功能和大小有限制。任何变化都会降低活性。用唾液酸类似物也观察到了这种情况。

用胍基取代氨基可提高活性，如唾液酸类似物。然而，活性的提高取决于侧链上烷基的类型，这表明单个取代基的贡献可能不是简单相加的结果。

上述类似物中最有效的是戊氧基衍生物（GS 4071）（图 19.50）。将其与酶共结晶，并通过 X 射线晶体学研究该复合物，揭示烷氧基侧链通常在甘油基侧链占据的活性位点区域中形成多个疏水接触。为了实现这一点，在甲酰胺类化合物共晶中观察到，Glu-276 的羧酸基团被迫从疏水口袋向外伸展。这些相互作用的结合能的总体增益是显著的，因为不需要胍基也能实现低纳摩尔抑制活性。其他地方的相互作用类似于以前观察到的抑制剂。

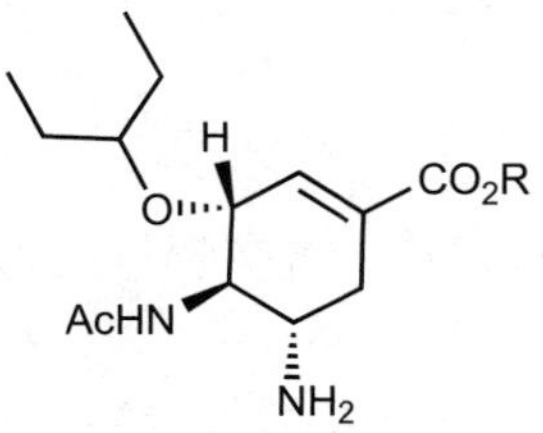

R = H　GS 4071
R = Et　奥司他韦 (达菲)

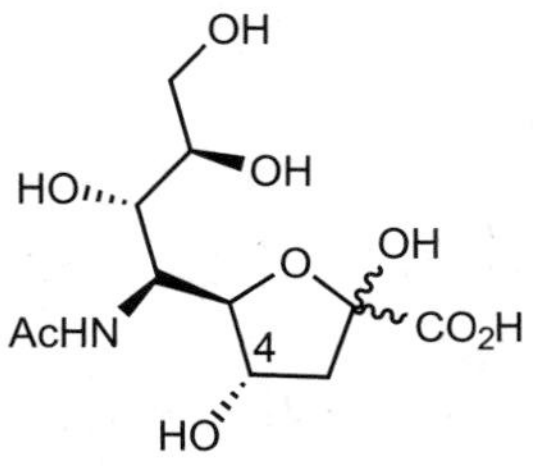

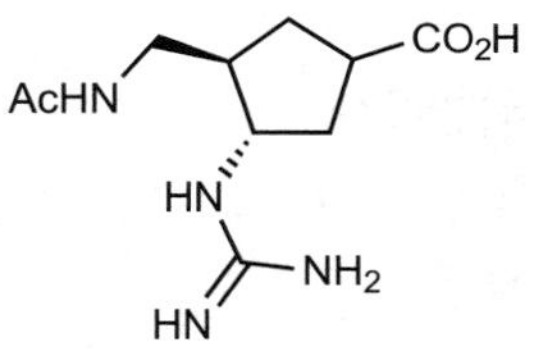

图 19.50　奥司他韦及其他环系

奥司他韦（oseltamivir），商品名达菲（Tamiflu）（图 19.50），是 GS 4071 的乙酯前药，并于 1999 年批准用于治疗甲型和乙型流感，由 Hoffman La Roche 和 Gilead Sciences 销售。该药物通过口服给药，并通过胃肠道中的酯酶转化为 GS 4071。

19.8.3.5　其他环系

研究人员已经开发出新的 NA 抑制剂，其中不同的环系作为重要结合基团的骨架（图 19.50）。

已知五元四氢呋喃化合物（Ⅰ）与 Neu5Ac2en 有类似抑制神经氨酸酶的活性。它具有与 Neu5Ac2en 相同的取代基，尽管它们在环上的排列非常不同。然而，结构Ⅰ与酶结合的晶体结构显示重要的结合基团（羧酸根、甘油基、乙酰氨基和 C-4 位 OH）可以进入所需的口袋。中心环或骨架显著地偏离 Neu5Ac2en 的吡喃环所占据的位置以允许这种作用模式。这表明中心环的位置对活性并不重要，并且这四个重要结合基团的相对位置更重要。

对五元碳环作为可能的骨架也进行了研究。设计结构 II（图 19.50），使得胍基与先前描述的带负电荷的结合口袋相对应。抑制剂与酶的共晶结构显示胍基占据所需的口袋并取代最初存在的水分子。它参与与 Asp-151、Glu-119 和 Glu-227 的电荷相互作用，类似于扎那米韦。

分子模拟研究表明，向结构中添加丁基链将使与结合位点中的小疏水表面产生范德华相互作用。目标结构现在具有 4 个不对称中心，可以使用合成路线来控制其中 2 个的构型。最终制备了包含 8 种异构体的混合物（图 19.51）。使用神经氨酸酶晶体来挑选混合物中活性最好的异构体，通过将酶晶体浸泡在异构体溶液中一天，然后从晶体收集 X 射线衍射数据。研究结果表明活性异构体是图 19.52 中的结构 I。该结构与甲型和乙型流感病毒神经氨酸酶的活性位点结合，正丁基侧链采用两种不同的结合模式。在 B 型中，正丁基侧链位于由 Ala-246、Ile-222 和 Arg-224 形成的疏水表面上。在 A 型中，正丁基侧链位于 Glu-276 侧链重定位形成的区域中。

帕拉米韦（peramivir）（图 19.52）是利用活性部位的两个疏水口袋所设计的。将其制备为外消旋混合物，并使用神经氨酸酶的晶体结合活性异构体。鉴定异构体后，通过立体选择性合成制备光学纯化合物。相应取代基的相对立体化学与结构 I 中的相同（图 19.52）。

帕拉米韦与甲型和乙型流感病毒菌株的体外试验表明，其与扎那米韦和 GS 4071 具有同等活性。该药物对细菌和哺乳动物神经氨酸酶的活性也降低了 4 个数量级，使其成为流感病毒神经氨酸酶的一种有效的、高度特异性的抑制剂。在小鼠身上进行的体内试验显示，该化合物具有口服活性，并于 2010 年在日本获得批准。

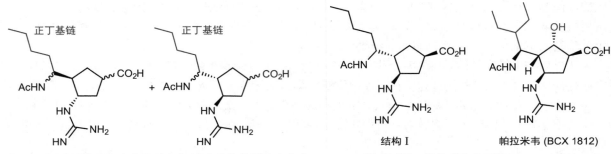

图 19.51　测试异构体混合物与神经氨酸酶晶体的结合亲和力　　　　图 19.52　帕拉米韦的开发（BCX 1812）

19.8.3.6　耐药性研究

已有研究探索病毒对上述药物产生耐药性的可能性。这主要通过在抗病毒药物存在的情况下培养病毒来观察是否突变导致耐药毒株。

扎那米韦对所有测试的甲型和乙型毒株具有广谱效应，并且仅与 NA 活性位点中的保守残基相互作用。因此，为了获得耐药性，这些重要氨基酸中的一个必须发生突变。已发现 Glu-119 突变为甘氨酸的变体。这种突变降低了对扎那米韦的亲和力，病毒可以在药物存在下复制。去除 Glu-119 可影响与扎那米韦的 4 位胍盐的结合相互作用，而不会影响与唾液酸发生相互作用。此外，还发现扎那米韦耐药突变，其是在唾液酸结合位点周围的 HA 中发生突变。这种突变减弱了对唾液酸的亲和力，从而降低了结合力。因此，突变病毒能够在出芽后更容易从感染细胞中逃逸。然而，在临床试验期间还没有出现这样的突变。

还发现有另一种突变，其中 Arg-292 被赖氨酸取代。在野生型 NA 中，Arg-292 与抑制剂的羧酸基团结合，并且在一定程度上将吡喃糖环从椅式构象扭曲成船式构象。在突变体结构中，Lys-292 的氨基与 Glu-276 形成离子相互作用，而 Glu-276 通常与甘油基侧链的 8 位和 9 位的羟基结合。这导致酶与抑制剂和底物的结合活性均较弱，最终酶的活性也较弱。

从易于突变的靶标的研究中得出的一个结论：抑制剂应当从正常底物经过尽可能少地修饰而获得，并且使用相同的相互作用进行结合。

- 流感病毒含有（-）ssRNA，在其外膜上有血凝素（HA）和神经氨酸酶（NA）两种糖蛋白。
- HA与宿主细胞外表面上的糖缀合物的唾液酸部分结合，导致吸附和细胞摄取。
- NA催化糖缀合物中唾液酸的裂解，有助于病毒移动通过黏液，并在出芽后从受感染的细胞中释放出病毒。
- HA和NA可作为流感疫苗的抗原。然而，甲型流感病毒的这些蛋白质易于发生突变，因此每年都需要新的疫苗。
- 金刚烷类抗病毒药物，通过阻断称为基质（M2）蛋白的病毒离子通道来抑制甲型流感病毒。在高浓度下，它们缓冲内吞体的pH。但对缺乏基质（M2）蛋白的乙型流感病毒无效。
- 病毒神经氨酸酶具有的活性位点，在酶的各种类型和亚型保持恒定，并且与哺乳动物中类似酶的活性位点不同。
- 活性部位有4个重要的结合口袋。当唾液酸与之结合时，唾液酸部分从其正常的椅式构象发生扭曲。
- 酶催化反应的机制是产生内向环唾液酸阳离子过渡态。通过引入内向环双键设计抑制剂来模拟该过渡态。
- 利用基于结构的药物设计成功开发了用于治疗流感的抗病毒药物。
- 不同的骨架可用于保持神经氨酸酶抑制剂所需的4个重要结合基团。
- 当靶标发生轻微突变时，设计与天然配体具有相同结合相互作用的药物具有一定的优势。

19.9 抗RNA病毒的抗病毒药物：感冒病毒

用于抗流感的药物对感冒无效，这是因为感冒是由不同种类的鼻病毒感染所引起的。尽管感冒不如流感严重，然而，已经开始寻找可以对抗感冒的药物。

人鼻病毒（human rhinovirus，HRV）至少有89种血清型，它们属于微小核糖核酸病毒（picornaviruse）的一类。这些病毒是引起脊髓灰质炎、甲型肝炎和口蹄疫等疾病的原因。它们是动物RNA病毒中最小的一种，含有由4个不同蛋白质的60个拷贝（VP1～VP4）组成的二十面体壳包被的RNA正链（图19.53）。蛋白质VP1～VP3构成病毒粒子的表面。较小的VP4蛋白位于下方以形成内表面并与病毒RNA接触。在每个VP1和VP3蛋白质之间的连接处，有一个25Å深的宽凹陷，这是病毒和宿主细胞之间发生附着的地方。在谷底上，有一个孔洞可以通向VP1蛋白内的疏水口袋。这个口袋或是空的，或是被称为口袋因子（pocket factor）的小分子占据。到目前为止，口袋因子的特性尚未确定，但从X射线晶体学研究中已知它是含有7个碳原子的脂肪酸。

当病毒与宿主细胞结合时，宿主细胞上的受体分子进入凹陷并诱导构象改变，导致VP4蛋白和VP1的N末端移动到病毒的外部，该过程称为外化（externalization）。该过程对于病毒脱壳及释放其RNA到宿主细胞中是重要的。人们认为口袋因子在结合时稳定衣壳，并防止引起感染所需的构象变化。

具有抗病毒活性的多种药物被认为是通过代替口袋因子并模拟口袋因子结合相同的疏水口袋。所涉及的药物被称为衣壳结合剂（capsid-binding agent），是典型的长链疏水分子。与口袋因子一样，它们通过将衣壳锁定成稳定的构象来稳定衣壳，并抑制脱壳所需的构象变化。它们还会提升凹陷的底部并防止宿主细胞受体与凹陷结合（图19.54）。

普来可那立（pleconaril）（图19.55）就是这样的一种药物，已进行Ⅲ期临床试验证明对普通感冒有效。该药物是一种口服有效的广谱药物，可以穿过血脑屏障。由于肠道病毒在结构上与鼻病毒类似，因此该药物也可用于治疗肠道病毒导致的腹泻、病毒性脑膜炎、结膜炎和脑炎。

普来可那立的开发是源于发现了一系列具有抗病毒活性的异噁唑。由此发现了二噁沙利（disoxaril）（图19.55）并进入Ⅰ期临床试验，但后来被证明毒性太大。二噁沙利及其类似物-VP1复合物的X射线晶体学研究表明，噁唑啉和苯环大致共平面，并且位于通向病毒粒子中心的孔隙附近口袋的亲水区域（图19.54）。

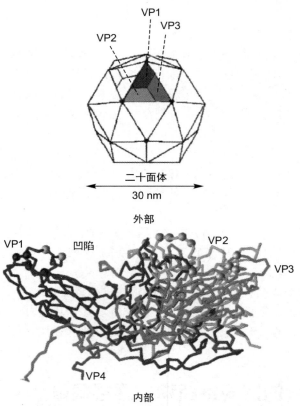

二十面体

30 nm

外部

VP1

凹陷

VP2

VP3

VP4

内部

图 19.53　人鼻病毒和 VP1 ～ VP4 蛋白的结构

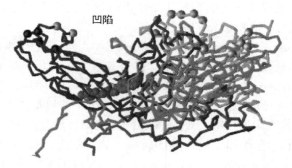

凹陷

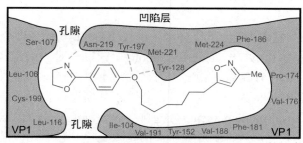

凹陷层

孔隙

Ser-107　Asn-219　Tyr-197　Met-221　Met-224　Phe-186

Leu-106　　　　　　　　　　Tyr-128　　　　　　　Pro-174

Cys-199　　　　　　　　　　　　　　　　　　　　Val-176

Leu-116　　　　Ile-104　Val-191　Tyr-152　Val-188　Phe-181

孔隙

VP1　　　　　　　　　　　　　　　　　　　　　　VP1

图 19.54　二噁沙利的结合（可能的氢键显示为虚线）

疏水性异噁唑环结合到疏水口袋的中心，并且结合链具有足够的柔性，使分子围绕口袋中的角落弯曲。配体的结合促使通常封闭口袋的 Met-221 移动，同时这也会引起凹陷底部的构象发生变化。利用基于结构的药物设计研究可寻找更安全和更有效的抗病毒药物。例如，作用链不能太短或太长，否则会产生位阻相互作用。在苯环上加入额外的疏水基团提高了对 HRV2 毒株的活性，因为其可增强与 116 位的苯丙氨酸残基而不是亮氨酸的相互作用。结构 WIN 54954 被开发并进入临床试验，结果令人失望，主要是由于噁唑啉环的水解，引起广泛的代谢产生 18 种不同的代谢产物。进一步基于结构的药物设计改进了苯基和噁唑啉部分的结构。其中包括引入三氟甲基阻断代谢，从而产生了普来可那立，其具有 70% 的口服生物利用度。

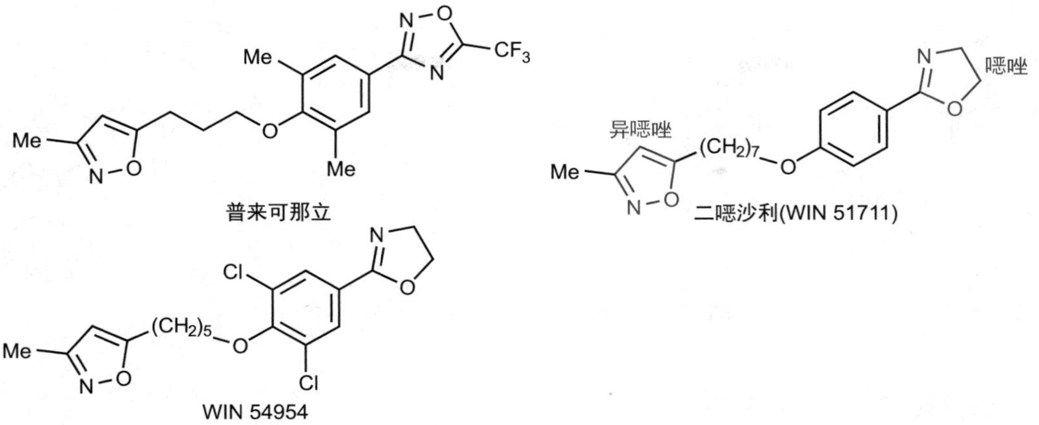

图 19.55　衣壳结合剂

19.10　抗RNA病毒的抗病毒药物：丙型肝炎病毒

丙型肝炎病毒（HCV）是 1989 年发现的一种单链（+）RNA 病毒。它是一种血液传播病毒，在全世界估计有 1.7 亿人受到感染，但许多感染这种病毒的人，因为没有任何症状而不知道自己被感染的事实。然而，从长远来看，该病毒可导致严重的肝损伤、癌症和死亡。实际上，HCV 是工业化国家肝移植的主要原因。该病毒至少有 6 种基因型（*gt*），其中基因型为 *gt1* 的病毒在北美洲、南美洲、欧洲和澳大利亚最为常见。

直到最近，唯一可用的疗法是广谱药物培干扰素 α（PEGylated alpha interferon，IFN-α）和利巴韦林（ribavirin）（19.11 节）。然而，这些药物的成功率仅为 40% 左右。在过去 15 年里，进行了大量的研究，从 2011 年开始，一系列新药进入临床（专栏 19.5）。由于需要花时间了解 HCV 生命周期和所涉及的蛋白质，以及开展可靠的体外试验所需的研究，丙型肝炎治疗药物的成功开发被延迟。然而，现在已成功设计出作用于 3 种不同的病毒靶标的药物。

19.10.1　HCV NS3-4A 蛋白酶抑制剂

19.10.1.1　简介

该病毒在宿主细胞内的复制包括合成 3000 个氨基酸的多聚蛋白，其通过称为 HCV NS3-4A 蛋白酶（HCV NS3-4A protease）的病毒酶切割成单个病毒蛋白（NS 表明该蛋白质是非结构化的）。这是一种含有催化三联体 Asp、His 和 Ser（3.5.3 节）的丝氨酸蛋白酶，它切割 P1 处半胱氨酸与 P1′ 处丝氨酸或丙氨酸之间的肽键（图 19.56）。这种蛋白酶由两种蛋白质（NS3 和 NS4A）组成，其中 NS3 含有活性位点，而 NS4A 作为辅因子起作用并激活 NS3，活性部位是一个长而浅的、没有特征的凹槽，暴露在溶剂中。底物通常具有 10 ～ 11 个氨基酸残基，其沿着凹槽与各种结合口袋（S6 ～ S5′）相互作用（图 19.56）。这样在凹槽的整个长度上存在大量相对较弱的相互作用，所有这些相互作用对底物的结合亲和力和选择性是至关重要的。因此，这对设计一种小分子的符合药物大小的、既有选择性又有效的抑制剂是重大挑战。同时，它只能结合在少数可用的结合口袋。然而，最终在 2011 年取得了成功，波普瑞韦（boceprevir）和替拉瑞韦（telaprevir）被批准上市。其他 NS3-4A 蛋白酶抑制剂随后也被开发了出来，如西美瑞韦（simeprevir）、帕立瑞韦（paritaprevir）、阿舒瑞韦（asunaprevir）和格拉瑞韦（grazoprevir）。

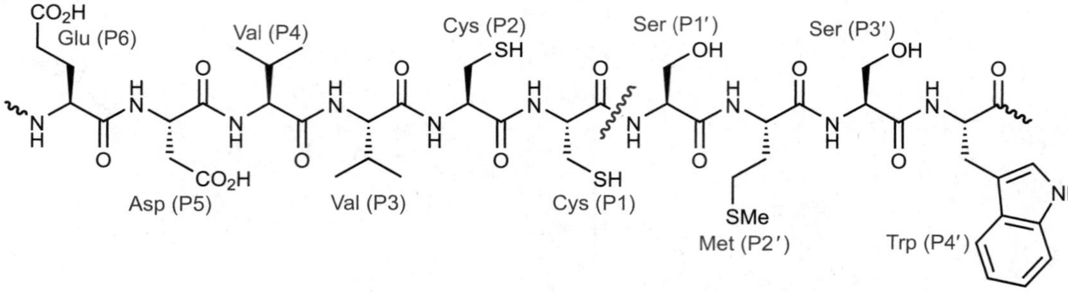

图 19.56　HCV NS3-4A 蛋白酶底物示例

19.10.1.2　波普瑞韦和特拉匹韦的设计

波普瑞韦的开发始于化合物库的筛选，科学家试图找到一种具有抑制活性的小分子，以作为进一步开发的先导化合物。在筛选了大约四百万种化合物后，仍没有发现合适的目标化合物。因此，科学家决定使用底物作为先导化合物并设计一种结构，该结构将以类似的方式结合，但不会发生酶催化反应。在研究了一系列肽结构之后，发现其中敏感的酰胺键被酮酰胺基团取代，其活性位点中的催化性丝氨酸残基（Ser-139）优先与酮而不是酰胺反应（图 19.57）。由于酮基发生的是亲核加成而不是亲核取代，因此在抑制剂和活性位点之间会形成可逆的共价键。

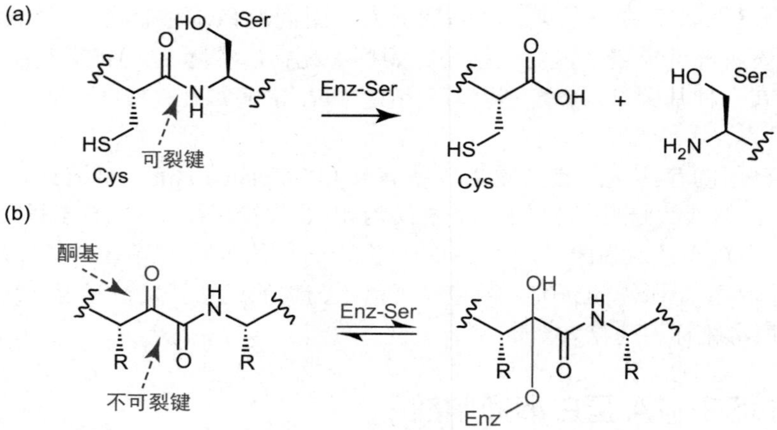

图 19.57　针对 HCV NS3-4A 蛋白酶的蛋白酶抑制剂的设计

（a）正常的酶催化反应；（b）抑制剂与催化性丝氨酸残基（Ser-139）的相互作用

然后，筛选出含有酮酰胺基团的一系列肽结构，鉴定出一种十一肽，其可发生预计的反应，并显示出良好的抑制活性（图 19.58）。

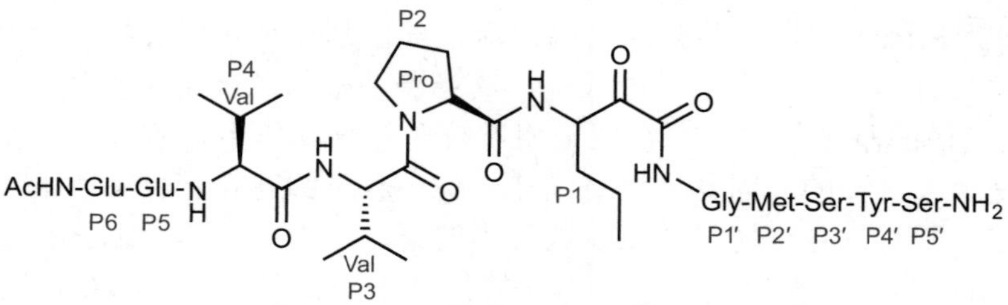

图 19.58　作为先导化合物的十一肽抑制剂的结构

现在，它被用作进一步开发的新的先导化合物。采用与开发 HIV 蛋白酶抑制剂相似的策略来设计降低其肽特征、增加其结合相互作用的低分子量抑制剂，从而发现了波普瑞韦（boceprevir）（图 19.59）。在设计波普瑞韦的过程中，除去了存在于先导化合物上的所有 P′ 结合基团以及一对 P 结合基团。这意味着波普瑞韦具有仅占据 4 个结合亚位点（S1 ～ S4）的取代基。然而，这些取代基已被优化以获得与其亚位点的最大结合相互作用，并且这弥补了失去与其他 7 个亚位点的相互作用。研究表明，大的疏水取代基对结合亲和力特别有效，说明亚位点 S1 ～ S4 本质上是疏水的，大的取代基更有效地填充亚位点并形成更多的范德华相互作用，取代脯氨酸的双环结构在填充 S2 结合口袋中特别有效，而适合 S1 结合口袋的环丁基对选择性很重要。波普瑞韦骨架中的脲基和两个酰胺基团的氢键相互作用也有助于结合和抑制活性。一旦在丝氨酸和酮基之间形成共价键，可能会发生进一步的氢键相互作用。

注意，引入脲基取代肽键连接，会降低该结构的肽性质。

在替拉瑞韦（telaprevir）的设计中使用了类似的策略（图 19.59）。它也含有大的疏水取代基，其与疏水亚口袋 S1 ～ S4 形成有效的范德华相互作用，它还含有与 Ser-139 反应的酮酰胺基团。不同的是，它含有另外的环丙基，可与 S1′ 结合口袋相互作用。

波普瑞韦和替拉瑞韦的发现显著改善了丙型肝炎的治疗，但为了避免出现耐药毒株，其必须与培干扰素 α 和利巴韦林一起给药。虽然这提高了治愈率，但也使治疗变得更加复杂，因为患者现在服用 3 种药物而不是 2 种药物，此外副作用也会增加，还会出现耐药性问题。因此，需要改进抑制剂来解决这些问题，并可能替代干扰素和利巴韦林。

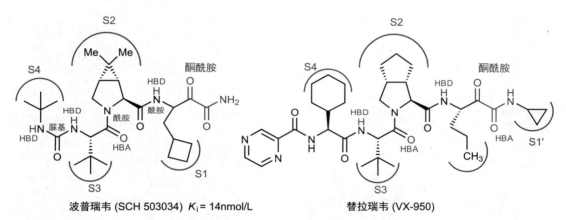

图 19.59　波普瑞韦和替拉瑞韦

19.10.1.3　第二代蛋白酶抑制剂

继波普瑞韦和替拉瑞韦之后，开发了第二代蛋白酶抑制剂，不需要酮酰胺作为“弹头”。相反，它们纯粹通过分子间相互作用结合。这是通过进一步最大化与结合亚位点的相互作用来实现的。此外，通过引入大环以连接 P1 和 P3 结合基团，采用结构刚性化策略（10.3.9 节）被证实确有好处（参见案例研究 10）。

西美瑞韦（simeprevir）（图 19.60）是第一个进入市场的可逆大环抑制剂，于 2013 年获得 FDA 批准。随后是 2014 年批准的结构类似化合物帕立瑞韦（paritaprevir）。帕立瑞韦含有吡咯烷环而不是西美瑞韦中存在的环戊烷环，大环是 15 元环而不是 14 元环。这两种结构都利用了扩展的 S2 亚位点。这个亚位点不适用于底物，但在这些抑制剂结合时会打开。

然而，已经出现了对迄今为止描述的蛋白酶抑制剂具有耐药性的 HCV 毒株。这是由于突变破坏了与抑制剂的结合相互作用。为了解决这个问题，设计了新的结构，其中大环连接 P2 和 P4 结合基团而不是 P1 和 P3 结合基团，设计获得了格拉瑞韦（grazoprevir）（图 19.61）。格拉瑞韦已经证明对具有 Arg-155 或 Asp-168 突变的 HCV 毒株有效。这是因为格拉瑞韦中延伸的 P2 部分不再与这些氨基酸相互作用；相反，与催化三联体的相互作用增加。大环上环丙烷环的存在也使得该结构对因 Ala-156 突变而获得耐药性的 HCV 毒株有效，可能是因为大环的构象稍微改变以使其远离该残基。

大环抑制剂的发现研究也有助于开发线性抑制剂阿舒瑞韦（asunaprevir）（图 19.61），该结构具有大环抑制剂中存在的许多特征。

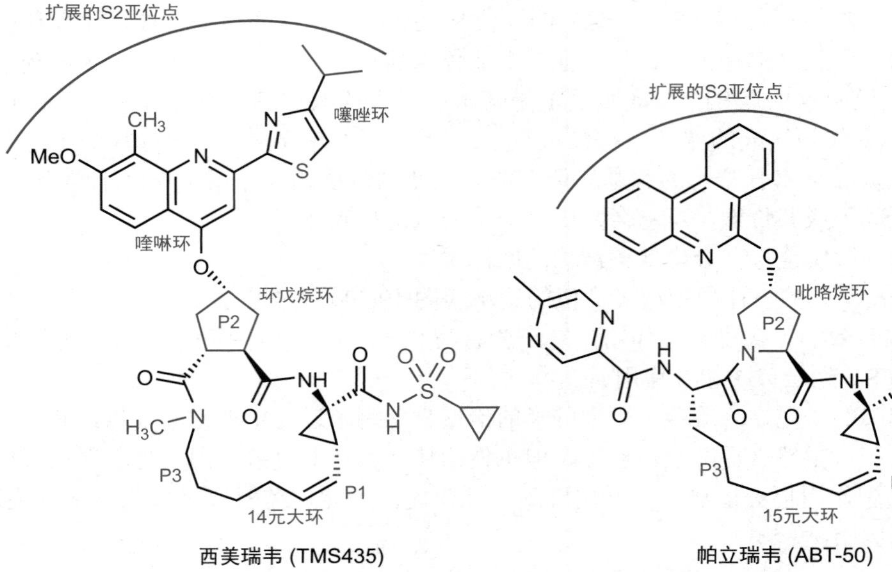

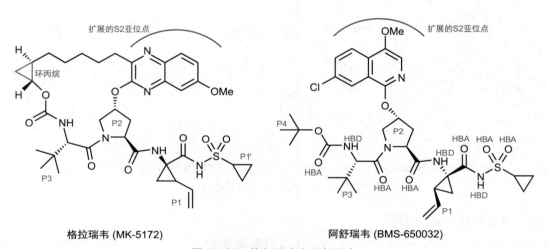

图 19.60　西美瑞韦和帕立瑞韦

图 19.61　格拉瑞韦和阿舒瑞韦

19.10.2　HCV NS5B RNA 依赖的 RNA 聚合酶抑制剂

抗病毒治疗的一个重要目标是开发针对不同靶标的药物，因为这将有助于开发具有不同作用机制的不同药物的组合疗法。这将有望改善治疗结果，减少副作用并降低耐药性风险。为此已经开展了研究，以开发作用于称为 NS5B RNA 依赖的 RNA 聚合酶（NS5B RNA-dependent RNA polymerase）的 HCV 酶的选择性抑制剂。该酶负责催化病毒基因组的复制，它通过合成（−）ssRNA 的互补链，然后使用它作为模板来产生（＋）ssRNA 的拷贝。同时，该酶具有多个结合口袋，并且已经有各种研究项目尝试开发竞争性抑制剂和变构抑制剂。

索磷布韦（sofosbuvir）（图 19.62）是该酶的核苷类抑制剂，其可导致病毒基因组的链终止，并于 2013 年获得 FDA 批准。目前正在研究设计非核苷类抑制剂。达塞布韦（dasabuvir）（图 19.62）是一个已获批准的此类抑制剂。

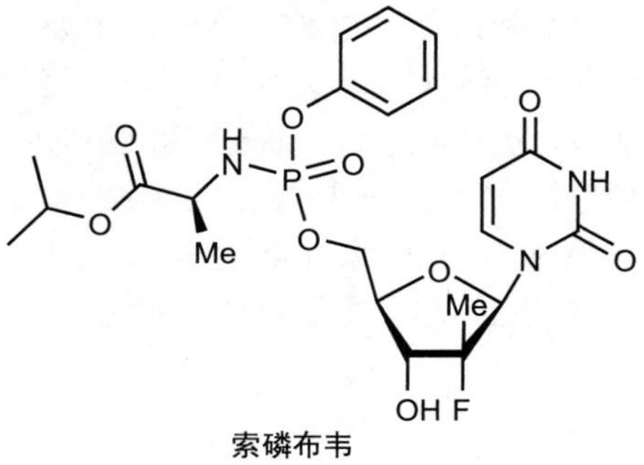

图 19.62　索磷布韦和达塞布韦

19.10.3　HCV NS5A 蛋白抑制剂

另一个有趣的靶标是非结构蛋白 5A（non-structural protein 5A，NS5A）。该蛋白质没有催化功能，但对病毒复制周期至关重要。达拉他韦（daclatasvir，见图 19.66）是一种 NS5A 抑制剂，于 2014 年在欧洲获得批准。它的初始先导化合物是噻唑烷酮结构（BMS-858，图 19.63），是通过筛选化合物库获得的。BMS-858 是一种弱活性但高度选择性的 NS5A 抑制剂。SAR 研究证明了用蓝色部分的重要性，并且还表明如果丙氨酸部分被脯氨酸取代则活性保留。

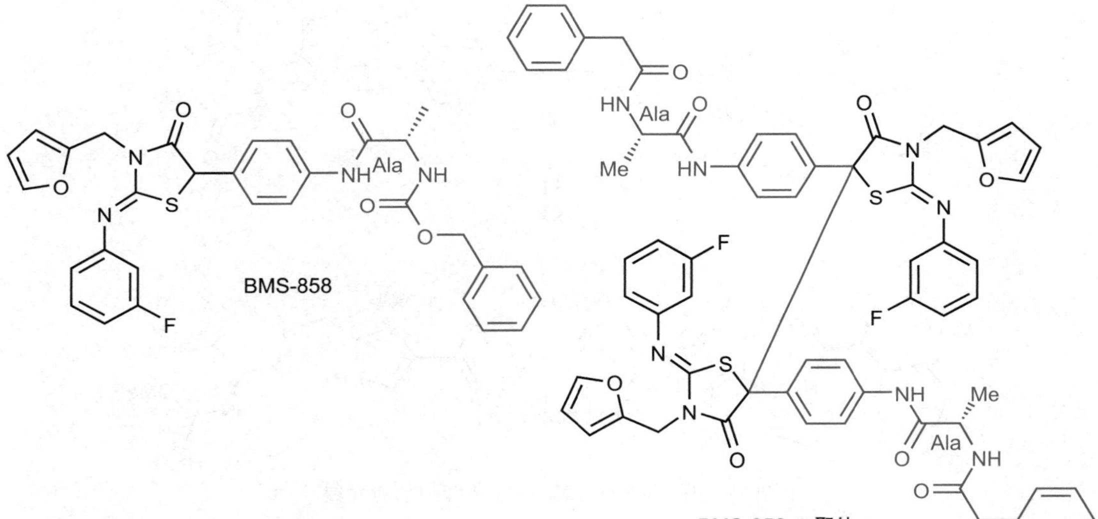

图 19.63　初始先导化合物

研究表明，BMS-858 可在生理条件下经历自由基反应形成二聚体，该二聚体是真正的抑制剂。科学家决定通过合成对称的二苯乙烯分子来简化该二聚体，二苯乙烯分子结合了蓝色显示的重要区域（图 19.63）。用更刚性的脯氨酸残基取代丙氨酸部分使得二苯乙烯骨架抑制剂（BMS-346）活性比 BMS-858 强 70 倍（图 19.64）。该结构现已用作进一步开发的先导化合物。

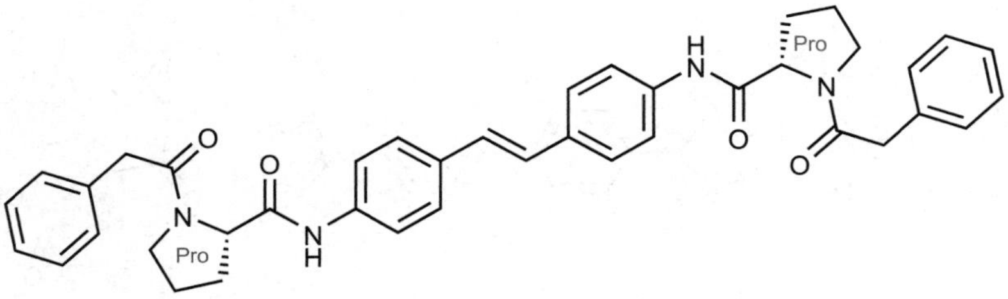

图 19.64　BMS-346

对一系列二苯乙烯的初步 SAR 研究表明，缩短分子对活性不利，并且这种对称性很重要。研究进一步证实了对称性的重要性，该结构与靶蛋白的对称区域相互作用，而该对称区域由蛋白质二聚化形成。

进一步的研究表明，中心烯基可以被炔基取代（结构 I，图 19.65）。引入苯并咪唑环系作为酰化苯胺环的生物等排体（结构 II）。然而，有人认为药物代谢可能会产生有毒的苯胺环结构，因此决定去除炔基并直接连接芳环。为了保持分子的长度，在联苯环系和咪唑环之间插入键（结构 III，图 19.65）。这些结构改造保持了活性，说明结构的中心部分充当骨架，重要的结合相互作用基团在分子的两个末端。

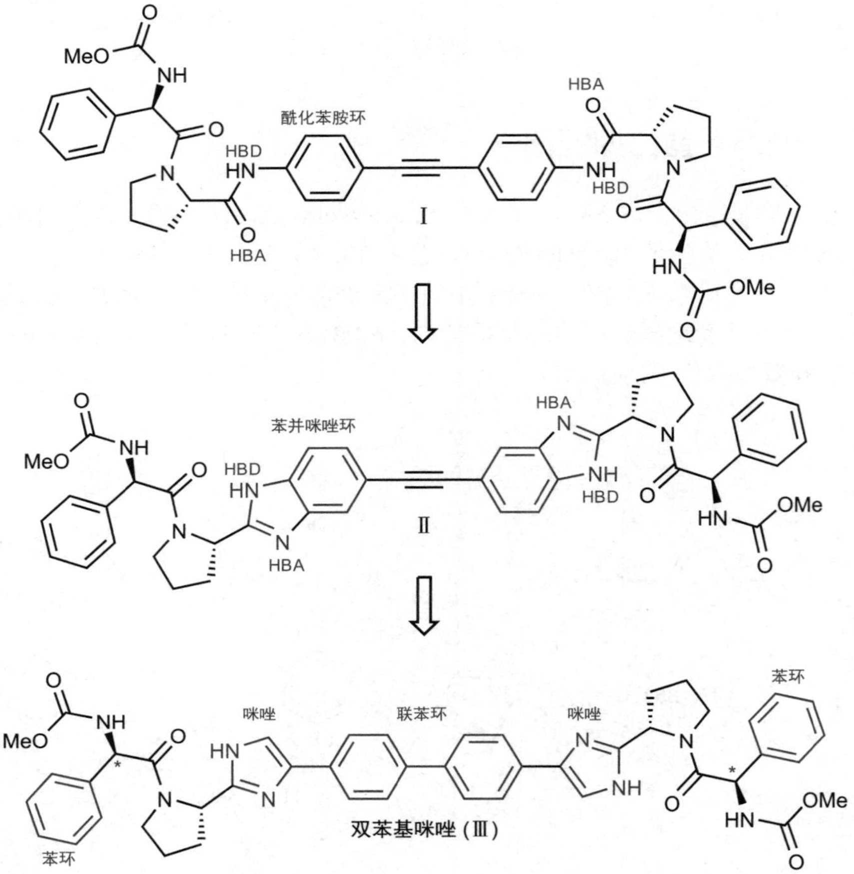

图 19.65　炔烃和双苯基咪唑抑制剂的发展

双苯基咪唑结构（III）显示出良好的体外活性，但体内活性差。有人提出，体内活性差是由于吸收差，因此将结构两端的苯基取代基用烷基取代基取代。这降低了分子的分子量和疏水性，并增加了水溶性，最终改善了化合物的药动学性质。通过翻转用星标识别的两个手性中心来保留强效活性，得到达拉他韦（daclatasvir，图 19.66），2014 年获得欧洲批准，2015 年获得美国批准。奥比他韦（ombitasvir，图 19.67）是另一种含有不同骨架结构的对称抑制剂，并于 2014 年得到批准。吡咯烷环上的 N- 芳基取代基分别将针对 HCV 基因型 1a 和 1b 的活性提高了 639 倍和 23500 倍。

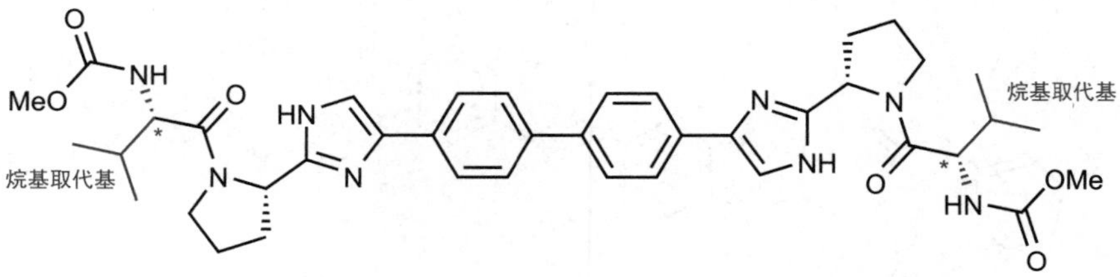

图 19.66　达拉他韦（BMS-790,052）

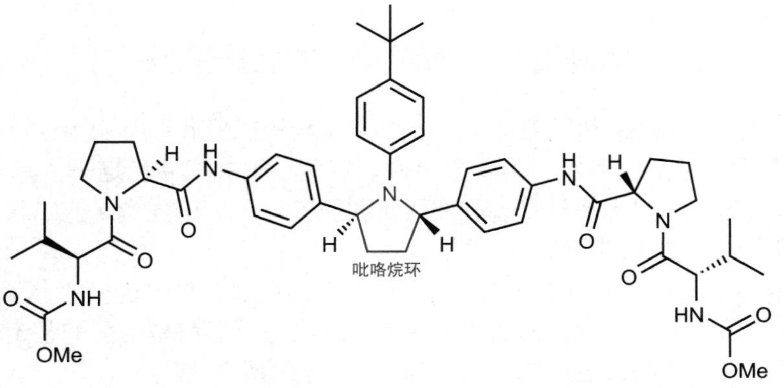

图 19.67　奥比他韦（ABT-267）

进一步的研究表明，对称性对于良好的活性而言并不是必不可少的。例如，来迪派韦（ledipasvir，图 19.68）是一种不对称的抑制剂，具有达拉他韦中存在的许多特征。它于 2014 年获得了 FDA 的批准。最近，艾尔巴韦（elbasvir，图 19.69）于 2016 年 1 月获得批准。在这两种结构中，中心骨架结构进一步被刚性化。这主要通过来迪派韦中的三环系统和艾尔巴韦中的四环系统实现的。

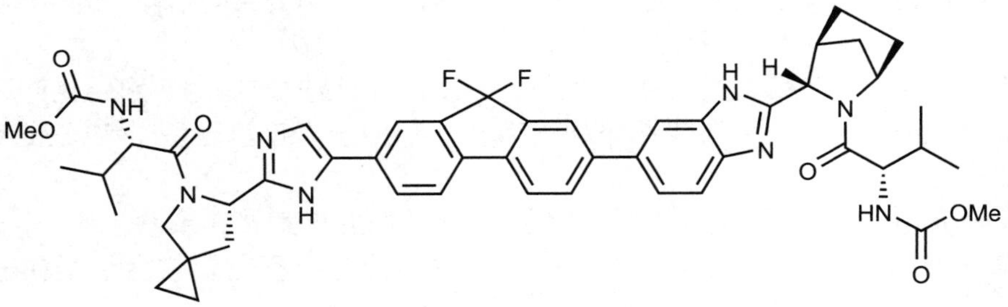

图 19.68　来迪派韦（GS-5885）

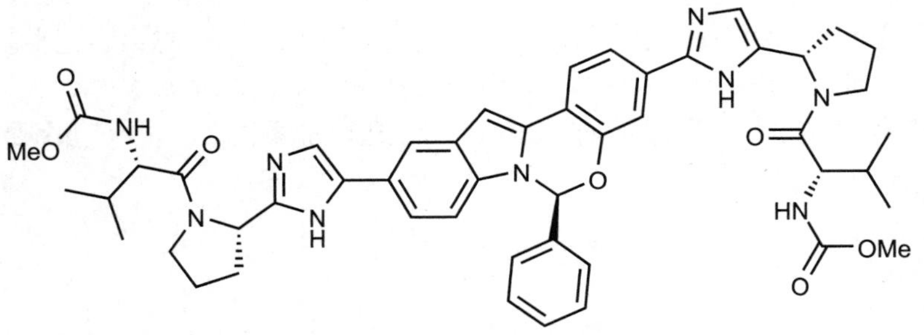

图 19.69　艾尔巴韦（MK-8742）

19.10.4　其他靶标

已经开展了许多靶向病毒蛋白 NS4B 研究项目。NS4B 是一种疏水的膜结合蛋白，在病毒复制中具有重要作用。它通过促进来自内质网的膜囊泡聚集以形成膜状网结构，该膜状网结构充当病毒复制的位点。

作用于 HCV 复制的宿主靶标的药物也在研究中。例如，环孢素 A（cyclosporin A）及其类似物干扰病毒与亲环蛋白 A（cyclophilin A，一种肽基顺反异构酶）之间的相互作用。

另一种有趣的化合物是米拉韦生（miravirsen），它是人类开发的第一种微小 RNA 靶向药物。它的靶标是 microRNA-122，它与 HCV 基因组结合并对复制至关重要。

19.11　广谱抗病毒药物

临床上很少有作用于特定靶标的广谱抗病毒药物，以下是一些例子。

19.11.1　作用于胞苷三磷酸合成酶的药物

胞苷三磷酸是 RNA 合成的重要合成砌块，因此阻断其合成会抑制病毒 mRNA 的合成。胞苷三磷酸的生物合成的最后阶段是尿苷三磷酸的胺化。这个过程由胞苷三磷酸合成酶催化。环戊烯基胞嘧啶（cyclopentenyl cytosine）（图 19.70）是碳环核苷，在细胞中被转化为三磷酸酯，然后在生物合成途径中抑制胞苷三磷酸合成酶。该药物对超过 20 种 RNA 和 DNA 病毒具有广泛的抗病毒活性，并且还作为抗肿瘤药物进行了研究。

19.11.2　作用于 *S*- 腺苷同型半胱氨酸水解酶的药物

新转录的 mRNA 的 5′ 末端需要用甲基封端，以使其稳定以抵抗磷酸酶和核酸酶，并增强其翻译。*S*- 腺苷同型半胱氨酸水解酶（*S*-adenosylhomocystrine hydrolase）是一种催化这种反应的细胞内酶，许多病毒需要它来封闭它们自己的病毒 mRNA。3- 去氮腺嘌呤 A（3-deazaneplanocin A）（图 19.70）是环戊烯基胞嘧啶的类似物，通过抑制 *S*- 腺苷同型半胱氨酸水解酶而对一系列 RNA 和 DNA 病毒起作用。

19.11.3　利巴韦林

利巴韦林（ribavirin）（图 19.70）是一种合成核苷，可诱导病毒基因突变，并用于治疗丙型肝炎感染（19.10 节）。它是第一个合成的非干扰素诱导的广谱抗病毒核苷，可以通过多种机制抑制 RNA 和 DNA 病毒。但是，它仅被批准用于治疗丙型肝炎和呼吸道合胞病毒。然而，在发展中国家，当没有其他有效的治疗方法时，它也被用于治疗热带和出血热，如拉沙热。临床试验表明，它可与其他药物如金刚乙胺联合使用。其作用机制似乎是通过抑制肌苷 -5′- 单磷酸脱氢酶（inosine-5′-monophosphate dehydrogenase）来消耗细胞内 GTP 库。利巴韦林的磷酸化使其转化为三磷酸酯，从而抑制鸟苷基转移酶（guanyl transferase）并阻止 mRNA 的 5′ 封端。利巴韦林三磷酸酯还可以抑制病毒 RNA 依赖的 RNA 聚合酶（RNA-dependent RNA polymerase）。由于这些多种作用机制，其耐药性很少。该药的主要副作用是贫血，它也是一种可疑的致畸原。

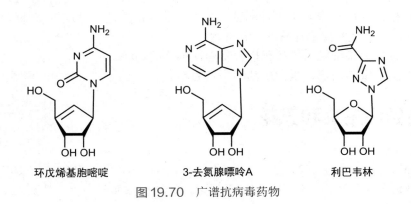

环戊烯基胞嘧啶　　　3-去氮腺嘌呤A　　　利巴韦林

图 19.70　广谱抗病毒药物

19.11.4　干扰素

干扰素是 1957 年发现的天然小分子蛋白质，由宿主细胞产生并作为对"外来入侵者"的应答。一旦产生，干扰素就会抑制蛋白质合成，以及抑制被感细胞中病毒的复制。换句话说，它们将停止细胞的生理活动。这可被称为细胞内免疫应答。使用干扰素对于患者来说，已成为治疗流感、肝炎、疱疹和感冒的有效途径。

目前，有几种干扰素根据其来源命名：来自淋巴细胞的为 α- 干扰素，来自成纤维细胞的为 β- 干扰素，来自 T 细胞的为 γ- 干扰素。α- 干扰素（也称为 alferon 或 IFN-α）是三种类型中使用最广泛的。过去，从天然细胞中分离干扰素非常困难和昂贵，但重组 DNA 技术可以大量生产基因工程的干扰素（见 6.4 节）。重组 α- 干扰素以三种主要形式产生。其中 α-2a 和 α-2b 是天然形式，α-1（alfacon-1）是非天然形式。它们已被证明在治疗上有效，但可能有严重的毒副作用。目前，α- 干扰素在临床上用于治疗乙型肝炎感染。它还与利巴韦林一起用于治疗丙型肝炎。

身体中的干扰素也可以由称为免疫调节剂（immunomodulator）的药物诱导产生。举一个例子阿夫立定（avridine）（图 19.71），可用作疫苗佐剂，用于治疗动物疾病如口蹄疫。咪喹莫德（imiquimod）（图 19.71）和刺激免疫系统的其他细胞因子一样也诱导产生 α- 干扰素，它对生殖器疣有效。

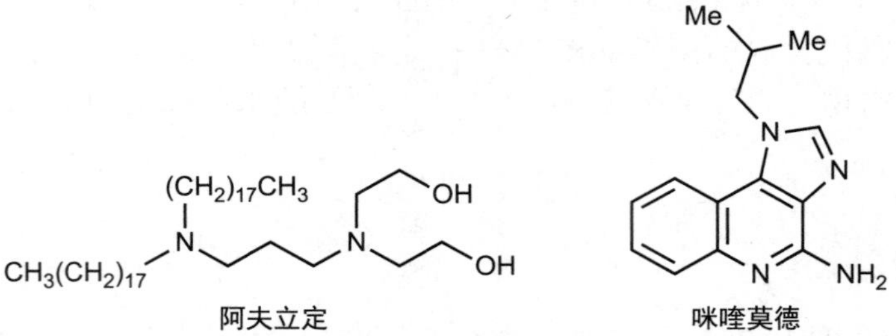

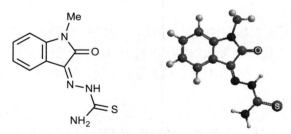

阿夫立定　　　　　　咪喹莫德

图 19.71　免疫调节剂

19.11.5　抗体和核酶

识别病毒粒子特定抗原的抗体将与该抗原结合，并使病毒标记以便被身体免疫系统破坏。帕利韦珠单抗（palivizumab）是一种人源化的单克隆抗体，1998 年被批准用于治疗婴儿的呼吸道合胞病毒感染。它通过靶向特定病毒蛋白阻断病毒从细胞到细胞的传播。另一个单克隆抗体正在试用于治疗乙型肝炎。

目前人们已经可以测定病毒 RNA 中易于被核酶（一种具有酶催化活性的 RNA）切割的位点。一个这样的核酶正在丙型肝炎和 HIV 患者中进行测试。基因疗法的形式之一是通过将基因导入受感染的细胞，可以在细胞中产生核酶。其他基因治疗研究正在寻找：

① 可以编码能够在受感染细胞内寻找靶标的特异性抗体的基因；
② 可以编码能够关闭细胞内病毒蛋白质基因序列的基因。

19.12　生物恐怖主义和天花

美替沙腙（methisazone，图 19.72）是第一个用于临床的抗病毒治疗药物，在 20 世纪 60 年代被用于治疗天花。通过全球范围接种该疫苗使该疾病得以根除，就不再需要此药物。然而，近年来，人们越来越担心恐怖分子可能会利用天花并将其释放到一个不再免疫这种病毒的世界。因此，已重启能有效对抗该疾病的新型抗病毒药物的研究。

图 19.72　美替沙腙及其球棍模型

🌱 关键知识点

• 目前可用的广谱抗病毒药物很少。

- 最好的广谱抗病毒药物应该作用于多种靶标，同时降低了耐药性。
- 干扰素是体内产生的化学物质，可以抑制感染的宿主细胞并限制病毒的传播。
- 正在开展抗体和核酶作为抗病毒药物的研究。

习题

1. 扎那米韦具有极性甘油基侧链，其与结合口袋形成良好的氢键相互作用，但甲酰胺类化合物和奥司他韦具有疏水性取代基，其与该口袋结合更强。这是什么原因呢？

2. 写出前药替诺福韦酯和阿德福韦酯转化为其活性形式的机制。为什么用延长酯作为这些化合物的前药？

3. 大多数 PI 与活性位点结合是通过水分子充当与酶结合的氢键桥。请说明此信息在新 PI 的设计中可能具有哪些相关性。

4. 在 L685434（图 19.28）的开发过程中合成了以下结构的化合物。确定两个结构之间的差异，并说明为什么一个比另一个活性更强。

（IC$_{50}$ = 111nmol/L）　　　（IC$_{50}$ = 21nmol/L）

5. 卡拉韦林（capravirine）是第三代非核苷类逆转录酶抑制剂（NNRTI），其侧链在变构结合位点参与与 Lys-103 和 Pro-236 形成氢键，但侧链具有羰基。讨论这是否使结构易于酶解和失活。

6. HCV NS3-4A 蛋白酶切割其蛋白质底物的机制涉及催化三联体 Ser-139、His-57 和 Asp-81。写出这三种氨基酸如何参与催化水解的机制。

7. 波普瑞韦中的手性中心很容易差向异构化。它是哪一个？为什么它如此容易差向异构化？这会对抗病毒活性检测产生什么影响？如何防止这种差向异构化的问题？

8. 思考 19.7.4 节中给出的 PIs 的结构，并提出可以充当 PIs 的杂合结构。

9. 思考 19.7.4 节中 PIs 的结构，并提出具有扩展亚位点配体的新结构。

10. 与西多福韦相比，以下结构作为抗病毒药物有什么缺点？

拓展阅读

Carr, A. (2003) Toxicity of antiretroviral therapy and implications for drug development. *Nature Reviews Drug Discovery*, 2(8): 624-34.

Coen, D. M., and Schaffer, P. A. (2003) Antiherpesvirus drugs:a promising spectrum of new drugs and drug targets. *Nature Reviews Drug Discovery*, 2(4): 278-88.

De Clercq, E. (2002) Strategies in the design of antiviral drugs. *Nature Reviews Drug Discovery,* 1(1): 13-25.

Driscoll, J. S. (2002) Antiviral agents. Ashgate, Aldershot.Milroy, D., and Featherstone, J. (2002) Antiviral market overview. *Nature Reviews Drug Discovery*, 1(1): 11-12.

Tan, S.-L., et al. (2002) Hepatitis C therapeutics: current status and emerging strategies. *Nature Reviews Drug Discovery*, 1(11): 867-881.

Venkatraman, S., et al. (2006) Discovery of a selective, potent,orally bioavailable hepatitis C virus ND3 protease inhibitor:A potential therapeutic agent for the treatment of Hepatitis C infection. *Journal of Medicinal Chemistry*, 49(20): 6074-6086(boceprevir).

HIV

Campiani, G., et al. (2002) Non-nucleoside HIV-1 reverse transcriptase (RT) inhibitors: past, present and future perspectives. *Current Pharmaceutical Design*, 8(8): 615-657.

De Clercq, E. (2003) The bicyclam AMD3100 story. *Nature Reviews Drug Discovery*, 2(7): 581-587.

Dubey, S., Satyanarayana, Y. D., and Lavania, H. (2007) Development of integrase inhibitors for treatment of AIDS:an overview. *European Journal of Medicinal Chemistry*, 42(9):1159-1168.

Ghosh, A. K., Dawson, Z. L., and Mitsuya, H. (2007) Darunavir, a conceptually new HIV-1 protease inhibitor for the treatment of drug-resistant HIV. *Bioorganic and Medicinal Chemistry*, 15(24): 7576-7580.

Ghosh, A. K. (2009) Harnessing nature's insight: design of aspartyl protease inhibitors from treatment of drug-resistant HIV to Alzheimer's disease. *Journal of Medicinal Chemistry*, 52(8): 2163-2176 (darunavir and amprevanir).

Matthews, T., et al. (2004) Enfuvirtide: the first therapy to inhibit the entry of HIV-1 into host CD4 lymphocytes. *Nature Reviews Drug Discovery*, 3(3): 215-225.

Miller, J. F., Furfne, E. S., Hanlon, M. H., et al. (2004) Novel arylsulfonamides possessing sub-picomolar HIV protease activities and potent anti-HIV activity against wild-type and drug-resistant viral strains. *Bioorganic and Medical Chemistry Letters*, 14(4): 959-963 (amprenavir).

Price, D. A., et al. (2006) Overcoming HERG affinity in the discovery of the CCR5 antagonist maraviroc. *Bioorganic and Medicinal Chemistry Letters,* 16(17): 4633-4637.

Raja, A., Lebbos, J., and Kirkpatrick, P. (2003) Atazanavir sulphate. *Nature Reviews Drug Discovery*, 2(11): 857-858.

Sansom, C. (2009) Molecules made to measure. *Chemistry World*, November, 50-53.

Werber, Y. (2003) HIV drug market. *Nature Reviews Drug Discovery*, 2(7): 513-514.

Flu

Ezzell, C. (2001) Magic bulletsfly again. *Scientifc American*, October, 28-35 (antibodies).

Sansom, C. (2011) Fighting theflu. *Chemistry World*, February, 44-47.

Hepatitis

Manns, M. P., and van Hahn, T. (2013) Novel therapies for hepatitis C—one pill fits all? *Nature Reviews Drug Discovery*, 12(8): 595-610.

Cannalire, R., Barreca, M. L., Manfroni, G., and Cecchetti, V. (2016) A journey around the medicinal chemistry of hepatitis C virus inhibitors targeting NS4B: from target to preclinical drug candidates. *Journal of Medicinal Chemistry*, 59(1): 16-41.

第20章 抗肿瘤药物

20.1 癌症的简介

20.1.1 定义

癌症（cancer）仍是现代世界中最令人恐惧的疾病之一。根据世界卫生组织的统计，2012 年全球报告新增癌症病例 1400 万，共有 820 万人死于癌症。据预测，在未来 20 年内，新发癌症病例的数量将增加到每年 2200 万。在各种类型的癌症中，肺癌的致死率最高，其次是肝癌、胃癌、结直肠癌、乳腺癌和食管癌。烟草的使用是引发癌症最常见的因素，70% 的癌症死亡发生在非洲、亚洲、中美洲和南美洲。

当正常细胞失去控制生长和增殖的正常调节机制时，癌细胞就会形成。它们变成"流氓细胞"（rogue cell）并失去能区别不同细胞（例如肝细胞和血细胞）的特殊特征，这被称为分化（differentiation）的丧失。瘤生物（neoplasm）一词意味着新的生长物，是一种更准确的疾病术语。然而，癌症（cancer）和肿瘤（tumour）这两个术语更为普遍，并将在本章中使用。肿瘤（tumour）这个词实际上意味着局部肿胀物。如果癌症（cancer）只是在局部，可能是良性（benign）的，但如果癌细胞侵入身体的其他部位并建立继发性肿瘤——这一过程称为转移（metastasis），癌症便会被定义为恶性肿瘤（malignant），是危及生命的恶性疾病。癌症治疗的瓶颈在于它不是一种单一的疾病。不同的细胞遗传缺陷会导致癌症种类的不同（目前有 200 多种），因此有效控制一种癌症的治疗方案可能对另一种癌症无效。

20.1.2 癌症的成因

吸烟可能是多达 30% 的癌症的成因，另外 30% 与饮食有关。烟雾、食物和环境中的致癌物可能通过诱导基因突变或干扰正常细胞分化而导致癌症。化学物质，通常是诱变剂（mutagen），可以诱导癌症 [致癌作用（carcinogenesis）] 的产生，但是在这之前通常还需要其他触发因素，例如进一步接触诱变剂。

病毒已经被证实至少与 6 种人类癌症有关，世界上中低收入国家约 20% 的癌症死亡病例都是由病毒引起的。例如，埃巴（Epstein-Barr）病毒可以引发伯基特淋巴瘤和鼻咽癌；人乳头瘤病毒通过性传播可诱发宫颈癌；乙型肝炎病毒可能导致 80% 的肝癌；而人类免疫缺陷病毒（HIV）可导致卡波西肉瘤和淋巴瘤。病毒可以通过多种方式诱发癌症。它们可能将癌基因（参见 20.1.3 节）带入细胞并将其插入人体基因组中。例如，劳氏肉瘤病毒携带异常酪氨酸激酶的基因。另外，一些病毒携带一种或多种启动子或增强子，它们将启动子与增强子整合在细胞致癌基因附近，刺激其转录导致癌症。幽门螺杆菌（*Helicobacter pylori*）可以引发许多类型的胃溃疡（16.4节），也与胃癌有关。

用于对抗癌症的治疗手段（放射疗法和化疗方法）可能会在存活的患者体内引发另一种不同的癌症。例如，5%的治愈霍奇金病的患者发展为急性白血病。即使如此，用这些疗法治疗癌症对产生第二种癌症的风险相比仍是利大于弊的。

受遗传的影响，一些患者易患某些癌症。受损的基因可以从一代传递到下一代，增加了后代的患癌风险（例如某些乳腺癌）。

20.1.3　引发癌症的遗传缺陷：原癌基因和癌基因

20.1.3.1　原癌基因的激活

原癌基因（proto-oncogens）通常是编码参与控制细胞分裂和分化的蛋白质的基因。如果它们发生突变，则会失去正常功能，细胞发生癌变。此时的原癌基因便会被定义为癌基因（oncogene）。*ras*基因就是一个例子，通常，它编码名为Ras的蛋白质，其参与细胞分裂的信号转导途径（见5.4.2节）。在正常细胞中，这种蛋白质具有自我调节能力，可以"自行关闭"。在基因发生突变的情况下，异常的Ras蛋白便会产生，该蛋白质会失去调节能力而持续活跃，从而导致细胞的连续分裂。目前发现*ras*基因的突变存在于20%～30%的人类癌症中。另外，癌基因也可能通过病毒进入细胞。

20.1.3.2　肿瘤抑制基因（抑癌基因）的失活

在正常细胞中，如果DNA受损，细胞"警察"就会检测损伤的DNA并阻断DNA复制。这使得细胞在下一次细胞分裂之前有机会修复受损的DNA。如果损伤无法修复，细胞便会自我了断，这被称为细胞凋亡（apoptosis）。肿瘤抑制基因（tumour suppression gene）是编码这些参与检查、修复和凋亡过程的蛋白质的基因。*TP53*是这类基因中十分具有代表性的一种，编码同名蛋白质p53。如果*TP53*基因受损，则会降低修复机制的效率，遗传缺陷会从一代细胞发展到另一代细胞。随着损伤增加，细胞癌变的机会也会增加。

20.1.3.3　遗传缺陷的后果

遗传缺陷可导致以下细胞缺陷，所有这些都与癌症有关：
① 信号通路异常；
② 对生长抑制信号不敏感；
③ 细胞周期调控异常；
④ 避免程序性的细胞死亡——细胞凋亡（apoptosis）；
⑤ 无限细胞分裂——永生（immortality）；
⑥ 生成新血管的能力——血管生成（angiogenesis）；
⑦ 组织的侵袭和转移。

一般认为，在缺陷细胞产生危及生命的恶性增殖之前，必须满足以上大多数（或是全部）条件。因此，细胞可以通过一系列保护措施来控制单个缺陷。这可以解释为什么在暴露于有害的诱变剂（如石棉或煤尘）后，可能仍需要很多年才能发展成癌症。第一次暴露于诱变剂可能导致某些细胞发生基因突变，但细胞的化学环境有适当的控制系统来应对这种状况，将细胞控制在稳定范围内。然而，一生中接触其他有害的诱变剂（例如烟草烟雾）会导致进一步的遗传损害。当保护措施接连被突破后，异常细胞最终脱离其"束缚"而癌变。

潜在的癌细胞必须克服的各种障碍和保护措施解释了为什么癌症在生命早期相对罕见，而在生命后期中更常见。这也有助于解释为什么癌症一旦发生便很难治疗。由于如此多的细胞保护措施已被征服了，因此解决一个特定的细胞缺陷对治疗不太可能完全有效。因此，传统的抗肿瘤药物往往有着较高的毒性，并通过不同的机制作用于多种不同的细胞靶标。令人遗憾的是，由于它们具有较高的细胞毒性，正常细胞也会受其影响并产生严重的副作用。这些药物具有细胞毒（cytotoxic），使它们在确定剂量水平时，不仅需要足够高以影响肿瘤，也需要控制在患者可以忍受的范围内。近年来，已开发出靶向癌细胞中特定缺陷的抗癌药物，其具有更高的选择性并且具有相对较轻的副作用。然而，考虑到癌细胞中缺陷的数量，单一药物不太可能完全有效。当这些新药与其他具有不同作用机制的药物或手术和放疗联合使用时，可能会产生更好的效果。

接下来将会介绍癌细胞中各种常见的缺陷。

20.1.4 信号通路异常

正常细胞是否生长和分裂取决于它从周围细胞接收的各种信号。其中来自一种称为生长因子的激素的信号最为重要。它们是细胞外的化学信使，可以激活细胞膜上的蛋白激酶受体（4.8 节和 5.4 节）。这些受体触发信号转导途径，该途径最终到达细胞核，引起细胞生长和分裂所需的蛋白质和酶的转录。大多数（如果不是全部）癌症在该信号转导过程中都有着某些缺陷，使得细胞持续收到增殖的命令。信号处理过程十分复杂，因此各种各样的节点都可能会出错。

在没有外部生长因子的情况下，许多癌细胞仍然能够生长和分裂。它们可以通过自身产生生长因子，然后释放它来刺激自身的受体，这通常通过自身磷酸化实现。血小板衍生生长因子（platelet-derived growth factor，PDGF）和转化生长因子 α（transforming growth factor α，TGF-α）都是如此。还有一些癌细胞可以产生异常受体，例如乳腺癌细胞中的 ErB-2 受体（ErB-2 receptor），尽管其缺乏生长因子，但这些受体可以直接处于活化状态。过于活跃的致癌基因可以编码过量的蛋白质受体，从而使异常受体的过表达成为可能。一旦这些过表达的受体进入细胞膜，细胞就会对低水平的循环生长因子极度敏感。

在信号转导途径中存在许多可能出错的地方。例如，Ras 蛋白是控制细胞生长和分裂的信号转导途径中的关键部分。异常的 Ras 蛋白被锁定在"开启"位置，并且在缺乏来自生长因子的初始信号的状态下一直处于持续活跃状态。

20.1.5 对生长抑制信号不敏感

一些外部激素如转化生长因子 β（transforming growth factor β，TGF-β）可以抵消刺激性生长因子的作用，并发出抑制细胞生长和分裂的信号。对这些信号不敏感会增加细胞癌变的风险。这可能是由于编码这些抑制性激素受体的基因——肿瘤抑制基因受损所致。

20.1.6 细胞周期调控异常

在细胞生长和增殖期间会发生一个周期循环，细胞周期可分为 G_1、S、G_2 和 M 的四个阶段（如图 20.1）。作为这一过程的一部分，细胞必须决定是否从一个阶段转移到另一个阶段，这取决于促进生长与抑制生长的化学信号之间的平衡。

G_1 期中，细胞的体积积极生长变大，做好 DNA 复制的准备以响应各种生长因子或内部信号。下一阶段是 S 期，DNA 的复制在此发生。细胞的染色体复制完成后，就会进入称为 G_2 期的间隔，细胞在此进行细胞分裂的准备。这个间隔至关重要，因为它使细胞得以校对复制的 DNA 并修复受损的拷贝。最后是 M 期，即有丝分裂期，细胞分裂产生两个子细胞，每个细胞含有一整套染色体。然后子细胞可以再次进入细胞周期（G_1），或进入休眠或静止状态（G_0）。

在细胞周期内，存在各种决定点（decision point）以确定细胞是否应继续进入下一阶段。例如，在 G_1 期中存在称为限制点（restriction point，R）的决定点，在肿瘤细胞中这些点会经常出现异常。另外还有称为检查点（checkpoint）的各种监视机制，用于评估各过程的完整性。例如，如果检测到 DNA 损伤，G_2 阶段便会延长。这给予了细胞足够的时间来修复受损的 DNA 或发生凋亡（apoptosis）。在肿瘤细胞中这些检查点也可

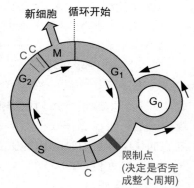

图 20.1 细胞周期

G_1 期细胞增大并且合成新蛋白；S 期合成 DNA；G_2 期细胞准备分裂；M 期（有丝分裂）细胞分裂；G_0 期（静止期）准备下个阶段，停止增长；C 为检查点

能是异常的。

细胞周期的控制涉及多种周期蛋白（cyclin）和周期蛋白依赖性激酶（cyclin-dependent kinase，CDK）（图 20.2）。目前发现至少 15 种的周期蛋白和 9 种的 CDK，并且各自在细胞周期的不同阶段发挥作用，如图 20.2 所示。周期蛋白与其相关激酶的结合将酶活化并使细胞从细胞周期的一个阶段转变到另一个阶段。例如，当细胞处于 G_1 期时，必须决定是否进入 S 期进行 DNA 的复制。这取决于通过信号转导接收的刺激信号与抑制信号的平衡。如果平衡倾向于细胞生长和分裂，周期蛋白 D（cyclin D）就会增加。周期蛋白 D 与 CDK4 和 CDK6 结合，得到的复合物磷酸化一种名为 pRB 的强大的生长抑制分子，pRB 通常与转录因子结

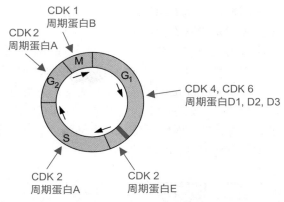

图 20.2 通过周期蛋白和周期蛋白依赖性激酶控制细胞周期

合并使其失活。磷酸化的 pRB 产生变化，不能再与转录因子结合，使转录因子可自由结合 DNA 的特定区域。这导致特定基因的转录，产生能够将细胞移向 S 期的蛋白质，例如周期蛋白 E（cyclin E）和胸苷激酶（thymidine kinase）。一旦产生周期蛋白 E，其便会与 CDK2 结合，产生的复合物能让细胞从 G_1 期进展到 S 期。在细胞周期的不同阶段中，活化的周期蛋白 -CDK 复合物发挥着重要的作用。例如，周期蛋白 A-CDK2（cyclin A-CDK2）复合物是进入 S 期所必需，而对于有丝分裂，周期蛋白 B-CDK1（cyclin B-CDK1）复合物不可缺少。

体内还存在能改变周期蛋白作用的抑制蛋白质（如图 20.3），其中包括能阻断周期蛋白 D-CDK 复合物活性的 p15 和 p16 以及抑制蛋白 p21。p21 受一种重要的蛋白质 p53 控制，p53 可以监测细胞的健康状况和 DNA 的完整性。

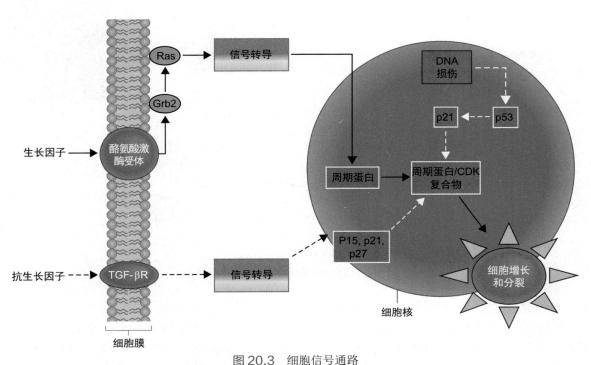

图 20.3 细胞信号通路
实线箭头表示刺激细胞生长和分裂的途径；虚线箭头表示抑制细胞生长和分裂的途径

总而言之，细胞周期的进展是通过周期蛋白和 CDK 的连续激活来调节的，这一过程可以被 CDK 抑制剂下调。整个过程一般在严格的控制下进行，相关的周期蛋白 -CDK 复合物得以积累，并在其任务完成后会被快速降解。

周期蛋白或 CDK 的过度活跃与多种癌症相关。例如，乳腺癌细胞通常产生过量的周期蛋白 D 和 E；皮肤黑色素瘤缺少编码抑制蛋白 p16 的基因。在所有人类肿瘤中，有一半缺乏正常功能的 p53 蛋白，这也表明抑制蛋白 p21 的水平下降。在病毒相关的宫颈癌中，pRB 和 p53 蛋白都常处于失活状态。

据报道，90% 的人类癌症都伴随着周期蛋白、CDK、周期蛋白依赖性激酶抑制剂（cyclin-dependent kinase inhibitor，CKI）及 pRB 途径其他组分的致癌性变化，特别是在 G_1 期。因此，周期蛋白或 CDK 的过量产生或 CKI 的产生不足均能破坏正常调节控制并引发癌症。目前的研究主要针对如何靶向异常的分子来恢复对癌细胞周期的控制。这包括 CDK 抑制，周期蛋白的下调，CKI 的上调，周期蛋白的降解，或抑制能首先激活细胞周期的酪氨酸激酶。

20.1.7 细胞凋亡与 p53 蛋白

细胞凋亡（apoptosis）是一种内在的细胞破坏过程，是机体保护自身免受异常或有缺陷细胞损害的正常方式。基本上，每个细胞都会监测自身的一系列不同的化学信号，如果这一过程失灵便会自动启动自毁机制（如图 20.4）。细胞凋亡对于破坏逃离正常组织环境的细胞也很重要。然而转移的癌细胞发生了遗传改变使它们能幸免于这一过程。

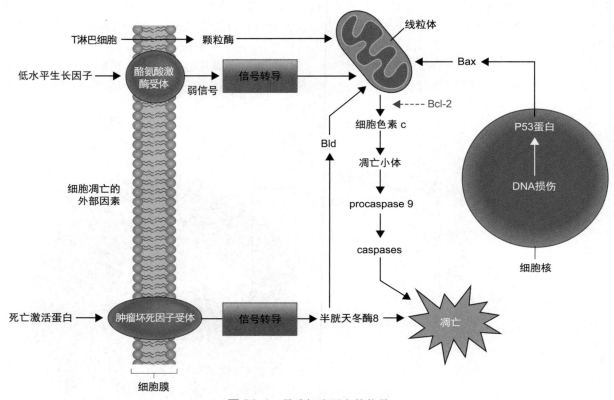

图 20.4　导致细胞凋亡的信号

目前已经发现了两种不同的细胞凋亡途径：

① 由外在因素导致细胞凋亡的外在途径（extrinsic route）。外在途经包括三步。首先，细胞会持续缺乏生长因子和激素。然后，机体产生死亡激活蛋白（death activator protein），其与膜蛋白肿瘤坏死因子受体（tumour necrosis factor receptor，TNFR）结合，触发启动细胞凋亡的信号转导过程。最后，免疫系统产生 T 淋巴细胞，它们在体内循环并寻找受损细胞。一旦发现，淋巴细胞就会穿透受损细胞的细胞膜并注入颗粒酶（granzyme），引发细胞凋亡。

② 内在途径（intrinsic pathway）可能由诸如接触化学品、药物或氧化应激等因素导致的 DNA 损伤而触发。细胞内的监测系统可以检测损伤，并使肿瘤抑制 p53 蛋白的水平增加。一旦 p53 到达足够的水平，

将触发细胞凋亡。

上述的各种信号会聚在线粒体上,线粒体上含有可以促进细胞凋亡的蛋白质,特别是细胞色素 c (cytochrome c)。细胞色素 c 从线粒体释放,组装一种称为凋亡小体(apoptosome)的大型寡聚蛋白复合物,其由 Apaf-1 骨架蛋白组成。接下来,凋亡小体募集并激活 procaspase 9,procaspase 9 进一步激活 caspases。caspases 是在活性位点含有半胱氨酸残基的蛋白酶,其对催化机制十分重要。作为一种蛋白酶,它们降解细胞的蛋白质,从而破坏细胞结构。

由于 caspases 对细胞是致命的,细胞内一定会存在各种检查和平衡以确保细胞凋亡不太容易发生。体内存在一个蛋白质家族负责调节此过程。其中一些蛋白质,比如 Bad 与 Bax,会促进该过程;而其他蛋白质,如 Bcl-2 和 Bcl-XL,则会抑制它。这些蛋白质的相对水平取决于细胞内的各种监测程序。例如,导致 p53 水平升高的遗传损伤会通过上调 Bax 的表达诱导细胞凋亡。

因此,体内细胞的存活依赖于调节细胞生长的内部与外部信号的平衡,以及促进与抑制细胞凋亡的化学调节物质的平衡。这个复杂系统中的一个微小的缺陷就可以阻碍细胞凋亡,增加癌变的风险。例如,目前发现编码 p53 的基因是癌症中最常见的突变基因(30% ~ 70%),该基因的损伤导致了诱导凋亡的 p53 蛋白减少,缺陷细胞存活至癌变的可能性增加。另外,也发现编码凋亡抑制因子的 Bcl-2 和 Bcl-XL 的基因在几种肿瘤类型中过表达。在肿瘤细胞中发现的另一个遗传缺陷是 HDM2 的过表达,它是一种与 p53 结合并阻止其作为转录因子起作用的蛋白质(7.5 节)。

细胞凋亡机制的缺陷也对放射疗法和许多化学治疗药物的治疗产生了不利的影响,这两种治疗方法都通过触发细胞凋亡起作用。例如,许多传统的抗肿瘤药物通过破坏癌细胞 DNA 而起效,这本身对细胞来说可能并非致命,但细胞内监测系统会检测到损伤并进入自毁模式。如果所涉及的机制有缺陷,细胞凋亡便不会发生,药物无效,癌细胞逃过死亡。

20.1.8 端粒

癌细胞通常被描述为变成"永生的"(immortal)。这是因为它们的分裂几乎是无限的。而正常细胞的寿命是由其 DNA 可以复制的次数预先确定的(50 ~ 60 个细胞分裂)。

在这种永生化过程中,端粒(telomere)结构起着关键的作用。图 20.5 显示了染色质(chromatin)的结构,其由包裹着多种蛋白质的染色体组成。端粒是染色体 3′ 末端的多核苷酸区段,含有数千个重复的短序列(6 碱基对)。端粒的作用是充当染色体末端的"接头"(splice),用于稳定和保护 DNA。由于 DNA 聚合酶(DNA polymerase)不能完全复制染色体 DNA 的 3′ 末端,因此在每次复制过程后,端粒会丢失 50 ~ 100 个碱基对。最终,端粒变得太短而无法发挥作用,DNA 变得不稳定,最终或是解旋,或是与另一个 DNA 的末端互相连接。这会引起细胞死亡,从而启动细胞凋亡。

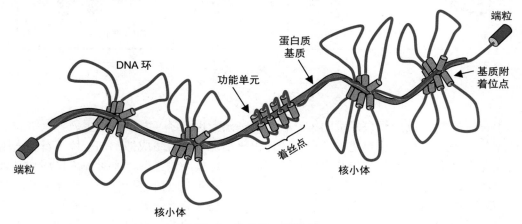

图 20.5　染色质、端粒和 DNA

据观察,在癌症的早期阶段,很多癌细胞也被限制在它们的可分裂次数内,但最终形成的癌细胞变得不受这种限制的影响成为"永生的"。这些细胞通过表达一种叫做端粒酶（telomerase）的酶来维持其端粒的长度。端粒酶是一组被称为 RNA 依赖的 DNA 聚合酶（RNA-dependent DNA polymerase）的成员。端粒酶可以将六个核苷酸的重复序列添加到端粒 DNA 末端，使其保持原本的长度。在胚胎发育的开始，端粒酶负责合成端粒，是胚胎发育中十分重要的过程。但在出生后，编码端粒酶的基因被抑制。癌细胞这种永生的细胞找到了去除该抑制作用的方法，使得酶再次表达。在超过 85% 的癌症中都能检测到端粒酶的表达。

目前在设计抑制端粒酶的药物方面已经进行了一些尝试，但是迄今为止，没有一种药物能应用于临床。

20.1.9　血管生成

随着肿瘤的生长，癌细胞若要继续增殖，需要氨基酸、核酸碱基、糖类、氧气和生长因子的稳定供应。换句话说，肿瘤需要得到良好的血液供应。然而，随着肿瘤体积的增大，细胞变得越来越远离血液供应，开始缺乏这些资源。同时，氧气水平下降导致细胞缺氧（hypoxia）。对于处于肿瘤中心的细胞尤其如此。因此，缺氧诱导因子（hypoxia-inducible factor），如 HIF-1，开始在肿瘤细胞内积聚，它们能上调促进细胞在缺氧环境中存活的基因。例如，生长因子如血管内皮生长因子（vascular endothelial growth factor，VEGF）和成纤维细胞生长因子（fibroblast growth factor，FGF）从细胞中释放出来后，与附近血管的内皮细胞上的受体相互作用，刺激这些细胞分裂，导致现有毛细血管的分支和延伸。这个过程称为血管生成（angiogenesis），如图 20.6。血管生长因子存在于正常细胞中，通常在组织受损时释放。由此引发的血管生成过程有助于修复受损组织，通常由血管生成抑制剂如血管抑素（angiostatin）和血小板应答蛋白（thrombospondin）控制。但这种平衡在肿瘤生长中受到干扰，结果使得肿瘤可以利用它增加血液供应以供己所需。此外，癌细胞从其原发处逃逸和转移的机会增加，这除了是因为血管的可用性增加之外，新生内皮细胞可以释放刺激转移的蛋白质，如白细胞介素 -6（interleukin-6）。由血管生成过程产生的血管是异常的，它们在结构上紊乱，扩张和渗漏。在细胞表面上还会显示整合素（integrin）分子，它们不存在于成熟血管中，可以保护新细胞免于凋亡。在血管生成开始之前，必须通过基质金属蛋白酶（matrix metalloproteinase，MMP）分解血管周围的基底膜。内皮细胞因此得以向肿瘤迁移。基质的溶解使血管生成因子得以释放，从而促进了血管生成。

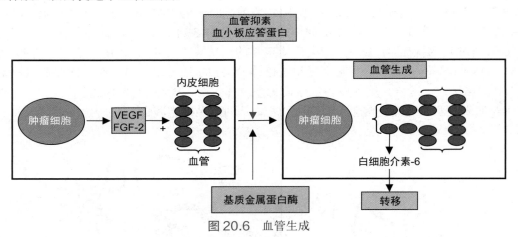

图 20.6　血管生成

抑制血管生成是一种有助于解决癌症的策略，在此基础上也已经开发了血管生成抑制剂类药物。血管生成抑制剂比传统的化学治疗药相比更加安全，毒性也更小。但血管生成抑制剂一般不单独使用，而是与标准的癌症治疗手段，例如手术、化疗和放疗联合应用。在消灭肿瘤之前，血管生成抑制剂可以使肿瘤的异常血管"正常化"，这种"正常化"可以帮助抗肿瘤药物更有效地到达肿瘤。从长远来看，它可以阻碍肿瘤生长，然后通过破坏异常毛细血管使其缩小。最终肿瘤细胞缺乏营养，生长被抑制。

一些抗癌治疗方法利用了由血管生成引起的血管渗漏。抗肿瘤药物被包封到脂质体、纳米球或其他药物递送系统中，这些载体很大，不能从正常血管中逃逸，但是可以从供应肿瘤的渗漏血管中逃逸。因此，这使得抗肿瘤药物得以在肿瘤处富集。由于肿瘤通常缺少有效的淋巴系统，聚合物药物递送系统往往最终被封闭在肿瘤部位。

尽管有血管生成，也会存在一些发育良好的肿瘤区域无法获得足够的血液供应。肿瘤中心的细胞缺乏氧气和营养物质，最终可能会停止生长并休眠。这是一个很大的隐患。大多数抗肿瘤药物针对活跃分裂细胞作用较好，抗癌治疗很可能成功地阻止癌症并消除大部分癌细胞。但一旦治疗停止，休眠的肿瘤细胞重新开始繁殖，肿瘤便可能再次出现。令人担忧的是，目前发现到这种细胞转移的可能性更高。

血液供应不足和缺氧（hypoxia）的另一个后果是肿瘤中心的细胞被迫应用糖酵解产生能量，这导致细胞内酸性副产物的积聚。细胞通过将酸性质子输出到细胞外来解决这个问题。这导致肿瘤周围的环境相较正常组织更趋于酸性。一些抗癌疗法试图利用这种酸度差异。例如卟啉在光动力疗法中的选择性定位。

由于血管生成抑制剂较其他治疗手段相对安全，因此可以使用这些药物作为预防剂以预防易感个体中癌症的出现。

在接下来的内容中介绍的一些药物也能够抑制血管生成过程。这些药物包括考布他汀（combretastatin）（20.5.1 节），VEGF 受体激酶抑制剂（20.6.2.9 节），基质金属蛋白酶抑制剂（20.7.1 节），沙利度胺（thalidomide）（20.9.1 节），内皮抑素和血管抑素（20.9.3 节），以及贝伐珠单抗（bevacizumab）（专栏 20.11）。

20.1.10　组织侵袭和转移

并非所有癌症都会危及生命。良性肿瘤是局限于身体的特定部位的增生，可以生长到足球的大小而不致命。然而，恶性肿瘤（即癌症）会危及生命，因为所涉及的细胞能够脱离原发肿瘤，侵入血管或淋巴管，通过血液循环，在体内其他部位产生肿瘤。为了做到这一点，这些细胞必须克服一系列使细胞保持原位置的控制。

细胞表面上存在分子标记，以识别它们是否处于身体的正确部位。这些分子标记是细胞黏附分子，例如上皮钙黏素（E-cadherin），可以确保细胞黏附到具有相似特征的细胞和填充在细胞外基质之间的不溶性蛋白质网状物上。对于上皮细胞尤其如此。上皮细胞层构成皮肤的外表面以及肠、肺及其他器官的内膜。

细胞外基质的黏附对细胞来说至关重要，对其存活是必要的。整合素（integrin）分子参与锚定过程。如果正常细胞脱落，它会停止生长并触发凋亡。这可以防止身体某一部分的细胞游离至身体的其他部位。另外，正常细胞只有在其黏附分子与相关细胞外基质匹配时才能存活。

转移的癌细胞中缺少细胞黏附分子，这使它们能轻易脱离原发肿瘤。这些细胞是非贴壁依赖性的：它们一旦释放不会触发自毁机制，并且可以占据在身体其他部位的细胞外基质上，从而建立继发性肿瘤。一般认为，这些细胞中的致癌基因可以编码一些蛋白质，这些蛋白质向细胞核反馈假信息，使其误以为细胞仍然附着在一起。

值得注意的是，大多数癌症来自上皮细胞。一旦上皮细胞获得从其周围分离出来的能力，其需要通过血液供应以在体内扩散。然而，上皮细胞生长在基底膜上。基底膜是细胞外基质中的薄层，是细胞运动的物理屏障。癌细胞和白细胞是唯一能够破坏这种屏障的细胞。白细胞通过破坏屏障到达感染区域，而癌细胞则破坏屏障以传播疾病。两种细胞都含有基质金属蛋白酶（matrix metalloproteinase），可以水解构成屏障的蛋白质。一旦癌细胞突破基底屏障，它还需要打破围绕血管的类似屏障以进入血液供应。接下来，它们会在血液供应下向周围扩散，最终黏附到血管上并通过相反的过程离开血管以到达新的组织。据估计，此类细胞仅有不到万分之一的概率能引起继发性肿瘤，但一旦有一个细胞成功转移，患者生存的概率就很小。血液循环中肿瘤细胞通常被困在它们遇到的第一个毛细血管网中，这是它们最有可能引发二次肿瘤的地方。对于大多数组织，继发性肿瘤的重点部位是肺部。对于来自肠的肿瘤，重点部位是肝脏。一些癌细胞产生的因子使血小板在其周围引发血液凝固，这让他们的体积与黏性增大，黏附到血管壁上，最终得以离开血管。

20.1.11　癌症的治疗

癌症的治疗有手术、放疗和化疗有三种传统方法。本章重点介绍癌症化疗，但需要重点明确的是化疗通常与手术和放疗一起使用。此外，通常情况下，联合治疗（即同时使用多种具有不同作用机制的抗肿瘤药物）比使用单一药物更有效，其可以提高作用效率，也能减少毒性和耐药性。

由于癌细胞起源于正常细胞，因此确定癌细胞特有的靶标并不容易。其结果是大多数传统的抗肿瘤药物会同时识别两种类型细胞中的靶标。这些药物的有效性和选择性通常取决于它们较正常细胞而言更集中于癌细胞。事实证明的确如此。由于癌细胞通常比正常细胞生长更快，因此它们摄取营养物质、合成物料和药物都较普通细胞更快。然而，并非所有癌细胞都会如此快速的生长，肿瘤中心的细胞可能处于休眠状态并逃避药物的作用。同时，体内还存在着一些快速生长的正常细胞，如骨髓细胞。结果，它们也过多摄取了抗肿瘤药物，导致骨髓毒性。这是癌症化疗的常见副作用，会导致免疫反应减弱和感染抵抗力下降。实际上，许多癌症患者很容易感染一些平时不具有传染性的病原体。这种继发感染可能很难治疗，对于抗菌药物的选择也需多加注意。例如抑菌抗菌药物可能无效，因为它们依赖于免疫系统的正常功能。传统抗肿瘤药物的其他典型副作用是伤口愈合减慢、脱发、胃肠道上皮损伤、儿童生长抑制、不育、致畸、恶心和肾脏损害。

大多数传统的抗肿瘤药物通过破坏 DNA 的功能起作用，被列为细胞毒药物。有些直接对 DNA 分子起作用，另外一些（如代谢拮抗物）通过抑制 DNA 合成中涉及的酶间接起作用。即便如此，癌症化疗现在正在进入一个分子靶向治疗（molecular targeted therapeutics）的新时代，即设计靶向于癌细胞中异常或过表达的特定分子的高选择性药物。该领域的进展源于对特定癌细胞中涉及的细胞化学更好的理解。激酶抑制剂如伊马替尼（imatinib，商品名：Glivec）的开发使这种方法广为人知（20.6.2.2 节）。另外，抗体和基因治疗是另一个显示出巨大潜力的研究领域（20.10 节）。

对细胞周期的了解在化疗中很重要。有些药物在细胞周期的一个阶段较另一个更为有效。例如，当细胞活跃分裂时（M 期），影响微管的药物是有效的；而如果细胞处于 S 期，则作用于 DNA 的药物更有效。有些药物对细胞周期所有阶段均有效，例如烷化剂顺铂（cisplatin）。因此，抗肿瘤药物对于快速增殖的癌细胞最为有效，因为当它们到达细胞周期的相关阶段时更容易受药物影响。而对生长缓慢的癌症的治疗效果就相对较差。

对特定癌症背后的分子机制更深入的了解可产生更好和更具体的治疗方法，但对于癌症，尽早地检查毫无疑问是重中之重。然而，大多数肿瘤的生理症状在被确立后才会变得明显，而到那时可能为时已晚。因此，在症状出现之前检测实际或潜在的肿瘤毫无疑问是更为理想的情况。个性化医疗（personalized medicine）是一种正变得愈发重要的方式（6.1.5 节）。患者个人的肿瘤遗传分析使早期检测和鉴定癌症成为可能，并且有助于确定用于特定个体的最佳治疗方法。该方法目前已用于确定哪些患者适合应用抗肿瘤药物赫赛汀（herceptin）（专栏 20.11）和伊马替尼（imatinib）。遗传指纹识别还可识别具有特定癌症风险的个体，以便进行定期筛查。

尽管癌症难以治疗，但在目前对于快速生长的肿瘤，如霍奇金病、伯基特淋巴瘤、睾丸癌和几种儿童恶性肿瘤的治疗取得了显著的成功。早期诊断也可以提高其他癌症成功治疗的机会。目前，肺癌、乳腺癌、结肠癌和前列腺癌四种癌症，占所有新病例的一半以上。

最后，控制癌症的最佳方法是减少风险。强调吸烟、过量饮酒和有害溶剂等的危害以及对健康的饮食和生活方式的普及在大众教育中非常重要。食用高纤维食物、水果和蔬菜的好处是显而易见的。实际上，目前存在各种旨在确定食品中的具有抗癌作用的特定化学物质研究项目。例如，二硫代硫酮是西蓝花、菜花和卷心菜中的一组化学物质，似乎具有多种抗癌作用，其中之一是激活肝脏中的酶以降解致癌物质。染料木黄酮（genistein）（图 20.7）是一种保护性化合物，存在于亚洲饮食中常出现的大豆制品中。值得注意的是，亚洲人群患乳腺癌、前列腺癌和结肠癌的概率较低。表没食子儿茶素没食子酸酯（epigallocatechin gallate）是一种存在于绿茶中的抗氧化剂，是另一种潜在的保护剂。很多合成药物，例如非那雄胺（finasteride）、阿司匹林（aspirin）、布洛芬（ibuprofen）和二氟甲基鸟氨酸（difluoromethylornithine）也作为潜在的癌症预防剂而被研究。

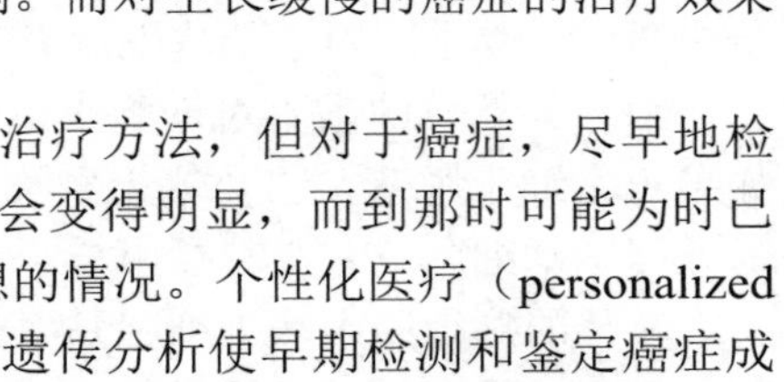

图 20.7 染料木黄酮

20.1.12　耐药性

抗肿瘤药物的耐药性是一个严重的问题。耐药性可能是细胞内在固有的，也可以在后天产生。

① 固有耐药性（intrinsic resistance）是指肿瘤从一开始就几乎对抗肿瘤药物不敏感。这可能由多种机制导致，例如生长速度缓慢，药物摄取不良或细胞的生化/遗传特性。处于肿瘤中心的癌细胞可能处于停止生长状态，因此具有内在耐药性。目前还认为可能存在对抗肿瘤药物本身具有抗性的癌症干细胞。这种干细胞的存在可以解释某些肿瘤在初步治疗成功后的复发。

② 获得性耐药（acquired resistance）是指一开始对药物敏感的肿瘤变得耐药。这是因为肿瘤中同时存在着对药物敏感的细胞和耐药细胞。药物可以消灭对药物敏感的细胞，使耐药细胞被选择出来并富集。仅一个耐药细胞的存活都可能导致治疗的失败，因为一个耐药细胞可以产生新的耐药肿瘤细胞。有的人可能会好奇，既然肿瘤一开始是从单个细胞发育而来，为什么单个肿瘤会同时包含药物敏感细胞和耐药细胞。这是因为癌细胞在本质上是遗传不稳定的，在肿瘤生长过程中必然会发生突变，从而导致耐药细胞的产生。

通过突变产生的耐药性有多种分子机制。例如，细胞对药物的摄取减少或药物靶标的合成增加都会导致耐药；一些药物需要在细胞中被激活，癌细胞可能会适应这些反应，使其不再发生；癌细胞可以寻找新的代谢途径以避免代谢拮抗物的作用；药物可以在称为外排（efflux）的过程中被癌细胞主动排出。称为 P- 糖蛋白（P-glycoprotein）的细胞膜载体蛋白在这种机制中特别重要。该蛋白质是一组称为 ATP 结合盒（ABC）转运蛋白［ATP-binding cassette（ABC）transporter］的能量依赖性转运蛋白的成员。它在正常细胞中能够排出毒素，但癌细胞的突变可导致该蛋白质的表达增加，使得抗肿瘤药物一进入细胞就被主动排出。更糟的是，P- 糖蛋白可以排出各种各样的分子。这导致具有过量 P- 糖蛋白的细胞可以对各种不同的甚至是之前没有接触过的抗肿瘤药物具有耐药性。这被称为多药耐药性（multi-drug resistance，MDR）。例如，对长春花生物碱（vinca alkaloids）具有获得耐药性的细胞也对放线菌素（dactinomycin）（放线菌素 D）和蒽环类（anthracyclines）抗生素具有耐药性。

目前已经努力开发拮抗或抑制 P- 糖蛋白的药物来减少这种形式的耐药性。钙离子通道阻滞剂维拉帕米（verapamil）能有效地拮抗 P- 糖蛋白，使抗肿瘤药物在癌细胞中积累。然而，维拉帕米由于其固有的活性而不能在临床上使用，但这种方法有着很大潜力。还发现环孢素 A（cyclosporin A）和奎宁（quinine）可以抑制 P- 糖蛋白，并且已经在临床试验中进行了研究。还有一系列新的药物，例如拉尼喹达（laniquidar）、Oc144-093、佐舒喹达（zosuquidar）、依克立达（elacridar）、Birocodar 和他立喹达（tariquidar），也在研发之中。在这些研究中面临的难点之一是如何寻找能够阻断癌细胞中转运蛋白而不影响正常细胞中转运蛋白的药物。

总而言之，不管机制如何，耐药细胞在癌症中是广泛存在的。因此，在治疗中需要使用靶向不同靶标的抗肿瘤药物的组合找寻所有细胞中的弱点，而不仅仅是只对单一药物敏感的部分细胞。

🌱 关键知识点

- 癌细胞在正常调节控制细胞生长和分裂的方面存在缺陷。这些缺陷起因于致癌基因活化和抑癌基因失活的突变。
- 癌细胞中通常存在信号通路的缺陷。这是由于该途径中关键蛋白质的过量产生或异常蛋白质的出现刺激了细胞生长和分裂的途径，使其过度活跃。涉及的这些蛋白质包括生长因子、受体、信号蛋白和激酶。
- 许多癌症中抑制细胞生长和分裂的调节蛋白的产生受到抑制。
- 细胞周期由四个阶段组成。细胞周期受周期蛋白和周期蛋白依赖性激酶的控制，并通过抑制蛋白质来调节。在90%的癌症中检测到该系统的缺陷。
- 细胞凋亡是导致细胞死亡的破坏性过程。细胞中具有能检查细胞的总体健康状况监测系统，如果细胞存在太多缺陷，便会触发细胞凋亡过程。调节蛋白对细胞凋亡具有调节作用。细胞凋亡的缺陷增加了细胞癌变的可能性，并降低了几种药物的有效性。
- 端粒起着稳定DNA末端接头的作用。通常，它们在每次复制时都会变短，直到不能正常地起作用，导致细胞最终的死亡。癌细胞可以激活表达端粒酶,以维持端粒长度而变的"永生"。

● 血管生成是肿瘤刺激新血管生长以保证其持续生长所需营养供应的过程。抑制血管生成的药物可应用于抗癌治疗中以抑制肿瘤生长并增强其他药物的有效性。

● 转移是指癌细胞脱离肿瘤原发部位,进入血液循环,并在其他组织中建立继发性肿瘤的过程。为了做到这一点,癌细胞中能将细胞固定在特定环境中并防止细胞分离的调节控制系统失效。

● 手术、放疗和化疗是治疗癌症的常用方法。化疗通常将针对不同靶标或作用机制各不相同的几种药物联合应用。传统的抗肿瘤药物通常具有细胞毒性,相较之下现代药物的应用更具选择性。

● 对于抗肿瘤药物,癌细胞可能具有固有或获得性的耐药性。耐药性的可能原因有药物摄取不足,靶蛋白生成量增加,癌细胞突变使药物与靶标结合受阻,新的代谢途径的产生,或胞内外排系统将药物主动排出的。

20.2 直接作用于核酸的药物

20.2.1 DNA 嵌入剂

DNA 嵌入剂通常含有平面芳香环或芳杂环系统,使其能够塞进 DNA 的双螺旋之间并扭曲其结构。这种药物一旦结合,可以抑制参与复制和转录过程的酶。例如放线菌素(dactinomycin)和多柔比星(doxorubicin),见 6.5 节。

多柔比星 [以前又称阿霉素(adriamycin)](图 20.8)属于一类蒽环类(anthracyclines)抗生素的天然产物,1967 年从链霉菌(*Streptomyces peucetius*)中分离得到。其结构与柔红霉素(daunorubicin)非常相似,仅有一个羟基不同。但这个羟基却对这对活性有着重要影响。多柔比星是迄今发现的最有效的抗肿瘤药物之一。该药物嵌入 DNA 中,稳定 DNA 和拓扑异构酶 II 之间形成的复合物,属于一种拓扑异构酶 II 毒剂(topoisomerase II poison)。拓扑异构酶 II 是一种对复制过程至关重要的酶(6.5 节和 6.1.3 节)。一般认为,这些稳定的 DNA- 酶复合物过多积聚会引发细胞凋亡。这些酶在细胞活跃生长和分裂期间有活性,所以拓扑异构酶 II 毒剂对于快速增殖的细胞最为有效。多柔比星损伤 DNA 的第二种机制与其羟基醌部分有关,其可螯合铁以形成多柔比星 -DNA- 铁络合物。之后产生活性氧,导致 DNA 链中的单链断裂。这种机制较其与拓扑异构酶 II 的相互作用而言并非主要的,但它与多柔比星的心脏毒性有关。第三种机制是插入的多柔比星抑制了解旋酶(helicase)活性,解旋酶使 DNA 双链解链成单条 DNA 链。

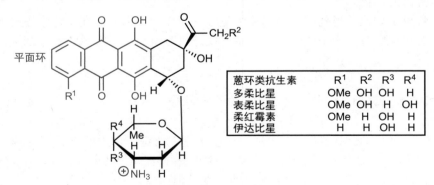

蒽环类抗生素	R¹	R²	R³	R⁴
多柔比星	OMe	OH	OH	H
表柔比星	OMe	OH	H	OH
柔红霉素	OMe	H	OH	H
伊达比星	H	H	OH	H

图 20.8 蒽环类药物

多种其他蒽环类抗生素也被用于癌症的化疗中,主要有柔红霉素 [daunorubicin,商品名 Cerubidine;也称为道诺霉素(daunomycin)或红比霉素(rubidomycin)],以及第二代蒽环类药物表柔比星(epirubicin)和伊达比星(idarubicin)(图 20.8)。伊达比星的 R¹ 位没有甲氧基,这使其代谢方式改变,半衰期得以延长。目前正在研究的第三代蒽环类药物,其糖环上的铵离子被叠氮基或三唑环取代。这样的化合物似乎更不容易受细胞产生耐药外排机制的影响(专栏 20.1),并且显示出较低的一般毒性。

　　米托蒽醌（mitoxantrone）（图 20.9）是蒽环类的简化合成类似物，其中蒽环类的四环系统已被"修剪"成嵌入所需的平面三环系统。结构中存在 2 个相同的取代链，这使得分子对称且更易合成。蒽环类的糖环被认为是造成心脏毒副作用的原因，因此米托蒽醌分子中将其去除。通常存在于糖环上的氨基取代基被转移到了取代链上。通过米托蒽醌的构效关系研究（SAR）确认其药效团是由一个酚羟基、羰基和侧链上氨基所组成。因为米托蒽醌分子是对称的，有两个这样的药效团，但与仅含一个该药效团的类似物活性差距并不大。研究还证明连接侧链与三环系统之间的氨基对活性至关重要。米托蒽醌优先嵌入在 DNA 的鸟嘌呤 - 胞嘧啶碱基对中，并使其侧链嵌于 DNA 的小沟中。这样的嵌入方式与多柔比星和拓扑异构酶Ⅱ发生相互作用相类似。另外，还提出了其他作用机制，抑制微管组装与蛋白激酶 C（protein kinase C）。安吖啶（amsacrine）（图 20.9）含有能够嵌入 DNA 的吖啶三环体系，还能稳定拓扑异构酶 - 可裂解复合物（topoisomerase-cleavable complexes）。

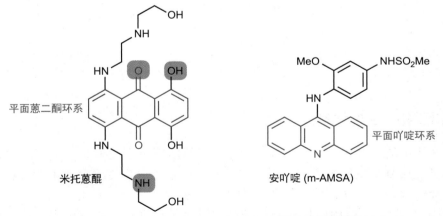

图 20.9　米托蒽醌（蓝色方框突出显示的为药效团）和安吖啶

　　另一个重要的嵌入抗癌剂是博来霉素（bleomycin），它是一种来自链霉菌（*Streptomyces verticillus*）的大分子水溶性糖蛋白。一旦它们嵌入 DNA，就会产生可以导致 DNA 链氧化裂解的自由基（6.5 节）。

20.2.2 对DNA拓扑异构酶具有抑制作用的非嵌入剂类药物

20.2.2.1 鬼臼毒素类

依托泊苷（etoposide）和替尼泊苷（teniposide）（图6.24；详见专栏20.2）均是十分有效的抗肿瘤药物，它们能稳定DNA与拓扑异构酶Ⅱ形成的共价结合的中间体，还能生成自由基而导致链的断裂（6.6节）。尽管拓扑异构酶Ⅱ同时存在于癌细胞和正常细胞中，但药物还是显示出对癌细胞的选择性。一般认为这是由于癌细胞中酶水平与活性的升高。另外，替尼泊苷较依托泊苷更容易被细胞摄取，从而有更强的细胞毒性。这可能是因为替尼泊苷极性较小，可以更容易地穿过细胞膜。

依托泊苷的水溶性较差，这一点可以通过使用磷酸酯前药来改善。目前已经合成了一系列依托泊苷类似物，以寻找水溶性更好、对耐药癌细胞具有更高的活性和较难以代谢失活的药物。

20.2.2.2 喜树碱类

喜树碱（camptothecin）（图20.10）是一种天然存在的细胞毒性生物碱，1966年从一种中国灌木喜树（*Camptotheca acuminata*）中提取得到。它靶向作用于DNA与拓扑异构酶Ⅰ（topoisomerase Ⅰ）形成的复合物（见6.6节）。如果DNA合成正在进行中，喜树碱会导致DNA裂解和细胞死亡。但是目前发现它对于不合成新DNA的癌细胞也有作用，这可能是由其另一种作用机制——可能是诱导产生如丝氨酸蛋白酶和内切核酸酶之类的破坏性酶所导致。

当癌细胞显示出比正常细胞水平更高的拓扑异构酶Ⅰ时，喜树碱显示出对癌细胞选择性。拓扑异构酶Ⅰ在某些癌细胞活性更高，这也可以解释所观察到的抗肿瘤选择性。

结构中的内酯基团对药物的活性十分重要，但在血液pH值下，它会产生活性较低的开环羧酸盐结构，二者处于平衡状态。在A环和B环上引入取代基可以改变这些结构对血清白蛋白的相对结合亲和力，使得存在的内酯水平升高。然而，喜树碱本身水溶性较差且具有较严重的毒副作用。

伊立替康（irinotecan）和托泊替康（topotecan）（图20.10）是两种目前临床上使用的喜树碱的半合成类似物。它们保留了重要的内酯基团，并通过添加如醇羟基和氨基等合适的极性官能团提高了药物的水溶性。伊立替康是一种氨基甲酸酯前药，其在肝脏中通过羧酸酯酶转化为活性酚类化合物（SN-38）。

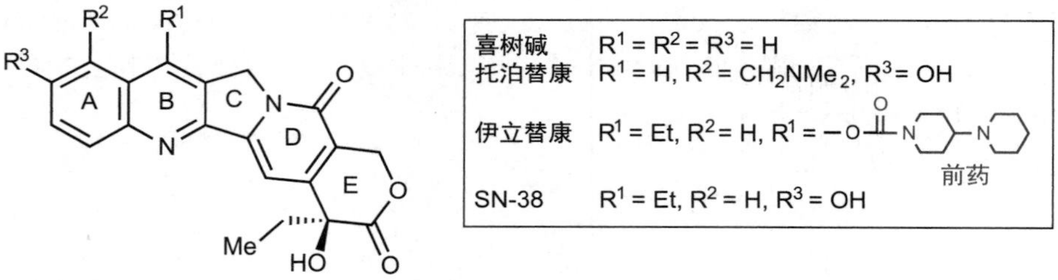

图20.10 喜树碱类

20.2.3 烷化剂和金属烷化剂

烷化剂是高度亲电的化合物，可与DNA上的亲核基团反应形成强共价键（6.7节）。具有两个烷基化基团的药物可破坏复制或转录引起交联。然而，烷化剂也可以使蛋白质上的亲核基团烷基化，这意味着它们的选择性较差。即使如此，烷化药物在治疗癌症中一直很有用。由于肿瘤细胞通常较正常细胞分裂更快，因此DNA功能的破坏对肿瘤细胞的影响是远远高于正常细胞的。然而，应该关注的是，这些药物本身就具有致突变性和致癌性。这是由于它们可以对在正常、健康的细胞中的DNA造成损害。通常用于有机合成的简单烷化剂（如碘甲烷和硫酸二甲酯）因具有烷基化DNA的能力，也被认为具有致癌作用。

专栏 20.2　非嵌入剂类的抑制拓扑异构酶对 DNA 作用的药物的临床应用

依托泊苷（etoposide）和替尼泊苷（teniposide）在临床上可用于多种癌症的治疗，例如睾丸癌和小细胞肺癌。其耐药性来自 P- 糖蛋白过表达导致的主动外排机制，或是拓扑异构酶的突变从而减弱与药物的相互作用。

托泊替康（topotecan）是一种静脉注射药物，用于治疗其他治疗均无效的晚期卵巢癌。伊立替康（irinotecan）是一种前药，其同样是静脉注射给药，它和氟尿嘧啶（fluorouracil）和亚叶酸（folinic acid）[甲酰四氢叶酸（leucovorin）] 一起用于晚期结肠癌的联合治疗。它在多种其他癌症的治疗中也有着不小的潜力。然而，活化该结构所需的羧酸酯酶不是非常有效，实际成功转化起效的药物仅占注射剂量的 2% ～ 5%。目前正在探索基因治疗与 ADEPT 策略以试图改进这一过程（20.10节）。对这些药物的耐药性通常来自拓扑异构酶 I 的突变。

伊立替康的主要副作用是其会导致严重的腹泻，这限制了其使用范围。这是由于在肠道内药物被肠道菌群活化，从而引起了肠道细胞的死亡。目前正在进行研究以寻找抑制肠内活化的酶抑制剂。

20.2.3.1　氮芥类化合物

氮芥（chlormethine）（图 20.11）是第一个药用的烷化剂，于 1942 年被用于临床。其机制如 6.7.1 节所述是与 DNA 上的鸟嘌呤基团发生交联。氮芥具有较高的反应活性，可与水、血液及组织反应。也正由于其反应活性过强，不能用于口服，必须静脉给药。

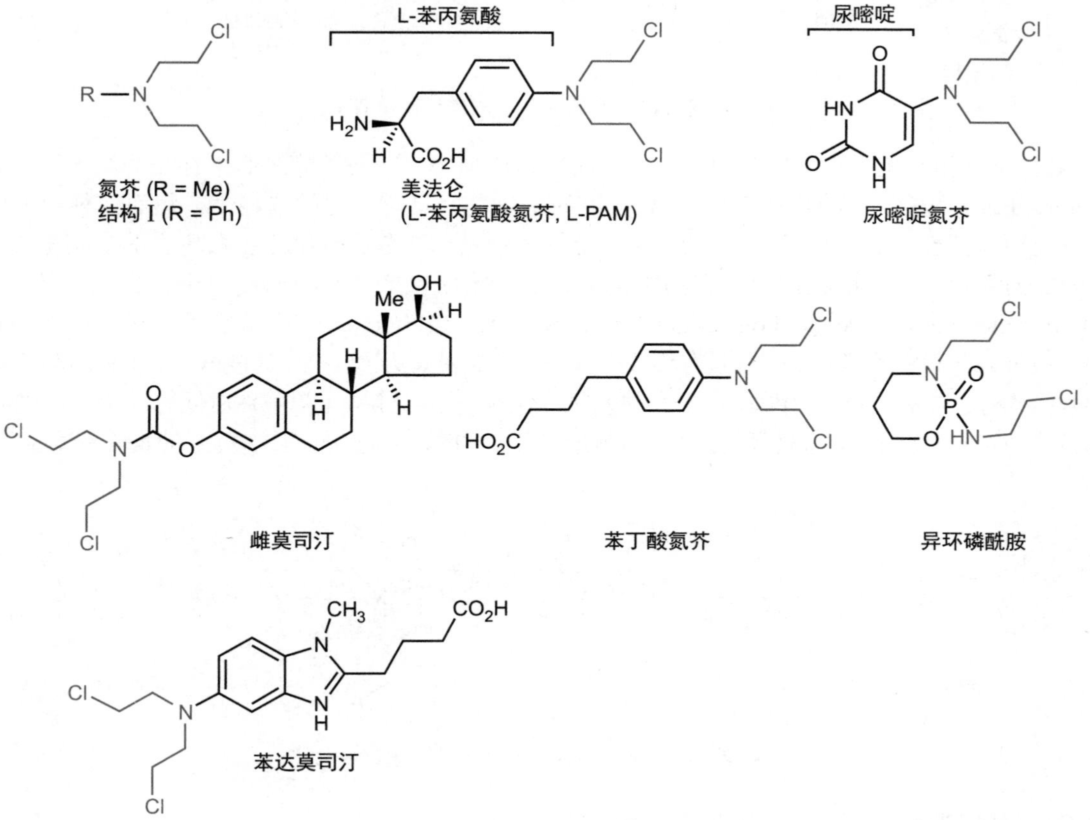

图 20.11　氮芥类烷化剂

通过降低烷化剂的反应性可减少上面所述的副反应。例如，将 N- 甲基用 N- 芳基取代（图 20.11 中的结构 I）就可以达成这样的目的。氮上的孤对电子与苯环的大 π 键相互作用，使氮原子不易取代氯离子，导致中间体氮丙啶鎓离子（见图 6.29）不易形成，只有如鸟嘌呤一类的强亲核试剂才会与之反应。烷化剂

第 20 章　抗肿瘤药物　　555

美法仑（melphalan）（图20.11）利用了这一点。它还具有另一个优点——部分模拟苯丙氨酸的结构，这使药物更可能被识别为氨基酸从而通过转运蛋白进入细胞。其稳定性的增加也使口服给药成为可能。苯丙氨酸是黑色素的生物合成前体，这可能有助于使药物靶向于皮肤黑色素瘤。但这种定位其实并没有特别大的意义。

一种与其类似的方法是将核酸结构单元连接到烷基化基团上。例如，尿嘧啶氮芥（uracil mustard）（图20.11）含有尿嘧啶碱基结构，相较于正常细胞，其对肿瘤细胞的具有一定选择性。这是因为肿瘤细胞通常比正常细胞分裂更快，更快的核酸合成导致其需要更多的核酸结构单元。肿瘤细胞较一般细胞消耗的结构单元更多，并且能更高效地积累细胞毒性药物。然而，这种方法的选择性尚未达到足以根除所有相关的肿瘤细胞的水平。

其他的烷化剂还包括苯丁酸氮芥（chlorambucil）和雌莫司汀（estramustine）（图20.11）。在后者的结构中，烷基化基团与激素雌二醇（estradiol）相连。雌二醇可以携带烷化剂穿过细胞膜，进入细胞。分子中的烷基化基团通过氨基甲酸酯官能团与类固醇连接，它可以降低氮的亲核性。苯达莫司汀（bendamustine）是一个获批较晚的药物。

环磷酰胺（cyclophosphamide）（图20.12）是在癌症化疗中最常用的烷化剂。它是一种无毒的前药，可在体内转化为活性药物（图20.12）。该代谢反应发生在肝脏中，肝脏中的细胞色素 P450 酶将环氧化，分子随后开环并进行非酶促水解，丙烯醛从分子中裂解，产生具有细胞毒性的烷化剂。氮作为磷酰胺基团的一部分，其亲核性被降低，因此药物对亲核性更强的试剂如鸟嘌呤更具选择性。

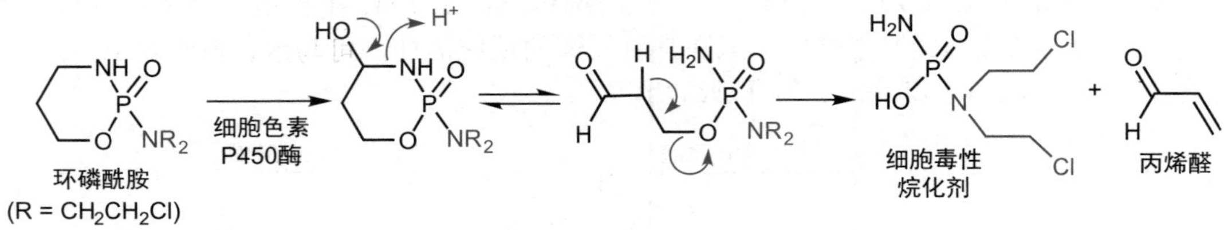

图 20.12　环磷酰胺生成磷酰胺氮芥

环磷酰胺本身相对无毒，可以口服，不会对肠壁造成损害。一些肿瘤细胞中存在的高水平的磷酰胺酶（phosphoramidase）可使这些细胞中存在更高浓度的烷化剂并具有一定的选择性。然而，释放的丙烯醛有时会产生肾脏和膀胱毒性。对这种现象的一种可能的解释是丙烯醛会使细胞蛋白质中的半胱氨酸残基烷基化。将药物与可与丙烯醛相互作用的巯基供体如 N- 乙酰半胱氨酸（N-acetylcysteine）或 2- 巯基乙烷磺酸钠（sodium-2-mercaptoethane sulphonate，商品名：美司钠）（HSCH$_2$CH$_2$SO$_3^-$）合用，可以降低毒性。异环磷酰胺（ifosfamide）（图20.11）是一种具有相似机制和问题的相关药物。艾伏磷酰胺（evofosfamide）（TH-302）（图20.13）在结构上与异环磷酰胺相关，是一种缺氧激活前药。换句话说，它在氧浓度低的环境，例如实体瘤的中心，被激活。在这样的条件下，前药经历还原和降解最终形成活性烷化剂。然而，最近的Ⅲ期临床试验不容乐观。

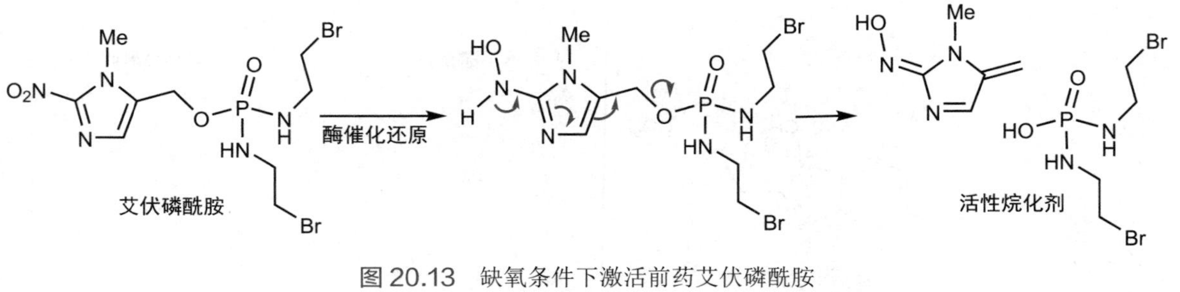

图 20.13　缺氧条件下激活前药艾伏磷酰胺

20.2.3.2　顺铂和顺铂类似物：金属烷化剂

顺铂（cisplatin）（图20.14）是最常用的抗肿瘤药物之一，其结构在细胞内被激活并产生链内交联（第6.7.4 节）。卡铂（carboplatin）（图20.14）是顺铂的衍生物，较顺铂副作用小。

目前已经开发了一系列其他铂类药物（图20.14），例如第一个口服活性化合物沙铂（satraplatin），以试图克服肿瘤的耐药性（专栏20.3）。这些化合物大多仍在进行临床试验，但奥沙利铂（oxaliplatin）于

1999 年获得批准，对顺铂和卡铂获得性耐药的肿瘤有效。该药物不产生交叉耐药性是因为分子中存在二氨基环己烷环。该环水溶性差，但通过引入草酸根配体作为离去基团来抵消这种影响。

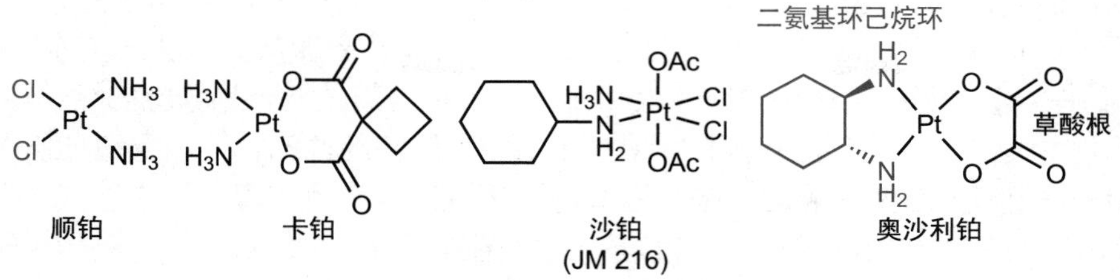

图 20.14　铂类抗肿瘤药物

目前正在进行大量研究，试图解决诸如副作用和耐药性等问题。这些包括设计金属烷化剂的前药，这些前药只能在靶肿瘤细胞上被激活。例如，癌细胞处于氧化环境中，目前正在设计可被过氧化氢激活的前药。另一种方法是将金属烷化剂与靶向肿瘤细胞中过表达靶标的分子连接。例如，将该试剂与类固醇连接，使其靶向过度表达类固醇受体的肿瘤细胞。

20.2.3.3　CC 1065 类似物

CC 1065（图 20.15）是一种天然存在的抗肿瘤药物，通过与 DNA 中的小沟结合，使腺嘌呤碱基烷基化。其体外活性比多柔比星和顺铂高 1000 倍。阿多来新（adozelesin）是 CC 1065 一个简化合成类似物，目前正在考虑将其用于抗体 - 药物偶联物中（20.10.2 节）。

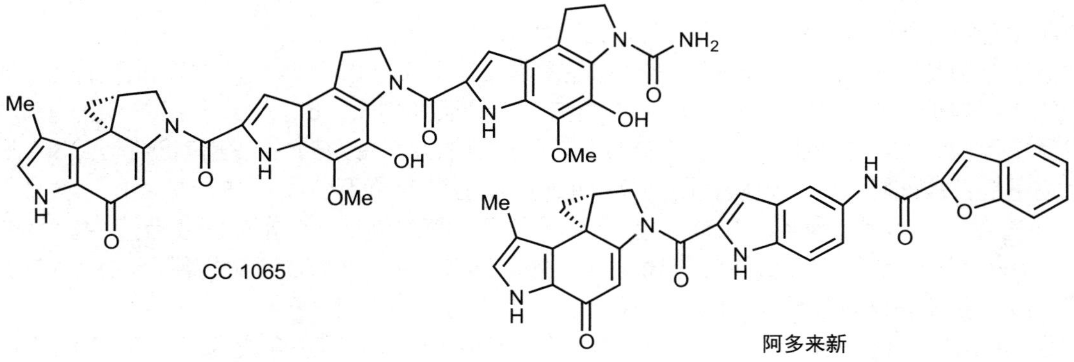

图 20.15　CC 1065 和阿多来新

20.2.3.4　其他烷化剂

还有几种作为烷化剂起作用的抗癌剂，包括达卡巴嗪（dacarbazine）、丙卡巴肼（procarbazine）、洛莫司汀（lomustine）、卡莫司汀（carmustine）、替莫唑胺（temozolomide）、白消安（busulfan）和丝裂霉素 C（mitomycin C）。这些药物的作用机制见 6.7 节。

专栏 20.3　烷化剂和金属烷化剂的临床应用

氮芥（chlormethine）目前作为联合用药的一部分用于治疗霍奇金淋巴瘤。与其结构相关的药物美法仑（melphalan），目前用于治疗多发性骨髓瘤以及晚期卵巢癌和乳腺癌。尿嘧啶氮芥（uracil mustard）在慢性淋巴细胞白血病的治疗中取得了不错的效果。雌莫司汀（estramustine）可以口服给药，主要用于治疗前列腺癌。苯丁酸氮芥（chlorambucil）同样是一种口服药物，主要用于治疗慢性淋巴细胞白血病和霍奇金病。苯达莫司汀（bendamustine）于 2008 年被批准用于治疗慢性淋巴细胞白血病和淋巴瘤。细胞对烷化剂的耐药性主要源于与细胞巯基的反应或细胞对药物的摄取减少。

环磷酰胺（cyclophosphamide）可口服或静脉注射给药，广泛用于治疗白血病、淋巴瘤、软组织肉瘤和实体瘤。出血性膀胱炎是它的一种罕见但严重的副作用，可导致炎症、水肿、出血、溃疡和细胞死亡。这是由其代谢物丙烯醛引起的，可以通过增加液体摄入量或通过使用美司纳（Mesna）来抵消。相关药物异环磷酰胺（ifosfamide）常与美司纳一起静脉内给药。

洛莫司汀（lomustine）和卡莫司汀（carmustine）是脂溶性的，可以穿过血脑屏障。因此它们已被用于脑肿瘤和脑膜白血病的治疗中。洛莫司汀可以口服，而卡莫司汀由于代谢迅速，只能静脉注射。卡莫司汀的埋植剂目前也获得了批准。链脲菌素（streptozotocin）已被用于治疗胰岛细胞癌。该药物可以被胰腺特异性摄入，使蛋白质氨基甲酰化。

白消安（busulfan）可口服治疗慢性粒细胞白血病，可使患者的预期寿命延长一年左右。在干细胞移植之前，它还与环磷酰胺联合给药。白消安可以选择性地作用于骨髓，对淋巴组织或胃肠道几乎没有影响。但是，过度使用可能会对骨髓造成不可逆转的损害。癌细胞对白消安的耐药性与DNA交联的快速去除和修复有关。

顺铂（cisplatin）是一种非常有效的抗肿瘤药物，可单独或与其他药物联合静脉注射来治疗肺癌、宫颈癌、膀胱癌、头颈癌、睾丸癌和卵巢癌。它在治疗其他形式的癌症的各种联合疗法中被广泛应用。然而，顺铂会导致非常严重的恶心和呕吐，合用5-HT$_3$受体拮抗剂昂丹司琼（ondansetron）（专栏9.2）可以有效解决这个问题。卡铂（carboplatin）可以静脉注射以治疗晚期卵巢癌、效果优于顺铂，并且还可以用于治疗肺癌。它比顺铂耐受性更好，副作用更小。奥沙利铂（oxaliplatin）于1999年被批准用于治疗结肠直肠癌，并且显示出比顺铂或卡铂更好的安全性。它常与氟尿嘧啶（fluorouracil）和亚叶酸（folinic acid）组合使用。

肿瘤对顺铂及其类似药物的耐药性由许多因素导致。顺铂需要转运蛋白才能进入细胞，如果转运蛋白的水平较低，就可能产生耐药性。由顺铂产生的活性物质（6.7.4节）容易与细胞巯基（如谷胱甘肽）反应，如果在细胞中巯基存在水平较高，则也会产生耐药性。在有机会与DNA反应之前，药物可能会被细胞清除。最后，因药物从细胞中大量排出而产生耐药性。

达卡巴嗪（dacarbazine）在临床上用于黑色素瘤和软组织肉瘤的联合治疗中。丙卡巴肼（procarbazine）最常用于口服治疗霍奇金病。替莫唑胺（temozolomide）用于治疗某些类型的脑肿瘤，以口服胶囊在餐前至少一小时服用。

丝裂霉素C（mitomycin C）常用于静注给药治疗上消化道癌和乳腺癌，还可用于治疗浅表性膀胱癌。它有较多副作用，是临床使用中毒性最强的抗肿瘤药物之一。长期使用会导致永久性骨髓损伤。

20.2.4　断裂 DNA 链的药物

卡奇霉素 γ1（calicheamicin γ1）是一种从细菌中分离出的抗肿瘤药物，其可以与 DNA 结合并产生自由基使 DNA 链断裂（见 6.8 节）。它是一种非常有效的药物，目前正在进行用于抗体偶联药物设计的研究（20.10.2 节和专栏 20.12）。

20.2.5　反义治疗

生物制药公司 Genta 开发了一种名为奥利美生（oblimersen）的反义核酸药物（6.11.2 节），该药物由 18 个脱氧核苷酸通过硫代磷酸酯骨架连接组成（11.10 节）。

它与携带 Bcl-2 编码信息的 mRNA 的起始密码子结合。Bcl-2 是一种抑制细胞凋亡的蛋白质（20.1.7 节），因此抑制 Bcl-2 的合成将提高化疗或放疗时发生细胞凋亡的可能性。目前它正在 Ⅲ 期临床试验中与抗肿瘤药物多西他赛（docetaxel）和伊立替康（irinotecan）进行联合研究。然而，其在对黑色素瘤的 Ⅲ 期临床试验治疗效果并不理想。目前正在考虑将它应用在其他方面。

目前，还在进行硫代磷酸寡核苷酸的研究，靶向两种编码参与信号转导途径的蛋白质 Raf 和 PKCγ 的遗传信息（5.3.2 节和 5.4.2 节）。

🌱 关键知识点

- DNA嵌入剂含有平面芳香环或芳杂环，可以插入在DNA双螺旋的碱基对之间。
- 烷化剂含有能与DNA上亲核中心反应的亲电基团。如果存在两个亲电基团，则可能会产生DNA的链间或链内交联。
- 氮芥可与DNA上的鸟嘌呤基团发生反应，产生交联。通过将吸电子基团连接到氮芥类药物的氮上可以降低烷化剂的反应性，从而提高针对DNA而非蛋白质的选择性。在结构中连入重要的生物合成结构单元有助于其进入快速分裂的细胞。
- 顺铂及其类似物是可引起链内交联的金属烷化剂药物，通常用于治疗睾丸癌和卵巢癌。
- CC 1065类似物是高活性的烷化剂，正被考虑用于抗体偶联药物。
- 卡奇霉素是一种天然药物，可与亲核试剂反应生成双自由基物质，可与DNA反应最终导致DNA链的断裂。
- 反义核苷酸分子被设计用于抑制编码抑制细胞凋亡蛋白质的mRNA分子。

20.3 作用于酶的药物：抗代谢药物

20.2 节中描述的药物均直接与 DNA 作用以抑制其各种功能。而另一个破坏 DNA 功能的方法是抑制 DNA 合成中涉及的酶或核苷酸构建单元。所涉及的抑制剂被称为抗代谢药物（antimetabolites）。抗代谢药物可以导致 DNA 功能的抑制或异常 DNA 的合成，这可能会导致细胞凋亡。

20.3.1 二氢叶酸还原酶抑制剂

二氢叶酸还原酶（dihydrofolate reductase，DHFR）是一种维持酶辅因子四氢叶酸（tetrahydrofolate，FH_4）水平至关重要的酶（图 20.16 和图 20.17）。

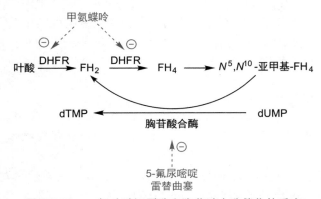

图 20.16 二氢叶酸还原酶和胸苷酸合酶催化的反应

如果这种辅因子缺失，DNA 构建单元 dTMP 的合成将慢慢停止，这会反过来抑制 DNA 合成和细胞分裂。该酶可催化维生素叶酸（folic acid）分两步经二氢叶酸（dihydrofolate，FH_2）还原为 FH_4。一旦形成，FH_4 会结合一碳单位形成 N^5, N^{10}- 亚甲基 -FH_4（N^5, N^{10}-methylene FH_4），然后为各种生物合成途径提供一碳单位，例如脱氧尿苷一磷酸（dUMP）甲基化形成脱氧胸苷一磷酸（dTMP）。在该过程中 N^5, N^{10}- 亚甲基 -FH_4 转变为 FH_2，二氢叶酸还原酶又催化会再生成 N^5, N^{10}- 亚甲基 -FH_4 以进一步反应。

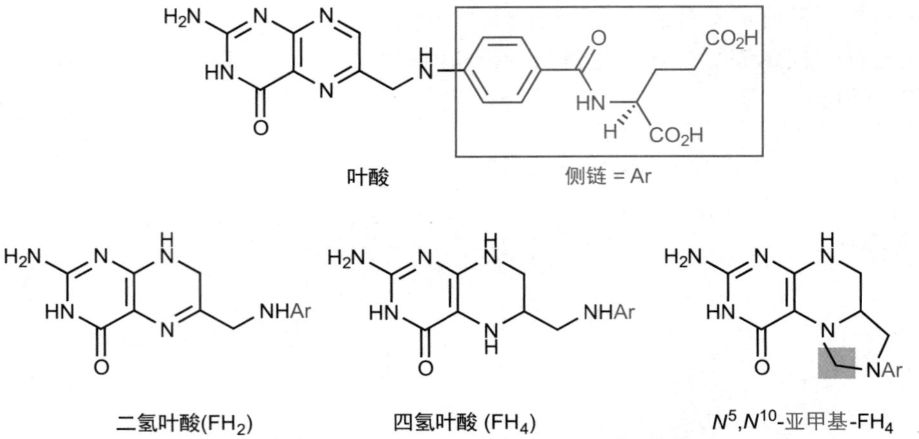

图 20.17 叶酸和相关辅因子的结构

甲氨蝶呤（methotrexate）（图 20.18）是癌症化疗中最广泛应用的抗代谢药物之一。其结构与天然叶酸非常相似，不同之处在于其有额外的氨基和甲基。由于它在与酶结合时有着较 FH_2 更多的氢键或离子键连接，对 DHFR 具有更强的亲和力。甲氨蝶呤由此阻止 FH_2 与二氢叶酸还原酶的结合，从而也阻止 FH_2 转化为 N^5, N^{10}-亚甲基 -FH_4。胸苷酸合酶（thymidylate synthase）受辅因子减少的影响最大，这导致 dTMP 的合成减少。

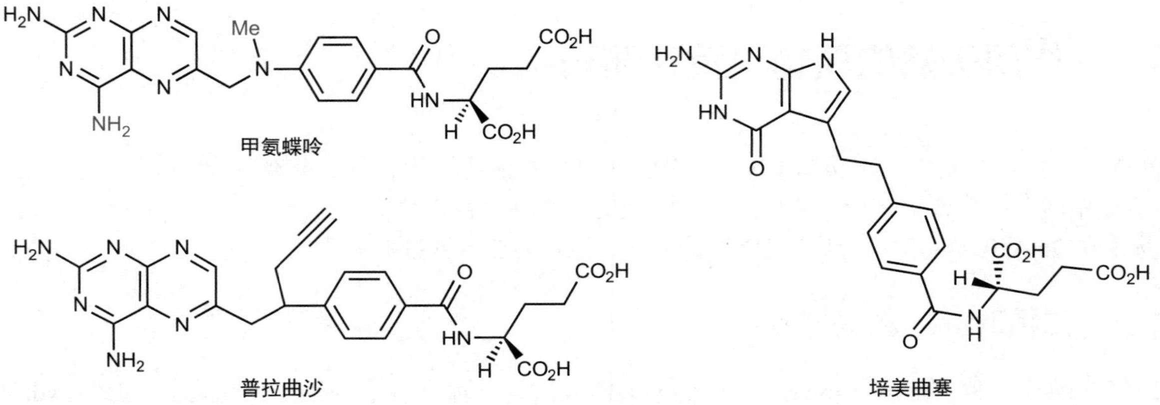

图 20.18 甲氨蝶呤、培美曲塞和普拉曲沙

通过聚谷氨酰化（polyglutamylation）的作用，甲氨蝶呤倾向于在细胞中积累。这是一种酶催化过程，可将谷氨酸基团添加到已存在于分子中的谷氨酸部分之上。该反应也可以在天然叶酸中发生，被用于增加叶酸的电荷和尺寸以使得它们在细胞内滞留。培美曲塞（pemetrexed）和普拉曲沙（pralatrexate）是分别于 2004 年和 2009 年批准的相关药物。

20.3.2 胸苷酸合酶抑制剂

甲氨蝶呤通过减少所需的辅因子 N^5, N^{10}-亚甲基 -FH_4 而间接抑制胸苷酸合酶。5- 氟尿嘧啶（5-fluorouracil）（图 20.19）是一种可以直接抑制这种酶的抗肿瘤药物。

5- 氟尿嘧啶通过作为酶自杀底物（suicide substrate）（3.13 节）的前药来发挥作用。5- 氟尿嘧啶在体内转化为氟化的 2′- 单磷酸脱氧尿苷酸类似物（FdUMP）（图 20.19），然后与胸苷酸合酶和辅因子结合（图 20.20）。到这一步为止，代谢仍在正常进行，没有任何异常。随后，四氢叶酸通过转移到尿嘧啶上的亚甲基单元与尿嘧啶骨架之间形成共价键，从这一步开始，异常开始产生。质子一般从尿嘧啶的 5 位（X ＝ H）离去，而 5- 氟尿嘧啶在该位的取代基为氟原子（X ＝ F）而不是氢，此时氟原子要以正离子形式离去才行。但氟原子是一个强负电性基团，一般以氟离子（F⁻）的形式离子化。氟尿嘧啶骨架便由此共价而不可逆地结合在活性位点上，阻止了胸苷酸的合成，DNA 的合成也因此被阻碍。在这样一系列的作用下，药物阻止了 DNA 复制和细胞分裂。卡培他滨（capecitabine）（专栏 20.4）是 5- 氟尿嘧啶的前药。曲氟尿苷（trifluridine）（图 20.21）与 5- 氟尿嘧啶十分相似，其 5 位由三氟甲基而非氟取代。与 5- 氟尿嘧啶相似，它是一种前药，在体内被胸苷酸激酶（thymidylate kinase）磷酸化形成活性化合物曲氟尿苷单磷酸酯（trifluridine monophosphate）。该活性化合物可与 Cys-196 和 Tyr-146 反应，在两个氨基酸之间自身交联，从而不可逆的抑制 DHFR（图 20.22）。

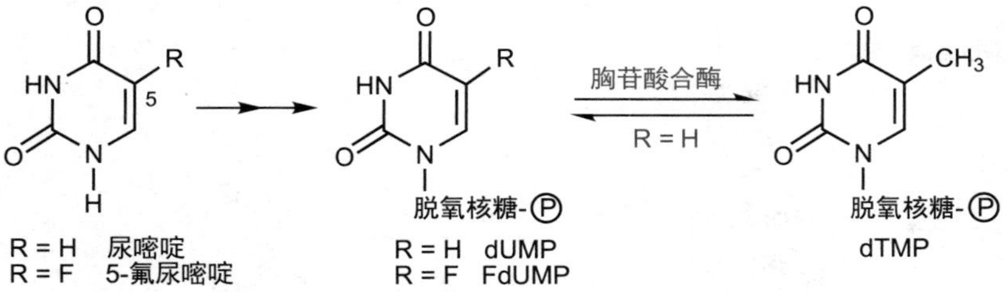

图 20.19　脱氧胸苷酸的生物合成（Ⓟ = 磷酸）

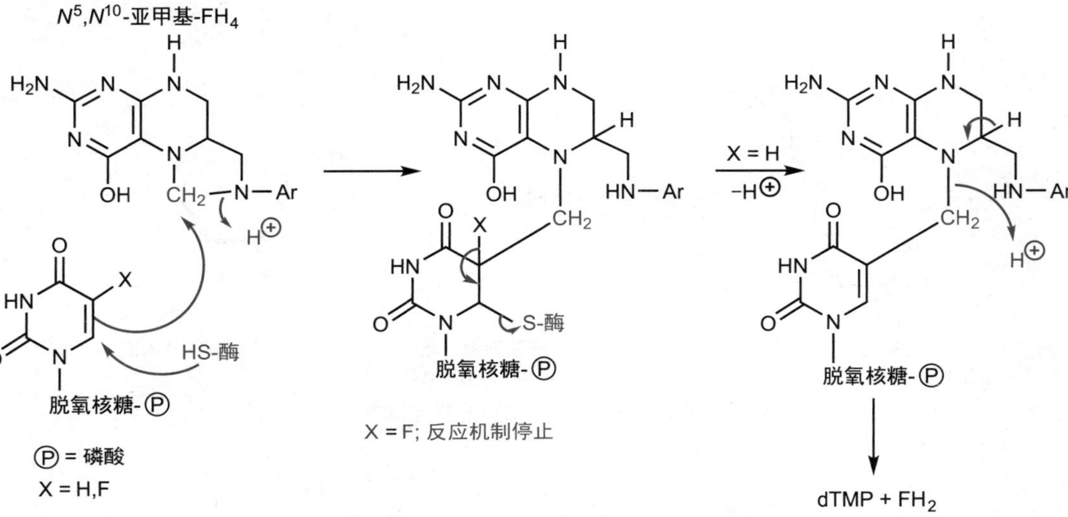

图 20.20　5- 氟尿嘧啶作为自杀底物前药

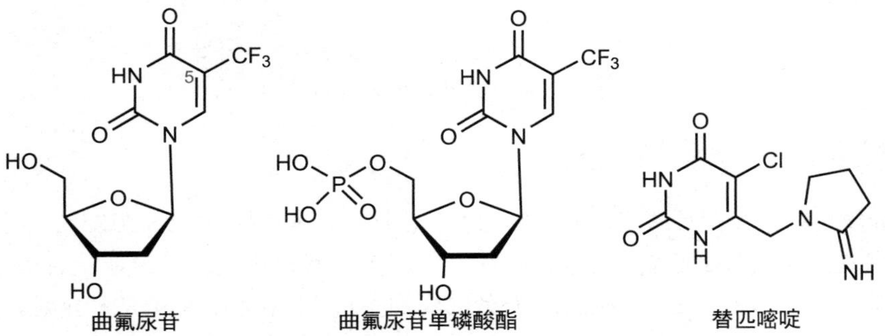

曲氟尿苷　　　　　曲氟尿苷单磷酸酯　　　　　替匹嘧啶

图 20.21　曲氟尿苷、曲氟尿苷单磷酸酯和替匹嘧啶

　　该药物可能还有另外一种作用机制。曲氟尿苷单磷酸酯首先被磷酸化为三磷酸化合物，随后便掺入正在延长的 DNA 链中。这会导致 DNA 链断裂和细胞死亡。需要注意的是，曲氟尿苷也被批准用作抗病毒药物（19.6.1 节）。

　　曲氟尿苷易被胸苷磷酸化酶（thymidine phosphorylase）（图 20.23）代谢，这是其主要缺陷之一。因此，它常与胸苷磷酸化酶抑制剂替匹嘧啶合用。替匹嘧啶（tipiracil）是一种"哨兵"药物（11.7.1 节），可以延长曲氟尿苷的半衰期。

　　上面介绍的抑制剂均与尿嘧啶结合在活性位点的相同区域。目前还开发了与辅因子结合区域结合的抑制剂。雷替曲塞（raltitrexed）（图 20.24）是研发出的第一个新一代的高度特异性的基于叶酸结构的胸苷酸合酶抑制剂。

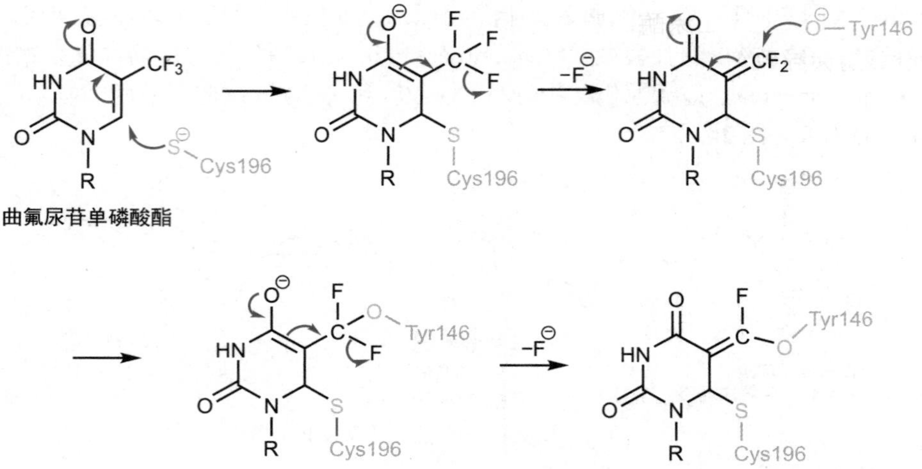

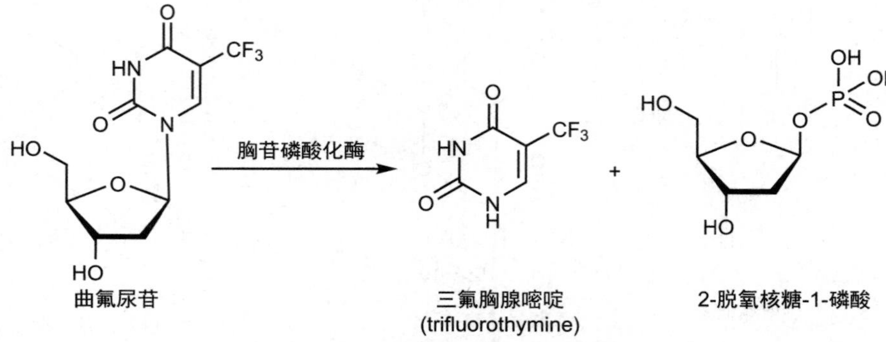

曲氟尿苷单磷酸酯
Cys196
Tyr146
$-F^{\ominus}$

图 20.22 曲氟尿苷单磷酸酯的抑制机制

胸苷磷酸化酶
曲氟尿苷
三氟胸腺嘧啶
(trifluorothymine)
2-脱氧核糖-1-磷酸

图 20.23 曲氟尿苷的代谢降解

图 20.24 雷替曲塞（ZD-1694）

20.3.3 核糖核苷酸还原酶抑制剂

核糖核苷酸还原酶可将核糖核苷酸二磷酸转化为脱氧核糖核苷酸二磷酸（图 20.25）。该酶含有铁辅因子，这在反应机制中至关重要。铁能与酪氨酸残基反应产生和稳定酪氨酸自由基，自由基随后从底物上中提取质子并启动反应机制。羟基脲（图 20.25）是一种临床上有效的药物，它可以破坏铁中心的稳定性，从而抑制酶的活性。

羟基脲
核酸碱基
核糖核苷酸还原酶

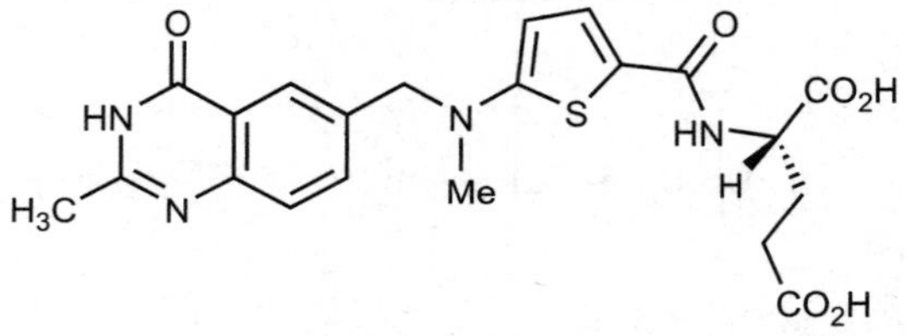

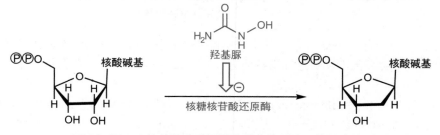

图 20.25 由核糖核苷酸还原酶催化的反应（Ⓟ = 磷酸）

20.3.4 腺苷脱氨酶抑制剂

核糖核苷酸还原酶可被羟基脲直接抑制，而增加天然变构抑制剂（变构抑制剂见 3.6 节）如 dATP 的方法可以间接抑制核糖核苷酸还原酶。腺苷脱氨酶（adenosine deaminase）能催化腺苷脱氨基生成肌苷（图 20.26），抑制该酶会导致细胞中 dATP 的积累。这反过来又会抑制核糖核苷酸还原酶的活性。

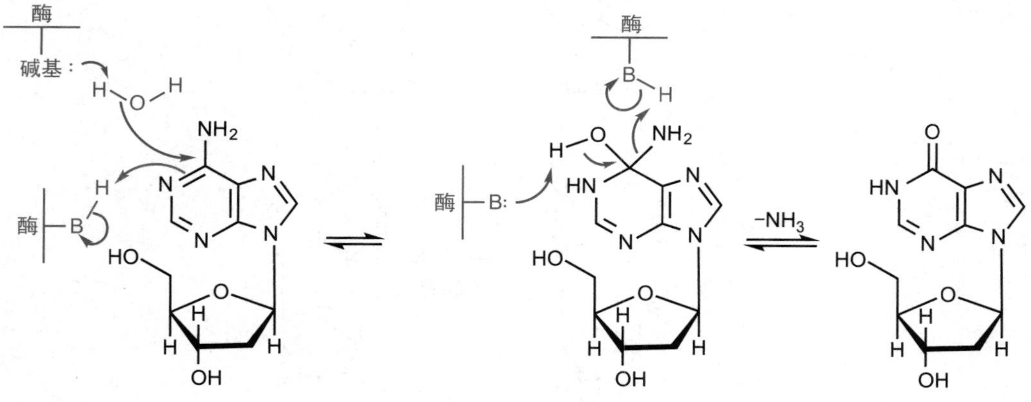

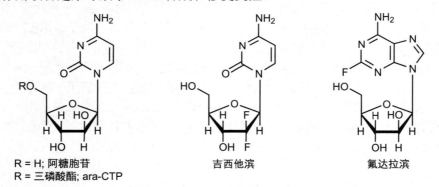

图 20.26　腺苷脱氨酶的机制（B= 碱基）

抗白血病药物喷司他丁（pentostatin）（图 20.27）是从抗生素链霉菌（*Streptomyces antibioticus*）中分离的天然产物，是腺苷脱氨酶的强效抑制剂（K_i = 2.5pmol/L）。它是一种过渡态抑制剂，模拟天然过渡态的四面体结构。过渡态的结构被认为类似于图 20.26 所示的四面体结构中间体。

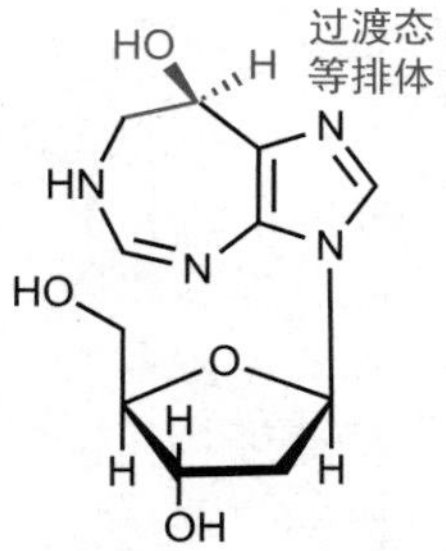

20.3.5　DNA 聚合酶抑制剂

DNA 聚合酶以 4 种脱氧核糖核苷酸 dATP、dGTP、dCTP 和 dTTP 为原料催化 DNA 的合成（第 6 章）。抗肿瘤药物阿糖胞苷（cytarabine）（图 20.28）是 2′- 脱氧胞苷的类似物。它是一种前药，在细胞中被磷酸化为对应的三磷酸酯（ara-CTP），后者为竞争性抑制剂。此外，ara-CTP 可以作为 DNA 聚合酶的底物掺入正在延伸的 DNA 链中，这会导致链终止或阻止修复后的 DNA 复制。这些作用联合起来导致了 DNA 合成和修复受阻。

图 20.27　喷司他丁

R = H; 阿糖胞苷
R = 三磷酸酯; ara-CTP

吉西他滨

氟达拉滨

图 20.28　DNA 聚合酶抑制剂

吉西他滨（gemcitabine）是一种阿糖胞苷的类似物，副作用较少。嘌呤类似物氟达拉滨（fludarabine）也会被代谢成三磷酸酯，具有与阿糖胞苷相同的作用机制——抑制转录并掺入 DNA 中。

20.3.6　嘌呤拮抗剂

硫代嘌呤 6- 巯基嘌呤（6-mercaptopurine）和 6- 硫代鸟嘌呤（6-tioguanine）（图 20.29）均属于前药，其通过细胞酶转化为相应的核苷单磷酸酯，这些单磷酸酯随后会在许多位点抑制嘌呤合成。另外，这两种化合物均会转变成一种共同的产物（thio-GMP），该产物会分别转化为硫代 -GTP（thio-GTP）和硫代 -dGTP（thio-dGTP），然后掺入 RNA 和 DNA 中。这引发了一系列复杂的效应，最终导致细胞死亡。

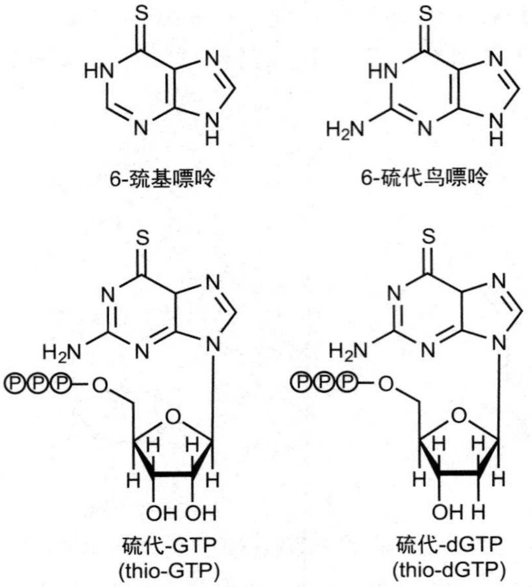

6-巯基嘌呤   6-硫代鸟嘌呤

硫代-GTP   硫代-dGTP
(thio-GTP)   (thio-dGTP)

图 20.29   嘌呤拮抗剂（Ⓟ = 磷酸）

专栏 20.4   抗代谢药物的临床应用

    甲氨蝶呤（methotrexate）可以口服给药，也可以通过各种其他方法给药。临床上可以单独使用或与其他药物联合应用以治疗多种癌症，包括儿童急性淋巴细胞白血病、非霍奇金淋巴瘤和许多实体瘤。癌细胞对甲氨蝶呤的耐药性可以由 DHFR 表达的增强或由还原型叶酸转运体（reduced folate carrier，RFC）减少导致的甲氨蝶呤摄取减少引起。RFC 是一种在细胞中负责摄取叶酸和叶酸拮抗物的膜转运蛋白。培美曲塞（pemetrexed）已被批准用于治疗胸膜间皮瘤和非小细胞肺癌。普拉曲沙（pralatrexate）目前已被批准用于某些血液肿瘤的治疗。

    由于口服吸收情况难以预测，5- 氟尿嘧啶（5-fluorouracil）一般通过静脉注射给药，通常与亚叶酸 [folinic acid，又称为甲酰四氢叶酸（leucovorin）] 合用以治疗结肠直肠癌，还被用于治疗各种实体瘤，包括乳腺癌和胃肠道癌症。在皮肤中，5- 氟尿嘧啶对肿瘤细胞的选择性高于正常皮肤细胞，因此作为一种外用的治疗皮肤癌的药物，其效果非常好。但是，5- 氟尿嘧啶具有神经毒性和心脏毒性的副作用。如果细胞产生过量的 dUMP 会与药物竞争活性位点，细胞便会产生耐药。卡培他滨（capecitabine）（图1）可口服给药，在体内代谢为氟尿嘧啶，替代氟尿嘧啶和亚叶酸，单独应用于转移性结直肠癌的治疗中。卡培他滨还被批准与铂类药物联合应用于晚期胃癌的一线治疗中。另外，该药物还可用于治疗晚期结肠癌或转移性乳腺癌。在应用过程中，一些患者会由于轻微的炎症而产生指纹消除的特殊副作用。5- 氟尿嘧啶或卡培他滨用药过量的患者可以用三乙酸尿苷（uradine triacetate）进行治疗（图2）。

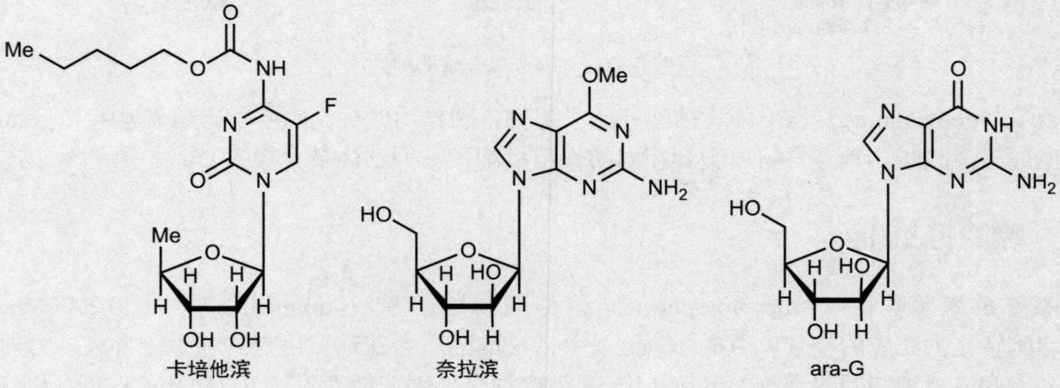

卡培他滨   奈拉滨   ara-G

图1   抗代谢药

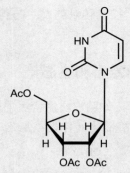

图2　三乙酸尿苷——卡培他滨或 5- 氟尿嘧啶过量的解毒剂

奈拉滨（nelarabine）于 2005 年获得美国 FDA 的加速批准，用于治疗 T 细胞急性淋巴细胞白血病和 T 细胞淋巴母细胞淋巴瘤。它是一种水溶性前药，在体内被腺苷脱氨酶去甲基化生成水溶性较低的 ara-G，然后被激酶磷酸化成活性三核苷酸。后者掺入 DNA 中，触发细胞凋亡。

雷替曲塞（raltitrexed）是一种注射给药的细胞毒性药物，用于治疗晚期结直肠癌。其获得性耐药可能来自细胞摄取受阻，由于叶酰聚谷氨酸合成酶（FPGS）催化的多聚谷氨酸化水平降低或胸苷酸合酶表达增加导致。

曲氟尿苷（trifluridine）于 2015 年被批准用于转移性结直肠癌的治疗。它常与替匹嘧啶（tipiracil）合用，后者通过抑制胸苷磷酸化酶来抑制曲氟尿苷的代谢。对胸苷磷酸化酶的抑制还体现出了额外的减慢血管生成的作用，这是通过降低血管生成促进剂 2- 脱氧核糖的水平导致的。羟基脲（hydroxycarbamide）常用于口服治疗耐白消安的慢性粒细胞白血病，并在头部、颈部癌症和宫颈癌的联合治疗中也有所应用。对羟基脲的耐药性常由酶表达水平提升导致。

喷司他丁（pentostatin）是一种专用于治疗绒毛细胞白血病的抗肿瘤药物，常静脉注射给药。

阿糖胞苷（cytarabine）可静脉内、皮下或鞘内给药，临床上用于治疗多种白血病。吉西他滨（gemcitabine）副作用轻微，可用于静注治疗胰腺癌和非小细胞肺癌。它还可与顺铂（cisplatin）合用以治疗晚期膀胱癌，或与紫杉醇（paclitaxel）合用治疗乳腺癌。氟达拉滨（fludarabine）可口服或静脉内给药，常用于治疗慢性淋巴性白血病。可将其改造为 5′- 单磷酸酯前药（fludara）以改善溶解度。

6- 巯基嘌呤（6-mercaptopurine）和 6- 硫代鸟嘌呤（6-tioguanine）主要用于治疗急性白血病，对儿童比成人更有效。

🌱 **关键知识点**

- 抗代谢药物是能抑制在DNA或DNA结构单元的合成中所涉及的酶的药物。
- 胸苷酸合酶催化dUMP合成dTMP，而该反应所需的辅因子在二氢叶酸还原酶的作用下再生。抑制该过程中任一种酶都有抗癌作用。
- 核糖核苷酸还原酶催化核糖核苷酸二磷酸酯还原为脱氧核糖核苷酸二磷酸酯。可以通过药物直接抑制该酶，也可以通过抑制腺苷脱氨酶间接抑制。腺苷脱氨酶抑制剂通过dATP的积累导致变构抑制。
- 各种核苷和嘌呤可作为前药，在细胞中转化为抑制DNA聚合酶的活性化合物。这些活性化合物也可以作为底物并掺入生长的DNA中，最终导致链终止或复制抑制。

20.4　激素疗法

激素疗法一般用于治疗激素依赖性癌症。癌细胞若需要特定的激素，则可以使用具有相反作用效果的激素来治疗，或应用激素拮抗剂阻断其作用。甾体激素与细胞内受体结合形成复合物，后者作为核转录因子（nuclear transcription factor）发挥作用，控制转录的发生与否（参见专栏 4.1 和 4.9 节）。关于激素疗法的临床应用方面，见专栏 20.5。

20.4.1　糖皮质激素、雌激素、孕激素和雄激素

在抗癌治疗中也使用了各种类型的激素，如糖皮质激素泼尼松（prednisone）和泼尼松龙（prednisolone）（图 20.30）。泼尼松是一种前药，在体内经酶催化转化为泼尼松龙起作用。

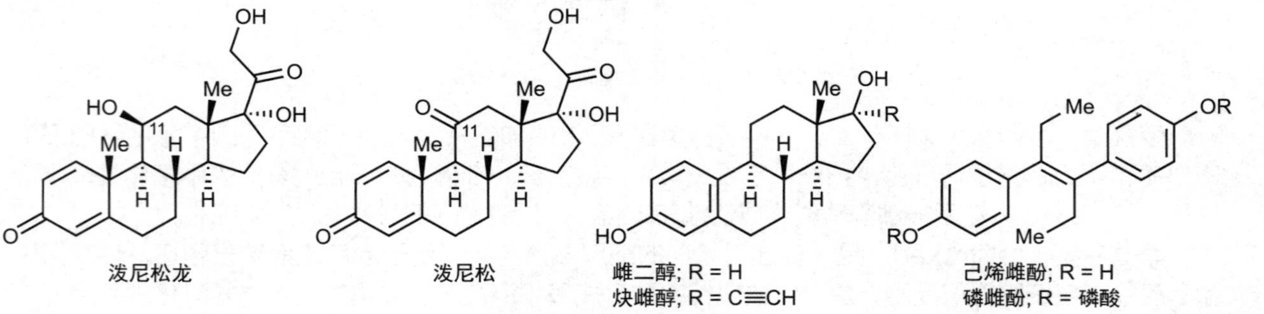

图 20.30　糖皮质激素和雌激素

雌激素可以抑制黄体生成素（luteinizing hormone，LH）的产生，从而减少睾酮（testosterone）的合成。最常用的药物是雌二醇（estradiol）的衍生物炔雌醇（ethinylestradiol）和非甾体雌激素己烯雌酚（diethylstilbestrol）（图 20.30）。磷雌酚（fosfestrol）是己烯雌酚的二磷酸酯取代前药。

醋酸甲羟孕酮（medroxyprogesterone acetate）和醋酸甲地孕酮（megestrol acetate）是常用作抗肿瘤药物的孕激素（图 20.31）。

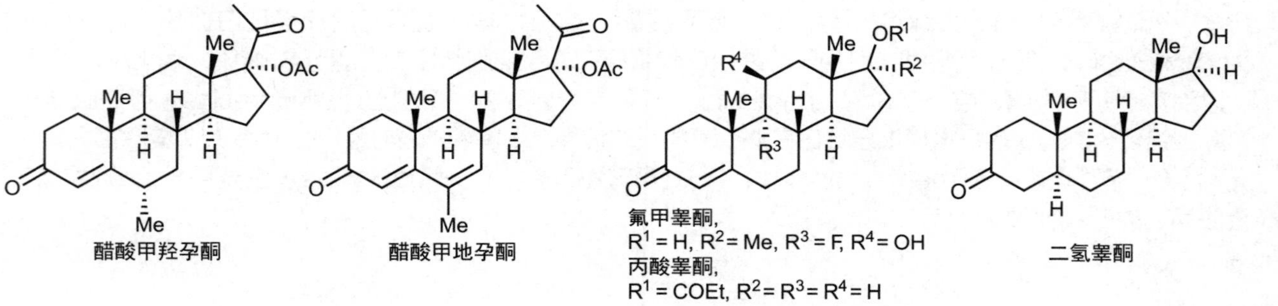

图 20.31　孕激素和雄激素

一般认为雄激素可以抑制 LH 的产生，从而导致雌激素合成减少。最常用的药物是氟甲睾酮（fluoxymesterone）和丙酸睾酮（testosterone propionate）（图 20.31）。后者是前药，在体内转化为二氢睾酮（dihydrotestosterone）起作用。

20.4.2　促黄体素释放激素受体的激动剂与拮抗剂

促黄体素释放激素受体（LHRH 受体）也名为促性腺激素释放激素受体（gonadotrophin-releasing hormone receptor，GnRH 受体），存在于垂体前叶细胞的细胞膜上。它是一种 G 蛋白偶联受体，由十肽激素 LHRH 激活，能提高黄体生成素（LH）的水平，这反过来又导致睾酮水平升高。因此，降低 LHRH 受体活性的药物可用于治疗对睾酮水平敏感的前列腺癌。

有趣的是，临床上用于降低 LHRH 受体活性的药物大多是激动剂。它们会增加受体的活性，但激动剂长时间与受体作用会使受体脱敏，最终导致活性降低，LH 和睾酮水平下降。最常用的两种激动剂是亮丙瑞林（leuprorelin，也称为 leuprolide）和戈舍瑞林（goserelin）（图 20.32），两者都是 LHRH 的十肽类似物，通过结构

改造主要是使得其对肽酶降解更具抗性。酶降解通常发生在 6 位甘氨酸附近，结构中用非天然 D- 氨基酸取代甘氨酸使酶不能识别该区域。另外，分子中用合适的基团替代了 10 位的甘氨酸残基以增加受体的亲和力。

```
1   2   3   4   5   6   7   8   9   10
pyroGlu-His-Trp-Ser-Tyr-Gly-Leu-Arg-Pro-Gly-NH2              LHRH
pyroGlu-His-Trp-Ser-Tyr-(D-Leu)-Leu-Arg-Pro-ethylamide       亮丙瑞林
pyroGlu-His-Trp-Ser-Tyr-(D-(t-Bu)Ser)-Leu-Arg-Pro-Azgly-NH2  戈舍瑞林
```

图 20.32　促黄体素释放激素受体激动剂

受体激动剂的缺点在于，它们在脱敏发生之前会激活靶受体，促进肿瘤生长。目前正在进行对受体拮抗剂的研究以避免这个问题。迄今为止唯一被批准的拮抗剂是醋酸地加瑞克（degarelix acetate）（图 20.33），该药物于 2009 年上市。

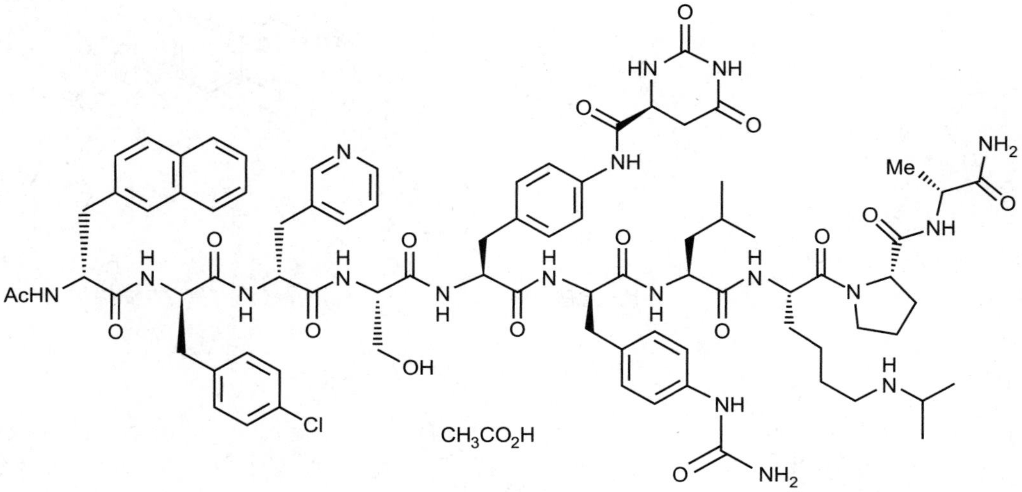

图 20.33　醋酸地加瑞克

20.4.3　抗雌激素药物

他莫昔芬（tamoxifen）和雷洛昔芬（raloxifene）（图 20.34）均是能拮抗雌激素受体并阻止雌二醇与

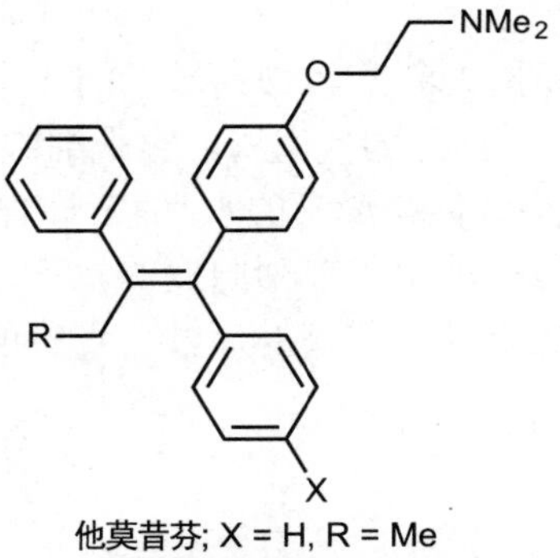

他莫昔芬; X = H, R = Me
4-羟基他莫昔芬; X = OH, R = Me
托瑞米芬; X = H, R = CH2Cl

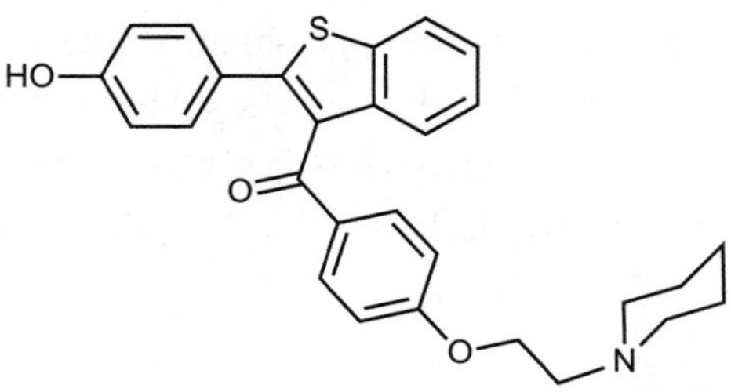

雷洛昔芬

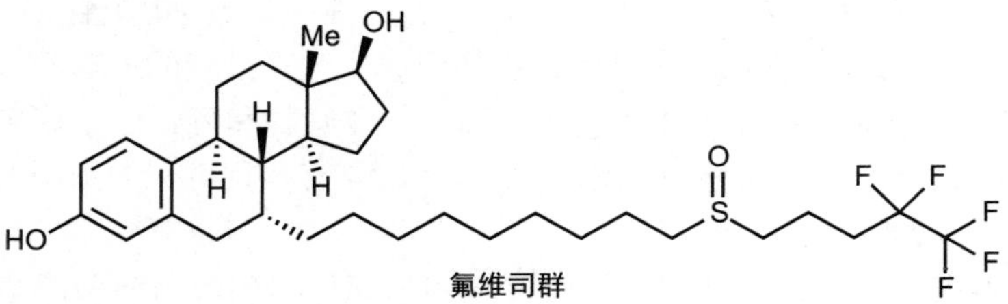

氟维司群

图 20.34　抗雌激素药物

之结合的合成药物。它们的作用机制目前已被广泛研究，详见专栏 4.1。最近研发的抗雌激素药物包括托瑞米芬（toremifene）和氟维司群（fulvestrant）（2002 年批准）。

20.4.4 抗雄激素药物

抗雄激素一般用于治疗前列腺癌，通过阻断雄激素作用于其受体而发挥作用，包括氟他胺（flutamide）、比卡鲁胺（bicalutamide）、恩扎卢胺（enzalutamide）和醋酸环丙孕酮（cyproterone acetate）（图 20.35）。用于恩扎卢胺设计的先导化合物是对靶受体具有强结合亲和力的激动剂。通过结构的修饰，设计出了缺乏激动剂活性但仍保持良好结合亲和力的结构，即为拮抗剂。

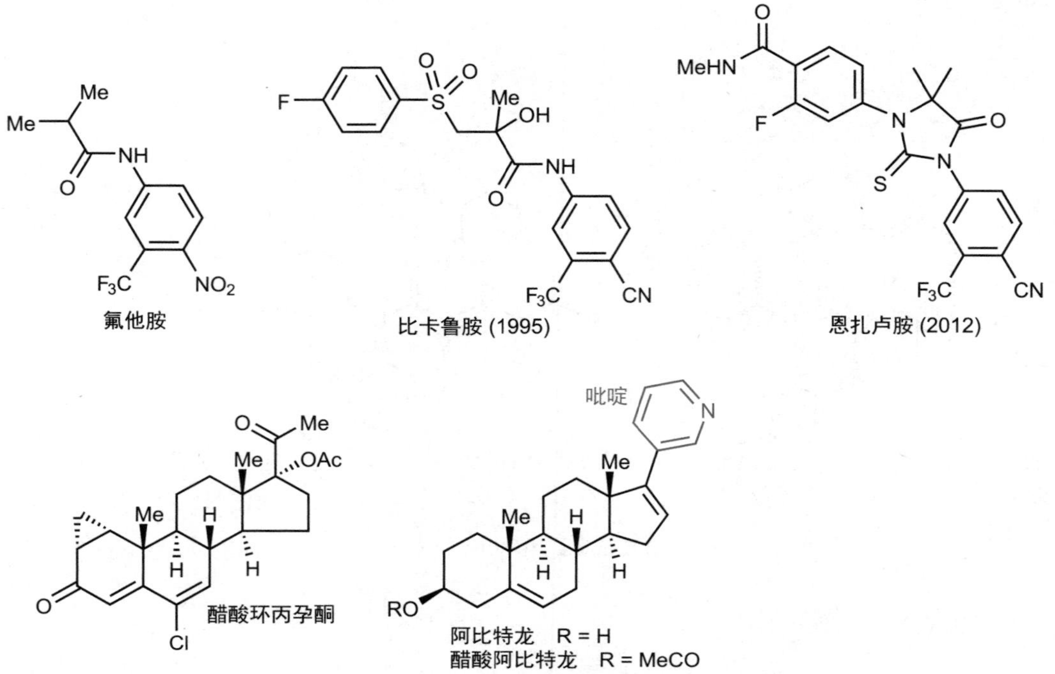

图 20.35 抗雄激素药物

以前，前列腺癌的治疗一般是联合应用 LHRH 激动剂和抗雄激素药物。最近的一个新方法是抑制一种名为 17α-羟化酶 -17（20）- 裂解酶 [17α-hydroxylase-17（20）-lyase] 的代谢酶。它是细胞色素 P450 酶的一种，参与体内胆固醇合成雄激素的过程，因此抑制它的作用会降低雄激素的水平。阿比特龙（abiraterone）（图 20.35）是有效作用于该酶的选择性抑制剂，于 2011 年被批准用于前列腺癌的治疗之中，一般以其前药醋酸阿比特龙（abiraterone acetate）的形式给药。分子中的吡啶环与酶的活性位点中的血红素铁相互作用，是药物作用的关键。

20.4.5 芳香化酶抑制剂

芳香化酶抑制剂一般用作二线药物，用于治疗对他莫昔芬耐药的雌激素依赖性乳腺癌。芳香化酶（aromatase）是由两种蛋白质组成的膜结合酶复合物，一种是细胞色素 P450 酶（CYP19A1），另一种是以 NADPH 作为辅因子的还原酶。芳香化酶在雄激素生物合成雌激素过程的最后阶段催化芳环的形成（图 20.36）。细胞色素酶中含有血红素，其在催化氧化之前结合甾体底物和氧。由于该酶催化合成过程的最后一步，因此它被视为设计抗雌激素药物的重要靶标。临床上主要有两种可用的抑制剂，即可逆的竞争性抑制剂和不可逆的自杀型抑制剂。

氨鲁米特（aminoglutethimide）（图 20.37）是可逆的竞争性抑制剂的早期实例，其缺点在于它与各种细胞色素 P450 酶结合并抑制一系列甾体羟基化，这会导致一些有害的副作用。已有以氨鲁米特为先导化合物设计出更具选择性的抑制剂，例如阿那罗唑（anastrozole）和来曲唑（letrozole），两者都用于治疗乳腺癌。三唑环的 *N*-4 氮原子与芳香酶中的血红素铁相互作用，阻止其与甾体底物结合。氨鲁米特中的苯氨基氮原子也有相同的作用。

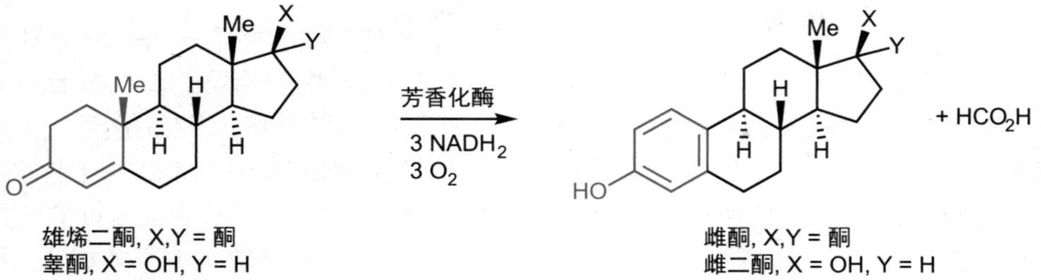

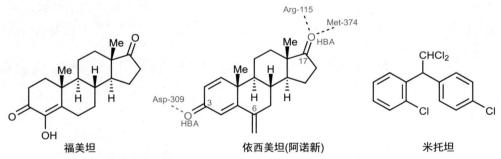

图 20.36　芳香化酶催化反应

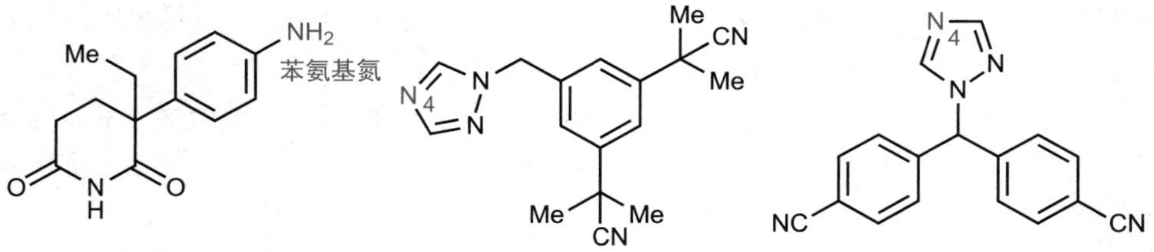

氨鲁米特　　　　　　　阿那罗唑　　　　　　来曲唑

图 20.37　芳香化酶的可逆竞争性抑制剂

福美坦（formestane）（图 20.38）比氨鲁米特更具选择性，并能作为自杀底物永久地失活芳香化酶。依西美坦（exemestane）也是一种不可逆的自杀型抑制剂，C-6 位的环外双键在作用机制中起着关键的作用。X 射线晶体结构显示依西美坦模拟雄烯二酮紧密结合于疏水结合位点，其甾体四环骨架与结合位点形成广泛的范德华相互作用。福美坦和依西美坦的 3 位和 17 位的酮基均是相同的氨基酸残基的氢键受体。因此，依西美坦可以在不可逆反应发生之前通过分子间相互作用与芳香化酶有效结合。

福美坦　　　　　　　依西美坦(阿诺新)　　　　　　米托坦

图 20.38　福美坦、依西美坦（阿诺新）和米托坦

专栏 20.5　激素疗法的临床应用

泼尼松龙（prednisolone）广泛用于口服治疗白血病和淋巴瘤。炔雌醇（ethinylestradiol）是现有活性最强的雌激素，一般用于前列腺癌的治疗中。由于己烯雌酚（diethylstilbestrol）的副作用，其很少用在前列腺癌的治疗中，但偶尔会用于治疗乳腺癌。磷雌酚（fosfestrol）是己烯雌酚的二磷酸酯前药，目前用于激素抵抗的转移性前列腺癌的治疗。它仅在靶细胞中被激活，并且可以达到比使用己烯雌酚本身更高的浓度。孕激素（progestin）主要用于不能通过手术或放射治疗的晚期子宫内膜癌的治疗中。它们还是治疗肾癌和转移性乳腺癌的二线药物，但在这些疾病中的应

用正在减少。最常用的药物是醋酸甲羟孕酮（medroxyprogesterone acetate）和醋酸甲地孕酮（megestrol acetate），二者均可口服给药。氟甲睾酮（fluoxymesterone）和丙酸睾酮（testosterone propionate）等雄激素（androgen）药物有时会用于转移性乳腺癌的治疗中。然而，它们具有"男性化"的效果，所以一般只在少数情况下使用。LHRH激动剂（LHRH agonist）一般用于治疗晚期前列腺癌和乳腺癌。最常用的药物是亮丙瑞林（leuprorelin）和戈舍瑞林（goserelin），它们以醋酸盐的形式给药。醋酸亮丙瑞林可以每日给药，或可将其插入微球中，每月给药一次，药物会在数周内缓慢释放。醋酸戈舍瑞林可以装载在可生物降解的圆柱形聚合物棒内，作为缓释植入物给药，每28天一次植入皮下脂肪中。其他临床批准的用于治疗前列腺癌和乳腺癌的LHRH激动剂还有布舍瑞林（buserelin）、组氨瑞林（histrelin）和曲普瑞林（triptorelin）等。将LHRH激动剂与抗雄激素药物（如醋酸环丙孕酮、氟他胺或比卡鲁胺）合用，有助于在治疗的早期阶段降低对肿瘤生长（肿瘤复发）的促进作用。

醋酸地加瑞克（degarelix acetate）是一种LHRH拮抗剂，目前已被批准用于治疗前列腺癌。它避免了肿瘤复发现象的问题，不需要联合应用抗雄激素。

他莫昔芬（tamoxifen）、托瑞米芬（toremifene）和氟维司群（fulvestrant）均被用于治疗激素依赖性乳腺癌。雷洛昔芬（raloxifene）作为抗癌剂的作用尚不明确，因此目前仅用于绝经后骨质疏松症的治疗和预防。

氟他胺（flutamide）、醋酸环丙孕酮（cyproterone acetate）和比卡鲁胺（bicalutamide）用于前列腺癌治疗中。尽管此前曾使用多西他赛等抗肿瘤药物进行治疗，目前，醋酸阿比特龙（abiraterone acetate）和恩扎卢胺（enzalutamide）都被批准用于已经发展的转移性去势抵抗性前列腺癌的治疗中。

阿那罗唑（anastrozole）、来曲唑（letrozole）和依西美坦（exemestane）均是用于治疗绝经后妇女雌激素受体阳性乳腺癌的口服药物。福美坦（formestane）也被批准用于此目的，但它需要通过肌内注射给药。因此，它的使用正在逐渐减少，转而采用能进行口服疗法的药物。

米托坦（mitotane）（图20.38）能干扰肾上腺皮质激素的合成，常用于治疗晚期或不能进行手术的肾上腺皮质肿瘤。由于它会抑制肾上腺皮质的活动，因此在使用过程中需要进行皮质激素类替代疗法。

奥曲肽（octreotide）是生长激素抑制素的类似物，常用于治疗胃肠道的激素分泌肿瘤。

🌱 关键知识点

- 激素疗法常用于治疗激素依赖的癌症。治疗方法包括使用激素来抵抗有害的激素的作用；或使用抗激素的化合物以防止有害的激素与其受体结合。
- 糖皮质激素、雌激素、孕激素、雄激素和LHRH都被应用于激素疗法中。
- 作为受体拮抗剂的药物可以阻断雌激素和雄激素的作用。
- 酶抑制剂能阻断激素的合成。芳香化酶是一个重要的靶酶，该酶催化雌激素合成过程的最后一步。

20.5 作用于结构蛋白的药物

微管蛋白（tubulin）是一种结构蛋白，对细胞分裂至关重要（2.7.1节）。微管蛋白作为微管的构建单元，在细胞分裂过程中可以聚合和解聚。药物可通过与微管蛋白结合以阻止其聚合或与微管结合以阻止其解聚来抑制细胞分裂。阻止聚合的药物不能阻止解聚，因此最终会导致微管溶解和有丝分裂所需纺锤体的破坏。本节为有关药物的临床应用介绍，见专栏 20.6。

20.5.1 抑制微管蛋白聚合的药物

长春碱（vinblastine）、长春新碱（vincristine）、长春地辛（vindesine）和长春瑞滨（vinorelbine）是通过对马达加斯加长春花植物（*Catharanthus roseus* 或 *Vinca rosea*）进行提取分离和结构改造得到的生物碱（图 7.3），可以与微管蛋白结合以防止其聚合。相关内容已在 7.2.2 节中讨论。

叶下珠苷（phyllanthoside）（图 20.39）是另一种能够与微管蛋白结合并阻止其聚合的天然产物。该化合物在 20 世纪 70 年代早期从哥斯达黎加树的根部发现并进入临床研究。多种海洋来源的天然产物显示出抑制微管形成的作用。例如，海绵抑制素 1（spongistatin 1）（图 20.39）是从马尔代夫的多孔动物中提取的，具有显著抗癌活性。

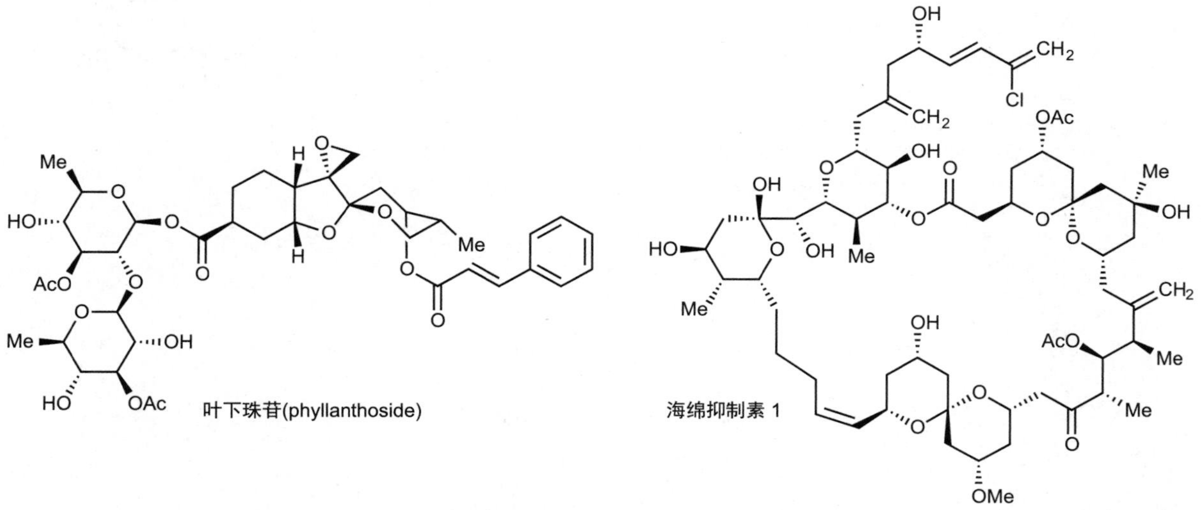

图 20.39 抑制微管形成的天然产物

天然产物鬼臼毒素（podophyllotoxin）（图 6.24）的类似物及其对拓扑异构酶 II 的影响已在 20.2.2.1 节中提及。然而，鬼臼毒素本身具有完全不同的作用机制，其与微管蛋白形成复合物从而阻止微管的形成。

鬼臼毒素属于木脂素类（lignans）化合物，并且已从植物来源如美国曼德拉草或 Mayapple（国外俗称）（*Podophyllum peltatum*）和喜马拉雅植物鬼臼（*Podophyllum emodi*）中分离得到。1000 多年来这些植物的提取物被广泛用于治疗各种疾病，包括癌症。例如，据记载野生山萝卜（*Anthriscus sylvestris*）的根被于治疗癌症，研究表明这些根含有脱氧鬼臼毒素（deoxypodophyllotoxin）。1942 年有研究表明这些植物的粗提物鬼臼（podophyllum）可以有效治疗性病疣。科学家们从该粗提物中分离出鬼臼毒素，并一度用作抗肿瘤药物。但是，由于严重的副作用，鬼臼毒素的使用受到严格的限制。鬼臼毒素和与微管蛋白相互作用的另一种化合物秋水仙碱（colchicine）之间存在结构相似性（7.2.2 节）。

值得注意的是，表鬼臼毒素（epipodophyllotoxin）（6.6 节）对微管蛋白聚合的抑制作用活性比鬼臼毒素低一个数量级。当存在大体积的糖基时，如依托泊苷（etoposide）（20.2.2.1 节），活性被完全消除。这表明依托泊苷中的糖基与微管蛋白形成不良的空间相互作用，阻碍了依托泊苷与微管蛋白的结合。从蓝绿藻中分离得到的 cryptophycin 类化合物（图 20.40）具有能够抑制微管形成的抗癌作用，同时还可以抑制微管和有丝分裂纺锤体的功能。cryptophycin 52 已经开始进行 II 期临床研究，但由于其副作用，研究被终止。

美登木素 1（maytansine 1）（图 20.40）是从埃塞俄比亚灌木中提取得到的美登木素类生物碱（maytansinoids）的天然产物，在结构上与 cryptophycin 类具有相似性，并且还能够抑制微管蛋白聚合，具有比长春新碱高 1000 倍的活性。但由于其毒性作用和治疗窗狭窄，不得不终止临床研究，但现在认为其适合作为抗体 - 药物偶联物中的细胞毒素（20.10.2 节）。考布他汀（combretastatin）（图 20.41）是从非洲丛林柳（*Combretum caffrum*）中得到的天然产物，这种植物被祖鲁人用作药物和抵御敌人的武器。考布他汀 A-4（combretastatin A-4）是该家族中最具有活性的结构，其水溶性磷酸酯前药目前已进行临床研究。它与其他微管蛋白结合药物如秋水仙碱和鬼臼毒素具有相似的结构特征，并在与秋水仙碱相同的结合区域与微管蛋白结合。2 个芳环的相对取象很重要，因此双键的 cis- 几何构型对活性至关重要。该药物已被证明可选择性地抑制肿瘤的血液供应并抑制血管生成。

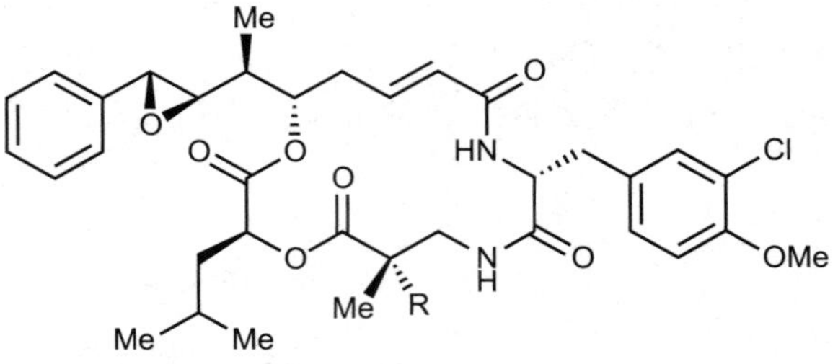

cryptophycin 1；R = H
cryptophycin 52 (LY355703)；R = Me

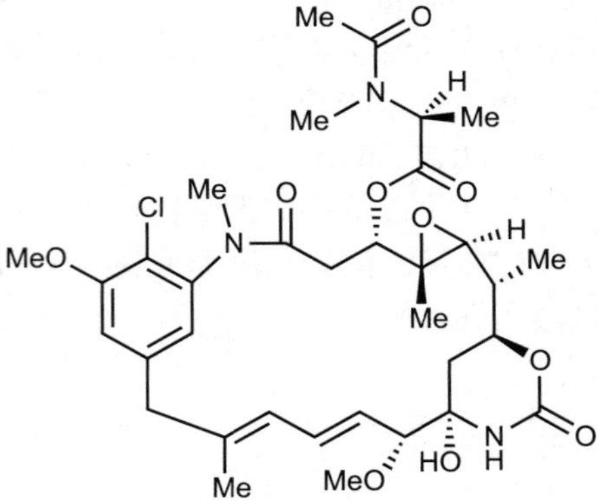

美登木素 1

图 20.40　Cryptophycin 类和美登木素 1

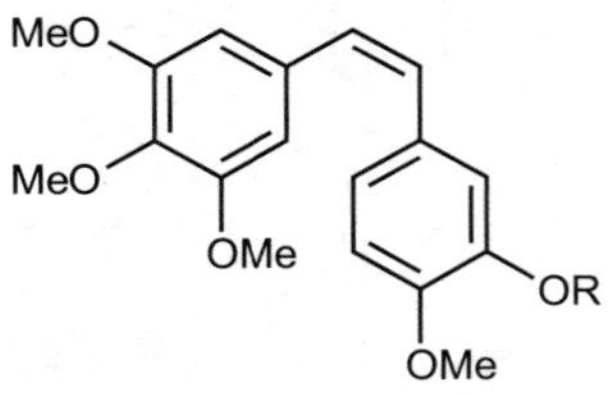

考布他汀 A-4; R = H
考布他汀 A-4前药; R = 磷酸酯

图 20.41　考布他汀类药物

20.5.2　抑制微管解聚的药物

紫杉醇类（taxoids）是一类重要的能够抑制微管解聚的化合物，详见 7.2.2 节，其中紫杉醇（paclitaxel，Taxol）广为人知。目前正在研究半合成紫杉烷，以寻找较好口服生物利用度、药理学性质更优且对含有 P-糖蛋白外排泵的耐药性癌细胞有抑制作用的化合物。

自紫杉醇发现以来，已发现具有相似的作用机制的多种天然产物，目前正在研究其作为抗癌活性药物（图 20.42）。这些天然产物包括称为埃博霉素（epothilone）的细菌代谢物，以及从珊瑚中分离的海洋天然产物如软珊瑚醇（eleutherobin）。这些化合物显示出优于紫杉醇的几个优点。首先，埃博霉素不是 P- 糖蛋白外排系统的底物，因此可能对耐药性癌细胞有效。其次，埃博霉素具有比紫杉醇更好的水溶性，为开发效果更优的药物提供条件。

埃博霉素的缺点是它们代谢不稳定，这是由酯酶裂解内酯环引起的。在动物试验中埃博霉素被证明具有高毒性。科学家们尝试对其进行结构改造，以改进这些性质。伊沙匹隆（ixabepilone）也称为氮杂埃博霉素（azaepothilone B），于 2007 年获得美国 FDA 批准（图 20.42）。伊沙匹隆含有内酰胺环取代母体埃博霉素结构中的内酯环。内酰胺充当内酯基团的生物等排体，改善了代谢稳定性并减少了毒副作用。

这些新药与紫杉醇结合微管蛋白的区域相同。目前已经开发出一种包含不同官能团的三维药效团，用作设计第三代紫杉醇杂合分子的基础。

肉球毒素（sarcodictyin）（图 20.43）是软珊瑚醇的简化类似物，对耐药的癌症也具有活性。这些化合物的构效关系（SAR）研究表明图 20.43 中蓝色基团的重要性。艾立布林（eribulin）是海洋海绵天然产物软海绵素 B（halichondrin B）的简化合成类似物，于 2010 年获得批准，现已在欧洲、美国和日本上市。

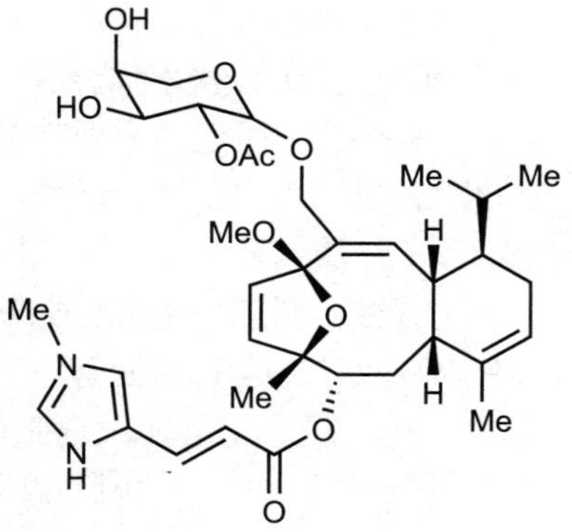

软珊瑚醇

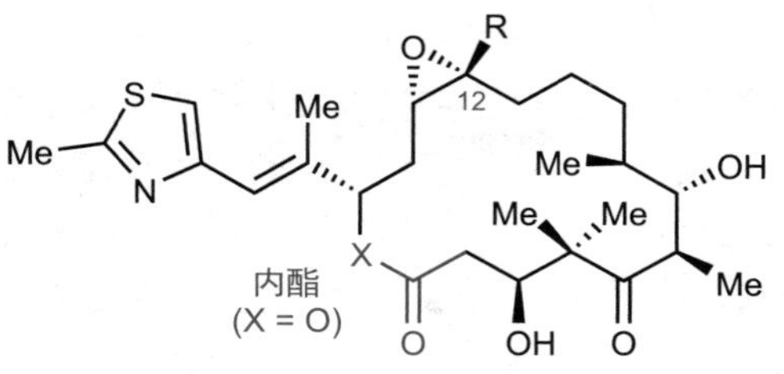

埃博霉素 A　R = H, X = O
埃博霉素 B　R = Me, X = O
伊沙匹隆 (BMS 247550)　R = Me, X = NH

图 20.42　近年来发现的抑制微管解聚的天然产物

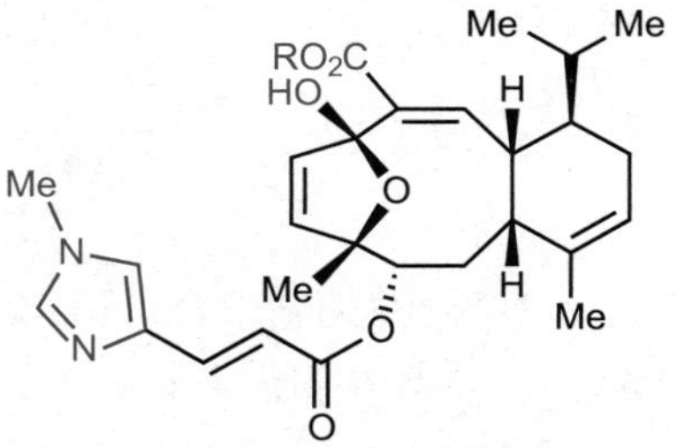

肉球毒素 A　R = Me
肉球毒素 B　R = Et

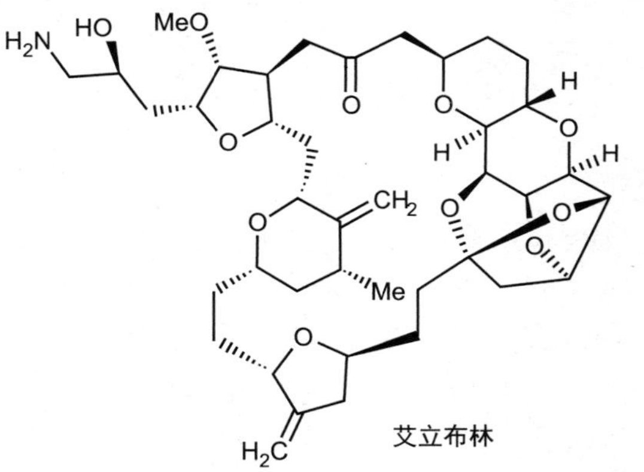

艾立布林

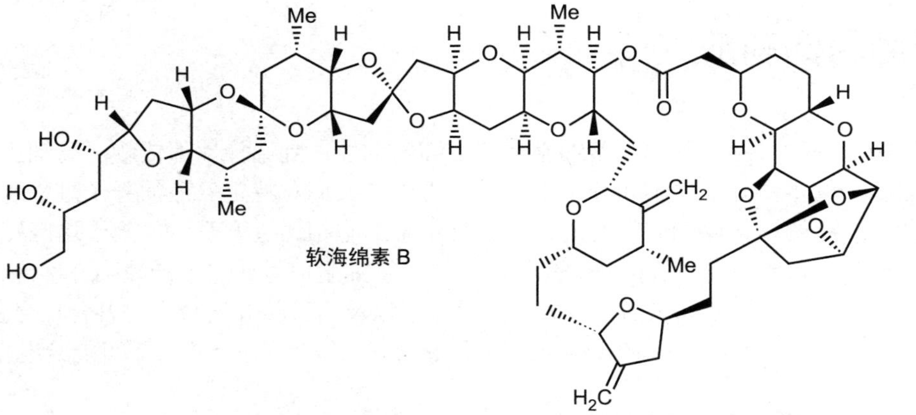

软海绵素 B

图 20.43　肉球毒素、艾立布林、软海绵素 B

专栏 20.6　作用于结构蛋白药物的临床研究

长春花生物碱如长春新碱（vincristine）、长春碱（vinblastine）和长春地辛（vindesine）可用于静脉给药治疗白血病、淋巴瘤和一些实体瘤，如乳腺癌和肺癌。长春瑞滨（vinorelbine）可静脉给药，广泛用于晚期乳腺癌和非小细胞肺癌的治疗。所有的长春花生物碱都会产生神经毒性，导致其应用范围受限。耐药性可能是由于 P- 糖蛋白过度表达而导致药物转运出细胞。

鬼臼毒素（podophyllotoxin）是治疗尖锐湿疣的首选药物，但由于其毒性，必须小心使用，可以使用含有纯鬼臼毒素或鬼臼（podophyllum）提取物的制剂来进行替代治疗。

紫杉醇（paclitaxel）对实体瘤具有显著的治疗活性，在1992年被批准用于治疗乳腺癌和卵巢癌。多西他赛（docetaxel）于1996年被批准用于治疗晚期乳腺癌。这两种药物都在临床研究中用于治疗多种癌症。紫杉醇和多西他赛主要将细胞分裂周期终止在 G_2/M 期，使细胞凋亡。紫杉醇类药物的问题在于其不能口服，且伴随各种副作用。同时，治疗常导致发生多药耐药，这涉及几种机制，其中一种是微管蛋白突变导致结合相互作用较弱，P-糖蛋白转运蛋白的过表达导致更快的药物从细胞外流。另一个问题是紫杉醇溶解性差，使制剂制备困难，一些患者不能耐受制剂中所需的溶剂。目前正在研究无溶剂药物递送方法，例如由白蛋白结合紫杉醇组成的纳米颗粒。2012年，卡巴他赛（cabazitaxel）与泼尼松联合使用以治疗激素难治性前列腺癌。卡巴他赛不易受外排机制的影响，而外排机制是降低紫杉醇和多西紫杉醇有效性的主要原因。

2007年，伊沙匹隆（ixabepilone）被美国 FDA 批准（但未被 EMEA 批准）用于治疗晚期乳腺癌。目前正在进行其他类型癌症治疗的临床研究。

艾立布林（eribulin）结合于微管末端以防止其解聚并引发癌细胞凋亡，用于治疗无法手术和复发型乳腺癌。

关键知识点

- 抑制微管聚合和解聚的药物是重要的抗肿瘤药。
- 长春花生物碱、鬼臼毒素、考布他汀和多种天然产物与微管蛋白结合并抑制聚合过程。
- 紫杉醇及其衍生物与微管蛋白结合并通过稳定微管来加速聚合。新研究的类似物，表现出更好的口服生物利用度、改善的药理学性质和抗耐药肿瘤的活性。
- 已经发现与紫杉醇具有类似作用机制的多种天然产物。

20.6 信号通路抑制剂

大多数传统的抗肿瘤药物对癌细胞和正常细胞都产生细胞毒性，且选择性都依赖于癌细胞内更高的药物浓度。癌症治疗面临一场革命。遗传学和分子生物学的进步使人们对特定癌症的分子过程以及各种分子靶标的认识日益增加，这些靶标是癌细胞特有的，或者与正常细胞相比过度表达。基于这些靶标的药物设计有望开发出选择性更高、副作用更小的抗肿瘤药物。通过了解细胞信号通路中的缺陷并确定合适的靶标，已经成功开发了上市药物。合适的靶标包括生长激素的受体，以及信号转导途径中的各种信号蛋白和激酶。本节介绍了一些热点研究方向。但应当看到在该领域有大量的研究工作尚在进行中，不可能给出全面的总结。

20.6.1 法尼基转移酶和 Ras 蛋白的抑制

30% 的人类肿瘤存在异常形式的信号蛋白 Ras（5.4.1 节和 5.4.2 节），尤其是结肠癌和胰腺癌。ras 基因突变形成 ras 致癌基因，产生异常 Ras 信号。Ras 蛋白是控制细胞生长和分裂的细胞信号转导途径的重要部分。它们是小的 G 蛋白，当它们处于静息状态时结合 GDP，而当它们处于活跃状态时结合 GTP。但其与 GTP 的结合只是暂时的，因为蛋白质可以将 GTP 水解生成 GDP 并返回静息状态。然而，突变 Ras 蛋白已失去水解 GTP 的能力并会维持在活跃状态，由于 Ras 是控制细胞生长和分裂的信号通路的关键因子，因此认为突变 Ras 蛋白会导致肿瘤的产生。科学家认为寻找"中和"Ras 的方法可用于治疗癌症。目前尝试通过设计竞争 GTP 结合位点的抑制剂来直接抑制 Ras。GTP 对 Ras 具有皮摩尔级的亲和力，因此设计有效的抑制剂可能极具挑战性。因此，其他间接方法也正在研究。

一些科学家将焦点集中在法尼基转移酶（farnesyl transferase，FTase）的锌金属酶上。在细胞质中，该酶能够将十五碳法尼基连接到 Ras 蛋白上。疏水的法尼基能够与细胞膜的疏水中心相互作用，在 Ras 蛋白与信号转导过程的其他元件相互作用时将 Ras 蛋白锚定在细胞膜内表面。体外实验表明，FTase 抑制剂可以逆转含有 ras 致癌基因的肿瘤细胞，而不影响正常细胞。

酶机制（图 20.44）研究表明法尼基二磷酸酯（法尼焦磷酸，farnesyl diphosphate，FPP）先与活性位点结合，然后结合 Ras 底物。这种结合顺序很重要，因为 FPP 实际上参与 Ras 蛋白的结合，继而发生法尼基化，其中 Ras 蛋白上的半胱氨酸残基取代 FPP 焦磷酸盐离去基团。镁和锌离子作为辅因子存在于活性部位。前者能够络合带负电荷的焦磷酸基团以使其成为良好的离去基团，而后者与半胱氨酸的硫醇基团相互作用以增强其亲核性。在法尼基化后，Ras 的末端三肽被 Ras 转化酶（Ras converting enzyme，Rce1）切割，所得的羧酸被异戊二烯半胱氨酸羧基甲基转移酶（isoprenylcysteine carboxylmethyltransferase，ICMT1）催化甲基化形成甲酯。最后，棕榈酰转移酶（palmitoyl transferase，PTase）将异戊烯化的 Ras 与细胞膜连接起来。

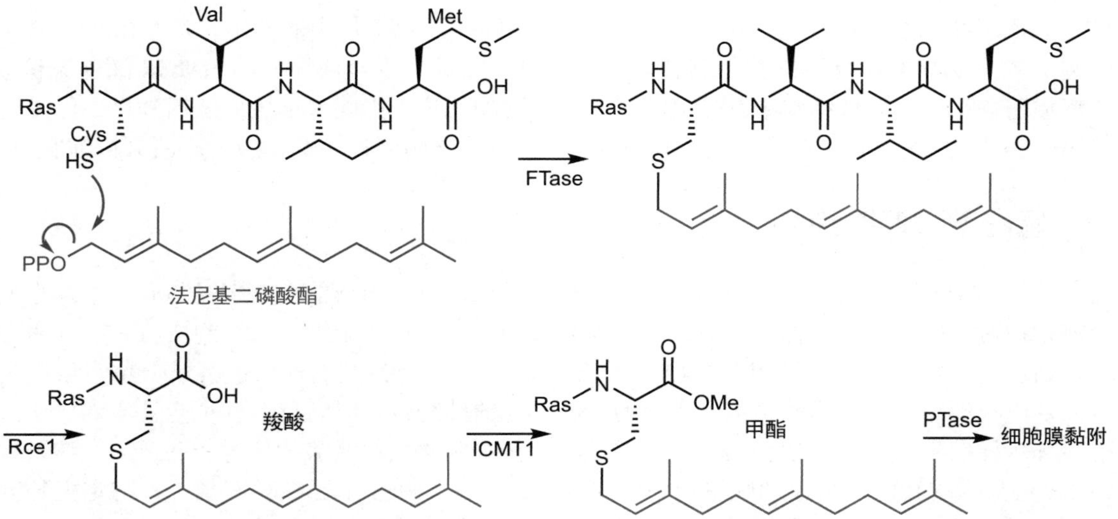

图 20.44 通过 FTase、Rce1、ICMT1 和 PTase 调控 Ras

目前已经开发了基于短肽的法尼基转移酶抑制剂，能够模拟 Ras 蛋白的末端四肽部分，该区域通常是 Ras 蛋白的不同类型，被称为 CaaX 肽（CaaX peptide），其中 C 代表半胱氨酸，a 代表缬氨酸、异亮氨酸或亮氨酸，X 代表甲硫氨酸、谷氨酰胺或丝氨酸。对各种四肽的研究表明，在 X 旁边引入芳香族氨基酸如苯丙氨酸能够将四肽从底物转化为抑制剂。引入半胱氨酸残基也可以增强抑制作用，因为半胱氨酸侧链中的巯基可以与酶的锌辅因子相互作用。科学家据此设计了许多基于肽的抑制剂。然而，由于药动学性质较差，无法进一步发展。

非肽类抑制剂如氯那法尼（lonafarnib）和替匹法尼（tipifarnib）的设计取得了较好的进展（图 20.45），二者都进入临床研究后期。替匹法尼含有咪唑环，能够作为锌辅因子的配体。氯那法尼是通过对化合物库进行筛选优化得到的，其活性比原先导化合物高 10000 倍。值得注意的是，氯那法尼不含有锌辅因子的配体。

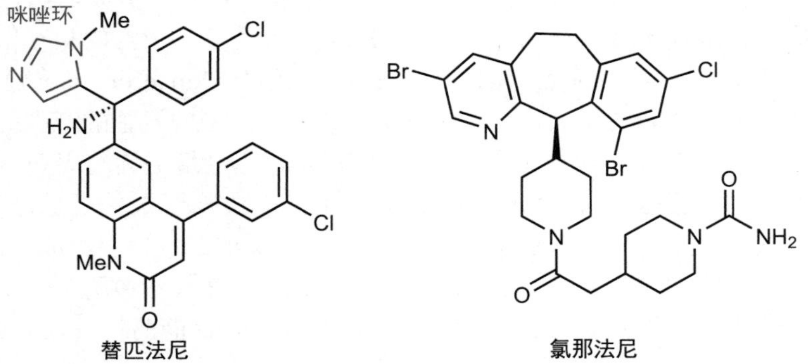

图 20.45 氯那法尼和替匹法尼

虽然这些法尼基转移酶抑制剂（farnesyl transferase inhibitor，FTI）显示出作为抗肿瘤药物的前景，但临床研究令人失望，这些药物治疗实体肿瘤的效果远不如预期。这是由其他的异戊二烯化机制造成的。实际上有三种人 Ras 蛋白（H-Ras、N-Ras 和 K-Ras），FTI 能够抑制这三种蛋白质的法尼基化，但只能抑制 H-Ras 的细胞功能，因为其他 2 种 Ras 蛋白可以通过香叶烯基转移酶（geranylgeranyltransferase，GGTase）的相关异戊二烯化酶来完成异戊二烯化 ❶。该酶可催化异戊二烯化，主要利用二十碳结构的香叶烯基二磷酸酯（geranylgeranyl diphosphate）作为异戊二烯化试剂。GGTase 可以异戊二烯化具有 CaaX 基序的蛋白质，其中 X 为亮氨酸。但当 FTase 被抑制时，GGTase 可以异戊二烯化通常由 FTase 介导异戊二烯化的蛋白质。这使得这些蛋白质在不丧失功能的条件下能够与细胞膜结合，从而免受 FTase 抑制的影响。科学家试图开发能够抑制两种酶的药物，但这些药物毒性过大。

科学家将注意力转向结合 Ras 蛋白 C 末端的酶。可行的方法是通过抑制法尼基焦磷酸合酶来抑制法尼基二磷酸酯的生物合成。

最后一点，已经观察到他汀类（statins）药物在抑制肿瘤细胞生长中的作用，这是由于对 Ras 法尼基化的影响造成的。他汀类药物能够抑制调节甾体和类异戊二烯生物合成途径的 HMGR 酶（案例研究 1）。因此，他汀类药物可通过降低细胞中存在的法尼基二磷酸酯水平来影响 Ras 蛋白法尼基化。已发现其他结构如 rasfonin（9.4.1.2 节）可以通过与 Ras 本身或参与信号通路的靶标相互作用来阻断 Ras 细胞信号转导。

20.6.2　蛋白激酶抑制剂

蛋白激酶能够磷酸化蛋白质底物中的特定氨基酸。据估计，体内可能存在超过 500 种不同类型的蛋白激酶，目前正在对这些酶的潜在抑制剂进行广泛研究。一些激酶存在于细胞的细胞质内（5.2 节和 5.3 节），而其他（蛋白激酶受体）与细胞膜相关（4.8 节和 5.4 节）。后一种结构含有细胞外结合位点以接收外部分子信使，以及一个细胞内激酶活性位点，当信使结合受体的结合位点时，该活性位点被激活。所涉及的化学信使是各种各样的生长激素和生长因子，能够触发各种细胞质蛋白激酶的信号级联反应。该过程最终调节 DNA 中特定基因的转录，引起细胞生长和细胞分裂。在许多肿瘤中已经观察到一种特定生长激素或生长因子过量，或一种特定蛋白激酶或蛋白激酶受体数量的过量。由于这些结构与调节细胞生长和细胞分裂的信号转导过程密切相关，可以有理由认为蛋白激酶抑制剂将是有效的抗肿瘤药物。

蛋白激酶可分为两大类——酪氨酸激酶和丝氨酸 - 苏氨酸激酶。最近，又发现了组氨酸激酶，它能够使组氨酸残基的侧链氮原子发生磷酸化。酪氨酸激酶使酪氨酸残基的酚羟基磷酸化，而丝氨酸 - 苏氨酸激酶使丝氨酸和苏氨酸残基的醇羟基磷酸化（见 5.2.2 节）。所有激酶都以辅因子腺苷三磷酸（adenosine triphosphate，ATP）作为磷酸化试剂，因此在活性位点内有一个结合 ATP 的区域，以及有一个与底物结合的邻近区域。理论上可以设计与这些区域中的一个或多个相结合的抑制剂，但是到目前为止，只设计出能够与辅因子结合域结合的抑制剂。考虑到激酶数量较多且它们都使用 ATP 作为磷酸化试剂，最初科学家认为实现激酶之间的选择性将是主要问题。然而事实并非如此。含有结合 ATP 的蛋白激酶的晶体结构表明，ATP 较为松散地占据活性位点，并且存在仍然未被占据的区域。对于这些未占据区域中存在的氨基酸，激酶之间也存在显著差异。因此很有可能设计出选择性抑制剂。

了解 ATP 如何与激酶活性位点结合，有助于设计强效选择性药物。例如，图 20.46 介绍了 ATP 与表皮生长因子受体（epidermal growth factor receptor，EGFR）的激酶活性位点的相互作用，它能够代表所有激酶活性位点。嘌呤碱基深埋在活性位点深部，与蛋白质铰链区（hinge region，连接酶的两个不同的结构域）的蛋白质骨架形成两个重要的氢键相互作用。杂环也与其周围的氨基酸产生范德华相互作用。核糖结合到核糖结合口袋（ribose binding pocket）中，三磷酸酯链沿着裂缝通向酶表面。离子化的三磷酸酯与两个金属离子相互作用和几个氨基酸通过氢键相互作用。还有其他未占据空间区域，其中一个区域特别重要，由核糖结合口袋［疏水口袋Ⅰ（hydrophobic pocket Ⅰ）］对面的疏水口袋组成。在这个口袋的入口处，有一个重要的氨基酸残基被称为守门人残基（gatekeeper residue）。在一些激酶中，守门人残基很大，能够阻止药物进入口袋，而在其他激酶中，守门人残基较小，允许所设计的药物进入口袋并与口袋相互作用。

---

❶ 异戊二烯化是指分子（如蛋白质）与异戊二烯基部分（如法尼基或香叶烯基）之间形成共价键。

根据所涉及的激酶不同，疏水口袋也有不同的氨基酸序列，这使得设计选择性药物成为可能，这些药物可以区分各个激酶活性位点的疏水口袋。

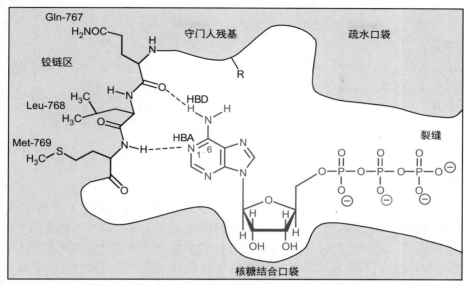

图 20.46　ATP 与表皮生长因子受体的激酶活性位点结合

激酶以活性构象以及一种或多种非活性构象存在。从非活性构象到活性构象的转换由活化环（active loop）控制。活化通常通过该环上残基的磷酸化发生，导致环位置移动，这对活化环起始位置附近的保守三联氨基酸（Asp、Phe 和 Gly）的位置具有显著影响，其中 Asp 和 Phe 指向结合位点（DFG-in）。在酶的非活性构象中，暴露出额外的疏水区域——疏水口袋 Ⅱ（hydrophobic pocket Ⅱ），该疏水口袋在活性构象中并不暴露，并且接近疏水口袋 Ⅰ。这为设计结合并稳定非活性构象的新型激酶抑制剂提供了可能。

大多数激酶抑制剂分为 Ⅰ 型抑制剂（type Ⅰ inhibitor）或 Ⅱ 型抑制剂（type Ⅱ inhibitor），二者均与 ATP 竞争结合位点。Ⅰ 型抑制剂与酶的活性构象结合，而 Ⅱ 型抑制剂与非活性构象结合。两种类型的抑制剂均能占据通常由 ATP 占据的区域，但 Ⅱ 型抑制剂与 Ⅰ 型抑制剂的不同在于，它们可以与相邻的疏水区相互作用，这些疏水区在与 ATP 结合时不被 ATP 占据。蛋白激酶抑制剂如吉非替尼（gefitinib）、厄洛替尼（erlotinib）、SU11248 和 seliciclib 是 Ⅰ 型抑制剂，而伊马替尼（imatinib）、尼洛替尼（nilotinib）、索拉非尼（sorafenib）和伐拉尼布（vatalanib）等药物是 Ⅱ 型抑制剂。舒尼替尼（sunitinib）和达沙替尼（dasatinib）能够结合相同激酶的活性和非活性形式，可以定义为 Ⅰ 型或 Ⅱ 型。事实上，一些抑制剂在一个激酶靶标中起 Ⅰ 型抑制剂的作用，在另一个激酶靶标上起到 Ⅱ 型抑制剂的作用，使问题更加复杂。

不同激酶之间疏水区 Ⅱ 中存在显著的氨基酸差异，表明 Ⅱ 型抑制剂具有提高选择性的潜力。然而，额外疏水区域中的氨基酸保守性较低，随机突变引起耐药性的可能性增加，这可能会导致相应的激酶不能与抑制剂结合；还有一个问题，Ⅱ 型抑制剂往往是较大的分子，可能会限制它们透过细胞膜的能力。

迄今为止，所有临床上重要的抑制剂都通过模仿辅因子 ATP 的腺嘌呤的作用来实现结合相互作用，包括与铰链区的两个或三个氢键加上与周围氨基酸的范德华相互作用。通过设计与未被 ATP 占据活性位点的区域（如疏水口袋 Ⅰ）或守门人残基的相互作用来增加选择性。对于 Ⅱ 型抑制剂来说，与额外的疏水性区域 Ⅱ 作用可能产生额外的范德华相互作用，同时可以在同一区域中与两个保守氨基酸（Glu 和 Asp）形成氢键。天冬氨酸残基是上述保守三联体的一部分。

近年来发现了另外三种激酶抑制剂。Ⅲ 型抑制剂（type Ⅲ inhibitor）与酶的非活性构象结合并只与未被 ATP 占据的区域（如疏水性口袋 Ⅰ 和 Ⅱ）结合。因此，它们不会与 ATP 竞争结合，被归类为变构抑制剂。Ⅳ 型抑制剂（type Ⅳ inhibitor）也是变构抑制剂，但它们与较远的但不与 ATP 结合区域相邻的变构结合位点结合。Ⅴ 型抑制剂（type Ⅴ inhibitor）与 Ⅱ 型抑制剂结合方式相似，但是与酶的活性构象相结合。

20.6.2.1　表皮生长因子受体（EGFR）激酶抑制剂

EGFR 是一种位于细胞膜的酪氨酸激酶受体，具有表皮生长因子（EGF）的细胞外结合位点和细胞内激酶活性位点（见 4.8.2 节~ 4.8.4 节）。已经研究发现多个 EGFR 激酶抑制剂，其中第一个进入临床的是吉非替尼（gefitinib；商品名为易瑞沙）（图 20.47 和专栏 20.7）。

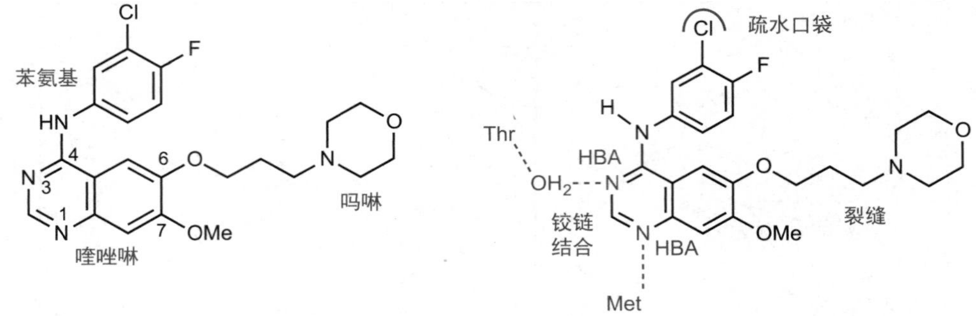

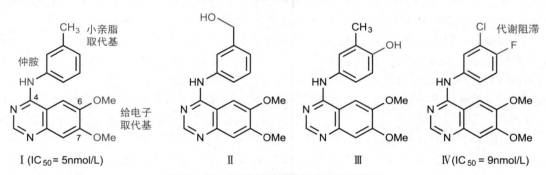

图 20.47 吉非替尼的结构和结合相互作用

吉非替尼由 Astra Zeneca 开发，为 4-苯氨基喹唑啉结构，其开发源于活性化合物（图 20.48 中的 I），具有 SAR 所需的各种重要特征，即仲胺、6 位和 7 位的给电子取代基，以及芳环上的小亲脂取代基。该结构具有较好的体外活性，但由于细胞色素 P450 酶快速代谢并产生体内活性较低的两种代谢物——芳环上甲基的氧化产生代谢物 II，而芳环对位的氧化产生代谢物 III。已知这两种基团都易受氧化代谢的影响（见 8.5 节），因此尝试改变结构以阻断这两种代谢途径，在图 20.48 的结构 IV 中，甲基被氯取代基取代。它可以被视为甲基的生物等排体，因为它具有相似的大小和亲脂性，但它具有抗氧化的特性。对位引入氟取代基以阻止芳香环对位的氧化。氟与氢的大小基本相同，因此氟取代基的引入对空间效应几乎没有影响。尽管所得化合物的体外活性较低，但它表现出更好的体内活性，这说明该化合物具有代谢稳定性。对其进行进一步的修饰以优化药物的药动学特性，尝试了在 6 位引入各种烷氧基取代基，最终发现了吉非替尼。它含有吗啉环，提高了水溶性。吗啉环含有碱性氮，可以使其质子化形成药物的水溶性盐（例如盐酸盐或琥珀酸盐）。添加水溶性"手柄"是许多激酶抑制剂的共同特征。该基团在靶标结合中不起作用，关键是当药物与靶标结合位点结合时，该基团被置于药物的溶剂暴露区域。换句话说，该基团应从结合位点突出并暴露于周围的水性环境中，减少了周围溶剂从该基团离去时所需的能量损失（参见 1.3.6 节）。该基团的酸性或碱性也在药物与血浆蛋白的结合中起重要作用，影响药物的分布和代谢。

图 20.48 代谢稳定的结构类似物的设计

有必要比较一下 ATP 和吉非替尼的结合相互作用。这两种化合物都含有氨基取代的嘧啶环。在 ATP 中，氨基取代基以 HBD 结合（图 20.46），并且很容易认为吉非替尼以类似的方式结合。然而，事实并非如此。吉非替尼仍然在结合位点形成两个氢键，但不涉及 4 位的氨基取代基。相反，喹唑啉环中的两个氮原子都充当 HBA（图 20.47）。1 位的氮原子直接与甲硫氨酸残基结合，而 3 位的氮与水分子形成氢键，水分子作为苏氨酸残基的氢键桥。由此可见，单纯根据分子相似性做出关于结合相互作用的假设是不可行的。ATP 的结合位点非常宽敞，因此即使在同一结构区域内，分子以不同的模式结合是完全可行的。严谨起见，应该通过确定酶-抑制剂复合物的晶体结构来建立结合模式。

现在已经开发了一些 4-苯氨基喹唑啉结构作为可逆的 EGFR 激酶抑制剂。厄洛替尼（erlotinib）（图 20.49）与吉非替尼结合方式类似，但含有乙炔基团，可与由守门人残基苏氨酸守护的疏水口袋结合。

埃克替尼（icotinib）的结构与厄洛替尼类似，但含有冠醚作为增溶基团。

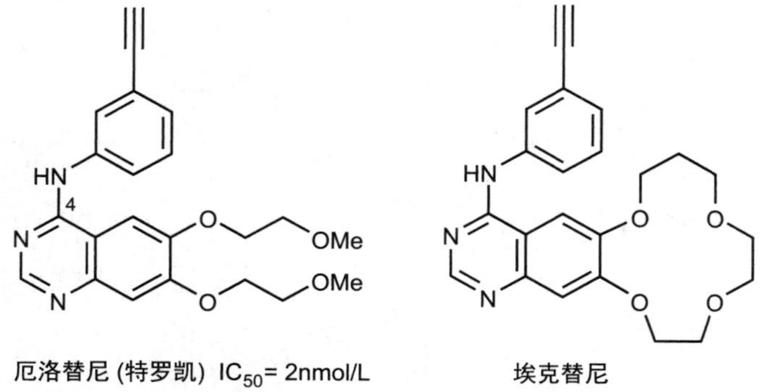

厄洛替尼 (特罗凯) IC$_{50}$= 2nmol/L   埃克替尼

图 20.49　表皮生长因子受体激酶抑制剂

与吉非替尼不同，拉帕替尼（lapatinib）（图 20.50）与激酶的非活性形式结合，从而使氟苄氧基取代基与在活性形式并不暴露的疏水口袋相互作用。含有氨基和磺酰基的链位于暴露于溶剂中的活性位点区域，增加了水溶性。拉帕替尼还对 ErbB-2（HER2）受体酪氨酸激酶具有活性，该激酶在结构上与 EGFR 相似（4.8.4 节）。因此，拉帕替尼是一种双效抑制剂（dual action inhibitor），可用于治疗 EGFR 和 ErbB-2 过表达的癌症。

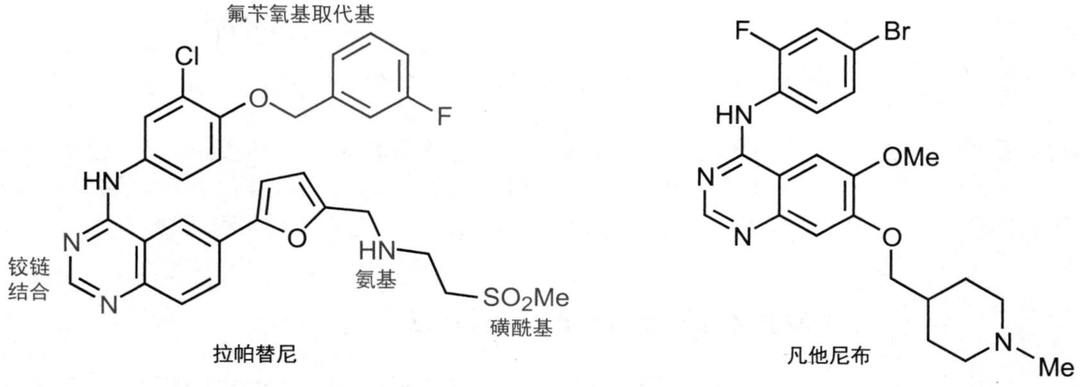

图 20.50　表皮生长因子受体激酶抑制剂

凡他尼布（vandetanib）于 2011 年被批准为抑制 EGFR、ErbB-2、VEGFR 和 RET 的广谱药（extendedspectrum agent）。

上述抑制剂并非对所有患者都有治疗作用，且药物的有效性在 6 ～ 8 个月后就会降低。特别是由于守门人残基 Thr-790 突变为甲硫氨酸，体积较大的甲硫氨酸侧链可能会阻止药物与空腔结合，由此可能产生耐药性。另一种理论认为突变体对 ATP 具有更强的亲和力，这使 ATP 能够与可逆抑制剂更有效地竞争，但也有人认为受体内化可能发生在受体 - 抑制剂复合物最终进入细胞内囊泡的地方。这些囊泡的较低 pH 可能导致配体离开受体结合位点，使游离受体返回细胞膜。

最近已批准许多不可逆激酶抑制剂，对这种耐药性突变更有效（图 20.51）。这些抑制剂含有亲电性丙烯酰胺基团（"弹头"），通过迈克尔加成反应与 EGFR 中的保守半胱氨酸残基（Cys-797）反应（图 20.52）。

阿法替尼（afatinib）是一种双效的不可逆抑制剂，可同时靶向 EGFR 和 ErbB-2。它对 EGFR 的突变形式有效，其中守门人残基（Thr-790）已突变为甲硫氨酸残基。由于阿法替尼是一种不可逆的抑制剂，剂量水平和给药频率取决于细胞合成新酶的速度。不可逆抑制剂可能与其他蛋白质反应，导致毒副作用。然而，丙烯酰胺部分作为迈克尔受体显示出相对温和的活性。这表明在药物通过可逆相互作用与其靶结合位点结合之前，不可能与亲核试剂发生反应（3.9.2 节）。此外，只有当合适的亲核残基在适当范围内时才能发生反应，这表明可以设计药物以靶向激酶特定位置的半胱氨酸残基。只有当可逆结合将亲电基团保持在正确的位置上足够长时间时，反应才会发生。

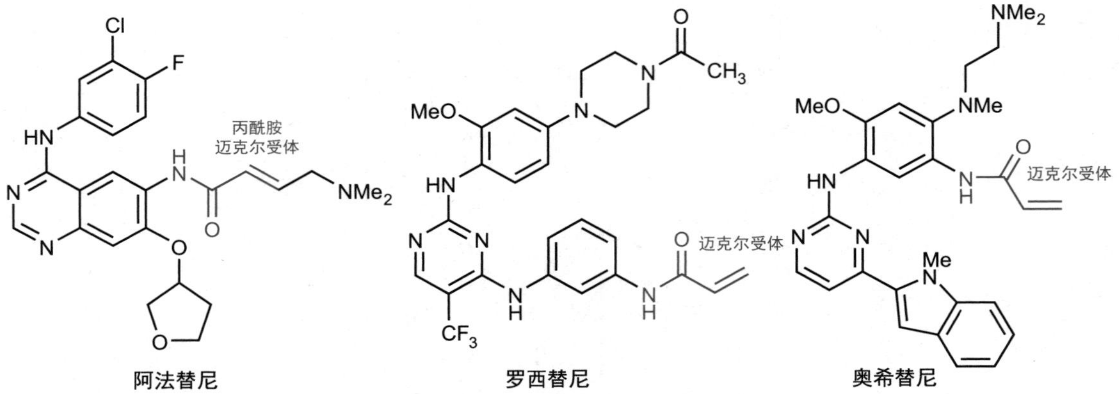

图 20.51　表皮生长因子受体激酶的不可逆抑制剂

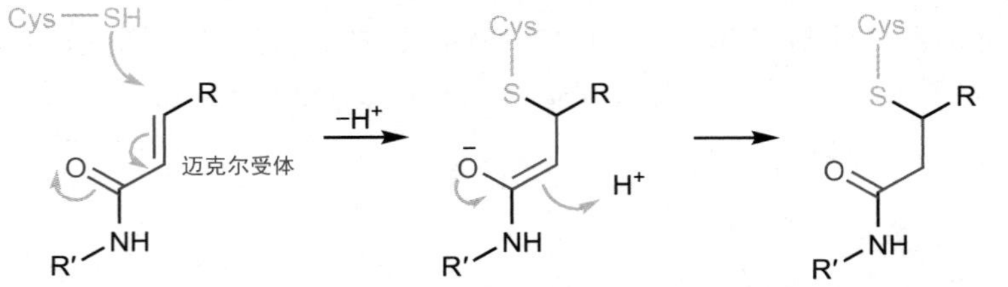

图 20.52　半胱氨酸与丙烯酰胺"弹头"的迈克尔加成

选择性更高的不可逆抑制剂如罗西替尼（rociletinib）和奥希替尼（osimertinib，以前称为 mereletinib）（图 20.51）对 T790M 突变体的选择性高于野生型 EGFR，减少了副作用。在结合时，这两种药物分子在核心嘧啶环周围呈 U 型构象。Cys-797 突变为丝氨酸可导致对不可逆抑制剂的耐药性。

专栏 20.7　吉非替尼及其类似物的一般合成方法

吉非替尼及其类似物的一般合成（图 1）以喹唑啉酮为起始原料，喹唑啉酮作为分子的中心骨架，然后引入 2 个重要取代基，选择性去甲基化得到酚羟基，然后乙酰化保护以防止其与后续试剂反应。氯化取代羰基并进一步发生取代引入第一个重要的取代基苯氨基。酚羟基的脱保护和与卤代烷的反应引入了第二个重要的取代基。

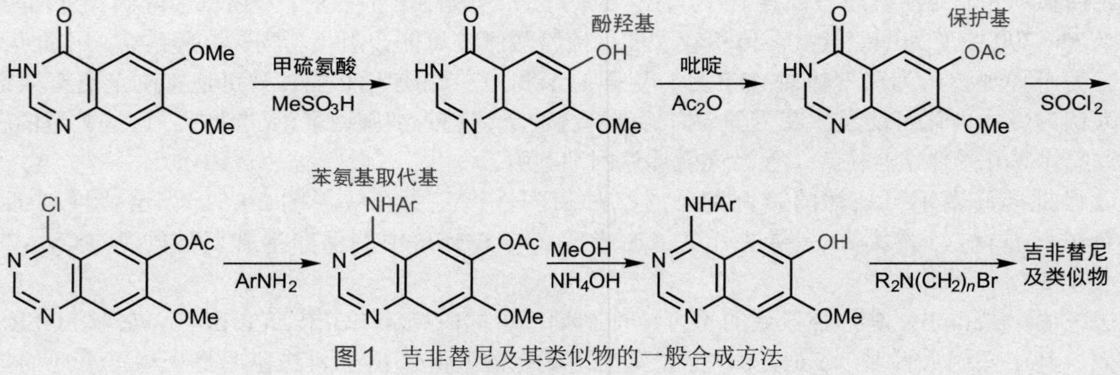

图 1　吉非替尼及其类似物的一般合成方法

20.6.2.2　Abelson 酪氨酸激酶、c-KIT、PDGFR 和 SRC 激酶抑制剂

作为首个进入市场的蛋白激酶抑制剂，伊马替尼（imatinib，商品名：格列卫；图 20.53 和专栏 20.8）代表了抗癌治疗的里程碑。它也是第一个靶向癌细胞特有分子结构的药物。伊马替尼可作为杂合酪氨酸激

酶 Bcr-Abl 的选择性抑制剂，该激酶在某些肿瘤细胞中具有活性，其活性位点位于杂合蛋白的 Abl 部分。

伊马替尼的先导化合物（图 20.53 结构Ⅰ）是通过随机筛选大型化合物库得到的苯氨基嘧啶结构。该研究的最初目的是寻找另一个靶向蛋白激酶 C（PKC）——一种丝氨酸/苏氨酸激酶的抑制剂。在嘧啶环（Ⅱ）的 3 位引入吡啶取代基，对 PKC 的抑制作用增强。在芳环中引入酰胺基团得到对酪氨酸激酶也具有抑制活性的结构（结构Ⅲ）。结构Ⅳ抑制丝氨酸 - 苏氨酸蛋白激酶（如 PKC-α），也能较弱抑制酪氨酸激酶。然后合成了一系列结构类似物以研究对多种蛋白激酶的 SAR 作用，并优化其对酪氨酸激酶的活性。引入邻甲基起构象限制作用（10.3.10 节）得到 CGP 53716，增强对酪氨酸激酶的活性且对丝氨酸 - 苏氨酸激酶没有活性，表明该分子采用适合与酪氨酸激酶结合的构象，而对丝氨酸 - 苏氨酸激酶没有作用。引入的邻甲基阻碍了以加粗显示的 Ar—N 键的旋转（图 20.53），使得吡啶和嘧啶环远离邻甲基定位。然后进行进一步的修饰，通过添加哌嗪环使活性和选择性最优化。哌嗪环对水溶性也很重要，因为它含有碱性氮，可以形成水溶性盐。已知苯氨基团有诱突变性，故在芳环和哌嗪环之间引入一碳间隔基团。

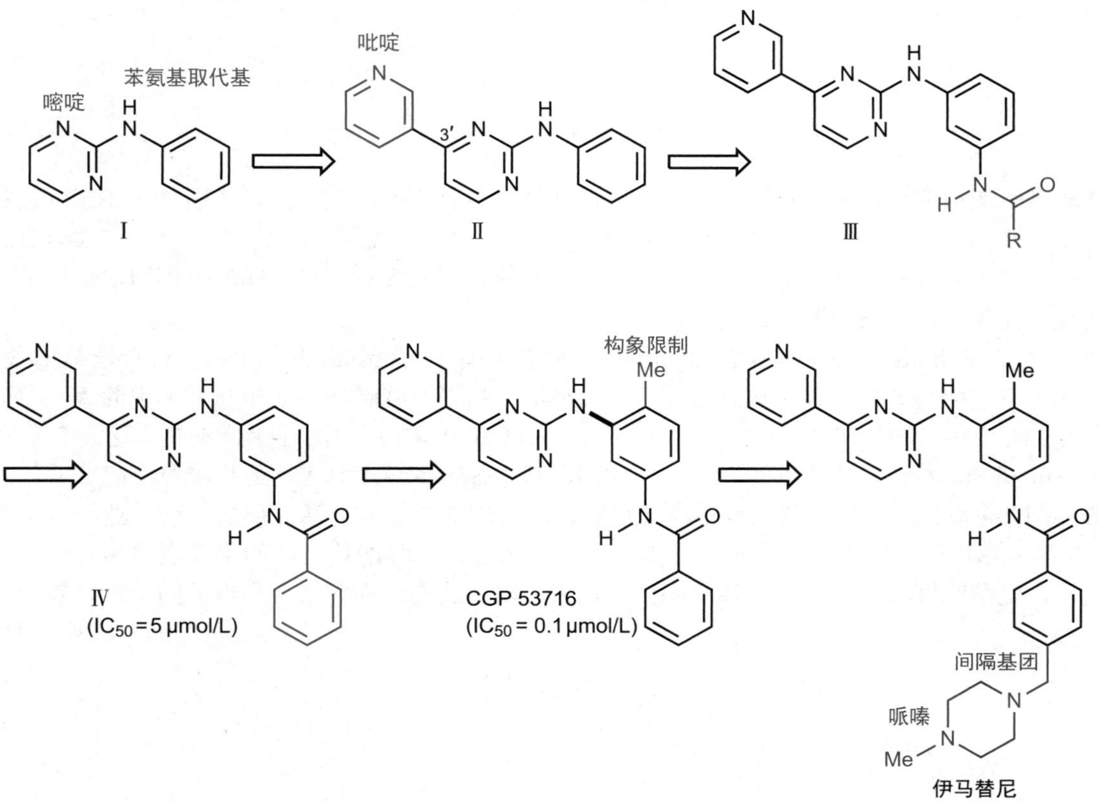

图 20.53　伊马替尼的研发

对伊马替尼与 Abl 激酶非活性构象的 X 射线晶体结构进行测定，结果表明伊马替尼中酰胺基团作为"锚定基团（anchoring group）"（图 20.54）。酰胺基团与保守的谷氨酸和天冬氨酸残基形成氢键，使分子定向，从而使结构的任何一半能进入决定靶标选择性的疏水口袋。伊马替尼的氨基与活性部位的"守门人残基"苏氨酸之间存在氢键作用。当氨基被烷基化后活性丧失，强调了这种相互作用的重要性。吡啶环和嘧啶环位于一个疏水区内，哌嗪环位于另一个疏水区内。单独的模拟研究表明哌嗪基与谷氨酸残基形成离子相互作用。这种残基存在于三种蛋白激酶（Abl、c-KIT 和 PDGFR，4.8.4 节）中，伊马替尼对这三种蛋白激酶均有抑制作用。相反，酪氨酸激酶（EGFR 和 c-SRC）中不存在谷氨酸残基，且这些激酶不受伊马替尼抑制。因此，这种离子相互作用可能对药物的选择性很重要。作为构象限制引入的邻甲基也有利于选择性。甲基能够结合到疏水口袋，但当存在较大的"守门人残基"时，则无法与疏水口袋接触。

伊马替尼不具有完全选择性，可以抑制许多不同的激酶，这一事实导致人们担心它会有严重的副作用。然而，情况并非如此。正常细胞似乎能够在这些激酶被抑制时存活，而含有 Bcr-Abl 的癌细胞的存活则依赖于这种蛋白质。因此，癌细胞对异常功能蛋白质的依赖使其对靶向该蛋白质的药物敏感。

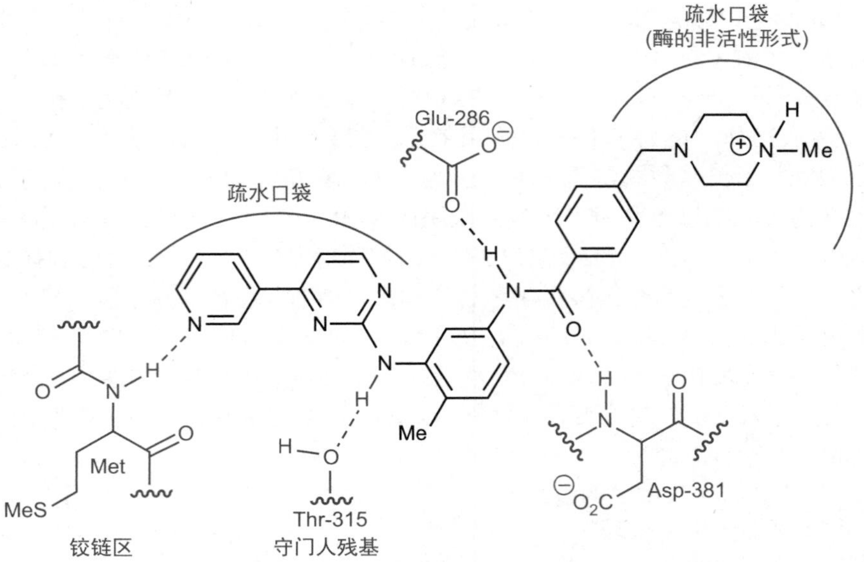

图 20.54　伊马替尼在 Abl 激酶活性位点的结合相互作用

但 Abl 激酶域的突变能够阻止药物结合，使伊马替尼具有获得性耐药性。特别是在 315 位鉴定到一个突变，它将"守门人残基"苏氨酸残基转变为异亮氨酸（T315I 突变）。伊马替尼与 Thr-315 形成一个重要的氢键，但无法与异亮氨酸残基形成氢键。也发现有其他位点的突变。在一些耐药细胞中可以采用其他信号转导途径，而在其他细胞中靶蛋白的表达可能增加。

尼洛替尼（nilotinib）、达沙替尼（dasatinib）和波舒替尼（bosutinib）（图 20.55）是第二代 Bcr-Abl 抑制剂，对大多数伊马替尼耐药肿瘤有治疗活性。尼洛替尼采用咪唑环取代伊马替尼中的 N- 甲基哌嗪环，其对 Bcr-Abl 的亲和力增加了 20 ～ 30 倍，同时对 c-KIT 和 PDGFR 的活性保持不变。达沙替尼和波舒替尼是结合 Abl 和 Src 激酶活性位点的双靶标抑制剂，其中 Src 激酶在细胞运动和增殖中起重要作用。达沙替尼与 Bcr-Abl 的亲和力比尼洛替尼或伊马替尼高，能与酶的活性和非活性形式结合。然而，这些药物对 T315I 突变都不起作用，因为该突变消除了苏氨酸侧链上醇羟基和配体之间的重要氢键相互作用。异亮氨酸侧链也比苏氨酸侧链大，导致与配体空间位阻较大，阻止药物进入并结合到附近的疏水口袋。

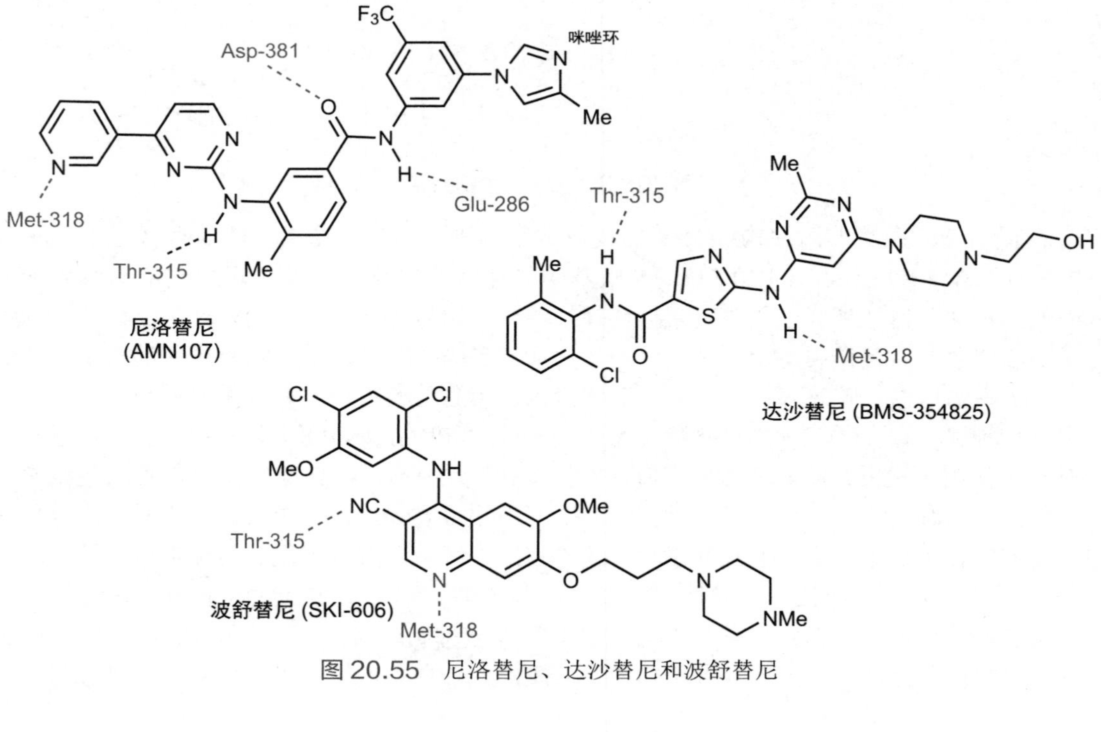

图 20.55　尼洛替尼、达沙替尼和波舒替尼

目前已经开始设计针对 T315I 突变的抑制剂，特别是不依赖与 Thr-315 的氢键相互作用的结构备受期待。这类分子应该充分利用突变结合位点导致的独特结构特征，使得其对 T315I 突变体有效。

泊纳替尼（ponatinib）（图 20.56）就是其中一种结构，其靶向 Abl 蛋白的非活性 DFG-out 构象，被归类为泛 Bcr-Abl 抑制剂，因为它对原有的 Abl 蛋白、T315I 突变和广泛的其他突变形式都有效。炔基部分对抑制 T315I 突变很重要，因为它是一种简单的杆状连接体，避免了与 Ile-315 的立体排斥，这使得泊纳替尼能够接触到由守门人残基守护的疏水口袋，此外，炔基能够与 Ile-315 和 Phe-382 形成范德华相互作用。刚性连接体的存在迫使分子采取延伸构象，使与激酶的 DFG-out 构象发生良好的结合相互作用。刚性结构（10.3.9 节）还减少了化合物构象的变化数量，有利于熵效应。哌嗪环在生理 pH 下可能发生质子化，因此能够提高溶解性。此外，哌嗪环与 Asp-400 形成静电相互作用。哌嗪环的碳骨架和一些疏水氨基酸残基之间也可能存在范德华相互作用。双环与结合位点的铰链区结合形成氢键和一些范德华相互作用，而 N- 芳基苯甲酰胺部分占据守门人残基守护的疏水选择性空腔。因此，这种结构与结合位点的不同部分形成了多种相互作用，使其不易受到单个突变的影响。

另一个策略是开发 Bcr-Abl 的变构抑制剂。目前正在研究与远离活性部位的自调节结合凹槽结合来稳定蛋白质非活性形式的抑制剂。其中 GNF-2（图 20.57）显示出非常好的选择性。与底物结合区而非 ATP 结合区结合的化合物，如 ON012380（图 20.57）等也在研究之中，许多研究人员认为，这种抑制剂可能更具选择性，使用更安全。

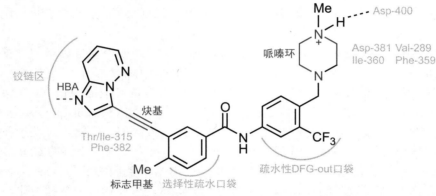

图 20.56　泊纳替尼（AP24534）

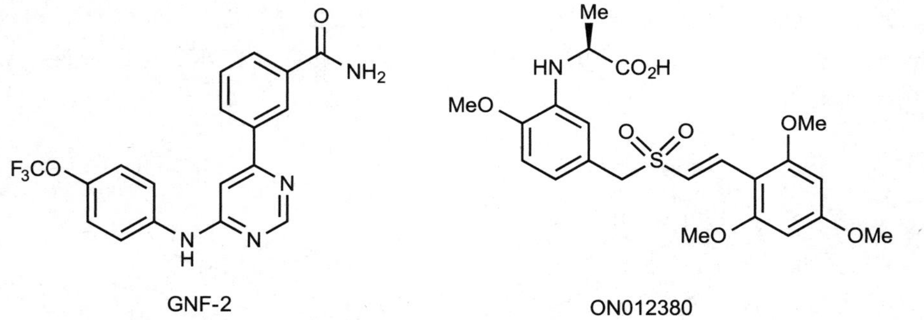

GNF-2   ON012380

图 20.57　GNF-2 和 ON012380 的结构

最后，针对同一蛋白激酶不同区域的药物的联合使用，可能在未来的治疗上具有重要作用，并有助于对抗任何一种药物的耐药性。

专栏 20.8　伊马替尼及其类似物的一般合成方法

伊马替尼及其类似物的合成以吡啶结构（Ⅰ）为起始原料，然后将中心嘧啶环分两个阶段构造以得到结构（Ⅱ），接着将芳香硝基还原成苯氨基，然后酰化得到终产物。该路线能够从中间体（Ⅲ）合成多种酰胺，如图 1 所示。

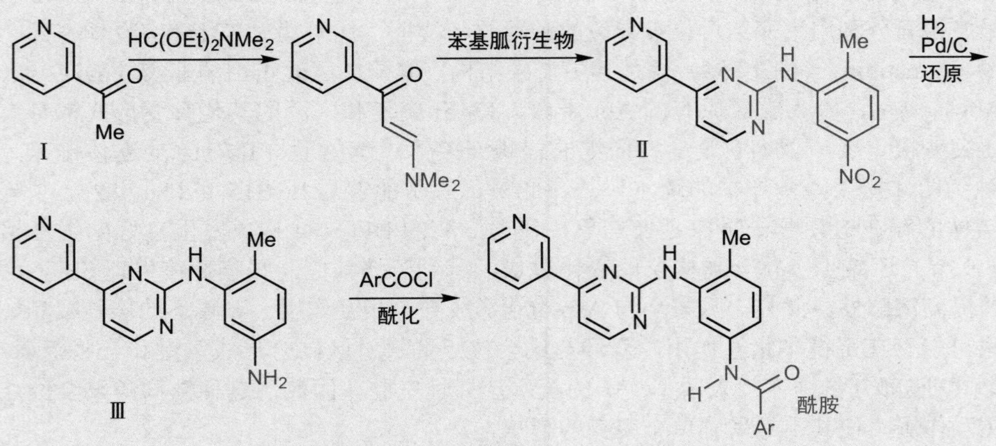

图 1 伊马替尼及其类似物的一般合成方法

20.6.2.3 细胞周期激酶（CDK）抑制剂

CDK 激酶参与细胞周期的控制（20.1.6 节），通常在许多癌细胞中过度表达或过渡活跃。由于这些酶在静止状态的细胞中是不活跃的，因此靶向这些酶的药物几乎没有或很少有毒性作用，副作用应该低于传统细胞毒性药物。

CDK 是丝氨酸 - 苏氨酸激酶，可由周期蛋白（cyclin）激活，被周期蛋白依赖激酶抑制剂（cyclin-dependent kinase inhibitor，CKI）抑制。人类基因组编码 21 种 CDK 激酶，其中 7 种（CDK1 ～ CDK4、CDK6、CDK10 和 CDK11）直接参与细胞周期。通常 CDK 激酶是典型的小蛋白，含约 300 个氨基酸，目前已发现多种可与 ATP 竞争激酶活性位点的抑制剂。黄丙啶醇（flavopiridol），也称为黄酮哌啶醇（alvocidib）（图 20.58），目前正在进行临床试验，在联合用药方面前景广阔。它是一种半合成黄酮，来源于从印度植物中提取的天然产物罗希吐碱（rohitukine）。但黄丙啶醇在不同的 CDK 之间缺乏选择性，因此迫切需要寻找其具有选择性的类似物。根据作用结合分析，黄丙啶醇与 ATP 在活性部位的结合区域相同。苯并吡喃环位于腺嘌呤结合区，酮羰基作为氢键受体，酚羟基作为氢键供体。哌啶环位于通常由 ATP 第一个磷酸基团占据的区域，与水和附近的氨基酸残基发生氢键相互作用。氯苯基位于核糖结合腔的上方。普遍认为黄丙啶醇能抑制周期蛋白 D1 和周期蛋白 D3 表达，同时还具有抗血管生成作用，并能诱导细胞凋亡。塞利西利（seliciclib）（图 20.58）显示了针对 CDK2 的选择性，并与 ATP 竞争结合位点。它能诱导细胞凋亡，目前正在进行临床试验。

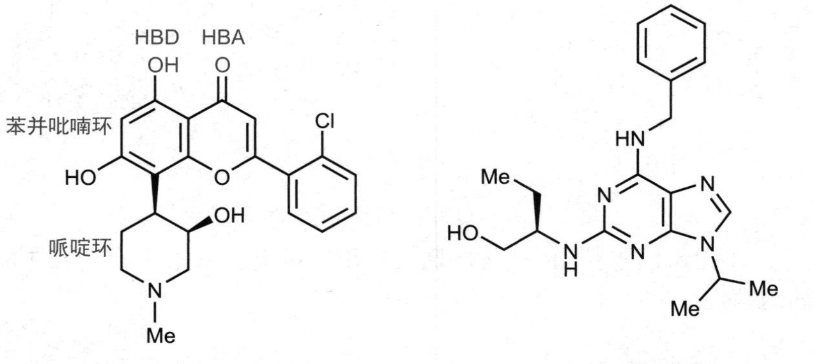

图 20.58 黄丙啶醇和塞利西利

研发得到的口服活性药物哌柏西利（palbociclib）（图 20.59）对 CDK4 和 CDK6 有选择性，于 2016 年被 FDA 批准用于治疗特定类型的乳腺癌，2016 年，另两种药物阿贝西利（abemaciclib）和瑞波西利（ribociclib）正在进行Ⅲ期临床试验。

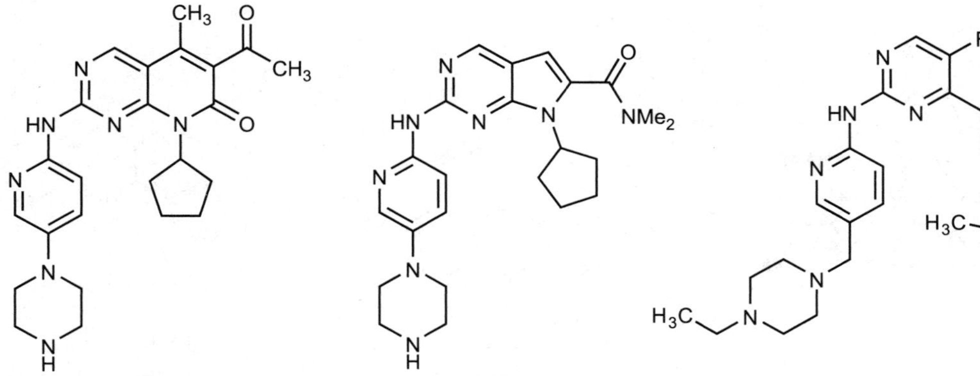

哌柏西利 (PD0332991) 瑞波西利 (LEE-011) 阿贝西利 (LY-2835219)

图 20.59 对 CDK4 和 CDK6 具有选择性的激酶抑制剂

20.6.2.4 MAPK 信号转导途径的激酶抑制剂

有丝分裂原激活蛋白激酶（MAPK）信号转导途径（5.4.2 节）在几种癌症中过度表达（20.6.1 节）。该途径的关键组成部分包括信号蛋白 Ras、丝氨酸 / 苏氨酸激酶 Raf 和 MAP 激酶以及苏氨酸 / 酪氨酸激酶 MEK。

维莫非尼（vemurafenib）和达拉非尼（dabrafenib）（图 20.60）是 ATP 竞争抑制剂，可抑制含有 V600E 突变的 B-Raf，即在 600 处的缬氨酸被谷氨酸取代。事实上，维莫非尼的名字来源于抑制 V600 突变的 BRAF。这种突变导致 Glu-600 与 Lys-507 形成盐桥，将酶锁定在活性 DFG 构象中。这两种药物也能抑制 V600K 突变，其中缬氨酸被赖氨酸取代。

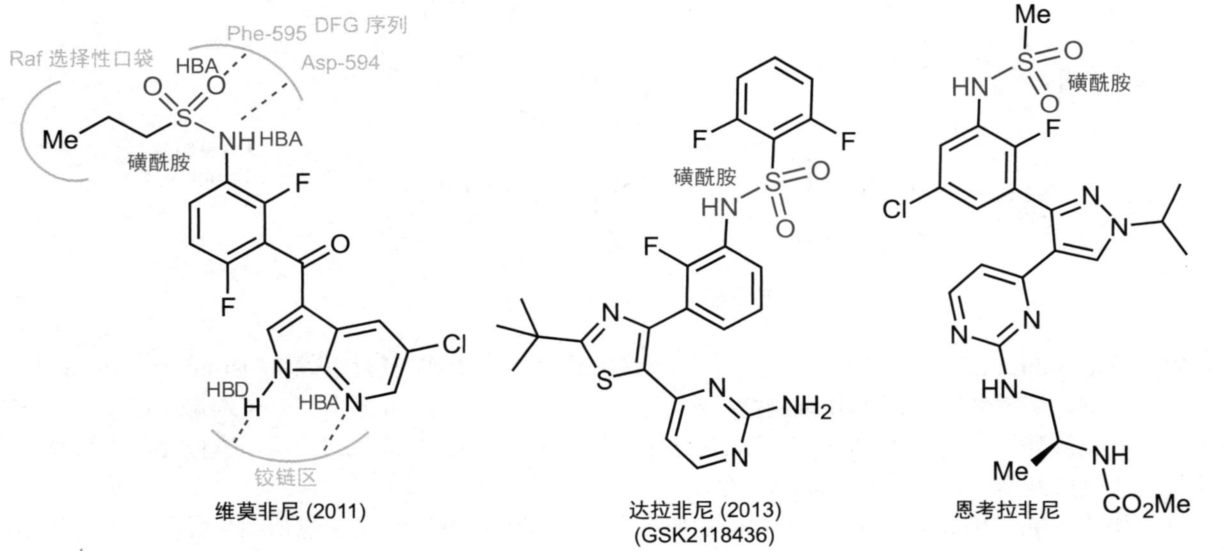

图 20.60 B-Raf 抑制剂

这两个抑制剂都在铰链区与 Cys-532 相互作用，而磺酰胺部分在 DFG 区与 Asp-594 和 Phe-595 相互作用。磺酰胺能去质子化，起到氢键受体的作用。这种相互作用模式引导维莫非尼的丙基链深入一个小的疏水口袋中。这是 Raf 独有的，对选择性很重要。目前正在研究的恩考拉非尼（encorafenib）是第二代 Raf 抑制剂。

可美替尼（cobimetinib）和曲莫替尼（trametinib）（图 20.61）是 MEK 抑制剂，可与上述 B-Raf 抑制剂联合治疗能够降低药物耐药性的风险，单一用药则一年内就会产生耐药性。这两个药物都与酶的非活性构象相互作用，并不与 ATP 结合区结合，相反，它们与附近的变构结合区结合。可美替尼含有氮杂环丁烷基和哌啶环，能够与 Asp-190 及与 ATP 结合的 γ- 磷酸酯基团结合，碘取代基与 Val-127 的肽羰基氧相互作用。其他一些 MEK 抑制剂包括贝美替尼（binimetinib）也在进行临床试验。

最后，以 MAPK 信号转导途径为靶标的药物和以 PI3K-mTOR 途径为靶标的药物联用具有潜在优势（20.6.2.5 节）。后者是一种逃逸途径，可引起对 B-Raf 和 MEK 抑制剂的耐药。

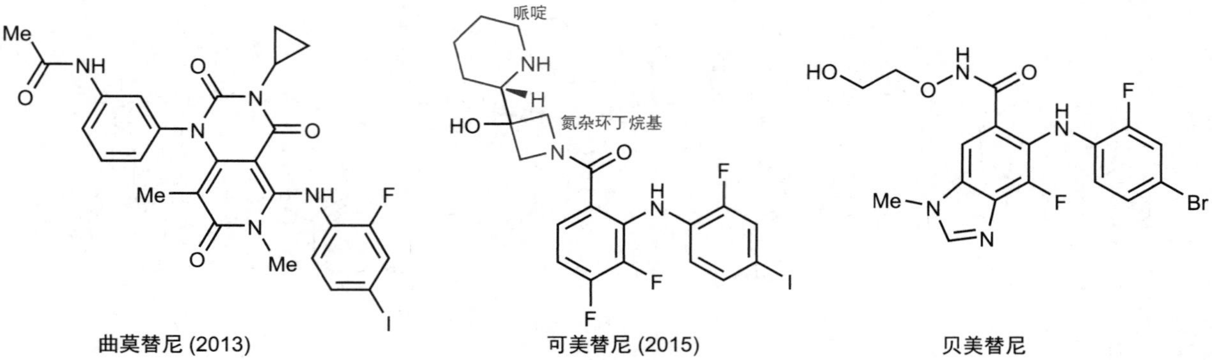

曲莫替尼 (2013)　　　可美替尼 (2015)　　　贝美替尼

图 20.61　MEK 抑制剂

20.6.2.5　PI3K–PIP₃ 通路激酶抑制剂

PI3K-PIP$_3$ 通路能够影响一些重要下游激酶的活性，如蛋白激酶 B（Akt）、mTOR 和布鲁顿酪氨酸激酶（5.4.5 节），所有这些酶都能调节细胞的生长和分裂。因此，研究该通路的抑制剂意义重大。

伊德利塞（idelalisib）（图 20.62）于 2014 年获得批准，抑制磷酸肌醇 3- 激酶（PI3K）的 P110-δ 亚型。这种亚型只在脾脏、胸腺和血白细胞中发现，表明它在免疫系统中起着重要作用。

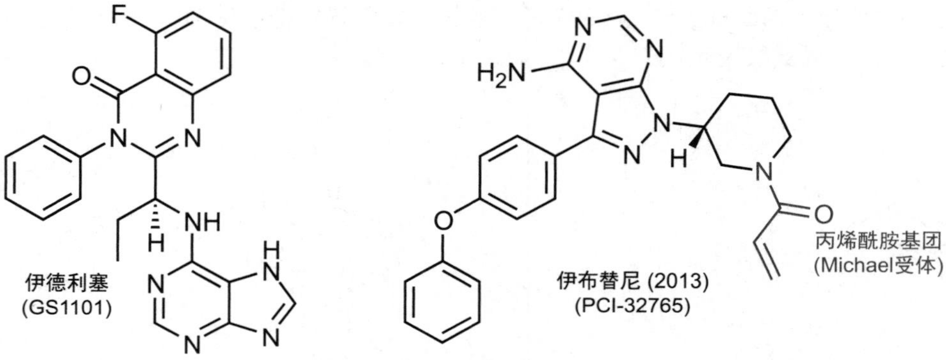

伊德利塞　　　　　　　　　　　伊布替尼 (2013)
(GS1101)　　　　　　　　　　　(PCI-32765)

图 20.62　伊德利塞和伊布替尼

伊布替尼（ibrutinib）（图 20.62）是一种不可逆的选择性布鲁顿酪氨酸激酶（Bruton's tyrosine kinase，BTK）抑制剂，该激酶能够调节 B 细胞增殖和活化（5.4.5 节）。伊布替尼含有一个丙烯酰胺基团，作为亲电体与半胱氨酸残基（Cys-481）的巯基发生迈克尔加成反应（对比 20.6.2.1 节）。选择性很大程度上是由于这种半胱氨酸残基只在其他 9 种激酶中存在。

直接作用于 mTOR 的激酶抑制剂尚未得到批准，但 mTOR 可通过诱导蛋白质 - 蛋白质相互作用而被抑制（20.6.2.11 节）。

20.6.2.6　间变性淋巴瘤激酶（ALK）抑制剂

间变性淋巴瘤激酶（anaplastic lymphoma kinase，ALK，见 4.8.4 节）是一种酪氨酸激酶受体，与许多癌症有关，包括间变性大细胞淋巴瘤和一些肺癌。ALK 在哺乳动物中似乎没有重要的作用，可作为较好的药物靶标。克唑替尼（crizotinib）是一种多靶标的受体酪氨酸激酶抑制剂，是第一个进入市场的 ALK 抑制剂（图 20.63）（另见专栏 10.4），它可以同时抑制酪氨酸激酶受体 c-MET（4.8.4 节）。c-MET 的过度表达与大多数实体瘤有关。

尽管已证实克唑替尼在治疗肺癌方面疗效显著，但部分患者已对克唑替尼产生了耐药性，因此开发了第二代抑制剂塞瑞替尼（ceritinib）和阿来替尼（alectinib）（图 20.63）来治疗克唑替尼耐药患者（另见专栏 11.3）。然而，虽然这些药物对大多数克唑替尼耐药病例有效，但对这些药物的耐药性也在发展。科学家们正在进行进一步的研究，以寻找能够克服耐药性问题的药物，特别是 G1202R 突变引起的耐药性。

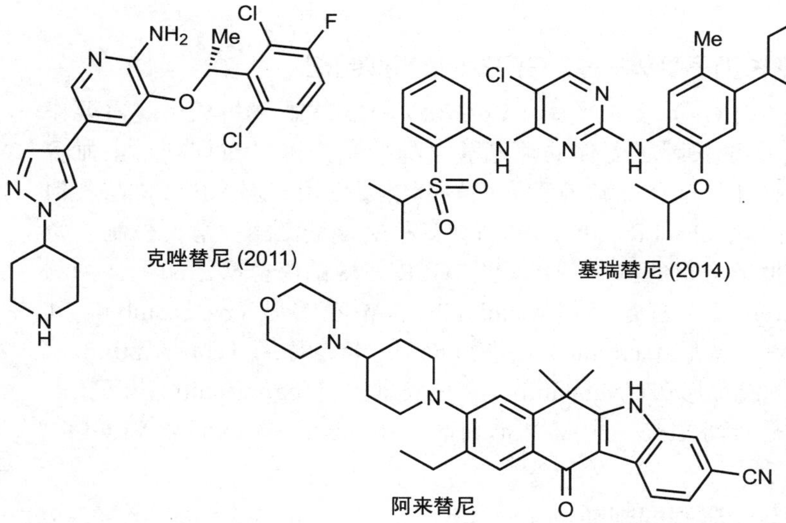

图 20.63　克唑替尼、塞瑞替尼和阿来替尼

20.6.2.7　RET 和 KIF5B-RET 激酶抑制剂

酪氨酸激酶受体 RET（4.8.4 节）的突变与甲状腺癌有关。激酶抑制剂凡他尼布（vandetanib）（图 20.50）、索拉非尼（sorafenib）（专栏 20.10）、卡波替尼（cabozantinib）和仑伐替尼（lenvatinib）（图 20.64）均能抑制 RET，已被批准用于治疗甲状腺癌。卡波替尼和仑伐替尼在结构上相关，均含有喹啉环。这四个药物都被归类为多受体酪氨酸激酶抑制剂，因为它们抑制许多靶标。例如，卡波替尼抑制受体酪氨酸激酶 RET、c-MET 和 VEGFR-2，而仑伐替尼抑制 RET、VEGFR-2 和 VEGFR-3。

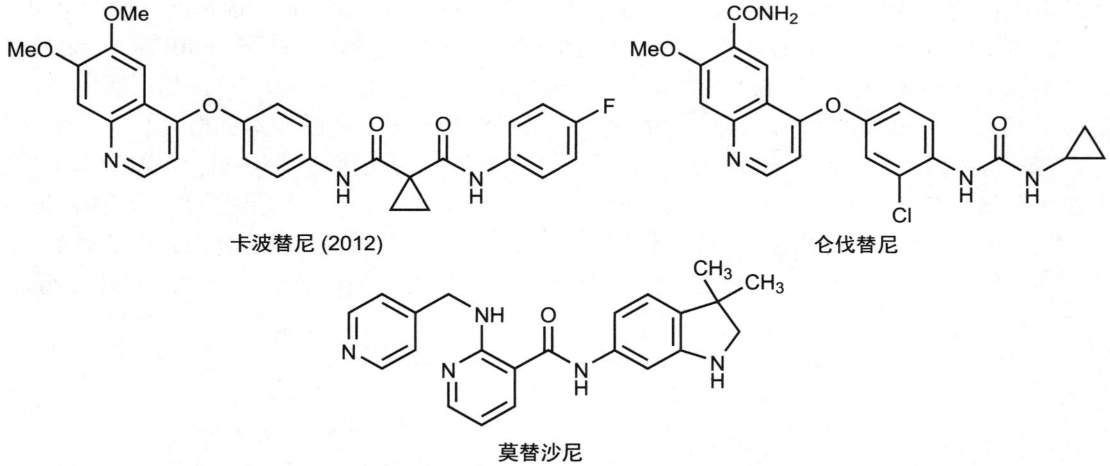

图 20.64　卡波替尼、莫替沙尼和仑伐替尼

2011—2012 年，科学家们发现了 KIF5B-RET 融合基因，可能与一些肺癌（NSCLC）的发生有关。进一步提示由此表达的融合蛋白的 RET 激酶部分具有异常高的催化活性。这表明融合蛋白抑制剂可能在治疗非小细胞肺癌中有潜在的应用价值。泊纳替尼（ponatinib）（图 20.56）是一种目前正在研究的抑制 RET 的多受体酪氨酸激酶抑制剂，莫替沙尼（motesanib）（图 20.64）也在研究中，尚未获得批准。由于目前已知的所有药物都是广谱激酶抑制剂，因此有可能开发出更多选择性的 RET 抑制剂。副作用可能是由于抑制了血管内皮生长因子（VEGFR）或表皮生长因子受体（EGFR）造成的。

20.6.2.8　JAK 抑制剂

如 5.4.4 节所述，Janus 激酶（Janus kinase，JAK）对几种细胞因子受体的功能至关重要。芦可替尼（ruxolitinib）（图 20.65）是一种临床应用的 JAK 抑制剂。普遍认为芦可替尼的吡咯嘧啶环与活性位点的铰链区结合。

20.6.2.9 血管内皮生长因子受体（VEGFR）激酶抑制剂

血管内皮生长因子（VEGF）及其受体（VEGFR）在促进血管生成中起重要作用（20.1.9 节）。血管内皮生长因子受体的酪氨酸激酶抑制剂可以在抑制新生血管的产生及饥饿癌细胞生长和扩散所需营养素方面发挥重要作用。但 VEGFR 与其他酪氨酸激酶结构相似，因此 VEGFR 抑制剂可抑制多种酪氨酸激酶。然而抑制多靶标可作为一种优势，已批准上市的抑制剂包括 VEGFR 在内的酪氨酸激酶受体抑制剂包括索拉非尼（sorafenib）、舒尼替尼（sunitinib）、帕唑帕尼（pazopanib）、凡他尼布（vandetanib）、阿昔替尼（axitinib）（图 20.66）、卡波替尼（cabozantinib）、仑伐替尼（lenvatinib）、伐拉尼布（vatalanib）和瑞戈非尼（regorafenib），索拉非尼类似物见专栏 20.9。仑伐替尼是一个 V 型抑制剂（20.6.2 节），能够与 VEGFR2 受体相互作用。

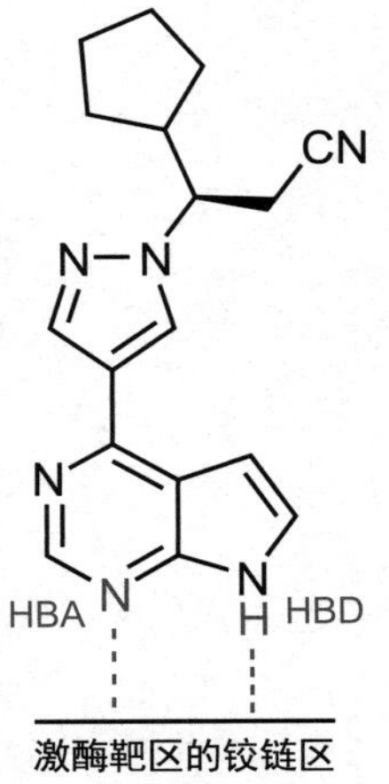

图 20.65 芦可替尼

20.6.2.10 多受体酪氨酸激酶抑制剂

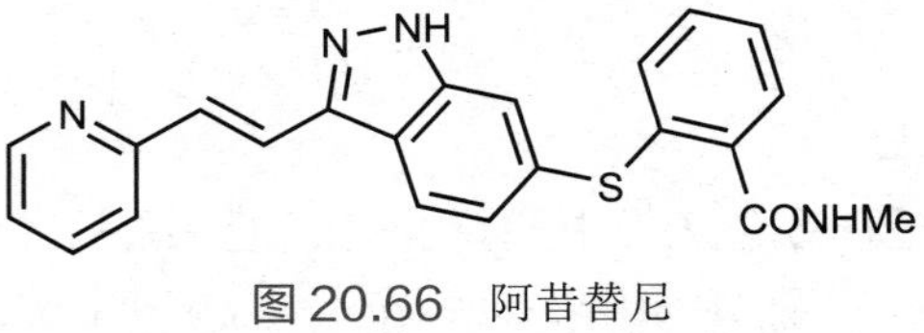

多受体酪氨酸激酶抑制剂（multi-receptor tyrosine kinase inhibitor，mRTKI）是指对多种受体酪氨酸激酶靶标具有选择性的药物，这些靶标都与癌细胞的产生和存活有关。有人称之为选择性的非选择性。换言之，它们在抑制一些导致癌症的激酶方面

图 20.66 阿昔替尼

应该是非选择性的，但在某种意义上是选择性的，即它们不抑制会导致副作用的激酶——这是一个难以实现的目标。这些抑制剂的最大优点是不太可能发生耐药性。如果其中一个药物靶标突变并产生耐药性，其他靶标仍然可以被抑制。mRTKI 可以看作是在一个单一药物中起到联合疗法作用。这种药物有时较为混杂，因为它们影响各种不同的靶标。mRTKI 在治疗由几种异常引起的癌症方面有广阔前景。事实上，迄今为止市场上批准的激酶抑制剂中没有一个药物会对一个激酶靶标具有 100% 选择性，原则上可以全部定义为 mRTKI。然而，人们普遍认为有些抑制剂比其他抑制剂更加杂泛，即被称为 mRTKI。mRTKI 中最不杂泛的是拉帕替尼（lapatinib）（20.6.2.1 节），而最杂泛的是舒尼替尼（sunitinib），如下所述。

目前已进入市场的 mRTKI 针对的是与血管生成相关的激酶，以及与肿瘤本身相关的另一种激酶（例如 c-KIT）。这些药物包括索拉非尼（sorafenib），是另一类化合物综合运用传统药物化学策略和多点优化策略由脲类先导化合物（专栏 20.9）开发得到的。舒尼替尼（图 20.67）含有一个吲哚酮环，与通常被 ATP 占据的活性位点区域结合。与疏水空腔的相互作用很小，该空腔对不同的激酶具有选择性。伐拉尼布（vatalanib）（图 20.67）是一个多激酶抑制剂，目前正在进行临床研究，帕唑帕尼（pazopanib）于 2009 年获得批准。

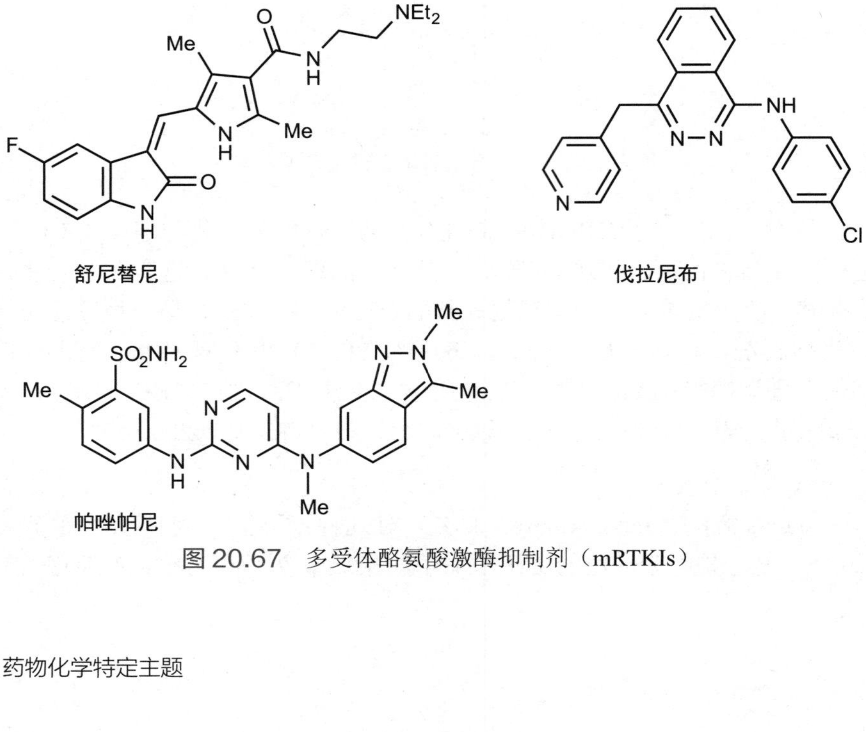

舒尼替尼

伐拉尼布

帕唑帕尼

图 20.67 多受体酪氨酸激酶抑制剂（mRTKIs）

用一种药物靶向多个靶标的想法被称为"多重药理学（polypharmacology）"。与选择性高的激酶抑制剂相比，多靶标药物可能具有更强的抗肿瘤活性。另一种聚合药理学方法是使用不同选择性激酶抑制剂的"混合物"。

专栏 20.9　索拉非尼的设计策略

为了寻找索拉非尼的先导化合物，科学家们对重组 Raf-1 激酶（Raf-1 kinase，又称 c-Raf）进行了 20 万种化合物的高通量筛选。发现了具有极微活性的脲类化合物（Ⅰ）（图1）。对取代基和环进行系统的改变，发现苯环上的对甲基取代使活性增加了 10 倍。随后合成了许多类似物，但活性却没有进一步的提高。到目前为止，遵循传统药物化学策略，一次改变一个基团，能够合理地解释由于任何环或取代基的变化而引起的任何活性变化。又利用平行合成法合成 1000 种类似物，这些类似物具有迄今为止研究过的各种不同取代基和环的所有可能组合。发现结构Ⅳ的活性略高于结构Ⅱ。结构Ⅳ与单点优化得到的 SAR 结果不符。结构Ⅳ有苯氧基取代基和异噁唑环，但基于初始 SAR，这两个基团最初均被认为活性不佳。举例来说，结构Ⅲ含有苯氧基取代基，而结构Ⅵ含有异噁唑环，但与先导化合物相比，这两种结构的活性都较低。然而，它没有考虑到两个或更多的修饰可能产生的协同效应。多点优化策略可以识别这种协同效应，并证明简单的 SAR 分析存在局限性。

结构Ⅳ作为新的先导化合物，用吡啶环取代苯基环得到结构Ⅴ，活性增加 5 倍，同时提高水溶性和 Clog P。接着采用传统的优化策略发现索拉非尼比先导化合物活性增加 1000 倍。

脲基官能团作为锚定基团，类似于伊马替尼中酰胺基，与活性部位的催化性天冬氨酸和谷氨酸残基形成两个氢键相互作用，并使分子定向，使分子的每一半定位到两个选择性区域。蓝色的原子参与了重要的氢键相互作用。

瑞戈非尼（regorafenib）是一个类似结构，目前也得到了 FDA 批准。

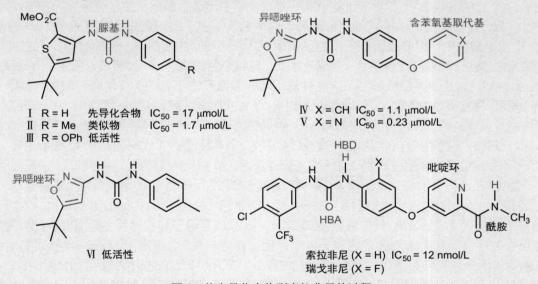

图1　从先导化合物到索拉非尼的过程

专栏 20.10　激酶抑制剂的临床应用

1. EGF 受体激酶抑制剂

EGFR 激酶家族有四个成员：EGFR、HER2、HER3 和 HER4。这些激酶的过度表达与乳腺、肺、脑、前列腺、胃肠道和卵巢的多种癌症有关。第一个批准用于临床的 EGFR 家族激酶抑制剂是吉非替尼（gefitinib），用于治疗难治性肺癌。随后，厄洛替尼（erlotinib）被批准用于治疗非小细胞肺癌，埃克替尼（icotinib）2011年在中国获批治疗同样的适应证。这些药物作用于因EGFR突变而产生的肿瘤，其中Leu-853被精氨酸取代，导致酶的非活性构象不稳定，活性构象水平升高。突变还削弱了对ATP的亲和力，同时增加了对抑制剂的亲和力，使后者有效竞争活性位点。然而肿瘤通常在治疗一年后开始出现由第二次突变引起的耐药性。在第二次突变中，守门人残基Thr-790突变为甲硫氨酸。恢复了酶对ATP的亲和力，从而使竞争性抑制剂尽管仍能与活性位点结合，但效果减弱。2007年，拉帕替尼（lapatinib）被批准用于治疗HER2过度表达的晚期或转移性乳腺肿瘤患者，通常与卡培他滨（capecitabine）联合口服给药。然而，这一治疗方法只有当由曲妥珠单抗（trastuzumab）和紫杉醇组成的标准一线治疗肿瘤产生耐药而无效时才应使用。对曲妥珠单抗耐药的肿瘤不太可能对拉帕替尼耐药，因为前者与受体的细胞外区域结合，后者与细胞内激酶活性位点结合。与曲妥珠单抗相比，拉帕替尼有几个优势。曲妥珠单抗仅抑制HER2，拉帕替尼同时抑制HER2和EGFR。对两种蛋白质抑制优于对一种蛋白质的抑制。此外，如果两个靶标受到影响，药物耐药性就不太可能出现。拉帕替尼还能够通过血脑屏障（曲妥珠单抗不能），并能对抗任何转移到大脑的乳腺癌细胞。最后，与曲妥珠单抗相比，拉帕替尼的心脏毒性更小。拉帕替尼目前正在进行多种其他癌症治疗的临床研究，如涉及头部、颈部和肾脏的治疗。阿法替尼（afatinib）在2013年被批准用于治疗EGFR突变阳性患者的转移性非小细胞肺癌（NSCLC）。奥希替尼（osimertinib）于2015年被批准用于治疗EGFR T790M突变的NSCLC患者。凡他尼布（vandetanib）于2011年被批准用于治疗甲状腺髓样癌。凡他尼布能抑制EGFR和VEGFR，从而分别抑制血管生成和细胞生长。然而，它对甲状腺癌的抑制活性更可能是由于抑制了RET。

2. Bcr-Abl 和 c-KIT 激酶抑制剂

伊马替尼（imatinib）用于治疗慢性髓系白血病（CML），这是一种罕见的血液癌，占西方人群成人白血病的15%～20%。这种癌细胞含有一种异常蛋白激酶，是酪氨酸激酶家族的一员，并被命名为Bcr-Abl，在正常细胞中未发现这种激酶。这个名字来源于编码蛋白质的基因（即 *c-abl* 和 *bcr* 基因）。在正常细胞中，这些基因在不同的染色体上，编码不同的蛋白质。但在 CML 相关的癌细胞中，一条染色体的一部分被转移到另一条染色体上，导致染色体缩短，称为费城染色体（Philadelphia chromosome），这是这类癌症的特征。这种基因转移导致产生了无法被正常调节的融合基因（*bcr-abl*），它编码了高水平表达的融合蛋白激酶，反过来，产生过量的白细胞（淋巴细胞）。伊马替尼在90%的患者中治疗效果良好，但常会导致肿瘤耐药。伊马替尼还抑制 c-KIT 酪氨酸激酶，并已被批准用于治疗胃癌，在胃癌细胞中这种激酶基因突变或过度表达。c-KIT 受体（也称为 CD117 或 c-KIT）是一种表达于干细胞表面的细胞因子受体，由干细胞因子激活。c-KIT 突变可导致肿瘤耐药。伊马替尼还抑制血小板源性生长因子受体（PDGFR），该药物目前已被批准用于治疗 10 种不同类型的癌症。

尼洛替尼（nilotinib）、达沙替尼（dasatinib）和波舒替尼（bosutinib）已被批准用于治疗因伊马替尼耐药而治疗无效的慢性粒细胞白血病。达沙替尼用于转移性黑色素瘤的治疗。这些药物具有更强的结合亲和力，当突变导致一种结合相互作用丧失时，它们仍然具有足够强的结合力。T315I 突变体例外，其与苏氨酸的相互作用尤为重要。2012 年批准的泊纳替尼（ponatinib）是一种能有效对抗 T315I 突变的药物。它是一种多受体酪氨酸激酶抑制剂，被批准用于治疗慢性髓系白血病和费城染色体阳性急性淋巴细胞白血病。

3. 细胞周期激酶（CDK）抑制剂

哌柏西利（palbociclib）被 FDA 批准用于治疗 ER 阳性 /HER2 阴性转移性乳腺癌，与来曲唑（letrozole）（芳香化酶抑制剂）联合使用。

4. MAPK 信号转导途径的激酶抑制剂

维莫非尼（vemurafenib）和达拉非尼（dabrafenib）分别于 2011 年和 2013 年被用于治疗晚期黑色素瘤，它们靶向异常的 B-Raf 蛋白激酶。达拉非尼与 MEK 抑制剂曲莫替尼（trametinib）联合用药，以对抗耐药性的出现。同样，维莫非尼与MEK抑制剂可美替尼（cobimetinib）联合用药。

5. PI3K-PIP$_3$通路激酶抑制剂

伊布替尼（ibrutinib）被FDA批准用于治疗套细胞淋巴瘤、慢性淋巴细胞白血病和非霍奇金淋巴瘤。2014年，伊德利塞（idelalisib）与利妥昔单抗联合用药用于治疗慢性淋巴细胞白血病。

6. ALK激酶抑制剂

克唑替尼（crizotinib）、塞瑞替尼（ceritinib）和阿来替尼（alectinib）以异常形式的间变性淋巴瘤激酶受体（ALK或CD246）为靶标，已被批准用于治疗非小细胞肺癌。克唑替尼是第一个被批准的药物，但在治疗一年内会产生耐药性。许多情况下，这是因为守门人残基Leu-1196突变为甲硫氨酸。然而，也观察到其他突变引起耐药性（G1269A、1151T-ins、L1152R、C1156Y、G1202R、F1174L和S1206Y）。塞瑞替尼和阿来替尼对其中几种突变形式有效，但并非全部有效。例如，塞瑞替尼对G1202R和F1174C/V无效。阿来替尼也出现了类似的耐药性。

7. RET和KIF5B-RET激酶抑制剂

凡他尼布（vandetanib）、索拉非尼（sorafenib）、卡波替尼（cabozantinib）和仑伐替尼（lenvatinib）均已被批准用于治疗甲状腺癌，因为它们具有抑制RET的能力。

8. Janus激酶抑制剂

JAK抑制剂芦可替尼（ruxolitinib）于2011年被批准用于治疗骨髓纤维化。

9. 多受体酪氨酸激酶抑制剂

索拉非尼（soafenib）已被批准用于治疗肝癌、肾病和甲状腺癌。该药抑制膜结合受体VEGFR、PDGFR、c-KIT和RET的激酶活性以及细胞内靶标（B-Raf）。舒尼替尼（sunitinib）于2006年被批准用于治疗胃肠道间质瘤（一种罕见的肿瘤）和晚期肾细胞癌（一种常见的肾癌）。该药物能够同时抑制VEGFR-1、VEGFR-2和PDGFR-b，有证据表明这比单独抑制这些靶标更有效。它还抑制c-KIT和FLT3。2011年，舒尼替尼被批准用于治疗晚期胰腺神经内分泌肿瘤。

帕唑帕尼（pazopanib）于2009年批准用于治疗肾细胞癌，2012年批准用于治疗软组织肉瘤，它能够抑制VEGFR-1、VEGFR-2、VEGFR-3、PDGFR及c-KIT。阿昔替尼（axitinib）也被批准用于治疗肾细胞癌，抑制VEGFR、PDGFR和c-KIT。

10. 其他抑制剂

坦罗莫司（temsirolimus）是抗生素雷帕霉素（rapamycin）的类似物，2007年被批准用于治疗晚期肾细胞癌。依维莫司（everolimus）是一个类似的结构，于2009年获得批准。托西尼布（toceranib，图1）是首个被FDA批准用于治疗狗肿瘤的抗肿瘤药物，抑制KIT酪氨酸激酶。

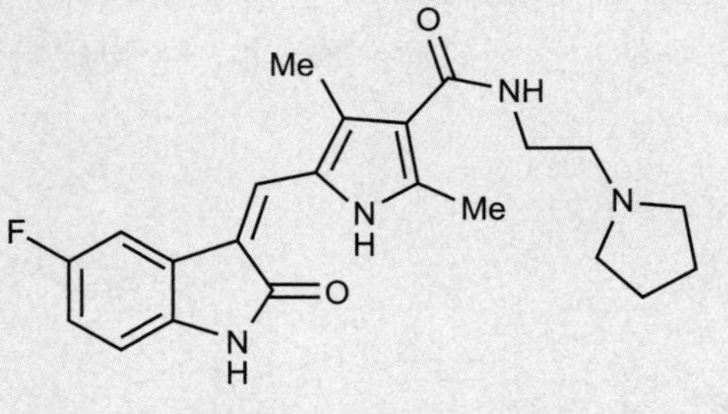

图1 托西尼布

20.6.2.11 涉及蛋白质－蛋白质相互作用的激酶抑制

坦罗莫司（temsirolimus）和依维莫司（everolimus）（图20.68）是天然产物雷帕霉素的类似物。雷帕霉素（rapamycin），又称为西罗莫司，是由链霉菌属 *Streptomyces hygroscopicus* 产生的一类大环内酯类抗生素。西罗莫司在肾移植中用作免疫抑制剂。极性更大的坦罗莫司和依维莫司已被用于治疗mTOR（或FRAP）激酶过度活跃的肿瘤。mTOR触发信号转导过程，促进细胞生长，因此其抑制有助于抑制肿瘤的发展。该抑制机制与前述机制相比，是完全不一样的。

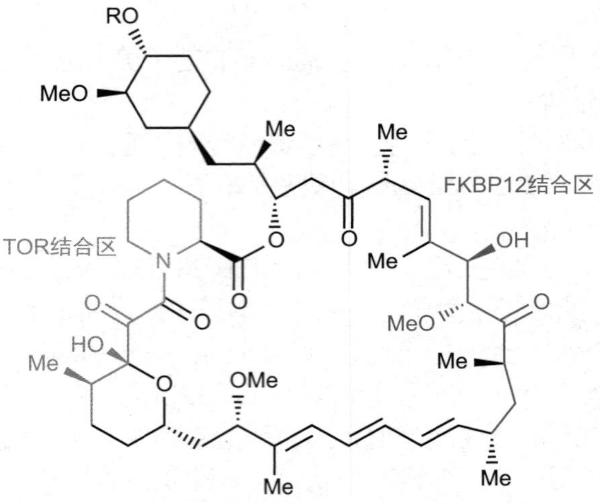

图 20.68　雷帕霉素及其类似物

西罗莫司(雷帕霉素)　R = H
坦罗莫司　R = CO-C(Me)(CH$_2$OH)$_2$
依维莫司　R = (CH$_2$)$_2$OH

　　该作用机制始于大环内酯结构的一部分与免疫磷脂蛋白 FKBP12［也称为 FK506 结合蛋白（FK506-binding protein）］结合。一旦形成这种药物 - 蛋白质复合物，大环内酯结构的另一部分与 mTOR 结合，形成一个由两种蛋白质组成的三元结构，并将药物夹在两者之间。本质上，药物促进两种蛋白质的聚合，使它们相互作用，从而抑制了 mTOR 及其通常触发的信号转导过程。

　　也有人提出，抑制 mTOR 可能逆转某些肿瘤对其他抗肿瘤药物的耐药性。

20.6.3　hedgehog 信号通路的受体拮抗剂

　　目前有多个研究项目致力于寻找靶向 hedgehog 信号通路（hedgehog signalling pathway）中平滑（smoothened）受体的抑制剂，该通路为干细胞所特有（5.5 节）。维莫德吉（vismodegib）（图 20.69）是该类抑制剂中首个进入市场的药物，并于 2012 年获准用于治疗皮肤癌。随后，索立德吉（sonidegib）于 2015 年获得批准（图 20.70）。索立德吉是由通过筛选化合物库确定的苗头化合物经结构改造得到的。苗头化合物含有 1,4- 二氨基苯基，可能被代谢产生有毒代谢物。为解决这一问题，苯环被一个更缺电子的吡啶环取代。通过其他修饰增加拮抗剂活性和优化药动学特性。

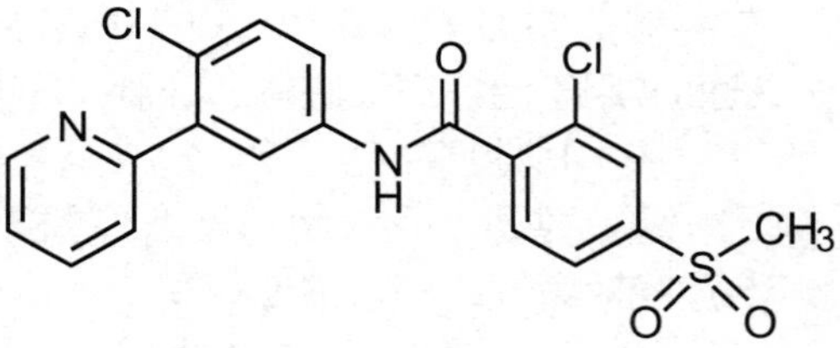

图 20.69　维莫德吉

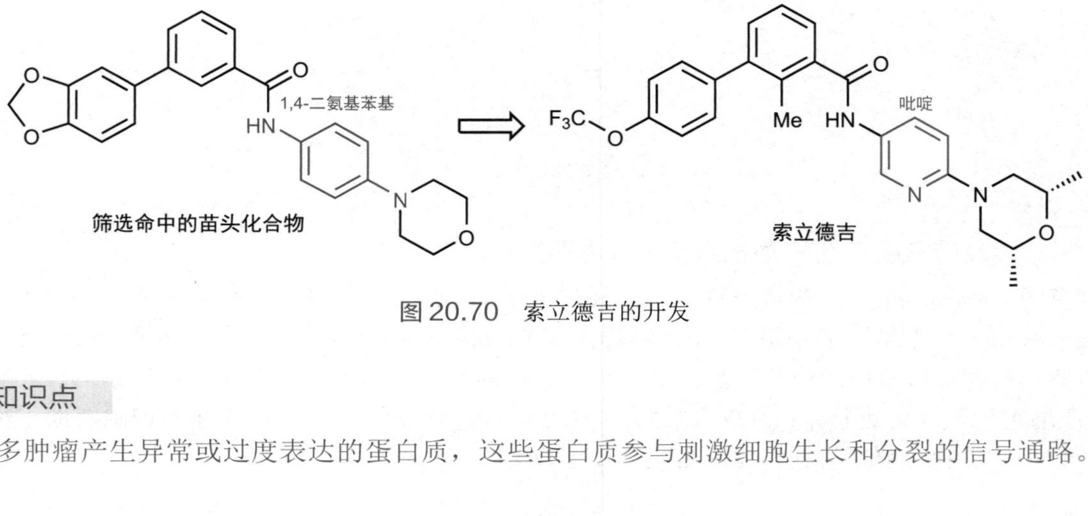

图 20.70　索立德吉的开发

🌱 关键知识点

- 许多肿瘤产生异常或过度表达的蛋白质，这些蛋白质参与刺激细胞生长和分裂的信号通路。选择性地作用于这些靶标的药物较少可能产生与传统细胞毒药物类似的严重副作用。

- Ras蛋白的异常形成是永久活跃，与许多癌症有关。抑制法尼基转移酶（FTase）可阻止Ras蛋白附着在细胞膜上，并阻止其与信号转导过程的其他结构相互作用。然而，由于其他的异戊二烯化途径，FTase抑制剂已被证明在临床试验中无效。
- 蛋白激酶是利用ATP磷酸化蛋白质底物中的羟基或酚羟基的酶。蛋白激酶受体位于细胞膜上，是具有受体和酶的双重作用的蛋白质，可以被生长因子激活。信使和受体的过度表达或异常与多种肿瘤有关。设计抗肿瘤药物抑制这些蛋白激酶的活性位点。多数抑制剂结合到ATP结合区或活性位点的其他区域。根据不同激酶活性位点的氨基酸差异，可以设计具有不同选择性的激酶抑制剂。
- hedgehog信号通路中smoothened受体的拮抗剂已被开发成抗肿瘤药物。

20.7 其他酶抑制剂

在前面的章节中，介绍了与DNA合成和功能相关的酶抑制剂，以及参与信号转导的酶抑制剂。在这一部分，将讨论在血管生成、转移以及细胞凋亡中扮演重要角色的酶的抑制剂。

20.7.1 基质金属蛋白酶抑制剂

基质金属蛋白酶（matrix metalloproteinase，MMP）是锌离子依赖性的酶，在癌细胞的侵袭和转移中起重要作用。几乎没有针对这一过程的抗肿瘤药物。MMP能够催化裂解蛋白质底物中甘氨酸和异亮氨酸（或亮氨酸）之间的肽键，如图20.71（a）。MMP通过锌辅因子与甘氨酸的羰基氧配位从而与底物结合；相邻的NH部分作为丙氨酸残基的氢键供体，如图20.71（b）；水分子处在锌离子和谷氨酸残基之间，在带负电荷的谷氨酸残基和锌离子辅助下作为水解肽键的亲核试剂（另见3.5.5节）。

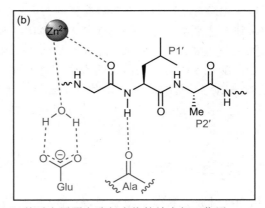

图20.71 （a）肽键被基质金属蛋白酶切割；（b）基质金属蛋白酶与底物的结合相互作用

MMP是极具破坏性的酶，参与细胞外基质或结缔组织的再生和重塑（20.1.9节），这一过程由体内天然的蛋白抑制剂严格控制。然而，MMP的过度激活会导致各种问题，如慢性退行性疾病、炎症和肿瘤侵袭。MMP主要可分为4种——胶原酶（collagenase）（MMP-1、MMP-8、MMP-13和MMP-18）、明胶酶（gelatinase）（MMP-2和MMP-9）、间质溶解素（stromelysin）（MMP-3、MMP-10和MMP-11）、膜型（membrane type）基质金属蛋白酶（MMP-14、MMP-15、MMP-16、MMP-17、MMP-24和MMP-25）。其中一部分与肿瘤生长、侵袭、转移和血管生成有关。因此，基质金属蛋白酶抑制剂（matrix metalloproteinase inhibitor，MMPI）可用于抑制细胞外基质的分解，使肿瘤细胞难以逃逸和转移。此外，它们还可以通过阻断细胞外基质中血管内皮因子（VEGF）的释放来抑制血管生成。

从胶原酶的天然蛋白质底物出发，开发出了许多基于多肽的抑制剂，它们普遍具有以下特征：

① 用对水解稳定的结构取代不稳定的肽键。

② 有一个或多个取代基与酶的 S1′ 和 S2′ 亚位点相适配，并形成范德华相互作用。这些亚位点能够容纳底物的氨基酸残基。

③ 至少有一个能够与酶骨架形成氢键的官能团。

④ 有能够与锌辅因子强相互作用的基团，典型的基团有巯基、羧酸根或异羟肟酸。

以马立马司他（marimastat）为例（图 20.72），这是一种口服抗肿瘤药，可用于治疗乳腺癌和前列腺癌，目前已进入 III 期临床研究。马立马司他的异羟肟酸基团与锌辅因子形成强的双齿相互作用；取代基（P1′ ～ P3′）与活性位点的三个结合口袋相作用；在甘氨酸和异亮氨酸之间的酰胺键的 NH 部分用羟基亚甲基替换，羟基亚甲基能够阻止所发生的正常水解并起到模拟过渡态等排体的作用；此外，羟基能够提高抑制活性，同时改善分子的水溶性。结合研究显示：羟基远离蛋白质表面并与水分子形成氢键；叔丁基取代基（P2′）也起到空间屏蔽作用，防止末端酰胺被水解；P1′ 位基团的性质可以变化，决定着改变抑制剂对各类金属蛋白酶的活性和选择性；P2′ 位的性质也可以变化，但若是大位阻基团有利于空间屏蔽作用，同时还可以使肽键去溶剂化，避免了结合前因去溶剂化而释放能量。

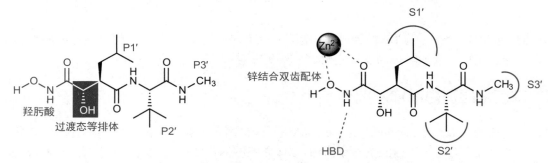

图 20.72　马立马司他的结构及其结合相互作用

然而，马立马司他一类的抑制剂选择性差，并且会产生诸如肌腱炎一类的副作用。此外，由于多肽自身的性质，这类药物的药动学性质普遍很差，如水溶性差、易被胃肠道中的肽酶水解等。这类药物已研究 30 多年，但目前还没有基质金属蛋白酶抑制剂上市，需要寻找具有更好选择性的基质金属蛋白酶抑制剂。

目前，研究主要着眼于寻找 MMP-2、MMP-9 和 MMP-14 的选择性抑制剂，因为这些已被证明对血管生成和转移至关重要。然而，实现选择性并非易事。基质金属蛋白酶抑制剂之间的差别很小，主要表现在不同金属蛋白酶的 S1′ 结合亚口袋的深度和可变性不同，这为实现选择性提供了一些希望。另外，锌辅因子的强配体（如异羟肟酸基团）不利于选择性，因为这类强相互作用弱化了 S1′ 位对结合的贡献。因此，对锌辅因子使用较弱的配体或一点儿也不使用配体可能更有利于提高选择性，这将意味着与不同金属蛋白酶 S1′ 口袋的结合差异会产生更显著的影响。

20.7.2　蛋白酶体抑制剂

26S 蛋白酶体是一种结构复杂的蛋白质，可以看作是细胞的垃圾处理站。26S 蛋白酶体是一种 ATP 依赖性的多催化蛋白酶，主要功能是降解受损或错误折叠的蛋白质，包括一些关键的调控蛋白。蛋白酶体的 20S 核心是一个桶状结构，含有 4 个环，每个环由 7 个蛋白质亚基组成（图 20.73）。2 个处于外侧的 α 环没有催化活性，而 2 个处于内部的 β 环各自含有 3 个具有催化活性的蛋白质亚基。β5 亚基被称为胰凝乳蛋白酶样亚基，因为它在与胰凝乳蛋白酶类似的位置分解蛋白。类似的，β2 和 β1 亚基分别被称为胰蛋白酶样和胱天蛋白酶样亚基。与胰凝乳蛋白酶、胰蛋白酶和胱天蛋白酶不同，催化 β 亚基在其活性位点内都含有 N- 末端苏氨酸残基，这一点对于接下来要讨论的抑制剂具有重要意义。考虑到这种结构的破坏力，重要的是它只破坏有缺陷的蛋白质而不是正常的蛋白质。因此，细胞会用一种叫泛素（ubiquitin）的分子标签标记缺陷蛋白质，以便可被蛋白质"杀死机器"识别。

由于蛋白酶体具有显著的破坏性，一般可能会认为最好是增强蛋白酶体在肿瘤细胞中的活性。事实上，研究者采取了相反的策略，选择开发蛋白酶体抑制剂。这是因为蛋白酶体会去除"已完成功能"的调节蛋白，阻断蛋白酶体会导致各种调节蛋白积累，进而导致细胞危象并引发细胞凋亡，其中典型的如凋亡启动子 Bax（20.1.7 节）的积累。

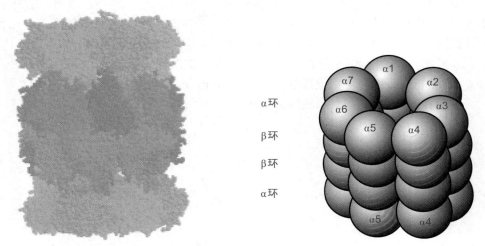

图 20.73　蛋白酶体的 20S 核心的结构（pdb：5BXN）

　　早期的蛋白酶体抑制剂的研究主要是合成含有醛基的三肽结构。该基团可以与 *N*- 末端苏氨酸残基反应形成半缩醛，由此可将药物与残基进行共价连接，如图 20.74（a）。这一策略非常有效，该三肽被证明是体外有效的蛋白酶体抑制剂。然而，预计醛基的药动学性质较差，因此研究者尝试利用其他基团替换醛基，如酮和酮酯等基团，最终发现硼酸基团效果最好，化合物达到了皮摩尔级活性。由于硼是缺电子结构，含有空的 p 轨道，因此很容易接受来自氧原子的孤对电子，形成强 B—O 键，如图 20.74（b）。

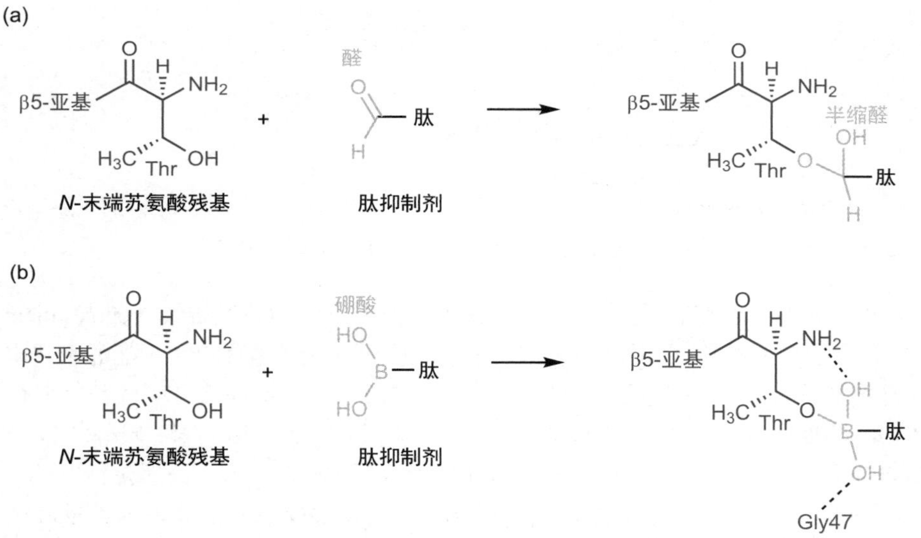

图 20.74　*N*- 末端苏氨酸残基与（a）醛抑制剂和（b）硼酸抑制剂反应

　　以牺牲部分活性为代价将分子缩短为二肽，有助于改善化合物的选择性和药动学性质。由于二肽结构不能很好地结合丝氨酸蛋白酶，因此该化合物对于蛋白酶体的选择性优于丝氨酸蛋白酶。丝氨酸蛋白酶（如胰凝乳蛋白酶和弹性蛋白酶）会优先选择能够与 4 个结合亚位点（S1 ～ S4）相互作用的底物，而二肽只能占据这些其中的 2 个。硼酸抑制剂的使用还增加了蛋白酶体对半胱氨酸蛋白酶（如组织蛋白酶 B）的选择性。硼与氧的相互作用很强，但与硫的结合就弱得多。因此，硼原子不会优先结合半胱氨酸的巯基。

　　基于上述研究发现了可逆抑制剂硼替佐米（bortezomib）（图 20.75），能够有效结合胰凝乳蛋白酶 β5 亚基。硼酸基团的引入保证了良好的选择性。另外，在 P1 位基团中的亮氨酸侧链使得化合物对蛋白酶体相较于凝血酶有良好的选择性，凝血酶倾向于在 P1 处结合有碱性残基的底物。硼替佐米成为第一个被批准用于治疗多发性骨髓瘤的蛋白酶体抑制剂。与大多数抗肿瘤药物不同，它不易产生多药耐药性，缺点是它必须静脉注射给药，并且对实体瘤的活性有限；此外对于部分患者存在副作用也是一个问题。

伊沙佐米（ixazomib）是第二代抑制剂，于 2015 年被批准用于治疗多发性骨髓瘤。它是 MLN2238 的前药，在血浆中立即水解形成硼酸 MLN2238。MLN2238 也显示出与 β5 亚基的优先结合，与硼替佐米相比，MLN2238 与蛋白酶体的结合可逆性更好，这使得更多的药物能够到达肿瘤细胞中的蛋白酶体。很大一部分的硼替佐米是在非肿瘤细胞，尤其是红细胞和血液供应丰富的细胞中被消耗。

阿柔比星（aclarubicin）又称为阿克拉霉素 A（aclacinomycin A）（图 20.75），是一种蒽醌，它也能抑制蛋白酶体内胰蛋白酶样的 β5 亚基，其中四环部分和 3 个糖环都是活性所必需的。

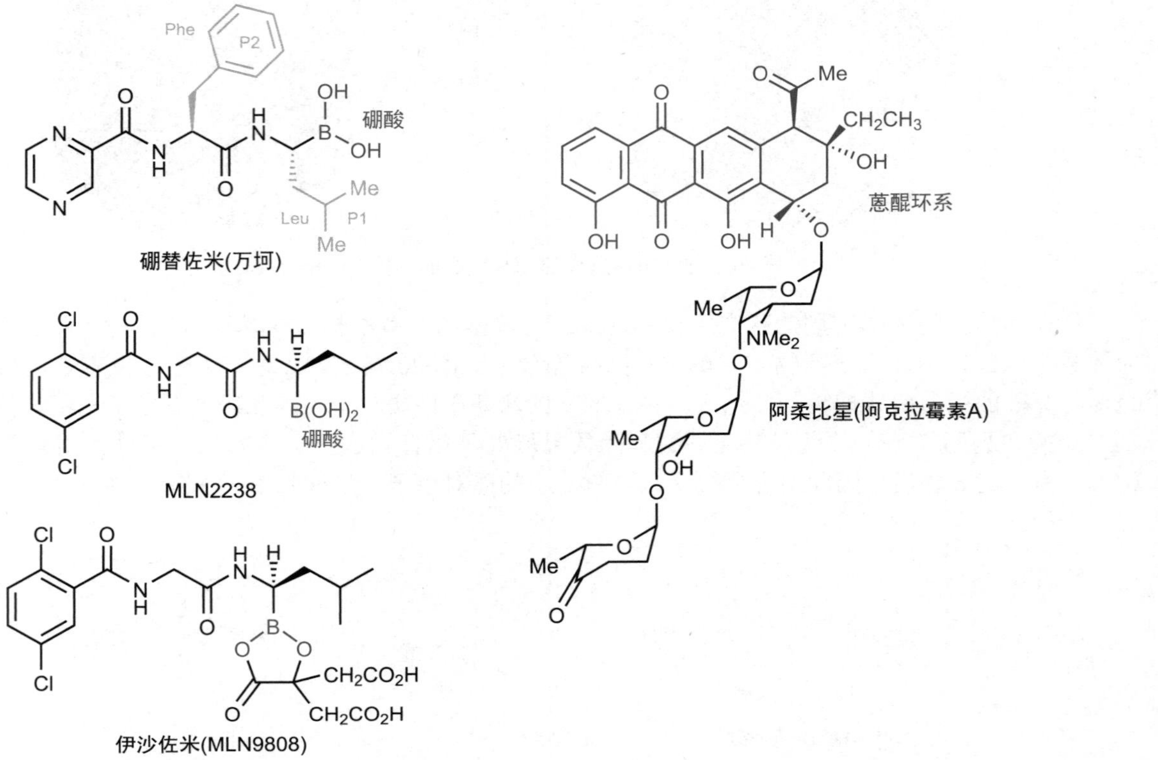

图 20.75　蛋白酶体 20S 核心的蛋白酶体抑制剂

卡非佐米（carfilzomib）是 β5 亚基的不可逆抑制剂，由天然产物环氧霉素（epoxomicin）开发而成（图 20.76）。相对于非蛋白酶体蛋白酶（如胰蛋白酶），这两种结构对蛋白酶体 β5 亚基都表现出高选择性。卡非佐米中的环氧酮基团对活性和选择性都至关重要，它能够与具有 N- 末端苏氨酸残基的催化蛋白质反应形成吗啉环（图 20.77）。苏氨酸的伯氨基和仲醇基都参与了与环氧酮的反应。其中仲醇与酮羰基反应形成半缩醛，随后伯氨基与环氧化物环反应同时发生分子内环化形成吗啉环。由于这种反应只发生在 N- 末端苏氨酸残基上，与其他含有不同 N- 末端氨基酸残基的蛋白酶则不会发生反应。卡非佐米被批准用于之前接受过硼替佐米和其他治疗的多发性骨髓瘤患者。

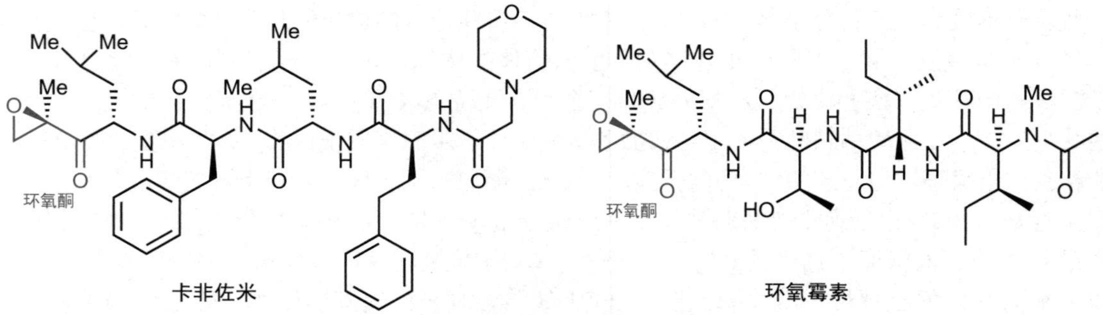

图 20.76　不可逆的蛋白酶体抑制剂

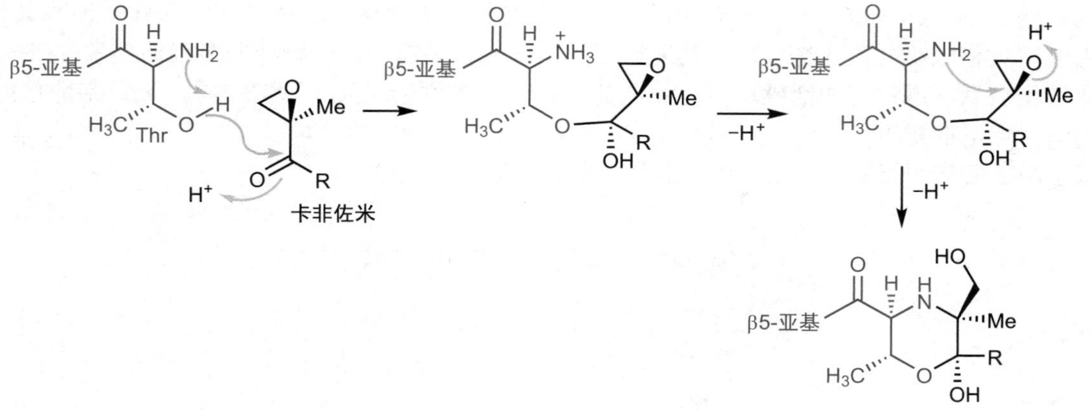

图 20.77　卡非佐米不可逆抑制的机制

20.7.3　组蛋白去乙酰化酶抑制剂

染色质（chromatin）（图 20.5）是 DNA 包裹蛋白质形成的一类结构，其中大多数蛋白质是组蛋白（histone）。组蛋白有助于 DNA 包装，同时也有调节作用，在染色质结构上，每 8 个组蛋白为一个重复单元，每个单元与约 200 个碱基对长度的 DNA 相关，每个重复单元称为核小体（nucleosome）。

组蛋白乙酰化酶（histone acetylase）能够将组蛋白末端的赖氨酸残基乙酰化，使其从染色质结构中突出。乙酰化中和了赖氨酸侧链的正电荷，削弱组蛋白与 DNA 中带负电性的糖-磷酸骨架之间的离子相互作用，导致结构松散，进而使得转录因子（transcription factor）进入相关基因的启动子区域。组蛋白去乙酰化酶（histone deacetylase）是一种去除乙酰基的酶，导致核小体结构紧缩，阻止转录因子进入启动子区域，进而使相关基因沉默。另一方面，该作用也可能导致 DNA 修复减少，增加患肿瘤的机会（另见 20.9.4 节）。

目前已发现了多种组蛋白去乙酰化酶抑制剂（图 20.78）。罗米地新［romidepsin，酯肽（depsipeptide）］是一种源自细菌菌株的天然产物，2009 年被批准用于治疗部分淋巴瘤。该药物在细胞内还原二硫键以产生游离的二巯基，巯基可以与酶中存在的锌辅因子结合，进而促进细胞凋亡并抑制细胞增殖和血管生成。此外，还有一些合成化合物，都设计成含有能够充当锌辅因子配体的官能团。例如，已通过获准上市的伏林司他（vorinostat）、贝林司他（belinostat）和帕比司他（panobinostat）含有异羟肟酸基团；临

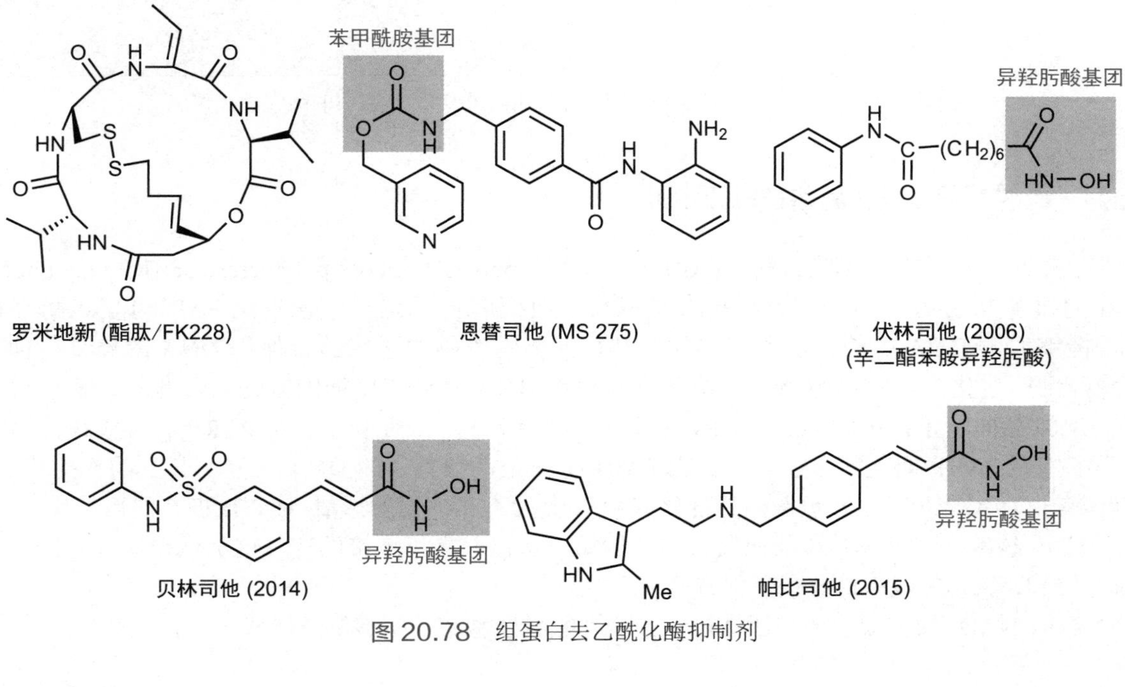

图 20.78　组蛋白去乙酰化酶抑制剂

床在研的恩替司他（entinostat）含有苯甲酰胺基团，这些均是锌离子配体。其中伏林司他与其他抗肿瘤药物联用的相关临床研究还在进行。这是通过使用不同药物影响不同的靶标的多重药理学的研究方法。

晶体结构显示，该靶酶的活性位点是管状的，锌辅因子位于底部（图20.79）。就酶接受的底物而言，管状结构的特点是重要的，因为只有具有长侧链的氨基酸（如赖氨酸）可以"向下延伸"至锌辅因子，接着锌辅因子与乙酰基的氧发生相互作用并催化其水解（见3.5.5节）。

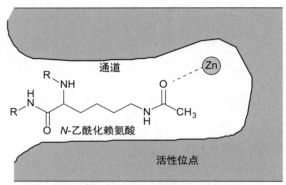

图20.79 组蛋白去乙酰化酶中管状的活性位点

如果抑制剂需要与锌辅因子结合，则也应具有长链结构。已发现的抑制剂均包含锌离子配体（如异羟肟酸基团），并通过长疏水链与极性基团连接，极性基团的另一端与疏水基团相连（图20.80），末端的极性和疏水性基团与结合口袋附近的结合位点相互作用。

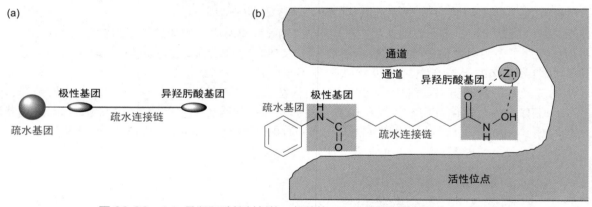

图20.80 （a）异羟肟酸抑制剂的一般结构；（b）伏林司他的结合相互作用

20.7.4 聚 ADP 核糖聚合酶抑制剂

有研究表明，聚 ADP 核糖聚合酶（PARP）抑制剂［poly ADP ribose polymerase（PARP）inhibitor］可以作为潜在的抗肿瘤药物。PARP 家族有 18 个成员，研究者把重点集中在抑制 PARP-1。该酶存在于细胞核中，能够监测 DNA 中的单链或双链的断裂，并与受影响的区域结合促进 DNA 的修复。抑制该过程将使肿瘤细胞对化疗药物更敏感，这些药物会损伤 DNA 并导致增加细胞死亡。此外，还发现一些肿瘤细胞缺乏肿瘤抑制蛋白 BRCA1 和 BRCA2。在这些细胞中，细胞存活对 PARP-1 的依赖性增加，这使得这类细胞对 PARP 抑制剂更加敏感。而 PARP-1 在正常细胞内的 DNA 修复中起到的作用相对较小。

当该酶与 DNA 结合时，它被激活并催化 NAD^+（图3.11）的裂解形成 ADP 核糖。然后催化聚合过程，产生聚（ADP- 核糖）与 PARP 和其他核蛋白（例如组蛋白）共价连接的链，这类蛋白质聚合物结构能够短暂保护受损 DNA，并吸引修复蛋白促进修复。

研究表明：NAD^+ 的烟酰胺环与活性位点中的甘氨酸残基和丝氨酸侧链形成氢键，如图 20.81（a）；此外与酪氨酸残基间形成 π-π 相互作用，所设计的含有苯甲酰胺基团的抑制剂模拟了烟酰胺及其相互作用，如图 20.81（b）。

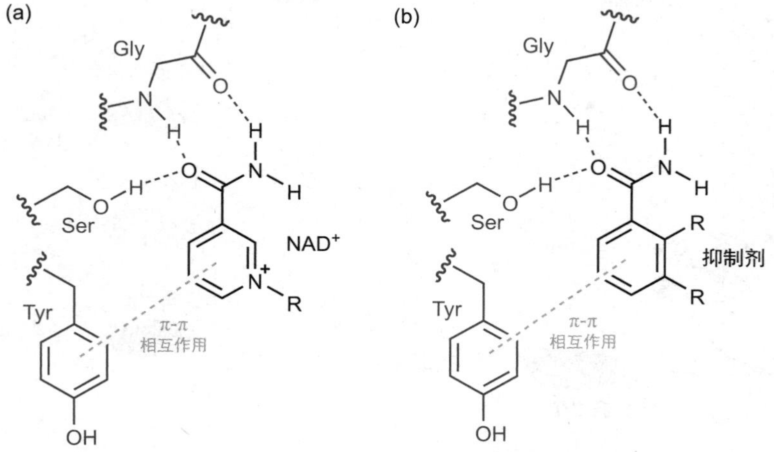

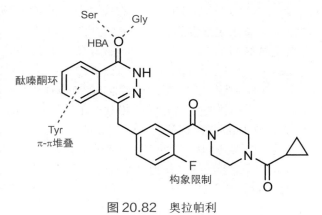

图 20.81　NAD⁺ 与聚 ADP 核糖聚合酶的活性位点的结合相互作用

第一个进入市场的 PARP 抑制剂是奥拉帕利（olaparib）（图 20.82）。在其结构中，苯甲酰胺基团是双环酞嗪酮环的一部分，在构象上受到限制。对接研究表明，酞嗪酮环可与 3 个关键氨基酸残基形成氢键相互作用；芳环上氟原子取代基的存在能够提高细胞渗透性，且仅在羧基邻位时才起有效。这表明氟原子限制了分子构象，阻碍了芳环和羧基之间键的旋转，有效地将结构中可旋转键的数量从 4 个减少到 3 个，提高了化合物的膜渗透性（8.3 节和 10.3.9 节）。奥拉帕利于 2014 年被批准用于治疗 BRCA1 和 BRCA2 缺乏的肿瘤。

图 20.82　奥拉帕利

20.7.5　其他酶靶标

还有许多其他酶作为抗肿瘤药物的潜在靶标正在研究中。例如，抑制端粒酶（telomerase）能够阻止细胞永生。目前已经开发了多种端粒酶抑制剂，但至今尚没有药物进入临床；调节酶抑制剂可用于关闭过于活跃的生物合成途径，如抑制酪氨酸羟化酶（tyrosine hydroxylase）（14.12.1 节）；甲硫氨酸氨基肽酶是一种在内皮细胞增殖中起关键作用的酶，阻断它可抑制血管生成；激活胱天蛋白酶（caspase）诱导细胞凋亡是发现新型抗肿瘤药物的手段。

20.8　影响凋亡的药物

细胞凋亡（20.1.7 节）被用于评价许多在肿瘤细胞内产生损伤的抗肿瘤药物的活性。细胞凋亡过程是通过调控促凋亡蛋白和促存活蛋白的平衡来完成的。例如，Bax 和 Bak 是引导细胞凋亡的促凋亡蛋白。然而，它们受到一系列促存活蛋白，如 Bcl-2 和 Bcl-xL 的控制。促存活蛋白和促凋亡蛋白在结构上相关并且都包含称为 BH 基序的区域。Bax 和 Bak 含有 3 个 BH 基序（BH1 ～ BH3），而促存活蛋白含有 4 个 BH 基序（BH1 ～ BH4）。BH3 区域对于蛋白质间的相互作用是至关重要的，它使得促凋亡蛋白（如 Bax）与促存活蛋白（如 Bcl-2）能够结合。当细胞遭受应激或损伤时，另一组称为 BH3-only 的促凋亡蛋白被激活（图 20.83）。顾名思义，这些蛋白质仅含有 BH3 区域。然而 BH3-only 蛋白质优先结合促存活蛋白，使促凋亡蛋白无法与促存活蛋白（如 Bax 和 Bak）结合。所以一旦 BH3-only 释放，促凋亡蛋白就可以引发细胞凋亡。

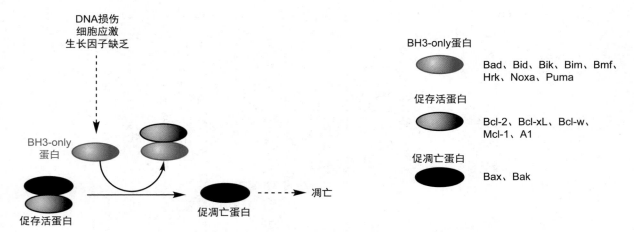

图 20.83　促存活蛋白和促凋亡蛋白在细胞凋亡控制中的相互作用

　　一些肿瘤的细胞凋亡过程存在缺陷，它们能够过度表达促存活蛋白（如 Bcl-2 和 Bcl-xL），这使得肿瘤细胞能够在遭受细胞损伤时依然存活，并且影响了许多抗肿瘤药物的有效性。因此，促存活蛋白已经成为新型抗肿瘤药的潜在靶标，研究重点是开发小药物分子，通过与促存活蛋白结合，模拟 BH3-only 蛋白的作用，阻止促存活蛋白与促凋亡蛋白结合并抑制促凋亡蛋白。

　　为了实现这一点，必须模拟参与控制凋亡的蛋白质之间的蛋白质 - 蛋白质相互作用，但这项工作难度很大，因为蛋白质与蛋白质间的相互作用涉及宽广的结合表面和多种相互作用类型（见 7.5 节）。促存活蛋白 Bcl-2 和 Bcl-xL 均含有长约 20Å 的疏水沟槽，这是促凋亡蛋白中 BH3 基序的结合位点。该沟槽含有 4 个疏水口袋（P1 ～ P4），在两个蛋白质的结合中起关键作用。促凋亡蛋白的 BH3 结构域由一个 α- 螺旋组成，这种结构能够结合沟槽并使得 4 个保守的疏水残基分别进入相应的 4 个疏水结合位点（图 20.84）。此外，促凋亡蛋白的 α- 螺旋中含有一个天冬氨酸残基，可与沟槽中的精氨酸残基形成强离子相互作用。

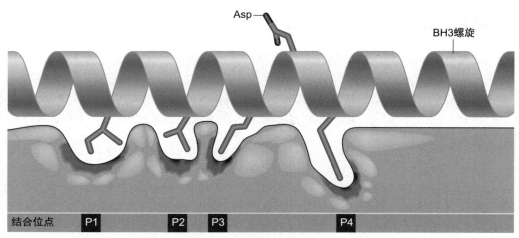

图 20.84　促凋亡蛋白 BH3 基序螺旋与促存活蛋白中结合沟槽的结合
修改自 Figure 1 of Lee et al., *Cell Death and Differentiation* (2007), 14, 1711-1713

　　那维克拉（navitoclax）和维奈克拉（venetoclax）（图 20.85）能够与结合沟槽中的 P2 和 P4 口袋作用，这两种药物都已进入临床开发阶段。那维克拉抑制 Bcl-2 和 Bcl-xL 的活性，而维奈克拉对 Bcl-2 有一定的选择性。两个药物都含有能与 P2 和 P4 相互作用的口袋。分子内 π-π 相互作用在确定分子的活性构象中是很重要的，两个分子中的芳环与结合位点中的苯丙氨酸和酪氨酸残基形成进一步的 π-π 相互作用。这种 π-π 作用网络对分子的亲和力起到了主要作用。

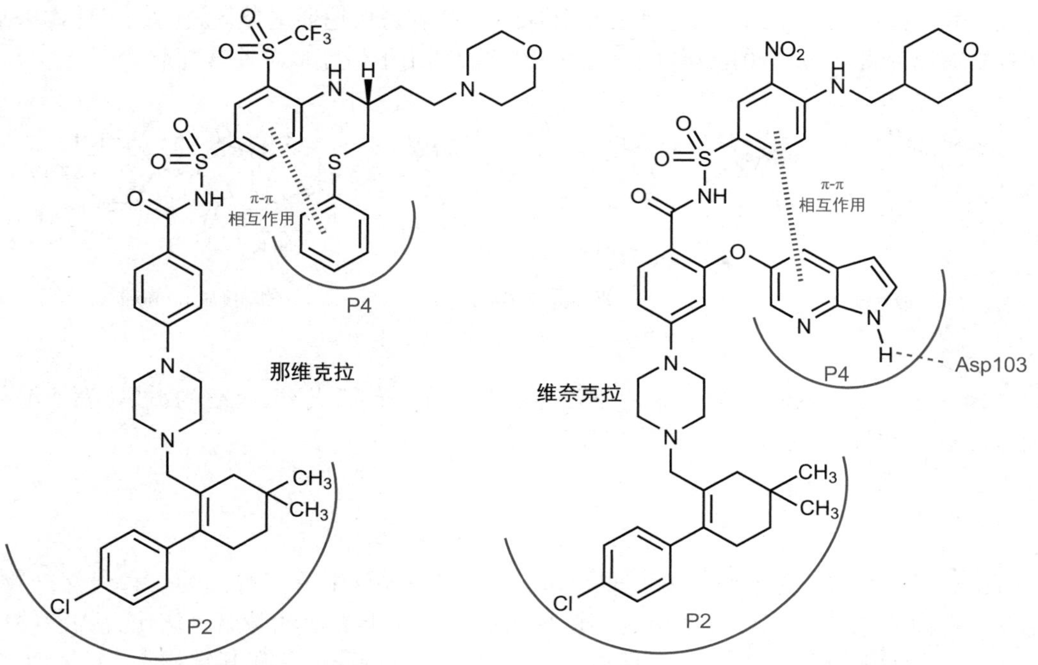

图 20.85　那维克拉（ABT-263）和维奈克拉（ABT-199）

20.9　其他抗肿瘤药物

抗肿瘤药物研究发展快速，有大量的新化学结构在研究之中。下面是一些有关作用于不同靶标或靶标尚未确证的抗肿瘤药物研究实例。

20.9.1　合成药物

沙利度胺（thalidomide）（图 20.86）最初在二十世纪五十年代作为安全无毒的镇静剂和止吐剂上市销售，很快被广泛用于治疗孕妇怀孕期间晨吐反应。然而，这却造成了近代医疗史上一次重大的灾难：沙利度胺在胎儿发育过程中产生致畸作用，致使婴儿出生时四肢发育畸形，即所谓的"沙利度胺儿"（thalidomide babies）。由于沙利度胺在当时被认为是安全的，很少有人怀疑是该药物引起了婴儿畸形。截至 1961 年沙利度胺被与畸形相关联，并被撤出市场，有 8000 ～ 12000 名婴儿受到影响。这一事件使得沙利度胺声名狼藉，也使得药物审查更加严格。尽管如此，针对沙利度胺的临床研究从未停止。因为它有一些可用于临床的显著特性。最初，人们发现沙利度胺具有抗炎活性，能够有效抑制单核细胞产生的内源性促炎因子 TNF-α 合成，对麻风病有着显著的治疗作用。1998 年，沙利度胺被批准用于麻风病的治疗。此外，沙利度胺还有许多其他功能，例如：沙利度胺可作为免疫抑制剂，用于治疗自身免疫性疾病及移植排斥反应；此外，研究人员发现沙利度胺具有抗血管生成活性，但具体机制不明确，引起人们将其用于治疗癌症的兴趣，因此进一步实验结果显示：沙利度胺确实有着显著的抗肿瘤效果，并用于治疗肾癌及多发性骨髓瘤，进入Ⅲ期临床研究。临床研究显示，沙利度胺的抗肿瘤机制非常复杂，并不仅仅是抑制肿瘤血管生成。沙利度胺能够增强部分患者的免疫系统功能，而不是抑制，这也在一定程度上解释了它的抗肿瘤活性。由于沙利度胺对免疫系统的增强或抑制视个体情况而定，因此被称为免疫调节剂（immunomodulator）。此外，沙利度胺也有抑制细胞生长和促细胞凋亡的作用。

为了消除沙利度胺的致畸作用，研究人员合成了一些沙利度胺的类似物，如来那度胺（lenalidomide，商品名：Revlimid）和泊马度胺（pomalidomide，商品名：Imnovid）（图 20.86）。这两个化合物在芳环上都有氨基取代，这对于该药物的安全性至关重要。2000 年，来那度胺进入临床研究；2001 年成为治疗多发性骨髓瘤的孤儿药；2003 年，来那度胺进入Ⅲ期临床试验并获得快速通道审评资格；目前，来那度胺用于治疗多发性骨髓瘤已获批上市。2013 年，泊马度胺也被批准用于治疗多发性骨髓瘤。

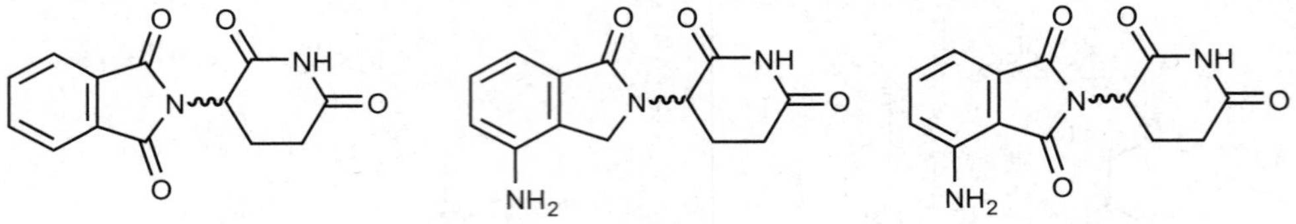

沙利度胺　　　　　来那度胺 (Revlimid)　　　　　泊马度胺 (Imnovid)

图 20.86　沙利度胺及其衍生物

三氧化二砷（arsenic trioxide）是一种用于治疗各类白血病的孤儿药。该药物被认为能够靶向细胞线粒体导致细胞自杀。该药物已在传统中药中被使用了数百年。

20.9.2　天然产物

pancratistatin（图 20.87）是从百合科植物 *Pancratium littorale* 中分离得到的一种天然产物。据记载，早在公元前 200 年，希波克拉底已经使用这类植物的提取物用于治疗乳腺癌。该化合物能够抑制血管生成，其类似物有作为抗肿瘤药物的潜力，具体的作用机制还有待确证。在其结构上，C-2、C-3 和 C-4 位的一个或多个羟基被认为非常重要。

苔藓抑素 1（bryostatin 1）（图 20.87）是 1981 年从加州海岸线的无脊椎海洋动物中分离得到的一种天然产物。该化合物能够通过增强免疫系统而起到抗肿瘤效果。该化合物正与传统抗肿瘤药物如紫杉醇、长春新碱、氟达拉滨、顺铂等联用进行临床研究。苔藓抑素 1 能够影响蛋白激酶 C 的活性（信号转导过程中的关键组成）（见 5.3.2 节）。

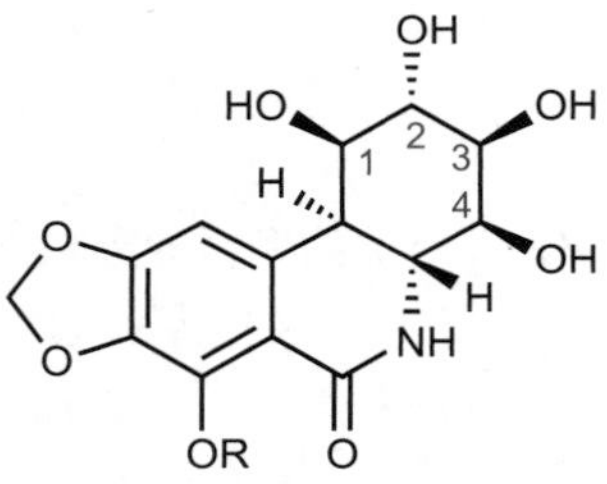

pancratistatin; R = H
pancratistatin前药; R = 磷酸酯

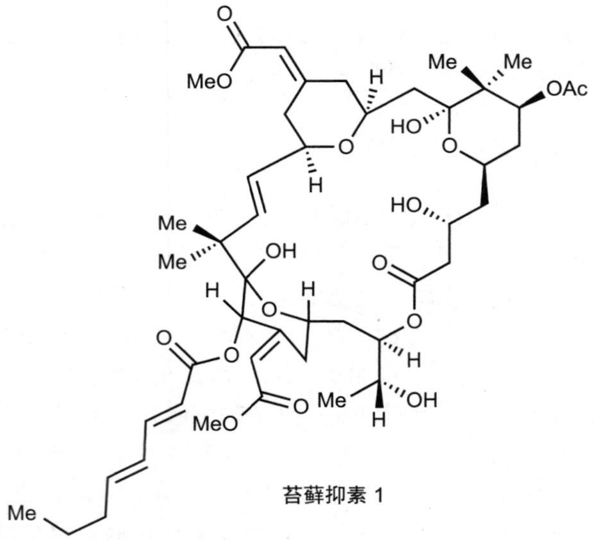

苔藓抑素 1

图 20.87　各类有活性的天然产物

海兔毒素（dolastatins）是从印度洋毛里求斯附近海域的海兔中分离得到的一系列天然产物。目前已完成 dolastatin 10 的全合成及中间体单甲基澳瑞他汀［monomethyl auristatin E，MMAE，商品名：维多汀（Vedotin）］的半合成（图 20.88）。dolastatin 10 已进入临床研究，但没有进一步的推进；MMAE 本身毒性太大，不能单独使用，而作为抗体偶联药物维布妥昔单抗（brentuximab vedotin）中的抗肿瘤成分获批上市（见 20.10.2 节和专栏 20.11）。

美琥他辛（omacetaxine mepesuccinate）（图 20.89）又称为高三尖杉醇酯（homoharringtonine），是一种来源于日本梅花红豆杉（*Cephalotaxus harringtonia*）的天然产物。该药物已被批准用于对激酶抑制剂耐受的慢性粒细胞白血病（CML）。该药物能够通过结合核糖体 A 位，阻断氨酰 tRNA 的结合，进而抑制蛋白质翻译的第一阶段。该药物的独特之处在于它是目前唯一仅影响翻译延伸第一步的药物。如果蛋白质翻译已经开始，则该药物不会影响翻译过程。

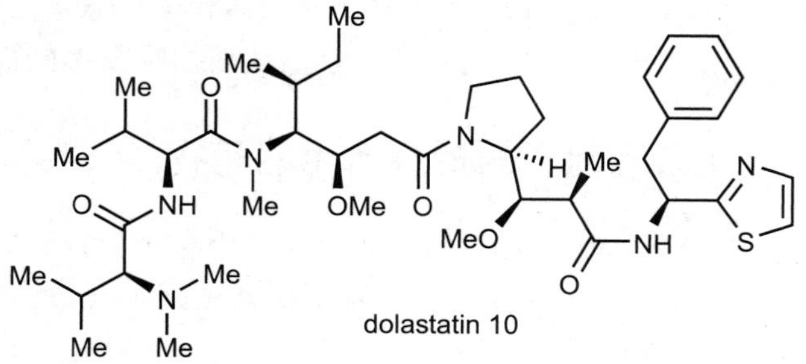

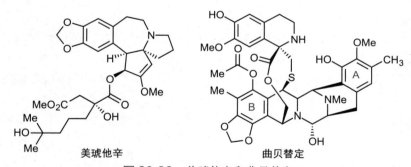

dolastatin 10

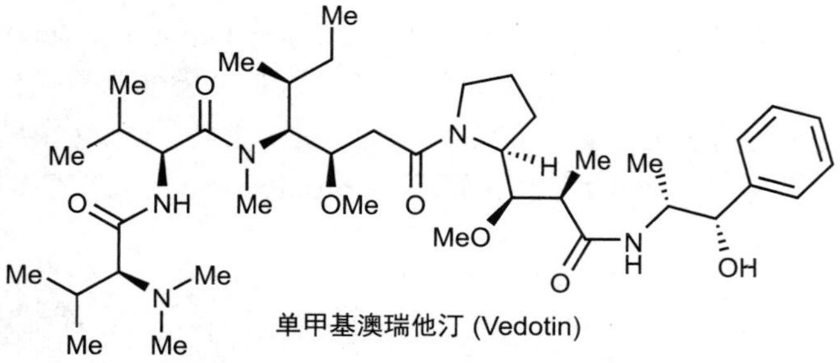

单甲基澳瑞他汀 (Vedotin)

图 20.88 dolastatin 10 和单甲基澳瑞他汀

曲贝替定（trabectedin）（图 20.89），又称为海鞘素 743（ecteinascidin 743），是二十世纪六十年代从西印度群岛的海鞘（*Ecteinascidia turbinata*）中分离得到的一种天然产物。该化合物含量极低，从 1 吨海鞘中分仅能分离出 1g 曲贝替定。因此，研究人员通过对微生物抗生素氰基番红菌素 B（cyanosafracin B）进行修饰，开发了一种收率较高的半合成工艺。该化合物于 2015 年获批用于治疗脂肪肉瘤和平滑肌肉瘤。曲贝替定可能涉及多种抗肿瘤机制，如环 A 和环 B 能够可逆性地结合 DNA 小沟。此外，该化合物能够干扰微管的组装，但不抑制微管蛋白。

美琥他辛

曲贝替定

图 20.89 美琥他辛和曲贝替定

20.9.3 蛋白质药物

许多蛋白质被认为是抗血管生成剂。例如血管抑素（angiostatin）和内皮抑素（endostatin），是体内两种天然存在的蛋白质，能够抑制新血管生成而在进行肿瘤治疗研究。α- 干扰素（α-interferon）能够抑制生长因子（如 VEGF）的释放，因此被广泛应用于各类白血病、淋巴瘤和黑色素瘤的治疗。

肿瘤坏死因子相关凋亡诱导配体（tumour necrosis factor-related apoptosis inducing ligand，TRAIL）是一类天然的凋亡诱导蛋白，相比于正常细胞而言，TRAIL 对于肿瘤细胞更加有效。体内注射 TRAIL 能够选择性地提高肿瘤细胞的死亡率，这项研究目前尚处于动物试验中。

γ- 干扰素作为免疫刺激剂能够降低特定肿瘤的感染风险。阿地白介素（aldesleukin）是白介素 -2（interleukin-2）的重组产物，也是一类免疫刺激剂。对于部分转移性肾癌患者，阿地白介素能够有效缩小肿瘤。

由于基因突变和灭活酶的产生，部分肿瘤细胞失去了正常的合成途径能力。例如：部分白血病细胞不能合成天冬酰胺，而必须从血液中获取。天冬酰胺酶（asparaginase）能够催化降解血液中的天冬酰胺，进而使肿瘤细胞缺乏该氨基酸而死亡。克立他酶（crisantaspase）被用于急性淋巴白血病的治疗（见 11.8.2 节）。

阿柏西普（aflibercept，也称为 zivaflibercept）是从 VEGF 受体和免疫球蛋白的 Fc 链重组得到的融合蛋白。通过结合循环系统中的 VEGF，阻断 VEGF 与受体结合，从而抑制眼内血管的异常生长。

20.9.4　调节转录因子与共激活因子的相互作用的药物

研究人员尝试发现能够通过干扰转录因子相互作用来影响基因转录的抗肿瘤药物，目前已有作为核受体转录因子配体的药物进入临床。人们正在寻找一类能够干扰转录因子与共激活因子相互作用的小分子，进而阻断转录起始复合物的形成，相关研究尚在进行中（专栏 7.2）。

在类似情况下，类药分子正在被研究作为一种称为溴结构域（bromodomain）蛋白质结合区域的潜在配体。溴结构域能够结合另一个蛋白质的乙酰化赖氨酸残基，这是一类非常重要的蛋白质 - 蛋白质相互作用（20.7.3 节）。靶向溴结构域的类药小分子也可能是干扰蛋白质 - 蛋白质相互作用的抑制剂（7.5 节）。包含该结构域的序列首次发现于果蝇的 *brahma* 基因故而得名 bromodomain，该名称与溴元素无关。

关键知识点

- 基质金属蛋白酶（MMP）是锌离子依赖性酶，能够降解细胞外基质并促进血管生成、肿瘤增殖和转移。
- 尝试设计的 MMP 抑制剂在不同类型 MMP 之间有选择性，都含有可以与锌辅因子结合的基团，以及能够与 S1′亚位点结合的取代基。不同类型的 MMP 的 S1′亚位点有不同的特征。
- 蛋白酶体是一种降解蛋白质的酶复合体。抑制蛋白酶体可以导致相互冲突的调节蛋白积累，从而引发细胞凋亡。蛋白酶体抑制剂的选择性是利用蛋白酶含有的特异的 *N*-末端苏氨酸残基实现的。
- 组蛋白乙酰化酶和去乙酰化酶参与转录调节。组蛋白去乙酰化酶抑制剂已被批准用作抗肿瘤药。这些抑制剂都含有能够与锌辅因子相互作用的基团，其中锌辅因子位于酶的管状口袋的底部。
- 聚 ADP 核糖聚合酶（PARP）抑制剂可阻止 DNA 修复并促进细胞死亡。这类抑制剂已被批准作为抗肿瘤药物。
- 其他多种酶也是新型抗肿瘤药物的潜在靶标。
- 蛋白质-蛋白质相互作用在控制细胞凋亡中起重要作用。目前已有针对抑制促凋亡蛋白和促存活蛋白之间蛋白质-蛋白质相互作用的抑制剂，从而触发细胞凋亡。
- 大量合成小分子和天然产物具有未知机制的抗肿瘤机制。其中部分可能通过多种不同的机制产生抗肿瘤活性。
- 蛋白质药物可用于治疗部分肿瘤。

20.10　抗体、抗体偶联药物和基因疗法

20.10.1　单克隆抗体

肿瘤细胞的形状与正常细胞不同，且细胞质膜变异后表面包含了过度表达的特异性抗原，这使得通过抗体治疗癌症成为可能。虽然相关抗原也可能存在于一些正常细胞中，但它们在肿瘤细胞中表达量更大，这使得使后者更容易受到抗体药物的攻击。目前，已针对一部分肿瘤相关抗原生产了单克隆抗体（见 7.7.2 节和 11.8.3 节），有少数已经作为抗肿瘤药物进入临床（专栏 20.11）。这些抗体可以激活人体直接杀伤细胞对抗肿瘤的免疫反应。抑或是对于抗原过表达的受体，抗体可以与其结合来阻断信使分子结合。在这种情况下，抗体充当了受体拮抗剂。除此之外，另一种新的方法是开发能够结合两种不同抗原的单克隆抗体，一种靶向肿瘤细胞，一种靶向免疫系统的正常 T 细胞，抗体通过这一方式诱导机体免疫系统抵抗肿瘤。兰妥莫单抗

（blinatumomab）就是一种这样的单克隆抗体，已被批准作为抗恶性 B 细胞的抗肿瘤药物（专栏 20.11）。

专栏 20.11 抗体和抗体偶联药物的临床应用

1. 抗体

（1）靶向表皮生长因子受体的抗体

靶向表皮生长因子受体的抗体曲妥珠单抗（trastuzumab），商品名为赫赛汀（Herceptin），是一种人源化单克隆抗体，该抗体能够靶向 HER2 生长因子受体的细胞外区域并抑制受体同源二聚化。1998 年，赫赛汀联合紫杉醇（paclitaxel）被批准作为 HER2 阳性转移性乳腺癌的标准一线治疗用药。HER2 是酪氨酸激酶受体 EGFR 家族的成员，在 25% 的乳腺癌中过表达。当抗体与受体结合时，抗体能够通过诱导免疫应答来攻击特定的肿瘤细胞，同时还能促进膜受体的内化和降解。曲妥珠单抗通过注射给药。可惜的是，该药物不能穿过血脑屏障，因此对任何转移到大脑的肿瘤细胞无效。另一方面，该药物的耐药性和心脏毒性也是潜在风险。曲妥珠单抗还可以与多西他赛（docetaxel）和帕妥珠单抗（pertuzumab）（另一种靶向 HER2 受体的单克隆抗体）联合使用。与曲妥珠单抗不同，帕妥珠单抗能够抑制 HER2 受体与其他类型 HER 受体异二聚化。

西妥昔单抗（cetuximab）是嵌合单克隆抗体，能够靶向 EGF 受体的细胞外结构域并阻止表皮生长因子的结合。它可单独使用或与伊立替康（irinotecan）联用治疗对伊立替康耐药性的 EGFR 高表达转移性结直肠癌。此外，西妥昔单抗还与放射疗法一起用于治疗局部晚期头颈部鳞状细胞癌，与铂类药物联用治疗头颈部复发性或转移性鳞状细胞癌。帕妥尤单抗（panitumumab）是一种完全人源化的单克隆抗体，也可以靶向 EGFR，并已被批准用于治疗结肠直肠癌。奈妥尤单抗（necitumumab）是另一种靶向 EGFR 的单克隆抗体，已被批准用于治疗与吉西他滨（gemcitabine）和顺铂（cisplatin）联用治疗转移性鳞状非小细胞肺癌。

（2）靶向 B 细胞的抗体

阿仑妥珠单抗（alemtuzumab）是一种可溶解 B 淋巴细胞的人源化抗体，用于治疗其他治疗无效的 B 细胞慢性淋巴细胞白血病。阿仑妥珠单抗能够与正常细胞和肿瘤免疫细胞（B- 和 T- 淋巴细胞）上的受体（CD52 抗原）结合。该药物对癌细胞没有选择性，但正常细胞在治疗后恢复得更快。

利妥昔单抗（rituximab）是靶向 B 淋巴细胞上 CD20 受体的嵌合抗体，1997 年被批准用于治疗弥漫性 B 细胞非霍奇金淋巴瘤和滤泡性淋巴瘤。利妥昔单抗能引起 B 淋巴细胞的溶解，有报道相关细胞因子释放导致的死亡事件，因此使用时应注意密切监控患者。2010 年，利妥昔单抗被 FDA 批准用于治疗慢性淋巴细胞白血病。另一种作用方式相同的奥妥珠单抗（obinutuzumab，也称为 afutuzumab）于 2013 年批准上市。与 2009 年上市的利妥昔单抗相比，奥法妥尤单抗（ofatumumab）靶向 CD20 受体的不同表位。它用于治疗其他化疗手段无法控制的白血病。

兰妥莫单抗（blinatumomab）于 2014 年被批准用于治疗淋巴细胞白血病。它作为识别 T 细胞和恶性 B 细胞的接头物，含有两个结合位点：一个是 T 细胞中的 CD3 位点，另一个是 B 细胞的 CD19 位点。因此，该抗体能够同时结合 T 细胞和 B 细胞。通过这一机制，兰妥莫单抗能够引导并将 T 细胞与恶性 B 细胞相连，从而使 T 细胞攻击并破坏恶性 B 细胞。能够通过这种机制识别两种靶标的抗体被称作双特异性 T 细胞衔接蛋白（bispecific T-cell engagers，BiTEs）。

（3）靶向 VEGF 和 VEGFR 的抗体

贝伐珠单抗（bevacizumab）是一种人源化单克隆抗体，静脉注射后能够使得血管生成所需的生长因子 VEGF 失活。贝伐珠单抗可用于治疗多种肿瘤。例如：与氟尿嘧啶（fluorouracil）及亚叶酸（folinic acid，又名 leucovorin）联用作为治疗转移性结直肠癌的一线用药；与紫杉醇或卡培他滨（capecitabine）联用作为转移性乳腺癌的一线用药；与干扰素 -2a 联用治疗晚期或转移性肾细胞癌，但不是一线用药；与铂类药物一起用于治疗非小细胞肺癌；与卡铂和紫杉醇联用治疗卵巢或输卵管肿瘤。雷莫西尤单抗（ramucirumab）能够靶向VEGFR-2受体，阻止VEGF与该受体结合。2014年，雷莫西尤单抗联合与紫杉醇联用被批准用于治疗晚期胃腺癌。此外，它还被批准与多西他赛联用治疗转移性非小细胞肺癌。

（4）靶向 RANK 的抗体

地舒单抗（denosumab）是一种完全人源化的单克隆抗体，靶向一种称为核因子 κB 的受体激活剂（receptor activator of nuclear factor-kappa B，RANK）的受体配体。RANK 受体在骨形成中起重要作用，因此该抗体被批准用于治疗骨癌。此外，由于地诺单抗能够保护骨骼避免退化，它还被批准用于治疗绝经后妇女的骨质疏松症。

（5）靶向黑色素瘤的抗体

伊匹木单抗（ipilimumab）于 2011 年被批准用于治疗转移性黑色素瘤。它通过靶向 CTLA-4 蛋白受体激活免疫系统。CTLA-4 的正常功能是下调免疫系统。通过阻断 CTLA-4 蛋白对免疫系统的下调作用，细胞毒性 T 淋巴细胞可以识别和破坏肿瘤细胞。另一种激活免疫系统的抗体是匹博利珠单抗（pembrolizumab），该抗体靶向程序性死亡 1 受体（programmed cell death 1 receptor，PD-1），该受体会抑制 T 细胞对肿瘤细胞的免疫应答，该药物 2014/2015 年被批准用于治疗晚期黑色素瘤和转移性非小细胞肺癌。尼伏人单抗（nivolumab）也是靶向 PD-1 受体，于 2014 年被批准用于治疗转移性黑色素瘤和鳞状非小细胞肺癌。肿瘤细胞通过分泌 PD-1 来抵御 T 细胞的攻击，而匹博利珠单抗和尼伏人单抗均阻断 PD-1 配体对受体的激活。

依洛珠单抗（elotuzumab）是一种人源化单克隆抗体，2015 年被批准与来那度胺（lenalidomide）和地塞米松（dexamethasone）联用于治疗复发的多发性骨髓瘤。依洛珠单抗作为免疫刺激剂靶向恶性浆细胞表面表达的蛋白质 SLAMF7（CD319）。

达雷木单抗（daratumumab）于 2015 年被批准用于治疗多发性骨髓瘤。它靶向浆细胞表面上的糖蛋白 CD38（环 ADP 核糖水解酶），该蛋白质在多发性骨髓瘤中过度表达。

（6）靶向白细胞介素的抗体

塞妥昔单抗（siltuximab）是一种由人和小鼠蛋白质制成的嵌合单克隆抗体，2014 年被批准用于治疗多中心卡斯尔曼病（Castleman's disease）。卡斯尔曼病是一种良性肿瘤，其特征是淋巴结肿大，细胞因子释放增加，B 细胞和 T 细胞产生增加。塞妥昔单抗能够靶向白细胞介素 -6（interleukin-6）并阻止其与白细胞介素受体结合，从而导致 B 淋巴细胞和浆细胞的生长受到抑制，同时抑制 VEGF 的分泌。

（7）靶向糖脂的抗体

达妥昔单抗（dinutuximab）于 2015 年被批准用于治疗儿童神经母细胞瘤。该肿瘤通常高发于肾上腺，是新生儿中最常见的肿瘤。达妥昔单抗能够靶向 GD2 的过表达的糖脂。

2. 抗体偶联药物

奥加吉妥珠单抗（gemtuzumab ozogamicin）（专栏 20.12）被批准用于治疗急性髓性白血病（AML），但在 2010 年被召回。

替伊莫单抗（ibritumomab tiuxetan）是第一种用放射免疫疗法治疗非霍奇金淋巴瘤的上市药物。

托西莫单抗（tositumomab）于 2003 年被批准用于治疗利妥昔单抗难治的非霍奇金淋巴瘤。

维布妥昔单抗（brentuximab vedotin）于 2011 年被批准用于治疗霍奇金淋巴瘤和系统性间变性大细胞淋巴瘤。该抗体偶联抗肿瘤药物 Monomethyl Auristatin E（MMAE 或 vedotin），能够靶向细胞膜蛋白 CD30。

恩美曲妥珠单抗（trastuzumab emantasine）是由 8 个以上美登木素生物碱分子（DM1），通过连接臂与曲妥珠单抗（赫赛汀）中的赖氨酸残基连接。该药物于 2013 年被批准用于治疗单独使用曲妥珠单抗耐药的 HER2 阳性乳腺癌患者。

20.10.2 抗体偶联药物

一些"裸露"（即没有附着药物）的单克隆抗体具有抗癌活性，但活性往往太低而没有治疗效果，因此更好的策略是将抗肿瘤药物附加到抗体上（抗体偶联药物）使得药物选择性地递送至肿瘤细胞。

设计抗体偶联药物的最初目的之一是将比常规治疗更高的给药浓度递送到肿瘤细胞。许多抗肿瘤药物在有效的药物水平和导致不可接受的毒性水平之间的治疗窗口狭窄，抗体偶联药物被认为是规避该问题的一种手段，这种方法能够将更高浓度的药物靶向递送至肿瘤细胞中。第一代偶联药物中与抗体连接的抗肿瘤药物包括甲氨蝶呤（methotrexate）、长春花生物碱（vinca alkaloids）和多柔比星（doxorubicin）。但结果不是很理想，它们的抗肿瘤活性比单独使用时更低，毒性问题依然存在。

后来发现，抗体偶联药物的代谢时间比原药的代谢时间有着显著延长，这是导致毒性问题的原因。此外，由于缀合物的大小，向肿瘤组织的递送和之后的渗透受到限制。这意味着到达肿瘤组织的抗体偶联药物浓度实际上低于使用药物本身时的浓度。由于递送和渗透的速率是由抗体决定，因此几乎没有方法可以改善这一状况。研究人员认识到应将更高效的抗肿瘤药物附着于抗体，确保到达肿瘤细胞的药物达到有效浓度。因此抗肿瘤药物如多柔比星、依托泊苷（etoposide）、5-氟尿嘧啶（5-fluorouracil）和顺铂（cisplatin）均不合适。此外，对于更高效的抗肿瘤药物，如果它们在循环过程中与抗体脱离，则可能会导致严重的毒性反应。因此，最重要的是此类药物必须通过稳定的键合作用与抗体连接，并保持结合直至其进入癌细胞。

综上，抗体偶联药物需满足以下要求：
① 抗体必须是人源化的以避免免疫反应；
② 抗原须在癌细胞而非正常细胞中过表达，这样才有选择性；
③ 然后需要通过受体介导的内吞作用将其内化到细胞中，以便抗体偶联药物可以被递送到细胞中；
④ 抗体与药物之间的联系应保持稳定，直至进入细胞，然后裂解以释放并激活药物。

药物可以通过多种方式与抗体连接。例如，在整个抗体分子中存在含有伯氨基的赖氨酸残基。通过酰化或烷基化这些基团，可以将一定量的药物分子加到抗体上。然而，这种方法存在的问题是药物分子很可能连接到抗体的抗原识别区，这将阻止抗体-抗原的结合。此外，极性氨基的掩蔽可导致抗体-药物复合物发生沉淀。

目前更好的方法是打开抗体铰链区的4个链内二硫键（图20.90）以产生8个巯基，通过烷基化或二硫键将药物连接到这些基团上。这种方式的优点在于，药物的连接可以以可控的方式进行，并且药物不会掩盖抗原识别位点。缺点是最多只能将8种药物加入一种抗体分子中，解决这一问题一般是在抗体上添加连接分子，连接链本身可以携带多种药物。

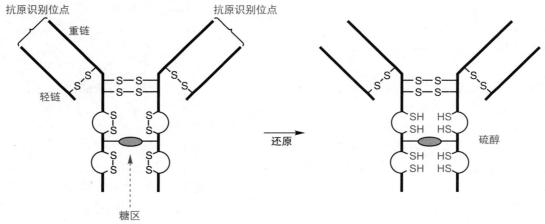

图20.90 二硫键还原

将药物附着到抗体的另一种方法是利用两条重链之间的糖区。将糖环中邻位二醇轻度氧化成醛基，药物可通过亚胺官能团与其连接（图20.91），然后可以进一步还原以形成更稳定的胺。

重要的是，一旦抗体-药物复合物进入癌细胞后，连接链就要断裂。目前已报道了很多种连接链，如酸敏感连接链、酶敏感连接链和二硫键连接链。二硫键连接链可以通过二硫键与细胞内的巯基（如谷胱甘肽，其在细胞内的浓度比血浆中高）交换而裂解。

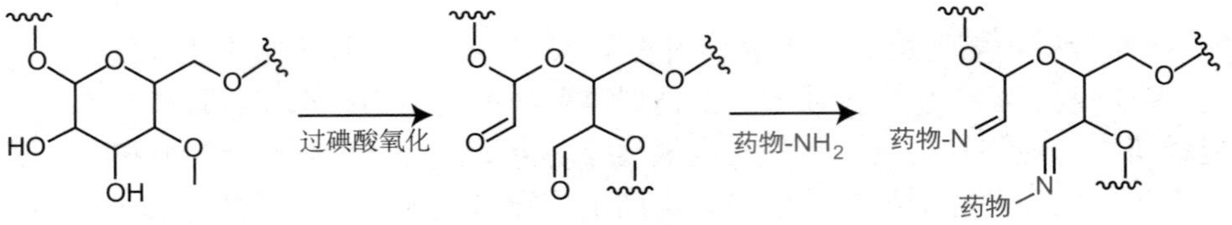

图 20.91　将药物与糖相连

抗体偶联药物中的药物本身应该有很高活性（$IC_{50} < 10^{-10}$mol/L），通常为一些比传统细胞毒药物毒性高 100 ~ 1000 的药物，正在研究的药物包括放射性同位素（radioactive isotope）、蓖麻毒素（ricin）、白喉毒素（diphtheria toxin）、铜绿假单胞菌外毒素 A（pseudomonas aeruginosa exotoxin A）、美登木素类生物碱（maytansinoids）、阿多来新（adozelesin）、卡奇霉素 γ1（calicheamicin γ1）、瑞奥西汀（auristatins）、高效紫杉醇类（taxoids）和高效多柔比星类似物（doxorubicin analogues）等。

替伊莫单抗（ibritumomab）和托西莫单抗（tositumomab）是与鼠抗体偶联的，携带放射性同位素至 B 淋巴细胞表面 CD20 的抗原。在非霍奇金淋巴瘤中，这些细胞不受控制地生长。替伊妥欧单抗携带的是 ^{90}Y，托西莫单抗携带的是 ^{131}I。

20.10.3　抗体导向的酶前药治疗系统

抗体导向的酶前药治疗（antibody-directed enzyme prodrug therapy，ADEPT）由两步组成。第一步是服用抗体 - 酶复合物：该抗体针对肿瘤特异性抗原，并与诸如细菌羧肽酶（bacterial carboxypeptidase）的酶连接成复合物；接着该复合物与肿瘤结合。与抗体偶联药物不同，抗体 - 酶复合物需要保持附着于细胞表面并且要避免内化。经过一段时间后，抗体 - 酶复合物与靶细胞结合，同时一部分未结合的复合物经血浆清除。第二步是给予细胞毒性药物的前药：设计前药使其在血液供应中稳定，并且只能通过与抗体复合的酶裂解和活化。这意味着毒性药物仅在肿瘤中产生，并且可以使用比原药更高的剂量。CJS 149 是该策略的一个实例，由细菌羧肽酶激活（图 20.92）。ADEPT 相较于抗体偶联药物的优势在于该酶具有催化作用，并且可以在肿瘤部位产生大量活性药物分子。它们可以扩散到肿瘤中并可能影响没有抗体的肿瘤细胞。

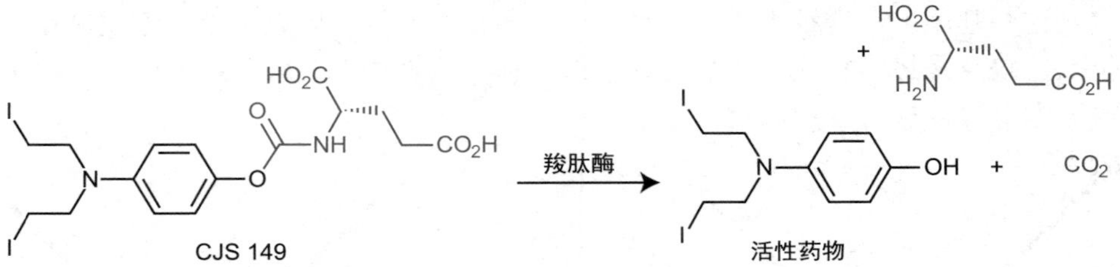

图 20.92　羧肽酶激活型前药

目前，已经使用诸如羧肽酶 G2（carboxypeptidase G2）、青霉素 G 酰化酶（penicillin G acylase）和 β- 内酰胺酶（β-lactamase）等细菌酶对 ADEPT 进行了大量研究。使用"外来"酶的优点在于可以选择哺乳动物细胞中不存在的酶，从而使前药在体内循环期间不会被哺乳动物的酶激活。即使是在体内具有类似物的外来酶也可以被使用，只要后者仅在血液中以低水平存在或它们在结构上存在差异，然后通过设计前药，使其选择性地与外来酶反应，如 β- 葡糖醛酸糖苷酶（β-glucuronidase）和硝基还原酶（nitroreductase）。

目前已有大量针对 ADEPT 策略的研究。例如：利用头孢菌素与 β- 内酰胺酶反应消除离去基团的机制（见 18.5.2.1 节），设计抗体 -β- 内酰胺酶复合物，该抗体 - 酶复合物能够与作为烷化剂的头孢菌素前药作用，起到抗肿瘤的效果（图 20.93）。

ADEPT 可能存在的问题在于酶作为异种蛋白，抗体 - 酶复合物可能会触发免疫应答。因此，一般会优先选择使用人体酶和已经批准的抗肿瘤药物的前药。目前已有针对人体酶如碱性磷酸酶（alkaline phosphatase）、羧肽酶 A（carboxypeptidase A）和 β- 葡糖醛酸糖苷酶（β-glucuronidase）进行的研究。使用人体酶的优点是触发免疫应答的概率减小，但缺点是在血液循环期间发生前药激活的风险增加。

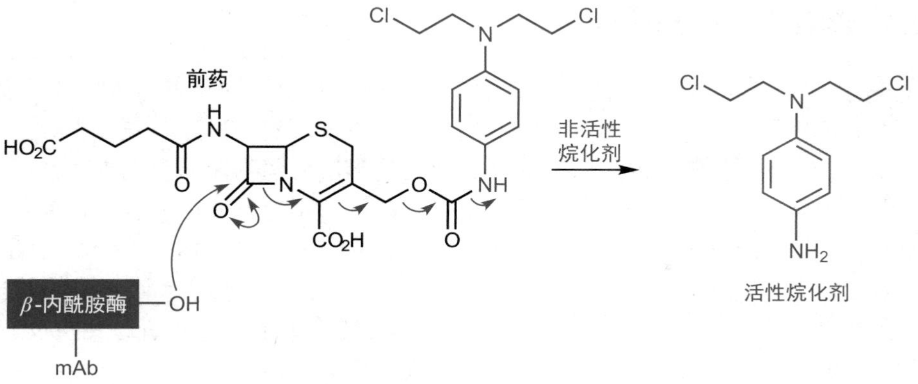

图 20.93 烷化剂的 ADEPT 释放策略

此外，另一个问题可能是酶活性不足的情况。例如，使用从肝脏分离出人羧酸酯酶（human carboxylesterase）的同工酶可实现伊立替康（irinotecan）的活化，其中同工酶（hCE-2）比另一种同工酶 hCE-1 活性高 26 倍，但其活性仍然太低而不能有效应用于 ADEPT。然而，同工酶可用于基因治疗（20.10.5 节），此时细胞内同工酶浓度远高于通过抗体带入细胞的浓度。

抗体-酶复合物与前药之间的给药时间间隔是关键。必须提供足够的时间以确保血液中未结合的复合物水平极低，否则前药将在血液中被激活。然而，时间间隔越长，肿瘤中抗体-酶复合物的水平下降的可能性就越大。为解决这一问题，一般会采用三段式 ADEPT 策略：首先如前所述给予抗体-酶复合物，使复合物在肿瘤中有足够的时间富集；然后给药第二抗体，靶向复合物并加速血浆清除速率。第二抗体可以是半乳糖糖基化的，以加速其清除速率。通过加速清除，可以促使它仅有时间靶向循环中复合物而来不及到达肿瘤组织；最后，如前所述加入前药。

专栏 20.12　奥加吉妥珠单抗（gemtuzumab ozogamicin）：一种抗体偶联药物

将人源化抗体吉妥珠单抗与高效抗肿瘤药物卡奇霉素（calicheamicin）偶联：将卡奇霉素中的三硫键修饰成酰肼连接基的二硫化物，用高碘酸盐处理后抗体的糖环区域产生醛基。然后通过使药物上的肼基团与抗体上的醛基反应将两个分子连接起来（图1），获得偶联物奥加吉妥珠单抗。该药物已被批准用于治疗 60 岁以上患者的急性髓性白血病（AML）。

当抗体–药物复合物到达靶标白血病细胞时，抗体识别 CD33 抗原并结合，然后利用胞吞作用进入细胞。一般认为，通过腙的酸性水解，药物在溶酶体或核内体中从抗体释放，入核后二硫键断裂产生带活性巯基的卡奇霉素原药（图2）。

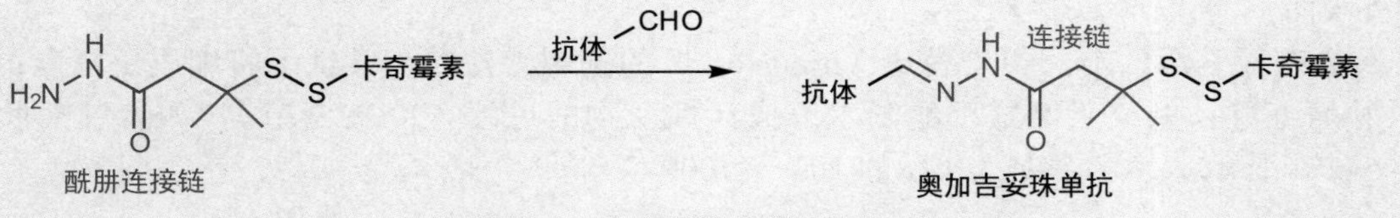

图1　将卡奇霉素与抗体连接

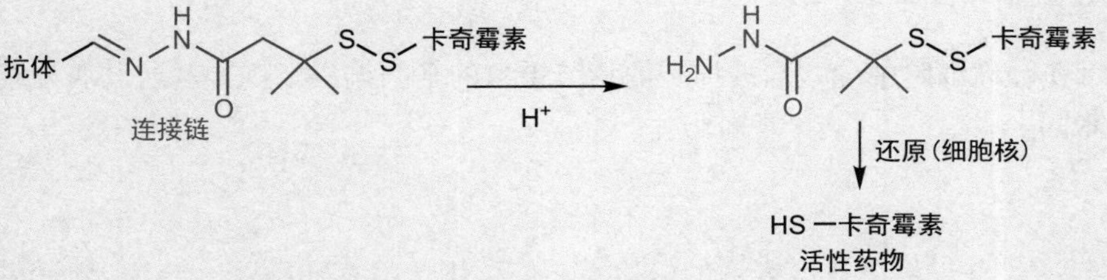

图2　卡奇霉素的释放与激活

20.10.4　抗体导向的抗体酶前药治疗

抗体酶（abzyme）是具有催化性质的抗体。前药此时作为抗原被抗体酶识别，并利用抗体酶的催化性质激活。这一过程可以利用携带所需过渡态类似物的免疫小鼠，然后通过杂交技术分离单克隆抗体来完成。由于抗体靶向的是前药抗体而非癌细胞上的抗原，因此无法将药物靶向癌细胞。然而，理论上有可能构建杂合抗体，其中一条链识别癌细胞上的抗原，而另一条链识别前药并激活它。这就是抗体导向的抗体酶前药治疗（antibody-directed abzyme prodrug therapy，ADAPT），该策略仍处于研究初期，但与抗体异向的酶前药治疗（ADEPT）策略相比，它具有几个潜在的优势。例如：理论上该策略的催化机制不会自然发生，这使得肿瘤内的前药有着高度的选择性；此外，它还消除了由外来酶引起免疫反应的风险。目前，抗体酶的催化活性太低尚且无法应用，有待进一步的研究。

20.10.5　基因导向的酶前药物治疗

基因导向的酶前药治疗（gene-directed enzyme prodrug therapy，GDEPT）是将基因递送至癌细胞。一旦递送成功，该基因编码能够将前药转化为活性药物的酶。由于酶将在细胞内产生，因此前药需要进入细胞。

GDEPT 的主要问题是如何将基因选择性地传递给肿瘤细胞。一种方法是将基因包装在病毒内（如逆转录病毒或腺病毒）。以腺病毒为例，将所需基因剪接到腺病毒 DNA 中，使得病毒在感染时将它们插入宿主细胞 DNA 中。

该病毒也经过基因修饰，不再具有毒性，不会对正常细胞造成伤害。此外，人们还尝试了非病毒载体，例如阳离子脂质和肽等。到目前为止，还不能实现肿瘤细胞对正常细胞的所需良好选择性，因此递送载体必须直接施用于肿瘤。

由于最终通过引入基因产生的酶不应存在于正常细胞中，因此前体药物活化仅发生在肿瘤细胞中。GDEPT 优于 ADEPT 的一个优点是外源酶可以在癌细胞内产生进而避免了免疫反应的发生。由单纯疱疹病毒产生的胸苷激酶（thymidine kinase）在 GDEPT 策略中已被广泛研究，该酶能够激活抗病毒药物阿昔洛韦（aciclovir）和更昔洛韦（ganciclovir）（19.6.1 节），而且由于这些药物是哺乳动物胸苷激酶的不良底物，因此仅在病毒进入的肿瘤细胞中前药会被显著激活。目前已有基于该方法的多项相关临床研究在进行。

GDEPT 存在的问题是不太可能所有的肿瘤细胞都接受激活前药所必需的基因。因此，抗肿瘤药物以某种方式在肿瘤细胞之间转移则显得尤为重要，即所谓的"旁观者"效应（"bystander" effect）。这一效应可以通过多种方式发生，例如从被感染细胞内释放的活化药物，通过细胞间隙连接直接转移；或通过细胞死亡后释放携带药物的囊泡等。

利用 GDEPT 策略，人们将细菌硝基还原酶（nitroreductase）和羧肽酶 G2（carboxypeptidase G2）的基因导入肿瘤细胞，所使用的前药通过表达的酶转化为烷化剂。羧肽酶 G2 存在的问题是部分前药难以穿过细胞膜。为了克服这个问题，对基因进行了修饰，使得所生成的酶能够被加入细胞膜，且将活性位点暴露于细胞外表面。

研究人员在探索激活前药伊立替康（irinotecan）的基因疗法时，尝试了将编码更活跃的羧肽酶的基因引入肿瘤细胞，以改善氨基甲酸酯水解成活性药物的过程（20.2.2.2 节），如兔肝羧肽酶（rabbit livercarboxypeptidase），其效率是人类酶的 100 ～ 1000 倍。

20.10.6　其他形式的基因治疗

基因治疗也可在肿瘤细胞中导入已被抑制的调节蛋白的基因编码。例如，通过病毒载体引入 p53 蛋白（p53 protein）的基因。

🌱 关键知识点

- 单克隆抗体针对某些癌细胞过度表达的抗原。它们可用于治疗乳腺癌、结直肠癌和淋巴癌。
- 抗体偶联药物是将高活性药物或放射性同位素与抗体连接。所设计的抗体偶联药物能够靶向特定的癌细胞，通过胞吞作用进入细胞，然后在细胞内释放。

- 应优先使用人源化抗体以避免免疫反应。
- 药物可通过赖氨酸残基与抗体结合，或者通过修饰抗体产生巯基或醛基使药物可以与之相连。
- ADEPT策略通过抗体-酶复合物靶向特定癌细胞，一旦抗体附着于癌细胞的外表面，就给予前药，使前药在肿瘤部位被酶激活。
- ADAPT策略是利用具有催化活性的抗体设计激活前药。目前，这种酶的活性太低，无实际应用。
- GDEPT策略是将基因递送到癌细胞中，该基因编码能够激活抗癌前药的酶。

20.11 光动力疗法

常规前药是非活性化合物，其通常在体内代谢为其活性形式。另一种前药策略是休眠药物"sleeping agent"。这是一种非活性化合物，通过某种形式的外部作用转化为活性药物。其中最典型的例子是光动力疗法（photodynamic therapy，PDT）中使用的光敏剂（photosensitizing agent），如卟啉（porphyrin）或二氢卟酚（chlorin）。卟啉存在于植物的叶绿素和红细胞中的血红蛋白中，它们通常会在分子的中心络合金属离子形成配合物（叶绿素中的镁和血红蛋白中的铁），在这种形式下的卟啉是无毒的。但是如果卟啉络合物的中心离子缺失则会产生毒性，可能造成巨大的伤害。静脉注射时，这些药物在细胞内积聚并对肿瘤细胞具有一定的选择性，这些药物本身几乎没有作用，一旦用红光或红色激光照射癌细胞，卟啉会转变为激发态并与分子氧反应产生剧毒的单线态氧，单线态氧可以攻击细胞膜中的蛋白质和不饱和脂质形成羟基自由基，并进一步与DNA反应并导致细胞破坏。例如二氢卟酚光敏剂替莫泊芬（temoporfin，商品名为Foscan）（图20.94），被用于治疗对其他治疗无效的晚期头颈癌。

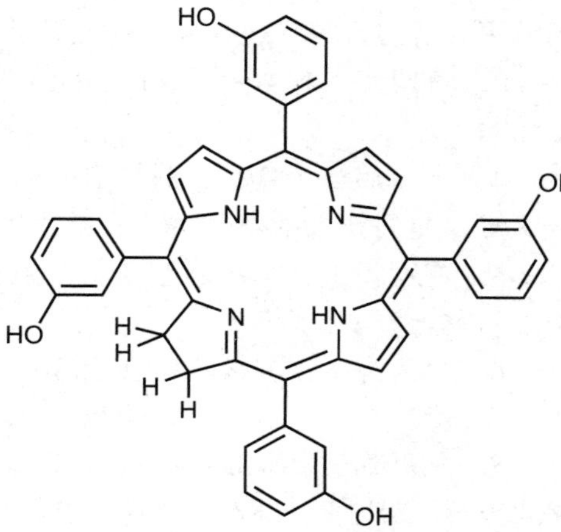

图20.94 替莫泊芬

然而用于PDT的卟啉结构本身是疏水的，这使得它们难以成药，一般可以通过使用脂质体、油或聚合物胶束包裹的方法避免这样的问题。这种方法是利用肿瘤具有比正常组织更容易吞噬和保留大分子的特点。由于肿瘤的血管渗漏（参见20.1.9节），肿瘤血管能释放比正常血管更大的分子。

尽管如此，光动力学疗法目前仍有诸多问题存在，如载药的脂质体可被网状内皮系统的细胞吞噬和破坏等。然而，其中最严重的问题是光敏性：一旦药物从脂质体释放并被激活，它就可以在身体周围自由循环并积聚在眼睛和皮肤中，导致光毒副作用，使得患者对光高度敏感。事实上，也正是这一特征使得卟啉首先被用于光动力学疗法。卟啉症（porphyria）是由于卟啉在皮肤中积聚导致患者对光敏感甚至毁容的疾病。卟啉症患者无法忍受阳光，而且毁容可能包括牙龈因侵蚀露出红色和尖牙状牙卤，并且患者会厌恶大蒜，因为大蒜的成分会加剧症状并导致不良反应。此外，卟啉可以分解细胞，因此有研究者认为这些药物可用于分解肿瘤细胞。

光敏性的问题限制了光动力学疗法的应用，目前正在研究寻找和改进药物递送方法。

5-氨基乙酰丙酸（5-aminolevulinic acid）（图20.95）用作光敏剂来治疗可能导致癌变的皮肤问题。该化合物是卟啉的生物合成前体，在进行光动力疗法前数小时给药，以便卟啉有充足的时间在病灶处积聚。

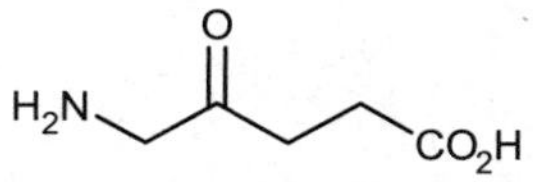

图20.95 5-氨基乙酰丙酸

🌱 关键知识点

- 光动力疗法通过照射含有卟啉光敏剂的肿瘤组织，产生活性氧物质杀死肿瘤细胞。
- 光敏性是一个严重的问题，卟啉可以积聚在眼睛和皮肤中然后被日光激活。

20.12　病毒疗法

Talimogene laherparepvec（T-VEC）是一种具有抗肿瘤活性的病毒，2015 年被批准用于治疗不能手术的晚期黑色素瘤，是第一种进入市场的抗肿瘤病毒。该病毒属于 1 型单纯疱疹病毒，通常会引起唇疱疹。研究人员通过遗传修饰以确保病毒不会导致唇疱疹，同时其他修饰确保其在肿瘤细胞中复制但在正常细胞中不复制，即该病毒对癌细胞具有细胞毒性选择性。最后，病毒被改造来分泌能够刺激免疫系统攻击癌细胞的细胞因子。

将病毒直接注射到肿瘤中，病毒能够在肿瘤细胞内复制并破坏细胞。一旦肿瘤细胞被破坏，就会释放出更多的病毒以侵入邻近的肿瘤细胞。释放的细胞因子将免疫细胞吸引到肿瘤部位，在那里它们识别肿瘤抗原。T 细胞识别该抗原，并触发免疫应答，攻击已经转移并扩散至身体其他部位的肿瘤细胞。

习题

1. 请阐述 CC-1065 和阿多来新（adozelesin）作为烷化剂的机制。

2. ZD 9331 是雷替曲塞（raltritxxed）的类似物（图 20.24），作为可能的抗肿瘤药物在进行研究。其结构中含有四氮唑环，请阐述该环的作用。

3. 请阐述贝林司他（belinostat）和帕比司他（panobinostat）是否符合组蛋白去乙酰化酶抑制剂的一般结构。

4. 有人认为，奥拉帕利中引入的氟原子起到限制构象的作用。但是氟原子并不比氢原子大多少，为什么可以起到构象限制作用？确定结构中可能旋转的位置。

5. 有人提出，当维莫非尼（vemurafenib）的磺酰胺基团与其靶酶结合时会被电离。为什么这个该部分容易电离？

6. 你认为磺胺类药物适用于治疗癌症患者机会性感染（opportunistic infections）吗？

7. 酯通常用作前药，因此酯酶是适用于 ADEPT 的酶。你对此有何看法？

8. 星形孢菌素（staurosporin）是一种非选择性激酶抑制剂，但在抗肿瘤药物的研发中却是一个良好的先导化合物。由它简化得到了选择性 PKC 抑制剂环黄素（arcyriaflavin）。该分子简化物的作用有三个原因，请解释其理由及合理性。

9. CGP 52411 由环黄素 A 的进一步简化获得。值得注意的是，该化合物对 PKC 无活性，但对表皮生长因子受体的激酶活性位点具有选择性。请阐述选择性发生变化的可能原因。

10. 进一步的研究表明，CGP 52411 与激酶活性位点的 ATP 结合位点结合（图 20.46）。请阐述该化合物是如何结合的。构效关系研究表明，任何 NH 基团或芳环上的取代都对活性不利。

星形孢菌素　　　环黄素　　　CGP 52411

CGP 59326　　　吡唑并嘧啶

ZD9331

11. CGP 59326 和吡唑并嘧啶结构也是 EGFR 激酶抑制剂。请阐述它们如何与活性位点结合的。

12. 在伊马替尼的开发中进行了构象限制（图 20.53）。请画出构象被限制前，先导化合物可能存在的构象。

13. 伊马替尼含有嘧啶环，其中有一个氮原子参与了关键的氢键作用。现在有人建议开发嘧啶环被吡啶环取代的类似物。你对这个建议有什么看法？

拓展阅读

Atkins, J. H., and Gershell, L. J. (2002) Selective anticancer drugs. *Nature Reviews Drug Discovery*, 1(7): 491-492.

Elsayed, Y. A., and Sausville, E. A. (2001) Selected novel anticancer treatments targeting cell signalling proteins. *The Oncologist*, 6(6): 517-537.

Featherstone, J., and Griffiths, S. (2002) Drugs that target angiogenesis. *Nature Reviews Drug Discovery*, 1(6): 413-414.

Goldberg, A. L., Elledge, S. J., and Harper, J. W. (2001) The cellular chamber of doom. *Scientific American*, January, 284(1): 68-73.

Hanahan, D., and Weinberg, R. A. (2000) The hallmarks of cancer. *Cell*, 100(1):57-70.

Jain, R. K., and Carmeliet, P. F. (2001) Vessels of death. *Scientific American*, December, 27-33 (angiogenesis).

Jordan, V. C. (2003) Tamoxifen: a most unlikely pioneering medicine. *Nature Reviews Drug Discovery*, 2(3): 205-213.

Neidle, S., and Parkinson, G. (2002) Telomere maintenance as a target for anticancer drug discovery. *Nature Reviews Drug Discovery*, 1(5): 383-393.

Ojima, I., Vite, G. D., and Altmann, K.-H. (eds) (2001) *Anticancer agents*. ACS Symposium Series 796, American Chemical Society, Washington, DC.

Opalinska, J. B., and Gewirtz, A. M. (2002) Nucleic-acid therapeutics: basic principles and recent applications. *Nature Reviews Drug Discovery*, 1(7): 503-514.

Pecorino, L. (2008) *Molecular biology of cancer: mechanisms, targets and therapeutics,* 2nd edn. Oxford University Press, Oxford.

Reed, J. C. (2002) Apoptosis-based therapies. *Nature Reviews Drug Discovery*, 1(2): 111-121.

Sansom, C. (2009) Temozolomide—birth of a blockbuster. *Chemistry World*, July, 48-51.

Szakacs, G., et al. (2006) Targeting multidrug resistance in cancer. *Nature Reviews Drug Discovery*, 5(3): 219-234.

Thurston, D. E. (2006) *Chemistry and pharmacology of anticancer drugs*. CRC Press.

Wayt Gibbs, W. (2003) Untangling the roots of cancer. *Scientific American*, July, 48-57.

Weissman, K. (2003) Life and cell death. *Chemistry in Britain*, August, 19-22.

Zhang, J. Y. (2002) Apoptosis-based anticancer drugs. *Nature Reviews Drug Discovery*, 1(2): 101-102.

拓扑异构酶抑制剂

Fang, L., et al. (2006) Discovery of a daunorubicin analogue that exhibits potent antitumour activity and overcomes P-gpmeditated drug resistance. *Journal of Medicinal Chemistry*, 49(3): 932-941.

Fortune, J. M., and Osheroff, N. (2000) Topoisomerase II as a target for anticancer drugs. *Progress in Nucleic Acid Research*, 64: 221-253.

铂类药物

Kelland, L. (2007) The resurgence of platinum-based cancer chemotherapy. *Nature Reviews Cancer*, 7(8): 573-584.

Wang, D., and Lippard, S. J. (2005) Cellular processing of platinum anticancer drugs. *Nature Reviews Drug*

Discovery, 4(4): 307-320.

Wheate, N. J., et al. (2010) The status of platinum anticancer drugs in the clinic and in clinical trials. *Dalton Transactions*, 39(35): 8113-8127.

激素疗法

Jordan, C. (2003) Antiestrogens and selective estrogen receptor modulators as multifunctional medicines. *Journal of Medicinal Chemistry*, 46(7): 1081-1111.

Mann, J. (2009) Design for life. *Chemistry World,* November, 54-57 (abiraterone).

光动力疗法

Lane, N. (2003) New light on medicine. *Scientific American*, January, 26-33.

法尼基转移酶抑制剂

Bell, I. M. (2004) Inhibitors of farnesyltransferase: a rational approach to cancer chemotherapy? *Journal of Medicinal Chemistry*, 47(8): 1869-1878.

Cox, A. D., Fesik, S. W., Kimmelman, A. C., et al. (2014) Drugging the undruggable RAS: Mission Possible? *Nature Reviews Drug Discovery*, 13(11): 828-851.

蛋白激酶抑制剂

Atkins, M., Jones, C. A., and Kirkpatrick, P. (2006) Sunitinib maleate. *Nature Reviews Drug Discovery*, 5(4): 279-280.

Barker, A. J., et al. (2001) Studies leading to the identification of ZD1839 (Iressa). *Bioorganic and Medical Chemistry Letters*, 11(14): 1911-1914.

Capdeville, R., et al. (2002) Glivec (STI571, imatinib), a rationally developed, targeted anticancer drug. *Nature Reviews Drug Discovery*, 1(7): 493-502.

Collins, I., and Workman, P. (2006) Design and development of signal transduction inhibitors for cancer treatment: experience and challenges with kinase targets. *Current Signal Transduction Therapy*, 1(1): 13-23.

Cui, J. J., et al. (2011) Structure based drug design of crizotinib. *Journal of Medicinal Chemistry*, 54(18): 6342-6363.

Cui, J. J. (2014) A new challenging and promising era of tyrosine kinase inhibitors. *ACS Medicinal Chemistry Letters*, 5(4): 272-574.

Dancey, J., and Sausville, E. A. (2003) Issues and progress with protein kinase inhibitors for cancer treatment. *Nature Reviews Drug Discovery*, 2(4): 296-313.

Houlton, S. (2011) Stemming the tide. *Chemistry World,* September, 57-59.

Janin, Y. L. (2005) Heat shock protein 90 inhibitors. A text book example of medicinal chemistry? *Journal of Medicinal Chemistry*, 48(24): 7503-7512.

Morphy, R. (2010) Selectively nonselective kinase inhibition: striking the right balance. *Journal of Medicinal Chemistry*, 53(4): 1413-1437.

Moy, B., Kirkpatrick, P., and Goss, P. (2007) Lapatinib. *Nature Reviews Drug Discovery*, 6(6): 431-432.

Quintas-Cardama, A., Kantarjian, H., and Cortes, J. (2007) Flying under the radar: the new wave of BCR-ABL inhibitors. *Nature Reviews Drug Discovery*, 6(10): 834-848.

Rini, B., Kar, S., and Kirkpatrick, P. (2007) Temsirolimus. *Nature Reviews Drug Discovery*, 6, 599-600.

Zaiac, M. (2002) Taking aim at cancer. *Chemistry in Britain*, November, 44-46.

其他酶抑制剂和其他类型药物

Bartlett, J. B., Dredge, K., and Dalgleish, A. G. (2004) The evolution of thalidomide and its IMiD derivatives as anticancer agents. *Nature Reviews Cancer*, 4(4): 314-322.

Jarvis, L. M. (2007) Living on the edge. *Chemical and Engineering News*, February 26, 15-23.

Johnstone, R. W. (2002) Histone-deacetylase inhibitors: novel drugs for the treatment of cancer. *Nature Reviews Drug Discovery*, 1(4): 287-299.

McLaughlin, F., Finn, P., and La Thangue, N. B. (2003) The cell cycle, chromatin and cancer. *Drug Discovery Today*, 8(17): 793-802.

Sanchez-Serrano, I. (2006) Success in translational research: lessons from the development of bortezomib. *Nature Reviews Drug Discovery*, 5(2): 107-114.

Yoo, C, B., and Jones, P. A. (2006) Epigenetic therapy of cancer: past, present and future. *Nature Reviews Drug Discovery*, 5(1): 37-50.

抗体和基因疗法

Ezzell, C. (2001) Magic bullets fly again. *Scientific American*, October, 28-35 (antibodies).

Schrama, D., Reisfeld, R. A., and Becker, J. C. (2006) Antibody targeted drugs as cancer therapeutics. *Nature Reviews Drug Discovery*, 5(2): 147-159.

Senter, P. D., and Springer, C. J. (2001) Selective activation of anticancer prodrugs by monoclonal antibody-enzyme conjugates. *Advanced Drug Delivery Reviews*, 53(3): 247-264.

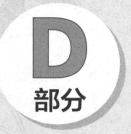

D 部分

研究方法

　　本部分，我们将学习三个主题，它们都是在药物发现和设计中极具价值的方法。这些主题涵盖了组合和平行合成法、分子模拟以及定量构效关系，但需要强调的是，研究方法并不局限于此。例如，对有机合成的详细知识显然对于合成新化合物以及设计药物至关重要。换句话说，设计的化合物如果不可能通过合成得到则毫无意义。然而，有机合成本身就是一个重要领域，仅通过一个单独的章节无法进行详细阐述，已有许多极好的本科教材深入全面地论述了这个学科。然而，重要药物的合成路线的例子以专栏（Boxes）的形式收录在案例研究和 C 部分的不同章节中。关于药物合成的更多信息，详见由作者编写的本书姊妹篇 *An introduction to drug synthesis*（Oxford University Press，2015）。

　　第 21 章主要讲解组合和平行合成法，它是一种以自动或半自动方式快速制备大量化合物的方法。这些技术的开发是为了满足因基因和蛋白质组学研究发现的新靶标数量在不断增长，对新先导化合物的迫切需求。特别是平行合成法，为药物发现、构效关系研究以及药物优化、制备大量结构类似物提供了有效手段。

　　第 22 章介绍使用计算机辅助药物设计过程所进行的操作。计算机和分子模拟软件包已经成为药物设计过程不可缺少的一部分，并使得药物化学的研究变得更加科学高效。分子模拟是基于结构的药物设计和从头药物设计的关键，可利用 Spartan 或 ChemBio3D 软件包自行进行尝试。

　　第 23 章讲述定量构效关系（QSAR）。这一概念已出现许多年了，是药物化学领域发展中比较成熟的一项工具。QSAR 试图通过使用方程式以定量的方式将化合物的理化性质和它们的生物活性联系起来。传统 QSAR 研究主要包括合成一系列具有不同取代基的结构类似物，并研究这些取代基的理化性质是如何影响这些类似物的生物活性的。通常，在建立QSAR方程时，要考虑每个取代基的疏水性、空间位阻和电性。随着计算方法和相应的软件程序的出现，传统QSAR研究在很大程度上被三维定量构效关系（3D QSAR）取代。在3D QSAR中，既计算整个分子的理化性质，并随之将其与生物活性相关联。

所有这些方法在药物化学研究中都非常重要，但是应相互结合使用和适当使用。有些人会说，使用这些方法并没有产生过临床有用的药物，这不是重点。因为没有人可以仅仅用一把铁锤建成一栋房子，因此，使用单一的科学方法来发现药物的尝试是不现实的。在本书最后的案例研究5介绍了一个从头药物设计的早期案例。

第**21**章 组合和平行合成法

组合和平行合成法已经成为药物发现和药物开发的可靠手段，使用这种方法并采用确定的反应路线可以在短时间内制备大量化合物，采用这种方法制备的化合物集合称为化合物库（compound library）。反应通常小规模自动或半自动进行，每个容器中采用不同试剂，这样可以使多个反应在同一条件下的不同容器中同时进行。整个实验过程可以在普通的通风橱内进行。

21.1　药物化学研究中的组合和平行合成法

过去，药物化学涉及活性先导化合物的确证以及随后通过结构修饰使其变为可供临床使用的药物的过程。药物分子靶标和作用机制的确证常常需要数十年时间来完成。如今，大部分药物化学研究则从一个潜在的靶标开始，重点在于发现可以和这个靶标产生相互作用的先导化合物。这种研究顺序的变化是人类基因组计划和蛋白质组学不断发展的结果。在研究过程中，通过基因组研究可以发现大量前期未知的蛋白质，这些蛋白质都有可能被认为是潜在的药物靶标。制药公司面临的问题是鉴别每个靶标的功能并找到与其相互作用的先导化合物。在组合化学和平行合成出现之前，寻找先导化合物是课题进展的限制因素。如今，有了这些技术的帮助，研究小组可以快速合成并筛选数千个结构来发现新的先导化合物、验证构效关系以及找到活性良好、副作用最小的结构类似物（图 21.1）。

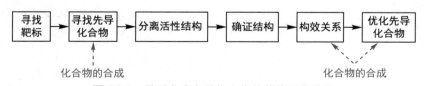

图 21.1　需要合成大量化合物的药物开发阶段

组合合成法（combinatorial synthesis）主要是在每个反应容器中制备不同化合物的混合物，而平行合成法（parallel synthesis）则在每个容器中得到单一化合物。通常情况下，由于平行合成法得到的化学结构更易被鉴定，因此更受欢迎。然而，组合合成法在寻找先导化合物方面仍然占有一席之地，其可在一段时间内大量生成更多结构，增加了发现先导化合物的机遇。这两种方法通常都涉及固相合成技术的应用，这将在下一节中进行讨论。

21.2　固相合成技术

固相合成技术是将起始原料连接在树脂微球等固相载体上进行的反应，可以依次在连接的分子上进行多步反应，最后将最终的结构从固相载体上分离。这个过程有许多优点：

① 由于起始原料、反应中间体以及终产物连接于固相载体上，每一步反应中过量的试剂或未连接的副产物可以通过采用合适的溶剂洗涤树脂的方式被轻松地除去；

② 由于很容易除去过量的试剂，因此可使用大大过量的试剂促使反应完全（大于99%）；

③ 一系列反应的中间体被连接在微球上，不需要进行纯化；

④ 如果选择恰当的解离条件和合适的锚接/连接链，聚合的固相载体可以再生和重新利用（参见21.2.2节）；

⑤ 可以实现自动化合成；

⑥ 如果进行组合合成，大量不同的起始原料可以被连接于不同的微球上，这些微球可以被混合，这样所有的起始原料都可以在单个实验中被另一种试剂处理。由于连接于不同的微球上，起始原料以及产物在物理上仍然是分离的，不同的微球可以在实验结束时被分离以得到不同的产物。在液相化学中，将所有起始原料混合在一起是不利的，聚合反应和副反应会产生一堆柏油状物。

固相合成的基本要求是：

① 交叉连接的不溶性载体，其在合成条件下是化学惰性的（例如树脂微球）；

② 锚接或连接链通过共价键与树脂结合——锚接链有可以被用于连接底物的反应官能团；

③ 连接底物与连接链的化学键，在合成所用的反应条件下稳定；

④ 有将产物或中间体从连接链上解离的方法；

⑤ 官能团的保护基不参与合成路线中的反应。

21.2.1　固相载体

第一个成功的固相合成案例是梅里菲尔德（Merrifield）肽合成法。其中用到的树脂是聚苯乙烯微球，其中苯乙烯与1%二乙烯基苯部分交联，微球被氯甲基（锚接/连接链）化以使氨基酸可以通过酯键与其相连接（图21.2）。这个酯键对用于肽合成的反应条件稳定，但可以在合成结束时采用强酸条件（氢氟酸）裂解。

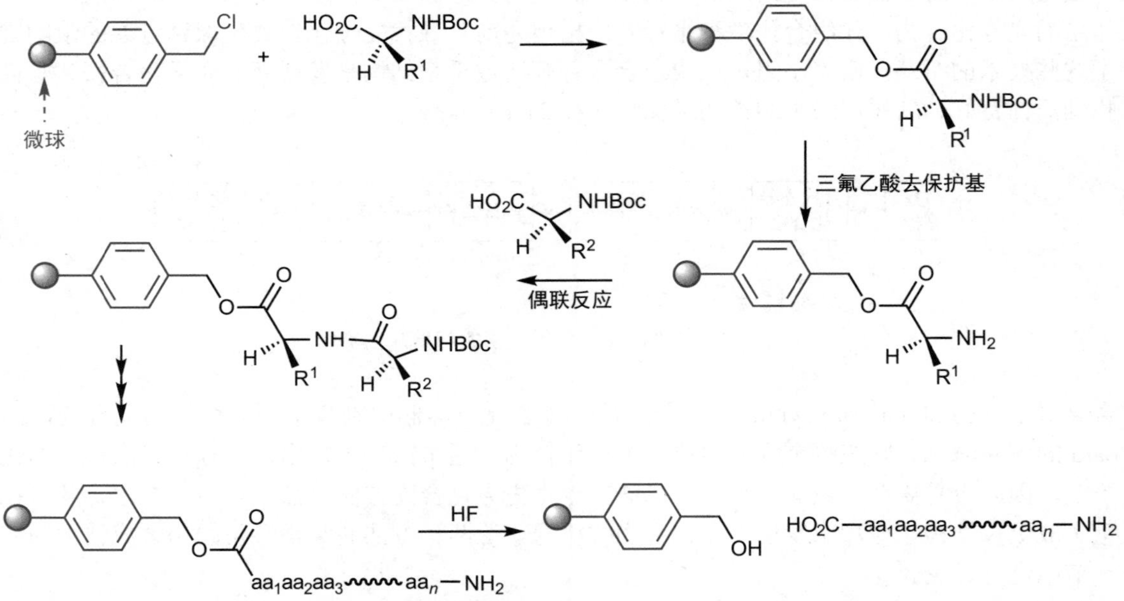

图21.2　基于固相载体的肽合成（Boc=叔丁氧羰基；TFA=三氟乙酸）

聚苯乙烯微球的一个缺点是其疏水性，而生长的肽链是亲水的。因此，生长中的肽链不被溶剂化并常常自身折叠形成分子内氢键，这反过来阻碍了更多氨基酸靠近生长中肽链所暴露的末端。为了解决这个问题，开发了更多极性固相载体，例如谢帕德（Sheppard's）聚酰胺树脂。也开发了一些其他树脂更适用于非肽类的合成，例如，TentaGel 树脂是 80% 聚乙烯乙二醇嫁接于交联的聚苯乙烯，可以提供类似于乙醚或四氢呋喃的环境。不管使用何种聚合物，微球都应该可以在溶剂中膨胀并同时保持稳定。膨胀过程非常重要，这是因为大部分固相合成涉及的反应发生在微球内部而不是表面，若认为树脂微球像微型弹珠一样具有不可透过的表面则是错误的。每个微球都是一个聚合物，且膨胀过程包括聚合物链的解折叠，这样溶剂和试剂就可以在链之间移动以进入聚合物的核心（图 21.3）。

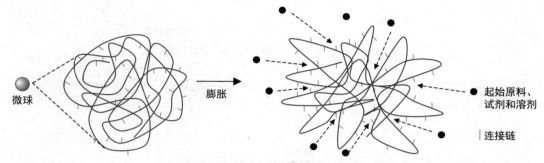

图 21.3　微球的膨胀以使试剂和溶剂通过

虽然固相载体一般是球形颗粒的，但是为了使反应可用的表面积最大化，也设计出了其他形状（例如针状），这样就可以使连接到固相载体的化合物的量最大化。研究者们也开发了功能化的玻璃表面，适合于低聚核苷酸合成。

21.2.2　锚接 / 连接链

锚接 / 连接链是共价结合于聚合物链组成的固相载体的分子单元。它含有能与拟合成反应中起始原料反应的官能团，原料因此可连接到树脂上。产生的化学键必须对整个合成的反应条件稳定，但是可以在合成完成时被轻松断开以释放终产物（图 21.4）。由于连接链沿着聚合物链分布，它们大部分位于聚合物微球的内部，这强调了起始原料到达连接链的过程中微球膨胀的重要性。

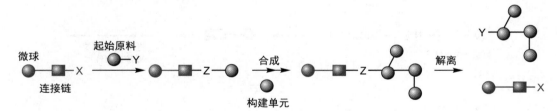

图 21.4　锚接 / 连接链的选择原则（X、Y 和 Z 是官能团）

不同连接链的选择取决于：
① 起始原料上存在的官能团；
② 终产物解离后所需要的官能团。

含有不同连接链的树脂有不同的名称（图 21.5）。例如，王树脂（Wang resin）有适合羧酸结合和解离的连接链，可以被用于肽合成，具体方式是通过酯键连接一个 N 端保护的氨基酸到树脂上，这个酯键在肽合成的偶联和去保护步骤中保持稳定，并且可以随后被三氟乙酸（TFA）解离从颗粒上释放终产物（图 21.6）。王树脂的一个问题在于第一个被连接上的氨基酸易发生消旋化。巴罗斯树脂（Barlos resin）含有一个三苯甲基连接链，旨在解决外消旋问题，终产物可以在非常温和的条件下解离（例 HOAc/TFE/CH$_2$Cl$_2$ 或 TFA/CH$_2$Cl$_2$），这是因为生成的三苯甲基正离子具有高稳定性。分子也可以通过醇羟基进行连接。

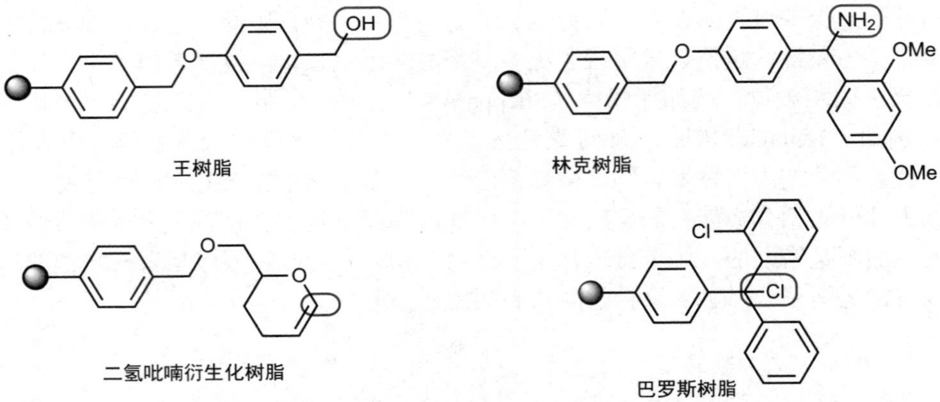

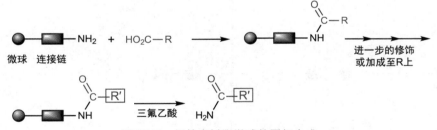

图 21.5　具有连接点（圆圈画出的）的树脂类型

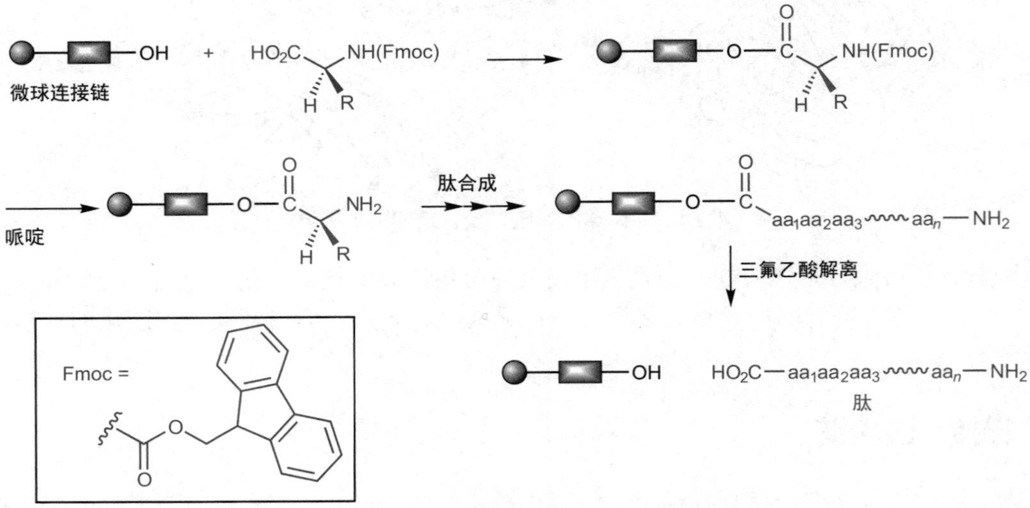

王树脂

林克树脂

二氢吡喃衍生化树脂

巴罗斯树脂

图 21.6　以王树脂（连接链的结构见图 21.5）合成肽

微球连接链

哌啶

肽合成

三氟乙酸解离

Fmoc =

肽

含有羧基的起始原料（RCO$_2$H）可以通过酰胺键连接到林克树脂（Rink resin）。一旦反应过程结束，用 TFA 处理以解离有伯酰胺基团的产物而不是原来的羧酸（R′CONH$_2$，图 21.7）。

微球　连接链

进一步的修饰
或加成至R上

三氟乙酸

图 21.7　经林克树脂微球的固相合成

R 为含有可进一步修饰的基团生成 R′，连接链的结构如图 21.5 所示

一级和二级醇（ROH）可以连接到二氢吡喃功能化树脂上，在吡啶对甲苯磺酸盐（PPts）存在下醇结合到二氯甲烷上。一旦反应完成，用 TFA 进行裂解（图 21.8）。

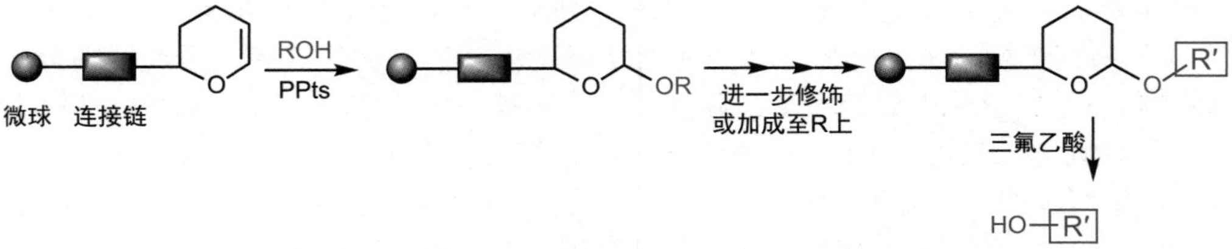

微球　连接链

ROH
PPts

进一步修饰
或加成至R上

三氟乙酸

图 21.8　经二氢吡喃功能化树脂的固相合成

R 为含有可进一步修饰的基团生成 R′

21.2.3 固相合成的研究案例

固相合成由梅里菲尔德（Merrifield）提出并得以大力发展，早期的大部分工作用于多肽合成。然而，多肽作为药物普遍存在药动学方面的问题（11.8.2节），所以大量研究将固相合成法延伸至非肽类小分子的合成。区别天然多肽的第一步是采用相同的肽连接方式，但使用非天然氨基酸。多肽一旦被构建，也可以用 N- 甲基化等反应修饰。N- 取代甘氨酸单元被用来制备类肽（peptoids）类结构，其中侧链与 N 相连接而不是 α-C。部分类肽是多种重要受体的配体，且显示出了更好的代谢稳定性。

上述所有结构的一个共同缺点是：它们事实上是由一个常规分子骨架连接在一起的线状、柔性分子。对固相合成方法的真正的兴趣始于它有可能被用于制备有机杂环化合物。杂环化合物更不易受代谢影响，且有较好的药动学性质，它们的结构更有刚性，且可以通过变换杂环"母核"周围的取代基产生多样化。

1,4- 苯二氮䓬类化合物已经可以通过用羧基将一系列氨基酸连接于树脂微球上来合成（图 21.9），与多种不同亚胺反应可以生成不同的加成产物。采用三氟乙酸（TFA）处理可将加成物解离，随后加成物环化得到终产物。这个合成方法的优势在于由树脂上解离下来的官能团参与最终的环化反应且不残留额外、多余的官能团。终产物含有 4 个各不相同的取代基均匀分布在双环系统周围，这使得在寻找与药物靶标的结合相互作用时，能够探索整个分子周围的构象空间（21.3.1 节）。

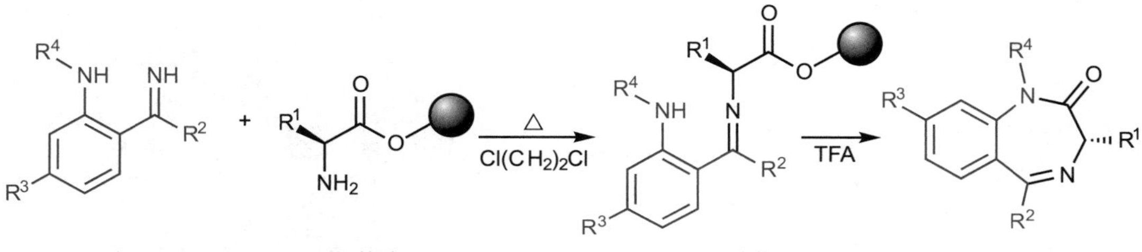

图 21.9 涉及成环解离方法的 1,4- 苯二氮䓬类化合物的合成

类似的策略也被应用于乙内酰脲类化合物的合成（图 21.10），现在已经通过固相合成法合成了大量杂环类化合物。

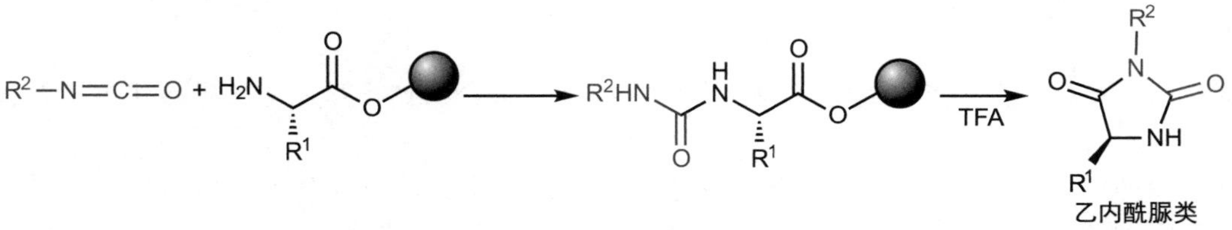

图 21.10 乙内酰脲类化合物的合成

固相合成反应的应用范围也得到了扩展：大部分常见反应目前已经可以实现，包括湿度敏感的以及有机金属参与的反应。例如：羟醛缩合反应、DIBAL 还原、Wittig 反应、LDA 还原、Heck 偶联、Stille 偶联以及 Mitsunobu 反应等，都可以实现。根据所用的仪器设备和试管的型号，自动化或半自动化合成可以同时处理 6、12、42、96 或 144 个反应装置。溶剂、起始原料以及反应物可以通过使用注射器自动加入。溶剂的移除、洗涤、分液等也可用自动化过程实现。反应可以在惰性环境下搅拌及进行，且可以根据需求进行加热和降温。

21.3 化合物库的设计

固相合成技术已经应用于由一个特定反应流程制备大量化合物，这些化合物可以作为化合物库贮存中，随后可被应用于搜寻可能与新型或传统药物靶标相互作用的新先导化合物。重点是这些化合物库中的分子结构具有多样性，这将增加成功的概率，因此化合物库的设计需要构思。

21.3.1 "蜘蛛状"骨架

一个化合物库是由特定的一系列反应产生的，所以其中可能会包含大量重复或结构非常相似的化合物。因此，需要仔细考虑合成的分子的类型、采用的合成路线以及包含的取代基的类型以实现化合物库结构多样性。通常情况下，合成"蜘蛛状"分子是一个好的选择，它们含有一个中心主体［成为质心（centroid）或骨架（scaffold）］，从骨架中辐射状伸出不同的"臂"（取代基）（图21.11）。这些臂包含不同的官能团，它们被用于在蜘蛛状分子进入靶标后探索结合区域的结合位点（图21.12）。当"臂"均匀分布在骨架周围，成功的概率更大，因为这意味着对分子周围的三维空间［即构象空间（conformational space）］进行更彻底的探索。由此方法合成获得的分子是被提前设计好的，以确保它们的"臂"含有不同的官能团，这些官能团位于距离中心骨架不同距离的位置。

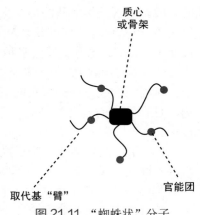

图 21.11 "蜘蛛状"分子

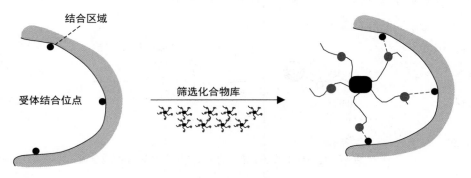

图 21.12 探索相互作用

21.3.2 设计"类药"分子

"蜘蛛状"骨架思路的提出提高了找到一个可以和靶标结合位点相互作用的先导化合物的概率，但是需要记住的是，有良好结合相互作用的化合物不一定能成为好的药物。药动学问题也需要重视（第8章），所以有必要再将制备的分子引入特定的限制条件以提高先导化合物口服有效的可能性。通常，当结构符合 Lipinski 五规则或 Veber 参数时，口服有效的概率会提高（8.3 节）。然而，也需要留出一定程度的宽限范围，因为几乎所有的先导化合物都需要进行大量的结构优化，而这个过程中需要用到更严格的参考指标（9.4.11 节）。其他限制条件也需要被考虑，例如酯基等基团因易被代谢需要避开；可能产生毒性化合物的骨架和取代基也需要避开，如烷基化基团和芳香硝基。

21.3.3 骨架合成

大部分骨架都是由适用于固相合成法的合成路线构建的，这也决定了可以连接到骨架的取代基的数量和多样性。理想的结构骨架应较小可允许各种取代基的加入（见专栏 21.1）。若要充分探索骨架结构周围的构象空间，应使取代基广泛分布于结构周围（如"蜘蛛状"）而不是局限于结构的一部分（如"蝌蚪状"）（图 21.13）。最后，合成方法应能使各个取代基独立变化。

骨架结构可以是柔性的（如肽类骨架）或者刚性的（如环状体系）。它们可能含有能与结合口袋形成有用结合相互作用的杂原子，也可能没有。有些骨架结构（例如苯二氮䓬、乙内酰脲、四氢异喹啉、苯磺酰胺以及联苯）在药物化学中已经很常见且与不同范围的活性相关联，这类骨架被归类为优势骨架（privileged scaffold）。

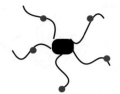

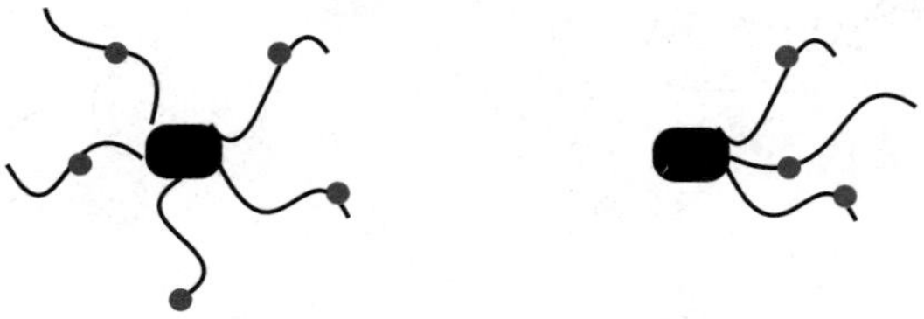

含有广泛分布取代基
的"蜘蛛状"骨架　　　含有局限分布取代基
的"蝌蚪状"骨架

图 21.13　广泛和局限分布的取代基

21.3.4　取代基多样性

组合化学中取代基的多样性取决于它们的可获得性和所需的多样性。通常需要考虑所存在的结构、大小、形状、亲脂性、偶极矩、静电荷以及出现的官能团等多种因素。以上因素需要在合成前充分考量。

21.3.5　为先导化合物优化设计化合物库

如果一个化合物库被规划用于先导化合物优化，则设计的变量需要考虑多种因素，如化合物的生物学性质和物理性质、其与靶标的结合相互作用以及特定取代基的潜在问题。例如，如果已知一个靶标受体和它的常见配体的结合相互作用，则由此可以用来确定更好合成多大的化合物、应该有哪些官能团类型以及它们的相对位置。例如，如果靶标是一个含有锌的蛋白酶（如血管紧张素转化酶），化合物库中的化合物应含有羧基或巯基。

专栏 21.1　骨架实例

苯二氮䓬类、乙内酰脲类、β- 内酰胺类以及吡啶类都是典型的骨架研究案例。它们都有较小的分子量，且都有多种合成路线可以合成需要的取代形式以充分探索它们的构象空间。例如，整个结构周围有多种不同取代基的苯二氮䓬类化合物。

肽类骨架是可以和靶标结合位点形成氢键的柔性骨架。它们易于合成且可以通过氨基酸构建单元得到大量不同取代基，进一步取代可以在氨基末端和羧基末端。取代基在肽链上的广泛分布提供了对构象空间探索的可能性。假如考虑 Lipinski 五规则，肽骨架应该被理想地限制在二肽、三肽以将分子量保持在 500 以下。值得注意的是，口服有效的降压药卡托普利（captopril）和依那普利（enalapril）是二肽类，而更大的多肽类如脑啡肽（enkephalin）口服无效。口服有效性仍然是分子量大于 500 的 HIV 蛋白酶抑制剂存在的问题（19.7.4 节）。

图 1 中给出的一些骨架有各种各样的缺点。葡萄糖（glucose）虽然具有小分子量且可能有 5 个不同取代基，但它仍含有大量羟基。将不同的取代基连接到类似的基团上通常需要复杂的保护和去保护策略。然而，含糖药物的潜力巨大，基于糖类骨架的固相合成方法已经取得了很大进展。

甾体骨架也表现出一定的吸引力。但是，假如希望保持整体分子量低于 500，类固醇骨架本身的分子量（$M_r=314$）限制了可以被加入的取代基的大小和数量。

吲哚类骨架的不足在于它的取代基变化只在分子的同一个区域，阻碍了对构象空间的全面探索（它是一个"蝌蚪状"骨架）。

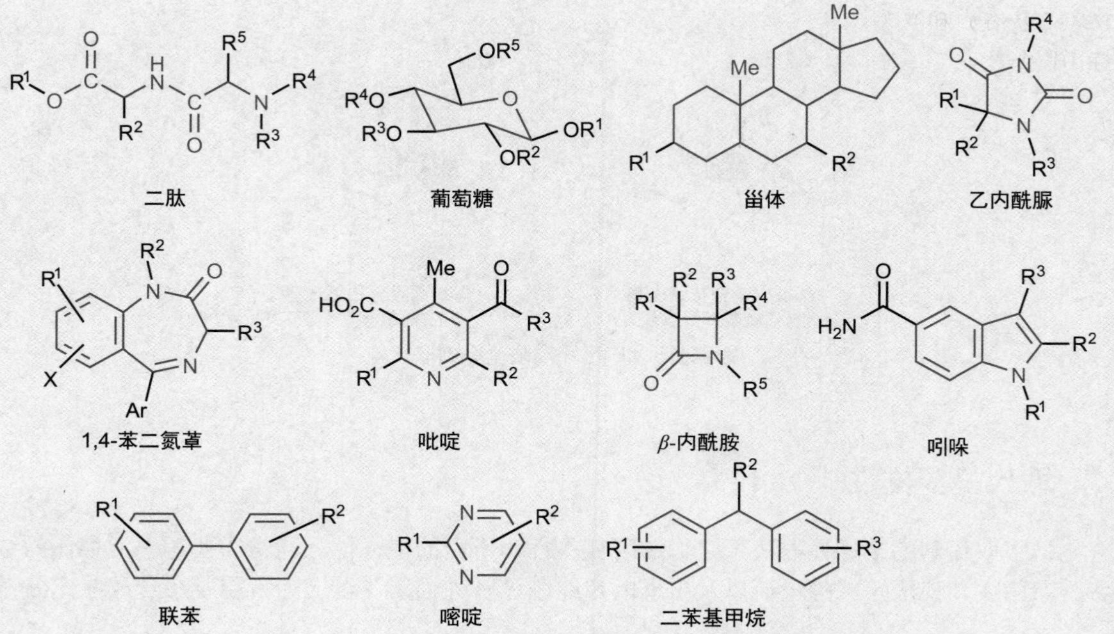

图 1 骨架示例

(骨架标注：二肽、葡萄糖、甾体、乙内酰脲、1,4-苯二氮䓬、吡啶、β-内酰胺、吲哚、联苯、嘧啶、二苯基甲烷)

21.3.6 计算机辅助化合物库设计

有报道称 50% 的已知药物仅包含 32 个骨架，此外，也只有相对很少的一些片段组成了大量已知药物的侧链。这也许意味着可以定义"类药分子"，并且采用计算机软件程序来设计更多有聚集的靶标化合物库。这个方法用到的描述符包括 $\log P$、分子量、氢键供体数、氢键受体数、可旋转键数、芳香密度、结构的分支化程度以及特定官能团的缺乏。研究者也可以选择过滤掉不符合在 21.3.2 节中提到的规律的化合物，计算机程序也可以用于识别哪些结构应该被合成以最大化不同药效团产生的数目（22.16 节）。

21.4 活性测试

此节将重点讲述如何测试化合物库中结构的生物活性。

21.4.1 高通量筛选

由于固相合成法可以在一段非常短的时间内制备大量化合物，因此需要能快速、自动化地测试生物活性，这一过程称为高通量筛选（high-throughput screening, HTS），其在组合化学和平行合成方法出现之前就已产生。事实上，HTS 的出现是促进这些合成方法发展的动力。由于生物活性测试快速而有效，制药企业可以非常快速地完成已有化合物的活性测试，而新结构的合成成了整个药物发现过程的限制因素。组合和平行合成法解决了这个问题，每年合成的新结构的数量得到了显著性的增长。更多的化合物也意味着需要提高 HTS 的效率。在过去的筛选过程中，化合物在 96 孔板上被自动检测和分析，每个孔的容积是 0.1mL。如今改用类似尺寸但是含有 1536 个孔的测试板，测试的体积仅 $1 \sim 10\mu L$。此外，荧光和化学发光等方法也被发展起来，可用于大批量化合物的同时检测。由于体积小于 $1\mu L$ 的液体存在蒸发问题，因此，不太可能进一步减小测试体系。然而，采用封闭系统的微型化改进也取得了一些进展，下一步的主要发展是微流控（microfluidics）科学，其主要研究范围是在有限的空间内处理微小体积的液体。一个芯片上的微流体循环可以以电流的形式来控制，可采用毛细管电泳法分离分析试样。企业正在研发将超小规模合成（21.5.5 节）和微型化分析相结合的仪器。单个 10cm×10cm 硅晶片可以被微型化至在纳升（10^{-9}L）规模支持 10^5 个独立的合成 / 生物测试。

21.4.2　"on bead"或"off bead"筛选

有时可使用仍连接在固相载体上的化合物测试生物活性（即"on bead"筛选）。"on bead"筛选试验涉及与采用酶、荧光探针、放射性同位素或发色团标记的靶标的相互作用。阳性的相互作用产生可以识别的效应，例如荧光或颜色变化。这些筛选试验很迅速，可以快捷地筛选 10^8 个微球，随后可以通过显微操作挑出活性微球，最终确定活性化合物的结构。

如果固相载体在空间上干扰了测试，可能会得到假阴性结果。如果存在这种可能，最好在测试前将药物从固相载体上解离下来，避免假阴性的不确定性（即"off bead"筛选）。另一方面，也有例子证实，解离下来的化合物在测试体系中不可溶从而得到阴性结果，而当结合于微球时能得到阳性结果。

🌱 关键知识点

- 固相合成法在先导化合物的发现、构效关系研究以及药物优化的化合物制备方面很有价值。
- 平行合成法可在各个反应容器中合成不同化合物，实用性较高。
- 组合合成法可在各个反应容器中合成多种结构的混合物，用于先导化合物的发现。
- 固相合成法有许多优点，例如：中间体不需要被分离或纯化；反应物和试剂可以过量使用以使得反应完全；杂质和过量的反应物或试剂可以很容易地除去。
- 在组合合成法中，不同的结构被连接到不同固相表面，所以它们在物理上是分离的，这使得它们可在同一个反应容器中进行反应和后处理。
- 固相载体包括聚合体表面和能让起始原料共价结合于固相载体的连接链分子。
- 根据起始原料中的官能团和终产物中所需要的官能团选用不同的连接链。
- 骨架是分子结构的核心，通过使用不同的取代基可以产生多样性的分子。
- "蜘蛛状"骨架使整个分子周围的取代基多样性，这使得探索骨架周围的整个构象空间成为可能。这增加了发现结合于靶标结合位点的先导化合物的可能性。
- 在设计化合物库时参考Lipinski五规则可提高发现口服有效先导化合物的概率。如果先导化合物可能要进行大量优化，需要采取更加严格的限制条件。
- 优势骨架是在已知药物中经常出现的骨架。
- 计算机软件可以用于辅助化合物库的设计。
- 高通量筛选可自动分析大量样品对所确定靶标的生物学活性。该方法对每个样品仅需很少的量。
- 活性筛选可以用结合在树脂微球的化合物，或者用经解离释放到溶液中的化合物。

21.5　平行合成法

在平行合成中，反应在一系列孔中进行，每个孔中均含有一种单独的产物。此方法是一种"质量优先于数量"的研究方法，通常用于先导化合物的优化研究。为了使平行合成快速而有效，有必要去除或简化与传统有机合成相关的瓶颈问题，这些包括实验室操作、提取、溶剂蒸发以及纯化。药物化学工作者通过传统有机合成方法可能每周合成一到两个新化学实体；若采用平行合成法，同一个研究人员可以合成更多或更纯的分子，从而提高合成产出，并且能加速先导化合物优化过程。平行合成可以在固相中进行且具有所提到的优势（21.2 节）。然而，平行合成也可以在溶液中进行 [液相有机合成法（solution-phase organic synthesis，SPOS）]。现在，研究人员致力于提高 SPOS 效率的方法。

酰胺的合成通常由羧酸和胺在二环己基碳二亚胺（DCC）等偶联剂的存在下进行（图 21.14）。常规情况下，反应结束后即需进行后处理操作，包括用酸性水溶液洗涤有机相以除去未反应的胺。然后，分离水相和有机相，接着用碱性水洗涤有机相以除去未反应的酸。分离有机相和碱性水层，有机相采用硫酸镁等干燥剂进行处理。滤除干燥剂，然后除去溶剂得到酰胺粗品，随后的纯化操作通过重结晶或色谱法进行。若要合成由不同羧酸与同一种胺反应得到含有 12 个化合物的小型酰胺库，研究人员需要重复所有这些步骤，耗费大量时间并需要使用大量的仪器设备。

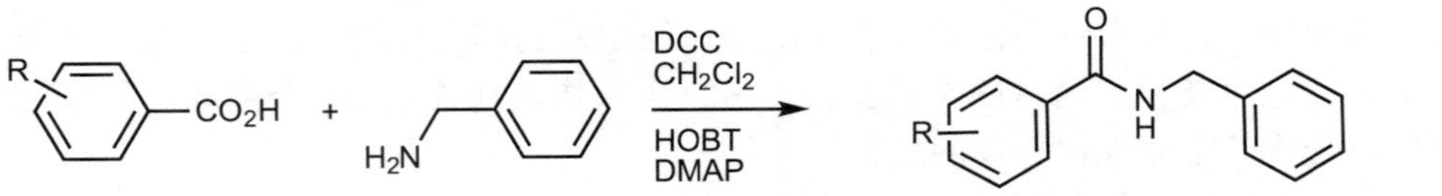

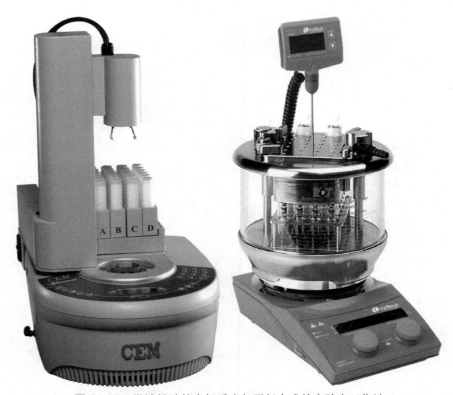

图 21.14　羧酸和胺缩合合成酰胺库
DCC= 二环己基碳二亚胺，DMAP= 二甲氨基吡啶，HOBT= 羟基苯并三氮唑

用于平行合成法的仪器设备小型化意味着每个化学工作者都可以在一个通风橱中设置一个小型平行合成实验室（图 21.15）。小型工作站允许反应平行进行，随后在一个标准加热搅拌单元同步蒸发。多重并行或连续自动化层析单元可以帮助纯化，并且微波反应器可以极大加快反应时间。通过这个途径，化合物库中的所有 12 种酰胺可以在同一时间平行制备。如下所述，许多有用的技术可以被用来最小化操作过程。

图 21.15　微波辅助的有机反应与平行合成的实验室工作站

21.5.1　固相萃取

固相萃取（solid-phase extraction，SPE）可以被用于避免采用液 - 液萃取来除去酸性或碱性原料或杂质带来的"麻烦"。例如，制备好的 12 种酰胺的粗品溶液可以被同时从容器中用一个多头移液器取出并添加至一组硅胶柱上。酸性柱（SCX 柱）用于去除碱性杂质，而碱性柱（SAX 柱）可去除酸性杂质。一旦溶液通过色谱柱，溶剂被平行浓缩以收集得到纯品酰胺。

另一种除去反应中过量胺的方法是氟固相萃取（fluorous solid-phase extraction，F-SPE）。它由二氧化硅柱组成，其中二氧化硅与含有大量含氟取代基的烷基链相连。高含氟量的二氧化硅对氟化分子有高亲和力，可以用于将氟化化合物与非氟化化合物分离。例如，图 21.16 中的反应，异氰酸酯经过胺处理得到产物脲。为使反应完全，胺是过量使用的，但是多余的胺需要被除去。为此，加入氟化异氰酸酯与过量的胺反应来产生一个氟化脲（图 21.17）。粗品溶液通过 F-SPE 柱，它像清道夫一样保留高氟化的脲，并将需要的非氟化脲产品流出。

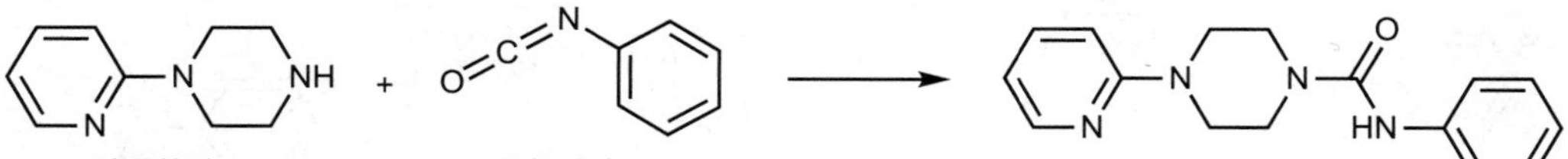

图 21.16　异氰酸酯与过量的胺生成尿素的反应

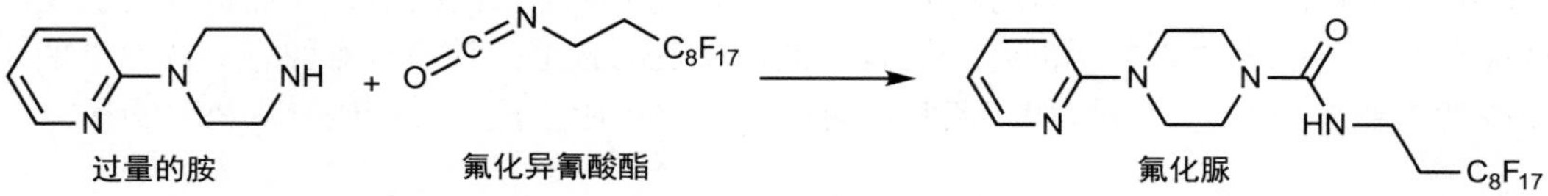

图 21.17　在 F-SPE 除去与氟化异氰酸酯反应的过量胺

然而，有时候水相操作是不可避免的。例如，格氏反应之后要进行水相操作，即须将水相和有机相分离。幸运的是，有一种有效的方法可以实现这种分离操作。

其中的一种方法是采用"棒棒糖相分离器"（lollipop phase separator）。一根针被插入两相混合物，混合物在干冰/丙酮浴中被快速降温至 −78℃。水相冻结到针上形成一根"棒棒糖"，随后可以从反应容器中取出针和形成的"棒棒糖"，留下有机相。采用特殊设计的单元，多至 96 个这样的分离操作都是可以平行进行的。

还有一种方法是采用相分离柱（phase separation column），它可以用于将高密度的氯化有机层从水相中分离出来。下层有机相由于重力通过一个疏水熔块，而上层水相被留在熔块上方。需要注意的是，分离柱不能加压，否则水相可能也因受压会通过熔块。

21.5.2　液相有机合成（SPOS）中树脂的应用

通过在溶液中进行平行合成，很容易通过 ^{1}H NMR 图谱或薄层色谱来监测反应。采用多种树脂可以大大简化操作过程。由于树脂作为固相载体，不同种类树脂之间很少发生相互作用，这使得可在同一种反应中采用多种树脂。因此，通常使用包含亲核和亲电树脂或酸性和碱性树脂进行多种反应不会产生任何问题。

一般进行反应时，其中一种反应物——通常是更便宜易得的——被过量使用来促使反应完全（图 21.18 中的 A）。粗品混合物将由产物 AB 以及过量的起始原料 A 组成。粗品混合物用可能与过量原料 A 反应的固相载体的清除树脂处理。因此，过量的反应物被结合到树脂上，可以通过过滤除去。去除溶剂后留下纯的产物 AB。

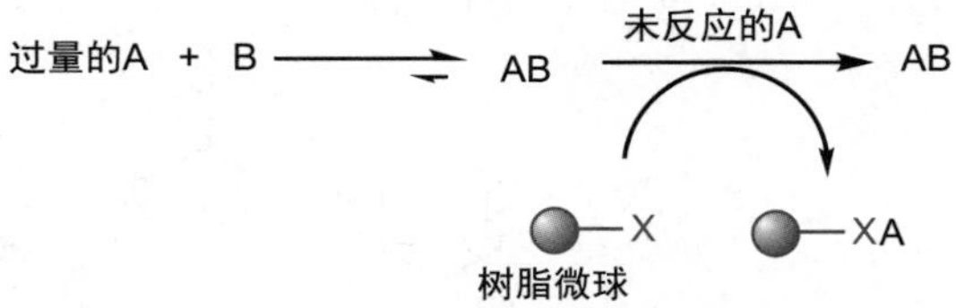

图 21.18　液相有机合成中清除树脂的使用

21.5.3　反应物与固相载体的结合：捕获和解离

将一种反应物连接到固相载体上是可行的，优点是这种反应物或其副产物可以在反应结束时很容易地除去。例如，酰胺合成中用到的偶联剂可以被连接到树脂上而非存在于溶液中（图 21.19）。反应中起始原料羧酸和偶联剂反应形成的中间体仍连接在树脂上。这样，羧酸被从溶液中取出即为"捕获"过程。连接树脂的中间体再和胺反应，酰胺产物被解离释放回溶液中。生成的脲副产物仍然结合在树脂上，最终在过滤时被除去。为了去除上述反应物和过量的起始原料，也可以加入酸性和碱性树脂。

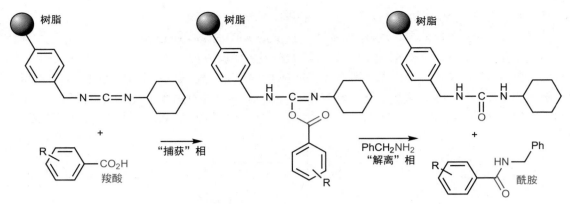

图 21.19　偶合反应中的"捕获"与"解离"

图 21.20 中的磺酰胺类化合物库的构建采用了多种不同的树脂。反应中胺与过量磺酰氯反应。反应需要用到碱性催化剂，传统合成中常用的是三乙胺。但是，三乙胺是一种非常难闻、有挥发性的化合物，且一旦反应完成就需要被去除。为了取代三乙胺，可以使用与树脂连接的碱如吗啉（PS-吗啉）。

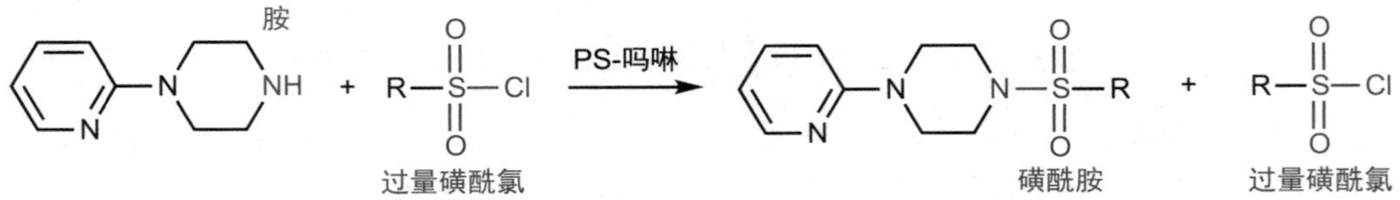

图 21.20　磺酰胺类化合物库的合成

在反应后，加入亲核、亲电清除树脂。亲核树脂 PS-三胺（PS-trisamine）和过量磺酰氯反应将其从溶液中除去，而亲电树脂 PS-异氰酸酯（PS-isocyanate）用来除去未反应的胺（图 21.21）。过滤去除树脂，将纯的磺胺留在溶液中。

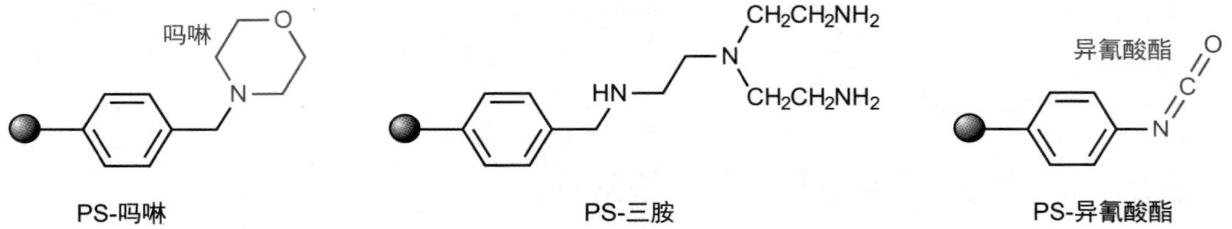

图 21.21　PS-吗啉、PS-三胺、PS-异氰酸酯

固载试剂可以应用于多种常用合成反应。例如，固载硼氢化物可以用于还原羰基（图 21.22）。在某些反应中，也可以去除反应物的毒性和气味及其副产物。例如，普通的 Swern 氧化会形成副产物二甲基硫物——它具有刺鼻的洋白菜气味！这可以通过使用固载试剂来避免（图 21.23）。

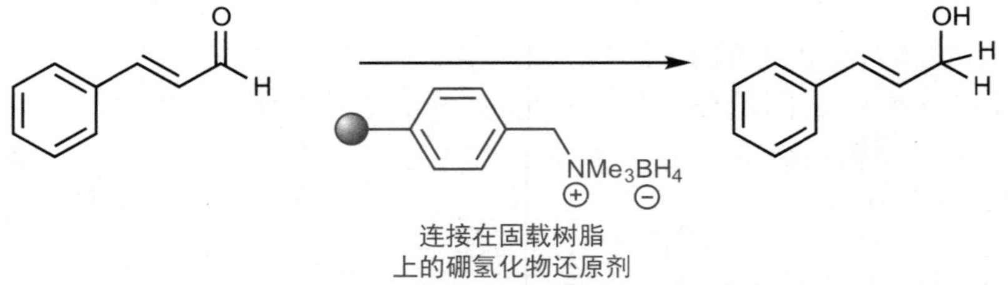

连接在固载树脂
上的硼氢化物还原剂

图 21.22　固载硼氢化物对醛类的还原

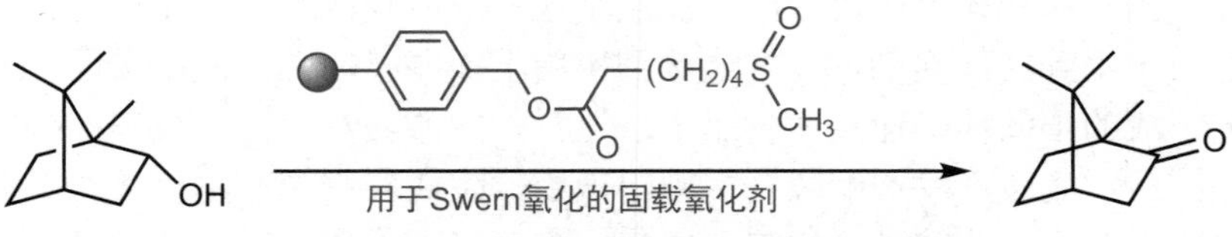

用于 Swern 氧化的固载氧化剂

图 21.23　使用固载氧化剂进行 Swern 氧化

21.5.4 微波技术

药物研发是一个成本非常高昂的过程，而微波辅助有机合成（microwave assisted organic synthesis，MAOS）被证明是一种可以加速合成并使过程更高效的手段。有许多采用加热或油浴需要花费数小时来完成的化学反应，采用微波条件仅需要几分钟就能完成。微波技术有更好的能量转移效率，这使得反应时间更短。此外，产率有时可以被极大提高，产生更少的分解产物和副产物。特殊设计的微波单元（图21.15）如今被普遍应用于化合物库合成。已经采用微波技术开展的反应实例包括通过酸和胺（而不需要偶联剂）合成酰胺（图21.24），甚至能在通常不发生反应的氯代芳烃上进行金属催化的 Suzuki 偶联（图21.25）以及金属介导的还原和胺化（图21.26）。图21.26中的还原反应用传统加热需要24h，而采用微波加热仅需15min。

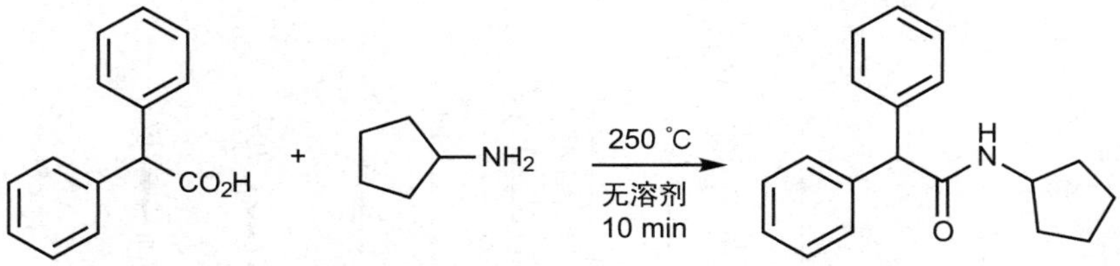

图 21.24　使用微波技术合成酰胺

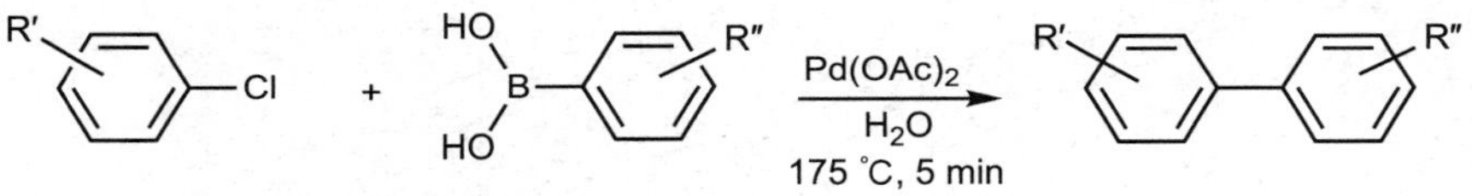

图 21.25　微波条件下进行的 Suzuki 偶联

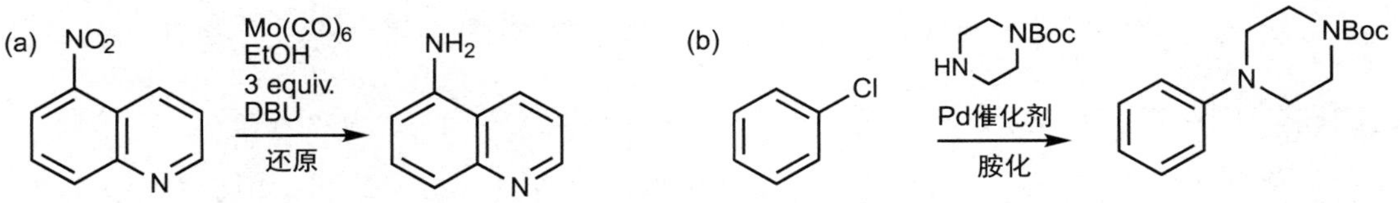

图 21.26　微波辅助下过渡金属介导的反应
（a）还原；（b）胺化

21.5.5 平行合成中的微流体

微流控（microfluidics）是在一个有限空间内对微量液体的处理。企业正在研发微型反应器，利用微流体管道中反应物的连续流动，在微芯片上进行平行合成（图21.27）。通过设计管道使多种反应物在流经微芯片时被混合并发生作用。一些反应已经可以微量进行，且反应时间有时会从数小时缩短至数分钟。有些反应以更高产率进行并产生更少的副产物，也可能实现对每个反应温度的精准控制。微型反应器的另一个好处是可以在微芯片上处理大量平行反应，通过每个芯片的管道可以被制造用以所有可能的不同反应物的混合组合，这一过程可以在分离的微芯片上或在一个三维的微芯片上实现。图21.27是一个简单的图例，它说明了怎样设计一个微型反应系统来通过 A 或 B 与 C 或 D 的反应创造一个微型库。

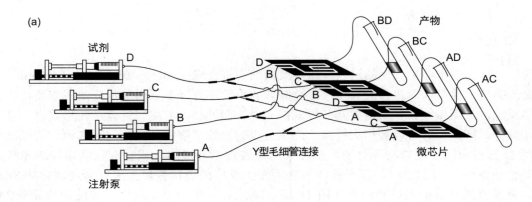

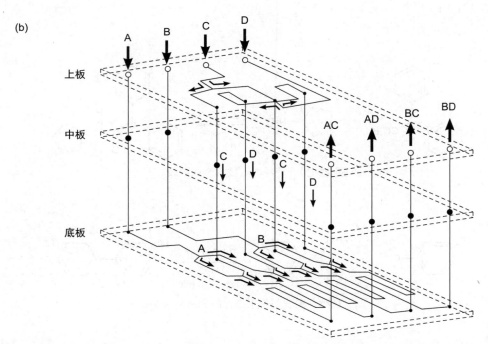

图 21.27　微芯片上的平行合成：使用（a）4 个分离的二维微芯片以及（b）三维微芯片平行合成 4 种产物

转载经 Macmillan 出版有限公司许可：Nature Reviews Drug Discovery（5，210-18）2006

🌱 关键知识点

● 在平行合成中，一个反应或一系列反应在多个容器中进行以制备一系列结构类似物。每个反应容器中含有单一产物。

● 平行合成可以在固相或溶液中进行。

● 平行合成可以合成大量易于鉴别的结构类似物，它们可以被快速而简单地测试从而加速先导化合物的优化过程。

● 固相萃取常用于平行合成操作。它使用柱除去杂质和过量反应物。

● 水相可以通过采用相分离柱或通过将水相冻结在固体表面的方式从有机相中分离。

● "捕获和解离"策略是将试剂连接到固相载体上。反应物与固载试剂反应后离开溶液，并在进行下一步反应发生时被解离。

● 固载试剂在反应结束时可以很容易地除去。当结合在固相载体时，可以减少反应物的潜在毒性或副产物的生成。

● 微波技术优于传统加热技术。

21.6 组合合成法

在组合合成法中，在每个反应容器中有目的地制备化合物的混合物，从而使化学工作者可以在传统方法只能合成几十种化合物的时间内合成成千上万甚至上百万种新结构。这个方法与化学工作者建立的制备可以被纯化和定性的单一可确认结构的传统有机合成方法的理念相背离。组合合成法中每个反应容器中的化合物不经过分离纯化，而是作为一个整体进行生物活性测试。假如没有活性，就没有必要继续对这个混合物进行研究，可以将它存放起来。若观察到了活性，即使可能存在假阳性的情况，其中一个或更多的成分可能是有活性的（9.3.5 节）。该过程总体上是更加高效的，一组含有 100 个化合物的混合物的阴性结果，节约了合成、纯化、鉴别其中每个组分所花费的精力。在另一方面，鉴别一组活性混合物中的活性组分并不简单。

在某种意义上，组合合成可以被看作天然产物池的合成等价物。通过进化，大自然产生了大量不同的化学结构，其中部分是在生物学上有活性的。传统药物化学对这个池进行研究，选出有效成分并开发它们。组合合成制备纯合成的结构池，可以对其进行研究来寻找活性结构。来源于天然产物池的结构的多样性远大于可能由组合合成得到的结构，但是分离、纯化和鉴定天然来源的结构是一个相对缓慢的过程，并且也不能保证可以发现一个靶向特定药物靶标的先导化合物。事实上，组合化学的优势在于，它能够比从天然来源提取更快地制备新结构，且它可以实现制药公司拥有的传统合成的化合物库所没有的多样性。

在此需要对阴性测试结果提出一些警示，总是存在组合混合物不包括所有目标结构的可能性。在合成过程中若部分起始原料或中间体没有按照预期发生反应时就会出现该情况。随后可能在它们没有真的存在的情况下得出它们没有活性的阴性实验结果，这就意味着漏掉了一个活性结构。若混合物中各个成分存在相互作用或有相冲突的活性，测试也可能受到不利影响。

21.6.1 组合合成中的混合和分开方法

组合合成被设计用来在每个反应容器中由各种不同的起始原料和试剂开始制备产物混合物。这并不意味着所有可能的起始原料被一起投进同一个反应瓶中。如果这样操作，将会得到黑色焦油状的混合物。相反，分子结构在微球等固相载体上被合成时，每个独立的微球可能含有大量这样的分子，但是该微球上的所有分子都是相同的——这就是“一个微球一种结构”的概念。不同的微球连接有不同的结构，并且可以被混合在同一个反应瓶中，从而使结合于微球上的分子可以经历相同的反应。在这个方法中，每个小瓶包含一组结构的混合物，但是由于结合在不同微球上，每个结构相互之间都是物理分离的。

为了以最少的投入获得最大化的结构数量，需要进行针对性的计划去设计组合合成。混合和分开（mix and split）策略是其中的关键部分。例如，假如想要用 5 种不同的氨基酸合成所有可能的二肽，采用传统化学手段，一次合成其中的一个，有 25 种可能的二肽，所以将进行 25 个独立的实验（图 21.28）。

Gly		Gly-Gly	Ala-Gly	Phe-Gly	Val-Gly	Ser-Gly
Ala	25个独立过程	Gly-Ala	Ala-Ala	Phe-Ala	Val-Ala	Ser-Ala
Phe	→	Gly-Phe	Ala-Phe	Phe-Phe	Val-Phe	Ser-Phe
Val		Gly-Val	Ala-Val	Phe-Val	Val-Val	Ser-Val
Ser		Gly-Ser	Ala-Ser	Phe-Ser	Val-Ser	Ser-Ser

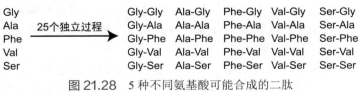

图 21.28　5 种不同氨基酸可能合成的二肽

每个过程涉及保护、偶联以及去保护步骤

采用混合和分开策略，则可以节约大量的精力（图 21.29）。首先，微球被分至 5 个反应容器中。第一个氨基酸被连接到微球，每个容器中使用不同的氨基酸，然后所有 5 个容器中的微球都收集并混合到一起，再分装回 5 个瓶中。这意味着每个容器中都含有同样的混合物。然后，第二个氨基酸与每个微球上的氨基酸偶联，容器中也使用不同的第二个氨基酸。每个容器中现在含有 5 种不同的二肽，且每两个容器中都不含有相同的二肽，5 种混合物中的每一个都可以进行活性测试。假如结果是阳性的，重点在于确证其中哪个二肽有活性。假如没有活性出现，则该混合物可以被忽略。

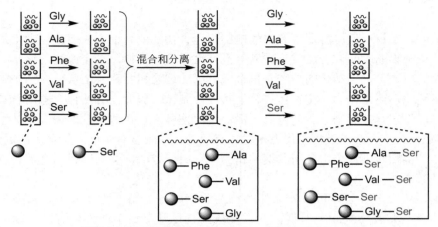

图 21.29　采用混合和分开策略合成 5 种不同的二肽

注意：每个氨基酸的加入都涉及保护、偶联和去保护步骤

在这种研究中，研究者可以制备大量混合物，其中许多是没有活性的。然而，这些混合物并没有被丢弃。尽管这些混合物并不会有对一特定靶标的先导化合物这些化学结构依旧可以为药物化学的其他不同靶标提供必要的先导化合物。因此，由组合合成得到的所有混合物（有活性或无活性）都被储存于化合物库（compound libraries）中。上述例子在 5 种混合物中合成了 25 个化合物。然而，组合化学可以被用于合成成千上万种结构。

21.6.2　活性化合物的结构确证

混合物中组分的直接结构确证并非一项简单的工作，但目前已经有了一定的发展，主要包括对结合于树脂微球上的产物测试质谱、NMR 谱、拉曼光谱、红外以及紫外光谱。多肽可以在结合于微球的状态时被测序。每 100μm 微球含有大概 100pmol/L 多肽，足以用来微量测序。对于非肽类，活性组分的结构确证可以通过去卷积方法实现。或者，在合成中可以使用标签（tagging）法。

21.6.2.1　标签法

在这个过程中，两个分子被构建于同一个微球上。其中一个是目标结构，另外一个是分子标签（通常是多肽或低聚核苷酸），可作为每一步合成的密码。为此，微球必须具有能结合目标结构和分子标签的多连接链。起始原料被连接到连接链的一部分，而编码氨基酸或核苷酸被连接到另一部分。在组合合成的每一个后续步骤后，氨基酸或核苷酸被添加到生长的标签上来表明组合反应所使用的反应物。例如有一种多连接链被称为安全性酸捕获连接链（safety-catch acid-labile linker，SCAL）（图 21.30），它含有赖氨酸和色氨酸。这两种氨基酸都含有一个游离的氨基。

目标结构构建在色氨酸的氨基上，在合成的每个步骤之后，氨基酸被添加到赖氨酸部分的生长肽链标签上。图 21.31 阐述了一个包含 3 种反应物的合成过程。在这个过程的结尾，三肽标签包含了用于鉴别目标结构中不同的 R、R′ 以及 R″ 的氨基酸。

非肽类目标结构可以通过还原安全性酸捕获连接链的两个亚砜基团来解离，之后用酸处理。在这种条件下，三肽标签序列仍然结合于微球上，并且可以在微球上被测序以识别被释放的化合物的结构。

同样，寡核苷酸也可以作为标签分子。寡核苷酸可以通过复制扩增，然后通过 DNA 测序读取编码。

标签法存在一定的不足，耗时较多且需要复杂的仪器。构建编码结构本身也受限于可以被采用的保护策略和可以被采用的反应。在寡核苷酸的方案中，它们固有的不稳定性可能成为潜在的问题。标签法另一个可能的问题是可能发生非预期反应，这将导致产生与预期不同的结构。然而，标签过程仍然是有效的，这是由于它识别了起始原料和每一步的反应条件。当这些在更大的规模中重复时，可发现任何异常反应。

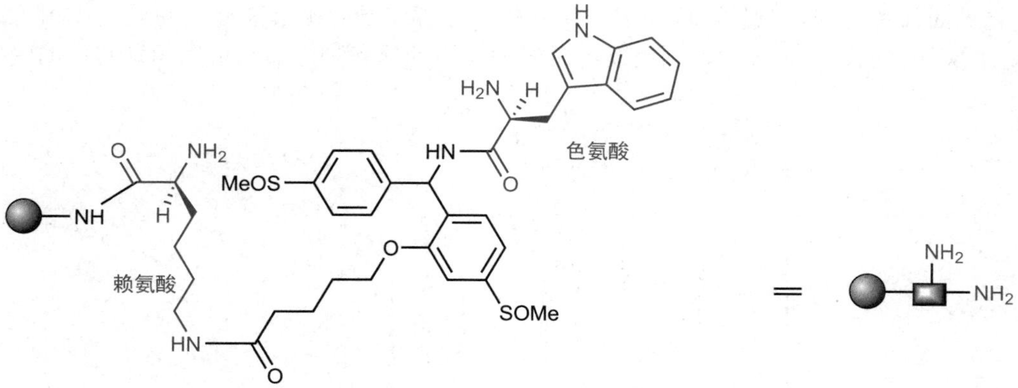

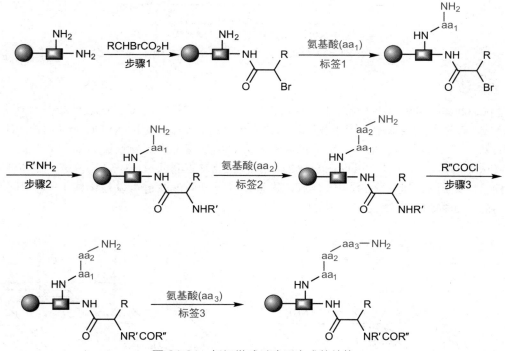

图 21.30　安全性酸捕获连接链（SCAL）

图 21.31　标记微球以确证合成的结构

注意：这里的反应顺序经过简化以说明标记原理。偶联时氨基酸的 N 位已被保护，在下一次偶联前保护基团被去除。
辨别不同的安全性酸捕获连接链的氨基基团也需要传统的保护策略

　　上面描述的标签法需要用到特定的分子标签来代表合成中用到的每个反应物。此外，得到的分子标签在合成结束时需要被测序。一种更加有效的标记和识别终产物的方法是采用一些形式的加密技术或"条形码"（bar code）。例如，有可能通过采用仅仅 3 种分子标签（A ～ C）来识别 7 种可能的反应物中哪种被用于合成第一步。这是通过添加不同的 3 个标签的组合在微球上建立一个三联体密码来实现的。因此，添加其中 1 种标签（A、B 或 C）可用于其中 3 种反应物的识别。同时添加其中 2 种标签可用于另外 3 种反应物的识别，而同时添加所有 3 种标签可用于第 7 种反应物的识别。标签的出现（1）或缺乏（0）形成一个三联体密码：单个分子标签（A、B 或 C）的出现给出 3 个三联体密码（100、010 和 001）；2 个不同标签的出现被另外 3 个三联体密码定义（110、101、011）；使用所有 3 个标签表示为 111。标签通过可光降解的键连接在微球上，所以照射微球可以将标签全部解离释放，它们可以通过气相色谱柱并由保留时间进行识别。

现在，3 种不同分子标签可在第二步或随后的步骤中用于表示 7 个反应物。所有被用于代表第二种反应物的标签将有比代表第一种反应物的标签更长的保留时间。类似的，所有的后续标签将含有比任何之前的标签更长的保留时间。一旦合成完成，所有的标签都将同时被解离释放并通过气相色谱柱。随后"条形码"由一次气相色谱分析读取，不仅仅可以识别使用的反应物，而且可以识别它们的使用顺序（图 21.32）。

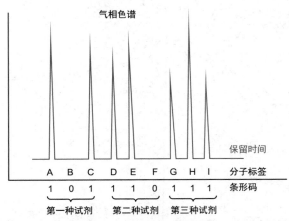

图 21.32　通过条形码识别试剂和使用顺序

21.6.2.2　光刻法

光刻法（photolithography）是一种允许微型化和空间分辨率的技术，可使特定产物在一个固定化固相载体平板上被合成。在多肽的合成中，固相载体表面含有一个被对光不稳定的 NVOC（nitroveratryloxycarbonyl）保护基保护的氨基（图 21.33）。采用一个遮挡，将部分表面暴露于光照导致暴露部分去保护。之后平板经过一个氨基被保护的氨基酸处理，可仅在平板去保护的区域发生偶联反应，之后清洗平板以除去过量氨基酸。这个过程可以采用不同遮挡在不同区域重复进行，这样不同的肽链可以被构建于平板的不同部分，序列可以由使用的遮挡物和反应物的记录得知。

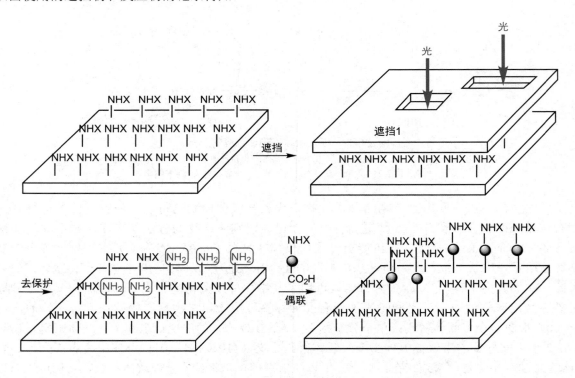

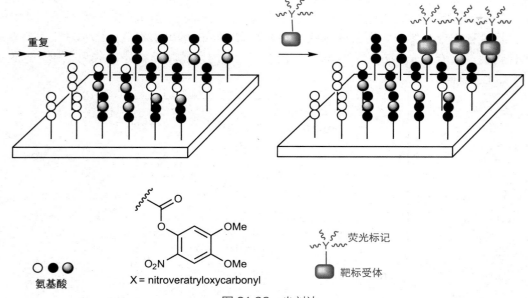

图 21.33　光刻法

随后将平板和蛋白质受体孵育，可以检测结合于受体结合位点的活性化合物。评估这种相互作用的一种简单方法是将平板与一种荧光标记的受体一起孵育，只有平板上含有活性化合物的区域可以与受体结合并发出荧光。荧光强度可以用荧光显微法测出，这同时也是测试化合物和受体亲和力的方法。或者，可以通过放射性或化学发光检测活性化合物。

上述提到的光去保护可以在高分辨率下进行。在 20μm 分辨率下，平板每平方厘米上可以制备 250000 个不同的化合物。

21.6.3　动态组合合成法

动态组合合成法（dynamic combinatorial synthesis）发展很快，它已经替代传统混合和分开组合合成法应用于寻找新先导化合物。动态组合合成法的目的是在一个烧瓶中同时合成所要合成的不同的化合物，在它们被合成的原位进行筛选，从而在更短的时间内识别活性化合物（专栏 21.2）。该方法有下列重要原则：

① 筛选化合物的最佳途径是将所测定的靶标与构建模块同时放在反应容器中。这意味着任何活性化合物一旦形成就可以结合到靶标上，重点是识别哪些化合物发生了结合。

② 所用到的反应应是可逆的。如果是这样的话，大量不同的产物在烧瓶中不断生成然后分解成它们的构建模块。这样做的优势可能并不明显，但是它使得活性化合物比其他可能的产物在更大程度上出现"放大"的可能性。由于有靶标的存在，活性化合物可被结合并有效地从平衡体系中被移除，平衡被打破从而更多的活性化合物被生成。因此，靶标不仅仅用于活性化合物的筛选，也用于使它们的存在被"放大"。

③ 为了识别活性分子，有必要"冻结"平衡反应使其不再发生。这可以通过进一步反应来实现将所有平衡产物转化为不能分解成起始原料的稳定化合物。

由醛和伯胺可逆合成亚胺（图 21.34）是动态组合合成的一个简单示例。在这个研究中，总共使用了 3 种醛和 4 种胺（图 21.35），使得 12 种不同亚胺出现在平衡混合物中。

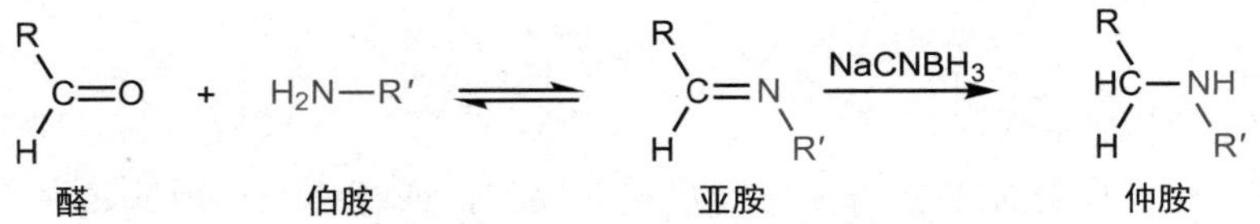

图 21.34　动态组合合成示例

将构建模块和靶标酶碳酸酐酶（carbonic anhydrase）混合在一起并使其相互作用。一段合适的时间后，加入氰基硼氢化钠以将所有出现的亚胺还原成可被识别的仲胺（图 21.34）。混合物通过反相 HPLC 分离，可以对每个产物进行定量和鉴别。通过将这些结果和没有加入碳酸酐酶得到的实验结果进行比较，可以鉴别哪个化合物被放大合成了。在这个实验中，图 21.36 中的磺酰胺类被显著放大合成，这说明了相应的亚胺是一个活性化合物。

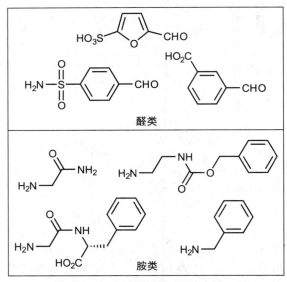

图 21.35　在动态组合合成亚胺中使用的醛和胺构建模块

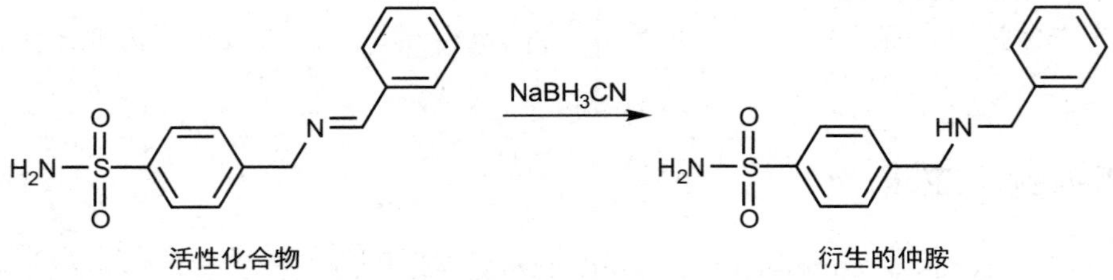

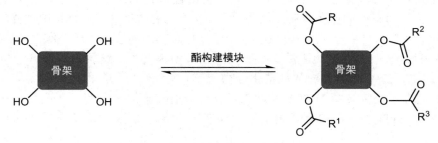

图 21.36　从还原反应中被放大合成的亚胺和胺

上述例子说明了涉及一个反应和两个构建模块集合的简单实例，但也可用于更复杂的情况。例如，一个含有两个或更多官能团的分子可以作为一个骨架出现，多种取代基可以从可获得的构建模块中被添加（图 21.37）。使用中心骨架的另一个好处是，它有助于放大过程。假如存在的骨架分子的数量和靶标分子的数量相等，那么生成产物的数量不可能大于可用的靶标的数量。如果这些产物中任意一个结合到了靶标上，对平衡的影响将大于产物多于可用靶标的情况。

图 21.37　骨架分子的使用

动态组合化学有如下限制条件：

① 所选择的反应条件应使靶标不能与任何构建模块反应，或靶标在该反应条件下不稳定。

② 靶标通常在水相环境中，所以反应需要在水相溶剂中进行。

③ 反应本身需要经历快速平衡以允许放大合成的发生。

④ 重点是避免使用活性过高的构建模块，因为这会使得平衡向特定产物偏移并且干扰被放大合成的产物的识别。

专栏 21.2　万古霉素二聚体的动态组合合成

　　万古霉素（vancomycin）是一种通过阻断细菌细胞壁合成所需要的构建模块而发挥作用的抗生素（18.5.5.2 节）。抗生素和存在于构建模块的多肽序列（L-Lys-D-Ala-D-Ala）之间发生特定结合。此外，已知这种结合可促进万古霉素-靶标复合物的二聚化，这提示了共价结合的万古霉素二聚体可能是比万古霉素本身更有效的抗生素。通过动态组合合成可以得到大量不同长度的桥链共价连接的各种万古霉素二聚体。万古霉素单体经过修饰使其含有末端有双键的长链烷基侧链。在催化剂存在下双键之间发生烯烃复分解反应形成桥（图 1）。

　　三肽靶标的存在可以提高桥构建的速率并促进含有理想桥长度的万古霉素二聚体的合成。如图 2 所示，万古霉素单体结合到三肽促进了非共价连接二聚体的自我构建。一旦形成，那些含有正确取代基长度的二聚体可能会相互作用以形成共价桥（图 2）。

　　在建立了最适宜长度的桥之后，在含有合适长度的"链"但在结构上有微小差别的 8 个万古霉素单体上开展了另一个实验。通过质谱法分析 36 种可能产物的混合物，确定了每个生成的二聚体的相对比例。36 种化合物中的 11 种随后被分别合成，并发现它们的抗菌活性与其被放大的水平相一致，也就是说存在量越大的化合物活性越大。

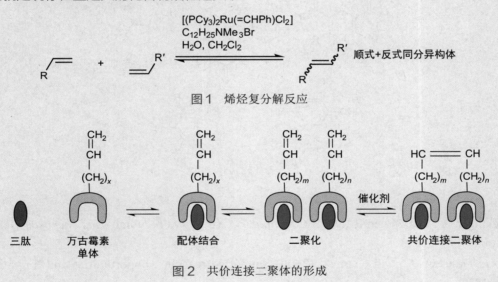

图 1　烯烃复分解反应

图 2　共价连接二聚体的形成

🌱 **关键知识点**

- 大部分组合合成采用自动或半自动合成仪进行。
- 混合和分开方法能采用最少的操作高效合成大量化合物。
- 组合合成的化合物以化合物库的形式储存。
- 标签是和目标分子构建在同一个固相载体上的。标签分子通常是多肽或寡核苷酸。在目标物合成的每个步骤之后，多肽或寡核苷酸会延长，且该氨基酸或核苷酸用来表明这个步骤所用的反应物或试剂。
- 光刻法是一种含有可被光降解的保护基保护的官能团的固相载体表面的技术。挡板用于将选定的位置暴露于光照下，以去除保护基团使反应物能连接到固相载体表面。挡板和反应物的记录表明了在平板的不同区域发生的反应。
- 组合化学被应用于多肽、类肽和杂环结构的合成。其对大部分有机反应是可行的。

● 动态组合化学是指在平衡条件下有靶标存在时的化合物混合物的形成，产物与靶标的结合使平衡混合体系中该产物的合成被放大。

习题

1. 如果采用条形码技术而不是图中提到的传统标签法开展图 21.31 中的组合合成。假设有 9 个分子作标签（A ~ I），7 种溴代酸（B1 ~ B7），7 种胺（A1 ~ A7）以及 7 种酰氯（C1 ~ C7）。请为组合合成构建一个合适的编码体系。

2. 基于题 1 中的编码体系，如果解离的标签出现了图 21.32 中的气相色谱结果，在微球上可能会是什么产物？

3. 阐述在药物发现、设计和发展三个阶段组合化学或平行合成法的重要性。

4. 一个药物实验室希望合成所有包括酪氨酸、赖氨酸、苯丙氨酸、亮氨酸的可能的二肽。确定可能的二肽的数量并解释这个实验室将如何采用组合化学技术进行合成。

5. 在上述合成中，针对酪氨酸和赖氨酸，有哪些特殊的注意事项？

6. 指出下列结构作为骨架的优势与不足。

拓展阅读

Beck-Sickinger, A., and Weber, P. (2002) *Combinatorial strategies in biology and chemistry*. John Wiley and Sons, New York.

Bhalay, G., Dunstan, A., and Glen, A. (2000) Supported reagents: opportunities and limitations. *Synlett*, 2000(12),1846-1859.

Braeckmans, K., et al. (2002) Encoding microcarriers: present and future technologies. *Nature Reviews Drug Discovery*, 1(6):447-456.

Dittrich, P. S., and Manz, A. (2006) Lab-on-a-chip: microfluidics in drug discovery. *Nature Reviews Drug Discovery*, 5(3): 210-218.

Dobson, C. M. (2004) Chemical space and biology. *Nature*, 432(7019): 824-828.

Dolle, R. E. (2003) Comprehensive survey of combinatorial library synthesis: 2002. *Journal of Combinatorial Chemistry*, 5(6): 693-753.

Geysen, H. M., et al. (2003) Combinatorial compound libraries for drug discovery: an ongoing challenge. *Nature Reviews Drug Discovery*, 2(3): 222-230.

Guillier, F., Orain, D., and Bradley, M. (2000) Linkers and cleavage strategies in solid-phase organic synthesis and combinatorial chemistry. *Chemical Reviews*, 100(6): 2091-2158.

Houlton, S. (2002) Sweet synthesis. *Chemistry in Britain*, April, 46-49.

Kappe, C. O. (2004) Controlled microwave heating in modern organic synthesis. *Angewandte Chemie International Edition*, 43(46): 6250-6284.

Keseru, G. M., et al. (2016) Design principle for fragment libraries: maximizing the value of learnings from Pharma fragment-based drug discovery (FBDD) programs for use in academia. *Journal of Medicinal Chemistry*, 59(18):8189-8206.

Le, G. T., et al. (2003) Molecular diversity through sugar scaffolds. *Drug Discovery Today*, 8(15): 701-709.

Ley, S. V., and Baxendale, I. R. (2002) New tools and concepts for modern organic synthesis. *Nature Reviews Drug Discovery*, 1(8): 573-586.

Mavandadi, F., and Pilotti, Å. (2006) The impact of microwave-assisted organic synthesis in drug discovery. *Drug Discovery Today*, 11(3-4): 165-174.

Nicolaou, K. C., et al. (2000) Target-accelerated combinatorial synthesis and discovery of highly potent antibiotics effective against vancomycin-resistant bacteria. *Angewandte Chemie International Edition*, 39(21): 3823-3828.

Ramstrom, O., and Leh, J.-M. (2002) Drug discovery by dynamic combinatorial libraries. *Nature Reviews Drug Discovery*, 1(1): 26-36.

Reader, J. C. (2004) Automation in medicinal chemistry. *Current Topics in Medicinal Chemistry*, 4(7): 671-686.

第22章 药物化学中的计算方法

计算机在现代药物化学中是一种必要的工具，并且在药物发现与开发中扮演重要的角色。计算机硬件和软件的飞速发展意味着许多曾经只有专业领域专家才能进行的运算如今可以在普通实验室计算机上进行，几乎不需要有分子力学或量子力学专业知识。本章将讨论计算机是如何与药物化学研究相结合的。当然，本章所述的研究不能代表整个计算科学的研究领域，仅对其与药物化学的关系进行阐述。有兴趣了解更多关于软件程序在数学运算层面是如何工作的读者，可以阅读更多专业教科书和期刊论文（见章末拓展阅读）。

22.1 分子力学与量子力学

分子建模中用到的各种运算包括程序或算法（algorithms），计算相关分子的结构和性质数据。例如，有可能计算一种原子特殊排列（构象）的能量，修改结构以创造能量最小值，并且计算电性、偶极矩和生成热等性质。用来计算结构以及性质数据的计算方法可以被分为两类——分子力学和量子力学。

22.1.1 分子力学

在分子力学中，依据经典物理学定律方程式，并将它们应用于原子核而不考虑电性。本质上，分子被视作一系列由弹簧（键）连接起来的球体（原子）。由经典力学推导出的方程式用于计算由键的拉伸、角弯曲、非键相互作用以及扭转能所引起的不同相互作用和能量（力场，force fields）。扭转能与被三个键隔开的原子相关联。这些原子之间的相对方向由二面角或扭转角确定——见图 22.16 中示例。

这些运算需要将数据或参数储存在程序表格内，这些数据或参数描述了不同原子组合之间的相互作用。由分子力学计算得到的能量并不是绝对数值，但在比较同一个分子的不同构象时很有用。相比于量子力学，分子力学的计算速度更快，所用时间更少。但是，由于在运算中没有考虑电子的因素，分子力学不能计算电子性质。

22.1.2 量子力学

量子力学采用量子物理学方法在考虑分子内电子和原子核之间的相互作用的基础上来计算一个分子的性质。与分子力学不同，原子并不被视作实心球体。为了方便运算，需要进行大量近似算法。

① 原子核被认为是静止的，因为相对来说电子的移动速度更快，这一点也是合理的。由于电子被认

为绕着固定的原子核运转，因此可将电子能量和原子能量分开来描述。

② 假定电子彼此之间独立运动，其他电子和原子核的影响取为一个平均值。

量子力学方法可以被细分为两个大类——从头计算和半经验计算。前者更严格且不需要任何储存的参数或数据，但它耗费的计算时间更多，并且局限于小分子。半经验计算方法仅计算价电子，即使精确度略有下降，它们更快且可以用于大分子的计算。有多种不同形式的半经验算法软件（如 MINDO/3、MNDO、MNDO-d、AM1、PM3 等程序）。这些方法更快速，因为它们采用进一步近似值并且利用了储存的现有参数。

22.1.3 方法的选择

计算方法的选择取决于需要进行什么样的运算以及分子的大小。当考虑分子的大小时，从头计算仅限于包含数十个原子的分子，半经验计算可用于含有数百个原子的分子，而分子力学可计算含有成千上万个原子的分子。

分子力学在下列运算或计算中适用：①能量最小化；②确定稳定构象；③特定构象的能量计算；④生成不同构象；⑤研究分子运动。

量子力学适合于下列运算：①分子轨道能量和系数；②特定构象的生成热；③由分子轨道系数计算得出的部分原子电荷；④静电电位；⑤偶极矩；⑥过渡态几何构象和能量；⑦键解离能。

22.2 化学结构绘制

化学绘图程序包不需要 22.1 节中讨论的运算，但是它们常被整合到分子模拟软件中。多种软件包例如 ChemDraw、ChemWindow 和 Symyx Draw 等，它们被用于快速绘制专业水平图形。例如，本书内出现的大部分图形都是采用 ChemDraw 绘制的。

有些绘图包被连接到其他类型的能够快速运算各种分子性质的软件上。例如，肾上腺素（adrenaline）的正确 IUPAC 化学名称、分子式、分子量、精确质量、理论元素分析可由 ChemDraw Ultra 获得，还可以计算得到化合物的 ^1H 和 ^{13}C NMR 化学位移、熔点、凝固点、$\log P$、摩尔折射率以及生成热的预测值（图 22.1）。

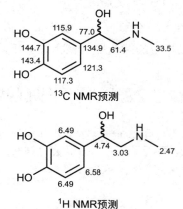

计算性质
$C_9H_{13}NO_3$
精确质量: 183.09
分子量: 183.20
C, 59.00; H, 7.15; N, 7.65; O, 26.20

预测性质
$\log P = -0.61 \sim 0.63$
摩尔折射率 48.66～49.08 cm^3/mol
沸点 618.55 K; 凝固点 539.03 K
生成热 −451.22 kJ/mol

1-(3,4-二羟基苯基)-2-甲氨基乙醇

^{13}C NMR预测

^1H NMR预测

图 22.1 肾上腺素的结构及其计算/预测性质

22.3 3D结构

分子模拟软件可使化学工作者在计算机上构建一个三维（3D）分子结构，有许多可用的软件包，例如 ChemBio 3D、Hyperchem、Discovery Studio Pro 以及 Spartan。3D 模型可以通过逐个原子构建结构或逐根键构建结构，也可自动将 2D 图形转变为 3D 结构，大部分分子模拟软件包都有这个功能。例如，图 22.2 中的肾上腺素的 2D 结构采用 ChemDraw 绘制，随后复制并粘贴到 ChemBio 3D，最终得到了自动构建

的所示的 3D 结构。大量小分子的 3D 结构可以从剑桥结构数据库（Cambridge Structural Database，CSD）获取和下载。这些数据库包括了超过 200000 个已经被结晶且结构已经被 X 射线晶体衍射确证的分子。

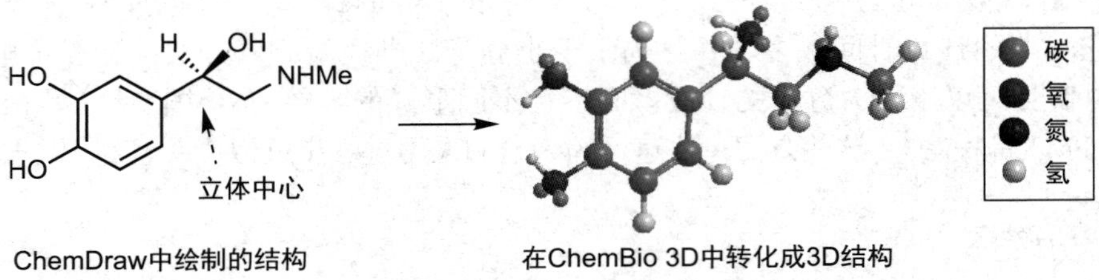

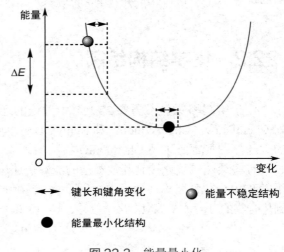

图 22.2 2D 图形转换成 3D 模型

22.4 能量最小化

当使用软件程序创建一个 3D 结构时，需要进行能量最小化的计算过程。这是由于构建过程可能产生了不适宜的键长、键角或扭转角，也可能会出现不适宜的非键相互作用（即来自分子不同部分的原子占据了相同的空间区域）。能量最小化过程通常由分子力学程序进行，该程序计算起始分子的能量，然后变化键长、键角、扭转角以创建新的结构。计算新结构的能量来判断它是否在能量上更稳定。假如起始结构本身不稳定，键角或键长的微小变化将对分子的总体能量产生很大影响，导致很大的能量差异（ΔE；图 22.3）。程序将识别能量差异并进行更多的改变，识别出哪些改变会产生稳定结构，哪些会形成不稳定的结构。最终，造成非常微小的能量变化的结构会被找到，即为能量最小化。该程序将把它作最稳定的结构并且将在这一步停止（专栏 22.1）。

图 22.3 能量最小化

专栏 22.1 阿扑吗啡的能量最小化

当阿扑吗啡（apomorphine）的 2D 结构采用 ChemBio 3D 转化为 3D 结构时（图 1），发现儿茶酚环有不同长度的 C—C 键且环是非平面的。能量最小化过程可以纠正变形的芳环，得到需要的平面和正确键长。

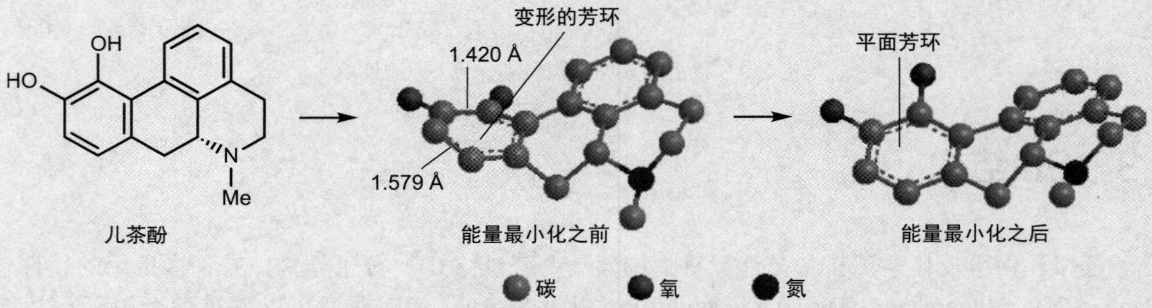

图 1 阿扑吗啡的能量最小化

22.5　3D分子显示图

一旦结构被能量最小化，它可以通过不同的轴旋转从不同角度研究其形状，也可以用不同的形式显示出结构（即棍棒形、线框形、球棍形、空间填充形；图22.4）。

球棍形　　　　　线框形　　　　　棍棒形　　　　　空间填充形

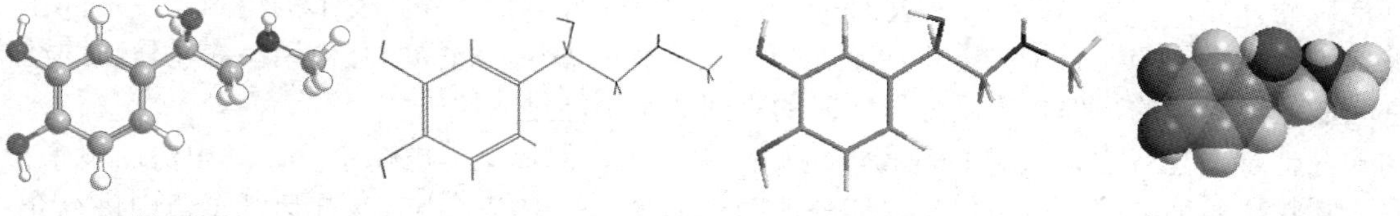

图22.4　不同的分子可视化方法

有另一种被称为缎带式的显示形式，它适合用来描绘如 α- 螺旋等蛋白质二级结构。它通常将看起来高度复杂的蛋白质结构简化，使其二级和三级结构更简单地可视化。图22.5 显示了由 10 个丙氨酸单元组成的一个 α- 螺旋十肽的球棍模型，下面是以缎带式显示的同一个结构。

碳
氧
氮
氢

图22.5　螺旋十肽的缎带式结构展示（Chem 3D）

22.6　分子维度

在 3D 模型构建以后，即可直接测量其键长、键角、扭转角（或二面角）等参数。这些数据可以从表格中读取，或者可以在结构本身上标示出相关原子和键。肾上腺素（adrenaline）的各种键长、键角、扭转角显示在图22.6 中。分析一个分子中任何两个原子间的距离都是一个简单的过程。

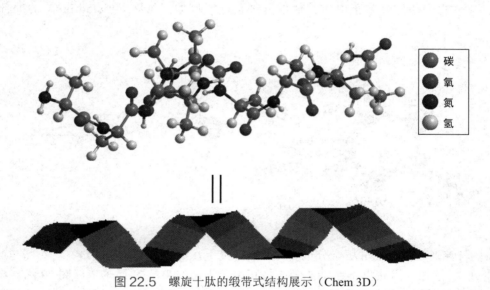

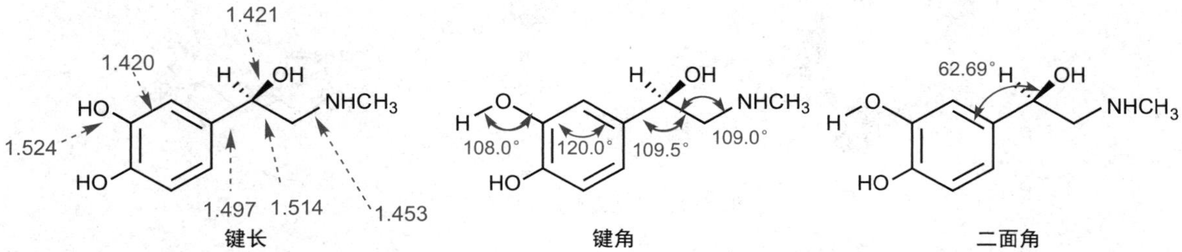

键长　　　　　键角　　　　　二面角

图22.6　肾上腺素的分子维度（Chem 3D）

22.7 分子性质

分子一旦被构建且能量最小化后，即可计算 3D 结构的不同性质。例如，空间能作为能量最小化过程的一部分被自动计算，并考虑到分子内多种应变，例如键拉伸、键压缩、变形的键角、变形的扭转角、因空间上彼此过于接近的原子带来的非键相互作用以及不利的偶极 - 偶极相互作用。在比较相同结构的不同构象时空间能是很有用的，但是不同分子之间的空间能是不能进行比较的。

结构的其他性质也可以通过计算获得，例如，生成热、偶极矩、电荷密度、静电势、电子自旋密度、超精细偶合常数、局部电荷、可极化性、红外振动频率等。其中部分内容将在后续章节中进行介绍。

22.7.1 局部电荷

认识到分子中的价电子不是固定在任一个特定原子上，而是作为整体可以在分子周围运动，这一点是非常重要的。相比于带正电的原子，电子倾向于靠近带负电原子附近的时间更多，这种分布是不均匀的，导致分子的一些部分带正电而其他部分带负电。例如，组胺（histamine）的局部电荷显示在图 22.7 中。

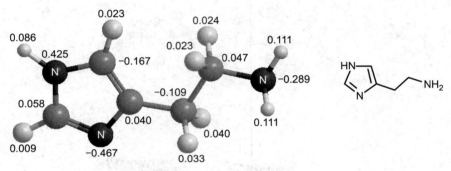

图 22.7 组胺的局部电荷

局部电荷的计算对于离子的分析十分重要。传统意义上，一般认为电荷固定在一个特定的原子上（除非可能发生离域）。例如，组胺离子通常被画成将正电荷表示在末端 N 原子上（图 22.8）。事实上，局部电荷的计算表明，部分正电荷位于连接到末端 N 的 H 上。这对理解药物和其结合位点的离子相互作用非常重要。这意味着结合位点和药物的带电区域比人们想象中更分散，但这反过来告诉我们在设计新型药物时有更广阔的空间。例如，电荷分布的传统观点认为，某一个确定的分子的电荷中心可能远离其结合位点相应的"中心"。假如这些带电区域更加分散，那么这个结论不一定准确。

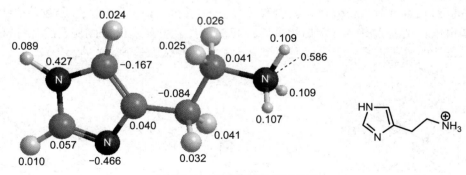

图 22.8 组胺离子的电荷分布

然而，应指出的是，这些计算是在分子与环境隔离的情况下进行的。组胺在体内处于水环境中，并且会被水分子包围，这将使电荷溶剂化并且最终对电性分布造成影响。此外，水有较高介电常数，这意味着静电作用比在疏水环境中被更有效地阻断。

局部电性也可以用点状云表示。每片云的大小表示电性的数目，云也可以被着色以显示其电性种类。

22.7.2 分子静电势

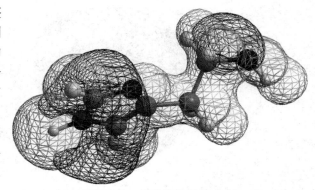

图 22.9　组胺的分子静电势

另一种考虑电荷分布的方法是将分子视作一个整体而不是独立的原子和键，这使得研究人员能够识别分子的富电子区域或缺电子区域。这在 23.10 节讨论的 CoMFA 的 3D QSAR 技术中非常重要。它也可被用在分析不同结构的化合物将如何调整与结合位点上相应的富电子和缺电子区域相互作用。

分子静电势（MEPs）可以通过分子轨道理论并用量子力学计算得出。图 22.9 所示组胺的 MEPs 采用半经验方法 AM1 计算得出。另一种计算 MEPs 的方法在 22.7.5 节中讨论。

关于分子静电势如何用于药物设计可参见在色满卡林（cromakalim）类似物（图 22.10 结构 Ⅱ）的设计，其中含氰基的芳香环被吡啶环替代。这是寻找能够有类似降压效果但药动学性质不同的色满卡林类似物研究的一部分。为了保持活性，任何取代杂环在性质上都要和原来的芳香环保持相似。因此，通过计算多种双环体系的 MEPs 并与原有双环系统（图 22.11 结构 Ⅲ）进行比较。为了简化分析过程，在 2D 水平对双环系统平面进行研究，并绘制来表示有负电位区域的示意图（图 22.12）。等高线代表 MEPs 的不同水平，可以用来表明每个分子周围可能的氢键结合区域。这个分析结果表明双环体系 Ⅳ 具有和 Ⅲ 相似的静电性质，这使研究者选择结构 Ⅱ 作为一个结构类似物。

图 22.10　色满卡林的环的变化

图 22.11　色满卡林研究中的双环模型

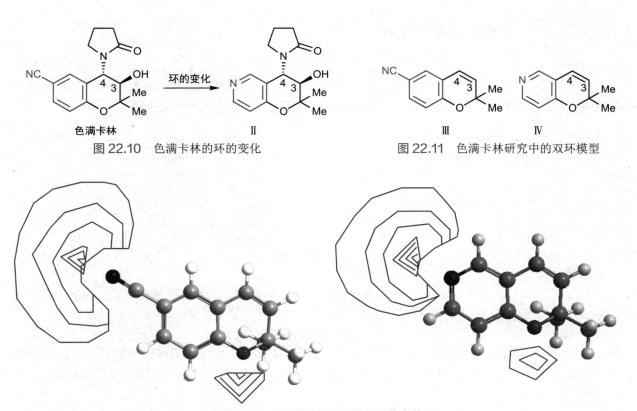

图 22.12　双环模型 Ⅲ 和 Ⅳ 的分子静电势

22.7.3 分子轨道

用量子力学可以计算得到化合物的分子轨道。例如，乙烯（ethene）有 12 个分子轨道。最高占据分子轨道（highest occupied molecular orbital，HOMO）和最低未占分子轨道（lowest unoccupied molecular orbital，LUMO）显示在图 22.13 中（又见专栏 22.2）。

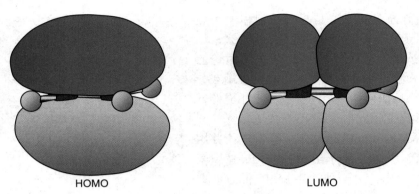

HOMO　　　　　　　　　　LUMO

图 22.13　乙烯的 HOMO 和 LUMO 分子轨道

22.7.4 光谱转换

分子的红外或紫外跃迁可以被计算。即使可以生成一个红外光谱，它很可能不能与实际的红外光谱准确匹配。然而，特定吸收的位置和特征可以被识别并且用于药物设计。例如，研究发现青霉素的活性与红外光谱中 β-内酰胺羰基伸缩振动的位置有关。通过计算一系列 β-内酰胺结构的理论波数，我们可以在合成它们之前确定哪些可能具有活性。

专栏 22.2　HOMO 和 LUMO 轨道的研究

对分子的 HOMO 和 LUMO 轨道的研究非常有用，因为前线分子轨道理论说明这些轨道在分子的反应性方面是最重要的。HOMO 和 LUMO 轨道也可以帮助解释药物 - 受体相互作用。例如，酮色林（ketanserin）（图 1）是 5- 羟色胺受体的拮抗剂，但是它有比预期结果更好的亲和力。

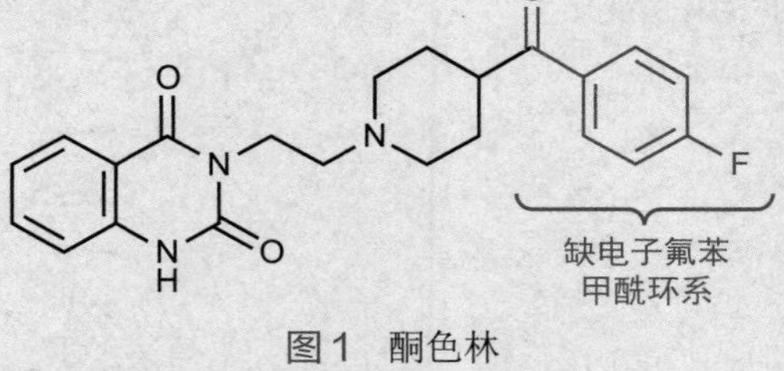

缺电子氟苯
甲酰环系

图 1　酮色林

为了解释这种更好的亲和力，有人提出在酮色林的缺电子氟苯甲酰环系统和已知的存在于结合口袋附近的富电子色氨酸残基之间发生电荷转移相互作用。为了证实这种观点，可以计算色氨酸的吲哚体系和酮色林的氟苯甲酰基之间的模型复合体的 HOMO 和 LUMO 能量（图 2）。结果显示，吲哚 / 氟苯甲酰基复合体的 HOMO 在吲哚结构上，而 LUMO 在氟苯甲酰基部分，这表明电荷转移是可能的。对其他拮抗剂，吲哚环系参与的 HOMO 和 LUMO 两轨道之间没有同样的清晰的分离。

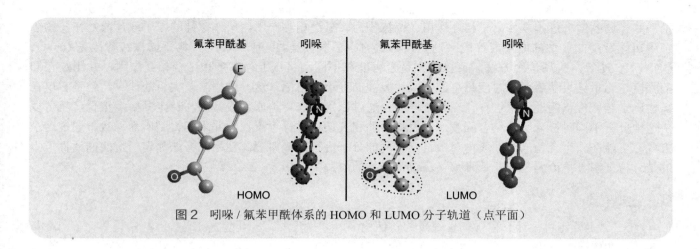

图2 吲哚/氟苯甲酰体系的 HOMO 和 LUMO 分子轨道（点平面）

22.7.5 用网格法测定分子的性质

网格（grid）被大量应用于分子性质的测定，并且在各种对接（22.12 节）和 3D QSAR（23.10 节）中用到的软件程序中非常重要。

分子的不同性质可以作为场（field）被测量。场被定义为一个性质对分子周围空间的影响。以磁铁作为类比，在磁铁周围产生了一个磁场，越靠近磁铁，磁场越强。同样的，有可能通过其对周围空间的影响来计算一个分子性质，最常被计算的分子场是空间场和静电场。它们可以通过将一个分子放置到一个预先构建好的 3D 晶格或网格（图 22.14）中来测量。这个晶格的交叉点被称为格或网格点并且它们描述了分子周围的 3D 空间。

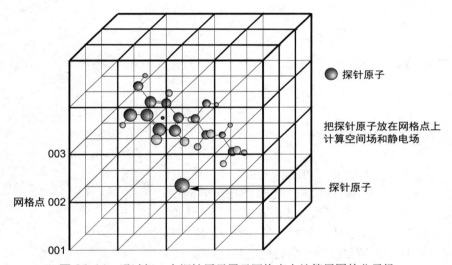

图 22.14 通过把一个探针原子置于网格点上计算周围的分子场

一旦一个分子被放置于晶格中，即可测量它周围的空间场和静电场。这是通过在每个网格点上放置一个探针原子，如一个质子或一个 sp^3 杂化的碳正离子，并用软件计算探针和分子之间的空间和静电相互作用来实现的。关于空间场，随着探针靠近分子，相互作用将增强。对于静电场，在正电性探针和分子的富电子区域之间将会产生吸引力，且在探针和分子的缺电子区域之间会有排斥力。

将每个网格点上的空间场和静电场制成表格，选择一个特定的空间能的值来表示分子的形状，有该值的网格点随后被等高线连接以表示空间场，然后通过相似的过程来测定带正电的探针和待测分子的静电相互作用。分子上的富电子和缺电子部分随后通过合适的等高线来表示。也可以采用晶格法将水分子作为探针来测定疏水场。

晶格也可以被构建在酶或受体的结合位点中，并且在很多对接软件程序中非常重要（22.12 节）。不同原子或分子片段被用作配体以测定和构成结合位点分子表面的氨基酸的相互作用。有利的相互作用包括一些经典的结合过程，如离子相互作用、范德华力、氢键相互作用。用作探针的原子或片段是在药物分子中可能发现的典型的原子或片段。例如，典型的原子探针是 C、H、N、O，典型的探针片段是 C=O、CO_2、N—H 等。采用这个方法，可以测定是否可能在不同网格点上存在多种结合相互作用，并测定它们的强度，测量结果随后可以对应每个原子或片段被储存于表格中。这一过程涉及大量的计算，但是它仅在需要确定结合位点的性质时进行。一旦这样做，通过识别哪些特定原子或基团与特定网格点重合，就可以快速地分析不同对接分子的结合强度。对表格中的相关条目进行"查找"并求和得到所需总数。通过这个方式，可能在一个合适的时间段内对数百个不同的分子进行对接研究。使用晶格法测定一个酶的活性位点的结合特征用于抗流感药物扎那米韦（zanamivir）的研发中（19.8.3.2 节）。

🌱 关键知识点

- 许多化学绘图包括计算多种物理性质的软件程序。
- 分子模拟软件利用基于分子力学或量子力学的程序。
- 分子力学程序利用基于经典物理学的方程来计算力场。原子被视为球，键被视为弹簧，电子被忽略。这个方法适用于能量最小化和构象分析。
- 量子力学方法有从头计算法或半经验法。前者更为严格，但仅限于小分子。这些方法适用于测量分子轨道能量和分子系数等分子性质。
- 能量最小化需要在每个分子被构建后用分子模拟软件进行。这个过程包括键长、键角、扭转角、非键相互作用的改变，直至得到一个稳定的构象。
- 分子模拟软件可精确测量分子的维度以及局部电性、分子静电势、分子轨道的计算。
- 晶格和探针原子被用于测量分子周围的空间场、静电场以及疏水场。
- 晶格可以被放置在结合位点以识别结合位点内不同位置可能相互作用的性质和强度。它们可以被制成表格并用于配体结合能的分析。

22.8 构象分析

22.8.1 局部和全局能量最小值

在 22.4 节中，我们知道了如何在三维结构上实现能量最小化以产生稳定的构象。然而，获得的结构不一定是最稳定的构象。这是因为找到的第一个稳定构象的能量最小点最接近起始结构。如图 22.15 所示，最稳定的构象通过一个能量鞍点与较稳定的构象分开，如果起始结构在图中所在位置，当到达局部能量最小值（local energy minimum）时能量最小化将停止。此时，结构的变化导致低能量的变化，因此最小化将停止。为了越过鞍点找到更稳定的构象，结构的变化会增加结构的应变能，而这些变化会被程序拒绝。最小化程序无法知道在能量鞍点之外有一个更稳定的构象——全局能量最小值（global energy minimum）。因此，为了确定最稳定的构象，必须产生不同的分子构象去比较它们的能量。现在可以看一看能做到这一点的一些方法。

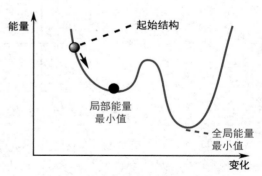

图 22.15　局部和全局能量最小值

22.8.2 分子动力学

分子动力学是一种用来模拟分子内原子运动的分子力学程序。该软件程序的工作原理是将结构中的原子视为移动的球体。经过一飞秒（$1×10^{-15}$ s）的运动后，每个原子在结构中的位置和速度被确定，然后通过键长、键角、扭转和与周围原子的非键相互作用来计算作用在每个原子上的力，从而计算每个原子的势能，然后用牛顿运动定律来确定每个原子的加速度和运动方向（动能）。这使得该程序可以在一飞秒后预测到每个原子的速度和位置，这个过程每飞秒重复一次。飞秒的持续时间很重要，因为它比键拉伸振动的频率小一个数量级，因此原子在每次计算之间只能移动键长的一小部分。如果不是这样，原子可以允许移动更大的距离，就会出现两个原子占据相同的空间面积的情况。计算出的力和势能将是巨大的，这使得原子以过快的速度和加速度运动，并导致系统失效。

分子动力学可以通过将分子"加热"到一个确定的温度来产生各种不同的构象。当然，这并不意味着你的电脑内部即将融化！而是该程序允许结构进行键拉伸和旋转，就像它被"加热"一样。结果是不同构象之间的能量障碍被克服，允许能量鞍的跨越。在这个过程中，分子在高温（900K）下被"加热"一段时间（如5ps），然后"冷却"到300K一段时间（10ps），得出最终结构。

这个过程可以根据需要自动重复多次，得到尽可能多的结构。这些结构中的每一个都可以被恢复，能量最小化，并测量其空间位阻能。通过执行这个过程，通常可以确定比初始构象更稳定的不同构象。

例如，将图22.16所示的丁烷（butane）二维图导入ChemBio 3D中并进行能量最小化。由于分子的表示方式，能量最小化在它发现的第一个局部能量最小值处停止——空间位阻能为3.053kcal/mol（1kcal/mol=4.184kJ/mol）的邻交叉式构象。通过分子动力学程序生成其他构象，成功地生成了完全交错的反式构象，最小化后，其空间位阻能为2.180kcal/mol（即稳定了0.9kcal/mol）。

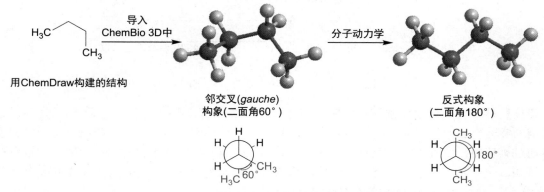

图22.16　利用分子动力学寻找最稳定的构象

事实上，通过22.8.3节中所述的键的逐步旋转，可以更有效地解决这一特殊问题。分子动力学更适用于生成键不利于旋转的分子的不同构象（如环状结构，见专栏22.3），或者采用这种方法需要太长的时间来分析（大而灵活的分子）。

最后，需要注意的是现实世界中的生物分子是被水包围的，这可以影响不同构象的相对稳定性。因此，在进行分子动力学实验之前，最好将水分子纳入模型系统。

专栏22.3　通过分子动力学寻找环状结构的构象

环己烷的扭船式构象不是环己烷最稳定的构象，但在进行能量最小化时仍然有扭船式构象。分子动力学"加热"分子产生各种不同的构象，包括更稳定的椅式构象（图1）。

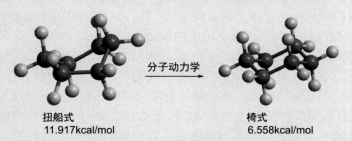

扭船式
11.917kcal/mol

椅式
6.558kcal/mol

图1　在Chem 3D中分子动力学生成环己烷椅式构象（1kcal/mol=4.184kJ/mol）

22.8.3 键的逐步旋转

虽然分子动力学可以用来产生不同的构象，但不能保证它能识别出一个结构所有的构象或找到全局能量最小值构象。一个更系统的过程是通过以一定的角度自动旋转每个单键来产生不同的构象。例如通过逐步自动旋转中央键30°生成12种不同构象的丁烷。计算并绘制各构象的空间位阻能图（图22.17），发现最稳定的构象为完全交叉式构象，最不稳定的构象为重叠式构象。在这一操作中，并没有对每个结构都进行能量最小化，因为其目的是识别稳定和不稳定的构象。

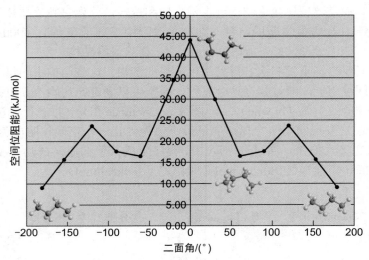

图 22.17　不同丁烷构象的相对稳定性

一些建模软件包可以自动识别结构中所有的可旋转单键，在分析中不包括连接氢或简单取代基的键，因为这些键的旋转不会产生明显不同的构象。一旦确定了可旋转键，程序就会生成所有可能的构象，这些构象都是通过旋转由操作者确定的键所产生的。生成构象的数量将取决于存在的可旋转键的数量和设置的旋转量。例如，一个具有3个可旋转键的结构，构象分析显示每个键增加10°可产生46656个构象；若有4个可旋转的键，每个键有30°的增量会产生20736个构象。

一般来说，标准台式计算机每秒可以处理大约1000个构象，然而，重要的是要尽可能有效，在决定每个键一次旋转多少时应予以注意，以确保生成具有代表性且易于管理的构象数目。

根据所需的信息，可以使这个过程更有效。例如，如果只对确定稳定的构象感兴趣，程序可以自动滤除重叠构象或接近重叠构象。也有可能过滤掉"无意义"的构象（即某些原子在空间中占据相同位置的构象）。这种构象的产生是因为键的旋转是由程序进行的，而不需要分析分子的其他位置发生了什么。

一旦产生了一系列构象，就可以将它们制成表格，并按其稳定性的顺序进行排序。然后最稳定的构象进行能量最小化，并比较它们的结构。

22.8.4　Monte carlo 方法和 Metropolis 方法

在分子动力学中，寻找最稳定构象涉及随机构象的产生，这些随机构象都被单独分析，这意味着高能构象和低能构象所占用的处理时间是相同的。用于构象分析的 Monte carlo 方法引入了一种偏向于稳定构象的方法，使更多的处理时间花在这些构象上——这一过程称为重要抽样（important sampling）。随机键旋转会产生不同的构象，这与原子在空间中移动的分子动力学是完全不同的。在生成每个构象的过程中，将其能量降至最小以得到一个稳定的构象，并计算其空间位阻能，与之前的结构进行比较。如果新构象的空间位阻能较低（较稳定），则可接受其作为下一个构象的起始结构。如果空间位阻能更高，它可以被接受或拒绝，这取决于一个概率公式，该公式同时考虑了新构象的能量和系统的"温度"。例如，假设构象 G（图22.18）为起始构象。生成的新构象在结构上与 G 相似，可以是构象 F 或 H。构象 H 更稳定，会立即被接受并用于生成下一个构象。构象 F 不太稳定，因此可以用概率方程来确定它是否被接受。如果不能接受，则从构象 G 生成另一个构象。

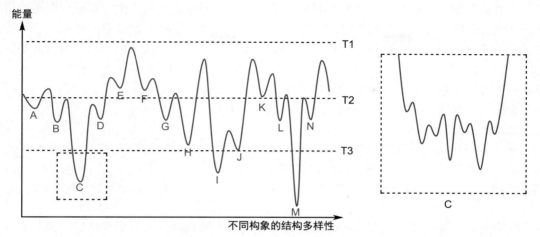

图 22.18　构象空间与构象结构多样性的二维表示

温度由用户设置，如果设置得足够高（例如 T1），几乎所有生成的稳定构象都将被接受并用作下一个结构的起点。只要用户愿意，这个过程就会重复生成一组不同的构象。使用高温的优点是它可使算法生成结构上不同的构象集，如图 22.18 中的构象 B、D、F、G、H、J、K、L 和 N。空间位阻能是可以测量的，可识别目前最稳定的构象。然而，由于搜索的随机性，不能保证会找到全局最小值（在本例中为构象 M）。这在分子有多个可旋转键和大量可能的稳定构象的情况下尤其明显。

如果是这样，有人可能会问，为什么算法不能在较低的温度下运行，这样算法只能接受比前一个更稳定的结构。然而，这将意味着系统将只关注构象空间的一个特定的局部区域。（构象空间是用来描述一个结构可能存在的各种构象的术语）例如，从构象 G 开始，构象 F 和 H 有可能产生，因为它们是相似的结构，但只有 H 可以被接受。修改 H 可以生成构象 I，但是这个过程会停止。虽然 C 和 M 的结构更稳定，但由于搜索的特性将不得不接受更高的能量构象（如 K），因此才能生成它们。换句话说，该算法将找到性质上最接近初始结构的最稳定构象。

Metropolis 方法，也称为模拟退火（simulated annealing）是一种可以用来增加找到全局最小值机会的方法。它涉及 Monte Carlo 算法在不同温度下运行的多个循环。在第一个循环中，设置一个高温（T1），并生成一组结构上不同的构象。然后使用最稳定的构象作为下一次运行的起始结构，其中温度设置为较低的值。这个过程重复了几次，概率方程对哪些结构可以被接受变得更加"挑剔"。缓慢地"集中"搜索构象空间于一个特定区域，使得这个区域可以被更严格地搜索。这样，就有更多的机会找到全局最小值，但仍然不能保证成功。

例如，T1 下的初始运行可能会生成构象 B、D、F、G、H、J、K、L 和 N。将构象 J 作为下一段运行的起始构象，并在较低的温度（T2）下运行。在这个温度下，像 E、F 和 K 这样的构象不太可能被接受。然后第二次运行可能生成构象 A、C、D、G、H 和 I，但是没有生成构象 L、M 和 N，因为它们在结构上是不同的，只有首先生成 K 才会生成它们。这显示了搜索如何开始缩小到构象空间的特定区域。在较低温度（T3）下，结构 C 将是下一次运行的起点，这将集中搜索非常相似的构象以及比较其空间构象的能量，以识别最稳定的构象在哪个构象空间。

理想情况下，温度下降得越慢，运行的次数越多，确定全局最小值的可能性越大。例如，仅使用上面描述的三次运行就将搜索缩小到不包含全局最小值 M 的区域。通过以较小的增量降低温度，搜索更有可能聚焦于包含全局最小值的构象空间区域。

22.8.5　遗传算法和进化算法

利用遗传算法和进化算法可以搜索稳定构象。顾名思义，这些算法的编程原理与生物进化相同。例如，考虑细菌细胞的生长需要分裂，分裂必须复制 DNA，但是，复制过程并不完美，编码蛋白质的基因会发生随机突变。这些突变可能对相关的单个细胞有利，也可能对其不利。例如，如果一个突变为细胞提供了对抗抗生素的免疫力，那么它可能是有利的。结果，这个细胞会存活下来，变异也会传给后代。另一方面，突变可能会破坏重要蛋白质的功能，导致细胞死亡，因此，这种突变没有被保留下来。当进入人类的层面时，新一代的每一个成员都接受来自双亲的染色体，这就提供了从父母一方或另一方接收到特定特征的多样性。

在构象分析方面，遗传算法和进化算法的目的是创造不同的构象，并选择一个最稳定的构象进行进化过程。现在我们将更仔细地研究这是如何实现的。

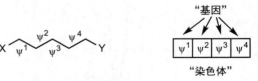

图22.19　以染色体中基因形式表示扭转角

首先，分子的构象必须以允许发生突变和选择的进化过程的方式来表示。很简单，分子中可旋转键的扭转角是以数字序列的形式存储的。这个序列对应于一个"染色体"，其中每个"基因"代表一个扭转角（图 22.19）。

代表不同构象的"染色体"的初始种群是通过随机选择不同扭转角的值而产生的，然后用分子力学计算每个构象的稳定性。遗传算法的下一个阶段是创造一个新的"染色体种群"或构象种群。首先，从初始种群中选择"亲本"的集合，这是一个准随机过程，但在选择过程中存在统计偏差，使得最稳定的构象被选择为"亲本构象"。这意味着一个特别稳定的构象可以包含在几个"关系"中。

现在产生了新的构象种群。来自"亲本"双方的染色体经过"交叉"或重组的过程，以产生新的染色体，其中每条染色体都有来自"亲本"的扭转角。在下面的例子中（图 22.20），交叉涉及每条染色体的前两个扭转角。这个生成两个"子代"构象，其中一个对应一个更稳定的构象，所有的扭转角度为 180°。

除了交叉外，个体染色体上还会发生随机的"单点"突变，这相当于染色体内单个扭转角的随机变化。交叉过程和突变都产生了新的多样的构象群体，这些构象现在可以作为下一代的亲本，只要可行，这个过程可以重复。

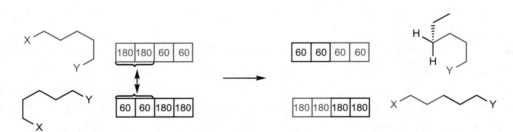

图22.20　产生新的构象的交叉或重组过程

可能的风险是，特别稳定的构象可能在这一过程的早期形成，并由于进一步的交叉和突变而丢失。为了防止这种情况的发生，大多数程序都将代表最稳定构象的"染色体"保持不变——这就是所谓的精英策略（elitist strategy）。

在上面的例子中，"染色体"的扭转角用扭转角的实际值来表示。许多程序将这些值存储为二进制数字序列，然而，原理是一样的。

进化程序与遗传算法略有不同，因为交叉并不会发生，只有"突变"才能产生下一代染色体，然后，第一代和第二代"染色体"进行一场"竞赛"，比较哪些是最稳定的构象。这是通过将每条"染色体"与随机选择相反的"染色体"进行比较来完成的，代表稳定构象的"染色体"将在"竞赛"中赢得更多的"胜利"并被保留。分数低的将被拒绝。

遗传和进化程序是为了在短时间内找到稳定的构象而设计的，但由于其随机性，不能保证能找到全局构象。然而，通过多次运行，可以找到一个分子的各种不同的稳定构象，该方法最适合于具有 8 个以上可旋转键的高柔性分子，并且这些分子很难用系统搜索来研究。

22.9 结构比较和叠加

利用分子模型，可比较两个或两个以上分子的三维结构。例如，假设要比较生物碱可卡因（cocaine）和合成药物普鲁卡因（procaine）的结构。这两种化合物都具有局部麻醉特性，构效关系表明，局部麻醉的重要药效团是胺、酯和芳香环。这些官能团存在于可卡因和普鲁卡因中，但药效团也要求官能团在空间中相对位置相同。观察普鲁卡因和可卡因的二维结构，很容易将相应的键匹配起来，如图 22.21 所示，这将使氮原子在 2D 叠加中间隔一个键长。

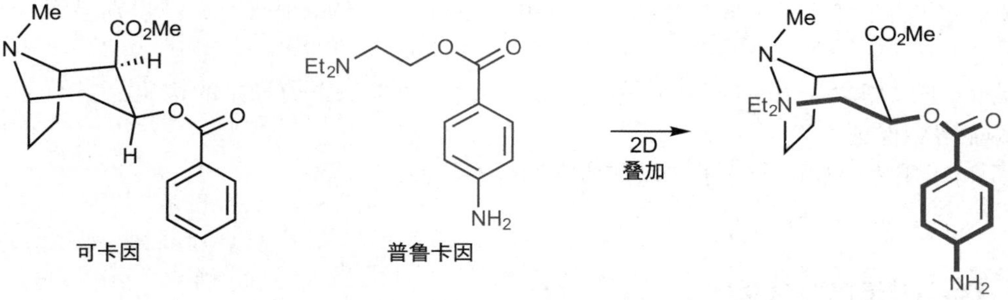

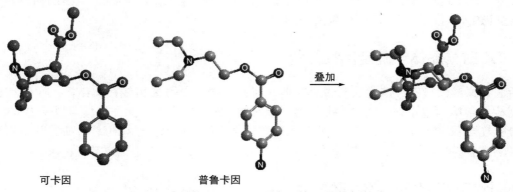

图 22.21　可卡因和普鲁卡因的 2D 叠加

通过分子模拟，结构中重要原子可以被匹配，在本例中是氮和芳香酯。利用软件努力寻找最佳的匹配，结果如图 22.22 所示。在这里，普鲁卡因分子被放置在可卡因双环系统的中心，这样两个结构中的芳香酯和氮原子就匹配起来了。

可卡因　　　　　　　普鲁卡因　　　　叠加

图 22.22　使用 Chem3D 叠加可卡因和普鲁卡因

软件程序如何知道什么时候达到最佳匹配？这是通过计算所有匹配原子对之间的均方根距离（root mean square distance，RMSD）来完成的，并找到这个值是最小的分子的相对方向。例如，在可卡因和普鲁卡因的叠加中，配对的原子对可以定义为每个分子中相应的氮原子和两个芳香酯的氧原子。测量每个分子中氮原子之间的距离，以及每个相应氧原子之间的距离。然后计算所有原子对的RMSD。将其中一个结构相对于另一个结构分阶段移动，并重复计算，直到得到与最佳拟合相对应的最小 RMSD 值。

值得注意的是，上述拟合过程是在刚性结构的基础上进行的，即分子被锁定在一个构象中，不允许键旋转。因此，在进行拟合过程之前，每个分子都处于活性构象中是很重要的。如果活性构象未知，进行叠加的其中一个或两个分子可以改变构象，以获得最佳的匹配，但这将花费更多的计算时间。

一些建模软件程序可以自动叠加两个分子，而不需要操作者定义应该匹配哪些原子。该程序搜索每个分子中通常参与结合作用的中心（即芳香环、氢键供体、氢键受体、正电荷中心、酸性中心和碱性中心）。就芳香环而言，环的中心即质心（centroid）代表整个环。对于氢键受体（X）或氢键供体（X—H），则定义杂原子（X）为中心。当然，氢键供体的中心应该是氢原子，但是由于存在键旋转这一大的不确定性，杂原子因此被定义为一个氢原子所位于的"可用体积"的中心。某些官能团可以定义为不止一种类型的中心。例如，羟基既被认为是氢键供体，也被认为是以氧为中心的氢键受体。伯胺被认为是氢键供体、氢键受体、碱性中心和正电荷中心，因为它可以被质子化或非质子化。一旦每个分子的中心被识别出来，该程序就会努力叠加它们，以便匹配等效的中心。

🌱 关键知识点

- 能量最小化产生的是最接近所述结构的稳定构象，而不一定是全局能量最小构象。
- 分子动力学可以在分子上进行，以产生不同的构象，在能量最小化的情况下，得到一系列稳定的构象。或者也可以逐步旋转键以产生不同的构象。
- Monte Carlo方法允许随机生成稳定构象。Metropolis方法（模拟退火）允许识别最稳定的构象，并可能识别全局最小值。
- 遗传算法和进化算法用于生成不同的构象，并被设计用来识别最稳定的构象。它们可以确定全局最小值，但这不能得到保证。
- 分子模型可以用来叠加两个分子，以评估它们的相似性。

22.10　确定活性构象

在药物设计中经常遇到的一个问题是，当一个分子与其靶标结合位点结合（活性构象）时它的形状或构象是怎样的？对于具有大量构象的简单柔性分子更是如此。有人可能认为最稳定的构象是活性构象，因为分子最有可能处于这种构象中。然而，不太稳定的构象也有可能是活性构象。这是因为与靶标的结合作用导致了能量稳定，可以补偿采用该构象所需的能量。

22.10.1　X 射线晶体学确定活性构象

识别活性构象最简单的方法是研究带有配体（药物）靶蛋白的 X 射线晶体结构。配体本身的晶体结构可以从剑桥大学结构数据库（CSD）中获得，蛋白质 - 配体复合物的晶体结构可以从 Brookhaven 国家实验室蛋白质数据库（PDB）中下载。蛋白质 - 配体复合物可以使用分子模拟软件研究并识别配体的活性构象。然而，并不是所有的蛋白质都容易结晶，因此必须使用其他方法来确定活性构象。

22.10.2　比较刚性和非刚性配体

如果与靶标结合位点相互作用的化合物是只有一种可能构象的刚性分子，那么识别活性构象就容易得多。因此，可以确定刚性分子的药效团（重要的结合中心）的几何形状。然后，分析更灵活的分子以找到一种构象，可以将重要的结合基团置于相同的相对几何形状中（见专栏 22.4）。

专栏 22.4　确定一种活性构象

神经肌肉阻断剂筒箭毒碱（tubocurarine）是一种十分刚性的结构，其中两个季氮原子代表其药效团。分子模型发现这些原子之间的距离为 11.527Å（图 1）。十烃季铵（decamethonium）也是一种神经肌肉阻断剂，但它是一种柔性很强的分子，这意味着可能存在大量的构象。最稳定的构象是展开构象，其中季氮的间距为 14.004Å。利用分子动力学，可以如 22.8.2 节所述生成十烃季铵的各种不同构象。其中一个构象是季氮间距 11.375Å——这可能是活性构象（图 2）。

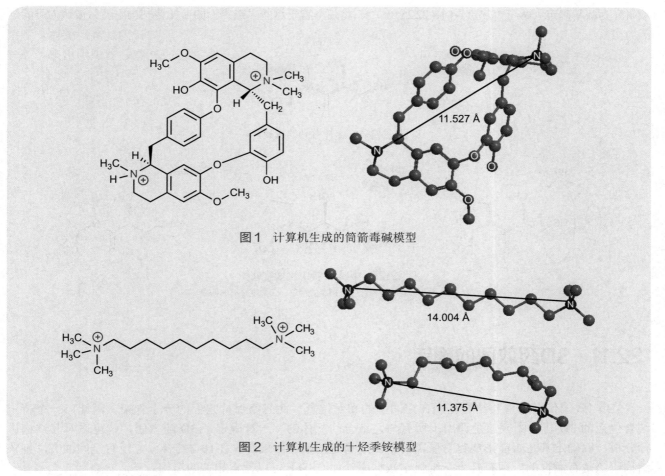

图1　计算机生成的筒箭毒碱模型

图2　计算机生成的十烃季铵模型

　　另一种寻找活性构象的方法是生成一系列活性化合物的所有合理构象，然后确定可以放置各种重要结合基团的公共体积或空间，以便与结合位点相互作用。为了确定降压药卡托普利（captopril）的活性构象，进行了类似的研究（图 22.23）。由于卡托普利是柔性的，活性构象中重要的结合基团（羧基、酰胺基和巯基）之间精确的三维关系尚不清楚。当时也没有 X 射线晶体学数据来揭示卡托普利是如何与目标结合位点结合的。为了解决这个问题，合成了刚性类似物（Ⅰ～Ⅲ），酰胺和羧基在空间中相对固定。由于键的旋转，巯基仍然可以进入相当大的空间。再测量这些化合物的生物活性，以确定哪些类似物仍然有效。然后进行构象分析如下。

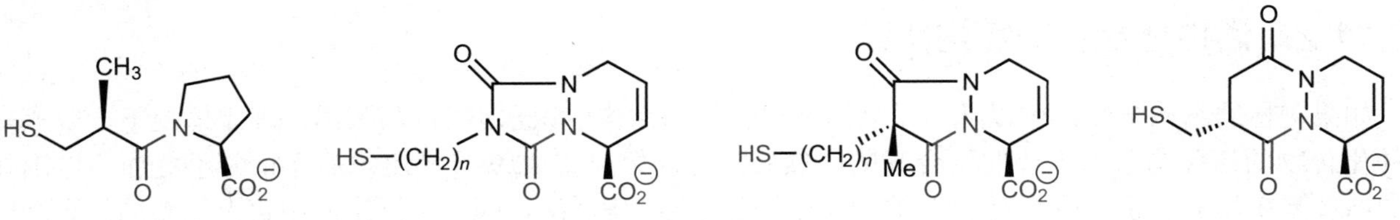

卡托普利　　　　　Ⅰ (*n* = 1, 2, 3)　　　　Ⅱ (*n* = 1, 2)　　　　Ⅲ

图 22.23　卡托普利与刚性类似物（结合基团用颜色标出）

　　采用分子模型确定了如图 22.24 中所示两个键周围的键旋转生成的卡托普利的可能构象，生成空间图 22.25（a），显示巯基在空间中可能到达的区域。

　　在构象分析中一些高能重叠构象会通过编程软件过滤除去空间能大于 200kJ/mol 的构象。此时，空间图 22.25（b）显示，相对于其他两个结合基团，巯基被限制在空间的两个主要区域。

　　现在以同样的方式生成一个活性刚性类似物的空间图，并与卡托普利生成的空间图进行比较。图之间的重叠被认为是巯基最可能的位置。然后对其他活性类似物重复这一过程，进一步缩小了巯基可能占据的区域。这项研究为巯基确定了两个"热点"[图22.25（c）]。将巯基置于这些"热点"的卡托普利构象随后被认为可能是活性构象。

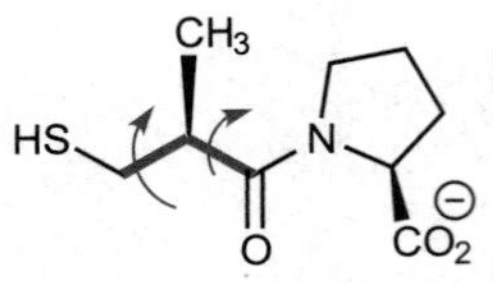

图 22.24　卡托普利的键旋转

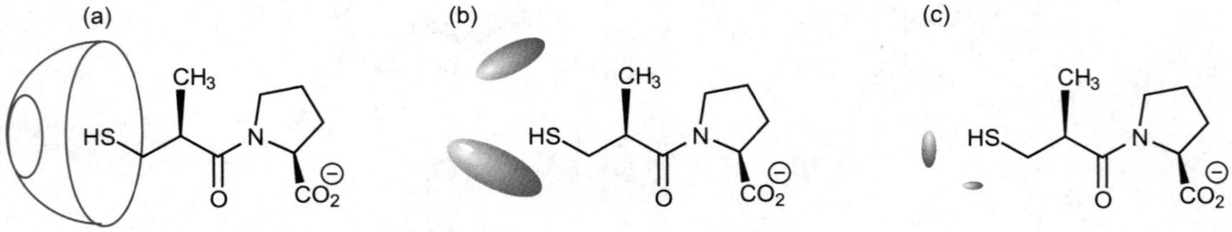

图 22.25　构象分析中生成空间图
（a）所有可能的构象；（b）稳定的构象；（c）重叠后的构象

22.11　3D药效团的确定

3D 药效团代表了重要结合基团在空间中的相对位置，而忽略保持它们的分子骨架。因此，一个特定结合位点的 3D 药效团应该是通用于所有与之结合的配体的。一旦确定了 3D 药效团，就可以对其结构进行分析，以确定其是否能形成包含所需药效团的稳定构象。如果有，并且与结合位点没有空间冲突，则该结构应该是有活性的。现有几个三维化学数据库（如 CSD）可以搜索相关的结构。

22.11.1　X 射线晶体学确定药效团

靶标蛋白质及其配体的晶体结构可用于确定 3D 药效团。通过下载蛋白质 - 配体复合物到计算机上并研究确定将配体固定在结合位点上的结合相互作用，通过测量药物中可能的结合基团和结合位点中互补结合基团之间的距离来确定它们是否在结合距离之内。一旦确定了配体上的结合基团，就可以绘制它们的位置，从而生成药效团。Brookhaven 蛋白质数据库存储了结合和未结合配体的蛋白质及其他大分子的晶体坐标。

22.11.2　活性化合物的结构比较

如果靶标的结构未知，可以从一系列活性化合物的结构中识别出 3D 药效团。理想情况下，应该知道各种化合物的活性构象和重要的结合基团。然后，可以像前文 22.9 节描述的那样将分子叠加，以确保重要的结合基团尽可能紧密地匹配。结合基团很少能完全精确匹配，因此根据空间中每个重要的结合基团可以确定一个 3D 药效团区域。

22.11.3　药效团的自动识别

即使重要的结合基团是未知的或不确定的，也可以使用一些软件为一系列活性化合物确定可能的 3D 药效团。首先，该程序识别特定分子中潜在的结合中心，包括氢键供体、氢键受体、芳香环、酸性基团和碱性基团。还可以搜索包含 3 个或更多碳原子的碳氢骨架的疏水中心。在这里，疏水中心被计算为碳原子的中点。

如果分析多巴胺，可以识别出 4 个重要的结合中心——芳香环、2 个酚羟基（氢键供体和受体）和胺氮（氢键供体、氢键受体、碱和质子化后的正电荷中心）（图 22.26）。

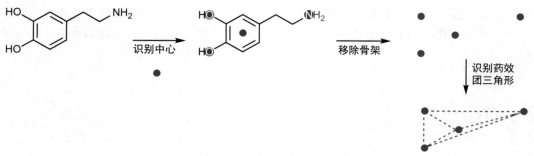

图 22.26　确定多巴胺的药效团

该程序识别连接重要中心的各种三角形。在多巴胺的例子中，显然有 4 个这样的三角形。每一种都由每条边的长度和存在的结合中心的类型来定义，从而形成一组药效团三角形。一些指定的点代表多种类型的结合中心，这意味着实际上会有 4 个以上的药效团三角形。例如，如果其中一个点是苯酚，那么它代表一个氢键供体或一个氢键受体。因此，包括这个点在内的任何三角形都必须形成两个药效团三角形，一个是氢键供体，一个是氢键受体。

当然，这个分析只在多巴胺的一种构象上进行。该程序现在用于生成一系列不同的构象（如 22.8 节所述），并为每个构象定义另一组药效团三角形。把所有这些加在一起就得到了所有构象中多巴胺可能的药效团三角形的总数。

现在分析另一种具有类似多巴胺活性的结构。一旦确定了多巴胺的所有药效团三角形，就可以将其与多巴胺的药效团三角形进行比较，从而确定这两种结构共同的药效团。然后对所有活性化合物重复这一过程，直到所有结构共同的药效团三角形被识别出来。然后将它们绘制在三维图上，其中 x、y 和 z 轴对应于每个三角形三条边的长度。这产生了一种直观的显示，可以很容易地识别不同的药效团。由于它们紧密地聚集在特定区域，因此非常相似的药效团可以被迅速发现。

例如，我们分析了图 22.27 中的 3 个结构，发现它们有 38 个常见的药效团。绘制这些图谱时，鉴定出 7 组不同的药效团（图 22.28）。网格中的每个药效团都用蓝色显示。例如，一种可能的活性药效团由 2 个氢键受体和 1 个芳香中心组成。需要注意的是，最好从活性最好的化合物开始尝试，然后按照活性递减的顺序进行。

图 22.27　分析的结构

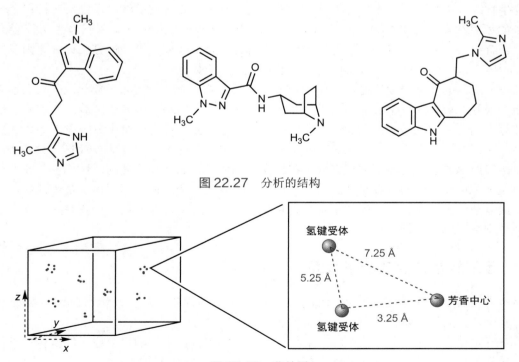

图 22.28　药效团

如果已知某些基团对结合至关重要，那么上述分析可以大大简化。程序可以运行到只包含这些中心的三角形。例如，如果多巴胺的氨基被认为是一个重要的结合基团，那么连接酚氧和芳香环三角形的每个构象可以省略。

22.12　对接过程

22.12.1　手动对接

分子模型可以用来对接或将一个分子固定在其结合位点的模型中。如果已知配体上的结合基团和结合位点，则操作者可以对其进行定义，使配体上的每个结合基团与其结合位点上的互补基团配对。然后定义每个潜在相互作用的理想键合距离，并开始对接过程。该程序将分子在结合位点内移动，以获得操作者所定义的最佳匹配结果。从本质上讲，这个过程类似于 22.9 节中描述的叠加或拟合过程，只是这次成对的基团没有直接叠加，而是进行拟合，使基团之间的键距处于首选范围内。配体和蛋白质在整个过程中都保持相同的构象，所以这是一个刚性匹配。一旦分子成功对接，就进行适应度优化。这本质上与能量最小化相同，但这是在配体目标蛋白复合物上进行的。分子的不同构象可以以相同的方式对接，通过测量相互作用能，以确定哪种构象最适合。

22.12.2　自动对接

现在有各种各样的对接程序，它们可以自动地将配体对接到结合位点上，而操作者只需最少的操作。其优势在于，它们不依赖于操作者对特定配体应该如何结合的先入之见，因此，自动对接可以得到意想不到的结合模式，它们还能自动研究许多不同的分子。事实上，自动对接程序的一个重要应用是对数百种不同分子进行虚拟筛选，目的是识别与靶标相互作用的新先导化合物。虚拟筛选可以看作是生物筛选的补充，因为生物筛选可以从最有可能与靶标结合的化学"化合物库"中识别出结构。这些可以优先于生物筛选，从而使生物筛选更高效。为了使虚拟筛选有效，它必须使用高效的算法，不仅要对接每个分子，还要对有关分子的相对结合能给出准确"分数"。此外，对于每个被研究的分子，对接程序可能会产生几个不同的方向或结合模式。为了确定最可能的结合模式，有必要对所有模式进行评分，评分原则包括它与可用空间的匹配程度，以及它与结合位点形成的分子间相互作用的数量。

对接和评分所需的计算必须快速，以便在合理的时间内处理所涉及的分子数量，但它们也必须足够准确，以便能够很好地衡量相对结合能。这是一个很难达成一致的问题，因为提高算法运行的速度不可避免地会降低计算准确性。因此，在开发新的和改进的对接程序方面，这是一个十分吸引人的研究领域。由于篇幅的原因，对接算法的数学细节不再深入介绍，本节将更多关注于实现自动对接的一般方法。

自动对接最简单的方法是将配体和大分子靶标视为刚体。如果已知配体的活性构象，或者配体是刚性环状结构，这都是可以接受的。较复杂的是靶标仍然被认为是一个刚体，但配体却是柔性的，可以采取不同的构象。最复杂的情况是靶标和配体都被认为是柔性的，这种情况非常耗费计算时间，大多数对接研究都是假设一个刚性靶标来进行的。

22.12.3　定义结合位点的分子表面

为了进行对接计算，需要了解靶蛋白的结构和结合位点的性质。这可以将蛋白质的 X 射线晶体结构下载到计算机上，然后识别结合口袋中的氨基酸。

下一步是确定结合位点的分子表面。我们可以通过定义结合位点内的每个原子的范德华半径来实现这一点，但这导致生成很大的表面积，其中大部分是配体无法达到的（图 22.29）。

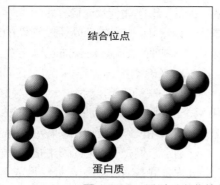
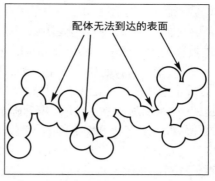

配体无法到达的表面

结合位点

蛋白质

图 22.29　用原子和范德华表面来定义结合位点的表面

　　一个简单的分子表面可以通过识别溶剂分子所到达的范德华表面部分来定义。在实际应用中，使用半径为 1.4～1.5Å 的探针球体来表示水分子，并将其"翻转"到结合位点表面（图 22.30）。深蓝色的凸面是探针球体与特定原子范德华表面接触的地方。浅蓝色的凹面被称为再进入面（re-entrants），表示探针原子能够进入结合位点原子之间的空间距离。在这个区域，探针与两个或三个原子接触，这种分子表面也称为 Connolly 表面。表面实际上是由点或点的规则分布表示的，而对接的关键是凸面上的点，每一个都有一个指向结合位点的向量。矢量的方向对应于这一点表面的法向量，所以它是曲率的数学表示。

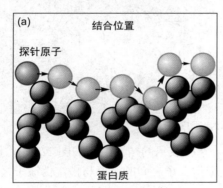
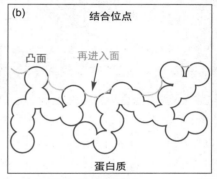

(a)　结合位置

探针原子

蛋白质

(b)　结合位点

凸面　　再进入面

蛋白质

图 22.30　（a）用探针原子定义结合位点的 Connolly 表面；（b）蓝色为 Connolly 表面

22.12.4　通过形状互补的刚性对接

　　对接程序的第一个问题是如何将配体定位在结合位点上。如果我们得到了靶标和配体的真实模型，就会考虑结合位点的可用空间，查看配体并在实际操作之前判断如何将其放入结合位点。换句话说，人类有一种空间意识，即评估一个空间形状的能力。但对计算机来说并不是天然具有的能力，所以在插入配体之前，必须以计算机程序能够理解的方式定义结合位点的空白空间。

　　对接程序（DOCK program）是最早解决这个问题的程序之一。首先定义 Connolly 表面，然后通过识别不同大小的球体集合来定义结合位点的空白空间，这些球体将填充可用的空间，并给出结合位点的"负图像"（图 22.31）。实现方法如下。

　　对于每一个代表分子表面的点，构建了接触该点的球体，加上分子表面的另外的点。因此，如果有 n 个点代表分子表面，在每个点上会生成 $n-1$ 个球。这代表将出现大量的球体，所以有必要将它们精简。球的数量可以通过以下方法进行精简：

　　① 只选择接触每个点的半径最小的球，这就保证了所选的球不会与分子表面相交。

　　② 一个特定原子的表面有几个点与之相关联，每个点都有一个相关的球面。下一个过滤过程是选择半径最大的球体。一旦这个过程完成，剩下的球的数量就等于结合位点上排列的原子的数量。球体允许重叠，每个球体的中心精确地定义了结合位点在三维空间上的独特位置。

　　每个代表结合位点的球体都可以被认为是"伪原子"（pseudoatom），所以现在可以如 22.9 节中描述的那样进行叠加操作，即配体原子与随后叠加的伪原子进行匹配。然而，程序如何决定哪个配体原子和伪原子匹配？研究者可以尝试所有可能的组合，但是会占用太多的计算时间。然而，系统可以通过特殊的匹配操作来解决这一问题，该操作被称为距离匹配（distance matching）或小团体搜索（clique searching）。首先，测量每个配体原子之间的距离。所有的伪原子重复此操作。然后用这些距离来确定配体原子和伪原子可以匹配。具体操作是这样进行的：每个配体原子（1,2,3,…）与每个受体球（A,B,C,…）匹配，得到一个配对原子/伪原子列表（1A,1B,1C…，2A,2B,2C…,3A,3B,3C…等）。下一步是确定其中两个配对兼容，例如配对 1A 可能与配对 2C 是否同时兼容？这是通过比较配体原子 1 和 2 之间的距离，以及受体球 A 和 C 之间的距离来完成的。如果距离相似，那么它们是相容的。现在重复这一过程，以便进一步配对，以确定它们是否与已确定的配对兼容。可接受的对接所需的最小对数是 4 对。系统地对每个配体原子重复整个过程，寻找各种匹配，最终形成不同的对接模式。

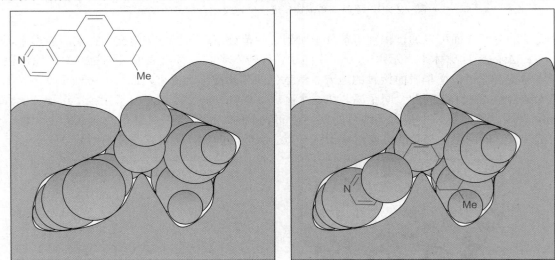

图 22.31　对接程序

　　例如，考虑以原子 1 ~ 10 表示的配体和以伪原子 A ~ G 表示的结合位点（图 22.32）。原子/伪原子对 1A、6F、7G 和 10E 将被标识为兼容对接操作，因为指定配体原子之间的距离与指定伪原子之间的距离匹配。

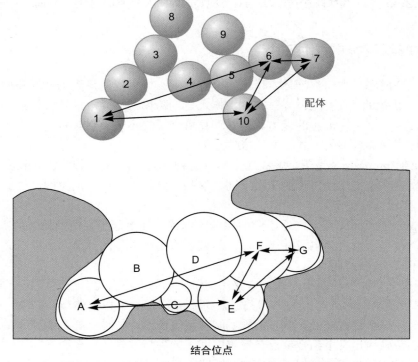

图 22.32　比较配体原子之间的距离和伪原子之间的距离

一旦运行了这个过程，就可以进行实际的对接过程。对接包括叠加就是将配体原子拟合到与它们成对的伪原子上，如 22.9 节所述。例如，在图 22.33 中，配体原子 1、6、7、10 分别与伪原子 A、F、G、E 匹配。对所有其他可能的匹配重复此过程，以提供一些对接或结合模式。

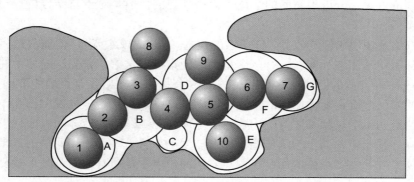

图 22.33　通过叠加 1A、6F、7G 和 10E 的原子 - 伪原子对实现对接

请注意，对接过程纯粹是根据空间互补性（steric complementarity）进行的，即选择的配体原子是否能与选择的伪原子匹配。它不考虑可能的有利或不利结合相互作用。此外，由于所选择的配体原子与所选择的伪原子是匹配的，由此得到的一些结合模式可能是不现实的。例如，在匹配操作中未使用的配体原子可能被置于与结合位点上的原子相同的空间中（图 22.34）。因此，对接程序中必须包含一个过滤过程来删除任何这种不可接受的结合模式。

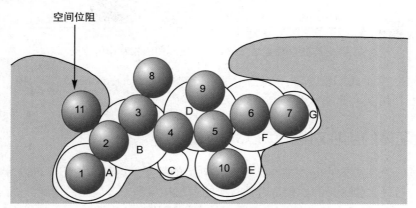

图 22.34　由于空间位阻而无法接受的结合模式

如果结合模式是可接受的，则进行优化过程，"微调"配体在结合位点的位置。这减少了不利的空间相互作用，优化了配体与结合位点之间的分子间相互作用。然后测量配体的结合能，并给出该结合能模式的评分。

对所有可能的匹配和结合模式重复此操作。然后存储得分最高的结合模式，以便操作者对其进行进一步分析。在 DOCK 的原始版本中，这种评分操作只考虑了空间相互作用和氢键相互作用，但还有很多其他因素会影响受体 - 配体的结合，例如其他类型的分子间相互作用、去溶剂化作用、配体不同构象之间的能量差异，以及柔性分子被结合到固定构象中而导致的熵的减少。DOCK 的后续版本已经解决了这些问题，其他的对接程序也是如此。

22.12.5　对接程序中网格的使用

对接程序开发的一个重大进步是使用网格法预先计算结合位点内不同位置的结合相互作用（22.7.5 节）。这些值存储在"查找（look-up tables）表"中，并根据配体在网格中的特定位置自动访问配体的每个原子。这意味着结合能可以通过增加相关的表格项目而快速获得，而不是测量每个配体与结合位点之间的相互作用，从而节省更多的时间。以这种方式使用网格法的第一个对接程序是 AutoDock 和 DOCK 的修订版本。网格法现在用于许多其他程序中。

22.12.6　通过匹配氢键基团进行刚性对接

22.12.4 节中描述的对接过程是基于配体是否具有适合于结合位点的形状，不考虑可能的结合相互作用。这对于占据结合位点大部分可用空间的配体来说是理想的，但是对于与结合位点相比较小的配体来说不那么理想。

对接的另一种方法是使用同样的"小团体搜索"技术（见 22.12.4 节），但这次是将结合位点上的氢键基团与配体上的互补氢键基团进行配对。有两个重要的因素需要考虑。首先，配体上的氢键基团必须与结合位点上的氢键基团保持合适的距离。其次，有关的两个基团必须相互有正确的取向（1.3.2 节）。因此，有必要在结合位点的空间中确定配体原子的位置，以满足这些因素。这些位置由相互作用点定义如下：

首先，在结合位点的每个氢键基团周围构建一个球体（图 22.35）。球体的表面代表了为形成一个良好的氢键，配体上的互补基团应该处于的最佳距离。在球面上放置一系列均匀间隔的点来定义球表面，这些是在对接过程中配体上互补结合基团的相互作用点。然而，并不是所有的点都是形成良好氢键相互作用的可行位置，因此需要一个过滤过程：

① 删除结合位点中不可到达的点；

② 删除不允许键角（α）大于 90° 的点。

在这个过滤过程中，剩下来的相互作用点现在被用作匹配配体原子的"目标"。

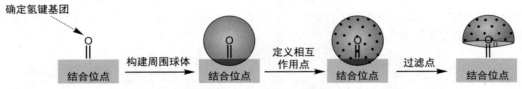

图 22.35　确定结合位点上氢键基团的相互作用位点

该方法与基于形状互补的匹配算法一起应用于定向对接（directed dock）算法中。这意味着对接有可能既考虑氢键的相互作用又考虑形状互补。

22.12.7　柔性配体的刚性对接：FLOG 程序

刚性对接实验的一个主要缺点是不能给柔性配体满意的答案。这种柔性配体可以形成多种不同的构象，除非已知活性构象，对接实验选择的构象是否为对接的理想构象是一个偶然的问题。一种方法是尽可能多地对接配体的不同构象，以获得最佳结果。面向网格的柔性配体（flexible ligands orientated on grid，FLOG）是一个生成 Flexibases 构象库的对接程序，每个研究的配体会给出 10 ～ 20 个构象。然而，仍然有可能无法检测到正确的构象，特别是对于非常柔性的配体。配体柔性越大，构象可能越多，这可能导致"构象爆炸"（conformational explosion）。换句话说，可能构象的数量随着可旋转键的数量呈指数增长。

22.12.8　柔性配体的对接：锚定和生长程序

作为对接过程的一部分，各种程序已允许生成不同的配体构象。一种常用的方法是对配体进行片段化，识别出可以对接的刚性锚定片段，然后将分子重建或生长到锚定处。下面是该程序的示例。

22.12.8.1　定向对接和 DOCK 4.0

定向对接和 DOCK 4.0 使用了一种算法识别配体中存在的可旋转键，从而识别刚性和柔性区域。然后将分子分解成分子组分或片段（图 22.36）。

最刚性的片段被定义为锚点，并通过形状互补性对接（22.12.4 节）。代表分子柔性部分的片段依次添加到锚点上。随着每个部分的增加，扭转角以系统的方式变化，这不可避免地增加了部分构建结构（constructs）的数量。如果这种情况继续下去，构建结构的数量将会激增。因此，每次每个片段被添加，就会有一个修剪过程，即根据构建结构的结合程度以及它们在结构上的差异来选择数量有限的构建结构。

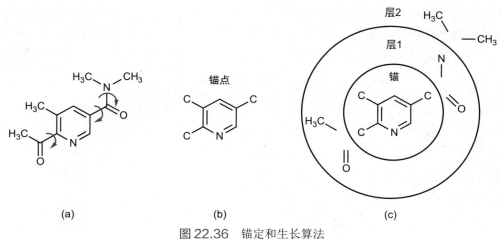

(a)　　　　　　　　　　(b)　　　　　　　　　　(c)

图 22.36　锚定和生长算法

（a）确定可旋转键；（b）确定并对接刚性锚点；（c）分层添加分子片段

　　这些片段被添加到向外延展的"层"中。因此，层 1 中的所有片段都是在层 2 中的片段之前依次添加的（图 22.36）。在每个阶段，都要进行构建结构能量最小化，以减少构建过程中产生的应变。

22.12.8.2　FlexX

　　FlexX 同样是一种使用锚定和生长方法的软件，但是它的锚点是基于化学互补性的对接——换句话说，对接是由锚点和结合位点之间可能形成的分子间相互作用决定的。采用化学互补性而不是空间互补性对接锚点的优点是减少了锚点可能的结合方向的数量。

　　在结合位点的每个潜在结合基团周围建立一个由相互作用点组成的相互作用面（图 22.37；另见 22.12.6 节）。然后进行匹配，将锚点中的原子匹配到结合位点的相互作用点。锚原子之间的距离必须与结合位点上相互作用点之间的距离相匹配。这与 22.12.4 节中执行的过程相同，但是有一个附加的要求，即锚原子和相应的相互作用点必须具有结合兼容性。对接需要识别三对匹配的锚原子 / 相互作用点。这相当于识别锚点和结合位点的互补药效团三角形。

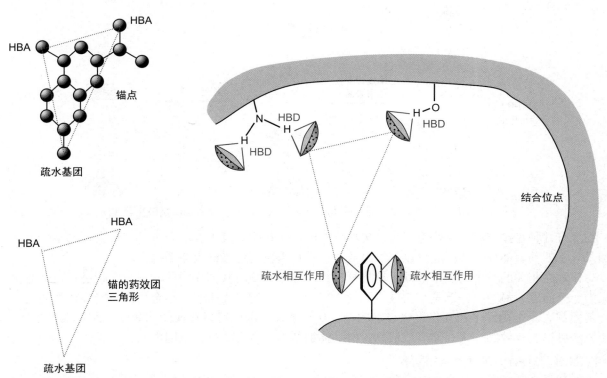

图 22.37　基于锚点与结合位点的互补药效团三角形匹配对接（HBD = 氢键供体，HBA = 氢键受体）

因此，配体的匹配过程就归结为将配体的药效团三角形与结合位点的药效团三角形进行比较。若要匹配，配体的三角形必须与结合位点的三角形具有大致相同的尺寸。此外，三角形的角必须具有结合兼容性。

接着进行对接，使锚原子与它们在结合位点上匹配的相互作用点叠加在一起（图 22.38）。

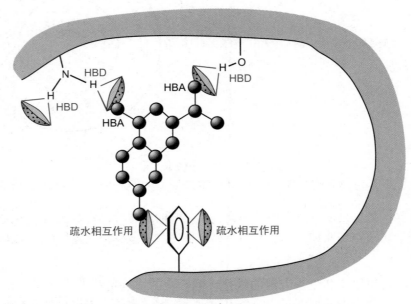

图 22.38　锚点的对接（HBD = 氢键供体，HBA = 氢键受体）

该程序确保了氢键的角度与结合位点中的相互作用点是匹配的，但是必须检查相对于锚原子的角度。这一点是可行的，因为该程序在对接前在锚原子周围建立了一组相互作用点。例如，考虑将锚上的 N—H 基团与结合位点上的羧基配对的情况（图 22.39）。对接过程使 N—H 基团的氢与羧基周围的一个相互作用点相吻合，所以氢原子相对于氧原子的位置和距离都是合适的。接下来，这个程序检查氧原子是否在氢原子周围的相互作用点上。如果是这样，那么氧原子相对于氢原子的距离和方向是合适的，表明存在良好的相互作用。

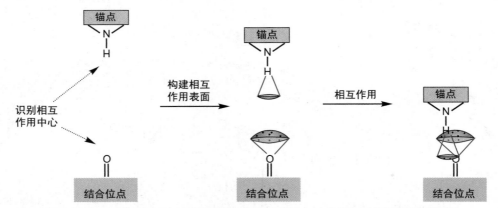

图 22.39　评估基团之间的距离和方向是否合适，以获得良好的氢键相互作用

锚点有几种对接方案。这些方案是"集群化"的，从每个集群中获取一个具有代表性的结合方向，然后加入分子的其余部分。片段通过以一组离散的扭转角重新将连接链附着到锚上。

与该程序相关的一个问题是必须手动选择锚点。如果希望对数据库中的一系列结构进行自动对接，这将成为一个问题。另一个问题是有大量不同的药效团三角形可以用来表示结合位点。需要记住的是，每个结合基团都有一个由许多相互作用点表示的相互作用表面，因此可以构建的药效团三角形数量是巨大的。对接算法可以更有效的方式存储等效信息，但具体细节不在本文的讨论范围内。

22.12.8.3　Hammerhead 程序

Hammerhead 程序是另一个锚和生长程序，可用于进行大量化合物的对接研究。例如，它可在几天内研究 10000 ～ 100000 个小分子的数据库。

将探针放置到结合位点，以确定特定结合相互作用的最佳位置（图 22.40）。所用的探针是氢原子以及 C＝O 和 N—H 片段。根据所能形成氢键的数量或有利的疏水环面接触情况，每个探针可被评分为高分值或低分值。一旦探针被定位，它们将成为对接程序的目标。前文所述的匹配操作同样适用于将分子片段的原子与探针进行匹配，并且要求对接必须涉及至少一个得分较高的探针。在匹配过程中使用了空间互补性和化学互补性，一旦确定了匹配，就可以进行对接操作。

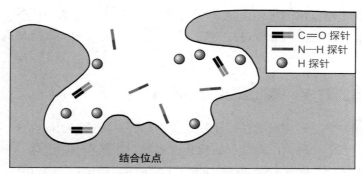

图 22.40　放置探针探测结合位点以识别结合相互作用

就配体而言，它被分裂成不同的片段，每个片段都有有限数量的可旋转键。形成的所有片段都包含一个与另一个片段共享的原子或键（图 22.41）。

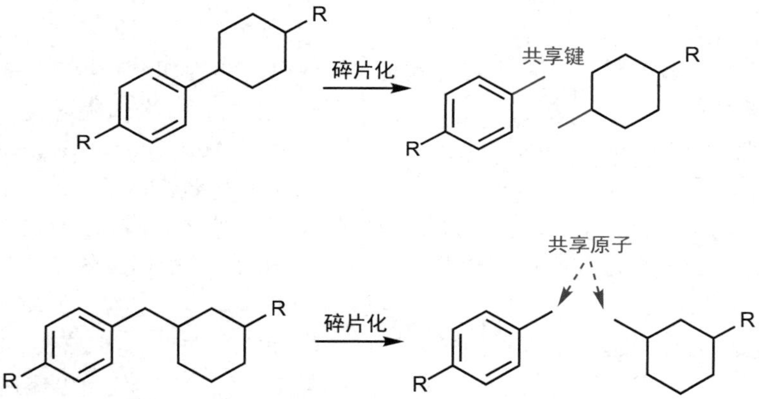

图 22.41　配体碎片化

每个片段都会生成许多构象，片段被对接并打分。得分特别高的片段被定义为"头"（head）并充当锚点。其余的片段定义为"尾"（tail）。对每个已被识别为潜在锚点的片段进行重建，然后将被识别为"尾"的片段一次一个地对接在锚头周围的区域。第一个片段与锚点共享原子或键，并且对接使得它与锚点上的相关原子或键以及口袋探针对齐。然后通过叠加共享的原子或键将两个片段合并（"链接"）（图 22.42 和图 22.43）。这涉及将"尾"部片段移动到锚点而不是将锚点移向"尾"部片段（即锚点保持固定）。

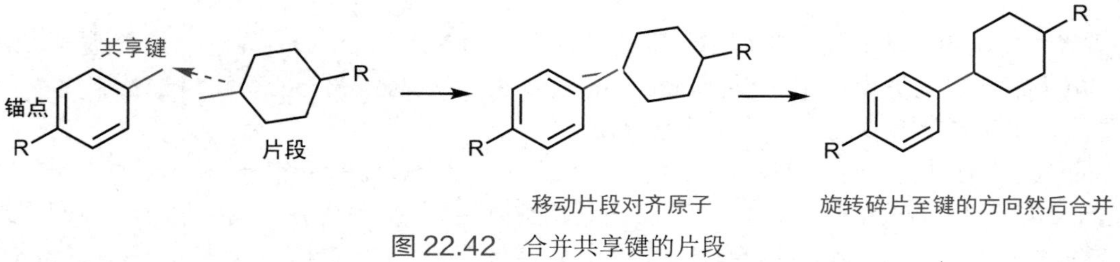

图 22.42　合并共享键的片段

为了增强结合位点之间的相互作用，以及消除可能产生的不利空间相互作用，在每一阶段之后应进行构建优化。

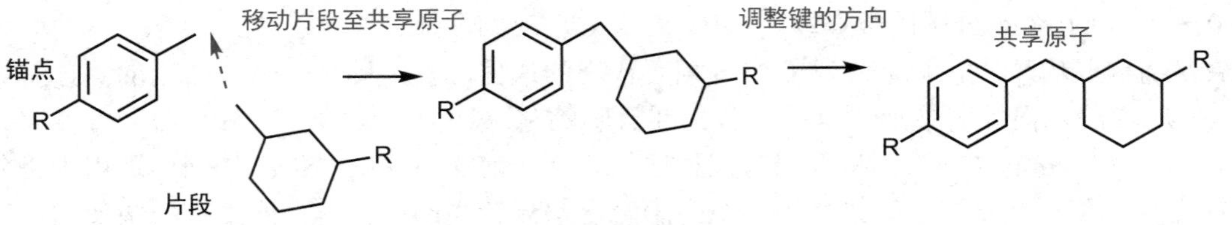

图 22.43 合并共享原子的片段

该方法优于手动选择单个锚点的程序，锚点是自动选择，没有操作者的任何主观意见。此外，可能使用几种不同的锚点，所有这些锚点都可以进行研究。这一点很重要，因为具有最高结合分数的锚点不一定产生最终配体的最佳对接模式。

22.12.9　柔性配体的对接：模拟退火和遗传算法

许多对接程序使用模拟退火或遗传算法，将构象搜索作为对接过程的一部分。这些方法对于柔性配体的对接是可行的，但是，与以前的方法相比，它们速度更慢，计算成本也更高。

Metropolis 方法又称为模拟退火（simulated annealing），属于 Monte Carlo 算法的应用，是在 22.8.4 节中介绍的一种构象分析方法。对接研究涉及相同的原理。将完整配体随机放置在靠近结合位点的空间中。如 22.8.4 节所述，使用 Monte Carlo 算法产生不同的构象，但整个分子也被平移和旋转使其在结合位点内"翻滚"。因此，在结合位点的不同位置和方向会产生不同的构象。测量每个结构在形成时的结合能，并与之前的结构进行比较。为了确定最佳的结合方式，进行模拟退火。模拟退火的原理见 22.8.4 节，其间唯一的区别在于它是测量不同结合模式的结合能，而不是不同构象的空间位阻能。

这一过程较慢且计算成本较高的原因之一是需要在形成每种结构和结合模式时测量其结合能。这一方法可以通过使用最初由网格法和探针法（22.7.5 节）提供的"查找表"来加快速度。

现有各种对接程序使用 Monte Carlo 算法进行对接，包括 AutoDock、MCDOCK、Prodock 和 PRO-LEADS。这种方法的缺点是对接结果的质量通常取决于初始结构在结合位点中的位置。一些研究小组使用了多种方案来解决这个问题。例如，DOCK 可以根据刚性匹配和空间互补性来识别特定配体构象的结合模式。然后，所识别的每种结合模式可以用作基于 Monte Carlo 的对接程序的起始结构，其在结合位点的区域中产生不同的构象和取向。

使用进化和遗传算法的程序也被用于对接研究。这些程序的原理见前文 22.8.5 节，它是一种生成不同构象的方法。同样的原理也适用于对接。然而，染色体的建立不仅决定了分子的构象，还决定了分子在结合位点上的位置和方向。突变和交叉过程是通过整个分子的平移和 / 或旋转来改变分子的构象和方向。最佳对接方式的选择取决于每个分子与结合位点相互作用的程度。使用遗传算法的程序示例包括 AutoDock、GOLD 和更高版本的 DOCK。

22.13　自动筛选数据库用于先导化合物和药物设计

22.12.2 节中描述的自动对接程序可用于筛选各种不同的 3D 结构，以查看它们是否适合特定靶标的结合位点——电子筛选或数据库挖掘（electronic screening or database mining）。这对于希望筛选自己或其他化学库以寻找合适先导化合物的制药公司非常有用。

数据库的筛选也可以完全通过寻找合适的药效团来完成。这个过程可通过一个快速过滤器来加速，它消除了任何不包含必需结合中心的结构。操作者能够改变搜索条件，以便找到几乎与所需药效团完全匹配的药效团。

片段文库的自动对接和数据库筛选也被用于肽类先导化合物结构修饰的策略中。该策略被称为 REPLACE，此方法可替换 11.9.1 节中介绍的传统拟肽设计策略。一旦获得肽先导化合物与其靶标结合位点的晶体结构，就可去除肽部分的结构，然后搜索非肽小分子的数据库以查看它们是否能对接在结合位点的空腔中。然后可以合成肽类似物，其中短的肽与对接的片段连接。例如，该策略用于五肽中将不具有肽特征的非极性结构取代高极性精氨酸残基（图 22.44）。

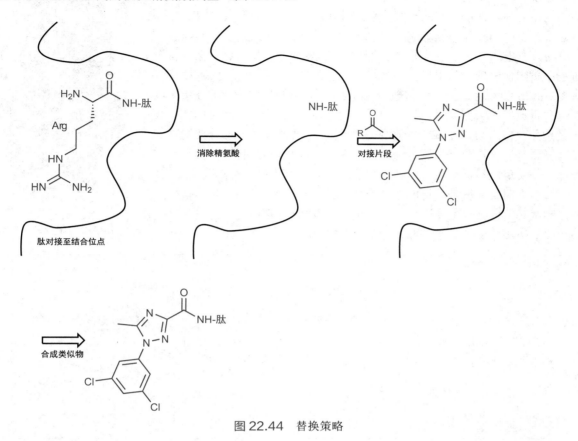

图 22.44　替换策略

22.14　蛋白质图谱

如果已知靶蛋白的结构及其结合位点，药物设计会更容易。获得这些信息的最佳方法是与配体结合的蛋白质的 X 射线晶体结构。然而，并非所有蛋白质都容易结晶（例如膜蛋白）。在这些情况下，构建蛋白质模型和结合位点有助于药物设计。

22.14.1　构建蛋白质模型：同源建模

如果已知一级氨基酸序列并且已经确定相关蛋白质的 X 射线结构，则可以使用分子建模方法构建蛋白质模型。在这方面具有历史意义的是已结晶的蛋白质菌视紫红质（bacteriorhodopsin），其结构由 X 射线结晶学确定（图 22.45）。菌视紫红质在结构上类似于 G 蛋白偶联受体（G protein-coupled receptor），G 蛋白偶联受体包含 7 个跨膜螺旋结构（4.7 节）。药物化学中许多重要的受体都属于这个蛋白质家族，因此菌视紫红质结构被用作模板来构建这些膜结合受体的同源模型（homology model）。通过鉴定靶受体的一级氨基酸序列并寻找合适的疏水氨基酸序列，就有可能鉴定出 7 个跨膜螺旋，然后使用菌视紫红质作为模板，就可以构建相似位置彼此相对应的螺旋。随后可以对连接环建模给出整体的 3D 结构。然而，菌视紫红质不是 G 蛋白偶联受体，因此它不是构建这些模型受体的理想模板。2000 年，利用 X 射线晶体学成功地测定了牛视紫红质（rhodopsin）受体的晶体结构。这是一种 G 蛋白偶联受体，为构建更准确的受体模型提供了更好的模板。在 2007 年，人 β_2- 肾上腺素受体在脂质环境中结晶，并有一个反向激动剂与结合位点结合，抗体片段与细胞内的一个环结合以稳定结构。X 射线晶体结构显示了跨膜螺旋结构和细胞内区域的结构，但细胞外区域的结构和配体结合位点仍有待完全确定。

如果发现了一种新的蛋白质，首先要确定它的一级结构。然后使用合适的软件将一级序列与其他蛋白质的一级序列进行比较，以找到一个密切相关的蛋白质。这涉及将序列与保守氨基酸、疏水区和二级结构进行比较。一旦确定出结构相似的参考蛋白，就将参考蛋白作为模板，构建新蛋白质的肽骨架。首先，确定新蛋白质和模板蛋白质中相似的区域。构建新蛋白质的主要骨架以匹配模板蛋白质中的相应区域。这留下了蛋白质结构中不能从模板中确定的连接区域。通过在蛋白质数据库中搜索另一种蛋白质中的相似序列，可以找到这些中间序列的合适构象。或者可以生成一个环来连接两个已知区域。一旦骨架构建好，就可以向能量有利的构象添加侧链。无论配体是否存在，利用分子动力学对结构进行优化，实现能量最小化。一旦模型建立起来，就可以进行实验测试。例如，某一模型表明某些氨基酸可能在结合位点起重要作用。然后可以对它们进行突变，测试其是否影响配体结合。诸如此类的研究已经鉴定了在一系列 G 蛋白偶联受体中结合神经递质重要的氨基酸（图 22.46）。

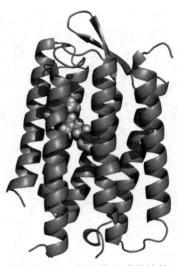

图 22.45　菌视紫红质的结构

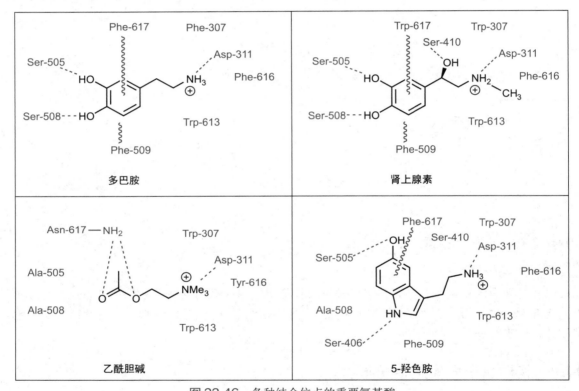

图 22.46　各种结合位点的重要氨基酸

编号表示每个氨基酸在 G 蛋白偶联受体的 7 个可能螺旋上的位置。例如，311 表示螺旋 3 上的位置 11

这项研究表明了这 4 种受体的相似性与差别。例如，图 22.46 中所有 4 个结合位点都与带电氮原子的配体相互作用，含有芳香族残基的疏水口袋可以接收它。在该口袋的 307、613 和 616 处有几个保守的芳香族残基。在所有的结构中都有 Asp-311，并且能与配体上的带电氮原子形成离子相互作用。

由于结合位点存在显著差异，从而解释了不同配体的选择性。例如，儿茶酚胺受体中 505 和 508 位氨基酸为丝氨酸，而胆碱受体中的相应氨基酸为丙氨酸。儿茶酚胺受体中 617 位的氨基酸是苯丙氨酸，与儿茶酚胺的芳香部分相互作用，而在胆碱受体中，该氨基酸是天冬酰胺，可与乙酰胆碱的酯基形成氢键相互作用。

22.14.2　构建结合位点：假设的伪受体

与其构建一个完整的模型蛋白质，不如利用分子建模，根据与之结合的化合物结构设计一个模型结合位点。为了有效地做到这一点，可以选择一系列结构不同且有一定活性范围的化合物。尽可能识别其活性构象，并如前所述确定 3D 药效团。然后将分子彼此比对，使得它们的药效团匹配。将每个分子置于势能网格中，并依次在每个网格点放置不同的探针以测量分子与探针原子之间的相互作用能（参见 22.7.5 节）。芳族 CH 探针用于测量疏水相互作用，脂肪族 OH 探针用于测量极性相互作用。然后通过能量等高线显示相互作用（疏水相互作用通常为 −6.0kJ/mol，极性相互作用通常为 −17.0kJ/mol）。

可以比较研究中的分子以识别共同的场。一旦确定了这些，就可以定位合适的氨基酸用于所需的相互作用。例如，天冬氨酸残基可用于离子相互作用，并且氨基酸如苯丙氨酸、色氨酸、异亮氨酸、亮氨酸或缬氨酸可用于疏水相互作用（另见专栏 22.5）。

一旦构建成功，已知化合物即可对接到模型受体结合位点，复合物能量最小化，并计算结合能。然后可以将这些与实验结合亲和力进行比较，以查看模型与实验的一致程度。如果结果有意义，那么该模型可用于新化合物的设计和合成。

上述过程是 3D QSAR 过程的示例，将在 23.10 节中介绍。产生假设的伪受体的特定软件程序的例子见 23.10.5 节。

专栏 22.5　构建受体图谱

使用阿坦色林（altanserin）和酮色林（ketanserin）等一系列结构构建 5-HT$_{2a}$ 受体的模型受体结合位点。以酮色林作为该类药物的代表结构，确定了各种潜在的氢键、离子键和疏水结合相互作用。然后结合构效关系（SAR）来确定这些相互作用是否重要。这时，SAR 表明两个羰基不重要，因而来自这些基团的氢键区域可能不存在于受体结合位点中。然后可以将合适的氨基酸置于相关位置。通过了解靶蛋白的氨基酸序列以及类似蛋白质的结构，有助于选择使用哪种氨基酸。5-HT$_{2a}$ 受体属于结构已知的菌视紫红质蛋白质家族。将该信息与受体的一级氨基酸序列相结合，可以选择图 1 所示的氨基酸。

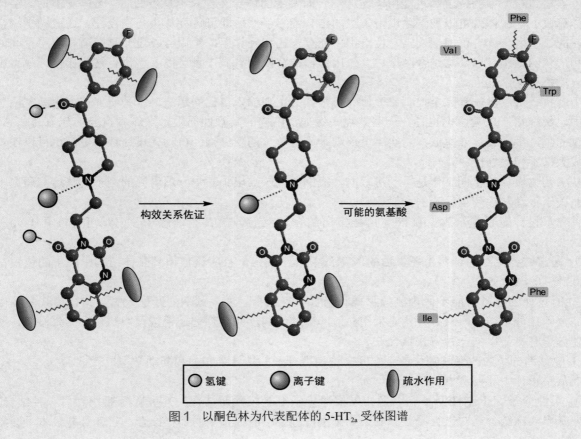

图 1　以酮色林为代表配体的 5-HT$_{2a}$ 受体图谱

● 分子的活性构象和药效团可以从分子及其靶蛋白复合物的X射线结构中确定，或者从活性刚性结构的活性构象或药效团中确定。如果没有这样的刚性结构，则可以比较不同活性化合物的各种构象，以确定由所有活性结构共有的结合基团所占据的空间区域。

● 对接是指分子与结合位点结合。对接可以在空间互补性和/或化学互补性的基础上进行。

● 刚性配体和刚性结合位点最容易进行对接。柔性配体和刚性结合位点也可以进行对接。

● 柔性配体的对接是使用片段化方法对接刚性锚点并构建配体。模拟退火或遗传/进化算法可用于在对接过程中产生不同的构象。

● 电子筛选或数据库挖掘涉及搜索结构数据库，以确定包含特定药效团的结构。

● 基于蛋白质-配体复合物的X射线晶体结构，通过分子模拟方法可以构建靶蛋白的结合位点。或者可以根据蛋白质的一级氨基酸序列和已知类似蛋白质的结构比较来构建模型结合位点。另一种方法是比较一系列活性化合物，以确定特定氨基酸可能的位置，从而产生相互作用。

22.15 从头药物设计

22.15.1 从头药物设计的一般原理

从头药物设计（*de novo* drug design）是指根据药物与之相互作用的结合位点的结构来设计新型结构。结合位点的结构可以从含有结合配体或抑制剂的靶蛋白的X射线晶体学研究中确定。配体的位置确定了结合位点在蛋白质中的位置和可能由于配体结合而发生的诱导契合。一旦蛋白质-配体复合物的结构被下载到计算机上，配体就可以被删除以留下空的结合位点，然后即可进行从头药物设计。通过识别结合位点中存在的氨基酸，就有可能识别结合位点中可能存在的相互作用。然后可以设计具有适合可用空间的正确尺寸和形状的结构，以及与结合区域相互作用所需的官能团。操作者可以手动执行这些操作，或者用软件程序自动执行这个过程。

手动执行可由操作者完全控制研究，并可根据其主观输入自己的想法。这种研究在产生新型活性化合物方面已经取得了成功，但也存在一些缺点。例如，结构的新颖性局限于操作者自己的想象力和独创性。更严重的是，手动设计效率低，它实际上仅限于确定单一的新结构。自动化设计效率更高，可以在短时间内生成大量不同的结构。

从头药物设计的早期工作是手动进行的，案例研究5给出了其中一项研究的例子。从这些研究中确定了一些关于手动从头药物设计的一般原则。

首先，设计能够完全地、精准地占据蛋白结合位点的分子有些理想化。但是可行性并不大，原因如下：

① 通常结合位点的结构由靶蛋白的X射线晶体学确定。且应该认识到晶体结构中原子的位置精确度仅为 $0.2 \sim 0.4\text{Å}$。

② 所设计的分子可能不像预测的那样与结合位点结合。如果预期的匹配太紧，结合模式的轻微改变可能完全阻止分子结合。最好开始先采用松散匹配的结构，并检查它是否按预期结合。如果没有，松散的配合使分子有机会以另一种方式结合。

③ 应该为分子的改变和细化留下空间。这使得分子的结合亲和力和药动学得以微调。

在从头设计中需要考虑的其他要点如下：

① 柔性分子优于刚性分子，因为如果柔性分子不能按预期结合，其更有可能找到另一种结合构象。这需要基于实际结合模式进行修改。如果一个刚性分子不能像预测的那样结合，它就可能根本不会结合。

② 设计难以合成或不可能合成的分子是没有意义的。

③ 同样，设计需要采用不稳定的构象才能结合的分子是毫无意义的。

④ 应该考虑到水去溶剂化作用所涉及的能量损失。

⑤ 来自不同物种的受体和酶的结构可能存在细微差异。若用于从头设计的结合位点的结构是基于非人源蛋白质则差异会非常明显。

这些原则也适用于自动化从头药物设计，但也存在一些问题。例如，自动化从头药物设计易于产生难以或不可能合成的结构。因此，研发者已经努力改进所涉及的软件包，使得它们可以识别和过滤问题结构，或者首先防止它们被生成。自动化从头设计的第二个问题是用于估计结合亲和力的评分函数。可将生成的结构根据其结合强度进行排序，但是经常发现获得的结果不可靠。

从头药物设计的反对者指出没有临床使用的药物是用这种方法设计的。这确是事实，但这也很难看出是一个现实的期望。通过从头药物设计可以识别出的结构数量和种类实际上是无限的，因此"击中"理想结构的可能性很小。此外，药物设计的意义远不止找到一种与靶标紧密结合的结构。从头药物设计不能确定所得到的结构是否具有良好的药动学性质和安全性。从头药物设计的真正优势在于激发新想法和确定新的先导结构，然后可以通过基于结构的药物设计进行优化（参见示例 19.7.4.4 节）。

22.15.2　自动从头药物设计

已经有几种计算机软件程序用于自动设计新结构以匹配已知结合位点。示例如下。

22.15.2.1　LUDI

LUDI 是众所周知的从头设计的软件之一，是通过将分子片段匹配到结合位点的不同区域，然后将片段连接在一起（图 22.47）。该过程分为三个阶段。

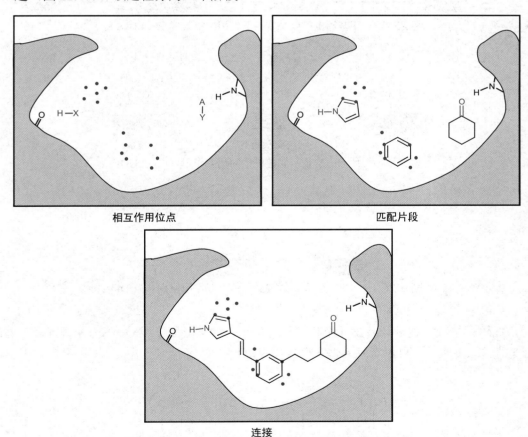

相互作用位点　　　匹配片段

连接

图 22.47　使用 LUDI 进行自动从头药物设计的各个阶段

H—X，氢键供体相互作用位点；A—Y，氢键受体相互作用位点；点表示芳香相互作用位点

（1）第一阶段：确定相互作用位点

首先，对结合位点上的原子进行分析，以确定哪些原子可以参与氢键相互作用，哪些原子可以参与范德华相互作用。氧原子和叔氮原子被认为是氢键受体。任何附在氧或氮上的氢都被认为是氢键供体。由此确定芳香族碳和脂肪族碳，它们能够参与范德华相互作用。

然后可以确定相互作用位点。这些相互作用位点明确了配体原子与上述原子相互作用的位置。例如，假设结合位点包含一个甲基（图22.48）。程序定义这个基团的碳是参与范德华相互作用的脂肪族碳。这是一种无方向性的相互作用，因此围绕碳原子构建一个球体，其半径对应于这种相互作用的理想距离（4Å）。然后将一些点（通常是14个）均匀地放置在球体表面以定义脂肪族相互作用位点。球体中与构成结合位点的原子重叠或过于接近的区域（即小于3Å），以及与表面上的14个点中的任意一个相近的位点均被拒绝，剩余的点被定义为脂肪族相互作用位点。识别芳香碳原子周围的芳香相互作用位点也涉及类似的过程。

确定氢键的相互作用位点是用一种不同的方式进行的。由于氢键是有方向的，不仅要确定配体与结合区域的距离，还要确定原子的相对方向。这可以通过包含两个原子的向量来定义氢键相互作用位点。这些原子的位置由氢键的理想键长和键角决定。例如，如果结合位点上存在羧基，那么可以定义两个可能的氢键相互作用位点（X—H）（图22.49）。

如果结合位点有氢键供体存在，那么氢键受体的相互作用位点将以类似的方式被定义。例如，图22.50显示了当结合位点存在羟基时如何确定氢键受体的相互作用位点。

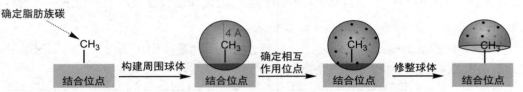

图22.48　甲基周围的脂肪族相互作用位点的确定（LUDI）

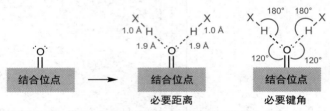

图22.49　用 H—X 表示氢键供体的相互作用位点（LUDI）

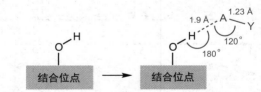

图22.50　用 A—Y 表示氢键受体的相互作用位点（LUDI）
其中 A 为氢键受体

实际上，在这种情况下通常计算出 4 个相互作用位点。如果沿原子线 O—H—A 进行观察并改变 Y 的相对位置，如图22.51所示，可以看到其他 3 个作用位点。

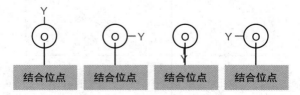

图22.51　A—Y 有 4 个可能的相互作用位点（A 是隐藏的）

与范德华相互作用位点一样，检查氢键相互作用位点以确保它们与结合位点中存在的任何原子相距不小于1.5Å。如果是，则拒绝。

（2）第二阶段：匹配分子片段

一旦确定了相互作用位点，LUDI程序会访问含数百个分子片段的文库，如图22.52所示。选择的分子通常大小为5～30个原子。结构通常是刚性的，因为匹配过程假定为刚性片段。也包括一些采用不同构象的片段。对于这些片段，如果要在匹配过程中得到同等的表示，库中必须有不同构象的选择。在匹配过程中，每个构象被视为单独的实体。

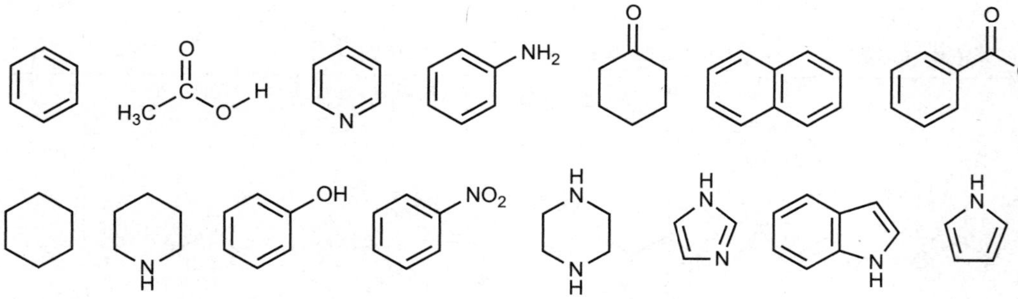

图 22.52　LUDI 使用的分子片段的举例

匹配过程中必须为每个片段预先确定使用的原子。同样的，匹配在结合位点上的每个原子也必须预先确定。例如，丙酮片段的甲基碳被定义为脂肪族碳，只能匹配到脂肪族相互作用位点上。羰基被定义为氢键受体，只能匹配在相应的相互作用位点上（图22.53）。最佳匹配将是匹配最多相互作用位点的片段。程序可以"尝试"其文库中的各种片段，并确定哪些片段可以匹配或适合结合位点中的相互作用位点。

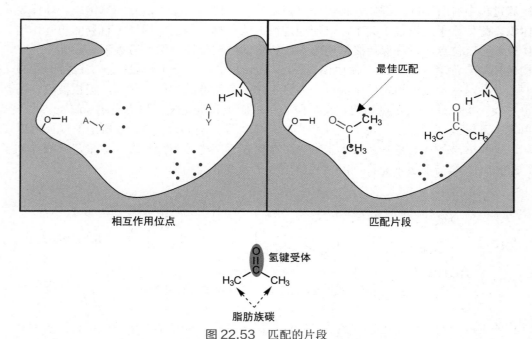

图 22.53　匹配的片段
A—Y 为氢键受体相互作用位点；点表示脂肪族的相互作用位点

（3）第三阶段：片段连接

一旦片段被确定且匹配到结合位点上，最后一步是将它们连接起来。该程序首先确定结合位点上最接近的分子片段，然后确定最接近的氢原子（图22.54）。这些成为连接链的连接位点。该程序从一个存储库中尝试各种分子链，以找出最适合的那个。存储的分子链的类型如图 22.55 所示。一旦找到了合适的链，最终的分子就形成了。

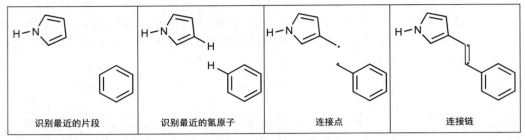

图 22.54　连接过程（LUDI）

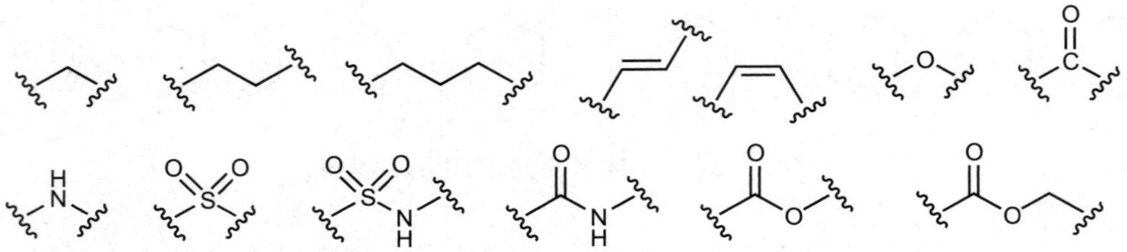

图 22.55　分子链的例子（LUDI）

22.15.2.2　SPROUT

　　另一种自动化从头药物设计程序是 SPROUT。类似于 LUDI，该程序将片段匹配到结合位点上，但是该程序在运算过程中有所不同。例如，该程序所使用的结合位点由原子尺寸的球组成。球体表示结合位点内的空间体积，配体原子应被置于其中，以便通过氢键或范德华相互作用发生有利的相互作用。或者，也可以将球体放入结合位点，以确保最终结构中存在特定的结构特征，例如芳香环。

　　就"构建模块"而言，SPROUT 使用模板（template）来表示分子片段。前文已经介绍过 LUDI 中分子片段的例子。在这些片段中指定原子和键，并且考虑大量可能的片段。然而，模板被设计用来表示几个不同的分子片段。每个模板由顶点和边定义，而不是由原子和键定义。顶点表示 sp、sp^2 或 sp^3 杂化原子，而边表示单键、双键或三键，这取决于两端顶点的杂化程度。例如，图 22.56 所示的模板可以表示大量不同的六元环。这种方法的优点是它从根本上减少了存储在程序中的不同片段的数量，从而提高了搜索新结构的效率，SPROUT 的当前版本允许同时使用特定分子片段和通用模板。

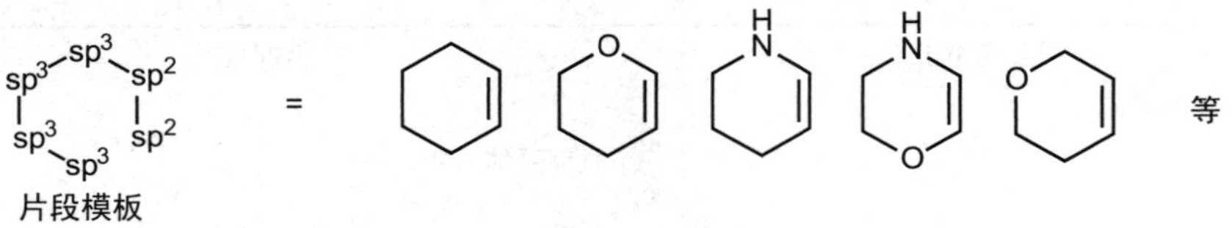

图 22.56　以 SPROUT 中使用的模板表示结构的示例

　　这些结构的生成分两个阶段进行（图 22.57）。在第一阶段，重点是生成适合结合位点的片段模板。这个阶段不需要考虑结合相互作用，因此不需要知道片段模板中有哪些原子。该程序随机选择一个片段模板，通过将其中一个顶点放置在球体的中心，将它定位到结合位点上。在 SPROUT 的早期版本中，依次添加其他片段模板，"生长"骨架直到它占据了所有其他的球体。在当前的版本中，片段模板被放置在所有的球体上，并相互"生长"，直到它们最终被连接。SPROUT 的一个优点是片段模板的"生长"允许构建连接远距离的相互作用位点的分子模板。在 LUDI 方法中，单个片段被放置在每个相互作用位点上然后后才被连接起来。如果相互作用位点距离太远，可能没有足够长的链去连接这些片段。

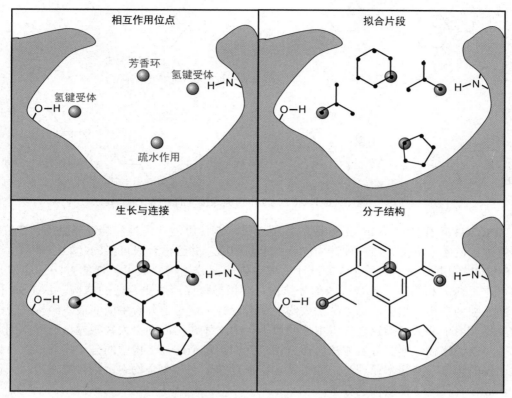

图 22.57　使用 SPROUT 生成结构

　　该程序的第二阶段是从已经生成的分子模板中创建特定分子。通过用合适的原子替换顶点以使与结合位点之间形成氢键作用和范德华相互作用。例如，如果一个顶点位于需要氢键受体的球体内，则可以在这个位置上添加一个氧或氮原子。通用模板可用于生成每个骨架，因此可以从每个分子模板生成各种各样的分子结构。

　　SPROUT 可以识别某些可能不现实的结构特征，然后加以修改。例如，为了引入氢键供体，在第二阶段可能生成 OH，但如果 OH 连着双键，就会生成烯醇，烯醇会互变异构成酮，将不能作为氢键供体。该程序可以识别烯醇并将其修改成仍能充当氢键供体的羧酸（图 22.58）。

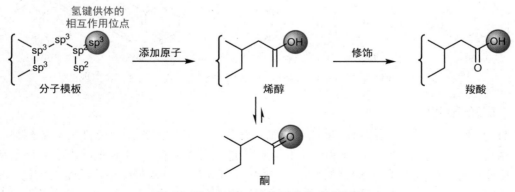

图 22.58　SPROUT 将烯醇修改成羧酸

　　该程序还能够修改结构，使它们更容易合成。例如，将一个杂原子引入两个环之间的两碳连接链中，就会生成一个更易合成的结构（图 22.59）。在这个例子中，可以通过烷基卤化物与烷氧化物反应来合成这种键（图 22.60）。

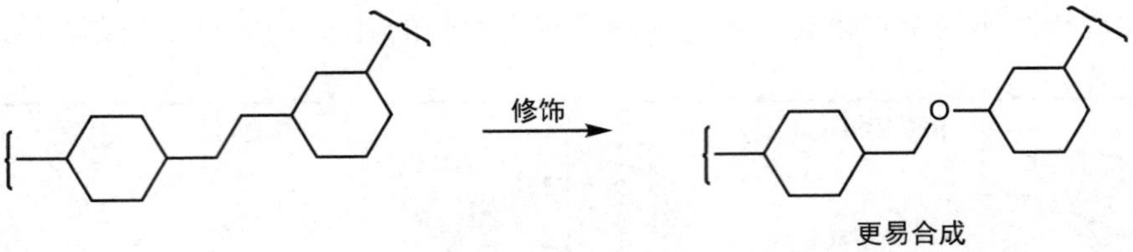

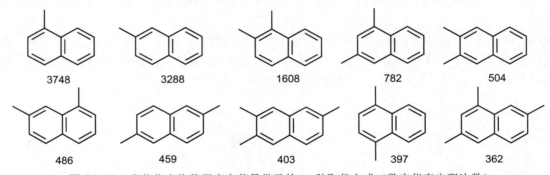

图 22.59 SPROUT 修饰生成一种更容易合成的结构

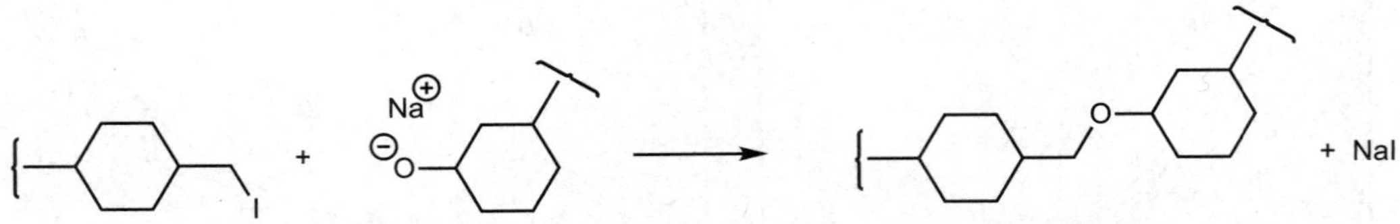

图 22.60 图 22.59 中所需连接链的合成

最后由 SPROUT 产生的结构 in silico 评估各种性质，包括可能的毒性和药动学性质。CAESA 程序通过对每个结构进行逆向分析来评估每种结构的合成难易程度，并给出合成可能的起始原料。

最近，SPROUT 引入了一种评价从头设计过程中创建部分结构合成可行性的方法。这种分析是有用的，因为它可进行修改和筛选不易合成的部分结构，并指导程序产生更合适的结构。CAESA 程序本身不能用于此目的，因为它相对较慢，每个结构大约需要一分钟。这对于分析生成的最终结构来说是可以接受的，但是如果将其用于评估在构建过程中生成的数千个中间体结构，则会大大减慢该过程。因此，采用了一种准确率差一些但比较快速的分析方法。该方法包括识别每个部分结构中的分子特征，以及识别它们在已知结构中出现的频率。其基本原理是：如果特定特征存在于已知化合物中，则可能通过从头设计产生的新片段中应合成含有相同特征结构的分子。

对分子的主要结构特征可以定义为存在的各种大小的环以及任意连接链。环和链的合成可行性一般取决于它们的取代方式。例如，如图 22.61 所示已知化合物数据库中萘环最常见的 10 种取代方式。对部分结构进行分析以筛选不常见的结构特征（如四取代萘环）。如果分析中使用的数据库仅限于药物数据库中的活性化合物，也可以得到部分结构的类药性参数。

3748　　　　3288　　　　1608　　　　782　　　　504

486　　　　459　　　　403　　　　397　　　　362

图 22.61　类药化合物数据库中萘最常见的 10 种取代方式（数字代表出现次数）

22.15.2.3 LEGEND

LEGEND 是另一个建立已久的自动化从头药物设计程序。其通过在结合位点内设置网格，以确定每个网格点与结合位点之间的空间位阻能和静电相互作用能（22.7.5 节）。针对不同类型的原子构建了这些表格，用于估计由程序生成的不断增长的骨架的范德华相互作用，以及最终结构的结构优化。操作者可以选择从单个杂原子开始，将其置于能够与结合位点形成氢键的位置。或者，可以将分子或分子片段置入结合位点作为起始结构，这有利于在生成的结构中包含活性化合物的部分结构。一旦初始原子或片段被定位，生长阶段就可以开始生成不同的骨架。

与 LUDI 和 SPROUT 不同，LEGEND 不使用片段或模板生成骨架。相反，在程序的每一阶段随机选择每次生长一个原子生长成骨架。例如，要添加的原子的类型是随机选择的，它将被连接到的原子也是随机选择的，后者称为根原子（root atom）。用来连接新原子和根原子的键的类型也是随机选择的。最后，选择一个随机扭转角来定位新原子相对于现有骨架的位置。一些特定的特征结构，包括芳环、羰基和酰胺键，可以通过这种方式生成，因为其中所用的一些原子类型已被这样定义了。例如，如果一个新原子被定义为芳香碳，那么最终的结构必须有一个含有该原子的芳香环。当生长阶段结束时，芳香环可能还没有完全形成，但程序会自动完成芳香环的生成。

这种逐个添加原子的方法的优点是，它可以生成的结构比基于片段过程生成的结构更加多样化。然而，它的缺点是随着每个原子的加入，生成的不同结构的数量会急剧增加。因此，重要的是评估每个阶段的生长结构并进行删减操作，这必然意味着与基于片段的方法相比结构生长更慢。随着每个原子的添加，检查结构以确保分子之间或分子与结合位点之间没有空间冲突，这是通过使用由网格测量获得的表格中的数据得出范德华相互作用来实现的。如果这些是不利的，则结构被拒绝并且程序回溯以选择不同的根原子。如果这也无法生成可接受的骨架，则删除要添加到骨架的最后一个原子并选择新的根原子。

当新骨架被接受时，则需对新原子的位置被评估，看它是否位于与一个非常大的静电势相关的网格点上。如果是，程序确保它变成一个杂原子，则可能与结合位点有氢键或离子相互作用。骨架继续生长直到达到操作者预定的大小。在这个阶段，加入氢原子以满足每个原子的原子价，在此期间顺便完成部分芳香环的构建。最终优化结构的分子内和分子间的相互作用。然后重复该过程以生成尽可能多的结构。

22.15.2.4　GROW、ALLEGROW 和 SYNOPSIS

GROW 是一种使用分子片段去生成结合位点新型配体的程序。使用的片段代表氨基酸，所以生成的结构仅限于多肽。

ALLEGROW 程序，可用于扩展已知配体，使其可以进入结合位点的空白区域（专栏 22.6）。

SYNOPSIS 是一种从头药物设计程序，用于生成合成可行性结构。它通过将合成规则纳入结构构建过程来实现。换句话说，片段只有在已知反应允许的情况下才能连接起来并且使用的片段必须商业上易得。该程序不仅生成了合成可行的分子，而且提供了一条可能的合成路线。

🌱 关键知识点

- 从头设计是指根据结合位点的结构设计一种新型配体。
- 靶蛋白与配体复合物的X射线晶体结构可以确定配体的结合位点和结合方式。
- 一个新配体最初应该是宽松匹配的和灵活的，与预计相比，结合方式是可以任意改变的。
- 蛋白质与新配体复合物的X射线结构将提供有关新配体实际结合模式的有价值的信息，并可进行修改使结合最大化。
- 新配体应能合成，并能采用稳定的构象与结合位点相互作用。
- 在计算配体-蛋白质结合所产生的稳定能量时，应考虑配体去溶剂化所造成的能量损失。
- 用于从头设计的自动程序识别结合位点中的相互作用位点，然后将分子片段与这些位点匹配。再设计连接链把片段连接起来。

专栏 22.6　设计非甾体糖皮质激素激动剂

芳基吡唑（arylindazole）结构（Ⅰ）是非甾体药，属于糖皮质激素受体激动剂，但不能对接到传统受体结合位点上。可的伐唑（cortivazol）在结合位点处打开一个新通道产生一种不寻常的诱导契合（专栏 4.1）。结构Ⅰ与该非典型结合位点对接成功，并发现芳基吡唑基团（蓝色表示）占据新通道。以结构Ⅰ作为核心骨架，使用 Alle-Grow 程序在计算机上将结构在新通道内进行"生长"。该程序的工作原理是向核心骨架中添加原子或小分子，然后对形成结合相互作用的所得结构打分。用这种方法在计算机上构建了 7000 个虚拟结构，将其中最有前景的一个化合物进行合成并测试，最终形成了结构Ⅱ，其与临床上使用的最有效的糖皮质激素类药物具有相似的活性。

可的伐唑　　新通道　　结构I　　新通道　　结构II

22.16　规划化合物库

组合和平行合成（第 21 章）是使用固定反应路线在小规模内快速合成大量化合物的方法。所生成的化合物构成了一个化合物库，可以对其进行测试，以找到一个给定靶标的活性化合物。一个化合物库的创建，包括使用可用的起始原料和试剂从反应方案中获得的所有可能的化合物。然而，分子模型有助于集中研究，用更少的结构去发现活性化合物。

一种方法是基于药效团三角形（pharmcophore triangle）（22.11.3 节）识别构建化合物库。假设正在合成具有尽可能多样化结构的 1000 个化合物。从这 1000 个化合物中产生的不同药效团的数量可表明其结构的多样性。因此，一个产生 10 万个不同药效团的化合物库将优于一个类似规模只产生 100 个不同药效团的化合物库。设计一个更集中的化合物库的有效方法是对反应路线中所有可能的产物进行药效团搜索，以选择最广泛的结构多样性的产物。然后，这些化合物将被选择包含在库中。

首先，对所有可能的合成产物按照其刚性等级进行自动排序，这可以通过确定可旋转键的数目来实现。然后药效团搜索从最刚性的结构开始，并且为该结构确定所有可能的药效团三角形。如果可能有不同的构象，就会生成这些构象，并将由此产生的各种药效团三角形相加到总数中。然后分析下一个结构的所有药效团三角形。同样，对所有可能的构象确定药效团三角形，然后比较第一个和第二个结构的药效团。如果第二种结构中超过 10% 的药效团与第一种结构不同，那么这两种结构都将被添加到预期库的列表中。将这两组药效团结合起来，分析下一个结构的所有药效团。将所得结果与来自结构 I 和结构 II 的所有药效团进行比较，并且如果存在 10% 的新药效团，则将第三种结构添加到列表中，并将所有三种结构的药效团加在一起与下一个结构进行比较。这一过程在所有目标结构中重复进行，去除了所有产生不到 10% 新药效团的化合物。通过这种方法，可以将需要合成的结构数量减少 80%～90%，而产生的药效团数量仅减少 10%。

从刚性结构开始分析是有充分理由的。刚性结构只有很少的构象，当结构与其靶标相互作用时，大多数构象很有可能会表现出来。因此，我们可以确信相关的药效团也有代表性。如果从一个具有大量构象的高度柔性的分子开始分析，那么当结构满足其靶标结合位点时，所有构象及其相关的药效团同等表现的机会就会更少。在分析过程中，一些更清楚表达这些构象的刚性结构可能会被筛除而不会出现在库中。因此，一些本应存在的药效团实际上没有通过测试。

在规划化合物库时，可以使用建模软件进行替代检索。在这里，我们首先定义了在合成过程中创建的公共骨架，以及所连的取代基的数量和它们的连接点。接下来，定义了引入这些取代基的起始原料的一般结构。然后，可以通过计算机检索数据库来识别可添加到结构中的取代基。然后程序根据可用的起始原料生成化合物库中可能包含的所有结构。一旦这些被确定，就可以如上所述分析它们的药效团多样性。

或者，各种可能的取代基可以根据它们的结构相似性归类成类似的基团。这样就可以预先选择起始原料，从每组中选择一个具有代表性的化合物。不同取代基的结构相似性将基于若干标准，如重要结合中心之间的距离、中心的类型、特殊的结合模式和官能团。

22.17　数据库处理

药物的开发需要对大量的数据进行分析。例如，必须测量对一系列靶标的活性，以确保化合物对其预期靶标具有良好的活性，并对一系列其他靶标表现出选择性。在使结果合理化时，必须考虑许多其他参数，如分子量、$\log P$ 和 pK_a。处理如此大量的数据需要专用的软件。

有几个软件程序可用于处理数据，使药物化学家能够评估生物活性与理化性质，或比较一系列化合物在两个不同靶标上的活性。这些程序能以可视化的定性方式显示结果，快速识别不同数据集之间任何可能的相关性。

例如，如果想确认化合物 $\log P$ 值与其 α 和 β 肾上腺素能活性是否相关，可绘制 2D 图来比较 α 和 β 肾上腺素能活性。然后，每个化合物的 $\log P$ 值可以由图上各个点的颜色代码表示。这样，就很容易得出这三个属性是否相关。这种分析可能表明，例如化合物的高 $\log P$ 值有低 α 肾上腺素能活性和高 β 肾上腺素能活性。

一些程序可以用来评估化合物库的生物学结果。首先定义化合物库中使用的骨架，然后定义取代基。一旦获得生物测试结果，就可以绘制树形图来评估哪个取代点对活性最重要。例如，如果骨架上有 3 个取代点，程序可以分析数据，以确定哪个取代点在控制活性方面是最重要的。与这种特殊取代基相关的数据可以被分成 3 组，分别对应于良好、一般和较差的活性。对于这些组中的每一个，可以使用程序来确定下一个最重要的取代点等。

🌱 关键知识点

- 分子模型可用于规划预期的组合化合物文库，以便为最少的结构生成最多的药效团。
- 从最刚性的结构开始，分析其各种构象和由此产生的药效团。
- 将每种结构与不断增长的药效团库进行比较，评估与之前的结构相比它是否呈现出显著不同数量的药效团。

✐ 习题

1. 对以下 8 种结构作为受体激动剂进行活性测试。其中 5 个有活性，3 个无活性，请评估结构并讨论药效团的激动剂活性。

有活性　　　　　　　　　有活性

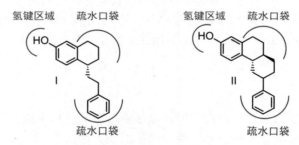

有活性 有活性

无活性 有活性

无活性 无活性

2. 如何对习题 1 中的活性结构进行叠加？

3. 什么是能量最小化？能量最小化是如何实现的？

4. 局部和全局能量最小化是什么意思？它们与构象分析有什么关系？

5. 如果要对 2 种药物进行重叠比较，应该了解它们的哪 2 种特性？

6. 有人认为药物最稳定的构象是活性构象，是否合理？

7. 假设正在进行药物的从头设计，为一个包含 1 个氢键区域和 2 个疏水口袋的结合位点寻找配体。下面的结构Ⅰ和结构Ⅱ都是合适的候选结构。比较这些结构的优点，并决定首先合成哪一个来测试你的结合理论。

8. 上述结构Ⅰ和结构Ⅱ的水溶性均较差，建议用吡啶环取代苯基。这个想法的优点和缺点分别是什么？你有别的想法吗？

9. 假设结构Ⅰ和Ⅱ都如预期那样与结合位点结合，为了增加结合相互作用，您可能会做怎样的进一步修改？

10. 为什么没有更早地进行这种修改？

拓展阅读

Agrafiotis, D. K., Lobanov, V. S., and Salemme, F. R. (2002) Combinatorial informatics in the post-genomics era. *Nature Reviews Drug Discovery*, 1(5): 337-346.

Biggadike, K., et al. (2009) Design and x-ray crystal structures of high potency nonsteroidal glucocorticoid agonists exploiting a novel binding site on the receptor. *Proceedings of the New York Academy of Sciences*, 106(43): 18114-18119.

Boda, K., and Johnson, A. P. (2006) Molecular complexity analysis of *de novo* designed ligands. *Journal of Medicinal Chemistry*, 49(20): 5869-5879. Bourne, P. E., and Wessig, H. (eds) (2003) *Structural bioinformatics*. John Wiley and Sons, New York.

Brooijmans, N., and Kuntz, I. D. (2003) Molecular recognition and docking algorithms. *Annual Review of Biophysics and Biomolecular Structure*, 32: 335-373.

Kitchen, D. B., et al. (2004) Docking and scoring in virtual screening for drug discovery: methods and applications.*Nature Reviews Drug Discovery*, 3(11): 935-949.

Kobilka, B., and Schertler, G. F. X. (2008) New G-proteincoupled receptor crystal structures: insights and limitations.*Trends in Pharmacological Sciences*, 29(2): 79-83.

Leach, A. R. (2001) *Molecular modelling: principles and applications*, 2nd edn. Pearson Education, London.

Megget, K. (2011) Idle cures. *Chemistry World,* February, 52-55.

Miller, M. A. (2002) Chemical database techniques. *Nature Reviews Drug Discovery*, 1(3): 220-227.

Richards, G. (2002) Virtual screening using grid computing: the screensaver project. *Nature Reviews Drug Discovery*, 1(7): 551-555.

Sansom, C. (2010) Model molecules. *Chemistry World*, April, 50-53.

Sansom, C. (2010) Receptive receptors. *Chemistry World*, August, 52-55.

Schlyer, S., and Horuk, R. (2006) I want a new drug: G-protein-coupled receptors in drug development. *Drug Discovery Today*, 11(11-12): 481-493.

Schneider, G., and Fechner, U. (2005). Computer-based *de novo* design of drug-like molecules. *Nature Reviews Drug Discovery*, 4(8): 649-663.

Shoichet, B. K. (2004) Virtual screening of chemical libraries. *Nature*, 432(7019): 862-865.

Van Drie, J. H. (2007) Computer-aided drug design: the next 20 years. *Journal of Computer-aided Molecular Design*, 21(10-11): 591-601.

第**23**章 定量构效关系

在第 10 章和第 11 章中，我们学习了一些可应用于药物设计的策略。这些策略中有一些涉及构象的改变，使得新药物能更好的"适配"其靶标的结合位点。其他策略涉及官能团或取代基的改变，从而改善药物的药动学或结合位点相互作用。后面的策略涉及了合成在芳香族或芳杂环或容易结合的官能团上含有一系列取代基的衍生物。如果试图用每个取代基和可能的取代基组合合成类似物，那么可能制备的类似物是无限的。因此，如果采用合理的方法来决定使用哪些取代基，显然是有利的。事实证明，定量结构 - 活性关系（quantitative structure-activity relationslip，QSAR）方法解决这个问题非常有用。

QSAR 方法尝试对药物的物理化学性质进行识别和定量，并确定这些性质对药物的生物活性是否有影响。如果这种关系成立，则可以建立一个方程式来量化这种关系，并且可以让药物化学家有信心说出哪种（或哪些）性质在药物的药动学或作用机制中起重要作用。药物化学家可以在一定程度上以此进行预测。通过对物理化学性质定量，可以预先计算出一种新型类似物的生物活性。提前计算出生物活性有两个优势：首先，药物化学家利用这个方法可以有针对性地改善具有生物活性的类似物，从而减少必须制备的类似物的数量。其次，如果发现一个不符合方程的类似物，则意味着其他一些特征很重要，并为进一步开发提供了线索。

上文提到的这些物理化学特性是什么？

基本上，它们可以是药物的任何结构、物理或化学性质。显然，任何药物都会有大量的这种特性，要同时对它们进行定量并与生物活性联系起来将是一项十分艰巨的任务。一种简单，更实用的方法是只考虑药物的一种或两种物理化学性质，并在试图保持其他性质不变的同时改变这一种或两种性质。这并不像听起来那么简单，因为在尝试改变一种特性时总会对其他的特性有所影响。然而，却有很多例子表明这种方法是有效的。

在相关情况下正确使用 QSAR 方法非常重要。首先，所研究的化合物必须具有结构上的相关性，作用于相同的靶标，具有相同的作用机制。其次，使用正确的测试程序至关重要。使用分离的酶进行体外试验对 QSAR 研究很有用，因为不同抑制剂的活性测定与每种化合物与活性位点的结合方式直接相关。然而，由于药效学和药动学因素的共同作用，用于测定酶抑制剂生理作用的体内试验是不可靠的，这将无法获得合理的 QSAR 方程。

23.1 方程与曲线

在最简单的情况下，通过改变一种物理化学性质（例如 $\log P$）合成一系列化合物，并且测试它们如何影响生物活性 [$\log(1/C)$][$\log(1/C)$ 和 $\log P$ 的含义见下文]，然后以生物活性为 y 轴、物理化学特性为 x 轴，绘制出两者的关系图（图23.1）。

　　然后通过"最小二乘法的线性回归分析"（linear regression analysis by the least squares method）程序将数据转化为图中的点拟合绘出最佳的一条线。事实上，这个原理非常简单。如果通过一组数据点来绘制一条线，将大多数点分散在线的两侧，最佳线是最接近数据点的线。从每个数据点绘制垂线来测量数据点的接近程度（图23.2），测量垂线距离，然后平方以消除负值，最后将平方加起来得到总和（平方和）。通过这些点的最佳线是该平方和总数最小的线。直线的方程将是 $y = k_1 x + k_2$，其中 k_1 和 k_2 是常数。通过改变 k_1 和 k_2，获得不同的方程直到获得最佳曲线。使用相关的软件可以快速完成整个过程。

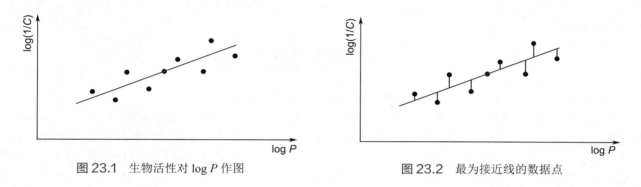

图23.1　生物活性对 log P 作图　　　　　　　图23.2　最为接近线的数据点

　　接下来，确定这种关系是否有意义。必须进行适当的统计分析，以评估 QSAR 方程的有效性，并量化每个点的拟合程度。回归或相关系数（r，regression or correlation coefficient）是衡量方程中存在的物理化学参数解释活性方差的指标。附录3解释了 r 是如何推导出来的。如果完美地拟合为 $r = 1$，在这种情况下，观察到的活性将与通过方程计算的活性相同。但是生物学数据不可能达到这种完美情况，因此大于0.9的 r 值被认为是可接受的。这种回归系数经常被引用为 r^2，在这种情况下，r^2 大于0.8的值则被认为是较好的拟合。如果 r^2 乘以100，则表示生物活性的百分比变化，该变化由方程中使用的物理化学参数决定。因此，r^2 值为0.85表明所用参数可以用于解释生物活性改变85%的原因。由于所获得的值没有考虑研究中所涉及的化合物的数量（n），并且可以通过增加测试的化合物的数量来获得更高的 r 值，因此过度依赖 r 是比较危险的。

　　因此，另一个衡量拟合程度的统计指标是标准误差或标准偏差（s，standard error of estimate or the standard deviation），应该与 r 一起引用。理想情况下，s 应该为零，但这仅存在于实验数据或物理化学参数中没有实验误差的情况下。实际上，s 值应该很小，但不小于实验数据的标准偏差。因此有必要知道后者以评估 s 值是否可接受。附录3显示了如何得出 s 并证明研究中化合物的数量（n）影响了 s 值。

　　引用统计学中费歇尔的 F 检验（附录3），可以评估 QSAR 方程中每个参数的系数 k 的显著性。通常，p 值（从 F 检验中导出）应小于或等于0.05，则可认为这个参数是有意义的。如果不是，则该参数不应包含在 QSAR 方程中。

23.2　物理化学特性

　　QSAR 方法包括许多物理的、结构的和化学的性质，最常见的是疏水性、电性和空间性，因为这些效应可量化。对于完整分子或单个取代基，可以很容易地量化疏水性质。另一方面，量化完整分子的电子和空间性质比较困难，而对于各个取代基是可行的。

　　综上所述，对各种完全不同结构的 QSAR 研究相对较少，仅限于疏水性研究。更常见的是对具有相同通用结构的化合物进行 QSAR 研究，其中芳环上的取代基或可接触的官能团是可以变化的。QSAR 的研究考虑了取代基的疏水性、电性和空间性质是如何影响生物活性。下面详细介绍三种研究最多的物理化学性质。

23.2.1　疏水性

药物的疏水特性对其穿过细胞膜至关重要（见 8.3 节），并且在与受体相互作用中也很重要。改变药物上的取代基可能对其疏水特性以及生物活性具有显著影响。因此，定量预测疏水性的方法很重要。

23.2.1.1　分配系数（P）

药物的疏水特性可以通过实验测量药物在正辛醇 / 水混合物中的相对分布。疏水分子优先溶解在该两相体系的辛醇层中，而亲水性的分子优选水层。这种相对分布称为分配系数（partition coefficient，P），可从以下等式获得：

$$P = \frac{辛醇中的药物浓度}{水溶液中的药物浓度}$$

疏水性化合物具有高 P 值，而亲水性化合物具有低 P 值。

先导化合物上不同的取代基将产生一系列具有不同疏水性的类似物，因此这些类似物具有不同的 P 值。通过将这些 P 值与这些药物的生物活性作图，可以看出这两种性质之间是否存在关系。生物活性通常表示为 $1/C$，其中 C 是达到确定的生物活性水平所需的药物浓度。之所以使用浓度的倒数（$1/C$），是因为更高活性的药物将在较低浓度下实现确定的生物活性。

通过 $\log(1/C)$ 对 $\log P$ 来绘制出该图。在将 $\log P$ 值的范围限制在较小范围（例如 $\log P = 1 \sim 4$）的研究中，获得直线图（图 23.1）显示疏水性和生物活性之间存在关系。这样的直线将具有以下等式：

$$\log\left(\frac{1}{C}\right) = -k_1\log P + k_2$$

例如，药物与血清白蛋白的结合由其疏水性决定，对 42 种化合物的研究得出以下方程式：

$$\log\left(\frac{1}{C}\right) = 0.75\log P + 230 \,(n = 42, r = 0.960, s = 0.159)$$

该公式显示血清白蛋白结合随 $\log P$ 增加而增加。换句话说，疏水性药物与血清白蛋白的结合比亲水性药物更强。了解药物与血清白蛋白的结合强度对于评估该药物的有效剂量水平非常重要。当与血清白蛋白结合时，药物不能与其受体结合，因此药物的剂量水平应基于血液循环中存在的未结合药物的量。通过上面的方程式可计算出相似结构的药物与血清白蛋白结合的强度，并指出它们对受体相互作用的"可用"程度。r 值为 0.96 接近 1，这表明由该方程式得到的直线拟合得很好。r^2 的值为 92%，这表明血清白蛋白结合的 92% 变化可以通过所测试药物的不同疏水性来解释。这意味着 8% 的变化是无法计算的，一部分原因是测量中涉及的实验误差。

尽管存在诸如与血清白蛋白结合的因素，但发现增加先导化合物的疏水性通常会导致生物活性的增加。这反映了这样一个事实，即药物必须穿过疏水性屏障如细胞膜才能达到目标。即使没有屏障需要跨越（例如在体外研究中），药物也必须与靶标系统相互作用，例如酶或受体，其结合位点比表面更疏水。因此，增加疏水性也有助于药物与其靶标结合。

这可能意味着增加 $\log P$ 可无限地增加生物活性。事实上，并不会。有以下几个原因：例如，药物可能会变得过于疏水，以至于它在水相中难溶。或者，它可能会被"困"在脂肪库中，从而未到达预定的位置。最后，疏水性药物更易于代谢和消除。

在许多 QSAR 研究中观察到 $\log P$ 和生物活性之间的直线关系，因为研究的 $\log P$ 值的范围相对较窄。例如，对血清白蛋白结合进行的研究限于 $\log P$ 值在 $0.78 \sim 3.82$ 范围内的化合物。如果将这些研究扩展到包含具有非常高的 $\log P$ 值的化合物，那么将得到不同的图。有的图是抛物线的，如图 23.3 所示。在此图中显示，生物活性随着 $\log P$ 增加而增加，直到获得最大值。$\log P$ 的最大值（$\log P^0$）代表生物活性的最佳分配系数。超过这个临界点，$\log P$ 的增加会导致生物活性的降低。

如果分配系数是影响生物活性的唯一因素，抛物线曲线可用下式表示：

$$\log\left(\frac{1}{C}\right) = -k_1(\log P)^2 + k_2\log P + k_3$$

注意，在 $(\log P)^2$ 项前面有一个负号。当 P 值很小时，$(\log P)^2$ 项也非常小，该方程中是由 $\log P$ 项主导的。这代表了图的第一部分，即生物活性随着 P 值的增加而增加。当 P 值很大时，$(\log P)^2$ 项变得更显著，最终"压倒"了 $\log P$ 项。这表示图的最后部分，即生物活性随着 P 值的增加而下降。k_1、k_2 和 k_3 是常数，并且可以通过合适的软件程序来确定。

生物活性仅与 $\log P$ 有关的药物相对较少。这些药物倾向于在细胞膜中起作用，其中疏水性是控制其作用的主要特征。在细胞膜中起作用的药物的最佳实例是全身麻醉药。虽然它们也与 $GABA_A$ 受体结合，但认为全身麻醉药通过进入中枢神经系统并"溶解"到细胞膜中起作用，在细胞膜中它们影响膜结构和神经功能。在这种情况下，没有特定的药物 - 受体相互作用，药物的机制完全由其进入细胞膜的能力（即其疏水特性）控制。研究发现一系列醚类全身麻醉药的活性符合以下抛物线方程：

$$\log\left(\frac{1}{C}\right) = -0.22(\log P)^2 + 1.04\log P + 2.16$$

根据该方程，麻醉活性随着疏水性（P）的增加而增加，由 $\log P$ 因子主导。$-(\log P)^2$ 因子表明两者关系是抛物线的，并且 $\log P$ 存在最佳值（$\log P^0$），超过该值，随着疏水性的增加其麻醉活性降低。通过这个公式，我们可以根据它们的分配系数来预测其他化合物的麻醉活性。但是，也有一些限制。该方程仅用于醚类麻醉药，不适用于其他结构类型的麻醉药，这在 QSAR 研究中普遍如此。如果能将该方法应用于具有相同一般结构的一系列化合物，则效果最佳。

然而，对其他结构类型的全身麻醉药进行了 QSAR 研究，并且在每种情况下都获得了抛物线曲线。虽然每个方程的常数是不同的，但重要的是，无论所研究的麻醉药类别如何，麻醉活性的最佳疏水性（由 $\log P^0$ 表示）接近 2.3。这种结果表明，所有全身麻醉药都以类似的方式受到结构疏水性的控制。

因为不同的麻醉药具有相似的 $\log P^0$ 值，所以任何化合物的 $\log P$ 值可以给出其作为麻醉药的潜在效力。例如，气态麻醉药乙醚（ether）、氯仿（chloroform）和氟烷（halothane）的 $\log P$ 值分别为 0.98、1.97 和 2.3，它们的麻醉活性以相同的顺序增加。

全身麻醉药作用机制简单，关键取决于进入中枢神经系统的效率。这就意味着 $\log P$ 值与任何化合物进入中枢神经系统的难易程度相关。换句话说，$\log P$ 值接近 2 的化合物应该能够有效地进入中枢神经系统，实际也确实如此。例如，有镇静和催眠活性的巴比妥类药物的 $\log P$ 值接近 2。

根据经验来说，靶向中枢神经系统的药物的 $\log P$ 值应约为 2。相反，设计用于身体其他部位的药物的 $\log P$ 值与 2 有显著差别，以避免可能的中枢神经系统副作用（例如嗜睡），见专栏 23.1。

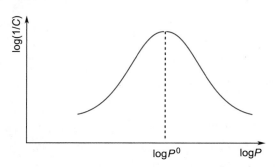

图 23.3　$\log(1/C)$ 对 $\log P$ 作的抛物线图

23.2.1.2　取代基的疏水性常数（π）

已知如何使用分配系数 P 来量化化合物的疏水性。为了获得 P，必须通过实验测量它，这意味着我们必须合成此化合物。如果能够在理论上计算得到 P，并事先决定该化合物是否值得合成，那将事半功倍。然后，QSAR 将有助于我们得到更优的结构。例如，如果计划合成一系列巴比妥酸盐结构，可以计算它们的 $\log P$ 值，并将重点放在最接近巴比妥酸盐最佳 $\log P^0$ 值的结构上。

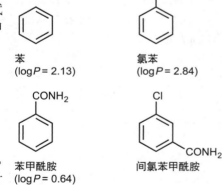

　　研究发现强心药（Ⅰ）（图1）在一些患者中产生"幻觉"，这意味着它进入中枢神经系统。这已得到了证明，药物的 logP 值为 2.59。为了防止药物进入中枢神经系统，4-OMe 取代基被 4-S（O）Me 取代基取代。该特定基团与甲氧基基本大致相同，但亲水性更强。研究发现新药硫马唑（sulmazole）的 logP 值为 1.17。该药物亲水性很强而无法进入中枢神经系统，并且没有中枢神经系统副作用。

(Ⅰ) R=OCH₃
(Ⅱ) R= 硫马唑

图1　强心药

　　可以通过了解各种取代基对疏水性的贡献来计算分配系数。该贡献称为取代基疏水性常数 π（substituent hydrophobicity constant），用于衡量取代基相对于氢的疏水性，该值可以通过如下的计算获得。对于标准化合物如苯，有无取代基（X）都可以通过实验测量分配系数。然后使用以下的方程式获得取代基（X）的疏水性常数（π_X）：

$$\pi_X = \log P_X - \log P_H$$

　　式中，P_H 是标准化合物的分配系数；P_X 是具有取代基的标准化合物的分配系数。

　　π 值是正值，表示取代基疏水性大于氢；π 值是负值，则表示取代基疏水性较低。一系列取代基的 π 值如表 23.1 所示。这些 π 值是取代基的特征，并且可用于计算如果存在这些取代基，将如何影响药物的分配系数。先导化合物的 P 值必须通过实验测量，但在已知其值情况下，也可以非常简单地计算类似物的 P 值。

表 23.1　脂肪族和芳香族骨架上一系列取代基的 π 值

类别	CH₃	t-Bu	OH	OCH₃	CF₃	Cl	Br	F
π（脂肪族骨架）	0.50	1.68	−1.16	0.47	1.07	0.39	0.60	−0.17
π（芳香族骨架）	0.52	1.68	−0.67	−0.02	1.16	0.71	0.86	0.14

　　例如，苯（logP = 2.13），氯苯（logP = 2.84）和苯甲酰胺（logP = 0.64）的 logP 值（图 23.4）。苯是母体化合物，Cl 和 CONH₂ 的取代基常数分别为 0.71 和 −1.49。获得这些值后，现在可以计算间氯苯甲酰胺的理论 logP 值：

$$\log P_{(间氯苯甲酰胺)} = \log P_{(苯)} + \pi_{Cl} + \pi_{CONH_2}$$
$$= 2.13 + 0.71 + (-1.49)$$
$$= 1.35$$

苯
(logP = 2.13)

氯苯
(logP = 2.84)

CONH₂
苯甲酰胺
(logP = 0.64)

Cl
CONH₂
间氯苯甲酰胺

图 23.4　logP 值

　　实测该化合物的 logP 值为 1.51。

　　应该注意的是，芳族取代基的 π 值不同于脂肪族取代基的 π 值。此外，这些 π 值集实际上都不是真正的常数，只有对其结构衍生物才准确。在研究其他结构时，它们可以作为近似值，但有可能需要调整这些值才能获得准确的结果。

　　为了区分计算出的 logP 值和实验得到的值，前者称为 ClogP 值。已有软件程序将计算给定结构的 Clog P 值。

23.2.1.3　P 与 π 的关系

　　前文已经介绍 QSAR 方程是关联了生物活性与分配系数 P 的，但是如果仅改变取代基，则可以使用取代基疏水性常数 π 代替 P。获得的方程式将与疏水性如何影响生物活性的研究相关。这并不是说 P 和 π 是完全等价的，不同的常数可以得到不同的方程。除此之外，这两个因素具有不同的侧重点。分配系数 P 是药物整体疏水性的量度，因此也是药物如何有效地运输到其靶标并与其结合位点结合的重要量度。π 因子是药物骨架上特定区域的疏水性的量度，如果它存在于 QSAR 方程中，它强调的是涉及分子结合位点区域的重要疏水相互作用。

大多数 QSAR 方程都有 P 或 π 的"贡献"，但在有些药物中只有较小的"贡献"。例如，一项关于抗疟疾药物的研究显示抗疟活性和疏水性之间的关系非常小。这种结果支持了这些药物在红细胞中发挥作用的理论，因为之前的研究表明，药物进入红细胞的难易程度与其疏水性无关。

23.2.2 电性效应

各种取代基的电性效应显然会对药物的电离或极性产生影响。反过来，这可能影响药物通过细胞膜的难易程度或者它与结合位点的相互作用程度。因此，测量取代基的电性效应十分必要。

就芳香环上的取代基而言，所用的量度称为哈米特取代基常数（σ，Hammett substituent constant）。这是取代基的吸电子或给电子能力的量度，并且通过测量和比较一系列取代苯甲酸与苯甲酸本身的解离度来测定。

苯甲酸是一种弱酸，只在水中部分电离（图 23.5）。在电离和非电离之间建立平衡，其中这些物质的相对比例称为平衡（equilibrium）或解离常数（K_H，dissociation constant）（下标 H 表示芳环上没有取代基）。

$$K_{\mathrm{H}} = \frac{\left[\mathrm{PhCO_2^-}\right]}{\left[\mathrm{PhCO_2H}\right]}$$

当芳香环上存在取代基时，该平衡受到影响。吸电子基团，例如硝基，会导致芳香环具有更强的吸电子和稳定羧酸根阴离子的能力，因此平衡也向电离形式转变。因此，吸电子取代基取代的苯甲酸是一种更强的酸，会具有更大的 K_X 值（X 代表芳环上的取代基），如图 23.6 所示。

如果取代基 X 是给电子基团，如烷基，则芳环稳定羧酸根离子的能力变得很弱。平衡就会向左移动，这表明给电子取代基取代的苯甲酸是较弱的酸，K_X 值较小，如图 23.6 所示。

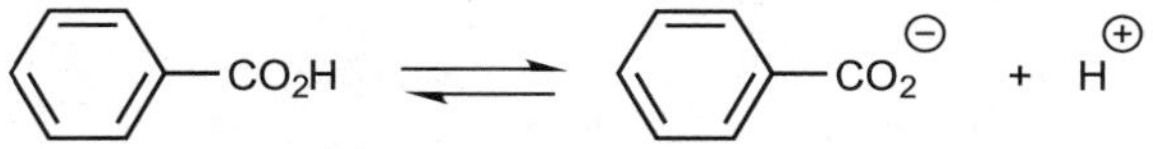

图 23.5 苯甲酸在水中的电离

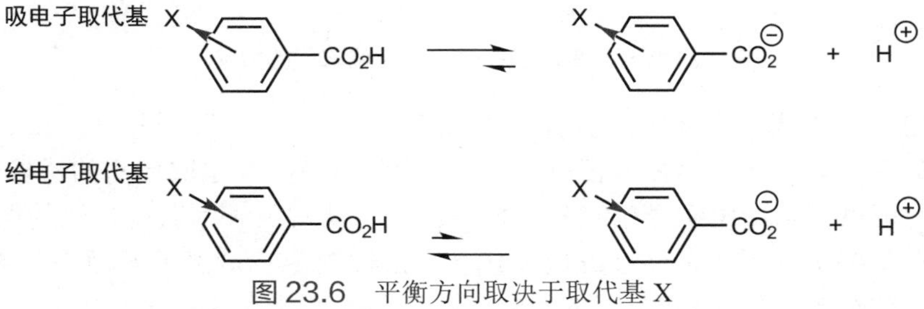

图 23.6 平衡方向取决于取代基 X

特定取代基（X）的哈米特取代基常数（σ_X）由下式定义：

$$\sigma_{\mathrm{X}} = \log\frac{K_{\mathrm{X}}}{K_{\mathrm{H}}} = \log K_{\mathrm{X}} - \log K_{\mathrm{H}}$$

含有吸电子取代基的苯甲酸将具有比苯甲酸本身（K_H）更大的 K_X 值，因此，吸电子取代基的 σ_X 是正值。诸如 Cl、CN 或 CF_3 等取代基的 σ 值是正值。

含有给电子取代基的苯甲酸将具有比苯甲酸本身更小的 K_X 值，因此，给电子取代基的 σ_X 值将是负的。如甲基、乙基和叔丁基等取代基的 σ 值是负值。H 的哈米特取代基常数（σ_X）为 0。

哈米特取代基常数需要考虑共振和诱导效应。因此，特定取代基的 σ 值取决于取代基在间位还是对位。这表现在 σ 符号的下标是 m 和 p。例如，硝基取代基的 $\sigma_p = 0.78$ 和 $\sigma_m = 0.71$。在间位，吸电子能力是由于取代基的诱导效应；而在对位，诱导效应和共振效应都起作用，所以 σ_p 值更大（图 23.7）。

对于羟基而言，$\sigma_m = 0.12$，$\sigma_p = -0.37$。在间位，主要受诱导和吸电子效应影响。在对位时，共振引起的给电子效应的影响会比诱导引起的吸电子能力的影响更加显著（图 23.8）。

间位硝基——对取代基R的电性影响为诱导效应

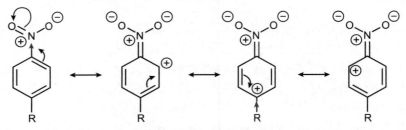

对位硝基——对取代基R的电性影响为诱导和共振效应

图 23.7   硝基在间位和对位对取代基的影响

间位羟基——对取代基R的电性影响为诱导效应

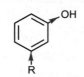

对位羟基——对取代基R的电性影响由共振效应主导

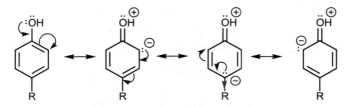

图 23.8   酚羟基在间位和对位取代的效应

大多数 QSAR 研究从考虑 σ 开始，并且如果存在多于一个取代基，则 σ 值可以求和（$\Sigma\sigma$）。然而，随着更多化合物的合成，可以对 QSAR 方程进行微调。如上所述，σ 是取代基的诱导和共振效应的量度。通过更深入的研究，可以分别考虑诱导效应和共振效应。可从常数表中获得量化的取代基诱导效应（F）及共振效应（R）。在某些情况下，可能会发现取代基对活性的影响是由于 F 而不是 R，反之亦然。还可以发现取代基在环上的特定位置具有更显著的影响，并且这也可以体现在公式中。

到目前为止，所描述的电性常数仍存在局限性。例如，哈米特取代基常数不能测量邻位取代基。因为邻位取代基具有重要的空间效应和电性效应。

很少有药物的活性只受取代基电性效应的影响，通常也必须考虑疏水性。只考虑疏水性的研究一般仅适用于作用机制不需透过细胞膜的药物（参见专栏 23.2）。或者，对分离的酶的体外研究可能导致缺乏疏水性因子的 QSAR 方程，这是因为没有考虑到细胞膜。

常数 σ、R 和 F 仅可用于芳族取代基，因此仅适用于含芳环的药物。但是，一系列脂肪族电子取代基常数也是可以获得的。这些是通过测量一系列脂肪族酯的水解速率获得的（图 23.9）。乙酸甲酯是母体酯，研究发现其水解速率受取代基 X 的影响。取代基对水解速率的影响程度是由取代基在反应位点（即酯基）的电性效应决定的。电性效应纯粹是诱导效应的，用符号 σ_I 表示。给电子基团降低了水解速率，因此具为负值。例如，甲基、乙基和丙基的 σ_I 值分别为 −0.04、−0.07

图 23.9   脂肪族酯的水解

和 −0.36。吸电子基团提高了水解速率并为正值。NMe_3^+ 和 CN 的 σ_I 值分别为 0.93 和 0.53。

值得注意的是，诱导效应不是影响水解速率的唯一因素。取代基也可具有空间效应。例如，体积大的取代基可以保护酯免受攻击并降低水解速率。因此，有必要将这两种影响分开考虑。可以通过测量碱性和酸性条件下的水解速率来实现。在碱性条件下，空间效应和电性效应是重要的，而在酸性条件下，只有空间效应是重要的。通过比较水解速率，可以确定电性效应（σ_I）和空间效应（E_s）的值（参见 23.2.3.1 节）。

专栏 23.2　磷酸二乙基苯基酯的杀虫活性

磷酸二乙基苯基酯（图 1）的杀虫活性是少数几个仅与电性效应有关的例子之一：

$$\log\left(\frac{1}{C}\right) = 2.282\sigma - 0.348 \quad (r^2 = 0.952, r = 0.976, s = 0.286)$$

该方程式揭示了含有 σ 为正值的取代基（即吸电子基团）将增加活性。疏水性参数未出现在这一方程式中表明了该药物不需要进入或通过细胞膜才具有活性。事实上，已知这些药物作用于乙酰胆碱酯酶（acetylcholinesterase），这种酶位于细胞膜外（13.12 节）。

r 的值接近 1，这表明该方程具有很好的线性拟合，而 r^2 的值表明 95% 的数据变化是由 σ 参数引起的。

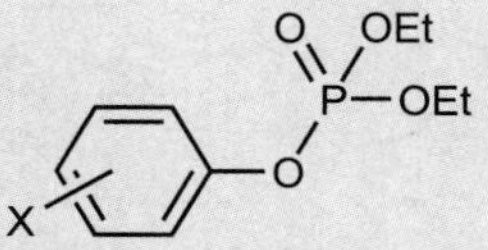

图 1　磷酸二乙基苯基酯

23.2.3　空间效应

药物的体积、大小和构象将影响其接近结合位点和与结合位点相互作用的难易程度。体积大的取代基可能起到屏蔽作用并阻碍药物与其结合位点之间的理想相互作用。或者，体积大的取代基可以有助于药物正确定向以最大限度地结合并增加活性。与疏水性或电性性质相比，空间性质更难以量化。研究人员已经尝试了多种方法，这里介绍 3 种方法。药物的生物活性不太可能仅受到空间效应的影响，但这些影响因素常见于 Hansch 方程（23.3 节）。

23.2.3.1　Taft's 空间因子（E_s）

研究人员已经尝试通过使用 Taft's 空间因子（E_s）来量化取代基的空间特征。E_s 的值可以通过比较在酸性条件下含取代基的脂肪族酯（图 23.9）与标准酯的水解速率来获得，从而得到方程式：

$$E_s = \log k_X - \log k_0$$

式中，k_X 表示带有取代基 X 的脂肪族酯的水解速率；k_0 表示标准酯的水解速率。

该方法只限于研究与反应的四面体过渡态在空间上相互作用的取代基，而不是通过共振或内部氢键相互作用的取代基。例如，通过该方法不能测量含有不饱和取代基的酯类。E_s 值的例子如表 23.2 所示。注意，标准酯是 X = Me。诸如 H 和 F 的取代基小于甲基并导致更快的水解速率（$k_X > k_0$），使得 E_s 为正；大于甲基的取代基降低水解速率（$k_X < k_0$），使得 E_s 为负。E_s 值的缺点是它们是分子内空间效应的量度，而药物以分子间方式与靶标相互作用。例如，i-Pr、n-Pr 和 n-Bu 的 E_s 值。支链异丙基的 E_s 值显著大于线性的正丙基的 E_s 值，因为取代基的主体更接近反应中心。将烷基链从正丙基延伸至正丁基对 E_s 几乎没有影响。较大的正丁基从反应中心延伸出来，因此对水解速率几乎没有额外的空间位阻。如果正丁基存在于接近结合位点的药物上，正丁基的 E_s 值会低于该取代基可能具有的空间效应。

表 23.2　不同取代基的 E_s 值

取代基	H	F	Me	Et	n-Pr	n-Bu	i-Pr	i-Bu	环戊基
E_s	1.24	0.78	0	−0.07	−0.36	−0.39	−0.47	−0.93	−0.51

23.2.3.2　摩尔折射率

摩尔折射率（molar refractivity，MR）是反应空间因子的另一种量度。这是原子或一组原子占据的体积的量度。MR 由以下等式获得：

$$MR = \frac{(n^2-1)}{(n^2+2)} \times \frac{MW}{d}$$

式中，n 是折射率；MW 是分子量；d 是密度。MW/d 为体积，并且 $(n^2-1)/(n^2+2)$ 项可以通过确定取代基可极化的难易程度来提供校正因子。如果取代基具有 π 电子或孤对电子，则尤其重要。

23.2.3.3　Verloop 空间参数

衡量空间因子的另一种方法是使用 Sterimol 计算机程序，其从标准键角、范德华半径、键长和取代基的可能构象计算空间取代基值，即 Verloop 空间参数（Verloop steric parameter）。与 E_s 不同，任何取代基的 Verloop 空间参数可以测量得到。例如，羧酸基团的 Verloop 空间参数如图 23.10 所示。L 是取代基的长度，$B_1 \sim B_4$ 是不同维度的基团的半径。

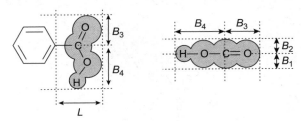

图 23.10　羧酸基团的 Verloop 空间参数

23.2.4　其他物理化学因素

上文已经介绍了通过 QSAR 方法最常研究的物理化学性质，对其他性质也进行了研究，如偶极矩、氢键、构象和原子间距离。然而，量化这些性质的困难限制了这些参数的使用。研究人员已经基于测试化合物的最高占据和/或最低未占据分子轨道开发了几种 QSAR 公式。这些轨道的能量计算可以使用半经验量子力学方法进行（22.7.3 节）。也可以使用不同取代基的指示符变量。这些将在 23.7 节中介绍。

23.3　Hansch方程

在 23.2 节中，我们学习了 QSAR 研究中常用的物理化学性质以及如何量化它们。在生物活性仅与一种这样的性质相关的情况下，可以得出一个简单的方程式。然而，大多数药物的生物活性与各种物理化学性质的组合有关。在这种情况下，仅涉及一个参数的简单方程只有在其他参数保持不变时才相关。实际上，这并不容易实现，生物活性与许多不同参数联系起来的方程却更为常见（专栏 23.3）。这些方程称为 Hansch 方程，它们通常将生物活性与最常用的物理化学特性（$\log P$、π、σ 和空间因子）联系起来。如果疏水性值被限制在一个小范围内，那么方程式将是线性的，如下所示：

$$\log\left(\frac{1}{C}\right) = k_1 \log P + k_2 \sigma + k_3 E_s + k_4$$

如果 $\log P$ 值分布在很大的范围内，那么方程将是抛物线形的，原因与 23.2.1 节中介绍的相同。

$$\log\left(\frac{1}{C}\right) = -k_1\left(\log P\right)^2 + k_2\log P + k_3\sigma + k_4 E_s + k_5$$

通过计算机软件确定常数 $k_1 \sim k_5$，可以得到最佳拟合。并非所有参数都必须具有重要意义。例如，β- 卤代芳香胺的肾上腺素能阻断活性（图 23.11）与参数 π 和 σ 有关，但不包括空间参数。该方程式显示，如果取代基具有正 π 值和负 σ 值，则生物活性增加。换句话说，取代基应该是疏水的和给电子的。

在进行 Hansch 分析时，重要的是要仔细选择取代基以确保生物活性的变化可归因于特定参数。对于粗心大意的人来说，有很多陷阱。例如，在含有氨基的药物中，最经常在氨基上进行的研究之一是合成在氮原子上含有同系列烷基取代基的类似物（即 Me、Et、n-Pr、n-Bu）。如果活性随着取代基的链长的增加而增加，这是由于疏水性的增加，或是体积的增加，还是两者兼而有之？如果观察这些取代基的 π 和 MR 值，会发现这两组值在整个系列中以类似的方式增加，无法区分它们（表 23.3）。在该实例中，必须选择一系列与 π 和 MR 不相关的取代基。取代基 H、Me、OMe、NHCOCH$_2$、I 和 CN 更合适。

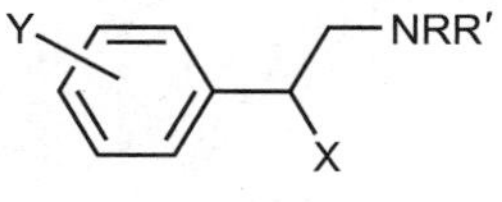

$$\log\left(\frac{1}{C}\right) = 1.22\pi - 1.59\sigma + 7.89$$

$$(n = 22,\ r^2 = 0.841,\ s = 0.238)$$

β-卤代芳胺

图 23.11 β- 卤代芳香胺的 QSAR 方程

表 23.3 一系列取代基的 π 和 MR 值

取代基	H	Me	Et	n-Pr	n-Bu	OMe	NHCONH$_2$	I	CN
π	0.00	0.56	1.02	1.50	2.13	−0.02	−1.30	1.12	−0.57
MR	0.10	0.56	1.03	1.55	1.96	0.79	1.37	1.39	0.63

23.4 Craig 图

虽然通过表格可以很容易获得大量取代基的 π 和 σ 因子的数据，但通过以 y 轴是 σ 值和 x 轴是 π 值作图，更容易可视化不同取代基的相对性质，被称为克雷格（Craig）图。图 23.12 是对于芳香族取代基的 σ 和 π 因子的 Craig 图，使用这种 Craig 图有如下几个优点：

① 该图清楚地表明 π 和 σ 之间没有整体关系。各种取代基分散在图的四个象限内。

② 可以一目了然地看出哪些取代基具有正 π 和 σ 参数，哪些取代基具有负 π 和 σ 参数，哪些取代基具有一正一负参数。

③ 很容易看出哪些取代基具有相似的 π 值。例如，乙基、溴、三氟甲基和三氟甲磺酰基都大致在图上的相同垂直线上。理论上，这些取代基是可以互换的，其中影响生物活性的主要因素是 π 因子。类似地，属于同一水平线上的取代基可以被识别为等电的或具有相似的 σ 值（例如，CO_2H、Cl、Br、I）。

④ 在 QSAR 研究中，Craig 图可用于预测应使用哪些取代基。为了得到涉及 π 和 σ 的最精确的方程，用来自每个象限的取代基合成类似物。例如，卤素取代基具有较高的疏水性和吸电子性质（π 和 σ 都是正值），而取代基 OH 具有更多的亲水性和给电子性质（π 和 σ 为负值）。烷基是具有正 π 和负 σ 值的取代基，而酰基具有负 π 和正 σ 值。

⑤ 一旦得出 Hansch 方程，它会显示 π 或 σ 应该是负或正，以便获得良好的生物活性。然后，进一步的发展将集中在相关象限的取代基上。例如，如果等式显示正 π 和正 σ 值是必要的，那么应仅从右上象限

中选取其他取代基。

Craig 图也可以用来比较其他物理化学参数，例如疏水性和 *MR*。

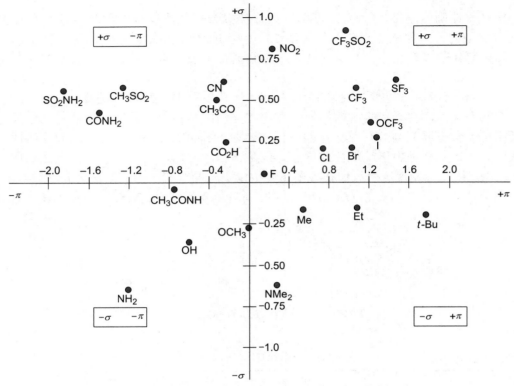

图 23.12　不同取代基的 σ 和 π 因子的 Craig 图比较

专栏 23.3　一系列抗疟疾药物的 Hansch 方程

研究者测试了 102 种菲类氨基甲醇的抗疟活性，在图 1 所示结构中，X 代表了左侧环上 4 个取代基，而 Y 代表了右侧环上 4 个取代基。实验所测出的结构的 $\log P$ 不可用，并且推导出了将活性与下列部分或全部项进行比较的方程：

π_{sum}　　分子中所有取代基（即所有的取代基 X 和 Y，以及取代基 R 和 R'）的 π 常数。这一常数用以代替 $\log P$ 表示分子的总疏水性

σ_{sum}　　分子中所有取代基的 σ 常数

$\sum \pi_{\text{X}}$　　左侧环中所有取代基 X 的 π 常数之和

$\sum \pi_{\text{Y}}$　　右侧环中所有取代基 Y 的 π 常数之和

$\sum \pi_{\text{X+Y}}$　　左侧环和右侧环中所有取代基 X 和 Y 的 π 常数之和

$\sum \sigma_{\text{X+Y}}$　　左侧环和右侧环中所有取代基 X 和 Y 的 σ 常数之和

$\sum \sigma_{\text{X}}$　　左侧环中所有取代基 X 的 σ 常数之和

$\sum \sigma_{\text{Y}}$　　右侧环中所有取代基 Y 的 σ 常数之和

导出了诸如图 1 中方程 1 ~ 3，其活性与上述每一项都匹配，但它们都没有可接受的 r^2 值。

然后，推导出了各种其他方程，其中包括上述 2 项，但这些方程也不令人满意。最后，推导出一个包含 6 个项的方程，并证明结果是令人满意的。

$$\log\left(\frac{1}{C}\right) = -0.015\left(\pi_{sum}\right)^2 + 0.14\pi_{sum} + 0.27\sum\pi_X + 0.40\sum\pi_Y + 0.65\sum\sigma_X + 0.88\sum\sigma_Y + 2.34$$

$$(n = 102, r = 0.913, r^2 = 0.834, s = 0.258)$$

该等式表明，随着分子的总疏水性（π_{sum}）增加（常数 0.14 是低的），抗疟活性略微增加。$\left(\pi_{sum}\right)^2$ 项表示活性最佳时的总疏水性，π_{sum} 为 4.44。如果疏水取代基存在于环 X 上，特别是存在于环 Y 上，则活性均增加。这表明在 2 个环附近涉及某种形式的疏水相互作用。两个环上的吸电子取代基也有利于活性，Y 环比 X 环更有利。r^2 值为 0.834，高于最小可接受值 0.8。

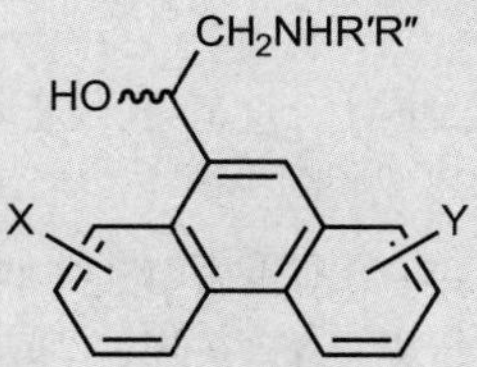

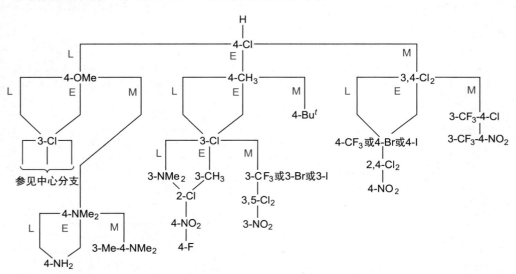

1) $\log\left(\frac{1}{C}\right) = 0.557\sum\pi_{X+Y} + 2.699$ $(n = 102, r = 0.768, r^2 = 0.590, s = 0.395)$

2) $\log\left(\frac{1}{C}\right) = 0.017\pi_{sum} + 3.324$ $(n = 102, r = 0.069, r^2 = 0.005, s = 0.616)$

3) $\log\left(\frac{1}{C}\right) = 1.218\sigma_{sum} + 2.721$ $(n = 102, r = 0.814, r^2 = 0.663, s = 0.359)$

图 1　菲类氨基甲醇

23.5　Topliss 方案

在某些情况下，合成 Hansch 方程所需要的大量结构，可能并不可行。例如，所涉及的合成路线可能非常困难，以至于在有限的时间内只能合成少量结构。在这些情况下，测试已合成结构的生物活性是有用的，使用这些结果来确定下一个要合成的类似物。

Topliss 方案是一个"流程图"，是一个可遵循的程序。Topliss 方案有两种，其中一种用于芳香环上的取代基（图 23.13），另一种用于脂肪族部分上的取代基（图 23.14）。通过考虑取代基的疏水性和电性效应来制定方案，并且尽可能有效地找到最佳取代基。然而，这并不意味着可以完全替代的 Hansch 分析。一旦合成了一定数量的结构，将可以在适当的时候进行这种分析。

图 23.13　芳香环上的取代基的 Topliss 方案

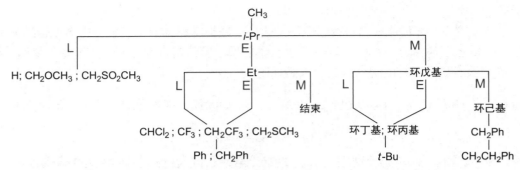

图 23.14 脂肪族部分上的取代基的 Topliss 方案

对于芳香环上取代基的 Topliss 方案（图 23.13），假设已经测试了含有单取代的芳香环的先导化合物的生物活性。该方案中的第一个类似物是 4-氯衍生物，因为这种衍生物通常易于合成。氯取代基比氢更疏水和吸电子，其 π 和 σ 是正值。

合成氯取代类似物后即开展生物学实验。实验结果有三种可能性：类似物活性较低（L），相等的活性（E）或更高的活性（M）。活性类型将决定接下来跟随 Topliss 方案的哪个分支。

如果生物活性增加，则遵循 M 分支，并且要合成的下一个类似物是 3,4-二氯取代的类似物。另一方面，如果活性保持不变，则遵循 E 分支，并合成 4-甲基类似物。最后，如果活性下降，则遵循 L 分支，下一个类似物是 4-甲氧基类似物。第二类似物的生物学活性现在决定了该方案中要遵循的下一个分支。

这背后的原因是什么？

我们首先需要考虑的是 4-氯类似物生物活性增加的情况。氯取代基具有正 π 和 σ 值，这意味着这些性质中的一个或两个对生物活性是重要的。如果两者都很重要，那么添加第二个氯基团应该进一步提高生物活性。如果是，则改变取代基以进一步增加 π 和 σ 值。如果不是，则表明空间相互作用不合适或疏水性过大。然后进一步优化 π 和空间因素的相对重要性。

下面考虑 4-氯类似物活性下降的情况。这表明负 π 和 / 或 σ 值对活性很重要，或者对位取代基在空间上是不利的。假设不利的 σ 效应是活性降低的最可能原因，因此下一个取代基是具有负 σ 值（即 4-OMe）的取代基。如果活性得到改善，则按着建议进一步改变以测试 σ 和 π 的相对重要性。另一方面，如果 4-OMe 基团不能提高活性，则假定有不利的空间因素在起作用，则下一个取代基是 3-氯取代基。然后按照图 23.13 的中心分支所示的方法对这一组进行修改。

最后一种情况是 4-氯类似物的活性与先导化合物相比几乎没有变化，这时需要正 π 值和负 σ 值的药物。由于氯取代基的两个值均为正值，因此正 π 值的有利效应可能会被正 σ 值的不利影响抵消。在这种情况下，尝试的下一个取代基是 4-甲基，其具有必要的正 π 值和负 σ 值。如果这仍然没有任何有益效果，则认为在对位存在不利的空间相互作用，接下来选择 3-氯取代基。进一步的变化继续改变 π 和 σ 因子的相对值。

通过对比文献已报道的药物构效关系结果来测试 Topliss 方案的有效性。例如，已经报道了 19 种取代的苯磺酰胺的生物活性（图 23.15）。第二个活性好的化合物是硝基取代的类似物，如果按照 Topliss 方案，这将是合成的第五个化合物。

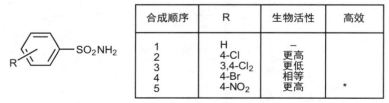

合成顺序	R	生物活性	高效
1	H	—	
2	4-Cl	更高	
3	3,4-Cl$_2$	更低	
4	4-Br	相等	
5	4-NO$_2$	更高	*

图 23.15 根据 Topliss 方案合成苯磺酰胺的顺序

另一个例子来自取代的芳基四唑基链烷酸的抗炎活性（图 23.16），其中合成了 28 个。使用 Topliss 方案，在 4 个活性最好的结构中的 3 个来自合成的前 8 个化合物。

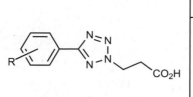

合成顺序	R	生物活性	高效
1	H	—	
2	4-Cl	更低	
3	4-OMe	更低	
4	3-Cl	更高	*
5	3-CF₃	更低	
6	3-Br	更高	*
7	3-I	更低	
8	3,5-Cl₂	更高	*

图 23.16　根据 Topliss 方案合成取代的芳基四唑基链烷酸的顺序

脂肪族部分上的取代基的 Topliss 方案（图 23.14）是按照与芳香族方案类似的基本原理建立的，并且也用于与羧基、氨基、酰胺或类似官能团相连接的取代基。该方案试图仅在取代基的疏水和电性效应之间进行区分，而不区分它们的空间性质。因此，所涉及的取代基选择是为了尽量减少空间上的差异。假设先导化合物有一个甲基，建议合成的第一个类似物是异丙基类似物。这样增加了 π 值，并且在大多数情况下，活性会增加。从经验中得知，大多数先导化合物的疏水性低于最佳值。

我们首先集中讨论异丙基类似物活性增加的情况。在该分支之后，应该使用环戊基。之所以使用环状结构是因为它具有更大的 π 值，但是可以将空间因子的增加保持在最小。如果活性再次上升，则尝试更多疏水性取代基。如果活性没有增加，那么可能有两种解释：要么已经通过了最佳疏水性，要么同时还存在电性效应（σ_{l}）。然后确定使用哪个取代基。

其次讨论异丙基类似物活性保持不变的情况。最可能的解释是甲基和异丙基位于疏水最佳值的两侧。接下来使用乙基，因为它具有中间 π 值。如果活性没有得到改善，则可能存在不利的电性效应。由于所用的基团是给电子的，因此现在建议使用具有相似 π 值的吸电子基团。

最后，将研究异丙基类似物活性下降的情况。在这种情况下，疏水或给电子基团可能对活性不利，并且所建议的取代基团对进一步开发是合适的选择。

23.6　生物等排体

取代基常数表给出了各种物理化学性质。通过对这些常数的了解，药物化学家可以识别可能是生物等排体的取代基。因此，取代基 CN、NO_2 和 COMe 具有相似的疏水性、电性效应和空间效应，并且是可互换的。在西咪替丁（cimetidine）及其类似物的开发中观察到这种可互换性（16.2.6 节和 16.2.8 节）。需要注意的一点是，在某些情况下，这些取代基可能是生物等效的，而在其他情况下则不是，如图 23.17 所示。

取代基	$\overset{O}{\underset{\|\|}{C}}$—CH₃	$\overset{NC\;\;CN}{\underset{\|}{C}}$—CH₃	$\overset{O}{\underset{\|\|}{S}}$—CH₃	$-\overset{O}{\underset{O}{S}}$—CH₃	$-\overset{O}{\underset{O}{S}}$—NHCH₃	$\overset{O}{\underset{\|\|}{C}}$—NMe₂
π	−0.55	0.40	−1.58	−1.63	−1.82	−1.51
σ_{p}	0.50	0.84	0.49	0.72	0.57	0.36
σ_{m}	0.38	0.66	0.52	0.60	0.46	0.35
MR	11.2	21.5	13.7	13.5	16.9	19.2

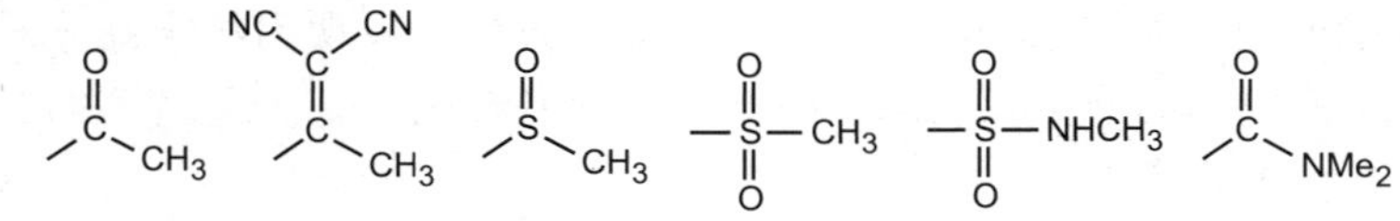

图 23.17　6 种取代基的物理化学参数

图 23.17 显示了 6 种不同取代基的物理化学参数。如果对生物活性最重要的物理化学参数是 σ_{p}，那么 $COCH_3$ 取代基（0.50）对于 $SOCH_3$ 取代基（0.49）来说是合理的生物等排体。另一方面，如果主要参数是 π，那么对于 $SOCH_3$（−1.58）更合适的生物等排体将是 SO_2CH_3（−1.63）。

23.7　Free-Wilson方法

在针对 QSAR 的 Free-Wilson 方法中，测量母核结构的生物活性，然后与一系列取代的类似物的活性进行比较，导出一个将生物活性与特定取代基（$X_1 \sim X_n$）的存在或其他方面联系起来的方程。

$$活性 = k_1X_1 + k_2X_2 + k_3X_3 + \cdots\cdots + k_nX_n + Z$$

在该方程中，X_n 被定义为指标变量（indicator variable）并且根据取代基（n）是否存在而被赋予值 1 或 0。每个取代基对活性的贡献由 k_n 的值决定。Z 是表示所研究结构的平均活度的常数。

由于该方法考虑的是取代基对生物活性的整体影响而不是其各种物理化学性质，因此不需要物理化学常数和表格，仅需要通过实验测量生物活性。当试图量化表中未列出的不常见的取代基的影响时，或在量化不能制成表格的特定分子特性时，是非常有用的。

但该方法的缺点是必须合成和测试大量的类似物，该方程才有意义。例如，k_nX_n 项是指在母核结构中特定位置处的特定取代基。因此，类似物不仅必须具有不同的取代基，而且还必须在骨架的不同位置。

另一个缺点是难以使结果合理化并解释为什么特定位置的取代基对活性有好处或坏处。最后，不同取代基的影响可能不能累加，可能存在影响活性的分子内相互作用。

然而，指标变量在某些情况下可能很有用，它们也可以用作 Hansch 方程的一部分。在后面的案例研究中可以看到这方面的一个例子（23.9 节）。

23.8　规划QSAR研究

在开始 QSAR 研究时，最重要的是要确定所研究的物理化学参数，设计一些类似物以使得所研究的参数适当地变化。例如，如果取代基的疏水性和空间体积代入方程，得出具有相关性，则合成这些类似物是没有意义的。

合成足够的结构以使结果具有统计意义也很重要。一般来说，应为每个参数合成出 5 种结构来进行研究。通常，初始 QSAR 研究将涉及两个参数 π 和 σ，可能还包括 E_s。可以使用 Craig 图来选择合适的取代基。

在初始研究中，某些取代基尽量避免，因为它们可能具有其他的性质。例如，最好避免可能电离的取代基（如 CO_2H、NH_2、SO_3H）和可能容易代谢的基团（如酯基或硝基）。

如果存在两个或更多个取代基，则初始方程通常考虑 π 和 σ 贡献之和。

随着更多类似物的产生，可以考虑分子特定位置的取代基的疏水性和电性效应。此外，电性效应参数 σ 可以分成诱导效应和共振效应（F 和 R）。这些详细的方程会表现出特定部分对活性的要求。例如，疏水取代基可以在骨架的其中一部分中有利，而吸电子取代基在另一部分是有利的。反过来，这提供了药物和受体之间涉及的相互作用的线索。

23.9　实例研究

通过对一系列吡喃烯胺类的抗过敏活性研究，证明了 QSAR 方程如何随着研究的发展变得更具有特异性（图 23.18）。在该研究中，芳环上的取代基在变化，而分子的其余部分保持恒定。共合成了 19 种化合物，通过 π 和 σ 两个参数得到了第一个 QSAR 方程：

$$\log\left(\frac{1}{C}\right) = -0.14\sum\pi - 1.35\left(\sum\sigma\right)^2 - 0.72$$

$$\left(n=19, r^2=0.48, s=0.47, F_{2,16}=7.3\right)$$

式中，$\sum\pi$ 和 $\sum\sigma$ 是所有取代基的 π 和 σ 值的总和。

π 项的系数为负，表明活性与疏水性成反比，这是非常不寻常的。$\left(\sum\sigma\right)^2$ 项也很不寻常。之所以选择它是因为活性和 σ 之间并不是简单的关系。事实上，我们观察到，无论取代基是吸电子或给电子，活性都降低。中性取代基的活性最佳。因此，引入了 $\left(\sum\sigma\right)^2$ 项。由于方程中 $\left(\sum\sigma\right)^2$ 项的系数是负的，如果 σ 不是零，则活性会降低。

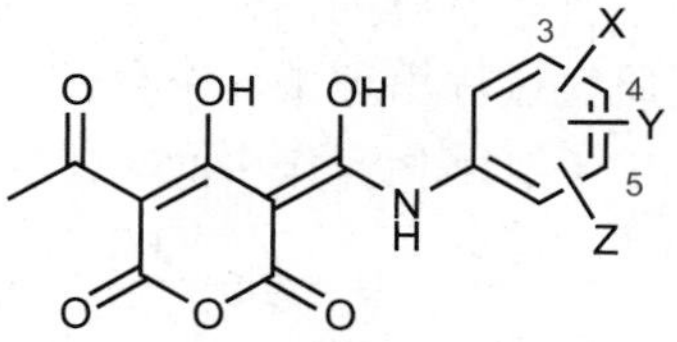

图 23.18　吡喃烯胺类的结构

为了验证这个 QSAR 方程，合成了另一系列含有亲水性取代基的化合物，总共 61 个结构，但产生了如下的不一致。

① 取代基 3-NHCOMe、3-NHCOEt 和 3-NHCOPr 的活性都相似，但根据该方程，随着疏水性增加，烷基变大，这些活性应该下降。

② 如果在 3、4 或 5 位存在取代基，如 OH、SH、NH_2 或 NHCOR，则活性大于预期。

③ 取代基 $NHSO_2R$ 的存在会降低活性。

④ 取代基 3,5-$(CF_3)_2$ 和 3,5-$(NHCOMe)_2$ 的活性远远高于预期。

⑤ 4 位的酰氧基团的活性比预测值高 5 倍。

这些结果表明，初始方程太简单，且 π 和 σ 以外的其他性质对活性很重要。这时，提出以下理论来解释上述结果。

① 3-NHCOMe、3-NHCOEt 和 3-NHCOPr 的相似活性可能是由于空间因素。取代基的疏水性增加，这应使活性降低，但它们的体积也在增加，且有人提出取代基的体积增加对活性有利。最可能的解释是取代基的大小迫使药物进入与受体相互作用的最佳的方向。

② 当在 3、4 或 5 位的取代基都能够参与氢键键合，会出乎意料地增加活性。这表明与受体的氢键相互作用是十分重要的。由于某种原因，$NHSO_2R$ 取代基是一个例外，这表明该基团具有特有的其他一些不利的空间或电性因素。

③ 4- 酰氧基基团可以增加活性，其原因可能是这些类似物是以前体药物起作用。酰氧基的极性小于羟基，所以这些类似物会穿过细胞膜，比带有游离羟基的类似物能更有效地到达受体。酯基的水解暴露出羟基，与受体发生氢键键合。

④ 具有 3,5-$(CF_3)_2$ 和 3,5-$(NHCOMe)_2$ 的结构是唯一的二取代的结构，其中 5 位的取代基具有吸电子效应，因此该特征也被引入下一个方程中。

修正后的 QSAR 方程如下：

$$\log\left(\frac{1}{C}\right) = -0.30\sum\pi - 1.5\left(\sum\sigma\right)^2 + 2.0(F\text{-}5) + 0.39(345\text{-}HBD) - 0.63(NHSO_2) +$$

$$0.78(M\text{-}V) + 0.72(4\text{-}OCO) - 0.75 \left(n=61, r^2=0.77, s=0.40, F_{7.53}=25.1\right)$$

π 和 σ 参数仍然存在，但现在也引入了许多新参数。

① F-5 项表示 5 位取代基的诱导效应。该项的系数为正值，也较大，这表明吸电子基团可以显著增加活性。但是，合成的 61 个中仅有 2 个化合物具有 5 位取代基，所以这在结果中可能存在相当大的误差。

② M-V 项表示任何间位取代基的体积。该项的系数为正值，表明间位取代基体积增大会增加活性。

③ 在 3、4 或 5 位有氢键取代基的优势，用（345-HBD）来表示。该项的值取决于存在的氢键取代基的数量。如果存在一个这样的基团，则 345-HBD 项为 1，如果存在两个这样的基团，则参数为 2。因此，对于在 3、4 或 5 位上每存在一个氢键取代基，$\log(1/C)$ 增加 0.39。这项参数被称为指标变量（indicator variable），它是前面描述的 Free-Wilson 方法的基础。没有使用氢键取代基的列表值，因此该项对生物活性的贡献由 k 值来确定，以及是否存在相关的基团。指标变量也可用下面的一些参数。

④ 引入了 *NHSO₂* 项。尽管该取代基能够形成氢键，但活性不利。负系数表示活性下降。对于任何的 NHSO₂R 取代基的值等于 1，导致活性下降了 0.63。

⑤ 如果在 4 位存在酰氧基，则 *4-OCO* 项为 1，在此情况下，则 $\log(1/C)$ 增加了 0.72。

另外合成了 37 个结构，测量了其空间和 *F-5* 参数并探索能够形成氢键的其他基团。由于亲水性取代基具有良好的活性，因此对一系列亲水能力很好的取代基进行了实验，以确定是否存在亲水性的最佳值。研究过程出现了一个异常结果——邻位有两个氢键基团时会使活性降低。这是因为是这两个相邻基团间发生了氢键相互作用而不是和受体产生这种相互作用。修正后的方程如下：

$$\log\left(\frac{1}{C}\right) = -0.034\left(\sum\pi\right)^2 - 0.33\left(\sum\pi\right) + 4.3(F\text{-}5) + 1.3(R\text{-}5) - 1.7\left(\sum\sigma\right)^2$$
$$+ 0.73(345\text{-}HBD) - 0.86(HB\text{-}INTRA) - 0.69(NHSO_2) + 0.72(4\text{-}OCO)$$
$$- 0.59\left(n = 98, r^2 = 0.75, s = 0.48, F_{7.53} = 28.7\right)$$

该方程的主要关键点如下：

① 随着取代基亲水性的增加，可以确定疏水性的最佳值（$\sum\pi = -5$），并将 $\left(\sum\pi\right)^2$ 参数引入方程。-5 的值非常低，这表示药物芳环占据的结合位点区域是亲水的。

② 就电性效应而言，5 位取代基的共振效应也会对活性产生影响。

③ 两个氢键基团在邻位的不利情况，由 *HB-INTRA* 参数表示。如果可能出现这种相互作用，则该参数的值为 1，负常数（-0.86）表示这种相互作用会降低活性。

④ 值得注意的是，空间参数不再显著，已从方程中删除。

具有最大活性的化合物是在 3 和 5 位具有两个 NHCOCH(OH)CH₂OH 取代基，其活性是先导化合物的 1000 倍。取代基是极性的且不是通常使用的取代基，但是满足了 QSAR 研究确定的所有要求：是高极性基团，可以参与氢键作用；相对于彼此是间位而不是邻位，以避免不希望的分子内氢键；其中一个取代基位于 5 位且具有有利的 *F-5* 参数；这两个取代基的总和值（$\sum\sigma$）可以忽略不计。这样的类似物肯定不会是通过反复试错的实验获得，这个例子证明了 QSAR 方法的优势。

该研究的所有证据都表明，该系列化合物的芳环适配于靶标结合位点的亲水口袋中，该口袋含有能够形成氢键的极性基团。

该研究进一步提出了在亲水口袋中可以存在带正电荷的残基，例如精氨酸、赖氨酸或组氨酸，这些残基可以与芳环的 5 位上的带负电的取代基发生相互作用（图 23.19）。

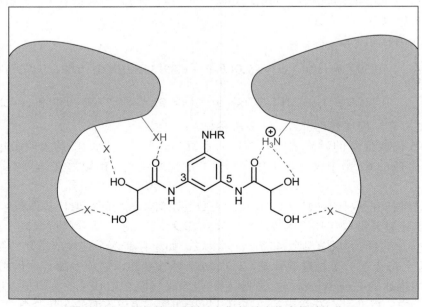

图 23.19　假想的吡喃烯胺与靶标结合位点的结合作用

这个实例研究表明 QSAR 研究和计算机是药物化学中的强大工具。然而，它也表明 QSAR 方法距离取代人的作用还有很长的路要走。人们不能将一系列事实和信息全部放入计算机中，并期望它能够对药物如何起作用做出即时解释。药物化学家仍然要解释结果、提出理论，并通过将正确的参数纳入 QSAR 方程来测试这些理论。想象力和经验仍然非常重要。

🌸 关键知识点

- QSAR通过数学方程将一系列药物的物理化学特性与其生物活性联系起来。
- 常用的物理化学特性包括疏水性、电性效应和空间效应。
- 分配系数是药物整体疏水性的指标。$\log P$ 的值用于QSAR方程，数值越大表示疏水性越大。
- 取代基疏水性常数是各个取代基的疏水特性的指标。连接于脂肪族和芳香族体系的取代基的数值是不同的，并且仅与衍生该值的结构类别直接相关。正值表示比氢更疏水的取代基，负值表示比氢更亲水的取代基。
- Hammett取代基常数是衡量取代基吸电子或给电子程度的指标。它可通过实验测量的，并且取决于取代基在芳环上的相对位置。该值考虑了诱导效应和共振效应。
- 参数 F 和 R 是量化芳环上取代基的诱导效应和共振效应的常数。
- 取代基对脂肪族部分的诱导作用可以通过实验进行测量并制成表格。
- 可以通过实验测量或使用物理参数或计算机软件计算空间因子。
- Hansch方程是一个数学方程，它可以将各种物理化学参数与一系列相关结构的生物活动联系起来。
- Craig图是各种取代基的2种物理化学性质的可视化比较。它有助于为QSAR研究选择取代基，使得每种性质的值不相关。
- 当一次只能合成和测试一个结构时，使用Topliss方案。该方案可指导合成下一个类似物，获得良好的活性。在芳香族和脂肪族体系上的取代基有不同的方案。
- 当没有特定属性或取代基的列表或实验值时，使用指标变量。用于QSAR的Free-Wilson方法仅能使用指标变量，而Hansch方法可以使用指标变量和物理化学参数。

23.10　3D QSAR

近年来，已经开发了一种称为 3D QSAR 的方法，其中分子的三维性质被认为是整体而不是考虑各个取代基或部分。事实证明，这在新药的设计中已被证实非常有用。而且，必要的软件和硬件相对容易获得和使用。3D QSAR 的理念是围绕着这样一个假设，即分子最重要的特征是它的体积大小和形状，以及它的电性特征。

如果可以确定这些特征，那么就有可能研究它们如何影响生物学特性。3D QSAR 的方法有多种，但目前占主导地位的方法是 Tripos 公司开发的比较分子场分析（comparative molecular field analysis，CoMFA）。CoMFA 方法基于以下假设：药物-受体相互作用是非共价的，并且生物活性的变化与药物分子的空间和 / 或静电场变化相关。

23.10.1　定义空间场和静电场

可以使用 22.7.5 节中介绍的网格和探针方法测量和定义围绕在分子周围的空间场和静电场。对于 3D QSAR 研究中的所有分子，都可以重复这一过程，但关键是分子都处于活性构象（active conformation）中，并且它们都以完全相同的方式定位在网格内。换句话说，它们必须正确对齐。确定所有分子共有的药效团（pharmacophore）（10.2 节）有助于这一过程（图 23.20）。

将共有的药效团置于网格中并使其位置保持恒定，使得当将每个分子定位到网格中时它起到参考点的作用。对于所研究的每个分子，确认其活性构象和药效团，并将其置于网格中，使其药效团与参考药效团匹配（图 23.21）。一旦将分子放入网格中，就如 22.7.5 节所述进行测量其周围的空间场和静电场。

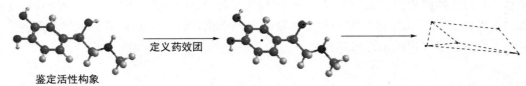

鉴定活性构象 → 定义药效团

图 23.20　活性构象和药效团的确定

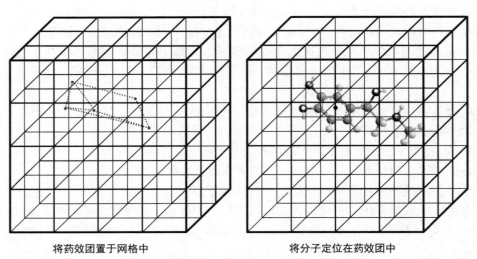

将药效团置于网格中　　　　　将分子定位在药效团中

图 23.21　将药效团和分子定位在网格中

23.10.2　将形状和电子分布与生物活性联系起来

定义一系列分子的空间场和静电场是相对简单的，可以通过软件程序自动进行。下一步是将这些性质与分子的生物活性联系起来。这并不是那么简单，与传统的 QSAR 显著不同。在传统的 QSAR 中，涉及的变量相对较少。例如，如果我们考虑每个分子的 $logP$、π、σ 和空间因子，那么每个分子有 4 个变量来与生物活性比较。在研究中有 100 个分子，分子的数量远远多于变量，因此有可能提出如前所述的将变量与生物活性相关联的方程。

在 3D QSAR 中，每个分子的变量是在几千个网格点处计算的空间和电子相互作用。在研究中有 100 个分子，变量的数量现在远远超过结构的数量，并且不可能通过 23.1 节中所描述的标准多元线性回归分析将这些与生物活性联系起来。必须使用一种称为偏最小二乘法（partial least squares，PLS）的其他统计学程序。本质上来说，它是一个反复重复（迭代）的分析计算过程，以试图找到最佳方程，将生物变量和各种变量联系在一起。作为该过程的一部分，通过软件筛除掉那些与生物活性明显无关的变量，变量的数量就会减少。

该分析的一个重要特征是，当计算机努力形成某种形式的关系时，会有意地忽略掉一个结构。一旦确定了一个方程，就会对忽略掉的结构进行测试。这称为交叉验证（cross-validation），可以更好地测试这个方程预测已经忽略掉的分子的生物学活性。将其结果反馈到另一轮计算中，但是，在此情况下，之前被忽略掉的结构被包含在计算中，而另一个结构将被排除在外。这就产生了一种新的改进方程，对已经忽略掉的化合物再次进行验证，因此该过程一直持续到对所有结构进行交叉验证。

在该过程结束时，获得最终方程（图 23.22）。这个方程的可预测性由交叉验证的相关系数 r^2（validated correlation coefficient）量化，其通常被称为 q^2。与正常 QSAR 相反，其中 r^2 大于 0.8、q^2 大于 0.3 的值才会被认为是有显著意义的。然而，更有用的是用图形表示，可以显示分子周围哪些区域对空间或电性基础上的生物活性是重要的。因此，空间图显示了一系列彩色的等高线，这些等高线表明，在测试的分子集中，一个具有代表性的分子周围既存在有利也存在不利的空间相互作用（图 23.23），也可以构建类似的等高线图用于表达静电场相互作用。

在 23.10.6 节的案例研究中描述了 3D QSAR 研究的一个例子。

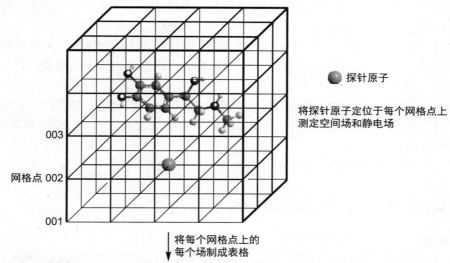

● 探针原子

将探针原子定位于每个网格点上
测定空间场和静电场

网格点 003

网格点 002

网格点 001

↓ 将每个网格点上的
每个场制成表格

化合物	生物活性	网格点上的空间场(001~998)					网格点上的静电场(001~998)				
		S001	S002	S003	S004	S005 ⋯	E001	E002	E003	E004	E005 ⋯
1	5.1										
2	6.8										
3	5.3										
4	6.4										
5	6.1										

↓ 偏最小二乘法分析(PLS)

QSAR 方程　　　活性 = aS001 + bS002 + ⋯⋯mS998 + nE001 + ⋯⋯ + yE998 + z

图 23.22　测定空间场和静电场

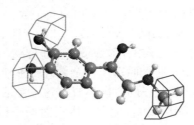

图 23.23　一个代表性分子的有利与不利相互作用的定义

23.10.3　CoMFA 相比于传统 QSAR 的优势

传统 QSAR 研究存在一些问题如下：

① 只有结构相似的分子才能被研究。

② 数值描述符的有效性还存在怀疑。这些描述符是通过测量模型反应中的反应速率和平衡常数得到的，并且列在表格中。然而，在实验测量中，并不总能将一个性质与另一个性质分离。比如 Taft's 空间因子不仅仅是空间效应的量度。这是因为测量的反应速率也受电性效应的影响。同时，用来测量 log$P$ 的正辛醇 / 水的配分系数会受分子的氢键特性影响。

③ 表中描述符可能没有包括不寻常的取代基。

④ 为测试某一特性（如疏水性），需合成一系列的分子。然而，合成这样一系列的化合物很可能比较困难或是不可行的。

⑤ 传统的 QSAR 方程并不直接提示合成新的化合物。

CoMFA 避免了上述这些问题，具有以下优点：

① 代表性分子周围的 3D 等高线可以将有利和不利的相互作用形象地表示出来。像这样的图形图比数学方程更形象。

② 在 CoMFA 中，由计算机程序单独计算测试分子的性质。不依赖于实验或表格数据因素。没有必要将研究局限于类似结构的分子。只要确认研究中的所有化合物都有相同的药效团，以相同的方式与靶标相互作用，那么它们都可以用 CoMFA 方法进行分析。

③ 药物化学家可以根据有利和不利的相互作用的 3D 等高线设计新结构。例如，如果等高线显示某一个特定位置是有利的空间位置，这意味着目标结合位点在该位置有进一步发展的空间。这可能对受体-药物相互作用有有利的影响。

④ 无需了解生物靶标的结构，也可使用传统和 3D QSAR 研究。

23.10.4　CoMFA 可能会遇到的问题

在使用 CoMFA 时有几个潜在的问题：

① 了解研究中每个分子的活性构象非常重要。识别对于诸如类固醇的刚性结构的活性构象十分容易，但是对于能够进行多个键旋转的柔性分子来说较困难。因此，最好有一个具有生物活性的构象限制的类似物，它可以为活性构象做指导。然后通过计算机可以构造出与刚性较强的类似物的构象最接近的柔性分子。如果已知靶标结合位点的结构，则这可用于确定分子的可能的活性构象。

② 研究中的每个分子必须正确定位在网格中，以便与其他分子正确对齐。如前所述，可以使用常见的药效团来辅助该过程。然而，在一些分子中识别药效团可能比较困难。在这种情况下，可以进行药效团图谱绘制工作（22.11 节）。如果在所研究的化合物中存在一些刚性活性化合物，则该方法很可能会成功。另一种对齐方法是根据分子的结构相似性进行对齐。这可以通过"拓扑"方法自动完成。

③ 必须确保研究中的所有化合物以相似的方式与靶标相互作用。例如，对所有可能的乙酰胆碱酯酶（acetylcholinesterase）抑制剂进行 3D QSAR 研究注定要失败。首先，所涉及的结构的多样性，使其不能以相同的方式对齐这些结构或产生 3D 药效团。其次，各种抑制剂不是以相同的方式与靶标相互作用。酶抑制剂复合物的 X 射线晶体学研究表明，他克林（tacrine）、依酚铵（edrophonium）和十烃季铵（decamethonium）在活性部位都具有不同的结合取向。

④ 3D QSAR 总结了药物结构变化如何影响生物活性，但假设过多是危险的。例如，3D QSAR 模型显示增加分子特定位置的体积会增加活性。这表明存在一个额外相互作用的疏水口袋。另一方面，额外的空间体积可能导致分子以不同于分析中其他分子的方向结合，这就是活性增加的原因。

⑤ 已经发现，在不同的研究中，网格的方向略有不同会对同一组化合物产生不同的结果。

23.10.5　3D QSAR 其他方法

CoMFA 仍然是最受欢迎的 3D QSAR 研究工具，但它确实存在如上所述的许多缺点。两个较重要的问题是如果化合物没有正确对齐，或者如果网格的方向在研究之间略有不同，则可以获得虚假的结果。该程序的用户还可以选择网格点之间的不同间距，如果网格太宽或太细，都可能产生不良结果。而且该方法计算成本也很高，需要对研究中的每个分子进行大量计算，因此需要高配置计算机来应对巨大的内存需求。

为了解决其中一些问题已经开发了其他的 3D QSAR 的程序。包括可以与 CoMFA 一起用于测量疏水场的 HINT，测量氢键和疏水场以及空间和电性效应的 CoMSIA，以及使用较少计算的 CoMASA。

一些 3D QSAR 程序使用化合物的内在分子特性而不是使用探针来测量它们周围的特性，包括 SOMFA、HASL、CoMMA 和 MS-Whim。其他程序用于模拟假设的假感受器，包括 Quasar、WeP 和 GRIND。

- CoMFA是3D QSAR程序的一个例子，该程序围绕测量一系列结构的空间场和电性场，并将这些与生物活动联系起来。
- 将不同分子的空间场和电性场与其生物活性进行比较，可以定义出有利和不利于活性的空间和静电相互作用。这些可以用等高线形象地展示出来。
- 在CoMFA研究中，需要确定每个分子的活性构象和药效团。而且分子的对齐至关重要。
- 与传统的QSAR研究不同，不同结构类别的分子如果具有相同的药效团就可以进行比较。
- 3D QSAR不依赖于实验测量的参数。
- 现在已经开发出各种不同的3D QSAR程序。

23.10.6 案例研究：微管蛋白聚合抑制剂

秋水仙碱（colchicine）（图 23.24）是微管蛋白聚合抑制剂（2.7.1 节）的先导化合物，可用于治疗关节炎。已经发现了其他先导化合物在相同结合位点与微管蛋白结合，因此对以这种方式相互作用的各种结构进行了研究。在这项 3D QSAR 研究中，测试了 104 个这样的化合物，属于四种不同的化合物家族（图 23.25）；51 个化合物被用作分析本身的"训练集"，53 个被用作"测试集"来测试结果的预测值。两组都包含低活性和高活性的结构类的混合物。

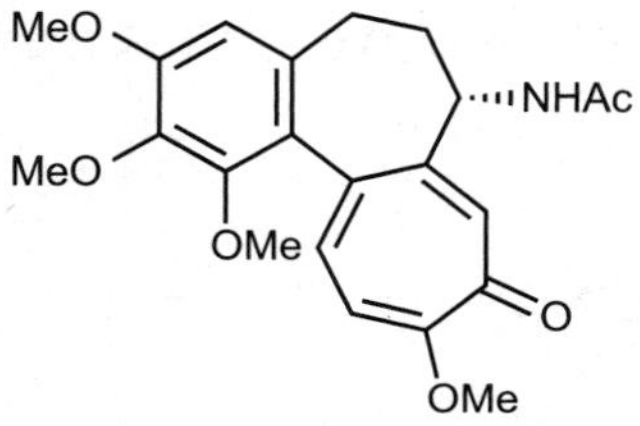

图 23.24　秋水仙碱

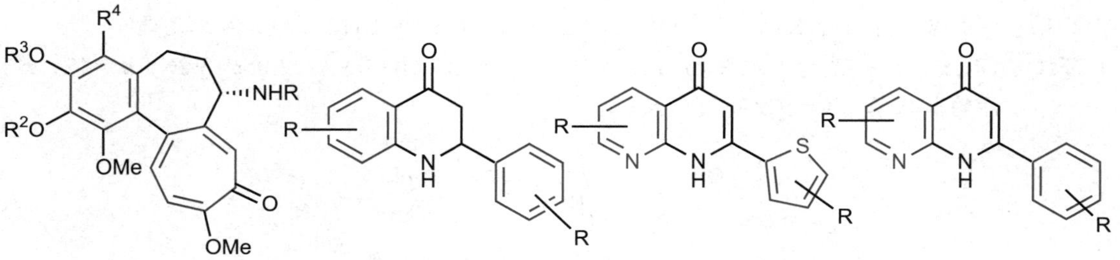

图 23.25　在 3D QSAR 研究中的结构家族

第一个任务是弄清楚如何对齐这些不同类别的分子。秋水仙碱是这四种类别中刚性最大的，并且对于微管蛋白具有很高的亲和力。因此，选择它作为将其他结构对齐的模板。秋水仙碱中的相关药效团为两个芳环。然后对剩余的每个结构进行分子模拟以生成各种构象，将每种构象与秋水仙碱进行比较，以得到每种结构中与药效团对齐的构象，将其确定为活性构象。

一旦得到每个结构的活性构象，就将它们固定在前文所述的网格中，使得每个结构都适当地对齐。使用探针原子计算每个分子周围的空间场和电性场，然后进行 3D QSAR 分析，将这些场与测量的生物活性联系起来。

3D QSAR 分析的结果总结为围绕代表性分子的等高线（图 23.26）。对于空间相互作用，实线代表有利于活性的区域，虚线代表不利于活性的区域。对于静电相互作用，实线是带正电荷的基团改善亲和力的区域，虚线表示带负电的基团是有利的区域。

结果表明，在芳环上引入较大体积取代基比在双环体系周围引入较大体积取代基对活性的影响更大。基于以上结果，合成了如图 23.27 所示的结构。预测该化合物的 pIC_{50} 为 5.62。实际值接近 6.04（$pIC_{50} = -\log IC_{50}$,

其中 IC_{50} 是产生一半抑制所需的抑制剂浓度）。

随后将 Tripos CoMFA 分析的空间场（图 23.26）置于结合位点的模型中。不利的空间区域与肽骨架位于相同的区域，而有利的空间区域位于空的空间。

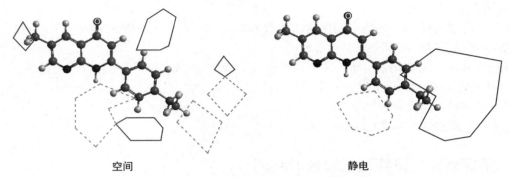

空间   静电

图 23.26　3D QSAR 分析的结果（$q^2=0.637$）

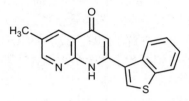

图 23.27　基于 3D QSAR 研究的设计新药

习题

1. 抗惊厥药（Ⅲ）的 QSAR 方程推导如下：

$$\log\left(\frac{1}{C}\right)=0.92\pi_X-0.072\pi_X^2+3.18\quad\left(n=15,r^2=0.902,s=0.09,\pi_X=1.35\right)$$

你可以从这个方程中得出什么结论？如果 $X=CF_3$ 而不是 H 或 CH_3，活性会更大吗？

2. 以下 QSAR 方程与一系列亚硝胺的诱变活性有关；$\log(1/C)=0.92\pi+2.08\sigma-3.26$（$n=12$，$r^2=0.794$，$s=0.314$）。什么样的取代基可能导致高诱变活性？

Ⅰ　　　　　　　Ⅱ　　　　　　　Ⅲ

3. 使用表 23.1 中的值，计算结构（Ⅰ）的 $\log P$ 值（苯的 $\log P=2.13$）。

4. 为进行 QSAR 研究制备几种药物类似物，以考查各种芳族取代基对生物活性的影响。请问取代基（SO_2NH_2、CF_3、CN、CH_3SO_2、SF_3、$CONH_2$、OCF_3、CO_2H、Br、I）是否与该研究相关，你如何考虑？

5. 先导化合物结构中有单取代芳环。合成了具有相似活性的含有对氯取代基的类似物。现决定合成在对位带有甲基的类似物，此化合物的活性增加。接下来应该准备合成哪种类似物，为什么？

6. 推导出结构（Ⅱ）的农药活性符合以下 QSAR 方程。解释方程中各项符号的含义以及方程是否有效。确定哪种取代基将有最适活性。

$$\log\left(\frac{1}{C}\right)=1.08\pi_X+2.41F_X+1.40R_X-0.072MR_X+5.25\left(n=16,r^2=0.840,s=0.59\right)$$

拓展阅读

Craig, P. N. (1971) Interdependence between physical parameters and selection of substituent groups for correlation studies. *Journal of Medicinal Chemistry*, 14(8): 680-684.

Cramer, R. D., et al. (1979) Application of quantitative structure-activity relationships in the development of the antiallergenic pyranenamines. *Journal of Medicinal Chemistry*, 22(6): 714-725.

Cramer, R. D., Patterson, D. E., and Bunce, J. D. (1988) Comparative field analysis (CoMFA). *Journal of the American Chemical Society*, 110(18): 5959-5967.

Cramer, R. D. (2003) Topomer CoMFA: A design methodology for rapid lead optimization. *Journal of Medicinal Chemistry*, 46(3): 374-388.

Hansch, C., and Leo, A. (1995) Exploring QSAR. American Chemical Society, Washington, DC.

Kellogg, G. E., and Abraham, D. J. (2000) Hydrophobicity: is Log Po/w more than the sum of its parts? *European Journal of Medicinal Chemistry*, 35(7-8): 651-661.

Kotani, T., and Higashiura, K. (2004) Comparative molecular active site analysis (CoMASA). 1. An approach to rapid evaluation of 3D QSAR. *Journal of Medicinal Chemistry*, 47(11): 2732-2742.

Kubini, H., Folkers, G., and Martin, Y. C. (eds) (1998) *3D QSAR in drug design*. Kluwer/Escom, Dordrecht.

Martin, Y. C., and Dunn, W. J. (1973) Examination of the utility of the Topliss schemes by analog synthesis. *Journal of Medicinal Chemistry*, 16(5): 578-579.

Sutherland, J. J., O'Brien, L. A., and Weaver, D. F. (2004) A comparison of methods for modeling quantitative structure-activity relationships. *Journal of Medicinal Chemistry,* 47(22):5541-5554.

Taft, R. W. (1956) Separation of polar, steric and resonance effects in reactivity. In Newman, M. S. (ed.), Steric effects in organic chemistry. Chapter 13, *John Wiley and Sons,*New York.

Topliss, J. G. (1972) Utilization of operational schemes for analog synthesis in drug design. *Journal of Medicinal Chemistry*, 15(10): 1006-1011.

Verloop, A., Hoogenstraaten, W., and Tipker, J. (1976) Development and application of new steric substituent parameters in drug design. *Medicinal Chemistry,* 11: 165-207.

Van de Waterbeemd, H., Testa, B., and Folkers, G. (eds)(1997) *Computer-assisted lead finding and optimization.*Wiley-VCH, New York.

Zhang,S.-X.,et al.(2000)Antitumor agents.199.Three dimensional quantitative structure-activity relationship study of the colchicine binding site ligands using comparative molecular field analysis. *Journal of Medicinal Chemistry*, 43(2): 167-176.

附录

附录 1 必需氨基酸

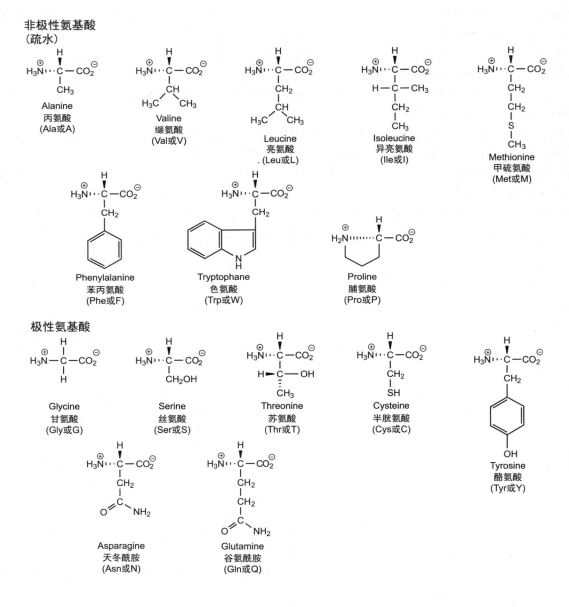

非极性氨基酸
（疏水）

Alanine
丙氨酸
(Ala或A)

Valine
缬氨酸
(Val或V)

Leucine
亮氨酸
(Leu或L)

Isoleucine
异亮氨酸
(Ile或I)

Methionine
甲硫氨酸
(Met或M)

Phenylalanine
苯丙氨酸
(Phe或F)

Tryptophane
色氨酸
(Trp或W)

Proline
脯氨酸
(Pro或P)

极性氨基酸

Glycine
甘氨酸
(Gly或G)

Serine
丝氨酸
(Ser或S)

Threonine
苏氨酸
(Thr或T)

Cysteine
半胱氨酸
(Cys或C)

Tyrosine
酪氨酸
(Tyr或Y)

Asparagine
天冬酰胺
(Asn或N)

Glutamine
谷氨酰胺
(Gln或Q)

电离的氨基酸

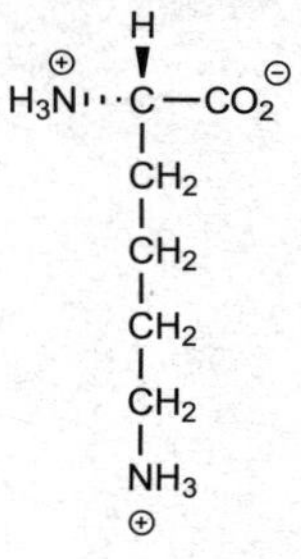

Lysine
赖氨酸
(Lys或K)

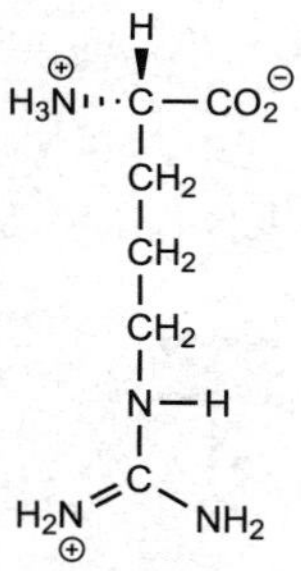

Arginine
精氨酸
(Arg或R)

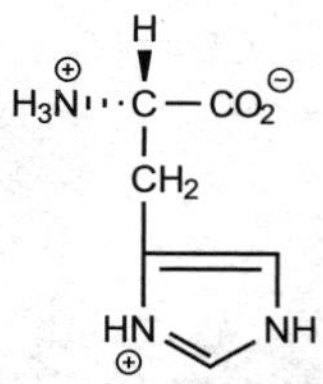

Histidine
组氨酸
(His或H)

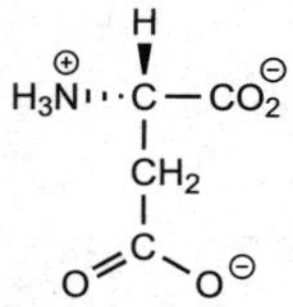

Aspartic acid
天冬氨酸
(Asp或D)

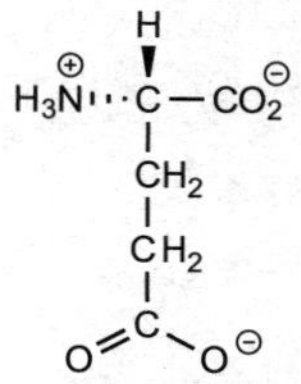

Glutamic acid
谷氨酸
(Glu或E)

UUU	Phe	UCU	Ser	UAU	Tyr	UGU	Cys
UUC	Phe	UCC	Ser	UAC	Tyr	UGC	Cys
UUA	Leu	UCA	Ser	UAA	Stop	UGA	Stop
UUG	Leu	UCG	Ser	UAG	Stop	UGG	Trp
CUU	Leu	CCU	Pro	CAU	His	CGU	Arg
CUC	Leu	CCC	Pro	CAC	His	CGC	Arg
CUA	Leu	CCA	Pro	CAA	GIn	CGA	Arg
CUG	Leu	CCG	Pro	CAG	GIn	CGG	Arg
AUU	Ile	ACU	Thr	AAU	Asn	AGU	Ser
AUC	Ile	ACC	Thr	AAC	Asn	AGC	Ser
AUA	Ile	ACA	Thr	AAA	Lys	AGA	Arg
AUG	Met	ACG	Thr	AAG	Lys	AGG	Arg
GUU	Val	GCU	Ala	GAU	Asp	GGU	Gly
GUC	Val	GCG	Ala	GAC	Asp	GGC	Gly
GUA	Val	GCA	Ala	GAA	Glu	GGA	Gly
GUG	Val	GCG	Ala	GAG	Glu	GGG	Gly

使用表 A3.1 中的数据来推导和解释统计术语如 r、s 和 F。研究中有六种化合物（$n=6$），Y_{exp} 是测得每种化合物活性的对数，X 是物理化学参数。从数据导出的 QSAR 方程是：

$$\log(\text{activity}) = Y_{calc} = k_1 X + k_2 = -0.47X - 0.022$$

此直线的斜率为 -0.47，y 轴截距为 -0.022。

使用以下公式计算上述 QSAR 方程的相关系数 r：

$$r^2 = 1 - \frac{SS_{calc}}{SS_{mean}}$$

SS_{calc} 用来衡量化合物实际测得活性与理论值之间差异程度。对于任一化合物，实际测得活性和理论值之差用 $Y_{exp} - Y_{calc}$ 表示（图 A3.1）。然后将其平方值相加得到平方和（SS_{calc}）。

SS_{mean} 用来衡量单个实验测得活性与所有实验测得活性平均值之间的差异程度，并表示没有尝试与 X 进行相关联的情况（图 A3.1）。

如果活性（Y）和参数（X）之间存在相关性，则方程直线应该比表示均值的线更接近数据点。这意味着 SS_{calc} 应该小于 SS_{mean}。最理想的相关性，其活性计算值与理论值相同，则 $SS_{calc}=0$，$r^2 = 1$。

对于表 A3.1 中数据，r 值计算如下：

$$r^2 = 1 - \frac{SS_{calc}}{SS_{mean}} = 1 - \frac{0.1912}{0.5279} = 1 - 0.3622 = 0.638$$

这表明只有 64% 的活性变化是由于参数 X 造成的，这远远低于最小限度 80%，说明该方程不理想。尽管如此，也可能参数 X 会对活性产生一些影响，可以用 F 检验的统计检验方法检查方程是否可信。该方程具体示例如下：

$$F_{p_2 - p_1, \, n - p_2} = \frac{SS_{mean} - SS_{calc}}{SS_{calc}} \times \frac{n - p_2}{p_2 - p_1}$$

其中 p_2 是导出的 QSAR 方程（Y 和 X）中涉及的参数数量，p_1 表示参考方程中涉及的参数数量（在该示例中仅为 Y）。n，SS_{mean} 和 SS_{calc} 如上所述。结果如下：

$$F_{2-1, \, 6-2} = \frac{0.528 - 0.1912}{0.1912} \times \frac{6-2}{2-1}$$

表 A3.1

化合物 ($n=6$)	物理化学参数 (X)	$\log(\text{act.})_{exp}$ Y_{exp}	$\log(\text{act.})_{calc}$ Y_{calc}	$Y_{exp} - Y_{calc}$	$(Y_{exp} - Y_{calc})$ 的平方	$Y_{exp} - Y_{mean}$	$(Y_{exp} - Y_{mean})$ 的平方
1	0.23	0.049	−0.129	0.178	0.0317	0.263	0.0692
2	0.23	0.037	−0.129	0.166	0.0276	0.251	0.0630
3	−0.17	0	0.057	−0.057	0.0032	0.214	0.0458
4	0	−0.155	−0.022	−0.133	0.0177	0.059	0.0035
5	1.27	−0.468	−0.613	0.145	0.0210	−0.254	0.0645
6	0.91	−0.745	−0.445	−0.3	0.0900	−0.531	0.2820
		平均值 Y_{mean} −0.214			平方和 SS_{calc} 0.1912		平方和 SS_{mean} 0.5279

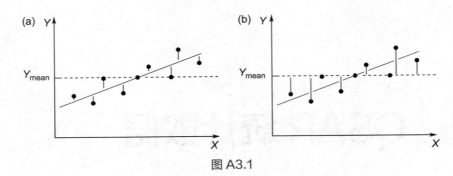

图 A3.1

或 $F_{1,4} = \dfrac{0.528 - 0.1912}{0.1912} \times \dfrac{6-2}{2-1} = 1.7615 \times 4 = 7.05$

现在将 $F_{1,4}$ 与表示显著相关概率水平的 F 值表进行比较。当 $F_{1,4}$ 值为 4.54 时，概率水平为 0.9；$F_{1,4}$ 为 7.71 时，概率水平为 0.95；$F_{1,4}$ 为 21.2 时，概率水平为 0.99。$F_{1,4}$ 的值越高，概率水平越接近于 1。上述公式计算所得值 $F_{1,4}$ 为 7.05，表示概率水平介于 0.9 和 0.95 之间。

该方程的标准偏差和化合物（n）数量相关，通过以下公式计算：

$$S^2 = \dfrac{SS_{calc}}{n-2}$$

根据表 A3.1 中提供的数据，得到的 s 值为 0.218。

s 值应尽可能小，但不得小于实验的标准偏差。

现在可以推导出另一个 QSAR 方程，检测生物活性是否与另一物理化学参数相关。表 A3.2 显示了另一参数的值（Z）。在该条件下，推导得到的方程是：

$$Y_{calc} = 0.33Z - 0.62$$

统计分析得到如下：

$$n = 6;\ r = 0.840,\ S = 0.199,\ F_{1,4} = 9.6$$

所有这些结果都比之前的结果更好，这表明参数 Z 在解释活性变化时比 X 更重要。然而，r 仍小于 0.9，需要进一步改进。

如果上述两个参数都包含在分析中，则方程变为：

$$Y_{calc} = -0.34X + 0.25Z - 0.38$$

相应的结果见表 A3.3。统计结果为 $n=6$，

表 A3.2

化合物 ($n=6$)	物理化学参数 (Z)	log(act.)$_{exp}$ Y_{exp}	log(act.)$_{calc}$ Y_{calc}	$Y_{exp} - Y_{calc}$	($Y_{exp} - Y_{calc}$) 的平方	$Y_{exp} - Y_{mean}$	($Y_{exp} - Y_{mean}$) 的平方
1	2.03	0.049	0.0499	−0.0009	0.0000	0.263	0.0692
2	1.83	0.037	−0.0161	0.0531	0.0028	0.251	0.0630
3	1.38	0.000	−0.1646	0.1646	0.0271	0.214	0.0458
4	0.90	−0.155	−0.323	0.1680	0.0282	0.059	0.0035
5	1.40	−0.468	−0.158	−0.3100	0.0961	−0.254	0.0645
6	−0.26	−0.745	−0.7058	−0.0392	0.0015	−0.531	0.2820
		平均值 Y_{mean} −0.214			平方和 SS_{calc} 0.1558		平方和 SS_{mean} 0.5279

表 A3.3

化合物 ($n=6$)	物理化学参数 (X)	物理化学参数 (Z)	log(act.)$_{exp}$ Y_{exp}	log(act.)$_{calc}$ Y_{calc}	$Y_{exp} - Y_{calc}$	($Y_{exp} - Y_{calc}$) 的平方	$Y_{exp} - Y_{mean}$	($Y_{exp} - Y_{calc}$) 的平方
1	0.23	2.03	0.049	0.0493	−0.0003	0.0000	0.263	0.0692
2	0.23	1.83	0.037	−0.0007	0.0377	0.0014	0.251	0.0630
3	−0.17	1.38	0.000	0.0228	−0.0228	0.0005	0.214	0.0458
4	0.00	0.90	−0.155	−0.1550	0.0000	0.0000	0.059	0.0035
5	1.27	1.40	−0.468	−0.4618	−0.0062	0.0000	−0.254	0.0645
6	0.91	−0.26	−0.745	−0.7544	0.0094	0.0001	−0.531	0.2820
			平均值 Y_{mean} −0.214			平方和 SS_{calc} 0.0021		平方和 SS_{mean} 0.5279

$r = 0.998$，$S = 0.028$，$F_{1,3} = 230.3$。值得注意的是，QSAR 方程中有三个参数，因此 F 项是 $F_{1,3}$ 而不是 $F_{1,4}$。与 F 列表中 $F_{1,3}$ 值相比较，显示该方程的概率水平为 0.999。

之后必须进行最后检验以确保两个参数（X 和 Z）之间没有任何关联。推导出与 X 和 Z 相关的方程并进行统计评估。对于所给值，$r^2 = 0.122$，这表明 X 和 Z 之间几乎没有相关性。因此验证了最终的方程成立。

QSAR 方程还可以在括号中含有项。例如，前面的方程可以有如下变换：

$$Y_{calc} = -0.33(\pm 0.08)X + 0.25(\pm 0.05)Z - 0.38(\pm 0.09)$$

括号中的数字代表各种参数的 95% 置信限。例如，有 95% 的置信度，Z 的系数介于 0.20 和 0.30 之间。如果括号中的数字小于系数，则表示该参数在 F 检验中具有统计学意义。

典型的神经细胞或神经元的结构如图 A4.1 所示。细胞核存在于神经元一端的大细胞体中，树突从细胞体延伸并接收来自其他神经元的信息，这些信息会刺激或不刺激神经元，细胞体收集这些信息并汇总。

离子通道对不同离子具有选择性，主要有 Na⁺、K⁺ 和 Ca²⁺ 阳离子通道。当这些通道开放时，它们通常处于兴奋状态并导致细胞去极化。

需要强调的是，一个神经元的细胞体不只接收来自另一个神经元的信息，而是接收来自一系列不同神经元的信息，传递不同的信息（神经递质）。因此，从单个神经元接收的信息不可能自己刺激神经元产生信号，除非其他神经元正在传递信息。

如果总体刺激足够大，则沿着神经元（轴突）向下发射电信号。轴突覆盖有脂质鞘（髓鞘）。当信号通过轴突时，它起到隔离信号的作用。

当一个神经元向另一神经元传递信息，轴突末梢往往先形成球状膨大，称突触扣结（synaptic button）。当神经元与肌肉细胞传递信息时，轴突延伸至神经肌肉终板，像变形虫一样分布在肌细胞附近区域。

在突触扣结或神经肌肉终板内有含有神经递质的小球（囊泡）。当从轴突接收到信号时，囊泡与细胞膜融合将神经递质释放到神经元和靶细胞之间的间隙中（突触间隙）。如第 4 章所述，神经递质与受体结合，并传递其信息。一旦信息被接收，神经递质就离开受体，要么被酶促分解（例如乙酰胆碱），要么被突触前神经元摄取（例如去甲肾上腺素）。无论哪种方式，神经递质都会从突触间隙中移除，不能与其受体二次结合。

到目前为止，我们阐述了神经元发射信号和电信号的产生，还没有真正探讨这些过程的机制。神经元能够传递信号是因为离子可以透过细胞膜，但神经元细胞体内与轴突内的信号传导有很大差异，

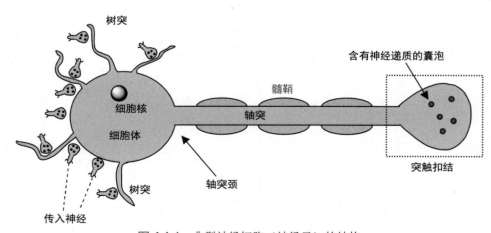

图 A4.1 典型神经细胞（神经元）的结构

我们首先阐述细胞体中发生的情况。

所有细胞内都含有钠离子、钾离子、钙离子和氯离子，这些离子的浓度在细胞内与细胞外是不同的。细胞内钾离子浓度大于周围介质，而钠离子和氯离子的浓度则较小。因此，在膜上存在浓度梯度。

钾离子能够通过钾离子通道顺着浓度梯度向下移动（离开细胞）（图A4.2）。但是，如果钾离子可以离开细胞，为什么细胞内的钾离子浓度不会降低至与细胞外的钾离子浓度相等呢？因为钾离子是带正电荷的离子，当它离开细胞时，在细胞膜上形成电位。如果带负电荷的离子与钾离子一起离开，则不会发生这种情况。但是这些带负电荷的离子是分子量较大的蛋白质，不能通过细胞膜。一些钾离子通过离子通道离开细胞，并且在细胞膜上形成电位，使得细胞内部形成负电位。该电位反而（50～80mV）最终阻止钾离子的流动。

钠离子会如何？钠离子能否顺着浓度梯度进入细胞以平衡离开细胞的带正电钾离子？答案是它们不能。因为钠离子对于钾离子通道来说太大了。这似乎是一个奇怪的结论，因为钠离子本身小于钾离子，但是应当记住，这里所处的是离子被溶剂化的水性环境（即它们含有一层水分子作"外衣"）。钠离子是比钾离子更小的离子，具有更强的局部电荷，并且能够更强地结合其溶剂化水分子。因此钠及其水分子"外衣"比具有或不具有水分子"外衣"的钾离子更大。

钠离子通道确实存在，这些通道能够去除钠离子周围的水层并让它通过。当神经元处于静息状态时，大部分钠离子通道处于关闭状态。与钾离子相比，钠离子透过细胞膜的流动非常少，但是钠离子通道的存在对于神经信号的传递至关重要。

综上所述，钾离子透过细胞膜会在细胞膜上形成电位，该电位与其流动方向相反。由于带负电荷的蛋白质不能透过膜，且钠离子流动非常缓慢，因此建立了平衡。细胞膜被极化，平衡时的电位称为静息电位。

与细胞中存在的数千亿钾离子相比，建立该电位所需的钾离子数量约为几百万。因此，对钾离子浓度的影响可以忽略不计。

如上所述，钾离子能从钾离子通道流出，但在静息状态下并非所有通道都会打开。如果更多通道打开则会有更多的钾离子从细胞中流出，跨膜电位就会变得更负，以对抗这种增加的流动。这被称为超极化（hyperpolarization），其作用是使神经元失去刺激（图A4.3）。

相反，如果一些钠离子通道开放，在这种情况下，钠离子将流入细胞内，电位就没有那么负。这被称为去极化（depolarization），其作用是刺激神经元。

如果氯离子通道打开，氯离子进入细胞，细胞膜又会出现超极化，神经元失去刺激。

离子通道不会偶然打开或关闭，它们由神经元释放的神经递质控制。神经递质与它们的受体结合，可导致离子通道的打开或关闭。这种离子通道称为配体门控离子通道（ligand-gated ion channel）。例如，乙酰胆碱控制钠离子通道，而γ-氨基丁酸（GABA）和甘氨酸控制氯离子通道。所产生的离子流导致离子通道区域局部超极化或去极化。细胞体收集并汇总所有这些信息，使得轴突颈部根据所接收的各种兴奋性或抑制性信号的总和完成去极化或超极化。

我们接下来探讨神经元的轴突处的信号转导过程（图A4.4）。轴突的细胞膜上也具有钠离子和钾离子通道，但它们的特征与细胞体中的不同。轴突离子通道不受神经递质的控制，而是受细胞膜的电位控制。因此，它们被称为电压-门控离子通道。

位于神经轴突与细胞体连接处的钠离子通道是关键通道，因为它们是知道细胞体是否已经去极化或超极化的第一个离子通道。

如果细胞体强极化，则沿着神经元发射信号。但是，在此之前必须达到特定的阈值。如果来自细胞体的去极化较弱，则只有少数钠离子通道打开，那么轴突颈部的去极化就不会达到阈值。钠离子通道会重新闭合，没有信号发送。

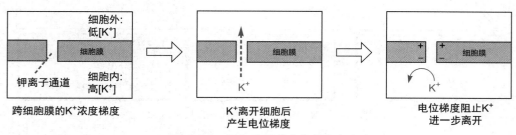

图A4.2 跨细胞膜的电位的产生

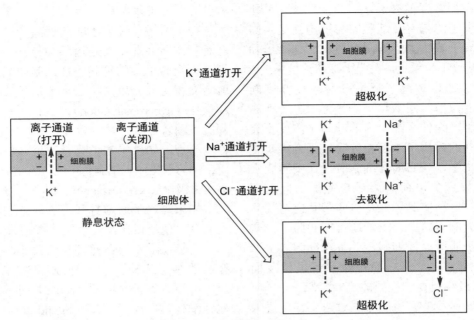

图 A4.3 超极化和去极化

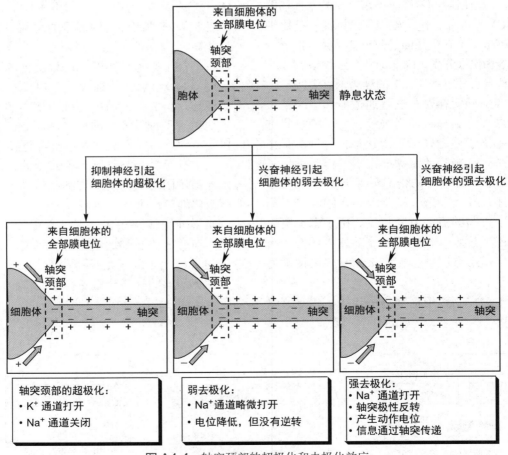

图 A4.4 轴突颈部的超极化和去极化效应

随着去极化的增强，更多的钠离子通道开放，直到进入轴突的钠离子流大于离开轴突的钾离子流，这导致去极化的快速增加，同时会打开更多的钠通道，增强轴突颈部的去极化。进入细胞内的钠离子急剧增加，大于流出轴突的钾离子，导致跨膜的电位被逆转，使得膜上电位转变为内正外负。该过程持续不到一毫秒，在钠离子通道重新闭合并且钠离子渗透性恢复到其正常状态之前。然后会打开更多的钾离子通道，钾离子的渗透性增加以加速返回到静息状态。

该过程被称为动作电位（action potential），并且只发生在神经元的轴突中。与细胞体的细胞膜不同，轴突的细胞膜据说是可兴奋的。更值得注意的是，一旦轴突颈部产生动作电位，它就会即刻逆转细胞膜上的电荷，这又反过来对轴突的邻近区域产生影响，并使其去极化超过临界阈值水平，同时会激发动作电位，因此使得该过程沿着轴突继续进行（图 A4.5）。由于该过程中涉及的离子数量很少，因此离子浓度不受影响。一旦动作电位到达突触扣结或神经肌肉终板，它就会导致钙离子进入细胞并释放相关神经递质进入突触间隙，其机制尚不清楚。

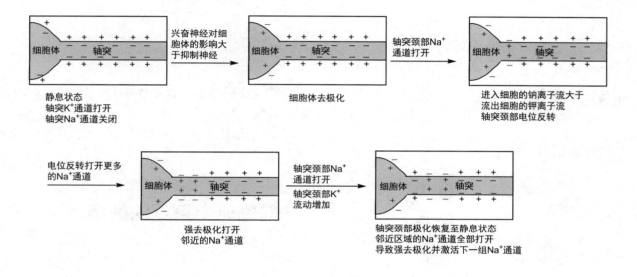

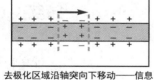

去极化区域沿轴突向下移动——信息

图 A4.5　动作电位的产生

细菌命名法

细菌命名法可参考图 A5.1。

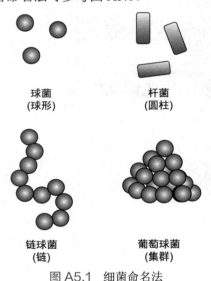

球菌
(球形)

杆菌
(圆柱)

链球菌
(链)

葡萄球菌
(集群)

图 A5.1　细菌命名法

革兰氏染色

革兰氏染色（Gram stain）是一种重要的鉴定细菌的染色方法。染色技术包括加入紫色染料，然后用丙酮洗涤。具有厚细胞壁（20～40nm）的细菌吸收染料被染成紫色，被定义为革兰氏阳性菌；细胞壁较薄（2～7nm）的细菌仅吸收少量染料，用丙酮会洗掉过量的染料，被染成粉红色，定义为革兰氏阴性菌。

革兰氏阴性菌：这些细菌有一层薄的细胞壁，染色后呈粉红色。

革兰氏阳性菌：这些细菌有一层厚厚的细胞壁，染色后呈紫色。

一些临床上重要的细菌

分类

细菌根据革兰氏染色法处理后呈现的颜色可分为革兰氏阳性菌或革兰氏阴性菌。还可以根据它们生存中对氧气的依赖性，分为有氧菌（aerobic）或厌氧菌（anaerobic）。有氧菌在氧气存在下生长，而厌氧菌则不生长。

不同微生物的定义

细菌（bacteria）是具有原核细胞结构的单细胞生物。它们在自然界是多种多样的，有些可以进行光合作用。表 A5.1 给出了一些典型感染的例子。

蓝绿藻（blue-green algae）由原核细胞组成，其可以形成多细胞细丝并以与真核藻类相同的方式进行光合作用。

表 A5.1

生物体	革兰氏染色	感染
金黄色葡萄球菌（*Staphylococcus aureus*）	阳性	皮肤和组织感染、败血症、心内膜炎；占所有医院感染的25%
链球菌（*Streptococcus*）	阳性	几种类型—通常会引起喉咙痛、上呼吸道感染和肺炎
大肠埃希菌（*Escherichia coli*）	阴性	泌尿道和伤口感染，常见于胃肠道，并常引起术后问题；约占医院感染的25%
变形杆菌（*Proteus species*）	阴性	尿路感染
沙门氏菌（*Saimonella species*）	阴性	食物中毒和伤寒
志贺氏杆菌（*Shigella species*）	阴性	痢疾
肠杆菌（*Enterobacter species*）	阴性	尿路和呼吸道感染，败血症
铜绿假单胞菌（*Pseudomonas aeruginosa*）	阴性	机会主义病原体，可导致烧伤患者和其他受损患者，如癌症患者的非常严重的感染；囊性纤维化患者常引起胸部感染
流感嗜血杆菌（*Haemophilus influenzae*）	阴性	胸部和耳部感染，偶尔发生幼儿脑膜炎
脆弱拟杆菌（*Bacteroides fragilis*）	阴性	胃肠手术后败血症

除蓝绿藻外，藻类（algae）由真核细胞组成，可以进行光合作用产生氧气。有些是单细胞的，有些是多细胞的。后者很少或没有细胞分化，这将它们与更高级的多细胞生物如植物和动物区别开来。

原生动物（protozoa）是单细胞真核生物，不能进行光合作用。它们会导致一些疾病发生，如疟疾、非洲昏睡病、南美锥虫病、利什曼病和阿米巴痢疾。

真菌（fungi）是多细胞真核生物，很少或没有细胞分化。它们可以形成称为菌丝体的相互连接细胞的长丝，也无法进行光合作用。真菌会导致感染，如脚气病、癣、曲霉菌病、念珠菌病和组织胞浆菌病。

附录 6 氢键相互作用

　　下表总结了所选官能团可能发生的氢键相互作用（另见 1.3 节和 10.1 节）。在每个结构下面给出了每个官能团中存在的氢键供体（HBD）和受体（HBA）的数量。在药物化学中，氢键供体和氢键受体的数量对应于能够形成这种相互作用的原子数。在本文中不包括弱的氢键受体；例如，酰胺或苯胺结构中的氮原子，这些氮原子的孤对电子参与形成芳香六隅体，或参与与 sp^2 杂化中心相连的氧的 sp^3 杂化。

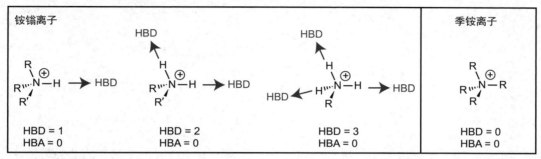

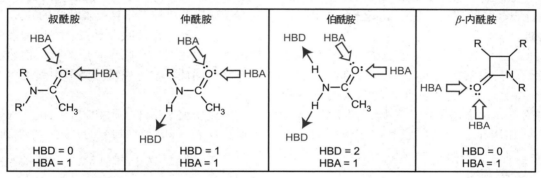

伯胺	仲胺	叔胺	芳香仲胺
HBD = 2 HBA = 1	HBD = 1 HBA = 1	HBD = 0 HBA = 1	HBD = 1 HBA = 0

铵鎓离子

HBD = 1 HBA = 0	HBD = 2 HBA = 0	HBD = 3 HBA = 0	季铵离子 HBD = 0 HBA = 0

叔酰胺	仲酰胺	伯酰胺	β-内酰胺
HBD = 0 HBA = 1	HBD = 1 HBA = 1	HBD = 2 HBA = 1	HBD = 0 HBA = 1

附录 **7** 案例研究

案例研究 1 是一项关于临床上用于降低胆固醇重要的他汀类药物的研究，说明了第 3 章中提到的酶抑制剂的一些原理。

接下来的三个案例研究涵盖了临床重要药物的发现和设计。其中案例研究 2 为 ACE 抑制剂的设计，这是一种作为抗高血压药物的重要的心血管药物；案例研究 3 描述了抗疟药物青蒿素的发现，以及基于其作用机制的药物设计；案例研究 4 讲述了传统药物设计策略如何应用于设计治疗血吸虫热带病的重要药物。

案例研究 5 是一个早期的从头药物设计的实例；而案例研究 6 讲述了甾体抗炎药物的开发。

案例研究 7 是着眼于寻找新型抗抑郁药物的研究案例，但也概述了临床有用的抗抑郁药物及其作用机制。因此，它可以链接到书中其他章节的相关材料。

案例研究 8 讲述了阿利吉仑的设计与开发；案例研究 9 为 Xa 因子抑制剂的开发；案例研究 10 为针对丙型肝炎的抗病毒药物设计方面最近开展的工作的概述。

案例研究1　他汀类药物

他汀类药物作为酶抑制剂，是一类重要的降胆固醇药物。降胆固醇药物市场是制药行业中最大的市场，并且以他汀类药物为主，为生产这些药物的公司带来丰厚的回报。2002 年，阿托伐他汀（atorvastatin）和辛伐他汀（simvastatin）的收入分别约为 70 亿美元和 53 亿美元。在本案例研究中，我们将了解这些药物是如何被发现的，以及它们如何在分子水平上与靶标相互作用。首先，将讨论胆固醇在冠心病中的作用以及酶的抑制如何降低胆固醇水平。

CS1.1　胆固醇和冠心病

胆固醇［图 CS1.1（a）］是细胞膜的重要组成部分，也是甾体激素的生物合成前体。因此，它对维持细胞正常、健康功能至关重要，且可以从饮食以及细胞的生物合成中获得。如果饮食中存在过多胆固醇，则会导致心血管疾病。

由于胆固醇是脂肪分子，不能溶解于血液中，因此它必须通过称为低密度脂蛋白（low-density lipoprotein，LDL）［图 CS1.1（b）］或高密度脂蛋白（high-density lipoprotein，HDL）的颗粒在体内运输。LDL 是直径约 22nm 的颗粒，分子质量为 3000kDa。每个颗粒含有由 4536 个氨基酸残基组成的脂蛋白，并被各种脂肪酸包围，以使它们可溶于血液循环的水性环境中。该颗粒还含有一种叫做亚油酸（linoleate）的多元不饱和脂肪酸、几种磷脂和大量的胆固醇分子。LDL 用于将胆固醇和甘油三酯从肝脏转运至外周组织。当细胞需要胆固醇时，

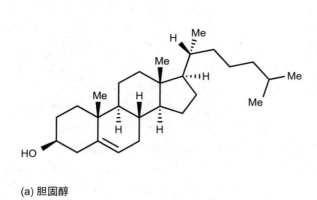

(a) 胆固醇

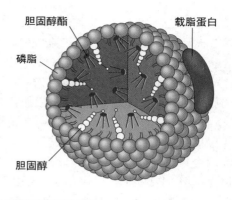

(b) 低密度脂蛋白颗粒

图 CS1.1　胆固醇和低密度脂蛋白颗粒

它会在细胞膜上产生 LDL 受体。LDL 与这些受体结合，然后被内吞到细胞中，随后将胆固醇释放到细胞质中。

　　HDL 是直径约 8～11nm 的脂蛋白颗粒，其任务是将脂肪酸和胆固醇从组织运送回肝脏，在那里通过血液将其去除。它们之所以被称为高密度脂蛋白，是因为它们含有比 LDL 更高比例的蛋白质。当它们在身体内部循环时，从组织中吸收胆固醇后，体积也会逐渐增大。

　　研究表明冠心病的死亡率与高水平 LDL 或低水平 HDL 相关。LDL 不可避免地会将胆固醇转运到动脉中，并且如果胆固醇滞留在动脉，会导致脂肪斑块的形成，使动脉变窄，从而增加动脉粥样硬化的风险。如果形成血栓并阻塞向心肌供血的动脉，则会导致心脏病发作。如果血栓延伸到大脑的动脉，则会产生脑卒中。因此，降低 LDL 水平和 / 或增加 HDL 水平理论上可以降低心脏病发作和脑卒中的风险。当他汀类药物最初被设计出来时，其目的是降低体内合成的胆固醇水平。这是最基本的，但正如我们后面将要看到的，在他汀类药物对

心血管疾病的保护作用中更为重要的是对 LDL 血浆水平的后续影响。

CS1.2　靶标酶

　　胆固醇在细胞内合成，所以降低血液中胆固醇水平的一种方法是阻止其生物合成。这可以通过发现某种药物抑制胆固醇生物合成中的某种酶来实现（图 CS1.2）。然而，生物合成途径中涉及超过 30 种酶，那么如何确定哪种酶是最佳靶标？可以通过靶向催化整个过程限速步骤的酶来缩小选择范围，因为这提供了对生物合成途径的最有效抑制。催化限速步骤的酶是一种还原酶——3- 羟基 -3- 甲基戊二酸单酰辅酶 A 还原酶（3-hydroxy-3-methylglutaryl-coenzyme A reductase，HMGR 或 HMG-CoA 还原酶）。所涉及的反应是以 NADPH 作为辅因子将 3-羟基 -3- 甲基戊二酸单酰辅酶 A（HMG-CoA）转化为甲羟戊酸（3.5.5 节），如图 CS1.3 所示。

　　HMGR 由 4 个蛋白质亚基组成，是已知的可以

乙酰乙酰 CoA　——乙酰 CoA→　3-羟基-3-甲基戊二酸单酰辅酶A（HMG-CoA）　——→　甲羟戊酸　——→　5-磷酸甲羟戊酸　——→

5-焦磷酸甲羟戊酸　——→　3-异戊烯焦磷酸酯　——→　焦磷酸香叶酯　——→　焦磷酸法尼酯　——→　角鲨烯

——→　角鲨烯环氧化物　——→　羊毛甾醇　——→　胆固醇

图 CS1.2　胆固醇的生物合成（限速步骤为蓝色）

（S）-HMG-CoA　+ 2H⁺　——HMG-CoA还原酶，2NADPH → 2NADP⁺——　（R）-甲羟戊酸　+ CoASH

图 CS1.3　3- 羟基 -3 甲基戊二酸单酰辅酶 A 还原酶（HMGR 或 HMG-CoA 还原酶）催化的反应

高度调控的酶之一。如果产生过多的胆固醇，可以通过多种方式降低酶的活性。首先，细胞内高水平的胆固醇会触发信号转导过程，该过程激活了某种蛋白激酶，该酶负责磷酸化 HMGR 并使其失活。其次，细胞内的胆固醇水平还会调控转录和翻译合成酶的速率。最后，胆固醇水平还会影响酶降解的速率。

四聚体结构中存在两个活性位点，每个活性位点位于两个单体之间。其中结合底物 HMG-CoA 的活性位点部分主要位于一个单体上，而结合辅因子 NADPH 的部分位于相邻单体上。

就反应途径而言，它是一个还原裂解反应，涉及两个负氢转移反应（图 CS1.4）。负氢由辅因子 NADPH 提供，因此裂解反应需要两个 NADPH 分子。

实验发现 HMGR 的三维结构具有高度的柔性，这对他汀类药物的结合和活性具有重要作用。

活性位点中的不同氨基酸残基在酶催化反应中，无论是对底物结合还是对反应机制，都起到重要作用。

就结合而言，带正电荷的赖氨酸残基（Lys-735）

与 HMG-CoA 的带负电荷的羧酸基团形成离子键。其他残基如 Ser-684 和 Asp-690 通过氢键与醇羟基相互作用，而 Lys-691 参与羰基的氢键相互作用（图 CS1.5）。辅酶 A 部分也通过不同的相互作用结合到活性位点内的狭窄疏水槽中。

其他氨基酸在酶催化反应的机制中也起着重要作用（图 CS1.6）。组氨酸残基（His-866）充当酸催化剂并提供辅酶 A 作为离去基团离去所需的质子。需要特别提及的是 Lys-691 的结合作用。从图中可知，该氨基酸不仅与底物形成了氢键相互作用，还可以通过氢键和离子相互作用稳定甲羟戊酸基辅酶 A 带负电荷的氧。这不仅有助于稳定中间体，而且有利于稳定所形成的过渡态。因此，该机制中第一步反应的活化能降低，使反应更容易发生。

不带电的谷氨酸残基（Glu-559）也作为酸催化剂参与其中，并为醛还原为醇的最后阶段提供质子（图 CS1.7）。

在活性位点出现不带电荷的谷氨酸残基是相当罕见的。它未被离子化的原因是存在邻近的天冬氨

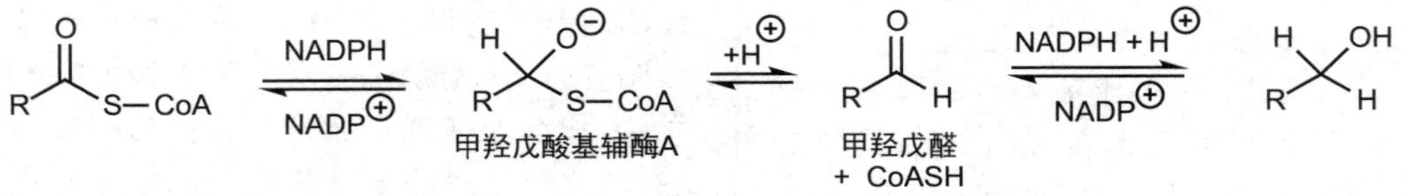

图 CS1.4　由 3- 羟基 -3- 甲基戊二酸单酰辅酶 A 还原酶（HMGR 或 HMG-CoA 还原酶）催化的反应途径

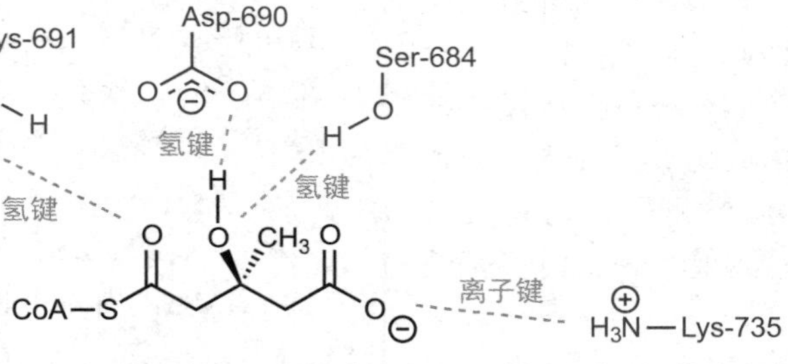

图 CS1.5　3- 羟基 -3- 甲基戊二酸单酰辅酶 A（HMG-CoA）的结合相互作用

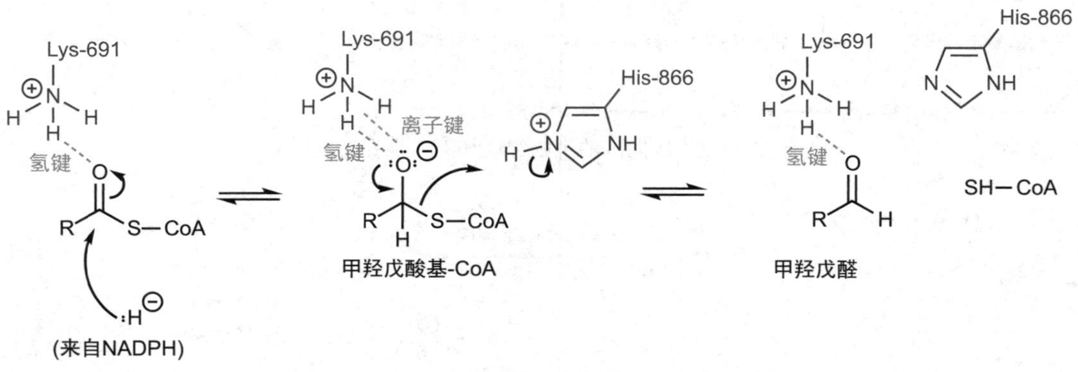

图 CS1.6　第一步还原的机制

图 CS1.7 第二步还原的机制

酸残基（Asp-767），其影响谷氨酸残基的 pK_a。天冬氨酸残基还有助于通过图 CS1.8 中所示的氢键相互作用网稳定 Lys-691 的离子形式。

图 CS1.8 Lys-691、Asp-767 和 Glu-559 形成的氢键作用网

CS1.3 他汀类药物的发现

当 HMGR 被确定为研究靶标后，研究人员就开始寻找可以抑制它的先导化合物。研究人员首先将注意力集中在微生物产生的化合物上。这可能看似奇怪，但理由是微生物之间不断地相互参与生存斗争，因此产生对另一种微生物有毒的化学物质的微生物便获得优势（见 9.4.1.2 节）。似乎可能是缺乏 HMGR 的微生物通过产生 HMGR 抑制剂，对需要 HMGR 以产生重要甾醇的微生物产生毒性。

CS1.3.1 Ⅰ型他汀类药物

康帕丁［compactin，又称美伐他汀（mevastatin），

图 CS1.9］是第一个被发现能够抑制 HMGR 的有效他汀类药物，可以看作是这类药物的先导化合物。它是一种天然产物，20 世纪 70 年代日本制药科学家 Akira Endo 对 6000 种微生物进行研发后从柑橘青霉（Penicillium citrinum）中分离得到的。研究表明，它是一种高效抑制剂，对酶的亲和力比天然底物高 10000 倍。虽然它进入了临床试验阶段，但未进入市场。其原因尚未完全揭示，但在临床前试验中可能观察到毒副作用。

1978 年，默克从土曲霉（Aspergillus terreus）的发酵液中分离出一种名为美维诺林（mevinolin）的类似物。这也是一种有效的酶抑制剂，于 1980 年进行临床试验。1987 年洛伐他汀（lovastatin），上市（图 CS1.9），为高胆固醇血症（高胆固醇水平）的治疗带来革命性改变。

其他他汀类药物很快随之出现（图 CS1.9）。辛伐他汀（simvastatin）是一种由洛伐他汀制备的半合成衍生物，于 1988 年首次获得批准。普伐他汀（pravastatin）是由美伐他汀生物转化而来，并于 1991 年上市。

这些药物并被归类为第一代（Ⅰ型）他汀类（type Ⅰ statins）药物，它们都直接或间接来自真菌代谢产物，并且具有相似的结构，其中包含极性"头部基团"和包含十氢萘环的疏水部分（图 CS1.10）。

康帕丁 IC_{50} = 23nmol/L（美伐他汀）

洛伐他汀 (R = H) IC_{50} = 24nmol/L
辛伐他汀 (R = Me) IC_{50} = 11nmol/L

普伐他汀 IC_{50} = 1900nmol/L

图 CS1.9 Ⅰ型他汀类药物

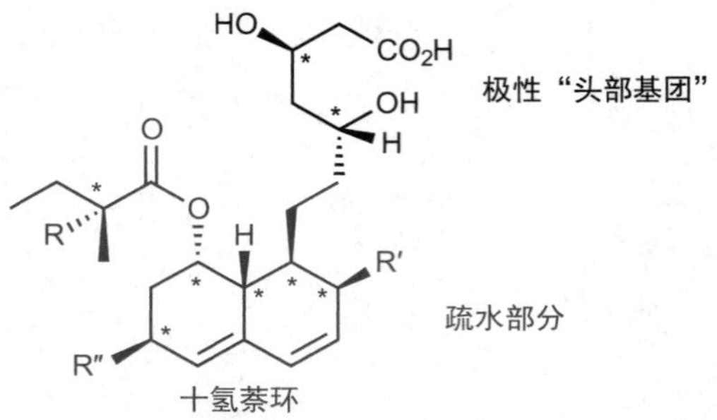

图 CS1.10 Ⅰ型他汀类药物的通式结构（*代表不对称中心）

细心的读者会注意到洛伐他汀和辛伐他汀的结构含有内酯环，而不是图 CS1.10 中所示的非环极性"头部基团"。然而通过研究，这些结构中的内酯环只有被体内的酶水解产生的极性"头部基团"时，才具有活性。因此，洛伐他汀和辛伐他汀被称为前药（11.6 节）。

尽管Ⅰ型他汀类药物在降低胆固醇水平方面非常有效，但它们确实存在副作用。由于十氢萘环上的不对称中心数量多，它们也难以合成，因此进行了进一步的研究以发现活性改善、副作用减少并且更易合成的他汀类药物。这促使第二代他汀类药物的诞生，被称为Ⅱ型他汀类（type Ⅱ statins）药物。

CS1.3.2 Ⅱ型他汀类药物

与Ⅰ型他汀类药物相反，Ⅱ型他汀类药物是合成得到的结构，其含有与Ⅰ型他汀结构中十氢萘环不同（和更大）的疏水结构（图 CS1.11）。存在于Ⅱ型他汀类中的疏水部分可能比十氢萘环体系大，但它们更容易合成，因为它们不包含不对称中心（结构简化；参见 10.3.8 节）。氟伐他汀（fluvastatin）于 1994 年上市，随后 1997 年阿托伐他汀（atorvastatin）上市，1998 年西立伐他汀（cerivastatin）上市，2003 年瑞舒伐他汀（rosuvastatin）上市。这些结构具有许多共同的结构特征，可以被视为"me-too"或者"me-better"的药物（9.4.4.1 节）。2001 年，阿托伐他汀成为历史上最畅销的药物。它是最常用的他汀类药物，多年来一直是世界上销量最大的药物，仅在 2010 年就为辉瑞公司带来了近 100 亿英镑的销售额。

在这些结构中，西立伐他汀疏水性最强，而普伐他汀和瑞舒伐他汀疏水性次之。研究表明，疏水性较低的他汀类药物对肝细胞更具选择性，而肝细胞是大多数胆固醇合成的场所，并且此类他汀类药物的副作用较少。副作用被认为是抑制了其他组

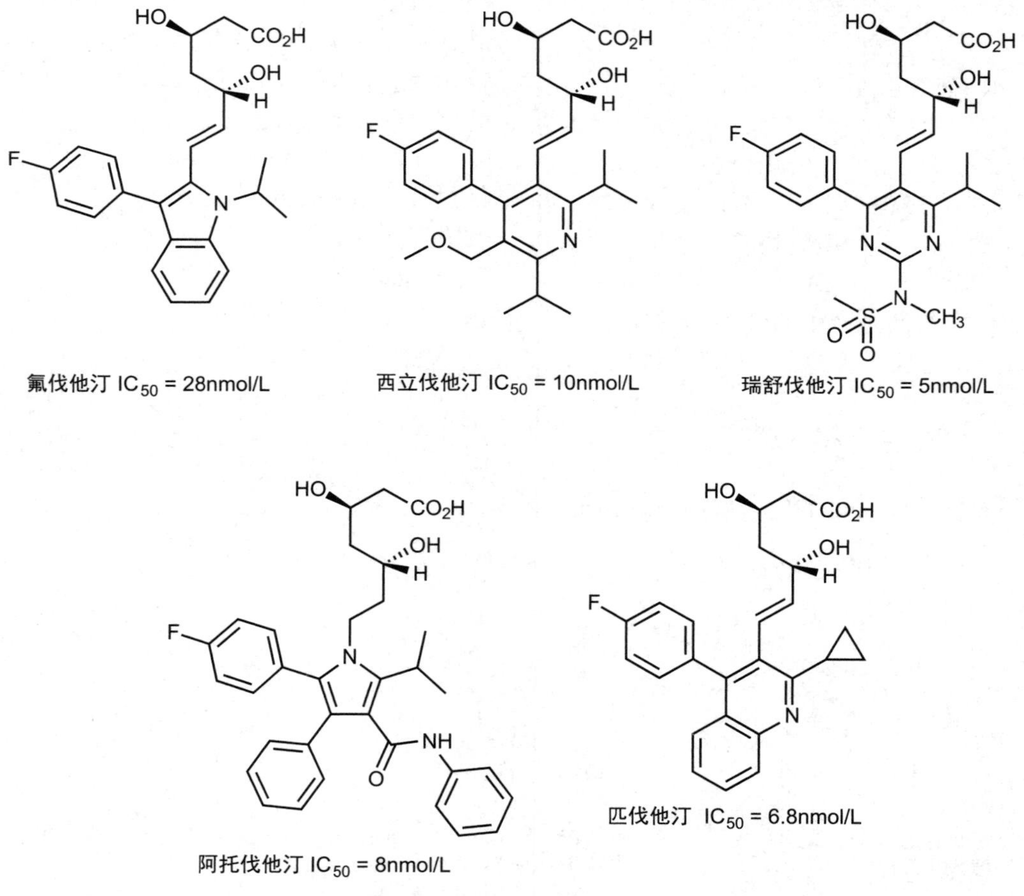

氟伐他汀 IC_{50} = 28nmol/L

西立伐他汀 IC_{50} = 10nmol/L

瑞舒伐他汀 IC_{50} = 5nmol/L

阿托伐他汀 IC_{50} = 8nmol/L

匹伐他汀 IC_{50} = 6.8nmol/L

图 CS1.11 Ⅱ型他汀类药物

织（特别是肌肉细胞）中 HMGR 引起的，可发生肌痛（myalgia）的情况。具体表现为肌肉疼痛或无力，在服用他汀类药物和剧烈运动的人群中尤为普遍。横纹肌溶解症（rhabdomyolysis）是一种已知的严重的肌肉毒性疾病，甚至可以致命。事实上，西立伐他汀在 2001 年因大量报道的横纹肌溶解症病例而撤市，其中包括 50 例因肾功能衰竭导致死亡的病例。

目前最有效的他汀类药物是瑞舒伐他汀。该结构含有磺酰胺基团，引入该基团是为了降低药物的疏水性。巧合的是，该基团的引入增强了相互结合作用，如下文 CS1.5 部分所述。

疏水性较低的他汀类药物的选择性与它们进入细胞的方式有关。疏水性较低的他汀类药物不易通过细胞膜扩散，需要转运蛋白在细胞内达到有效水平（另见 2.7.2 节和 11.1 节）。肝细胞具有一种转运蛋白，可以携带他汀类药物穿过细胞膜，而肌肉细胞则没有。

CS1.4　他汀类药物的作用机制：药效学

他汀类药物作为竞争性抑制剂（见 3.9.1 节）起作用。它们模仿天然底物并与其竞争结合活性位点。与天然底物不同，它们不经历酶催化反应并且结合能力更强。如何解释这些现象？

极性"头部基团"和疏水部分都对他汀类药物的作用很重要。所有他汀类药物都具有相同的极性"头部基团"，该基团模拟了天然底物（HMG-SCoA）的结构。如果重新绘制 HMG-SCoA 的结构，如图 CS1.12 所示，并将其与他汀类药物的通式结构进行比较，可以更清楚地发现这一点。因此，他汀类的头部基团可以模拟天然底物并通过相同的结合作用与活性位点结合。现在需要解释的是为什么他汀类药物比天然底物结合更强，以及为什么它们能阻止酶催化反应。

首先，他汀类药物含有额外的疏水区域，其可以与酶中存在的疏水结合区域形成额外的疏水相互作用。这使得他汀类药物结合能力更强。

其次，他汀类药物能阻止酶催化反应，是因为底物中的辅酶 A 部分（其作为离去基团）已经被不能作为离去基团的疏水基团取代。

他汀类药物实际上更类似于酶催化机制中的第一个中间体—甲羟戊酸基 -CoA，而不是底物（图 CS1.13）。假设甲羟戊酸基 -CoA 不如底物稳定，这意味着他汀类药物与导致甲羟戊酸基 -CoA 的过渡态有一些相似之处。因此，推测它们比天然底物具有更强的结合相互作用，并且可能作为过渡态类似物（3.12 节）。下面将详细地研究他汀类药物的结合相互作用。

CS1.5　他汀类药物的结合相互作用

已经通过 X 射线晶体学研究了底物与酶的结合相互作用，以及他汀类药物的结合相互作用[1]（参见 10.3.11 节）。

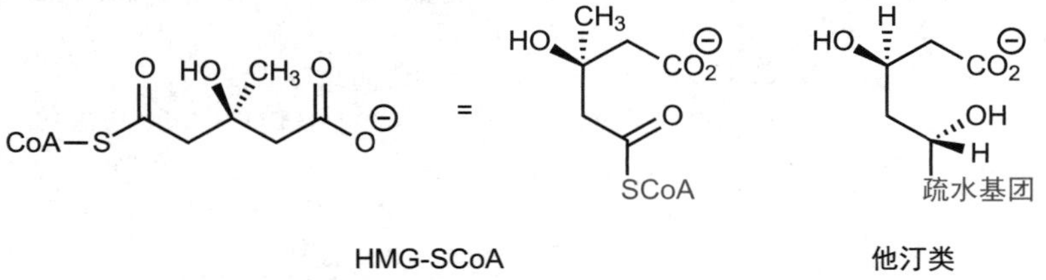

图 CS1.12　HMG-SCoA 和他汀类药物结构的比较

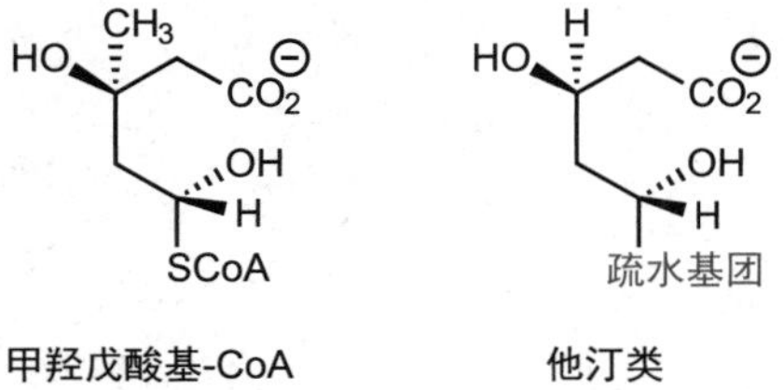

图 CS1.13　甲羟戊酸基 -CoA 与他汀类药物的结构比较

[1]　这些工作实际使用的是 HMGR 的催化结构进行的研究，而不是用的全酶。

如前所述（图 CS1.5），他汀类药物的极性"头部基团"以底物类似的方式与酶结合。就疏水区而言，通常认为它会和辅酶 A 一样，结合到活性位点的同一区域。

然而，对酶 - 底物复合物进行的研究表明，辅酶 A 的结合口袋很窄，不可能容纳他汀类药物中存在的庞大的疏水基团，也没有其他疏水区域可他汀类药物结合，因此它们应该是非活性化合物。但它们确实与酶结合的事实反映了酶固有的显著的柔性。

让我们回过头来仔细研究一下这个底物如何与 HMGR 结合的。当底物结合时，蛋白质的 α- 螺旋部分折叠在活性位点上，将其与水隔离，并为底物的辅酶 A 部分形成窄的疏水结合区域，如图 CS1.14（a）。当他汀类药物结合时，酶会以不同的方式改变形状。柔性 C- 末端 α- 螺旋的移动暴露出一个不同的浅疏水结合区，该结合区位于可容纳他汀类药物中疏水部分的活性位点附近，如图 CS1.14（b）。因此，他汀类药物是有效的抑制剂，因为它们可以利用酶的柔性，从根本上创造自己的结合位点。

比较Ⅰ型和Ⅱ型他汀类药物与酶的相互结合作用，发现Ⅱ型他汀类药物中的异丙基与Ⅰ型他汀类药物的十氢萘环结合位点相同，都是在浅疏水区的同一部位。Ⅱ型他汀类药物具有额外的相互作用，包括与氨基酸（例如亮氨酸、缬氨酸和丙氨酸）的疏水侧链形成的范德华相互作用。特别重要的相互作用是Ⅱ型他汀类的氟苯基和结合区域中的精氨酸残基形成的相互作用（图 CS1.15）。首先，该残基与氟取代基之间存在极性相互作用。其次，残基的平面胍基堆叠在苯环上，产生额外的相互作用。

阿托伐他汀和瑞舒伐他汀可与酶形成额外的氢键相互作用，而其他他汀类药物没有。这由于丝氨酸残基可作为氢键供体与阿托伐他汀的羧基氧原子（图 CS1.15）或瑞舒伐他汀的砜基氧原子发生作用。

瑞舒伐他汀在他汀类药物中是独特的，在药物的砜基团和 Arg-568 之间还具有额外的结合相互作用，使其成为结合性最强的他汀类药物。

CS1.6 他汀类药物的其他作用机制

他汀类药物的作用并不单独的抑制 HMGR。抑

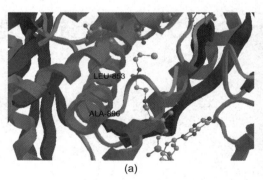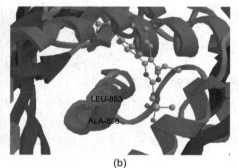

（a）　　　　　　　　　　　（b）

图 CS1.14　HMG-CoA 还原酶的晶体结构

其中（a）底物（PDB：1DQA）和（b）瑞舒伐他汀（PDB：1HWL）与活性位点结合

图 CS1.15　阿托伐他汀的疏水部分与 HMGR（3- 羟基 -3- 甲基戊二酸单酰辅酶 A 还原酶）的结合相互作用

制 HMGR 一是会导致甲羟戊酸和胆固醇水平降低，但这反过来导致转录和翻译过程的上调，引起产生新的 HMGR 来抵消抑制作用。他汀类药物仍有效还有其他因素。特别是，肝细胞胆固醇水平的降低导致肝低密度脂蛋白受体的合成增加，并随后被整合到细胞膜中。这些受体负责从血浆中清除 LDL-胆固醇，这对于他汀类药物的有效性至关重要。

CS1.7 降胆固醇药物的其他靶标

如前文所述，有超过 30 种酶参与了胆固醇的生物合成。在早期研究中，尝试寻找降胆固醇药物的时候，是研究抑制对生物合成途径后期有催化作用的酶。这是合理的，因为在生物合成后期抑制一种酶很可能更具选择性。换而言之，即降低最终产物的水平，而不影响相同生物合成途径中其他化合物的生物合成。尽管这些抑制剂是有效的，但它会导致未反应的底物积累，而这些底物已经证明是不溶于水且有毒的。当 HMG-CoA 还原酶被抑制时，底物是水溶性的并且易于代谢。因此，它不会积累到毒性水平。

拓展阅读

Bottorff, M., and Hansten, P.（2000）Long-term safety of hepatic hydroxymethyl glutaryl coenzyme A reductase inhibitors. *Archives of Internal Medicine*, 160（15）：2273-2280.

Jain, K. S., et al.（2007）The biology and chemistry of hyperlipidemia. *Bioorganic and Medicinal Chemistry*,15(14): 4674-4699.

Istvan, E. S., et al.（2000）Crystal structure of the catalytic portion of human HMG-CoA reductase：insights into regulation of activity and catalysis. *The EMBO Journal*,19(5): 819-830.

Istvan, E. S., and Deseinhofer, J.（2001）Structural mechanisms for statin inhibition of HMG-CoA reductase.*Science,* 292(5519): 1160-1164.

Istvan, E.（2003）Statin inhibition of HMG-CoA reductase：a 3-dimensional view. *Atherosclerosis Supplements*, 4(1): 3-8.

Tobert, J. A.（2003）Lovastatin and beyond：the history of the HMG-CoA reductase inhibitors. *Nature Reviews Drug Discovery*, 2(7): 517-526.

案例研究2 ACE抑制剂的设计

血管紧张素转化酶（angiotensin-converting enzyme，ACE）抑制剂是用于治疗高血压的一类重要药物。ACE 是肾素 - 血管紧张素 - 醛固酮系统（renin-angiotensin-aldosterone system，RAAS，17.3 节）的关键组分。RAAS 会产生作用极强的血管收缩激素血管紧张素 Ⅱ，而 ACE 是催化其生物合成前体血管紧张素 Ⅰ（angiotensin Ⅰ）转化为血管紧张素 Ⅱ（angiotensin Ⅱ）（图 CS2.1）的一种酶。因此，ACE 抑制剂被确认是治疗高血压的良药。

ACE 抑制剂的设计过程为我们展示了如何在蛋白质靶标结构尚不清楚的情况下进行合理药物设计。ACE 是一种难以被分离和研究的膜结合酶，属于一类"锌金属蛋白酶"（zinc metalloproteinase），能催化血管紧张素 Ⅰ 从十肽水解二肽成为八肽的血管紧张素 Ⅱ，如图 CS2.2。

虽然不容易分离纯化获得 ACE，但对另一种可被分离和纯化的锌金属蛋白酶——羧肽酶（carboxypeptidase）的结构和机制的研究，为 ACE 抑制剂的设计提供了参考。如图 CS2.3 所示，羧肽酶能从肽链上水解末端氨基酸，其抑制剂为 L- 苄

血管紧张肽原 —肾素→ 血管紧张素 Ⅰ —ACE→ 血管紧张素 Ⅱ（强效的血管收缩激素）

图 CS2.1　血管紧张素 Ⅱ 的生物合成

Asp-Arg-Val-Tyr-Ile-His-Pro-Phe-His-Leu —ACE→ Asp-Arg-Val-Tyr-Ile-His-Pro-Phe ＋ His-Leu

血管紧张素 Ⅰ　　　　　　　　　　　　　　　　血管紧张素 Ⅱ

图 CS2.2　ACE 催化的反应

肽 ～aa^3-aa^2-aa^1—CO_2H —羧肽酶→ 肽 ～aa^3-aa^2—CO_2H ＋ aa^1

‡ 抑制

L-苄基琥珀酸

图 CS2.3　羧肽酶催化肽链上末端氨基酸的水解

L- 苄基琥珀酸的不对称中心构型为 R

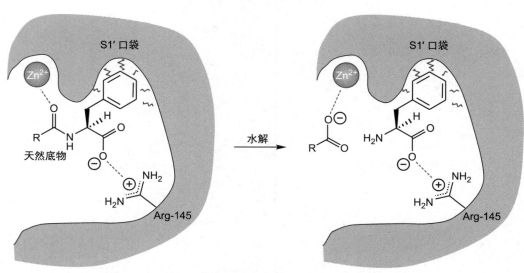

图 CS2.4　底物与羧肽酶活性位点结合的相互作用

基琥珀酸（L-benzylsuccinic acid）。

羧肽酶的活性位点（图CS2.4）包含了一个带电的精氨酸（Arg-145）和一个锌离子，这两者在与底物肽的结合过程中十分关键。底物肽末端羧酸根离子和精氨酸通过离子键相结合，而肽末端的羰基和锌离子相结合。疏水口袋S1′能容纳末端氨基酸的支链，该疏水口袋对芳香环有极高的亲和力，这也解释了为什么羧肽酶对C端含有芳香氨基酸肽链具有特异性。在所示例子中，Phe在锌离子的辅助下，末端肽键水解；锌离子通过使羰基极化从而使酰胺键的水解更易发生（见3.5.5节锌金属蛋白酶）。

基于该酶促反应的水解底物设计的羧肽酶抑制剂L-苄基琥珀酸，能以苄基占据S1′口袋，其相邻的羧酸根阴离子与Arg-145形成离子相互作用，分子上的第二个羧酸根则模拟了另一水解产物的羧酸根离子，与锌离子形成配体。

L-苄基琥珀酸与羧肽酶的键合模型如图CS2.5所示。但因为L-苄基琥珀酸没有肽键，结合后它并不能被羧肽酶所水解而脱落，该化合物一直在结合，其抑制作用将一直持续。

ACE抑制剂的设计得益于对以上羧肽酶作用机制和抑制机制的理解。首先，假设ACE的活性位点同样含有类似的锌离子和精氨酸。然而，因为ACE从肽链上水解得到的不是单个氨基酸而是二肽，所以这两个关键基团的距离应当更远，L-苄基琥珀酸的类似抑制剂也应当是琥珀酰取代的氨基酸。下一步就是选择相应的氨基酸。与羧肽酶不同，ACE对任何含有特定C端氨基酸的肽底物没有特异性，因此对于这两种酶，C端侧链的结合口袋必须是不同的，我们将ACE中对应的这个口袋记为S2′（图中没有画出），而将羧肽酶中对应的这个口袋记为S1′。鉴于ACE对底物没有明显选择性，我们开始研究一系列肽类ACE抑制剂，并确认它们的C端是否有共同点。一种从巴西蝮蛇的毒液分离出来的九肽——替普罗肽（teprotide，图CS2.6），对ACE有较强的抑制作用，其C端氨基酸为脯氨酸。尽管替普罗肽是一种相当有效的抑制剂，但是因其对消化酶敏感而无法口服。从蛇毒中发现的其他ACE抑制剂也都含有末端脯氨酸基团，这意味着脯氨酸可能与ACE结合位点有关键的相互作用，因此我们将琥珀酰脯氨酸（succinyl proline）作为ACE抑制剂设计思路的起始先导化合物。

发现琥珀酰脯氨酸是ACE的弱的但有选择性的抑制剂，从而得出2个羧酸基团都参与电离，并分别与锌离子和精氨酸发生键合（图CS2.7）。有人认为，

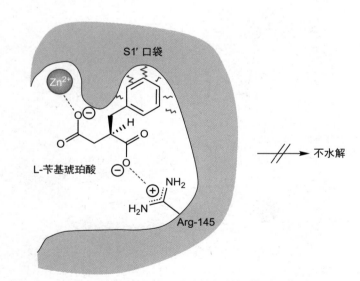

图CS2.5　L-苄基琥珀酸的抑制机制（R-构型）

琥珀酰脯氨酸; IC$_{50}$ = 628μmol/L　　　替普罗肽; IC$_{50}$ = 0.9μmol/L

图CS2.6　血管紧张素转化酶（ACE）抑制剂

在反应催化中心的附近还应当存在一个容纳氨基酸侧链的口袋（口袋 S1 和 S1′），并应用拓展策略（见 10.3.2 节）来寻找一种能适应 S1′ 口袋和提高位点亲和力的基团。结果发现甲基能与该口袋相匹配，能使活性增加（图 CS2.8）。下一步我们要确认是否存在一个基团与锌离子的结合程度能超过羧酸根。研究发现，将羧酸替换为巯基后，抑制活性显著提高，这样我们得到了第一个市售的非肽类 ACE 抑制剂——卡托普利（captopril）。在卡托普利和 SQ13 297 中，甲基取代的立体化学对活性至关重要，两种对映体之间的抑制活性可相差 100 倍。

卡托普利最常见的副作用为皮疹和味觉障碍，这可能与巯基的存在有关。所以研究人员尝试在保持活性的基础上替换掉巯基。尽管羧基与锌离子的结合力相当弱，研究人员仍然再次引入了它。为了补偿羧基的活性不足，同时引入了一系列基团与 ACE 的活性位点来产生更多的相互作用（拓展策略，见 10.3.2 节）。首先，延长琥珀酰脯氨酸链，其目的是引入 NH 基团。亚氨基模拟的是被 ACE 水解的肽键中的酰胺 NH（图 CS2.9），我们合理推断 NH 能与 ACE 的活性位点发生氢键相互作用。引入 NH 基团意味着在结构中引入了第二个氨基酸，

据此我们设计了一系列的 N- 羧甲基二肽。L- 丙氨酸替代了卡托普利中的甲基（结构 I，图 CS2.9），该化合物的活性高于琥珀酰脯氨酸，但大大低于卡托普利。因此，为了寻找图 CS2.7 中的 S1 口袋，研究人员决定在结构中的倒数第二个碳原子上引入取代基。这个口袋通常容纳的是血管紧张素 I 的苯丙氨酸侧链，所以这个口袋应当是疏水性的。尝试引入甲基和乙基后（结构 II、III，图 CS2.9），类似物的活性显著增加，其中乙基类似物的活性与卡托普利相当；引入苄基后，类似物活性略有下降，但链的延长（10.3.3 节）会导致活性的明显上升。因此化合物 V 的活性要优于卡托普利。

向化合物 II～V 引入新的取代基意味着引入新的手性中心，这些结构都是以非对映异构体混合物的形式进行生物活性评价，包括（R,S,S）和（S,S,S）- 非对映异构体。利用色谱对化合物 V 进行分离，并发现（S,S,S）- 异构体的活性比非对映异构体（R,S,S）- 高出 700 倍。这个结构被命名为依那普利拉（enalaprilat），其与 ACE 的键合模型如图 CS2.10 所示。临床上使用的依那普利（enalapril）是依那普利拉的乙酯类前药（前药，见 11.6.1.1 节），该前药在肠道内比依那普利拉更易吸收，在体内经由酯酶转化为依那普利拉。

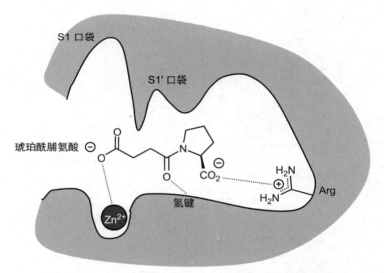

图 CS2.7 琥珀酰脯氨酸与 ACE 活性位点的键合模型

琥珀酰脯氨酸; IC$_{50}$ = 628μmol/L   SQ13 297; IC$_{50}$ = 52μmol/L   卡托普利; IC$_{50}$ = 23nmol/L

图 CS2.8 卡托普利的发现过程

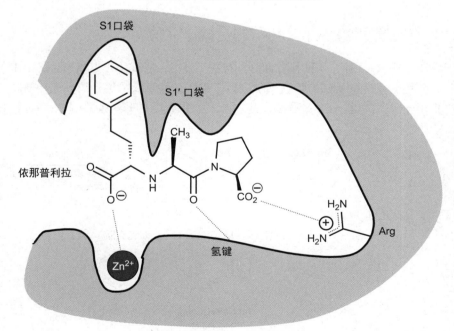

图 CS2.9 依那普利拉的发现过程

琥珀酰脯氨酸
IC_{50} = 628μmol/L

N-羧甲基化二肽

模拟酰胺NH

I；IC_{50} = 2.4μmol/L

Ala   Pro

II；IC_{50} = 90nmol/L

III；IC_{50} = 17nmol/L

苄基

IV；IC_{50} = 39nmol/L

V；IC_{50} = 3.8nmol/L

依那普利拉，R′ = H；IC_{50} = 1.2nmol/L
依那普利，R′ = CH_2CH_3

S1口袋

S1′ 口袋

依那普利拉

氢键

图 CS2.10 依那普利拉

和依那普利拉相似的另一个成功的例子是赖诺普利（lisinopril）（图 CS2.11），不同之处在于甲基被扩展为赖氨酸侧链的氨基丁基取代基。2003 年，通过 X 射线晶体衍射技术获得了赖诺普利与 ACE 结合的晶体结构（图 CS2.12），这张图详细地揭示了 ACE 的 3D 结构，以及赖诺普利同 ACE 活性位点的结合方式。实际上，ACE 与羧肽酶 A 之间存在着显著的差异，这意味着 ACE 与抑制剂的结合方式和我们一开始设想的并不同，比如，参与离子相互作用的是赖氨酸，而不是最初我们认为的精氨酸。所获得的赖诺普利同 ACE 结合的相互作用方式，有助于研究者采用基于结构的药物设计策略，根据 ACE 的结合特点，设计出结构新颖、活性更优的 ACE 抑制剂（见 10.3.11 节）。

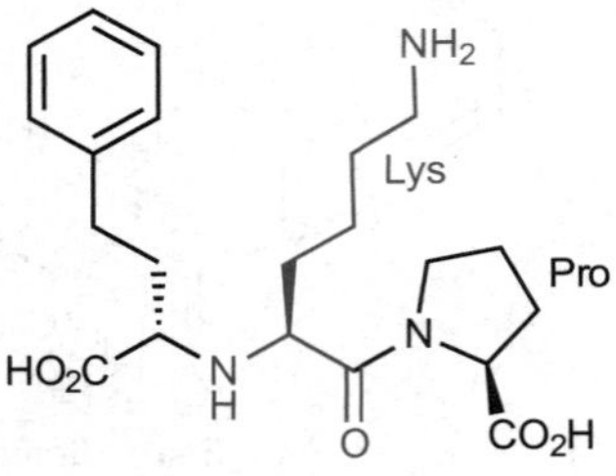

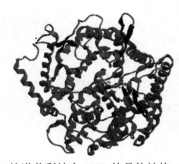

图 CS2.12　赖诺普利结合 ACE 的晶体结构（PDB：1O86）

依那普利和赖诺普利均具有四面体结构，这种结构通常是酶催化的反应中心（图 CS2.13），故而称之为过渡态类似物（3.12 节），这是因为预期酶催化反应的过渡态在性质上类似于在水解机制中形成的四面体中间体。

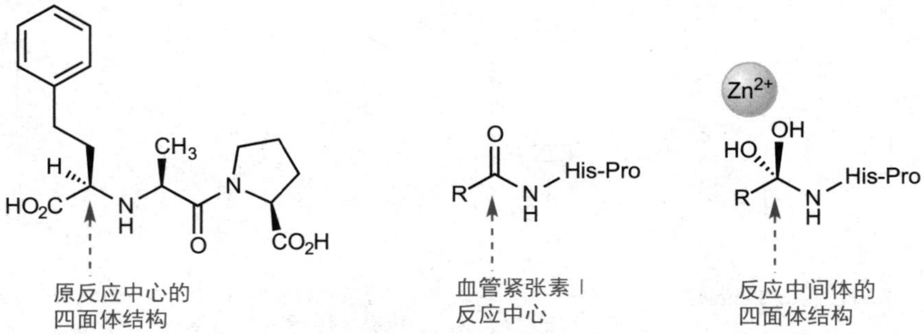

图 CS2.11　赖诺普利

原反应中心的四面体结构　　血管紧张素Ⅰ反应中心　　反应中间体的四面体结构

图 CS2.13　依那普利拉和血管紧张素Ⅰ在酶催化水解反应中形成的中间体的比较

专栏 CS2.1　卡托普利和依那普利拉的合成

合成卡托普利的方法有几种，一种是在偶联剂存在下使 L- 脯氨酸叔丁酯与羧酸（Ⅰ）反应形成酰胺（Ⅱ）（图 1），然后分别在酸和碱的存在下除去叔丁基和乙酰基保护基，得到卡托普利。依那普利拉可以通过酮酸（Ⅲ）与 L- 丙氨酰 -L- 脯氨酸反应（图 2），得到两种非对映异构体，并通过色谱法分离。

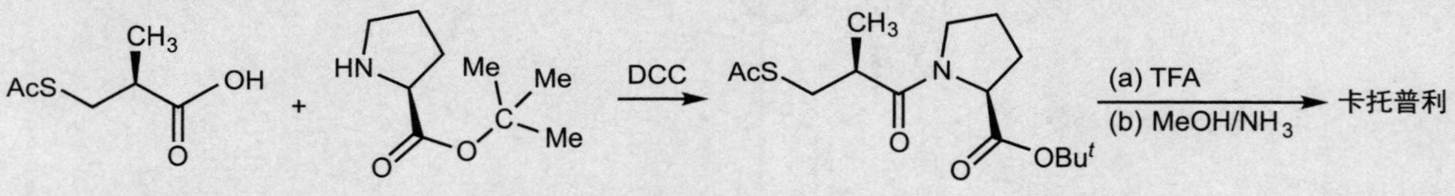

羧酸（Ⅰ）　　　L-脯氨酸叔丁酯　　　　　　　酰胺（Ⅱ）　　　　　　卡托普利

(a) TFA
(b) MeOH/NH$_3$

图 1　卡托普利的合成（DCC= 二环己基碳二亚胺）

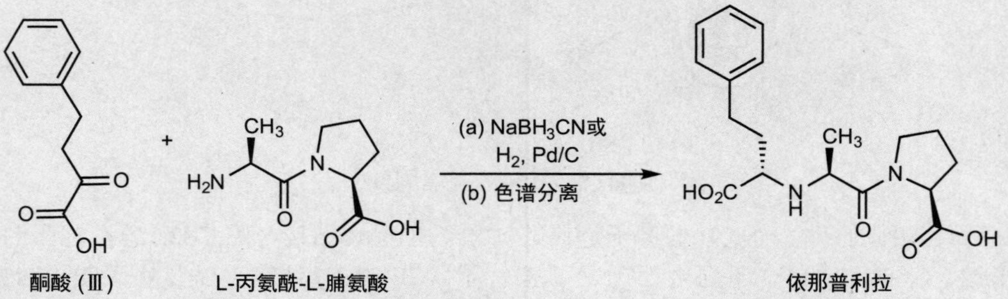

酮酸（Ⅲ）　　　L-丙氨酰-L-脯氨酸

(a) NaBH$_3$CN 或 H$_2$, Pd/C
(b) 色谱分离

依那普利拉

图 2　依那普利拉的合成

拓展阅读

Acharya, K. R., et al. (2003) ACE revisited: a new target for structure-based drug design. *Nature Reviews Drug Discovery*, 2(11): 891-902.

Ganellin, C. R., and Roberts, S. M. (eds.) (1994) Angiotensin converting enzyme (ACE) inhibitors and the design of cilazapril. *Medicinal chemistry—the role of organic research in drug research*, 2nd edn. Chapter 9, Academic Press London.

Natesh, R., et al. (2003) Crystal structure of the human angiotensin-converting enzyme-lisinopril complex. *Nature*, 421(6922): 551-554.

Ondetti, M. A., Rubin, B., and Cushman, D. W. (1977) Design of specifc inhibitors of angiotensin-converting enzyme: new class of orally active antihypertensive agents. *Science*, 196(4288): 441-444 (captopril).

Patchett, A. A., et al. (1980) A new class of angiotensinconverting enzyme inhibitors. *Nature*, 288(5788): 280-283.

Saunders, J. (2000) Inhibitors of angiotensin converting enzyme as effective antihypertensive agents. *Top drugs: top synthetic routes*. Chapter 1, Oxford University Press, Oxford.

Zaman,M.A.,Oparil,S.,and Calhoun,D.A.(2002) Drugs targeting the renin-angiotensin-aldosterone system. *Nature Reviews Drug Discovery*, 1, 621-636.

案例研究3　青蒿素及相关抗疟疾药物

CS3.1　前言

疟疾是一种古老的疾病，已导致数百万人死亡和许多人的痛苦。该疾病由蚊子携带的疟原虫引起，通过蚊虫叮咬在蚊子和人类之间传播。疟原虫是一种微小的生物，属于疟原虫属（*Plasmodium*），分四种：间日疟原虫、恶性疟原虫、卵形疟原虫和三日疟原虫。其中恶性疟原虫是最危险的，可导致人死亡。该病主要在热带国家流行，但过去它也曾出现于欧洲和北美。在二十世纪五十至六十年代，人类通过喷洒DDT的方式来消灭蚊子，并使用奎宁类药物（图CS3.1）来治疗，成功地遏制了疟疾的流行。

奎宁（quinine）是第一个抗疟药物，直到今天依然有效。但它会引起一些不良反应，包括耳鸣和暂时性耳聋。所以奎宁现主要限制用于疟疾的治疗而不是预防（prophylactic）。预防药即预防疾病发生的保护药物。主要取代奎宁的抗疟药物是副作用更少的氯喹。二十世纪五十年代，人类开始使用氯喹（chloroquine），并认为可以借此消灭疟疾。然而，1961年起疟原虫对氯喹就产生了耐药性，使得这种药物在世界上许多疟疾流行地区不再有效，特

别是在撒哈拉以南的非洲地区；所以，研究能对抗这些耐药性疟原虫的治疗手段就显得尤为迫切。另外，全球变暖可能导致疟疾重新出现在欧洲和北美地区，尤其是可能致命的恶性疟原虫（*Plasmodium falciparum*）。疟原虫的抗性可能来自其某种细胞膜蛋白，这种膜蛋白能将药物泵出膜外。幸运的是，目前发现了一种对这类耐药疟原虫有效的药物——青蒿素。

CS3.2　青蒿素

两千多年来，中国中医药学家一直使用一种在中国大量存在的植物黄花蒿（*Artemisia annua*）[称为青蒿（qinghao）] 中得到的混合物或汤剂。这种草药最早在公元前168年第一次作为痔疮药记载，并在公元340年第一次提及其可作为一种抗疟疾的制剂。有记录显示，1596年青蒿被用于治疗疟疾引起的寒战和发热。

1972年，这种植物的活性成分被分离出来并被确认为青蒿素（artemisinin）。该化合物引起了极大的

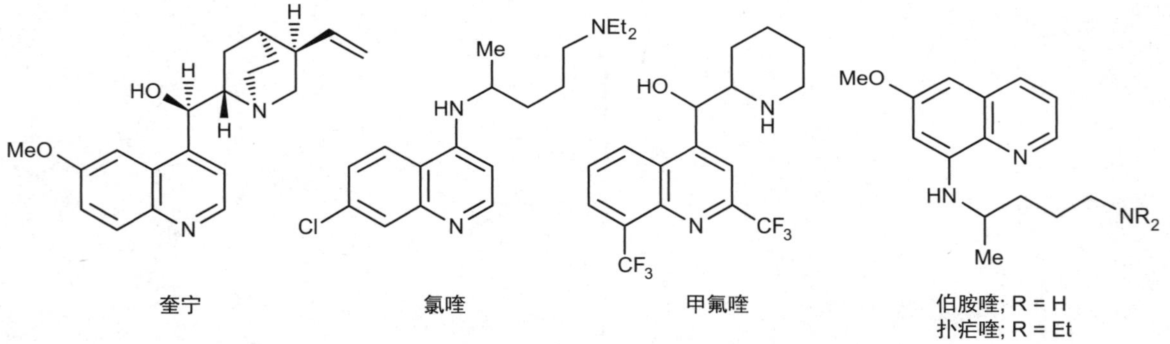

图CS3.1　奎宁和以奎宁为基础的抗疟药物

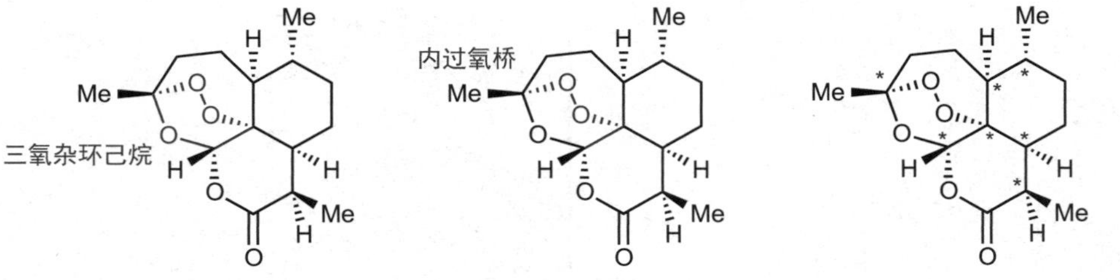

图CS3.2　青蒿素结构

兴奋，因为它对非常危险的抗氯喹恶性疟原虫非常有效，并且对氯喹敏感型的疟原虫产生的效应更快。

从历史上看，疟疾导致的军事折损多于战争本身。例如，在第二次世界大战的缅甸战役期间，大量英国和印度士兵因疟疾而丧失行动能力，不得不退出战争。长久以来，中国是唯一的已知青蒿来源，后来在美国也发现了能产生青蒿素的植物。

CS3.3 青蒿素的结构与合成

青蒿素的多环结构（图 CS3.2）包含 7 个不对称中心和一个不常见的但看上去不稳定的三氧杂双己烷环，包括内过氧桥基团。该分子对光、热均稳定。确定化合物结构后，下一步是合成一系列类似物以研究构效关系（10.1 节）。

CS3.4 构效关系

青蒿素结构复杂，尽管可以全合成，但并不是获得它及其类似物的最经济的办法。青蒿素的类似物是由青蒿素本身通过半合成制备的。首先，还原青蒿素的内酯环可以得到双氢青蒿素（dihydroartemisinin）（图 CS3.3）。双氢青蒿素上含有的羟基可以被烷基化而得到各种醚，如蒿甲醚（artemether）和蒿乙醚（arteether）。

双氢青蒿素还可以通过与琥珀酸酯化得到青蒿琥酯钠（sodium artesunate）（图 CS3.4）。

双氢青蒿素、蒿甲醚、蒿乙醚和青蒿琥酯钠都比青蒿素本身活性更高，因此青蒿素的内酯羰基并不是活性必需基团。此外，我们还研究了其他的青蒿素类似物，例如去氧青蒿素（deoxyartemisinin）（图 CS3.5）是青蒿素的代谢产物，其活性是青蒿素的 1/300 ～ 1/1000；

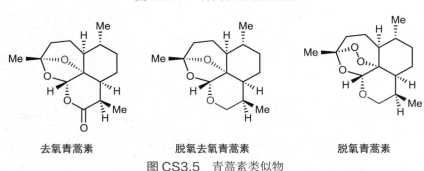

图 CS3.3 蒿甲醚和蒿乙醚的制备

图 CS3.4 青蒿琥酯钠的合成

图 CS3.5 青蒿素类似物

脱氧去氧青蒿素（deoxodeoxyatremisinin）活性也很差，但脱氧青蒿素（deoxoartemisinin）与蒿乙醚活性相当。

从这些化合物及其它结构得到的结果显示，青蒿素中的三氧杂环己烷环结构是抗疟活性必需基团，也就是代表抗疟活性的药效团（pharmacophore）（10.2节，另见专栏CS3.1）。

CS3.5 作用机制

青蒿素的作用机制与奎宁完全不同，这也是青蒿素对耐氯喹疟原虫有效的原因。青蒿素起效的关键基于内过氧桥基团，这种结构能在寄生虫细胞内产生像"霰弹枪"一样的分子触发机制，最终导致寄生虫细胞的破损和死亡。铁离子，特别是亚铁离子，是触发这个机制的关键。血红素中的铁离子与青蒿素反应使内过氧桥结构均裂，并产生自由基（图CS3.6）。自由基进一步反应产生多种细胞毒性自由基和亲电试剂，使寄生虫内的生物大分子发生烷基化、交联和氧化，最终导致细胞死亡。

以上机制解释了青蒿素是如何杀死疟原虫细胞的。但是为什么它不会杀死人体细胞，特别是为什么这种结构不能破坏含铁血红蛋白（haemoglobin）❶的红细胞呢？

要回答这些问题，我们需要考虑疟原虫的生命周期。这是一个涉及人类和蚊子的复杂过程，但

疟原虫在人体内生命周期中的一部分涉及对红细胞的入侵。如上所述，红细胞含有血红蛋白，是一种含有铁（Ⅱ）卟啉的蛋白质，又称为血红素（heme）（图CS3.7）。卟啉和亚铁离子深埋在蛋白质内部，并被有效地屏蔽，这样，能触发"霰弹枪"机制的铁离子并未暴露出来和青蒿素接触，这也解释了为什么青蒿素对正常未感染的红细胞没有毒性。

当疟原虫进攻红细胞时，它们会破坏血红蛋白并将其作为自己的食物来源，提供所需氨基酸，当然这将血红蛋白释放到寄生中细胞中，同时也使血红素中的亚铁离子与青蒿素反应。这样，青蒿素及其类似物也可以被视为一种前药（prodrug）——它的激活是由疟原虫对血红蛋白的破坏行为导致的。

对图CS3.6中所示的两种基本产物所遵循的自由基机制已经进行了大量研究。这是一个复杂的过程，但有证据表明，抗疟的主要机制是青蒿素发生1,5-H转移从而形成C-4自由基（图CS3.8），这也是青蒿素被观察到的主要代谢产物。同时，产生的反应活性很高的氢氧化铁物种也可以继续在细胞体内造成破坏。

该理论的证据是如图CS3.9中所示的简化青蒿素类似物的活性。结构Ⅱ的体外活性是青蒿素的2倍，而结构Ⅰ和Ⅲ的活性则降低至1/100。对于结构Ⅰ和Ⅲ，其中关键的氢原子已经被α-甲基取代，所以图CS3.8中所示的1,5-H转移是不可能发生的。

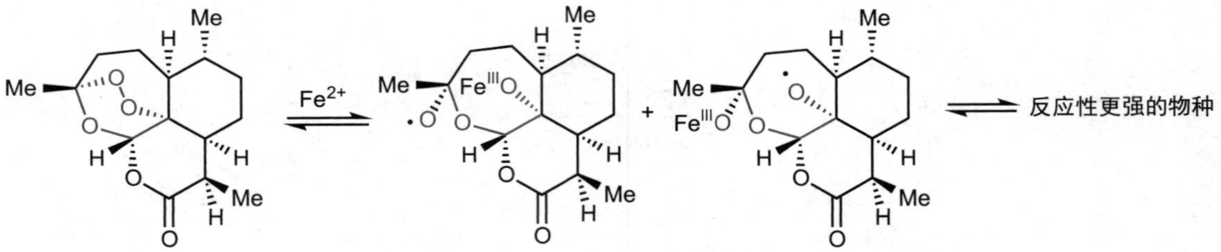

图CS3.6　青蒿素被铁离子激活

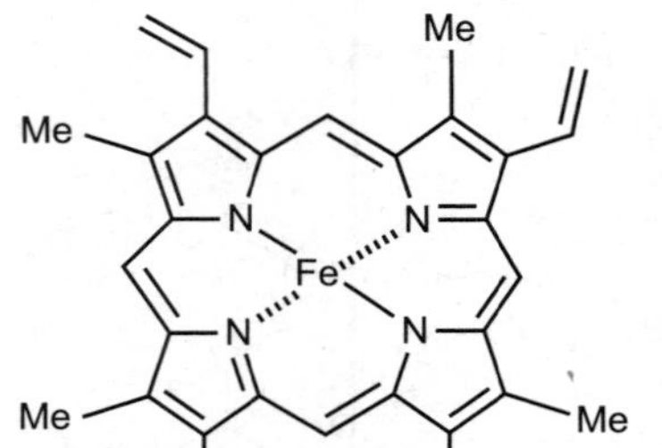

图CS3.7　血红素的结构

---

❶　血红蛋白是负责将氧气从肺部输送到身体其他部位的蛋白。

图 CS3.8　通过 1,5-H 转移产生的 C-4 自由基

图 CS3.9　简化的青蒿素类似物

专栏 CS3.1　青蒿素及其类似物的临床应用

青蒿素在治疗疟疾方面效果显著，但是也存在一些问题。首先，它的水溶性不好，必须通过肌内注射给药。其次，有 25% 的疟疾患者在治疗一个月以后会有复发现象。蒿甲醚和蒿乙醚疏水性比青蒿素更高，可以通过注射油溶液给药。同样被用于临床的还有青蒿琥酯，由于其游离的羧酸基团，青蒿琥酯钠水溶性佳，可以静脉注射给药。

现在，蒿甲醚、蒿乙醚和青蒿琥酯这三种药物在临床使用，是用于耐药疟疾的青蒿素联合疗法（artemisinin combination therapy，ACT）的必要组成部分。由于不同的作用机制，它们的活性更佳，且与传统的抗疟疾药物基本不存在交叉耐药。

这些药物的缺点是血浆半衰期短，通常不到 1h，并迅速消除。这意味着药物在给药后 1 天内即从体内清除，使联合治疗中的长半衰期药物继续单独"作战"。这增加了抗药性寄生虫出现的风险。

这些化合物仍然与亚铁离子反应，但 1,5-H 转移被阻断。一些证据表明，结构 II 中 4 位 β- 烷基能提高活性，可能是通过稳定 4 位的自由基实现的。

CS3.6　药物设计与开发

青蒿素难溶于水或油，因此早期的研究旨在设计并合成更易溶于这些介质中的一种或另一种类似物。双氢青蒿素的活性是青蒿素的 2 倍，并且是合成一系列醚和酯的中间体（图 CS3.4 和图 CS3.5）。这些醚和酯的活性和溶解性都有所提高，这些药物最有意义的是蒿甲醚和蒿乙醚，它们的疏水性更强，更易溶于油。在这些酯中，最令人感兴趣的化合物是青蒿琥酯钠，它易电离且水溶性较好。

同样令研究者感兴趣的方向在于运用结构简化策略（10.3.8 节），设计结构简单易于合成同时与青蒿素机理相同的化合物。青蒿素具有复杂的四环结构和 7 个不对称中心，这使得它过于复杂而很难在实验室中经济地合成。现已合成了保留三氧杂环己烷环的各种更简单的结构，其中最有趣的是 Fenozan，它具有三环系统和 2 个不对称中心（图 CS3.10）。这个化合物具有与青蒿素和青蒿琥酯相当的抗疟活性。

与青蒿素或其半合成类似物具有相当活性的其他简化结构包括双环螺烷基三氧杂环己烷（图 CS3.10），

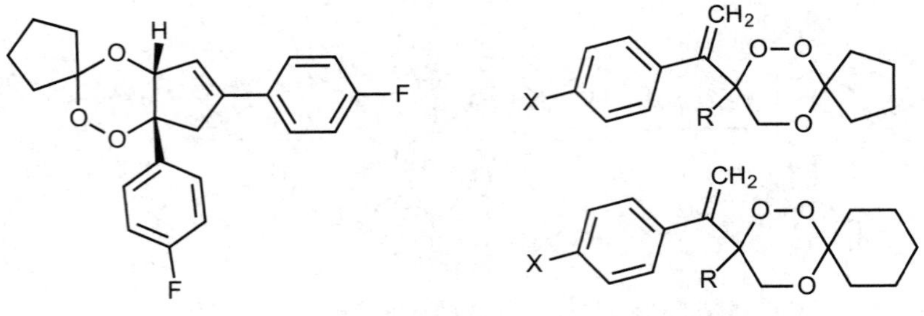

Fenozan　　螺烷基三氧杂环己烷

图 CS3.10　Fenozan 和螺烷基三氧杂环己烷（spiroalkyl trioxanes）

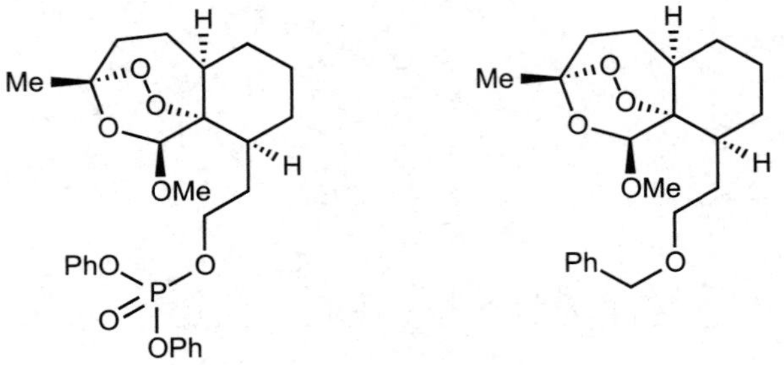

图 CS3.11　具有与青蒿素相似活性的三氧杂环己烷化合物

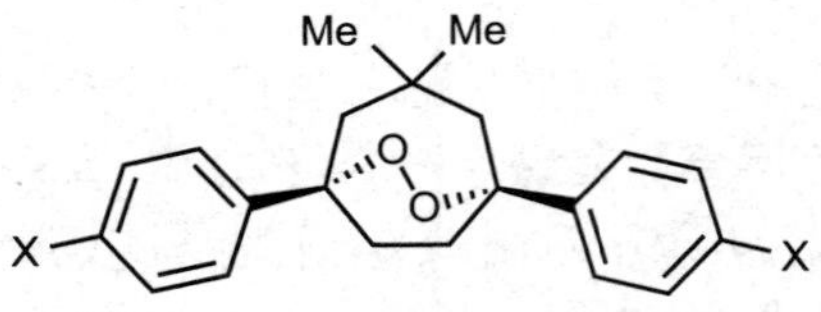

X = H 或 Me

图 CS3.12　青蒿素的对称类似物

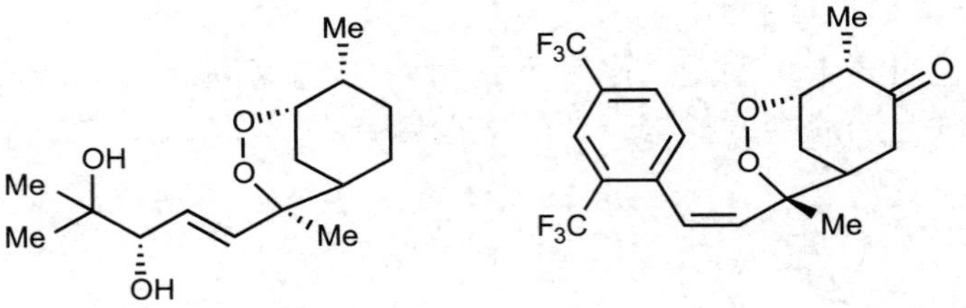

鹰爪甲素　　青蒿氟

图 CS3.13　鹰爪甲素和青蒿氟

在小鼠实验中表现出与青蒿素相当的活性。图 CS3.11 中的三氧杂环己烷在体外实验中也表现出了和青蒿素类似的活性。

研究人员还合成了简单、对称的内过氧化物（图 CS3.12）。这些设计利用了图 CS3.8 中描述的 1,5-H 氢转移机制。对称青蒿素的优点是无论哪种氧与铁反应，都可以以相同的方式发生降解。在体外，该化合物的活性约为青蒿素的 1/7，但仍被认为是理想的。

鹰爪甲素（Yingzhaosu A）（图 CS3.13）是一种天然存在的内过氧化物，于 1979 年从传统治疗发热的中草药鹰爪花（*Artabotrys uncinatus*）中分离出来，并显示出抗疟疾活性。然而，该植物是一种罕见的观赏藤本植物，提取和分离该天然化合物较为困难，具有不确定性。研究人员根据它的结构设计并合成了抗疟药物青蒿氟（arteflene），其活性约为青蒿素的 50%。

迄今为止，上述的所有简化结构均未被广泛推向市场，但是这些与青蒿素机制相同但更易合成的药物的益处是显而易见的，可以更有效生产且为市场提供价格更廉价的药物。

拓展阅读

Cumming, J. N., Ploypradith, P., and Posner, G. H. (1997) Antimalarial activity of artemisinin (Qinghaosu) and related trioxanes: mechanism(s) of action. *Advances in Pharmacology*, 37(8): 253-297.

Davies, J. (2010) Cultivating the seeds of hope. *Chemistry World*, June, 50-53.

Drew, M. G. B., et al. (2006) Reactions of artemisinin and arteether with acid: implications for stability and mode of antimalarial action. *Journal of Medicinal Chemistry*, 49(20): 6065-6073.

Olliaro, P. L., et al. (2001) Possible modes of action of the artemisinin-type compounds. *Trends in Parasitology*, 17(3): 122-126.

Posner, G. H., and O'Neill, P. M. (2004) Knowledge of the proposed chemical mechanism of action and cytochrome P450 metabolism of antimalarial trioxanes like artemisinin allows rational design of new antimalarial peroxides. *Accounts of Chemical Research*, 37(6): 397-404.

Posner, G.H. (2007) Malaria-infected mice are cured by a single dose of novel artemisinin derivatives. *Journal of Medicinal Chemistry*, 50(10): 2516-2519.

Wu, Y. (2002) How might qinghaosu (artemisinin) and related compounds kill the intraerythrocytic malaria parasite? A chemist's view. *Accounts of Chemical Research*, 35(5): 255-259.

案例研究4 奥沙尼喹的设计

CS4.1 介绍

由辉瑞开发的药物奥沙尼喹（oxamniquine），是一个将传统药物设计策略运用到分子靶标未知药物开发中的经典例子。同时它也表明这些药物设计策略并无固定的使用顺序，同时有些策略可以使用多次。

对于发展中国家而言，奥沙尼喹是重要的抗血吸虫病（schistosomiasis；裂体吸虫病，bilharzia）药物。继疟疾之后，血吸虫病是世界上又一流行最广的寄生虫病，约2亿人患病，每年近50万人因此死亡。血吸虫导致的尿路感染可引起膀胱癌，而肠道感染可导致肝脏损害。这种疾病是由一种称为血吸虫（schistosomes）的扁形动物引起的，人通过接触血吸虫污染的水而感染。该寄生虫以幼虫形式迅速穿透人体皮肤，一旦进入血液循环，幼虫即发育为成年扁形虫。雌虫会在人体内产卵，虫卵遗留在器官和组织中，可导致长达20年的炎症和长期衰弱性疾病，甚至致命。血吸虫包括三种：曼氏血吸虫（*Schistosoma mansoni*）、埃及血吸虫（*S. haematobium*）和日本血吸虫（*S. japonicum*）。

在二十世纪六十年代早期，针对血吸虫可用的药物仅有三环类药物硫蒽酮（lucanthone）（图CS4.1）和锑剂如二巯琥珀酸锑钠（stibocaptate）（图CS4.2）。然而作为治疗药物，无论是二巯琥珀酸锑钠还是硫蒽酮，都具有严重的不足。两种药物都需

要频繁使用，且副作用严重：二巯琥珀酸锑钠口服无效；硫蒽酮每天需服用3～5次，并会导致恶心和呕吐。更严重的是，它会对心脏和中枢神经系统造成严重毒性，而且它并非对三种血吸虫均有效。

CS4.2 从硫蒽酮到奥沙尼喹

1964年，辉瑞启动了一个项目，旨在开发一种无毒可口服、以单一剂量对三种血吸虫均有效的药物。这种药物应价格较低，能被发展中国家的患者所接受。最终，他们得到了奥沙尼喹。奥沙尼喹基本满足了上述所有的要求，但有一点除外。

因为口服有效，首先选择硫蒽酮为先导化合物。研究人员决定尝试简化结构（10.3.8节），以确定三环是否必需。研究人员合成了几种化合物，其中最有趣的结构是去除了图CS4.1中左侧的两个环的结构。得到的这个化合物被称为Mirasan（图CS4.1），它保留了右侧含有甲基和互为对位的β-氨乙基氨基侧链的芳香环。通过变化取代基（10.3.1.2节）发现，当电负性的氯原子取代硫时活性提高。Mirasan在小鼠体内对血吸虫病有效，但在人体内无效。

现在推断β-氨乙基氨基侧链在药物与靶结合位点结合的过程中很重要，且为更有效的结合分子与

图 CS4.1 奥沙尼喹、硫蒽酮和 Mirasan

图 CS4.2 二巯琥珀酸锑钠

靶标时采用的特定构象（活性构象，10.2 节）。对于 Mirasan 这样的柔性分子来说，这样的构象只是其诸多构象中的一个，因此，Mirasan 与靶标结合的机会是有限的。因此，有必要把侧链变成环来限制可能构象的数量（刚性化，10.3.9 节）。这将增加分子与靶标结合具有正确构象的机会。但是活性构象本身可能被这种设计所限制，因此，不能将所有的侧链都引入到环里，而是先引入一部分。

双环结构（图 CS4.3 中的Ⅰ）将其中一个侧链键固定在环中的，以防止该键旋转。结果表明这种改造显著地提高了活性。然而，化合物Ⅰ在人体内依然没有活性，但和 Mirasan 不同的是，在猴子体内有效。这给化学家们走上正确道路带来了希望。刚性策略的进一步应用带来了结构Ⅱ，其中的 2 个侧链键被环所限制。这个化合物在小鼠体内显示出了更好的活性，研究人员决定专注于这个化合物。

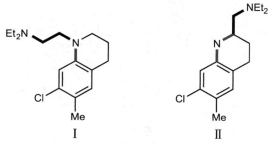

图 CS4.3　二环结构Ⅰ和Ⅱ（限制键用蓝色标出）

到此为止，该结构已经从 Mirasan 结构发生了显著变化。此时检查我们过去的结论是否成立，比如氯是否一定要与甲基成邻位？氯是否可以被其他基团取代？新的结构与先导化合物的结合位点可能略有不同，使得结合基团不再处于结合的最佳位置。

因此，通过改变芳环上的取代基和取代位置（10.3.1.2 节）和改变氨基上的烷基取代基来修饰结构Ⅱ（10.3.1.1 节）。同时，延长链的长度（10.3.3 节）可用来寻找新的结合位点。

结果和可能的结论如下：

① 芳环上的取代基可以更换，但不能改变取代位置，这对活性很重要，改变取代位置可能会使基本结合基团偏离它们的结合区域。

② 用其他电负性较强的取代基取代氯可提高活性，其中硝基是最佳取代基。因此，缺电子芳环对活性有益。对此一种可能的解释是芳环会对环上氮原子碱性产生影响。缺电子的芳环会将环上氮的孤对电子拉入环中，从而降低其碱性（图 CS4.4）。反之，这可能会改变药物的 pK_a，使其离解程度下降，并且能够更容易地通过肠道和靶细胞的细胞膜（参

见 11.1.4 节和 11.1.5 节）。远端官能团上取代基的电子效应是药物设计中的有用策略（参见 10.3.1.2 节、11.1.5 节和 18.5.1.8 节）。

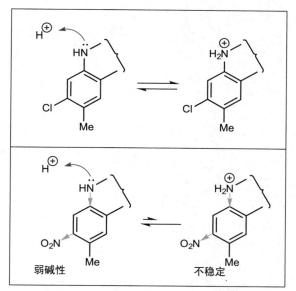

图 CS4.4　芳环取代基对 pK_a 的效应

③ 如果侧链上的氨基是仲胺而非伯胺或叔胺时，活性最佳（图 CS4.5）。

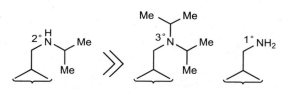

图 CS4.5　氨基侧链的相对活性

④ 该氮上的烷基可以增长至 4 个碳，相应的活性增加。较长的链导致活性下降，这可能意味着太大的取代基会阻止药物适配于结合位点。酰基会导致活性完全消除，所以氮原子的形式十分重要——极可能该氮原子发生离子化通过离子键与结合位点相互作用（图 CS4.6）。

⑤ 烷基链的支链增多会提高活性。可能的原因是支链增大了与结合位点疏水区域的范德华相互作用（图 CS4.7）。另外支链的增多会使分子脂溶性提高，更容易透过细胞膜。

⑥ 在侧链上引入甲基导致活性消失（图 CS4.8）。与氢原子相比，甲基体积较大，它可能阻止侧链形成正确的结合构象—构象限制（10.3.10 节）。

⑦ 引入额外的亚甲基延长了侧链，但活性消失（图 CS4.9）。尝试使用这个策略是以防结合基团之间的距离不足以实现最佳结合，但结果相反。

综上所述得到的最佳产物是结构Ⅲ（图 CS4.10）。它有 1 个不对称中心，且不出所料，一种对映体的活性远远大于另一种对映体的活性。

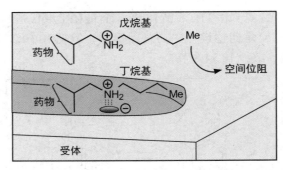

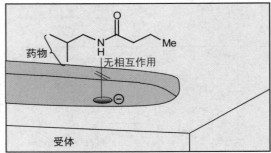

图 CS4.6 预测的离子结合相互作用

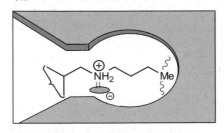

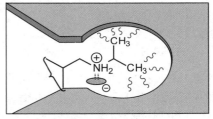

图 CS4.7 烷基链的分支

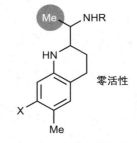

图 CS4.8 增加一个甲基基团

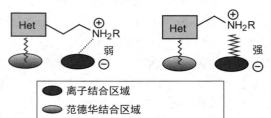

图 CS4.9 侧链扩展的效应

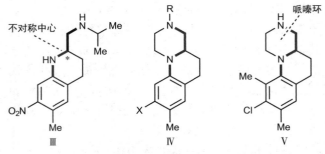

图 CS4.10 最优结构 III 以及三环结构 IV 和 V 限制键用蓝色标出

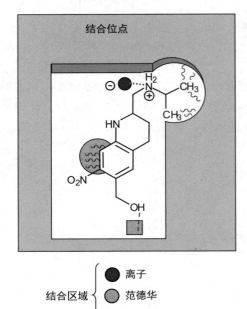

图 CS4.11 预测的奥尼沙喹与结合位点产生的结合相互作用

同时研究人员还构建了具有三环结构的化合物 IV（图 CS4.10）。在该化合物中，侧链完全并入环结构中，极大地限制了可能构象的数量（刚性化）。可能不具有如前所述的活性构象，但是在这种情况下依然得到了很好的活性。同以上获得的构效关系一致，氮原子必须以仲胺的形式存在（R=H），芳环上也应当有电负性取代基。同时和前面的结构 III 相比，我们也得到了一些与相矛盾的结果：芳环上的氯取代基优于硝基，并且它可以处于相对于甲基的 2 个可能的邻位中的任一个。这些结果表明，在一个结构中最佳的取代基并不一定意味着它们在另一个结构中是最佳的。氯取代基优于硝基的一种可能的解释是，电负性较弱的取代基能给分子带来最佳的 pK_a 从而提高膜渗透性（11.1.5 节）。

在芳环中再引入一个甲基，得到结构 V（图 CS4.10），其活性增加。有人提出，体积较大的甲基可以与哌嗪环相互作用，使哌嗪环扭曲与其他 2 个环（构象限制）不在同一平面。由此产生的活性增加表明这个构象更能适配结合位点。

化合物 V 的活性是结构 III 的 3 倍。但是，最终研究人员选择结构 III 用于进一步开发。之所以选择化合物 III 而不是化合物 V，一是基于初步的毒性结果，二是 III 合成成本更低。结构 III 是更简单的分子，通常更简单的分子合成更容易且更便宜。

对相关化合物代谢的进一步研究表明，这些化合物上的芳香族甲基被氧化成羟基亚甲基（8.5.2 节），所得代谢物活性更强。这表明结构 III 是前药（11.6 节）。因此，III 上的甲基被羟基亚甲基取代，得到奥沙尼喹（图 CS4.11）。新的羟基可能与结合位点有额外的氢键相互作用。

在该项目实施 11 年后，该药物于 1975 年投放市场。奥沙尼喹作为单一口服药物用于治疗曼氏血吸虫感染是有效的。与硫蒽酮相比，奥沙尼喹的副作用相对较轻，最常见的是头晕、嗜睡和头痛，给药后可持续数小时。尽管该药物并非对 3 种血吸虫都有效果，但它符合该项目的所有其他目标，被证明是一种非常成功的药物，巴西等国家至今仍在使用。该药物对热带医学的贡献为辉瑞赢得了 1979 年女王科技成就奖。

CS4.3　作用机制

在研发奥沙尼喹时，其作用机制和靶标结合位点尚不清楚。但现在，已知道奥沙尼喹能抑制血吸虫细胞内核酸的合成。其作用机制被认为是由一种仅存于血吸虫细胞而不存在于哺乳动物细胞的磺基转移酶（sulphotransferase）对药物的预先激活。一旦奥沙尼喹与血吸虫相关酶的活性位点结合，羟基就转化为硫酸酯（图 CS4.12）。与原有羟基相比，酯是更好的离去基团，从而使分子发生分解。对位

取代的氮原子可以将其孤对电子推给芳环，从而加速以上过程。酯基离去后形成的结构为烷化剂可以使血吸虫 DNA 烷基化并抑制其复制。该理论与之前描述的 SAR 结果非常吻合，再次印证了结构中羟基、芳香胺和缺电子芳香环的重要性。它还解释了该药物对血吸虫细胞选择性毒性而对哺乳动物细胞则无毒性。奥沙尼喹可以理解为一种被寄生虫的磺基转移酶激活的前药（11.6.6 节）。

CS4.4　其他药物

当知道 CH$_2$OH 在奥沙尼喹活性和作用机制中的重要性之后，研究人员重启了对 Mirasan 和硫蒽酮的进一步研究。结果表明，硫蒽酮在体内被氧化成一种名叫海蒽酮（hycanthone）的化合物，然后该化合物在体内以和奥沙尼喹类似的模式发挥前药作用。海蒽酮比硫蒽酮在治疗血吸虫病上活性更高。它在二十世纪七十年代被广泛使用，并被认为是当时最好的治疗方法。然而，它具有与硫蒽酮相同的毒副作用，并被怀疑具有轻度致癌性，随后逐渐退出市场，被更安全和更有效的药物如奥沙尼喹取代。

研究发现 Mirasan 在体内也被氧化，得到的代谢物（图 CS4.13）在同类化合物中也具有活性。然而，该代谢物未用于临床。在猴子中观察到的 Mirasan 是无活性的，这可能是由于它对猴子体内的代谢氧化具有抗性。

吡喹酮（praziquantel）（图 CS4.13）现在是英国推荐的治疗血吸虫病药物，因为它对 3 种血吸虫都有效。然而，它比奥沙尼喹更昂贵，这限制了它在不太富裕国家的推广。人们确实需要更好的药，但从利润上来说，血吸虫药对药企的吸引力很有限。

图 CS4.12　奥沙尼喹可能解离形成烷化剂的机制

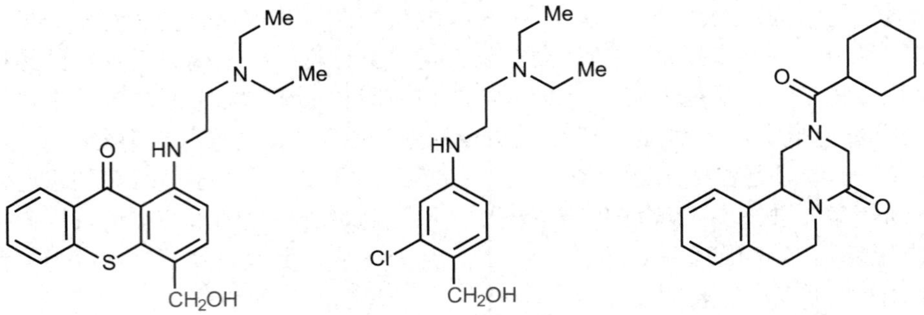

海蒽酮   Mirasan代谢物   吡喹酮

图 CS4.13　海蒽酮、Mirasan 代谢物和吡喹酮

专栏 CS4.1　奥沙尼喹的合成

合成奥沙尼喹的一种方法是从喹啉结构开始（图1结构Ⅰ）。杂环上的甲基取代基被选择性氯代，生成的烷基氯（Ⅱ）可与2-氨基丙烷发生亲核取代反应，形成结构Ⅲ。用氢气在镍催化剂上还原得到四氢喹啉（Ⅳ），将其硝化后得到异构体混合物。分离得到所需异构体后，在菌核曲霉（*Aspergillus sclerotiorum*）存在下利用微生物酶催化氧化将其羟基化。

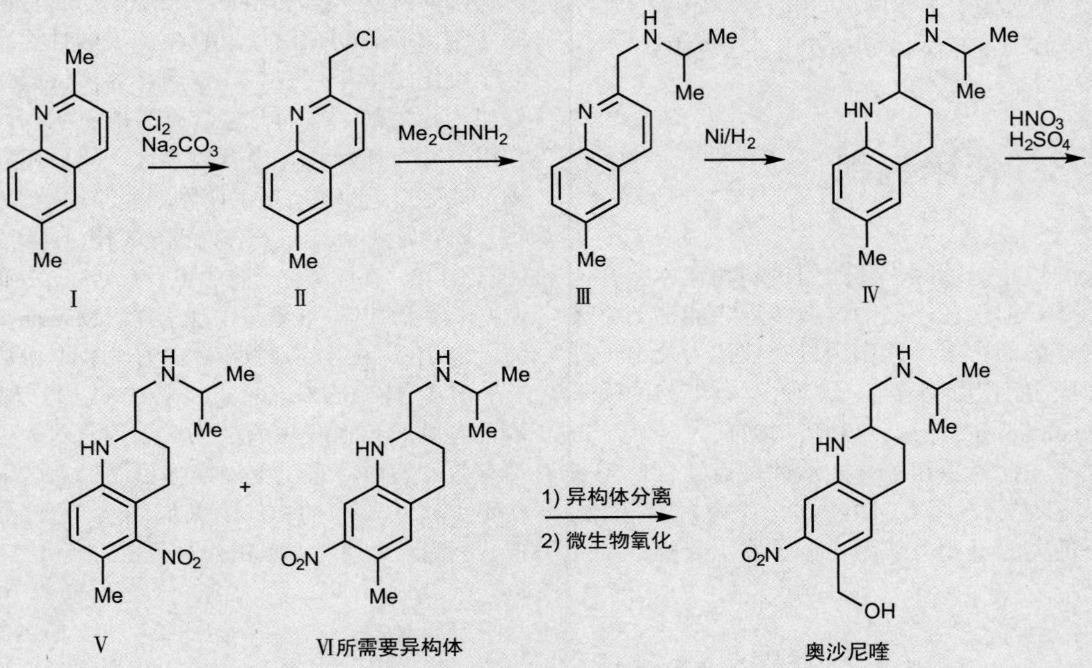

图1　奥沙尼喹的合成

📖 拓展阅读

Cioli, D., et al. (1995) Antischistosomal drugs: past, present... and future? *Pharmacology & Therapeutics*, 68(1): 35-85.

Filho, S. B., et al. (2002) Synthesis and evaluation of new oxamniquine derivatives. *International Journal of Pharmaceutics*, 233(1-2): 35-41.

Filho, R. P., et al. (2007) Design, synthesis, and in vivo evaluation of oxamniquine methacrylate and acrylamide prodrugs. *Bioorganic and Medicinal Chemistry*, 15(3): 1229-1236.

Roberts, S. M., and Price, B. J. (eds) (1985) Oxamniquine: a drug for the tropics. *Medicinal chemistry—the role of organic research in drug research*. Chapter 14, Academic Press, London.

案例研究5　胸苷酸合酶抑制剂的设计

在这个案例研究中，我们将介绍一个早期案例，综合使用从头药物设计的策略（22.15 节）和基于结构的药物设计（10.3.11 节）开发用于临床的活性化合物。该研究涉及胸苷酸合酶（thymidylate synthase）抑制剂的设计（20.3.2 节）。该酶使用 5,10-亚甲基四氢叶酸（5,10-methylenetetrahydrofolate）作为辅酶催化脱氧尿苷酸（deoxyuridylate monophosphate，dUMP）甲基化为脱氧胸苷酸（deoxythymidylate monophosphate，dTMP）（图 CS5.1）。这种酶的抑制剂已经被证明了是抗肿瘤药物，它可以阻止 DNA 合成所需其中一种构建块的生物合成。传统的抑制剂以 dUMP 或酶辅因子 5,10-亚甲基四氢叶酸为模型（图 CS5.2），这意味着这些抑制剂在结构上与天然底物和辅因子相关。然而，这增加了抑制其他使用这些分子作为天然配体的酶和受体而引起副作用。因此，研究者决定用从头药物设计来设计一种与天然底物无关的新结构。

在开始从头设计之前，需要提供良好的酶。虽然人胸苷酸合酶不易大量获得，但利用重组 DNA 技术克隆该基因然后在快速生长的细胞中表达，可以从大肠杆菌中获得大量的细菌菌体（见 6.4 节）。在细菌中表达的酶与人体中的不同，但它们非常相似，因此被认为是一种合理的类似物。该酶与已知的抑制剂 5-氟脱氧尿苷酸（5-fluorodeoxyuridylate）

和 CB 3717 共结晶（图 CS5.3）。这些结构分别模拟底物和辅酶，并与这些结构通常占据的位点结合。然后通过 X 射线晶体学确定酶-抑制剂复合物的结构并下载到计算机上。

对酶-抑制剂复合物的研究揭示了抑制剂结合的位点以及所涉及的结合相互作用。对于 CB 3717，该抑制剂蝶啶部分周围的相互作用确定为与两个氨基酸形成氢键相互作用（Asp-169 的羧酸根离子和 Ala-263 旁边的主链肽链），还存在与水分子的氢键相互作用，该水分子作为与 Arg-21 的氢键桥（图 CS5.4）。使用分子建模，从结合位点删除抑制剂，以便进一步分析空的结合位点。从酶-配体复合物中产生空结合位点优于从纯酶研究空结合位点，因为后者没有考虑配体结合发生的诱导契合。

在结合位点内建立网格，并在每个网格点处放置芳族 CH 探针以测量疏水相互作用，从而鉴定疏水区域（参见 22.7.5 节）。通过这一分析发现，尽管存在氢键的相互作用，但是 CB 3717 的蝶啶部分仍位于疏水口袋中。确定该疏水区域的边界，发现萘环是适合口袋的水分子，但仍有空间可添加能够形成重要氢键的官能团。

所选择的官能团为环状酰胺，其与萘骨架稠合以产生萘甲酰胺骨架（图 CS5.5）。模拟显示酰胺的 NH 部分与 Asp-169 结合，而羧基与上述水分子

图 CS5.1　胸苷酸合酶催化反应（Ⓟ为磷酸）

图 CS5.2　5,10-亚甲基四氢叶酸

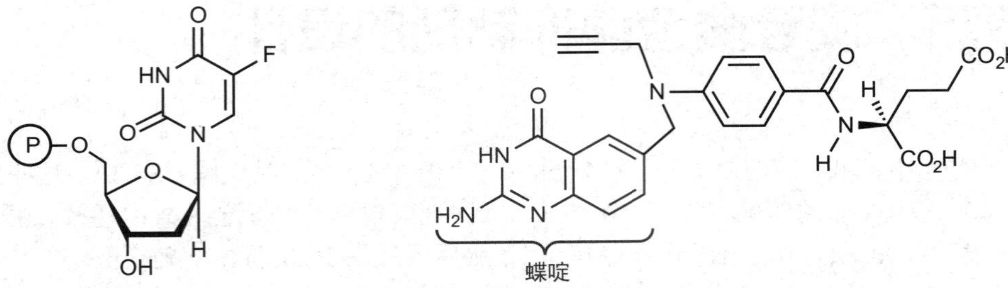

5-氟脱氧尿苷酸　　CB 3717

图 CS5.3　胸苷酸合酶抑制剂

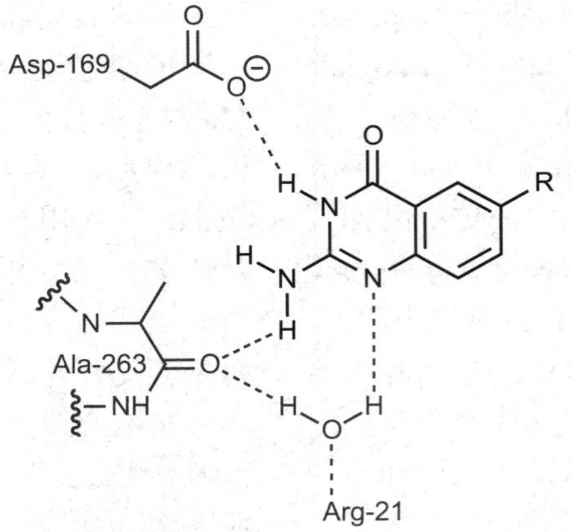

图 CS5.4　在活性位点处蝶啶部分的结合相互作用

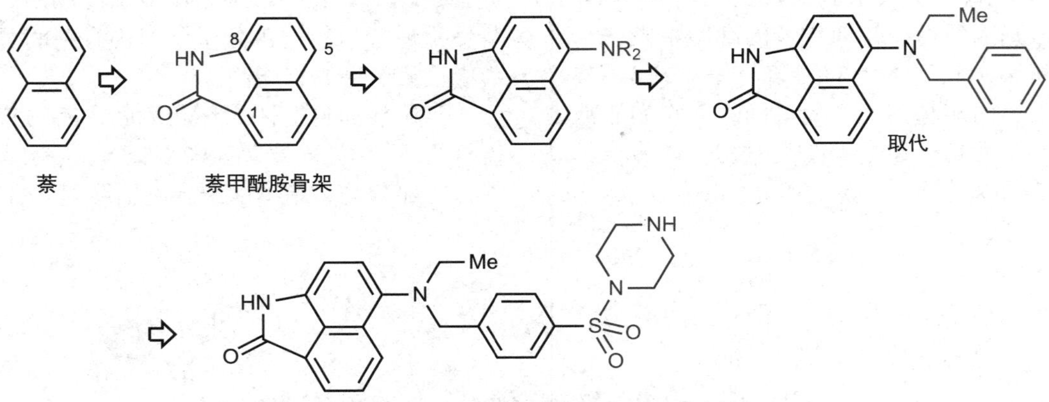

图 CS5.5　通过从头设计法设计酶抑制剂

结合。然后在萘甲酰胺骨架中加入取代基，以便使其进入通常由辅因子中苯环占据的空间。选择二烷基胺作为连接链并将其置于萘环结构的 5 位。这有几个原因。首先，在该位置添加胺易于合成。其次，胺上的两个取代基容易改变，这样可以对化合物进行微调。最后，通过使用胺，可以有一个分支点，它可以有不同的取代基，而不引入不对称中心。如果加入碳原子，则两个不同的取代基将引入不对称中心以及伴随而来的其他问题（10.3.8 节）。

模型研究显示，苄基是胺的一个合适的取代基，可以进入通常由辅因子中苯环占据的空间。然后将苯磺酰哌嗪基团加到芳环的对位上，以使该分子更具水溶性——如果合成的结构与酶结合并结晶用于进一步的 X 射线晶体学研究，则水溶性是必具的性质。取代基的位置很重要，因为模型研究表明它会从结合部位突出并仍然与周围的水接触。这意味着不必为了使药物结合而去溶剂化——这一过程将涉及能量损失（1.3.6 节）。

所合成的这种结构可以抑制细菌和人类所表达的该酶，而且对人体酶具有更高的活性。这代表了一种新型先导结构从头设计的成功。

接下来，我们将转向基于结构的药物设计，以便可以优化先导化合物的结合相互作用和活性。

已经成功地获得了新型抑制剂与细菌酶结合的晶体结构，并研究了该抑制剂是否如预期一样与结合位点相互作用。事实上，由于抑制剂具有更有利的疏水作用，其萘环比预期更深地楔入口袋中。实际上，环酰胺未能如预期与 Asp-169 形成直接氢键相互作用，而是与桥接水分子形成氢键。内酰胺羰基氧也过于接近 Ala-263，导致该残基从其原来的位置移动了 1Å。反过来，这又取代了水分子，而水分子本就是形成氢键的预期目标（图 CS5.6）。

通过研究结构在结合位点的实际位置，可以确定 4 个区域，其中额外的取代基可以填满空间并且改善结合，这些如图 CS5.7 所示。

在先导化合物基础上设计了许多化合物，并与先导化合物进行叠加（仍然在结合位点内对接），观察它们是否与结合位点适配。仅对通过了该测试并且有稳定构象的化合物进行了合成（总共 41 个），并且测试其活性。确定了每个位置的最佳取代基。

① 在区域 1（R^1）中，模拟显示该取代基所适配的疏水口袋，该口袋在较深处变成亲水性。这表明值得尝试在烷基链末端引入氢键取代基（拓展策略；10.3.2 节），实际上，CH_2CH_2OH 基团会使结合亲和力提高，还发现甲基优于原有的乙基。

② 在区域 2（R^2）中，羰基上的氧被脒基取代后，能够与 Ala-263 的羰基氧形成氢键，而不是排斥作用。使用碱性脒基的另一个优点是，它很可能会被质子化，与 Asp-169 发生更强的离子相互作用，以及与 Ala-263 产生更好的氢键相互作用。当合成该结构时，发现其具有较高的抑制活性，并且酶 - 抑制剂复合物的晶体结构显示出预期的相互作用（图 CS5.8）。此外，Ala-263 已恢复到原来的位置，允许桥接的水分子返回。

③ 在区域 3（R^3）中，存在一小基团空间，例如氯原子或甲基，这两种取代基均可使活性增加。

④ 区域 4（R^4）对抑制活性相对不重要，因为该位置的基团从活性位点突出到周围溶剂中并且与酶的接触很少。然而，哌嗪环可被吗啉环取代，因为后者在选择性和药理学性质方面具有一些优势。

在确定了每个位置的最优取代基后，合成了含有这些基团中一些或全部的化合物。脒的存在使活性的改善最佳，因此此基团是必需基团。有趣的是，添加所有的最优取代基并未得到只添加其中一些取代基所得到的效果。

然后，合成了优化后的结构（图 CS5.9），发现它是一种有效的抑制剂，其活性比原有酰胺化合物高 500 倍。酶 - 抑制剂复合物的晶体结构也显示出更好的适配，该化合物被选作抗肿瘤药物进行临床研究。

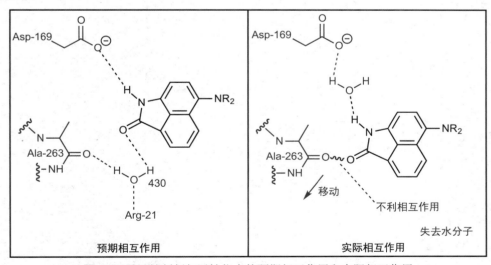

图 CS5.6　抑制剂与活性位点的预期相互作用和实际相互作用

图 CS5.7　不同取代位置

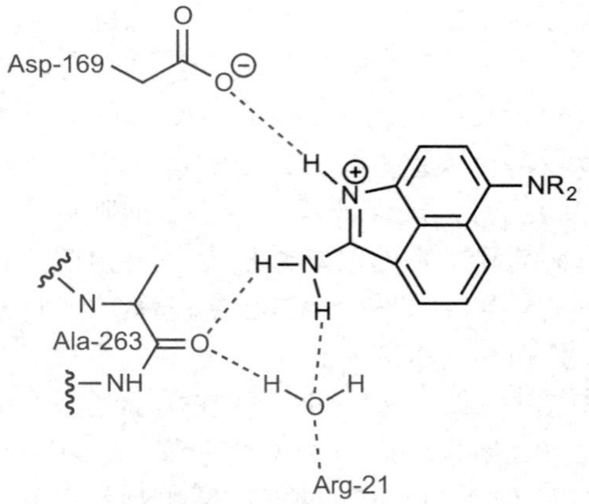

图 CS5.8　结构优化的抑制剂与活性位点的结合相互作用

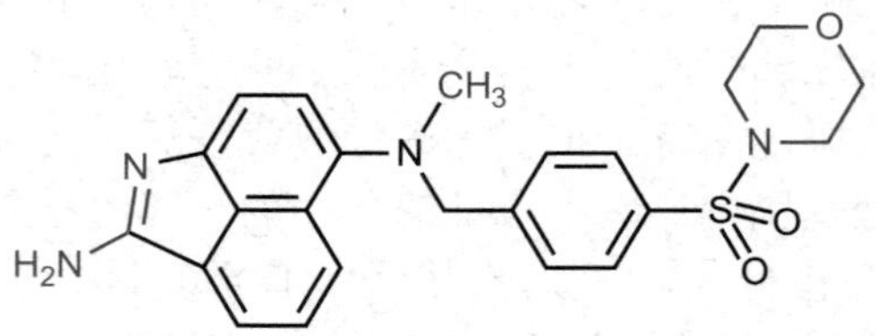

图 CS5.9　进入临床研究的抑制剂

案例研究阐明了在 22.15.1 节中描述的从头设计背后的很多基本原则。例如，设计的先导化合物应该有一定的柔性，并没有将结合位点中的所有可用空间都占满。如前所述，所得到的结合模式与预期不同。假若设计一个刚性较大且适配更紧密的结构，则可能不会发生这种结合情况。事实上，这种结合确实发生了，从而说明基于结构的药物设计应根据所获得的信息进行。

在整个过程中考虑了合成可行性的重要性，这就是将胺引入萘甲酰氨基环系统的原因之一。

最后，重要的是要认识到，使用来自不同物种的靶蛋白进行的结合研究可能产生略微不同的结果。例如，上述计算机建模研究是在细菌胸苷酸合酶而不是人酶上进行的。幸运的是，所设计的抑制剂对人酶的活性实际上比对细菌酶的活性更大，是由于萘环所占据的疏水空间在人酶中比在细菌酶中更大。幸运的是，我们所进行的大多数结构优化对2 种酶都有益。但有一个例外，在 R^3 处加入甲基会导致细菌酶活性增加，但对人酶没有活性。

🔁 拓展阅读

Greer, J. ,Erickson,J. W., Baldwin, J.J., and Varney, M. D. (1994)Application of the three-dimensional structures of protein target molecules in structure-based drug design.*Journal of Medicinal Chemistry*，37(8):1035-1054.

案例研究6　甾体抗炎药物

CS 6.1　甾体激素概述

甾体激素是在许多生命体中发现的重要内源性激素。如图 CS6.1 所示，它们具有共同的四环结构，但取代基和官能团不同。在哺乳动物甾体激素中，完全饱和的甾体环的立体化学是相同的，其中 3 个六元环具有椅式构象。甾体环存在多个不对称中心，但对于任何特定甾体，只存在一种天然的立体异构体。例如，皮质醇（cortisol）具有 7 个不对称中心，但只有图 CS6.1 中所示的一种立体异构体是天然存在的。

甾体命名中使用一些专用术语。取代基被标记为 α 或 β。如图 CS6.1 所示，α- 取代基在甾环"平面"下方，在 2D 图中用虚楔形键表示，而 β- 取代基在平面上方并由实楔形键表示。例如，在皮质醇中，轴向甲基（C-18 和 C-19）是 β- 取代基，而 9 位和 14 位的轴向氢位于 α 位。

甾体中双键的位置通常用符号 Δ 来表示。例如，Δ^4 表示皮质醇中 C-4 和 C-5 之间的双键。如果有可能存在歧义，则需要标出两个碳的数字。例如，胆固醇在 C-5 和 C-6 之间而不是 C-5 和 C-10 之间具有双键，因此这表示为 $\Delta C^{5(6)}$。

甾体是疏水性化合物，因为它们具有大量的碳氢骨架。这是一个重要的特征，因为甾体激素必须穿过细胞膜与细胞内的甾体受体相互作用（见 4.9 节和专栏 4.2）。所有重要的内源性甾体激素都具有极性官能团，例如醇、酚和酮。这些官能团对于甾体激素与其靶受体的结合起着至关重要的作用，但它们的存在并不会改变整个分子的疏水性。因为大多数甾体都是激素，它们在体内的含量非常少（少于 1mg）。胆固醇是个例外，其大量存在（250g）并且具有许多非激素样作用（案例研究 1）。

在本案例研究中，我们将专注研究从肾上腺的肾上腺皮质释放的一类甾体——肾上腺皮质激素（adrenocorticoid）。肾上腺皮质激素主要分为糖皮质激素（glucocorticoid）和盐皮质激素（mineralocorticoid）。糖皮质激素与糖类、脂肪和蛋白质代谢等相关，主要存在于肝脏、肌肉和脑细胞中。除其代谢作用外，它们还具有重要的抗炎作用。盐皮质激素通过肾细胞中的钠离子滞留来调节电解质平衡。主要的内源性糖皮质激素是皮质酮（corticosterone）、可的松（cortisone）和皮质醇（cortisol，也称为氢化可的松）（图 CS6.1 和图 CS6.2）。醛固酮是主要的内源性盐皮质激素。体内这些甾体的不平衡可导致某些疾病。例如，过量的糖皮质激素会导致库欣综合征（Cushing's syndrome），而含量不足会导致艾迪生病（Addison's disease）。过量的盐皮质激素导致原发性醛固酮增多症（Conn syndrome）。

糖皮质激素在艾迪生病的替代疗法中具有重要的临床作用，并且还被用作抗炎药和免疫抑制剂用于治疗多种疾病，如哮喘、过敏、类风湿性关节炎、癌症和具有自身免疫或炎症效应的疾病。肾上腺皮质激素是具有孕甾烷骨架的甾体结构，其在四环甾体骨架的 17 位含有二碳侧链（图 CS6.2）。

糖皮质激素在医学中最重要的应用之一是作为抗炎药。然而，内源性糖皮质激素具有盐皮质激素活性和免疫抑制作用，这可能导致水肿和增加对感染的易感性。此外，内源性糖皮质激素在不同细胞中会影响大量酶以控制代谢。这意味着如果将它们作为抗炎药物使用，会产生大量不期望的副作用。

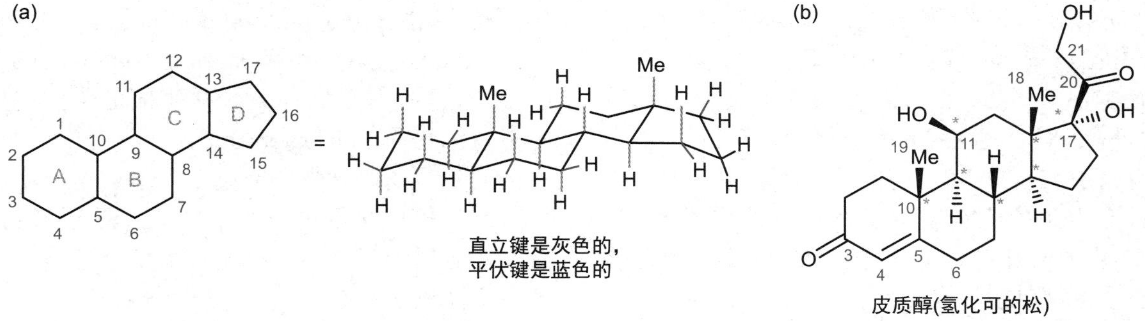

图 CS6.1　（a）具有编号的甾体一般四环结构；（b）皮质醇的结构（星号表示不对称中心）

孕甾烷骨架 (C$_{21}$)　　　　皮质酮　　　　可的松　　　　醛固酮

图 CS6.2　肾上腺皮质激素

因此，糖皮质激素最好用作局部抗炎药。许多研究已经开始设计糖皮质激素，其在给药部位局部起作用并且在血液供应中迅速代谢，使得它们不能作用于其他靶标。话虽如此，有一些糖皮质激素也可以口服给药，并且具有较少的副作用。

CS6.2　皮质醇的口服活性类似物

1947 年，人们发现可的松可以缓解类风湿性关节炎的症状。然而，可的松很容易在肝脏中转化为皮质醇（氢化可的松），现在人们认为可的松的效果实际上是由皮质醇引起的。人们合成了大量的类似物，并且确定了对皮质激素活性十分重要的皮质醇的特征。实质上，所有的官能团都是很重要的，去除这些基团中的任何一个都会导致活性的降低或者消除。

然而，进一步的研究表明，引入额外的取代基可以增加活性，这允许去除一个原始官能团。

引入 9α- 氟原子后得到氟氢可的松（fludrocortisone）（图 CS6.3），可使活性增加 10 倍，但它也使盐皮质激素活性增加 300 ～ 600 倍。相反，在 Δ^1 位置引入额外的双键能够使活性增加 4 倍，并且不增加盐皮质激素活性，如泼尼松龙（prednisolone）和泼尼松（prednisone）（图 CS6.3）。在 6α 位置引入取代基如甲基或氟对活性也是有益的，因为这些基团可以阻止该位置的代谢。例如，甲泼尼龙（methylprednisolone）具有 6α- 甲基。

在 C-16 处引入甲基来观察它是否会阻止氢化可的松类似物的 C-20 酮基的还原代谢，因为这种还原反应会产生无活性的代谢产物。没有证据表明这种保护确实发生了，并且糖皮质激素活性没有明显增加，但甲基的存在确实抑制了钠和水潴留等盐皮质激素特性。可以认为，16 位甲基取代基阻断了这些类似物与盐皮质激素受体结合的能力。进一步的研究表明，C-16 取代基（如甲基或羟基）的引入抵消了 9 位氟取代基的盐皮质激素效应。这些研究结果促进了曲安西龙（triamcinolone）、地塞米松（dexamethasone）、倍他米松（betamethasone）和特戊酸氟米松（flumetasone pivalate）的发展（图 CS6.3），所有这些药物都具有提高的糖皮质激素活性以及可忽略的盐皮质激素副作用。

CS6.3　局部外用糖皮质激素作为抗炎剂

CS6.3.1　皮质醇类似物

糖皮质激素常用于治疗局部皮肤炎症。曲安奈德（triamcinolone acetonide，图 CS6.4）就是这样一种药物。将曲安西龙结构中 C-16 和 C-17 上的醇取代基进行缩丙酮化，从而降低分子的极性。与曲安西龙本身相比，曲安奈德具有更好的皮肤吸收性并且活性增加了 1000 倍。如果将化合物注射到皮下，它们具有相同的活性。尚不清楚曲安奈德是否作为前药起作用，该药物一旦到达组织就会迅速代谢，或者是否缩丙酮化基团增加了与糖皮质激素受体中疏水区域的结合。氟轻松（fluocinolone acetonide）、醋酸氟轻松（fluocinonide）和氟尼缩松（flunisolide）（图 CS6.4）是含有相同缩丙酮化基团的临床药物 [参见氟氢缩松（fludroxycortide）；专栏 CS6.1]。

此外，通过对一个或多个羟基进行酯化也可以实现良好的皮肤吸收。相应的磷酸酯活性较低，这进一步表明亲脂性对局部施用的抗炎药是十分重要的。葛兰素史克公司利用这一策略开发了临床药物戊酸倍他米松（betame thasone 17-valerate），二丙

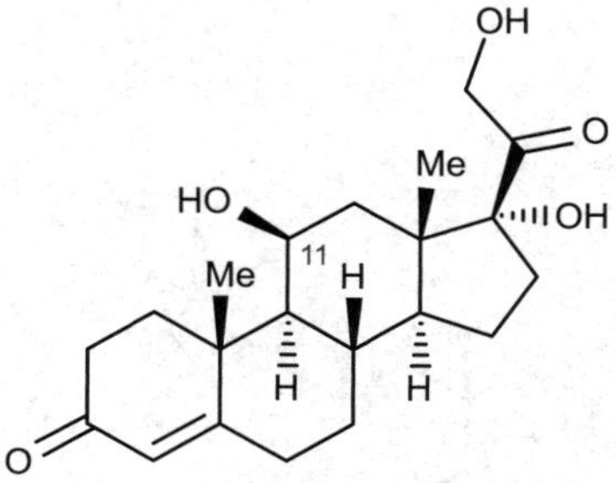

皮质醇
(氢化可的松)

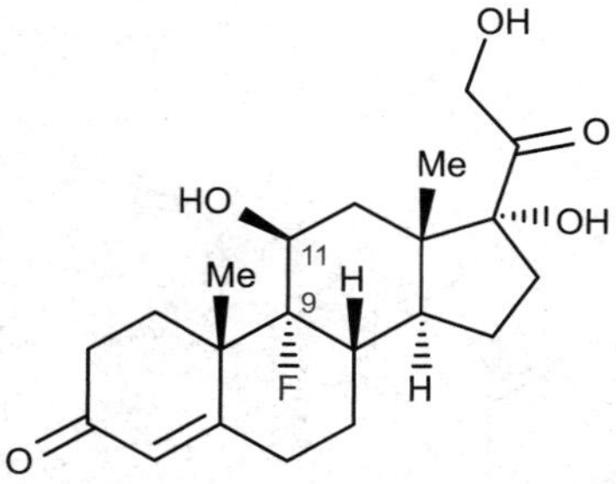

氟氢可的松

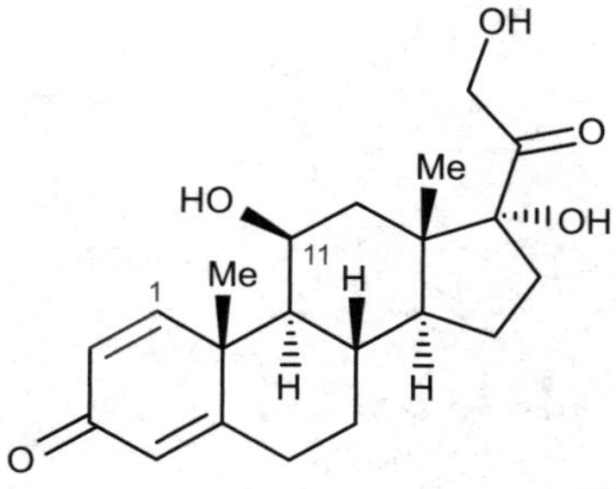

泼尼松龙

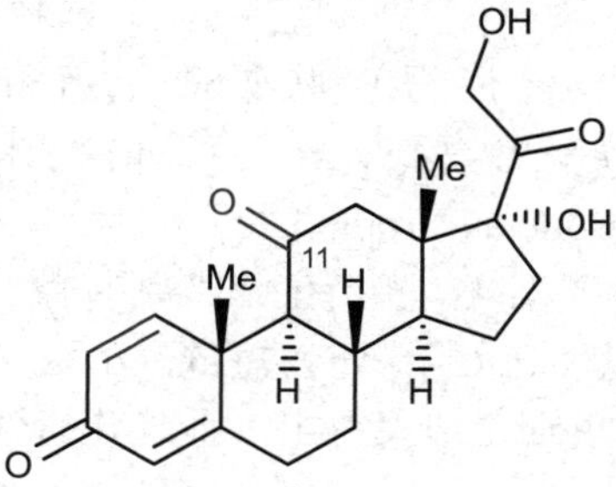

泼尼松

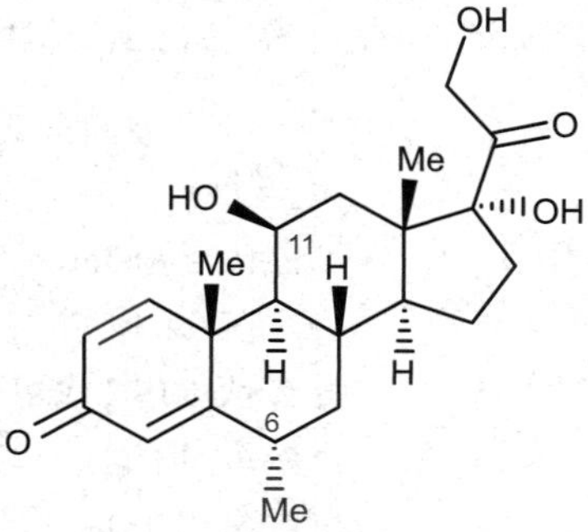

甲泼尼龙

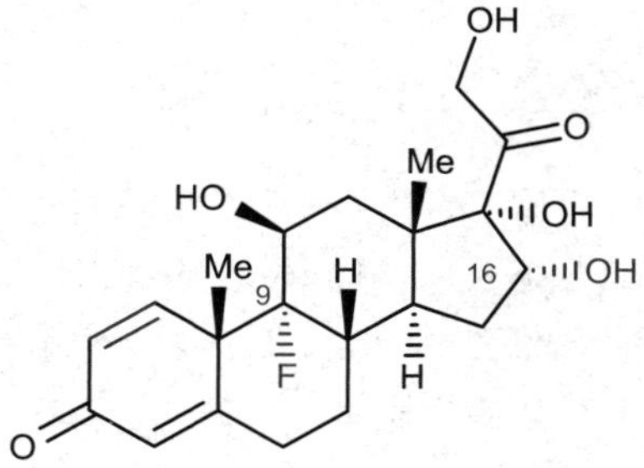

曲安西龙

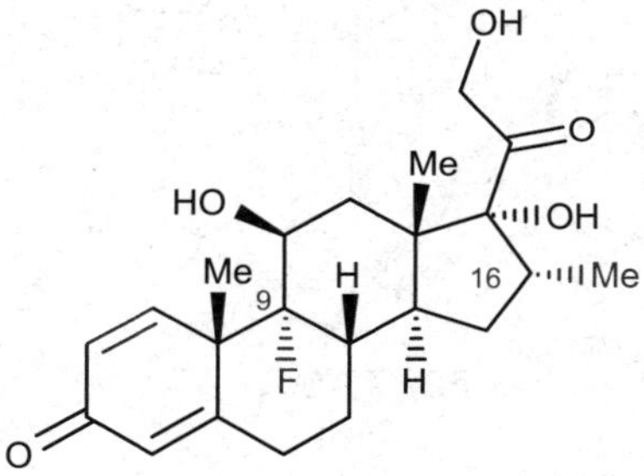

地塞米松

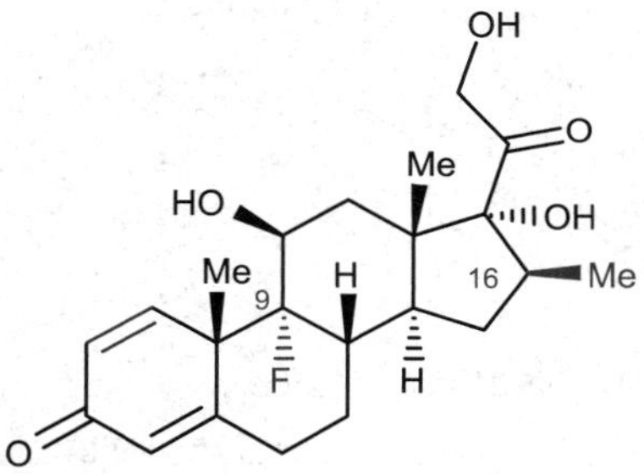

倍他米松

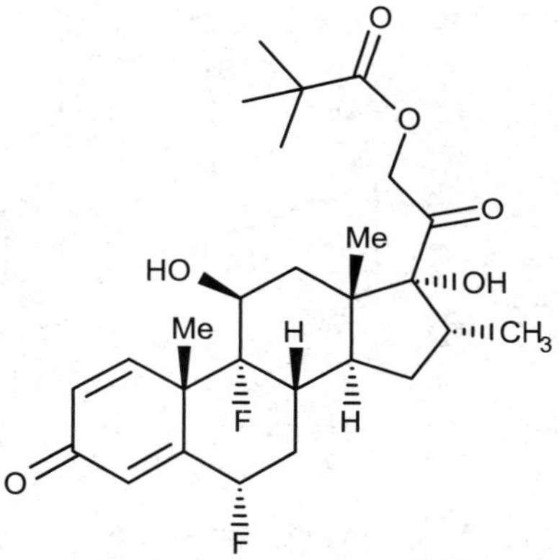

特戊酸氟米松

图 CS6.3　皮质醇类似物

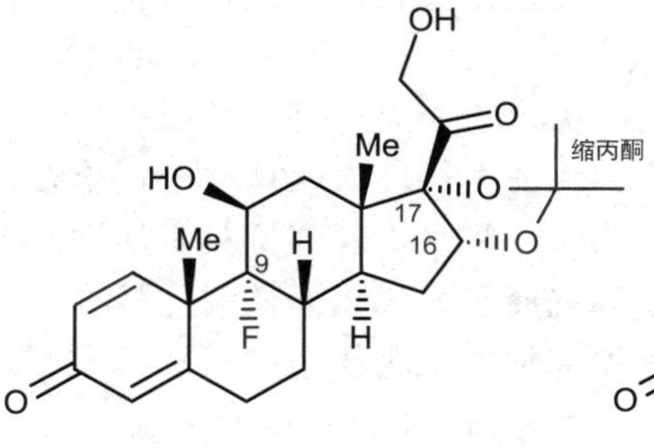

曲安奈德

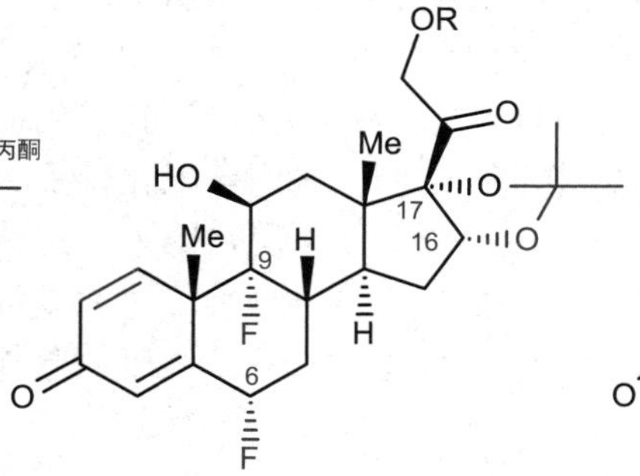

氟轻松; R = H
醋酸氟轻松; R = Ac

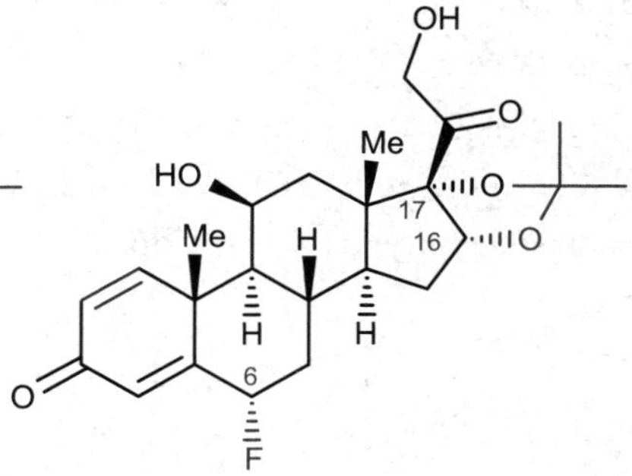

氟尼缩松

图 CS6.4　甾体丙酮化物用作局部药

酸倍他米松（betamethasone dipropionate）和二丙
酸倍氯米松（beclometasone dipropionate，以前为

beclomethasone dipropionate）（图 CS6.5）。

戊酸倍他米松   二丙酸倍他米松   二丙酸倍氯米松

图 CS6.5 临床使用的倍他米松酯及其类似物

CS6.3.2 21-脱氧甾体

从氢化可的松中去除 21 位羟基活性消失，但通过在 CS6.3.1 中描述的引入类似的取代基可以恢复活性。因此，在 A 环中引入额外的双键以及在 C-6 和 C-9 上引入取代基，得到氟米龙（fluorometholone）（图 CS6.6）。

17 位羟基的酯化使得皮肤吸收更好和局部活性增加，例如，17-丙酸 21-脱氧倍他米松（21-deoxybetamethasone 17-propionate）（图 CS6.6）。

在 21 位引入卤素对 17-酯衍生物特别有益。使用 F 或 Cl 取代可以使在 C-17 处为短链酯的化合物获得最佳活性。这些研究结果得出，最佳化合物是丙酸氯倍他索（clobetasol propionate）（图 CS6.6）。

氟米龙   17-丙酸21-脱氧倍他米松   丙酸氯倍他索

图 CS6.6 具有糖皮质激素活性的 21-脱氧甾体

CS6.3.3 11-酮甾体

通常，用酮基取代氢化可的松的 11β-OH 导致活性下降，可以认为因为酮基必须在体内还原才能使化合物具有活性。但是，通过在其他地方引入合适的取代基可以恢复活性。在这方面，C-9 和 C-21 位的卤素是特别重要的，例如丁酸氯倍他松（clobetasone butyrate）（图 CS6.7）。

丁酸氯倍他松

图 CS6.7 丁酸氯倍他松

CS6.3.4 具有修饰的 C-17 侧链的类似物

通常，C-17 处的二碳链对于活性很重要，但发现如果侧链被羧酸取代，只要它和 17-OH 都被酯化，活性就可以保留。如果只有一个或另一个官能团被酯化，那么就失去活性。这是一个很重要的发现，因为这意味着二酯在给药部位具有活性，但一旦到达血液循环就会水解成无活性的化合物，从而减少对身体其他部位产生副作用的可能。人们合成了多种酯类，证明 17α-丙酸酯和 17β-氟代甲基酯是理想的结构（结构 I，图 CS6.8）。进一步的基团变化发现 17β-氟甲基硫酯也是有益的，即为临床上常用的丙酸氟替卡松（fluticasone propionate）（图 CS6.8）。由于溶解度低，肝脏代谢迅速，该药物对靶受体具有高亲和力、高效能以及低口服生物利用度（1%）。

CS6.3.5　糖皮质激素用于哮喘治疗

糖皮质激素在哮喘的治疗中用作抗炎药，并且通过吸入给药的方式以降低其进入血液循环中而引起副作用的风险。但是，并不可能完全阻止这些药物到达血液循环，总有一定比例的吸入性皮质激素被吞咽并口服吸收。然而，哮喘治疗中使用的大多数糖皮质激素在肝脏中迅速代谢。更重要的是通过肺部吸收到血液循环中的剂量比例。因此，哮喘治疗中使用的糖皮质激素易在血液中被代谢失活，例如酯酶代谢。

二丙酸倍氯米松（beclometasone dipropionate）（图CS6.5）代表了哮喘治疗的一个突破，目前用作吸入剂，还有布地奈德（budesonide）、环索奈德（ciclesonide）、糠酸莫米松（mometasone furoate）（图CS6.9）和丙酸氟替卡松（图CS6.8）。布地奈德是新一代非卤代糖皮质激素的一个例子。人们实际上预计到由于缺乏卤素取代基会导致活性下降，但缩醛的性质是提供高局部抗炎活性的关键。缩醛基团增加了化合物的疏水性，可延长肺组织停留时间。布地奈德具有高的受体亲和力，并且具有比丙酸氟替卡松更高的抗炎效力。相反，由于细胞色素P450酶（CYP3A4）在肝脏中广泛的首过效应产生

活性较低的代谢物，使其全身性糖皮质激素活性低4～7倍。环索奈德是本系列中的最新药物，是甾体软药（soft steroid）。该结构起到前药的作用，在肺组织中被酯酶激活，水解C-21酯游离出醇羟基。这是一个活性化合物，在肺组织中延长了作用时间。然而，尽管它能够到达循环系统，但它在身体其他部位的作用可以忽略不计。这是因为它被细胞色素P450酶快速代谢成无活性代谢物。

在C-17中使用杂环酯也引起高的局部抗炎活性，例如糠酸莫米松。

CS6.3.6　用于眼科的糖皮质激素

许多甾体已经被用作眼科中的局部抗炎药，如地塞米松（图CS6.3）、氟米龙（图CS6.6）、倍他米松磷酸钠、醋酸氢化可的松、醋酸泼尼松龙、泼尼松龙磷酸钠和利美索龙（rimexolone）等（图CS6.10）。非常意外的是，利美索龙缺少其他抗炎性糖皮质激素中存在的许多特征。例如，该化合物没有17α-OH基团以及卤素取代基。

然而，糖皮质激素可能会引起副作用，如形成青光眼和白内障。后者被认为是C-20酮基与蛋白质上赖氨酸残基形成Schiff碱有关，随后C-21羟基

图CS6.8　丙酸氟替卡松的开发

图CS6.9　用于治疗哮喘的糖皮质激素

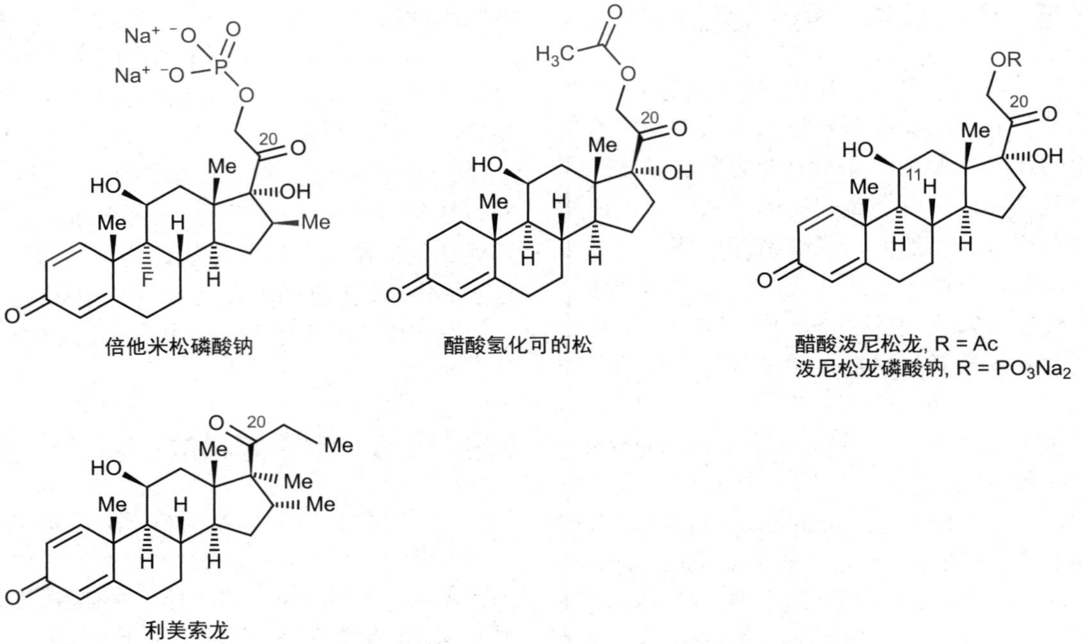

图 CS6.10 用于眼科的糖皮质激素

倍他米松磷酸钠

醋酸氢化可的松

醋酸泼尼松龙, R = Ac
泼尼松龙磷酸钠, R = PO₃Na₂

利美索龙

发生重排反应，得到胺连接的加成物。实际上疗效与毒性是同步产生的。

为了解决这个问题，决定设计一种能够在循环中迅速代谢成无活性化合物的软药。理想的药物是在血液中能够以合理的速率代谢的药物，但其存活时间足以让其在靶标中发挥抗炎作用。这需要正确平衡的活性、溶解度、亲脂性、组织分布、蛋白质结合率和代谢失活速率。用于设计这些化合物的先导化合物是皮质酸（cortienic acid），其是氢化可的松的二羟基丙酮侧链氧化产生的无活性代谢物（图 CS6.11）。

其目的是通过在 C-17 的官能团上添加合适的酯基来恢复活性。由于酯易于被血液中的酯酶水解，因此以这种方式引入的活性将在水解后完全消失。其他有助于抗炎活性的特征也包括在各种类似物中，例如 A 环中的额外双键或 C-6（或 C-9）的氟代。第一代化合物具有以下重要的活性特征：

① C-17β 上的氟甲基酯或氯甲基酯；
② C-17α 的碳酸酯或醚基。

这导致了依碳氯替泼诺（loteprednol etabonate）的发现（图 CS6.12），其治疗指数显著优于传统皮

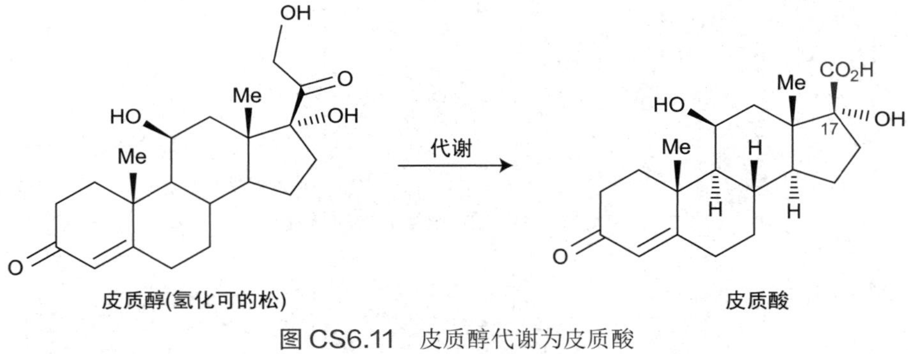

皮质醇(氢化可的松)

代谢

皮质酸

图 CS6.11 皮质醇代谢为皮质酸

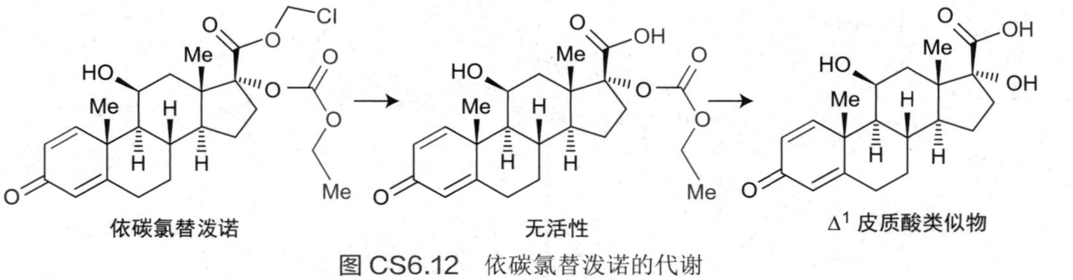

依碳氯替泼诺

无活性

Δ¹ 皮质酸类似物

图 CS6.12 依碳氯替泼诺的代谢

质甾体。该化合物在 A 环中含有对活性有利的额外双键，以及两种可水解的酯。如预测的那样，它分两个阶段代谢为皮质酸的 Δ^1 类似物。首先酯水解产生无活性的代谢物，然后再水解反应性较低的碳酸酯。

在 C-17α 上使用碳酸酯而不是正常酯是一种有意的策略，这可防止发生图 CS6.13 中所示的分子内反应，导致形成有毒的酸酐。

艾泼诺酯（etiprednol dicloacetate）（图 CS6.14）是第二代软药，其中使用了两种正常酯。两个氯取代基增加了 17α- 酯的水解速率，这意味着首先被水解的是 17α- 酯，而不是 17β- 酯，因此避免了形成酸酐的风险。

17β- 酯没有氯取代基可能是一个关键问题，因为这是活性药效团的一部分。然而，分子建模研究表明，17α- 酯上的两个氯取代基中的一个可以在空间中占据与原氯取代基相同的位置。

含有内酯基团的软药作为抗哮喘药物具有潜在的意义（图 CS6.15）。图中的内酯在肺组织中具有足够的活性和稳定性从而是有效的。然而，当它到达血浆时，它会经历快速水解，形成无活性的代谢物。这是由血清对氧磷酶（serum paraoxonase）引起的，该酶存在于血浆和肝脏中，但不存在于肺组织中。

CS6.3.7 持续释放的局部抗炎药

药物设计中前 - 软药（pro-soft drug）方法的一个有趣例子涉及氢化可的松的持续化学释放系统的设计（图 CS6.16）。当局部使用氢化可的松的螺噻唑烷衍生物时，其经历自发开环并形成亚胺和硫醇。硫醇与蛋白质中半胱氨酸残基的巯基反应，并通过二硫键与局部组织连接。最后，亚胺被水解以释放药物。该化合物比氢化可的松本身更具活性，并且更少地穿过真皮进入血液循环。

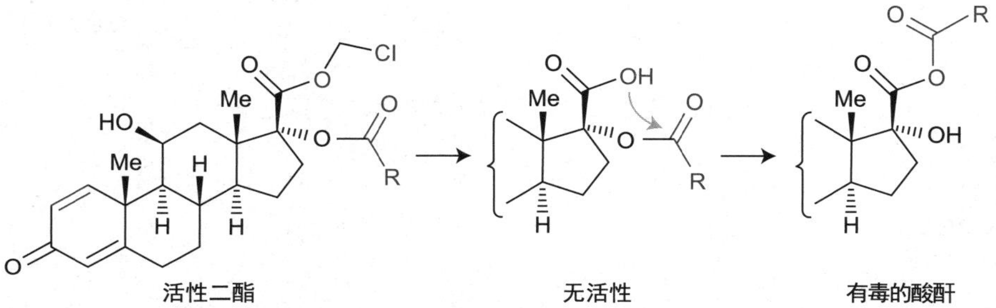

活性二酯　　　　　无活性　　　　　有毒的酸酐

图 CS6.13　分子内反应形成有毒的酸酐

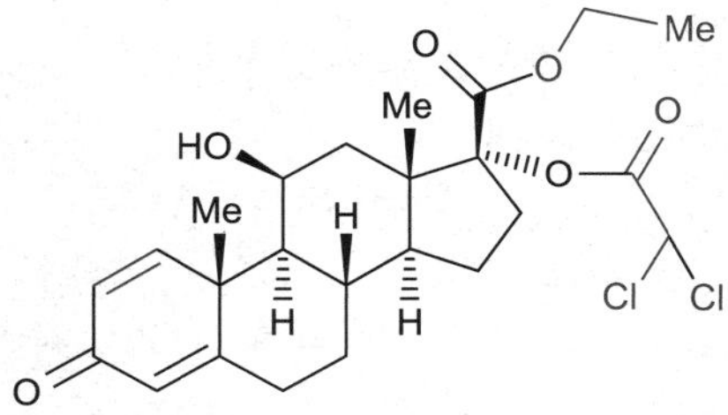

图 CS6.14　艾泼诺酯

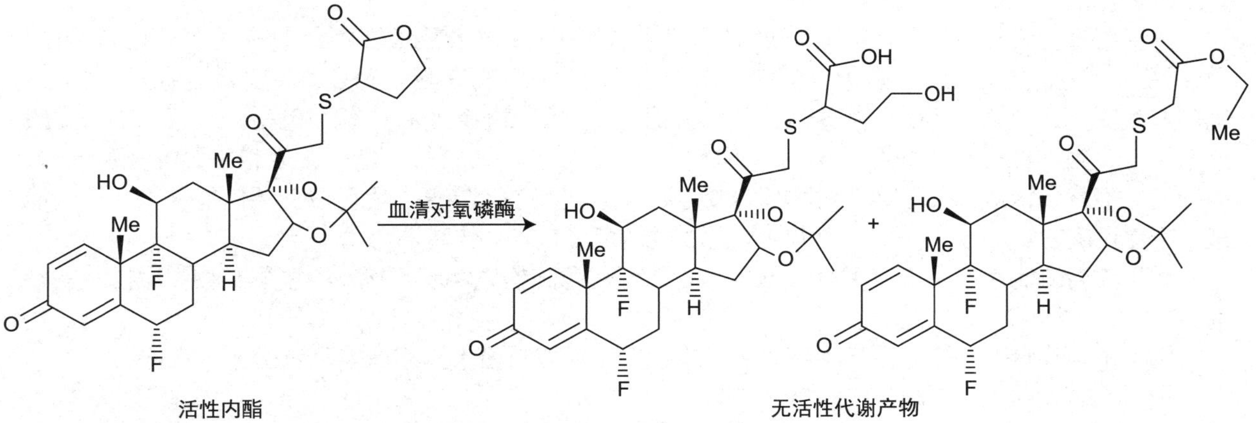

血清对氧磷酶

活性内酯　　　　　无活性代谢产物

图 CS6.15　血清对氧磷酶使活性内酯失活

图 CS6.16　氢化可的松的持续化学释放

专栏 CS6.1　糖皮质激素的临床应用

　　糖皮质激素的主要临床应用是治疗与类风湿性关节炎、哮喘和过敏等疾病相关的炎症。使用的药物应具有低至可忽略的盐皮质激素副作用。理想情况下，它们应该局部给药，无论是治疗皮肤炎症的乳膏还是软膏；用于眼睛、耳朵和鼻子炎症的滴剂；或者是用于预防和治疗哮喘的气雾剂。然而，有时口服给药也是可接受的，并且在某些紧急情况下它们可以注射给药，例如在严重哮喘或过敏性休克时。它们还可以直接注射到关节或软组织中，用于治疗关节炎。不鼓励长期使用糖皮质激素，因为它可能导致儿童的生长抑制，感染的易感性（特别是水痘和麻疹），以及抑制垂体／肾上腺。如果突然停止治疗，最后可能导致严重的医疗问题，因此任何长期服用糖皮质激素的患者都应携带甾体药物治疗卡。全身给药还可能导致各种精神疾病，从噩梦到抑郁和自杀倾向，特别是对于有精神障碍病史的患者。高剂量给药可能导致库欣综合征，但当治疗逐渐结束时，这通常是可逆的。

　　目前临床上使用的口服活性糖皮质激素包括氢化可的松、醋酸可的松、地夫可特、地塞米松、甲泼尼龙、泼尼松龙、曲安奈德以及倍他米松和地塞米松的酯前药。有多种局部用药物用作乳膏、滴剂或喷雾剂，包括二丙酸阿氯米松、二丙酸倍氯米松、布地奈德、氢化可的松、地塞米松、戊酸二氟可龙、氟氢缩松、特戊酸氟米松、氟米龙、氟尼缩松、氟轻松、醋酸氟轻松、丙酸氟替卡松、丙酸乌倍他索、依碳氯替泼诺、糠酸莫米松、利美索龙和曲安奈德。也可以使用倍他米松、氯倍他索、氢化可的松、地塞米松、氟可龙和泼尼松龙的酯类前药。

　　用于注射的制剂包括曲安奈德和倍他米松、氢化可的松、地塞米松、甲泼尼龙和泼尼松龙的酯前药。

　　用于预防哮喘的药物包括布地奈德、环索奈德、丙酸氟替卡松和糠酸莫米松。

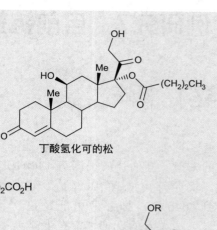

可的松 R = H
醋酸可的松 R = Ac

氢化可的松 R = H
醋酸氢化可的松 R = Ac
磷酸氢化可的松 R = Phosphate
琥珀酸氢化可的松 R = CO(CH$_2$)$_2$CO$_2$H

丁酸氢化可的松

泼尼松龙 R = H
醋酸泼尼松龙 R = Ac
泼尼松龙磷酸钠 R = PO$_3$Na$_2$
己酸泼尼松龙 R = CO(CH$_2$)$_4$CH$_3$
间苯磺酸泼尼松龙
R =

地塞米松 R = H
醋酸地塞米松 R = Ac
磷酸地塞米松 R = PO$_3^{2-}$
间苯磺酸地塞米松
R =

甲泼尼龙 R = H
醋酸甲泼尼龙 R = Ac
琥珀酸甲泼尼龙
R = CO(CH$_2$)$_2$CO$_2^-$Na$^+$

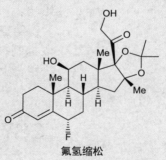

丙酸乌倍他索

地夫可特

氟可龙 R = H
特戊酸氟可龙 R = COCMe$_3$
己酸氟可龙 R = CO(CH$_2$)$_4$CH$_3$

二丙酸阿氯米松

氟氢缩松

戊酸二氟可龙

案例研究7　目前抗抑郁药的研究

CS7.1　概述

重度抑郁症是一种常见的疾病，可影响高达10%的人口。据估计，美国有1800万人口患有抑郁症，而全球可能有3.4亿人。世界卫生组织认为，到2020年，抑郁症可能是仅次于心脏疾病的世界第二大疾病。抑郁症在老年人中十分常见，据估计，21%的女性和13%的男性在生命的某些阶段会患上重度的抑郁症。症状包括痛苦、冷漠、悲观、低自尊、内疚感、无法集中注意力或工作、性欲减退、睡眠模式差、缺乏动力和食欲不振等。长期抑郁症的患者更容易患其他疾病，并且可能缩短寿命。

引发抑郁症的原因多种多样。有些人因遗传易患抑郁症，但在大多数情况下，改变生活的巨大压力事件会导致这种状况。这些事件包括失业、离婚、丧亲之痛、背叛、欺骗、诬告以及诽谤。对于他们来说，他们无法控制或改变已经发生的事情，而无助和无望的感觉会加剧抑郁情况。

那些患有严重抑郁症的患者将每一天描述为一个噩梦。同样令人痛苦的想法在他们的脑海中旋转，将他们越来越深地拉入无底的心理漩涡中，似乎无法逃脱。每一天都是忍受的痛苦，对某些人来说，这可能太过了。有些人转向酒精和非法药物来暂时遗忘，一些人为了永久遗忘而自杀。那些从未患过抑郁症的人没有这种疾病的概念，还告诉那些患者"重新振作起来"或"振奋起来"，这不但没有帮助，反而使患者情况更加糟糕。

CS7.2　单胺假说

引起抑郁症的药理学过程仍然在研究，但公认的理论认为大脑某些部位单胺类神经递质的缺乏会导致这种情况。这被称为单胺或单胺能假说（monoamine or monoaminergic hypothesis），认为所涉及的主要神经递质为多巴胺、去甲肾上腺素和5-羟色胺（5-HT）。有多种证据支持这一点。例如，抗高血压药物利血平降低了大脑中的单胺水平，其

已知的副作用就包括导致抑郁。此外，临床上重要的抗抑郁药通过各种机制来增加单胺水平。然而，有一些异常现象表明，这并不是简单提高单胺水平的问题。例如，苯丙胺（amphetamine）和可卡因（cocaine）是增加去甲肾上腺素和5-羟色胺传递的药物，但其作为抗抑郁药是无效的。还有证据表明，各种内源性激素和神经递质也在抑郁症中起作用，如神经肽P物质、促肾上腺皮质激素释放因子、精氨酸、升压素、神经肽Y、黑色素聚集激素、乙酰胆碱、谷氨酸、γ-氨基丁酸、糖皮质激素、细胞因子、脑啡肽和大麻素。然而，目前使用的大多数临床药物都是用于提高单胺水平。

CS7.3　目前的抗抑郁药

第一代抗抑郁药在大约50年前引入，其中包括14.12.5节中讨论的单胺氧化酶抑制剂（MAOI）和14.12.4节中讲述的三环抗抑郁药（TCA）。然而，这些药物具有低靶选择性和多种副作用。

第二代抗抑郁药是在20世纪80年代引入的，代表药物为选择性5-羟色胺再摄取抑制剂（SSRI）（专栏7.1）。这是抑郁症治疗方面向前迈出的一大步，因为它们更具选择性并且副作用更小。然而，与TCA和MAOI一样，它们起效缓慢，可能需要2~6周才能感觉到起效；另外它们对性欲有负面影响。

第三代抗抑郁药包括选择性去甲肾上腺素再摄取抑制剂（14.12.4节）和双重作用的5-羟色胺和去甲肾上腺素再摄取抑制剂（SNRI）（14.12.4节）。

CS7.4　目前的研究领域

目前，正在研究能够与以下靶标相互作用的新型药物：

① 多巴胺、5-羟色胺和去甲肾上腺素的转运蛋白；

② 肾上腺素受体，如 α_2-肾上腺素受体；

③ 5-羟色胺受体，如 5-HT$_{1A}$、5-HT$_{2A}$、5-HT$_{2C}$、

5-HT$_6$ 和 5-HT$_7$ 受体。

对上述两个靶标起作用的双功能分子药物是特别令人感兴趣的领域。包括以下药物：

① 阻断去甲肾上腺素和 5- 羟色胺的再摄取；

② 阻断 α_2- 肾上腺素受体（14.11.2 节）并激活 5-HT 受体；

③ 阻断 5- 羟色胺再摄取并且是 5-HT$_{1A}$ 受体的拮抗剂。5-HT$_{1A}$ 受体是存在于突触前神经元上释放 5-HT 的自身受体。当被激活时，该受体抑制神经元中 5-HT 的释放，因此拮抗剂会抵消这种作用；

④ 阻断 5- 羟色胺再摄取并作为 5-HT$_{2A}$ 受体的拮抗剂。该受体与 SSRI 相关的性功能障碍副作用相关。

在本案例研究中，我们将专注于发现 5-HT$_7$ 受体拮抗剂的研究项目。

CS7.5 5-HT$_7$受体的拮抗剂

5- 羟色胺受体有 7 种主要类型（5-HT$_1$～5-HT$_7$）和这些受体的几种亚型。5-HT$_7$ 受体是最近发现的 5- 羟色胺受体，似乎在精神疾病如抑郁症中起重要作用。在动物研究中，该受体的拮抗剂具有抗抑郁活性，尽管其发生的机制尚不清楚。乍一看来，5- 羟色胺受体拮抗剂具有抗抑郁活性似乎有些奇怪，因为抗抑郁活性通常与 5-HT 水平升高和 5-HT 受体活

化增加有关。然而，需要注意的是，同一神经递质在不同受体上会产生不同的作用，有些则作为自身受体起作用，为神经递质的释放提供负反馈控制。例如，α_2- 肾上腺素受体是突触前自身受体，其具有抑制去甲肾上腺素释放的作用（14.6.3 节和 14.11.2 节）。可以想象，5-HT$_7$ 受体的激活可能以类似的方式引起 5-HT 水平的下降。因此，该受体的选择性拮抗比其他 5- 羟色胺受体的拮抗剂可能更有作用。

史克必成制药公司的工作人员对他们的化合物库进行了高通量筛选，筛选对 5-HT$_7$ 受体具有亲和力的结构，并发现了磺酰胺类（I；图 CS7.1）具有较低的选择性，可作为先导化合物。该结构具有两个不对称中心，并以两种可能的非对映异构体的混合物进行测试。由于每个非对映异构体又含有两个对映异构体，这意味着有四种可能的立体异构体 [（R,R）；（S,S）；（R,S）和（S,R）]。分别测试所有四种立体异构体，发现（R,R）- 异构体（II）具有最佳的亲和力。

（R,S）- 非对映异构体的亲和力仍然为 6.2，这表明哌啶环中不对称中心的立体化学不是必需的。因此，决定去除这个不对称中心，还可以简化类似物的合成（简化；10.3.8 节），以避免分离和纯化所产生的每个类似物非对映异构体。显然，去除不对称中心的方法是去除甲基取代基，但得到的结构 III（图 CS7.2）没有亲和力。这体现出了甲基的重要性，表明它可能与结合位点中的疏水口袋相互作用。另一种除去不对称中心的方法是在相同位置加

图 CS7.1　先导化合物的发现

图 CS7.2　去除哌啶环中不对称中心的方法

入第二个甲基取代基。然而，所得结构Ⅳ也没有亲和力，这意味着第二个甲基可能因空间位阻原因而无效。这个问题最终通过将甲基转移到哌啶环的4位来解决，这不仅去除了不对称中心而且改善了亲和力（简化和基团转移，10.3.8节和11.2.6节）。

对连接两个环体系的柔性链进行构象分析（构象分析；22.8节），显示所有键都相对自由地旋转而不是以粗体显示的键（图CS7.3）。当两个甲基取代基彼此相邻（gauche）时，发现能量最小，对应于60°的二面角。

由于邻位交叉gauche构象的能量最小，因此它代表着稳定的构象，分子将在这种构象中停留的时间比在其他构象中更多。因此，这可能与活性构象（活性构象；10.2节）相对应。如果是这种情况，将分子锁定在这种构象中应该会增加结合亲和力（刚性化；10.3.9节）。

可以通过引入包含甲基和连接键的环来对环进行固定，例如结构Ⅵ和Ⅶ，其中环分别是六元环和五元环（图CS7.4和图CS7.5）。在合成这些结构之前，使用5-HT₇受体同源性模型进行对接实验（对接；22.12节，同源模型；22.14.1节）。这些实验预测结构Ⅵ的R-对映体具有比S-对映体更大的结合亲和力。这两种对映体都按要求合成得到，R-对映体的强度比预测的高25倍。它的亲和力也比结构Ⅴ稍好一些。然后合成含有五元环的结构Ⅶ（环收缩；10.3.4节），亲和力得到增加。

萘环系统不是活性必需的，并且可以用单个芳环代替它得到结构Ⅷ（简化或环变化；10.3.8节和10.3.5节）。尝试了许多不同位置的芳族取代基（芳族取代基的变化；10.3.1.2节），发现酚基团最适合活性，得到SB 269970。该基团可能与结合位点进行氢键相互作用，而甲氧基取代基具有较低的亲和力。将该结构对接到模型中结合位点也发现了可能的氢键相互作用，进一步的研究确定了这点。

对SB 269970进行各种受体的选择性测试，发现它对于13种其他受体具有高于250倍的选择性，以及对于5-HT₅ₐ受体有高于50倍的选择性。使用商业筛选包（Cerep）进行的进一步测试表明，其对总共50种其他受体，酶或离子通道具有100倍的选择性。该化合物已被证明是反向激动剂（4.16节）。

因为SB 269970含有酚基团，所以它易于发生Ⅱ相结合反应（8.5.5节），导致快速排泄。酚基参与重要的结合相互作用，因此，不能完全去除它，而是用代谢稳定的生物等排体（生物等排体；10.3.7节和11.1.6节）代替，仍然能够形成重要的氢键。这是通过将五元杂环融合到芳环上以使NH基团与原始苯酚置于相同位置来实现的。接下来，又尝试了各种杂环，其中吲哚环系统是最好的（结构Ⅸ，图CS7.5）。

然而，当进行大鼠实验时，该化合物迅速从血液中清除并且生物利用度为0，因此现在将注意力转向哌啶环上的甲基取代基，因为这也可能受代谢影响（8.5.2节）。分子模拟显示，可以用取代

图CS7.3 构象分析表明（a）以蓝色粗线显示的键旋转受限制；（b）具有扭转角为60°的稳定构象

图CS7.4 先导化合物和固环化类似物的三维立体结构

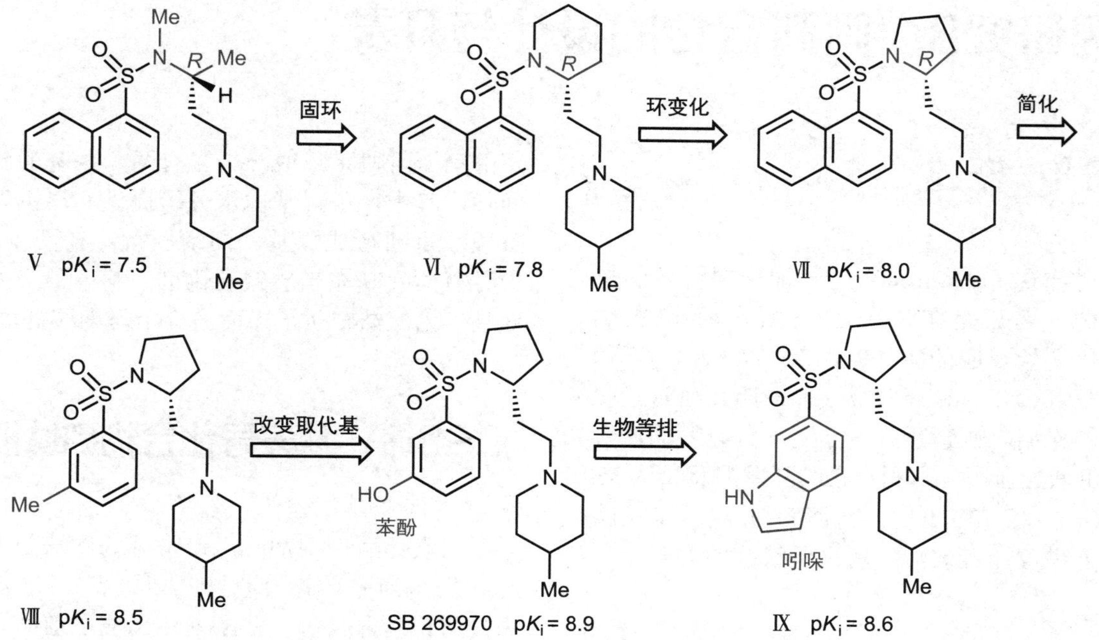

图 CS7.5　从先导化合物到结构IX的设计过程

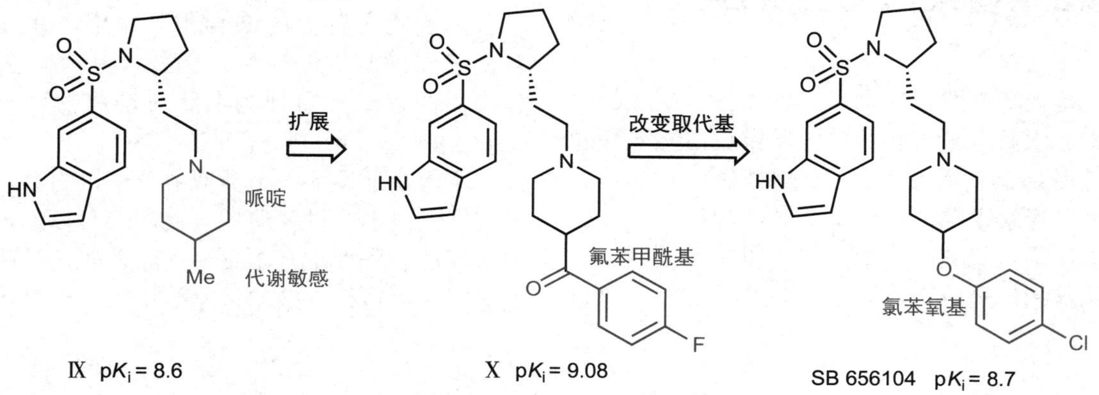

图 CS7.6　SB 656104 的开发

基取代甲基，该取代基将延伸到结合位点附近的大疏水口袋中。接下来，决定尝试含有芳环的取代基。这不仅可以除去易受影响的甲基，而且可以增加与疏水口袋结合的可能性（拓展策略；10.3.2节）。尝试了各种取代基，氟苯甲酰基取代基是最好的之一（结构X；图 CS7.6）。然而，结构X不但增加了 5-HT$_7$ 受体的亲和力，而且也增加 α_{1B}- 肾上腺素受体亲和力。在芳环两端的取代基（10.3.1.2节）的变化表明氯苯氧基具有更好的选择性（SB 656104；图 CS7.6）。尽管 5-HT$_7$ 受体的结合亲和力下降，但该结构具有最佳的性质平衡。更重要的是，该化合物在血液循环中持续时间远远超过 SB 269970，口服生物利用度为 16%。该化合物被作为进一步研究的基础。

🔁 拓展阅读

Forbes, I. T., et al. (2002) SB-656104-A: a novel 5-HT$_7$ receptor antagonist with improved in vivo properties. *Bioorganic and Medicinal Chemistry Letters*, 12(22): 3341-3344.

Leopoldo, M. (2004) Serotonin7 receptors (5-HT$_7$Rs) and their ligands. *Current Medicinal Chemistry*, 11(5): 629-661.

Pacher, P., and Kecskemeti, V. (2004) Trends in the development of new antidepressants. Is there a light at the end of the tunnel? *Current Medicinal Chemistry*, 11(7): 925-943.

Stromgaard, K. (2009) Recognising antidepressants. *Chemistry World*, July, 33.

案例研究8 阿利吉仑的设计与开发

CS8.1 概述

阿利吉仑（aliskiren）是一种抑制肾素的抗高血压药物，肾素是在肾素-血管紧张素-醛固酮系统中催化初始反应的酶（RAAS；17.3.2 节）。抑制肾素具有阻断 RAAS 级联反应以及阻止血管紧张素 Ⅱ 产生的作用，血管紧张素 Ⅱ 是一种有效的血管收缩剂，可增加血压。阿利吉仑的开发涉及长达 35 年（1972 年—2007 年）的大量研究，并展示了从肽类先导化合物设计有效治疗药物所涉及的许多策略和方法。

CS8.2 肾素催化的反应

肾素是天冬氨酰蛋白酶，其催化蛋白质底物血管紧张素原水解。被水解的特定肽键位于亮氨酸和缬氨酸残基之间，并导致从蛋白质底物的 N- 末端释放称为血管紧张素 Ⅰ 的十肽（图 CS8.1）。

肾素切割血管紧张素原的作用机制涉及两个天冬氨酰残基和一个桥接水分子（图 CS8.2）。在该机

理的第一阶段，形成一个含有两个羟基的四面体中间体，其中一个羟基由水分子提供。该机理的第二阶段，重新形成羰基并断裂肽键。在两个阶段中，天冬氨酸残基充当酸碱催化剂。其中一个天冬氨酸残基作为碱结合质子，而另一个作为酸提供质子。

CS8.3 从先导化合物到肽抑制剂

在设计酶抑制剂时，最常见的做法是考虑将酶的底物作为先导化合物（9.4.5.2 节）。这是因为底物被酶识别并且可以在酶催化反应之前结合活性位点。在这种情况下，底物是蛋白质，因此只有一小部分实际上与肾素结合。事实上，有 7 个氨基酸残基参与底物与肾素的结合相互作用，并且这些残基位于易感肽键的两侧。因此，具有与蛋白质部分相同的氨基酸序列的七肽将是药物设计的起点（图 CS8.3）。

然后就是设计一个类似的分子，它会与活性位点结合，但不会进行酶催化反应。可以通过引入不能水解的官能团取代 Leu 和 Val 之间的易感肽键来完成。一种特别有效的策略是引入一个充当过渡态

H₂N—Asp-Arg-Val-Tyr-Ile-His-Pro-Phe-His-Leu-Val-Ile- 〰〰　血管紧张素原

肾素↓

H₂N—Asp-Arg-Val-Tyr-Ile-His-Pro-Phe-His-Leu-CO₂H　血管紧张素 Ⅰ

图 CS8.1 肾素对血管紧张素原的作用

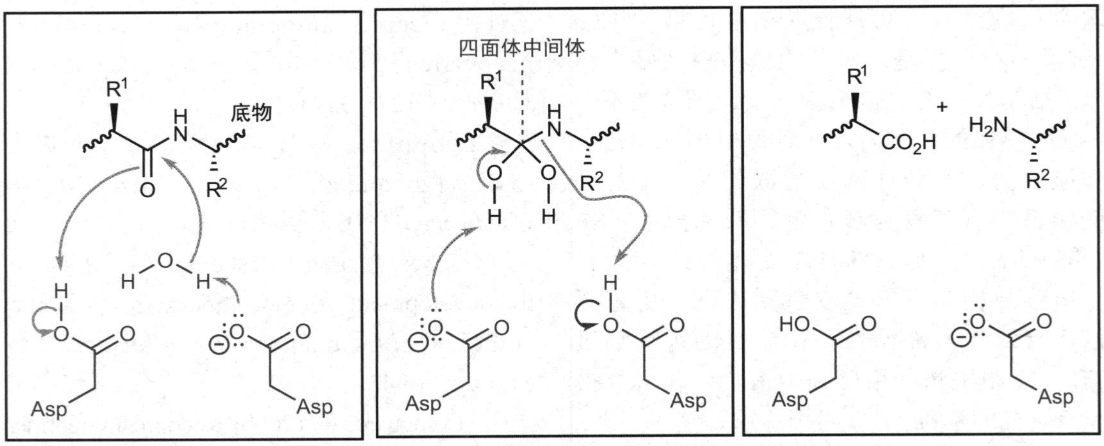

图 CS8.2 肾素催化水解的机制

等排体的基团（10.3.7 节），并模拟酶催化反应第一阶段所涉及的高能过渡态。含有过渡态等排体的化合物被称为过渡态类似物或抑制剂（transition-state analogues or inhibitors），并且应该比底物或产物结合更强。在该反应中，过渡态类似于四面体中间体，而不是底物的平面肽键。因此，过渡态等排体也应该是四面体。

裂解位点
HN—Pro-Phe-His-Leu-Val-Ile-His-OH

图 CS8.3　血管紧张素原与肾素结合的七肽段

羟亚乙基团（图 CS8.4）具有所需的四面体几何形状，以及良好结合所需的两个羟基基团之一。它对水解也是稳定的，因为不存在离去基团。

汽巴 - 嘉基公司（Ciba-Geigy）合成出了包括这种过渡态等排体在内的许多肽结构，于是在 1982 年发现了一种名为 CGP 29287 的有效抑制剂（图 CS8.5）。值得注意的是，该结构的左侧部分含有对应于 4 个氨基酸残基 Pro、Phe、His 和 Leu 的侧链。它们存在于底物中并与 4 个结合亚位点 S1 ～ S4 相适配。在右侧，氨基酸 Ile 和 His 保留用于亚位点 S2′ 和 S3′ 相适配。由于结构中包含过渡态等排体，因此省略了通常与 S1′ 亚位点相适配的缬氨酸侧链。

CS8.4　肽模拟策略

然而，由于口服吸收差以及代谢易感性，所发现的肽抑制剂均不适合临床研究。因此，采用许多拟肽策略（11.9 节），以发现具有更低分子量和更少肽特征的更小结构。例如，通过去除 CGP 29287 的 N 端和 C 端氨基酸残基来研究较短的肽，从而发现了 CGP 38560（图 CS8.6），它保留了 CGP 29287 中存在的过渡态等排体和一个组氨酸残基，还保留了模拟 CGP 29287 中苯丙氨酸侧链的苄基。在右侧去除一个肽键，使缬氨酸侧链可被合并，适配进 S1′ 结合口袋。

该结构现在包含 3 个肽键而不是 8 个。它还含有环己烷环形式的非天然侧链，这是肽模拟设计中常用的另一种策略。事实证明，CGP 38560 比原来的第一代药物更有效，并且进行了临床试验。然而，它也有口服吸收不良和胆汁排泄迅速的缺点，可能因为该结构的分子量太大，不能获得良好的口服吸收。

CS8.5　非肽抑制剂的设计

在这个阶段，需要彻底改变方法，以设计一种完全非肽结构，但仍然会模仿 CGP 38560 的结合相

图 CS8.4　羟亚乙基过渡态等排体

图 CS8.5　CGP 29287（IC_{50}=7 nmol/L，"Leu" 表示 Leu 的侧链存在）

互作用。需要确定 CGP 38560 与肾素结合时的活性构象和所涉及的关键结合相互作用。

　　理想情况是，将肾素与结合到其活性位点的 CGP 38560 共结晶，然后通过 X 射线晶体学研究酶-配体复合物。然而，当时还无法得到肾素晶体，因此建立了酶的同源模型（参见 22.14.1 节）。然后进行对接实验，表明配体可以通过延伸构象与侧链结合并与酶的 6 个结合亚位点相适配（图 CS8.7）。也确定了在配体的主链和活性位点之间重要的氢键相互作用，包括过渡态等排体和催化天冬氨酸残基之间的相互作用。

　　建模研究还表明，结合亚位点 S1 和 S3 相连并形成扩展的疏水结合区。这表明可能设计一个较小的分子来连接占据 S1 和 S3 亚位点的基团。其基本原理是连接两个基团将增加与 S1 和 S3 亚位点的疏水相互作用，这将补偿通过去除分子中其他位置的基团而损失的结合相互作用。特别是，希望除去占据亚位点 S2 和 S4 的基团，以及将它们保持在适

当位置的肽链。这将显著降低所得结构的分子量和肽特征。为了设计这样的分子，确定了 CGP 38560 的关键结合片段（图 CS8.8）。

　　现在的目标是将这些片段与非肽骨架连接起来，理想的情况是，该骨架包括一个能够与 Ser-219 相互作用的氢键受体。另外，连接 P1 和 P3 结合基团的链应该是疏水的，以允许与结合位点区域的额外相互作用。

　　通过将它们对接到模型结合位点来研究大量具有不同骨架的结构。只有在对接时能够采用稳定构象并且合成可行的结构才被考虑进行进一步研究。此外，重要的是，活性构象应该在稳定性方面与最稳定的构象相当接近。否则，活性构象的相对物种的活性可能太低。因此，确定活性构象的空间结构的能量与最稳定的构象之间的差异应不超过 1kcal/mol（1kcal/mol=4.184kJ/mol）。

　　早期研究的结构之一是带有环己基环作为 P1 基团的截短结构（图 CS8.9）。毫不奇怪，活性从

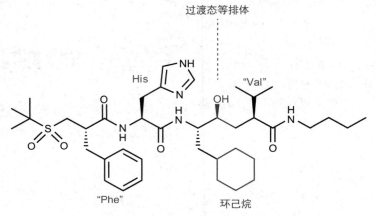

图 CS8.6　CGP 38560（IC_{50} = 0.7nmol/L）

标记的"AA"表示存在这些氨基酸的侧链而不是完整的氨基酸残基

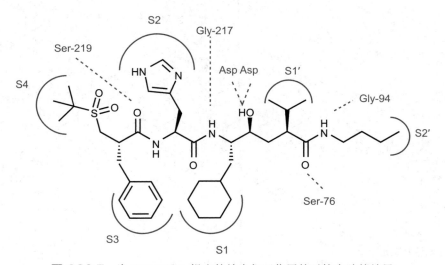

图 CS8.7　为 CGP 38560 提出的结合相互作用的对接实验的结果

图 CS8.8　CGP 38560 的关键结合片段

S 表示结合亚位点，P 表示占据结合亚位点的基团

图 CS8.9　构建一个新的骨架

0.7nmol/L 下降到 30000nmol/L。这是因为环己基只能占据 S1 结合位点。模拟结果显示连接环己基和芳环的丙基连接链将允许这些基团分别占据 S1 和 S3 口袋。然而，所合成的结构中是叔丁基而不是芳环，因为预期丁基可以更有效地进入 S3 口袋，该化合物活性增加了 100 倍，这证明了这种方法的合理性。

CS8.6　结构优化

然而，现在在环上存在两个额外的手性中心，这涉及必须测试四种不同的立体异构体的活性，增加了复杂性。因此，决定用其他疏水取代基取代环己烷环。

现在研究另一系列化合物（图 CS8.10），其中加入甲基作为 P1 基团，而不是环己烷环。引入了包含芳环的刚性连接链并可以增强与结合位点的疏水相互作用。在连接链末端含有苯基或叔丁基取代基作为 P3 基团。将 P1 甲基改变为更大的异丙基会使范德华相互作用增加 20 倍，并且当在连接链的芳环中加入延长的酯取代基时，观察到活性的显著增加。最初，认为酯取代基与 Ser-219 形成氢键。然而，后来的研究表明，取代基进入小口袋（标记为 S3^{sp} 口

袋），当正常底物结合时，该口袋未显露出来。

在该阶段，观察到这些化合物在血浆中的活性降低。这归结于化合物的疏水性。因此将叔丁基用极性更大的甲氧基取代（图 CS8.10）。对延长的酯侧链的进一步修饰得到延长的醚，改善了活性，且不受血浆影响。该侧链被证明是 S3^{sp} 口袋的最佳结合基团，这不仅使活性增加，而且也增加了对与其他天冬氨酰蛋白酶相关的肾素的选择性。

X 射线晶体结构证实，延长的醚侧链与狭窄的 S3^{sp} 口袋适配并不是与 Ser-219 结合（图 CS8.11）。末端醚氧可以与酪氨酸残基形成氢键。然而，醚链和 S3^{sp} 口袋之间的疏水相互作用更为重要。

P1 和 P3 结合基团位于它们各自的结合口袋中。然而，过渡态等排体的羟基与预期的稍微偏移，这意味着它与 Asp-32 形成氢键，但不是与 Asp-215 形成氢键。碱性氨基与 Gly-217 形成氢键，但是 P1′的甲基不能如初地很好地匹配 S1′亚位点口袋。

现在，对链的右侧部分进行进一步修饰以优化活性和药动学性质。将 P1′甲基改变为异丙基，以更有效地填充疏水性 S1′口袋。这表示又返回到原有的缬氨酸侧链。通过引入两个甲基取代基和伯酰胺基团来修饰 P2′丁基链，由此产生阿利吉仑的结构（图 CS8.12）。

图 CS8.10　优化 P1 和 P3[$^nBu =(CH_2)_3CH_3$]

图 CS8.11　预期的结合相互作用与实际的比较 [$^nBu =(CH_2)_3CH_3$]

图 CS8.12　阿利吉仑（$IC_{50} = 0.6$ nmol/L）

阿利吉仑是一种有效的抑制剂，对肾素具有高选择性，对其他天冬氨酰肽酶的亲和力降低 10000 倍。它也比肽样肾素抑制剂更具亲水性（logP=2.45），并且具有良好的水溶性，这是其具有更好的口服生物利用度的一个因素。X 射线晶体结构证明，阿利吉仑如预期的那样与目标酶结合。水分子充当芳醚氧和 Ser-219 之间的氢键桥，但这似乎对结合亲和力没有大的贡献。与早期结构相反，过渡态等排体的羟基能够与两种天冬氨酸相互作用。伯氨基可以与 Gly-217 和 Asp-215 两者形成氢键结合，而 P1′ 异丙基紧密地结合到 S1′ 亚位点。末端伯酰胺与 S2′ 袋中的许多氨基酸形成氢键，而甲基取代基形成的范德华相互作用是原来的丁基链所没有的。

阿利吉仑于 2007 年获得美国 FDA 批准，现仍然是市场上唯一的肾素抑制剂。

⮂ 拓展阅读

Cohen, N. C. (2007) Structure-based drug design and the discovery of aliskiren (Tekturna): perseverance and creativity to overcome a R&D pipeline challenge. *Chemical Biology & Drug Design*, 70(6): 557-565.

Goschke, R., Cohen, N. C., et al. (1997) Design and synthesis of novel 2,7-dialkyl substituted 5(*S*)-amino-4(*S*) hydroxy-8-phenyl-octanecarboxamides as *in vitro* potent peptidomimetic inhibitors of human renin. *Bioorganic and Medicinal Chemistry Letters*, 7(21): 2735-2740.

Rahuel, J., Rasetti, V., et al. (2000) Structure-based drug design: the discovery of novel nonpeptide orally active inhibitors of human renin. *Chemistry and Biology*, 7(7): 493-504.

Rasetti, V., Cohen, N. C., et al. (1996) Bioactive hydroxyethylene dipeptide isosteres with hydrophobic (P3-P1)-moieties. A novel strategy towards small non-peptide renin inhibitors. *Bioorganic and Medicinal Chemistry Letters*, 6, 1589-1594.

案例研究9　Ⅹa因子抑制剂

CS9.1　概述

Ⅹa因子是参与血栓形成的关键酶（图CS9.1）。因此，Ⅹa因子抑制剂是用于治疗深静脉血栓形成和肺栓塞的潜在抗凝药物。近年来，已经批准了三种这样的抗凝药物，即阿哌沙班（apixaban）、利伐沙班（rivaroxaban）和艾多沙班（edoxaban）。这些药物是第一批进入市场的Ⅹa因子抑制剂，本案例研究介绍了这些药物发现的设计过程。

CS9.2　靶标

Ⅹa因子是丝氨酸蛋白酶，其通过催化底物中两个肽键的水解将凝血酶原转化为凝血酶。活性位点含有一个Ser-195、His-57和Asp-102催化三联体，它们在催化反应中起关键作用。发生这种反应的机制与3.5.3节中所述的胰凝乳蛋白酶的机制相同。丝氨酸提供与易感肽键反应的亲核基团，组氨酸作为酸碱催化剂，天冬氨酸激活并定向组氨酸残基。

该酶还含有结合亚位点，其结合易感肽键两侧的氨基酸残基侧链。S1亚位点是一个含有Asp-189和Tyr-228的深层疏水性裂隙，对结合亲和力和选择性都很重要（图CS9.2）。Asp-189的带负电荷的羧酸基团与底物中的精氨酸残基之间可能存在强结合相互作用（图CS9.3）。选择性来自不同的蛋白酶在亚位点190～192位置的氨基酸残基的差异。例如，Ⅹa因子在190位具有丙氨酸残基，而消化酶胰蛋白酶具有较大的丝氨酸残基。因此，胰蛋白酶中的S1口袋明显小于Ⅹa因子的口袋。

由于S1亚位点提供了强结合相互作用和选择性，早期Ⅹa因子抑制剂设计的关键是结构中要含有可与该亚位点中天冬氨酸残基相互作用的碱性基团。

早期研究还表明，如果能同时与S1和S4亚位点相互作用就可以得到有效的抑制剂。Ⅹa因子的S4亚位点是一个狭窄的疏水通道，含有芳香性残基——Tyr-99、Phe-174和Trp-215（图CS9.2）。这些残基可与疏水基团形成良好的相互作用，但它们也可与带正电荷的基团发生π-阳离子相互作用（另见1.3.4节）。S4口袋也具有选择性，因为不同蛋白酶中存在的氨基酸存在显著差异。例如，在凝血酶中，99位、174位和215位的氨基酸残基是亮氨酸、异亮氨酸和色氨酸。因此，凝血酶中的S4亚位点缺少Ⅹa因子中存在的两个芳香性残基。

CS9.3　Ⅹa因子抑制剂设计的一般策略

Ⅹa因子抑制剂最初被设计成具有含两个能够

图CS9.1　涉及血栓形成的关键特征

图CS9.2　Ⅹa因子的S1和S4亚位点中的关键氨基酸残基

与 S1 和 S4 亚位点相互作用的取代基的中心骨架。这些取代基在骨架上的相对位置是重要的，因为这决定了该骨架是否可以引导各个基团朝向其各自的结合亚位点。取代基本身含有在生理条件下电离的碱性官能团，并且可以与每个亚位点形成强结合相互作用。因此，与 S1 口袋相适配的基团可以与 Asp-189 形成离子键和氢键（图 CS9.3），而与 S4 口袋相适配的基团可以与芳香族残基形成 π- 阳离子相互作用。

脒基是有机化学中碱性最强的官能团之一，因此早期的抑制剂被设计为包括两个脒基，每个亚位点结合一个。这样得到了许多非常有效和选择性的抑制剂，例如 DX-9065a（图 CS9.4）。该化合物进入了临床研究，但两个大极性基团的存在意味着它的口服吸收差，这与其他双碱性基团 Xa 因子抑制剂具有同样的结果。当发现使用疏水性基团结合 S1 和 S4 亚位点仍然可以获得有效抑制剂时，临床有效药物的设计才真正有了进展。阿哌沙班的开发说明了这些策略的重点不断变化。

CS9.4 阿哌沙班：从苗头结构到先导化合物

阿哌沙班由百时美施贵宝公司开发的抗凝血药和抗血栓药。该公司通过筛选化学库开始研究，以找到可与靶蛋白结合的化合物，这是一个"碰运气"的事情。然而，通过参考已知的靶标结合位点和底物的已知信息，然后选择含有与之最相关结构的化学库，可以提高成功的概率。在这种情况下，研究人员决定筛选为先前项目准备的化合物库，其中包

括用于模拟三肽 Arg-Gly-Asp 的结构。据信该化合物库可能会有效，因为凝血酶原中存在类似的三肽序列（Glu-Gly-Asp）。由于该序列有助于凝血酶原与 Xa 因子的结合，因此一些化合物库结构也可能被"识别"。此外，化合物库结构包括一个强碱性的基团，可以模仿精氨酸的侧链。这样的基团可以与 S1 或 S4 亚位点强烈结合，从而会进一步增加找到苗头化合物的机会。对化合物库进行筛选确实得到一个具有弱微摩尔活性的苗头结构（图 CS9.5）。

接下来的任务是增加结合亲和力。已经知道，如果存在两个碱性基团可以与酶的 S1 和 S4 亚位点相结合，这对活性是十分有益的，因此加入第二个苯甲脒基取代苗头结构中的天冬氨酸基团和四氢异喹啉环，这可以看成是拓展策略的一个示例（10.3.2 节）。改变每个苯甲脒基上的脒取代基的位置以找到最佳位置（10.3.1.2 节），从而得到活性增加的化合物（结构Ⅳ；图 CS9.5）。接着进行链收缩策略（10.3.3 节），并去除亚甲基以观察两个结合基团是否是理想的距离。其中结构 Ⅴ 的活性增加了 5 倍。

结构 Ⅴ 的分子模拟研究表明，间苯甲脒基可以与 Asp-189 相互作用和 S1 亚位点相适配，而对位苯甲脒基则与 Phe-174 和 Tyr-99 通过 π 阳离子相互作用与 S4 亚位点配合。酰胺羰基和 Gly-218 之间也可能存在氢键。

建模研究还显示，在结合位点中存在空腔，可以引入酯基，这将提供额外的氢键相互作用，这是分子模拟如何有助于设计更有效的化合物的实例，也是拓展策略的另一个例子（10.3.2 节）。拓展策略促进了结构Ⅵ的发现，其活性提高了 3 倍。结构Ⅵ被用作进一步修饰的新先导结构。

图 CS9.3 Asp-189 与碱性精氨酸残基的相互作用

DX-9065a （K_i = 41nmol/L）

图 CS9.4 早期双碱性基团的 Xa 因子抑制剂的实例

图 CS9.5　从苗头结构到先导化合物
合成所有结构并以外消旋体进行测试

CS9.5　阿哌沙班：从先导化合物到最终结构

两个碱性脒基团的存在对于结合和体外活性是有益的，但对体内活性是不利的，因为分子中含有两个离子化基团，口服吸收较差。因此，决定对该结构进行修饰将 S4 亚位点的基团改疏水性的而不是离子的。这应该是合理的，因为该亚位点中存在的 3 个芳香性残基会与范德华相互作用有关（图 CS9.2）。因此，用芳环取代 P4 脒基以形成联苯环系（结构Ⅶ；图 CS9.6）。之所以有意选择这个环系，是因为早期对肽抑制剂的研究表明，联苯环可以占据 S1 和 S4 亚位点之间的结合位点区域。虽然结构Ⅶ的活性略有下降，但可以通过在末端芳环上加入取代基来提升活性。在不同的位置（10.3.1 节）研究了许多不同的取代基，表明如果邻位的取代基具有氢键受体作用，其对活性有益。磺酰胺取代基能使 SF303 的活性显著增加。进一步的分子建模研究表明，活性的增加可能是由于磺酰胺中的一个氧原子与 Tyr-99 的酚羟基之间形成氢键所致。另外还观察到联苯基的末端环可与 Trp-215 形成边-面相互作用

（edge-to-face interaction）。SF303 是第一个具有良好活性和选择性的单碱基 Xa 因子抑制剂（图 CS9.6）。它还证明极性离子化基团对于与 S4 亚位点的良好结合不是必需的。

到此阶段，认识到 SF303 结构中的甲酯是一个潜在的问题，因为它会被酯酶水解形成羧酸。因此，又进一步测试了许多不同的取代基，如四氮唑环，它是一种常见的羧酸的生物等排体。尽管许多类似物显示出活性的改善，但通过完全不同的策略实现了更有成效的结果，如用芳香性异噁唑环取代异噁唑啉环，这是环变化策略的一个例子（10.3.5 节）得到了化合物 SA862。尽管由于去除甲酯引起活性下降，但 SA862 具有不含手性中心的优点，因此避免了必须测试不同对映体的复杂性。现在引入各种取代基（R）以观察它们是否会模拟 SF303 中酯取代基的相互作用。然而，未取代的结构具有最佳的活性。

进一步的环变化得到含有吡唑环的高活性化合物 SN429。这证明了异噁唑环中存在的氧对活性并不重要，并且五元环主要作为骨架将其两个主要取代基定向到 S1 和 S4 口袋中。吡唑环还提供了在分子的不同位置引入取代基（在这种情况下为甲基）的机会。

分子模拟表明 P1 苯甲脒取代基仍然与 S1 口袋中的天冬氨酸残基形成双配位基的相互作用，并且还确定了几个氢键结合基团（图 CS9.6）。联苯部分中的两个环彼此正交，使得末端环与色氨酸残基形成相互作用。也引导磺胺基可以与 Tyr-99 发生相互作用。最后，甲基取代基可以与疏水口袋形成范德华相互作用。

SN429 在体外非常有效，但由于口服吸收差以及半衰期短，导致其在体内活性低。很明显剩下的苯甲脒基对药动学性质不利。首先考虑用非碱性基团取代脒基。在此之前，这被认为是无法解决的，因为脒基与 S1 亚基形成了强烈的相互作用。然而，SN429 已经实现了皮摩尔水平的体外活性，因而可以牺牲一些活性来改善药动学性质。因此，用对甲氧基取代脒基，得到结构Ⅷ（图 CS9.7）。体外活性降低至原来的 1/850，但该化合物仍然有效，活性为 11nmol/L。此外，它比以前的结构具有更好的药动学性质，如口服吸收得到改善和清除率降低，选择性也有所提高。

此时，人们开始关注酰胺连接键，因为代谢水解可能会产生有毒的联芳基苯胺结构（8.5.2 节；图 CS9.8）。用于解决该问题的策略之一是将酰胺基团引入双环系统中。然后进行进一步的优化。吡唑环上的疏水性甲基被极性更大的伯酰胺取代。这可降低血浆蛋白结合和增加口服生物利用度。苯基磺酰胺环也被内酰胺环取代，得到最终结构——阿哌沙班（图 CS9.8）。在环系统上邻位的羧基促使内酰胺环与相邻的芳环形成正交，如同之前的联苯结构一样，这是构象限制的一个例子（10.3.10 节）。反过来，这对于与 S4 亚位点的结合相互作用是有利的。

蛋白质 - 药物复合物的晶体结构确定了阿哌沙班的结合模式（图 CS9.9）。因为药物的内酰胺环与相邻的芳环正交，所以它以正确的方向插入 S4 亚位点中存在的 3 个芳族残基之间。与 Phe-174 和 Tyr-99 的芳环形成堆叠相互作用，以及与 Trp-215 的边 - 面相互作用（图 CS9.10）。

在 S1 亚位点中，甲氧基具有足够的亲脂性，与 Val-213 的侧链形成范德华相互作用。苯甲醚环也是 Xa 因子对胰蛋白酶的选择性增加 20000 倍的原因，因为其与胰蛋白酶中存在的 Ser-190 残基发生冲突。出于类似的原因，苯甲醚环增加因子 Xa 对凝血酶的选择性。

在其他位置，阿哌沙班形成了 3 个重要的氢键相互作用，其涉及伯酰胺基团和双环骨架。

最后，阿哌沙班的相对刚性是其皮摩尔活性的重要因素。构象分析显示，该药物只能形成 8 种稳定的构象。这意味着当结构采用活性构象结合时，只需要消耗少量的熵。

结构Ⅵ（K_i = 94nmol/L）

结构Ⅶ（X = H; K_i = 220nmol/L）
SF303（X = SO$_2$NH$_2$; K_i = 6.3nmol/L）

SA862（R = H; K_i = 0.15nmol/L）

SN429（K_i = 0.013nmol/L）

图 CS9.6　SN429 的研发

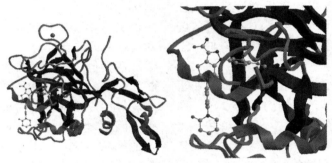

图 CS9.7　阿哌沙班的研发

图 CS9.8　可能的代谢反应

图 CS9.9　与 Xa 因子结合的阿哌沙班的晶体结构（从蛋白质数据库获取，PDB：2P16）

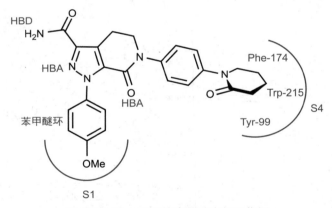

图 CS9.10　阿哌沙班的结合相互作用

阿哌沙班于 2012 年在欧洲获得批准用于治疗深静脉血栓形成和肺栓塞，并于 2014 年获得美国 FDA 批准。

CS9.6　利伐沙班的研发

利伐沙班（rivaroxaban）（图 CS9.11）由拜耳公司开发。它含有噁唑烷酮环，与抗菌药利奈唑胺具有结构相似性（见 18.7.7 节）。然而，利伐沙班没有抗菌活性。

该结构由两种通过高通量筛选鉴定的先导化合物开发而成。在第一个先导化合物中，双环被修饰为结构Ⅸ中的异吲哚啉环以除去 3 个手性中心，这是一种简化策略（10.3.8 节）。通过用吡啶环和胺代替高碱性脒基来修饰芳香环侧链。SAR 研究表明氯噻吩环和酰胺基团对良好活性至关重要，因此左侧未经修饰。然而，所研究的化合物都没有可接受的药动学特性。

此时，决定采用基于噁唑烷酮结构（X）的新先导化合物，其在原始筛选过程中显示出非常弱的活性。考虑这种结构的原因之一是其存在噻吩环，因为先前先导化合物中氯取代噻吩环对活性有益，现在将氯取代基加入新先导化合物的噻吩环中，得到结构Ⅺ且活性显著增加200倍，再次表明高碱性基团对于与S1亚位点的良好结合不是必需的。优化P4区域得到了利伐沙班。

晶体结构显示，噁唑烷酮环充当骨架，并通过形成L形活性构象将其两个取代基引导到酶的S1和S4口袋中。芳香环和吗啉环位于S4口袋中，而氯取代噻吩环进入S1口袋，并使氯取代基与酪氨酸残基的芳环形成重要的相互作用。这种相互作用补偿了碱性基团和天冬氨酸残基之间可能存在的相互作用的缺乏。在图CS9.11中确定了两个重要的氢键，但是氯取代基对于该药物的高活性和良好的口服生物利用度至关重要。

CS9.7 艾多沙班的研发

艾多沙班（edoxaban）（图CS9.12）由日本第一三共制药公司研发并于2011年在日本获得批准。2015年获得FDA批准。其结构含有中心环己烷环，作为两个主要取代基的骨架。这些基团通过酰胺基团连接到骨架的相邻位置。与先前的药物一样，该骨架环用于将分子的两部分分别定位和定向到S1和S4结合口袋中。

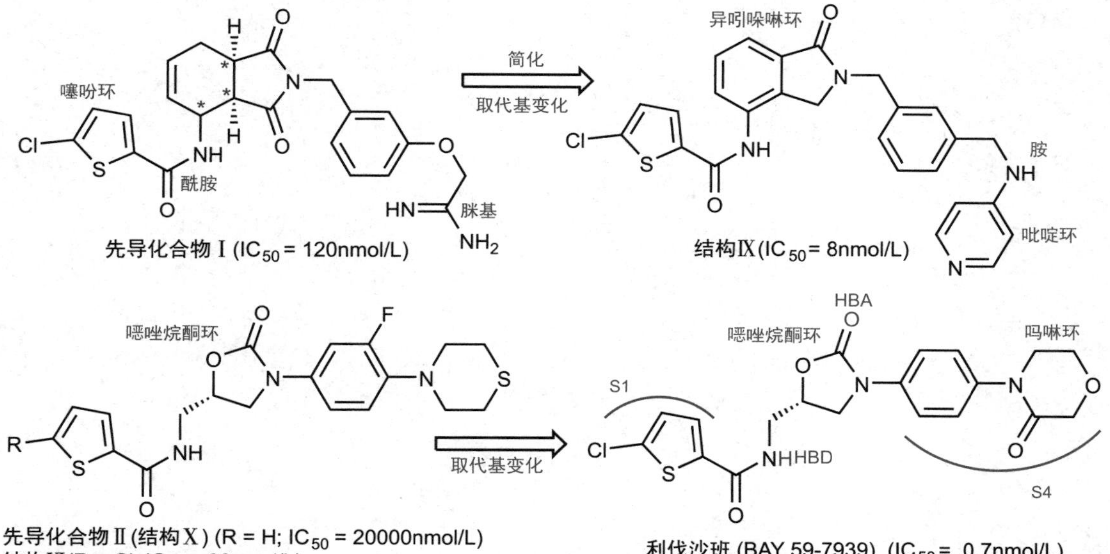

先导化合物Ⅰ(IC_{50} = 120nmol/L)

结构Ⅸ(IC_{50} = 8nmol/L)

先导化合物Ⅱ(结构Ⅹ) (R = H; IC_{50} = 20000nmol/L)
结构Ⅺ(R = Cl; IC_{50} = 90nmol/L)

利伐沙班 (BAY 59-7939) (IC_{50} = 0.7nmol/L)

图 CS9.11 利伐沙班的研发

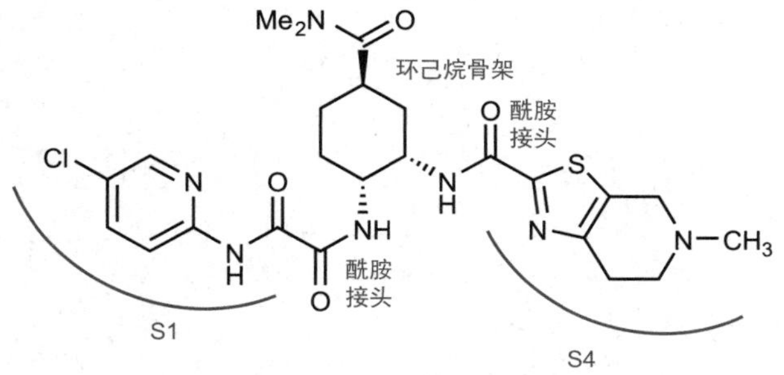

图 CS9.12 艾多沙班（DU-176b）的结合相互作用

拓展阅读

Pinto, D. J. P., Smallheer, J. M., Cheney, D. L., et al. (2010) Factor X a inhibitors: next generation antithrombotic agents. *Journal of Medicinal Chemistry*, 53(17): 6243-6274.

Pinto, D. J. P., Orwat, M. J., Koch, S., et al. (2007) Discovery of 1-(4-methoxyphenyl)-7-oxo-6-(4-(2-oxopiperidin-1-yl)phenyl)-4,5,6,7-tetrahydro-1*H*-pyrazolo[3,4-*c*]pyridine-3-carboxamide (Apixaban, BMS-562247), a highly potent selective, efficacious and orally bioavailable inhibitor of blood coagulation factor Xa. *Journal of Medicinal Chemistry*, 50(22): 5339-5356.

Roehrig, S., Straub, A., Pohlmann, J., et al. (2005) Discovery of the novel antithrombotic agent 5-chloro-*N*-({(5*S*)-2-oxo-3-[4-(3-oxomorpholin-4-yl)phenyl]-1,3-oxazolidin-5-yl}methyl) thiophene-2-carboxamide (BAY 59-7939): an oral, direct factor X a inhibitor. *Journal of Medicinal Chemistry*, 48, 5900-5908 (rivaroxaban).

案例研究10　HCV NS3-4A蛋白酶的可逆抑制剂

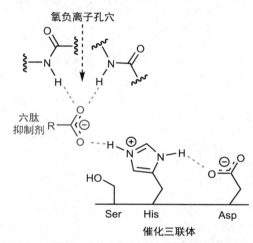

图 CS10.1　六肽先导化合物（$K_i = 79\text{mmol/L}$）

CS10.1　概述

自 2009 年批准了波普瑞韦（boceprevir）和特拉匹韦（telaprevir）后，近年来，批准用于治疗丙型肝炎的抗病毒药物的数量取得了显著进展。这两种药物都含有酮酰胺基团，可与病毒蛋白酶 HCV NS3-4A 的催化丝氨酸残基反应，形成可逆的共价键（19.10.1 节）。从那时起，已经批准了许多可逆抑制剂，它们仅通过分子间键结合。西米瑞韦（simeprevir）于 2013 年获得 FDA 批准，是其中第一个进入市场的药物。该案例研究描述了发现这些可逆抑制剂的一些研究。

CS10.2　先导化合物的确定

用于开发可逆抑制剂的先导化合物是一个由较大肽底物经酶催化反应产生的肽产物之一。发现该产物在酶催化反应后仍然保持与活性位点的结合，是一个弱抑制剂。该结构是个六肽，可以与酶的 6 个结合亚位点 S1～S6 相互作用（图 CS10.1）。因此，它被用作开发更有效的抑制剂的苗头化合物。

六肽在 C 端含有一个半胱氨酸残基，可形成许多重要的结合相互作用。例如，羧基与起催化作用的组氨酸残基形成强离子和氢键作用，并与靠近氧负离子孔穴（oxyanion hole）的肽键形成氢键（图 CS10.2）；氧负离子孔穴是在酶催化反应过程中被氧负离子占据的区域（3.5.4 节）。此外，半胱氨酸侧链的巯基会与 S1 结合亚位点中 Phe-154 的芳环相互作用。蛋白酶的晶体结构显示该亚位点是浅疏水沟槽，与其他蛋白酶的 S1 口袋完全不同。这意味

很有可能利用这种独特之处设计出选择性抑制剂。

图 CS10.2　活性位点与六肽抑制剂的羧酸根离子之间的结合相互作用

CS10.3　先导化合物的修饰

尽管先导化合物的巯基与 S1 亚位点形成有用的结合相互作用，但早期优先考虑的是用其他结合基团取代它。这是因为巯基具有化学反应性并可能引起副作用。对许多疏水基团进行研究，发现丙基侧链是最佳选择。六肽 N 端的伯胺基团因具有一定的化学反应性也被认为是不利的，因此它被乙酰基（Ac）封端（结构 I；图 CS10.3）。

通过向脯氨酸环（P2）添加取代基，使活性得到显著提升。通过加入苯乙基或苄氧基取代基使得活性增加 21 倍（结构 II；图 CS10.3），改为萘环可使活性进一步增加 18 倍（结构 III；图 CS10.3）。这些结果令人意外，因为 S2 亚位点似乎应该不能容

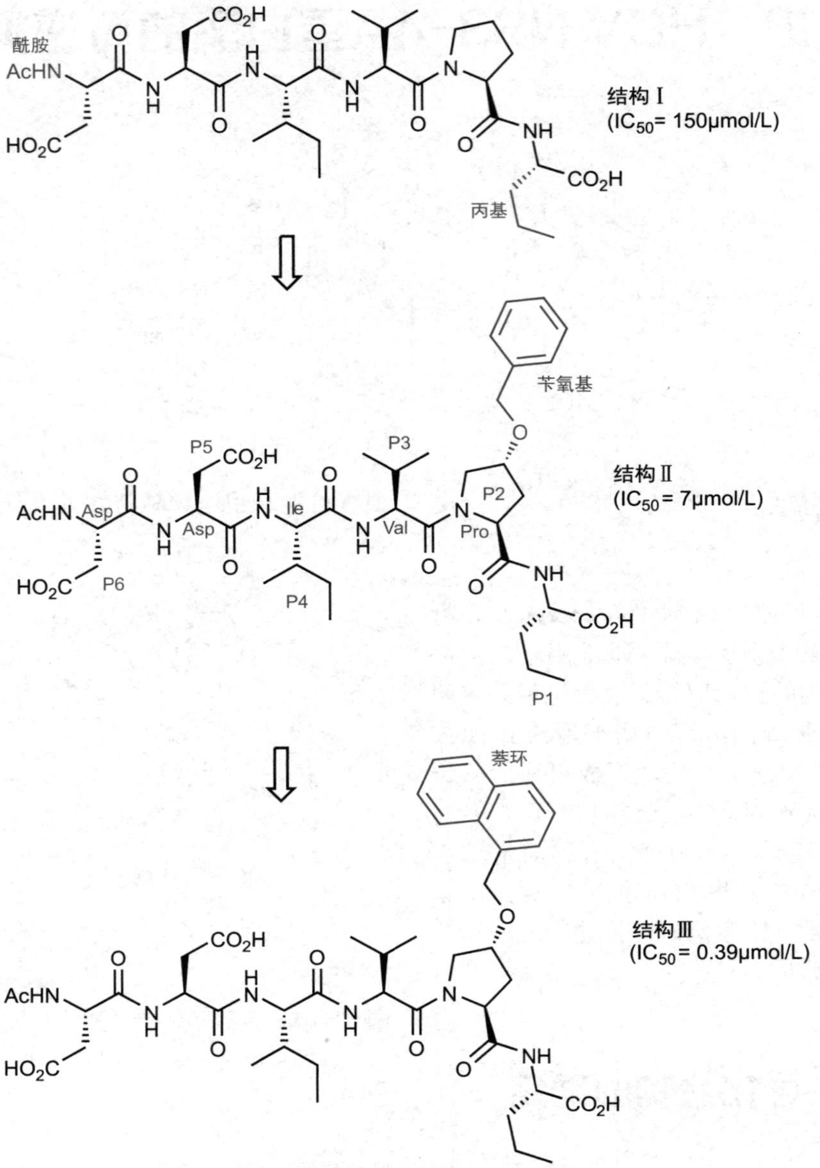

图 CS10.3　六肽先导化合物的早期修饰

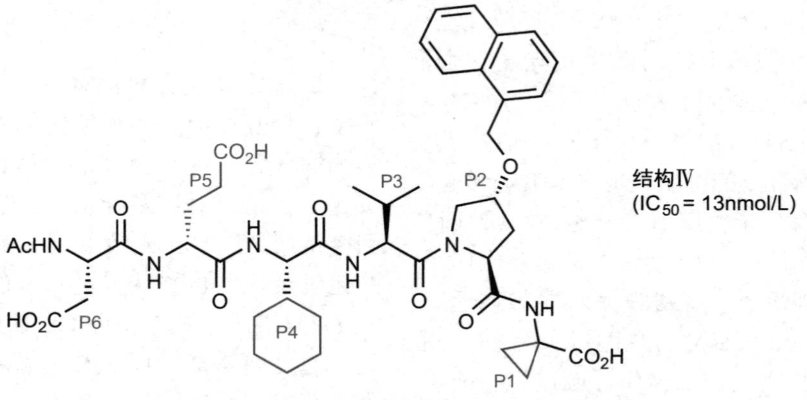

图 CS10.4　具有低纳摩尔活性的抑制剂

纳这样的基团。然而，研究发现这些基团的存在会在酶中产生诱导契合，导致 S2 结合亚位点旁边打开另外的结合区域。这个额外的区域（扩展的 S2 结合亚位点）允许进行药物拓展策略，通过添加其他基团以获得额外的结合相互作用。对于正常的底物则不存在该区域。

现在通过修饰占据 S1、S4 和 S5 亚位点的结合基团来进一步加强结合相互作用，得到化合物Ⅳ，具有低纳摩尔级别的活性（图 CS10.4）。

进行 P1 ～ P3 侧链的进一步修饰以优化与 S1 ～ S3 亚位点的结合相互作用，产生具有皮摩尔活性的活性极好的化合物（结构Ⅴ；图 CS10.5）。相对于初始先导化合物，该化合物活性增加百万倍。

CS10.4 从六肽到三肽

尽管结构Ⅴ具有极高的活性，但研究证明它具有不理想的药动学特性，这意味着其体外和体内活性之间存在 25000 倍的差异。考虑结构的肽类性质和高分子量，这一点并不奇怪。此外，它含有 3 个极性极强的可电离的羧酸。所有这些特征对口服吸收和体内活性都是不利的（8.3 节）。因此，去除 N 端的两个氨基酸得到四肽，其仅含有原有的三个羧酸中的一个。毫不奇怪，由于失去了与 P5 和 P6 基团相关的结合相互作用，活性急剧下降至微摩尔水平（1 ～ 4μmol/L）。然而，对 P1 和 P2 侧链的进一步修饰成功地将活性恢复至纳摩尔水平（结构Ⅵ；图 CS10.6）。通过向喹啉环加入甲氧基并且在 P3 处加入叔丁基（结构Ⅶ）观察到活性的进一步增加。由于活性增加，可以进一步缩短结构至三肽，同时保持纳摩尔水平的良好活性（结构Ⅷ；图 CS10.7）。

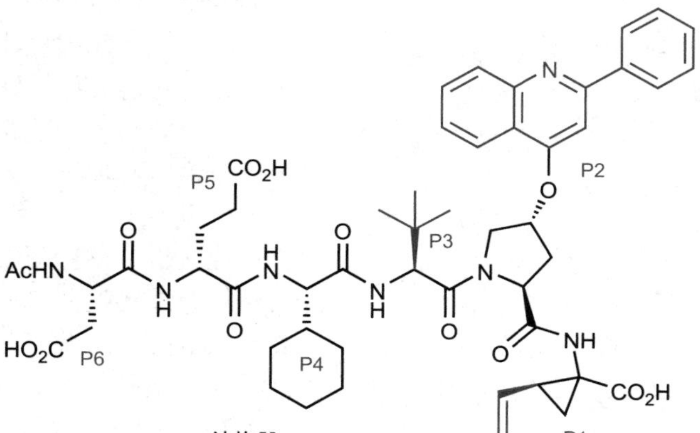

结构Ⅴ

图 CS10.5 具有皮摩尔活性的抑制剂

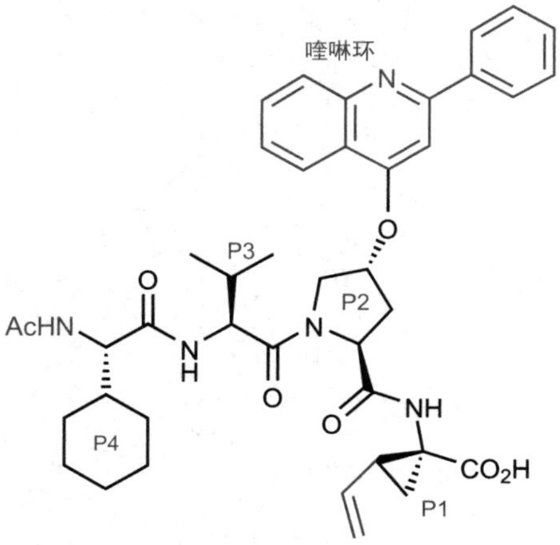

结构Ⅵ(IC_{50}= 13nmol/L)

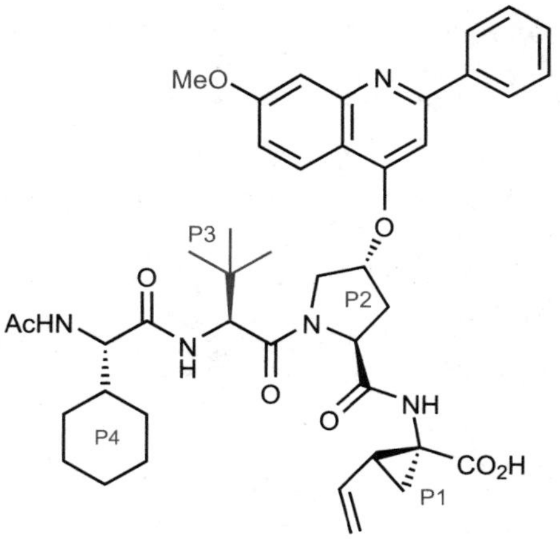

结构Ⅶ(IC_{50}= 1nmol/L)

图 CS10.6 具有纳摩尔活性的四肽抑制剂

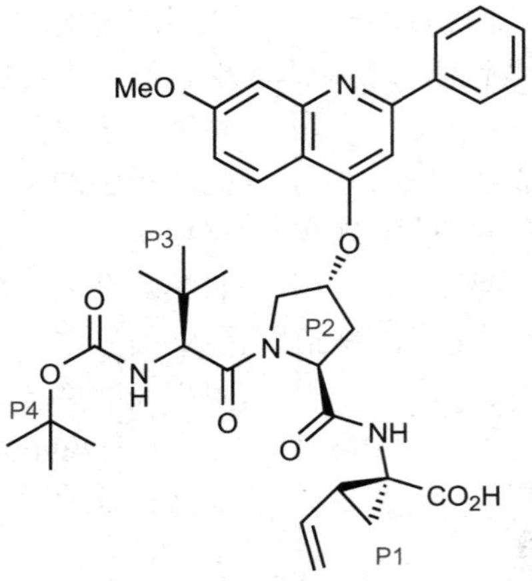

结构Ⅷ(IC$_{50}$ = 29nmol/L)

图 CS10.7 三肽抑制剂 (IC$_{50}$=29nmol/L)

CS10.5 从三肽到大环(BILN-2061)

在此阶段,通过 NMR 研究以确定抑制剂与靶标酶结合时的活性构象。这些研究表明,抑制剂以延伸的构象结合,P2 和 P3 之间的肽键以反式构象而不是顺式构象进行结合。此外,还发现 P1 和 P3 侧链在活性构象中相对靠近在一起(图 CS10.8)。这促进了三肽的 P1 和 P3 侧链可以连接形成大环的想法,该大环将使分子固环并将分子的该部分保持在正确的构象中以进行结合(10.3.9 节)。由此产生的固环物质结构显著减少了结构可能的构象的数量,因为三肽中的 5 个可旋转键被限制在大环内,不再能够完全旋转。减少可能构象的数量也减少了当高度柔性的分子必须采用单一构象进行结合时产生的熵损失。将可旋转键结合到环系中是一种常见的固环策略,但也存在可能阻止分子采用活性构象的风险。通过使用大环化合物可以最大限度地降低风险。大环相比较小的环系更具柔性,这使得分子更容易获得最佳的结合构象。

固环化的另一个优点是较少数量的可旋转键可能可以改善口服吸收(见 8.3 节)。

进行建模研究以确定 P1 和 P3 结合基团之间的合适连接链。这些研究表明,烃桥较为理想,因为它不仅会连接这些基团,而且会与 S1 ~ S3 结合口袋形成额外的范德华相互作用。研究证明丙基连接链是最佳选择,形成具有增强活性的十五元大环(结构Ⅸ;图 CS10.8)。然而,该结构的药动学性质仍然较差,包括低的生物利用度和快速清除。进

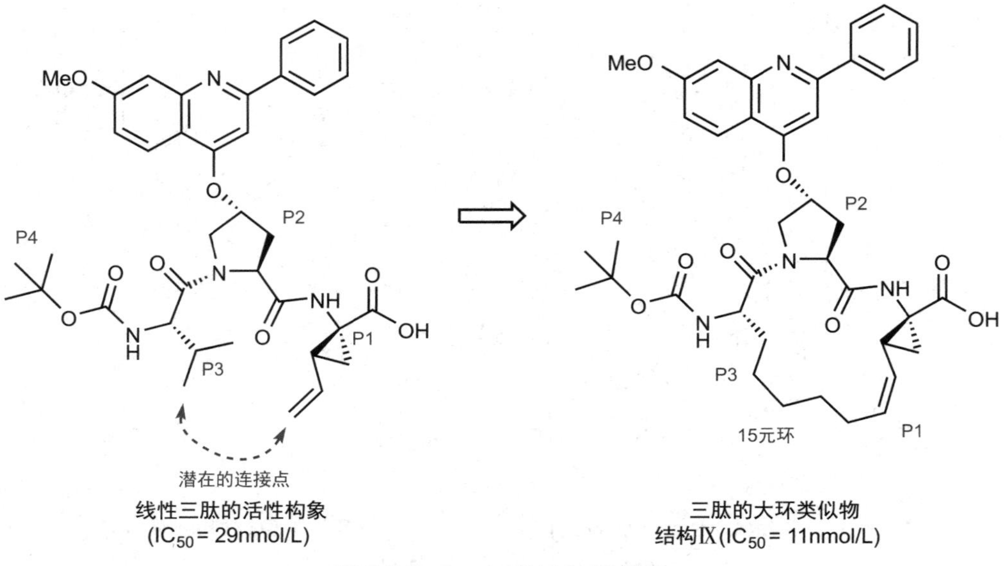

线性三肽的活性构象
(IC$_{50}$ = 29nmol/L)

三肽的大环类似物
结构Ⅸ(IC$_{50}$ = 11nmol/L)

图 CS10.8 大环抑制剂的设计

一步对 P2 延伸和 N 端进行修饰（P4）优化以试图改善药动学性质和体内活性，得到 BILN-2061（图 CS10.9），其在体外和体内测试中均具有纳摩尔效力（IC_{50}=3nmol/L，EC_{50}=1.2nmol/L）。该药物具有口服活性，且具有高选择性，对宿主蛋白酶如弹性蛋白酶和组织蛋白酶的活性可忽略不计。

图 CS10.9　BILN-2061（IC_{50} =3nmol/L）

CS10.6　从BILN-2061到西米匹韦

　　BILN-2061 是第一个进入临床试验的 HCV 蛋白酶抑制剂，但由于动物研究中的毒性而不得不撤回。然而，对该结构的进一步优化得到西米匹韦（图 CS10.10），于 2013 年获批上市。其中一个关键修饰是用环戊烷环取代"脯氨酸环"，而另一个重要的变化是将大环缩小到十四元环。第三个重要的

修饰是发现通过使用酰基磺酰胺基团作为重要羧基的生物等排体，可以改善体内活性（10.3.7 节）。酰基磺酰胺含有酸性质子，可模拟羧酸，这意味着该基团可以被电离。然而，所产生的负电荷被分散在更多的氧原子上，这对于穿透细胞膜是有利的。硫原子上环丙基的存在还允许与 S1' 结合口袋的额外结合作用。酰基磺酰胺生物等排体的引入使得结合亲和力增加并且细胞渗透性更好，这意味着可以除去 P4 部分并减小分子的大小。

图 CS10.10　西米匹韦

　　对西米匹韦进行的结合研究表明，大环的烃基区域如按计划的一样占据 S1 和 S3 亚位点，并与疏水氨基酸残基形成多个范德华相互作用。环戊烷环占据 S2 口袋，而喹啉环和噻唑环占据确定为延伸的 S2 亚位点的区域。这使得喹啉环与 Arg-155 的胍基形成重要的 π-π 相互作用，还与 Arg-155 和 Ala-157 形成两个氢键。酰基磺酰胺基团通过与催化区域和氧负离子孔穴形成氢键来模拟原有羧酸作用。

索引